Ralf Forsbach

Die Medizinische Fakultät der Universität Bonn im „Dritten Reich“

Die Medizinische Fakultät der Universität Bonn im „Dritten Reich“

Von
Ralf Forsbach

R. Oldenbourg Verlag München 2006

Diese Publikation wurde gefördert mit Mitteln der

Alfried Krupp von Bohlen
und Halbach-Stiftung

und von

BONFOR

Bibliografische Information Der Deutschen Bibliothek
Die Deutsche Bibliothek verzeichnet diese Publikation in der Deutschen Nationalbibliografie; detaillierte bibliografische Daten sind im Internet über <http://dnb.ddb.de> abrufbar.

Rosenheimer Straße 145, D-81671 München
Internet: http://www.oldenbourg.de

Umschlaggestaltung: Dieter Vollendorf
Umschlagbild: Ruinen der Kliniken an der Theaterstraße, 1946. Stadtarchiv Bonn. Foto: Robert Frei
Gedruckt auf säurefreiem, alterungsbeständigem Papier (chlorfrei gebleicht).
Gesamtherstellung: Oldenbourg Druckerei Vertriebs GmbH & Co. KG, München

ISBN-13: 978-3-486-57989-5
ISBN-10: 3-486-57989-4

Inhalt

Geleitwort

Das „Dritte Reich“ war eine totalitäre Diktatur. Öffentliches und privates Leben wurden, der Tendenz nach und mit voranschreitender Zeit zunehmend, ihrem Zugriff unterworfen. Die Wissenschaft von der Medizin und die Praxis des ärztlichen Berufs blieben davon nicht ausgenommen.

Vor diesem Hintergrund ist Ralf Forsbachs Darstellung „Die Medizinische Fakultät der Universität Bonn im ‚Dritten Reich‘“ zu sehen. Sie liefert, was den allgemeinen Zusammenhang angeht, einen weiteren gewichtigen Beitrag zur Geschichte der Universität Bonn, die seit dem frühen Meisterwerk von Paul Egon Hübinger „Thomas Mann, die Universität Bonn und die Zeitgeschichte. Drei Kapitel deutscher Vergangenheit aus dem Leben des Dichters 1905-1955“ (München/Wien 1974) bis zu Hans-Paul Höpfners Studie „Die Universität Bonn im Dritten Reich. Akademische Biographien unter nationalsozialistischer Herrschaft“ (Bonn 1999) durchgehend Beachtung gefunden hat. Und sie leistet, was den speziellen Untersuchungsgegenstand angeht, Pionierarbeit auf dem Gebiet der bislang eher „unbewältigten Medizingeschichte“ (Michael H. Kater) der Bonner Alma Mater.

Auf einer kaum zu überbietenden Quellenbasis und auf der Höhe des einschlägigen Forschungsstandes rekonstruiert der Verfasser die Geschichte der Institute und Kliniken; porträtiert die maßgeblichen Repräsentanten der Professorenschaft; setzt sich mit den Arbeits- und Lebensbedingungen des wissenschaftlichen und pflegenden Personals auseinander; betrachtet die spezifische Existenz der Studierenden und widmet seine Aufmerksamkeit vor allem denjenigen Patienten, die zu Opfern der neuen, der nationalsozialistischen Medizin geworden sind.

Auf diese Weise tritt jener bestürzende Wandel der Verhältnisse zutage, der sich im Banne der braunen Tyrannei in Forschung und Lehre ebenso wie im Klinikalltag vollzogen hat: Beileibe nicht überall, aber zunehmend häufiger wurden die Grenzen zwischen Gut und Böse in Frage gestellt, gerieten jene schutzbietenden Tabus humanitären Respekts in verhängnisvollen Zweifel, wurde der homo humanus zum Objekt biologistischer Experimentiersucht.

Wie in anderen Wissenschaften beschreibt diese Tatsache, ohne in weiten Bereichen bereits die ganze Wirklichkeit zu reflektieren, auch im medizinischen Zusammenhang gleichwohl eine geschichtsmächtige Tendenz. Mit anderen Worten: Ralf Forsbachs Untersuchungen zeigen, dass sich auch in der Medizinischen Fakultät der Universität Bonn das Grundmuster menschlichen Daseins unter den Bedingungen totalitärer Herrschaft beobachten lässt. Von den Überzeugten und Aktivisten über die Mitläufer und Verzagten bis hin zu den Nichtangepassten und Widerstandsbereiten erstreckt sich das Spektrum einschlägiger Verhaltensweisen. Und weil die große Mehrheit derjenigen, die in einer Diktatur leben und arbeiten, sich durch Anpassung zu überleben bemüht, ist die Tat der wenigen, die sich gegen das Unheil aufgelehnt haben, als umso ausnahmehafter und mutiger zu würdigen.

In dieser Perspektive lässt Ralf Forsbachs Geschichte der Medizinischen Fakultät der Universität Bonn den fundamentalen Unterschied anschaulich hervortreten zwischen wissenschaftlicher sowie allgemeiner Existenz in einer Diktatur und einer Demokratie, in einem Unrechtsstaat und einem Rechtsstaat, unter totalitärem Zwang und in grundgesetzlich garantierter Freiheit. Bei der Lektüre des vorliegenden Werks aber fühlt man sich in der Begegnung mit dem Ungeheuerlichen ein um das andere Mal an die Maxime von Cesare Pavese erinnert, wonach die einzige Art, dem Abgrund zu entrinnen, die sei, ihn zu betrachten, zu messen, auszuloten und hinabzusteigen.

Bonn, im November 2005 Klaus Hildebrand

Geleitwort

Dieses Buch ist Ergebnis eines mehrjährigen Forschungsprojekts am Medizinhistorischen Institut der Rheinischen Friedrich-Wilhelms-Universität Bonn. Seine Vorgeschichte umfasst anderthalb Jahrzehnte. 1990 nahm die 1936 nach England emigrierte Ärztin Dr. Eva Glees mit dem Dekanat der Medizinischen Fakultät Kontakt auf. Sie hatte 1934 unter ihrem damaligen Namen Eva Loeb in Bonn ihre Doktorprüfung abgelegt, den Doktortitel wollte man ihr jedoch vorenthalten. Nur auf Umwegen erhielt sie dann doch noch ihre Promotionsurkunde mit zweijähriger Verzögerung. Dieses Ereignis nahm der Dekan der Medizinischen Fakultät Professor Hans-Jürgen Biersack zum Anlass, eine wissenschaftliche Untersuchung über die Medizinische Fakultät in der Zeit des Nationalsozialismus am Medizinhistorischen Institut anzuregen. Es war von vornherein klar, dass eine solche Aufgabe nicht von einem Doktoranden zu bewältigen war. Nach Überwindung personeller und finanzieller Hürden konnte das betreffende Forschungsvorhaben endlich 1998 beginnen. Als Ergebnis legt nun Ralf Forsbach, seit 1999 wissenschaftlicher Mitarbeiter am Medizinhistorischen Institut, seine umfassende, systematisch ausgearbeitete Dokumentation vor.

In den ersten Jahrzehnten der Nachkriegszeit war die öffentliche Akzeptanz, geschweige denn Förderung von Forschungen zum Thema „Medizin im Nationalsozialismus", die heute selbstverständlich erscheinen, kaum denkbar. So konnte es auch mehr als 20 Jahre nach dem Ende der NS-Diktatur noch passieren, dass Medizinstudenten im Physikum vom prüfenden Anatomieprofessor gefragt wurden, woran und ab wann man einen jüdischen Feten von einem nicht-jüdischen unterscheiden könne – angeblich am Nasenknorpel ab dem dritten Schwangerschaftsmonat! Erst im Gefolge der 68er Studentenbewegung kam es erstmals auch an medizinischen Fakultäten zu intensiven öffentlichen Debatten über die Beteiligung von Wissenschaftlern bzw. Ärzten an den NS-Verbrechen: Zwangssterilisation, „Euthanasie", Menschenversuche an KZ-Häftlingen wurden nun vorwiegend in studentischen Arbeitskreisen erörtert – zum Leidwesen mancher Professoren. Diese fürchteten, auch wenn sie persönlich unbelastet waren, dass durch die studentischen Aktivitäten frühere Verwicklungen ihrer Klinik oder ihrer Lehrer und Kollegen aufgedeckt werden könnten, was ihrem Ansehen abträglich schien. Die Beschäftigung mit dieser missliebigen Thematik konnte für junge Ärzte leicht zu einem „Karrierekiller" werden. Die damalige Auseinandersetzung verlief sicher auch deshalb so heftig, weil der Konflikt zwischen der Kriegs- und der Nachkriegsgeneration emotional von Schuldzuweisungen der „Söhne" und entsprechenden Abwehrstrategien der „Väter" geprägt war – so berechtigt oder unberechtigt diese im einzelnen auch gewesen sein mögen.

Seither sind von einer gewissen historischen Distanz aus umfassende wissenschaftliche Analysen der Medizin im Nationalsozialismus möglich geworden. Als wissenschaftlicher Mitarbeiter am Institut für Geschichte der Medizin der Universität Freiburg unter der Leitung von Eduard Seidler erlebte ich seit Ende der 1970er Jahre, wie sich allmählich immer mehr Medizinhistoriker in Forschung und Lehre mit dieser Thematik befassten. Heute gehört sie im Rahmen des Querschnittsbereichs „Geschichte, Theorie, Ethik der Medizin" zum Standardprogramm der ärztlichen Ausbildung. Gerade die aktuellen Kontroversen auf dem Gebiet der medizinischen Ethik – von der Forschung an embryonalen menschlichen Stammzellen bis hin zur Problematik der aktiven Sterbehilfe – zeigen, wie notwendig es ist, auch deren historische Implikationen sehen und beurteilen zu lernen.

Die Geschichte von medizinischen Fakultäten im „Dritten Reich" ist in unterschiedlicher Perspektive untersucht worden: als „düsteres Kapitel" im Kontext einer umfassenderen Fakultätsgeschichte, als Zusammenstellung von Teilaspekten im Rahmen eines Sammelwerks, als Analyse von einzelnen Fachgebieten, als biographische Studie zu bestimmten Personen oder Personengruppen. Mir ist jedoch keine Abhandlung bekannt, in der eine medizinische Fakultät von einem alleinigen Autor so intensiv wie extensiv dargestellt wird, wie dies im vorliegenden Buch von Ralf Forsbach geschieht. Ihm ist es in vorbildlicher Weise gelungen, ausgedehnte Archiv- und Literaturrecherchen mit einer wissenschaftlich-kritischen Einstellung so zu verarbeiten, dass ein lebendiges, anschauliches Panorama entstehen konnte, welches dem Leser aufschlussreiche Ausblicke und Durchblicke gewährt. Hierbei wird der Autor der Komplexität seines Forschungsgegenstands gerecht: Es geht ihm nicht um wohlfeile Faschismustheorien oder moralische Einlassungen, sondern um eine geschichtswissenschaftliche Auseinandersetzung mit einem nach wie vor überaus sperrigen und monströsen Geschehen.

Mein Dank gilt in erster Linie dem Autor: Dr. Ralf Forsbach hat als ein der Medizingeschichte zugewandter Historiker mit professioneller Kunst und langem Atem dieses *Opus magnum* über unsere Fakultät – ein schon lange ausstehendes Desiderat – verfasst. Für die Förderung des Forschungsprojekts ist der Alfried Krupp von Bohlen und Halbach-Stiftung zu danken. Besonderer Dank gebührt der Medizinischen Fakultät, die das gesamte Vorhaben ideell wie materiell nachhaltig unterstützt hat, was eine entscheidende Voraussetzung für dessen erfolgreiche Durchführung war. Einige Personen möchte ich hier auch namentlich in meinen Dank einschließen: Neben den jeweiligen Dekanen haben vor allem der inzwischen leider verstorbene Professor Frank Bidlingmaier (Klinische Biochemie) und der damalige Vorsitzende der BONFOR-Forschungskommission Professor Otmar Wiestler (Neuropathologie) den Weg für eine Förderung geebnet, wobei uns Frau Ilona Treschwig vom BONFOR-Sekretariat jederzeit mit Rat und Tat zur Seite stand. *Last but not least* möchte ich Herrn Arwed Franz, dem Kaufmännischen Direktor des Universitätsklinikums Bonn, vielmals danken, der sich energisch und wirksam für das Zustandekommen des Forschungsprojekts sowie des vorliegenden Bandes eingesetzt hat. Möge dieses Werk seine Leser zum Nachdenken und vielleicht sogar zum eigenen Nachforschen animieren; es hat Aufmerksamkeit verdient.

Bonn, im November 2005 Heinz Schott

Vorwort

Eine Studie wie die vorliegende wäre vor nicht allzu langer Zeit noch auf manchen Widerstand gestoßen. Nunmehr hat sie breite Unterstützung gefunden, wurde sogar von der Bonner Medizinischen Fakultät angeregt und gefördert. Entsprechend groß ist die Zahl derjenigen, denen eine Danksagung gebührt. Einige wenige Personen und Institutionen sollen an dieser Stelle genannt sein. Ihnen allen sei von Herzen gedankt.

Den Kontakt zum Medizinhistorischen Institut hat AOR Dr. Thomas Becker hergestellt. Er wusste, dass PD Dr. Georg Lilienthal zum Leiter der Gedenkstätte Hadamar berufen worden war und das begonnene Projekt zur Geschichte der Bonner Medizinischen Fakultät im „Dritten Reich" nicht würde fortsetzen können. Georg Lilienthal hat mir in großzügiger Weise über seine ersten Erfahrungen berichtet und Materialien zur Verfügung gestellt, Thomas Becker mir manchen hilfreichen Ratschlag gegeben. Äußerst großzügig verhielt sich Dr. Hans-Paul Höpfner, der mir Unterlagen, auf denen seine Pionierarbeit über „Die Universität Bonn im Dritten Reich" gründet, aushändigte. Auch die Archivarin der Rheinischen Kliniken Bonn, Linda Orth, hat mir von den Ergebnissen ihrer privaten Forschungen berichtet.

Im Medizinhistorischen Institut fand ich jede erdenkliche Unterstützung und durfte mir immer nützlicher Ratschläge sicher sein. Zu nennen sind der heutige Direktor des Instituts für Geschichte der Medizin in Gießen, Professor Dr. Volker Roelcke, der jetzige Direktor des Senckenbergischen Instituts für Ethik und Geschichte der Medizin in Frankfurt, Professor Dr. Dr. Udo Benzenhöfer, vor allem aber der Direktor des Bonner Medizinhistorischen Instituts, Professor Dr. Dr. Heinz Schott. Er prägt im Institut auf dem Bonner Venusberg ein Klima, in dem die Wissenschaft trotz mancher Fährnisse der Gegenwart auf das Beste gedeihen kann. Heinz Schott wusste sich darüber hinaus immer wieder erfolgreich für die Finanzierung des mit dieser Publikation zum Abschluss gekommenen Projekts einzusetzen. Zunächst bewilligte BONFOR, das Programm zur gezielten Forschungsförderung an der Bonner Medizinischen Fakultät, eine Anschubfinanzierung; danach stellte die Alfried Krupp von Bohlen und Halbach-Stiftung Gelder für das Projekt bereit. Die Drucklegung erleichterte die Bonner Medizinische Fakultät durch eine großzügige Initiative.

Hervorgehoben werden muss neben Heinz Schott sein Assistent PD Dr. Walter Bruchhausen, der mich insbesondere in medizinischen Fragen beriet und Probleme ausgiebig zu diskutieren bereit war. Zudem bot Diplom-Bibliothekarin Gabriele Nettekoven manche Hilfe. Sie berichtete nicht nur von ihren eigenen Forschungen zur Institutsgeschichte, sondern konnte auch auf entlegene Literatur hinweisen. Unentbehrlich für die Projektorganisation waren darüber hinaus die zu früh verstorbene Camilla Weidenbach und Annett Schmidt im Sekretariat des Instituts.

Unterstützung fand ich außerdem im Historischen Seminar der Universität Bonn, meinem Arbeitsplatz vor 2000. Professor Dr. Klaus Hildebrand hat das fakultätsübergreifende Projekt unterstützt und mir die Möglichkeit gegeben, die Infrastruktur seines Lehrstuhls weiterhin zu nutzen. Rat und Hilfe erfuhr ich im Historischen Seminar nicht nur von ihm, sondern auch von Dr. Christoph Studt und Professor Dr. Ulrich Lappenküper.

Wie Walter Bruchhausen in Bonn unterzog sich im saarpfälzischen St. Ingbert Dr. Thilo Offergeld den Mühen des Korrekturlesens. Beider kritisch-wohlwollende Kommentierungen möchte ich auch in Zukunft nicht missen.

Das vorliegende Buch ist das erste, dessen Entstehen meine liebe Frau Margit begleitet hat. Ihr will ich es widmen.

Bonn, 27. November 2005 Ralf Forsbach

1. Einleitung
Zu Problemstellung, Forschungsstand und Methode

1.1. Ideologie, Politik und Wissenschaft

1.1.1. Medizin und Rassismus

Der zentrale ideologische Baustein des Nationalsozialismus war der Rassismus in seinen unterschiedlichen Ausprägungen: Antisemitismus, Biologismus, Sozialdarwinismus, Rassenhygiene und Eugenik bestimmten die Politik des „Dritten Reiches“[1]. Um diesen Rassismus zügig und umfassend verwirklichen zu können, bedurfte es der Hilfe der Medizin. Möglichst viele Angehörige der medizinischen Berufe sollten sich von überkommenen ethischen Vorstellungen abwenden. Das Lindern von Schmerzen und das Heilen von Krankheiten ohne Ansehen der Person konnte nicht mehr die richtungweisende Handlungsmaxime sein. Vielmehr wurde erwartet, menschliches Leben zu bewerten und gegebenenfalls auszulöschen. Die Wissenschaft legitimierte den „Glauben an die Möglichkeit, ein gesundes, schönes starkes Volk zu züchten“[2]. Unrechtsbewusstsein schwand.

[1] Vgl. Gisela Bock, Zwangssterilisation im Nationalsozialismus. Studien zur Rassenpolitik und Frauenpolitik, Opladen 1986 (= Schriften des Zentralinstituts für sozialwissenschaftliche Forschung der Freien Universität Berlin, 48), S. 66 ff.; Jürgen Simon, Kriminalbiologie und Zwangssterilisation. Eugenischer Rassismus 1920–1945, Münster u.a. 2001 (= Internationale Hochschulschriften, 372), S. 28; Gereon Wolters, Philosophie im Nationalsozialismus: der Fall Oskar Becker, in: Annemarie Gethmann-Siefert/Jürgen Mittelstraß (Hg.), Die Philosophie und die Wissenschaften. Zum Werk Oskar Beckers, München 2002 (= Neuzeit & Gegenwart, o.Bd.), S. 27–64, S. 32 f.; Benno Müller-Hill, Tödliche Wissenschaft. Die Aussonderung von Juden, Zigeunern und Geisteskranken, Reinbek 1984, S. 26; Klaus Hildebrand, Das Dritte Reich, 6., neubearb. Aufl. München 2003 (= Oldenbourg Grundriß der Geschichte, 17), S. 104; Eberhard Jäckel, Hitlers Weltanschauung. Entwurf einer Herrschaft, Tübingen 1969, S. 86 und passim; Andrea d'Onofrio, Rassenzucht und Lebensraum: zwei Grundlagen im Blut- und Boden-Gedanken von Richard Walther Darré, in: Zeitschrift für Geschichtswissenschaft, 49 (2001), S. 141–157, S. 141 u. passim; Peter Weingart/Jürgen Kroll/Kurt Bayertz, Rasse, Blut und Gene. Geschichte der Eugenik und Rassenhygiene in Deutschland, Frankfurt am Main 1991, S. 367 ff., S. 407 ff. u. ö. – Vgl. auch Andreas Lüddecke, Rassen, Schädel und Gelehrte. Zur politischen Funktionalität der anthropologischen Forschung und Lehre in der Tradition Egon von Eickstedts, Frankfurt am Main u.a. 2000 (= Europäische Hochschulschriften, Reihe III, Geschichte und ihre Hilfswissenschaften, 880), S. 13 ff., wo eingehend der Rassismus als Besonderheit des Nationalsozialismus erläutert, dann aber doch der Begriff „deutsch-faschistische Rassenhygiene“ eingeführt wird. Vgl. zudem Christian Geulen, Wahlverwandte. Rassendiskurs und Nationalismus im späten 19. Jahrhundert, Hamburg 2004.

[2] Richard Toellner, Ärzte im Dritten Reich, in: Johanna Bleker/Norbert Jachertz (Hg.), Medizin im „Dritten Reich“, 2. erw. Aufl. Köln 1993, S. 11–24, S. 15. Vgl. Karl Heinz Roth, Schöner neuer Mensch. Der Paradigmenwechsel der klassischen Genetik und seine Auswirkungen auf die Bevölkerungsbiologie des „Dritten Reiches“, in: Heidrun Kaupen-Haas (Hg.), Der Griff nach der Bevölkerung. Aktualität und Kontinuität nazistischer Bevölkerungspolitik, Nördlingen 1986 (= Schriften der Hamburger Stiftung für Sozialgeschichte des 20. Jahrhunderts, 1), S. 11–63, passim.

Hingegen wuchs die Bereitschaft, um des vermeintlich hehren Zieles willen Menschen zu sterilisieren, auf andere Weise zu quälen oder sogar zu töten – zumal durch derartige Verbrechen gleichzeitig soziale Probleme lösbar erschienen[3]. Nicht nur genuin nationalsozialistische Wissenschaftler, sondern auch nachdenkliche Skeptiker wie Viktor von Weizsäcker sahen zunächst keinen Anlass zum Widerspruch und glaubten an einen notwendigen Modernisierungsschritt[4]. „Es wäre illusionslos, ja es wäre nicht einmal fair", formulierte Weizsäcker im Sommersemester 1933 vor den Hörern seiner Heidelberger Vorlesung, „wenn der deutsche Arzt seinen verantwortlichen Anteil an der notgeborenen Vernichtungspolitik glaubte nicht beitragen zu müssen"[5].

Ein den Klinikdirektoren zugestellter Brief des Wohlfahrtsamtes vom 15. November 1933 markiert den „Beginn der allge.[meinen] Inhumanität" (Paul Martini) in Bonn: „Auf Grund der Richtlinien der N.S. Gesundheitspflege ist es nicht erwünscht, daß Kranke, die nicht mehr voll arbeitsfähig sind und auch nicht werden, also dem Staate und der Volksgemeinschaft nichts mehr leisten und auch keine Werte schaffen, eine stationäre Behandlung erfahren und dadurch der Allgemeinheit außerordentliche hohe Kosten verursachen. Da der Haushaltsplan der Stadt Bonn für die geschlossene Fürsorge für diese Art Kranke einen Betrag von 280 000 Rm. aufweist, die Gemeindeverwaltungen aber gehalten sind, äußerste Sparsamkeit zu üben, um ihren Haushalt ins Gleichgewicht zu bringen, bitte ich, nur in den allerdringendsten Fällen eine stationäre Behandlung eintreten zu lassen. Bei Anwendung dieses Grundsatzes dienen wir der Allgemeinheit und verringern die ungeheuren Kosten für Menschen, die dem Staate nichts mehr leisten."[6]

Wenn auch erst mit der Machtübertragung an die Nationalsozialisten die Medizin in die Lage versetzt wurde, in großem Maße ethisch inakzeptable Praktiken anzuwenden, so konnten die Verantwortlichen jener Zeit doch auf frühere Studien zurückgreifen. Die „Biologisierung des Menschen" (Heinz Schott) schritt seit der zweiten Hälfte des 19. Jahrhunderts rasch voran[7]. 1895 prägte Alfred Ploetz den

[3] Vgl. Walter Wuttke, Ideologien der NS-Medizin, in: Jürgen Peiffer (Hg.), Menschenverachtung und Opportunismus. Zur Medizin im Dritten Reich, Tübingen 1992, S. 157–171, S. 161; Martin Rüther, Ärztliches Standeswesen im Nationalsozialismus 1933–1945, in: Robert Jütte (Hg.), Geschichte der deutschen Ärzteschaft. Organisierte Berufs- und Gesundheitspolitik im 19. und 20. Jahrhundert, Köln 1997, S. 143–193, S. 168 ff.

[4] Vgl. Wuttke, Ideologien, S. 159 f. und ausführlich zur Rassenpolitik im Lichte der Modernisierungsdebatte Riccardo Bavaj, Die Ambivalenz der Moderne im Nationalsozialismus. Eine Bilanz der Forschung, München 2003, S. 174 ff.

[5] Viktor von Weizsäcker, Ärztliche Fragen, Vorlesungen über Allgemeine Therapie. Wiederabdruck der 2. Aufl. 1935, in: Gesammelte Werke, 5, Frankfurt am Main 1987, S. 259–342, S. 323. Vgl. Walter Wuttke, Heilen und Vernichten in der nationalsozialistischen Medizin, in: Jörg Tröger (Hg.), Hochschule und Wissenschaft im Dritten Reich, Frankfurt/New York 1984, S. 142–156, S. 147.

[6] MHI Bonn, NL Martini, 1933–1938, Der Oberbürgermeister/Wohlfahrtsamt, i.V. gez. Gremer an Martini/Bonn, 15.11.1933 mit Anmerkung Martinis.

[7] Heinz Schott, Zur Biologisierung des Menschen, in: Rüdiger vom Bruch/Brigitte Kaderas (Hg.), Wissenschaften und Wissenschaftspolitik. Bestandsaufnahmen zu Formationen, Brüchen

Begriff „Rassenhygiene“ und forderte die „scharfe Ausjätung des schlechteren Theiles“ der Menschen[8]. In eine ähnliche Richtung zielte im selben Jahr Adolf Jost, als er den Tod als „Nullwerth“ bezeichnete, der „gegenüber einem negativen Lebenswerth noch immer der Bessere“ sei[9]. Den ersten Preis eines 1899 von dem Industriellen Friedrich Alfred Krupp ausgeschriebenen und von dem Naturphilosophen Ernst Haeckel organisierten Wettbewerbs zur Jahrhundertwende gewann der Arzt Wilhelm Schallmayer mit seinem Werk „Vererbung und Auslese im Lebenslauf der Völker“[10]. Schallmayer war bereits zuvor durch die Warnung vor den angeblichen rassebiologischen Folgen einer modernen Medizin hervorgetreten, die eine „natürliche“ Auslese verhindere[11]. Auch in anderen Wettbewerbsschriften wurden Forderungen aufgestellt, die an die späteren Verbrechen des Nationalsozialismus erinnern. Walter Haecker, ein ehemaliger Pfarrer, verlangte, „daß die moralisch Minderwertigen an der Zeugung gehindert werden sollen“[12].

Vor dem Hintergrund jener bereits zur Kaiserzeit entstandenen, hier nur in wenigen Beispielen vorgestellten eugenischen Schriften und deren auch noch später erfolgten philosophischen Legitimierung durch Autoren wie Houston Stewart Chamberlain und Oswald Spengler fand die Eugenik einen immer stärkeren Rückhalt innerhalb der für die Wissenschaftsorganisation verantwortlichen Institutionen und Behörden. 1927 wurde in Berlin das „Kaiser-Wilhelm-Institut für menschliche Erblehre, Anthropologie und Eugenik“ gegründet, dessen Direktor Eugen Fischer sich zu einem Exponenten der nationalsozialistischen Anthropologie entwickelte[13]. Nach dem Ersten Weltkrieg hatte die Medizin dem zuvor eher

und Kontinuitäten im Deutschland des 20. Jahrhunderts, Stuttgart 2002, S. 99–108, S. 99. Vgl. auch Volker Roelcke, Die Entwicklung der Psychiatrie zwischen 1880 und 1932. Theoriebildung, Institutionen, Interaktionen mit zeitgenössischer Wissenschafts- und Sozialpolitik, in: vom Bruch/Kaderas, Wissenschaften, S. 109–124, passim; Paul Weindling, Health, race, and German politics between national unification and Nazism, 1870–1945, Cambridge 1989, passim.

8 Vgl. Alfred Ploetz, Grundlinien einer Rassen-Hygiene. I. Theil. Die Tüchtigkeit unsrer [sic] Rasse und der Schutz der Schwachen. Ein Versuch über Rassenhygiene [sic] und ihr Verhältniss [sic] zu den humanen Idealen, besonders zum Socialismus, Berlin 1895, S. 116.

9 Adolf Jost, Das Recht auf den Tod. Sociale Studie, Göttingen 1895, S. 26.

10 Wilhelm Schallmayer, Vererbung und Auslese im Lebenslauf der Völker. Eine staatswissenschaftliche Studie auf Grund der neueren Biologie, Jena 1903. – Die Wettbewerbsfrage lautete: „Was lernen wir aus den Prinzipien der Deszendenztheorie in Beziehung auf die innenpolitische Entwicklung und Gesetzgebung des Staates?“

11 Vgl. Richard Fuchs, Das Geschäft mit dem Tod. Plädoyer für ein Sterben in Würde, Düsseldorf 2001, S. 117.

12 Walter Haecker, Die ererbten Anlagen und die Bemessung ihres Wertes für das politische Leben, Jena 1907 (= Natur und Staat, 9), S. 276; vgl. Fuchs, Geschäft, S. 117.

13 Der Rasseforscher Eugen Fischer (1874–1967), der das Kriegsende und die nachfolgenden Jahre im hessischen Sontra verlebte und dort seine Lebenserinnerungen niederschrieb, blieb 1945 unbehelligt. Die schärfste ihn betreffende Maßregel war, nach der Einquartierung amerikanischer Truppen in Sontra „sogar seine Schreibmaschine kurzzeitig abgeben“ zu müssen. Im November 1947 wurde er im Entnazifizierungsverfahren als „Mitläufer“ (Kat. IV) eingestuft. Vgl. Niels C. Lösch, Rasse als Konstrukt. Leben und Werk Eugen Fischers (= Europäische Hochschulschriften, Reihe III, Geschichte und ihre Hilfswissenschaften, 737), Frankfurt am Main u.a. 1997, S. 434 u. 458; Notker Hammerstein, Die Deutsche Forschungsgemeinschaft in

in populistisch-philosophischen Zirkeln behandelten Thema verstärkte Aufmerksamkeit gewidmet, hatte es geradezu „besetzt“[14]. Der Freiburger Mediziner Alfred Hoche legte 1920 gemeinsam mit dem Leipziger Juristen Karl Binding eine Schrift vor, die unter dem Titel „Die Freigabe der Vernichtung lebensunwerten Lebens“ für eine Ausweitung der erlaubten Möglichkeiten zur Tötung von Menschen plädierte[15]. Hoche vermied es, einen bestimmten Grad von Geistesschwäche als Kriterium für eine Tötung zu bestimmen. Er wies vielmehr auf die Bedeutung ihrer Genese im individuellen Fall hin. Wenn die Geistesschwäche von Geburt an bestanden habe, sei der Maßstab für eine etwaige Tötung niedriger als im Falle eines Menschen, der durch Krankheitsverlauf, unter Umständen erst im hohen Alter, zu einem „geistig Toten“ geworden sei[16]. Hoche hielt sich freilich nicht allzu lange bei einer genauen Eingrenzung der Gruppe auf, die er für eine Tötung empfahl. Das entscheidende Kriterium ist für Hoche „das Fehlen des Selbstbewußtseins“[17]. Wesentlich breiteren Raum widmete er ökonomischen und moralischen Aspekten. Moralisches Handeln bedeutete für Hoche aber nicht etwa, dem Kranken oder Behinderten zu helfen, sondern seine Umgebung von der Existenz des „geistig Toten“ zu entlasten. Es sei „eine peinliche Vorstellung, daß ganze Generationen von Pflegern neben diesen leeren Menschenhülsen dahinaltern, von denen nicht wenige 70 Jahre und älter werden“[18]. Die Wirklichkeit aber sähe anders aus: Den Staat koste die Anstaltspflege „ungeheure[s] Kapital“ und entziehe Tausende im Pflegebereich tätige Menschen einer gesellschaftlich wichtigen Aufgabe[19]. Der Staat aber schaffe es nicht einmal, „Ballastexistenzen“ oder

der Weimarer Republik und im Dritten Reich. Wissenschaftspolitik in Republik und Diktatur 1920–1945, München 1999, S. 231 f. u. ö.; Horst Ferdinand/Kurt-Erich Maier, Eugen Franz Leopold Fischer. Anatom und Anthropologe, in: Bernd Ottnad/Fred Ludwig Sepainter (Hg.), Baden-Württembergische Biographien, III, Stuttgart 2002, S. 78–85; Klaus Scholder, Die Mittwochs-Gesellschaft. Protokolle aus dem geistigen Deutschland 1932 bis 1944, Berlin 1982, passim; Bernhard Gessler, Der Rassenhygieniker Eugen Fischer (1874–1967) in seiner Freiburger Zeit, in: Karl-Heinz Leven (Hg.), Neuere Forschungen zur Medizin im Nationalsozialismus. Symposion zum 70. Geburtstag von Professor Dr. med. Eduard Seidler Doktorandinnen und Doktoranden des Instituts stellen ihre Arbeiten vor. Medizinische Fakultät der Universität Freiburg 21. April 1999, Freiburg 2000, S. 50–62; Heiner Fangerau, Etablierung eines rassenhygienischen Standardwerkes 1921–1941. Der „Baur-Fischer-Lenz“ im Spiegel der zeitgenössischen Rezensionsliteratur, Frankfurt am Main u.a. 2001 (= Marburger Schriften zur Medizingeschichte, 43).

[14] Toellner, Ärzte, S. 16.

[15] Vgl. Andreas Funke, Der Psychiater Alfred Erich Hoche und „Die Freigabe der Vernichtung lebensunwerten Lebens“, in: Bernd Grün/Hans-Georg Hofer/Karl-Heinz Leven (Hg.), Medizin und Nationalsozialismus. Die Freiburger Medizinische Fakultät und das Klinikum in der Weimarer Republik und im „Dritten Reich“, Frankfurt am Main u.a. 2002 (= Medizingeschichte im Kontext, 10), S. 76–91, passim.

[16] Karl Binding/Alfred Hoche (Hg.), Die Freigabe der Vernichtung lebensunwerten Lebens. Ihr Maß und ihre Form, 2. Aufl. Leipzig 1922 [Erstausg. 1920], S. 53.

[17] Binding/Hoche, Freigabe, S. 56.

[18] Binding/Hoche, Freigabe, S. 55.

[19] Binding/Hoche, Freigabe, S. 54.

„Defektmenschen", um zwei weitere von Hoche benutzte Termini zu zitieren, „von der Fortpflanzung auszuschließen"[20].

Diese Positionen erfuhren in Deutschland durchaus Widerspruch, und es ist symptomatisch, dass sie vor 1933 in Deutschland – im Gegensatz zu anderen Ländern – keine Gesetzeskraft erlangten[21]. Für das Jahr 1920 zählte Robert Jay Lifton 25 Bundesstaaten der USA, in denen eine Zwangssterilisation gesetzlich erlaubt war[22]. Schon von den Nationalsozialisten wurde die rassenhygienische Praxis in anderen Ländern ausführlich dokumentiert und implizit der Versuch unternommen, den Vorwurf eines singulären deutschen Vorgehens zu entkräften[23]. „Als einzige nennenswerte negative Kritik an der Sterilisierung" von internationaler Bedeutung gilt die eindeutige Bewertung durch Papst Pius XI. in der Enzyklika „Die christliche Ehe" vom 31. Dezember 1930[24]. Freilich blieb die

[20] Binding/Hoche, Freigabe, S. 55. – Zur Diskussion vor 1933 vgl. u.a. Udo Benzenhöfer, Der gute Tod? Euthanasie und Sterbehilfe in Geschichte und Gegenwart, München 1999, passim; Christian Ganssmüller, Erbgesundheitspolitik des Dritten Reiches. Planung, Durchführung und Durchsetzung, Köln/Wien 1987, S. 10 ff.; Helmut Paulus, Das Erbgesundheitsgericht Bayreuth und seine Tätigkeit 1934 bis 1944. Die Justiz und die „Euthanasie", in: Archiv für Geschichte von Oberfranken, 80 (2000), S. 355–406, S. 355 f.; Frank Hirschinger, „Zur Ausmerzung freigegeben". Halle und die Landesheilanstalt Altscherbitz 1933–1945, Köln u.a. 2001 (= Schriften des Hannah-Arendt-Instituts für Totalitarismusforschung, 16), S. 27 ff.; Volker Roelcke/Gerrit Hohendorf/Maike Rotzoll, Science médicale, „ethos" et transformations politiques: la recherche psychiatrique en Allemagne, 1925–1945, in: Christian Bonah/Étienne Lepicard/Volker Roelcke, La médicine expérimentale au tribunal. Implications éthiques de quelques procès médicaux du XXe siècle européen, Paris 2003, S. 157–183, S. 160 ff.; im Detail überholt, aber doch noch lesenswert sind Gerhard Simson, Euthanasie als Rechtsproblem. Eine rechtsvergleichende Übersicht, in: Neue Juristische Wochenschrift, 17 (1964), S. 1153–1157, passim sowie als frühes Beispiel für auch in die Zukunft reichende Reflexionen Helmut Ehrhardt, Euthanasie und Vernichtung „lebensunwerten" Lebens, Stuttgart 1965 (= Forum der Psychiatrie, 11), passim.

[21] Dass die Meinungsbildung nicht immer parallel zu Partei- und Konfessionsgrenzen verlief, zeigt Ingrid Richter, Katholizismus und Eugenik in der Weimarer Republik und im Dritten Reich. Zwischen Sittlichkeitsreform und Rassenhygiene, Paderborn u.a. 2001 (= Veröffentlichungen der Kommission für Zeitgeschichte, 88), S. 17 ff.

[22] Vgl. Robert Jay Lifton, Ärzte im Dritten Reich, Stuttgart 1988, S. 29. – Vgl. auch Norbert Finzsch, Wissenschaftlicher Rassismus in den Vereinigten Staaten – 1850 bis 1930, in: Heidrun Kaupen-Haas/Christian Saller (Hg.), Wissenschaftlicher Rassismus. Analysen einer Kontinuität in den Human- und Naturwissenschaften, Frankfurt/New York 1999, S. 84–110; V.[olker] Roelcke, Zeitgeist und Erbgesundheitsgesetzgebung im Europa der 1930er Jahre. Eugenik, Genetik und Politik im historischen Kontext, in: Der Nervenarzt, 73 (2002), S. 1019–1029, passim; Garland E. Allen, The Ideology of Elimination. American and German Eugenics, 1900–1945, in: Francis R. Nicosia/Jonathan Huener, Medicine and Medical Ethics in Nazi Germany, New York/Oxford 2002, S. 13–39, passim; Michael Burleigh, Die Zeit des Nationalsozialismus. Eine Gesdamtdarstellung, Frankfurt am Main 2000, S. 397 ff.

[23] Vgl. Arthur Gütt/Ernst Rüdin/Falk Ruttke (Bearb.), Gesetz zur Verhütung erbkranken Nachwuchses vom 14. Juli 1933 nebst Ausführungsverordnungen, München 1936, S. 67 ff.

[24] Paulus, Erbgesundheitsgericht, S. 356. Vgl. ausführlich Ganssmüller, Erbgesundheitspolitik, S. 17 f. und zur Enzyklika vor allem Richter, Katholizismus, S. 257 ff. – Zum Komplex „Nationalsozialistische Rassenlehre und katholische Kirche" vgl. mit weiteren Literaturangaben Volker R. Remmert, Galilei und die Rassenlehre: Naturwissenschaftsgeschichte als Legitimationswissenschaft im Dritten Reich, in: Zeitschrift für Geschichtswissenschaft, 49 (2001), S. 333–351, S. 344 f.

„Euthanasie“ in zahlreichen Ländern verboten, so etwa trotz intensiver Bemühungen der „Voluntary Euthanasia Legislation Society“ in Großbritannien[25].

Als die Nationalsozialisten 1933 in die Schaltzentralen der Macht gelangten, fanden sie neben der umfangreichen, ihren Intentionen entsprechenden Literatur einen vom Preußischen Landesgesundheitsrat 1932 ausgearbeiteten Entwurf für ihr am 14. Juli 1933 mit Wirkung zum 1. Januar 1934 erlassenes „Gesetz zur Verhütung erbkranken Nachwuchses“ vor, der nur noch geringfügig verändert wurde[26]. Dies ist aber auf keinen Fall – um einem weit verbreiteten Irrtum entgegenzutreten – Indiz für eine gleichsam zeitimmanente, geradezu zwangsläufige Entwicklung. Im Gegenteil ist hier nochmals hervorzuheben, dass die Gegenströmungen in der Weimarer Republik stark genug waren, um die Vorstellungen der Sterilisations- und „Euthanasie“-Befürworter nicht Gesetzeskraft erlangen zu lassen[27].

Wer an als erblich bedingt eingestuften Erkrankungen oder Behinderungen litt, konnte von den am 25. Juli 1933 eingerichteten „Erbgesundheitsgerichten“ zu einer Sterilisation gezwungen werden. Der Katalog der Sterilisationsgründe umfasste angeborenen Schwachsinn, Schizophrenie, zirkuläres (manisch-depressives) Irresein, erbliche Fallsucht (Epilepsie), erblichen Veitstanz (Chorea Huntington), erbliche Blindheit, erbliche Taubheit und schwere körperliche Miss-

25 Ian Dowbiggin, „A Prey on Normal People“: C. Killick Millard and the Euthanasia Movement in Great Britain, 1930–55, in: Journal of Contemporary History, 36 (2001), S. 59–85, passim.

26 Reichsgesetzblatt, Teil I, 1933, Nr. 86, 25.7.1933, S. 529–531; Ingo von Münch (Hg.)/Uwe Brodersen (Zusammensteller), Gesetze des NS-Staates. Dokumente eines Unrechtssystems, 3. neubearb. u. wes. erw. Aufl. Paderborn u.a. 1994, S. 113 ff. Vgl. Simon, Kriminalbiologie, S. 209 ff.; Paulus, Erbgesundheitsgericht, S. 356; Müller-Hill, Wissenschaft, S. 32 f. – Zur „Vorgeschichte“ der nationalsozialistischen Medizinverbrechen vgl. u.a. Michael Burleigh, Tod und Erlösung. Euthanasie in Deutschland 1900–1945, Zürich/München 2002, S. 21 ff.; Weingart/Kroll/Bayertz, Rasse, S. 27 ff.; Änne Bäumer (Hg.), NS-Biologie, Stuttgart 1990, S. 15 ff.; Fuchs, Geschäft, S. 110 ff.; Simon, Kriminalbiologie, S. 33 ff.; Martin Rudnick, Zwangssterilisation. Behinderte und sozial Randständige. Opfer nazistischer Erbgesundheitspolitik, in: ders., Aussondern – Sterilisieren – Liquidieren. Die Verfolgung Behinderter im Nationalsozialismus, Berlin 1990, S. 93–100, S. 93 ff.; Gerhard Baader, Die Medizin im Nationalsozialismus. Ihre Wurzeln und die erste Periode ihrer Realisierung 1933–1938, in: Christian Pross/Rolf Winau (Hg.), nicht mißhandeln, Berlin 1984 (= Stätten der Geschichte Berlins, 5), S. 61–107, S. 62 ff. – Zur zeitgenössischen nationalsozialistischen Interpretation vgl. Erich Ristow, Erbgesundheitsrecht. Berechtigung, Bedeutung und Anwendung des Gesetzes zur Verhütung erbkranken Nachwuchses mit einem Anhang der Gesetze, Verordnungen und wichtigsten Runderlasse, Stuttgart/Berlin 1935. Dem Buch steht ein Zitat Hitlers als Motto voran: „Was nicht guter Rasse ist auf dieser Welt, ist Spreu“. Es wird ergänzt von einem Ausspruch Alfred Ploetz’: „Das Volk, das zuerst entschlossen den Weg der Rassenhygiene beschreiten wird, wird den anderen weit in seinem Aufstieg vorauseilen.“ Vgl. auch Erich Ristow, Nachtrag zu Erbgesundheitsrecht, Stuttgart/Berlin 1936; Gütt/Rüdin/Ruttke, Gesetz.

27 Ganssmüller, Erbgesundheitspolitik, S. 18. Vgl. auch Bock, Zwangssterilisation, S. 295; Uwe Gerrens, Medizinisches Ethos und theologische Ethik. Karl und Dietrich Bonhoeffer in der Auseinandersetzung um Zwangssterilisation und „Euthanasie“ im Nationalsozialismus, München 1996 (= Schriftenreihe der Vierteljahrshefte für Zeitgeschichte, 73), S. 78 ff. – Vgl. o.

bildung; er wurde 1936 um schweren Alkoholismus ergänzt[28]. Hinzu kam als weiteres mehrere Hunderttausend Menschen betreffendes Medizinverbrechen die nicht gesetzlich geregelte Tötung von Menschen[29].

Nicht nur die Medizin selbst war ein Instrument des Nationalsozialismus zur Verwirklichung seiner rassistischen Ideologie, auch deren Terminologie diente als Propagandamittel. Begriffe wie „Rassenschande", „Rassentuberkulose", „Bazillus", „Parasit" und „Ansteckung" wurden verwendet, um die angebliche ‚Durchseuchung' des deutschen Volks durch ‚volksfremde Elemente' – gemeint waren vor allem Juden –, zu propagieren[30]. Adolf Hitler schrieb in „Mein Kampf": „Wer diese Zeit, die innerlich krank und faul ist, heilen will, muß zunächst den Mut aufbringen, die Ursache dieses Leidens klarzulegen."[31] Etliche Beispiele belegen, dass diese medizinische Metaphorik in der natürlicherweise nach Gesundheit strebenden Bevölkerung nicht ohne Widerhall blieb[32].

Für viele Ärzte bot die Identifikation mit der nationalsozialistischen Ideologie einen Ausweg aus der Krise des Berufsstandes[33]. Gerade junge Ärzte lebten in der Folge der Weltwirtschaftskrise in Armut und sahen nicht selten in den jüdischen Kollegen eine unliebsame Konkurrenz[34]. Diese Einschätzung fand auch bei den noch in der universitären Ausbildung befindlichen Medizinern Anklang[35]. Nach einem von antisemitischen Medizinstudenten angestifteten Krawall entschloss sich bereits 1922 der Berliner Physiologe Georg Friedrich Nicolai zur Emigration. Nicht nur als Jude, sondern auch als Pazifist war er zu einer Zielscheibe nationalistischer Hetze geworden[36].

Zugleich gingen von der NS-Ideologie für die Ärzteschaft selbst Gefahren aus. An erster Stelle waren die Juden betroffen, die 15,7 % der Ärzte im Reich stell-

[28] Reichsgesetzblatt, Teil I, 1936, Nr. 16, 26.2.1936, S. 119. – Zur Gesetzeslage vgl. ausführlich Astrid Ley, Zwangssterilisation und Ärzteschaft. Hintergründe und Ziele ärztlichen Handelns 1934–1945, Frankfurt/New York 2004 (= Kultur der Medizin. Geschichte – Theorie – Ethik, 11), S. 34 ff.; Christian Ganssmüller, Erbgesundheitspolitik, passim und Gerrens, Ethos, S. 25 ff.; Norbert Schmacke/Hans-Georg Güse, Zwangssterilisiert. Verleugnet – Vergessen. Zur Geschichte der nationalsozialistischen Rassenhygiene am Beispiel Bremen, Bremen 1984, S. 35 ff.

[29] Vgl. Kap. 7.

[30] Zit. n. Robert Jay Lifton/Eric Markusen, Die Psychologie des Völkermordes. Atomkrieg und Holocaust, Stuttgart 1992, S. 65.

[31] Adolf Hitler, Mein Kampf, Neuaufl. München 1934, S. 485 zit. n. Lifton/Markusen, Psychologie, S. 65.

[32] Vgl. Lifton/Markusen, Psychologie, S. 65 f.

[33] Das durchschnittliche Einkommen der Ärzte sank von 1929 bis 1933 um etwa ein Drittel. Vgl. Rüther, Standeswesen, S. 162.

[34] Vgl. Lifton/Markusen, Psychologie, S. 112; John M. Efron, Medicine and the German Jews. A history, New Haven/London 2001, S. 237 ff.

[35] Michael H. Kater, Professoren und Studenten im Dritten Reich, in: Archiv für Kulturgeschichte, 67 (1985), S. 465–487, S. 467 f.

[36] Vgl. Wolf Zuelzer, Der Fall Nicolai, Frankfurt am Main 1981, passim; Kater, Professoren, S. 465 f.

ten[37]. Nach zahlreichen Diskriminierungen bereits zuvor erlosch am 30. September 1938 deren Approbation. Weniger als ein Viertel von ihnen konnte einstweilen als „Krankenbehandler" weiterarbeiten, bevor die Judenverfolgung ihnen schließlich die Ausübung ärztlicher Tätigkeiten unmöglich machte und ein Großteil ermordet wurde[38]. Nichtjüdische Ärzte, die sich nicht aktiv gegen den Nationalsozialismus wandten, hatten weit weniger existenzielle Probleme. Dennoch sah man sich auch in dieser Gruppe bedroht, freilich lediglich in wirtschaftlicher Hinsicht: Bereits in der Weimarer Republik hatten sich die Heilpraktiker zu einer ernst zu nehmenden Konkurrenz der Ärzte entwickelt. Und es schien, als würden die Nationalsozialisten deren Einfluss weiter stärken wollen[39].

1.1.2. Ministerialbürokratie und Wissenschaftsförderung

Für die Universitäten war die vorgesetzte Behörde das preußische Ministerium für Wissenschaft, Kunst und Volksbildung, das unter diesem Titel seit 1918 firmierte. Mit der nationalsozialistischen Machtübernahme kam es zum Zusammenbruch der föderalen Ordnung. Die juristische Grundlage bildeten die beiden Gesetze zur „Gleichschaltung der Länder mit dem Reich" vom 31. März 1933 und vom 7. April 1933 sowie das „Gesetz über den Neuaufbau des Reiches" vom 30. Oktober 1933[40]. Es dauerte freilich bis zum 1. Mai 1934, bis per Erlass das „Reichsministerium für Wissenschaft, Erziehung und Volksbildung" (REM; gelegentlich auch RMEWV und RMEWuV) gegründet wurde[41]. Der seit dem 4. Februar 1933 amtierende preußische Kultusminister Bernhard Rust vereinigte am 20. Dezember 1934 die alte preußische Behörde mit dem neuen Reichsministerium zum „Reichs- und preußischen Ministerium für Wissenschaft, Erziehung und Volksbildung". Am 1. Oktober 1938, nach der Annexion Österreichs, fiel der

[37] Vgl. Kurt Düwell, Die Rheingebiete in der Judenpolitik des Nationalsozialismus vor 1942. Beitrag zu einer vergleichenden zeitgeschichtlichen Landeskunde, Bonn 1968, S. 103.

[38] Vgl. Düwell, Rheingebiete, S. 105 f. – Zu den Einzelschicksalen jüdischer Ärzte in Deutschland vgl. Sven Eppinger, Das Schicksal der jüdischen Dermatologen Deutschlands in der Zeit des Nationalsozialismus, Frankfurt 2001, passim; Eduard Seidler, Kinderärzte 1933–1945, entrechtet – geflohen – ermordet, Bonn 2000, passim. Vgl. zum Schicksal des Beueler Arztes Max Weis Erhard Stang, „Ihr weiterer Aufenthalt im Reichsgebiet ist unerwünscht.", in: Bonner Geschichtswerkstatt (Hg.), „Die Beueler Seite ist nun einmal die Sonnenseite. Ein historisches Lesebuch, Bonn 1996, S. 103–114, S. 112 ff. Vgl. auch die Erinnerungen des Bonner Arztes Arthur Samuel, Mein Leben in Deutschland vor und nach dem 30. Januar 1933, in: Bonner Geschichtsblätter, 49/50 (1999/2000 <2001>), S. 399–457, S. 417: „Die arischen Ärzte benahmen sich in 99 % der Fälle nicht mutig und nicht kollegial".

[39] Vgl. Kap. 6.2.

[40] Von Münch/Brodersen, Gesetze, S. 42 ff.

[41] Vgl. Frank-Rutger Hausmann, „Vom Strudel der Ereignisse verschlungen". Deutsche Romanistik im „Dritten Reich", Frankfurt am Main 2000 (= Analecta Romanica, 61), S. 34 u. BA Berlin, Findbuch zu R 4901. – Vgl. zudem die Aufstellung in: Bernhard vom Brocke, Kultusministerien und Wissenschaftsverwaltungen in Deutschland und Österreich: Systembrüche und Kontinuitäten 1918/19 – 1933/38 – 1945/46, in: vom Bruch/Kaderas, Wissenschaften, S. 193–214, S. 201.

„preußische" Zusatz fort. Von nun an lautete die offizielle Benennung: „Reichsministerium für Wissenschaft, Erziehung und Volksbildung"[42]. Schon am 23. Februar 1935 waren auf das REM, in dem etwa 100 Beamte des höheren und gehobenen Dienstes ihrer Arbeit nachgingen, auch formal die Hoheitsrechte der Länder übergegangen[43]. Als nachgeordnete Behörden blieben die Kultusministerien außerhalb Preußens „ohne wirkliche Entscheidungsbefugnisse bestehen"[44].

Unmittelbarer Ansprechpartner des Ministeriums an den Universitäten war der Kurator als Leiter der Universitätsverwaltung, auf Seiten der Studierenden die in „Fachschaften" gegliederte „Studentenschaft", zu der alle „eingeschriebenen Studenten deutscher Abstammung und Muttersprache" zählten[45]. Ihr gegenüber stand die „Dozentenschaft", der sämtliche Lehrenden mit Ausnahme der beamteten Professoren automatisch angehörten[46]. „In letzter Instanz" wurden seit Herbst 1933 – in Bonn hatte am 27. April 1933 letztmalig eine traditionelle Rektorwahl stattgefunden – nach dem Führerprinzip Rektoren, Prorektoren, Dekane und die Leiter von Dozenten- und Studentenschaft von Wissenschaftsminister Bernhard Rust ernannt[47]. Die Rechte des Senats gingen auf den Rektor über, der

[42] Vgl. vom Brocke, Kultusministerien, S. 201.

[43] Vgl. Hausmann, Strudel, S. 35.

[44] Hausmann, Strudel, S. 34.

[45] Gesetz über die Bildung von Studentenschaften an den wissenschaftlichen Hochschulen. Vom 22. April 1933, in: von Münch/Brodersen, Gesetze, S. 174. Vgl. auch die bereits am 12. April 1933 erlassene Preußische Studentenrechtsordnung in: Thomas Ellwein, Die deutsche Universität. Vom Mittelalter bis zur Gegenwart, Neuaufl. Wiesbaden 1997, S. 299 f. – MHI Bonn, NL Martini 1933–1938, Erlass W I i 1710 W III des REM, 15.5.1935, wo sieben „Aufgabengebiete der Deutschen Studentenschaft" festgelegt werden: Fachschaftsarbeit, Arbeitsdienst, Grenzlandarbeit, Auslandsarbeit, Presse und Film, Studentensport, Studentenarbeit. – Vgl. Michael Stephen Steinberg, Sabers and Brown Shirts. The German Students' Path to National Socialism, 1918–1935, Chicago/London 1977, S. 141 ff.; Manfred Franze, Die Erlanger Studentenschaft 1918–1945, unveränd., um ein Register erw. Neudr. der Aufl. von 1972, Neustadt/Aisch 1993 (= Veröffentlichungen der Gesellschaft für fränkische Geschichte, Reihe IX, Darstellungen aus der fränkischen Geschichte, 30), S. 198 ff. und S. 289 ff.; Otto B. Roegele, Student im Dritten Reich, in: Helmut Kuhn/Joseph Pascher/Hans Maier/Wolfgang Kunkel/Otto B. Roegele/Fritz Leist/Friedrich G. Friedmann/Eric Voegelin, Die deutsche Universität im Dritten Reich. Acht Beiträge, München 1966, S. 135–174, S. 143 ff.

[46] Anonymus, Bildung der „Dozentenschaft" der Universität Bonn, in: Kölnische Zeitung, 16.11.1933: „Wie an allen preußischen Hochschulen wurde jetzt auch an der Universität *Bonn* die ‚Dozentenschaft' gebildet, der alle nichtbeamteten außerordentlichen Professoren, Privatdozenten und Assistenten pflichtgemäß angehören. Zum Führer […] wurde Oberarzt Privatdozent Dr. Karl Schmidt ernannt. Die Arbeit der ‚Dozentenschaft' gilt vor allem der Ertüchtigung des akademischen Nachwuchses."

[47] Weingart/Kroll/Bayertz, Rasse, S. 396. – UA Bonn, Kuratorium, E 7, Bd. 7, Wahlprotokoll, 27.4.1933, Abschrift; MHI Bonn, NL Martini 1933–1938, Dekan i.V. Selter an Fakultätsmitglieder, 4.11.1933, Kenntnisgabe des Erlasses des Preußischen Ministers für Wissenschaft, Kunst und Volksbildung „Vorläufige Maßnahmen zur Vereinfachung der Hochschulverwaltung", 28.10.1933, Abschrift (auch in: UA Bonn, Kuratorium, E 7, Bd. 7). – Vgl. Kater, Professoren, S. 470, der von einem zweiten „Schock für die Professoren" nach dem Gesetz über die „Wiederherstellung des Berufsbeamtentums" spricht und vor allem Hellmut Seier, Der Rektor als Führer. Zur Hochschulpolitik des Reichserziehungsministeriums 1934–1945, in: Vierteljahrshefte für Zeitgeschichte, 12 (1964), S. 105–146. – Vgl. auch Helmut Vogt, Bonn in Kriegs-

„den Senat u.s.w. als beratende Körperschaft" berufen konnte, „wenn es ihm im Interesse der Universität geboten" erschien[48]. Der Rektor hatte zudem das Recht, auf der Basis eines Dreiervorschlags der Fakultät den Dekan zu bestimmen; in Bonn geschah dies erstmals am 1. Dezember 1933, als Rektor Friedrich Pietrusky den Pathologen Wilhelm Ceelen zum Dekan der Medizinischen Fakultät ernannte[49]. Während ein Vertreter der Dozentenschaft der Engeren Fakultät angehörte, war vom Dekan mit dem Führer der Studentenschaft „Einvernehmen" herzustellen, soweit die Studenten Interesse zeigten[50].

Diese Maßnahmen zählt Hellmut Seier nach den Wirren der Wochen um den 30. Januar 1933 bereits zur zweiten Phase der nationalsozialistischen Hochschulpolitik, der „Phase der Gleichschaltung und des Verzichts auf Widerstand"[51]. „Der politische Typus des ‚Mitläufers' bildete sich" nun „auch an den Hochschulen aus."[52] Es folgten Jahre der Konsolidierung, die durch „Gewöhnung auf der einen und Reformverzicht auf der anderen Seite" charakterisiert waren (1934 bis 1939)[53]. Doch der „Reformverzicht" war Kalkül im Vorfeld eines geplanten Kriegs, in dem die Universitäten einerseits Freiräume gewannen – durch das Nutzen von „Nischen" und das nicht immer scharf kontrollierte Ausschütten von Geldern zur „Kriegsforschung" –, andererseits aber ihren Lehrauftrag angesichts von in den Krieg abgezogenen Studenten und Dozenten sowie wachsender Zerstörungen nicht mehr hinreichend erfüllen konnten[54]. „Die Bedingungen für die Forschung an den medizinischen Hochschuleinrichtungen" waren gleichwohl „bereits 1933 schlecht und sind in den Folgejahren" nicht besser geworden[55].

und Krisenzeiten (1914–1948), in: Dietrich Höroldt/Manfred van Rey (Hg.), Geschichte der Stadt Bonn in vier Bänden, 4, Bonn. Von einer französischen Bezirksstadt zur Bundeshauptstadt 1794–1989, Bonn 1989, S. 437–638, S. 530.

48 MHI Bonn, NL Martini, 1933–1938, Dekan i.V. Selter an Fakultätsmitglieder, 4.11.1933, Kenntnisgabe des Erlasses des Preußischen Ministers für Wissenschaft, Kunst und Volksbildung „Vorläufige Maßnahmen zur Vereinfachung der Hochschulverwaltung", 28.10.1933, Abschrift (auch in: UA Bonn, Kuratorium, E 7, Bd. 7).

49 MHI Bonn, NL Martini, 1933–1938, Dekan i.V. Selter an Fakultätsmitglieder, 4.11.1933, Kenntnisgabe des Erlasses des Preußischen Ministers für Wissenschaft, Kunst und Volksbildung „Vorläufige Maßnahmen zur Vereinfachung der Hochschulverwaltung", 28.10.1933, Abschrift (auch in: UA Bonn, Kuratorium, E 7, Bd. 7); UA Bonn, Kuratorium, E 7, Bd. 7, Rektor an Kurator, 1.12.1933.

50 MHI Bonn, NL Martini, 1933–1938, Dekan i.V. Selter an Fakultätsmitglieder, 4.11.1933, Kenntnisgabe des Erlasses des Preußischen Ministers für Wissenschaft, Kunst und Volksbildung „Vorläufige Maßnahmen zur Vereinfachung der Hochschulverwaltung", 28.10.1933, Abschrift (auch in: UA Bonn, Kuratorium, E 7, Bd. 7).

51 Hellmut Seier, Universität und Hochschulpolitik im nationalsozialistischen Staat, in: Klaus Malettke (Hg.), Der Nationalsozialismus an der Macht. Aspekte nationalsozialistischer Politik und Herrschaft, Göttingen 1984, S. 143–165, S. 146.

52 Ellwein, Universität, S. 236.

53 Seier, Universität, S. 147. – Franze, Studentenschaft, S. 318 konstatiert eine „Konsolidierung" erst für die Zeit ab 1937.

54 Vgl. Seier, Universität, S. 148.

55 Achim Thom, Nationalsozialistische Wissenschaftslenkung und ihre Folgen untersucht am Beispiel der Krebsforschung im Zeitraum 1933 bis 1945, in: Christoph Kopke (Hg.), Medizin

Die NS-Hochschulpolitik, durchaus ein „Nebenkriegsschauplatz" (Hans Maier), ist als ein „Gemisch aus Durchsetzung und Mißlingen" gedeutet worden[56]. Es fehlte an einer klaren einheitlichen Zielvorstellung der Verantwortlichen, deren Zahl immer mehr zunahm[57]. Ähnliches gilt für die Wissenschaftspolitik als Ganze[58]. Wohl nur vor diesem Hintergrund ist es zu erklären, dass der häufig als „Kultusminister" bezeichnete Bernhard Rust trotz mancher Anfechtung, gesundheitlicher Probleme und der zahlreichen konkurrierenden Behörden, Institutionen und Organisationen zu den Ministern gehörte, die sich bis zum Ende des NS-Regimes in ihrem Amt halten konnten. Am 8. Mai 1945 nahm er sich das Leben.

Rust interessierte sich in erster Linie für das Schulwesen. Von 1909 bis 1930 war er Gymnasiallehrer in Hannover gewesen, zuletzt als Studienrat. So mussten die Leiter der „Abteilung für Wissenschaft und Kunst" (1933) beziehungsweise des „Amtes für Wissenschaften (W)" nur in Ausnahmefällen mit direkten Eingriffen des Ministers rechnen[59]. Diese Position hatten der baltische Philologe Georg Gerullis (April bis November 1933), der Mediziner Johann Daniel Achelis (November 1933 bis März 1934), der Mathematiker Theodor Vahlen (April 1934 bis 1936), der Architekt und ehemalige badische Kultusminister Otto Wacker (1937 bis April 1939) sowie zuletzt der Chemiker und seit 1937 als Präsident der Deutschen Forschungsgemeinschaft (DFG) fungierende SS-Sturmbannführer Rudolf Mentzel (Mai 1939 bis Mai 1945) inne[60].

Rust wird im Allgemeinen als eher schwacher, aus seiner persönlichen Perspektive jedoch keinesfalls erfolgloser Politiker charakterisiert[61]. Er habe, so fasst

und Verbrechen. Festschrift zum 60. Geburtstag von Walter Wuttke, Ulm 2001, S. 163–184, S. 180.

56 Seier, Universität, S. 148; Hans Maier, Nationalsozialistische Hochschulpolitik, in: Kuhn u.a., Universität, S. 71–102, S. 74.

57 Vgl. ausführlich Seier, Universität, S. 149 ff.; Christian Tilitzki, Die deutsche Universitätsphilosophie in der Weimarer Republik und im Dritten Reich, Teil 1, Berlin 2002, S. 595 ff.

58 Vgl. Michael Grüttner, Wissenschaftspolitik im Nationalsozialismus, in: Doris Kaufmann (Hg.), Geschichte der Kaiser-Wilhelm-Gesellschaft im Nationalsozialismus. Bestandsaufnahme und Perspektiven der Forschung, 2, Göttingen 2000, S. 557–585, S. 557; Mitchell G. Ash, Wissenschaft und Politik als Ressourcen für einander, in: vom Bruch/Kaderas, Wissenschaften, S. 32–51, S. 39 ff.

59 Handbuch der Erziehung. Die Verwaltung des Reichs- und Preußischen Ministeriums für Wissenschaft, Erziehung und Volksbildung, Jg. 1, Berlin 1937, S. 2.

60 Vgl. vom Brocke, Kultusministerien, S. 207 f.; Ute Deichmann, Biologen unter Hitler. Porträt einer Wissenschaft im NS-Staat, überarb. u. erw. Ausg. Frankfurt am Main 1995, S. 60 f.; Ute Deichmann, Flüchten, Mitmachen, Vergessen. Chemiker und Biochemiker in der NS-Zeit, Weinheim u.a. 2001, S. 217 f. (zu Mentzel); Tilitzki, Universitätsphilosophie, S. 596; Hammerstein, Forschungsgemeinschaft, passim. – Dass der Bonner Volkskundler Kurt Tackenberg erheblichen Einfluss im Amt W besaß, ist für die Medizinische Fakultät nicht von Bedeutung gewesen. Vgl. Hausmann, Strudel, S. 35.

61 Vgl. Ulf Pedersen, Bernhard Rust. Ein Nationalsozialistischer Bildungspolitiker vor dem Hintergrund seiner Zeit, Braunschweig/Gifhorn 1994 (= Steinhorster Schriften und Materialien zur regionalen Schulgeschichte und Schulentwicklung, 6), passim; Hausmann, Strudel, S. 35 ff.;

es der Experte für die Romanistik im „Dritten Reich", Frank-Rutger Hausmann, zusammen, „erstaunlich konsequent gegen eine Kompetenzausweitung der [...] rivalisierenden Organisationen" gekämpft, „wenn sie zu Lasten seines Hauses ging"; „ganz traditionell" und dem Humboldtschen Universitätsideal entsprechend sei er „für die Einheitlichkeit der Wissenschaft" eingetreten, habe es letztlich aber an „visionäre[n] Ideen" fehlen lassen. „Die Drosselung der akademischen Berufe von 1933 bis 1935" und der „bei Kriegsausbruch" offensichtliche „Mangel an akademischen Arbeitskräften" lagen freilich ganz offensichtlich ebenfalls im Verantwortungsbereich Rusts[62]. Auch wäre es falsch, Rust als überzeugten Verfechter universitärer Traditionen zu verklären. Vor einer außerordentlichen deutschen Hochschulkonferenz im Mai 1933 erklärte er zwar, er werde es „unter keinen Umständen [...] dulden", dass schwache Wissenschaftler „nur auf Grund eines politischen Ausweises" Professor würden[63]. Zugleich aber propagierte er einen „Hochschulunterricht", in dem „weniger intellektuell" vermittelt als „intuitiv erfaßt" werden müsse[64].

Rust war es auch, der die Forschungsförderungsorganisationen zusammenfassen ließ. Nachdem 1935 die 1920 gegründete Notgemeinschaft der Deutschen Wissenschaft (NDW) in Deutsche Forschungsgemeinschaft (DFG) umbenannt worden war, degenerierte sie zu einer „Auszahlungsstelle" des 1937 unter der Leitung Hermann Görings gebildeten Reichsforschungsrats (RFR), der sich seinerseits „des organisatorischen Unterbaus" der DFG bediente[65]. Die finanzielle Förderung durch DFG/RFR blieb für die Medizinischen Fakultäten die wichtigste nach direkten ministeriellen Unterstützungsmaßnahmen, hing aber zunehmend von der Parteinähe der Antragsteller und der Kriegswichtigkeit der Projekte ab[66].

Notker Hammerstein, Die Geschichte der Deutschen Forschungsgemeinschaft im Nationalsozialismus, in: Kaufmann, Geschichte, S. 600–609, S. 603.

62 Hausmann, Strudel, S. 37.

63 BA Berlin, R 1501, Nr. 126924, Rede Rusts, 10.5.1933, Konferenzprotokoll, o.D.

64 BA Berlin, R 1501, Nr. 126924, Rede Rusts, 10.5.1933, Konferenzprotokoll, o.D. – Vgl. Ellwein, Universität, S. 297 ff.

65 Frank-Rutger Hausmann, Einführung, in: Frank-Rutger Hausmann (Hg.)/Elisabeth Müller-Luckner (Mitarb.), Die Rolle der Geisteswissenschaften im Dritten Reich 1933–1945, München 2002 (= Schriften des Historischen Kollegs, Kolloquien 53), S. VII–XXV, S. XII und Hausmann, Strudel, S. 35 („Auszahlungsstelle"); Winfried Schulze/Sven Bergmann (Mitarb.)/Gerd Helm (Mitarb.), Der Stifterverband für die Deutsche Wissenschaft 1920–1995, Berlin 1995, S. 85. Vgl. auch Deichmann, Biologen, S. 59 ff. und – die Rolle der DFG stärker gewichtend – Hammerstein, Forschungsgemeinschaft, S. 203 ff. Im Vergleich hebt Ulrike Kohl die Entwicklung innerhalb der DFG während der ersten Jahre des „Dritten Reichs" negativ von der innerhalb der Max-Planck-Gesellschaft ab (Ulrike Kohl, Die Präsidenten der Kaiser-Wilhelm-Gesellschaft im Nationalsozialismus. Max Planck, Carl Bosch und Albert Vögler zwischen Wissenschaft und Macht, Stuttgart 2002 <= Pallas Athene, 5>, S. 109 ff.). Vgl. auch Lothar Mertens, „Nur politisch Würdige". Die DFG-Forschungsförderung im Dritten Reich 1933–1937, Berlin 2004, S. 126 ff.

66 Vgl. Schulze/Bergmann/Helm, Stifterverband, S. 94; Lothar Mertens, Die „Notgemeinschaft der deutschen Wissenschaft/Deutsche Forschungsgemeinschaft" im Dritten Reich 1933–1936, in: Hausmann/Müller-Luckner, Rolle, S. 21–37, S. 35 ff.

Rusts Skepsis gegenüber der Wissenschaft entsprach der Ideenwelt Hitlers, der seine Vorbehalte noch weit deutlicher und sicher nicht immer im Sinne Rusts und Goebbels' zum Ausdruck brachte[67]. Der „Führer" hatte durchaus erkannt, wie gefährlich ihm und seinen kruden Theorien wissenschaftliches Forschen werden konnte[68]. 1942 erklärte er, „auf gewissen Gebieten" wirke „jede professorale Wissenschaft verheerend: sie führt vom Instinkt weg"[69]. Zu ihrem Glück erkannte Hitler, dass die „intellektuellen Schichten" gebraucht würden, „leider"; „sonst", so erklärte er am 10. November 1938 vor der deutschen Presse, „könnte man sie eines Tages ja, ich weiß nicht, ausrotten oder so was"[70]. Dabei wäre Hitler beinahe selbst Professor geworden. Ein entsprechendes Ansinnen des Braunschweiger Ministers und späteren Ministerpräsidenten Dietrich Klagges war jedoch 1932 auf den empörten Widerstand des Senats der Technischen Hochschule Braunschweig gestoßen und gescheitert[71].

1.1.3. Die NSDAP, das Gesundheitswesen und die Handlungsoptionen des Einzelnen

Im Laufe das Jahres 1934 erwuchs der Berliner Ministerialbürokratie ein mächtiger Gegner. Nachdem der Münchener Allgemeinmediziner Gerhard Wagner noch 1933 die Ärzteschaft unter anderem auf Kosten des 1936 auch formell aufgelösten Hartmannbundes zusammengefasst hatte, wandte er sich verstärkt den

[67] Vgl. Hausmann, Strudel, S. 32 ff.; Ellwein, Universität, S. 296.

[68] Vgl. die Zusammenfassung wissenschaftsfeindlicher Äußerungen Hitlers in: Hausmann, Strudel, S. 32 f.

[69] Hitler am 17.2.1942, zit. n. Henry Picker, Hitlers Tischgespräche im Führerhauptquartier. Vollständig überarbeitete und erweiterte Neuausgabe mit bisher unbekannten Selbstzeugnissen Adolf Hitlers, Abbildungen, Augenzeugenberichten und Erläuterungen des Autors: Hitler, wie er wirklich war, 3. vollst. überarb. u. erw. Neuausg. Stuttgart 1976, S. 107. Vgl. Hermann Rauschning, Gespräche mit Hitler, unveränd. Neudr. Zürich u.a. 1940, S. 210 f.; Hausmann, Strudel, S. 33; Joachim C. Fest, Das Gesicht des Dritten Reiches. Profile einer totalitären Herrschaft, 7. Aufl. München 1980, S. 348.

[70] Zit. n. Wilhelm Treue, Rede Hitlers vor der deutschen Presse (10. November 1938), in: Vierteljahrshefte für Zeitgeschichte, 6 (1958), S. 175–191, S. 188; vgl. grundlegend zum Verhältnis zwischen NSDAP und Intellektuellen Fest, Gesicht, S. 338 ff. und auch Wolfgang Bialas, Der Nationalsozialismus und die Intellektuellen. Die Situation der Philosophie, in: Wolfgang Bialas/Manfred Gangl (Hg.), Intellektuelle im Nationalsozialismus, Frankfurt am Main u.a. 2000 (= Schriften zur politischen Kultur der Weimarer Republik, 4), S. 13–49, S. 17 ff. – Dass sich das NS-Regime die Wissenschaft häufig zunutze machte und diese ihm kaum weniger häufig dienlich war, steht außer Frage. Dies rechtfertigt es allerdings nicht, „das Klischee der Wissenschaftsfeindlichkeit der Nazis, welches bis heute einen Teil der Fachliteratur durchzieht, [...] endlich ad acta [...] zu legen" (Renate Knigge-Tesche <Hg.>, Berater der braunen Macht. Wissenschaft und Wissenschaftler im NS-Staat, Frankfurt am Main 1999, S. 6).

[71] Vgl. Helmut Kuhn, Die Universität vor der Machtergreifung, in: Kuhn u.a., Universität, S. 13–43, S. 24 f.; Kater, Professoren, S. 476.

Medizinischen Fakultäten zu[72]. Bereits am 6. September 1933 hatte der „Stellvertreter des Führers" verfügt, dass Wagner als Führer des in München angesiedelten Nationalsozialistischen Deutschen Ärztebundes von den Medizinischen Fakultäten in wichtigen Fragen zu konsultieren sei[73]. Zu diesen zählten „die med. Studienreform" und die „Besetzung von med. Lehrstühlen"[74].

Aus den Reihen der Dozenten an den einzelnen Fakultäten wurden Vertrauensleute bestimmt, die auf die Einhaltung der Bestimmungen achteten und eigene Berichte nach München sandten. Die Koordination übernahm im Auftrag Wagners der Münchener Professor für Dermatologie Franz Wirz. Die Vertrauensleute erarbeiteten im Januar 1934 ein Programmpapier, das später von der im Juli 1934 eingerichteten Hochschulkommission der NSDAP umgesetzt werden sollte. „Der unmittelbare Zweck" dieser Kommission war es, „ein Gegengewicht zu dem am 1. Mai neu eingerichteten Reichserziehungsministerium (REM) unter Bernhard Rust zu bilden"[75]. Tatsächlich konnte die Hochschulkommission noch in ihrem Gründungsjahr 34 Positionen an medizinischen Fachbereichen nach ihren Vorstellungen besetzen[76]. Innerhalb der für alle Fachbereiche zuständigen Hochschulkommission wurde Gerhard Wagner zu einer beherrschenden Figur; sein Interesse blieb aber weitgehend auf die Medizin beschränkt[77].

Aufgrund des robusten Auftretens der Kommission war der Einfluss des Ministeriums zeitweise erheblich eingeschränkt, obwohl Rust rasch Maßnahmen getroffen hatte, die den Einfluss der Fakultäten auf die Besetzung von Profes-

[72] Vgl. Michael H. Kater, Ärzte als Hitlers Helfer, Hamburg/Wien 2000, S. 52 ff.; Peter Zunke, Der erste Reichsärzteführer Dr. med. Gerhard Wagner, Diss. med. Hannover 1973, S. 9 ff. – Zu der mit der am 1. April 1936 in Kraft getretenen Reichsärzteordnung vom 13. Dezember 1935 auch de jure abgeschlossenen „Eingliederung der Ärzteschaft in den neuen Staat" (Wagner) und dem administrativen Aufbau des deutschen Gesundheitswesens vgl. Rüther, Standeswesen, S. 173 ff., Zitat S. 174.

[73] Vgl. Kater, Ärzte, S. 211 f.; Albert Zapp, Untersuchungen zum Nationalsozialistischen Deutschen Ärztebund (NSDÄB), Diss. med. Kiel 1979, S. 88 ff. – Gerhard Wagner (1888–1939) bekleidete ab 1934 zudem die Funktionen des Reichsärzteführers und des Beauftragten des Führers für Fragen der Volksgesundheit. Später wurde er zudem unter anderem Beauftragter für Hochschulfragen im Stab des Stellvertreters des Führers, Leiter der Reichsärztekammer und SA-Ortsgruppenführer. Vgl. Zunke, Wagner, passim. – Zu dem 1929 gegründeten, als Verband wenig bedeutsamen NSD-Ärztebund vgl. zusammenfassend Rüther, Standeswesen, S. 164 f. Seine Mitgliederzahl stieg von 3000 (1933) auf 46000 (1942). Angestellte Ärzte waren – bei regionalen Unterschieden – de facto Zwangsmitglieder, denen der Mitgliedsbeitrag vom Gehalt abgezogen wurde.

[74] Erlass des Stellvertreters des Führers vom 6.11.1933 zit. n. Michael Zomack, Die faschistische Hochschulberufungspolitik und deren Auswirkungen im Bereich der Psychiatrie, in: Achim Thom/Horst Spaar (Hg.), Medizin im Faschismus. Symposium über das Schicksal der Medizin in der Zeit des Faschismus in Deutschland 1933–1945. Protokoll, Berlin [Ost] 1985, S. 97–103, S. 100.

[75] Kater, Ärzte, S. 212. Vgl. Zomack, Hochschulberufungspolitik, S. 100; Reece Conn Kelly, National Socialism and German University Teachers. The NSDAP's Efforts to Create a National Socialist Professoriate and Scholarship, Diss. phil. University of Washington 1973, S. 182 ff.

[76] Vgl. Kater, Ärzte, S. 212; zum Bonner Fall Knauer vgl. Kap. 2.10.2.

[77] Vgl. Kater, Ärzte, S. 212.

sorenstellen zurückdrängen sollten. Bereits am 1. Juli 1933 war in der Vossischen Zeitung zu lesen gewesen, der Minister würde „in der nächsten Zeit von dem bisher üblichen Verfahren [...] abweichen", „keine Listen" einfordern und den Fakultäten lediglich „Gelegenheit zur Stellungnahme zu bestimmten Vorschlägen" geben[78]. Formal baute Rust die Stellung seines Ministeriums als alleinige Instanz für das wissenschaftliche Universitätspersonal in der Folgezeit rasch aus, durch die Reichshabilitationsordnung vom 13. Dezember 1934, das Reichsstatthaltergesetz vom 30. Januar 1935 mit der Ausführungsverordnung vom 1. Februar 1935 und dem die Ernennung von Rektoren betreffenden Erlass vom 24. Januar 1935[79]. Trotz des Gegenwindes aus München verkündete Rust am 23. Februar 1935 in einem Rundschreiben an die Länder: „Somit ist die gesamte Personalpolitik der deutschen Hochschulen in meiner Hand vereinigt"[80].

Rust reagierte damit auf die Initiative Wirz', der am 14. Januar 1935 als Bevollmächtigter des Stellvertreters des Führers für sich und die Hochschulkommission im Ministerium eingefordert hatte, über „Entschlüsse in Hochschuldingen[,] auch soweit es sich nicht um Gesetze handelt", unterrichtet zu werden[81]. Rudolf Heß hatte am 13. Februar 1935 diesen Anspruch Wirz' ausdrücklich bestätigt[82].

In den Akten des Reichserziehungsministeriums finden sich freilich keineswegs nur bürokratisch anmutende Erlasse, sondern auch stark ideologisch geprägte Papiere. In einer dieser Schriften aus dem Jahre 1938 heißt es: „Es ist eine nicht zu bestreitende Tatsache, dass die deutsche Hochschule der Gegenwart nicht harmonisch eingefügt ist in den Aufbau des nationalsozialistischen Staates."[83] In den Jahren „vor der Machtübernahme" habe die „Hochschule nicht nur abseits" gestanden, „sondern im Gegenteil, gehässige, widerliche Angriffe" seien „aus diesem Lager" gekommen[84]: „Und nun warum? Ein ganz grosser Teil der deutschen Hochschullehrer waren Freimaurer, Juden, jüdisch Versippte, konfessionell Gebundene und brutale Liberalisten, die sich in dem Kreis der Erstgenannten sehr wohl gefühlt haben [...]. Die Juden sind inzwischen ausgeschieden [...]. Das Gros aber dieser Hochschullehrer [...] ist geblieben. [...] Jeder von uns kennt den Typ des medizinischen Professors, der furchtbar viel geschrieben hat, von dem man sich aber selbst nie behandeln lassen möchte."[85] Zum Schluss des sechsseitigen Papiers heißt es: „Ich schlage deshalb vor, dass das Reichserziehungsministerium in Verbindung mit der Reichsdozentenführung die Berufungen und

[78] Zit. n. Zomack, Hochschulberufungspolitik, S. 99.

[79] Von Münch/Brodersen, Gesetze, S. 44 ff.; vgl. Weingart/Kroll/Bayertz, Rasse, S. 396 zum Hochschullehrergesetz vom 21. Januar 1935 und Wolfgang Keim, Erziehung unter der Nazi-Diktatur, I, Antidemokratische Potentiale, Machtantritt und Machtdurchsetzung, Darmstadt 1995, S. 164 zur Reichshabilitationsordnung; Tilitzki, Universitätsphilosophie, S. 599 ff.

[80] Zit. n. Zomack, Hochschulberufungspolitik, S. 99.

[81] Zit. n. Zomack, Hochschulberufungspolitik, S. 100.

[82] Vgl. Zomack, Hochschulberufungspolitik, S. 100.

[83] BA Berlin, R 4901 (alt R 21), Nr. 477, Denkschrift, o.D. [1938].

[84] BA Berlin, R 4901 (alt R 21), Nr. 477, Denkschrift, o.D. [1938].

[85] BA Berlin, R 4901 (alt R 21), Nr. 477, Denkschrift, o.D. [1938].

Ernennungen allein durchführt, ohne die Fakultäten zu hören, wenigstens nicht den Berufungsausschuss, höchstens den Dekan."[86]

Noch deutlicher wird das Bestreben des NS-Staates erkennbar, die Bedeutung der Fakultäten einzuschränken und das Führerprinzip durchzusetzen, wenn man den Blick auf die Besetzung von planmäßigen oder außerplanmäßigen Assistenten- und Oberarztstellen wirft. Um die in der Regel auf zwei Jahre begrenzten verlängerbaren Arbeitsverträge abschließen zu können, mussten mindestens vier Instanzen eingeschaltet werden[87].

Ähnlich wie im Bereich der Wissenschaftsbürokratie gab es auch im Gesundheitswesen einen zähen Kompetenzstreit, der zeitweilig die Medizinischen Fakultäten berührte. Gerhard Wagner war in Leonardo Conti, dem Gründer des NS-Ärztebundes im einflussreichen Gau Berlin, ein Rivale erwachsen, der Wagner nach dessen Tod 1939 beerbte[88]. Doch auch Conti scheiterte an dem Vorhaben, die im Gesundheitswesen tätigen Vereinigungen auf eine einheitliche Linie einzuschwören[89]. Als Hitlers Begleitarzt Karl Brandt im Juli 1942 zum Generalkommissar des Führers für das Sanitäts- und Gesundheitswesen ernannt wurde, war eine weitere Instanz entstanden, die rasch an Macht gewann. Brandt wurde de facto zur obersten Autorität im Gesundheitswesen, die freilich nur einer „kaum noch funktionsfähigen nationalsozialistischen Medizinalverwaltung und ihren Ärzteorganisationen" vorstand[90]. Am 16. August 1944 war sich Conti bewusst, dass „fuer eine fruchtbare taetigkeit eines reichsgesundheitsfuehrers und damit auch fuer mich kein raum mehr ist"[91]. Wenige Tage später ernannte Hitler den „Generalkommissar für das Sanitäts- und Gesundheitswesen, Professor Dr. Brandt, für die Dauer des Krieges zugleich zum Reichskommissar für das Sanitäts- und Gesundheitswesen"[92]. „In dieser Eigenschaft", so heißt es in dem Erlass, „ist seine Dienststelle Oberste Reichsbehörde" und weisungsbefugt[93]. Damit fand, wenige Monate vor dem Ende des Regimes, das gewollte Kompetenzchaos ein Ende, das im Erlass des Führers über das Sanitäts- und Gesundheitswesen vom 28. Juli 1942 beispielhaft Ausdruck gefunden hatte[94]. Conti war damals als Reichsgesundheitsführer und Staatssekretär des Reichsinnenministeriums die Verantwortlichkeit „für den Bereich des zivilen Gesundheitswesens" übertragen worden, der Hitler direkt unterstellte Brandt aber für „Sonderaufgaben und Verhandlungen zu Ausgleich des Bedarfs an Ärzten, Krankenhäusern, Medikamenten

[86] BA Berlin, R 4901 (alt R 21), Nr. 477, Denkschrift, o.D. [1938].

[87] Vgl. ausführlich unten.

[88] Vgl. ausführlich Kater, Ärzte, S. 58 f. ; Zunke, Wagner, S. 124 f.

[89] Zu „Contis Arztbild" vgl. Wuttke, Ideologien, S. 157 f.

[90] Kater, Ärzte, S. 60.

[91] BA Berlin, R 1501, Nr. 3812, Conti an Bormann, 16.8.1944, Fernschreiben.

[92] BA Berlin, R 1501, Nr. 3812, Erlass des Führers, 25.8.1944 (RGBl., Teil I, Nr. 39, 30.8.1944).

[93] BA Berlin, R 1501, Nr. 3812, Erlass des Führers, 25.8.1944 (RGBl., Teil I, Nr. 39, 30.8.1944).

[94] Der Kompetenzstreit füllt im Bestand R 1501 Reichsministerium des Innern (BA Berlin) mehrere Aktenbände.

usw. zwischen dem militärischen und dem zivilen Sektor des Sanitäts- und Gesundheitswesens“[95]. Gleichzeitig wurde Conti eine Berichtspflicht gegenüber Brandt „über grundsätzliche Vorgänge“ auferlegt[96]. Knapp ein Jahr nach dem Erlass schrieb Conti an Brandt: „Ich habe es Ihnen wirklich in keiner Hinsicht schwer gemacht. [...] Das Chaos ist im Gange.“[97]

Das Chaos spiegelt sich auch in den fünf „substanziellen Reformen hinsichtlich der Studien-, Prüfungs- und Bestallungsordnungen“ und den 130 ministeriellen Verordnungen und Erlassen, die in den zwölf Jahren des „Dritten Reichs“ in den Behörden und Ministerien erarbeitet wurden[98]. Der Ärztemangel im Krieg führte schließlich zu einer derart gefährlichen Reduktion der Ausbildungsstandards, dass von „Ärzten zweiter Ordnung“ und einer Gefahr für Patienten die Rede war. Schon 1939 wurde das Studium von elf auf zehn Semester verkürzt, das Praktische Jahr ersatzlos gestrichen und das Examen erheblich erleichtert[99]. Dies ist vor dem Hintergund zu sehen, dass „spätestens seit der Jahreswende 1941/42 [...] die Krankenhausversorgung der Zivilbevölkerung nicht mehr gesichert war“[100]. Den medizinischen Fakultäten kam demzufolge eine erhebliche Verantwortung zu. Doch dieses Problem ist nur aufzuzeigen. Es wird kaum zu rekonstruieren sein, wie viele Menschen, insbesondere Soldaten, aufgrund einer mangelhaften Ausbildung zu Schaden kamen und wie vielen, denen ohne ärztliche Versorgung der Tod sicher gewesen wäre, trotz der mangelhaften Ausbildung geholfen werden konnte.

Für die Ärzte erwiesen sich die neuen Verfahrensweisen in vielen Fällen als äußerst unangenehm. Nicht nur die von den Ministerien und fernen Parteistellen errichteten Hürden hatten junge Wissenschaftler zu nehmen, auch vor Ort existierten Instanzen, die der Aufforderung zur Beurteilung nachkamen, obwohl sie über fachliche Kompetenzen keine Aussage treffen konnten[101]. An der Entscheidung über die Beschäftigung eines Assistenten waren seit 1935 neben dem jeweiligen Klinik- beziehungsweise Institutsdirektor der Dekan, der Rektor und auch

[95] BA Berlin, R 1501, Nr. 3809, Erlass des Führers, 28.7.1942 (RGBl., Teil I, Nr. 87, 17.8.1942). Siehe auch die „Erweiterung des Erlasses“, die Brandt zentrale Steuerungsbefugnisse gab (BA Berlin, R 1501, Nr. 3810, Erlass des Führers, 5.9.1943; RGBl., Teil I, Nr. 83, 11.9.1943).

[96] BA Berlin, R 1501, Nr. 3809, Erlass des Führers, 28.7.1942 (RGBl., Teil I, Nr. 87, 17.8.1942).

[97] BA Berlin, R 1501, Nr. 3810, Conti an Brandt, 1.6.1943, Abschrift. Siehe auch: ebd., Nr. 3793, Denkschrift „Zur Neuordnung des Gesundheitswesen nach dem Siege“, o.D.; ebd., Nr. 3812, Aktennotiz Contis über Besprechung mit Goebbels, 31.8.1944.

[98] Rüther, Standeswesen, S. 159.

[99] UA Bonn, Rektorat, A 16, 3, Bd. 2, Erlass W J 850 (a), gez. Zschintzsch/REM, 21.2.1939. Vgl. Rüther, Standeswesen, S. 159 ff. – Schon im Frühjahr 1942 war die ärztliche „Heimatversorgung“ auf 50 Prozent des Vorkriegsstandes gesunken und sank weiter (vgl. Rüther, Standeswesen, S. 188 ff.).

[100] Winfried Süß, Der „Volkskörper“ im Krieg. Gesundheitspolitik, Gesundheitsverhältnisse und Krankenmord im nationalsozialistischen Deutschland 1939–1945, München 2003 (= Studien zur Zeitgeschichte, 65), S. 210.

[101] Vgl. Zomack, Hochschulberufungspolitik, S. 100 f.

der Dozentenbundleiter beteiligt. Das Wissenschaftsministerium in Berlin entschied schließlich nicht nur aufgrund dieser Beurteilungen, sondern auch auf der Basis weiterer Stellungnahmen aus Fach- wie Parteikreisen. Dass dadurch die Handlungsfreiheit des Klinik- beziehungsweise Institutsdirektors, dem an einer raschen (Wieder-)Besetzung von Assistentenstellen gelegen war, massiv eingeschränkt wurde, hat in Bonn noch während des „Dritten Reichs" der Chirurg Erich Freiherr von Redwitz angeprangert[102].

Die Assistenten ihrerseits sahen sich gezwungen, der Partei oder wenigstens einiger ihrer Organisationen beizutreten, wollten sie nicht ihre wissenschaftliche Laufbahn vorerst oder endgültig aufgeben. Der Besuch von „Gemeinschaftslagern" oder „Dozentenakademien" war nach der Reichshabilitationsordnung vom 13. Dezember 1934 obligatorisch; 1939 wurde die Verpflichtung aufgehoben[103]. Der erste Rektor der Universität Bonn nach dem Ende des NS-Regimes, Heinrich Konen, beschrieb 1948 die Situation im „Dritten Reich" folgendermaßen: „Es wurde allen Dozenten nahegelegt, dem Dozentenbund beizutreten. Wenn sie dies nicht taten, hatten sie grosse Schwierigkeiten, z.B. bei der Veröffentlichung von Schriften, oder sie mussten der Reichsschrifttumskammer beitreten."[104] Der „NSD-Dozentenbund" wurde 1935 neun Jahre nach dem „NSD-Studentenbund" und zwei Jahre nach der staatlichen „Dozentenschaft", der „jeder Dozent und Assistent automatisch" angehörte, als eigenständige Gliederung der NSDAP gegründet und stand unter der Leitung des Münchener Chirurgen Walter Schultze[105]. Zuvor war er eine Untergliederung des NS-Lehrerbundes gewesen[106].

Wer den Nationalsozialismus ablehnte, aber Wissenschaftler an der Universität bleiben wollte, musste sich auf derartige Kompromisse einlassen und geriet somit in das Netz von Mitverantwortung und -schuld[107]. Vielfach griff die subtile Drohkulisse, wie sie totalitären Systemen eigen ist[108]. Der langjährige Direktor der Bonner Medizinischen Klinik, Paul Martini, schrieb dazu im April 1945: „Der Einzelne wurde durch eine mehr oder weniger auffällige Überwachung, durch mehrdeutige Bemerkungen, Verwarnungen bis zu Drohungen, durch die Ausfül-

[102] Vgl. Kap. 2.14.1.

[103] Vgl. Weingart/Kroll/Bayertz, Rasse, S. 397; Keim, Erziehung I, S. 164; Volker Losemann, Nationalsozialismus und Antike. Studien zur Entwicklung des Fachs Alte Geschichte 1933–1945, Hamburg 1977, S. 94 ff.

[104] HStA Düsseldorf, NW 1002-Med-12141, Sitzungsprotokoll Berufungskammer für den Entnazifizierungsausschuss Stadtkreis Düsseldorf, 8.1.1948.

[105] Karl F. Chudoba, Entwicklung, Wollen und Wirken des NSD-Dozentenbundes an der Rheinischen Friedrich Wilhelms-Universität [sic] Bonn, in: Bonner Mitteilungen, H. 18 (April 1939), S. 1–7, S. 2. Vgl. Kelly, National socialism, S. 221 ff. – Zur Dozentenschaft vgl. o.

[106] Vgl. Chudoba, Entwicklung, S. 2; Seier, Universität, S. 152.

[107] Vgl. Gerhard Aumüller/Kornelia Grundmann/Esther Krähwinkel/Hans H. Lauer/Helmut Remschmidt (Hg.), Die Marburger Medizinische Fakultät im „Dritten Reich", München 2001 (= Academia Marburgensis, 8), S. 16, wo es etwas leichtfertig heißt, die Wissenschaftler hätten sich nicht der Ideologisierung entziehen können. Sie konnten durchaus, hätten dann aber Konsequenzen tragen müssen. „Über Feigheit und Mut" vgl. auch Rüther, Standeswesen, S. 183 ff.

[108] Vgl. Lothar Mertens, Einige Anmerkungen zur NS- und Forschungspolitik, in: vom Bruch/Kaderas, Wissenschaften, S. 225–240, passim.

lung immer neuer Fragebogen langsam mürbe gemacht und zu Zugeständnissen gebracht, die erst harmlos erscheinen, die ihn aber immer mehr in die Netze der Partei verstrickten, bis er den Widerstand aufgab."[109] Die „Verstrickung" in das NS-Unrecht ist freilich selten ein rein passiver Vorgang. Für den Bereich der Medizinischen Klinik hat Martini im April 1945 die Situation gegenüber der Militärregierung geschildert und die Entscheidungsmöglichkeiten junger Ärzte veranschaulicht: „Insbesondere haben mich in den letzten 12 Jahren die Beziehungen der Assistenten der Universität und die der Assistenten meiner Klinik im besonderen zur nationalsozialistischen Partei beschäftigt. Ich stehe dafür ein, dass in dieser ganzen Zeit von ca. 14 Assistenten, die an meiner Klinik arbeiteten, mindestens 10 nur mit innerem Widerwillen der Gliederung der Partei angehörten. In den Jahren seit 1933 haben sechs meiner Assistenten die Dozentur erworben, nur einer davon war Nationalsozialist, fünf lehnten die Partei innerlich ab, aber alle waren Mitglieder der Partei, denn die Zugehörigkeit zu ihr war die Voraussetzung der Erlangung der venia legendi. 1937 stand einer meiner Assistenten [...] vor der Erwerbung der Dozentur. Statt dessen bat er mich um seine Entlassung, da er die Voraussetzungen dazu, den Eintritt in die Dozentenschaft und in die Partei, nicht auf sich nehmen könne. [...] 1944 wiederholte sich bei einem anderen meiner Assistenten Ähnliches. Obwohl dessen wissenschaftliche Leistungen als Gehirnforscher das größte Lob der Fakultät ernteten, blieb ihm die Dozentur versagt, da er nicht in die Partei eingetreten war."[110]

Ob man eine Person, die aus Opportunität der NSDAP beigetreten ist, nicht doch als Nationalsozialisten bezeichnen kann, soll hier nicht diskutiert werden, wichtig ist die von Martini vorgenommene Differenzierung. Die Mitgliedschaft in der NSDAP allein sagt wenig über die innere Haltung eines Menschen zum Nationalsozialismus aus. Die gesellschaftlichen Folgen des persönlichen Dilemmas beschrieb Martini im April 1945 eindringlich und lehnte eine Bewertung der einzelnen Handlungsweisen ab. Mit Blick auf die nicht zum Parteieintritt bereiten Ärzte schrieb er: „Ich hätte diesen beiden Assistenten aber ebensowenig wie den anderen einen Vorwurf daraus gemacht, wenn sie, um nicht aus ihrer wissenschaftlichen Laufbahn hinausgedrängt zu werden, in die Partei eingetreten wären."[111] Ähnlich grundsätzlich wurde Martini 1946 bei der Bewertung eines anderen Falls, dem seines langjährigen Assistenten und Oberarztes Adolf Heymer, der SA und NSDAP angehört hatte: „Es ist in den vergangenen Monaten des öfteren als belastend von der Militär-Regierung empfunden worden, wenn neben der Parteizugehörigkeit auch noch eine Zugehörigkeit zu einer der Formationen der Partei vorlag [...]. Ich habe schon mehrfach Gelegenheit gehabt, zu betonen, daß dies bei einer gerechneten Einschätzung gerade bei den Assistenten der Hoch-

[109] MHI Bonn, NL Martini, Ernährungsgutachten, Martini an Captain Luebbers/Militärregierung, 19.4.1945, Abschrift.

[110] MHI Bonn, NL Martini, Ernährungsgutachten, Martini an Captain Luebbers/Militärregierung, 19.4.1945, Abschrift.

[111] MHI Bonn, NL Martini, Ernährungsgutachten, Martini an Captain Luebbers/Militärregierung, 19.4.1945, Abschrift.

schule nicht als Sonderbelastung betrachtet werden dürfe. Den Assistenten der Hochschule wurde in den Jahren nach 1933 klar gemacht, dass, besonders wenn sie nicht Mitglied der Partei selbst geworden waren, die Zugehörigkeit zur S.A. die Mindestbedingung ihrer weiteren Tätigkeit an der Hochschule sei. Der größte Teil von ihnen empfand diese Mitgliedschaft zwar als widerwärtig [...][,] glaubte aber diese Belästigung umso mehr auf sich nehmen zu sollen, als so die Parteimitgliedschaft vorerst vermieden wurde. Ausserdem wurde die Bindung, die dadurch zur Partei eingegangen wurde, in den ersten Jahren nur als sehr locker angesehen. Ich gestehe offen, dass ich trotz meiner, auch nach aussen nie verleugneten Gegnerschaft zur Partei weder damals noch später meinen Assistenten einen Vorwurf daraus gemacht habe, wenn sie, um nicht aus der wissenschaftlichen Laufbahn herausgedrängt zu werden, in die S.A. und später zwangsläufig in die Partei eingetreten sind. Hätten ich und meine gleichgesinnten Kollegen anders gehandelt, so wäre die Folge gewesen, dass nach einiger Zeit überhaupt keine anständig und human denkenden Wissenschaftler mehr in Deutschland gewesen wären, sondern lediglich wirkliche Nationalsozialisten, vor allem solche, die aus der SS stammten. Vom heutigen Standpunkt aus mag das harmlos erscheinen, nachdem der Nationalsozialismus schon nach 12 Jahren die Herrschaft über Deutschland wieder verloren hat, vor dem Kriege wusste aber noch niemand, wie lange diese Gewaltherrschaft dauern würde. Bei einer Lebensdauer des Nationalsozialismus von mehreren Jahrzehnten wären dann nach seinem Abtreten überhaupt keine nicht-nationalsozialistischen Akademiker in Deutschland gewesen, die an die Stelle der Nationalsozialisten hätten treten können. Ich weiss mich frei von einfältigem Dünkel, wenn ich hier feststelle, dass hier eine Sonderverantwortung der akademischen Institutionen vorlag, aus der besondere Folgerungen gezogen werden mussten."[112]

Viele Ärzte entschlossen sich nicht nur zu formellen Kompromissen, sie stellten angesichts der permanenten Bedrohung häufig ihre Fähigkeiten und ihre Zeit NS-Organisationen zur Verfügung. Dies betraf auch die an den Universitätskliniken beschäftigten Mediziner. Der katholische, einst der SPD nahe stehende angehende Assistenzarzt Eugen Jäger schrieb 1947 rückblickend: „Was meinen Partei-Eintritt am 29.4.1933 betrifft, erlaube ich mir Folgendes auszuführen: Ich stand damals im medizinischen Staatsexamen und rechnete nach Abschluß desselben mit einer Anstellung an einer Bonner Klinik. Wir wurden damals durch die nationalsozialistische Propaganda besonders bearbeitet und dabei wurde ich von der Ortsgruppe und dem damaligen Ortsgruppenleiter wiederholt darauf hingewiesen, daß ich keine Beschäftigung an der Klinik bekommen könnte, ja, daß sogar die Durchführung meines Examens gefährdet sei, wenn ich mich nicht entschließen könnte, in die Partei einzutreten. Dabei wurde auch gesagt, daß der Eintritt Ende April für immer gesperrt würde und ich später keine Eintrittsmöglichkeit mehr besäße. [...] Was meinen Eintritt in die SA – Ende 1933 – betrifft,

[112] HStA Düsseldorf, NW 1005-G 32-744, NL Martini, Gutachten über Heymer, 22.10.1946, Abschrift. Siehe ähnlich: MHI Bonn, NL Martini, Ernährungsgutachten, Martini an Captain Luebbers/Militärregierung. 19.4.1945, Abschrift.

so lagen dabei ähnliche Motive zugrunde. Die Assistenten der Bonner Kliniken waren alle in der SA oder im NSKK, und ich glaubte nicht ablehnen zu dürfen, um mir meine Existenz nicht zu verlegen."[113]

Hier wie sehr häufig ist freilich immer zu bedenken, dass die vermeintlichen Zwangssituationen keineswegs einer Entscheidung zwischen Leben oder Tod gleichkam. An den Universitäten ging es in der Regel um die Frage, ob man sich als Arzt in die Privatpraxis „zurückzog" oder weiter in der Klinik, in der Forschung tätig bleiben und eine wissenschaftliche Karriere anstreben wollte. „Ohne Alternative" waren die angehenden oder jungen Ärzte nicht. Es liegt in der Natur der Überlieferung, dass nur selten Quellen von denjenigen berichten, die aus ethischen Gründen trotz der von Martini und anderen vorgetragenen Gedanken auf eine vergleichsweise enge Kooperation mit dem NS-System, wie sie in den Universitätskliniken erforderlich war, stillschweigend verzichteten[114]. Der Direktor des Bonner Anatomischen Instituts und Dekan von 1934 bis 1936 Philipp Stöhr erklärte im September 1948: „Ich selbst habe jedenfalls während meiner damaligen Dekanatszeit mehr als einem jungen Mann, der Dozent werden wollte, sich aber mit dem geistigen Gedankengut des Nationalsozialismus schlecht verstand, geraten[,] von der Hochschule zu verschwinden."[115]

In einem kaum zu beziffernden Maße absorbierte die HJ die ärztliche Arbeitskraft. 1935 erschien in der Zeitschrift des NSD-Ärztebundes unter der Überschrift „Die gesundheitliche Betreuung der Hitlerjugend" eine Mitteilung des Reichsjugendführers Baldur von Schirach über eine Übereinkunft zwischen der NSDAP-Reichsjugendführung und dem Hauptamt für Volksgesundheit in der Reichsleitung der NSDAP[116]. Danach erfolgte „die gesundheitliche Betreuung der Hitlerjugend (einschließlich Jungvolk, Jungmädel im B.d.M. und B.d.M.) durch Aerzte, die der H.J. vom Hauptamt für Volksgesundheit zur Verfügung gestellt" wurden[117]. Die etwa 20 000 Ärzte des Hauptamtes hatten im Einsatzfall „das Recht und die Pflicht, gegen solche Veranstaltungen der H.J. bei den vorgesetzten Dienststellen Einspruch zu erheben, von denen sie glauben, dass sie vom gesundheitlichen Standpunkt aus nicht verantwortet werden können"[118]. Von der konkreten Beanspruchung der Universitätsärzte durch die HJ wird noch die Rede sein[119].

Trotz allen Drucks auf Universitäten, Fakultäten, Professoren und Ärzte gelang es den Nationalsozialisten aber nicht, „die korporative Autonomie der Fakultäten vollständig zu beseitigen" (Oliver Schael), wurde die Universität „nie völlig zer-

[113] HStA Düsseldorf, NW 1049-57422, Jäger an Entnazisierungshauptausschuss für den Landkreis Bonn, 1.11.1947. Zu Jäger vgl. Kap. 2.16.1.

[114] Vgl. aber die von Martini selbst erwähnten zwei Beispiele (vgl. o.) sowie den Fall Wilhelm Jack (vgl. Kap. 2.5.2.).

[115] UA Bonn, MF-PA 96 Harting, Gutachten Stöhrs, 21.9.1948.

[116] Baldur v.[on] Schirach, Die gesundheitliche Betreuung der Hitlerjugend, in: Ziel und Weg, 4 (1935), S. 90. – Vgl. Seidler, Kinderärzte, S. 54 ff. zu den „Utopien einer NS-Pädiatrie".

[117] Schirach, Betreuung, S. 90.

[118] Schirach, Betreuung, S. 90.

[119] Vgl. Kap. 8.1.

stört“ (Karl Jaspers)[120]. Von einer „freiwilligen ‚Selbst-Gleichschaltung‘“ (Änne Bäumer) zu sprechen, geht zu weit[121]. Freiwillig fügten sich die meisten Fakultäten und Universitäten gewiss nicht. Selbst „der Rektor als Führer“ blieb „Fiktion“[122]. Dass die Universitäten stärkere Opposition hätten demonstrieren können, bleibt dabei unbestritten.

Dies steht keinesfalls im Widerspruch zu den nüchternen Zahlen, die das Großsegment „Medizin im ‚Dritten Reich‘“ beschreiben. Als im Mai 1945 der Nationalsozialismus besiegt war, kannte diese noch niemand. 1989 trug sie der Medizinhistoriker Richard Toellner auf dem Deutschen Ärztetag in Münster vor[123]. 6 000 von den Nationalsozialisten als jüdisch angesehene Ärzte verloren 1933 ihre Kassenzulassung; 1939 wurde ihnen die Approbation entzogen[124]. Mit dem „Gesetz zur Wiederherstellung des Berufsbeamtentums“ vom 7. April 1933, das die Entlassung von Juden aus dem Staatsdienst bezweckte, war auch das Aus für jüdische Medizinprofessoren gekommen[125]. Im Sommer desselben Jahres traf es die Sozialdemokraten im öffentlichen Dienst. Wer von den „in Frage kommenden Personen“ nicht „jegliche Beziehungen zur SPD“ abbrach, wurde entlassen und

[120] Oliver Schael, Die Grenzen der akademischen Vergangenheitspolitik: Der Verband der nicht-amtierenden (amtsverdrängten) Hochschullehrer und die Göttinger Universität, in: Bernd Weisbrod (Hg.), Akademische Vergangenheitspolitik. Beiträge zur Wissenschaftskultur der Nachkriegszeit, Göttingen 2002 (= Veröffentlichungen des Zeitgeschichtlichen Arbeitskreises Niedersachsen, 20), S. 53–72, S. 71; Karl Jaspers, Die Antwort an Sigrid Undset mit Beiträgen über die Wissenschaft im Hitlerstaat und den neuen Geist der Universität, Konstanz 1947, S. 14; vgl. Hellmut Seier, Die Hochschullehrerschaft im Dritten Reich, in: Klaus Schwabe (Hg.), Deutsche Hochschullehrer als Elite 1815–1945, Boppard 1988 (= Büdinger Forschungen zur Sozialgeschichte 1983; Deutsche Führungsschichten in der Neuzeit, 17), S. 247–295; Seier, Führer, S. 146; Reece C. Kelly, Die gescheiterte nationalsozialistische Personalpolitik und die misslungene Entwicklung der nationalsozialistischen Hochschulen, in: Manfred Heinemann (Hg.), Erziehung und Schulen im Dritten Reich, Teil 2, Hochschule, Erwachsenenbildung, Stuttgart 1980, S. 61–76, passim.

[121] Bäumer, NS-Biologie, S. 187. – Bäumer neigt zu erstaunlichen Formulierungen. So glaubte sie – 1990 –, „Zwangssterilisierung“ und „Euthanasie“ im „Dritten Reich“ seien „seit langem bekannt und aufgearbeitet“ (ebd., S. 214).

[122] Seier, Rektor, S. 146.

[123] Toellner, Ärzte; die Zahlen wurden u.a. aufgegriffen von Fuchs, Geschäft, S. 123.

[124] Vgl. Diemut Majer, „Fremdvölkische“ im Dritten Reich. Ein Beitrag zur nationalsozialistischen Rechtssetzung und Rechtspraxis in Verwaltung und Justiz unter besonderer Berücksichtigung der eingegliederten Ostgebiete und des Generalgouvernements, Boppard 1981 (= Schriften des Bundesarchivs, 28), S. 238 ff.; Rebecca Schwoch, Ärztliche Standespolitik im Nationalsozialismus. Julius Hadrich und Karl Haedenkamp als Beispiele, Husum 2001 (= Abhandlungen zur Geschichte der Medizin und der Naturwissenschaften, 95), S. 133 ff. und S. 255 ff. – Auch wenn diese Differenzierung aufgrund sprachlicher Vereinfachung nicht immer vorgenommen wird, so ist sie doch bedeutsam: Nicht jeder, der von den Nationalsozialisten nach deren rassischen Kategorien als „Jude“ bezeichnet wurde, betrachtete sich selbst als solcher. Eine Statistik für 1939 verzeichnet allein im Kirchenkreis Bonn 239 „Christen jüdischer Herkunft“ (Sigrid Lekebusch, Not und Verfolgung der Christen jüdischer Herkunft im Rheinland 1933–1945. Darstellung und Dokumentation, Köln/Bonn 1995 <= Schriftenreihe des Vereins für Rheinische Kirchengeschichte, 117>, S. 27).

[125] Vgl. Kap. 3.1. – Kater, Professoren, S. 468 spricht von einem „Schock“ auch für dem Nationalsozialismus nicht ablehnend gegenüberstehende Professoren.

verlor seinen Anspruch auf Ruhegeld[126]. Hinzu kommt eine unbestimmte Zahl von Ärzten, die aus anderen Gründen in das Visier des NS-Regimes gerieten und deswegen diskriminiert wurden.

216 400 geistig und mehrfach Behinderte wurden ermordet. Schätzungsweise 100 000 Menschen wurden medizinischen Versuchen ausgesetzt und viele von ihnen getötet. 360 000 Menschen[127] wurden zwangssterilisiert; etwa 6 000 von ihnen starben an den Folgen der Operation; weitere 5 000 von ihnen wurden ermordet. Sechs Millionen Menschen verloren in den Konzentrations- bzw. Vernichtungslagern ihr Leben; fast alle wurden zuvor von Ärzten „selektiert". Bei der „Begutachtung" der meisten Verfolgten des NS-Regimes – etwa zehn Prozent der Bevölkerung; neben den rassisch Verfolgten unter anderem „Asoziale", „biologisch Minderwertige" und Homosexuelle – kam Ärzten eine entscheidende Rolle zu[128]. Viele dieser Täter hatten nicht nur ihr medizinisches Grundwissen an einer Medizinischen Fakultät vermittelt bekommen, sondern standen noch zur Tatzeit in Kontakt mit Medizinischen Fakultäten oder waren sogar hauptberuflich an einer Universität angestellt.

Nach den Erhebungen Michael Katers waren 44,8 Prozent der Ärzte Mitglied der NSDAP, 31,0 Prozent des NS-Ärztebundes, 26,0 Prozent der SA und 7,2 Prozent der SS[129]. Diese Zahlen sind, verglichen mit anderen Berufsgruppen, weit überdurchschnittlich. So lag die Zahl der Lehrer, die sich zum Eintritt in die NSDAP veranlasst sahen, um die Hälfte niedriger[130].

[126] UA Bonn, MF 79/70, Preußisches Besoldungsblatt 1933, Nr. 27, 24.7.1933, Abschrift.

[127] So Bock, Zwangssterilisation, S. 238; Gerrens, Ethos, S. 25; Bastian, Maiwald/Mischler und auch Bock in einer neueren Publikation – unter Betonung der Einbeziehung der seit 1938 annektierten Gebiete – nennen die Zahl 400 000 (Till Bastian, Furchtbare Ärzte. Medizinische Verbrechen im Dritten Reich, München 1995, S. 47; Stefan Maiwald/Gerd Mischler, Sexualität unter dem Hakenkreuz. Manipulation und Vernichtung der Intimsphäre im NS-Staat, Hamburg/Wien 1999, S. 65; Gisela Bock, Sterilization and „Medical" Massacres in National Socialist Germany. Ethics, Politics, and the Law, in: Manfred Berg/Geoffrey Cocks (Hg.), Medicine and Modernity. Public Health and Medical Care in Ninteenth- and Twentieth-Century Germany, Washington D. C./Cambridge 1997, S. 149–172, S. 150). Die bislang höchste, von Kurt Nowak genannte Zahl 460 000 weist Bock ebd. als „improbable" ab. Vgl. zusammenfassend Martin Schöningh, Studien zu deutschen Lehrbüchern der Psychiatrie aus der Zeit des Nationalsozialismus unter besonderer Berücksichtigung der Darstellung der Schizophrenie, Diss. med. Hannover 1999, S. 6 f.

[128] Vgl. für viele Günter Grau, „Unschuldige" Täter. Mediziner als Vollstrecker der nationalsozialistischen Homosexuellenpolitik, in: Burkhard Jellonnek/Rüdiger Lautmann (Hg.), Nationalsozialistischer Terror gegen Homosexuelle. Verdrängt und ungesühnt, Paderborn u.a. 2002, S. 209–235, passim; Marianne Schuller, „Entartung". Zur Geschichte eines Begriffs, der Geschichte gemacht hat, in: Kaupen-Haas/Saller, Rassismus, S. 122–136.

[129] Vgl. Kater, Ärzte, S. 394; vgl. ebd., S. 102 ff. und Stephan Leibfried/Florian Tennstdedt, Berufsverbote und Sozialpolitik 1933. Die Auswirkungen der nationalsozialistischen Machtergreifung auf die Krankenkassenverwaltung und die Kassenärzte. Analyse, Materialien zu Angriff und Selbsthilfe, Erinnerungen, 2. Aufl. Bremen 1980 (= Arbeitspapiere des Forschungsschwerpunktes Reproduktionsrisiken, soziale Bewegungen und Sozialpolitik, 2), S. XII. – Zunächst übernahm auch noch Rüther diese Zahlen (vgl. Rüther, Standeswesen, S. 166).

[130] Thorn/Spaar, Medizin.

Tabelle: Ärzte mit formeller NS-Bindung (Quelle: Uwe Zimmermann, Martin Rüther)[131]

Region	Ärzte abs. (in %)	Mitglieder der NSDAP abs. (in %)	m. in %	w. in %	rk in %	ev. in %	SA in %	SS in %	HJ in %	NS-Bindung in % ***
Bonn*	540 (100)	244 (45,2)	50,9	11,8	44,9	47,9	23,2	3,0	7,0	63,2
Siegburg*	246 (100)	174 (70,7)	75,9	33,3	72,9	65,1	25,2	3,3	11,8	83,7
Köln*	1325 (100)	744 (58,1)	62,6	24,0	57,5	58,7	18,0	3,9	10,0	71,1
Köln/ Aachen, Düsseldorf, Moselland**	5966 (100)	3339 (56,0)	60,3	24,6	54,8	57,5	23,1	3,6	9,3	74,0

* Bezirksvereinigung
** Ärztekammern
*** Mitglied von NSDAP und/oder NS-Organisation und/oder NS-Gliederung

Jüngste Forschungen haben nun ergeben, dass Katers weit verbreitete Zahlen, die auf der Auswertung von Angaben zu 4 177 der etwa 79 000 bei der Reichsärztekammer registrierten Ärzten aus dem Zeitraum 1936 bis 1945 basieren, wahrscheinlich deutlich zu niedrig angesetzt sind[132]. Uwe Zimmermann hat die 6 187 Karteikarten der Ärztekammern Köln/Aachen, Düsseldorf und Moselland vollständig ausgewertet und ist zu dem Ergebnis gelangt, dass sogar 56 Prozent der Ärzte Anfang 1944 Mitglieder der NSDAP waren. Allerdings liegt mit 23,1

[131] Martin Rüther, Geschichte der Medizin. Ärzte im Nationalsozialismus. Neue Forschungen und Erkenntnisse zur Mitgliedschaft in der NSDAP, in: Deutsches Ärzteblatt, 98 (2001), S. C2561–C2562, S. C2562. – Vgl. auch einen Bericht des Schweizer Generalkonsuls Franz-Rudolph von Weiss vom 18. April 1945, in dem es heißt, „von 112 Ärzten" in Bonn seien „nicht weniger als 102 Parteiangehörige" gewesen (Hanns Jürgen Küsters/Hans Peter Mensing <Hg.>, Kriegsende und Neuanfang am Rhein. Konrad Adenauer in den Berichten des Schweizer Generalkonsuls Franz-Rudolph von Weiss 1944–1945, München 1986 <= Biographische Quellen zur deutschen Geschichte nach 1945, 4>, Dok. 11, S. 123).

[132] Vgl. Rüther, Geschichte, S. C2561. Rüthers Artikel basiert auf einer unveröffentlichten Examensarbeit (Uwe Zimmermann, Organisierte Ärzte in der NS-Ära. Überblick mit Spezialstudien zu den Ärztekammern Köln-Aachen, Düsseldorf, Moselland, Examensarbeit Köln 1999).

beziehungsweise 3,6 Prozent der Anteil der Mitglieder in SA und SS nach Zimmermanns Forschungen niedriger als bei Kater. Bonn war unter den rheinischen Städten freilich die am wenigsten „belastete" Stadt. Während in der benachbarten Bezirksvereinigung Siegburg 70,7 Prozent der Ärzte der NSDAP angehörten, waren es in Bonn lediglich 45,2 Prozent[133].

Der Grad an Überzeugung oder Opportunismus war unterschiedlich. Manche Ärzte praktizierten auch als Parteigenossen wie zuvor. Andere haben die beinahe schrankenlose Forschungsfreiheit zu Lasten von Opfern wie KZ-Häftlingen geschätzt. Wieder andere konnten als KZ-Ärzte ihre sadistischen Triebe ausleben oder als „Selektierer" an der „Rampe" an ihrer Stellung als Herrn über Leben und Tod Gefallen finden[134]. Die derzeitige Tendenz, die „Normalität" der meisten Täter zu betonen, ist sicherlich zu begrüßen, wäre absolut gesetzt aber zweifellos ebenso falsch wie das einstige Verdrängen der Verbrecher in den Bereich der Psychopathie.

1.2. Forschungsstand

Die Wissenschafts- und Medizingeschichte nimmt sich seit dem Ende der 1970er Jahre des Themas „Medizin im Dritten Reich" an. Dies ist weder auffallend früh noch besonders spät, wenn man andere an Universitäten gelehrte Großfächer zum Vergleich heranzieht[135]. Allgemeine und spezielle Untersuchungen über „Die deutsche Universität im Dritten Reich" gab es seit den 1960er Jahren in großer Zahl[136]. Fast allen ist gemeinsam, das Nebeneinander unterschiedlicher Tenden-

[133] Vgl. Rüther, Geschichte, S. C2561 f.

[134] Zur Rolle von Ärzten in Konzentrationslagern als Opfer und Täter vgl. neben vielen: Ernst Klee, Auschwitz, die NS-Medizin und ihre Opfer, 4. Aufl. Frankfurt am Main 1997, passim; Klaus Drobisch, Mediziner in frühen Konzentrationslagern 1933–1936, in: Thom/Spaar (Hg.), Medizin, S. 186–191; Imre Kertész, Roman eines Schicksallosen, Berlin 1996 (als literarisches Beispiel).

[135] Als wichtige Anstoßpunkte zur Beschäftigung mit der NS-Vergangenheit des eigenen Fachs gelten in den Geisteswissenschaften beispielsweise der Germanistentag 1966 in München und der Historikertag 1998 in Frankfurt am Main. Dies bedeutet nicht, dass es in den jeweiligen Fächern nicht bereits früher einschlägige Forschungen gegeben hätte. Vgl. Holger Dainat, Germanistische Literaturwissenschaft, in: Hausmann/Müller-Luckner, Rolle, S. 63–86, S. 63; Jürgen Elvert, Geschichtswissenschaft, in: Hausmann/Müller-Luckner, Rolle, S. 87–135, S. 89; Hausmann, Einführung, S. XVI; Bernd Faulenbach, Tendenzen der Geschichtswissenschaft im „Dritten Reich", in: Knigge-Tesche, Berater, S. 26–52, S. 26. Vgl. auch unten zu den einzelnen Universitätsfächern.

[136] Kuhn u.a., Universität; vgl. Ernst Nolte, Die deutsche Universität und der Nationalsozialismus, in: Neue politische Literatur, 12 (1967), S. 236–239, passim; Seier, Hochschullehrerschaft, passim; Karl Dietrich Bracher, Die Gleichschaltung der deutschen Universität, in: [Hans-Joachim Lieber (Hg.)], Universitätstage 1966. Nationalsozialismus und die deutsche Universität, Berlin 1966, S. 126–142; Ernst Nolte, Zur Typologie des Verhaltens der Hochschullehrer im Dritten Reich, in: Aus Politik und Zeitgeschichte, 15 (1965), B 46, S. 3–14, passim; Wolfgang Kunkel, Der Professor im Dritten Reich, in: Helmut Kuhn/Joseph Pascher/Hans Maier/Wolfgang Kunkel/Otto B. Roegele/Fritz Leist/Friedrich G. Friedmann/Eric Voegelin, Die

zen herausgearbeitet zu haben, wobei apologetische Absichten bisweilen genauso wenig zu übersehen sind wie der seit den sechziger Jahren manchmal gewählte scharfe Anklageton[137]. Die äußere „Unterwerfung" der Universitäten war nicht mit ihrer vollen inneren „Gleichschaltung" identisch[138].

Es fehlte an systematischen Darstellungen der von Medizinern verantworteten Verbrechen. Freilich wurde seit dem Nürnberger Ärzteprozess nach den Taten ebenso gefragt wie nach den Tätern, mit einer gewissen Verzögerung nach den Opfern und zuletzt erneut nach denjenigen, die von Anfang an das Interesse der Historiker auf sich gezogen hatten, den politisch Verantwortlichen. Parallel bemühte man sich, einzelne Wissenschaftszweige wenn nicht zu vergleichen, so doch Forschungsbeiträge nebeneinander zu stellen, um einen Überblick über „Hochschule und Wissenschaft im Dritten Reich", so der Titel eines 1984 erschienenen Sammelbandes, zu gewinnen[139]. Gleichwohl ist die Forschungslandschaft, die durch die Publikationen Ernst Klees seit den 1980er Jahren auch einem breiteren Publikum näher gebracht wurde, noch überschaubar[140]. Es wächst jedoch die Zahl von Untersuchungen über die NS-Zeit an den Orten, an denen die Wissenschaft von der Medizin ihr Wissen erweitert und weitergibt, den Medizinischen Fakultäten der Universitäten.

In einigen Werken zur Medizin und Universitätsgeschichte werden die Medizinischen Fakultäten im „Dritten Reich" behandelt, meist aber nur vergleichsweise oberflächlich[141]. Die wohl beste und in dieser Form einmalige Studie über eine

deutsche Universität im Dritten Reich. Acht Beiträge, München 1966, S. 103–133, passim; Kelly, National Socialism, passim; Manfred Funke, Universität und Zeitgeist im Dritten Reich. Eine Betrachtung zum politischen Verhalten der Gelehrten in: Aus Politik und Zeitgeschichte, 36 (1986), B 12, S. 3–14; Peter Lundgreen (Hg.), Wissenschaft im Dritten Reich, Frankfurt 1985; Kater, Professoren, passim; Seier, Universität, S. 143–165; Franze, Studentenschaft. Vgl. auch schon Gerhard Ritter, Der deutsche Professor im ‚Dritten Reich', in: Die Gegenwart, 1 (1945/46), S. 23–26, passim; J.[oachim] Werner, Zur Lage der Geisteswissenschaften in Hitler-Deutschland, in: Schweizerische Hochschulzeitung, 19 (1945/46), S. 71–81, passim.

137 Vgl. die Literaturübersicht in: Seier, Hochschullehrerschaft, S. 246 ff.

138 Bracher, Gleichschaltung, S. 140. Vgl. Seier, Universität, S. 143.

139 Jörg Tröger (Hg.), Hochschule und Wissenschaft im Dritten Reich, Frankfurt/New York 1984.

140 Klee, Auschwitz; Ernst Klee, „Euthanasie" im NS-Staat. Die „Vernichtung lebensunwerten Lebens", 2. Aufl. Frankfurt am Main 1983; Ernst Klee, Deutsche Medizin im Dritten Reich. Karrieren vor und nach 1945, Frankfurt am Main 2001. – Letztes trotz mancher Mängel im Detail hilfreiches Buch Klees ist sein „Personenlexikon zum Dritten Reich", das aufgrund von Klees medizinhistorischen Forschungen wie kein anderes Werk in der Zeit des „Dritten Reiches" wichtige Mediziner verzeichnet (Ernst Klee, Das Personenlexikon zum Dritten Reich. Wer war was vor und nach 1945? Frankfurt am Main 2003). – Vgl. zudem Fridolf Kudlien, Ärzte im Nationalsozialismus, unter Mitarbeit von G. Baader, M. Gaspar, A. Haug, M. H. Kater, W. F. Kümmel, G. Lilienthal, K.-H. Roth, R. Winau, Köln 1985; Renate Jäckle, Die Ärzte und die Politik. 1930 bis heute, München 1988; Peter-Ferdinand Koch, Menschenversuche. Die tödlichen Experimente deutscher Ärzte, München/Zürich 1996.

141 Vgl. Ulrich Beushausen/Hans-Joachim Dahms/Thomas Koch/Almuth Massing/Konrad Obermann, Die Medizinische Fakultät im Dritten Reich, in: Heinrich Becker/Hans-Joachim Dahms/Cornelia Wagner (Hg.), Die Universität Göttingen unter dem Nationalsozialismus, 2. erw. Aufl. München 1998, S. 183–286; Volker Zimmermann, Medizin in einer Universitätsstadt. Göttingen 1933–1945, in: Hannes Friedrich/Wolfgang Matzow (Hg.), Dienstbare Medi-

medizinische Fachrichtung stammt von Friedrich Herber, der 2002 sein Buch über die „Gerichtsmedizin unterm Hakenkreuz" veröffentlicht hat[142]. Einzelne medizinische Fachrichtungen waren gleichwohl auch schon früher Untersuchungsgegenstand. So erschien 1983 ein Sonderheft der linksgerichteten Fachzeitschrift „Der Artikulator" zur „Zahnmedizin im Faschismus"[143].

Immer größeren Raum nehmen die Jahre von 1933 bis 1945 in den Werken zur Geschichte von medizinischen Fakultäten ein. Bahnbrechend war 1989 die Studie einer Autorengruppe um Hendrik van den Bussche, die sich ausschließlich mit der „Medizinische[n] Wissenschaft im ‚Dritten Reich'" befasste[144]. In ihr wurden erstmals detailliert die Vorgänge an einer Medizinischen Fakultät biographisch und systematisch von der „Vorgeschichte" über die „Machtergreifung" bis zum „Zusammenbruch" mit Blick auf Forschung, Krankenversorgung und Lehre sowie Anpassung und Opposition ausgelotet[145].

In Freiburg war es vor allem Eduard Seidler, der das Wissen über die dortige Medizinische Fakultät erweiterte. Nicht zuletzt ihm ist es zu verdanken, dass sich die Kontroversen um die Freiburger Universität während der NS-Diktatur nicht

zin. Ärzte betrachten ihr Fach im Nationalsozialismus, Göttingen 1992, S. 61–86; die einschlägigen Abschnitte in: Gerda Stuchlik, Goethe im Braunhemd. Universität Frankfurt 1933–1945, Frankfurt am Main 1984; Michael Hubenstorf, Ende einer Tradition und Fortsetzung als Provinz. Die Medizinischen Fakultäten der Universitäten Berlin und Wien 1925–1950, in: Christoph Meinel/Peter Voswinckel (Hg.), Medizin, Naturwissenschaft, Technik und Nationalsozialismus. Kontinuitäten und Diskontinuitäten, Stuttgart 1994, S. 33–53; Steirische Gesellschaft für Kulturpolitik (Hg.), Grenzfeste Deutscher Wissenschaft. Über Faschismus und Vergangenheitsbewältigung an der Universität Graz, Graz 1985; Kurt Freisitzer/Walter Höflecher/Hans-Ludwig Holzer/Wolfgang Mantl, Tradition und Herausforderung. 400 Jahre Universität Graz, Graz 1985; sehr unterbelichtet bleibt das Thema in: Franz Huter (Hg.), Hundert Jahre Medizinische Fakultät Innsbruck 1869 bis 1969, 2 Bde., Innsbruck 1969 (= Veröffentlichungen der Universität Innsbruck, 17; Forschungen zur Innsbrucker Universitätsgeschichte, VII). Ergänzend ist ein an den Biographien orientierter Quellenband erschienen: Gerhard Oberkofler/Peter Goller (Hg.), Die Medizinische Fakultät Innsbruck. Faschistische Realität (1938) und Kontinuität unter postfaschistischen Bedingungen (1945). Eine Dokumentation, Innsbruck 1999; Michael H. Kater in: Kudlien Ärzte, S. 82 ff. Vgl. zudem Uwe Dietrich Adam, Hochschule und Nationalsozialismus. Die Universität Tübingen im Dritten Reich. Mit einem Anhang von Wilfried Setzler, Die Tübinger Studentenfrequenz im Dritten Reich, Tübingen 1977 (= Contubernium, 23); Eike Wolgast, Die Universität in der Zeit des Nationalsozialismus, in: Zeitschrift für die Geschichte des Oberrheins, 135 (96 N.F.) (1987), S. 359–406; Helmut Heiber, Universität unterm Hakenkreuz. Teil I. Der Professor im Dritten Reich. Bilder aus der akademischen Provinz, München u.a. 1991; Helmut Heiber, Universität unterm Hakenkreuz. Teil II. Die Kapitulation der Hohen Schule. Das Jahr 1933 und seine Themen, 1, München u.a. 1992; Helmut Heiber, Universität unterm Hakenkreuz, Teil II, Die Kapitulation der Hohen Schule. Das Jahr 1933 und seine Themen, 2, München 1994; Walter Schulte, „Euthanasie" und Sterilisation im Dritten Reich, in: Andreas Flitner (Hg.), Deutsches Geistesleben und Nationalsozialismus. Eine Vortragsreihe der Universität Tübingen, Tübingen 1965, S. 73–89.

[142] Friedrich Herber, Gerichtsmedizin unterm Hakenkreuz, Leipzig 2002.

[143] Der Artikulator. Zahnmedizin im Faschismus, Sondernummer April 1983 [7. Jg.].

[144] Hendrik van den Bussche (Hg.)/Angela Bottin/Matthias Göpfert/Günter Komo/Christoph Mai/Friedemann Pfäfflin/Herbert Rüb/Wilhelm Thiele/Ursula Weisser (Bearb.), Medizinische Wissenschaft im „Dritten Reich". Kontinuität, Anpassung und Opposition an der Hamburger Medizinischen Fakultät, Berlin/Hamburg 1989 (= Hamburger Beiträge zur Wissenschaftsgeschichte, 5).

[145] Van den Bussche, Wissenschaft, S. V ff.

ausschließlich auf den „Fall Heidegger" reduzierten. Er trug dazu in Referaten bei, vor allem aber in der 1991 erschienenen 600-seitigen Fakultätsgeschichte, die sich auf fast 100 Seiten der Zeit von 1933 bis 1945 widmet[146]. Erweitert wurde der Forschungsstand 2002 durch den anlässlich einer Ausstellung konzipierten Sammelband „Medizin und Nationalsozialismus. Die Freiburger Medizinische Fakultät und das Klinikum in der Weimarer Republik und im ‚Dritten Reich'"[147].

Für Marburg gab Anne Christine Nagel 2000 einen kommentierten und mit einer umfassenden Einleitung versehenen Dokumentenband zur Universitätsgeschichte im „Dritten Reich" heraus, der kurz darauf durch eine detaillierte Studie zur Marburger Medizinischen Fakultät, verfasst von mehreren Autoren um Gerhard Aumüller, eine wertvolle Ergänzung erfuhr[148]. In Düsseldorf war es eine Gruppe um Frank Sparing und Kerstin Griese, die eine eingehende Beschäftigung mit der Medizinischen Akademie während des Nationalsozialismus anstieß und 1997 eine erste solide Aufsatzsammlung zu einzelnen Aspekten vorlegte; weitere Arbeiten folgten[149].

In Jena ist Susanne Zimmermann die Pionierin der Fakultätsforschung. Neben ihrer Habilitationsschrift hat sie zahlreiche Aufsätze zur Jenaer Medizingeschichte des „Dritten Reiches", insbesondere zur Täterschaft des in der Öffentlichkeit hoch geschätzten Pädiaters Jussuf Ibrahim, veröffentlicht[150]. In seiner Art

146 Leven, Forschungen, S. 25 (Vortragsankündigung für den 22. November 1988); Eduard Seidler, Die Medizinische Fakultät der Albert-Ludwigs-Universität Freiburg im Breisgau. Grundlagen und Entwicklungen, Berlin u.a. 1991, S. 293–383.

147 Bernd Grün/Hans-Georg Hofer/Karl-Heinz Leven (Hg.), Medizin und Nationalsozialismus. Die Freiburger Medizinische Fakultät und das Klinikum in der Weimarer Republik und im „Dritten Reich" (= Medizingeschichte im Kontext, 10), Frankfurt am Main u.a. 2002. Vgl. auch Hans-Georg Hofer/Karl-Heinz Leven (Hg.), Die Freiburger Medizinische Fakultät im Nationalsozialismus. Katalog einer Ausstellung des Instituts für Geschichte der Medizin der Universität Freiburg, Frankfurt am Main u.a. 2003.

148 Anne Christine Nagel (Hg.)/Ulrich Sieg (Bearb.), Die Philipps-Universität Marburg im Nationalsozialismus. Dokumente zu ihrer Geschichte, Stuttgart 2000 (= Pallas Athene, 1); Aumüller u.a., Fakultät.

149 Michael G. Esch/Kerstin Griese/Frank Sparing/Wolfgang Woelk (Hg.), Die Medizinische Akademie Düsseldorf im Nationalsozialismus, Essen 1997 (= Düsseldorfer Schriften zur Neueren Landesgeschichte und zur Geschichte Nordrhein-Westfalens, 47); Frank Sparing/Marie-Luise Heuser (Hg.), Erbbiologische Selektion und „Euthanasie". Psychiatrie in Düsseldorf während des Nationalsozialismus, Essen 2001 (= Düsseldorfer Schriften zur Neueren Landesgeschichte und zur Geschichte Nordrhein-Westfalens, 59).

150 Susanne Zimmermann, Die Medizinische Fakultät der Universität Jena während der Zeit des Nationalsozialismus, Berlin 2000 (= Ernst-Haeckel-Studien, o.Bd.); Susanne Zimmermann, Fakten und Legenden – Ein Beitrag zur Geschichte der Medizinischen Fakultät der Universität Jena im Zeitraum 1933 bis 1945, in: Peter Elsner/Ulrich Zwiener (Hg.), Medizin im Nationalsozialismus am Beispiel der Dermatologie, Jena/Erlangen 2002 (= Schriften des Collegium Europaeum Jenense, 25), S. 12–33; Susanne Zimmermann/Thomas Zimmermann, Die Medizinische Fakultät der Universität Jena im „Dritten Reich – ein Überblick, in: Uwe Hoßfeld/Jürgen John/Oliver Lemuth/Rüdiger Stutz (Hg.), „Kämpferische Wissenschaft". Studien zur Universität Jena im Nationalsozialismus, Köln u.a. 2003, S. 401–436; Renate Renner/Susanne Zimmermann, Der Jenaer Kinderarzt Jussuf Ibrahim (1877–1953) und die Tötung behinderter Kinder während des Nationalsozialismus, in: Hoßfeld/John/Lemuth/Stutz, Wissenschaft, S. 437–451; Marco Schrul/Jens Thomas, Kollektiver Gedächtnisverlust. Die Ibrahim-Debatte 1999/2000, in: Hoßfeld/John/Lemuth/Stutz, Wissenschaft, S. 1065–1098.

einmalig ist das 2002 von Petra Scheiblechner herausgegebene „Lexikon“, das 326 Kurzbiographien von an der Medizinischen Fakultät Graz während des „Dritten Reichs“ tätigen wissenschaftlichen Mitarbeitern versammelt[151]. Für andere Universitätsstädte liegen Doktor-, Staats- und Magisterarbeiten, Aufsätze, Essays und Materialsammlungen vor, etwa für Aachen, Heidelberg, Münster und Gießen[152]. Eine sehr detaillierte und richtungweisende Arbeit zur Nachkriegssituation an den deutschen Universitäten hat Corine Defrance vorgelegt[153].

Allmählich verdichtet sich also das Netz der Untersuchungen. Hierzu soll auch die vorliegende Arbeit beitragen, die – das ist neu – von der Medizinischen Fakultät der Universität Bonn initiiert und gefördert wurde. Man wünscht zu wissen, was sich in der eigenen Klinik im vergangenen Jahrhundert abgespielt hat. Die Sorge, dunkle Schatten fielen auf Institutionen und Wissenschaft, hat früher nicht selten zur Verweigerung von Akteneinsicht, zur Fälschung von Aktenbeständen und zu einer geradezu feindlichen Gesinnung gegenüber interessierten Historikern von Seiten der in den Kliniken und Institutionen Verantwortlichen geführt. Dieses Bild hat sich gewandelt. Die vermuteten Affinitäten eines Medizinprofessors zum Nationalsozialismus, der vor fünfzig Jahren emeritiert wurde, führen heute in der Regel nicht mehr zu erkennbaren Behinderungen der geschichtswissenschaftlichen Arbeit. So hat die zeitliche Distanz das Interesse der Medizinhistoriker, Historiker und Mediziner eher wachsen als schwinden lassen.

Exemplarische Bedeutung für den Umgang mit der Geschichte der Medizin während des „Dritten Reichs“ hat der Nürnberger Ärzteprozess und dessen Nachwirkung erlangt[154]. Vor dem zwischen dem 9. Dezember 1946 und dem

[151] Petra Scheiblechner, „... politisch ist er einwandfrei...“. Kurzbiographien der an der Medizinischen Fakultät Graz in der Zeit von 1938 bis 1945 tätigen WissenschaftlerInnen, Graz 2002 (= Publikationen aus dem Archiv der Universität Graz, 39), S. XXIV. – Scheiblechner präsentiert in ihrem Buch in etwa die Daten, die auch in der vorliegenden Arbeit bei der Vorstellung wichtiger Persönlichkeiten in den Fußnoten Berücksichtigung finden.

[152] Vgl. für viele Axel W. Bauer, Die Universität Heidelberg und ihre medizinische Fakultät 1933–1945. Umbrüche und Kontinuitäten, in: 1999, 11 (1996), H. 4, S. 46–72; Axel W. Bauer, Die Universität Heidelberg und ihre medizinische Fakultät 1933–1945. Umbrüche und Kontinuitäten, Heidelberg/Mannheim 2004 (www.uni-heidelberg.de/institute/fak5/igm/g47/banshdma.pdf, 17.8.2004); Jan Nikolas Dicke, Eugenik und Rassenhygiene im wissenschaftlichen Diskurs der Universität und des Gesundheitswesens der Stadt Münster 1918–1939, Staatsarbeit Münster 2001; Ulrich Kalkmann, Die Technische Hochschule Aachen im Dritten Reich (1933–1945), Aachen 2003 (= Aachener Studien zu Technik und Gesellschaft, 4); Helga Jakobi/Peter Chroust/Matthias Hamann, Aeskulap & Hakenkreuz. Zur Geschichte der Medizinischen Fakultät in Gießen zwischen 1933 und 1945, Gießen 1982; D.[etlef] Rüster, Zur Geschichte der Charité in Berlin, in: Das deutsche Gesundheitswesen, 27 (1972), S. 1684–1686, S. 1729–1732 (wenig ergiebig). Vgl. auch Eva-Maria Orlob, Die Gießener Veterinärmedizinische Fakultät zwischen 1933 und 1957, Diss. med. vet. Gießen 2003.

[153] Corine Defrance, Les Alliés occidentaux et les universités allemandes 1945–1949, Paris 2000.

[154] Vgl. mit weiteren Literaturangaben Wolfgang U. Eckart, Fall I: Der Nürnberger Ärzteprozeß, in: Gerd R. Ueberschär (Hg.), Der Nationalsozialismus vor Gericht. Die alliierten Prozesse gegen Kriegsverbrecher und Soldaten 1943–1952, Frankfurt am Main 1999, S. 73–85, passim, und Ulrich-Dieter Oppitz (Bearb.)/Andreas Frewer/Claudia Wiesemann (Hg.), Medizinverbrechen vor Gericht. Das Urteil im Nürnberger Ärzteprozeß gegen Karl Brandt und andere sowie

19. Juli 1947 tagenden Gericht hatten sich 20 Militärärzte und drei hohe Beamte zu verantworten. Ihnen wurden schwere Verstöße gegen die Menschlichkeit und Kriegsverbrechen vorgeworfen. Dazu gehörten die „Euthanasie" sowie die Menschenversuche zu Unterdruck, Unterkühlung, Impfstoffen (Fleckfieber) und Knochentransplantationen. Das Verfahren war einer der zwölf großen Prozesse, die bis 1949 vor dem Militärgerichtshof der USA in Nürnberg stattfanden. Sieben der Angeklagten wurden am 20. August 1947 zum Tode verurteilt, darunter Karl Brandt, Reichskommissar für das Sanitäts- und Gesundheitswesen und Begleitarzt Hitlers. Neun Angeklagte erhielten Haftstrafen. Sieben wurden freigesprochen.

In einem noch heute lesenswerten Buch hat im März 1947 der Frankfurter Psychoanalytiker Alexander Mitscherlich gemeinsam mit Fred Mielke den Prozess dokumentiert und damit die grausamsten Medizinversuche bekannt gemacht[155]. Auf dem Stuttgarter Ärztetag im Jahr darauf löste die Dokumentation weniger Trauer um die Opfer als Empörung über die vermeintliche Nestbeschmutzung durch Mitscherlich und Mielke aus[156]. Die Westdeutsche Ärztekammer, die Vorgängerin der Bundesärztekammer, bemühte sich, eine Verbreitung des Buches zu verhindern[157]. Rasch wurde die Zahl von 350 Haupttätern als entlastend empfunden und die Erinnerung an Mitläufer und Mitdenker verweigert[158].

aus dem Prozeß gegen Generalfeldmarschall Milch, Erlangen/Jena 1999 (= Erlanger Studien zur Ethik in der Medizin, 7), passim.

155 Alexander Mitscherlich/Fred Mielke, Das Diktat der Menschenverachtung. Eine Dokumentation, Heidelberg 1947. Der Erscheinungsmonat wird wie die Auflagenhöhe von 25 000 Exemplaren im Buch selbst mitgeteilt (ebd., S. 6). Es kursieren niedrigere Zahlen und mehrere im Detail unterschiedliche Darstellungen über die Anstrengengungen, das Buch de facto unter Verschluss zu halten. Vgl. u. – Schon das Inhaltsverzeichnis des mit einigen Beweisphotos angereicherten Buchs listet die wesentlichen Medizinverbrechen des „Dritten Reichs" auf: „Unterdruckversuche", „Unterkühlungsversuche", „Versuche zur Trinkbarmachung von Meerwasser", „Fleckfieber-Forschung", „Sulfonamidversuche", „Knochentransplantationsversuche", „Phlegmonversuche", „Lostversuche", „Jüdische Skelettsammlung für das Anatomische Institut der Reichsuniversität Straßburg", „Euthanasieprogramm", „Massensterilisationen" (ebd., S. 7).

156 Vgl. Fuchs, Geschäft, S. 125: „Für die deutsche Ärzteschaft blieb Mitscherlich der bestgehaßte Mann." – Siehe auch MHI Bonn, NL Martini, Anlagen, Verteidigungen und Gutachten nach dem Krieg, Martini an Cousine Becher, 9.5.1948, Durchschrift: „Die Veröffentlichung der Dokumente vor Abschluss der Gerichtsurteile durch die Herren Mitscherlich und Milke [sic] warf ein [...] merkwürdiges Licht auf Herrn Milke [...]". – Vgl. auch Margarete Mitscherlich-Nielsen, Das Sigmund-Freud-Institut unter Alexander Mitscherlich – ein Gespräch, in: Tomas Plänkers/Michael Laier/Hans-Heinrich Otto/Hans-Joachim Rothe/Helmut Siefert (Hg.), Psychoanalyse in Frankfurt am Main. Zerstörte Anfänge. Wiederannäherung. Entwicklungen, Tübingen 1996, S. 385–412, S. 387.

157 Vgl. Baader, Medizin, S. 61. Vgl. auch Jürgen Peter, Die Berichterstattung der Deutschen Ärztekommission zum Nürnberger Ärzteprozeß, in: Meinel/Voswinckel, Medizin, S. 252–264, passim; Beushausen u.a., Fakultät, S. 183.

158 Vgl. Gerhard Baader, Die Erforschung der Medizin im Nationalsozialismus als Fallbeispiel einer Kritischen Medizingeschichte, in: Ralf Bröer (Hg.), Eine Wissenschaft emanzipiert sich. Die Medizinhistoriographie von der Aufklärung bis zur Postmoderne, Pfaffenweiler 1999, S. 113–120, S. 114 f.

Dabei hatte es auch andere Ansätze zur Beschäftigung mit den Medizinverbrechen gegeben. Der Medizinhistoriker Werner Leibbrand verbreitete schon 1946 einen schmalen Sammelband „Um die Menschenrechte der Geisteskranken“[159]. 1948 legte die Ärztin Alice Gräfin von Platen-Hallermund – neben Mitscherlich und Mielke die einzige aus der von der Ärzteschaft eingesetzten Beobachtergruppe des Ärzteprozesses, die sich nachhaltig um Aufklärung bemühte – eine Abhandlung über „Die Ermordung der Geisteskranken in Deutschland“ vor[160]. In französischer Sprache berichtete François Bayle zwei Jahre später vom Ärzteprozess[161]. Auch erste Deutungsversuche, etwa die aus der Feder Viktor von Weizsäckers, erschienen noch vor 1950[162]. Doch weder die organisierte Ärzteschaft noch die „Deutsche Gesellschaft für Geschichte der Medizin, Naturwissenschaft und Technik“ griffen die offen liegenden Forschungsprobleme auf[163]. Im Gegenteil wurde in verharmlosender Weise das Grauen der NS-Zeit instrumentalisiert, um ärztliche Standesinteressen durchzusetzen[164].

Es blieb derweil bei vereinzelten, freilich durchaus rezipierten Veröffentlichungen, so denen von Hans-Günter Zmarzlik und Klaus Dörner in den „Vierteljahrsheften für Zeitgeschichte“ oder des den juristischen Aufklärungsversuchen skeptisch gegenüberstehenden Psychiatrieprofessors Helmut Ehrhardt[165]. Für Aufsehen sorgte 1961 der Spiegel-Artikel „Die Kreuzelschreiber“ über die T 4-Aktion[166]. Auf den Universitätstagen 1966 lieferte Walter von Baeyer Belege dafür, dass „die Herrschaft der Unmenschlichkeit […] vor der Medizin nicht haltgemacht“ hat[167].

159 Werner Leibbrand (Hg.)/Elisabeth Eberstadt/Annemarie Wettley/Karl Walz/Heinrich Tschakert/Hermann Heubeck (Mitarb.), Um die Menschenrechte der Geisteskranken, Nürnberg 1946.

160 Platen-Hallermund, Alice: Die Tötung Geisteskranker in Deutschland. Aus der deutschen Ärztekommission beim amerikanischen Militärgericht (Leiter Priv. Doz. Dr. Alexander Mitscherlich), o.O. 1948 [Reprint Bonn 1993].

161 François Bayle, Croix gammée contre caducée. Les expériences humaines en Allemagne pendant la deuxième guerre mondiale, Neustadt/Pfalz 1950.

162 Viktor v.[on] Weizsäcker, Euthanasie und Menschenversuche, in: Psyche, 1 (1947/48), S. 68–102.

163 Vgl. Baader, Erforschung, S. 115.

164 Vgl. die Heidelberger Rede „Quo vadis, deutsche Ärzteschaft“ des Vorsitzenden der Kassenärztlichen Vereinigung Nordwürttemberg Siegfried Häussler vom 2. März 1979 ([Siegfried Häussler], Im Wortlaut: Holocaust und die Ärzte, in: Frankfurter Rundschau, 10.5.1979; Reproduktion in: Walter Wuttke-Groneberg, Medizin im Nationalsozialismus. Ein Arbeitsbuch, 2., unveränd. Aufl. Rottenburg 1982 [Erstaufl. 1980], S. 6). Vgl. Wuttke-Groneberg, Medizin, S. 6 f.

165 Hans-Günter Zmarzlik, Der Sozialdarwinismus in Deutschland als geschichtliches Problem, in: Vierteljahrshefte für Zeitgeschichte, 11 (1963), S. 246–273; Klaus Dörner, Nationalsozialismus und Lebensvernichtung, in: Vierteljahrshefte für Zeitgeschichte, 15 (1967), S. 121–152; Ehrhardt, Euthanasie, passim.

166 Anonymus, Ärzte. Euthanasie. Die Kreuzelschreiber, in: Der Spiegel, 3.5.1961, S. 35–44. Zur T 4-Aktion vgl. Kap. 2.11. u. 7.3.

167 Walter von Baeyer, Die Bestätigung der NS-Ideologie in der Medizin unter besonderer Berücksichtigung der Euthanasie, in: Lieber, Universitätstage, S. 63–75, S. 63.

Mit „1968“ veränderte sich die Situation. Den eher ideen- und kulturgeschichtlichen Untersuchungen von Gunter Mann folgten in den 70er Jahren konkrete Untersuchungen über NS-Medizinverbrechen von Fridolf Kudlien und Walter Wuttke-Groneberg[168]. Die 1960 erstmals als Taschenbuch erschienene, einst versteckte Dokumentation von Mitscherlich und Mielke über den Frankfurter Ärzteprozess wurde nun verstärkt nachgefragt; die Neuausgabe von 1978 fand noch größere Verbreitung[169]. Gerhard Baader sieht in der Ausstrahlung der US-Fernsehserie „Holocaust“ in Deutschland (1978) einen weiteren Auslöser intensiverer Beschäftigung mit den Medizinverbrechen der NS-Zeit[170]. Klaus Dörner, der für die Zeit „etwa ab 1980 einen rasanten Anstieg“ der einschlägigen Literatur verzeichnet, legte in jenem Jahr seine Textsammlung „Der Krieg gegen die psychisch Kranken“ vor, Walter Wuttke-Groneberg sein breit rezipiertes Arbeitsbuch zur „Medizin im Nationalsozialismus“[171]. Nun kam es auch zu Veranstaltungen wie dem „1. Gesundheitstag“ 1980, der unter dem Motto „Medizin im Nationalsozialismus – Tabuisierte Vergangenheit – ungebrochene Tradition?“ stattfand[172]. In Hannover organisierte die „Vereinigung Demokratische Zahnmedizin“ 1982 eine Tagung unter der Überschrift „Zahnmedizin und Faschismus“, in Bad Boll die dortige evangelische Akademie eine Tagung über „Medizin im Nationalsozialismus“[173]. Die „International Physicians for the Prevention of Nuclear War (IPPNW)” nahmen sich des Themas bei ihren Zusammenkünften ebenso an wie der eigens zu diesem Zweck 1983 gegründete „Arbeitskreis zur Erforschung der

168 Vgl. unter anderem Gunter Mann, Biologie und Geschichte. Ansätze und Versuche zur biologischen Theorie der Geschichte im 19. und beginnenden 20. Jahrhundert, in: Medizinhistorisches Journal, 10 (1975), S. 231–306, passim; Walter Wuttke-Groneberg, Medizingeschichte und nationalsozialistische Medizin. Vortrag auf dem Symposium „Selbstverständnis der deutschen Medizingeschichte“ anlässlich des 100. Geburtstags von Paul Diepgen, vervielfältigtes Manuskript Tübingen 1978, passim; Fridolf Kudlien, Medizin und Nationalsozialismus, in: med ass, 2 (1970), H. 1, S. 16, H. 2, S. 9, H. 3, S. 33, H. 4, S. 19.

169 Alexander Mitscherlich/Fred Mielke (Hg.), Medizin ohne Menschlichkeit. Dokumente des Nürnberger Ärzteprozesses, Frankfurt am Main 1960, Neuausgabe 1978. Mitte der achtziger Jahre wurde die Marke von 100 000 Exemplaren überschritten (101.–105. Tsd. 1987).

170 Vgl. Baader, Erforschung, S. 116.

171 Klaus Dörner, Nationalsozialismus und Medizin. Wurden die Lehren gezogen? In: Eberhard Gabriel/Wolfgang Neugebauer (Hg.), NS-Euthanasie in Wien, Wien u.a. 2000, S. 131–136, S. 131; Klaus Dörner/Christiane Haerlin/Veronika Rau/Renate Schernus/Arnd Schwendy (Verfasser und Zusammansteller), Der Krieg gegen die psychisch Kranken. Nach „Holocaust“: Erkennen – Trauern – Begegnen, 2. Aufl. Frankfurt/Bonn 1989 [Erstaufl. 1980]; Wuttke-Groneberg, Medizin.

172 Gerhard Baader/Ulrich Schultz (Hg.), Medizin und Nationalsozialismus. Tabuisierte Vergangenheit – ungebrochene Tradition? Berlin 1980 (= Dokumentation des Gesundheitstages 1980, 1). Vgl. Baader, Erforschung, S. 116 f.; Baader, Medizin, S. 61 f.; Manfred Brinkmann/Michael Franz (Hg.), Nachtschatten im weißen Land. Betrachtungen zu alten und neuen Heilsystemen. Mit Beiträgen vom Gesundheitstag Hamburg 1981, Berlin 1982, S. 5 ff.

173 Vgl. Artikulator. Zahnmedizin im Faschismus, S. 5; Isa von Schaewen (Bearb.), Medizin im Nationalsozialismus. Tagung vom 30. April bis 2. Mai 1982 in Bad Boll, Bad Boll 1982 (= Protokolldienst 23/82).

nationalsozialistischen ‚Euthanasie' und Zwangssterilisation", der knapp zwanzig Jahre später mit der Publikation von Tagungsberichten begann[174].

In der DDR fand 1983 ein Symposium unter dem Titel „Medizin im Faschismus" statt, zu dem auch einige wenige Referenten aus dem Westen anreisten, darunter Paul Weindling[175]. 1988 folgte in Erfurt und Weimar ein noch größeres Symposium, das freilich wie sein Vorgänger unter den Bedingungen der Unfreiheit litt[176]. 1989 erschien gleichsam als abschließende Synthese der DDR-Forschung zur „Medizin unterm Hakenkreuz" ein gewichtiger Sammelband unter maßgeblicher Beteiligung von Achim Thom[177].

Die Abstände zwischen den Tagungen verringerten sich in der Folgezeit immer mehr, und einzelne medizinische Fächer veranstalteten ihre eigenen Zusammenkünfte[178]. Auch innerhalb der Standesorganisationen begann eine langsame Neuorientierung, obwohl Hans J. Sewering, Präsident der Bundesärztekammer von 1973 bis 1978 und „Exponent einer reformunfähigen Standesführung", die Ärzteschaft noch in den 1990er Jahren international vertrat. Sewering war als NSDAP- und SS-Mitglied an den nationalsozialistischen „Euthanasie"-Verbrechen beteiligt[179]. So war es eine bedeutsame Etappe auf dem Weg, die medizingeschichtlichen Kenntnisse innerhalb der Ärzteschaft zu verbreiten, als Ende der 1980er Jahre eine Serie von Artikeln im „Deutschen Ärzteblatt" über die Medizin in der NS-Zeit erschien[180]. An deren Anfang standen noch heftige Auseinandersetzun-

[174] Vgl. Baader, Erforschung, S. 117; Arbeitskreis zur Erforschung der nationalsozialistischen „Euthanasie" und Zwangssterilisation (Hg.), Der sächsische Sonderweg bei der NS-„Euthanasie". Fachtagung vom 15. bis 17. Mai 2001 in Pirna-Sonnenstein (= Berichte des Arbeitskreises, 1), Ulm 2001.

[175] Vgl. Thom/Spaar, Medizin, S. 100. – Zum „Umgang mit den ‚Euthanasie'-Ärzten" in der DDR vgl. Annette Weinke, Die Verfolgung von NS-Tätern im geteilten Deutschland. Vergangenheitsbewältigungen 1949–1969 oder: Eine deutsch-deutsche Beziehungsgeschichte im Kalten Krieg, Paderborn u.a. 2002, S. 326 ff.

[176] Vgl. Achim Thom/Samuel Mitja Rapopott (Hg.), Das Schicksal der Medizin im Faschismus. Auftrag und Verpflichtung zur Bewahrung von Humanismus und Frieden. Internationales wissenschaftliches Symposium europäischer Sektionen der IPPNW 17.–20. November 1988, Erfurt/Weimar DDR, Neckarsulm/München 1989, S. 1 ff.

[177] Achim Thom/Genadij Ivanovic Caregorodcev (Hg.), Medizin unterm Hakenkreuz, Berlin [Ost] 1989.

[178] Vgl. für viele Sonia Horn/Peter Malina (Hg.), Medizin im Nationalsozialismus. Wege der Aufbereitung. Überarbeitete Vorträge der internationalen Tagung im Psychiatrischen Krankenhaus der Stadt Wien. Baumgartner Höhe, 5. bis 7. November 1998, Wien 2001 (= Wiener Gespräche zur Sozialgeschichte der Medizin, o.Bd.).

[179] Vgl. Michael H. Kater, The Sewering Scandal of 1993 and the German Medical Establishment, in: Berg/Cocks, Medicine, S. 213–234; Thomas Gerst, Neuaufbau und Konsolidierung: Ärztliche Selbstverwaltung und Interessenvertretung in den drei Westzonen und der Bundesrepublik Deutschland 1945–1995, in: Jütte, Geschichte, S. 195–242, S. 236; vgl. William E. Seidelmann, Erinnerung, Medizin und Moral. Die Bedeutung der Ausbreitung des menschlichen Körpers im Dritten Reich, in: Gabriel/Neugebauer, NS-Euthanasie, S. 27–46, S. 35 ff.

[180] Vgl. beispielsweise als Teil XI der Serie „Medizin im Nationalsozialismus" Gerhard Baader, Menschenversuche in Konzentrationslagern, in: Deutsches Ärzteblatt, 86 (1989), S. B652–B657. Autoren der Serie waren neben anderen auch Rolf Winau, Eduard Seidler, Werner-Friedrich Kümmel, Günter Mann, Eduard Seidler und Klaus Dörner.

gen um den „richtigen“ Umgang mit der Geschichte der Medizin zwischen 1933 und 1945. Doch schließlich konnte sogar die exkulpatorische Haltung des Präsidenten der Bundesärztekammer, Karsten Vilmar, die in einem „Die ‚Vergangenheitsbewältigung‘ darf nicht kollektiv die Ärzte diffamieren“ überschriebenen Interview zum Ausdruck kam, ein verstärktes Bemühen um eine seriöse Erforschung jener Zeit nicht verhindern[181]. 1989 erschienen die Zeitschriftenbeiträge in Buchform, 1993 in einer überarbeiteten und erweiterten Ausgabe[182]. Eine ähnlich große Bedeutung erlangte zu jener Zeit die Berliner Ausstellung „Der Wert des Menschen“, die von der dortigen Ärztekammer sowie der Bundesärztekammer verantwortet wurde[183]. Zu deren Organisatoren zählte der junge Götz Aly, der sich seitdem immer wieder mit der historischen Verantwortlichkeit von Wissenschaftlern auseinandergesetzt hat[184]. Seitdem sind weitere (Wander-)Ausstellungen über die Medizin im Nationalsozialismus entwickelt worden[185].

Auch in Lokal- und Regionalstudien gewannen medizinhistorische Fragestellungen an Bedeutung. So widmet Karola Fings in ihrer Monographie zu einem KZ-Außenlager ein Kapitel dem „Krankenrevier“, was die Verantwortlichkeit der Ärzte im KZ-System in Erinnerung ruft[186].

[181] Karsten Vilmar, Die „Vergangenheitsbewältigung“ darf nicht kollektiv die Ärzte diffamieren, in: Deutsches Ärzteblatt, 84 (1987), S. B847–B850, S. B856–B859. – Anlass des Interviews war der Artikel Hartmut M. Hanauske-Abel, From Nazi Holocaust to Nuclear Holocaust – A Lesson to Learn? In: The Lancet, 28 (1986). – Von einem seltsamen Verständnis aufklärerischer und geschichtswissenschaftlicher Arbeit zeugen auch noch heute bisweilen Äußerungen ärztlicher Standesvertreter. Vgl. beispielsweise Heike Korzilius/Thomas Gerst (Interviewer), NS-Kindereuthanasie/Der Fall Jussuf Ibrahim. „Das Problem ist ja nicht weg aus unserer Zeit“. Interview [mit Eggert Beleites], in: Deutsches Ärzteblatt, Jg. 97 (2000), S. C1397–C1399, S. C1398, zum Falle des an der Kinder-„Euthanasie“ beteiligten Jussuf Ibrahim: „Ich muss überlegen, wie passt das Verhalten des Arztes Ibrahim in unsere heutige Zeit. Dürfen wir den Namen Ibrahim nicht mehr nennen, oder müssen wir ihn sehr differenziert gebrauchen, mit allem Für und Wider? Oder kann Ibrahim unbesehen Vorbild sein?“

[182] Vgl. die Vorworte in: Bleker/Jachertz, Medizin, S. 7 ff.

[183] Christian Pross/Götz Aly (Red.), Der Wert des Menschen. Medizin in Deutschland 1918–1945. Hrsgg. v. der Ärztekammer Berlin in Zusammenarbeit mit der Bundesärztekammer. Berlin 1989 (= Deutsche Vergangenheit, 34). Vgl. Toellner, Ärzte, S. 19.

[184] Zu der impulsgebenden von Aly und anderen seit 1985 vorgelegten Reihe vgl. Ulrich Herbert, La politique d'extermination. Nouvelles réponses, nouvelles questions sur l'histoire de l'holocauste, in: Revue d'histoire moderne et contemporaine, 47 (2000), S. 233–264, S. 237 f.

[185] Vgl. Astrid Ley/Marion Maria Ruisinger (Hg.), Gewissenlos – Gewissenhaft. Menschenversuche im Konzentrationslager. Eine Ausstellung des Instituts für Geschichte der Medizin der Universität Erlangen-Nürnberg in Zusammenarbeit mit dem Stadtmuseum Erlangen, Erlangen 2001. Die Ausstellung war bis 2003 u.a. in Bonn und Berlin zu sehen. – In Berlin wird seit 1999 an unterschiedlichen Orten die vom Robert-Koch-Institut initiierte Ausstellung „Verfolgte Ärzte im Nationalsozialismus“ gezeigt (Informationsdienst Wissenschaft, 6.5.2003).

[186] Karola Fings, Messelager Köln. Ein KZ-Außenlager im Zentrum der Stadt, Köln 1996 (= Schriften des Dokumentationszentrums der Stadt Köln, 3), S. 119 ff. und S. 228 f. – Vgl. beispielhaft für viele Regionalstudien auch Cécile Mack, Die badische Ärzteschaft im Nationalsozialismus, Frankfurt am Main u.a. 2001 (= Medizingeschichte im Kontext, 6); Wolfgang Freidl/Alois Kernbauer/Richard H. Noack/Werner Sauer (Hg.), Medizin und Nationalsozialismus in der Steiermark, Innsbruck u.a. 2001.

Nicht nur Standesvertreter wie Karsten Vilmar ließen deutlich ihre Skepsis zu den Bemühungen der Historiker erkennen, die Medizin während des Nationalsozialismus zu analysieren. Auch einstige NS-Täter meldeten sich in diesem Sinne zu Wort und demonstrierten, dass sie ihren verbrecherischen, weil körperliche Unversehrtheit und Leben von Menschen gefährdenden Zielen nicht abgeschworen hatten. Werner Catel, als Leiter der Leipziger Universitätskinderklinik maßgeblich an der Ingangsetzung der „Kindereuthanasie" beteiligt, veröffentlichte 1962 das Buch „Grenzsituation des Lebens", in der er die Schrift von Binding und Hoche als bedenkenswert aufgriff, „die 1 ½ Millionen Schwachsinnigen in der Bundesrepublik" als Problem beschrieb und Kriterien für die „Freigabe eines Lebens" aufstellte[187]. Noch in seinem Todesjahr 1998 erschien ein Buch des im Konzentrationslager Mauthausen für Ernährungsexperimente verantwortlichen Arztes und SS-Obersturmbannführers Ernst Günther Schenck, der sich der Biographie von Hitlers Leibarzt Theo Morell zugewandt hat[188].

Seit den 1990er Jahren haben sich verstärkt auch Krankenhäuser, Heil- und Pflegeanstalten sowie die großen Forschungsinstitutionen und Wissenschaftsorganisationen ihrer eigenen Geschichte angenommen, die häufig genug mit Medizinverbrechen in Zusammenhang steht; auch von außen traten Forscher an diese Einrichtungen heran[189]. 2000 führte dies zu einem öffentlichen Akt des Schuldeingeständnisses, als auf dem Campus des in Berlin-Buch gelegenen Max-Delbrück-Zentrums für Molekulare Medizin, wo sich während des „Dritten Reichs" das Kaiser-Wilhelm-Institut für Hirnforschung befand, ein „Mahnmal zur Erinnerung an die Opfer nationalsozialistischer Euthanasieverbrechen" eingeweiht wurde, auf dem von der konkreten Schuld ausdrücklich die Rede ist: „Wissenschaftler des Kaiser-Wilhelm-Instituts in Berlin-Buch" hätten „Gehirne von

[187] Werner Catel, Grenzsituationen des Lebens. Beitrag zum Problem der begrenzten Euthanasie, Nürnberg 1962, S. 122 f.; vgl. ebd., S. 9 ff.; vgl. zu Catel im „Dritten Reich" und in den sechziger Jahren Benzenhöfer, Tod, S. 115 ff. und S. 133 f. und auch Hendrik van den Bussche, Rudolf Degkwitz. Die politische Kontroverse um einen außergewöhnlichen Kinderarzt, in: Kinder- und Jugendarzt, 30 (1999), S. 425–431, S. 430 ff.

[188] E.[rnst] G.[ünther] Schenck, Prof. Dr. med. Theodor Gilbert Morell. Hitlers Leibarzt und seine Medikamente, Schnellbach 1998. Zu Schenck vgl. Kater, Ärzte, S. 207 f.; Georg Lilienthal, Der „Lebensborn e.V." Ein Instrument nationalsozialistischer Rassenpolitik, Neuausg. Frankfurt am Main 2003, S. 60. – Schenck („Dozent, Dr. med. hab. Dr. phil. nat. Heidelberg-München") firmierte als Hauptherausgeber eines Kompendiums zur „Allgemeinen Heilpflanzenkunde" (vgl. Kap. 6.2.). Vgl. zu den Ärzten um Hitler auch Hinrich Jasper, Maximilian de Crinis (1889–1945). Eine Studie zur Psychiatrie im Nationalsozialismus, Husum 1991 (= Abhandlungen zur Geschichte der Medizin und der Naturwissenschaften, 63), S. 131 f.

[189] Vgl. für viele Kaufmann, Geschichte; Michael von Cranach/Hans-Ludwig Siemen (Hg.), Psychiatrie im Nationalsozialismus. Die Bayerischen Heil- und Pflegeanstalten zwischen 1933 und 1945, München 1999; Hammerstein, Forschungsgemeinschaft; Schulze/Bergmann/Helm, Stifterverband; zur Anstalt Düsseldorf-Grafenberg Sparing/Heuser, Selektion; Susanne Mende, Die Wiener Heil- und Pflegeanstalt „Am Steinhof" im Nationalsozialismus, Frankfurt am Main u.a. 2000 (= Medizingeschichte im Kontext, 3); Thomas Schilter, Unmenschliches Ermessen. Die nationalsozialistische „Euthanasie"-Tötungsanstalt Pirna-Sonnenstein 1940/41, Dresden 1999 (= Schriftenreihe der Stiftung Sächsische Gedenkstätten zur Erinnerung an die Opfer politischer Gewaltherrschaft, 5).

Opfern der Mordtaten für Forschungszwecke benutzt". Es folgt die Mahnung an „Wissenschaftler und Ärzte zu ethischem Handeln, zur Achtung der unveräußerlichen Rechte aller Menschen und zur Wahrnehmung gesellschaftlicher Mitverantwortung"[190].

Dass geschichtswissenschaftliche Erkenntnisse, häufig auch das Bemühen engagierter Mitarbeiter von Häusern mit verbrecherischer Vergangenheit zu Initiativen des Erinnerns führten, ist seit den letzten beiden Jahrzehnten des 20. Jahrhunderts auch im Zusammenhang mit anderen medizinischen Einrichtungen zu beobachten[191]. Schon 1986 „beschloß der Fachbereich Medizin der Universität Hamburg, der Verfolgungen des Nazi-Regimes und der Oppositionellen an der damaligen Medizinischen Fakultät und im Universitätskrankenhaus Eppendorf (UKE) zu gedenken"[192]. Dies geschah durch die Benennung des Praktikumsgebäudes auf dem UKE-Gelände „nach den beiden Hamburger Medizinstudierenden Margaretha Rothe und Friedrich Geussenhainer, die ihre Opposition gegen das NS-Regime mit dem Leben bezahlten" und das Anbringen einer Gedenktafel[193]. Ähnlich verfuhr man 1989 in Göttingen im Gedenken an die „entlassenen und vertriebenen Professoren und Dozenten"[194]. Vor der ehemaligen Bonner Provinzialanstalt erinnert auf Initiative der Archivarin Linda Orth seit 1990 ein Gedenkstein an die Opfer der dort und andernorts begangenen Medizinverbrechen. Seitdem ist die Erinnerung an von Ärzten begangenes Unrecht im öffentlichen Raum keine Ausnahme mehr. So wurden allein im Sommer 2001 zwei

[190] Frank Ebbinghaus, Nie wieder? Die Angst der Biogenetik: Ein Euthanasie-Mahnmal in Berlin, in: Frankfurter Allgemeine Zeitung, 16.10.2000. Vgl. Hubert Markl, „Wir dürfen nichts verschweigen". Rede des Präsidenten der Max-Planck-Gesellschaft, Hubert Markl, anlässlich der Enthüllung des Mahnmals für die Opfer nationalsozialistischer Euthanasie-Verbrechen am 14. Oktober 2000 in Berlin-Buch, in: Max-Planck-Forschung, H. 4/2000, S. 62–65 sowie Hans-Walter Schmuhl, Medizin in der NS-Zeit. Hirnforschung und Krankenmord, in: Deutsches Ärzteblatt, 98 (2001), S. C988–C991. – Vgl. zur Kaiser-Wilhelm-Gesellschaft im „Dritten Reich" mit weiteren Literaturangaben Kurt Nowak, Die Kaiser-Wilhelm-Gesellschaft, in: Etienne François/Hagen Schulze (Hg.), Deutsche Erinnerungsorte, III, München 2001, S. 55–71 und S. 694–695, S. 67 ff. und vor allem Kaufmann, Geschichte, passim.

[191] Vgl. aber auch Seidelman, Erinnerung, passim. Als Beispiele für die Beschäftigung mit an der „Euthanasie" beteiligten Häusern vgl. Gabriel/Neugenauer, NS-Euthanasie, passim (mit Beiträgen zu Wien und Hamburg).

[192] Hendrik van den Bussche (Hg.), Anfälligkeit und Resistenz. Medizinische Wissenschaft und politische Opposition im ‚Dritten Reich'. Vorträge und Reden anlässlich der Einweihung des Rothe-Geussenhainer-Hauses im Universitätskrankenhaus Hamburg-Eppendorf am 3.12.1987, Berlin/Hamburg 1990 (= Hamburger Beiträge zur Wissenschaftsgeschichte, 6), S. IX.

[193] Van den Bussche, Anfälligkeit, S. IX. Vgl. ebd., S. 121 sowie Hendrik van den Bussche, Verfolgung und Opposition an der Hamburger Medizinischen Fakultät im ‚Dritten Reich', in: van den Bussche, Anfälligkeit, S. 101–112, S. 107 ff.

[194] Norbert Kamp/Artur Levi, Exodus Professorum. Akademische Feier zur Enthüllung einer Gedenktafel für die zwischen 1933 und 1945 entlassenen und vertriebenen Professoren und Dozenten der Georgia Augustana am 18. April 1989, Göttingen 1989 (= Göttinger Universitätsreden, 86), S. 14 f.

Denkmale errichtet, am 17. August 2001 in Wunstorf und am 1. September 2001 in Wehnen[195].

Hinzu kamen offizielle Verlautbarungen. Der Senat der Universität Bonn erinnerte in seinem Beschluss vom 5. November 1998 an die wiederholte Distanzierung der Universität von „Unrechtshandlungen [...], die unter der nationalsozialistischen Diktatur auch in ihrem Namen begangen wurden"[196]. Dennoch entschloss sich der Senat, für ihm bekannt gewordene Fälle von „Willkürakten ausdrücklich die Nichtigkeit festzustellen"[197].

In Jena sprach die Medizinische Fakultät am 18. April 2000 „allen Angehörigen" der „Opfer" „ihr tiefes Mitgefühl aus"[198]. Man folgte einem Senatsbeschluss und erkannte die „besondere Verpflichtung" an, „weiterhin und systematisch allen noch nicht aufgeklärten Verbrechen nachzugehen"[199].

Doch nicht nur spezifisch medizingeschichtliche Problemstellungen beschäftigen Historiker, die sich den Kliniken und Krankenhäusern im „Dritten Reich" zuwenden. So bilden medizinische Einrichtungen ein Segment im Rahmen der Forschungen zur Zwangsarbeit im „Dritten Reich". Die Bemühungen um „Entschädigung" von Zwangsarbeitern haben diesen Forschungen einen erheblichen Schub gegeben[200]. Es waren weniger die Ärzte, deren Kammerpräsident Jörg-

[195] TA, NS-Psychiatrie. Gedenken an die Opfer. Mahnmal erinnert an Deportation und Tötung, in: Deutsches Ärzteblatt, Jg. 98 (2001), S. C1806; Birgit Hibbeler, Euthanasie im Dritten Reich. „Ich klage an", in: Deutsches Ärzteblatt, Jg. 98 (2001), S. C2215.

[196] Klaus Borchard (Hg,), Opfer nationalsozialistischen Unrechts an der Universität Bonn. Gedenkstunde anläßlich der 60. Wiederkehr der Reichspogromnacht, Bonn 1999 (= Alma Mater, 88), Senatsbeschluss, S. 13. Zur „Nichtigkeit" vgl. Ralf Forsbach, „Des Tragens eines deutschen akademischen Grades unwürdig". Der Entzug von Doktorgraden während des Nationalsozialismus und die Rehabilitierung der Opfer am Beispiel der Universität Bonn, in: Rheinische Vierteljahrsblätter, 67 (2003), S. 284-299, S. 288 ff.

[197] Borchard, Opfer, S. 13.

[198] Elsner/Zwiener, Medizin, Erklärung der Medizinischen Fakultät der Friedrich-Schiller-Universität Jena vom 18.4.2000, S. 79.

[199] Elsner/Zwiener, Medizin, S. 79.

[200] Konkrete Antworten auf die quantitative Dimension werden aber selbst in umfangreichen Studien nur ausnahmsweise gegeben. Vgl. Anne Ostermann, „Fremdarbeiter" in Einrichtungen der katholischen Kirche in Düsseldorf, in: Clemens von Looz-Corswarem (Hg.)/Rafael R. Leissa/Joachim Schröder (Zusammenarbeit), Zwangsarbeit in Düsseldorf. „Ausländereinsatz" während des Zweiten Weltkrieges in einer rheinischen Großstadt, Essen 2002 (= Düsseldorfer Schriften zur Neueren Landesgeschichte und zur Geschichte Nordrhein-Westfalens, 62), S. 527–541, S. 535 ff. – Vergleichsweise konkrete Ergebnisse förderten die Untersuchungen von Dieter Speck für Freiburg zu Tage. Er kann mindestens 44 Zwangsarbeiter an Universität und Universitätsklinikum nachweisen, mehrere hundert Zwangsarbeiter als Patienten, mehrere hundert Sterilisationen an Zwangsarbeiterinnen und mindestens 20 „Verwertungen" von Leichen verstorbener Zwangsarbeiter. Vgl. Dieter Speck, Zwangsarbeit in Universität und Universitätsklinikum in Freiburg, in: Jahrbuch für Universitätsgeschichte, 6 (2003), S. 205–233, S. 232. Specks Untersuchungsergebnisse sowie weitere lokale und regionale Forschungen versammelt Andreas Frewer/Günther Siedbürger (Hg.), Medizin und Zwangsarbeit im Nationalsozialismus. Einsatz und Behandlung von „Ausländern" im Gesundheitswesen, Frankfurt/New York 2004. – Zur Gesamtproblematik vgl. Ulrich Herbert, Fremdarbeiter. Politik und Praxis des „Ausländer-Einsatzes" in der Kriegswirtschaft des Dritten Reiches, Neuaufl. Bonn 1999 und Mark Spoerer, Zwangsarbeit im Dritten Reich und Entschädigung. Verlauf und Ergebnisse einer wissenschaft-

Dietrich Hoppe die Mediziner wiederholt aufrief, sich am „Entschädigungsfonds" zu beteiligen, sondern datenschutzrechtliche Probleme, die manche Ermittlungen erschwerten[201].

Die Wissenschaftsgeschichte ist unterdessen zu plausibel erscheinenden Ergebnissen gelangt. Zu klären, ob sie durch auf einzelne Universitäten konzentrierte Studien Bestätigung finden, gehört zu deren vornehmsten Aufgaben. Als gesichert gilt, dass „sich anfangs vor allem die Studenten als aktive und überzeugte Wegbereiter des NS-Gedankenguts" erwiesen, „während die meisten Professoren zunächst reserviert blieben und die Politisierung der Hochschulen im Zeichen des Hakenkreuzes ebenso passiv hinnahmen wie die Vertreibung der jüdischen Kollegen"[202]. Rasch fanden sich jedoch auch Professoren, die das Ende der Demokratie begrüßten, sich dem NS-Staat verschrieben und dem Ethos der Wissenschaft abschworen[203]. „Nicht Lehrsätze und Ideen seien die Regeln eures Seins", appellierte Martin Heidegger als Rektor der Universität Freiburg, sondern „der Führer selbst und allein" sei „die heutige und künftige deutsche Wirklichkeit und ihr Gesetz"[204]. Die verbreitete Ansicht, wertfreie Objektivität stelle ein nie erreichbares wissenschaftliches Ideal dar, wurde nun zum Anlass für die Schmähung derjenigen, die eingedenk der Unerreichbarkeit ihres Zieles doch den Weg kritischer Wahrheitssuche beschritten[205].

Dieses Bild findet seine Bestätigung in seit den späten 1970er Jahren immer zahlreicher erscheinenden Parallelstudien über einzelne oder mehrere Universitätsfächer, Lehrgebiete und Berufsgruppen[206]. Eng damit verwoben sind Untersu-

lichen und politischen Diskussion, in: Gerald Kolditz/Jörg Ludwig (Red.), Fremd- und Zwangsarbeit in Sachsen 1939–1945. Beiträge eines Kolloquiums in Chemnitz am 16. April 2002, Sonderausgabe Halle/Dresden 2002, S. 89–106, passim.

201 Vgl. zu den Schwierigkeiten in Göttingen und den dortigen Bemühungen von Volker Zimmermann, Andreas Frewer und Karin Gottschalk Holger Wormer, NS-Zwangsarbeiter in der Medizin. Akten unter Verschluss. Ärztekammerpräsident Jörg-Dietrich Hoppe fordert zu Spenden auf – doch gelegentlich werden die Nachforschungen erschwert, in: Süddeutsche Zeitung, 24./25./26.12.2002; Volker Zimmermann, Zwangsarbeit und Medizin im „Dritten Reich", in: Informationsdienst Wissenschaft, 6.12.2002.

202 Jörg Tröger, Einleitung des Herausgebers, in: Tröger, Hochschule, S. 7–10, S. 7.

203 Vgl. Tröger, Einleitung, S. 7 f. und zur mangelnden Demokratiebegeisterung der Professorenschaft in der Weimarer Republik zusammenfassend Ralph Jessen, Akademische Elite und kommunistische Diktatur. Die ostdeutsche Hochschullehrerschaft in der Ulbricht-Ära, Göttingen 1999 (= Kritische Studien zur Geschichtswissenschaft, 135), S. 31 ff.

204 Zit. n. Tröger, Hochschule, S. 7.

205 Vgl. o.

206 Einige teilweise bahnbrechende Titel seien hier genannt: Ralf Klausnitzer, Blaue Blume unterm Hakenkreuz. Die Rezeption der literarischen Romantik im Dritten Reich, Paderborn u.a. 1999; Hausmann/Müller-Luckner, Rolle; Ingo Müller, Furchtbare Juristen. Die unbewältigte Vergangenheit unserer Justiz, München 1987 (hierzu Michael Stolleis, Furchtbare Juristen, in: Etienne François/Hagen Schulze, Deutsche Erinnerungsorte, II, München 2001, S. 535–548, S. 535: „Das Buch war erfolgreich, weil es eine klare politische und emotionale Botschaft vermittelte, einfache Linien zeichnete und ein ohnehin vorhandenes Grundgefühl mit Fakten stützte."); Lothar Gruchmann, Justiz im Dritten Reich 1933–1940. Anpassung und Unterwerfung in der Ära Gürtner, 3., verb. Aufl. München 2001 (= Quellen und Darstellungen zur Zeitgeschichte, 28); geschichtswissenschaftliche Erkenntnisse berücksichtigt nur stark

chungen über den Umgang mit NS-Verbrechen nach dem 8. Mai 1945. Gab dieses Feld zunächst nur Anlass für Randanmerkungen und Fußnoten, entstanden seit den neunziger Jahren eigenständige Publikationen, auch für das Gebiet der Medizin[207].

Zur Geschichte der Universität Bonn, ihrer Fakultäten, Institute und Seminare sind zahlreiche zum Teil voluminöse Einzelstudien höchst unterschiedlichen Charakters erschienen; sie sind teilweise eingebunden in umfassende Werke zur Geschichte der Universität Bonn[208]. Die meisten jedoch beschäftigen sich mit den

eingeschränkt Hans Schütz, Justiz im „Dritten Reich". Dokumentation aus dem Bezirk des Oberlandesgerichts Bamberg, Bamberg 1984; zur Biologie im „Dritten Reich" vgl. Deichmann, Biologen; zur Chemie vgl. Deichmann, Flüchten; Bäumer, NS-Biologie; zur Philosophie vgl. Wolters, Philosophie; zur Soziologie vgl. Carsten Klingemann, Soziologie im Dritten Reich, Baden-Baden 1996; zur Politischen Wissenschaft vgl. Wilhelm Bleek, Geschichte der Politikwissenschaft in Deutschland, München 2001, S. 229 ff.; zur Philosophie vgl. Tilitzki, Universitätsphilosophie, S. 593 ff.; zur Alten Geschichte vgl. Losemann, Nationalsozialismus. – Vgl. außerdem Remmert, Galilei sowie die Beiträge in Knigge-Tesche, Berater; Herbert Mehrtens/Steffen Richter (Hg.), Naturwissenschaft, Technik und NS-Ideologie. Beiträge zur Wissenschaftsgeschichte des Dritten Reichs, Frankfurt am Main 1980 sowie auch schon Flitner, Geistesleben (1965). – Vgl. darüber hinaus Hartmut Lehmann/Otto Gerhard Oexle (Hg.)/ Michael Matthiesen/Martial Staub (Mitw.), Nationalsozialismus in den Kulturwissenschaften, 1, Fächer – Milieus – Karrieren, Göttingen 2004 (= Veröffentlichungen des Max-Planck-Instituts für Geschichte, 200); Thomas Kaufmann/Harry Oelke (Hg.), Evangelische Kirchenhistoriker im ‚Dritten Reich', Gütersloh 2002 (= Veröffentlichungen der Wissenschaftlichen Gesellschaft für Theologie, 21).

207 Vgl. Volker Zimmermann, NS-Täter vor Gericht. Düsseldorf und die Strafprozesse wegen nationalsozialistischer Gewaltverbrechen, Düsseldorf 2001 (= Juristische Zeitgeschichte NRW, 10); Tobias Freimüller, Mediziner: Operation Volkskörper, in: Norbert Frei [Hg.], Karrieren im Zwielicht. Hitlers Eliten nach 1945, Frankfurt/New York 2001, S. 13–69.

208 Als Beispiel ist für den Bereich der Geschichte vor 1933 zu nennen: Willi Hirdt (Hg. i. Zusammenarbeit m. Richard Baum u. Birgit Tappert), Romanistik. Eine Bonner Erfindung, Teil I: Darstellung. Teil II: Dokumentation, Bonn 1993 (= Academia Bonnensia, 8/I u. 8/II), Bonn 1993. – Als Darstellungen innerhalb von Universitätsgeschichten vgl. Friedrich von Bezold, Geschichte der Rheinischen Friedrich-Wilhelm-Universität [sic] zu Bonn am Rhein, 2, Institute und Seminare, 1818–1933, Bonn 1933; Max Braubach, Kleine Geschichte der Universität Bonn 1818–1968, Bonn 1968, S. 45 ff. – Mit dem Bonner Universitätsleben im „Dritten Reich" steht im Zusammenhang: Guido Falkenberg, Das Collegium Albertinum im Spannungsfeld zweier Weltkriege und der nationalsozialistischen Gewaltherrschaft 1912–1945, in: Wilfried Evertz (Hg.), Im Spannungsfeld zwischen Staat und Kirche. 100 Jahre Priesterausbildung im Collegium Albertinum, Siegburg 1992 (= Studien zur Kölner Kirchengeschichte, 26), S. 205–261; Hans Böhm (Hg.), Beiträge zur Geschichte der Geographie an der Universität Bonn. Herausgegeben anläßlich der Übergabe des neuen Institutsgebäudes in Bonn-Poppelsdorf, Bonn 1991 (= Colloquium Geographicum, 21). Vgl. auch biographische Arbeiten zum Beispiel über den im Konzentrationslager Bergen-Belsen gestorbenen Philosophen Johannes Maria Verweyen, der sich 1928 in der Medizinischen Fakultät als Student einschrieb, etwa Helmut Hellberg, Johannes Maria Verweyen. Wahrheitssucher und Bekenner, in: Bonner Geschichtsblätter, 31 (1979), S. 122–154, insbes. S. 131 oder Karl Kamps, Johannes Maria Verweyen. Gottsucher, Mahner und Bekenner, Wiesbaden 1955, passim. Vgl. zudem Max Braubach, Jüdischer Anteil an der Bonner Gelehrsamkeit, in: Rheinische Vierteljahrsblätter, 32 (1968), S. 402–418. – Eine umfassende „Bibliographie zur Geschichte der Medizinischen Fakultät und der Universität Bonn" zum Stichtag 1. Januar 1993 findet sich in Heinz Schott (Hg.), Medizin, Romantik und

Anfängen in den ersten Jahrzehnten nach ihrer Gründung durch die preußische Regierung 1818, als es zu einer produktiven „Wechselwirkung von klinischer Medizin, romantischer Naturphilosophie und empirisch-experimenteller Naturforschung" kam[209]. Eine komprimierte Darstellung der Geschichte der „Bonner Universitätskliniken 1818–1945" hat in einer 2000 von Heinz Schott herausgegebenen „Festschrift zum 50jährigen Jubiläum des Neuanfangs" Hans-Paul Höpfner geliefert[210]. Sie ergänzt seine Bonner Krankenhausgeschichte von 1992[211]. Nikolaus Mani hat die Zeit zwischen 1820 und 1920 in das engere Blickfeld genommen[212].

Die Reihe der Publikationen, die sich mit dem Geschehen an der Universität Bonn während des „Dritten Reichs" befassen, ist noch überschaubar. Meilensteine setzten 1974 Paul Egon Hübinger mit seiner Studie über den Thomas Mann verliehenen und entzogenen Ehrendoktorgrad und 1999 Hans-Paul Höpfner, als er unter dem Titel „Die Universität Bonn im Dritten Reich" nicht nur „Akademische Biographien unter nationalsozialistischer Herrschaft", sondern auch Erkenntnisse über die Struktur der Hochschule konzentriert vorlegte[213].

Mit Blick auf die Mediziner sind der interessierten Öffentlichkeit vor allem die mit den Namen Kantorowicz und Löwenstein verbundenen Schicksale bekannt. An den aufgrund seiner Reformen prominenten Zahnmediziner Alfred Kantorowicz[214], Jude und Sozialdemokrat, ist nach dem Ende des „Dritten Reichs" immer wieder erinnert worden, in Zeitungsartikeln[215], wissenschaftlichen Beiträgen[216], schriftlich niedergelegten Erinnerungen oder auch durch die 2001 erfolgte Benennung eines Hörsaals[217]. Über den Pionier der deutschen Kinder- und Jugend-

Naturforschung. Bonn im Spiegel des 19. Jahrhunderts. Anläßlich der 175-Jahrfeier der Universität Bonn, Bonn 1993 (= Studium Universale, 18), S. 154–223.

209 Schott, Medizin, S. 9.

210 Hans-Paul Höpfner, Bonner Universitätskliniken 1818–1945, in: Heinz Schott (Hg.), Universitätskliniken und Medizinische Fakultät Bonn 1950–2000. Festschrift zum 50jährigen Jubiläum des Neuanfangs auf dem Venusberg, Bonn 2000, S. 16–22.

211 Hans-Paul Höpfner, Bonner Krankenhausgeschichte. 175 Jahre Universitätskliniken, Bonn 1992.

212 Nikolaus Mani, Medizin und Naturwissenschaften im ersten Jahrhundert der Medizinischen Fakultät Bonn 1820–1920, in: Schott, Universitätskliniken, S. 23–29.

213 Paul Egon Hübinger, Thomas Mann, die Universität Bonn und die Zeitgeschichte. Drei Kapitel deutscher Vergangenheit aus dem Leben des Dichters 1905–1995, München/Wien 1974; Höpfner, Universität.

214 Der Zahnmediziner ist nicht mit dem gleichnamigen Literaturhistoriker und Schriftsteller (1899–1979) zu verwechseln.

215 Vgl. Eva-Maria Schirge, Ein Jude mit sozialistischen Ideen: Das ging den Professoren zu weit. Auch Alfred Kantorowicz wurde aus der Universität geworfen, in: Kölner Stadt-Anzeiger/Rhein-Sieg-Anzeiger, 7.9.2001.

216 Ingeborg Rose, Alfred Kantorowicz. Sein Leben und seine Bedeutung für die Zahnheilkunde, Diss. med. Bonn 1969.

217 Am 30. Juni 2001 wurde der „Große Hörsaal" des Bonner Zentrums für Zahn-, Mund- und Kieferheilkunde in „Kantorowicz-Hörsaal" umbenannt. Eine Gedenktafel mit der irritierenden Inschrift „Prof. Dr. A. Kantorowicz 1918–1933" wurde enthüllt. Siehe auch: MHI Bonn, Archiv, Einladung „Festakt zur Einweihung des Kantorowicz-Hörsaales, Bonn 2001".

psychiatrie Otto Löwenstein, der 1933 aus Bonn vertrieben wurde und fortan in der Schweiz und den USA tätig war, erschien 2000 eine breit rezipierte medizinhistorische Doktorarbeit[218]. Auch an Löwenstein wurde auf Veranstaltungen und in Zeitungsartikeln – unter anderem aus Anlass der Verleihung der Ehrendoktorwürde an ihn 1964 – wiederholt erinnert[219]. Die Schicksale Kantorowiczs und Löwensteins wie die anderer prominenter Vertriebener haben in der vielfältigen Literatur zur Bonner Stadtgeschichte ihren Niederschlag gefunden[220]. Ein 1998 erschienener „Wegweiser durch die Literatur zur NS-Geschichte in Bonn“ konnte bereits über 200 Titel auflisten[221]. Einbezogen sind in diesem Wegweiser wie in vielen Schriften zur Bonner (Universitäts-)Geschichte auch die einst selbständigen Kommunen Bad Godesberg und Beuel sowie acht weitere Umlandgemeinden, die schon vor ihrer Eingemeindung 1969 mannigfache Beziehungen zu Bonn unterhielten: Hier wohnten viele Studenten und hier wurde gerade im Krieg manche universitäre Institution untergebracht[222].

Als 1990 eine nach England emigrierte frühere Studentin um ihr nie ausgehändigtes Doktordiplom nachsuchte, nahm dies der Dekan der Medizinischen Fakultät, Hans-Jürgen Biersack, zum Anlass, im Medizinhistorischen Institut „anzuregen, ob nicht vielleicht ein Doktorand die Jahre unserer Medizinischen Fakultät 1933–1945 einmal ‚sichtet‘“[223]. Institutsdirektor Heinz Schott antwortete positiv: „Wie Sie wissen, war die betreffende Problematik bis vor wenigen Jahren ein absolutes Tabu. Es ist nun überfällig, daß entsprechende Nachforschungen, die bereits vor Jahrzehnten auf der Tagesordnung standen, nun endlich nachgeholt

[218] Annette Waibel, Die Anfänge der Kinder- und Jugendpsychiatrie in Bonn. Otto Löwenstein und die Provinzial-Kinderanstalt 1926 bis 1933, Köln/Bonn 2000 (= Rheinprovinz, 13).

[219] Vgl. für viele mre, Deutschlands erste Jugendpsychiatrie entstand 1926 in Bonn. Neues Buch schließt Lücke in der Bonner Medizingeschichte, in: General-Anzeiger, 19.10.2000; Ralf Forsbach, [Rezension zu] Annette Waibel, Die Anfänge der Kinder- und Jugendpsychiatrie in Bonn. Otto Löwenstein und die Provinzial-Kinderanstalt 1926–1933, in: Rheinische Vierteljahrsblätter, 65 (2001), S. 515-518 (der Rezension liegt eine Rede anlässlich der Buchpräsentation während einer öffentlichen Veranstaltung am 18. Dezember 2000 in den Rheinischen Kliniken Bonn zu Grunde).

[220] Vgl. etwa Vogt, Bonn, S. 525 f.

[221] Horst-Pierre Bothien, Wegweiser durch die Literatur zur NS-Geschichte in Bonn. Eine Bibliographie, Bonn 1998.

[222] Vgl. auch Günter Thieme, Bonn als Universitätsstadt, in: Eberhard Mayer/Klaus Fehn/Peter-W. Höllermann (Hg.), Bonn – Stadt und Umland. Festschrift zum 75-jährigen Bestehen der Gesellschaft für Erd- und Völkerkunde zu Bonn, Bonn 1988 (= Arbeiten zur Rheinischen Landeskunde, 58), S. 45–61, S. 49.

[223] UA Bonn, MF 68/38, Dekan Biersack an Schott/Direktor des Medizinhistorischen Instituts, 20.2.1990. – Zur Einladung Glees’ nach Bonn vgl. mehrere Dokumente in UA Bonn, MF 68/38. Die Finanzierung des Glees-Besuchs von 1990 durch von Biersack eingeworbene Industriespenden wurde 2001 zum Gegenstand staatsanwaltschaftlicher Ermittlungen (Hermann Horstkotte, „Grotesk und peinlich“. Wie aus einer Wiedergutmachungsfeier für eine emigrierte Ärztin ein Fall für den Staatsanwalt wird, in: General-Anzeiger, 22.5.2001).

werden"[224]. 1998 nahm Georg Lilienthal im Bonner Universitätsarchiv seine Recherchen auf[225].

Das Bonner Material ist von ähnlicher Bedeutung wie das Archivgut zur Entnazifizierung, das sich heute im Nordrhein-Westfälischen Hauptstaatsarchiv Düsseldorf befindet. Es bedarf keiner besonderen Erwähnung, dass diese Unterlagen, die zahlreiche Entlastungszeugnisse, zudem aber auch in anderen Quellen nicht erwähnte Beschuldigungsschriften enthalten, einer ebenso kritischen Bewertung unterzogen werden müssen wie die unter einer totalitären Diktatur angefertigten Akten. Sind die Düsseldorfer und Bonner Archivbestände sowie die Dossiers des einstigen Berlin Document Centers im Berliner Bundesarchiv in der Regel personenbezogen, bieten die im Geheimen Staatsarchiv Preußischer Kulturbesitz Berlin beziehungsweise im Bundesarchiv Berlin befindlichen Ministerialakten einen deutlichen Einblick in die Handlungsabläufe, erlauben häufig auch den Versuch, die Geschichte einzelner Institute und Kliniken zu rekonstruieren. Zahlreiche weitere Archive und Privatsammlungen konnten genutzt werden. Einige seien hervorgehoben: Der im Medizinhistorischen Institut der Universität Bonn aufbewahrte Nachlass des Internisten Paul Martini ist schon allein aufgrund der außergewöhnlichen Breite der intellektuellen Interessen Martinis, aber auch aufgrund seiner hier (und nicht in offiziellen Akten) gefundenen Konzepte für dienstliche Schreiben wichtig. Die Bonner Universitätspsychiatrie ist so eng mit den Provinzialanstalten verwoben gewesen, dass die Berücksichtigung der einschlägigen Unterlagen im Archiv der Rheinischen Kliniken Bonn sowie des Landschaftsverbandes Rheinland Brauweiler unabdingbar erschien. Für stadtgeschichtliche Hintergründe waren die Bestände des Stadtarchivs Bonn heranzuziehen, unter anderem die hervorragende Zeitungsausschnittsammlung.

1.3. Methode

Die Entwicklung der Naturwissenschaften und gerade auch der Medizin wird häufig als „kontinuierlich, linear", sogar als Abfolge von Erkenntnisfortschritten dargestellt[226]. Mitchell Ash hat dieser Sichtweise zu Recht deutlich widersprochen[227]. Ähnliches gilt nicht nur für die Wissenschaftsgeschichte im engeren Sinne, sondern auch für deren Akteure. Bereits in den ersten einleitenden Abschnitten ist dies angedeutet geworden. Mit Blick auf die gesamte Medizin trifft zu, was Dirk Blasius für den Spezialfall der Psychiatrie formuliert hat: Die Zeit des Nationalsozialismus war eine ambivalente. Nicht alle Mediziner „verfielen

[224] UA Bonn, MF 68/136, Schott an Biersack, 1.3.1990.

[225] Georg Lilienthal, Die Medizinische Fakultät im Dritten Reich. Ein laufendes Forschungsprojekt, in: Schott, Universitätskliniken, S. 30–36.

[226] Mitchell Ash, Emigration und Wissenschaftswandel als Folgen der nationalsozialistischen Wissenschaftspolitik, in: Kaufmann, Geschichte, S. 610–631, S. 610.

[227] Ash, Emigration, S. 610.

den Verheißungen der braunen Machthaber; es gab auch im ‚Dritten Reich' Gesinnungsreservationen, Versuche, die Normalität eines in Forschungstraditionen verankerten Wissenschaftsalltags aufrecht zu erhalten"[228]. Dem Arzt im „Dritten Reich" boten sich durchaus Möglichkeiten, die Beteiligung an Medizinverbrechen zu vermeiden oder aber deren Folgen zu minimieren. Dass dies auch psychologisch in einer Zeit schwierig war, in der beispielsweise alle einschlägigen Lehrbücher zur Schizophrenie „eine distanziert-negative oder verunglimpfende Darstellungsweise der Kranken" aufwiesen, steht außer Frage[229]. Die Bewertung menschlichen Verhaltens ist unter anderem deshalb nicht immer einfach und zudem nicht die primäre Aufgabe einer Studie, die zunächst das Wirken der Menschen nachzuzeichnen und institutionelle Strukturen offenzulegen beabsichtigt. So wie der antinationalsozialistische Klinikdirektor sich nicht jedem NS-Gesetz widersetzen konnte und auf diese Weise schuldig wurde, konnte der Parteigenosse im Einzelfall zum Lebensretter werden. Der für die Tötung von Dutzenden Menschen Verantwortliche konnte nach dem Ende der NS-Herrschaft mit Berechtigung sagen, ein anderer an seiner Stelle hätte Hunderte Menschen in den Tod geschickt[230]. Zudem gilt das, was Mitchell Ash betont, auch für die NS-Zeit selbst. Dieselbe Person handelte möglicherweise 1933 anders als 1943, vielleicht am 20. März 1940 anders als einen Tag später in vergleichbarer Situation. Dies sind Selbstverständlichkeiten, die wiederum nicht die Existenz konsequent und gleichsam „linear" handelnder Menschen ausschließen. Dennoch müssen sie bisweilen benannt werden, da gerade in der Auseinandersetzung mit auch geschichtspolitisch relevanten Themen schnell Differenzierungen und anthropologische Grundwahrheiten verloren gehen.

Ebenso ist es ein Gemeinplatz und den mit der deutschen Sprache Vertrauten selbstverständlich, dass manche Pluralbildungen Generalisierungen inkludieren, denen durchaus Ausnahmen entgegenstehen, ohne dass dies stets betont wird. Wenn von der Ärzteschaft die Rede ist, sind nicht „die Ärzte" in ihrer ausnahmslosen Gesamtheit gemeint; wenn die „Fakultäten" erwähnt werden, sind nicht sämtliche ihnen angehörende Personen, sondern die als Körperschaften agierenden Rechtssubjekte gemeint. Ein Ziel der Arbeit ist es, zu differenzieren. Doch darf diese Differenzierungsleistung nicht dazu führen, dominierende Strömungen unkenntlich zu machen. Ein Gremium kann als nationalsozialistisch klassifiziert werden, auch wenn eines seiner Mitglieder dem Widerstand zuzurechnen ist. Derartige Sachverhalte sind zu benennen, dürfen eine angemessene Gesamtbewertung aber nicht verhindern. Bei Versuchen, die Hauptströmungen zu kennzeichnen, muss zugleich stets bedacht werden, dass ein Wissenschaftler im

228 Dirk Blasius, Psychiatrie und Krankenmord in der NS-Zeit. Probleme der historischen Urteilsbildung, in: Ralf Seidel/Wolfgang Franz Werner (Hg.), Psychiatrie im Abgrund. Spurensuche und Standortbestimmung nach den NS-Psychiatrie-Verbrechen, Köln/Bonn 1991 (= Rheinprovinz, 6), S. 126–138, S. 127.

229 Schöningh, Studien, S. 113. Vgl. Berthold Kihn/Hans Luxenburger, Die Schizophrenie, Leipzig 1940 (= Handbuch der Erbkrankheiten, 2), passim.

230 Vgl. Kap. 10.2.9.

„Dritten Reich“ ein Wissenschaftler im „Nationalsozialismus“, aber keineswegs notwendigerweise ein nationalsozialistischer Wissenschaftler gewesen ist[231].

Im institutionell-biographischen Teil der Arbeit finden Professoren und exemplarisch Assistenten Berücksichtigung, in der Regel aber nicht die außerordentlichen und Honorarprofessoren, sofern sie an der Universität nach 1933 nur eine marginale Rolle spielten. Beispielhaft für diese Gruppe steht Rudolf Finkelnburg, der bis 1922 an der Medizinischen Klinik tätig war, bevor er 1922 Chef der Inneren Abteilung zunächst des St. Petrus-, dann des St. Elisabeth-Krankenhauses wurde[232]. In Auswahl, aber unter Berücksichtigung der wichtigen aktenkundig gewordenen Fälle werden die Assistenten vorgestellt. Die Abhängigkeit von personenbezogenen Akten und Karteien ist im institutionell-biographischen Teil besonders groß. Stets wird über die formalen Mitgliedschaften der Ordinarien Auskunft gegeben, nach Möglichkeit über ihre Haltung zum Nationalsozialismus und ihren außerwissenschaftlichen Zielsetzungen in den Instituten.

Es gilt in der Geschichtswissenschaft als gesichert, dass niemand gegen seinen Willen und nur in ganz wenigen Ausnahmefällen am Kriegsende ohne sein Wissen in die NSDAP aufgenommen wurde[233]. Dies trifft auch auf Anwärter zu. Deshalb hat es sich durchgesetzt, Anwärter als Parteimitglieder zu bezeichnen. Dieser Methode wird in der vorliegenden Arbeit gefolgt. Dennoch wird gelegentlich auf die Stellung als Anwärter ausdrücklich hingewiesen. Es bestehen jedoch keine Zweifel daran, dass ein Anwärter tatsächlich vollständiges Mitglied der NSDAP oder einer ihrer Organisationen zu werden bereit war. Es erscheint zudem legitim, NSDAP-Mitglieder als Nationalsozialisten zu bezeichnen, auch wenn Motiv und Grad ihrer Zustimmung zur NS-Ideologie höchst unterschiedlich waren.

Wo eine geschlechtsspezifische Differenzierungsleistung erforderlich ist, wird dies sprachlich deutlich werden. Im Allgemeinen jedoch erschien es angemessen, an Stelle von „Ärztinnen und Ärzten“ von „Ärzten“ und an Stelle von „Studentinnen und Studenten“ oder auch „Studierenden“ von „Studenten“ zu sprechen.

Die Studie bezieht unterschiedliche methodische Ansätze ein. Disziplin-, struktur- und organisationsgeschichtliche Schwerpunkte bedürfen ausführlicher biographischer Betrachtungen: Vor dem Hintergrund der Entwicklung der Medizin, deren politische Steuerung in dieser Arbeit deutlich stärker ausgeleuchtet

231 Vgl. hingegen Toellner, Ärzte, S. 17, der die Begriffe „Ärzte im Dritten Reich“ und „Ärzte im Nationalsozialismus“ als nicht eng bedeutungsverwandt ansieht. In der Literatur aber werden die Termini „Drittes Reich“ und „Nationalsozialismus“ in dieser einen Zeitraum markierenden Verwendung häufig synonym gebraucht. Vgl. ebd., S. 16 ff. grundsätzlich zur Problematik der Verallgemeinerung.

232 UA Bonn, PA 1965 Finkelnberg; ebd., MF-PA 64 Finkelnberg; HStA Düsseldorf, NW 1049-52954. Finkelnburg war am 15. Dezember 1870 geboren worden.

233 Michael Buddrus, „War es möglich, ohne eigenes Zutun Mitglied der NSDAP zu werden?“ Gutachten des Instituts für Zeitgeschichte München-Berlin für das „Internationale Germanistenlexikon 1800–1950“, in: Geschichte der Germanistik, 23/24 (2003), S. 21–26, passim. Vgl. Christoph König (Hg.), Internationales Germanistenlexikon 1800–1950, bearb. von Birgit Wägenbaur zusammen mit Andrea Frindt, Hanne Knickmann, Volker Michel, Angela Reinthal und Karla Rommel, 1 (A-G), Berlin/New York 2003, S. XXVI.

wird als das, was man gemeinhin als wissenschaftlichen Fortschritt bezeichnet, spielen sich die Vorgänge in der Fakultät, den Kliniken und den Instituten ab. Hier stoßen die struktur- und organisationsgeschichtlichen Elemente, die ihrerseits selbstverständlich auf menschliches Tun zurückzuführen sind, auf den Menschen als Akteur. Dessen individuelles Wirken, im Alltag, aber auch in Grenz- und Konfliktsituationen, kann Aufschluss geben über medizinische, politische oder anders gelagerte Motive. Dabei wird die ethisch-moralische Dimension deutlich werden, auch ohne dass sie in jedem Einzelfall auf das Eindringlichste zu erläutern ist. Es kann dem Leser überlassen bleiben, das Verhalten der Akteure in einem solchen Sinne zu bewerten, es etwa den von Karl Jaspers entwickelten Kategorien der politischen Haftung, der kriminellen, moralischen und metaphysischen Schuld zuzuordnen[234]. Versuche dieser Art wurden freilich bereits kurz nach dem Ende des NS-Regimes öffentlich. Einige Schicksale von Tätern und Opfern werden daher beispielhaft über das Jahr 1945 hinaus erzählt. Dies geschieht im Kapitel 10, das einige in den Kapiteln 2 und 3 vorgestellte Biographien wieder aufgreift. In Kapitel 2 werden die Institute und Kliniken sowie die sie prägenden Persönlichkeiten, auf jeden Fall die Direktoren, behandelt. Damit einhergeht die Darstellung der einzelnen Kliniken und Institute, die unterschiedlich ausführlich ausfällt. Dies liegt gelegentlich an der Quellenlage, vornehmlich jedoch an den jeweiligen räumlichen und personellen Entwicklungen. Kerneinrichtungen wie die Medizinische Klinik oder das Pathologische Institut waren von Kontinuität geprägt und wurden während der gesamten NS-Zeit von einem starken Direktor geleitet. Andere, vermeintlich oder tatsächlich weniger wichtige Institute nehmen bisweilen mehr Raum ein, weil hier Veränderungen, in der Regel Folge nationalsozialistischer Gleichschaltungsversuche, schwieriger erkennbar sind und eindringlicherer Analyse bedürfen. In der Zahnklinik beispielsweise folgten der Vertreibung einer international bekannten Koryphäe Richtungskämpfe potentieller Nachfolger, bei denen vor dem komplizierten politischen Hintergrund ärztliche Auffassungen wie persönliche Ambitionen kollidierten.

Während im zweiten Kapitel bei personenbezogenem Zugang die Institutionen immer wieder in den Mittelpunkt gerückt werden, widmet sich das dritte Kapitel über die „Politik der ‚Säuberung'" den individuellen Schicksalen der Verfolgten. Dabei wird zwischen den vorrangig aus „rassischen" und den aus politischen Gründen gepeinigten Menschen differenziert, obgleich derartige Unterscheidungen – wie der Fall des Juden und SPD-Stadtverordneten Alfred Kantorowicz zeigt – nicht immer trennscharf vorzunehmen sind. Auch die gesetzgeberischen Aspekte bedürfen in diesem Kapitel eingehender Betrachtung, insbesondere in den Abschnitten über die Verweigerung und den Entzug des Doktorgrads. Ersichtlich

[234] Vgl. Karl Jaspers, Die Schuldfrage. Für Völkermord gibt es keine Verjährung, München 1979 [Originalausgabe Die Schuldfrage 1946], S. 35 ff. – Zu den Versuchen, „Tätertypen" zu unterscheiden, vgl. Raimond Reiter, Empirie und Methode in der Erforschung des „Dritten Reiches". Fallstudien zur Inhaltsanalyse, Typusbildung, Statistik, zu Interviews und Selbstzeugnissen, Frankfurt am Main u.a. 2000, S. 157 ff. und passim.

wird, dass alle für das wissenschaftliche Getriebe an der Universität relevanten Personengruppen von den Folgen der Diktatur betroffen waren: Professoren, Assistenten, Studenten, Ärzte und Krankenschwestern.

Die folgenden Kapitel öffnen die Lokalstudie noch stärker als die vorangegangenen dem übergeordneten Thema Medizin in der NS-Zeit. Verwaltungsreformen und Neubaupläne (Kapitel 4), die Umgestaltung der Lehre (Kapitel 5) sowie die neuen Schwerpunkte der Forschung (Kapitel 6) sind Belege für das Bestreben des NS-Staates, die Medizin seinen Ideologien anzupassen. Gerade hier kann gezeigt werden, wie weit die Fakultät den Machthabern entgegenkam. Dies gilt verschärft für das Kaptitel 7, das sich den Medizinverbrechen widmet. Denn trotz Hitlers Geringschätzung von Wissenschaft und Universität war die Medizin eines seiner gefährlichsten Machtinstrumente. Auch in Bonn, einem traditionsreichen Zentrum der Erbforschung, entschieden Gutachter der „Euthanasie"-Aktion T 4 über Leben und Tod, wurden Patienten in Tötungsanstalten verbracht, kam es zu Zwangssterilisierungen und wohl auch zu Zwangsabtreibungen, wurden die Leichen Hingerichteter in der Anatomie seziert. Bei lokalen Besonderheiten im Einzelnen werden hier Grundzüge der Rolle deutlich, die von den Nationalsozialisten der Medizin zugedacht war.

Doch den verbrecherischen Zielsetzungen stand Widerstand entgegen – äußerer, der während des Zweiten Weltkriegs zum Abzug von Personal und zur Zerstörung von Kliniken führte und innerer durch unangepasste Studenten, Ärzte und Professoren. Die Folgen von Krieg und Widerstand auszuloten, ist Aufgabe der Kapitel 8 und 9.

1945 endete zwar die Geschichte der „Medizinischen Fakultät im ‚Dritten Reich'", nicht aber die Nachwirkung des NS-Unrechts. Deshalb werden, wie erwähnt, im Kapitel 10 „Entnazifizierung", Rehabilitierung, „Entschädigung" und Neubeginn thematisiert – wobei wiederum die Akteure aus der Zeit des „Dritten Reiches" in den Vordergrund rücken, in vielem exemplarisch für die Situation im Nachkriegsdeutschland, in manchem signifikant für die spezielle Bonner Entwicklung.

Vor einer Gesamtbewertung im Kapitel 12 wird die Bonner Medizinische Fakultät im Kapitel 11 ausdrücklich im Beziehungsgeflecht mit den wichtigsten Kooperationspartnern und Weisungsgebern gezeigt: Universität, Stadt und Land.

2. Die Institute und Kliniken

2.1. Das Ausgreifen der NS-Ideologie

Die Medizinische Fakultät der Universität Bonn war von den klassischen Fakultäten diejenige, die in ihren Reihen die meisten Mitglieder der NSDAP hatte. Lediglich für die Landwirtschaftliche Fakultät, einen Hort der Blut- und Boden-Ideologie, lässt sich ein noch höherer prozentualer Anteil von Parteimitgliedern an der Professorenschaft feststellen. 1933 war die Medizinische Fakultät mit 67 Mitgliedern die größte. Diesen Rang behielt sie bis 1945, als ihr noch 62 Mitglieder angehörten. 1933 waren 23 Professoren, also 34 %, 1945 dann 42 Professoren, also 68 %, NSDAP-Mitglieder[1]. Beschränkt man sich auf die Ordinarien, sieht, wie die nachfolgende Tabelle ausweist, das Bild günstiger aus. Zu berücksichtigen ist, dass es Beamten, also auch den Ordinarien, bis 1932 generell verboten war, Mitglied der NSDAP zu sein[2].

Wie sehr einige Mediziner bereit waren, für die NSDAP zu werben, zeigt vor allem der Aufruf „Für Adolf Hitler", der am 4. März 1933 im General-Anzeiger erschien[3]. Von den vierzehn Unterzeichnern gehörte die Hälfte – neben den Initiatoren Walter Blumenberg und Walter Poppelreuter, Friedrich Pietrusky, Erich Hoffmann, Rudolf Strempel, Hugo Selter und Paul Römer – der Medizinischen Fakultät an[4]. Wenn Andreas Feickert, der Führer der „Deutschen Studentenschaft", 1934 beklagte, „die Hauptschwierigkeit für die Hochschule" sei

[1] Aus Tab. 4 in Hans-Paul Höpfner, Die Universität Bonn im Dritten Reich. Akademische Biographien unter nationalsozialistischer Herrschaft, Bonn 1999 (= Academia Bonnensia, 12), S. 18 ergibt sich das folgende Bild über die NSDAP-Mitgliedschaft von Angehörigen der einzelnen Fakultäten 1933 bzw. 1945 (ohne emeritierte Hochschullehrer und Lehrbeauftragte):

1933	EvThF	KathThF	RStF	MedF	PhilF	MatNatF	LandF	Zusamm.
FakMitgl	16	19	20	67	64	44	22	252
NSDAP	0	0	3	23	10	12	9	57
Entspricht	0 %	0 %	15 %	34 %	16 %	27 %	41 %	23 %
1945	EvThF	KathThF	RStF	MedF	PhilF	MatNatF	LandF	Zusamm.
FakMitgl	7	11	15	62	56	39	20	210
NSDAP	5	1	10	42	24	26	16	124
Entspricht	71 %	9 %	66 %	68 %	43 %	67 %	80 %	59 %

[2] Vgl. Rudolf Morsey, Staatsfeinde im öffentlichen Dienst (1929–1932). Die Beamtenpolitik gegenüber NSDAP-Mitgliedern, in: Klaus König/Hans-Werner Laubinger/Frido Wagener (Hg.), Öffentlicher Dienst. Festschrift für Carl Hermann Ule zum 70. Geburtstag am 26. Februar 1977, Köln u.a. 1977, S. 111–133, S. 132.

[3] Faksimile in: Höpfner, Universität, nach S. 302.

[4] Vgl. Höpfner, Universität, S. 11 ff. und allgemein zu derartigen Aufrufen Keim, Erziehung I, S. 161 f.

es, „daß wir keine nationalsozialistischen Dozenten haben“, so traf das auf die Bonner Medizinische Fakultät nicht zu[5]. Allein vier der sechzehn Ordinarien waren Ende dieses Jahres NSDAP-Mitglieder.

Untypisch ist die Bonner Medizinische Fakultät wie die Bonner Universität als Ganze mit Blick auf die nationalsozialistische Infiltrierung der Studentenschaft. Wie auch anderswo war „die Hinwendung der Universität zum NS-Staat von den NS-Studenten ausgegangen“[6]. Sie waren es, die an der Bonner Hochschule die neue Ideologie verbreiteten. Doch während bei den Astag-Wahlen an anderen Universitäten der NSDStB oft weit mehr als fünfzig Prozent der Stimmen erreichte, waren es in Bonn am 2. Februar 1932 nur 26,4 % und am 7. Februar 1933 gar nur 21,8 % der Stimmen, das schlechteste Ergebnis reichsweit[7]. Unter Führung des Rings Katholischer Korporationen blieb de facto eine große „Koalition gegen den NSDStB“ bestehen[8]. Auch bei den Reichstagswahlen am 5. März 1933 machte sich die katholische Prägung Bonns bemerkbar. Das Zentrum (40,78 %) blieb mit mehr als 1000 Stimmen Vorsprung vor der NSDAP (21,95 %) stärkste Partei[9].

Die Zahl der Studierenden der Medizin erreichte im Sommersemester 1933 mit 1430 ihren Höchststand. Von diesen waren 325 (22,73 %) Frauen. Danach sank die Zahl der Studierenden, verharrte aber noch bis zum Sommersemester 1937 über oder nur knapp unter 1000. Auch der Frauenanteil blieb mit einem Wert von über 20 Prozent recht konstant, obwohl Reichsärzteführer Wagner bis Anfang 1935 gegen das medizinische Frauenstudium gerichtete Propaganda initiiert und reichsweit die Zulassung von Medizinstudentinnen für das Jahr 1934 auf 1500

[5] Zit. n. Seier, Universität, S. 145.

[6] Seier, Universität, S. 145.

[7] UA Bonn, Kuratorium, F 2, o.D., Sitzverteilung in der Allgemeinen studentischen Arbeitsgemeinschaft 1933 (1932): Nationalsozialisten 14 (19), Ring katholischer Korporationen 15 (18), Bonner Waffenring 9 (11), Katholische Freistudentenschaft 9 (10), Nationaler Hochschulblock 3 (6), Katholische Theologen 3 (4), Republikanischer Block 3 (4), Evangelische Studentenschaft 4 (-), Konservative katholische Liste 2 (-), Deutsche Wehrstudenten 2 (-). Vgl. auch Anonymus, Die neue Bonner Studentenkammer. Ruhiger Verlauf der gestrigen Astag-Wahl. – Geringere Wahlbeteiligung. – Verluste der alten, Gewinne der neuen Listen, in: General-Anzeiger, 8.2.1933 (auch in: Willi-Ferdinand Becker/Franz Josef Stauf/Dorothee van Rey/Manfred van Rey, Die nationalsozialistische „Machtergreifung“ in Bonn 1932/33. Eine Dokumentation aus Bonner Zeitungen, Bonn 1983). – Vgl. ausführlich Höpfner, Universität, S. 111 ff. Eine Aufsplittung nach Fakultäten ist nicht möglich. – Vgl. zudem Heinrich Lützeler, „Jut verwahren“, in: Als Hitler kam... 50 Jahre nach dem 30. Januar 1933. Erinnerungen prominenter Augenzeugen, Freiburg u.a. 1982, S. 101–109, S. 106 und für Erlangen Franze, Studentenschaft, S. 157 ff. und S. 400 f.

[8] Höpfner, Universität, S. 117. – Vgl. auch Kap. 9.2.

[9] Anonymus, Das Ergebnis der Reichs- und Landtagswahl in Bonn. Mit 86,4 Proz. die stärkste bisherige Wahlbeteiligung. Verdoppelung der nationalsozialistischen Stimmen. Das Bonner Zentrum hat Stand gehalten. Verluste bei den Linksparteien, in: General-Anzeiger, 6.3.1933 (auch in: Becker/Stauf/van Rey/van Rey, Machtergreifung, Nr. 33). Die Bonner Wahlergebnisse von 1919 bis zur Stadtverordnetenwahl vom 12. März 1933 finden sich in: Victor Haag, Politische Wahlen in Bonn 1919–1933, Bonn 1989 (= Veröffentlichungen des Stadtarchivs Bonn, 44), S. 341 ff.

beschränkt hatte[10]. In der NSDAP sah man diese Entwicklung durchaus als erfreulich und Schritt zur „Entlastung der deutschen Hochschulen“ an[11].

Mit dem Wintersemester 1937/38 verändern sich die Daten deutlich. Die Zahl der Studierenden überschritt bis zum ersten Trimester 1941 die Marke von 1000 nicht mehr, fiel im zweiten Trimester 1940 sogar auf 576. Auch der Frauenanteil sank nun spürbar. Im Wintersemester 1937/38 lag er erstmals seit 1928 wieder unter 20 Prozent, um im Sommersemester 1939 mit 15,79 Prozent den tiefsten Stand seit 1923/24 zu erreichen. Kriegsbedingt stieg er in der Folge rasant an. Im letzten Erhebungszeitraum 1943 waren unter den nun wieder deutlich mehr Studierenden der Medizin (1324), 568 Frauen (42,32 %).

Innerhalb der Universität Bonn verschoben sich die Gewichte zugunsten der Medizinischen Fakultät. Im Wintersemester 1935/36 hatte die Medizinische Fakultät (1363) bereits über 300 Studierende mehr als die traditionell stärkste Philosophische Fakultät (1025)[12]. Waren im Sommersemester 1933 26,21 Prozent der Bonner Studierenden im Fach Medizin und 6,43 Prozent im Fach Zahnmedizin eingeschrieben, waren es im Sommersemester 1938 34,75 (3,58) Prozent und im ersten Trimester 1940 53,39 (1,64) Prozent[13]. Dies entspricht der reichsweiten Entwicklung. 1932 zählten 25,1 Prozent, 1939 52,7 Prozent und 1943 58,7 Prozent aller Studierenden Medizinern[14].

Während die Zahlen für die Humanmedizin, auch im Vergleich zu denen anderer Universitäten, für die Attraktivität der Bonner Kliniken und medizinischen Institute sprechen, zeugen die Daten zur Zahnmedizin von einem anderen Bild. Ganz offensichtlich verlor diese Fachrichtung mit dem Beginn der NS-Herrschaft – und mit der Vertreibung Alfred Kantorowiczs – überproportional an Attraktivität. Im Sommersemester 1929 studierten 462 Personen, darunter 90 Frauen (19,48 %) Zahnmedizin. Bis zum Wintersemester 1932/33 lag die Zahl der Zahnmedizin Studierenden stets deutlich über 400 bei einem Frauenanteil zwischen 14,59 Prozent im Wintersemester 1929/30 und 25,22 Prozent im Sommersemester 1932. Ab 1933 sank die Zahl der Zahnmedizin Studierenden

[10] Vgl. Rüther, Standeswesen, S. 159. – Vgl. zum Frauenstudium in Bonn vor 1933 Paul Schmidt, Vorgeschichte und Anfänge des Frauenstudiums in Bonn, in: Manfred van Rey/ Norbert Schloßmacher (Hg.), Bonn und das Rheinland. Beiträge zur Geschichte und Kultur einer Region. Festschrift zum 65. Geburtstag von Dietrich Höroldt, Bonn 1992 (= Bonner Geschichtsblätter, 42 <1992>), S. 545–569. Vgl. für die NS-Zeit Annette Kuhn/Valentine Rothe/ Brigitte Mühlenbruch (Hg.), 100 Jahre Frauenstudium. Frauen der Rheinischen Friedrich-Wilhelms-Universität Bonn, Dortmund 1996, S. 60 ff.

[11] Anonymus, Erste Semester um 50 % weniger. Eine Statistik der Universität Bonn, in: Berliner Tageblatt, 11.7.1934.

[12] UA Bonn, MF 79/122, Vorläufige Übersicht, 21.12.1935.

[13] Vgl. Hartmut Titze, Datenhandbuch zur deutschen Bildungsgeschichte. I. Hochschulen. 2. Teil. Wachstum und Differenzierung der deutschen Universitäten 1830–1945, unter Mitarbeit von Hans-Georg Herrlitz, Volker Müller-Benedict, Axel Nath, Göttingen 1995, S. 103. Die Anteile der Bonner Mediziner/ Zahnmediziner betrugen jeweils im Sommersemester 1934 28,43 %/5,93 %, 1935 32,88 %/6,37 %, 1936 34,73 %/5,93 %, 1937 37,95 %/4,81 %, 1939 38,24 %/2,92 % sowie im I. Trimester 1941 49,70 %/1,78 %. Vgl. auch Vogt, Bonn, S. 549.

[14] Vgl. Rüther, Standeswesen, S. 159. Vgl. Thieme, Bonn, passim.

dramatisch: im Sommersemester 1933 waren noch 351 Personen für Zahnmedizin eingeschrieben, ein Jahr später 260, 1935 232 und 1936 190. Ab dem Sommersemester 1938 studierten weniger als 100 Personen Zahnmedizin. Auch der Frauenanteil sank beinahe kontinuierlich und schwankte in den vier letzten Semestern vor Kriegsbeginn zwischen 12,17 und 15,85 Prozent. Den Kranken standen 1934 in Bonn insgesamt 2881 Betten in Kliniken und Krankenhäusern zur Verfügung.

*Tabelle: NSDAP-Mitgliedschaft von Ordinarien der Medizinischen Fakultät (NB = Neuberufungen; * = gegen den Willen oder, im Falle Proells, ohne die Zustimmung der Fakultät)*[15]

Datum	Ordi-nariate	Mitglieder der NSDAP unter den Ordinarien	Nichtmitglieder der NSDAP unter den Ordinarien	Unbesetzte Ordinariate
30.1.1933	16	0 (= 0 %)	15 Sobotta, Anatomie Ebbecke, Physiologie Fühner, Pharmakologie Ceelen, Pathologie Selter, Hygiene Pietrusky, Gerichtsmedizin Martini, Innere Medizin Bürger, Med. Poliklinik Gött, Kinderheilkunde Hübner, Psychiatrie Hoffmann, Dermatologie Franqué, Gynäkologie Redwitz, Chirurgie Römer, Augenheilkunde Kantorowicz, Zahnheilkunde	1 HNO
31.12.1934	16	5 (= 31 %) Pietrusky, Gerichtsmedizin Selter, Hygiene Hauberisser, Zahnmedizin (NB 1934) Knauer, Kinderheilkunde (NB 1934*) Pohlisch, Psychiatrie (NB 1934*)	11 Sobotta, Anatomie Ebbecke, Physiologie Ceelen, Pathologie Fühner, Pharmakologie Martini, Innere Medizin Bürger, Med. Poliklinik Grütz, Dermatologie (NB 1934) Franqué, Gynäkologie Redwitz, Chirurgie Römer, Augenklinik Nühsmann, HNO (NB 1934*)	0

[15] Vgl. auch Lilienthal, Fakultät, S. 33. – Die Stichtage wurden in Anlehnung an Lilienthal gewählt, der 30. Januar 1933 als Ausgangsdatum am Ende der Weimarer Republik, der 31. Dezember 1934, um potentielle Anpasser (Pietrusky und Selter) zu erfassen (Hauberisser und Knauer wurden 1934 als NSDAP-Mitglieder nach Bonn berufen), der 31. Dezember 1937 als Schlusstag eines Jahres, in dem die NSDAP-Aufnahmesperre aufgehoben worden war, und der 31. Dezember 1944 als Datum wenige Monate vor Kriegsende.

Datum	Ordi-nariate	Mitglieder der NSDAP unter den Ordinarien	Nichtmitglieder der NSDAP unter den Ordinarien	Unbesetzte Ordinariate
31.12.1937	16	7 (= 44 %) Pietrusky, Gerichtsmedizin Selter, Hygiene Knauer, Kinderheilkunde Pohlisch, Psychiatrie Siebke, Gynäkologie (NB 1936) Schmidt, Augenheilkunde (NB 1935) Proell, Zahnmedizin (NB 1935*)	8 Stöhr, Anatomie (NB 1935) Ebbecke, Physiologie Ceelen, Pathologie Fühner, Pharmakologie Martini, Innere Medizin Grütz, Dermatologie Redwitz, Chirurgie Nühsmann, HNO	1 Medizini-sche Poli-klinik
31.12.1944	16	8 (= 50 %) Selter, Hygiene Langenbeck, HNO (NB 1942) Riehm, Augenheilkunde (NB 1941) Tiemann, Med. Poliklinik (NB 1938*) Schulemann, Pharmakologie (NB 1938) Pohlisch, Psychiatrie Siebke, Gynäkologie Proell, Zahnmedizin	7 Stöhr, Anatomie Ullrich, Kinderheilkunde (NB 1943) Ebbecke, Physiologie Ceelen, Pathologie Martini, Innere Medizin Grütz, Dermatologie Redwitz, Chirurgie	1 Gerichts-medizin

Tabelle: Studierende der Medizin (ohne Zahnmedizin) an der Universität Bonn 1920 bis 1943 im Vergleich mit den Universitäten Berlin, Hamburg und Gießen (Quelle: Datenhandbuch zu deutschen Bildungsgeschichte[16])

Se- bzw. Tri- mes- ter 19..	Bonn Zahl der Studie- renden	Bonn Zahl der weibl. Studie- renden absolut/ in % der Zahl der Studie- renden	Berlin Zahl der Studie- renden	Berlin Zahl der weibl. Studie- renden absolut/ in % der Zahl der Studie- renden	Hambg. Zahl der Studie- renden	Hamburg Zahl der weibl. Studie- renden absolut/ in % der Zahl der Studie- renden	Gießen Zahl der Studie- renden	Gießen Zahl der weibl. Studie- renden absolut/ in % der Zahl der Studie- renden
20	1189	122 10,26	2073	267 12,88	474	84 17,72	512	36 7,03
20/ 21	1033	113 10,94	2561	335 13,08	463	82 17,71	389	26 6.68
21	921	105 11,40	2244	272 12,12	390	60 15,38	377	28 7,43
21/ 22	798	95 11,90	2364	317 13,41	415	62 14,94	318	24 7,55
22	701	81 11,55	1980	264 13,33	386	56 14,51	294	18 6,12
22/ 23	650	78 12,00	2066	302 14,62	420	74 17,62	339	19 5,60
23	559	75 13,42	1813	262 14,45	363	60 16,57	261	18 6,90
23/ 24	423	60 14,18	1781	293 16,45	239	31 12,97	226	12 5,31
24	445	77 17,30	1499	245 16,34	197	41 20,81	189	9 4,76
24/ 25	388	63 16,24	1281	229 17,88	174	30 17,24	167	7 4,19
25	431	71 16,47	1068	179 16,76	156	30 19,23	114	10 8,77
25/ 26	443	65 14,67	1158	216 18,65	191	39 20,42	123	11 8,94

[16] Titze, Datenhandbuch I/2, S. 109. Für Wintersemester 1942/43 und Sommersemester 1943: BA Berlin, R 4901 (alt 21), Nr. 484, Statistiken, o.D.

	Bonn	Bonn	Berlin	Berlin	Hambg.	Hamburg	Gießen	Gießen
Se-/ Tri- mes- ter	Zahl der Studie- renden	Zahl der weibl. Studie- renden	Zahl der Studie- renden	Zahl der weibl. Studie- renden	Zahl der Studie- renden	Zahl der weibl. Studie- renden	Zahl der Studie- renden	Zahl der weibl. Studie- renden
26	571	85 14,89	1112	220 19,78	185	40 21,62	123	8 6,50
26/ 27	532	83 15,60	1288	245 19,02	219	50 22,83	141	9 6,38
27	639	127 19,87	1198	211 17,61	240	59 24,58	173	11 6,36
27/ 28	634	117 18,45	1461	285 19,51	251	62 24,70	184	13 7,07
28	803	146 18,18	1422	272 19,13	309	69 22,33	218	17 7,80
28/ 29	788	158 20,05	1844	389 21,10	341	85 24,93	236	16 6,78
29	1017	204 20,06	1751	374 21,36	338	62 18,34	282	18 6,38
29/ 30	951	200 21,03	2212	496 22,42	382	67 17,54	299	26 8,70
30	1180	254 21,53	2108	463 21,96	425	86 20,24	369	34 9,21
30/ 31	1110	253 22,79	2679	647 24,15	512	108 21.09	365	33 9,04
31	1401	359 25,62	2495	625 25,05	607	134 22,08	416	41 9,86
31/ 32	1201	287 23,90	3044	809 26,58	686	169 24,64	434	45 10,37
32	1422	314 22,08	2907	741 25,49	740	179 24,19	499	50 10,02
32/ 33	1345	269 22,00	3120	878 28,14	742	173 23,32	501	50 9,98
33	1430	325 22,73	2534	702 27,70	716	161 22,49	485	48 9,90
33/ 34	1302	281 21,58	2732	702 25,70	755	167 22,12	455	45 9,89
34	1246	257 20,63	2273	566 24,90	771	161 20,88	377	39 10,34
34/ 35	1090	224 20,55	2774	638 23,00	779	175 22,46	399	44 11,03

Se-/ Tri- mes- ter	Bonn Zahl der Studie- renden	Bonn Zahl der weibl. Studie- renden	Berlin Zahl der Studie- renden	Berlin Zahl der weibl. Studie- renden	Hambg. Zahl der Studie- renden	Hamburg Zahl der weibl. Studie- renden	Gießen Zahl der Studie- renden	Gießen Zahl der weibl. Studie- renden
35	1198	246 20,53	2318	485 20,92	793	167 21,06	314	43 13,69
35/ 36	1172	237 20,22	2615	467 17,86	807	174 21,56	304	34 11,18
36	1113	238 21,38	2453	409 16,67	757	163 21,53	247	23 9,31
36/ 37	981	205 20,90	2480	421 16,98	672	138 20,54	207	21 10,14
37	1008	209 20,73	2713	373 13,75	702	134 19,09	175	22 12,57
37/ 38	855	166 19,42	2533	359 14,17	598	125 20,90	178	21 11,80
38	874	155 17,73	2748	344 12,52	625	112 17,92	163	19 11,66
38/ 39	797	146 18,32	2543	359 14,12	570	116 20,35	149	15 10,07
39	956	151 15,79	2990	340 11,37	648	140 21,60	161	10 6,21
39/ 40	-	-	3378	748 22,14	-	-	-	-
40 I	763	136 17,82	3328	590 17,73	775	122 15,74	239	19 7,95
40 II	576	142 24,65	2567	428 16,67	397	102 25,96	100	16 16.00
40 III	842	216 25,65	2720	610 22,43	633	137 21,64	202	35 17,33
41 I	921	300 32,57	2739	611 22,31	640	168 26,25	380	41 10,79
42/ 43	1175	404 34,38	4120	1077 26,14	809	176 21,76	609	104 17,08
43	1324	568 42,32	4138	1248 30,16	1170	356 30,43	716	144 20,11

Tabelle: Studierende der Medizin an der Universität Bonn im Vergleich mit ausgewählten anderen deutschen Universitäten (Quelle: Datenhandbuch zu deutschen Bildungsgeschichte)

SoSe bzw. Trimester 19..	Bonn	Berlin	Düsseldorf	Freiburg i. Br.	Hamburg	Heidelberg	Köln	München	Münster	Tübingen
31	1401	2495	279	1187	607	1077	653	2177	753	863
32	1422	2907	432	1248	740	1308	766	2442	1020	939
33	1430	2534	525	1198	716	1411	755	2527	1127	886
34	1246	2273	665	1044	771	1235	723	2528	1045	695
35	1198	2318	740	1053	793	995	702	2254	901	595
36	1113	2453	630	1238	757	1171	725	1923	728	593
37	1008	2713	528	1146	702	833	709	1953	762	521
38	874	2748	450	1141	625	765	702	1893	682	540
39	956	2990	412	1315	648	730	773	1711	722	643
40 I	763	3328	357	386	775	727	800	2641	1020	595
41 I	921	2739	218	1028	640	846	588	1950	1003	541
1931 zu 1941 I (in %)	- 34,20	+ 9,78	- 21,86	- 13,40	+ 5,44	- 21,45	- 9,95	- 10,43	+33,20	- 37,31
1933 zu 1939 (in %)	- 33,15	+18,00	- 21,52	+ 9,77	- 9,50	- 48,26	+ 2,38	- 32,29	- 35,94	- 27,43

Tabelle: Studierende der Zahnmedizin an der Universität Bonn 1920 bis 1941 im Vergleich mit den Universitäten Berlin und Hamburg (Quelle: Datenhandbuch zu deutschen Bildungsgeschichte[17])

Se- bzw. Tri- mes- ter 19..	Bonn Zahl der Studie- renden	Bonn Zahl der weibl. Studieremden absolut / in % der Zahl der Studierenden	Berlin Zahl der Studie- renden	Berlin Zahl der weibl. Studieremden absolut / in % der Zahl der Studierenden	Hamburg Zahl der Studie- renden	Hamburg Zahl der weibl. Studieremden absolut / in % der Zahl der Studierenden
20	302	23 7,62	579	40 6,91	116	7 6,03
20/21	279	15 5,38	605	45 7,44	264	27 10,23
21	259	17 6,56	482	37 7,68	257	17 6,61
21/22	232	23 9,91	446	37 8,30	220	19 8,64
22	190	21 11,06	363	36 9,92	114	15 13,16
22/23	149	20 13,42	274	43 15,69	118	16 13,56
23	95	20 21,05	218	41 18,81	94	12 12,77
23/24	74	17 22,97	186	38 20,43	67	13 19,40
24	53	10 18,87	168	38 22,62	38	5 13,16
24/25	46	11 23,91	154	27 17,53	30	5 16,67
25	49	11 22,45	166	27 16,27	30	6 20,00
25/26	61	12 19,.67	188	26 13,83	32	5 15,63
26	116	18 15,52	227	25 11,01	59	12 20,34
26/27	114	17 14,91	246	30 12,20	68	15 22,06
27	186	21 11,29	221	28 12,67	81	17 20,99

[17] Titze, Datenhandbuch I/2, S. 109.

Se- bzw. Tri- mes- ter 19..	Bonn Zahl der Studie- renden	Bonn Zahl der weibl. Studieremden absolut / in % der Zahl der Studierenden	Berlin Zahl der Studie- renden	Berlin Zahl der weibl. Studieremden absolut / in % der Zahl der Studierenden	Hamburg Zahl der Studie- renden	Hamburg Zahl der weibl. Studieremden absolut / in % der Zahl der Studierenden
27/28	186	18 9,68	329	49 14,89	84	20 23,81
28	286	40 13,99	327	53 15,73	95	20 21,05
28/29	303	46 15,18	438	71 16,21	116	23 19,83
29	462	90 19,48	476	83 17,44	157	29 18,47
29/30	425	62 14,59	524	107 20,42	171	29 16,96
30	458	84 18,34	519	120 23,12	193	35 18,13
30/31	414	84 20,29	559	133 23,79	201	38 18,91
31	438	109 24,89	610	153 25,08	201	37 18,41
31/32	460	110 23,91	615	157 25,53	187	37 19,79
32	448	113 25,22	597	154 25,80	217	56 25,81
32/33	424	95 22,41	549	154 28,05	204	47 23,04
33	351	85 24,22	484	151 31,20	202	46 22,77
33/34	336	78 23,21	435	115 26,44	181	36 19,89
34	260	55 21,15	358	94 26,26	171	36 21,05
34/35	265	50 18,87	373	96 25,74	183	28 15,30
35	232	47 20,26	284	80 28,17	164	31 18,90
35/36	240	45 18,75	323	83 25,70	168	26 15,48

Se- bzw. Tri- mes- ter 19..	Bonn Zahl der Studie- renden	Bonn Zahl der weibl. Studieremden absolut / in % der Zahl der Studierenden	Berlin Zahl der Studie- renden	Berlin Zahl der weibl. Studieremden absolut / in % der Zahl der Studierenden	Hamburg Zahl der Studie- renden	Hamburg Zahl der weibl. Studieremden absolut / in % der Zahl der Studierenden
36	190	37 19,47	247	63 25,51	135	15 11,11
36/37	152	25 16,45	197	51 25,89	119	14 11,76
37	131	22 16,79	166	42 25,30	99	12 12,12
37/38	115	14 12,17	176	48 27,27	65	6 9,23
38	90	11 12,22	147	38 25,85	66	6 9,09
38/39	82	13 15,85	142	38 26,76	48	7 14,58
39	73	10 13,70	133	33 24,81	37	7 18,92
39/40	-	-	174	51 29,31	-	-
40 I	22	6 27,27	95	31 32,63	20	8 40,00
40 II	19	8 42,11	101	45 44,55	19	11 57,89
40 III	52	16 30,77	134	60 44,78	26	16 61,54
41 I	33	14 42,42	128	63 49,22	28	15 53,57

Tabelle: Planmäßige Bettenzahl in den Bonner Kliniken und Krankenhäusern (Stand: 1. Oktober 1934 und 14.12.1939)[18]

Klinik/ Krankenhaus/ Anstalt	Betten I. Kl. 1934	Betten II. Kl. 1934	Betten III. Kl. 1934	Betten Gesamt 1934	Betten Gesamt 1939	Tatsächl. Belegung 1939
Medizinische Klinik/Polikl.	4	8	123	135	145	189
Chirurgische Klinik	4	8	129	141	167	202
Frauenklinik	6	7	115	128	128	156
Augenklinik	2	2	44	48	48	84
Ohrenklinik	2	2	38	42	54	56
Kinderklinik	0	0	60	60	k.A.	k.A.
Hautklinik	4	10	68	82	74	113
Psychiatr. und Nervenklinik	2	4	14	20	52	84
Malteser-Krankenhaus	k.A.	k.A.	k.A.	50	k.A.	k.A.
Krhs. d. Barmherz. Brüder	k.A.	k.A.	k.A.	250	k.A.	k.A.
St.-Johannis-Hospital	k.A.	k.A.	k.A.	225	k.A.	k.A.
Johanniter-Krankenhaus	k.A.	k.A.	k.A.	115	k.A.	k.A.
St-Elisabeth-Krankenhaus	k.A.	k.A.	k.A.	130	k.A.	k.A.
Herz-Jesu-Hospital	k.A.	k.A.	k.A.	65	k.A.	k.A.
St.-Franziskus-Krankenhaus	k.A.	k.A.	k.A.	75	k.A.	k.A.
St.-Marien-Krankenhaus	k.A.	k.A.	k.A.	300	k.A.	k.A.
Kinderkrankenhs. Dottendf.	k.A.	k.A.	k.A.	75	k.A.	k.A.
Prov.-Heil- u. Pflegeanstalt	k.A.	k.A.	k.A.	940	k.A.	k.A.

[18] BA Berlin, R 4901 (alt 21), Nr. 69, „Nachweisung über den Bestand an planmäßigen Betten in den Universitätskliniken" am 1. Oktober 1934, o.D.; ebd., „Städtische und sonstige öffentliche Krankenanstalten in den Universitätsstädten", Abschrift, o.D. – Ob der Stichtag für die Zählung der außeruniversitären Krankenhaus- und Anstaltsbetten ebenfalls der 1. Oktober 1934 war, konnte nicht mit letzter Sicherheit ermittelt werden. – Vergleichszahlen 1939: UA Bonn, MF 68/112, Liste, 14.12.1939.

2.2. Das Anatomische Institut

2.2.1. Koryphäe, Profiteur und Attackierter – Johannes Sobotta

Das Anatomische Institut hat von unrechtmäßigen Tötungen während des „Dritten Reichs“ profitiert. Offenbar ohne jedes Unrechtsbewusstsein und ohne Skrupel wurden die Leichen von Opfern in der Anatomie seziert und Leichenteile präpariert. Johannes Sobotta, der seit 1919 dem traditionsreichen und hoch angesehenen Bonner Institut vorstand, hat sich maßgeblich an dem Verteilungskampf um Leichen, der zwischen verschiedenen Interessenten entbrannte, beteiligt[19]. Trotz dieses moralisch äußerst fragwürdigen Verhaltens war Johannes Sobotta kein Nationalsozialist, sondern ein hoch angesehener, auch aufgrund seiner menschlichen Qualitäten geschätzter Universitätsprofessor. Er war der wohl „bedeutendste Anatom seiner Zeit“ und Mitglied der Leopoldina[20].

Sobottas Renommee und Alter schützten ihn nicht vor nationalsozialistischen Anfeindungen. Im Mai 1933 setzte er sich gegen Behauptungen aus „Kollegen-

[19] Vgl. ausführlich Kap. 7.8. – Bis 1872 beherbergte das spätere Akademische Kunstmuseum an der Hofgartenwiese die Anatomie, bevor sie nach Poppelsdorf umzog. Zur Geschichte der Bonner Anatomie, die auf unterschiedliche Weise mit den Namen August Franz Mayer, Johannes Müller, Hermann Helmholtz, Max Schultze, Otto Friedrich Carl Deiters, Adolph Freiherr von La Valette St. George, Franz Leydig und Robert Bonnet verbunden ist, vgl. Emmi Hagen, Johannes Sobotta 1869–1945, in: [Johannes Steudel/Nikolaus Mani (Hg.)], Bonner Gelehrte. Beiträge zur Geschichte der Wissenschaften in Bonn. Medizin, Bonn 1992 (= 150 Jahre Rheinische Friedrich-Wilhelms-Universität zu Bonn 1818–1968, o.Bd.), S. 88–91, S. 88 f.; Thomas Franz, Anatomisches Institut, in: Schott, Universitätskliniken, S. 100–101, passim; Philipp Stöhr jr., Rückblick auf die Forschungsarbeit am Bonner Anatomischen Institut. Zum 125jährigen Bestehen der Universität Bonn, in: Anatomischer Anzeiger, 95 (1944), S. 257–271.

[20] Höpfner, Universität, S. 275. – Robert Heinrich Johannes Sobotta wurde am 31. Januar 1869 in Berlin geboren. Ursprünglich evangelisch, bezeichnete er sich später als konfessionslos. 1887 legte er am Königlichen Wilhelmsgymnasium in Berlin die Reifeprüfung ab. Anschließend studierte er bis 1891 an der militärärztlichen Akademie sowie der Universität Berlin. 1891 wurde er promoviert, 1892 als Arzt approbiert. Von 1892 bis 1895 war Sobotta Assistent am I. Anatomischen Institut der Universität Berlin, von 1895 bis 1899 Prosektor am Institut für vergleichende Anatomie, Embryologie und Histologie der Universität Würzburg. Dort habilitierte er sich 1896. Von 1899 bis 1912 in Würzburg als Prosektor tätig, wurde er 1903 außerordentlicher Professor. 1916 wechselte er als ordentlicher Professor nach Königsberg. 1919 nahm er den Ruf nach Bonn an, wo er 1935 emeritiert wurde. Er starb am 20. April 1945. – In erster Ehe war Sobotta seit dem 2. März 1900 mit der am 21. Oktober 1879 geborenen Katholikin Katharina Förtig verheiratet. Am 12. August 1924 ging Sobotta eine zweite Ehe mit der am 23. Februar 1903 geborenen Nora Carmen Jeane Bliemeister ein. Auch sie legte ihren evangelischen Glauben ab. Insgesamt hatte Sobotta zwei Kinder, darunter den am 22. November 1900 geborenen Sohn Rudolf. – Zuletzt war Sobotta Assistenzarzt I. Klasse der Landwehr II, war aber offenbar nie im Kriegseinsatz. – Sobotta gehörte lange keinerlei politischen Verbänden oder Parteien an. 1938 gab er an, Mitglied der NSV und der NSD Kriegsopferversorgung zu sein sowie Mitgliedsbeiträge an den Reichsluftschutzbund gezahlt zu haben. Quellen: UA Bonn, PA 7939 Sobotta; BA Berlin, BDC-Dossier Sobotta. – Literatur: Hagen, Sobotta, passim mit weiteren Literaturangaben.

kreisen" zu Wehr, seine „Familie" sei „jüdisch"[21]. Er betrieb Ahnen- und Namensforschung und ließ den Rektor wissen, dass er weder in seiner Familie noch in anderen Familien seines Namens auf Juden gestoßen sei. Er schloss den Brief mit einem bemerkenswerten Absatz: „Ich setze jedem Kollegen, der mir eine Familie meines Namens nachweist, die (von Abstammung) jüdisch ist, eine Prämie von 1 000 RM aus. Ich hoffe, dass, wenn Ew. Magnificenz dieses Schreiben in Rundlauf setzt, worum ich bitte, die thörichten [sic] Gerüchte, die mir persönlich völlig gleichgiltig [sic] sind, verstummen werden. Nur im Interesse von anderen Familienangehörigen, die durch derartige Verdächtigungen Gefahr laufen, in ihrer Laufbahn behindert zu werden, sehe ich mich genötigt, die obigen Aufklärungen zu geben."[22] Nach Aussagen von Sobottas Schüler Paul Glees schaltete der auch von nationalsozialistischen Studenten attackierte und während seiner Vorlesungen gestörte Sobotta im Sinne seines Briefes an den Rektor sogar Zeitungsanzeigen[23].

Sobottas Beliebtheit haben diese Vorkommnisse offenbar nicht geschadet. Gegen den Willen seines Nachfolgers Philipp Stöhr setzte sich 1935 die Hälfte der Medizinstudenten für eine Aufschiebung von Sobottas Emeritierung ein[24]. 1936 wurde eine Bronzebüste Sobottas in Auftrag gegeben[25]. Die Fakultät schlug ihn 1943 anlässlich seines 75. Geburtstages für die Verleihung des Adler-Schildes vor[26]. Und tatsächlich verlieh ihm „der Führer" – nach von Stöhr verursachten

[21] UA Bonn, PA 7939 Sobotta, Sobotta an Rektor, 25.5.1933. Ähnlich auch: Paul Glees an Hans-Paul Höpfner, 5.10.1994 (dem Autor von Hans-Paul Höpfner übergeben).

[22] UA Bonn, PA 7939 Sobotta, Sobotta an Rektor, 25.5.1933.

[23] Vgl. Höpfner, Universität, S. 275; vgl. auch Erich Hoffmann, Ringen um Vollendung. Lebenserinnerungen aus einer Wendezeit der Heilkunde. 1933–1946, [II], Hannover 1949, S. 18 f. – Paul Glees wurde am 23. Februar 1909 in Köln geboren und studierte nach der Bad Godesberger Schulzeit in Wien und Bonn. Am 1. Juni 1935 wurde er in Bonn zum Dr. med. promoviert. Am 1. Dezember 1935 wurde er außerplanmäßiger, am 1. Januar 1936 planmäßiger Assistent am Bonner Anatomischen Institut. Am 30. Juni 1936 verließ Glees Deutschland, nicht zuletzt wegen seiner bereits zuvor ausgereisten Verlobten Eva Loeb, die er im Juli 1936 heiratete. Von 1936 bis 1939 war er wissenschaftlicher Assistent am Hirnforschungsinstitut und Volontärassistent am Anatomisch-Embryologischen Institut Amsterdam; 1938 hielt er sich zwei Monate an der Zoologischen Station Neapel auf. 1939/40 war Glees wissenschaftlicher Assistent am Institut für Gewebezüchtung und angewandte Physiologie in Cambridge, dann bis 1945 Lector im Anatomischen Institut London, bevor er 1945/46 das Lektorat am Physiologischen Institut in Oxford übernahm. 1947 wurde er University Lecturer in Physiologie, M. A., D. phil. und Mitglied der Medizinisch-biologischen Fakultät. 1960 wurde er in Göttingen der erste Ordinarius für Histologie, verlegte nach seiner Emeritierung seinen Lebensschwerpunkt aber wieder nach Cambridge und Oxford. Am 26. April 1985 erhielt er das Bundesverdienstkreuz I. Klasse. Glees starb 1999. – Quelle: UA Bonn, PA Glees; Norbert Kamp, Festrede zur Verleihung des Bundesverdienstkreuzes an Glees, 26.4.1985 (dem Autor von Hans-Paul Höpfner übergeben); Literatur: Hans-Paul Höpfner, Die vertriebenen Hochschullehrer der Universität Bonn 1933–1945, in: Bonner Geschichtsblätter, 43/44 (1993/94, 1996), S. 447–487, S. 468 f.

[24] Vgl. Kap. 2.2.2.

[25] GStA PK Berlin, Rep. 76, Nr. 505, Stöhr an REM, 22.11936; ebd., REM an Kurator, 19.2.1936.

[26] Vgl. Kap. 2.2.2.

Querelen – „in Würdigung seiner Verdienste auf dem Gebiete der Anatomie die Goethe-Medaille für Kunst und Wissenschaft"[27].

Andererseits waren von Sobotta angebotene Assistentenstellen offenbar nicht beliebt[28]. Sobotta selbst begründete dies damit, dass „die Betreffenden Anstellungen in praktisch-medizinischen Fächern" vorzögen. Zeitweise übertrug er Assistentenaufgaben an Medizinalpraktikanten. Zwei jüdische Assistenten, Werner Jacobsen und Gerhard Wolf-Heidegger, mussten das Institut verlassen[29].

In Sobottas Amtszeit fällt die Anschaffung eines eigenen „Leichenkraftwagens" 1928[30]. Damit wurde eine grundsätzliche Umorganisation vollzogen, die nicht ohne Auswirkung auf die unwürdig anmutenden Auseinandersetzungen um die Leichenbeschaffung im „Dritten Reich" blieb[31]. Der institutseigene Wagen ermäßigte die Transportkosten, „die in der Rheinprovinz infolge der grossen Entfernungen ausserordentlich hoch waren"[32]. Fahrer wurde 1929 der Heizer Wilhelm Nakaten, der zu seiner Entlastung einen Hilfsheizer zur Seite gestellt erhielt[33]. Nakaten sollte Zeuge manches NS-Verbrechens werden[34].

Für das Jahr 1935 ist die Bestellung der im Institut unentbehrlichen Chemikalien „in 20facher Menge" dokumentiert[35]. Manfred van Rey hat dies als eine

[27] UA Bonn, PA 7939 Sobotta, Zschintzsch/REM an Rektor Bonn, Schnellbrief, 3.2.1944; Anonymus, Goethe-Medaille für Prof. Dr. Sobotta. Auszeichnung für den Bonner Wissenschaftler, in: General-Anzeiger, 1.2.1944; Anonymus, Mit der Goethe-Medaille ausgezeichnet. Prof. Dr. med. Joh. Sobotta, in: General-Anzeiger, 2.2.1944; Anonymus, Die Goethe-Medaille verliehen, in: Westdeutscher Beobachter, 1.2.1944. – Der 1888 geborene Werner Zschintzsch war bis 1933 Unterstaatssekretär im Preußischen Innenministerium, anschließend Regierungspräsident in Wiesbaden und von 1936 bis 1945 Staatssekretär im Reichserziehungsministerium (vgl. Nagel, Philipps-Universität, S. 551).

[28] GStA PK Berlin, Rep. 76, Nr. 505, Sobotta an Kurator, 1.11.1933, Anschrift; ebd., Kurator i.V. Klingelhöfer an REM, 11.11.1933 (Befürwortung); ebd., REM an Kurator B; ebd., Kurator Bachem an REM, 30.9.193; ebd., REM an Kurator Bonn, 20.11.1933, Entwurf (Genehmigung). Im konkreten Fall wurde die Position der Medizinalpraktikantin Annemarie Than zum 1. November 1933 übertragen.

[29] Vgl. Höpfner, Hochschullehrer, S. 464. – Vgl. auch Kap. 3.1.

[30] GStA PK Berlin, Rep. 76, Nr. 505, Kurator Bachem an REM, 30.7.1935. 1934 (ebd., Sobotta an Kurator, 23.6.1934 u. 2.8.1934; ebd., Kurator an REM, 28.8.1934; ebd., REM an Kurator Bonn, 7.9.1934, Konzept) und 1936 (ebd., Stöhr an Kurator, 6.3.1936 und 4.6.1936; ebd., Kurator Bachem an REM, 23.4.1936; ebd., REM an Kurator Bonn, 29.6.1936) wurden neue „Leichenkraftwagen" beschafft. Das Automobil von 1934 hatte sich als „für die grossen Entfernungen und die Höhenstrassen in der Eifel als zu schwach erwiesen" (ebd., Kurator Bachem an REM, 23.4.1936).

[31] Vgl. Kap. 3.1.9.

[32] GStA PK Berlin, Rep. 76, Nr. 505, Kurator Bachem an REM, 30.7.1935

[33] GStA PK Berlin, Rep. 76, Nr. 505, Kurator Bachem an REM, 30.7.1935. Nakaten hatte eine Ausbildung als orthopädischer Instrumentenmacher absolviert und als Schlosser bei der Rheinuferbahn (1907–1910) und bei Soenecken (1910–1913) gearbeitet (ebd., Kurator Bachem an REM, 30.9.1935).

[34] Vgl. Kap. 7.8.

[35] Manfred van Rey, Die Institute und Kliniken der Medizinischen Fakultät – 1944 bis 1950, in: Schott, Universitätskliniken, S. 37–50, S. 39.

„offenbar in Voraussicht der kommenden Ereignisse" erfolgte Maßnahme interpretiert[36].

2.2.2. Gefürchteter Gutachter und parteiloser Helfer – Philipp Stöhr

Philipp Stöhr erschien in politischer Hinsicht als idealer Nachfolger Sobottas, war er doch kein Parteimitglied, stand aber als ehemaliger Kapp-Putschist „rechts genug[,] um nationalsozialistische Kritik abzuwehren"[37]. Tatsächlich pflegte er gute Kontakte zum zeitweiligen NS-Dozentenschaftsleiter und Rektor Karl Schmidt und auch zu Kultusminister Bernhard Rust[38].

Stöhrs Verhältnis zu Sobotta war ambivalent. Seit 1927 neben Sobotta Ordinarius am Anatomischen Institut, hoffte er 1935, den 22 Jahre älteren Institutsdirektor beerben zu können. Da er schon zuvor zum Dekan bestimmt worden war, bestand daran kaum Zweifel. Entsprechend verärgert wird Stöhr die Initiative der Studierenden aufgenommen haben, in der für eine Aufschiebung von Sobottas Emeritierung plädiert wurde. Unter Abwertung Sobottas und der Studentenschaft wusste Stöhr das Plädoyer zu interpretieren: „Da Professor Sobotta außerordentlich leicht prüft, so haben sich von 1.303 Medizinern 644 – also ungefähr die Hälfte – für sein Verbleiben im Amt eingesetzt. Mit größter Wahrscheinlichkeit handelt es sich bei den Gesuchstellern um solche Leute, die allen Anlaß haben, ein hier allerdings sehr notwendiges, schärferes Vorgehen bei der Prüfung in

[36] Van Rey, Institute, S. 39.

[37] Paul Glees an Hans-Paul Höpfner, 5.10.1994 (dem Autor von Hans-Paul Höpfner übergeben). – Philipp Stöhr jr. wurde am 12. April 1891 in Würzburg geboren. Nach dem Schulbesuch in Würzburg (humanistisches Gymnasium 1901–1910) sowie dem Studium in Würzburg und Kiel wurde er 1917 Assistent am Anatomischen Institut Würzburg. 1917 wurde er promoviert. Er habilitierte sich 1921. 1922/23 wurde Stöhr in Freiburg unter Eugen Fischer zweiter Prosektor, 1924 in Würzburg erster Prosektor, 1925 in Gießen planmäßiger Extraordinarius und 1927 in Bonn persönlicher Ordinarius und Abteilungsvorsteher. 1935 übernahm er als Ordinarius die Position des Direktors des Anatomischen Instituts. Er starb am 22. Januar 1979. – Stöhr war seit dem 23. September 1938 verheiratet mit der am 4. Februar 1897 geborenen Katholikin Mathilde Schorn und hatte einen Sohn (Karl Philipp Adrian). Stöhr trat aus der Kirche aus, weil diese, so Stöhr 1946, unter „Reichs-Bischof Müller vollständig in nationalsoz. Fahrwasser geraten war". – 1911 Einjährig-Freiwilliger, beendete er den Ersten Weltkrieg 1919 als Oberarzt der Reserve und ausgezeichnet mit dem Bayerischen Militärverdienstkreuz II. Klase mit Schwertern. – Er war Mitglied von NSV (1933–1944), NS-Dozentenbund (etwa 1939–etwa 1943), Reichsluftschutzbund (etwa 1934–1944), nach eigener Aussage auch „unterstützendes Mitglied der S.S." (etwa 1934–1938), nie aber der NSDAP oder einer anderen Partei. Wahrscheinlich hat er 1932/33 DVP gewählt. Er erhielt 1935 das Schlageterkreuz für die Teilnahme als Freikorpsmitglied „an den Kämpfen gegen Spartakus" (Anonymus, Rücktritt des Rektors der Universität Bonn, in: Kölnische Zeitung, 2.9.1935). Der universitätsinterne Prüfungsausschuss hegte auf seiner Sitzung vom 2. Februar 1946 keine Bedenken gegen das Verbleiben Stöhrs in seiner Stellung. – Quellen: BA Berlin, BDC-Dossier Stöhr; HStA Düsseldorf, NW 25-206; UA Bonn, PA 9505 Stöhr. – Literatur: Philipp Stöhr, Jugenderinnerungen eines alten Würzburgers, Würzburg 1963; Kurt Fleischhauer, In memoriam Philipp Stöhr jr., in: Anatomischer Anzeiger Jena, 150 (1981), S. 239–247.

[38] Paul Glees an Hans-Paul Höpfner, 5.10.1994 (dem Autor von Hans-Paul Höpfner übergeben).

Anatomie zu befürchten. Es dürfte somit die weniger wertvolle Hälfte der Medizinerschaft unterzeichnet haben."[39] Im Zusammenhang mit den gegen Sobotta 1933 gerichteten Angriffen war genau das Gegenteil behauptet worden. Der einstige Assistent Paul Glees schrieb noch 1994: „Die nationalsozialistische Studentenschaft hatte als vorrangiges Ziel [,] Sobotta als ‚Judenabkömmling' zu stürzen, um einen strengen, aber gerechten Physikumsprüfer absetzen zu können."[40] In Stöhrs an das Reichserziehungsministerium gerichtetem Schreiben betonte dieser seine Dankespflicht Sobotta gegenüber, auch dessen Verdienste[41]. Er wollte aber nicht verschweigen, dass Sobotta „in den vergangenen Jahren" einer „sehr einträglichen Lehr- und Prüfungstätigkeit" nachgegangen sei, „seit vielen Jahren auf wissenschaftliche Arbeit völlig verzichtet" und „keinen einzigen Schüler in seiner Arbeitsrichtung hervorgebracht" habe[42]. Daher sei für Sobottas Emeritierung „der richtige Zeitpunkt wahrlich gekommen"[43]. „Richtige Selbsterkenntnis und wahres Taktgefühl" hätten Sobotta „daran hindern sollen, eine derartige Unterschriftensammlung überhaupt zuzulassen"[44].

Über acht Jahre später trübte der von Stöhr nicht zu den Akten genommene Brief sein Ansehen erheblich. Im Reichserziehungsministerium fiel es nämlich auf, dass Stöhr anlässlich einer von der Fakultät beantragten Ordensverleihung nun höchste Worte des Lobes für Sobotta fand; Stöhr wurde über Rektor und Dekan „zu einer verantwortlichen Äußerung über die Widersprüche" aufgefordert[45]. Sein Ausweichversuch, um sich selbst, dem Rektor und „anderen massgebenden Stellen [...] unnötige und möglicherweise mit einem Missklang endigende Mühe zu ersparen", scheiterte – zumal Stöhr auf eine Invektive gegen das Ministerium nicht verzichtete: Es „hätte anlässlich der Gründungsfeier unserer Universität" ein halbes Jahr vor Sobottas 75. Geburtstag Gelegenheit für eine Ehrung gegeben und der Eindruck von „Altersprämien" vermieden werden können[46]. Rektor Chudoba insistierte auf einer Erklärung Stöhrs, der daraufhin in einem über vier Seiten umfassenden Schreiben darlegte, wieso er bei einem „Vorschlag für eine Auszeichnung Angelegenheiten rein persönlicher Natur und die Frage der

[39] UA Bonn, PA 7939 Sobotta, Stöhr an REM, 26.3.1935, zit. n. REM an Rektor Bonn, 5.10.1943. – Zu Sobottas wohlwollenden Prüfungen vgl. auch Hagen, Sobotta, S. 89.

[40] Paul Glees an Hans-Paul Höpfner, 5.10.1994 (dem Autor von Hans-Paul Höpfner übergeben).

[41] UA Bonn, PA 7939 Sobotta, Stöhr an REM, 26.3.1935, zit. n. REM an Rektor Bonn, 5.10.1943.

[42] UA Bonn, PA 7939 Sobotta, Stöhr an REM, 26.3.1935, zit. n. REM an Rektor Bonn, 5.10.1943.

[43] UA Bonn, PA 7939 Sobotta, Stöhr an REM, 26.3.1935, zit. n. REM an Rektor Bonn, 5.10.1943.

[44] UA Bonn, PA 7939 Sobotta, Stöhr an REM, 26.3.1935, zit. n. REM an Rektor Bonn, 5.10.1943.

[45] UA Bonn, PA 7939 Sobotta, Stöhr an Dekan MF Bonn, 28.12.1942 n. REM an Rektor Bonn, 5.10.1943.

[46] UA Bonn, PA 7939 Sobotta, Stöhr an Rektor Chudoba, 13.11.1943, Abschrift. – 25 Jahre später interpretierte Emmi Hagen das Zusammentreffen von Universitätsjubiläum und Sobottas 100. Geburtstag als ein „glückliche[s] Zusammentreffen" (Hagen, Sobotta, S. 91).

Emeritierung mit der Würdigung einer wissenschaftlichen Leistung nicht zu verbinden" vermochte[47]. Für Stöhr ergab sich aus den Schreiben von 1935 und 1942 kein Widerspruch. An der Ehrung des „Brotgelehrten" Sobotta aber hatte er, wie er mit unverhohlener Kritik am Erziehungsministerium bemerkte, nunmehr „ein wärmeres Interesse" verloren[48].

Die Fakultät distanzierte sich von Stöhr. Sie missbilligte seine Schreiben von 1935 und 1942. Ausdrücklich hielt sie ihren „Antrag, Herrn Prof. Sobotta den Adlerschild zu verleihen, in vollem Umfang aufrecht"[49]. Auch Rektor Chudoba unterstützte die Auszeichnung Sobottas „auf das nachdrücklichste"[50]. Schließlich erfolgte eine Ehrung anderer Qualität: Sobotta erhielt die Goethe-Medaille[51].

Stöhrs Art, „stets äusserst subjektiv gehaltene Gutachten" zu verfassen, schadete auch dem Assistenten Kurt Harting, über den Stöhr ein für Hartings „Zukunft vernichtendes Gutachten abgegeben hatte, das sich umso stärker auswirken musste, als es auch in den Akten des NS Dozentenbundes verankert worden war"[52]. Wie schwierig für Dekan Schulemann die Situation war, beschrieb dieser im September 1945: „Besonders vorgeworfen waren Harting mangelhafte wissenschaftliche Leistungen, zu wenige Publikationen und Trägheit. Im Gegensatz

[47] UA Bonn, PA 7939 Sobotta, Rektor Chudoba an Stöhr durch Dekan MF, 15.11.1943, Durchschrift; ebd., Stöhr an Rektor Chudoba durch Dekan MF, 22.11.1943, Abschrift.

[48] UA Bonn, PA 7939 Sobotta, Stöhr an Rektor Chudoba durch Dekan MF, 22.11.1943, Abschrift. Vgl. auch Kap. 8.1.

[49] UA Bonn, PA 7939 Sobotta, Schulemann an Rektor, o.D. [14.12.1943], Durchschrift. Siehe auch ebd., PA 365 Stöhr, Ceelen an Dekan Schulemann, 6.12.1943.

[50] UA Bonn, PA 7939 Sobotta, Rektor Chudoba an REM, o.D., „ab" 29.12.1943, Durchschrift.

[51] Vgl. Kap. 2.2.1.

[52] UA Bonn, MF-PA Schulemann, Schulemann an Prüfungsausschuss der Universität, 13.9.1945 (auch ebd., MF-PA 96 Harting). – Kurt Ernst Julius Harting wurde am 29. April 1905 in Celle geboren. Der Protestant legte 1924 am Celler Gymnasium Ernestinum das Abitur ab und studierte 1924/25 an der TH Hannover Chemie, 1925 an der Tierärztlichen Hochschule Hannover und von 1925 bis 1931 an der Universität Bonn Medizin. Am 19. Dezember 1931 legte er das Staatsexamen ab und wurde am 9. Januar 1933 mit Auszeichnung promoviert. Bereits 1932 war Harting als Medizinalpraktikant Verwalter der außerplanmäßigen Praktikantenstelle am Anatomischen Institut, wurde dann 1933 zunächst außerplanmäßiger, noch im selben Jahr planmäßiger Assistent und 1935 nach seiner Habilitation Oberassistent. 1944 wurde er zum nichtbeamteten außerordentlichen Professor ernannt. Er starb am 12. Februar 1963. – Harting war seit dem 20. April mit der am 13. April 1913 geborenen Protestantin Hildegard Wolf verheiratet und hatte drei Kinder. – Nach einem ersten freiwilligen Militärdienst 1936 wird Harting 1938 als Sanitätsfeldwebel d.R. geführt. – Als Student in der Burschenschaft Hansea-Hannover, trat er am 1. Mai 1933 in die NSDAP (Nr. 2123293) und am 1. November 1933 in die SA ein (zuletzt Sanitätssturmführer). Zudem war er Mitglied von NS-Lehrerbund (ab 1.7.1935; Nr. 295278), NS-Dozentenbund, NSV (ab 1934/35), NS-Ärztebund (ab 14.12.1937; Nr. 20552), NS-Reichskriegerbund (ab 1935/36), Reichskolonialbund, Reichsluftschutzbund, Niederrheinischer Gesellschaft für Natur- und Heilkunde (ab 1933/34) und Anatomischer Gesellschaft (ab 1933/34); nach dem Ende des NS-Regimes gab er an, 1932 und 1933 DVP gewählt zu haben. Am 22. Oktober 1948 wurde Harting vom Entnazifizierungs-Hauptausschuss entlastet. – Quellen: HStA Düsseldorf, NW 1049-50791; UA Bonn, PA 2854 Harting; ebd., MF-PA 96 Harting. – Literatur: Anonymus, Professor Kurt Harting, in: Rheinische Friedrich-Wilhelms-Universität Bonn. Chronik und Bericht über das Akademische Jahr 1962/63, Jg. 78, N.F. Jg. 67, S. 22.

dazu hatte Harting – entsprechend Vorlesungsverzeichnis – eine sehr starke Belastung durch ihm übertragene Vorlesungen und Übungen. Nach Einschaltung von Herrn Prof. Sobotta gelang es mir, Herrn Stöhr zu veranlassen, seine extrem ablehnenden früheren Gutachten zurückzuziehen und sich mit deren Entfernung aus allen Akten einverstanden zu erklären."[53] Harting wurde nach Abschluss zweier wissenschaftlicher Arbeiten zum außerordentlichen Professor ernannt[54].

Möglicherweise missfiel Stöhr der Assistent Harting auch aufgrund seines selbstbewussten und nicht immer parteikonformen Verhaltens. Seine Antrittsvorlesung hielt er „im Frack" statt in Uniform – dies freilich auf ausdrücklichen Wunsch Stöhrs, der damit einen umfangreichen Schriftverkehr auslöste[55]. Stöhr vermutete noch im September 1945 in Harting einen Denunzianten, der dem Kurator von seinem nun abgestrittenen Uniformverbot berichtet habe[56].

Gegenüber dem Kollegen Ferdinand Wagenseil und auch öffentlich äußerte das NSDAP- und SA-Mitglied Harting „Kritik an der hierarchisch-autokratischen Methode der Ernennung von führenden Persönlichkeiten"[57]. Wagenseil berichtete 1948: „Er war der Meinung, dass dabei das Volk ein Mitbestimmungsrecht haben

[53] UA Bonn, MF-PA Schulemann, Schulemann an Prüfungsausschuss der Universität, 13.9.1945. Siehe auch mehrere zeitgenössische Dokumente in UA Bonn, MF-PA 96 Harting, die Schulemanns Nachkriegsaussage stützen.

[54] UA Bonn, MF-PA Schulemann, Schulemann an Prüfungsausschuss der Universität, 13.9.1945.

[55] HStA Düsseldorf, NW 1049-50791, Haupt-Entnazifizierungsausschuss Bonn, Sitzung vom 15.10.1948, UA Bonn, MF-PA Stöhr, Zschintzsch/REM an Dekan Stöhr, 25.6.1936. Vgl. Kap. 10.2.5.

[56] UA Bonn, MF-PA 96, Stöhr an von Weber, 3.9.1945. Siehe zahlreiche Dokumente ebd., MF-PA 365 Stöhr.

[57] HStA Düsseldorf, NW 1049-50791, Erklärung Ferdinand Wagenseil/Dekan MF Gießen, 9.9.1948. – Ferdinand Wagenseil, evangelisch, wurde am 5. September 1887 in Augsburg geboren. Es studierte nach dem Besuch des Münchener Theresien-Gymnasiums in München und Lausanne. In München wurde er Assistent am Anatomischen Institut, unterbrach diese Tätigkeit jedoch für seine militärärztliche Arbeit während des Ersten Weltkriegs. 1921 kam er nach Freiburg zu Eugen Fischer, wo er sich 1922 für Anatomie und Anthropologie habilitierte. Von 1923 an baute er an der Universität Shanghai ein modernes anatomisches Institut auf, das er bis 1931 als Direktor leitete. Von dort aus unternahm er wiederholt anthropologische und private Expeditionen. 1931 kehrte er nach Bonn zurück, wurde dort Oberassistent und 1935 Abteilungsvorsteher sowie persönlicher Ordinarius. 1940 folgte er dem Ruf an die Universität Gießen, wo er Direktor des Anatomischen Instituts wurde. In Gießen prägte er als Dekan (1945–1952) die Nachkriegszeit. Er starb 1967. – Wagenseil war Mitglied des NSD-Ärztebundes (Anwärter) und der Reichsschaft Hochschullehrer im NSDB (Nr. 295246). – Quellen: BA Berlin, BDC-Dossier Wagenseil; Archiv des Senckenbergischen Instituts für Geschichte der Medizin Frankfurt am Main, Karton 2 Anatomisches Institut. – Literatur: Michael Unger, Ferdinand Wagenseil (1887–1967). Integrer Rassenforscher und Bewahrer der Medizinischen Fakultät Giessen [sic], Gießen 1998 (= Arbeiten zur Geschichte der Medizin in Gießen, 24); Andreas Oksche, Ferdinand Wagenseil (1887–1967). Anatom, in: Hans Georg Gundel/Peter Moraw/Volker Press (Hg.), Gießener Gelehrte in der ersten Hälfte des 20. Jahrhunderts. Zweiter Teil, Marburg 1982 (= Veröffentlichungen der Historischen Kommission für Hessen in Verbindung mit der Justus-Liebig-Universität Gießen, 35; Lebensbilder aus Hessen, 2), S. 1002–1008, passim; Jakobi/Chroust/Hamann, Aeskulap, S. 193.

müsse. Diese direkt demokratische Einstellung hat mich damals beeindruckt."[58] Wagenseil erinnerte sich zudem „an sehr abfällige Äusserungen, aus einem gegebenen Anlass heraus, darüber, dass politische Momente und nicht wissenschaftliche Leistung für eine erfolgreiche Universitätslaufbahn maßgebend seien"[59]. Harting habe „öfter hämisch-ironische Bemerkungen über die Zustände an den Universitäten und im Allgemeinen" gemacht"[60]. Wagenseils und auch Ernst Derras wertvolle Gutachten bestätigten neben weiteren positiven Urteilen die Entscheidung der Militärregierung, die Harting im Dezember 1945 zwar entlassen hatte, aber schon im April 1946 „bis auf weiteres" wieder eine Beschäftigungserlaubnis erteilte; sie ermöglichten seine Entlastung im Entnazifizierungsverfahren[61]. Philipp Stöhr kehrte nach dem Ende des NS-Regimes zu seiner strengen Beurteilung Hartings zurück, so dass sich Dekan von Redwitz beeilte, Harting zu helfen[62].

Aus der Perspektive des damaligen Assistenten Paul Glees, der als Verlobter der Jüdin Eva Loeb verfolgt und von NS-Dozentenbundsführer Schmidt zum Parteieintritt gedrängt wurde, erschien die Atmosphäre am Anatomischen Institut mehr als bedrohlich[63]. Die „Hetzkampagne" gegen Sobotta, die er auch auf dessen Wohlstand zurückführte, nahm Glees 1995 zum Anlass einer klaren Analyse.

[58] HStA Düsseldorf, NW 1049-50791, Erklärung Ferdinand Wagenseil/Dekan MF Gießen, 9.9.1948.

[59] HStA Düsseldorf, NW 1049-50791, Erklärung Ferdinand Wagenseil/Dekan MF Gießen, 9.9.1948.

[60] HStA Düsseldorf, NW 1049-50791, Erklärung Ferdinand Wagenseil/Dekan MF Gießen, 9.9.1948.

[61] HStA Düsseldorf, NW 1049-50791, Erklärung Ferdinand Wagenseil/Dekan MF Gießen, 9.9.1948; ebd., Stellungnahme Derra, 29.8.1945 („Mit Herrn Harting habe ich mich seit 1933 mehrfach unterhalten. Er war anfangs gegenüber dem nationalsozialistischen Gedankengut nicht ablehnend. Etwa seit 1937 hat er aber an manchen nationalsozialistischen Einrichtungen und Bestimmungen Bedenken bekommen und auch Kritik geübt. Diese hat sich im Laufe der Zeit gesteigert und bei Gesprächen mit mir während des Krieges schliesslich zu einer weitgehenden Ablehnung des Nationalsozialismus geführt."); ebd., Harting an Rektor durch Dekan, 7.12.1945; ebd., Dekan Redwitz an Major Kitson, 17.12.1945; ebd., Dekan Martini an Entnazisierungshauptausschuss Bonn, 17.9.1948 („Durch Mitteilung anderer Kollegen, die ihm näher standen als ich, weiss ich, dass er die Massnahmen und Einrichtungen der Partei vielfach abfällig kritisierte."); ebd., Erklärung Karl Koppen, 17.9.1948; ebd., Adolf Heymer/Essen an Dekan MF, 17.9.1948; ebd., Erklärung Derra, 18.9.1948 („Er hat anfangs den Nationalsozialismus nicht ganz durchschaut. So erhoffte er sich durch eine straffere Staatsführung eine Beseitigung der Arbeitslosigkeit und der bestehenden wirtschaftlichen Schwierigkeiten im Reich, ohne zu verhehlen, dass er mit den politischen Zwangsmethoden nicht einverstanden sei. [...] Ich erinnere daran, dass ihm von den nationalsozialistischen Kreisen der Universität sehr verübelt wurde, dass er entgegen den Wünschen der Dozentenschaft ostentativ 1935 seine Antrittsvorlesung in Zivilkleidung und nicht in SA-Uniform abgehalten hat. Der Ausbruch des Krieges hat ihn restlos in die Kampfstellung gegen Hitler und sein System gebracht."); UA Bonn, PA 9548 Röttgen, Rektor Konen an Kuratorium, 16.4.1946; HStA Düsseldorf, NW 1049-50791, Haupt-Entnazifizierungsausschuss Bonn, Sitzung vom 15.10.1948 (Einstufung in Kategorie V).

[62] UA Bonn, MF-PA 96 Harting, Stöhr an von Weber, 3.9.1945; ebd., Aktennotiz von Redwitz', 30.11.1945.

[63] UA Bonn, PA Glees, Wiedergutmachungsbescheid Paul Glees, 23.3.1956, Abschrift.

Glees hatte beobachtet, wie nach dem 30. Januar 1933 „innerhalb sehr kurzer Zeit auch die akademische Landschaft völlig ‚verfaulte' und nur aus Schweigern und Mitläufern bestand und wie ein Kartenhaus zerfiel"[64]. Weiter schreibt Glees: „Auch Stöhr kam mit dem Hitlergruß ins Kolleg und es wurde offenbar, daß fast alle längst Mitglied der Partei waren, wie z.B. der Leichendiener Kuhlen, [...][65] M.T.A. Frl. Frömmerei, die auch mich überwachte, da ich ja keinerlei Parteizugehörigkeit hatte. Wenn ich von meinem Assistentenzimmer über den Gang zum Präpariersaal ging, hatte ich in jeder Hand Färbetische, um nicht den ‚deutschen Gruß' bringen zu können. Ebenso war ein Privatdozent Dr. Harting schon älterer Parteigenosse. Eine Ausnahme war Prof. Wagenseil, der nach jahrelangem Unterricht in China zurückkehrte und eine Gewebezucht-Abteilung in der Anatomie hatte. Er war liberal, aufgeschlossen und ein großer Verehrer von Sobotta"[66]. Freilich sah Paul Glees in Stöhr keinen „Nazi"[67]. Dessen Haltung zur NSDAP sei „kompromißhaft aber nicht positiv, pro Adolf Hitler keineswegs" gewesen[68]. Zudem habe Stöhr Glees' Auswanderung am 30. Juni 1936 unterstützt[69].

Dem Nationalsozialismus fern stand auch Emmi Hagen, die 1968 zur ordentlichen Professorin berufene Assistentin[70]. Am Lyceum hatte sich die 1918 geborene Hagen zunächst dem BDM verweigert und war deshalb schikaniert worden. Der Vater, ein Schulleiter, wurde zwangsversetzt. Hagen selbst trat, sobald es ohne Gefährdung ihres Studiums möglich war, aus dem BDM wieder aus, meldete sich dann aber beim NSDStB und bei der NSV an. Doch auch diese für Studium beziehungsweise Anstellung am Anatomischen Institut wohl notwendigen

[64] Paul Glees an Hans-Paul Höpfner, 1.2.1995 (dem Autor von Hans-Paul Höpfner übergeben).

[65] Glees nennt an dieser Stelle irrtümlich auch Stöhr.

[66] Paul Glees an Hans-Paul Höpfner, 1.2.1995 (dem Autor von Hans-Paul Höpfner übergeben). – Siehe auch UA Bonn, PA Glees, Stöhr an Rektor Bonn, 9.9.1953: „Um des lieben Friedens willen habe ich ihn [Glees, R.F.] sogar einmal aufgefordert, wenigstens in meinem Institut mit dem Hitlergruss zu grüssen, da im Verweigerungsfalle nicht nur er, sondern auch ich selbst mit unausbleiblichen Schwierigkeiten von Partei, SA, Dozentenbund und Studentenbund etc. zu rechnen hätte. [...] Dass Herr Dr. Glees[,] der mit einer Jüdin[...] verlobt war, aus Gründen politischer Bedrohung gezwungen wurde[,] Deutschland zu verlassen[,] ist richtig. Er hätte einst im Konzentrationslager oder wie sein Freund Dr. Littolf [sic] durch Selbstmord geendet."

[67] Paul Glees an Hans-Paul Höpfner, 5.10.1994 (dem Autor von Hans-Paul Höpfner übergeben).

[68] Paul Glees an Hans-Paul Höpfner, 1.2.1995 (dem Autor von Hans-Paul Höpfner übergeben).

[69] Paul Glees an Hans-Paul Höpfner, 1.2.1995 (dem Autor von Hans-Paul Höpfner übergeben). Vgl. Höpfner, Universität, S. 47.

[70] Emmi Auguste Katharina Hagen wurde am 12. August 1918 in Solingen-Gräfrath geboren. Die Protestantin besuchte die Volksschule Solingen-Gräfrath (1923–1928), das Oberlyzeum Solingen (1928–1937) sowie von 1937 bis 1942 die Universitäten Bonn, München und Düsseldorf. Examiniert und promoviert wurde sie im Dezember 1942 in Bonn. Von Januar 1943 an war sie wissenschaftliche Assistentin am Anatomischen Institut, übernahm 1953 die Leitung der Abteilung für experimentelle Biologie und wurde, ein Jahr vor ihrem Tod im Jahr 1968, ordentliche Professorin. – Sie war Mitglied im BDM (1934–1937, Nr. 1280999), zuletzt als Jungmädelschaftsführerin, NSDStB-Anwärterin (1937–1938) sowie Mitglied in der NSV (1943/44). RAD-Ausgleichsdienst leistete sie 1937. Vor 1933 gehörte sie keiner Partei an. Das Entnazifizierungsverfahren wurde für sie mit der Einstufung in die Kategorie V abgeschlossen. – Quelle: HStA Düsseldorf, NW 1049-51206.

Schritte räumten nicht sämtliche Hindernisse beiseite. Über ihre Bemühungen um eine Beschäftigung im Anatomischen Institut 1942/43 schrieb Hagen nach dem Ende des NS-Regimes: „Um dieses Anstellung zu erhalten, wurden mir, da ich kein Parteimitglied war, mancherlei Schwierigkeiten zu teil. Das Innenministerium (Reichsrichter Krüger) schlug meine Bitte um Anstellung am Anatomischen Institut in Bonn ab. Nur durch die freundlichen Bemühungen von Herrn Obermedizinalrat Heubach in Köln gelang meine Anstellung an der Universität auch gegen den Willen des Ministeriums.“[71] Tatsächlich legte Stöhr „besonderen Wert darauf, Fräulein Hagen als Mitarbeiterin zu erhalten“[72]. Ob die fehlende Parteimitgliedschaft für die Probleme um ihre Anstellung ausschlaggebend war, ist allerdings fraglich. Die Angelegenheit fiel in den Winter 1942/43, als Wehrmacht und Ministerium massive Personaleinschränkungen an den Medizinischen Fakultäten durchzusetzen suchten[73]. Emmi Hagen erhielt die Stelle, nachdem die Universität eine andere Ärztin „zum Einsatz in Rheinhausen (Kreis Moers) zur Verfügung gestellt hat“[74].

2.3. Das Physiologische Institut und das Institut für Physiologische Chemie

2.3.1. Als NS-Gegner Chef exponierter Nationalsozialisten – Ulrich Ebbecke

Ähnlich wie der Pathologe Wilhelm Ceelen leitete der Physiologe Ulrich Ebbecke sein Institut über Jahrzehnte und konnte eine allzu große „Verstrickung“ in die Verbrechen der NS-Zeit vermeiden[75]. Er kam 1924 an das 1859 gegründete

[71] HStA Düsseldorf, NW 1049-51206, Erklärung Hagens, o.D. [1945 oder später]. – Mit „Reichsrichter Krüger“ ist wohl der Jurist Kurt Krüger gemeint, der seit 1935 im REM tätig war.

[72] BA Berlin, R 4901 (alt R 21), Nr. 10826, Kurator Bonn i.A. an REM, 15.12.1942; ebd., REM an RIM, 6.1.1943, Konzept.

[73] BA Berlin, R 4901 (alt R 21), Nr. 10826, REM an Kurator Bonn, 7.5.1943, Konzept. Vgl. Kap. 8.1.

[74] BA Berlin, R 4901 (alt R 21), Nr. 10826, Bernhard/Reichsgesundheitsführer an REM, 22.5. 1943.

[75] Julius Ulrich Ebbecke wurde am 29. Dezember 1883 in Gammertingen (Hohenzollern) geboren. Der Protestant besuchte Schulen in Cottbus und Halle, zuletzt das Berliner Joachimstal-Gymnasium und legte dort 1902 die Reifeprüfung ab. Nach dem Medizinstudium in München, Berlin, Kiel und Straßburg bestand er 1907 die ärztliche Staatsprüfung in Straßburg. Im selben Jahr wurde er in Kiel promoviert. Die Assistentenzeit verbrachte er an den Nervenkliniken in Halle und München. 1910/11 reiste er als Schiffsarzt. Anschließend nahm er die physiologische Ausbildung auf, die ihn nach Berlin, Straßburg und zuletzt Göttingen führte, wo er sich im März 1913 habilitierte und 1918 nichtbeamteter außerordentlicher Professor wurde. 1924 folgte er von Göttingen aus dem Ruf als ordentlicher Professor und Direktor des Physiologischen Instituts nach Bonn. – Am 3. Juni 1916 heiratete er die Kunstmalerin Hela Peters, geboren am 28. Dezember 1885 und ebenfalls evangelisch. Das Paar hatte vier Kinder: Ursula (geb. 22.11.1917), Gertrud (geb. 16.4.1919), Johanna (geb. 24.3.1922) und Ludwig (geb. 10.7.1925). – Im Ersten Weltkrieg war der ungediente Ebbecke Feldarzt in Stabsarztstellung, zuletzt Ba-

Physiologische Institut, dessen (Vor-) Geschichte mit dem Namen Johannes Müller (1801–1858) und dem des Gründungsdirektors Eduard Pflüger (1829–1910) verbunden ist[76].

Der polyglotte, Cello spielende und vielseitig interessierte Ebbecke, der nie der NSDAP und auch nicht dem Reichsdozentenbund angehörte, musste nach eigener Auskunft „manche Benachteiligungen" während des „Dritten Reichs" erdulden[77]. Wenigstens ein Forschungsvorhaben Ebbeckes wurde mittelbar vom Staat gefördert, war „geheim" und „staatswichtig"[78]. Freilich rückten derlei Projekte nur kurzzeitig in den Vordergrund seines Interesses. Schon bald, zu Beginn des Jahres 1941, geriet er mit seiner Berichtspflicht gegenüber der DFG in Rückstand und setzte angesichts einer „Verminderung des Institutspersonals" seine Prioritäten im „Unterrichtsbetrieb"[79]. Zuvor hatte er sich erfolglos um die Wiederbesetzung einer Assistentenstelle durch Heinrich Karl Remberg bemüht und dies mit den Institutsaufgaben in Lehre und Forschung begründet[80].

Ein wichtiger Mitarbeiter im Physiologischen Institut war der auf dem Gebiet der Elektrophysiologie spezialisierte Hans Schaefer[81]. Seit 1931 planmäßiger Assistent übernahm er unter anderem die physiologischen Lehrveranstaltungen für Zahnmediziner. Schaefer war anders als Ebbecke seit 1933 Mitglied von NSDAP und SA. Mit seiner Assistentenstellung übernahm er die Lehrtätigkeit, u.a. als Vertreter des vorübergehend nach Breslau gewechselten außerordentlichen Pro-

taillonsarzt. – Politisch betätigte er sich nicht. Im November 1932 wählte er laut Entnazifizierungsbogen die DVP, im März 1933 keine Partei. Am 4. Juli 1948 bezeichnete er sich als „früher Anhänger von Friedrich Naumann" (HStA Düsseldorf, NW 15-245, Lebenslauf Ebbeckes, Abschrift). Er war seit 1933 in der NSV. Von 1925 bis 1933 gehörte er dem Reichsluftschutzbund an, von 1930 bis 1945 war er Mitglied der Deutschen Akademie zur Pflege des Deutschtums. Zudem war Ebbecke VDA-Mitglied, Senator der Leopoldina und Mitglied der deutschen physiologischen Gesellschaft, deren Vorsitz er 1930/31 innehatte. – Quellen: UA Bonn, PA 1623 Ebbecke; BA Berlin, BDC-Dossier Ebbecke; StA Bonn; HStA Düsseldorf, NW 15-245. – Literatur: Herbert Klensch, Ulrich Ebbecke 1883–1960, in: Steudel/Mani, Bonner Gelehrte, S. 107–108.

[76] Vgl. Jürgen Grote, Physiologisches Institut, in: Schott, Universitätskliniken, S. 102–105, S. 102 ff.; Mani, Medizin, S. 27 f.

[77] UA Bonn, PA 1623 Ebbecke, Fragebogen der Militärregierung, 25.4.1946.

[78] UA Bonn, PA Ebbecke (Kurator), Ebbecke an Dekan, 2.6.1940. – Vgl. Kap. 6.1.

[79] BA Koblenz, R 79/10800, Ebbecke an Reichsforschungsrat, 8.4.1941.

[80] Vgl. Kap. 6.1.

[81] Der Katholik Hans Schaefer wurde am 13. August 1906 in Düsseldorf geboren. Nachdem er im Realgymnasium Velbert 1925 die Reifeprüfung bestanden hatte, studierte er in München, Bonn, Königsberg und Düsseldorf Medizin. 1931 wurde er promoviert, 1933 habilitierte er sich, 1935 wurde er zum Dozenten ernannt. Seit 1931 war er planmäßiger Assistent am Physiologischen Institut Bonn; zeitweise war er physiologischer Mitarbeiter des Physikers Wilhelm Ludolf Schmitz. Im Sommersemester 1939 übernahm er die Lehrstuhlvertretung in Gießen. – Am 17. September 1931 heiratete er die am 23. Oktober 1904 geborene Marietta Ditgens. Am 16. April 1937 wurde die Tochter Annette geboren. – Schaefer war Gefreiter der Reserve. Aktiven Dienst leistete er von Juli bis Oktober 1938. – Der NSDAP gehörte Schaefer seit dem 1. Mai 1933 (Nr. 3144220), der SA seit dem 1. September 1933 an. Er war zudem Mitglied von NSV, NS-Dozentenbund (seit 1. Januar 1938 Amtsträger) und NSLB. – Vor 1933 hat sich Schaefer politisch nicht betätigt. – Quellen: UA Bonn, MF-PA Schaefer.

fessors Walter Thörner[82]. Weil er deshalb die „inzwischen vorgeschriebenen Dozentenlager nicht rechtzeitig besuchen" konnte, verzögerte sich die Verleihung seiner Dozentur bis 1935[83]. Danach stand einer aktiven politischen Betätigung Schaefers nichts mehr im Wege. Anfang 1938 übernahm er die Vertretung der Nichtordinarien in der Fakultät. Als Schaefer anderthalb Jahre später für eine Lehrstuhlvertretung in Gießen beurlaubt wurde und schließlich dorthin wechselte, übernahm Karl August Reiser diese auf der Ernennung durch den NSD-Dozentenbundsführer beruhende Position[84]. 1953 fand sich Schaefer auf der Bonner Berufungsliste für die Nachfolge Ebbecke secundo loco[85].

[82] Walter Thörner wurde am 10. August 1886 in Osnabrück geboren. Der Protestant besuchte von 1893 bis 1895 die Bürgerschule Osnabrück, dann dort bis 1905 das humanistische Gymnasium. Das Medizinstudium schloss er ebenfalls in Göttingen 1911 mit Staatsexamen und Promotion ab. Als Assistent, Privatdozent (ab 1918) und zuletzt außerordentlicher Professor (ab 1922) war Thörner bis Herbst 1936 am Physiologischen Institut der Universität. Von hier aus übernahm er 1933/34 mehrere Monate lange stellvertretend die Leitung des Breslauer Physiologischen Instituts. Von Oktober 1936 bis Oktober 1944 war Thörner Leiter der sportmedizinischen Abteilung am Institut für Leibesübungen der Universität Bonn und auf Antrag von Dekan Stöhr Fakultätsmitglied. Nach dessen Zerstörung wurde er nach Göttingen versetzt, von wo er im Juli 1945 zurückkehrte. Im Januar 1946 übernahm er erneut die Institutsleitung, wurde 1949 formell Direktor und 1951 in den Ruhestand verabschiedet. Er starb am 10. September 1969. – Thörner heiratete am 21. März 1934 die am 3. Januar 1909 geborene Katholikin Margarete Anna Prell. Das Paar adoptierte ein Kind, Hansgert. – Thörner erhielt im Ersten Weltkrieg EK II und EK I sowie das Frontkämpferehrenzeichen als Oberarzt der Fronttruppe. Später nahm er noch an militärischen Übungen teil, wurde aber nicht eingezogen. – Thörner war Mitglied von NSDAP (ab 1.5.1933, Nr. 2137159), NS-Dozentenbund (ab 1934), NSV (ab 1937), NS-Reichsbund für Leibesübungen (ab etwa 1934), NS-Altherrenbund (ab etwa 1935) und Reichsluftschutzbund (ab etwa 1937). Thörner nahm wiederholt an Veranstaltungen der Führerschule für Leibeserzieher in Neustrelitz teil und wurde Obmann der sportärztlichen Arbeitsgemeinschaft für Hochschulen. – Vor 1933 gehörte er keiner Partei an. Er gab an, 1932 DNVP und 1933 NSDAP gewählt zu haben. – Im Entnazifizierungsverfahren wurde er in Kategorie V eingestuft (Mai 1948). Ernst Derra charakterisierte Thörner in einer Erklärung vom 28. August 1945 folgendermaßen: „Thörner hat mir gegenüber des Öfteren im Sinne des Nationalsozialismus gesprochen. In seinem Wesen ist er ursprünglich nur national eingestellt gewesen. Er erscheint mir als eine wirklichkeitsfremde Persönlichkeit, die, selbst charakterlich sauber, gutmütig und harmlos, der nationalsozialistischen Propaganda erlegen ist, und nicht glauben konnte, welche Tendenzen tatsächlich hinter diesem System standen. Dass er sich aktiv nationalsozialistisch betätigt hätte, habe ich nie gehört." Thörner selbst schrieb am 30. April 1948 in einem „Meine Stellung zur NSDAP" überschriebenen Papier, er habe „1933 die Einigung unter dem Nationalsozialismus und den Aufschwung" begrüßt und erst später den Unrechtscharakter des Regimes erkannt. – Quelle: HStA Düsseldorf, NW 1049-49724; UA Bonn, MF-PA Thörner; ebd., PA 9728 Thörner. – Literatur: Anonymus, Professor Walter Thörner, in: Rheinische Friedrich-Wilhelms-Universität Bonn. Chronik und Bericht über das Akademische Jahr 1968/69, Jg. 84, N.F. Jg. 73, S. 24–25.

[83] UA Bonn, MF-PA Schaefer, Lebenslauf, o.D. (auch in: HStA Düsseldorf, NW 15-266).

[84] UA Bonn, MF-PA Schaefer, Busch/Dozentenbundsführer an Dekan MF, 25.4.1939.

[85] HStA Düsseldorf, NW 15-266, Dekan MF an Kultusminister, 30.1.1953. Nachfolger Ebbeckes wurde Kurt Wachholder.

Tabelle: Lehrveranstaltungen des Physiologischen Instituts 1938/39 (Quelle: Universitätsarchiv Bonn)[86]

Art der Lehrveranstaltung / Zeit / Thema	Dozent	Hörerzahl
Vorlesung / WiSe 1938/39 / Physiologie des Menschen	Ebbecke	264
Vorlesung / WiSe 1938/39 / Allgemeine Physiologie	Ebbecke	168
Vorlesung / WiSe 1938/39 / Physiologie für Zahnmediziner	Schaefer	37
Übung / WiSe 1938/39 / Physiologisches Praktikum	Ebbecke	221
Vorlesung / SoSe 1939 / Physiologie des Menschen	Ebbecke	269
Vorlesung / SoSe 1939 / Physiologie für Zahnmediziner	Schaefer	25
Übung / SoSe 1939 / Physiologisches Praktikum	Ebbecke	106

2.3.2. Die Physiologische Chemie. Ein langer Weg der Emanzipation

Seit 1912 gab es am Physiologischen Institut eine physiologisch-chemische Abteilung, die von 1912 bis zu seinem Tode 1934 von Peter Junkersdorf geleitet wurde[87]. Institutsdirektor Ebbecke musste sich spätestens zu diesem Zeitpunkt mit der Frage befassen, ob auch in Bonn ein eigenes Institut für Physiologische Chemie eingerichtet werden sollte. Schließlich hatte es nach den „Vorläufern" in Tübingen (1859) und Straßburg (1872) während der Jahre der Weimarer Republik sechs weitere Universitäten gegeben, an denen planmäßige Ordinariate für Physiologische Chemie begründet worden waren[88]. In Bonn geschah dies erst 1946, doch wurde schon 1940 ein Extraordinariat eingerichtet.

[86] UA Bonn, PA 7344 Remberg, Aufstellung, o.D. [1939].

[87] Vgl. Höpfner, Universität, S. 279; Heinz Egge, Institut für Physiologische Chemie, in: Schott, Universitätskliniken, S. 106–109, S. 106.

[88] Vgl. Andreas-Holger Maehle/Marlies Glase/Ulrich Tröhler, Der Göttinger Weg von der medizinischen zur physiologischen Chemie, in: Biologica Chemistry Hoppe-Seyler, 371 (1990), S. 447–454, S. 453. Im einzelnen werden ebd. genannt: Leipzig (1919), Freiburg (1920), Münster (1921), Jena (1923), Erlangen (1924), Berlin (1928), später Kiel (1937) und Köln (1942). Vgl. auch Deichmann, Flüchten, S. 283 f.

Ebbeckes Anfrage vom Januar 1934, die auf den neuen Lehrstuhl zielte, beschied das Berliner Wissenschaftsministerium abschlägig[89]. Daraufhin wurde er auf der Suche nach einem Nachfolger für Junkersdorf in Frankfurt am Main fündig. Er schlug den dort tätigen Privatdozenten Hans-Joachim Deuticke vor, der dann zum Sommersemester 1934 nach Bonn wechseln konnte[90]. Deuticke erwarb sich offenbar rasch Sympathien, verlor bei seinem unmittelbaren Chef Ebbecke aber an Ansehen. Denn es war die Fakultät, die auf einen eigenständigen Lehrstuhl für Physiologische Chemie drängte – ein Vorhaben, das Deuticke begrüßte und Ebbecke ablehnte[91]. Nicht zuletzt aufgrund der Unstimmigkeiten mit Ebbecke folgte Deuticke zum Oktober 1939 dem Ruf, als Extraordinarius der erste Direktor des neu gegründeten Physiologisch-Chemischen Instituts in Göttingen zu werden[92]. Seine Lehrtätigkeit übernahm teilweise Assistent Franz Harren, dem die physiologisch-chemischen Kurse übertragen wurden[93]. In einem

[89] Vgl. Höpfner, Universität, S. 279 nach HStA Düsseldorf, NW 566, Ebbecke an REM durch Kurator, 30.1.1934 und ebd., REM an Kurator Bonn, 16.3.1934.

[90] HStA Düsseldorf, NW 566, Ebbecke an REM durch Kurator, 27.3.1934. – Hans Joachim Philemon Deuticke wurde am 8. März 1898 in Arendsen/Altmark geboren. Der Protestant besuchte das Gymnasium in Wernigerode, wo er 1916 das Abitur ablegte. Von 1919 bis 1922 studierte er in Halle, Rostock, Königsberg, München und Breslau Medizin. In Breslau legte er 1922 Staats- und Doktorexamen ab, 1923 wurde er approbiert. Nach der Praktikanten- und Volontärszeit in Breslau und Wernigerode war er von Oktober 1923 bis April 1934 Assistent am Institut für vegetative Physiologie der Universität Frankfurt. Immer wieder wurde er zur Durchführung von Forschungsvorhaben in Trondheim, Wien, Cambridge, Lund und Uppsala beurlaubt. Im Juni 1929 habilitierte er sich. Am 1. Mai 1934 wurde er Oberassistent am Physiologischen Institut Bonn. 1936 wechselte er auf eine außerordentliche Professur in Göttingen, wo er mit Kriegsforschungsprojekten zu Kampfstoffen und zur menschlichen Belastung in großen Höhen befasst war. 1947 wurde er in Göttingen Dekan, wo er am 17. Dezember 1976 starb. – Verheiratet war Deuticke seit dem 15. März 1930 mit der am 22. Juni 1904 geborenen Katholikin Josefine Hensang. Am 24. November 1933 wurde ihr Sohn Bernhard Josef geboren. – Am 24. Oktober 1916 trat Deuticke als Fahnenjunker der Armee bei, die ihn nach der Ausbildung nach Mazedonien schickte. Bei seiner Entlassung am 22. November 1919 war er Leutnant der Reserve. Er erhielt das EK II. – Seit November 1933 war Deuticke Mitglied des Stahlhelm bzw. der SA, nach Klee, Personenlexikon, S. 106 ab 1937 auch der NSDAP; einer politischen Partei hatte er zuvor nicht angehört. – Quelle: BA Koblenz, R 21 Anh./10003. – Literatur: Beushausen u.a., Fakultät, S. 230 u. ö.

[91] Vgl. Höpfner, Universität, S. 279.

[92] Vgl. Maehle/Glase/Tröhler, Weg, S. 452. Siehe auch. UA Bonn, PA Ebbecke, Ebbecke an Kurator, 25.11.1940.

[93] UA Bonn, PA 2845 Harren, Busch/Dozentenschaftsleiter an Rektor, 23.5.1940. – Franz Ludwig Harren wurde am 20. Oktober 1906 in Würzburg geboren, wo er die Kreisoberrealschule besuchte. Der Katholik studierte zunächst Chemie (Dr. phil. 1932) und anschließend Medizin (Dr. med. 1938). Nach Assistententätigkeiten am Chemischen Institut Würzburg (1932–1934) und am dortigen Hygienischen Institut (1934/35) wechselte er am 1. November 1935 an das Bonner Physiologisch-Chemische Institut sowie am 15. Dezember 1937 als Assistenzarzt an die dortige Medizinische Klinik. Er habilitierte sich am 16. Juni 1943 und erhielt am 12. Mai 1944 seine Dozentur. – Er nahm 1936 an einer Militärischen Übung teil. 1942 wurde er zur Wehrmacht eingezogen. Am 9. Mai 1945 geriet er in Kurland in sowjetische Kriegsgefangenschaft und kehrte erst Ende 1954 nach Deutschland zurück. Am 1. Oktober 1955 wurde er Oberarzt an der Medizinischen Klinik Bonn. – Seit dem 1. Mai 1933 war er Mitglied der NSDAP (Nr. 3417547). – Quelle: UA Bonn, PA 2845 Harren.

engeren Sinne politische Motive dürften in der Personalangelegenheit Deuticke keine Rolle gespielt haben. Der SA-Mann gehörte der NSDAP zumindest vor 1937 nicht an und wurde nach seiner Ernennung zum Professor in Bonn vom Leiter der Dozentenschaft Chudoba lebhaft für die „Weiterbeschäftigung“ empfohlen[94]. In Göttingen zählte er nach dem 20. Juli 1944 zu den „akut bedrohten Kollegen“, die Widerstandskreisen zugerechnet wurden[95].

In Anbetracht der Haltung Ebbeckes wandte sich Dekan Tiemann an den scheidenden Deuticke, um seine Vorschläge für die Besetzung eines Lehrstuhls für physiologische Chemie zu erfahren. Er nannte die Namen der außerordentlichen Professoren Amandus Hahn (München), Robert Feulgen (Gießen) und Emil Lehnartz (Münster) sowie die Privatdozenten Erich Strack (Leipzig) und Wilhelm Dirscherl (Frankfurt am Main)[96].

Da der neue Lehrstuhl nur mager ausgestattet und zuletzt auch lediglich ein Extraordinariat in Aussicht gestellt werden konnte, hielt sich das Interesse der Kandidaten in engen Grenzen. Dem Ruf folgte letztlich Wilhelm Dirscherl, der 1946 dann doch ordentlicher Professor wurde und das Institut als Direktor bis zu seiner Emeritierung 1968 prägte[97].

[94] HStA Düsseldorf, NW 566, Leiter der Dozentenschaft Chudoba an Rektor, 11.3.1938.

[95] Vgl. Heiber, Universität I, S. 339; Hans Joachim Dahms, Die Universität Göttingen 1918 bis 1989: Vom „Goldenen Zeitalter“ der Zwanziger Jahre bis zur „Verwaltung des Mangels“ in der Gegenwart, in: Rudolf von Thadden/Günter J. Trittel (Hg.)/Marc-Dietrich Ohse (Mitwirkung), Göttingen. Geschichte einer Universitätsstadt, 3, Von der preußischen Mittelstadt zur südniedersächsischen Großstadt 1866–1989, Göttingen 1999, S. 395–456, S. 423.

[96] Vgl. Höpfner, Universität, S. 280 nach UA Bonn, MF 68/105, Dirscherl an Dekan Tiemann, 18.1.1940.

[97] Vgl. Egge, Institut, S. 106 f. – Ferdinand Christoph Wilhelm Dirscherl wurde am 26. November 1899 in Nürnberg geboren. Der Katholik besuchte dort von 1910 bis 1917 die Oberrealschule, die er mit der „Notreife“ abschloss. Er studierte von 1920 bis 1925 an der Technischen Hochschule München Chemie. 1925 wurde er zum Dr.-Ing. promoviert. Von 1927 bis 1931 studierte Dirscherl in Heidelberg Medizin. 1932 wurde er approbiert und promoviert. Zwischen Chemie- und Medizinstudium war er 1925/26 Assistent am Chemischen Institut der Technischen Hochschule Karlsruhe. 1926 folgte er seinem Chef Freudenberg nach Heidelberg, so dass er bis 1932 als Assistent am Chemischen Institut der Universität Heidelberg fungierte. Seit Januar 1932 habilitiert und Privatdozent für Chemie an der Universität Heidelberg, leitete er von 1932 bis 1935 das Labor bei der Mannheimer Firma C. F. Boehringer und Söhne. Im März 1938 wurde er in Frankfurt außerordentlicher, im November 1939 außerplanmäßiger Professor. Im Sommersemester 1939 übernahm er die Vertretung des physiologischen Lehrstuhls in Göttingen. Am 1. Oktober 1940 wurde er als außerordentlicher Professor Direktor des Physiologisch-Chemischen Instituts Bonn. Er starb am 29. Juli 1982. – Verheiratet war Dirscherl seit dem 7. August 1926 mit der am 31. Januar 1890 geborenen Katholikin Klara Scherzl. Diese Ehe blieb kinderlos. Dirscherl heiratete nach dem Kriege seine zweite Frau Ingeborg und wurde 1961 Vater seines Sohnes Erwin. – Am 23. Mai 1917 wurde er zum Heer eingezogen und geriet im Mai 1918 leicht verwundet in französische Kriegsgefangenschaft, aus der ihm im November 1919 die Flucht gelang. 1920 wurde er als Unteroffizier entlassen und 1938 zum Unterarzt d.R. ernannt. Er erhielt das Ehrenkreuz für Frontkämpfer. – Dirscherl gehörte nie einer Partei an. 1936 wurde er HJ-Stammarzt für das Jungvolk, 1939 HJ-Hauptarzt; er war Mitglied von RLB, NSV (seit 1936), NSD-Ärztebund (Anwärter ab 1936/37), NSD-Dozentenbund (Nr. 284767; ab 1940), DAF (1933–1935/36), Luftschutzbund und Werkluftschutz Bonn. Vor DAF, HJ und Luftschutzbund hielt Dirscherl Vorträge zu medizinischen Themen, bevor er nach Bonn wech-

Dirscherl hat als junger Wissenschaftler offenbar mit Erfolg versucht, einer allzu engen Bindung an den Nationalsozialismus zu entgehen. Vor seinem Wechsel nach Bonn hielt er Vorträge vor Versammlungen der Deutschen Arbeitsfront und des Luftschutzbundes, vermied aber den Beitritt zu NSDAP und SA[98]. So blieben viele Gutachten über ihn ambivalent. Während sein langjähriger Mentor und Chef Karl Freudenberg „auf den fähigen Mann aufmerksam" machte und ihn für alle in Frage kommenden Positionen empfahl, urteilte Otto Schmidt von der Heidelberger Dozentenschaft zwar ebenfalls positiv, ließ aber die für die NSDAP problematischen Seiten nicht unerwähnt[99]. Er hielt ihn für „politisch gut gesinnt" – trotz seiner Distanz zu Parteiorganisationen, den Gerüchten über frühere „Beziehungen zum Zentrum" und seiner Messbesuche[100]. Auch Dirscherls Tätigkeit bei der Mannheimer Firma Böhringer & Söhne wurde nicht positiv gewertet, aber aus Sicht der Parteioffiziellen wettgemacht durch die wenig konkrete Bemerkung, in Heidelberg habe er „im chemischen Institut der Front nahegestanden, die sich gegen die anderen den früheren Regierungsparteien nahestehenden Herren stellte"[101]. Insgesamt wurde das Bild eines „stets freundlichen, etwas derben, aber sehr humorvollen", sich „wenig um Politik" kümmernden, guten Wissenschaftlers gezeichnet[102]. Während 1936 seine Berufung an die TH Hannover „verhindert" wurde – Dirscherl nannte nach dem Krieg als Grund seine Zugehörigkeit zum Caritasverband –, billigten die Parteistellen die Entscheidung des Reichserziehungsministeriums, Dirscherl im Sommersemester 1939 mit einer Lehrstuhlvertretung in Göttingen zu beauftragen und ihn schließlich mit Wirkung zum 1. Oktober 1940 als Direktor des Physiologisch-chemischen Instituts in Bonn einzusetzen[103].

Bereits in Überlegungen im Zusammenhang mit dem Revirement von 1940 (Deuticke – Wagenseil – Panse – Dirscherl) ließ sich für Dirscherl kein Ordinariat

selte, vor der HJ auch in Bonn. – Quellen: UA Bonn, PA Dirscherl; BA Berlin, BDC-Dossier Dirscherl; StA Bonn; HStA Düsseldorf, NW 1049-1332. Vgl. auch Kap. 6.1.

98 BA Berlin, BDC-Dossier Dirscherl.

99 BA Berlin, BDC-Dossier Dirscherl, Freudenberg/Heidelberg an Bachér/REM, 1.6.1935.

100 BA Berlin, BDC-Dossier Dirscherl, Gutachten von Otto Schmidt/Dozentenschaft Heidelberg, Fachabt. Chemie, 22.7.1936.

101 BA Berlin, BDC-Dossier Dirscherl, Leiter der Dozentenschaft Heidelberg an Rektor Heidelberg, 20.3.1936.

102 BA Berlin, BDC-Dossier Dirscherl, Gutachten von Otto Schmidt/Dozentenschaft Heidelberg, Fachabt. Chemie, 22.7.1936; ebd., Leiter der Dozentenschaft Heidelberg an Rektor Heidelberg, 20.3.1936.

103 BA Berlin, BDC-Dossier Dirscherl. – Zur „verhinderten" Berufung an die TH Hannover benannte Dirscherl im Entnazifizierungsverfahren die Professoren Freudenberg (Heidelberg) und Skita (Hannover) als Zeugen (vgl. ebd., Fragebogen der Militärregierung, 28.8.1945). Vgl. UA Bonn, PA Dirscherl, Dirscherl an von Weber, 2.11.1945: „Der NSV trat ich [1933, R.F.] nicht bei, sondern als Ausweichorganisation dem kathol. Caritasverband. [...] Als ich [...] 1935 die Industrie verliess [...], wurde mir die Erlangung einer Oberassistentenstelle am Chem. Institut der Techn. Hochschule Hannover durch die Partei unmöglich gemacht, obwohl Prof. Skita, der dortige Institutsdirektor, lange Zeit mit Ministerium und Dozentenschaft verhandelte. [...] Seit 1936 war ich bei der NSV." – Bereits einen Monat zuvor, am 1. September 1940, übernahm Dirscherl die Vertretung des außerordentlichen Lehrstuhls.

finden[104]. Anders als geplant sah man sich aber auch 1942 gezwungen, ihm ein Ordinariat vorzuenthalten. Das zunächst für ihn ausersehene wurde dem Nachfolger des Gerichtsmediziners Friedrich Pietrusky, Gerhard Panning, angeboten, so dass Dirscherl trotz seiner Direktorenposition weiterhin nur ein Extraordinariat verblieb[105]. Nach Pannings Tod wurde es möglich, Dirscherl verspätet das Ordinariat zu übertragen. Der Antrag von Dekan Schulemann wurde von Rektor Chudoba unter ausdrücklicher Erwähnung seiner angeblich unproblematischen „politischen und charakterlichen Haltung" unterstützt[106]. Hingegen erinnert das im Ganzen zustimmende Votum der Bonner Dozentenschaft an die schon acht Jahre zuvor erhobenen Bedenken: „Es fehlt nicht an Stimmen, nach denen von D. eine kompromißlose Vertretung der nationalsozialistischen Auffassung nicht erwartet werden kann; doch kann von einer negativen Einstellung wohl kaum gesprochen werden"[107].

Am 15. Januar 1945 ernannte „der Führer" Dirscherl „mit Wirkung vom 1. Januar 1945 ab" zum beamteten ordentlichen Professor auf Lebenszeit, doch gelangte am 10. März 1945 ein Widerruf nach Bonn[108]. Zuvor hatte sich offenbar Rektor Chudoba über Dirscherl verärgert gezeigt und dies Berlin wissen lassen. Jedenfalls verfasste man am 10. März 1945 im Führerbunker ein Schriftstück mit dem folgenden Inhalt: „Der Partei-Kanzlei ist nach der gegebenen Zustimmung zur Ernennung des Obengenannten zum o. Professor eine Mitteilung zugegangen, wonach der Rektor der Universität die Ernennung ablehnen soll, da sich Professor Dirscherl während der kritischen Septembertage gegen eine Verlagerung aus Bonn gesträubt hat. Es wird gebeten, die Angelegenheiten untersuchen zu lassen und die Ernennung gegebenenfalls zurückzustellen."[109]

Möglicherweise ist dieses Schreiben nicht mehr nach Bonn gelangt. Dirscherl blieb gleichwohl die Ernennung durch Hitler erspart. So gehörte er zu der Gruppe derjenigen, die nicht der Partei angehörten, und – obwohl jung und auf Protektion angewiesen – auch nicht der SA beitraten[110]. Dass seine Ernennung zum Ordinarius 1945 zurückgestellt wurde, lag höchstwahrscheinlich an Dirscherls wenig kooperativen Verhalten im September 1944, als es um die Verlagerung der Universität nach Osten ging. So sprach wenig dagegen, ihn im April 1946 zum

[104] UA Bonn, PA Dirscherl, Rektor Chudoba an REM durch Kurator, 12.10.1940, Durchschrift (auch in: ebd., MF 68/105); ebd., PA 6782 Panse, Kurator Ehrlicher an Rektor, 18.12.1940.

[105] BA Berlin, BDC-Dossier Dirscherl, Dekan Schulemann an REM durch Rektor und Kurator, 30.6.1944. – Vgl. Kap. 2.7.2.

[106] BA Berlin, BDC-Dossier Dirscherl, Dekan Schulemann an REM durch Rektor und Kurator, 30.6.1944; ebd., Rektor Chudoba an REM durch Kurator, 26.7.1944; UA Bonn, MF-PA 58 Elbel, 8.5.1944, Durchschlag.

[107] BA Berlin, BDC-Dossier Dirscherl, Dozentenführer i.V. der Dozentenschaft Bonn Klapp an Rektor Bonn, 24.7.1944 (auch in: UA Bonn, PA Dirscherl).

[108] UA Bonn, MF 68/147, i.V. Zschintzsch/REM an Dirscherl, 12.2.1945; ebd., i.V. Zschintzsch/ REM an Rektor Bonn in Adelebsen durch Kurator Bonn, 12.2.1945.

[109] BA Berlin, BDC-Dossier Dirscherl, Starke/NSDAP Partei-Kanzlei, Führerbau, 10.3.1945 [an Kurator Bonn?], 10.3.1945.

[110] Vgl. Kap. 2.7.2.

Ordinarius zu ernennen[111]. Erich von Redwitz und Paul Martini trugen durch ihre entlastenden Gutachten dazu bei[112]. 1947 holte er die unter seiner maßgeblichen Mitwirkung neu gegründete Deutsche Gesellschaft für Physiologische Chemie zu einer Tagung nach Bonn, obwohl sich sein Institut nach der Zerstörung „als Aftermieter“, so Dirscherl 1964, hatte einquartieren müssen[113]. 1951 wurde er Dekan, 1963 Rektor; 1968 erhielt er das Große Bundesverdienstkreuz[114]. 1961 geriet Dirscherl in die Schlagzeilen, weil der sozialdemokratische Bundestagsabgeordnete Adolf Arndt dem Physiologen vorwarf, ungerecht und unkorrekt zu prüfen. Die Angriffe fanden keine Bestätigung und wurden von der Studentenschaft demonstrativ als unbegründet verworfen, indem man aus Solidarität mit Dirscherl einen Fackelzug organisierte[115].

2.4. Das Pathologische Institut

2.4.1. Als Nichtparteimitglied Dekan – Wilhelm Ceelen

Während der gesamten NS-Zeit stand das Pathologische Institut unter der Leitung von Wilhelm Ceelen, der 1926 von Greifswald nach Bonn berufen und 1954 emeritiert wurde. Ceelen war ein Schüler Johannes Orths und somit ein „Enkel“ Rudolf Virchows[116]. Der liberale, dem Nationalsozialismus ablehnend gegenüberstehende Ceelen gelangte 1933 als Nicht-Parteigenosse in das Amt des Dekans, trat aber bereits nach knapp einem Jahr zurück, weil er sich den Zumutungen der NSDAP nicht länger beugen wollte[117]. Insbesondere im Fall des

[111] Vgl. Egge, Institut, S. 106.

[112] HStA Düsseldorf, NW 1049-1332, Redwitz an Militär-Regierung, 17.11.1945; ebd., Martini an Weber/Prüfungsausschuss, 6.11.1945; UA Bonn, PA Dirscherl, Gutachten des Universitätsprüfungsausschusses von Weber/von Redwitz/Ullrich, 14.11.1945.

[113] Anonymus, Chemische Formel zum Geburtstag. Prof. Dirscherl wurde 65 Jahre alt – Reiche Forschertätigkeit, in: General-Anzeiger, 30.11.1964.

[114] UA Bonn, PA Dirscherl, Nachruf der Universität, o.D. [1982].

[115] Vgl. Anonymus, Fackelzug und Demonstration für: [sic] Prof. Dirscherl – Gegen [sic] MdB Arndt. Vorwürfe des Bundestagsabgeordneten wurden scharf zurückgewiesen, in: Bonner Rundschau, 24.2.1961; dh, Fackelzug zur Gregor-Mendel-Straße. Studenten ergriffen Partei für Professor. MdB Arndt attackierte Prof. Dirscherl – Petition an den Landtag – Umstrittene Prüfungen, in: General-Anzeiger, 24.2.1961. Unerwähnt bleibt der Vorfall in der Biographie Dieter Gosewinkel, Adolf Arndt. Die Wiederbegründung des Rechtsstaats aus dem Geist der Sozialdemokratie (1945–1961), Bonn 1991.

[116] Ulrich Pfeifer, Pathologisches Institut, in: Schott, Universitätskliniken, S. 155–163, S. 155.

[117] Wilhelm Friedrich Ceelen wurde am 21. August 1883 in Frankfurt am Main geboren. Der Protestant besuchte dort das humanistische Goethe-Gymnasium und legte 1902 die Reifeprüfung ab. Von 1902 bis 1907 studierte er in Freiburg i. Br., München und Berlin Medizin. Im Juli 1907 bestand er das Staatsexamen, wurde am 1. Mai 1909 approbiert und erhielt am 28. Januar 1910 in Berlin das Doktordiplom. Nach der Assistentenzeit in Berlin wurde er am 1. Oktober 1911 Prosektor und planmäßiger Abteilungsvorsteher am Berliner Pathologischen Institut der Charité. Dort habilitierte er sich am 13. Oktober 1913; 1917 wurde er Professor und 1919 außerordentlicher Professor. Am 1. Oktober 1923 wechselte er als Direktor an das Pathologi-

verfolgten Zahnmediziners Alfred Kantorowicz wurde er dennoch in nationalsozialistische Unrechtsmaßnahmen verwickelt[118]. Nach dem Ende der NS-Diktatur gehörte er zu den als unbelastet geltenden Fakultätsmitgliedern, die maßgeblichen Anteil an der Neuorganisation der Medizin in Bonn, auch außerhalb der Universität, hatten[119].

Ceelen bemühte sich über Jahre vergeblich um eine Aufstockung seines Personals[120]. Im Juni 1937 beantragte er, die Stellen für jeweils einen Oberassistenten,

sche Institut des Krankenhauses Berlin-Charlottenburg-Westend. Am 28. Februar 1925 wurde er zum ordentlichen Professor an der Universität Greifswald ernannt, an der er am 1. April 1925 Direktor des Pathologischen Instituts wurde. Von dort folgte er am 1. Oktober 1926 dem Ruf als Professor und Direktor des Pathologischen Instituts an die Universität Bonn. In der unmittelbaren Nachkriegszeit gehörte Ceelen zum „Fünferrat“, der fünfköpfigen Bonner Verwaltungsleitung. 1953 wurde er emeritiert. – Verheiratet war Ceelen seit dem 21. Oktober 1916 mit der am 1. Juli 1895 geborenen Wiltrud Elisabeth Riege. Auch sie war evangelischer Konfession. Das Paar hatte zwei Kinder, Günther (geb. 6.8.1918) und Horst (geb. 19.7.1922). – 1902 trat er als Einjährig-Freiwilliger in Freiburg in die Armee ein. Nach Wiederantritt der unterbrochenen Militärausbildung 1909 und vierwöchiger Übung 1910 erhielt er im Dezember 1910 das Patent als Assistenzarzt, 1913 als Oberarzt d.R. Im Ersten Weltkrieg war er von der Mobilisierung bis zum Mai 1915 im I. Armeekorps an der Front, bevor er auf Veranlassung des Kultusministeriums durch das Kriegsministerium nach Berlin gerufen wurde. Er erhielt das EK II sowie das Verdienstkreuz für Kriegshilfe. – Politisch betätigte er sich nicht. Im November 1932 wählte er laut Entnazifizierungsbogen die DVP, im März 1933 keine Partei. Er war seit 1933 in der NSV, in der Reichsdozentenschaft und seit 1942 im Reichsluftschutzbund. Von 1902 bis zu ihrer Auflösung 1934 gehörte er der Verbindung Franconia-Freiburg an. Außerdem war Ceelen Mitglied des Deutschen Automobil-Clubs. – Der Entnazisierungs-Hauptausschuss Bonn erklärte Ceelen am 14. Februar 1949 für „nicht betroffen, Kategorie V“; anlässlich seines 75. Geburtstages 1958 wurde Ceelen mit einer Büste im Institut und dem Großen Bundesverdienstkreuz geehrt. Ceelen starb am 7. Januar 1964. – Quellen: UA Bonn, PA Ceelen; BA Berlin, BDC-Dossier Ceelen; StA Bonn; HStA Düsseldorf, NW 1049-49170. – Literatur: Van Rey, Institute, S. 41; Anonymus, Professor Wilhelm Ceelen, in: Rheinische Friedrich-Wilhelms-Universität Bonn. Chronik und Bericht über das Akademische Jahr 1963/64, Jg. 79, N.F. Jg. 68, S. 21–22.

[118] Vgl. Kap. 3.1.1.

[119] Vgl. Kap. 10.1.

[120] GStA PK Berlin, Rep. 76, Nr. 411, Ceelen an REM durch Kurator, 2.6.1937, wo Bezug genommen wird auf Berichte vom 8.3., 24.7. und 26.9.1928, 29.1. und 7.5.1929, 24.3.1934 und 3.2.1937. – Siehe auch: UA Bonn, MF 79/106, Ceelen an Rektor, o.D. [1934]. Damals folgte dem Oberassistenten PD Schultz-Brauns Gustav Gerstel auf die Stelle des Oberassistenten. Wilhelm Keuenhof wurde planmäßiger, Peter Göring außerplanmäßiger Assistent, Gustav Schröter wissenschaftliche Hilfskraft. – Otto Adalbert Walter Schultz-Brauns, evangelisch, wurde am 23. März 1896 in Casablanca geboren. Von 1902 bis zu seiner Reifeprüfung am Reformrealgymnasium besuchte er Schulen in Bremen. Von 1918 bis 1922 studierte er in Bonn, München und wieder Bonn. Von einer Anstellung an der Physiologisch-Chemischen Anstalt Basel 1927/28 abgesehen, war Schultz-Brauns von 1923 bis 1934 am Pathologischen Institut der Universität Bonn Assistent, vom 1. Mai 1933 bis zum 30. September 1934 als beamteter Oberassistent. Der 1929 zum Privatdozent ernannte Schultz-Brauns wurde 1934 zum Direktor des Pathologischen Instituts in Magdeburg berufen. Die Fakultät beantragte im November 1935, Schultz-Brauns den Titel eines außerordentlichen Professors zu verleihen. – Schultz-Brauns heiratete am 10. März 1923 die am 19. März 1898 geborene Protestantin Gertrud Auguste Brauns. Am 29. Januar 1924 kam die Tochter Gisela Gertrud, am 8. April 1926 ihre Schwester Ilse Gertrud und am 25. Juli 1930 der Sohn Helmut Otto Reinhard zur Welt. – Als Kriegsfreiwilliger nahm Schultz-Brauns von 1914 bis 1918 am Ersten Weltkrieg teil. Er wurde unter anderem ausgezeichnet mit EK I, EK II, Verwundetenabzeichen und Marine-Flugzeugbe-

einen planmäßigen und einen außerplanmäßigen Assistenten um eine weitere planmäßige Assistentenstelle vermehren zu dürfen – auch unter Verweis auf die wesentlich besser ausgestattete Universität Köln[121]. Nachdem Pathologie wie Gerichtsmedizin einen mit Thallium verübten Mord nicht festgestellt hatten und Ceelen unter Rechtfertigungsdruck geriet, nutzte er die Situation zu einem neuen Appell[122]. Jetzt forderte er nicht nur einen weiteren Assistenten, sondern bemühte sich, die je nach Fall erforderliche Zusammenarbeit mit dem Gerichtsmedizinischen Institut überflüssig zu machen[123]. Die Anstellung „chemisch ausgebildeter" Assistenten schien ihm nicht nur mit Blick auf die übersehenen Giftmorde, sondern auch aufgrund eines von ihm geleiteten, nur vorübergehend vom Reichswirtschaftsministerium geförderten Projekts zur „Bearbeitung des Staublungenproblems" geboten[124]. Mit Schreiben vom 11. November 1937 wurden sämtliche Anträge Ceelens auf Personalaufstockung vorläufig abgelehnt[125].

Erst im Juli 1940 erhielt die Pathologie eine zusätzliche, der Hautklinik gestrichene Assistentenstelle zugesprochen[126]. Aber schon kurze Zeit später musste um die Uk-Stellung wenigstens eines der beiden Assistenten, im August 1941 Franz Friedrichs und Helmut Madeheim, gekämpft werden[127].

Doch nicht einmal die wenigen zur Verfügung stehenden Stellen konnte Ceelen mit in Bonn ausgebildeten Ärzten besetzen. Im September 1938 musste er nach dem Ausscheiden des Oberassistenten Gustav Gerstel eine Sondergenehmigung für die Anstellung des aus Köln kommenden NSDAP-Mitglieds Heinrich Heinlein erwirken, „da ein genügend ausgebildeter Nachwuchs für die Oberassistentenstelle an unserer Universität z.Zt. leider nicht vorhanden ist"[128]. Als Heinlein

obachter-Abzeichen. – Am 15. Mai 1933 trat er dem Stahlhelm, am 6. Juni 1833 dem NS-Frontkämpferbund, am 1. April 1934 der SA und am 20. Januar 1935 der SS bei. – Quellen: UA Bonn, PA 9227 Schultz-Brauns.

[121] GStA PK Berlin, Rep. 76, Nr. 411, Ceelen an REM durch Kurator, 2.6.1937.

[122] Zur Giftmordaffäre vgl. Kap. 11.1.

[123] GStA PK Berlin, Rep. 76, Nr. 411, Ceelen an Kurator, 2.10.1937: „Gleichzeitig erlaube ich mir, darauf hinzuweisen, dass nicht nur zur Klärung von Vergiftungsfällen, sondern auch für die ganze wissenschaftliche Forschung auf dem Gebiet der Pathologie chemische Untersuchungen unbedingt notwendig sind, die man nicht als Gefälligkeitsarbeiten von anderen Instituten verlangen kann, sondern die in eigenen Laboratorien ausgeführt werden müssen."

[124] GStA PK Berlin, Rep. 76, Nr. 411, Ceelen an REM durch Kurator, 2.10.1937.

[125] GStA PK Berlin, Rep. 76, Nr. 411, REM an Kurator, 11.11.1937.

[126] GStA PK Berlin, Rep. 76, Nr. 411, REM an Kurator Bonn, 13.7.1940, Konzept.

[127] GStA PK Berlin, Rep. 76, Nr. 411, Kurator Bonn an Ehrersatzinspektion Köln durch Regierungspräsident Köln über Gesundheitsamt Bonn, 19.8.1941. – Zu weiteren Bemühungen Ceelens um Personal während des Krieges vgl. Kap. 8.1.

[128] GStA PK Berlin, Rep. 76, Nr. 411, Rektor an REM durch Kurator, 12.9.1938; ebd., REM an Kurator Bonn, 1.10.1938, Entwurf. Zu Gerstel: Ebd., Kurator i.V. an REM, 21.9.1936; ebd., REM an Kurator Bonn, 9.10.1936. — Der Protestant Gustav Adolf Gerstel wurde am 18. Januar 1902 in Dortmund geboren. Nach dem Besuch von drei Gymnasien und dem Studium in Berlin, war Gerstel zunächst über vier Jahre in Berlin als Pathologe beschäftigt, bevor er nach Bonn wechselte und dort zuletzt Oberassistent wurde. – Am 2. März 1935 heiratete er die am 9. Februar 1912 geborene Ilse Harke, ebenfalls evangelischer Konfession. – Ungedient trat er 1933 in die SA ein. – Gerstel wurde 1948 im Entnazifizierungsverfahren (Kategorie V) entlastet. –

1943 nach Jena berufen wurde, konnte die Stelle wieder mit einem Bonner Arzt besetzt werden. Der vorherige erste Assistent Ferdinand Roth, als SS-Arzt schon 1936 zeitweilig zu Schulungslagern abkommandiert und deshalb Ceelen in unerwartete Personalnot bringend, rückte auf, gehörte freilich seit dem 2. April 1940 der Wehrmacht an[129]. Erst im Oktober 1943 wurde er aus der Wehrmacht entlas-

Quelle: UA Bonn, MF-PA 79 Gerstel. — Heinrich Heinlein wurde am 16. Oktober 1897 im mittelfränkischen Erlbach geboren. Dort besuchte er die Volksschule, dann das Progymnasium Neustadt/Aisch und das Gymnasium Erlangen. Er studierte – unterbrochen durch Kriegseinsatz, den er ausgezeichnet mit dem EK II als Vizefeldwebel abschloss – in Erlangen und Würzburg Medizin. Als Praktikant, Volontär und Assistent war er in der Medizinischen Klinik Erlangen, im Krankenhaus Weiden/Opf., am Pathologischen sowie am Physiologisch-Chemischen Institut der Universität Würzburg angestellt. 1923 promoviert wechselte er 1924 an die Chemische Fabrik Schering in Berlin, die ihn an die Biologische Versuchsanstalt der Akademie der Wissenschaften in Wien abordnete. 1926 nahm er sein zuvor abgebrochenes Chemiestudium wieder auf und promovierte 1928 erneut. Er wurde Assistent am Pathologischen Institut der Universität Greifswald und wechselte in gleicher Funktion am 1. September 1931 nach Köln. Am 1. Oktober 1938 wurde er Oberassistent am Pathologischen Institut der Universität Bonn. Dort erhielt er am 24. Juli 1939 die Ernennung zum außerplanmäßigen Professor. Am 3. November 1943 wechselte er als außerordentlicher Professor nach Jena. 1946/47 arbeitete er in den Marburger Behringwerken, gründete 1950 ein privates pathologisches Institut in Koblenz und wurde 1957 Ordinarius in Köln. Er starb am 20. Dezember 1961. – Heinlein war verheiratet und hatte zwei Kinder. – Heinlein gehörte vor 1933 keiner Partei an, wohl aber mehreren Wehrverbänden wie der Schwarzen Reichswehr im Studentenbataillon Erlangen (1919/20), der Bayerischen Einwohnerwehr und der Reichsflagge. Am 1. Mai 1933 wurde er NSDAP-Mitglied, am 3. November Mitglied von SA und NSKK. Am 10. Februar 1943 wurde Heinlein vom Dozentenbund zum Vertreter der Nichtordinarien in der Fakultät bestimmt. – Quellen: BA Berlin, BDC-Dossier Heinlein; UA Bonn, MF-PA Heinlein; ebd., PA 2993 Heinlein.

129 UA Bonn, MF 79/106 Ceelen an Dekan, 16.11.1936 (vgl. Kap. 8.1.); GStA PK Berlin, Rep. 76, Nr. 411, Ceelen an Kurator, 8.7.1943; ebd., REM an Kurator, 21.12.1943, Konzept. – Der Protestant Ferdinand Roth wurde am 22. August 1908 in Neunkirchen (Kreis Siegen) geboren. Nach dem Besuch der evangelischen Volksschule Neunkirchen und des Realgymnasiums Betzdorf (Reifeprüfung 1929) studierte er in München (1919–1932), Kiel (1932) und Bonn (1932–1934). In Bonn legte er 1934 das Staatsexamen ab und wurde im selben Jahr promoviert. Im Bonner Pathologischen Institut wurde er 1934 Medizinalpraktikant, wechselte aber in derselben Funktion an die zweite Medizinische Klinik Hamburg-Eppendorf. Am 1. Januar 1936 kehrte er an die Bonner Pathologie zurück und wurde außerplanmäßiger, am 1. Mai 1936 planmäßiger und am 1. Oktober 1943 Ober-Assistent. Er habilitierte sich am 6. März 1941 und wurde am 24. Juli 1941 zum Dozenten ernannt. – Am 23. Dezember 1934 heiratete Roth die am 24. Januar 1910 geborene Ärztin Margarete Meisel. – 1933 nahm Roth an einem freiwilligen Wehrsportlager teil, 1938 und im Sommer 1939 an militärischen Übungen. Zuvor uk. gestellt, wurde er am 1. April 1940 zur Wehrmacht einberufen, wo er im selben Jahr zum Assistenzarzt befördert wurde. Am 22. Oktober 1943 wurde er aus der Wehrmacht als Stabsarzt d.R. entlassen. Ausgezeichnet wurde er mit dem KVK II mit Schwertern und dem KVK I sowie der Ostmedaille. – Seit dem 30. Juni 1933 gehörte er der SS (Nr. 201819, 1936 SS-Arzt, zuletzt Untersturmführer) und seit Mai 1937 der NSDAP (Nr. 5307532) an. Seit dem 1. Juli 1936 war er Mitglied der NSV (Nr. 5884989). Zudem gehörte er dem NSD-Dozentenbund an (Nr. 4663). Seit 1922 war Roth Mitglied der Deutschen Turnerschaft. Zudem sind Mitgliedschaften verzeichnet in DRK (1939) und deutscher Burschenschaft Danubia München (1929–1936). Er verweigerte sich dem NS-Ärztebund und verbot seiner Frau den Beitritt zu NS-Formationen. Nach dem Ende des NS-Regimes gab er an, vor 1939 keiner Partei angehört und 1932/33 die DNVP gewählt zu haben. – Quellen: UA Bonn, PA 7575 Roth; HStA Düsseldorf, NW 1049-53289.

sen und konnte dauerhaft nach Bonn zurückkehren[130]. Im Oktober 1939 war er SS-Unterscharführer geworden, so dass von politischer Seite Ceelens Antrag auf eine Verlängerung seiner Assistentenzeit im Frühjahr 1941 nichts im Wege stand[131]. Roth erhielt zwar keine nachteiligen Beurteilungen durch Parteiinstanzen, er entsprach gleichwohl nicht dem klassischen Bild eines SS-Manns[132]. Gerstel betonte 1948 die Integrität Roths: „Die Wetterfahnen stürzten schon im Anfang 1933 in die Organisation [SS]. Herr Dr. Roth wartete bis zum letzten Augenblick und tat dies erst, als ihm nur der Ausweg blieb, entweder den Beruf aufzugeben, auszuwandern und einem der Vereine beizutreten“[133]. Roth gehörte nach Gerstel zu denjenigen, die sich selbst der Förderung jüdischer Amerikaner, etwa des Doktoranden Rothstein, nicht entzogen[134]. Nach dem Ende des NS-Regimes war Roth einer der wenigen SS-Angehörigen, die recht schnell wieder zu einer akademischen Laufbahn zugelassen wurden[135].

Obwohl auch nach Ceelens Einschätzung „bisher die Zusammenarbeit“ mit dem Gerichtsmedizinischen Institut „ziemlich reibungslos“ verlaufen ist, suchte er 1944 das Interregnum bei den Gerichtsmedizinern für eine Klärung der latenten Konkurrenzsituation zu nutzen[136]. Ceelen wünschte eine Entscheidung gegen die ihm aus anderen Universitätsstädten gemeldete Praxis, nach der „die gerichtlichen Mediziner alle Leichen mit unklaren klinischen Todesursachen oder bei Tod nach Unfällen für sich beanspruchen, so dass eine Möglichkeit zu Untersuchungen und Demonstrationen auf dem Gebiet der Unfallpathologie für den Pathologen nicht gegeben ist“[137]. Ob eine förmliche Entscheidung im Sinne Ceelens gefallen ist, lässt sich den Akten nicht entnehmen; die Schwächung der Gerichtsmedizin – das Ordinariat wurde ihr einstweilen entzogen – spricht aber eher für einen Erfolg von Ceelens Initiative[138].

Nach Treffern am 18. Oktober wurde das Institut am 28. Dezember 1944 bei einem Fliegerangriff weitgehend zerstört und von der Theaterstraße an den Katzenburgweg verlagert[139]. Kurz vor der Bombardierung war dem Institut mit Edel-

[130] UA Bonn, PA 7575 Roth, Fragebogen des Kuratoriums, 1.3.1946.

[131] UA Bonn, PA 7575 Roth, Dozentenführer i.V. Klapp/NSD-Dozentenbund an Rektor, 31.5.1941.

[132] UA Bonn, PA 7575 Roth, Schmidt/Dozentenschaft an Rektor, 16.4.1936; ebd., Dozentenführer i.V. Klapp/NSD-Dozentenbund an Rektor, 31.5.1941.

[133] HStA Düsseldorf, NW 1049-53289, Gerstel an Entnazifizierungsausschuss Bonn, 27.1.1948.

[134] HStA Düsseldorf, NW 1049-53289, Gerstel an Entnazifizierungsausschuss Bonn, 27.1.1948; ebd., Roth an Becker, 20.1.1948.

[135] Vgl. Kap. 10.2.11.

[136] UA Bonn, MF-PA Panning, Ceelen an Dekan MF u.a., 24.4.1944; zur Gerichtsmedizin vgl. Kap. 2.7.

[137] UA Bonn, MF-PA Panning, Ceelen an Dekan MF u.a., 24.4.1944.

[138] UA Bonn, MF-PA Panning, Ceelen an Dekan MF u.a., 24.4.1944; zur Gerichtsmedizin vgl. Kap. 2.7.

[139] Vgl. Pfeifer, Institut, S. 155. – Siehe auch HStA Düsseldorf, NW 1049-53289, Eidesstattliche Erklärung Huyengs über Ferdinand Roth: „Ihm allein war es zu verdanken, dass das Pathologische Institut nicht schon am 18. Oktober 1944 ein Opfer der Flammen wurde.“ – Vgl. Kap. 8.5.

gard Weidenbusch eine lang ersehnte Jungärztin als neue Hilfskraft zugewiesen worden[140].

Die Arbeiten am Aufbau eines „pathologisch-anatomischen Laboratoriums" in der Ausweichstelle der Universitätskliniken in Neunkirchen im damaligen Siegkreis dreißig Kilometer östlich von Bonn gelangten über Anfänge nicht hinaus. Ceelen beauftragte den aus dem Krieg zurückgekehrten Roth am 3. März 1945 mit der Einrichtung dieses Labors. Bereits am 10. März 1945 wurden die Gebäude von der „Wehrmacht für Lazarettzwecke" beschlagnahmt[141].

2.5. Das Pharmakologische Institut

2.5.1. Erfolgloser Streiter für ein neues Institutsgebäude – Hermann Fühner

Die Pharmakologie stellte seit der Gründung der Bonner Universität 1818 einen der sechs medizinischen Lehrstühle[142]. Seit 1924 leitete Hermann Fühner das Institut[143]. Fühner wurde es ähnlich wie Erich Hoffmann – Hoffmann bezeichnete

[140] BA Berlin, R 4901 (alt R 21), Nr. 10826, REM an Kurator Bonn, 9.8.1944, Konzept.

[141] UA Bonn, PA 7575 Roth, Fragebogen des Kuratoriums, 1.3.1946.

[142] Vgl. zur Entwicklung der Pharmakologie Jürgen Lindner (Hg.), Zeittafeln zur Geschichte der pharmakologischen Institute des deutschen Sprachgebietes, Aulendorf i. Württ. 1957, passim und zum Spezialfall Bonn Hermann Fühner, Das Pharmakologische Institut, in: Bezold, Geschichte 2, S. 83–88 sowie F. Fühner, Hans Leo, in: Meinhold (Hg.), Chronik der Rheinischen Friedrich Wilhelms-Universität [sic] zu Bonn für das akademische Jahr 1926/27, Jg. 52, N.F. Jg. 41, S. 25–27; Mani, Medizin, S. 28 f.; Manfred Göthert/Karlfried Karzel, Institut für Pharmakologie und Toxikologie, in: Schott, Universitätskliniken, S. 119–124, S. 119.

[143] Hermann Georg Fühner wurde am 10. April 1871 in Pforzheim geboren. Der Protestant besuchte dort das humanistische Gymnasium, legte 1887 die Reifeprüfung ab und absolvierte von 1887 bis 1890 eine Apothekerlehre. Nach einer Tätigkeit als Apothekergehilfe (1890–1892) studierte er von 1892 bis 1895 in Genf Chemie, anschließend bis 1902 Pharmazie und Medizin in Berlin und Straßburg. Zum Dr. phil. wurde er 1896 in Genf promoviert, 1898 zum Apotheker in Berlin und 1902 zum Arzt in Straßburg approbiert. Dort erwarb er 1903 auch den medizinischen Doktortitel. Als Pharmakologe war er bis 1904 in Straßburg, anschließend bis 1906 in Wien tätig. An den Universitäten Würzburg (1906/07) und Freiburg (1907–1915) wurde er planmäßiger Assistent. 1907 habilitierte er sich in Freiburg, 1913 wurde er dort außerordentlicher Professor. 1915 übernahm er den Lehrstuhl in Königsberg, 1921 wechselte er nach Leipzig, am 1. Oktober 1924 nach Bonn. 1937 übergab Fühner die Leitung des Bonner Pharmakologischen Instituts an Werner Schulemann. Er starb am 11. Januar 1944 in Bonn. – Seit dem 3. Mai 1913 war Fühner mit Isa Keipert, geboren am 5. Februar 1893 und ebenfalls evangelisch, verheiratet. Aus der Ehe gingen vier Kinder hervor: Hertha (geb. 14.12.1914), Annegret (geb. 17.2.1916), Fritz (geb. 20.3.1917) und Rose-Maria (geb. 1.12.1920). – 1899/1900 war er Einjährig-Freiwilliger an der Kaiser-Wilhelms-Akademie Berlin und schied als Unterapotheker der Reserve aus. – Fühner war Mitglied und Senator der Leopoldina in Halle. 1918 schloss er sich der Nationalliberalen Partei in Königsberg an, trat aber im selben Jahr wieder aus und war seitdem parteilos. Im „Dritten Reich" war er Mitglied der NSV. – Quelle: UA Bonn, PA 2231 Fühner. – Literatur: Werner Schulemann, Hermann Fühner 1871–1944, in: Steudel/Mani, Bonner Gelehrte, S. 163–167; Rudolph Zaunick, Fühner, Hermann Georg, in: Historische Kommission bei der Bayerischen Akademie der Wissenschaften (Hg.), Neue Deutsche Biographie, 5, Berlin 1961, S. 687; Anonymus, Professor Dr. med., Dr. phil. Hermann Fühner, in: Theodor

Führer öffentlich als „Freund" – verwehrt, seinen Lehrstuhl über das 65. Lebensjahr hinaus zu behalten[144]. 1936 wurde der parteilose Führer emeritiert, vertrat den Lehrstuhl aber doch noch bis zum Amtsantritt seines Nachfolgers Werner Schulemann ein Jahr später. Immerhin hatte ihm Dozentenführer Schmidt bescheinigt, „dass er Staat und Bewegung rückhaltlos bejahe", „bei den Studenten als verständnisvoller und guter Lehrer durchaus beliebt" sei und dass seine „jüngeren Mitarbeiter" ihn „als einen wissenschaftlich anregenden, persönlich hochanständigen Chef [...] sehr hoch" schätzten – „eine Art Standardformel für ältere Professoren, die politisch weder positiv noch negativ auffielen" (Hans-Paul Höpfner)[145].

Führer war mit der räumlichen Situation der Bonner Pharmakologie unzufrieden und machte daraus keinen Hehl. 1890 hatte das Institut zwar nach dem Auszug aus dem Universitätshauptgebäude ein eigenes Haus in der Wilhelmstraße bezogen, doch fiel zumindest im Vergleich mit den Neubauten in Leipzig und Straßburg schon damals „die Gegenüberstellung sehr zu ungunsten des Bonner Institutes aus"[146]. Führer nutzte seinen Beitrag für die 1933 erschienene „Geschichte der Rheinischen Friedrich-Wilhelm-Universität [sic] zu Bonn am Rhein", die im Allgemeinen den Charakter einer wenig kritischen Festschrift trägt, zu einer expressiven Klage über das Institut: „Sein Hauptmangel waren von vornherein die unzulänglichen Räume für den Unterricht. Nicht nur, daß ein Kurssaal zur Abhaltung des Rezeptier- und Dispensierkurses und eines Pharmakologischen Praktikums vollständig fehlt, sondern die geringe Höhe des Hörsaals machte es auch unmöglich, darin ansteigende Bankreihen einzubauen, so daß die für das Verständnis des Vortrages so wichtigen experimentellen Demonstrationen auf dem Hörsaaltisch von dem größten Teil der Hörer nicht gesehen werden können."[147] Unter dem im Erdgeschoss gelegenen Hörsaal befand sich „der beste Teil des Gebäudes"[148]: Der Gewölbekeller eignete sich „ausgezeichnet zur Aufbewahrung der in großer Anzahl benötigten Frösche"[149]. Führer selbst hatte einige Umorganisationen vorgenommen. So standen die fünf auf der Ebene des Hörsaals gelegenen Zimmer nun als Arbeits-, Lager- und Werkstatträume zur Verfügung. Das Direktorenzimmer und das Privatlaboratorium des Direktors war wie der Leseraum in den ersten Stock, die Bibliothek ins Dachgeschoss verlegt worden. Führer hatte zudem im Jahre 1924 im ersten Stock auf Kosten der dort ursprünglich befindlichen Assistentenwohnung Arbeits- und Assistentenzimmer einge-

Klauser (Hg.), Rheinische Friedrich-Wilhelms-Universität Bonn. Chronik der akademischen Jahre 1939/40 bis 1948/49 und Bericht über das akademische Jahr 1948/49, Bonn o.J. (= Chronik, Jg. 64, N.F. Jg. 53), S. 44.

144 Erich Hoffmann, Ueber den Synergismus von Arzneimitteln. Zum Andenken an *H. Führer*, in: Münchener medizinische Wochenschrift, 91 (1944), S. 85–86, S. 85.

145 UA Bonn, PA 2231 Führer, Schmidt an Rektor, 4.6.1936, Durchschlag; Höpfner, Universität, S. 282.

146 Führer, Institut, S. 87.

147 Führer, Institut, S. 87.

148 Führer, Institut, S. 87.

149 Führer, Institut, S. 88.

richtet. Die Wohnungen von Assistent und Institutsgehilfe waren eher provisorisch im Dachgeschoss und in einem Anbau angebracht. Auch Fischaquarien, Tierstallungen und ein Arzneigarten zählten zum Anwesen, das nach Führer „längst unzureichend" geworden war[150]. Sein Aufsatz schließt mit einer Mixtur resignativer und hoffnungsvoller Töne: „Ein schon seit 1924 in Aussicht genommener Neubau wird es erst wieder ermöglichen, daß die Pharmakologie in Bonn mit neuzeitlichen Hilfsmitteln gelehrt und wissenschaftlich gefördert wird."[151]

2.5.2. Nationalsozialist, Kriegsdekan und Opfer antijüdischer Denunziation – Werner Schulemann

Im Juli 1936 legte die Medizinische Fakultät ihre Berufungsliste zur Nachfolge Fühner vor. Sie nannte an erster Stelle Max Baur, den nationalsozialistischen Rektor der Universität Marburg. Baur ging Kontroversen auch innerhalb der NSDAP nicht aus dem Weg und wurde 1936 aus der SS ausgeschlossen. Noch im selben Jahr starb er bei einer militärischen Übung der Luftwaffe, was Spekulationen über einen provozierten Unfalltod aufkommen ließ[152]. Möglicherweise hat die Bonner Fakultät Baur nur deshalb auf ihre Liste gesetzt, weil sie einen nach ihrem Kenntnisstand echten Nationalsozialisten primo loco nennen wollte – wissend, dass Baur als Rektor sein Fach zuletzt vernachlässigt und 1934 einen Ruf nach Frankfurt abgelehnt hatte[153]. So „spricht einiges dafür", dass der secundo loco gesetzte Fühner-Schüler Richard Labes aus Jena „der eigentliche Wunschkandidat der Fakultät" war[154]. Labes war kein Mitglied der NSDAP, stieß aber nicht zuletzt aufgrund seiner direkten Berufung durch das Ministerium unter Umgehung von Universität und Fakultät in Jena auf teilweise offene Aversionen[155]. Tertio und aequo loco nannte die Bonner Fakultät Otto Krayer und Hellmut Weese. Weese war bei der IG Farben in Wuppertal beschäftigt, Krayer nach

[150] Führer, Institut, S. 88.

[151] Führer, Institut, S. 88.

[152] Vgl. Aumüller u.a., Fakultät, S. 136 f.; Heiber, Universität II/1, S. 535 f.

[153] Vgl. zum Frankfurter Ruf Aumüller, Fakultät, S. 131.

[154] Höpfner, Universität, S. 282. – Richard Labes wurde am 29. Juli 1889 im westpreußischen Dirschau geboren. Der Protestant bestand im Mai 1914 das ärztliche Staatsexamen in Freiburg, wurde 1920 in Berlin zum Dr. med. und 1924 in Leipzig zum Dr. phil. (Chemie) promoviert. 1928 habilitierte er sich für Pharmakologie, Toxikologie und Chemotherapie in Bonn. – 1920 war er Assistent in Freiburg. Im Februar 1925 nahm er seine Arbeit am Bonner Pharmakologischen Institut auf, zunächst als Assistent und Oberassistent, ab 1928 auch als Privatdozent und ab 1933 als nichtbeamteter außerordentlicher Professor. 1933/34 war er mit einer Düsseldorfer Lehrstuhlvertretung beauftragt. 1935 folgte er einem Ruf auf ein Ordinariat in Jena. 1950 wurde er in Bonn Gastprofessor und 1956 emeritiert. Am 21. Juni 1971 starb er. – 1911 leistete er Militärdienst und nahm am gesamten Ersten Weltkrieg teil, nach einem Lungensteckschuss im Oktober 1914 in Etappen und Heimatformationen, zuletzt als Oberst d.R. Er wurde mit dem EK II ausgezeichnet. – Labes war Mitglied des NSD-Frontkämpferbundes und des NS-Lehrerbundes. – Quelle: UA Bonn, MF-PA Labes; ebd., PA 5242 Labes.

[155] Vgl. Zimmermann, Fakultät, S. 34 ff.

Beirut emigriert[156]. Die Berücksichtigung Krayers hat Höpfner dazu veranlasst, vom „Mut" der Fakultät zu sprechen[157]. Denn der Berliner Pharmakologe hatte sich offen gegen die Ausschaltung jüdischer Wissenschaftler im „Dritten Reich" gewandt und 1933 die ihm angetragene Vertretung des entlassenen jüdischen Ordinarius Philipp Ellinger in Düsseldorf abgelehnt[158]. Daraufhin war ihm zunächst unter Androhung weiterer dienstrechtlicher Konsequenzen „das Betreten und Benutzen sämtlicher staatlichen Institute, Bibliotheken und wissenschaftlichen [sic] Hilfsmittel untersagt" worden[159]. Bald darauf wurde er aus der Universität ausgeschlossen und emigrierte – mit Hilfe des späteren Baur-Nachfolger Hans Gremels – über England und Beirut in die USA, um dort eine Professur an der Harvard University zu übernehmen[160]. Auch in Marburg, wo nach dem Tod Max Baurs ebenfalls ein schwieriger, nun mit Bonn parallel laufender Berufungsprozess einsetzte, war Krayer ins engere Blickfeld gerückt, hatte aber den Sprung auf die Vorschlagsliste nicht geschafft[161].

Dem Ministerium missfielen die Bonner Vorschläge so sehr, dass es eine neue Liste anforderte – eine weitere Parallele zum Marburger Berufungsprozess[162]. Bis auf weiteres blieb Führer, dessen rasche Emeritierung einst von Berlin aus angestrebt worden war, auf Bitten der Fakultät im Amt[163]. Nach der offiziellen Beauftragung Führers mit der Vertretung des Lehrstuhls im Dezember 1936 dauerte es noch mehr als drei Monate, bis eine zweite Berufungsliste nach Berlin gesandt werden konnte[164]. Sie führte Werner Schulemann, Direktor bei der IG Farben in Wuppertal, an. Er war kein Parteimitglied, galt aber als linientreu. Secundo et aequo loco wurden der langjährige Greifswalder Ordinarius Paul Wels und der gerade – in der Nachfolge des verunglückten Baur – nach Marburg berufene Münchener Hans Gremels genannt, so dass es sich um „reine Ersatzkandidaten" gehandelt haben dürfte[165]. Der Marburger Berufungsprozess hatte später, im Oktober 1936, begonnen und war früher, im April 1937, mit der Ernennung Gremels' abgeschlossen. Gleichwohl profitierte man in Bonn von den Marburger Vorgängen. Denn auch dort war Werner Schulemann noch nachträglich auf die erste Vorschlagsliste vom Oktober 1936 gelangt[166]. Schulemann ließ aber einen Monat später die Marburger Medizinische Fakultät wissen, dass er seine Stelle bei der IG Farben nicht zugunsten eines schlechter bezahlten Ordinariats aufge-

[156] Vgl. Höpfner, Universität, S. 282. – Zu Weeses Kritik an Schulemann nach dem Ende des NS-Regimes vgl. Kap. 10.2.5.
[157] Höpfner, Universität, S. 282.
[158] Vgl. Aumüller u.a., Fakultät, S. 265
[159] Heiber, Universität I, S. 218.
[160] Vgl. Aumüller u.a., Fakultät, S. 265.
[161] Vgl. Aumüller u.a., Fakultät, S. 265.
[162] Vgl. Aumüller u.a., Fakultät, S. 266.
[163] Vgl. Höpfner, Universität, S. 283.
[164] Vgl. Höpfner, Universität, S. 283.
[165] Höpfner, Universität, S. 283; vgl. Aumüller, Fakultät, S. 265.
[166] Vgl. Aumüller u.a., Fakultät, S. 265.

ben wolle[167]. Aber schon im Februar 1937 spielten diese grundsätzlichen Erwägungen keine Rolle mehr. Auf eine Anfrage des Bonner Internisten Paul Martini hin signalisierte Schulemann seine Bereitschaft zu einem Wechsel an den Rhein. Deshalb hoffte man in Bonn nun auf eine rasche Berufung Schulemanns durch das Ministerium[168]. Dort aber war Schulemann ein unbeschriebenes Blatt, so dass erst nach eingehenden Recherchen – und Schulemanns NSDAP-Beitritt im Juni 1937 – die Neuberufung rückwirkend zum 1. Februar 1938 perfekt war. Die Lehrstuhlvertretung hatte er bereits im September 1937 übernommen[169].

[167] Vgl. Aumüller u.a., Fakultät, S. 266.

[168] Vgl. Höpfner, Universität, S. 283.

[169] Werner Gustav Eduard Schulemann wurde am 4. Mai 1888 im schlesischen Neisse geboren. Von 1897 bis 1909 besuchte er das Realgymnasium in Neisse, anschließend die Universitäten Freiburg (bis 1911) und Breslau (bis 1914). Am 12. November 1913 wurde er zum Dr. phil. (Chemie) und am 15. August 1914 zum Dr. med. promoviert. Bis zum Jahreswechsel 1914/15 war Schulemann Assistenzarzt am Allerheiligen-Hospital Breslau. Nach dem Kriegsdienst in einem Reserve-Feldlazarett (1.1.1915 bis 17.12.1918) und der Entlassung aus der Armee als Assistenzarzt am 17. März 1919 wechselte er in das Wissenschaftliche Forschungslaboratorium der IG Farben in (Wuppertal-)Elberfeld, wo er als Direktor am 10. November 1936 ausschied, um das Ordinariat für Pharmakologie in Bonn zu übernehmen. Schon 1931 wurde er Honorar-Professor der Medizinischen Akademie Düsseldorf, am 12. April 1938 ordentlicher Professor in Bonn. Nach dem Ende des NS-Regimes zeitweise der Stadt Bonn verwiesen, wurde er 1949 wieder eingesetzt und 1956 emeritiert. Er starb am 20. Juni 1975. – Verheiratet war Schulemann seit dem 21. Dezember 1933 in dritter Ehe mit der am 6. August 1892 geborenen Elisabeth Auguste Klepping. Sie war wie ihr Mann ohne Konfession (Schulemann ist 1932 „aus steuerlichen Gründen" aus der Kirche ausgetreten). Am 14. April 1915 hatte Schulemann die Protestantin Louise Lang geheiratet. Aus dieser Ehe, die am 20. Dezember 1929 geschieden wurde, ging ein Sohn hervor, der am 12. August 1918 geborene Dieter. In zweiter Ehe war Schulemann mit Hilde Meltzer, evangelischer Konfession, verheiratet (18. Januar 1932 bis 18. Juli 1933). – Vor 1933 hat sich Schulemann politisch nicht betätigt. Seit dem 1. September 1933 war Schulemann Mitglied der SA „zur Mitarbeit in der Gasschule der Gruppe N[ieder]rh[ein] (Fichtenhain)" und zuletzt Obersturmführer. Er war zudem Mitglied in DRK (1940–1945), NS-Dozentenbund (ab 1938), DAF, NSV (ab 1936), NS Bund Deutscher Techniker (NSBDT) (ab 1938) und RLB (1939–1945). Seine Mitgliedschaft in der NSDAP (ab Juni 1937 Parteianwärter) wurde von der SA erfolgreich beantragt. – Im Ersten Weltkrieg erhielt Schulemann das EK II und das Ehrenkreuz für Frontkämpfer. 1928 wurde er mit der Emil-Fischer-Münze ausgezeichnet. Er war Mitglied mehrerer wissenschaftlicher Gesellschaften. 1958 wurde er mit dem Großen Bundesverdienstkreuz und der Ehrendoktorwürde der Naturwissenschaftlich-Philosophischen Fakultät der TU Braunschweig ausgezeichnet. Beeinflusst von seinem Bruder Günther Schulemann entwickelte er sich zu einem Kenner der lamaistischen Kultur sowie zum Sammler, Leihgeber und Schenker buddhistischer Kunst. Deshalb erhielt er 1963 die Carl-von-Linnes-Medaille der Königlich Schwedischen Akademie der Wissenschaften. – Quellen: UA Bonn, PA 9198 Schulemann; BA Berlin, BDC-Dossier Schulemann; HStA Düsseldorf, NW 355-193; StA Bonn, Zeitungsausschnittsammlung Schulemann, u.a.: Anonymus, Prof. Schulemann 65 Jahre. Berühmter, Pharmakologe, in: General-Anzeiger, 5.5.1953; Anonymus, Dr. Werner Schulemann: Kämpfer gegen Malaria. Bekannter Universitätsprofessor wird 79 Jahre alt, in: Neue Rheinzeitung, 1.5.1958; Anonymus, Ehrendoktor für Prof. Schulemann, in: Bonner Rundschau, 24.7.1958; Anonymus, Von Prof. Schulemann zusammengetragen. Muß Bonn auf zentralasiatische Sammlung verzichten? Lamaistische und buddhistische Kunst – Kein Geld für Lehrstuhl und Institut? In: General-Anzeiger, 24./25.8.1963; Anonymus, Goldenes Doktorjubiläum. Prof. Schulemann – Fachgebiet Malariaforschung, in: Bonner Rundschau, 19.12.1963; Anonymus, Er promovierte vor 50 Jahren in Breslau. Prof. Dr. Werner Schulemann

In Bonn mag man über die anfangs doch sehr deutlich herausgestellte Parteitreue Schulemanns überrascht gewesen sein. Seine Antrittsvorlesung hielt er in SA-Uniform, was „bald das Gerücht" aufkommen ließ, er sei „ein dicker Nazi"[170]. Schließlich hatte Schulemann vor der Krefelder SA „Vorträge über den Gaskampf gehalten"[171]. Wahrscheinlich aber haben auch die dem NS-Regime kritisch gegenüberstehenden Ordinarien einem Nationalsozialisten in dem von vielen Kollegen nicht ganz ernst genommenen Fach Pharmakologie am ehesten akzeptieren können. In Schulemanns Akten findet sich die Bemerkung von Redwitz', die Pharmakologie sei „ja ein Fach, das von den Studenten sehr häufig als langweilig empfunden" werde: „Ich bemitleide alle meine Schüler, die jetzt alle Kollegs hören müssen. Denn ich weiss aus meiner eigenen Studentenzeit, wieviel ich dadurch gewonnen habe, dass ich manche Kollegs schwänzte. Den Pharmakologen habe ich z.B. erst im Examen kennen gelernt und trotzdem mit meinem Buchwissen bei ihm eine Eins gemacht."[172]

Schon bald aber stellte sich heraus, dass der neue Ordinarius als ehemaliger Forscher aus der Industrie das kritische Wort nicht scheute, das sich nach den Pogromen der „Reichskristallnacht" 1938 und erst recht während des Krieges – unter anderem im letztlich erfolgreichen Kampf gegen „SS-Müller" – immer deutlicher gegen den Nationalsozialismus richtete[173]. Zugleich entpuppte er sich

– Rektor und Dekan gratulieren, in: General-Anzeiger, 20.12.1963; wif, Privatsammlung der Bonner Universität geschenkt. Heldenepen von 20000 Strophen Länge. Dichtung der Völker Zentralasiens – Viele Handschriften aufgespürt – Forschung soll Versäumnisse nachholen, in: General-Anzeiger, 12./13.8.1967; Horst Richter, Buddha lockt in sein Reich – Ostasiatica in Köln. Ausstellung aus Kölner Museumsbesitz und aus der Bonner Sammlung Prof. Schulemanns, in: General-Anzeiger, 17.5.1968; UL, Das Plasmochin war sein größter Erfolg. Professor Dr. Schulemann wurde 85 Jahre alt, in: Bonner Rundschau, 5.5.1973; Ho, Verdienste um die Chemotherapie. Professor Schulemann starb im 87. Lebensjahr, in: General-Anzeiger, 25.6.1975; Friedrich Deich, Der Professor, ein Fürst in den Tropen. Werner Schulemann zum Gedächtnis, 4.7.1975. – Literatur: O. R. Klimmer, Zum 70. Geburtstag von Professor Dr. Dr. W. Schulemann, in: Arzneimittel-Forschung/Drug Research, 8 (1958), S. 305–306. – Siehe auch HStA Düsseldorf, NW 15-248 über die Nachkriegssituation am Pharmakologischen Institut und die Ambitionen von Hans Haas.

170 UA Bonn, MF-PA Schulemann, Redwitz an Rektor Konen, 26.11.1945.

171 UA Bonn, MF-PA Schulemann, Redwitz an Rektor Konen, 26.11.1945.

172 BA Berlin, BDC-Dossier Schulemann, Redwitz an Dekan Rostock/Berlin, 12.11.1942.

173 Vgl. grundsätzlich ähnlich Höpfner, Universität, S. 284. – Dass es durchaus legitim ist, auch den Terminus „Reichskristallnacht", ein „ironisches Wortungetüm" der Berliner Bevölkerung, „das die Lüge der Nazis ebenso enthält wie die decouvrierte Wahrheit", zu benutzen, zeigen Wolfgang Gerlach, Als die Zeugen schwiegen. Die Bekennende Kirche und die Juden, in: Jörg Wollenberg (Hg.), „Niemand war dabei und keiner hat's gewußt". Die deutsche Öffentlichkeit und die Judenverfolgung 1933–1945, München/Zürich 1989, S. 94–112, S. 99 und Wolf-Arno Kropat, „Reichskristallnacht". Der Judenpogrom vom 7. bis 10. November 1938 – Urheber, Täter, Hintergründe, Wiesbaden 1997 (= Schriften der Kommission für die Geschichte der Juden in Hessen, o.Bd.), S. 7. Vgl. hingegen Norbert Frei, „Machtergreifung". Anmerkungen zu einem historischen Begriff, in: Vierteljahrshefte für Zeitgeschichte, 31 (1983), S. 136–145, S. 144, wo der Terminus zu den „euphemistischen bzw. propagandistisch-verfälschenden Wortprägungen" gezählt wird. Vgl. auch Forsbach, Des Tragens unwürdig, S. 295.

als „eine Persönlichkeit", die „mit Energie arbeitet und mit Pathos spricht"[174]. Selbst in der wegen seines Auftritts in Uniform beargwöhnten Antrittsvorlesung „Was ist Pharmakologie?" hatte er nicht nur eine in die Geschichte zurückblickende Darstellung seines Fachs geliefert, sondern war auch auf aktuelle Probleme wie die zu kleine Zahl von Studenten und die Forschungsfinanzierung zu sprechen gekommen[175].

Rasch wollten einige Beobachter der Entwicklung wissen, Schulemann könne sich an den Universitätsbetrieb nicht gewöhnen und strebe zur IG Farben zurück. Schulemann ließ dies „nach Verständigung und auf Veranlassung des Herrn Dozentenbundsführers" Chudoba mit Schreiben an Dekan Siebke dementieren[176]. Da zugleich bald ausgeräumte Gerüchte über die „nichtarische" Abstammung von Schulemanns Ehefrau im Umlauf waren und Schulemann sogar dunkel über anonyme „Kräfte" sprach, die „da am Werk" waren, dankte er für die demonstrative Einladung zur Fakultätssitzung durch Dekan Siebke – „zumal die Arbeiten im Institut und die Zusammenarbeit mit den Kliniken sich in der denkbar erfreulichsten Weise entwickelt haben"[177].

Zunächst war es Schulemanns Anliegen, das Institut klar zu gliedern und den schon von Fühner angemahnten Neubau zu realisieren. Seit dem 1. Oktober 1937 besaß das Pharmakologische Institut drei Abteilungen, nämlich die für (1.) „Organ-Pharmakologie", (2.) „Arzneitherapie von Infektionskrankheiten" und (3.) „Synthetische Chemie"[178]. Zur zweiten Abteilung gehörten die Bereiche „Malaria einschließlich Mückenzucht" und bakterielle „Infektionskrankheiten"[179]. Im Rahmen seiner DFG-finanzierten Erforschung der Tropenkrankheiten kündigte Schulemann fünf Wochen nach der Übernahme des Instituts an, dieses „voll-

174 BA Berlin, BDC-Dossier Schulemann, Coenen/Münster an Redwitz an Rostock/Berlin, 19.11.1942.

175 Anonymus, Was ist Pharmakologie? Antrittsvorlesung von Professor Dr. Werner Schulemann, in: Mittelrheinische Landeszeitung, 30.6.1938 (StA Bonn, Zeitungsausschnittsammlung).

176 UA Bonn, MF-PA Schulemann, Schulemann an Dekan Siebke, 15.2.1938. – Enge Kontakte zwischen Universität und Industrie blieben für Schulemann selbstverständlich. Vgl. W.[erner] Schulemann, Theorie und Praxis pharmakologischer Forschung, in: Arbeitsgemeinschaft für Forschung des Landes Nordrhein-Westfalen, H. 18, Köln/Opladen 1953, S. 7–22, S. 22.

177 UA Bonn, MF-PA Schulemann, Schulemann an Dekan Siebke, 15.2.1938. – Die Angelegenheit schwelte noch weiter. Schulemann bestand offenbar erfolgreich darauf, dass ein am 5. Februar 1938 von der Reichsstelle für Sippenforschung erstellter „Abstammungsbescheid" über seine Ehefrau ausreichend sei (ebd., Abstammungsbescheid Elisabeth Klepping, 5.2.1938, Abschrift, 9.4.1938). Einzelnachweise lehnte er ab: „Es ist geradezu unverständlich, dass das Reichserziehungsministerium jetzt noch einmal beglaubigte Abschriften von 10 durchaus unvollständigen Taufscheinen der Vorfahren meiner Frau verlangt." (ebd., Schulemann an Kurator, 8.4.1938, Abschrift). Siehe auch ebd., Kurator i.V. an REM, 13.5.1938, Konzept.

178 BA Berlin, BDC-Dossier Schulemann, o.D. [nach April 1942]; im März 1937 nahm Schulemann die Unterscheidung „1.) experimentelle Pharmakologie und Therapie von Infektionskrankheiten und 2. [sic] Toxikologie (Gewerbehygiene)" vor (BA Koblenz, R 73, Nr. 14576, Schulemann an DFG, 2.3.1938).

179 BA Berlin, BDC-Dossier Schulemann, o.D. [nach April 1942].

kommen“ auf seine „Arbeitsrichtung“ umzustellen[180]: „Vom Kultusministerium ist der Neubau gefordert worden. Für die Übergangszeit wurden durch rücksichtslose Entrümpelungsaktionen genügend Räume frei gemacht, um mit einem Stab von Mitarbeitern die wissenschaftliche Arbeit aufnehmen zu können.“[181] Kaum fünf Jahre später konnte Schulemann Ferdinand Sauerbruch vom Erfolg seines Konzepts berichten. 420 000 Reichsmark seien „zum Ausbau eines neuen Institutes“ bewilligt worden, für den Villa und Park Soennecken in Poppelsdorf zum Preis von 125 000 Reichsmark bereits erworben waren[182]. Die Angliederung eines Medizinisch-Parasitologischen Instituts wurde bewilligt[183].

Wenn auch die Planungen aufgrund der Kriegslage keine Realisierung mehr fanden, so konnte Schulemann doch voller Stolz von der Entwicklung der Bonner Pharmakologie berichten. Dabei vergaß er nicht, „die verständnisvolle und grosszügige Unterstützung“ durch Paul Klingelhöfer, den einstigen Bonner Kurator, im Berliner Wissenschaftsministerium zu erwähnen[184]. Eine erhebliche Bedeutung für den Aufschwung des Instituts dürfte trotz der damit verbundenen Gerüchte Schulemanns frühere Beschäftigung bei der IG Farben gespielt haben. Sie wurde unterstrichen durch die Lehrtätigkeit des 1927 zum nichtbeamteten außerordentlichen Professor ernannten Toxikologen Eberhard Gross, der seit 1926 Assistent im Laboratorium der IG Farben in Wuppertal war[185]. Gross, „der Typ eines Offiziers“, war nie Mitglied der NSDAP[186].

Folgerichtig wurde die Bonner Pharmakologie im April 1942 für die „Einrichtung eines Spezialmalaria-Lazaretts“ zuständig[187]. In dem von Münster an den

[180] BA Koblenz, R 73, Nr. 14575, Schulemann an Reichsforschungsrat, 8.11.1937. Vgl. Kap. 6.1.

[181] BA Koblenz, R 73, Nr. 14575, Schulemann an Reichsforschungsrat, 8.11.1937.

[182] BA Koblenz, R 73, Nr. 14577, Schulemann an Sauerbruch, 18.5.1942.

[183] BA Koblenz, R 73, Nr. 14577, Schulemann an Sauerbruch, 18.5.1942.

[184] BA Koblenz, R 73, Nr. 14577, Schulemann an Sauerbruch, 18.5.1942. – Paul Klingelhöfer, seit 1925 Ministerialrat im preußischen Kultusministerium und 1932/33 Universitätskurator in Marburg, vertrat zunächst den am 30. Juni 1934 wegen seiner Zentrumsnähe in den Ruheverstand versetzten Bonner Universitätskurator Alfons Proske, wurde am 1. Juli 1934 offiziell zum Kurator ernannt, aber bereits vier Monate später ins neu gegründete Reichserziehungsministerium berufen. Vgl. Höpfner, Universität, S. 94; Nagel, Philipps-Universität, S. 532.

[185] Eberhard Rudolf Gross wurde am 4. September 1888 im Maracaibo geboren. Der Protestant wurde 1918 Assistent am Physiologischen Institut der Universität Heidelberg, 1924/25 unterbrochen durch eine Tätigkeit am Pharmakologischen Institut der Universität Freiburg. 1922 habilitierte er sich, 1927 wurde er außerordentlicher Professor. 1926 wechselte er an das gewerbehygienische Laboratorium der IG Farben in Wuppertal. Von seinem Lehrauftrag „Arbeitsschutz und gewerbliche Vergiftungen“ wurde er mit Ablauf des Wintersemesters 1961/62 entbunden. – Gross war seit dem 22. Dezember 1917 mit der am 24. Februar 1892 geborenen Paula Buttersack, evangelisch, verheiratet. Er hatte drei Kinder, Helmut (geb. 15.10.1918), Inge (geb. 10.4.1920) und Elisabeth (geb. 14.4.1923). – 1907/08 in der Grundausbildung, leistete er von 1914 bis 1918 Kriegsdienst, zuletzt als Oberarzt. Ausgezeichnet wurde er unter anderem mit EK II, württembergischer Tapferkeitsmedaille und Frontkämpferkreuz. – Er war Mitglied der SA. – Quellen: UA Bonn, PA 2595 Gross.

[186] UA Bonn, MF-PA Gross, Busch/Dozentenbundsführer an Rektor, 8.9.1939.

[187] BA Berlin, BDC-Dossier Schulemann, o.D. [nach April 1942].

Rhein verlegten Lazarett wurden etwa 80 Kranke, „meist Rezidivfälle", behandelt[188]. Daneben erhielt Schulemann vom Wissenschaftsministerium die Genehmigung, „nach Kriegsende" eine „Abteilung für Medizinische Parasitologie" zu begründen[189]. Das Ansehen Schulemanns wuchs in Wissenschaft und Partei. Auslandsreisen, für die seit 1937 eine Genehmigung des Wissenschaftsministeriums eingeholt werden mussten, wurden vom Bonner NSD-Dozentenbund „wärmstens befürwortet"[190]. Dessen Führer Busch zählte Schulemann 1940 sogar zum „engsten Mitarbeiterkreis des Dozentenbundes"[191].

Gleichwohl blieben in Berlin offenbar Zweifel an der Fähigkeit Schulemanns, den geplanten Neubau des Instituts zu leiten. Obwohl Schulemann am 1. Mai 1942 sogar das Amt des Dekans der Medizinischen Fakultät übernommen hatte, fragte das Ministerium bei Bonner Kollegen an. Erich von Redwitz äußerte sich zwar nicht enthusiastisch, aber doch eindeutig: „Er geniesst allgemeines Vertrauen. Seit 1 Jahr ist er unser Dekan und gehört dem Senat der Universität an. Im grossen ganzen [sic] habe ich entschieden den Eindruck, dass er der Mann wäre, um ein neues Institut zu planen, einzurichten und auzubauen. Jedenfalls kann ich noch das eine versichern, dass die Bonner Fakultät sich alle Mühe geben würde, ihn hier zu halten und ihn nur höchst ungern aus ihrem Kreise würde scheiden sehen."[192]

Diese Zusicherungen erschienen dem Berliner Ministerium wohl auch deshalb erforderlich, weil es von einer heftigen Auseinandersetzung zwischen dem Ordinarius und seinem von Führer übernommenen Oberassistenten Heinz Zain erfahren hatte[193]. Beide hatten 1938/39 während ihrer Malariaforschungen „tiefgehende Unterschiede" in ihren Anschauungen festgestellt, so dass Schulemann schließlich Zains Versetzung nach Köln erwirkte[194]. Als Schulemann Zain

[188] BA Koblenz, R 73, Nr. 14577, Schulemann an Sauerbruch/Berlin, 18.5.1942.

[189] BA Berlin, BDC-Dossier Schulemann, o.D. [nach April 1942].

[190] UA Bonn, PA 9198 Schulemann, Dozentenbundsführer an Rektor, 1.2.1940 (Vortragsreise Basel). – Zur Reiseverordnung vom 20. April 1937 vgl. Weingart/Kroll/Bayertz, Rasse, S. 397 f.

[191] UA Bonn, PA 9198 Schulemann, Dozentenbundsführer Busch an Rektor, 3.4.1940 (Vortragsreise Japan).

[192] BA Berlin, BDC-Dossier Schulemann, Redwitz an Dekan Rostock/Berlin, 12.11.1942.

[193] Der Protestant Heinz Klaus Johann Zain wurde am 15. Juli 1901 in Wermelskirchen geboren. Von 1911 bis 1920 besuchte er das Kölner Realgymnasium Kreuzgasse. Sein Medizinstudium schloss er 1925 in Bonn mit dem Staatsexamen und 1926/27 mit der Promotion ab. 1938 habilitierte er sich und übernahm eine Dozentur für Pharmakologie in Bonn, wo er von 1927 bis 1931 Assistent und, nach einer Krankheitsunterbrechung, von 1936 bis 1938 Oberassistent war. 1938/39 war er auch unter Führers Nachfolger Schulemann Dozent, bevor er 1940 an die Universität Köln versetzt wurde. Hier wurde ihm für drei Semester (1941–1943) die Venia legendi entzogen. 1938 nahmen ihn die NSDAP und der NS-Dozentenbund auf. Seit 1936 war er Anwärter auf die Mitgliedschaft im NS-Ärztebund. Zudem trat er der NSV bei. Vor 1933 gehörte er keiner Partei an. Im Entnazifizierungsverfahren erklärte Zain, im November 1932 die DVP und im März 1933 nicht die NSDAP gewählt zu haben. Am 18. August 1948 wurde ihm sein Entlastungszeugnis (Kategorie V) ausgestellt. – Quellen: HStA Düsseldorf, NW 1049-30918; UA Bonn, MF-PA Zain.

[194] UA Bonn, PA 9198 Schulemann, Schulemann an Kurator Köln, 3.2.1941, Durchschlag.

verdächtigte, trotz wiederholten Hinweisen auf seine Schweigepflicht mit der IG Farben Kontakt aufgenommen und von seinen Bonner Malariaforschungen berichtet zu haben, beantragte Schulemann am 3. Februar 1941 die „Eröffnung eines Disciplinarverfahrens“ gegen Zain[195]. Tatsächlich wurde Zain beurlaubt[196].

Zain widersprach den Vorwürfen und warf seinerseits Schulemann Taten vor, „die eines deutschen Hochschullehrers unwürdig seien“[197]. Dabei scheute sich der 1938 der Partei beigetretene Nationalsozialist nicht, Schulemann in die Nähe eines Verstoßes gegen die Rassegesetze zu bringen. Im Vernehmungsprotokoll des Kölner Universitätsrates heißt es: „Schulemann hat im Jahre 1938 den früheren Assistenten der Notgemeinschaft [...] Jacobi nach Paris geschickt, um dort einen Malaria-Stamm bei Herrn Prof. Brumpt abzuholen. Für den Fall, dass Dr. Jacobi in Schwierigkeiten kommen sollte, sollte er sich an eine bestimmte Adresse in Paris wenden. Es handelte sich hier um emigrierte deutsche Juden.“[198]

Darüber hinaus warf Zain seinem früheren Chef vor, seine private Sekretärin indirekt durch den Reichsforschungsrat bezahlen zu lassen: „Er erklärte mir, ich könne ihm dabei behilflich sein, z. Bsp. könne ich von der Fa. Geisler oder einer anderen Firma Rechnungen für Glassachen beschaffen, die nicht geliefert werden sollten. Auf diese Art sollte der Reichsforschungsrat zur Hergabe von Geldmitteln veranlasst werden, die dann zur Bezahlung der Sekretärin verwandt werden sollten.“[199] Der Kölner Rektor Otto Kuhn sah sich daraufhin veranlasst, seinen Bonner Kollegen um eine Stellungnahme Schulemanns zu bitten[200].

Wenn Schulemann auch bestritt, „Verkehr mit jüdischen Emigranten“ zu unterhalten, so bestätigte er doch die Darstellung Zains in ihren wesentlichen Punkten[201]. Bei dem Pariser Bekannten habe es sich um den früher in Köln beheimateten Karl Gans gehandelt, den er, Schulemann, wegen einer „schweren Gehirnverletzung aus dem Kriege 1914/18“ mehrfach beraten habe. „Etwa 1935 sei Gans“ nach Paris gezogen, doch sei die Verbindung nach „zwei oder drei“

195 UA Bonn, PA 9198 Schulemann, Schulemann an Kurator Köln, 3.2.1941, Durchschlag,

196 UA Bonn, PA 9198 Schulemann, i.A. gez. Kock/REM an Kurator Köln (?), 23.12.1941, Abschrift.

197 UA Bonn, PA 9198 Schulemann, i.A. gez. Kock/REM an Kurator Köln (?), 23.12.1941, Abschrift.

198 UA Bonn, PA 9198 Schulemann, Protokoll Universität Köln/Der Universitätsrat, gez. Zain, gez. Utendörfer, 10.1.1942, Abschrift. – Als Zeuge benannte Zain neben Ludolf Jacobi „Dr. Knoche am Dreikönig-Hospital in Köln Mülheim“. – Ludolf Jacobi wurde am 20. Oktober 1911 in Leverkusen geboren, besuchte das Gymnasium Köln-Mülheim und studierte von 1930 bis 1936 in Göttingen und Bonn. Am 27. Mai 1936 wurde er im Fach Zoologie bei August Reichensperger promoviert. Von Juli 1936 bis Oktober 1937 war er Forschungsassistent an der biologischen Anstalt Helgoland, bevor er nach Bonn zurückkehrte. Während des Studiums schloss er sich der Verbindung Lunaburgia an. Seit dem 1. Februar 1931 war Jacobi Mitglied der NSDAP, seit dem 1. Juni 1932 der SA (Rottenführer). Quellen: BA Koblenz, R 73, Nr. 14577, Lebenslauf Jacobis, 21.11.1937; ebd., Personalfragebogen Jacobi, 3.12.1937.

199 UA Bonn, PA 9198 Schulemann, Protokoll Universität Köln/Der Universitätsrat, gez. Zain, gez. Utendörfer, 10.1.1942, Abschrift.

200 UA Bonn, PA 9198 Schulemann, Rektor Kuhn/Köln an Rektor Bonn, 26.3.1942.

201 UA Bonn, PA 9198 Schulemann, Schulemann an Rektor, 21.4.1942, Abschrift.

Briefen erlahmt. Als nun 1938 Jacobi ein mit Malaria infiziertes Huhn abholen sollte, habe er Jacobi die Adresse Gans' für den „Notfall" gegeben, da die von der DFG „zur Verfügung gestellten Devisen [...] so knapp" waren, dass er „bezüglich Rückreisemöglichkeit im Zweifel war"[202]. Insgesamt standen für die Reise 150 RM zur Verfügung[203]. Bemerkenswert ist in diesem Zusammenhang, dass der nach Paris entsandte Zoologe Ludolf Jacobi seit Februar 1931 Mitglied der NSDAP und seit Juni 1932 der SA war[204]. Schulemann wehrte sich jedenfalls und zögerte nicht, Zain seinerseits massiv zu denunzieren: „Ich habe stets nur gehört, dass es im Sinne des nationalsozialistischen Deutschland lag, die Emigration von Juden zu fördern. Ich habe nie gehört, dass es unstatthaft sei, – insbesondere 1933–1938 – im Ausland mit emigrierten Juden zu reden. Es blieb dem H. Zain vorbehalten [...], nach einer Inkubationszeit von rund 4 Jahren (1938 – Dezember 1941) mit obigem Vorwurf jetzt gegen mich zu Felde zu ziehen. Offensichtlich hat Zain, der früher kaum als überzeugter Nationalsozialist anzusehen war – er hat sich kurz vor seiner Habilitation 1938 aus Zweckmässigkeitsgründen der Partei angeschlossen –[,] sich inzwischen zu einem wahren Eiferer entwickelt. Sein jetziges Vorgehen kennzeichnet ihn nur erneut als den hinterlistigen und heimtückischen Denunzianten, als den ich ihn bereits unter Vorlage von Beweisstücken in meinem Schriftsatz vom 2.12.41 im Reichserziehungsministerium brandmarkte. Zain hat damit nur nochmals selbst bewiesen, dass er unwürdig ist, der Dozentenschaft weiter anzugehören."[205]

Erst einige Monate später erfuhr Schulemann von Zains Betrugsvorwurf, möglicherweise während einer von ihm erbetenen Unterredung mit dem Rektor Chudoba Ende August 1942, spätestens durch ein Schreiben des Kölner Rektors vom 6. Oktober 1942[206]. Diesen wies der Institutsdirektor entschieden zurück. Die Sekretärin Lore Schneiders sei vom Beginn ihres Dienstverhältnisses am 1. Januar 1938 an „ganz offiziell vom Reichsforschungsrat" bezahlt worden[207]. Tatsächlich ergeben sich auch aus den Unterlagen der DFG keine Anhaltspunkte für ein irreguläres Vorgehen Schulemanns[208].

Während Zains Vorwürfe für Schulemann keine ernsthaften dienstrechtlichen Konsequenzen hatten – er wurde mit einer nichtministeriellen Missbilligung konfrontiert –, wurde Zain für drei Semester die Lehrerlaubnis entzogen und ein Verweis des Ministeriums ausgesprochen[209]. Bemerkenswert ist, dass der von Zain zwecks eines Ehrenschutzverfahrens angerufene Kammervorsitzende am

[202] UA Bonn, PA 9198 Schulemann, Schulemann an Rektor, 21.4.1942, Abschrift; siehe auch: BA Koblenz, R 73, Nr. 14577, Schulemann an Brumpt/Laboratoire de Parasitologie, Paris, 21.2.1938.

[203] BA Koblenz, R 73, Nr. 14577, DFG an Jacobi, 24.2.1938, Durchschlag.

[204] BA Koblenz, R 73, Nr. 14577, Personalfragebogen Jacobi, 3.12.1937.

[205] UA Bonn, PA 9198 Schulemann, Schulemann an Rektor, 21.4.1942, Abschrift.

[206] UA Bonn, PA 9198 Schulemann, Schulemann an Rektor Chudoba, 20.8.1942; ebd., Schulemann an Rektor, 12.10.1942, Durchschlag.

[207] UA Bonn, PA 9198 Schulemann, Schulemann an Rektor Bonn, 12.10.1942, Durchschlag.

[208] BA Koblenz, R 73, Nr. 14575, Schulemann an DFG, 23.11.1937. Vgl. Kap. 6.1.

[209] HStA Düsseldorf, NW 1049-30918, Erklärung Zain, 8.10.1947.

NSDAP-Gaugericht Köln-Aachen Walther Jurisch den Assistenten gegen das Ministerium in Schutz nahm. Jurisch, der auch nach dem Ende des NS-Regimes zugunsten Zains Partei ergriff, betonte seinerseits „die privaten Beziehungen" Schulemanns „zu einem emigrierten Juden"[210]: „Wenn man allein das Ergebnis der dortigen Entscheidungen sowie dessen Auswirkung auf die beiden Beteiligten betrachtet, so kann man sich nur schwer des Eindrucks erwehren, daß der Prof. Dr. Schulemann aus Bonn unverhältnismäßig besser fortgekommen ist, als der Dozent Dr. Zain. [...] Es ist im Grunde genommen doch nicht anders, als daß Prof. Dr. Schulemann den Dr. Zain zunächst in seinem Ansehen als Angehöriger des Lehrkörpers einer Hochschule durch Behauptungen, die weder bewiesen noch glaubhaft gemacht sind, sehr stark belastet hat, dies darüber hinaus in einer Form, die den Eindruck besonderer persönlicher Gehässigkeit hinterläßt. Erst daraufhin hat der Dozent Dr. Zain seinerseits auch Vorwürfe gegen Prof. Schulemann erhoben [...]. Diese Vorwürfe waren allerdings sehr konkreter Art und insbesondere, soweit sie sich auf Beziehungen des Prof. Dr. Schulemann zu einem emigrierten Juden bezogen, einer Nachprüfung dringend bedürftig. [...] Eine derartige Nachprüfung ist jedoch in keinerlei Richtung erfolgt [...]."[211] Der Kammervorsitzende erkannte jedoch das Bemühen des Ministeriums an, „der drohenden Uferlosigkeit der Erörterungen einen Riegel vorzuschieben" und schlug vor, Zain in seinem beruflichen Fortkommen nicht zu behindern, sofern dieser auf das Ehrenschutzverfahren verzichte[212]. Wohl aufgrund von Zains Entgegenkommen wurde ihm die Venia legendi nach drei Semestern wieder erteilt.

Auch im Fall Zain/Schulemann fällt es schwer, einen der Beteiligten nach moralischen Kriterien zum Opfer zu erklären. Zain scheute sich nicht, Schulemann des Umgangs mit Juden zu beschuldigen. Schulemann selbst war bei aller furchtlosen Selbstsicherheit des Auftritts, die ihm während des Kriegs einen Verweis des Ministeriums eintrug, zweifellos ein Nationalsozialist, der seinerseits vor Denunziationen nicht zurückschreckte. Seine vertraulichen Kommentare gegenüber dem Rektor, als „lieber Kamerad Chudoba" bezeichnet, wird man wohl kaum als Ergebnis taktischer Vorgehensweise bezeichnen können[213]. Am 20. August 1942 hoffte Schulemann, Chudoba könne „sich wie alle darüber freuen, dass die Engländer und Amerikaner eins auf die weiche Birne bekommen haben"[214]. Im folgenden Winter brachte der Bonner Standortarzt Oberfeldarzt

[210] UA Bonn, MF-PA Schulemann, Jurisch/Gau-Gericht der NSDAP, Gau Köln-Aachen an REM, 22.10.1943, Abschrift, 9.8.1945 (auch in: HStA Düsseldorf, NW 355-193). Vgl. Kap. 10.2.5.

[211] UA Bonn, MF-PA Schulemann, Jurisch/Gau-Gericht der NSDAP, Gau Köln-Aachen an REM, 22.10.1943, Abschrift, 9.8.1945 (auch in: HStA Düsseldorf, NW 355-193).

[212] UA Bonn, MF-PA Schulemann, Jurisch/Gau-Gericht der NSDAP, Gau Köln-Aachen an REM, 22.10.1943, Abschrift, 9.8.1945 (auch in: HStA Düsseldorf, NW 355-193).

[213] UA Bonn, PA 9198 Schulemann, Schulemann an Rektor Chudoba, 20.8.1942.

[214] UA Bonn, PA 9198 Schulemann, Schulemann an Rektor Chudoba, 20.8.1942. Im August 1942 waren die Amerikaner in verlustreiche Kämpfe um die japanisch besetzte Solomoneninsel Guadalcanar verwickelt. In Indien forderte der Allindische Kongress die Engländer zum Verlas-

Versteege Schulemann für das Kriegsverdienstkreuz zweiter Klasse ohne Schwerter in Vorschlag; im Mai 1944 regte Rektor Chudoba die Verleihung des Ritterkreuzes zum Kriegsverdienstkreuz an[215]. Dabei spielte Schulemanns „Einsatz für die an Malaria erkrankten Soldaten in Godesberg" eine wesentliche Rolle[216]. Mit Kriegsbeginn war es Schulemann gelungen, eine „Einberufung zum Heer als Pharmakologe" zu umgehen und die Institutsarbeit rasch den neuen Bedingungen entsprechend umzustellen[217]. Er wurde zum wichtigsten Kriegsforscher an der Bonner Universität, ohne an im engeren Sinn verbrecherischen Vorhaben beteiligt gewesen zu sein[218].

Gleichwohl war Schulemann weit davon entfernt, dem Nationalsozialismus bedingungslos zu folgen. Zu häufig und eindeutig waren seine Einsprüche als Institutsleiter und Dekan gegen in Berlin oder München gefällte Entscheidungen, zu unkonventionell sein Verhalten im Umgang mit vom NS-Regime Verfolgten[219]. Nach den ersten Schäden am Pharmakologischen Institut durch Kriegseinwirkung nutzte Schulemann offenkundig die Gelegenheit, „alle Hitlerbilder" zu entfernen und „den Gruss ‚Heil Hitler'" abzuschaffen[220].

Während des Zweiten Weltkriegs wurde das Pharmakologische Institut um eine Abteilung für „Medizinische Parasitologie" erweitert[221]. Der im Reichsgesundheitsamt im Range eines Regierungsrats tätige Zoologe und Chemiker Gerhard Piekarski erhielt im Januar 1942 „vom Dekan der medizinischen Fakultät der Universität Bonn die Aufforderung, im Rahmen des Pharmakologischen Instituts der Universität eine neu einzurichtende Abteilung für Medizinische Parasitologie und eine entsprechende Dozentur zu übernehmen"[222]. Piekarski wechselte nach

sen des Landes auf, worauf Mahatma Ghandi und Jawaharlal Nehru verhaftet wurden und es zu schwere Unruhen kam.

215 UA Bonn, PA 9198 Schulemann, NSDAP-Kreisleiter Cuno Eichler an Rektor Chudoba, 18.1.1943; ebd., Chudoba an Generalkommissar des Führers für das Sanitäts- und Gesundheitswesen Brandt, 9.5.1944.

216 UA Bonn, PA 9198 Schulemann, NSDAP-Kreisleiter Cuno Eichler an Rektor Chudoba, 18.1.1943.

217 BA Koblenz, R 73, Nr. 14576, Schulemann an Breuer/DFG, 14.9.1939.

218 Vgl. Kap. 6.1.

219 Vgl. Kap. 8.1.

220 UA Bonn, MF-PA Schulemann, Eingabe Schulemanns, 24.11.1945: „Im Sommer 1943 zerstörte ich in meinem Institut alle Hitlerbilder und schaffte den Gruss ‚Heil Hitler' ab. Über mein Verhalten bitte ich meine Mitarbeiter zu befragen". Schulemann benennt ebd. als Zeugen die Chemiker Oesterlin und Saure, die Technische Assistentin Kratz, den Technischen Assistenten Dohm und die Sekretärin Kohlschütter. In einem Zeugenbericht heißt es (UA Bonn, PA 9198 Schulemann, Zister [?] an Schnippenkötter, 28.1.1946, Abschrift): „Als am 12. VIII. 43 bei einem grossen Fliegerangriff auf Bonn auch das Pharmakologische Institut in der Wilhelmstr. beschädigt wurde, hat Prof. Schulemann selbst mit einem in das Institut geflogenen Steine das dort hängende Hitlerbild zertrümmert. Diese Tat war unter seinen Mitarbeitern bekannt."

221 Zur Bonner Parasitologie vgl. Hanns Martin Seitz/Florian Stader, Institut für Medizinische Parasitologie, in: Schott, Universitätskliniken, S. 151–153.

222 HStA Düsseldorf, NW 1049-49557, Lebenslauf Piekarskis, o.D. [wohl Dezember 1945]; UA Bonn, MF-PA Piekarski, 7.5.1948, Schulemann/Braunschweig an Dekan Bonn, 7.5.1948. –

Bonn, erwarb im Sommer 1943 den Grad eines Dr. phil. habil. und erhielt im Januar 1944 einen Lehrauftrag für „Medizinische Parasitologie und allgemeine Zoologie“[223]. Zum Sommersemester 1944 nahm er seine Lehrtätigkeit auf.

Kurze Zeit später lag das Pharmakologische Institut in Trümmern. Der ersten, geringere Schäden verursachenden Fliegerattacke vom 12. August 1943 folgte am 18. Oktober 1944 der große Luftangriff auf Bonn, bei dem das Pharmakologische Institut samt seinen nach Godesberg ausgelagerten Laboratorien zerstört wurde[224]. Einige zuvor gesicherte Gerätschaften wurden nach Bad Oeynhausen evakuiert, wo Schulemann bereits im November 1944 die Kriegsforschung neu zu organisieren suchte[225].

Bis zum Ende des NS-Regimes blieb Schulemann Dekan der Medizinischen Fakultät, obwohl er aufgrund seiner drei Forschungsaufträge und der ersten Kriegsschäden im August 1943 den Rektor wegen Überlastung „mit sofortiger Wirkung“ um Ablösung gebeten hatte[226]. Das ihm 1944 angetragene Rektorenamt lehnte er ab, „da er es vermeiden wollte“, so jedenfalls im November 1945 Erich von Redwitz, „in zu nahe Berührung mit der nationalsozialistischen Führerschaft

Gerhard Otto Felix Piekarski wurde am 5. Oktober 1910 in Berlin geboren. Der Katholik besuchte die 243. Gemeindeschule (1916–1920), das Andreas-Realgymnasium (1920–1928) und die Karl-Marx-Schule, ebenfalls ein Realgymnasium (1928–1930). Das Studium der Naturwissenschaften mit Schwerpunkt Zoologie und Chemie an der Berliner Universität schloss er im Februar 1935 mit der Promotion ab. Bereits von April 1933 bis Februar 1935 arbeitete Piekarski im zoologisch-parasitologischen Laboratorium der bakteriologischen Abteilung des Reichsgesundheitsamtes. Im Reichsgesundheitsamt erhielt er im August 1935 eine planmäßige Stelle als wissenschaftlicher Angestellter, 1940 wurde er beamtet und 1942 Regierungsrat. Ohne seine Berliner Position aufzugeben, wurde er am 22. Juli 1943 in Bonn zum Dr. phil. habil. ernannt und nahm an der dortigen medizinischen Fakultät im Sommersemester 1944 seine Lehrtätigkeit auf. Nach einigen Zwischenstationen wurde er am 1. Juni 1946 Assistent am Bonner Pharmakologischen Institut, 1962 außerordentlicher Professor und 1967 Ordinarius. 1968/69 bekleidete er das Amt des Dekans. 1979 emeritiert, starb er im Oktober 1992. – Zugleich war Piekarski von Juli 1941 bis 1945 zur Wehrmacht eingezogen und nach der Grundausbildung ab August 1941 dem Tropenmedizinischen Institut der Militärärztlichen Akademie Berlin zugeordnet, zuletzt als Sonderführer. Er wurde mit dem KVK II mit Schwertern ausgezeichnet. – Piekarski heiratete am 15. April 1936 die am 15. August 1910 geborene Hildegard Martha Hedwig Schmidt. Am 21. Januar 1943 kam Sohn Klaus zur Welt. – Er gehörte der NSDAP (ab 1.5.1937), der SA (4.11.1933–1935), dem Reichsbund der deutschen Beamten (1941), der DAF (1936–1940), der NSV (1939), dem Reichskolonialbund (1938–1941), dem Reichsluftschutzbund (ab 1936) und dem Volksbund für das Deutschtum im Ausland an. Zuvor war er katholischen Organisationen verbunden gewesen, so dem Bund Neu-Deutschland (1929–1930), dem Windthorst-Bund (1929–1933) und der Freien Vereinigung katholischer Studierender (1931–1935), letzterer sogar zeitweise als Vorsitzender. Einer Partei hatte er nach seinen Aussagen nach dem Ende des NS-Regimes vor 1933 nicht angehört, wohl aber Zentrum gewählt. – Der Entnazifizierungsprozess führte im Januar 1948 zur Einstufung in Kategorie V. Der einschlägigen Akte liegen zahlreiche Entlastungszeugnisse aus katholischen Kreisen bei. – Quellen: HStA Düsseldorf, NW 1049-49557; UA Bonn, PA 6982 Piekarski; ebd., MF-PA Piekarski. – Literatur: Wa, Hohe Verdienste als Forscher und Hochschullehrer. Professor Piekarski gestorben. Er baute das Institut für Medizinische Parasitologie auf, in: General-Anzeiger, 22.10.1992; Seitz/Stader, Institut, S. 152; G.[erhard] Piekarski, 35 Jahre Medizinische Parasitologie an der Universität Bonn 1943–1978, in: Bonner Universitätsblätter 1978, S. 25–29.

223 HStA Düsseldorf, NW 1049-49557, Lebenslauf Pikarskis, o.D. [wohl Dezember 1945].

224 Vgl. Kap. 8.5.

225 Vgl. Kap. 6.1.

226 UA Bonn, PA 9198 Schulemann, Schulemann an Rektor, 14.8.1943.

zu kommen"[227]. Darüber hinaus leitete Schulemann mehrere Jahre lang die Auslandsstelle der Universität, die für die Betreuung ausländischer Studierender und Assistenten zuständig war[228].

Einer der Assistenten am Pharmakologischen Institut war 1939/40 Wilhelm Jack[229]. Sein Fall zeigt, dass Studierende, die erst Ende der dreißiger Jahre das Studium abschlossen, der NSDAP und ihren Gliederungen durchaus aus den Weg gehen konnten. Jack war im Winter 1933/34 zwar SA-Anwärter, betonte aber so sehr seinen Katholizismus, dass ihm die 1942 die Aufnahme in den NS-Ärztebund verwehrt wurde. Arzt konnte er im „Dritten Reich" werden, nicht aber Wissenschaftler an einer Universität.

2.6. Das Hygienische Institut

2.6.1. Der regimetreue Institutsdirektor mit Protegé – Hugo Selter

Das Bonner Hygienische Institut, 1894 gegründet und seit 1899 mit einem Ordinariat ausgestattet, wurde während des „Dritten Reichs" von Hugo Selter geleitet[230]. Zwanzig Jahre lang, von 1926 bis 1946, stand der 1933 als überzeugter Nationalsozialist in die Partei eingetretene Selter dem Institut in der Theaterstraße 32 vor[231]. Aufgrund seines Alters empfahl Dekan Redwitz 1945 seine

[227] UA Bonn, MF-PA Schulemann, Redwitz an Rektor Konen, 26.11.1945. Siehe auch: ebd, Schulemann an Dekan MF, 24.7.1948.

[228] Vgl. Kap. 3.4.5.

[229] Wilhelm Jack wurde am 1. Januar 1912 in Stolberg geboren. Der Katholik besuchte von 1918 bis 1933 das humanistische Gymnasium Stolberg (mit Vorschule) und von 1933 bis 1939 die Universität Bonn. Dort legte er am 28. Juni 1939 sein Examen ab und wurde am 30. September 1939 promoviert. Als Medizinalpraktikant arbeitete er 1939 in Bonn am Pharmakologischen Institut und an der Medizinischen Klinik, als Assistent von September 1939 bis April 1940 wiederum am Pharmakologischen Institut, wo er zeitweilig ein DFG-Stipendium erhielt. – Am 15. April 1940 wurde er zur Wehrmacht eingezogen, aus der er 1945 als Stabsarzt d. Res. ausschied. – Jack gehörte der Verbindung Sigfridia Bonn im Ring Katholischer Deutscher Burschenschaften an. Von November 1933 bis Februar 1934 bestand eine SA-Anwartschaft, die seitens der SA aufgelöst wurde. 1942 wurde ein Antrag auf Eintritt in den NS-Ärztebund abgelehnt. Jack machte das SA-Sportabzeichen 1934. Auch vor 1933 gehörte er keiner Partei an. Im Entnazifizierungsverfahren erklärte Jack: „Als Katholik, ehemaliger Neudeutscher, Mitglied einer katholischen Corporation, die auf der Schwarzen Liste der Corporationen stand, galt ich als ‚politisch unzuverlässig'". Er wurde im Juli 1948 als unbelastet (Kat. V) aus dem Entnazifizierungsverfahren entlassen. – Quelle: HStA Düsseldorf, NW 1079-14879.

[230] Vgl. Thomas Kistemann, Hygiene-Institut, in: Schott, Universitätskliniken, S. 171–175, S.171.

[231] Emil Hugo Selter wurde am 4. Februar 1878 in Werdohl geboren. Der Protestant, der während des „Dritten Reichs" aus der Kirche austrat und sich fortan als gottgläubig bezeichnete, besuchte Gymnasien in Altena, Wiesbaden und Soest, wo er 1895 das Abitur ablegte. Medizin studierte er in Berlin, München und Bonn. 1902 wurde er promoviert und Assistent des Hygienischen Instituts Bonn. Dort habilitierte er sich 1905 und wurde 1912 zum Professor ernannt. Für seine Verdienste um die Internationale Hygiene-Ausstellung 1911 in Dresden wurde er mit dem Ritterkreuz des sächsischen Albrechtsordens ausgezeichnet. Als außerordentlicher Profes-

ordnungsgemäße, ein Jahr später tatsächlich erfolgte Emeritierung, obwohl Selter „von Außenstehenden [...] als ausgesprochen nationalsozialistisch beurteilt" wurde[232].

Als Institutsdirektor und Universitätsprofessor war Selter keineswegs über alle Zweifel erhaben. Nach einer Anzeige eines Anonymus, der mit „Hansen" aus Münster zeichnete, verfügte das Bonner Hygienische Institut über „jährlich tausende [sic] von Einnahmen"[233]. Dies war weder verwunderlich noch rechtswidrig, hatten sich doch die „Medizinal-Untersuchungsämter bei den Hygienischen Instituten [...] aus ihren eigenen Einnahmen zu erhalten, demnach ihre persönlichen Kosten (im wesentlichen Gehälter techn. Assistentinnen) und ihre Sachkosten (erhebliche Auslagen für Porto, Glassachen, Nährböden, Chemikalien usw.) selbst zu tragen"[234]. Gleichwohl rügte die kontrollierende Behörde, die Oberrechnungskammer, die Zustände am Bonner Hygienischen Institut. Die Bücher erwiesen sich als schlecht geführt. Der Staatskasse waren mehr als 9000 RM zu überweisen[235].

Selter setzte sich wie seine Schüler Walter Blumenberg und dessen Nachfolger als Oberassistent, der Selter von Königsberg nach Bonn gefolgte Traugott Wohlfeil, früh für die Etablierung der Rassenhygiene ein, deren Nähe zur Sozialhygiene offensichtlich war[236]. Wohlfeil wurde im Herbst 1933 vom Gauobmann des

sor wurde er 1914 nach Leipzig, als ordentlicher Professor 1917 nach Königsberg berufen; den Ruf nach Gießen lehnte er ab. Am 1. April 1926 übernahm er das Bonner Ordinariat, das er bis 1946 innehatte. – Seit dem 6. September 1905 war Selter mit der am 19. Juli 1880 geborenen Margarete Meyer, ebenfalls evangelischer Konfession, verheiratet. Dieser Ehe entstammten fünf Kinder, darunter Ingeborg (geb. 5.9.1906), Erika (geb. 3.10.1907), Anneliese (geb. 5.1.1911) und Helmut (geb. 16.11.1914). – Mit Patent vom 19. Juli 1912 war Selter Stabsarzt der Reserve. Als Teilnehmer am Ersten Weltkrieg erhielt er EK I und II. Zum 1. September 1939 wurde Selter als Armeehygieniker zur Wehrmacht eingezogen, kehrte aber am 1. März 1940 an die Universität Bonn zurück. – Von 1897 bis 1933 gehörte er der Turnerschaft Germania an. Bis 1932 war Selter Mitglied der DNVP, am 1. Mai 1933 wurde er Mitglied der NSDAP (Nr. 2082328). Er war ab April 1934 förderndes Mitglied der SS (Nr. 512015). Er gehörte zudem NSDoB, NS-Altherrenbund (Kameradschaft Aegidienberg, 1933–1945), Reichsdozentenschaft, NSV, Reichskolonialbund sowie Reichsluftschutzbund an. Zur SS-Förderung merkte er 1946 an, er habe „eine einmalige Summe von 100.- RM einem Sturmmann der SS gegeben". Im November 1932 und im März 1933 wählte er NSDAP. – Der Entnazisierungs-Hauptausschuss Köln reihte den kranken Selter 1949 in die Kategorie V ein. Er starb am 28. Dezember 1952. – Literatur: Adam Justus Nagel, Hugo Selter 1878–1952, in: Steudel/Mani, Bonner Gelehrte, S. 168–170; Selter an Kurator, 1.3.1938, Faksimile in: Lilienthal, Fakultät, S. 35. – Quellen: UA Bonn, MF-PA Selter; BA Berlin, BDC-Dossier Selter; HStA Düsseldorf, NW 1049-59420.

232 UA Bonn, MF-PA Selter, Dekan Redwitz an von Weber/Untersuchungsausschuss der Universität, 30.8.1945. – Siehe auch: ebd., Gutachten des Universitätsprüfungsausschusses, 12.10.1945.

233 GStA PK Berlin, Rep. 76, NW 5-573, Hansen/Münster an REM, 12.1.1934.

234 GStA PK Berlin, Rep. 76, NW 5-573, REM, Aktenvermerk, 6.3.1934.

235 GStA PK Berlin, Rep. 76, NW 5-573, Reisebericht der Universität Bonn im Auftrag des Chefpräsidenten der Oberrechnungskammer, 8.11.1935, auszugsweise Abschrift.

236 Vgl. Höpfner, Universität, S. 285; Gerhard Baader, Sozialhygiene im Nationalsozialismus – ihre Tradition und ihre Herausforderung, in: van den Bussche, Anfälligkeit, S. 1–22, S. 5. – Der

NSD Ärztebundes beauftragt, „Schulungsvorträge vor Ärzten über Rassenkunde, Vererbungslehre und Rassenhygiene“ zu halten, so „in Köln, Aachen-Land, Essen und Ludwigshafen“[237]. Zu demselben Themenkomplex las er seit seinem ersten Semester an der Universität[238]. Auch der von Selter besonders geförderte Paul Weiland hielt ab 1938 Lehrveranstaltungen im nationalsozialistischen Geiste ab[239].

Noch nach dem Ende des NS-Regimes war den Professoren, die 1938 der Fakultät angehört hatten, der Fall des zunächst gescheiterten Habilitationsversuchs von Paul Weiland bekannt[240]. Dass Weiland dann doch den akademischen Grad

am 13. Januar 1895 in Hajen/Kreis Hameln geborene Protestant Walter Blumenberg legte 1912 das Abitur im Gymnasium Hameln ab. Nach dem Studium in Marburg, Göttingen und Jena wurde er am 14. Juni 1921 approbiert und 1926 Privatdozent am Bonner Hygienischen Institut. 1928 stieg er vom Assistenten zum Oberassistenten, 1933 zum außerordentlichen Professor auf. 1934 wechselte er als ordentlicher Professor in die Position des Direktors des Hygienischen Instituts der Universität Breslau. – Verheiratet war Blumenberg seit dem 4. September 1946 mit der am 11. April 1900 geborenen Maria Gehrt, die sich als „evangelisch-gottgläubig“ bezeichnete und die NSDAP-Mitgliedsnummer 1073040 hatte. Das Paar hatte zwei Söhne (geb. 23.2.1929 und 6.3.1935) sowie eine Tochter (geb. 6.10.1932). – Blumenberg trat am 2. August 1914 als Freiwilliger in die Armee ein. Er erlitt im Ersten Weltkrieg Verletzungen und wurde später als „unter 10 % kriegsbeschädigt“ eingestuft. Der Leutnant d.R. erhielt EK I, EK II, das Flieger-Beobachter-Abzeichen, das Ehrenkreuz für Freiwillige und das Verwundeten-Abzeichen. – 1921 wurde er Mitglied des Stahlhelms, bevor er 1924 zum Völkischen Frontkämpferbund wechselte. Am 6. Oktober 1931 trat er der NSDAP (Nr. 695719), 1933 der SS (Nr. 122827) bei; am 11. September 1938 wurde er SS-Obersturmführer. Er war auch Mitglied des NSD-Ärztebundes. 1934 gehörte Blumenberg dem Rat der Stadt Bonn an und wurde Vertrauensmann der NSDAP-Reichsleitung für die Medizinische Fakultät Bonn – eine Stellung, die er als ein Nachfolger Hans Knauers auch in Breslau übernahm. – Quellen: BA Berlin, BDC-Dossier Blumenberg.

237 UA Bonn, MF-PA Wohlfeil, Lebenslauf Wohlfeil, 12.6.1935; vgl. ebd., Karteikarte.

238 UA Bonn, MF-PA Wohlfeil, Lebenslauf Wohlfeil, 12.6.1935.

239 Vgl. Kap. 5.1.

240 UA Bonn, MF 79/104, Dekan Stöhr an Kollegen mit deren Anmerkungen, 3.11.1935; ebd., MF 79/026, Tagesordnung Fakultätssitzung, 1.6.1937. – Paul Gerhard Weiland wurde am 10. Oktober 1907 in Dillingen/Saar geboren. Der Katholik besuchte von 1917 bis 1926 Gymnasien in Dillingen, Trier, Köln und Prüm sowie von 1926 bis 1931 die Universitäten Tübingen, Wien und Bonn. 1931 promoviert, wurde er am 1. Mai 1932 außerplanmäßiger Assistent am Bonner Hygienischen Institut, am 1. September 1934 planmäßiger Assistent und am 1. Dezember 1936 Oberassistent. Am 3. August 1937 erhielt er den Titel „Dr. med. habil.“, am 13. April 1938 die Dozentur. Als Student trat er der Verbindung Guestfalia im CV Tübingen bei, die er 1936 wieder verließ. Am 1. Mai 1933 trat er der NSDAP bei (Nr. 2101286). Zudem war er Mitglied von NSDoB (1938/39), (Motor-)SA (ab 1933; im Entnazifizierungsbogen bestritten, aber im Lebenslauf vom 7.6.1936 gemeinsam mit NSKK-Mitgliedschaft angegeben), NSKK (1933–1939; ab 1938 NSKK-Sanitätssturmführer), NSV (ab 1933), NS-Ärztebund (ab 1934; Nr. 12839), NS-Altherrenbund (ab 1934), Reichsdozentenschaft (ab 1936), Reichsluftschutzbund (ab 1935), NS-Studentenkampfhilfe (ab 1936, Nr. 2797) und Reichskolonialbund (1936–1938; Nr. 7073). Er behauptete, bei den Reichstagswahlen im November 1932 bzw. März 1933 Zentrum gewählt zu haben. – Er heiratete die am 27. Februar 1911 geborene Katholikin Elisabeth Christine Jovy. Am 29. Mai 1938 kam Tochter Birgit zur Welt. – Weiland wurde schon vor Kriegsbeginn immer wieder zu Wehrübungen herangezogen und war seit dem 28. August 1939 beim Feldheer, bevor er im November 1942 uk. gestellt wurde. Er erhielt das KVK II mit Schwertern und die Ostmedaille. Im Laufe des

eines Dr. med. habil. erhalten hat, war außergewöhnlich. Zum einen nutzte er eine Wiederholungsmöglichkeit, zum anderen bediente er sich offenkundig der Protektion Selters. 1951 schrieb Dekan Hermann Eyer, nach seinen Erkundigungen hätten bei der Habilitierung Weilands Rücksichten auf Selter „mitgespielt, dem man es nicht antun wollte, dass ein von ihm vorgeschlagener Habilitand ein zweites Mal abgelehnt wurde"[241]. Weiter heißt es: „Die Verleihung der Dozentur ist aber – wie bekannt – seinerzeit (1938) von Gesichtspunkten abhängig gemacht worden, bei denen das [...] fachliche Können oft von recht untergeordneter Bedeutung war; die Fakultät hatte im übrigen auf die Verleihung der Dozentur nur sehr beschränkten Einfluss."[242] Schon 1949 hatte Eyer ein menschlich schlechtes Bild von Weiland gezeichnet: „Er scheint keine Freunde gehabt zu haben, dagegen habe ihn viele gefürchtet und in ihm einen Au[f]passer gesehen, vor dem man sich gegenseitig gewarnt hat."[243] Wohlfeil habe seine „Verdrängung aus der Universitätslaufbahn ausschliesslich auf Machenschaften des Herrn Weiland zurückgeführt"[244]. Tatsächlich hatte Selter 1936 Weiland ausdrücklich als Ersatz für den Oberassistenten Wohlfeil ernannt und Weiland in höchsten Tönen gelobt, gerade auch in Bezug auf seine politische Zuverlässigkeit[245]. Neben Wohlfeil wurde auch der Assistent Berg von Weiland verdrängt[246].

Entnazifizierungsverfahrens wurde Weiland zunächst in die Kategorie III, später in die Kategorie V eingereiht. Er durfte seine Stellung als Oberassistent am Hygienischen Institut behalten, wurde aber auf Wunsch des neuen Institutsdirektors Hermann Eyer zum 31. Juli 1948 vom Land Nordrhein-Westfalen entlassen. 1956 endete ein langjähriger Rechtsstreit zwischen Weiland und dem Land Nordrhein-Westfalen um seine Weiteranstellung an Universitäten und das Führen des Titels Professors. Das Land kündigte an, keinen Einspruch bei einem an Weiland ergehenden Lehrauftrag zu erheben und gestand ihm den Titel „Prof. a. D." zu. – Quellen: UA Bonn, PA 11222; ebd., MF-PA Weiland; HStA Düsseldorf, NW 15-267; ebd., NW 1049-55119. Ebd. finden sich neben einigen recht oberflächlichen positiven mehrere negative Zeugnisse zu Weiland, unter anderem von Redwitz, 28. 8.1945, Derra, 28.8.1945 und dem universitätsinternen Untersuchungsausschuss von Weber/von Redwitz/Ceelen, 29.9.1945.

241 UA Bonn, MF-PA Weiland, gez. Eyer an Kultusministerium Düsseldorf durch Rektor, 23.6.1951 (auch in: HStA Düsseldorf, NW 15-267). Siehe auch HStA Düsseldorf, NW 1049-55119, Gutachten Redwitz', 28.8.1945: „Die wissenschaftlichen Leistungen von Herrn Prof. Weiland werden nicht sehr hoch eingeschätzt. [...] Von den jüngeren Leuten [...], so namentlich Dr. Schuler, Prof. Derra und Prof. Laubenthal, wurde er soviel ich weiss, als Nationalsozialist empfunden und abgelehnt."

242 UA Bonn, MF-PA Weiland, gez. Eyer an Kultusministerium Düsseldorf durch Rektor, 23.6.1951 (auch in: HStA Düsseldorf, NW 15-267).

243 UA Bonn, MF-PA Weiland, gez. Eyer an Dekan, 17.9.1949, auszugsweise Abschrift (auch in: HStA Düsseldorf, NW 15-267).

244 UA Bonn, MF-PA Weiland, gez. Eyer an Dekan, 17.9.1949, auszugsweise Abschrift (auch in: HStA Düsseldorf, NW 15-267).

245 GStA PK Berlin, Rep. 76, NW 5-573, Selter an REM durch Dekan, Rektor und Kurator, 25.11.1936 (auch in: UA Bonn, MF 79/106). – Weiland wurde zunächst nur mit der Verwaltung der freien Oberassistentenstelle betraut, weil er sich noch nicht habilitiert hatte (ebd., REM an Kurator, 16.12.1936).

246 UA Bonn, MF-PA Weiland, gez. Eyer an Dekan, 17.9.1949, auszugsweise Abschrift (auch in: HStA Düsseldorf, NW 15-267). – Berg wurde später Amtsarzt in Eschweiler.

Weilands Familie war 1919 von den französischen Besatzungsbehörden aus dem Saarland ausgewiesen worden. Paul Weiland hatte sich daraufhin nach eigenen Angaben „nur im nationalen Sinne politisch betätigt", etwa 1923 bei der „Separatistenabwehr in Prüm"[247]. Schon vor 1933 habe er die NSDAP „ideell und finanziell unterstützt"; er trat am 28. März 1933 der (Motor-)SA bei und wurde zum 1. Mai 1933 NSDAP-Mitglied[248].

Traugott Wohlfeil, Weilands Vorgänger als Oberassistent, war freilich nicht – zumindest nicht ausschließlich – das Opfer von Intrigen Weilands[249]. Vielmehr kann das Verhältnis Weiland – Wohlfeil als Beispiel für Auseinandersetzungen zwischen Nationalsozialisten – ihre NSDAP-Mitgliedsnummern lagen dicht beieinander – gelten. Wohlfeil wurde von den zuständigen Bonner Parteiinstanzen außergewöhnlich schlecht beurteilt. Dozentenschaftsleiter Schmidt hielt ihn „vom rein menschlichen Standpunkt aus keineswegs für einen Hochschullehrer, der

[247] UA Bonn, MF-PA Weiland, Lebenslauf Weilands, 7.6.1937.

[248] UA Bonn, MF-PA Weiland, Lebenslauf Weilands, 7.6.1937. – Siehe auch: ebd., PA 11222, „Dozentenbundsführer" Busch an Rektor Bonn, 31.8.1939; ebd., „Dozentenführer i.V." Klapp an Rektor, 8.7.1943 und 20.10.1943; ebd., MF-PA Weiland, Gutachten des Universitätsprüfungsausschusses von Weber/von Redwitz/Ceelen, Sitzung vom 29.9.1945, gez. von Weber, wo Weber „als Dozent" für „nicht tragbar" bezeichnet wurde, gegen eine „Weiterbeschäftigung als Assistent" aber keine Bedenken erhoben wurden.

[249] Traugott Herrmann Georg Wohlfeil, evangelisch, wurde am 31. Dezember 1900 im ostpreußischen Grünhayn geboren. Er besuchte von 1910 bis 1918 das Gymnasium Königsberg und legte nach einem Sonderlehrgang für Kriegsteilnehmer im September 1919 das Abitur ab. Anschließend nahm er das Studium der Landwirtschaft, der Naturwissenschaften (Physik, Chemie, Zoologie), der Psychologie und der Philosophie in Königsberg auf. Am 21. Februar 1923 wurde er zum Dr. phil. promoviert und studierte im Anschluss Medizin. Am 6. Mai 1936 erfolgte die Promotion zum Dr. med. Nach seiner Praktikantenzeit wurde Wohlfeil am 1. April 1925 Assistent am Hygiene-Institut in Königsberg und wechselte in dieser Position am 1. Januar 1928 nach Bonn. Am 3. August 1929 habilitierte er sich. Oberassistent wurde er mit Wirkung vom 1. September 1934. Am 19. Oktober/1. November 1936 wechselte er als Abteilungsleiter an das Berliner Robert-Koch-Institut, wo ihm im Juli 1943 ein Forschungsauftrag über Ruhr- und Typhusbakterien erteilt wurde. – Am 19. Mai 1926 heiratete Wohlfeil die am 26. Dezember 1902 geborene Protestantin Magdalene Wohlfeil, von der er seit Juli 1932 getrennt lebte. Das Paar hatte wenigstens zwei Kinder, darunter Rainer Traugott (geb. 27.6.1927) und Karl-Georg (geb. 21.1.1929). In einigen Unterlagen ist die Kinderzahl Wohlfeils mit vier angegeben. – Wohlfeil trat am 26. Februar 1918 als Kriegsfreiwilliger in die Armee ein. Am 3. Mai 1919 schied er endgültig aus dem Heeresdienst (8.1.1919 Entlassung Heeresdienst; 3.5.1919 Entlassung Grenzschutzfreikorps) aus, nahm aber im Februar/März 1935 als Unterarzt an einer Übung der Sanitätsstaffel Paderborn und im August/September 1935 der Sanitätsstaffel Königsberg teil. Ausgezeichnet wurde er mit dem Schwarzen Verwundetenabzeichen und dem Ehrenkreuz für Frontkämpfer. – Wohlfeil nahm in Königsberg und Pillau 1919 an Freikorpskämpfen gegen die „roten Matrosen" und 1920 als Angehöriger der Einwohnerwehr am Kapp-Putsch teil. Er war bis 1924 Mitglied der Technischen Nothilfe. Bis zum Eintritt in die NSDAP am 23. März 1933 war er parteilos (Nr. 2092653 mit Datum 1. Mai 1933). Am 1. November 1933 trat er der SA bei und stieg dort zum Führer einer SA-Einheit und am 9. November 1935 zum Sanitätsoberscharführer auf. Er erwarb das SA-Sportabzeichen in Bronze. Zudem wurde er Mitglied von NSD Ärztebund (Nr. 7727), NSLB (Nr. 295227), NSV (Nr. 3360896), RLB, Kampfbund für Deutsche Kultur (Nr. 12010), Deutscher Kolonialgesellschaft. – Quellen: UA Bonn, PA 11819 Wohlfeil und MF-PA Wohlfeil; BA Berlin, BDC-Dossier Wohlfeil; GStA PK Berlin, Rep. 76, NW 5-573.

seinen Studenten Vorbild und Erzieher sein kann", und sprach von seinem übertriebenen Ehrgeiz[250]. Rektor Pietrusky bestätigte das Urteil[251]. Pietrusky wusste zudem von der „Gefolgschaftstreue" widersprechenden Äußerungen Wohlfeils zu berichten, was in den Parteiakten seine Bestätigung findet[252]: In einem Vortrag hatte sich Wohlfeil „abfällig über das Verhalten der sächsischen Truppen im Weltkrieg geäußert" und so ein vom Reichsstatthalter in Sachsen Martin Mutschmann angestrengtes Parteiverfahren provoziert[253]. Entsprechend unerfreulich fielen für Wohlfeil die Entscheide über von ihm gestellte oder befürwortete Anträge aus. Dem Antrag der Fakultät, ihn zum nichtbeamteten außerordentlichen Professor zu ernennen, wurde im Mai 1936 nicht entsprochen[254]. Als er die Position eines Abteilungsleiters am Berliner Robert-Koch-Institut übernahm, wurde sein Antrag auf Umhabilitierung abgelehnt[255].

Ein weiterer Nationalsozialist in Selters Institut war Hans Heubach[256]. Bedeutung erlangte er freilich weniger als Assistent im Hygienischen Institut als durch seine spätere Tätigkeit bei der Kölner Bezirksregierung. Für diese Zeit stellte ihm Erich von Redwitz ein wertvolles entlastendes Gutachten aus[257].

[250] UA Bonn, PA 11819 Wohlfeil, gez. Schmidt an Rektor, 22.4.1936, Abschrift.

[251] UA Bonn, PA 11819 Wohlfeil, Stellungnahme Pietruskys, 6.5.1936, Abschrift.

[252] UA Bonn, PA 11819 Wohlfeil, Stellungnahme Pietruskys, 6.5.1936, Abschrift.

[253] BA Berlin, BDC-Dossier Wohlfeil, NSD Ärztebund, Reichsleitung München an NSDAP, Karteiabteilung, Braunes Haus, München, o.D.

[254] BA Berlin, BDC-Dossier Wohlfeil, REM-Kartei, 24.2.1936, Antrag auf nichtbeamtete außerordentliche Professur (Ablehnung 15.5.1936). Siehe auch: UA Bonn, MF-PA Wohlfeil, i.A. gez. Jansen/REM an Kurator Bonn, 15.5.1936, Abschrift.

[255] BA Berlin, BDC-Dossier Wohlfeil, REM-Kartei, 17.8. und 30.8.1937; Antrag in: UA Bonn, MF-PA Wohlfeil, Wohlfeil an Dekan Siebke, 13.5.1937.

[256] Hans Hugo Heubach, evangelisch, wurde am 16. Juli 1908 in (Wuppertal-)Elberfeld geboren. Er besuchte von 1917 bis 1927 das Städtische Realgymnasium Elberfeld. Sein Studium nahm er 1929 auf und schloss es 1934 mit Staatsexamen und Promotion in Bonn ab. 1935/36 war Heubach Medizinalpraktikant in Bielefeld, von April bis Juli 1936 Assistent am Bonner Hygienischen Institut. Anschließend war er am Krankenhaus Bielefeld (1936) und im Ersatzbataillon Hemer (1936/37) tätig, bevor er im Februar 1937 als Assistent an das Bonner Hygienische Institut zurückkehrte. Von Mai bis August 1938 wurde diese Anstellung durch eine Tätigkeit im Reservelazarett Nippes unterbrochen. Ende Januar 1938 verließ Heubach Bonn zum Zwecke der Amtsarztausbildung an der Medizinischen Akademie Berlin. Im Mai 1938 kehrte Heubach zurück und war bis März 1940 im Gesundheitsamt Bonn angestellt, als er zur Bezirksregierung Köln ging. Von dort wechselte er zeitweise zu anderen Bezirksregierungen, unter anderem nach Schwerin und Lübeck. Im August 1945 kehrte er nach Köln zurück. – Heubach war seit Mai 1937 NSDAP-Mitglied, von Dezember 1933 bis Mai 1934 SA-Anwärter. Er wurde zudem Mitglied von HJ (1937), NSV (1938), NS-Ärztebund (1938) und DRK (Oberwachtführer, 1938). Zu seinem Wahlverhalten erklärte er nach dem Ende des NS-Regimes, nicht mehr zu wissen, welche er Partei er 1932 gewählt habe, 1933 „vermutlich NSDAP". – Im Entnazifizierungsverfahren wurde Heubach schließlich in Kategorie V als unbelastet eingereiht, nachdem er zunächst Kategorie IV zugeordnet worden war. – Quelle: HStA Düsseldorf, NW 1049-56714.

[257] HStA Düsseldorf, NW 1049-56714, Erklärung Redwitz', 7.11.1946: Heubach „war von 1941–1944 als Amtsarzt an der Medizinalabteilung der Regierung Köln und zwar als 2. Dezernent tätig. Als Direktor der Chirurgischen Universitätsklinik Bonn und Leiter der Schwesternschule hatte ich mit ihm in Prüfungs- und Krankenhausangelegenheiten viel zu tun. Ich habe Herrn Dr. Heubach in dieser Zeit als einen zuverlässigen, korrekten und hilfsbereiten Amtsarzt

Länger als der immer nur für einige Monate am Institut tätige Heubach war der gleichaltrige Arthur Leinbrock am Hygienischen Institut beschäftigt, von 1938 bis 1942[258]. Leinbrock wurde 1937 vom NSKK in die NSDAP überführt und hat sich nicht über das für seine Universitätskarriere Notwendige hinaus in der Partei oder ihren Formationen engagiert.

Dies wird man von Adam Justus Nagel nicht sagen können[259]. Der universitätsinterne Untersuchungsausschuss stellte 1945 fest, Nagel sei „beeindruckt von dem sozialen Programm der NSDAP“ 1934 der HJ beigetreten, „bei der er als Arzt Dienst tat“. Der Ausschuss sah in Nagel zwar keinen kritiklosen Anhänger

kennengelernt, der sich stets nur von rein sachlichen Erwägungen leiten liess und sich dabei doch warmherzig der ihm anvertrauten Krankenhäuser und Schwestern annahm. Wiederholt hat er seine schützende Hand über uns gehalten und Übergriffe der nationalsozialistischen Regierung abgebogen oder gemildert.“ – In HStA Düsseldorf, NW 1049-56714 finden sich weitere Entlastungszeugnisse, die sich jedoch allenfalls am Rande auf Heubachs Bonner Universitätszeit beziehen.

258 Arthur Hermann Leinbrock wurde am 24. Mai 1908 in Prag geboren. Der Protestant besuchte von 1915 bis 1918 die Volksschule Wien, 1919 die Volksschule Pirna-Copitz und anschließend bis 1929 das Realgymnasium Pirna. Von 1929 bis 1932 studierte er an der TH Dresden, die er als Diplom-Ingenieur verließ. Anschließend studierte er in Bonn Medizin und wurde dort 1937 examiniert und promoviert. In Bonn habilitierte er sich auch (Juni 1942). – Am 5. Februar 1938 heiratete er die am 6. November 1914 geborene Katholikin Luise Schmitz. Aus der Ehe gingen die Töchter Ingrid (geb. 24.3.1939) und Elke (geb. 12.6.1942) hervor. – Leinbrock war als Hilfsassistent 1935 am Physiologischen Institut und 1937/38 in der Kinderklinik beschäftigt. Von Februar 1938 bis Juni 1943 war er Assistenzarzt am Hygiene-Institut. Anschließend wechselte er ans Düsseldorfer Hygiene-Institut. Am 1. Oktober 1945 wurde er Oberarzt in der Bonner Hautklinik, 1951 dort außerplanmäßiger Professor. 1958 wechselte er als Ordinarius nach Würzburg, kehrte aber 1964 in gleicher Funktion nach Bonn zurück. Von 1966 bis 1968 war er Dekan. Er starb am 13. Februar 1991 in Bonn. – Während des Kriegs war er uk. gestellt. – Er war Mitglied von NSDAP (seit 1937), NSKK (seit November 1933; zuletzt Sanitätsscharführer), NSV (ab 1939), NSD-Dozentenbund und Reichsdozentenschaft (ab 1941/42); nach dem Ende des NS-Regimes gab er an, im November 1932 BVP und im März 1933 DNVP gewählt zu haben. Das Entnazifizierungsverfahren schloss er im Juli 1948 mit der Einreihung in Kategorie V ab. – Quellen: HStA Düsseldorf, NW 1049-54433; UA Bonn, PA 5432 Leinbrock; ebd., MF-PA Leinbrock. – Literatur: H.[ans]-W.[ilhelm] Kreysel, Zum Tode von Arthur Leinbrock, in: H + G, 66 (1991), S. 269–270.

259 Adam Justus Nagel wurde am 8. Juli 1907 in Wanne-Eickel geboren. Der Protestant besuchte von 1913 bis 1917 dort die Volksschule und von 1917 bis 1928 die Realgymnasien Wanne-Eickel und Katernberg. Das Studium in Marburg, Innsbruck und Bonn schloss er in Münster mit Staatsexamen (1933) und Promotion (1934) ab. Er habilitierte sich am 1. Mai 1940. 1934/35 war er Medizinalpraktikant und Volontärassistent an Chirurgie und Kinderklinik der Universität Münster sowie 1935/36 planmäßiger Assistent am Pathologischen Institut des Städtischen Krankenhauses Wiesbaden. Am 1. Oktober 1936 wechselte er als Assistent an das Hygienische Institut Bonn, wo er bis zu seiner Einberufung am 1. November 1942 blieb. In der Wehrmacht war er zuletzt Stabsarzt d.R. und wurde mit dem KVK II ausgezeichnet. – Nagel war Mitglied der Burschenschaft V. C. Marburg, der NSDAP (1.5.1937 bis 1.11.1942), der HJ (1.4.1934 bis 1.11.1942), des NSD-Dozentenbundes (ab 1941), des NS-Ärztebundes (ab 1936), des NS-Altherrenbundes (ab 1937), der Reichsdozentenschaft (ab 1941). Vor 1933 gehörte er keiner Partei an. Nach seiner Nachkriegserinnerung wählte er im November 1932 DVP, im Mai 1933 NSDAP. Im Entnazifizierungsverfahren erreichte er nach Einspruch 1949 eine Einreihung in Kategorie V, nachdem er 1947 der Kategorie IV zugerechnet worden war. – Quellen: HStA Düsseldorf, NW 1050-2088; ebd., NW 1037/B III-4929; UA Bonn, PA 6423 Nagel.

der NSDAP, befürwortete auch „seine Belassung als Assistent", hielt ihn aber als Dozent für „nicht tragbar"[260]. Positiv fiel für ihn ins Gewicht, dass er nach dem Gutachten des gewöhnlich kritischen Ernst Derra „seinen Mitassistenten Prof. Weiland wiederholt warnte bei dessen einseitigen weltanschaulichen Stellungnahmen und Handlungen"[261].

Beim Luftangriff vom 18. Oktober 1944 wurde das Hygienische Institut schwer beschädigt. Oberassistent Paul Weiland gelang es aber nach eigenen Aussagen mit Unterstützung von „einigen im Institut tätigen Soldaten und einigen Angestellten bis zum Abend durch Eindämmen der Brandherde" die völlige Zerstörung des Gebäudes zu verhindern[262]. Erst bei dem Luftangriff vom 21. Dezember 1944 sei das Institut, so Weiland 1948, völlig zerstört worden[263]. Weiland nahm für sich in Anspruch, während der langjährigen Abwesenheit Selters sowohl nach den Luftangriffen als auch bei der Besetzung die schlimmsten Verluste verhindert und die Errichtung des Provisoriums im Institut für Bodenlehre erfolgreich betrieben zu haben[264]. Selter seinerseits beklagte nach dem Krieg, die Zerstörung des Instituts hätte seine Versuche zur Tuberkuloseimpfung mit humanen Bazillen „unterbrochen"[265]. Mit dem Ausscheiden Selters und der Berufung Eyers 1946, der als Oberstabsarzt am Institut für Fleckfieber- und Virusforschung des OKH in Krakau engen Kontakt zu nationalsozialistischen Medizin- und Kulturverbrechen gehabt hatte, verlor Weiland die ihn schützende Hand[266].

2.7. Das Institut für gerichtliche und soziale Medizin

2.7.1. Der gescheiterte Konjunkturritter – Friedrich Pietrusky

Seit 1930 vertrat als Nachfolger des renommierten, nach Berlin berufenen Viktor Müller-Heß der fachlich ebenfalls ausgewiesene Friedrich Pietrusky die gerichtliche Medizin in Bonn[267]. 1922 war das Institut gegründet, ein Jahr später in einer

260 HStA Düsseldorf, NW 1050-2088, Gutachten des universitätsinternen Untersuchungsausschusses, Sitzung vom 12.10.1945.

261 HStA Düsseldorf, NW 1050-2088, Gutachten Derras, 29.8.1945.

262 UA Bonn, PA 11222 Weiland, Weiland an Kultusministerin NRW, 24.10.1948, Abschrift.

263 UA Bonn, PA 11222 Weiland, Weiland an Kultusministerin NRW, 24.10.1948, Abschrift.

264 UA Bonn, PA 11222 Weiland, Weiland an Kultusministerin NRW, 24.10.1948, Abschrift.

265 UA Bonn, MF-PA Selter, Lebenslauf Selters, 25.5.1946.

266 Zu Eyer vgl. Klee, Auschwitz, S. 343 ff. und Süß, Volkskörper, S. 225. – Zur Personalie Eyer und zu Eyers Berufung siehe MHI Bonn, NL Martini, Akte Eyer sowie ebd., Anklage, Verteidigung und Gutachten nach dem Krieg.

267 Friedrich Pietrusky wurde am 12. Januar 1893 in Zaienze bei Kattowitz geboren. Nach dem Abitur 1913 studierte er, unterbrochen vom Kriegsdienst, in Freiburg und Breslau. 1922 wurde er promoviert und Assistent am Breslauer Institut für gerichtliche Medizin. 1924 legte er das Kreisarztexamen ab, 1925 habilitierte er sich. Im selben Jahr wurde er kommissarischer Leiter des Breslauer Instituts, 1927 Ordinarius in Halle. Zum 1. November 1930 folgte er dem Ruf an das Institut für gerichtliche und soziale Medizin in Bonn. 1933/34 und 1935/36 war er dort

ehemaligen Privatklinik in der Theaterstraße untergebracht worden[268]. Das Institut kam aufgrund seines Aufgabengebiets schnell und unmittelbar mit den Folgen des NS-Schreckens in Berührung. So wurde hier Otto Renois eingeliefert, der am 4. April 1933 von SA oder SS erschossene langjährige KPD-Stadtverordnete. Es existiert eine im Institut heimlich aufgenommene Photographie des aufgebahrten Leichnams[269].

In diesem Klima der Gewalt wurde Pietrusky drei Wochen später, am 27. April 1933, mit 83 von 111 Stimmen im Großen Senat zum Rektor gewählt, obwohl er damals noch nicht der NSDAP angehörte und – bis Juli 1935 – lediglich Extraordinarius war[270]. In seiner Antrittsrede am 1. Mai 1933 sprach er vom versagenden Bürgertum, vom internationalen Judentum und vom Vorbild Horst Wessel[271]. Er spielte auch nach seinem 1934 endenden, ein Jahr später für die Dauer von zwei Semestern (1935/36) erneut übernommenen Rektorat eine unheilvolle Rolle an der Universität. 1934/35 war Pietrusky Prorektor, ebenso von 1936 bis 1939 und erneut 1941/42. Als Beisitzer des Erbgesundheitsobergerichts Köln hat Pietrusky 1941 die Sterilisation eines in der Bonner Provinzial-Heil- und Pflegeanstalt untergebrachten Medizinstudenten befürwortet und den Einspruch des Vaters gegen eine entsprechende Entscheidung des Erbgesundheitsgerichts Bonn abgelehnt[272].

Rektor. 1942 wechselte er nach Heidelberg, wo er 1945 amtsenthoben und 1954 emeritiert wurde. Pietrusky starb am 23. November 1971. – Seit 1933 Parteianwärter wurde er 1937 NSDAP-Mitglied (Nr. 2103018). 1935 wurde er mit dem Schlageterkreuz für die Teilnahme als Freikorpsmitglied „an den Kämpfen gegen Spartakus" ausgezeichnet (Anonymus, Rücktritt des Rektors der Universität Bonn, in: Kölnische Zeitung, 2.9.1935). – Literatur: Herber, Gerichtsmedizin unterm Hakenkreuz, S. 150 ff.; Friedrich Herber, Gerichtsmedizin: Belege und Gedanken zur Entwicklung eines medizinischen Sonderfaches in der Zeit des Faschismus, in: Thom/Caregorodcev, Medizin, S. 337–359, S. 339; B.[urkhard] Madea/J.[ohanna] Preuss, Geschichte der Rechtsmedizin an der Universität Bonn. Vom 18. ins 21. Jahrhundert, in: Burkhard Madea (Hg.)/H.[ansjürgen] Bratzke/S.[tefan] Pollak/K.[laus] Püschel/M.[arkus] Rothschild (Mhg.), 100 Jahre Deutsche Gesellschaft für Gerichtliche Medizin/Rechtsmedizin. Vom Gründungsbeschluss 1904 zur Rechtsmedizin des 21. Jahrhunderts, o.O. 2004, S. 174–191, S. 181 ff.; Hans Joachim Mallach (Hg.), Geschichte der Gerichtlichen Medizin im deutschsprachigen Raum, Göttingen 1996, S. 241 ff.

268 Vgl. Burkhard Madea, Institut für Rechtsmedizin, in: Schott, Universitätskliniken, S. 132–137, S. 132; Madea/Preuss, Geschichte, S. 180. Zur Geschichte des Instituts vgl. auch H.[erbert] Elbel/F.[ranz] Schleyer, Das Institut für Gerichtliche Medizin der Universität Bonn. Chronik anlässlich des Einzugs in den Institutsneubau, o.O. 1962, passim.

269 Vgl. Vogt, Bonn, S. 528.

270 GStA PK Berlin, Rep. 76, Nr. 400, Kurator i.V. Klingelhöfer an REM, 9.6.1934; UA Bonn, Kuratorium, E 7, Bd. 7, Wahlprotokoll, 27.4.1933, Abschrift. Neben Pietrusky kandidierten mit Erich Hoffmann, Erich von Redwitz und Wilhelm Ceelen drei weitere Mediziner. Alle drei erhielten jeweils eine Stimme.

271 Anonymus, Der Feiertag der deutschen Arbeit an der Universität. Feierlicher Rektoratswechsel, in: Deutsche Reichs-Zeitung, 2.5.1933 (auch in: Becker/Stauf/van Rey/van Rey, Machtergreifung, Nr. 159).

272 HStA Düsseldorf, NW 1053-52, Beschluss des Erbgesundheitsgerichts Bonn Kloninger/Spickernagel/Peipers, 19.9.1941 gegen Kurt W.; ebd., Beschluss des Erbgesundheitsobergerichts Köln Rennen/Dietrich/Pietrusky, 1.12.1941.

Gegen die Vertreibungsaktion Walter Poppelreuters hatte Pietrusky energisch Stellung genommen[273]. Doch sollten die Pietrusky wählenden Senatoren in ihm eine Personifikation des vermeintlich goldenen Mittelweges zwischen ideologischer Anpassung und Wahrung universitärer Interessen gesehen haben, so sahen sie sich bald getäuscht[274]. Hans Paul-Höpfner hat Pietrusky sogar „eine besonders perfide Art von Konjunkturrittertum" zugesprochen[275]. Tatsächlich befand Paul Kahle bereits im englischen Exil, Pietrusky habe versucht, „durch seine Taten zu kompensieren, daß er nicht schon früher ein Nazi gewesen war"[276]. Zu diesen Taten zählte noch 1933 das Erstellen einer Liste, die gegen die NSDAP eingestellte Dozenten verzeichnete, sowie die Genehmigung eines studentischen Boykottaufrufs, der sich unter anderem gegen den Psychologie lehrenden Privatdozenten Kurt Gottschaldt wandte[277]. Das Verbot der katholischen „Hochschulgruppe Neudeutschland" begründete er damit, dass deren „Bestrebungen [...] sich in einer Richtung bewegten, die der neuen Staatsidee direkt entgegengesetzt war"[278]. Wenig später forderte er ausdrücklich dazu auf, „im Examen entsprechende Rücksichten" auf Studierende zu nehmen, „die schon vor Mitte 1932 der nationalsozialistischen Bewegung angehört und für sie gekämpft haben"[279]. Darüber hinaus richtete Pietrusky die nationalsozialistischen Schulungskurse ein, während derer prominente Parteigrößen die Standpunkte der NSDAP propagierten. In ihrem Rahmen sprach am 22. Juni 1934 der Präsident des Reichsgesundheitsamtes Hans Reiter über die „Biologische Staatsauffassung"[280].

Pietruskys Wirken ist freilich im Zusammenhang mit heftigen Attacken aus Parteikreisen zu sehen, die in Bonn – nicht zu Unrecht – starke gegen den Nationalsozialismus gerichtete katholische Residuen vermuteten. Als am 30. April 1934 in „Ziel und Weg", der Zeitschrift des nationalsozialistischen Ärztebundes, ein Artikel des Münchener Dermatologieprofessors Franz Wirz erschien, in dem auf diffuse Weise die namentlich nicht genannte Universität Bonn reaktionären Geistes beschuldigt wurde, richtete Pietrusky ein klärendes Schreiben an das

[273] UA Bonn, MF-PA Pietrusky, Dekan von Redwitz an Rektorat, 15.4.1947, Abschrift. – Zu Poppelreuter und seiner Aktion vgl. Kap. 3.1.2.

[274] UA Bonn, MF-PA Pietrusky, Dekan von Redwitz an Rektorat, 15.4.1947, Abschrift: „Nach meiner Erinnerung [...] wurde Prof. Pietrusky [...] nominiert, weil seine Einstellung als eine gemässigt nationalsoz. galt. [...] In der Folgezeit richtete sich seine Haltung stärker nach nationalsoz. Richtlinien als offenbar erwartet worden war."

[275] Höpfner, Universität, S. 68.

[276] Paul Kahle, Die Universität Bonn vor und während der Nazi-Zeit (1923–1939), hrsgg. v. John H. Kahle und Wilhelm Bleek unter Mitarb. v. Horst-Pierre Bothien, Hans-Paul Höpfner, Frank Rehn und Ulrike Schillemeit, Bonn 1998, S. 117.

[277] Zu dem Boykottaufruf und dem Fall Kurt Gottschaldt vgl. Kap. 3.2.5.

[278] UA Bonn, Kuratorium, F2, Rektor an Kurator, 21.12.1933. Vgl. Kap. 9.2.

[279] UA Bonn, MF 79/122, Rektor Pietrusky an MF, 10.2.1934.

[280] In Höpfner, Universität, S. 69, Anm. 4 werden acht Vorträge nachgewiesen, auch ein Auftritt Roland Freislers am 9. Mai 1934. Siehe hierzu auch: Anonymus, Schulungskurse der Universität in Bonn eröffnet, in: Völkischer Beobachter, 13.5.1934. Vgl. Kap. 8.1.

Ministerium[281]: „1.) Es wird behauptet: ‚An einer solchen Universität mußte ein Ordinarius wegen politischer Vergehen beurlaubt werden. [(]Ein Fachblatt meldete allerdings schamhaft, dass er sich beurlauben liesse um sich mehr der Forschung widmen zu können)'. Hier könnte Professor Hoffmann gemeint sein. Ich verweise auf den dortigen Bericht vom 15.2.1934 – U I 155/35 – nach dem Professor Hoffmann der von ihm gewünschte Urlaub bewilligt worden ist, er also nicht zwangsbeurlaubt wurde."[282] Zu dem Vorwurf, am ersten Jahrestag der Machtübertragung an Hitler sei „nur eine Fahne in den Landesfarben zu sehen" gewesen und der studentischen SA sei mit Polizei gedroht worden, als sie „die Fahnen des Kampfes und des Sieges zu hissen" versuchte, erklärte Pietrusky[283]: „Am 30.1.1934 wurde der Führer der Studentenschaft bei mir vorstellig und bat, die Hakenkreuzfahne auf das Dach der Universität hissen zu lassen. Da hier nur ein Flaggenmast vorhanden ist, war entsprechend der Verordnung des Herrn Preussischen Ministerpräsidenten so geflaggt worden, dass an diesem Mast die Landesfahne, an der Forderfront des Gebäudes die Hakenkreuz- und die schwarz-weiss-rote Fahne gezeigt wurden. Ausdrücklich betonen möchte ich, dass diese beiden Fahnen etwa 5 m lang und etwa 2 m breit sind, ganz breit herabhingen und wenigstens ebenso deutlich sichtbar waren, wie die Fahne auf dem Dache. Ich wies den Führer der Studentenschaft auf den Erlass hin [...]. Er erkannte das an. [...] Die studentische S.A. ist nicht aufmarschiert, vielmehr kam nur der Führer der Studentenschaft zu mir. Eine Drohung mit der Polizei ist nicht erfolgt, vielmehr hat sich das Gespräch in durchaus kameradschaftlicher Form abgewickelt."[284] Schließlich stellte Pietrusky klar, dass er – anders als die Philosophische Fakultät – gegen die Berufung des Wiener Vor- und Frühgeschichtlers Oswald Menghin eingetreten sei, weil er von dessen nationalsozialistischer „Einstellung nicht überzeugt" gewesen sei[285]. In Wirz' Artikel war der sachlich richtige Vorwurf erhoben worden, „ein christlich sozialer Mann" sei an die erste Stelle der Berufungsliste gesetzt worden[286].

Pietrusky hielt es für richtig, als Rektor Angriffe aus den Reihen der NSDAP abwehren zu sollen, indem er die Bonner Universität als nationalsozialistisch zeichnete und selbst eine nationalsozialistische Universitätspolitik betrieb. Angesichts dieser Rektoratspolitik glaubte der NS-Gegner Paul Martini nach dem Kriege nicht an „eine eigentliche Bösartigkeit" Pietruskys: „Er hatte wohl nur äusserlich das Zeug zum Regieren, seine Basis aber war schmal und brüchig."[287]

[281] GStA PK Berlin, Rep. 76 V a 3 IV 39 XVI, Pietrusky an REM, 30.4.1934.

[282] GStA PK Berlin, Rep. 76 V a 3 IV 39 XVI, Pietrusky an REM, 30.4.1934.

[283] GStA PK Berlin, Rep. 76 V a 3 IV 39 XVI, Pietrusky an REM, 30.4.1934. – Fahnenstreitigkeiten waren zu Beginn der NS-Herrschaft keine Seltenheit. Vgl. als weiteres Beispiel zum Streit um die Beflaggung der Godesburg J.[osef] Zander, Godesberger Kommunalpolitik in schwerer Zeit 1915–1933, Bad Godesberg 1949, S. 69 ff.

[284] GStA PK Berlin, Rep. 76 V a 3 IV 39 XVI, Pietrusky an REM, 30.4.1934.

[285] GStA PK Berlin, Rep. 76 V a 3 IV 39 XVI, Pietrusky an REM, 30.4.1934. Vgl. Höpfner, Universität, S. 443 f.

[286] GStA PK Berlin, Rep. 76 V a 3 IV 39 XVI, Pietrusky an REM, 30.4.1934.

[287] MHI Bonn, NL Martini, lose Stücke, Martini an Büchner/Freiburg, 5.7.1952, Durchschrift.

Für diese Einschätzung spricht, dass sich manche Schritte Pietruskys, etwa die Attacke gegen Gottschaldt, auch im nationalsozialistischen Sinne als übereilt und revisionsbedürftig erwiesen[288].

Sogar Institutsangehörige waren vor Pietruskys Aktionen nicht sicher. Dem Assistenten Josef Gierlich ließ Pietrusky mitteilen, dass er, Gierlich, wegen seiner „Zugehörigkeit zu einer katholischen Studentenverbindung [...] unerwünscht" sei[289]. Gierlich verließ daraufhin das Gerichtsmedizinische Institut und wurde Arzt in der Provinzial-Heil- und Pflegeanstalt.

Pietruskys „ausgeprägter Katholikenhaß" führte ihn in die Auseinandersetzung mit seinem Amtsnachfolger Karl Chudoba, die nur aufgrund seiner „Verdienste" für die NSDAP 1942 mit der Versetzung nach Heidelberg relativ glimpflich endete[290]. Pietrusky hatte es offenbar darauf abgesehen, ein drittes Mal zum Rektor bestimmt zu werden. Zu diesem Zwecke griff er als Prorektor den an die Ostfront abgeordneten Rektor Karl Chudoba scharf an. „Der Hauptvorwurf war", so fasste es 1952 der NS-Gegner Paul Martini zusammen, Chudoba „habe eine katholische Hochschulpolitik getrieben und sei ein verkappter Schwarzer und Zentrums-

[288] Vgl. Kap. 3.2.5.

[289] HStA Düsseldorf, NW 1053/52, Erklärung Gierlichs, o.D. [3.8.1946]. – Josef Heinrich August Gierlich wurde am 15. August 1906 geboren. Der Katholik studierte von 1926 bis 1932 in Bonn, Köln, Freiburg und Innsbruck. Die Doktorprüfung legte er am 28 Juni 1933 ab. 1933/34 war er Medizinalpraktikant im Bonner Pathologischen Institut, dann in der Bonner Medizinischen Klinik. Am 16. August 1933 wechselte er an das Pathologische Institut Nürnberg, wo er am 16. Januar 1934 zum Assistenten aufstieg. Nach Bonn zurückgekehrt, bekleidete er dort vom 1. Januar 1935 bis zum 1. Juni 1936 eine Stelle als außerplanmäßiger Assistent im Gerichtsmedizinischen Institut. Anschließend wechselte er als Assistenzarzt unter Josef Geller an die Bonner Provinzial-Heil- und Pflegeanstalt, wo er am 1. Juni 1938 Anstaltsarzt und am 1. Juni 1940 Provinzialmedizinalrat wurde. – Gierlich war seit dem 15. April 1936 mit Berty Kreiten verheiratet und hatte drei Kinder, Hermann, Wiltrud und Herbert. Ehefrau und Kinder sowie die Hausangestellte Maria Bergerhausen kamen am 11. März 1945 bei Kampfhandlungen in Hennef-Söven ums Leben. – Von 1937 bis 1939 diente Gierlich auch in der Wehrmacht, zuletzt als Unterarzt; er wurde am 21. Oktober 1939 ausgemustert. – Er gehörte der katholischen Studentenverbindung Ripuaria Bonn (seit 1926) an, der NSDAP (ab 1.5.1933, Nr. 2325622), dem NSKK (ab 11.7.1933, Sanitätssturmführer), dem Reichsbund der deutschen Beamten (ab 1939), der NSV (ab 1934), der NSKOV (ab 1942), dem Reichskolonialbund (ab 1939) und dem Reichsluftschutzbund. – 1945/46 musste sich Gierlich des Vorwurfs erwehren, in der von dem ehemaligen Anstaltsinsassen Peter Breuer „KZ Bonn-Nord" genannten Provinzialanstalt unbotmäßige Patienten mit „Einpackungen" und Elektroschocks ohne therapeutischen Sinn gequält zu haben. Schließlich wurde nicht Gierlich, sondern der Ankläger Breuer verurteilt. In HStA Düsseldorf, NW 1053/52 finden sich zahlreiche Dokumente zu diesem Vorwurf, die im Entnazifizierungsverfahren wie vor Gericht verhandelt wurden. Sie lassen die Deutung zu, dass Gierlich gerne die Patienten „stramm stehen" ließ und auf den Hitlergruß Wert legte. Auch ist zumindest ein Fall dokumentiert, der den Verdacht auf Misshandlung nahelegt. Andererseits scheint Gierlich Juden behandelt und privat unterrichtet sowie Angehörige von durch die NS-„Euthanasie" bedrohte Patienten gewarnt zu haben. Gierlich wurde 1948 im Entnazifizierungsverfahren nach Berufung in die Kategorie V eingestuft. – Quellen: HStA Düsseldorf, 1037/BIII Nr. 5025; ebd., NW 1053/52. Vgl. auch Kap. 2.11. und 7.4.

[290] Höpfner, Universität, S. 70; zur Intrige Pietruskys gegen Chudoba vgl. u. – Zu Pietruskys Wirken in Heidelberg vgl. Bauer, Universität, S. 67 und Herber, Gerichtsmedizin, 2002, S. 94.

mann"[291]. Martinis Kommentierung ist eindeutig: „Das war eine Bemerkung über einen Mann, der aus der Kirche ausgetreten war, wie sie viel dämlicher nicht hätte ausfallen können, und ich selbst zweifelte von da an nicht nur an seinem Charakter, sondern auch an seinem Verstand."[292]

Und doch war Pietruskys Ansatz nicht völlig aus der Luft gegriffen. Chudoba war wie sein Vorgänger Karl Schmidt ein gemäßigter Nationalsozialist, der vor der Funktion des Rektors die des Dozentenführers wahrgenommen hatte. In dieser Tradition hatte er als seinen Nachfolger wiederum einen gemäßigten Parteigenossen protegiert, der aus der katholischen Kirche ausgetreten war: den Dozenten für landwirtschaftliche Betriebslehre Wilhelm Busch[293]. Wie einst Schmidt und Chudoba verfolgte Busch „eher die Interessen der Universität als die des NS-Dozentenbundes" und sorgte unter anderem für den Verbleib des zur Emeritierung vorgesehenen liberalen Staatsrechtlers Richard Thoma[294]. Als Buschs Fürsprecher Rektor Chudoba zum Militärdienst eingezogen wurde, witterte Pietrusky seine Chance und griff Busch im Juli 1941 wegen seiner „katholisierenden Dozentenbundpolitik" scharf an[295].

Dabei beging er einen entscheidenden Fehler. Er legte ein gefälschtes negatives Gutachten über Busch vor, als dessen Urheber er die Gestapo benannte[296]. Den nationalsozialistischen Instanzen gelang es rasch, die Fälschung nachzuweisen[297]. Busch wurde Professor, Pietrusky am 14. Oktober 1941 als Prorektor abgesetzt und ein Jahr später nach Heidelberg berufen[298].

Chudoba wurde freilich nicht allgemein als der verdiente Sieger der Kabalen angesehen. Martini äußerte sich jedenfalls noch 1952 in einem Schreiben an Franz Büchner, der 1941 die „Euthanasie" öffentlich abgelehnt hatte, angewidert über die „nur unter Nationalsozialisten erträglich erscheinenden Kampfformen"[299]. Er machte Chudoba dafür verantwortlich, dass „Pietrusky auf eine geradezu schändliche Art und Weise verurteilt und abgesetzt wurde": „Dass man ihn nicht öffentlich an den Pranger stellte, war alles. Gewiss, sein Vergehen war hässlich gewesen, aber diese Verurteilung war es noch mehr."[300] Pietrusky, so fügte Martini ironisch hinzu, „dürfte" durch die Vorkommnisse „ein Opfer des Nationalsozialismus geworden sein"[301].

291 MHI Bonn, NL Martini, lose Stücke, Martini an Büchner/Freiburg, 5.7.1952, Durchschrift.

292 MHI Bonn, NL Martini, lose Stücke, Martini an Büchner/Freiburg, 5.7.1952, Durchschrift.

293 Vgl. Höpfner, Universität, S. 106.

294 Höpfner, Universität, S. 106 f.; vgl. ebd., S. 236.

295 Zit. n. Höpfner, Universität, S. 107. Siehe auch: UA Bonn, PA Pietrusky, Aufzeichnung Klapps, o.D., Abschrift.

296 Vgl. Höpfner, Universität, S. 107.

297 Vgl. Höpfner, Universität, S. 108.

298 Vgl. Höpfner, Universität, S. 108; UA Bonn, MF-PA Pietrusky, Dekan von Redwitz an Rektorat, 15.4.1947, Abschrift.

299 MHI Bonn, NL Martini, lose Stücke, Martini an Büchner/Freiburg, 5.7.1952, Durchschrift; zu Büchner vgl. Ganssmüller, Erbgesundheitspolitik, S. 174 f.

300 MHI Bonn, NL Martini, lose Stücke, Martini an Büchner/Freiburg, 5.7.1952, Durchschrift.

301 MHI Bonn, NL Martini, lose Stücke, Martini an Büchner/Freiburg, 5.7.1952, Durchschrift.

Martinis Urteil gründet sich wohl vor allem auf eine außerordentliche Senatssitzung, während der Chudoba am 10. Februar 1942 seinen „Sieg" über Pietrusky mit Hilfe des von Minister Rust entsandten Paul Ritterbusch, einem „der profiliertesten nationalsozialistischen Wissenschaftsfunktionäre" (Helmut Heiber), inszenierte[302]. An der Sitzung nahmen neben Ritterbusch, dem Rektor, den Dekanen, den Senatoren sowie den Vertretern von Dozentenbund und Studentenschaft auch die meisten Ordinarien der Medizinischen Fakultät teil, darunter Martini[303]. Sie wurden Zeugen einer Erklärung, in der Paul Ritterbusch „als Beauftragter des Herrn Reichserziehungsministers" Pietrusky auch eines direkten Angriffs auf Chudoba bezichtigte. Sie ist im Sitzungsprotokoll vollständig wiedergegeben: „Herr Professor Dr. PIETRUSKY hat als Prorektor unter Kenntnis gewisser allgemeiner Vorwürfe einer betonten Förderung konfessionell gebundener Kreise an der Universität Bonn, die sich nicht gegen den Rektor richteten und die sich inzwischen als nicht gerechtfertigt erwiesen haben, den im Felde stehenden Rektor Prof. Dr. CHUDOBA angeschuldigt, eine katholisch infizierte Politik zum Schaden des Ansehens der Universität Bonn geführt zu haben. Herr Prof. PIETRUSKY hat diesen Vorwurf in leichtfertiger Weise erhoben, ohne sich vorher von seiner Richtigkeit zu überzeugen. Besonders erschwerend ist aber, dass die Vorwürfe gegen einen Mann erhoben wurden, der im Ostfeldzug seine Pflicht als Soldat tat und der nichts davon wissen konnte, was hinter seinem Rücken gespielt wurde. Herr Prof. PIETRUSKY hat es nicht für seine Pflicht gehalten, den Rektor zu unterrichten. Entscheidend aber ist, dass Herr Prof. P. in keinem Fall, wie es selbstverständliche Treue gewesen wäre, sich schützend vor den Rektor gestellt hat, der sich ja nicht verteidigen konnte und der von ihm in bestem Einvernehmen und mit vollem Vertrauen auf ihn geschieden war. Dieses Gesamtverhalten von Herrn Prof. K. ist auf keine Weise zu rechtfertigen. Der Herr Reichsminister für Wissenschaft, Erziehung und Volksbildung sieht sich daher genötigt, Ihnen[,] Herr Prof. Dr. PIETRUSKY[,] Ihr Verhalten in schärfster Form zu verweisen."[304] Nach dem Verlesen der Erklärung forderte der Rektor den einstigen Prorektor Pietrusky auf, den Senatssaal zu verlassen[305].

302 Heiber, Universität I, S. 48. Vgl. Ritterbuschs Vortrag anlässlich der Eröffnung der Ausstellung „Deutsche Wissenschaft im Kampf um Reich und Lebensraum" in der TH Berlin vom 7. Dezember 1941 (Paul Ritterbusch, Wissenschaft im Kampf um Reich und Lebensraum, Stuttgart/Berlin 1942) sowie vor allem Frank-Rutger Hausmann, „Deutsche Geisteswissenschaft" im Zweiten Weltkrieg. Die „Aktion Ritterbusch" (1940–1945), Dresden 1998 (= Schriften zur Wissenschafts- und Universitätsgeschichte, 1), S. 33 ff. – Vgl. auch die Darstellung in: Herber, Gerichtsmedizin, 1989, S. 339; Herber, Gerichtsmedizin, 2002, S. 153.

303 UA Bonn, MF-PA Pietrusky, Protokoll der außerordentlichen Senatssitzung vom 10.2.1942. Demnach waren von den Ordinarien der Medizinischen Fakultät die Professoren Ebbecke, Ceelen, Stöhr, Pietrusky, von Redwitz, Martini, Grütz, Pohlisch und Riehm (für Dozent Reiser) anwesend. Die nicht anwesenden Professoren beziehungsweise Dozenten Dirscherl, Tiemann, Siebke, Reiser und Büttner erhielten das Protokoll im Umlaufverfahren.

304 UA Bonn, MF-PA Pietrusky, Protokoll der außerordentlichen Senatssitzung vom 10.2.1942.

305 UA Bonn, MF-PA Pietrusky, Protokoll der außerordentlichen Senatssitzung vom 10.2.1942.

Pietruskys parteiinterne Beschwerden scheiterten. Am 9. Juni 1943 wurde die am 16. September 1942 vom Gaugericht Köln-Aachen ausgesprochene „strenge Verwarnung“ bestätigt[306].

Dass Pietrusky trotz der Demütigung vor den Kollegen nach Heidelberg wechseln konnte, hat er offenbar seinem engen Kontakt zu dem im Wissenschaftsministerium für das Fachgebiet Medizin verantwortlichen Referenten, der „graue[n] Eminenz der Anstaltstötungen“ Maximilian de Crinis zu verdanken[307]. Beide waren durch eine gemeinsame wissenschaftliche Publikation verbunden, für deren Neuauflage Pietrusky noch im Januar 1942 den Charakter eines Lehrbuchs für Studierende vorschlug[308]. Dabei erwies sich Pietrusky als Propagandist nationalsozialistischer Verbrechen: „Wie ich vom Verlag Heymann hörte, ist unser Buch jetzt im Druck. Dieser verzögerte sich, weil man den Abschnitt über die Vernichtung lebensunwerter Wesen, für die ich eintrat, nicht aufnehmen wollte. Hoffentlich erscheint die Auflage noch in diesem Jahr“[309].

Durch die Verbindung mit de Crinis war Pietrusky in die ministeriellen Entscheidungen nicht nur über seine eigene Zukunft nach der gescheiterten Intrige, sondern auch über die seines Nachfolgers in Bonn ungewöhnlich eng eingebunden. Noch vor der Zuspitzung der Situation hatte Pietrusky im Juli 1940 seine Stimme für den Freiburger Privatdozenten Herbert Elbel erhoben, als es um die Besetzung des Straßburger Lehrstuhls ging[310]. Dabei sparte Pietrusky nicht mit Kritik: „Wir bekommen jetzt schon kaum brauchbare Männer für das Fach. Ehrlicherweise müßte man, wenn sich später noch wirklich einer melden sollte, diesem über die Verhältnisse des Faches reinen Wein einschenken und ihm abraten. Ich weise darauf hin, daß der Innenminister gerade in unserem Fach seine Leute an der Universität arbeiten läßt. In Köln ist ein Kreisarzt, der Nichtfachmann ist, Tübingen wird in ähnlicher Weise versorgt, in Freiburg ist auch kein Fachmann, in Gießen gibt es überhaupt niemand wie auch in Rostock. Wie an diesen Universitäten das Fach ordnungsgemäß gelehrt werden soll, ist mir durchaus schleierhaft.

306 BA Berlin, BDC-Dossier Pietrusky, Aufzeichnung, o.D.

307 Karl Heinz Roth, Die Modernisierung der Folter in den beiden Weltkriegen. Der Konflikt der Psychotherapeuten und Schulpsychiater und die deutschen ‚Kriegsneurotiker' 1915–1945, in: 1999, 2. Jg., H. 3 (Juli 1987), S. 8–75, S. 8. Zu de Crinis, der bis zu seiner Entlassung wegen NSDAP-Zugehörigkeit 1934 der Grazer Medizinischen Fakultät angehörte, vgl. Alois Kernbauer, „Und vielleicht gelingt dem armen Häusler doch noch die Arisierung seiner Familie“. Spiegelung der NS-Wissenschaftspolitik im Mikrokosmos der Grazer Medizinischen Fakultät, Graz 2001, passim; Werner Sauer, Akademischer Rassismus in Graz. Materialien zur Wissenschaftsgeschichte der Grazer Universität, in: Steirische Gesellschaft, Grenzfeste, S. 72–87, S. 74; Dirk Blasius, „Einfache Seelenstörung“. Geschichte der deutschen Psychiatrie 1800–1945, Frankfurt am Main 1994, S. 184 und vor allem Jasper, de Crinis, passim.

308 BA Berlin, BDC-Dossier Pietrusky, Pietrusky an de Crinis, 19.1.1942; ebd., de Crinis an Pietrusky, 27.1.1942, Durchschrift; ebd., Pietrusky an de Crinis, 2.2.1942; ebd., BDC-Dossier Elbel, Pietrusky an de Crinis, 5.10.1942; F.[riedrich] Pietrusky, Gerichtliche Medizin/Maximilian de Crinis: Gerichtliche Psychiatrie, Berlin 1938 (= Handbücherei für den öffentlichen Gesundheitsbesitz, 15) [2. u. 3. Aufl. Berlin 1943]. Vgl. Madea/Preuss, Geschichte, S. 181. – Zur fachlichen Einschätzung de Crinis' vgl. Gerrens, Ethos, S. 77 f.

309 BA Berlin, BDC-Dossier Elbel, Pietrusky an de Crinis, 5.10.1942.

310 BA Berlin, BDC-Dossier Pietrusky, Pietrusky an de Crinis, 10.7.1940.

Hoffentlich wird in der Zeit Ihres Wirkens im Ministerium hier eine Besserung eintreten."[311] Grundsätzliche Kritik am Zustand der deutschen Gerichtsmedizin äußerte Pietrusky immer wieder, so 1937 nach einem nicht entdeckten Doppelmord und 1933 in einem Gutachten über den später vertretungsweise in Bonn tätigen Kurt Böhmer[312]: „Die gerichtliche Medizin in Deutschland litt und leidet noch darunter, daß viele ihrer Vertreter an den Universitäten sich in erster Linie als praktizierende Gerichts- bezw. Kreisärzte fühlen, daß sie Massen von Gutachten über alle möglichen Fragen erstatten und daß sie dadurch Zeit für eine wissenschaftliche Bearbeitung ihres eigenen Fachgebiets nicht erübrigen können."[313]

1942 war es Pietrusky selbst, der die Veränderung suchte. „Daß ich hier möglichst schnell weg will, werden Sie ja verstehen", schrieb er de Crinis am 15. April aus Bonn[314]. De Crinis betrachtete freilich Pietruskys Wunsch eines Wechsels nach Heidelberg skeptisch, da man das dortige Extraordinariat in ein ordentliches Ordinariat umwandeln musste[315]. Dies gelang jedoch, so dass die von de Crinis vorgeschlagene Alternative eines einfachen Tauschs mit einem anderen Lehrstuhlinhaber – etwa in Danzig, Greifswald, Münster oder Göttingen – obsolet wurde[316]. De Crinis gratulierte mit großer Herzlichkeit, beteuerte sein Unwissen über die Bonner Vorfälle und erklärte Pietrusky, „dass wir unter die Angelegenheit einen grossen Strich machen [...] und Sie mit neuem Eifer und mit neuer Freude Ihre Tätigkeit aufnehmen sollten"[317]. Tatsächlich war Pietruskys Lage zwei Jahre später so gefestigt, dass er sich aus Heidelberg forsch zu den Bonner Verhältnissen äußerte: „Wie ich gehört habe, wünscht Bonn auf den Lehrstuhl der Gerichtlichen Medizin in erster Linie Herrn Elbel. Können Sie nicht für diesen etwas tun? Elbel ist ein älterer Mann und ist unter seinen Altersgenossen unzweifelhaft der tüchtigste. In Freiburg hat er nur einen Lehrauftrag. Dadurch sitzt er auf einem toten Gleis. [...] In Bonn sind die Verhältnisse, nachdem praktisch ein zweijähriges Interregnum herrschte, nach allem, was ich erfahren habe, reichlich verfahren. Sie werden nur durch einen erfahrenen und energischen Menschen wieder in Ordnung gebracht werden können. Dazu ist Elbel ohne Zweifel geeignet."[318]

Pietruskys Lagebeurteilung war nicht falsch. Und seine Fürsprache zugunsten des schon 1940 empfohlenen Elbel mag zu dessen Berufung beigetragen haben.

[311] BA Berlin, BDC-Dossier Pietrusky, Pietrusky an de Crinis, 10.7.1940.

[312] Zur Kritik 1937 vgl. Kap. 11.1.

[313] BA Berlin, BDC-Dossier Böhmer, Pietrusky an REM, 24.7.1933.

[314] BA Berlin, BDC-Dossier Pietrusky, Pietrusky an de Crinis, 15.4.1942.

[315] BA Berlin, BDC-Dossier Pietrusky, Pietrusky an de Crinis, 15.4.1942; ebd., de Crinis an Pietrusky, 17.4.1942, Durchschrift.

[316] BA Berlin, BDC-Dossier Pietrusky, de Crinis an Pietrusky, 17.4.1942, Durchschrift; ebd., Pietrusky an de Crinis, 11.5.1942; ebd., de Crinis an Pietrusky, 15.5.1942, Durchschlag.

[317] BA Berlin, BDC-Dossier Pietrusky, de Crinis an Pietrusky, 15.5.1942, Durchschrift.

[318] BA Berlin, BDC-Dossier Pietrusky, Pietrusky an de Crinis, 10.5.1944.

Zwischen 1942 und 1944 aber war die Lage der Bonner Gerichtsmedizin äußerst unübersichtlich.

Schon zuvor hatte die Leitung des Instituts im Schatten von Pietruskys universitätspolitischen Aktivitäten gestanden. Durchaus als Koryphäe des Fachs geltend, verband ihn mit seinem Vorgänger Viktor Müller-Heß „eine erbitterte fachliche und persönliche Feindschaft"[319]. Wohl auch aufgrund seiner Stellung als Rektor lehnte Pietrusky am 28. Dezember 1933 einen Ruf nach Leipzig ab, hatte diesen aber immerhin drei Monate lang geprüft und zu Verhandlungen in Bonn genutzt[320]. Dass die Gerichtsmedizin ein Stiefkind von Fakultät und Ministerium war, konnte auch Pietrusky nicht ändern. Als 1937 ein Doppelmord im Pathologischen wie im Gerichtsmedizinischen Institut nicht erkannt wurde, nutzte er die Gelegenheit, eine Aufwertung seines Faches zu fordern[321]. Seine Bitte aber wurde wie auch in anderen Fällen nur zögerlich oder gar nicht erhört. So erhielt das Institut 1934/35 zwar einen ordentlichen Lehrstuhl zugesprochen – Pietrusky blieb trotzdem zunächst Extraordinarius –, doch mangelte es an von dem Institutsdirektor für erforderlich gehaltenen Sachmitteln. Im Juli 1935 bat er wenigstens um „einen Zuschuß" für „die Anschaffung eines Kraftwagens", zumal er für sich reklamierte, herausragende Forschungsmöglichkeiten organisiert zu haben: „Daß Institut muß, um in Lehre und Forschung auf dem Laufenden zu bleiben, möglichst viel Leichenöffnungen vornehmen. In Bonn selbst ist dies nicht möglich. Durch Übereinkommen ist erreicht worden, daß alle Obduktionen von Schädelhirnverletzten, insbesondere auch Kriegsverletzten, in Rheinland und Westfalen, das Institut durchführt und zu gerichtlichen Leichenöffnungen bis zu einer Entfernung von über 250 km von Bonn herangezogen wird. In den letzten Monaten waren durchschnittlich wöchentlich 3–4 auswärtige Leichenöffnungen [...]."[322] Das Ministerium lehnte ab[323]. 1936 wiederholte sich der Vorgang mit dem gleichen Ergebnis[324].

In seinem Institut stand Pietrusky anfangs Theodor Rumpf zur Seite, der 1905 einen Lehrauftrag für soziale Medizin erhalten hatte, aber 1934 „nach längerem Krankenlager" starb[325]. Bis 1931 hatte sich Rumpf, wie es in Pietruskys Nachruf

[319] Höpfner, Universität, S. 69; vgl. Heiber, Universität II, 2, S. 629.

[320] GStA PK Berlin, Rep. 76 V a 3 IV 39 XVI, Pietrusky an REM durch Kurator, 29.7.1933; ebd., Pietrusky an REM, 28.10.1933.

[321] Vgl. Kap. 11.1.

[322] GStA PK Berlin, Rep. 76, NW 5-591, Pietrusky an REM durch Kurator, 10.7.1935.

[323] GStA PK Berlin, Rep. 76, NW 5-591, REM an Kurator, 1.8.1935.

[324] GStA PK Berlin, Rep. 76, NW 5-591, Pietrusky an REM durch Kurator, 26.5.1936; ebd., REM an Kurator, 11.6.1936.

[325] UA Bonn, MF-PA Rumpf, Nachruf Pietruskys, 12.7.1934. – Theodor Rumpf war am 23. Dezember 1851 in Volkmarsen (Bezirk Kassel) geboren worden, besuchte das Gymnasium in Hanau und studierte in Marburg, Freiburg, Leipzig und Heidelberg Medizin. 1882 habilitierte er sich in Bonn im Fach Innere Medizin, war in Marburg und Hamburg tätig, bevor er 1901 nach Bonn zurückkehrte. Er starb am 10. Juli 1934. – Quelle: UA Bonn, MF-PA Rumpf.

heißt, bemüht, das Lehrfach Sozialmedizin „weiter auszubauen“[326]. Von Pietrusky haben derartige Bemühungen wohl wenig Unterstützung erfahren.

Zu den im Gerichtsmedizinischen Institut angestellten Assistenten zählte Hans Kerkhoff[327]. Sein Vater war kommunistischer Stadtverordneter in Moers und 1933 pensionslos entlassen worden. Dennoch trat Kerkhoff in die SA ein, weil „für den Erhalt von Gebührenerlass an der Universität neben den mindestens mit ‚gut‘ bestandenen Fleissprüfungen die Zugehörigkeit zu einer Gliederung erforderlich war“[328]. Die KPD bescheinigte Kerkhoff 1946, er sei „als Antifaschist bekannt“ gewesen[329]. Ungewöhnlich ist der Fall von Alfred Esser[330]. Er wurde

[326] UA Bonn, MF-PA Rumpf, Nachruf Pietruskys, 12.7.1934.

[327] Johann Heinrich (Hans) Kerkhoff wurde am 6. September 1912 in Moers geboren. Der Protestant besuchte die Grundschule Moers (1918–1822) und die Oberrealschule Moers (1922–1931). Das Studium schloss er in Bonn mit Examen (1938) und Promotion (1941) ab. Als Medizinalpraktikant war er im Gesundheitsamt Moers (1938) und im Krankenhaus Aalen/Württ. (1939) beschäftigt. Am 6. Juli 1939 wurde Kerkhoff im Bonner Gerichtsmedizinischen Institut Medizinalpraktikant, am 6. August 1941 dort Volontärassistent. Am 23. April 1941 wechselte er in das Krankenhaus Baden-Baden. Am 5. Januar 1942 wurde er zur Wehrmacht eingezogen. Er erhielt das KVK II. – Kerkhoff war Mitglied von NSDAP (seit 1.5.1937, Anwärter) und SA (9.11.1933–1.5.1936). Vor 1933 gehörte er keiner Partei an und wählte nach eigenen Angaben 1932/33 SPD. Aus dem Entnazifizierungsverfahren ging er im August 1947 als unbelastet (Kategorie V) hervor. – Quelle: HStA Düsseldorf, NW 1012-11197.

[328] HStA Düsseldorf, NW 1012-11197, Bestätigung der KPD-Kreisleitung Limburg, 1.3.1946. – Siehe auch: ebd., Bescheinigung Maria Reinarts', o.D., Abschrift, 16.7.1946, wonach Kerkhoff am 10. April 1938 gegen den „Anschluß Österreichs“ gestimmt hat; siehe zudem ebd., Bescheinigung Peter Stockhausens, 13.7.1946, Abschrift. Stockhausen war im „Dritten Reich“ zeitweise Leiter des Studentenhauses der Universität Bonn, nach Kriegsende Vorsitzender der CDU-Fraktion der Stadtvertretung Bonn und von 1948 bis 1951 Bonner Oberbürgermeister.

[329] HStA Düsseldorf, NW 1012-11197, Bestätigung der KPD-Kreisleitung Limburg, 1.3.1946.

[330] Alfred Heinrich Egidius Esser wurde am 9. Januar 1897 in Köln geboren. Am dortigen Friedrich-Wilhelm-Gymnasium legte er 1916 das Abitur ab. Bereits im Dezember 1915 war er zum Heeresdienst eingezogen worden. Im November 1918 kehrte er als Sanitätsgefreiter und ohne jedes Ehrenzeichen in das Zivilleben zurück. Anschließend studierte er in Bonn und Köln. Nach Staats- und Doktorprüfung im Wintersemester 1921/22 wurde er Assistent am Pathologischen Institut des Kölner Augustahospitals. Im November 1926 wechselte er an die Psychiatrische und Nervenklinik Köln, im April 1929 an die Provinzial-Heil- und Pflegeanstalt Galkhausen und im September 1929 an das Pathologische Institut Köln-Lindenthal. Von August 1930 bis Februar 1932 arbeitete der Regierungsmedizinalrat in der sächsischen Heil- und Pflegeanstalt Hubertusburg. Anschließend war er bis zum 31. März 1937 Assistent, später Oberarzt und Dozent für gerichtliche Medizin in Bonn. 1934 hatte er sich in Bonn habilitiert. Nach seiner Kündigung durch den Kultusminister stellte ihn das Gesundheitsamt Bonn-Land als stellvertretenden Amtsarzt an, bevor er am 1. April 1944 in die Medizinalabteilung der Regierung Köln abkommandiert wurde. 1943 übernahm er Vertretungen von Amtsärzten unter anderem in Königsberg in der Neumark und Swinemünde. Von 1937 bis 1945 war er nebenamtlicher Gefängnisarzt. – Am 19. Juli 1930 heiratete Esser die Katholikin Johanna Helene Meysenburg. Er selbst trat aus der katholischen Kirche aus, ließ seinen Sohn aber 1939 katholisch taufen und trat selbst 1947 wieder in die Kirche ein. – Er war Mitglied von NSDAP (1.5.1937–9.3.1945), SA (1933–1937), NSV (ab 1935/36), NS-Ärztebund (ab 1937), DRK (ab 1941) und Reichsluftschutzbund (ab 1936). Ihm war, wie er im Entnazifizierungsverfahren mitteilte, ein SD-Schweigegebot auferlegt. – 1938 wurde beim Sondergericht in Köln ein „Heimtückeverfahren“ gegen Esser wegen angeblicher staatsfeindlicher Äusserungen eingeleitet, mangels Beweises aber schon in der Vorermittlung bei der Staatsanwaltschaft Köln eingestellt (AZ: 1 S Js 120/38). Im Entnazifizierungsverfahren wurde er 1947 in Kategorie IV eingereiht. Er starb am 8. Februar 1950. – Quelle: HStA Düsseldorf, NW 1012-III IV-266; UA Bonn, PA 1827 Esser; ebd., MF-PA 102 Esser.

unabhängig von ihrer politischen Einstellung von beinahe sämtlichen aktenkundig gewordenen Personen, die mit ihm in irgendeiner Beziehung standen, abgelehnt. Esser selbst war in der SA, trat aber erst 1937 in die NSDAP ein, als er nach seiner Kündigung durch das Ministerium zum Gesundheitsamt wechseln wollte. Esser hatte zu Beginn seiner Bonner Zeit Auseinandersetzungen mit Nationalsozialisten wie Walter Poppelreuter nicht gescheut, zugleich aber im Geiste der Zeit eine Antrittsvorlesung unter dem Titel „Schutz der Gesellschaft vor dem Berufsverbrecher" gehalten[331]. Keine zwei Jahre nach der Antrittsvorlesung, im August 1936, häuften sich die negativen Urteile über Esser. Dekan Stöhr berichtete von charakterlichen Schwächen, „Streitigkeiten" mit amtlichen Stellen und der Weigerung der Provinzialverwaltung, ihn anzustellen[332]. Adressat von Stöhrs Schreiben war Essers Chef Pietrusky in seiner Eigenschaft als Rektor. Pietrusky stellte sich keineswegs vor seinen Assistenten, sondern riet dem Erziehungsministerium von einer Verlängerung der Anstellung Essers ab[333]. Er zitierte aus den zahlreichen negativen Gutachten, etwa dem des Kölner Pathologen Ernst Leupold, „nachdem E. ein hinterhältiger Intrigant ist"[334]. Essers Anstellung wurde nicht mehr erneuert. Er konnte jedoch zunächst noch seine Dozentur behalten[335]. Essers problematischer Charakter offenbarte sich, als er kurz vor seinem endgültigen Ausscheiden aus dem Institut dafür sorgte, dass sein Chef Pietrusky Schwierigkeiten bekam, weil dieser aufgrund besonderer Umstände und zweifellos vorschriftswidrig einen Totenschein ausgestellt hatte, noch bevor er die Leiche in Augenschein genommen hatte. Esser bediente sich dabei nicht des Dienstweges. So endete Essers Universitätskarriere mit einem Ehrengerichtsverfahren, in dem die Nationalsozialisten Schmidt als Rektor und Vorsitzender sowie Chudoba, Klapp, Stöhr und Gerstel als Beisitzer Esser für schuldig befanden und „ein förmliches Disziplinarverfahren auf Entziehung der Lehrerlaubnis beantragten"[336]. Das Disziplinarverfahren kam zwar nicht voran und bei seinem neuen Arbeitgeber, dem Regierungspräsidenten, fand Esser endlich Unterstützung, doch erklärte das Reichsministerium am 18. Januar 1940 „seine Lehrbefugnis mit sofortiger Wirkung für erloschen"[337]. Erneut hatte sich in

[331] UA Bonn, MF-PA 102 Esser, Dekan Stöhr an Rektor Pietrusky, 5.8.1936, Abschrift; ebd., UA Bonn, PA 1827 Esser, Schmidt/Leiter der Dozentenschaft an Rektor, 13.8.1936, Abschrift: „Ich selbst hatte Gelegenheit kürzlich Einzelheiten seines Streitfalles mit Herrn Prof. Poppelreuter zu erfahren und ich habe aus diesem Streitfall einen wenig guten Eindruck von Herrn Esser bekommen."

[332] UA Bonn, PA 1827 Esser, Dekan Stöhr an Rektor Pietrusky, 5.8.1936, Abschrift.

[333] UA Bonn, PA 1827 Esser, Rektor Pietrusky an REM über Kurator, 17.8.1936, Konzept.

[334] UA Bonn, PA 1827 Esser, Rektor Pietrusky an REM über Kurator, 17.8.1936, Konzept; ebd., Gutachten Leupolds, o.D., Abschrift.

[335] UA Bonn, PA 1827 Esser, Rektor Schmidt an REM durch Kurator, 13.7.1936, Konzept. – Zu den Gutachtern zählte auch Gerhard Schrader, damals noch Halle.

[336] UA Bonn, MF-PA 102 Esser, Bericht über die Sitzung des Ehrengerichts am 15.11.1937.

[337] UA Bonn, PA 1827 Esser, i.V. gez. Beckhaus/Regierungspräsident Köln an REM, 24.2.1938, Abschrift; ebd., i.A. gez. Mentzel/REM an Kurator, 18.1.1940.

der Fakultät niemand gefunden, der für Esser Partei ergriff[338]. Essers ehemaliger Vorgesetzter Pietrusky war auch in dieser Angelegenheit nochmals deutlich geworden und hatte Dekan Siebke wissen lassen, Essers Vorlesung sei „nicht geschätzt" geworden[339]. Mit Essers Verabschiedung besserten sich auch die wegen umstrittener Gutachten gespannten Beziehungen zwischen der Bonner Staatsanwaltschaft und dem gerichtsmedizinischen Institut, für das freilich Pietrusky die Hauptverantwortung getragen hatte. 1940 konstatierte der Kurator ein nunmehr „einwandfreies Verhältnis"[340].

1938 kam aus Köln Walter Paulus an das Institut[341]. Der Münchener Katholik sollte auf Wunsch Pietruskys diesen 1943 nach Heidelberg begleiten, doch scheiterte das Ansinnen an Vorbehalten der Bonner Universität, die auf den Assistenten nicht verzichten zu können glaubte[342]. Paulus blieb bis zu seiner Pensionierung 1973 in Bonn.

338 Siehe die zahlreichen Dokumente in UA Bonn, PA 1827 Esser und ebd., MF-PA 102 Esser.

339 UA Bonn, MF-PA 102 Esser, Pietrusky an Siebke, 7.9.1939.

340 UA PA 1827 Esser, Kurator an REM, 21.3.1940, Konzept. – Zu den Problemen in Gutachterfragen mit dem Pathologischen Institut vgl. Kap. 11.1.

341 Walter Paulus wurde am 12. August 1907 in München geboren. Der Katholik besuchte die Volksschule München (1914–1918), das Alte Realgymnasium München (1918–1927) und wurde Praktikant in einer Münchener Apotheke. Nach dem Studium an der Universität München (1930–1933), wo er am 22. Dezember 1932 das pharmazeutische Staatsexamen ablegte, studierte er von 1933 bis 1935 in Innsbruck erneut Pharmakologie und wurde am 6. April 1935 zum Dr. phil. promoviert. Anschließend leitete er bis 1938 die wissenschaftliche Abteilung und das Laboratorium der pharmazeutischen Fabrik A. Nattermann in Köln. Am 1. Oktober 1938 trat er eine Assistentenstelle am Pharmakologischen Institut der Universität Bonn an. Er habilitierte sich 1944 und wurde 1951 außerordentlicher Professor. Er starb am 30. Dezember 1978. – Er war Mitglied von NSDAP (ab 8.6.1933 in Österreich, ab 1.12.1938 in Deutschland), NS-Dozentenbund (ab 1940), NSKK (ab 1939; zuletzt Truppführer), Lese- und Erholungsgesellschaft Bonn (ab 1941). Vor 1933 gehörte er keiner Partei an. Nach seiner Nachkriegsaussage wählte er 1932/33 die Bayerische Volkspartei. – Er erhielt, uk. gestellt, 1943 das KVK. – Im Entnazifizierungsverfahren wurde er 1948 der Kategorie V zugeordnet. – Quellen: HStA Düsseldorf, NW 1049-49511; UA Bonn, MF-PA Paulus; ebd., PA 6829 Paulus; RE, Er war Toxikologe von besonderem Rang. Professor Walter Paulus gestorben, in: General-Anzeiger, 5.1.1979. – Literatur: Herber, Gerichtsmedizin unterm Hakenkreuz, S. 453 u. ö.

342 UA Bonn, PA 6829 Paulus, Leiter der Abt. Erziehung, Unterricht und Volksbildung des Chefs der Zivilverwaltung im Elsaß, Strassburg an Kurator, Bonn, 29.3.1943.

2.7.2. Der Judenmörder auf dem Lehrstuhl – Gerhard Panning

Gerhard Panning war nicht die erste Wahl der Fakultät[343]. Nachdem Pietrusky „strafversetzt“ und zu seiner Nachfolge nicht gehört worden war, setzte sie im September 1942 den Würzburger Ordinarius Kurt Walcher und seinen Straßburger Kollegen Ferdinand von Neureiter „primo et aequo loco“[344]. Ebenfalls zwei Ordinarien wurden an zweiter Stelle vorgeschlagen: Kurt Böhmer aus Düsseldorf und der bis 1934 als Assistent in Bonn tätige Gerhard Schrader, der jetzt in Halle lehrte[345]. Schrader trug die Bürde, ein Schüler Pietruskys zu sein[346]. Erst an dritter

[343] Gerhard Panning wurde am 10. Juni 1900 in Erfurt geboren. Der Protestant besuchte dort das humanistische Gymnasium und legte die „Kriegsnotreifeprüfung hinter der Front am 20.6.18“ ab, nachdem er als Unterprimaner seit dem 15. September 1917 Kriegsdienst leistete. 1919/20 studierte er zwei Semester Philosophie in Halle, anschließend bis 1925 Medizin in München, Jena und Berlin. In Berlin legte er am 9. Juli 1925 die ärztliche Staatsprüfung ab. Als Medizinalpraktikant war Panning 1925/26 in der Inneren Abteilung des Erfurter Krankenhauses sowie in der Pathologisch-anatomischen Abteilung des Berliner Virchow-Krankenhauses tätig. Seine Assistentenzeit verbrachte er in Berlin, Halle, Königsberg, Magdeburg und wiederum Berlin. Am 1. Mai 1938 wurde er zum Leiter der Gerichtsmedizinischen Abteilung des Pathologischen Instituts, dem späteren Gerichtsmedizinischen Institut, der Militärärztlichen Akademie Berlin bestellt. Am 11. Juli 1939 habilitierte sich der mittlerweile zum Oberstabsarzt beförderte Panning. 1940 wurde er Dozent, 1943 Professor. – Verheiratet war er seit dem 30. April 1937 mit der am 14. Mai 1910 geborenen Anneliese Ilse Vorhauer; auch sie war evangelischen Bekenntnisses. Das Paar hatte drei Kinder, Stefan (geb. 19.1.1928), Barbara (geb. 25.7.1938) und Bernhard (geb. 6.9.1941). – Vom 15. September 1917 bis zum 15. Mai 1919 gehörte der dem Heer an, zuletzt als Unteroffizier. Er erhielt das KK II, das KVK II und das Freiheitskämpferkreuz. Ab 1933 war er Mitglied im NSKK, nach der Übernahme in die Wehrmacht am 1. Mai 1938 auch dies nicht mehr. – Quellen: UA Bonn, PA 6780; ebd., MF-PA Panning; Literatur: Anonymus, Professor Dr. med. Gerhard Panning, in: Theodor Klauser (Hg.), Rheinische Friedrich-Wilhelms-Universität Bonn. Chronik der akademischen Jahre 1939/40 bis 1948/49 und Bericht über das akademische Jahr 1948/49, Bonn o.J. (= Chronik, Jg. 64, N.F. Jg. 53), S. 44–45; Herber, Gerichtsmedizin unterm Hakenkreuz, S. 85, S. 268 ff., 299 ff. u. ö.; Mallach, Geschichte, S. 93 ff.

[344] UA Bonn, MF-PA Panning, Berufungsliste der MF, MF an Rektor, 14.9.1942, Durchschrift; ebd., Dekan an Rektor, 19.9.1942, Durchschrift.

[345] UA Bonn, MF-PA Panning, Berufungsliste der MF, MF an Rektor, 14.9.1942, Durchschrift. – Gerhard Schrader wurde am 9. Juli 1900 in Oppeln geboren. Der Protestant besuchte die Volksschule Loslau (1906–1912) und anschließend humanistische Gymnasien (1912–1919). Er studierte in Breslau, wo er auch examiniert (1924) und promoviert (1925) wurde. – Von 1931 (Habilitation) bis 1934 war Schrader am Bonner Gerichtsmedizinischen Institut erster Assistent und Dozent, bevor er 1934 als Direktor des dortigen Instituts nach Marburg und in gleicher Stellung 1937 nach Halle wechselte. Schrader, der später an Versuchen an zum Tode Verurteilten beteiligt war, starb am 10. Mai 1949 in Bonn. – Er war Mitglied von NSDAP (ab 1. Mai 1933), SA (1933–1934, Sturmmann), NS-Dozentenbund (ab 1935), NSKK (ab 1934, Sanitätsobersturmführer), NSFK, NSV (ab 1933), NS-Ärztebund (ab 1938), NS-Altherrenbund (ab etwa 1941), DRK (ab 1939), Reichskolonialbund, Reichsluftschutzbund (dienstverpflichtet als Arzt) und VDA; zudem war er gerichtsärztlicher Mitarbeiter des Rassenpolitischen Amtes und 1945 im Volkssturm. Vom 6. Mai 1945 bis zum 31. Oktober 1946 befand er sich in amerikanischer Internierung. – Das Entnazifizierungsverfahren schloss Schrader 1948 mit der Einstufung in die Kategorie V ab. Emil Abderhalden erklärte am 14. Dezember 1946 aus Zürich: „Es bestand nur eine Meinung über ihn: Charaktervolle, in seinem Rechtsempfinden unbeugsame Persönlichkeit. Schrader nahm innerhalb der Fakultät den Kampf gegen den Gaudozentenführer Wagner mit grosser Energie auf. Dazu gehörte sehr viel Mut, terrorisierte doch der genannte die Fakultät, Herr Schrader verdankt der Partei gar nichts. Er erhielt die Professur an der Univ. Halle gegen

Stelle, de facto auf Platz 5 fanden sich „aequo loco" die beiden Gerichtsmediziner, die später tatsächlich das Bonner Ordinariat übernehmen sollten: Gerhard Panning aus Berlin und Herbert Elbel aus Heidelberg[347]. Auf Platz 7 erhielt der Bonner Privatdozent Heinrich Saar eine lobende Erwähnung[348]. Wichtig war der Fakultät, „das in Bonn bestehende Ordinariat für Gerichtsmedizin für Bonn zu sichern"[349]. Gäbe das Ministerium eine entsprechende Garantie nicht, würde man nur Ordinarien auf die Berufungsliste setzen, Panning und Elbel also streichen[350]. Mit der Möglichkeit, dass sämtliche vier Erstplatzierten einem Ruf nicht folgten, rechnete man also in Bonn, hielt sie vermutlich sogar für wahrscheinlich[351]. Dekan Selter hob in einem Schreiben an den Rektor den Fünftplazierten Panning hervor, dem er „im persönlichen Umgang besondere Vorzüge" zuerkannte und dessen „Tätigkeit an der Militärärztlichen Akademie" die Möglichkeit eröffne, „Leistungen noch über sein Fachgebiet hinaus zu entwickeln"[352].

den Willen der Partei." – Quelle: HStA Düsseldorf, NW 1049-49119. Literatur: Herbert, Gerichtsmedizin unterm Hakenkreuz, S. 91f., 215 ff., 313 ff. u. ö. – Zu Emil Abderhalden vgl. Andreas Frewer, Medizin und Moral in Weimarer Republik und Nationalsozialismus. Die Zeitschrift „Ethik" unter Emil Abderhalden, Frankfurt/New York 2000, S. 22 ff. und passim.

346 UA Bonn, MF-PA Panning, Dekan an Rektor, 19.9.1942, Durchschrift.

347 UA Bonn, MF-PA Panning, Berufungsliste der MF, MF an Rektor, 14.9.1942, Durchschrift.

348 UA Bonn, MF-PA Panning, Berufungsliste der MF, MF an Rektor, 14.9.1942, Durchschrift. – Heinrich Saar wurde am 22. Dezember 1908 in Nürnberg geboren und am 21. Juli 1941 in Bonn zum Dozenten ernannt. Am Institut für gerichtliche und soziale Medizin war er seit dem 1. Juni 1937 Assistent. Am 6. Mai 1942 wurde er zum Vertreter Pietruskys bestellt, bevor er am 18. November 1942 nach Heidelberg und am 16. November nach Freiburg wechselte 1944. Er war Mitglied des NSKK sowie HJ-Arzt (BA Berlin, BDC-Dossier Saar; BA Aachen, Zentralnachweisstelle).

349 UA Bonn, MF-PA Panning, Berufungsliste der MF, MF an Rektor, 14.9.1942, Durchschrift.

350 UA Bonn, MF-PA Panning, Berufungsliste der MF, MF an Rektor, 14.9.1942, Durchschrift.

351 Vgl. Höpfner, Universität, S. 290.

352 UA Bonn, MF-PA Panning, Dekan an Rektor, 19.9.1942, Durchschrift. – Mit Schreiben vom 13. Oktober 1947 berichtete der Direktor des Kieler Instituts für gerichtliche Medizin und Kriminalistik Wilhelm Hallermann dem Entnazisierungsausschuss der Universität: „Dr. Panning war ein kritischer und für alle menschlichen Fragen aufgeschlossener Kollege, der nie etwas mit dem Nationalsozialismus gemein hatte und sich auch bewußt von allen Aufgaben und Stellungen fern hielt, die ihn irgendwie in parteiliche Bindungen hätten bringen können. Während des Krieges hat Dr. Panning als Leiter der wehrgerichtsärztlichen Abteilung der Militärärztlichen Akademie vorwiegend Gutachtertätigkeit ausgeübt im Rahmen der allgemeinen gerichtsmedizinischen Tätigkeit und sich daneben sehr viel mit wissenschaftlicher Arbeit über die Mechanik und die besonderen Bedingungen der Schußverletzungen befaßt. Er hat hier auch experimentelle Versuche (typisch für seine Haltung) an Tierkadavern ausgeführt. Er lehnte Tierexperimente ab. Im übrigen ist er [...] an den Leichenausgrabungen in Winica [Winniza] beteiligt [gewesen] und hat, soviel ich weiß, auch einmal die Leichenstätten in Katyn besucht. Er hat ferner im Auftrag des Krieges Untersuchungen an den Leichen der ermordeten Volksdeutschen in Polen angestellt" (UA Bonn, PA 6780 Panning, Abschrift). – Gerhard Panning veröffentlichte mit Wilhelm Hallermann 1940 eine „Denkschrift über die bislang greifbaren Ergebnisse des Einsatzes der gerichtlich-medizinischen Abteilung der Militärärztlichen Akademie zur Aufklärung polnischer Mordtaten im Raume Posen und Bromberg" in: Hans Schadewaldt (Bearb.), Die polnischen Greueltaten an den Volksdeutschen in Polen, 2. erg. Aufl. Berlin 1940, S. 195–207.

So entsprach die Berufung Pannings zum 1. April 1943 den realistischen Erwartungen Selters. Bereits im Dezember 1942 nahm Panning nach in überaus freundlichem Ton gehaltenen Erörterungen über Verfahrens- und Lehrplanfragen die Vertretung des Lehrstuhls wahr, blieb aber gleichzeitig an der Militärärztlichen Akademie[353]. Dort machte er sich schwerer Verbrechen schuldig. 1941 ließ Panning bei sowjetischen Truppen gefundene, Dum-Dum-Geschossen ähnliche Munition auf Juden feuern, um deren Wirkung auf die unterschiedliche Körperteile in einer Expertise festzuhalten[354].

Panning, der zweimal mit Pietruskys Intimfeind Müller-Heß Publikationen vorgelegt hatte, konnte in Bonn nicht prägend tätig werden[355]. Nach dem Wintersemester begab er sich „zur Kur einer alten Tuberkulose" in das württembergische Reservelazarett Urach und ließ Dekan Schulemann wissen, dass er im Wintersemester 1943/44 nicht zur Verfügung stehen werde[356]. Am 22. März 1944 erlag Panning seiner Krankheit[357].

Kurz nach der Verschlechterung von Pannings Gesundheitszustand schlug die Fakultät in Einvernehmen mit ihm und dem Rektor vor, den Wiener Dozenten Leopold Breitenecker mit der Vertretung des Lehrstuhls zu betrauen. Breitenecker, war bereits im Juli 1942 durch den NSD-Dozentenbund der Wiener NSDAP-Gauleitung nach Bonn empfohlen worden. Gaudozentenführer Chudoba ließ sein Wiener Kollege Dozentenführer Marchet wissen, Breitenecker sei Freikorpsangehöriger und Waffenstudent gewesen, Mitglied von NSD-Dozentenbund, NSDAP und HJ, habe sogar „durch Einblick in gerichtliches Aktenmaterial wiederholt wertvolle Mitteilungen der NSDAP zukommen lassen und sich dabei nicht unerheblichen Gefahren ausgesetzt"[358]. Dekan Schulemann schreckten die sicherlich auch ihm zur Verfügung stehenden Informationen nicht, zumal ihm wichtiger war, den einst lobend erwähnten Dozenten Heinrich Saar zu verhindern. Zum einen war Saar nach Heidelberg, dem „Zufluchtsort" Pietruskys, gewechselt, zum anderen warf ihm Schulemann vor, in Bonn gemeinsam mit seinem Kollegen Walter Paulus erzielte Ergebnisse publiziert zu haben, ohne Paulus zu erwäh-

[353] UA Bonn, MF-PA Panning, Dekan an Panning, 11.11.1942, Durchschrift.

[354] Vgl. Herber, Gerichtsmedizin unterm Hakenkreuz, S. 276 ff.

[355] Viktor Müller-Heß/Gerhard Panning, Untersuchung der Zeugungsfähigkeit des Mannes, in: Aerztliche Sachverständigen-Zeitschrift, 42 (1936), S. 1–47; dies., Die Zeugungs- und Beischlaffähigkeit des Mannes in rechtlicher Hinsicht und ihre Nachprüfung durch den Arzt, in: Ärztliche Fortbildung, 30 (1939), S. 44–78.

[356] UA Bonn, PA 6780 Panning, Dekan Schulemann an REM über Rektor und Kurator, 27.9.1943, Durchschrift.

[357] UA Bonn, PA 6780 Panning, Rektor an REM u.a., 28.3.1944, Konzepte; ebd., anonymer Zeitungsausschnitt „Von der Universität Bonn. *Professor Dr. Panning gestorben.*" – Siehe auch: ebd., MF 79/21, Rektor Chudoba an „Kameraden der Dozentenschaft bei der Wehrmacht", 1.6.1944.

[358] UA Bonn, MF-PA Panning, Marchet/NSDAP, Gauleitung Wien an Chudoba/Bonn, 7.7.1942.

nen[359]. Auch Kurt Böhmer aus dem nahen Düsseldorf lehnte Dekan Schulemann als Vertreter Pannings entschieden ab[360].

Dekan, Fakultät und Universität setzten sich nicht durch. Böhmer übernahm im Oktober 1943 die Vertretung, wohnte freilich in Solingen und war auch nach wie vor in Düsseldorf tätig[361]. Wenige Monate zuvor war die Intervention Pietruskys aus Heidelberg erfolglos geblieben, in der er Böhmer nach der Zerstörung von dessen Düsseldorfer Wohnung und Institut für die Lehrstuhlvertretung in Greifswald vorschlug[362]. De facto war es der Assistenzarzt Zech, der das Bonner Institut leitete; seine Rückberufung zum Militär stand unmittelbar bevor. Unzufrieden mit Böhmer, dem es „unmöglich“ sei, „die Vertretung hier in irgend wie [sic] nennenswertem Umfang durchzuführen“, reichte die Fakultät nach Pannings Tod am 8. Mai 1944 dem Rektor eine neue Berufungsliste ein[363]. Nach dem wissenschaftlich „als ausgezeichnet“ beurteilten Elbel auf Platz eins und Breitenecker auf Platz zwei fand sich der Münchner Dozenten Franz-Josef Holzer an der dritten Position[364]. Die Schwächung der Gerichtsmedizin durch diese ausschließlich Nichtordinarien benennende Liste gehörte nun zum Programm. Eine außerplanmäßige Professur reiche aus, das freiwerdende Ordinariat solle dem Physiologen Wilhelm Dirscherl übertragen werden[365]. Der Pathologe Wilhelm Ceelen hatte bereits zuvor darauf gedrängt, die Kompetenzen zwischen seinem Institut und der Gerichtsmedizin scharf zugunsten der Pathologie abzugrenzen[366].

359 UA Bonn, PA 6780, Dekan Schulemann an REM, 27.9.1943, Durchschrift.

360 UA Bonn, PA 6780, Dekan Schulemann an REM, 27.9.1943, Durchschrift.

361 BA Berlin, BDC-Dossier Böhmer, Breuer/REM an Böhmer, 26.10.1943, Abschrift. Vgl. Höpfner, Universität, S. 290. – Der Protestant Kurt Ernst Böhmer wurde am 13. Februar 1895 in Essen geboren. Am 16. April 1925 heiratete er die in Kiel geborene Protestantin Gilda Prinz. Er habilitierte sich am 11. Juli 1927. Seine zum 1. Mai 1935 vorgesehene Aufnahme in die NSDAP (Nr. 2734099) trat wegen Nichtaushändigung der Mitgliedskarte nicht in Kraft, so dass er erst zum 1. Mai 1937 unter der Nr. 5679061 PG wurde. Am 1. November 1933 trat er der SA bei, die ihn im November 1934 zum I. Sturmbannarzt ernannte

362 BA Berlin, BDC-Dossier Böhmer, Pietrusky/Heidelberg an de Crinis/REM, 17.6.1943.

363 UA Bonn, MF-PA 59 Elbel, 8.5.1944, mit Anlage I, Durchschlag.

364 UA Bonn, MF-PA 59 Elbel, 8.5.1944, mit Anlage I, Durchschlag. – Vgl. auch andere im Vorfeld entwickelte Vorschlagslisten ebd., Dekan Schulemann (?) an Dozentenführer Klapp, 2.5.1944, Durchschlag (1. Neureiter/Straßburg, 2. Breitenecker/Wien, 3. Elbel/Heidelberg) und ebd., MF-PA Panning, Ceelen an Dekan MF u.a., 24.4.1944 (Neureiter/Straßburg, Böhmer/Düsseldorf und Schrader/Halle als Professoren sowie Elbel/Heidelberg und Breitenecker/Wien als Dozenten).

365 UA Bonn, MF-PA 59 Elbel, Schulemann an Rektor, 8.5.1944, Durchschlag; zu Dirscherl vgl. Kap. 2.3.

366 UA Bonn, MF-PA Panning, Ceelen an Dekan u.a., 24.4.1944; vgl. Kap 11.1.

2.7.3. Der alte Kämpfer aus Österreich – Herbert Elbel

Mit Erlass des Reichserziehungsministeriums vom 15. August 1944 wurde Herbert Elbel zum 1. November 1944 nach Bonn berufen[367]. Elbel hatte sich bereits zuvor in der Lage gesehen, die Situation der Bonner Gerichtsmedizin ungeschönt zu beschreiben. Er bemängelte „die unzulängliche apparative Ausstattung (z.B. keine mikrophotographische Einrichtung, nur 2 alte einfache Mikroskope, kein modernes Spektroskop usw.)" und kündigte an, „nach dem Kriege die Ergänzung der Einrichtung anzustreben"[368]. Auch die Personalsituation war in Elbels Augen

[367] UA Bonn, MF-PA 1720, REM an Elbel, 7.9.1944, Abschrift. Vgl. Höpfner, Universität, S. 291. – Herbert Gabriel Elbel wurde am 22. Oktober 1907 in Sankt Martin bei Villach (Kärnten) geboren. Von 1926 bis 1931 studierte er Medizin in Innsbruck, wo er am 30. Oktober 1931 promoviert wurde. Am 1. Mai 1931 wurde Elbel Assistent am Institut für experimentelle Pathologie der Universität Innsbruck, wo er als Nationalsozialist entlassen wurde. Im Oktober 1934 konnte er eine Assistentenstelle im Göttinger gerichtsmedizinischen Institut antreten. 1937 wechselte er mit seinem Chef nach Heidelberg, wo er sich habilitierte und 1938 Dozent wurde. 1941/42 übernahm er eine Lehrstuhlvertretung in Heidelberg und 1942 einen Lehrauftrag in Freiburg. 1944 wechselte er als außerplanmäßiger Professor nach Bonn und fand sich im selben Jahr auch auf der Berufungsliste für Greifswald wieder. 1946 wurde er in Bonn Ordinarius, 1976 emeritiert. – Verheiratet war der Katholik Elbel seit dem 23. November 1935 mit der am 3. Mai 1910 geborenen Protestantin Marie Auguste Elisabeth Feldmann. Beide wurden am 20. März 1936 in Hildesheim eingebürgert. Aus der Ehe gingen vier Kinder hervor. Elbel trat aus der katholischen Kirche 1936 aus, weil der Ortspfarrer ihn wegen der Konfession seiner künftigen Kinder heftig bedrängte. – Zunächst dem Freikorps Oberland und der Vaterländischen Front angehörend, war er später Mitglied der Burschenschaft „Suevia" und von 1927 bis 1931 des NSDStB, am 1. März 1932 trat er in die NSDAP ein (Nr. 900575), 1937 in den NSD Ärztebund und wohl auch 1937 in die NSV und die Reichsdozentenschaft. Er war zudem wahrscheinlich Mitglied des NS Altherrenbundes. Am 7. Juni 1937 wurde er in die SS aufgenommen. Die Angaben zur Mitgliedschaft in NSDAP und SS sind freilich widersprüchlich. Während des Entnazifizierungsverfahrens glaubte Elbel nachweisen zu können, nie Parteimitglied gewesen zu sein. Er hatte sich zwar im März 1932 in Innsbruck angemeldet, aber nie eine Bestätigung erhalten. Im Deutschen Reich sei sein Fall wegen der Aufnahmesperre bis 1937 nicht bearbeitet, 1938 eine rückwirkende Aufnahme abgelehnt worden. Schließlich habe er sich mit dem Vorwurf der unberechtigten Verwendung einer Mitgliedsnummer konfrontiert gesehen. Das Verfahren sei „eingeschlafen", einen Parteiausweis oder ähnliches habe er nie besessen. Zu seiner SS-Karriere erklärte Elbel nach dem Krieg, er habe sich 1935 nach der Aufforderung durch den Leiter der NS-Dozentenschaft als Bewerber gemeldet, habe aber seine bald darauf erfolgte Heirat nicht durch die SS genehmigen lassen, was, wie die SS-Personalakte bestätigt, zu „einem förmlichen Verweis" geführt hat. Ebenso verzeichnet die SS-Akte die nachträgliche Übersendung der Heiratsgenehmigung (20. Mai 1936) und die Aufnahme in die SS (7. Juni 1937). Elbel behauptet hingegen, er sei „nie aufgenommen worden", da er den „Ahnennachweis" für sich und seine Frau nicht habe führen können. Höpfner, Universität, S. 291 sieht Elbel als NSDAP-, nicht aber als SS-Mitglied. Fest steht, dass Elbel während des „Dritten Reichs" an einer Mitgliedschaft in NSDAP und SS interessiert war. Sollte er formell nicht aufgenommen worden sein, scheiterten seine Bewerbungen an Partei beziehungsweise SS. – Vom 21. November 1939 bis zur Uk.-Stellung am 15. August 1943 leistete Elbel Heeresdienst, zuletzt als Oberarzt der Reserve. – 1971 erhielt Elbel das Große Verdienstkreuz des Verdienstordens der Bundesrepublik Deutschland. Er starb am 9. Mai 1986. – Quellen: UA Bonn, PA Elbel; BA Berlin, BDC-Dossier Elbel; StA Bonn. Zur Literatur vgl. Herber, Gerichtsmedizin unterm Hakenkreuz, S. 177 u. ö., Mallach, Geschichte, S. 95 ff. sowie Kap. 10.2.4.

[368] GStA PK Berlin, Rep. 76, Nr. 394, Elbel, Freiburg an REM, 24.7.1944.

unbefriedigend: „Das Institut hat als Gehilfen lediglich einen 63jährigen, nurmehr beschränkt einsatzfähigen Mann, der im wesentlichen mit Hausmeisteraufgaben [...] beschäftigt ist. Es fehlt ein Präparator oder Laborant, der die wertvolle[,] aber vollkommen vernachlässigte Sammlung instand-setzt [sic] und laufend ergänzt, die Beweisstücke bearbeitet und der auch alle Hilfestellungen bei gerichtlichen Leichenuntersuchungen so beherrscht, wie es erforderlich ist."[369] Elbel konnte durchsetzen, dass ihn sein Freiburger Laborant Wilhelm Kühne nach Bonn begleiten durfte[370]

Gleichwohl wollte Elbel nur dann nach Bonn wechseln, wenn seine Freiburger Nachfolge geklärt sein würde. Entsprechend unruhig war man in Bonn. Rektor Chudoba appellierte an Max de Crinis im Reichserziehungsministerium, eine baldige Entscheidung herbeizuführen. Dekan Schulemann wurde in seinem Schreiben nach Berlin gewohnt deutlich[371]: „Obwohl ich bei dem Berufungsvorschlag und nachträglich noch durch eine persönliche Eingabe an das Reichserziehungsministerium, ausserdem in persönlicher Unterhaltung mit Herrn Prof. de Crinis in Halle immer wieder darauf hingewiesen habe, wie notwendig es ist, dass Herr Prof. Elbel mit sofortiger Wirkung nach Bonn übersiedelt und dass die Vertretung in Freiburg in anderer Weise geregelt wird, ist vom Reichserziehungsministerium [...] den zwingenden Notwendigkeiten an der Universität Bonn in gar keiner Weise Rechnung getragen worden."[372] Die Verärgerung Schulemanns lag vor allem in der Einberufung des Assistenzarztes Zech begründet: „Damit fehlt vom 1. September – 1. November ein Fachvertreter für Gerichtsmedizin in Bonn mit entsprechender Unterbrechung der Weiterführung des Institutes als solchem sowie der Abnahme des Staatsexamens. Ob und in wieweit es gelingen wird, diese Lücke in Bonn in irgendeiner Weise provisorisch und unvollkommen zu überbrücken, muss ich dahin gestellt sein lassen. Ich meinerseits lehne jede Verantwortung ab, nachdem ich mir alle nur erdenkliche Mühe gegeben habe, das Eintreten eines derartigen Zustandes zu vermeiden."[373] Schulemann war noch nicht über die endgültige Berufung Elbels bereits zum 1. Oktober informiert, konnte es wohl auch nicht, da selbst Elbel erst mit Schreiben vom 7. September 1944 davon erfuhr[374]. Dennoch antwortete das Ministerium auf Schulemanns von Rektor Chudoba „vollinhaltlich" unterstütztes Schreiben scharf[375]: „Zu Ihren Ausführungen stelle ich fest, daß 1) Prof. Dr. Elbel beauftragt ist, die Vertretung

369 GStA PK Berlin, Rep. 76, Nr. 394, Elbel, Freiburg an REM, 24.7.1944.

370 GStA PK Berlin, Rep. 76, Nr. 394, Elbel, Freiburg an REM, 24.7.1944; ebd., Der Badische Minister des Kultus und Unterrichts an REM, 15.9.1944.

371 GStA PK Berlin, Rep. 76, Nr. 394, Chudoba an de Crinis/REM, 29.7.1944.

372 GStA PK Berlin, Rep. 76, Nr. 394, Dekan Schulemann an REM über Rektor und Kurator, 1.9.1944; Durchschrift in UA Bonn, MF-PA 1720 Elbel.

373 GStA PK Berlin, Rep. 76, Nr. 394, Dekan Schulemann an REM über Rektor und Kurator, 1.9.1944.

374 GStA PK Berlin, Rep. 76, Nr. 394, Kuhnert/REM an Elbel, 7.9.1944, Konzept.

375 GStA PK Berlin, Rep. 76, Nr. 394, Dekan Schulemann an REM über Rektor und Kurator, 1.9.1944, Anmerkung Rektor Chudobas, 6.9.1944; Durchschrift in UA Bonn, MF-PA 1720 Elbel.

für gerichtl. Medizin sowie die Leitung des Instituts für gerichtl. Med. und Kriminalistik bereits ab 1.10.44 zu übernehmen [...] und 2) bis dahin Prof. Dr. Böhmer-Düsseldorf auftragsgemäß die Vertretung zu führen hat. Ihre Berichtsausführungen sind mir daher unverständlich. Der Ton Ihres Berichts ist einer Obersten Reichsbehörde gegenüber ungehörig."[376]

Elbel war ein überaus aktiver österreichischer Nationalsozialist. 1927 zählte er zu den Mitbegründern des NS-Studentenbundes in Innsbruck und bemühte sich 1932 um den Eintritt in die NSDAP und 1935 in die SS. Dass er formelles Mitglied von NSDAP und SS wurde, kann mit letzter Sicherheit nicht gesagt werden. Sein Interesse an diesen Mitgliedschaften steht außer Frage[377]. Im Reichserziehungsministerium war es ausgerechnet Friedrich Pietrusky, der im Oktober 1942 – noch ohne direkten Bezug auf Bonn – neben Elbels wissenschaftlichen Fähigkeiten sein nationalsozialistisches Profil betont hatte: „Es wäre für unser Fach ein sehr schwerer Verlust, weil er ohne Zweifel nach jeder Richtung hin ein geeigneter Anwärter und zwar schon für den nächsten Lehrstuhl ist. [...] Nebenbei sei erwähnt, daß er als Ostmärker schon vor der Machtübernahme in Deutschland der Partei beigetreten ist, daß er seit 1928 im NSStB war und sich bei der Gauleitung politisch betätigt hat. Für seine Überzeugung saß er auch im Gefängnis. Er ist SS-Mann."[378]

[376] GStA PK Berlin, Rep. 76, Nr. 394, Kuhnert/REM an Dekan MF Bonn durch Kurator und an Rektor Bonn durch Kurator, 9.10.1944, Entwurf; vgl. Kap. 8.1.

[377] Vgl. o. – Symptomatisch für den Innsbrucker Jubiläumsband Huter, Jahre ist die alleinige Erwähnung Elbels im Zusammenhang mit „kollegialem Einvernehmen" (ebd., S. 262) und als Schüler Karl Meixners (ebd., S. 273).

[378] BA Berlin, BDC-Dossier Elbel, Pietrusky an de Crinis, 5.10.1942.

2.8. Die Medizinische Klinik

2.8.1. Aufrecht als Katholik und NS-Gegner – Paul Martini

Die Medizinische Klinik (Innere Medizin) lag über die gesamte NS-Zeit in den Händen des überzeugten Katholiken und NS-Gegners Paul Martini[379]. Er war 1932 erst auf Drängen des preußischen Kultusministeriums und gegen den Wunsch der Fakultät nach Bonn gekommen. Insbesondere der Direktor der Poliklinik Max Bürger „hatte sich Hoffnungen gemacht[,] die [Medizinische] Klinik zu erhalten", wie Martinis Münchener Lehrer Friedrich von Müller damals betonte[380]. Tatsächlich kam es während einer der ersten Fakultätssitzungen, an denen Martini in Bonn teilnahm, zu einer „Invektive" gegen Martini, jedoch nicht von Seiten Bürgers, sondern des Dermatologen Erich Hoffmann. Der Direktor des Zahnärztlichen Universitätsinstituts Alfred Kantorowicz verurteilte diese „auf das schärfste"[381].

[379] Der Katholik Paul Martini wurde am 25. Januar 1889 in Frankenthal geboren. Von 1898 bis 1907 besuchte er die humanistischen Gymnasien in Landau, Frankenthal und Ludwigshafen. Anschließend studierte er in München, nur im Sommer 1911 unterbrochen von einem Semester in Kiel. 1913/14 begann seine Medizinalpraktikantenzeit in München, die 1919 auf eine Stelle als Assistenzarzt an der II. Medizinischen Klinik München führte, wo er sich 1922 habilitierte und 1927 Oberarzt wurde. Bereits zuvor, am 1. Oktober 1926, hatte er eine außerordentliche Professur erhalten. Vom 1. Dezember 1928 bis zum 31. März 1932 war Martini Chefarzt der Inneren Abteilung des Berliner St.-Hedwigs-Krankenhauses. Auch in Berlin übernahm er eine außerordentliche Professur, am 6. Februar 1929. Am 23. März 1932 wurde er ordentlicher Professor und Direktor der Medizinischen Klinik Bonn, die er bis zu seiner Emeritierung 1957 leitete. 1953/54 bekleidete er das Amt des Rektors. Er starb hoch geehrt am 8. September 1964. – Martini heiratete am 20. Januar 1914 die am 22. August 1890 geborene Mathilde Schuler. Das Paar hatte sieben Kinder: Heinrich (geb. 5.1.1915), Annemarie (geb. 22.2.1916), Elisabeth (geb. 22.7.1907), Mathilde (geb. 3.6.1919), Maria (geb. 5.10.1922), Luise (geb. 14.1.1925) und Peter (geb. 23.10.1931). – 1907/08 von der Reichswehr ausgebildet, wurde er 1914 mit Kriegsbeginn eingezogen und war bis zum Dezember 1918 als Frontarzt und in Kriegslazaretten tätig. Als Oberstabsarzt und beratender Internist der IV. Armee war er auch im Zweiten Weltkrieg zeitweilig an der Front. Unter anderem wurde er mit EK II und KVK II mit Schwertern ausgezeichnet. – Er gehörte den Aenaniae München CV, dem Reichsverband deutscher Offiziere und dem Zentrum an; auch im Freikorps Epp entfaltete er Aktivitäten. Er war Mitglied von NSV (ab 1933), Reichsdozentenschaft „eo ipso", Deutscher Akademie München (1928–1940), Deutscher Jägerschaft (seit 1933), Reichsluftschutzbund, Reichsbund der Kinderreichen, ADAC und Deutsch-österreichischem Alpenverein. Nach dem Ende des NS-Regimes gab er an, im November 1932 wie im März 1933 Zentrum gewählt zu haben. – Quellen: UA Bonn, PA 5867 Martini. – Literatur: Adolf Heymer/Hans Freiherr von Kreß, In Memoriam Paul Martini. Reden gehalten am 8. Mai 1965 bei der Gedenkfeier der Medizinischen Fakultät der Rheinischen Friedrich-Wilhelms-Universität, Bonn 1966; F. Grosse-Brockhoff, Paul Martini 25.I.1889–8.IX.1964, in: Deutsche Medizinische Wochenschrift, 89 (1964), S. 2300–2303; Anonymus, Professor Paul Martini, in: Rheinische Friedrich-Wilhelms-Universität Bonn. Chronik und Bericht über das Akademische Jahr 1963/64, Jg. 79, N.F. Jg. 68, S. 29–30.

[380] MHI Bonn, NL Martini, Correspondenz vor 1933, Friedrich von Müller an Martini, 18.1.1932, Abschrift.

[381] MHI Bonn, NL Martini, Correspondenz vor 1933, Kantorowicz an Martini, 26.6.1932.

Mag bei Martinis Bestellung nach Bonn seine Katholizität eine positive Rolle gespielt haben, so musste er sich nach der Machtübertragung an die Nationalsozialisten geradezu rechtfertigen. Dabei bekannte er sich eindeutig zu seiner Konfession und einem an Freiheit orientierten Staatsbürgerverständnis. Dem Kurator schrieb er am 29. August 1933: „Ich stand traditionsgemäß u. auch entspr. meiner weltanschaulichen Einstellung den katholischen Parteien immer am nächsten, ohne mich dadurch in u. bei der Ausübung meiner staatsbürgerlichen Rechte gebunden zu fühlen. Auch habe ich zu Wahlfonds dieser Parteien meiner Erinnerung nach Beiträge von Fall zu Fall geleistet, wie übrigens auch zu anderen politischen Fonds, wenn sie gerade in meiner politischen Überzeugung wirkten, z.B. für die 1. Wahl Hindenburgs zum Reichspräsidenten. Ich habe mich selbst nie zu einer Partei selbst gemeldet u. halte es trotzdem für möglich, dass ich bei einer oder der anderen einmal als Mitglied geführt wurde, wenn ich mich auch nicht erinnere, regelmäßige Beiträge gezahlt zu haben."[382]

Schon 1933 eröffnete der Kreisleiter der NSDAP Ermittlungen gegen Martini. Dem Klinikdirektor wurde vorgeworfen, „Patienten der 3. Klasse nur 1–2mal in der Woche zu besuchen" und Privatpatienten in der zweiten Klasse unterzubringen[383]. Martini konnte diese Vorwürfe vollständig entkräften. Er verhielt sich nicht anders, als es allgemein üblich war und es die medizinischen Notwendigkeiten verlangten. Bei der Belegung handelte Martini, so ließ er in seiner Gegenäußerung wissen, sogar gegen seine eigenen pekuniären Interessen, da er besonders kranke Patienten immer wieder in höherklassige Zimmer verlegen ließ[384]. Am 18. November 1933 erklärte der NSDAP-Kreisleiter dem Kurator, er sehe „die Angelegenheit" nunmehr „als erledigt" an[385].

In den ersten beiden Jahren der NS-Herrschaft wurde Martini von mehreren verfolgten Ärzten mit der Bitte um Hilfe angeschrieben, so von dem damals als Privatdozent in Heidelberg tätigen Walter Pagel. Ihm antwortete Martini angesichts seiner fehlenden Möglichkeiten, ihm komme jetzt „sehr deutlich zum Bewusstsein", dass er „recht wenig Ausland-Beziehungen habe"[386]. Im Falle des Juden Lothar Seewald bemühte sich Martini, ihm bei Erich Krauß im Knappschaftskrankenhaus in Sulzbach/Saar eine Stelle zu verschaffen. Zugleich realistisch, angesichts der Begrenzung des Anteils jüdischer Studierender auf 1,5 % sarkastisch und nicht gänzlich ohne antijüdischen Vorbehalt schrieb Martini seinem Kollegen am 10. Juli 1933: „Ich möchte Dich in der Sache nicht drängen, falls die Unannehmlichkeiten, die Dich treffen könnten ev. größer wären als der Gefallen, den Du dem bedauernswerten jungen Kollegen erweist – Praxis wird er in Deutschland ja doch nicht ausüben können. Falls Du bei nochmaliger Überle-

[382] UA Bonn, Kuratorium, H 1, Bd. 7, Martini an Kurator, 29.8.1933 (Antwort auf Anfrage des Kultusministeriums vom 18. August 1933).

[383] UA Bonn, PA 5867 Martini, NSDAP-Kreisleiter Bonn-Stadt an Kuratorium, 26.9.1933 (Abschrift in MHI Bonn, NL Martini, 1933–1938).

[384] MHI Bonn, NL Martini, gez. Martini an Kurator, 3.10.1933, Abschrift.

[385] UA Bonn, PA 5867 Martini, NSDAP-Kreisleiter Bonn-Stadt an Kurator, 18.11.1933.

[386] MHI Bonn, NL Martini, 1933–1938, Martini an Pagel, 1.6.1933, Durchschlag.

gung glaubst, ihn nicht nehmen zu sollen, so wird er schon dankbar sein, wenn Du ihm mit freundlichen Worten abschreibst. Ich habe immer noch eine jüdische Medizinalpraktikantin, obwohl es mehr als 1,5 % meiner gesamten Medizinalpraktikanten ausmacht; um 1,5 % zu bekommen, müssten wir erst die jüdischen Medizinalpraktikanten ‚zerwirken' und dann verteilen!! Ich habe immer noch die Hoffnung, dass wenn erst in einiger Zeit die Hauptgefahren des jüdischen Einflusses beseitigt sind, eine menschlichere Praxis Platz greifen wird."[387]

Auch in anderen Zusammenhängen wurde Martini um Unterstützung gebeten. So sollte er im März 1934 ein Schreiben an den Berliner Bischof Nikolaus Bares unterzeichnen, das eine Förderung der katholischen Tagespresse zum Ziel hatte[388]. Wollte Martini sein Verbleiben im Amt nicht gefährden, musste er zurückhaltender agieren. Ob er den Baresbrief unterschrieb, ist unklar; eindeutig ist seine Bereitschaft, sich bei dem einflussreichen Rassenhygieniker Ernst Rüdin für den die NS-Erbbiologie ablehnenden Hans Gruhle einzusetzen[389].

Noch 1934 veröffentlichte Martini in der Münchner Medizinischen Wochenschrift einen Aufsatz, der den Widerspruch von Nationalsozialisten hervorrief. Er verteidigte darin die „sogen. ‚Schulmedizin'" als Wissenschaft, die eine „rationelle Therapie" (im Sinne einer rationalen, vernünftigen Therapie) anstrebe. Dabei kritisierte er den antidemokratischen fanatischen Mediziner Erwin Liek, weil dieser „vom Arzt die künstlerische Persönlichkeit" einforderte und ihm „eine Art von Gottähnlichkeit" zusprach, ebenso wie den Therapeuten Maximilian Bircher-Benner, bei dem er eine Analyse seiner Heilerfolge vermisste[390]. Ein als unsach-

[387] MHI Bonn, NL Martini, 1933–1938, Martini an Krauß, 10.7.1933, Durchschlag. Siehe auch: ebd., Martini an Seewald, 10.7.1933, Durchschlag. – Zu der 1,5%-Grenze vgl. Kap. 3.4.

[388] MHI Bonn, NL Martini, 1933–1938, Rechtsanwalt Joh. Henry/Bonn an Martini, 29.3.1934, Abschrift.

[389] Zu Ernst Rüdin vgl. Volker Roelcke, Psychiatrische Wissenschaft im Kontext nationalsozialistischer Politik und „Euthanasie". Zur Rolle von Ernst Rüdin und der Deutschen Forschungsanstalt für Psychiatrie/Kaiser-Wilhem-Institut, in: Kaufmann, Geschichte, S. 112-150, passim. Vgl. Kap. 2.11.2.

[390] Paul Martini, Rationelle Therapie? In: Münchener Medizinische Wochenschrift, 81 (1934), S. 1411–1416, S. 1412. – Zum Verhältnis des Nationalsozialismus zur Naturheilkunde vgl. Kap. 6.2. – Zu Liek vgl. die völlig distanzlose, offenbar hagiographisch motivierte Schrift Herbert Broghammer, Der Danziger Arzt Erwin Liek (1878–1935). Chirurg und Medizinpublizist in der Medizinkrise vor 1933, Herbolzheim 2000 (= Lebensläufe – Lebensgeschichten, 2). Ebd., S. 91 f. wird ein Artikel Lieks von 1933 zusammengefasst. Danach bewertete Liek das Ende der Weimarer Republik positiv („Erfolge: Abwehr und Vernichtung des Marxismus, Beseitigung der Parteien, Kaltstellung der Schwartzparlamente [sic; gemeint Schwatzparlamente], Einigung des deutschen Volkes") und glaubte mit dem Beginn des „Dritten Reichs" an die „sittlichen Ziele, Ehre und Freiheit, Volkgemeinschaft, Opfer". Der 1878 geborene Liek starb 1935. Exkulpierend spricht Broghammer davon, Liek sei „im Grund ein unpolitischer Mensch" gewesen. – Zu Bircher-Benner vgl. die – ebenfalls nicht unproblematischen – Studien Ralph Bircher, Bircher-Benner. Leben und Lebenswerk. Bahnbrecher der Ernährungslehre und Heilkunde, Bad Homburg v. d. H. 1959 und Dorothea Kollenbach, Maximilian Oskar Bircher-Benner (1867–1939). Krankheitslehre und Diätetik, Diss. med. Köln 1974.

lich eingestufter Gegenartikel Lieks konnte von Schriftleiter Hans Spatz, dem Martini 1947 ein Entlastungszeugnis ausstellte, abgewehrt werden[391].

1935 drohte Martini eine neue Gefahr. Über Edwin Hauberisser ließ Ministerialrat Werner Jansen aus dem Reichserziehungsministerium fragen, ob Martini an einem Wechsel nach Erlangen interessiert sei. Dies war Martini mitnichten, der wohl an eine Ausgrenzung aus politischen Gründen dachte und nun in einem dreieinhalbseitigen Brief an Jansen die Vorzüge seines Verbleibs in Bonn für die Wissenschaft schilderte. Das Papier wurde ein glühendes Bekenntnis für die Bonner Fakultät, seine Medizinische Klinik sowie deren Mitarbeiter und Studierende: „Von vornherein erscheint es mir sicher, dass meine Lehrtätigkeit in Erlangen eine begrenztere wäre wie hier; ich hatte im vergangenen Semester hier über 300 eingeschriebene Hörer; tatsächlich waren es wesentlich mehr, sodaß ich die Klinik 2x hielt, für die jüngeren Semester von 7–8 und für die älteren von 10–11 Uhr. Die Erlanger Studentenzahlen sind wesentlich kleiner; wenn das auch ein persönlicheres Zusammenarbeiten mit dem einzelnen Studenten bedeutet, so sehe ich doch auch in der Möglichkeit, viele Studenten zu dem Ideal der Medizin zu erziehen, wie es mir vorschwebt, etwas Erstrebenswertes. Die mir persönlich besonders obliegende wissenschaftliche Aufgabe sehe ich in der therapeutischen Forschung. [...] Dazu gehörte vor allem eine sehr folgerichtige und unausgesetzte Erziehung meiner Assistenten und sonstigen Mitarbeiter [...]. Ich kann behaupten, dass infolge dieser Arbeit einerseits meine Assistenten zu einer besonderen Art von Konsequenz, Kritik und Pflichtbewusstsein geschult wurden, dass wir andererseits in den letzten 3 Jahren eine große Anzahl von Krankengeschichten gesammelt haben, die als mustergültige und ungewöhnliche Unterlagen für spätere Schlüsse einen besonderen Wert haben. [...] Eine Aufgabe, wie ich sie mir in besonderem Maße gestellt sehe, dem Streben nach den Grundlagen einer besseren Heilkunde, kann nur erfüllt werden in einer kontinuierlichen Arbeit an der gleichen Wirkungsstätte. [...] So würde ein Tausch von Bonn gegen Erlangen für mich eine schwerste Schädigung meiner ärztlichen-wissenschaftlichen Arbeit bedeuten. [...] Daß ich mich hier mit der Universität, mit der med. Fakultät und mit den Studenten innerlich verbunden fühle, ist selbstverständlich auch ein Grund, der mich eher zum Bleiben als zum Weggehen veranlassen könnte."[392] Martini gab auch dem Dekan von diesem Schreiben mit der Bitte Kenntnis, „im gleichen Sinn in Berlin" zu wirken[393].

Wenn Martini als Repräsentant der Fakultät auftrat, legte er hohen Wert auf die ihm angemessen erscheinende Behandlung. Wegen der mangelhaften und teilweise sogar ausbleibenden Einladungen für Fakultätsmitglieder bei der Einweihung des Bonner Ärztehauses beschwerte er sich[394]. Im Jahr zuvor hatte er eine

[391] MHI Bonn, NL Martini, Anklagen, Verteidigungen und Gutachten nach dem Krieg, Gutachten Hans Spatz, 5. Mai 1947, Durchschlag.

[392] UA Bonn, MF-PA Martini, Martini an Jansen, 11.7.1935, Durchschlag.

[393] UA Bonn, MF-PA Martini, Martini an Dekan MF, 11.7.1935.

[394] MHI Bonn, NL Martini, 1933–1938, Martini an Dekan MF, 30.10.1937, Durchschlag.

Großkundgebung verlassen, nachdem ihm Platz Nr. 540 „in der hintersten Reihe" zugewiesen worden war[395].

Es gab niemanden, der sich so eindringlich wie Martini um Personal und Material bemühte, um die Leistungsfähigkeit der Klinik zu erhalten oder weiter auszubauen[396]. Dabei scheute er den Konflikt auch dann nicht, wenn fundamentale Anliegen des nationalsozialistischen Regimes berührt wurden. Schon 1933 beschwerte er sich nicht ohne Erfolg über den Abzug seiner Assistenten Wilhelm Nagel und Adolf Heymer zu Wehrsportübungen[397]. Deutlich gab er zu erkennen, dass er konfessionell gebundenen Krankenschwestern den Vorzug vor Schwestern des Roten Kreuzes oder der NSDAP gab[398].

Doch auch Martini beteiligte sich an der Kriegsforschung, auch er publizierte in Fachzeitschriften, die NS-Gedankengut verbreiteten und war Mitglied in Gesellschaften, die Medizinverbrechen unterstützten[399]. Er beugte sich dem entsprechenden Ministerialerlass und trat im November 1938 aus der Vereinigung katholischer Akademiker aus[400].

Martini legte zudem Wert auf die militärärztliche Ausbildung. Im Oktober 1934 war auf seinen Antrag hin der Stabsarzt Dr. Schwarz für drei Jahre an die Medizinische Klinik kommandiert worden, um „vor Ärzten der Stadt und der Umgebung eine Vortragsreihe über Heeressanitätswesen und Sanitätstaktik" zu halten[401]. Martini hatte „dieses Kommando nicht mit den Bedürfnissen der Klinik begründet", sondern mit der Tatsache, dass „im ganzen linksrheinischen Gebiet kein mit der derzeitigen Organisation des Heeressanitätswesens vertrauter Sanitätsoffizier stationiert war" und es an ansprechender Beratung fehlte[402]. Martinis Anliegen war es, den Aufgabenbereich Schwarz' zu erweitern und auch die Me-

[395] MHI Bonn, NL Martini, 1933–1938, Martini an Rektor, 8.5.1936, Durchschlag.

[396] Siehe für viele: GStA PK Berlin, I. HA, Rep 76, Nr. 492, Kurator i.V. an Wissenschaftsministerium, 10.7.1934 nach Schreiben ebd., Martini an Kurator, 28.3.1934 (erfolgreiche Bitte um 15 000 Mark für Röntgenapparate, Filmvorführungsapparat, Telefonanlage, 3 Mikroskope, Radioanlage für Krankensäle, transportablen Elektrokardiograph, 3 Filmschränke für Röntgenarchiv, Reparatur des Desinfektionsapparats in der Tuberkuloseabteilung); ebd., Kurator an Wissenschaftsministerium, 18.6.1935 (Bitte um Röntgenassistentin); ebd., Martini an Kurator, 3.6.1935 (teilweise erfolgreiche Bitte, Winter als Hilfslaborant weiterbeschäftigen zu dürfen zwecks Diagnose der Bleikrankheit).

[397] Vgl. Kap. 8.1.

[398] Vgl. Kap. 3.6.

[399] Vgl. Klee, Medizin, S. 185, wo in der für Klees Publikationen typischen Weise der undifferenzierte Eindruck erweckt wird, Martini gehörte zu den großen Medizinverbrechern des „Dritten Reichs": „Der Internist Paul Martini, Ordinarius in Bonn, Autor der ‚Münchner [sic] Medizinischen Wochenschrift', gehörte zur Deutschen Gesellschaft für Innere Medizin. Diese verteidigte heftig die [...] Meerwasserversuche an ‚Zigeunern' im KZ Dachau".

[400] MHI Bonn, NL Martini, 1933–1938, Martini an Borsbach, 24.11.1938, Durchschlag; ebd., Runderlass des Reichsministeriums der Justiz vom 4.10.1938, Abschrift, 4.11.1938.

[401] UA Bonn, MF 79/105, Martini an Dekan MF, 3.6.1935. Siehe auch: GStA PK Berlin, Rep. 76, Nr. 492, Reichswehrminister an REM, 9.6.1934; ebd., REM an Reichswehrminister, 26.6.1934; ebd., Reichswehrminister an REM, 24.9.1934; UA Bonn, NL Martini, 1933–1945, Generalstabsarzt Waldmann beim Heeres-Sanitätsinspekteur Berlin an Martini/Bonn, 28.5.1934; ebd., Martini an Heeres-Sanitätsinspekteur, 30.5.1934, Durchschlag.

[402] UA Bonn, MF 79/105, Martini an Dekan MF, 3.6.1935.

dizinstudenten in „Fragen des Heeressanitätswesens und der Sanitätstaktik" zu unterrichten – zumal „im besonderen Fall unserer Zeit und der besonderen Lage der entmilitarisierten Zone [...] die Berührung der Studenten mit dem Heereswesen eine ganz ungewöhnlich geringe" sei[403]. Tatsächlich erhielt Schwarz zu diesem Zweck einen unbesoldeten Lehrauftrag[404].

Entsprechend zurückhaltend reagierte Martini, als ihn der Kurator für den Fall einer Mobilmachung vom Militärdienst freistellen wollte[405]. Nur zögernd gab er seine Zustimmung und verband sie mit einer Kritik an dem Plan, im Kriegsfall eine „Verlegung und Auseinanderreißung" der Kliniken anzuordnen: „Ich selbst würde meine Reklamierung höchstens dann für gerechtfertigt halten, wenn den Kliniken im Mob. Fall spezielle Aufgaben zugewiesen werden sollten, die nur von ihnen geleistet werden können."[406]

Tatsächlich wurde Martini mit Kriegsbeginn eingezogen und fungierte wie Hugo Selter als beratender Internist der IV. Armee. Er visitierte nicht nur Kriegslazarette, sondern stellte in den ersten Kriegswochen umfassende organisatorische Überlegungen an und unterbreitete Verbesserungsvorschläge. So berichtete er aus Bromberg, die Wehrmacht sei dort am 5. September eingerückt und am Tag darauf sei es „schon relativ ruhig" gewesen, aber erst am 14. September sei durch seine und Selters Ermittlungen zu Tage gefördert worden, dass seit sechs Wochen in Bromberg eine Ruhrepidemie herrsche[407]. Um die für derartige Erkundungen notwendige Freiheit zu haben, forderte Martini, „die Bindung der beratenden Ärzte an die Sanitätsabteilung, von der sie mobilisiert werden", zu lockern[408]. Schon am 20. Oktober 1939 wurde bei einem Heimataufenthalt Martinis vom Armeearzt bestimmt, dass er in Bonn bleiben und „von hier aus" neben der Klinik „die benachbarten Lazarette betreuen" solle[409].

Martinis gute Kontakte zum Heer ermöglichten der Medizinischen Klinik in der Anfangsphase des Krieges einen vergleichsweise hohen Personalstand. Mit dem zunächst eingezogenen Ober- und Assistenzarzt Heymer wurde ein optimaler Ersatz gefunden, als sich Martini einer Operation unterziehen musste[410]. Nach dem Ende seiner Verbindungen zur Wehrmacht klagte auch Martini über eine unzureichende Personalausstattung[411].

403 UA Bonn, MF 79/105, Martini an Dekan MF, 3.6.1935.

404 UA Bonn, MF 79/105, Martini an Dekan MF, 3.6.1935, Anmerkung Dekan Stöhrs, 25.6.1935.

405 UA Bonn, NL Martini, 1933–1938, Kurator i.V. an Martini, 7.10.1938.

406 UA Bonn, NL Martini, 1933–1938, gez. Martini an Kurator, 15.10.1938, „Zweitschrift".

407 UA Bonn, NL Martini, 1933–1938, Martini an Armeearzt, 15.9.1939.

408 UA Bonn, NL Martini, 1933–1938, Martini an Armeearzt, 15.9.1939, Durchschlag.

409 UA Bonn, NL Martini, 1933–1938, Martini an Oberfeldarzt Schmidt, 21.10.1939, Durchschlag. Vgl. Kap. 8.1.

410 MHI Bonn, NL Martini 1939–1944, Martini an Generalstabsarzt, 30.1.1940, Durchschlag.

411 Vgl. Kap. 8.1.

Martinis zeitweilige Militärnähe passt in das Bild eines sich findig um Geld- und Sachmittel bemühenden Klinikchefs[412]. Im Zuge des Schwesterntauschs erreichte er die Anstellung eines Apothekers und nach einiger Zeit die Aufwertung der „Dispensieranstalt" in eine konzessionierte Apotheke, obwohl die Rechtmäßigkeit großer klinikeigener Dispensieranstalten und Apotheken in Frage stand[413]. Als in seinem Namen der Oberarzt Adolf Heymer im März 1938 beantragte, die Zahl von 2190 Freibetten um 500 überschreiten zu dürfen, „um die Wirksamkeit einer kochsalzfreien Diät wissenschaftlich klarzustellen", wurde diesem vorbehaltlos stattgegeben[414].

Trotz seiner nicht anzuzweifelnden Kompetenz war Martini wie sein Kollege von Redwitz nationalsozialistischen Ideologen ein Dorn im Auge. Während des Krieges „wurden", so berichtete 1948 der zeitweise als stellvertretender Bonner Dozentenschaftsleiter fungierende Ernst Klapp, „seitens der damaligen Reichsdozentenführung massive Vorwürfe gegen die Herren Proff. Dr. Martini und von Redwitz erhoben etwa des Inhalts, dass sie sich staatsfeindlich betätigten, insbesondere auch nur Schüler und Assistenten einstellten, die im Gegensatz zur nationalsozialistischen Regierung und Weltanschauung standen."[415] „Der Angriff" habe das „ausgesprochene Ziel" gehabt, „die Amtsenthebung der beiden genannten Herren zu erreichen[416]. Klapp nahm nach dem Ende des NS-Regimes für sich in Anspruch, diesen Angriff mit Hilfe von Friedrich Tiemann, 1940/41 Dekan der Medizinischen Fakultät, abgewehrt zu haben[417].

Martini vertrat immer wieder recht offen seine Anschauungen. Als er um ein Gutachten für die Münchener Dozentenschaft gebeten wurde, das den „weltanschaulich-politischen" Standort des früheren Leiters des Ambulatoriums der zweiten Medizinischen Klinik München Friedrich Hiller bestimmen und die Frage nach dessen etwaigen jüdischen Vorfahren beantworten sollte, schrieb Martini zunächst an Hiller[418]. Der Dozentenschaft berichtete Martini dann geschickt über den Kollegen, dem „in den letzten Jahren manche ärgerliche und betrübliche Stunde beschert worden war", im nationalsozialistischen Sinne Freundliches – Hiller bemühte sich um Aufnahme in die Wehrmacht – und allenfalls dann Verfängliches – Hiller war in der Abtreibungsfrage zur Weimarer Zeit „libertin" gewesen –, wenn es ohnehin bekannt war[419].

In der Medizinischen Klinik arbeiteten während des „Dritten Reichs" wenigstens vierzehn Assistenten. Von diesen, so erinnerte sich Martini im April

[412] Vgl. zahlreiche Dokumente in GStA PK Berlin, Rep. 76, Nr. 493.

[413] BA Berlin, R 4901 (alt R21), Nr. 55 „Prüfung der Betriebsführung", o.D. [wohl 1936]. Vgl. Kap. 3.6.

[414] GStA PK Berlin, Rep. 76, Nr. 492, Heymer i.V. an Kurator, 8.3.1938; ebd., Schade/REM an Kurator Bonn, 25.4.1938, Entwurf.

[415] HStA Düsseldorf, NW 1053-112, Eidesstattliche Erklärung Ernst Klapp, 7.10.1948.

[416] HStA Düsseldorf, NW 1053-112, Eidesstattliche Erklärung Ernst Klapp, 7.10.1948.

[417] HStA Düsseldorf, NW 1053-112, Eidesstattliche Erklärung Ernst Klapp, 7.10.1948.

[418] MHI Bonn, NL Martini, 1939–1944, Hermann Mai/München an Martini, 24.8.1939.

[419] MHI Bonn, NL Martini, 1939–1944, Martini an Hiller, 23.2.1940, Konzept; ebd., Martini an Mai/München, 26.3.1940, Konzept.

1945, hätten „mindestens 10 nur mit innerem Widerwillen der Gliederung der Partei angehört. Von den sechs Assistenten, die im „Dritten Reich" unter Martini die Dozentur erworben haben, sei nur einer Nationalsozialist gewesen, die anderen hätten zwar der NSDAP angehört, diese aber innerlich abgelehnt[420]. Weitere zwei Assistenten lehnten einen Parteieintritt ab und verzichteten auf eine wissenschaftliche Laufbahn[421].

Einer der Assistenten war Bruno Anton Schuler, der trotz seiner Mitgliedschaft in nationalsozialistischen Gliederungen mit Vertretern des Regimes in Konflikt geriet[422]. Von Schuler ist bezeugt, dass er im Herbst 1942 den bis 1933 als außerordentlicher Professor an der Universität lehrenden jüdischen Chirurgen Adolf Nussbaum wegen einer Herzerkrankung behandelte. Martini wird davon zweifellos gewusst haben; bemerkenswert ist gleichwohl, dass er nicht selbst die Behandlung des Kollegen übernommen hat. Nussbaum erklärte 1948 zu Schuler:

420 MHI Bonn, NL Martini, Ernährungsgutachten, Martini an Captain Luebbers/Militärregierung, 19.4.1945, Abschrift. – Vgl. auch Kap. 1.1.3.

421 MHI Bonn, NL Martini, Ernährungsgutachten, Martini an Captain Luebbers/Militärregierung, 19.4.1945, Abschrift. In der bemerkenswerten Aufzeichnung schreibt Martini: „1937 stand einer meiner Assistenten, der gleichzeitig Doktor der Physik und der Medizin war, und so besonders gute wissenschaftliche Aussichten hatte, vor der Erwerbung der Dozentur. Statt dessen bat er mich um seine Entlassung, da er die Voraussetzungen dazu, den Eintritt in die Dozentenschaft und in die Partei, nicht auf sich nehmen könne. Ich erklärte ihm meine tiefe Befriedigung über seine mannhafte Haltung, obwohl mir sein Weggang wegen seiner beruflichen Tüchtigkeit und wegen seiner menschlichen Vorzüge besonders schwer fiel. 1944 wiederholte sich bei einem anderen meiner Assistenten Ähnliches. Obwohl dessen wissenschaftliche Leistungen als Gehirnforscher das größte Lob der Fakultät ernteten, blieb ihm die Dozentur versagt, da er nicht in die Partei eingetreten war." – Vgl. auch Kap. 1.1.3.

422 Vgl. Kap. 3.2.3. – Bruno Anton Schuler, katholisch, wurde am 25. April 1905 in Wolfegg geboren. Er besuchte die Grundschulen Wolfegg und Ravensburg, dann das humanistische Gymnasium Ravensburg (1914–1923). Anschließend studierte er Medizin in Tübingen, Kiel, Wien und München. Das Staatsexamen legte er am 22. Juni 1928 in München ab, promoviert wurde er dort am 12. August 1929. 1939 habilitierte er sich in Bonn. 1931/32 war Schuler Assistenzarzt in der Inneren Abteilung des St.-Hedwigs-Krankenhaus, wo er Paul Martini kennen lernte. Am 1. März 1932 folgte er Martini an die Medizinische Klinik der Universität Bonn, zunächst als Assistent, seit dem 10. März 1943 als Oberarzt. Mit Unterricht war er seit dem 6. Juli 1937 beauftragt, Dozent war er ab dem 2. Februar 1940. – Am 23. September 1933 heiratete Schuler die am 27. Januar 1906 geborene Kläre Deicke, evangelischer Konfession. Am 24. Dezember 1937 wurde Hildegard Schuler geboren. – 1924 Zeitfreiwilliger, war er während des Zweiten Weltkriegs uk. gestellt, erhielt wegen seines Einsatzes während eines Luftangriffs 1943 gleichwohl das KVK II mit Schwertern. – Während des Studiums trat er der Guestfalia Tübingen bei, 1937 der NSDAP (Nr. 4614410), 1941 dem NS-Dozentenbund. Im Juli 1933 wurde er Mitglied der bald darauf in den NSKK überführten Motor-SA (Sturmarzt, Sanitätssturmführer ab 1942), 1934 der NSV und der Reichsdozentenschaft, 1938 des Reichsluftschutzbundes, 1937 des Volksbundes für das Deutschtum im Ausland, etwa 1936 der GEFFRUB sowie 1931 des Volksbundes für Kriegsgräberfürsorge. In der Weimarer Republik gehörte er keiner Partei an und wählte nach eigenen Angaben 1932 und 1933 Zentrum. Er wurde als unbelastet entnazifiziert. – Quellen: HStA Düsseldorf, NW 1049-54631; UA Bonn, PA 9195 Schuler.

„Er war sehr freundlich gegen mich und hat mich in keiner Weise meine damalige Diffamierung fühlen lassen.“[423]

Zum wichtigsten Mitarbeiter Martinis entwickelte sich in den Jahren des „Dritten Reichs“ Adolf Heymer[424]. Heymer war Martini vom katholischen Berliner Hedwigskrankenhaus nach Bonn gefolgt und der ideale „zweite Mann“: „Seit der sog. Machtübernahme im Jahre 1933 kam es niemals zu einer irgendwie wesentlichen Differenz unserer Anschauungen über die Verwerflichkeit der Ziele des Nationalsozialismus, über die Verlogenheit seiner Methoden, über die schrecklichen Folgen, die die Unfreiheit und die Heuchelei, der er über Deutschland brachte, zur Folge haben mußte. [...] Er hat selbst nicht nur gewusst, dass ich dauernd Juden als Patienten behandelte, sondern er hat es selbst ebenso gehalten, obwohl dies bei ihm bei der Exponiertheit seiner Sprechstunde in einer staatlichen Klinik eine Gefahr für ihn war.“[425]

Martini nahm nach dem Krieg ein Gutachten über Heymer zum Anlass, um ausführlich die auf die Assistenten einwirkenden staatlichen Zwänge zu beleuch-

[423] HStA Düsseldorf, NW 1049-54631, Erklärung Nussbaum, 13.2.1948. Siehe auch ebd., Erklärung Hans Gött, 12.1.1948 über Schuler in der Zeit von 1940 bis 1943: „Als ich regelmäßig seine Vorlesungen über Innere Medizin, Med. Propaedeutik, Patholog. Physiologie und Berufskrankheiten hörte, [hat er] in seinem Unterricht nie politische oder weltanschauliche Fragen erörtert [...]. [Ich weiß] aus vielen Gesprächen, daß er sich weder aktiv nationalsozialistisch betätigte noch jemals den nationalsoz. Ideen nahestehen konnte, – davor schützte ihn seine tief im Christentum und in der abendländischen Kultur verwurzelte Lebensauffassung“.

[424] Der Katholik Adolf Heymer wurde am 28. November 1902 in Hoxfeld bei Borken geboren. Er besuchte von 1902 bis 1912 die Volksschule Hoxfeld, von 1912 bis 1921 die Rektoratsschule Borken und das Gymnasium Bocholt sowie von 1921 bis 1926 die Universitäten Münster, Marburg, Kiel und Göttingen. Das Staatsexamen legte er 1926 in Münster ab; 1930 wurde er in Berlin promoviert; am 29. Mai 1935 habilitierte er sich in Bonn, wo ihm am 11. Juli 1941 eine außerplanmäßige Professur übertragen wurde. Als Volontärassistent war Heymer 1930/31 am Robert-Koch-Institut Berlin tätig, kam aber am 1. April 1931 zu Paul Martini an das St.-Hedwigs-Krankenhaus Berlin. Mit Martini wechselte er am 1. April 1932 an die Medizinische Universitätsklinik in Bonn, wo er zuletzt Oberarzt war. Am 15. März 1943 wurde er Chefarzt der Städtischen Krankensanstalten Essen. Er starb im August 1978. – Heymer heiratete am 10. März 1934 die am 15. März 1913 geborene Katholikin Maridele Hetzter. Das Paar hatte fünf Kinder, Winfried (geb. 15.1.1935), Berno (geb. 10.10.1936), Guido (geb. 13.11.1937), Uta (geb. 19.3.1940) und Rita (geb. 11.6.1942). – Im Heeresdienst stand Heymer vom 30. August 1939 bis zum 30. August 1941, zuletzt als Assistenzarzt d. Res. Er wurde krankheitsbedingt aus der Wehrmacht entlassen. – Heymer war Mitglied von Westfalen-Treubund (1919–1921), Selbstschutz (1921), NSDAP (ab 15. Mai 1937, Nr. 4385855), SA (ab 30. September 1933, schließlich als Sanitätsobertruppführer mit letztem Dienst 1938), NS-Dozentenbund (ab 1. Januar 1941), NSV (ab 1. Januar 1936, Nr. 5254951), NSKOV (ab 1. November 1941), NS-Ärztebund (ab 17. April 1936), NS-Altherrenbund (1937 bis 1940), Reichsdozentenschaft (1935 bis 1941), Reichskolonialamt (ab 1936) und Reichsluftschutzbund. Er gab an, bei den Reichstagswahlen 1932/33 Zentrum gewählt zu haben. – Im Entnazifizierungsverfahren wurde er im Oktober 1947 als unbelastet (Kat. V) eingestuft. – Quellen: HStA Düsseldorf, NW 1005-G 32-744; UA Bonn, PA 3199 Heymer. – Literatur: HEK, Mediziner Adolf Heymer ist gestorben, in: Bonner Rundschau, 8.8.1978.

[425] HStA Düsseldorf, NW 1005-G 32-744, Gutachten Martinis, 22.10.1946, Abschrift.

ten[426]. Denn Heymer trat trotz seiner Vertrauensstellung bei Martini und trotz seines Lebens gemäß der „christlichen Weltanschauung“ in SA und später auch NSDAP ein[427]. Für Heymer freilich scheint festzustehen, dass er tatsächlich nur formelles Mitglied war. Denn dass Heymer Juden behandelte, ist bezeugt, so von dem Kammermusiker Eduard Göbel[428]. Bereits bei Heymers Weggang 1943 nach Essen hat Erich von Redwitz bemerkt: „Er war ein ungeheuer versöhnliches Element und hat sehr viel ausgeglichen überall.“[429]

Ebenfalls katholischem Milieu verhaftet war Franz Grosse-Brockhoff, Assistent von 1936 bis 1940, dem nach dem Krieg ausnahmslos eine gegen den Nationalsozialismus gerichtete Einstellung attestiert wurde[430]. Ähnliches gilt für den fast

[426] HStA Düsseldorf, NW 1005-G 32-744, Gutachten Martinis, 22.10.1946, Abschrift. Vgl. Kap. 1.1.3.

[427] HStA Düsseldorf, NW 1005-G 32-744, Gutachten Martinis, 22.10.1946, Abschrift.

[428] HStA Düsseldorf, NW 1005-G 32-744, Eidesstattliche Erklärung Eduard Göbels, 22.10.1946, Abschrift: „Ich bin seit 1942 Patient des Herrn Prof. Heymer und habe ihm schon bei der ersten Konsultation eröffnet, daß ich in Mischehe lebe (Frau war Jüdin), deswegen dienstentlassen und der Reichsmusikkammer verwiesen bin. Ich fand volles Verständnis für meine Lage und die Behandlung war außer der ärztlichen Seite von echtem menschlichen Mitgefühl getragen, so daß ich Herrn Prof. Heymer zu größtem Dank verpflichtet bin umso mehr als er jedwede Bezahlung dafür ablehnte, ja diese auch für die lange stationäre Behandlung, auch meiner Frau, nicht annahm. Da mir bekannt ist, daß Herr Prof. Heymer noch mehreren jüdischen Familien geholfen, sie quasi versteckt, mit Rat und Tat unterstützt hat, um sie dem Zugriff der Nazis zu entziehen, darf ich ihn wohl mit Fug und Recht einen Wohltäter der politischen Opfer nennen.“ – Siehe auch: ebd., Bescheinigung Werner Schöllgens, 22.10.1946, Abschrift; ebd., Bescheinigung von Redwitz', 31.10.1946, Abschrift; Bescheinigung Joseph Antz', 17.10.1945: „Wir haben oft gemeinsam den englischen und amerikanischen Sender angehört und unsere Gedanken über das Vernommene ausgetauscht. Oft hat Herr Heymer auch seiner Empörung über die Behandlung der Juden und der Polen den deutlichsten Ausdruck gegeben. Er hat niemals einen jüdischen Patienten abgewiesen. Er war befreundet mit der Familie des Amtsgerichtsrats Dr. Wimmer, obwohl Frau Wimmer Volljüdin ist. Der Sohn des Ehepaares Wimmer war der vertrauteste Spielkamerad der Heymer'schen Kinder.“

[429] MHI Bonn, NL Martini, 1933–1938, Redwitz an Martini, 15.3.1943.

[430] Franz Grosse-Brockhoff wurde am 26. November 1907 in Oberhausen-Osterfeld geboren. Der Katholik besuchte von 1914 bis 1918 die katholische Volksschule Osterfeld, dann bis 1923 die Rektoratsschule Osterfeld und anschließend das humanistische Gymnasium Bottrop. Das Studium in Würzburg, Leipzig, Berlin, Kiel, Köln und Graz schloss er 1932 mit Staatsexamen und Promotion in Bonn ab. Im selben Jahr gelangte er an die Medizinische Klinik und wurde dort zunächst Praktikant, dann außerplanmäßiger Assistent. Von 1934 bis 1936 war er Assistent im Physiologischen Institut Göttingen, wo er an der Luftfahrtforschung beteiligt war. Daraufhin kehrte er an die Bonner Medizinische Klinik zurück und war dort von 1936 bis 1940 planmäßiger Assistent. 1939 wurde er zum Dr. med. habil. ernannt. – Grosse-Brockhoff heiratete am 11. April 1939 die am 4. September 1909 geborene Katholikin Maria Huberta Wilhelmina Lenz. – Im März 1940 wurde Grosse-Brockhoff zur Luftwaffe eingezogen, wo er zuletzt Stabsarzt war und das KVK II erhielt. – Grosse-Brockhoff war Mitglied der katholischen Jugendbewegung Neudeutschland (1923–1927), des katholischen Studentenverbandes (ab 1927), der SA (1933 bis 1934), der HJ (ab 1935), der NSDAP (ab 1936), des NS-Dozentenbundes (ab etwa 1937), des NSFK (DLV) (1934 bis 1935), der NSV und der Reichsdozentenschaft (ab etwa 1940). Grosse-Brockhoff gab nach dem Ende des NS-Regimes an, 1932 und 1933 Zentrum gewählt zu haben. Schon im November 1945 wurde Grosse-Brockhoff von der Militärregierung als Dozent für innere Medizin zugelassen. Er wechselte später nach Düsseldorf. – Quellen: UA Bonn, PA 2602 Grosse-Brockhoff; HStA Düsseldorf, NW 1049-49430. – Ebd. finden sich zahlreiche

gleichaltrigen Hermann Moers[431]. Kein Aktivist war sicher auch Franz Harren, dem Martini 1953 noch vor seiner Heimkehr aus russischer Kriegsgefangenschaft eine nur formelle NSDAP-Mitgliedschaft bescheinigte[432]. Von Josef Jacobi, der von 1931 bis 1934 die Röntgenabteilung der Medizinischen Klinik leitete, ist bekannt, dass er noch 1934/35 in seinen Personalbogen eintrug, er sei „nie Mitglied einer politischen Partei" gewesen, bald darauf aber doch der NSDAP beitrat[433]. Der Katholik war als Sturmbannarzt SA-Sanitätsrottenführer[434].

Entlastungszeugnisse, unter anderem von Paul Martini (20.4.1948), dem Göttinger Physiologen R. Ehrenberg (14.4.1948, Abschrift), dem Göttinger als Luftfahrtforscher belasteten Physiologen Helmut Rein (30.6.1948, Abschrift) und dem Münsteraner Rektor Emil Lehnartz (24.4.1948, Abschrift). – Literatur: Beushausen u.a., Fakultät, S. 293 u. ö.; Franz Großebrockhoff [sic], Zur Frage der Ehenichtigkeit und Eheanfechtung bei Geistesgestörten, Diss. med. Bonn 1932; H.[ans] Schadewaldt, Geschichte der Universität Düsseldorf, in: Medizin in Düsseldorf. 50jährige Wiederkehr der Gründung der Universität Düsseldorf als Medizinische Akademie, Düsseldorf 1973, S. 5–16, S. 15.

431 Hermann Moers wurde am 5. März 1908 in Bonn geboren. Er besuchte dort die katholische Volksschule (1914–1918), das Beethoven-Gymnasium (1918–1927) und die Universität, in der er 1933 das Examen ablegte und 1934 promoviert wurde. Er habilitierte sich am 22. Juli 1943 und wurde am 11. April 1944 Dozent. – Am 4. März 1939 heiratete er die am 26. Oktober 1912 geborene Katholikin Marie-Elisabeth von Schönberg-Roth. 1946 hatte das Paar drei Kinder. – Von Januar 1933 bis Januar 1934 war Moers Medizinalpraktikant in der Bonner Chirurgischen Klinik und im dortigen St. Johannes-Hospital. Danach arbeitete er als Assistent bis Dezember 1935 in der Bonner Medizinischen Klinik und wiederum im St.- Johannes-Hospital. Von Januar 1936 bis August 1939 war er ausschließlich in der Medizinischen Klinik als Assistent tätig. Bevor er im September 1943 an die Medizinische Klinik zurückkehrte und Dozent wurde, leistete er Kriegsdienst, zuletzt als Stabsarzt. Er wurde mit EK II (1940), Ostmedaille sowie KVK II und I ausgezeichnet. – Moers war Mitglied von NSDAP (ab 1937), SA (November 1933 bis August 1939, zuletzt Sanitätsscharführer), NSV (1935–1939), NS-Ärztebund (ab 1937) und Reichsdozentenschaft (ab etwa 1937). Er gehörte vor 1933 keiner Partei an und erklärte nach dem Ende des NS-Regimes, 1932/33 Zentrum gewählt zu haben. Das Entnazifizierungsverfahren endete für Moers mit der Einreihung in die Kategorie V. Der universitätsinterne Prüfungsausschuss stellte am 21. August 1945 fest, Moers sei „gläubiger Katholik und der Gesinnung nach niemals Nationalsozialist gewesen". – Quellen: HStA Düsseldorf, NW 1049-53416; UA Bonn, PA 6189 Moers.

432 UA Bonn, PA 2845 Harren, Martini an Frau Kultusminister NRW, 16.11.1953, Entwurf. Siehe auch: ebd., Busch/Leiter der Dozentenschaft an Rektor, 23.5.1940. Zu Harren vgl. Kap. 2.3.2.

433 UA Bonn, PA 8411 Jacobi, Personalbogen. – Josef Heinrich Maria Jacobi wurde am 9. Oktober 1896 in Borken geboren. Der Katholik besuchte die Volksschule Attendorn (1903–1907), das dortige Gymnasium (1907–1914) und das Gymnasium Paulinum Münster (1914/15). Nach dem Kriegseinsatz, den er mit EK II und als Sanitätsvizefeldwebel beendete, studierte er ab 1917 in Münster, Halle, Kiel, München und Bonn Medizin. Nach Examen und Promotion in Bonn (1922) war er Praktikant, Volontär und Assistent in Münster, Berlin und Dortmund. Am 1. März 1925 kam er an die Medizinische Klinik Bonn, wo er von 1931 bis 1934 die Röntgenabteilung leitete. Am 28. Februar 1928 habilitierte er sich und wurde Privatdozent für innere Medizin. Am 27. Juli 1935 wurde er außerordentlicher, am 31. Juli 1943 außerplanmäßiger Professor. – Am 23. Dezember 1932 heiratete Jacobi die am 15. Dezember 1910 geborene Katholikin Hedwig Russell. Aus der Ehe gingen vier Kinder hervor. – Der Stabsarzt der Reserve war Mitglied von NSDAP (Nr. 4350329), SA, NSD-Ärztebund (ab 20.10.1939) und der Reichsschaft Hochschullehrer im NSLB (1.8.1933 bis 1935, Nr. 127835). – Quelle: UA Bonn, PA 8411 Jacobi.

Weder Mitglied der NSDAP noch ihrer Gliederungen war der im schweizerischen Kreuzlingen geborene Deutsche Eduard Welte[435]. Sein Fall zeigt, dass es zumindest unter den Bedingungen der von Martini geleiteten Medizinischen Klinik möglich war, sich der Partei ganz zu verweigern und doch bis zu einer gewissen Grenze an der Universität tätig zu sein. Die Grenze war erreicht, als sich Welte habilitierte. Der stellvertretende Dozentenführer Klapp teilte Dekan Schulemann am 20. Juni 1944 mit: „Abgesehen davon, daß Welte weder der Partei noch einer ihrer Gliederungen angehört, wird über eine eher passive, wenn nicht ablehnende Haltung zum Nationalsozialismus berichtet. Ich sehe davon ab, Einspruch gegen die Habilitation zu erheben, darf aber darauf aufmerksam machen, daß ein solcher Einspruch wahrscheinlich bei der Bewerbung um die Dozentur erfolgen müßte.“[436] Angesichts seiner Distanz zur NSDAP stieß sich Welte – wie mancher Hitlergegner nach dem Krieg – an seiner „Entlastung“ im Entnazifizierungsverfahren: „Ich habe Ihre Benachrichtigung über meine Einstufung in Kategorie V erhalten. Sie ist für mich von untergeordnetem Interesse, da ich keiner Entlastung bedurfte, da ich noch nie belastet war. Ich bitte daher um eine Bescheinigung darüber, dass ich vom Gesetz überhaupt nicht betroffen bin.“[437] Die Medizinische Fakultät erklärte Welte auf Antrag Martinis noch während Weltes Kriegsgefangenschaft in einem „Akt der Wiedergutmachung“ rückwirkend ab Herbst 1944 zum Privatdozenten[438].

[434] UA Bonn, PA 8411 Jacobi, Personalbogen.

[435] Eduard Franz Paul Welte wurde am 18. April 1911 in Kreuzlingen (Schweiz) geboren. Der Katholik besuchte in Konstanz Volksschule (1918–1921) und Oberrealschule (1921–1930). Von 1930 bis 1935 studierte er in Freiburg. Er habilitierte sich in Bonn am 21. Juni 1944. – Am 25. Februar 1941 heiratete Welte die am 2. Juni 1916 geborene Katholikin Agnes Schneider. Am 26. Mai 1942 wurde Ursula, am 16. Februar 1944 Dorothea geboren. – Welte war vom 25. Dezember 1935 bis zum 1. März 1937 Medizinalpraktikant in Konstanz und vom 15. März 1937 bis zum 1. September 1938 Wissenschaftlicher Mitarbeiter am Kaiser-Wilhelm-Institut für Hirnforschung in Berlin. Anschließend wechselte er für ein Jahr an die Berliner Neurologische Universitätsklinik am Hansaplatz. Am 1. September 1939 wurde er Assistenzarzt an der Bonner Medizinischen Klinik, aber am 1. Dezember 1941 zur Wehmacht eingezogen. Am 5. März 1942 kam Welte erneut an das Berliner Hirnforschungsinstitut, wo er zum Oberarzt aufstieg. Am 12. November 1945 konnte er seine Assistententätigkeit an der Bonner Medizinischen Klinik wieder aufnehmen. – Welte entfaltete keinerlei Parteiaktivitäten. Nach eigener Aussage wählte er im November 1932 Zentrum, im März 1933 keine Partei. – Quellen: HStA Düsseldorf, NW 1049-51723; UA Bonn, PA 11.287 Welte.

[436] UA Bonn, PA 11.287 Welte, Klapp (Dozentenführer i.V. an Dekan Schulemann, 20.6.1944.

[437] HStA Düsseldorf, NW 1049-51723, Welte an Entnazifizierungsausschuss, 2.11.1948.

[438] UA Bonn, PA 11.287 Welte, MF an Oberpräsidenten Düsseldorf, 4.12.1945; ebd., Martini an Dekan Redwitz, 8.11.1945.

Aus einer älteren Generation stammte Arthur Slauck[439]. Bis zu Martinis Berufung hatte er 1931/32 die Medizinische Klinik kommissarisch geleitet und war dann bis zu seinem Wechsel nach Siegen 1935 Oberarzt unter Martini. Politisch ist er zumindest naiv zu nennen. Noch im Entnazifizierungsverfahren gab er an, der SA beigetreten zu sein, um sich „sportlich zu betätigen"[440]. Mitglied der NSDAP sei er geworden, weil er „von ihr eine Beseitigung der Arbeitslosigkeit im Volke erhoffte"[441]. Dozentenbundsführer Busch attestierte Slauck 1939 eifrigsten SA-Dienst und schon „vor der Machtübernahme [...] eine sehr nationale Stellung"[442]. Das Verhältnis zu Martini scheint nicht getrübt gewesen zu sein. Immerhin gibt Slauck ihn neben zwei anderen Personen als potentiellen Entlastungszeugen an.

[439] Julius Georg Arthur Slauck wurde am 19. Juli 1887 in Wilhelmshaven geboren. Der Protestant besuchte bis 1907 das humanistische Gymnasium Wilhelmshaven, studierte Medizin und wurde 1912 in Heidelberg examiniert und promoviert. Im Juni 1922 habilitierte er sich für das Fach Innere Medizin in Bonn und wurde in den dortigen Lehrkörper aufgenommen. 1930 wurde er außerordentlicher Professor, 1934 Facharzt für Innere Medizin einschließlich Nervenkrankheiten und Facharzt für Röntgenologie. Vom 1. Januar 1931 bis zum 31. März 1932 war er kommissarischer Direktor der Medizinischen Universitätsklinik Bonn. Dort wurde er anschließend Oberarzt. Am 1. September 1935 wechselte er für wenige Monate an das Städtische Krankenhaus Siegen, bevor er am 1. Januar 1936 Chefarzt im Landesbad und Rheumaforschungsinstitut Aachen wurde. Auch von Siegen und Aachen aus kam Slauck zu Lehrveranstaltungen nach Bonn. Im Juni 1944 wurde er zur Heilstätte Denklingen abgeordnet. Parallel folgte er Kommandierungen zur Wehrmacht. Am 27. Dezember 1945 wurde er aus der Kriegsgefangenschaft entlassen. Bereits im Ersten Weltkrieg mit EK II, EK I, Hamburger Hanseatenkreuz (1916) und Frontkämpferkreuz 1914/18 ausgezeichnet, erhielt er 1942 das KVK II und 1944 das KVK I mit Schwertern. – Am 2. Juni 1927 heiratete Slauck die am 28. Juni 1898 geborene Protestantin Margot Freiin Gans Edle zu Putlitz. Die Ehe blieb kinderlos. – Slauck war Mitglied von NSDAP (ab 1.5.1935), SA (ab 1.11.1933, zuletzt Sanitätsobertruppführer), NSV (ab 1934), NS-Ärztebund (ab 1935), NS-Lehrerbund (1935), NS-Altherrenbund, NS-Reichskriegerbund (überführt aus dem Bonner Marineverein, dessen Mitglied Slauck seit 1925 war), Reichsluftschutzbund (ab 1937), Volksbund für das Deutschtum im Ausland (ab 1937). Vor 1933 gehörte er der DNVP an (1926–1931) und erklärte, 1932/33 nicht gewählt zu haben. – Im Entnazifizierungsverfahren wurde er 1947 der Kategorie IV zugeordnet. – Quellen: HStA Düsseldorf, NW 1000-2186; UA Bonn, PA 7927 Slauck; ebd., MF-PA Slauck.

[440] Düsseldorf, NW 1000-2186, Bemerkungen zur Person, o.D. [nach Mai 1945].

[441] Düsseldorf, NW 1000-2186, Bemerkungen zur Person, o.D. [nach Mai 1945].

[442] UA Bonn, PA 7927 Slauck, Busch/Dozentenbundsführer an Rektor, 28.8.1939.

2.9. Die Medizinische Poliklinik

2.9.1. Erst Oppositioneller, dann Parteigenosse – Max Bürger

Die Medizinische Poliklinik ist „eine der Keimzellen“ der Bonner Medizinischen Fakultät, war sie doch 1818/19 von Johann Friedrich Harless begründet worden[443]. Sie entwickelte sich rasch und seit ihrem Umzug in die Wilhelmstraße (1903) bestand kein Grund zur Klage über Raumnot mehr[444].

Seit 1931 stand die Medizinische Poliklinik der Universität unter der Leitung von Max Bürger, der zunächst deutliche Vorbehalte gegen den Nationalsozialismus zu erkennen gab[445]. Später aber passte er sich den Gegebenheiten an, zumal

[443] Rainer Düsing/Peter Walger, Medizinische Poliklinik, in: Schott, Universitätskliniken, S. 292–294, S. 292. Vgl. die bis 1909 fortgeschriebene Arbeit von Ellen Stangenberg, Die Entstehung der Medizinischen Poliklinik zu Bonn, Diss. med. Bonn 1966, passim.

[444] Düsing/Walger, Poliklinik, S. 292 f.

[445] Der Protestant Max Theodor Ferdinand Bürger wurde am 16. November 1885 in Hamburg geboren. 1904 legte er im dortigen Johanneum die Reifeprüfung ab. Er studierte in Würzburg, Kiel, München, Berlin und wieder Würzburg. Seine Medizinalpraktikantenzeit verbrachte er am Pathologischen Institut des Krankenhauses St. Georg in Hamburg sowie in der Inneren Abteilung des städtischen Krankenhauses Altona. Assistent war er in Straßburg und Königsberg. 1918 habilitierte er sich in Kiel. 1920 wurde Bürger in Königsberg Oberarzt, 1922 Professor. 1929 wechselte er nach Osnabrück, wo er als Direktor der Inneren Abteilung den Neubau des Krankenhauses leitete. 1931 folgte er dem Ruf nach Bonn an die Medizinische Poliklinik. Die letzte Station seiner beruflichen Laufbahn war Leipzig, wo er im Oktober 1937 das Ordinariat für Innere Medizin und die Position des Direktors der Medizinischen Universitätsklinik übernahm. – Bürger heiratete am 7. August 1921 die am 29. September 1894 geborene Protestantin Hedwig Gertrud Maria Zeiss, eine Enkelin von Carl Zeiss. Vier Kinder kamen zur Welt, Joachim Harwick (geb. 15.8.1922), Dietrich (geb. 30.9.1923), Hildegard (geb. 25.5.1926) und Martin (geb. 8.8.1934). Zwei der Söhne kamen im Krieg ums Leben; auch Bürgers Frau starb früh. Er selbst starb am 5. Februar 1966 in Leipzig. – Mitglied der NSDAP (Nr. 4194223) war Bürger seit dem 1. Mai 1937, des NSD-Ärztebundes seit dem 15. November 1939. – Im Ersten Weltkrieg war Max Bürger Stabsarzt. – Quelle: BA Berlin, BDC-Dossier Bürger. – Literatur: Werner Heinrich Hauss, Max Bürger 1885–1966, in: Steudel/Mani, Bonner Gelehrte, S. 271–278; W.[erner] H.[einrich] Hauss, Herrn Prof. Dr. Max Bürger zum 70. Geburtstag, in: Deutsche Medizinische Wochenschrift, 80 (1955), S. 1705–1706; Johannes Steudel, Zur Geschichte der Medizinischen Universitäts-Poliklinik Bonn, Bonn 1971, S. 28 ff.; Claus Drunkenmölle, Zur Geschichte der Medizinischen Klinik der Universität Leipzig, Diss. med. Leipzig 1965, S. 264 ff. u. ö.; N. Henning, Max Bürger zum 70. Geburtstage, in: Deutsche Zeitschrift für Verdauungs- und Stoffwechselkrankheiten, 15 (1955), S. 162–164; K. Matthes, Lebensbild: Max Bürger zum 70. Geburtstag, in: Münchener Medizinische Wochenschrift, 97 (1955), S. 1542; [W.] Siede, Max Bürger zum 80. Geburtstag, in: Deutsche Medizinische Wochenschrift, 90 (1965), S. 2126–2128; Ernest Bruch, Max Bürger, M. D. 1885–1966, in: Diabetes, 15 (1966), S. 699–700; ders., Max Bürger. 1885–1966, in: Gerontologist, 6 (1966), S. 119–120; János Kenéz, Max Bürger és a gerontológia, in: Orvosi hetilap, 117 (1976), S. 605–608; V. Bohlau, Das Lebenswerk Max Bürgers für die Gerontologie, in: Münchener Medizinische Wochenschrift 112 (1970), S. 2083–2086; Ernst Artur Schulz, Otto Julius Grütz. Leben und Lebenswerk, Diss. med. Bonn 1982, S. 37 ff.; Werner Ries, Max Bürger (1885–1966). Internist, Pathophysiologe, Alternsforscher. Ausgewählte Texte, Leipzig 1985 (= Sudhoffs Klassiker der Medizin, 5 N.F.). – Zu den Bonner Anfängen der Poliklinik vgl. Steudel, Geschichte, S. 5 ff.; Düsing/Walger, Poliklinik, passim; G.[erhard] Domagk, Nationalpreisträger Prof. Dr. Max

die Poliklinik stark in die Gesundheitsfürsorge für Mitglieder nationalsozialistischer Organisationen involviert war. Als Bürgers Wechsel auf den Lehrstuhl für Innere Medizin in Leipzig bevorstand, beantragte er die Mitgliedschaft in der NSDAP.

Dabei hatte es zunächst so ausgesehen, als würde Bürger nach der Machtübertragung an die Nationalsozialisten mit der Entfernung aus dem Amt rechnen müssen. Er weigerte sich, die Hakenkreuzfahne auf seiner Klinik zu hissen und äußerte im Gespräch, bei Hitler müsse er immer an einen „Bismarckhering" denken, „dem man das Gehirn herausgenommen" und das „Maul mit einem Streichhölzchen aufgesperrt" habe[446]. Es kam Bürger zugute, dass der Denunziant Josef Schmitz, der Vater von Bürgers Assistenten Michael Schmitz, in Parteikreisen als Kreditbetrüger kein Ansehen genoss[447]. Michael Schmitz selbst war die Aufnahme in die NSDAP verwehrt worden: „Die Untersuchungen haben ergeben, dass Schmitz nach der Machtübernahme sich als grosser Nationalsozialist gebärdete und seine Vorgesetzten denunzierte. Sein Verhalten war unkameradschaftlich, er war unbeliebt und unzuverlässig. Der Parteianwärter Dr. Schmitz war vor der Machtübernahme ein Gegner der Bewegung."[448]

Anlass des Denunziationsschreibens war die Entlassung von Michael Schmitz. Dem außerplanmäßigen Assistenzarzt war gekündigt worden, um die Stelle Alfred Pätzold zu übertragen, der zuvor anderthalb Jahre als Volontärassistent an der Medizinischen Poliklinik beschäftigt gewesen war. Anders als Schmitz versprach sich Pätzold „so zu entwickeln, dass er für spätere Ernennung zum Hochschullehrer in Betracht" kam[449]. Am 17. Juli 1934 ließ das Reichswissenschaftsministerium Josef Schmitz wissen, dass „keine Veranlassung gegeben" sei, „wegen der Kündigung Ihres Herrn Sohnes einzuschreiten"[450].

Bürgers Personalpolitik kann ansonsten als unauffällig bezeichnet werden. In heiklen Fällen, etwa der Anstellung des an der Frauenklinik benachteiligten Professors Wagner und des in der Tuberkulosefürsorgestelle der Poliklinik eingesetzten Assistenten Heinrich Günther, handelte er den Vorstellungen des Ministe-

Bürger 70 Jahre. Zum 16. November 1955, in: Wissenschaftliche Zeitschrift der Karl-Marx-Universität Leipzig, Mathematisch-naturwissenschaftliche Reihe, 4. Jg. (1954/55), S. 415–416.

[446] GStA PK Berlin, Rep. 76, NW 5-593, Bericht Josef Schmitz, o.D. [30.9.1933]; auch zit. in Heiber, Universität I, S. 324; vgl. ebd. und Heiber, Universität II/1, S. 44.

[447] GStA PK Berlin, Rep. 76, NW 5-593, Bericht des NSDAP-Gaus Köln-Aachen, betr. Eingabe Josef Schmitz, 24.6.1934.

[448] GStA PK Berlin, Rep. 76, NW 5-593, Bericht des NSDAP-Gaus Köln-Aachen betr. Eingabe Josef Schmitz, 24.6.1934.

[449] GStA PK Berlin, Rep. 76, NW 5-593, Kurator Klingelhöfer an Wissenschaftsministerium, 20.12.1933. Pätzold schied freilich bald aus dem Universitätsdienst aus und zog nach Sulzbach/Saar. Mit Wirkung zum 1. März 1934 übernahm seine Stelle der auch an der Philosophischen Fakultät promovierte Julius Wilhelm Sopp, der zuvor als Medizinalpraktikant und Volontärassistent in der Poliklinik tätig gewesen war (ebd., Nr. 593, Kurator Klingelhöfer an Wissenschaftsministerium, 3.3.1934).

[450] GStA PK Berlin, Rep. 76, NW 5-593, Wissenschaftsministerium an Josef Schmitz/Bonn, 17.7.1934.

riums entsprechend[451]. Als er kurz vor seinem Wechsel nach Leipzig erfolgreich darum bat, zwei „wegen Heirat“ frei gewordene Schwesternstellen „durch Rote-Kreuz-Schwestern“ zu ersetzen, hatte dies wohl rein pragmatische Gründe[452].

Dass die Anwürfe von Josef Schmitz gegen Bürger letztlich ohne schwerwiegende Folgen blieben, mag nicht nur mit der Einschätzung der Denunzianten durch die NSDAP, sondern auch mit der engen Verquickung der Poliklinik und der nationalsozialistischen Organisationen in Zusammenhang stehen. Nationalsozialisten hatten Bürger als Arzt kennen, wahrscheinlich auch schätzen gelernt. Jedenfalls setzte Bürger die hohe Zahl von Untersuchungen an Mitgliedern von NS-Organisationen als Argument ein, um eine Aufstockung seines Personals zu erreichen. Am 4. Dezember 1933 schrieb der Klinikdirektor dem Kurator, „im Laufe der letzten Monate“ seien „in der medizinischen Poliklinik im Interesse der nationalen Sache Untersuchungen für die folgenden Organisationen in grösserem Umfange durchgeführt worden: SA-Untersuchungen 150[,] Stahlhelm-Untersuchungen 450[,] Hitlerjugend-Untersuchungen 500“[453]. Diese Untersuchungen seien „stets in den Abendstunden durchgeführt [...] und gewöhnlich erst gegen 10 Uhr, nicht selten noch später beendet worden“[454]. Für den Bonner HJ-Bann fungierte die Poliklinik sogar als „ärztliche Zentrale“, in der Assistenzarzt Möbius regelmäßig abends Sprechstunde hielt[455]. Angesichts dieses Aufgabenkreises bat Bürger zunächst um einen weiteren „Institutswärter“, zumal der einzige bislang angestellte aufgrund seiner Arbeitsbelastung die „Pflichtversammlungen der NSBO usw.“ nicht besuchen konnte und deshalb abgemahnt worden war[456]. Zwei Monate später beantragte Bürger mit Unterstützung des Kurators eine Erhöhung der Medizinalpraktikantenstellen von sieben auf zehn[457]. Dabei fasste er die Veränderungen in der Poliklinik zusammen: „Nach den Richtlinien vom Juli 1905 und Mai 1924 sollen an Polikliniken auf je 2000 Kranke im allgemeinen nicht mehr als 1 Medizinalpraktikant beschäftigt werden. Die Frequenz der Poliklinik beträgt nun nach dem Jahresausweis 1932/33 14 000 mit insgesamt über 29 000 Konsultationen. Seit Herbst 1933 ist eine klinische Beobachtungsstation eröffnet und gut belegt. Zudem ist seit 1932 an der Poliklinik eine eigene Lungenfürsor-

[451] GStA PK Berlin, Rep. 76, NW 5-593, Aktenvermerk, 22.4.1933; ebd., Bürger an Wissenschaftsministerium, 11.4.1933; ebd., Günther an Breuer/Wissenschaftsministerium, 12.4.1933. – Siehe auch ebd., REM an Kurator Bonn, 6.5.1936, Konzept (Nolte, bis 30.9.1938); ebd. REM an Kurator Bonn, 9.5.1936, Konzept (Hans Kohl, bis 31.3.1938); ebd., REM an Kurator Bonn, 9.1.1937, Konzept (Schlomka, bis 30.6.1939); ebd., REM an Kurator Bonn, 23.1.1937, Konzept (Möbius, bis 31.3.1939).

[452] GStA PK Berlin, Rep. 76, NW 5-593, Kurator i.V. an REM, 1.6.1938; ebd., Scheer/REM an Kurator Bonn, 8.7.1938; zu den politischen Hintergründen der Besetzung von Schwesternstellen vgl. Kap. 3.6.

[453] GStA PK Berlin, Rep. 76, NW 5-593, Bürger an Kurator, 4.12.1933.

[454] GStA PK Berlin, Rep. 76, NW 5-593, Bürger an Kurator, 4.12.1933.

[455] GStA PK Berlin, Rep. 76, NW 5-593, Bürger an Kurator, 4.12.1933.

[456] GStA PK Berlin, Rep. 76, NW 5-593, Bürger an Kurator, 4.12.1933.

[457] GStA PK Berlin, Rep. 76, NW 5-593, Kurator Klingelhöfer an Wissenschaftsministerium, 16.2.1934.

geabteilung mit getrennten Untersuchungsräumen für Männer und Frauen mit insgesamt 1600 Konsultationen im Jahre und ebenso eine besondere Herzuntersuchungsstation und Stoffwechselabteilung eingerichtet. Schliesslich finden an der Poliklinik seit einigen Monaten tägliche Sprechstunden für die hiesige Hitler-Jugend statt. Weiterhin wird an der Poliklinik die Fliegeruntersuchungsstelle für das ganze Rheinland eingerichtet. Endlich werden am Institut ausserdem noch regelmässig halbjährlich die SA-SS-Gesundheitsuntersuchungen durchgeführt und nimmt die Poliklinik neuerdings auch an der ärztlichen Betreuung des hiesigen BDM teil. Auch die Untersuchungen der Studenten der Landwirtschaftlichen Hochschule für Eingliederung in den Arbeitsdienst werden an der medizinischen Poliklinik getätigt."[458]

Im Berliner Ministerium konnte man die Argumentation freilich nur bedingt nachvollziehen und verwies auf die der Medizinischen Klinik und der Medizinischen Poliklinik gemeinsam zugesprochene Zahl von 20 Medizinalpraktikantenstellen; eventuell müsse man die Stellenzahl anders verteilen[459].

Tabelle: Bestand Medizinische Poliklinik November 1933/Januar 1934 (Quelle: Hauptstaatsarchiv Düsseldorf)[460]

Gliederung	Männerstation: 4 Betten für Beobachtungskranke, 2 Reservebetten „zur Durchführung des raschen Krankenwechsels", 1 Herzbett für Kreislaufkranke, 2 Untersuchungsbetten Frauenstation: 4 Betten für Beobachtungskranke, 2 Reservebetten „zur Durchführung des raschen Krankenwechsels", 1 Herzbett für Kreislaufkranke, 1 Untersuchungsbett
Personalstand (ärztlich)	Klinikdirektor, 3 Assistenten, 2 außerplanmäßige Assistenten, 1 besondere Wissenschaftliche Hilfskraft

Hingegen hatte Bürger Erfolg, als die Frage der Finanzierung von Medikamenten beantwortet werden musste. In direktem Kontakt mit Ministerialrat Emil Breuer im Berliner Wissenschaftsministerium und der Stadt Bonn erreichte Bürger einen Ausgleich des Defizits und eine Neuorganisation der Mittelvergabe[461]. Dem Vorschlag Bürgers, nach dem Verbot der direkten Ausgabe von Arzneien an die

[458] GStA PK Berlin, Rep. 76, NW 5-593, Bürger an Kurator, 7.2.1934.

[459] GStA PK Berlin, Rep. 76, NW 5-593, Wissenschaftsministerium an Kurator, 19.6.1934, Konzept.

[460] GStA PK Berlin, Rep. 76, NW 5-593, Bürger an Kurator, 7.11.1933 (Gliederung); ebd., Nr. 593, Bürger an Kurator, 7.2.1934 (Personalstand).

[461] GStA PK Berlin, Rep. 76, NW 5-593, i.V. gez. Bürgermeister Kirsten an Kurator, 15.10.1935, Abschrift; ebd., Bürger an Breuer/REM, 18.12.1935. – Zum Konflikt zwischen Kurator Bachem und Bürger vgl. Kap. 11.1. Zu den städtischen Geldzuweisungen vgl. Kap. 11.2.

Patienten „eine Hausapotheke einzurichten“ fand zwar Unterstützung, letztlich aber wohl keine Realisierung[462].

Konstruktiv verliefen die Gespräche Bürgers mit Emil Breuer und Oberstarzt Erich Hippke vom Reichsluftfahrtministerium zum Kauf einer Unterdruckkammer. Das Reichsluftfahrtministerium sollte die Unterdruckkammer, die eine Höhe von 10 000 Metern zu simulieren imstande war, einbauen, damit sie, so Bürger, „einerseits unseren Studenten zugute kommt, andererseits für manche Forschungsaufgaben den Herren meines Instituts zur Verfügung steht“[463]. Tatsächlich konnte bald „die erste Unterdruckkammer in Deutschland für wissenschaftliche Untersuchungen in Betrieb genommen“ werden[464]. Dass diese im engeren Sinne für die „Kriegsforschung“ genutzt wurde, sie gar Verbrechen diente, lässt sich nicht belegen[465]. Die Anschaffung der Unterdruckkammer passt in das Bild eines um Modernisierung bemühten Klinikdirektors, der seit 1934 „mit der Leitung“ der für das Rheinland zuständigen „flugsportärztlichen Untersuchungsstelle Bonn“ betraut war und sich 1936 für die Anschaffung eines Tomographen einsetzte, den er zunächst von der Herstellerfirma leihweise erhielt[466]. Als diese ihn 1939 zurückforderte, stellte Bürgers Nachfolger Tiemann trocken fest, dass er „für den Betrieb der Poliklinik nicht unbedingt nötig“ sei und gab sich mit der Anschaffung eines einfacheren „Einsäulenstativs mit Flachblendtisch“ zufrieden[467].

Bürger verstand es zudem geschickt, Mittel der Notgemeinschaft der deutschen Wissenschaft (NDW), seit 1935 der Deutsche Forschungsgemeinschaft (DFG), einzuwerben. Einen Schwerpunkt bildete die Diabetes- bzw. Insulinforschung. 1934 bewilligte ihm Staatsminister Friedrich Schmitt-Ott 2400 Reichsmark, im Jahr darauf die DFG 3900 Reichsmark[468]. Mit den Mitteln wurde unter anderem der promovierte Chemiker Brandt bezahlt, den Bürger zeitweilig auch aus eigener

462 GStA PK Berlin, Rep. 76, NW 5-593, i.V. gez. Bürgermeister Kirsten an Kurator, 15.10.1935, Abschrift. Siehe auch: BA Berlin, R 4901 (alt R21), Nr. 55 „Prüfung der Betriebsführung“, o.D. [wohl 1936]. Vgl. zur Einrichtung einer zentralen Apotheke Kap. 11.2.

463 GStA PK Berlin, Rep. 76, NW 5-593, Bürger an Breuer/REM, 18.12.1935. Siehe auch: UA Bonn, PA 8783 Schlomka, Bericht Schlomkas, 3.7.1935. Demnach hatte das Ministerium die Mittel zum Kauf im Januar 1934 zur Verfügung gestellt. Es kam dann aber zu Verzögerungen, weil die Kosten für den Einbau zunächst nicht übernommen wurden.

464 Hauss, Bürger, S. 273.

465 Vgl. Kap. 6.1.

466 UA Bonn, MF 79/56, Grauert/Reichsminister Luftfahrt an Bürger, „Februar 1934“, Abschrift; ebd., Bürger an Dekan MF, 20.2.1934. – GStA PK Berlin, Rep. 76, NW 5-593, Bürger an Kurator, 16.7.1936; ebd., Jansen/REM an Kurator Bonn, 8.8.1936, Konzept; ebd., Tiemann an Kurator, 23.3.1939.

467 GStA PK Berlin, Rep. 76, NW 5-593, Tiemann an Kurator, 23.3.1939; ebd., REM an Kurator, 15.6.1939, Entwurf.

468 BA Koblenz, R 73 DFG, Nr. 10541 Beihilfe Bürger, Bürger an Schmitt-Ott, 15.12.1933; ebd., Bürger an Notgemeinschaft, 9.1.1934; ebd., Schmitt-Ott an Bürger, 7.3.1934, Durchschlag; ebd., Bürger an DFG, 3.5.1935; ebd., DFG an Bürger, 15.10.1935, Durchschlag.

Tasche entlohnte[469]. Später stellte die DFG nochmals 4000 Reichsmark zu Verfügung, die wohl vor allem Karl Blankenburg als wissenschaftlichem Mitarbeiter zu Gute kamen[470].

Schwieriger gestaltete sich die Verwirklichung eines Projekts, dass Bürger gemeinsam mit dem Kölner Pädiater Hans Kleinschmidt zu realisieren suchte. In einer Würselener Bergarbeitersiedlung, in der die Bewohner eigene Gärten nutzten, sollte der Verlauf der Silikose wissenschaftlich beobachtet werden[471]. Trotz der Förderung derartiger Siedlungen durch den Nationalsozialismus, der Unterstützung durch das Reichsgesundheitsamt und der Ernennung der Bonner Poliklinik zur „Obergutachterstelle für Steinstaublungenerkrankungen" – diese wurde insbesondere von der Siegerländer Knappschaft in Anspruch genommen – lehnte die DFG eine Förderung zunächst ab[472]. Erst eine massive Intervention des Reichsgesundheitsamtes konnte die DFG dazu bewegen, 1000 Reichsmark – etwa ein Drittel der erbetenen Summe – zu zahlen[473]. Der DFG missfiel offenbar die interdisziplinäre Ausweitung des ursprünglich enger konzipierten Forschungsvorhabens. In seiner Intervention schrieb Hans Reiter aus dem Reichsgesundheitsamt, die Finanzierung des pädiatrischen Projektabschnitts sei gesichert und „Dr. Ludowici, der Beauftragte für das Siedlungswesen beim Stellvertreter des Führers", habe ihm, Reiter, „schon unter dem 31. Mai 1936 seinen besonderen Dank für die Einleitung dieser Untersuchungen ausgesprochen"[474]. Ludowici hoffe, „daß sich wertvolles Material für die weitere Siedlungsarbeit daraus herleiten lassen" werde[475]. Weiter heißt es: „Wenn Prof. Bürger bei dieser Gelegenheit den Staublungenerkrankungen besondere Aufmerksamkeit widmen will, so steht dies mit dem Ziel der Untersuchungen nicht in Widerspruch."[476] Schließlich habe „aber auch das Reichsgesundheitsamt ein erhebliches Interesse an der weiteren Erforschung der Verhältnisse, unter denen eine Milderung der Berufsgefährdungen möglich ist."[477]

469 BA Koblenz, R 73 DFG, Nr. 10541 Beihilfe Bürger, Bürger an Notgemeinschaft, 9.1.1934; ebd., Schmitt- Ott an Bürger, 7.3.1934, Durchschlag.

470 BA Koblenz, R 73 DFG, Nr. 10541 Beihilfe Bürger, Bürger an DFG, 15.4.1937; ebd., gez. Mentzel/DFG an Bürger, 17.10.1936, Durchschrift; ebd., gez. Mentzel/DFG an Bürger, o.D.

471 BA Koblenz, R 73 DFG, Nr. 10541 Beihilfe Bürger, Bürger an Präsidenten des Reichsgesundheitsamtes, 22.6.1936.

472 BA Koblenz, R 73 DFG, Nr. 10541 Beihilfe Bürger, Bürger an Kurator, 16.7.1936; ebd., Reichsgesundheitsamt an DFG, 29.6.1936; ebd., DFG an Präsidenten des Reichsgesundheitsamtes, 5.8.1936.

473 BA Koblenz, R 73 DFG, Nr. 10541 Beihilfe Bürger, gez. Stark/DFG an Bürger, o.D.

474 BA Koblenz, R 73 DFG, Nr. 10541 Beihilfe Bürger, Reiter/Reichsgesundheitsamt an DFG, 13.8.1936, Durchschlag.

475 BA Koblenz, R 73 DFG, Nr. 10541 Beihilfe Bürger, Reiter/Reichsgesundheitsamt an DFG, 13.8.1936, Durchschlag.

476 BA Koblenz, R 73 DFG, Nr. 10541 Beihilfe Bürger, Reiter/Reichsgesundheitsamt an DFG, 13.8.1936, Durchschlag.

477 BA Koblenz, R 73 DFG, Nr. 10541 Beihilfe Bürger, Reiter/Reichsgesundheitsamt an DFG, 13.8.1936, Durchschlag.

Ein drittes von der DFG mitfinanziertes Forschungsprojekt galt der Schuppenflechte. Aus den offensichtlich lückenhaften Akten geht hervor, dass mindestens 2000 Mark in die von Otto Grütz mitverantwortete Arbeiten flossen[478]. Auch nach Bürgers Wechsel an die Universität Leipzig wurden seine Forschungsvorhaben durch die DFG unterstützt[479].

2.9.2. Vom unerwünschten SS-Mann zum Dekan – Friedrich Tiemann

Der Nationalsozialist und SS-Untersturmführer Friedrich Tiemann ist einer der Ordinarien, die gegen den Willen der Fakultät nach Bonn berufen wurden[480]. In der nach dem Bekanntwerden von Bürgers Wechsel nach Leipzig erstellten Berufungsliste fanden sich primo loco der Solinger Kurt Voit, secundo et aequo loco Ludwig Heilmeyer (Jena) und Hans Schulten (Hamburg)[481]. Doch Friedrich Tiemann konnte sich der Unterstützung seines Lehrers Alfred Schittenhelm sicher

[478] BA Koblenz, R 73 DFG, Nr. 10541 Beihilfe Bürger, Bürger an DFG, 9.3.1935, Abschrift; ebd., gez. Stark/DFG an Bürger, 17.10.1936.

[479] BA Koblenz, R 73 DFG, Nr. 10541 Beihilfe Bürger.

[480] Dietrich Friedrich-Wilhelm Tiemann wurde am 30. November 1899 in Stemshorn geboren. Er war evangelischer Konfession. Von 1909 bis 1917 und 1919 besuchte er in Osnabrück ein humanistisches Gymnasium. Von 1919 bis 1924 studierte er in Freiburg, Kiel, Marburg und Göttingen. 1926 promovierte er in Kiel; 1929 habilitierte er sich dort. Ebenfalls in Kiel wurde er später Oberarzt und übernahm die Leitung der Medizinischen Klinik. 1934 wechselte er als Oberarzt an die Universität München, wo er 1936 außerordentlicher Professor wurde. Am 1. November 1938 folgte er der Ministerberufung nach Bonn, wo er Direktor der Medizinischen Poliklinik wurde. 1940/41 war er Dekan. – Am 18. März 1930 heiratete er die Ärztin Ilse Riedel. – Nach der Kriegsteilnahme als Gymnasiast schloss sich Tiemann der Brigade Erhardt (Organisation C) an. Von 1920 bis 1922 war er Mitglied der S. V. Wingolf, 1922/23 des Marburger Studentenfreicorps. Mit Wirkung zum 1. Mai 1933 trat er der NSDAP bei (Nr. 2730384), zum 1. Januar 1935 der SS (Nr. 259442), wo er den Rang eines Sanitätsobersturmführers erreichte. Zuvor hatte er seit Oktober 1933 der SA angehört, zuletzt als Truppführer. Seit 1935 war er zudem Mitglied von HJ, NS-Dozentenbund und Reichsdozentenschaft, ab etwa 1939 auch der NSV. Außerdem war er Mitglied des NSD-Ärztebundes und seit 1939 des DRK – Als Gefreiter des Ersten Weltkriegs (Juni 1917 bis Mai 1919) mit dem Frontkämpferehrenzeichen versehen, war er später Assistenzarzt der Reserve. – Quellen: BA Berlin, BDC-Dossier Tiemann; HStA Düsseldorf, NW 1053-112 und NW 1037/BIII-3791; UA Bonn, PA 9778 Tiemann; StA Bonn, Presseausschnittsammlung. – Literatur: hu, Mediziner und Lehrer. Professor Tiemann 65 Jahre alt, in: General-Anzeiger, 30.11.1964; rau, Er heilte Könige und Scheichs. Professor Dr. Friedrich Tiemann 70 Jahre alt – Goldenes Kreuz des Athosbergs, in: General-Anzeiger, 24.11.1969; x, Porträt des Tages. Prof. Dr. Friedrich Tiemann, in: General-Anzeiger, 30.11.1979; cls, Der Kliniker „alter Schule“ wurde 80. Professor Tiemann: Auf sein Betreiben wurde die Uni-Poliklinik gebaut, in: Bonner Rundschau, 1.12.1979; bn, Die ärztliche Aufgabe stand im Vordergrund. Professor Dr. Friedrich Tiemann im Alter von 82 Jahren gestorben, in: General-Anzeiger, 7.9.1982; HRK, „Vater“ der Poliklinik in der Wilhelmstraße starb im Alter von 83 Jahren: Professor Tiemann. Kliniker der „alten Schule“, in: Bonner Rundschau, 9.9.1982.

[481] UA Bonn, PA Tiemann

sein, mit dem er 1934 von Kiel nach München gewechselt war[482]. Schittenhelm „gehörte damals zu den wenigen medizinischen Ordinarien von Rang, die sich dem Nationalsozialismus zuwandten" und sich der „besonderen Unterstützung Himmlers" erfreuten[483]. Selbst Karl Brandt machte sich für Tiemann stark, von dessen „Art" er „besonders eingenommen" war: „Er ist [ein] unentbehrlicher Mann für die Erneuerung der Hochschule und der Medizin. G[e]rade wegen seiner klaren Art, die allen Schmus verwirft. Es ist nötig, dass er mal aktiviert würde."[484]

Unterstützt wurden Schittenhelm und Brandt von zahlreichen Gutachten wie dem der Münchner Dozentenschaft: „Seine Leistungen für die Partei gehen weit über das hinaus, was eigentlich von ihm verlangt werden könnte. [...] Tiemann ist der Typ des Dozenten, wie ihn der nationalsozialistische Staat gerne haben möchte und braucht."[485]

Von dem bevorstehenden Ruf erfuhr Tiemann im April 1938 inoffiziell auf einem Kongress in Wiesbaden – just von dem seitens der Fakultät genannten Hans Schulten[486]. Schulten war der einzige auf der Fakultätsliste gewesen, der nicht auf Bedenken des NS-Dozentenbunds stieß, aber vom Vorrang Tiemanns wusste[487]. Im Juni 1938 wurde Tiemann offiziell als Nachfolger Bürgers bestellt[488]. Zuvor war die Fakultät vom Ministerium aufgefordert worden, zur Personalie Tiemann Stellung zu beziehen[489]. Dekan Siebke dachte nicht an Widerspruch und teilte seinen Kollegen in der Berufungskommission mit, er beabsichtige, „dem Herrn Minister unser Einverständnis mit der Berufung von Tiemann mitzuteilen", da „nur bei sofortiger Erledigung die Wiederbesetzung des

[482] Vgl. Höpfner, Universität, S. 295. – Siehe auch: UA Bonn, PA 9778 Tiemann, Schittenhelm an Dekan MF München, 18.1.1935; ebd., Schittenhelm an Dekanat MF München mit Bitte um Weiterleitung an Kultusministerium München über Rektorat, 11.5.1936 („Dass T. ein energischer Vertreter der nationalsozialistischen Gedankenwelt und PG. ist, möchte ich noch hervorheben.").

[483] Höpfner, Universität, S. 295. Nach dem Ende des NS-Regimes sprach Schittenhelm von sich freilich als einer „völlig unpolitischen Person", die sich zu Unrecht verfolgt sah (MHI Bonn, NL Martini, Anklagen, Verteidigungen und Gutachten nach dem Krieg, Schittenhelm an Ferdinand Springer, 31.3.1948, Abschrift). Schittenhelm ließ Paul Martini Teile seiner Korrespondenz mit dem Leiter des Springer-Verlags Berlin und Heidelberg, Ferdinand Springer, zukommen, um das Abrücken früherer Verleger und Kollegen von ihm zu dokumentieren.

[484] UA Bonn, PA 9778 Tiemann, Brandt an Hörner/München, 3.9.1935, Abschrift.

[485] UA Bonn, PA 9778 Tiemann, Gutachten Hörners/Dozentenschaft der Universität München MF, 4.1.1938. – Siehe auch: ebd., Gutachten des SS-Oberabschnitts Süd, 8.1.1938; ebd., Gutachten Reuters, 10.1.1938; ebd., Fachgruppenleiter Stark/Studentenführung Universität München an Rektor Kölbl/München, 26.1.1938.

[486] Vgl. Höpfner, Universität, S. 295.

[487] Vgl. Höpfner, Universität, S. 295.

[488] Vgl. Höpfner, Universität, S. 295.

[489] MHI Bonn, NL Martini, Akte Tiemann, i.A. gez. Scheer/REM an Rektor Bonn über Kurator, 21.5.1938, Abschrift, 7.6.1938.

Lehrstuhles bis zum Beginn des Winter-Semesters erfolgen wird"[490]. Paul Martini war mit diesem Vorgehen nicht einverstanden und formulierte seine Kritik geschickterweise aufgrund eines Gutachtens für die Münchener Dozentenschaft, in dem Tiemann als bisweilen „rücksichtslos" beschrieben wird und nur von einem Bemühen um Kameradschaftlichkeit die Rede ist[491]: „Insbesondere die Tatsache, dass Tiemann [...] des nationalsozialistischen Umschwungs bedurfte, damit er sein kameradschaftliches und sozial eingestelltes Herz entdeckte, erfüllt mich mit großen Bedenken."[492] Martini erwähnt in seinem Schreiben, dessen Eingang beim Dekan nicht belegt ist, auch Tiemanns oppositionelle Haltung gegen Martinis früheren Lehrer Friedrich von Müller, der seinerseits gegen die Berufung Schittenhelms eingetreten war[493]. An Siebkes Entscheidung änderten die Einwände Martinis nichts. Immerhin aber entschloss sich die Fakultät am 17. Juni 1938 zu einer Aussage des Bedauerns darüber, „dass die Besetzung nicht nach der wohl erwogenen Liste erfolgt"[494].

Am 1. November 1938 trat Tiemann sein Amt an, zunächst vertretungsweise, ab dem Februar 1939 endgültig[495]. Für Schittenhelm war dies Anlass genug, seine Kooperation mit Tiemann Revue passieren zu lassen und ihn in höchsten Tönen zu würdigen; in Tiemanns SS-Akte findet sich die Belobigung: „Mit [...] Tiemann verbinden mich viele Jahre engster Zusammenarbeit in Kiel und München. In den letzten sechs Jahren war er als Oberarzt meiner Klinik mein engster Mitarbeiter. In der ganzen langen Zeit habe ich [...] den besten Eindruck von ihm gehabt. Dass er auch von anderen Seiten eine solche Beurteilung erfährt, zeigt seine Berufung als Leiter der Medizinischen Universitäts-Poliklinik in Bonn, seine Beförderung zum Obersturmführer der SS, seine Beförderung zum Reservesanitätsoffizier der Wehrmacht, die Übertragung der Stellung eines Vertrauensmannes der Jungärzteschaft im NSD-Ärztebund des Gaues München-Oberbayern."[496] Tatsächlich hatte lediglich Tiemanns Heirat seine SS-Karriere vorübergehend getrübt. Die Ehe wurde „nachträglich freigegeben", obwohl ein Onkel seiner Frau zeitweilig in einer Heil- und Pflegeanstalt untergebracht gewesen war[497].

Viel spricht dafür, dass Tiemann kein „Zweifler" oder „lauer Nationalsozialist" war, sondern jemand, den die NS-Ideologie überzeugte[498]. Denn nicht nur die

490 MHI Bonn, NL Martini, Akte Tiemann, Dekan Siebke an Kommission für die Aufstellung der Liste zur Wiederbesetzung des Lehrstuhls der Medizinischen Poliklinik Ceelen/Martini/Redwitz/Stöhr, 11.6.1938.

491 UA Bonn, PA 9887 Tiemann, gez. E. Reuter an Vertreter der Dozentenschaft München, 20.9.1935, Abschrift.

492 MHI Bonn, NL Martini, Akte Tiemann, Martini an Dekan MF, 13.6.1938, Durchschlag.

493 MHI Bonn, NL Martini, Akte Tiemann, Martini an Dekan MF, 13.6.1938, Durchschlag; UA Bonn, PA 9778 Tiemann, Hans von Kress/Berlin an Martini, 20.6.1949, Abschrift.

494 MHI, Bonn, NL Martini, Akte Tiemann, Fakultätsdokumentation, o.D. [1953].

495 MHI, Bonn, NL Martini, Akte Tiemann, Fakultätsdokumentation, o.D. [1953].

496 BA Berlin, BDC-Dossier Tiemann, Gutachten Schittenhelms, 12.12.1938.

497 BA Berlin, BDC-Dossier Tiemann, SS-Sippenamt an Tiemann, 25.8. u. 1.9.1937.

498 HStA Düsseldorf, NW 1049-54352, Redwitz an Untersuchungsausschuss der Universität, 28.8.1945.

äußeren Lebensdaten, auch seine wissenschaftliche Orientierung entsprach Ideen, die von einem Zweig des Nationalsozialismus energisch verfochten wurden. So bot er im Sommersemester 1939 ein „Kolleg über ‚Naturgemässe Heilmethoden'" an, das zunächst vierzig, später achtzig Studierende besuchten[499]. Um „für unbedingt" erforderlich gehaltene Exkursionen in ein Rheuma-, ein Herz- und ein Kneippbad – Tiemann dachte an Aachen, Nauheim, Wiesbaden und Münstereifel – durchführen zu können, beantragte er einen Zuschuss und erhielt vom Wissenschaftsministerium knapp die Hälfte der insgesamt benötigten Summe, 400 RM, bewilligt[500]. Tiemann entsprach mit diesem Lehrangebot den Forderungen der neuen Studienordnung und fand daher bei Dekan Siebke eindringliche Unterstützung[501]. In einem ähnlichen Licht erscheinen seine Lehrveranstaltungen zur „Luftfahrtmedizin" und seine von Rektor Chudoba gelobte „Einsatzbereitschaft" im Rahmen der Vortragsreihe „Europas Nordland"[502]. Hier sprach Tiemann im Sommer 1943 über „Die geographische Medizin des nordischen Raumes und der angrenzenden Gebiete"[503].

Auch Tiemanns Personalpolitik passt in das Bild eines überzeugten Nationalsozialisten. Da der planmäßige Assistent Georg Schlomka mit Bürger nach Leipzig gewechselt war, konnte Tiemann einen seiner Münchener Kollegen vorschlagen[504]. Tatsächlich stieß sein Antrag, den habilitierten Arzt Fritz Bühler anzustellen, auf keinerlei Widerspruch[505]. Bühler stand in den Jahren der Weimarer

[499] GStA PK Berlin, Rep. 76, NW 5-593, Tiemann an Rektor durch Dekan, 15.5.1939.

[500] GStA PK Berlin, Rep. 76, NW 5-593, Tiemann an Rektor durch Dekan, 15.5.1939; ebd., REM an Kurator Bonn, 26.6.1939, Konzept.

[501] GStA PK Berlin, Rep. 76, NW 5-593, Dekan Siebke an Rektor, 16.5.1939. – Zur Studienordnung vgl. Kap. 5.1.

[502] UA Bonn, PA 9778 Tiemann, Rektor Chudoba an Tiemann, 16.7.1943, Durchschlag. – Zu Tiemanns Lehrveranstaltungen über „Luftfahrtmedizin" vgl. Kap. 5.1.

[503] UA Bonn, PA 9778 Tiemann, Rektor Chudoba an Tiemann, 16.7.1943, Durchschlag.

[504] Georg August Theodor Schlomka, evangelisch, wurde am 28. Februar 1900 im westpreußischen Krockow geboren. 1918 legte er in Königsberg das Abitur ab. Anschließend studierte er in Danzig, Königsberg, München und Freiburg Medizin. 1925 wurde er in Kiel promoviert, 1932 habilitierte er sich in Danzig. Ab 1925 war Schlomka außerplanmäßiger Assistent an der Medizinischen Klinik Kiel, von 1928 bis 1931 Assistent beziehungsweise ab 1929 Oberarzt am Städtischen Krankenhaus Danzig. Zum 1. Juli 1931 wechselte er in die Medizinische Poliklinik Bonn, wo er 1938 den Titel eines nichtbeamteten außerordentlichen Professors erhielt. – Im September 1925 heiratete Schlomka die am 25. Oktober 1895 geborene Protestantin Eleonore Plagemann. Am 9. Februar 1927 wurde Tochter Lore geboren. – Schlomka leistete von September bis Dezember 1918 Militärdienst; später erreichte er den Rang eines Oberarztes der Reserve. – Er gehörte 1938 der NSDAP als Anwärter an, seit dem 3. November 1933 der SA und seit 1935 dem DLV, dem späteren nationalsozialistischen Fliegercorps (NSFK) sowie seit 1934 dem Reichsluftschutzbund. Er wurde Vertrauensarzt von Dozentenschaft, Universität und Studentenwerk. Er leitete die studentischen Pflichtuntersuchungen. – Quelle: UA Bonn, PA 8783 Schlomka.

[505] UA Bonn, PA Bühler, Tiemann an Dekan, 29.10.1938; GStA PK Berlin, Rep. 76, NW 5-593, Kurator i.V. an REM, 24.12.1938. – Der am 20. April 1906 in Calw geborene ledige Protestant Fritz Bühler studierte in Heidelberg, Tübingen, München und Kiel, wurde 1930 promoviert und verbrachte seine Praktikanten-, Volontär- und Assistentenzeit in Tübingen, Konstanz und Kiel sowie als Schiffsarzt. Im August 1934 wurde er planmäßiger Assistent an der II. Medi-

Republik den Deutschnationalen nahe und wurde 1937 in die NSDAP aufgenommen[506]. In seiner Parteiakte findet sich die Bewertung, er sei „jederzeit einsatzbereit" und stünde „bedingungslos hinter Staat und Bewegung"[507]. Im Juli 1939 erteilte das Wissenschaftsministerium dem bereits nach Bonn gewechselten Bühler die Lehrbefugnis; im Mai 1944 wurde er zum außerplanmäßigen Professor ernannt[508]. Zu dieser Zeit war er als Stabsarzt hinter der Ostfront eingesetzt und berichtete – im Dezember 1943 – dem Rektor von seiner unerschütterlichen „Zuversicht auf den Endsieg"[509]. Gleichwohl fand Bühler nach dem Krieg die Gnade Paul Martinis. Er habe „in der Partei und in der SA keinerlei Ämter bekleidet" – obwohl er in einer als nationalsozialistisch geltenden Münchener Klinik angestellt gewesen sei[510]. Dies spreche „in besonderem Maße für seine Intaktheit"[511].

„Im Gegensatz zu seinem Chef Tiemann" war Hans Kohl „ein Zweifler und entweder gar keiner, oder ein höchst lauer Nationalsozialist"[512]. Dieses Urteil

zinischen Klinik München. Der NSDAP gehörte er ab dem 1. Mai 1937 an (Nr. 4687874). Ebenso wurde er Mitglied von HJ, NSV, NSFK (seit 30.11.1935), NS-Studentenkampfhilfe und NS-Dozentenbund. Er bewarb sich um Aufnahme in den NS-Ärztebund. Er war seit dem 15. Dezember 1933 HJ-Arzt, möglicherweise auch SA-Arzt (so jedenfalls UA Bonn, PA Bühler, Leiter der Dozentenschaft Busch an Rektor, 27.7.1940) und Assistenzarzt der Reserve bei der Luftwaffe (Patent vom 1.8.1937). Als Stabsarzt wurde er am 1. September 1943 mit dem KVK I mit Schwertern ausgezeichnet. – Quellen: BA Berlin, BDC-Dossier Bühler; UA Bonn, PA Bühler.

506 BA Berlin, BDC-Dossier Bühler, Gutachten Alois Baurs, 22.12.1938.

507 BA Berlin, BDC-Dossier Bühler, Gutachten Alois Baurs, 22.12.1938. Siehe auch im gleichen Sinne: UA Bonn, PA Bühler, Leiter der Dozentenschaft Chudoba an Rektor, 2.11.1938; ebd., Leiter der Dozentenschaft Busch an Rektor, 27.7.1940; ebd., Dozentenführer i.V. an Rektor, 15.7.1942.

508 BA Berlin, BDC-Dossier Bühler, REM an Rektor Bonn über Kurator, 25.7.1939, Konzept; ebd., REM an Bühler, 13.5.1944, Konzept.

509 UA Bonn, PA Bühler, Bühler an Rektor, 12.12.1943.

510 UA Bonn, PA Bühler, Martini an Dekan, 30.4.1949.

511 UA Bonn, PA Bühler, Martini an Dekan, 30.4.1949.

512 HStA Düsseldorf, NW 1049-54352, Redwitz an universitätsinternen Untersuchungsausschuss, 28.8.1945. – Der Katholik Hans Kohl wurde am 13. Juli 1902 in Kreuznach geboren. Bis 1921 besuchte er das Gymnasium Kreuznach. Anschließend studierte er in Würzburg, Köln, Bonn, Wien und München. In Bonn legte er 1928 sein Examen ab und promovierte dort 1928/29. Er war Volontär und Assistent am Berliner St.-Hedwigs-Krankenhaus unter Martini (1930 und 1930/31), am Bonner Pathologischen Institut unter Ceelen (1929/30), und am Bonner Physiologischen Institut (1931). Von 1931 bis 1938 war er außerplanmäßiger, danach bis 1945 planmäßiger Assistent an der Poliklinik Bonn. Daneben führte er eine Privatpraxis. – 1936 nahm er an militärischen Übungen teil, im Februar/März 1937 besuchte er Dozentenlager und Dozenten-Akademie in Rittmarshausen. Von 1939 bis 1945 gehörte Kohl zur Luftschutzpolizei Bonn, zuletzt als Sanitätsbereitschaftsführer, da er krankheitsbedingt nur arbeitsverwendungsfähig war. Er wurde mit dem KVK II ausgezeichnet. – In Würzburg schloss sich Kohl der katholischen Studentenverbindung Markomannia an. NSDAP-Anwärter wurde er am 1. März 1938, nachdem er im Oktober 1933 in die SA eingetreten und dort als Arzt im Sanitätsdienst (zuletzt als Sanitätstruppführer) tätig war. 1939 verließ er mit Einberufung zur Luftschutzpolizei die SA, offenbar ohne formell auszutreten. Mitglied war er zudem in NS-Dozentenbund (ab 1935/36), NSV (ab 1941/42), NSD-Ärztebund (ab 1935/36), Reichsdozentenschaft (ab 1935/36) sowie schon vor 1933 im Bund für deutsche Kolonien, aus dem er nach dessen Übernahme durch den

Erich von Redwitz' auf der Basis von Hörensagen ist wohl zutreffend und fand nach dem Ende des NS-Regimes verbreitet Bestätigung[513]. Politisch eher uninteressiert ist er auch nach Einschätzung Ernst Derras „der Partei u. ä." nur „beigetreten, weil dieser Schritt im Interesse seines Fortkommens kaum zu umgehen war"[514]. Kohl selbst hat nach dem Ende des NS-Regimes von seiner „positiv-katholischen Weltanschauung" gesprochen und eine Reihe von Zeugen benannt, darunter Mary E. Kennedy, die Schwester Botschafter Joseph Kennedys[515].

2.10. Die Kinderklinik

2.10.1. Der erste nationalsozialistische Ordinarius – Theodor Gött

Eine eigenständige Bonner Kinderklinik war erst 1924 eingerichtet worden und hatte nach dem überraschenden Tod ihres ersten Direktors Bruno Salge noch im selben Jahr erhebliche Probleme[516]. Es wurde eine vordringliche Aufgabe von Salges Nachfolgern, die sich rasch als zu klein erweisenden Räumlichkeiten zu erweitern[517].

Der erste Ordinarius der Bonner Medizinischen Fakultät, der in die NSDAP eintrat, war der direkte Nachfolger Salges und seit 1932 amtierende Dekan Theodor Gött[518]. „In völliger Verkennung der politischen Verhältnisse" habe er dies

Reichskolonialbund 1933 ausschied. Vor 1933 gehörte er keiner Partei an; nach dem Ende des NS-Regimes erklärte er, 1932 und 1933 Zentrum gewählt zu haben. – Der Bonner Entnazifizierungs-Hauptausschuss stufte ihn am 26. Oktober 1948 in die Kategorie V ein. – Quellen: HStA Düsseldorf, NW 1049-54352; UA Bonn, MF-PA Kohl; ebd., PA 4321 Kohl.

513 HStA Düsseldorf, NW 1049-54352, Erklärung Ceelens, 25.10.1948 („Auf Grund zahlreicher privater Unterhaltungen kann ich bezeugen, dass Herr Professor Kohl sich mit der nationalsozialistischen Politik nicht beschäftigt hat und innerlich den Nationalsozialismus ablehnte. [...] Wie ich erfahren habe, gehörte er der SA. an; diese Zugehörigkeit war jedoch nach meinen Kenntnissen eine rein formale. Die ganze Persönlichkeit des Herrn Professors Kohl liess eine positive Einstellung zum Nationalsozialismus nicht zu."); ebd., Martini an Entnazifizierungs-Hauptausschuss Bonn, 14.10.1948 („Ich kann auf das bestimmteste versichern, dass Herr Kohl niemals dem Nationalsozialismus innerlich auch nur im geringsten nahe getreten war"); ebd., Gutachten des universitätsinternen Prüfungsausschusses, Sitzung, vom 12.10.1945 („Der Ausschuss empfiehlt die Belassung Kohls in seiner bisherigen Stellung"). – Siehe auch die eher lauen Zeugnisse der Dozentenschaft in UA Bonn, PA 4321 (Chudoba/Leiter der Dozentenschaft an Rektor, 10.1.1938; Busch/Leiter der Dozentenschaft an Rektor, 4.9.1940).

514 HStA Düsseldorf, NW 1049-54352, Erklärung Derras, 28.8.1945.

515 HStA Düsseldorf, NW 1049-54352, Erklärung Kohls, o.D.

516 Vgl. Michael J. Lentze, Kinderklinik und Poliklinik – Allgemeine Pädiatrie, in: Schott, Universitätskliniken, S. 243–246, S. 243.

517 Vgl. Lentze, Kinderklinik, S. 243.

518 Theodor Gött wurde am 3. November 1880 in München geboren, besuchte dort das Gymnasium und studierte anschließend in seiner Heimatstadt sowie in Göttingen. Gött wurde 1911 Oberarzt und habilitierte sich 1913. 1914 wechselte er an die Münchener Universitäts-Kinderklinik, 1915 wurde er Chefarzt des Kinderkrankenhauses München-Schwabing. 1925 folgte er dem Ruf nach Bonn. Er starb im Februar 1934 in der Chirurgischen Klinik an einem Blasenleiden. – Gött und seine Ehefrau Elisabeth, eine Schweizerin, hatten vier Kinder, darunter die Söhne Hans und Ullrich. – Gött kämpfte in der „Bürgerwehr" gegen die Münchener Räterepu-

getan, „weil er glaubte, daß von dort aus eine glücklichere Entwicklung Deutschlands seinen Anfang nehmen könnte“[519]. Dies berichtete sein Kollege Erich von Redwitz 1946, als Götts Witwe, eine geborene Schweizerin, um die Fortzahlung ihrer Pension bat[520]. Demnach sei Götts politische Entscheidung auch darauf zurückzuführen gewesen, dass er als „ein entschiedener Gegner aller kommunistischen Bestrebungen“ „1919 in München die Periode der Räteregierung durchgemacht“ habe[521]. „Aus reinem Idealismus“ sei er als „eine absolute Anima candida“ der Partei beigetreten, habe „auf den Krankenbett [...] seinen Irrtum“ eingesehen und noch kurz vor dem Tod darüber nachgedacht, „wie er den begangenen Fehler des Eintritts in die Partei so rasch wie möglich wieder gut machen könnte“[522].

Als Gött am 13. Februar 1934 an einer Blasenerkrankung starb, hatte der erste nationalsozialistische Dekan gleichwohl derart offen im Sinne der neuen Ideologie gehandelt, dass man an Götts Einsichtsfähigkeit zweifeln kann[523]. Gegenüber der Familie Kantorowicz trat er durchaus kompromisslos auf und betonte auf der Basis seines antikommunistischen Impetus die entsprechenden Vorwürfe gegen Thea Kantorowicz[524]. Gött verantwortete auch die Ergebenheitsadresse der Fakultät vom 23. Juli 1933[525]. Zudem ließ er sich vom Vorsitzenden der Vereinigung Rheinisch-Westfälischer Kinderärzte, dem Direktor der Kölner Kinderklinik Hans Kleinschmidt, beauftragen, im Sinne des Nationalsozialismus „ärztliche Leitsätze für die in Bünde eingeordnete deutsche Jugend des Pflichtschulalters“ auszuarbeiten[526].

Am 2. Januar 1934 informierte der seit dem Beginn des Wintersemesters amtierende Dekan Ceelen das Kultusministerium über die komplizierte Lage an der Kinderklinik. Gött sei schwer erkrankt und der bisherige Oberarzt Peter Josef

blik. Er trat 1933 in die NSDAP ein. – Quelle: UA Bonn, MF-PA 81 Gött; ebd., PA 2491 Gött. – Literatur: Meinhard von Pfaundler, Theodor Gött 1880–1934, in: Steudel/Mani, S. 336–338.

519 UA Bonn, MF-PA 81 Gött, Eidesstattliche Erklärung Redwitz', 5.7.1946.

520 UA Bonn, PA 2491 Gött, Antrag Elisabeth Götts, 2.7.1946.

521 UA Bonn, MF-PA 81 Gött, Eidesstattliche Erklärung Redwitz', 5.7.1946.

522 UA Bonn, MF-PA 81 Gött, Eidesstattliche Erklärung Redwitz', 5.7.1946. Vgl. auch ebd., Eidesstattliche Erklärung Redwitz', 5.7.1946, wo eine oppositionelle Einstellung der Familie betont wird: „Frau Gött ist geborene Schweizerin und hatte als solche schon von vornherein eine starke Abneigung gegen den Nationalsozialismus. Sie war lediglich unterstützendes Mitglied der N.S.V. und kam als Mitglied des Deutschen Roten Kreuzes auch in das Frauenwerk. Innerlich hat sie den Nationalsozialismus stets abgelehnt. Ihre beiden Söhne, Hans und Ul[l]rich, welche ich ebenfalls gut kenne, waren schon als Gymnasiasten ausgesprochene Gegner des Nationalsozialismus und sind es auch in ihrer Weiterentwicklung geblieben. Ich kann jedenfalls eidlich bezeugen, daß die Familie Gött dem Nationalsozialismus stets vollkommen fern stand und daß die Söhne sogar in einer gewissen Opposition zum Vater wegen seines Parteieintritts standen.“

523 GStA PK Berlin, Rep. 76 V a 3 IV 39 XVI, Kurator i.V. Klingelhöfer an REM, 15.2.1934.

524 Vgl. Kap. 3.4.1.

525 Vgl. Kap. 11.3.

526 Sammlung Eduard Seidler, Kleinschmidt an Reichskanzler, 5.10.1933, Kopie. Neben Gött waren die Kinderärzte Joppich, Unshelm und Zschokke mit der Ausarbeitung des Papiers beauftragt.

Becker zum Jahresbeginn nach Bremen berufen, so dass kein habilitierter oder fachärztlich ausgebildeter Assistent zur Verfügung stehe[527]. Unter Hinweis auf Albrecht Peiper (Berlin) und, nachrangig, Joseph Gehrt (Elberfeld) sowie Alfons Mader (Frankfurt) bat Ceelen das Ministerium dringend um Ersatz[528]. Tatsächlich wurde Peiper bereits am 13. Januar 1934 im Sinne Ceelens instruiert[529].

2.10.2. Nationalsozialist, Katholik, Rechtsbrecher – Hans Knauer

Von 1934 bis 1940 hat Hans Knauer als Direktor das Bild von der Bonner Kinderklinik entscheidend geprägt. Es kämpfte für eine Verbesserung der extrem schlechten räumlichen und personellen Situation, erreichte aber nur Teilerfolge. Erst nach seiner Suspendierung änderte sich die Lage. Dass sich Knauer mit allen für seine dienstliche Stellung bedeutsamen Instanzen überwarf, auch Rechtsverstöße beging, gefährdete den Bestand der Kinderklinik, war für einige Patienten wahrscheinlich tödlich.

Hans Knauer, erst unter den Nationalsozialisten fünf Jahre nach seiner Habilitation in Breslau zum außerordentlichen Professor ernannt, war noch keine vierzig Jahre alt, als er gegen den Willen der Fakultät nach Bonn berufen wurde[530].

[527] GStA PK Berlin, Rep. 76 V a 3 IV 39 XVI, Ceelen an REM durch Rektor und Kurator, 2.1.1934. – Peter Josef Becker wurde am 26. Januar 1895 in Elsdorf geboren. 1921 wurde er in Bonn examiniert und promoviert. Von 1921 bis 1933 war er an der Bonner Kinderklinik beschäftigt, zuletzt als Privatdozent, Oberarzt und nichtbeamteter außerordentlicher Professor. Am 1. Januar 1934 wechselte er als Leiter der Kinderklinik und städtischer Kinderarzt nach Bremen, am 1. November 1939 als ordentlicher Professor nach Marburg. Er war Mitglied von NSDAP (ab 1.5.1933, Nr. 3144656), SS (ab 10.5.1933, ehrenamtlicher beratender Facharzt für Kinderheilkunde im Lebensborn, zuletzt Sturmbannführer), NS-Dozentenbund (ab 1940), NSV (ab 1934, Gauberater „Mutter und Kind"), NSD-Ärztebund (ab 1933), Reichskolonialbund (ab 1934), NS-Altherrenbund (ab etwa 1937) und DRK (ab 1938, „Oberstarzt"). Der Katholik trat 1937 aus der Kirche aus. Becker, wohl „ein ausgesprochener Konjunkturmann, der je nach Lage der Dinge seine Zugehörigkeit zu einer Konfession oder Partei wechselte" (Grundmann in: Aumüller u.a., Fakultät, S. 187 f.) wurde 1948 entnazifiziert (Kat. V). Als er 1936 den Jul-Leuchter der SS erhielt, dankte er dem Reichsführer SS voller Pathos: „Den Jul-Leuchter in Ehren Kindern zu vererben, die seiner wert sind, ist ein hohes Ziel. Ein gereifter Mann dankt Ihnen dafür, dass er in der Schutzstaffel Adolf Hitlers gefunden hat, was er als Knabe auf seinen Wanderfahrten träumte und als Jüngling in Kriegsgewittern sich wünschte" (BDC-Dossier Becker, Becker an Reichsführer SS, 28.12.1936). Becker, der sich 1955 um einen Lehrauftrag in Bonn bewarb, starb 1966. – Quellen: HStA Düsseldorf, NW 1049-53701; UA Bonn, PA Josef Becker; BA Berlin, BDC-Dossier Becker. – Literatur: Aumüller u.a., Fakultät, S. 187 f. u. ö.; Lilienthal, Lebensborn, S. 60, 92 u. ö.

[528] GStA PK Berlin, Rep. 76 V a 3 IV 39 XVI, Ceelen an REM durch Rektor und Kurator, 2.1.1934.

[529] GStA PK Berlin, Rep. 76 V a 3 IV 39 XVI, REM an Peiper, 13.1.1934, Entwurf.

[530] Johannes (Hans) Joseph Karl Knauer wurde am 9. September 1895 in Exin/Provinz Posen geboren. Der Katholik besuchte das humanistische Gymnasium und legte im März 1914 die Reifeprüfung ab. Von 1916 bis 1922 studierte er in Göttingen und Breslau Medizin. Im Mai 1922 legte er das Staatsexamen ab, wurde am 15. Dezember desselben Jahres approbiert und erhielt am 30. Mai 1923 das Doktordiplom. Nach Medizinalpraktikanten- und Assistentenzeit in Breslau wurde er dort, nach der am 16. Juni 1928 erfolgten Habilitation, am 1. Oktober 1928

Auf der Berufungsliste hatten sich primo loco Bernhard de Rudder (Greifswald), secundo et aequo loco Hans Opitz (Berlin) und Ernst Stettner (Erlangen) sowie tertio et aequo loco Peter Josef Becker (Bremen) und Albrecht Peiper (Barmen) befunden[531]. Die begleitende Erläuterung von Dekan Ceelen erklärte die ungewöhnliche Namensreihe mit dem beklagenswerten Zustand der Bonner Pädiatrie: „Da trotz der Grösse der Universität Bonn bei der baulichen Unzulänglichkeit der Kinderklinik wenig Aussicht besteht, einen bereits an einer anderen Universität bewährten Vertreter der Pädiatrie für Bonn zu gewinnen, glaubte sie, auf eine vorwiegende Nennung von Ordinarien verzichten zu müssen. Sie vertritt die Ansicht, dass in der Heranziehung von akademisch gut vorgebildeten, in der Praxis erfahrenen Männern der Förderung der Kinderheilkunde und dem Ausbau der Kinderklinik ebenfalls in erfolgreicher Weise gedient werden kann."[532]

Anders als später bemühte sich das Kultusministerium in der Anfangsphase der NS-Diktatur, linientreue Professoren auf die Lehrstühle zu berufen. Deshalb schied der integre de Rudder als Kandidat aus; er wurde 1935 Ordinarius in Frankfurt und dort 1945 Dekan[533]. Dagegen schien Becker als NSDAP- und SS-Mitglied die Anforderungen der Nationalsozialisten zu erfüllen. In der Reichslei-

Oberarzt. Ebenfalls noch in Breslau wurde er am 21. September 1933 zum außerordentlichen Professor ernannt. Am 1. Oktober 1934 trat er unter Ernennung zum planmäßigen o. ö. Professor das Amt des Direktors der Universitätskinderklinik Bonn an. – Verheiratet war Knauer seit dem 22. Oktober 1923 mit der am 15. März 1901 geborenen Katholikin Lucia Pietsch, die am 5. Januar 1937 starb. Das Paar hatte vier Kinder, Irmintraut (geb. 7.6.1924), Hans-Dieter (geb. 8.3.1926), Winfried (geb. 8.10.1931) und Elfgard (geb. 11.9.1935). Am 29. Juli 1939 heiratete Knauer die Wienerin Valerie-Gretel (Valerie Gretl) Dinny; am 23. August 1939 wurde Tochter Reinhild (Reinhilt) geboren, später kamen die Söhne Hans-Jürgen und Elmar zur Welt. – Am 1. April 1914 trat er als Einjährig-Freiwilliger in die Armee ein und war vom 1. August 1914 bis zum 23. Dezember 1918 mit Unterbrechungen (zwei Verwundungen, zwei Krankheiten) im Heeresdienst, zuletzt als Stabsarzt und Leutnant der Reserve (Ernennung am 27. Januar 1916). Er erhielt EK I und II sowie das Verwundetenabzeichen. – 1919 wurde er Mitglied im Deutschvölkischen Schutz- und Trutzbund, 1921 im Nationalverband deutscher Offiziere. Von 1919 bis 1928 war er Mitglied der DNVP und stand dann in Kontakt zur NSDAP, deren Mitglied er am 10. August 1931 unter Nummer 872030 wurde. Bereits 1930/31 war er Mitglied des NSD-Ärztebundes geworden. 1931 wurde er Vertrauensmann der NSDAP-Gauleitung Schlesien, 1933 auch der NSDAP-Reichsleitung, für die Universität Breslau, ebenfalls 1933 zudem Gaufachschaftsleiter des NSLB. In Bonn erhielt er rückwirkend zum 1. Oktober 1934 die Ernennung zum Vertrauensmann der Reichsleitung des NSD-Ärztebundes. Aus dem NSD Dozentenbund schied er im Januar 1944 aus. In der SA war er seit dem 1. November 1933 als Sanitäter Sturmbannführer; später wurde er Standartenarzt und Obersturmbannführer; 1940 schloss ihn die SA aus. Er wurde zudem Mitglied von NSV (1933–1945), NSKOV (1933) und NS-Reichskriegerbund. – Quellen: UA Bonn, Personalakten Knauer; BA Berlin, BDC-Dossier Knauer; StA Bonn; GStA PK Berlin, Rep. 76 V a 3 IV 39 XVI; HStA Düsseldorf, NW 1049-4621. – Literatur: Ralf Forsbach, Ein einsamer Nationalsozialist. Der Bonner Pädiater Hans Knauer (1895–1952), in: Karen Bayer/Frank Sparing/Wolfgang Woelk (Hg.), Universitäten und Hochschulen im Nationalsozialismus und in der frühen Nachkriegszeit, Stuttgart 2004, S.167–181.

[531] GStA PK Berlin, Rep. 76 V a 3 IV 39 XVI, Berufungsliste, o.D. [3.4.1934].

[532] GStA PK Berlin, Rep. 76 V a 3 IV 39 XVI, Ceelen an REM durch Kurator, 3.4.1934.

[533] Vgl. Höpfner, Universität, S. 297 f. u. Notker Hammerstein, Die Johann-Wolfgang-Goethe-Universität Frankfurt am Main. Von der Stiftungsuniversität zur staatlichen Hochschule, I, 1914 bis 1950, Neuwied/Frankfurt am Main 1989, S. 348.

tung der NSDAP fürchtete man aber, Becker würde „sich schwer als ehemaliger Oberarzt der Klinik innerhalb der übrigen Ordinarienschaft so durchsetzen können, wie wir das vom Standpunkt der Partei aus für unerlässlich notwendig halten“[534]. Selten wurde so eindeutig wie von dem zuständigen Parteigenossen, dem Dermatologieprofessor Franz Wirz, formuliert, dass Linientreue wichtiger als fachliche Kompetenz war: „Nach allem Vorgefallenen ist es gerade in Bonn nötig, auf jeden freiwerdenden Lehrstuhl Männer hinzuberufen, die völlig unabhängig von Bindungen irgendwelcher der genannten Art sind. Aus diesem Grunde habe ich bereits bei wiederholten Besprechungen mit Ministerialrat Achelis unseren Wunsch geäussert, Prof. Knauer von Breslau, unseren derzeitigen Vertrauensmann, dort, mit dem Ordinariat zu betreuen. Die Reichsleitung würde es sehr begrüssen, wenn das baldigst geschehen könnte.“[535] „Unter diesen Umständen“ sah man in Berlin davon ab, „Becker zu berufen“ und wandte sich an Knauer[536].

Knauer war einer derjenigen, die aufgrund massiver Parteiintervention „zum offensichtlichen Ärger der Beamten des Ministeriums“ in ihre Stellung gelangten, noch bevor die am 1. Juli 1934 gegründete Hochschulkommission der NSDAP ihren Druck auf das Ministerium erhöhte und in den ersten sechs Monaten ihres Bestehens „34 Posten an medizinischen Fachbereichen verschiedener Universitäten“ nach ihren Vorstellungen besetzte[537].

Bald sollte sich erweisen, dass es Hans Knauer war, der in Bonn „einen schweren Stand“ hatte. Selbst der nationalsozialistische Rektor Pietrusky war gegen Knauer (und für Ernst Stettner) eingetreten, obwohl Knauer mit der niedrigen NSDAP-Mitgliedsnummer 872 030 durchaus auf seine Anerkennung hätte rechnen dürfen[538]. Schließlich gaben dann aber doch der frühe Parteieintritt 1931, sein

[534] GStA PK Berlin, Rep. 76 V a 3 IV 39 XVI, Wirz/NSDAP, Reichsleitung, Sachverständigenbeirat für Volksgesundheit, München an REM, 28.6.1934.

[535] GStA PK Berlin, Rep. 76 V a 3 IV 39 XVI, Wirz/NSDAP, Reichsleitung, Sachverständigenbeirat für Volksgesundheit, München an REM, 28.6.1934; vgl. Höpfner, Universität, S. 298.

[536] GStA PK Berlin, Rep. 76 V a 3 IV 39 XVI, REM an Gauleitung NSDAP, Köln, 1.8.1934.

[537] Kater, Ärzte, S. 212. Vgl. Kap. 1.1.

[538] GStA PK Berlin, Rep. 76 V a 3 IV 39 XVI, Pietrusky an REM durch Kurator, 3.4.1934: „Ich erlaube mir vorzuschlagen, Herrn Prof. Stettner zu berufen. [...] Er soll nicht nur ein guter Arzt sein, der trotz großer Praxis die Fühlung mit der Universität durch Vorlesungen [...] aufrecht erhält. Seine charakterlichen Eigenschaften sind ausgezeichnete. [...] Politisch ist er völlig einwandfrei; in der SA ist er als Sturmbannarzt tätig.“ – Ebd., Pietrusky an REM durch Kurator, 6.4.1934: „Von 22 Gutachten, die die medizinische Fakultät für die Besetzung des Lehrstuhles für Kinderheilkunde eingeholt hat, nennen Herrn Knauer 15 überhaupt nicht, in 2 wird er nur kurz und ohne nähere Begründung empfohlen und nur eins, und zwar das seines Chefs, hebt ausführlich seine wissenschaftlichen Leistungen hervor. In 4 anderen, zum Teil eingehenden Gutachten und zwar von namhaften Pädiatern wird dagegen bemerkt, daß seine Arbeiten wenig Neues enthielten, meist gleichartige oder verwandte Themen behandelten, daß sie wiederholten Nachprüfungen nicht standgehalten hätten und daß der Verfasser den eigenen Arbeiten gegenüber es sehr an Kritik fehlen lasse. Ich habe mich an einen in Stoffwechselfragen wissenschaftlich anerkannten Internisten, der Herr Knauer nicht kennt, mit der Bitte gewandt, mir sein Urteil über dessen Stoffwechselarbeiten mitzuteilen. Leider ist auch dieses nicht günstig. Aus diesem

Amt als Sanitäter-Sturmbannführer in der SA und die Vertrauenspositionen innerhalb der NSDAP, die Knauer bereits in Breslau wahrgenommen hatte, den Ausschlag[539]. Denn die „Grundlage" für die Bestellung Knauers bildete ein Sondervotum, das die der Berufungskommission angehörenden Nichtordinarien Walter Blumenberg, Karl Schmidt und Rudolf Strempel, allesamt Parteimitglieder, abgaben[540]. Die Vermutung liegt nahe, dass diese nationalsozialistischen Mediziner mit dem Münchner Braunen Haus und Franz Wirz in Verbindung gestanden haben. Knauer konnte sich jedenfalls der Unterstützung durch wichtige Entscheidungsträger der NSDAP sicher sein; noch im Monat seines Dienstantritts in Bonn ließ er den Rektor wissen, er sei „von der Reichsleitung des NSD Ärztebundes für die Med. Fakultät Bonn zum Vertrauensmann der Reichsleitung ernannt worden"[541].

So kann es nicht verwundern, dass Knauer die Zeitschrift des NSD-Ärztebundes „Ziel und Weg" für den Abdruck seiner Bonner Antrittsvorlesung vom 7. November 1934 offen stand. Mit seinen Angriffen auf die Psychoanalyse und den „Einfluß marxistischer Behörden" in der Weimarer Republik entsprach er ebenso der nationalsozialistischen Ideologie wie mit seinen eugenischen Ansichten[542]. Er prangerte an, dass man vor 1933 damit begonnen habe, „in einem unglaublichen Maße die Fürsorge für den kranken, z. T. erbminderwertigen Volksteil auszubauen" und „fast ausschließlich volksfremde Aerzte" die Führung in den neuen „Fürsorgestellen für Geistesschwache oder Psychopathen übernahmen"[543] Für „Erbbiologie und Rassenhygiene" sei „gerade das Kindesalter [...] von der allergrößten Bedeutung, verwischten „sich doch im späteren Alter vielfach wieder die Bilder" und sähen „wir Erbleiden häufig nur bei Kindern, weil viele dieser Menschenkinder die Pubertät nicht" überstünden[544].

Friedrich Pietrusky war gerade wieder Rektor geworden, als er im Herbst 1935 von einem Fehlverhalten Knauers in zwei Fällen erfuhr. Umgehend erinnerte er das Erziehungsministerium daran, dass Knauer „gegen den Willen der Fakultät und entgegen" seiner „Bitte als damaliger Rektor hierher berufen worden" sei[545]. Die Annahme „der damaligen Dozentenschaft", Knauer könnte „besonders geeignet" sein, „den Studenten" als „Vorbild" zu dienen „und sie im nationalso-

Grunde ist es mir zu meinem Bedauern nicht möglich, dafür einzutreten, daß Herr Knauer den hiesigen Lehrstuhl für Kinderheilkunde übertragen erhält."

539 UA Bonn, MF 79/18, Dekan Stöhr an Rektor, 26.10.1934.

540 GStA PK Berlin, Rep. 76 V a 3 IV 39 XVI, Ceelen an REM durch Rektor und Kurator, 5.4.1934; vgl. Höpfner, Universität, S. 298.

541 UA Bonn, PA 8331 Knauer, Knauer an Rektor Naumann, 26.10.1934; GStA PK Berlin, Rep. 76 V a 3 IV 39 XVI, REM an Kurator Bonn, Ernennung Knauers zum Ordinarius, 29.9.1934, Konzept.

542 H.[ans] Knauer, Ueber die Bedeutung sowie die Aufgaben der Kinderheilkunde im neuen Staat, in: Ziel und Weg, 4 (1935), S. 85–92, S. 86.

543 Knauer, Bedeutung, S. 86.

544 Knauer, Bedeutung, S. 91.

545 UA Bonn, PA 4181 Knauer, Rektor Pietrusky an REM durch Kurator, 14.10.1935, Durchschrift.

zialistischen Geiste zu erziehen", hätte sich auch nach Anfragen beim NSD Studentenbund in Breslau sowie der dortigen SA als unzutreffend erwiesen[546]. Konkret wurde Knauer vorgeworfen, in seinem Verantwortungsbereich sei „eine gefährliche Erschütterung des Vertrauens der Studenten zu unseren Lehrmethoden" provoziert worden, als man eine Körperflüssigkeit gefärbt habe, um den „Effekt eines Krankheitsprozesses" zu steigern[547]. In einem zweiten Fall war einem Patienten Rouge aufgelegt worden, damit der Patient bei der Demonstration vor den Studenten ein für den Krankheitsverlauf typisches Aussehen zeigte. Dekan Stöhr wies in diesem Zusammenhang darauf hin, dass „die Kenntnis der vom Schulfall abweichenden Krankheitsbilder [...] für den Studenten mindestens von der gleichen Bedeutung" wie der typische Schulfall sei[548]. Dekan Stöhr distanzierte sich entschieden vom Fakultätsmitglied Knauer. Das Ansehen von Klinik und Fakultät könne schweren Schaden nehmen: „Die Fakultät muß es schärfstens ablehnen, sich mit einem derartigen, angeblich didaktischen Verfahren zu identifizieren."[549]

Während Dekan und Rektor an einem Strang zogen, fand Knauer auch im eigenen Haus nur mangelhafte Unterstützung. Da er vermutete, dass eine Medizinalpraktikantin ihre Beobachtungen weitergeleitet hatte, verklagte er diese „wegen Beleidigung"[550]. Wenig später wies er seinem Assistenten Otto Küpper die Schuld an den Manipulationen zu, nahm diesen aber zugleich generös in Schutz („Fehler begeht jeder Mensch einmal")[551]. Der Rektor freilich stellte die persönliche Verantwortung Knauers heraus. Dieser selbst habe „die gefärbte Rückenmarkflüssigkeit beim Vorstellen des Krankheitsfalles den Studierenden als zu dem Krankheitsfall gehörend demonstriert", auch habe er „von dem Anfärben des Kindes für die Anfertigung von Demonstrationsmaterial zu Lehrzwecken gewusst"[552]. So verwundert es nicht, dass Knauer auch beim Leiter der Dozentenschaft, dem Direktor der Augenklinik und späteren Rektor Karl Schmidt keine Unterstützung fand[553]. Selbst der von Knauer um Rat gefragte einstige NSDAP-Vertrauensmann an der Universität Bonn, der 1935 nach Breslau gewechselte Hygieniker Walter Blumenberg erklärte, bei ihm habe Knauers „Handlungsweise" – anders als dieser behauptete – keineswegs „‚ausdrückliche Billigung' gefunden"[554]. Blumenbergs Darstellung legt sogar eine unnötige Gefährdung eines der Patienten nahe. Demnach wurde die Hirn-Rückenmark-Flüssigkeit ein

[546] UA Bonn, PA 4181 Knauer, Rektor Pietrusky an REM durch Kurator, 14.10.1935, Durchschrift.

[547] UA Bonn, PA 4181 Knauer, Dekan Stöhr an Rektor Pietrusky, 11.10.1935.

[548] UA Bonn, PA 4181 Knauer, Dekan Stöhr an Rektor Pietrusky, 11.10.1935.

[549] UA Bonn, PA 4181 Knauer, Dekan Stöhr an Rektor Pietrusky, 11.10.1935.

[550] UA Bonn, PA 4181 Knauer, Rektor Pietrusky an REM durch Kurator, 14.10.1935, Durchschrift.

[551] UA Bonn, PA 4181 Knauer, Knauer an Dekan MF, 15.10.1935, Abschrift an Jansen/REM durch Rektor und Kurator, 16.10.1935.

[552] UA Bonn, PA 4181 Knauer, Rektor Pietrusky an Kurator, 22.10.1935, Abschrift.

[553] UA Bonn, PA 4181 Knauer, Schmidt an Dekan MF, 4.11.1935, Durchschrift.

[554] UA Bonn, PA 4181 Knauer, Blumenberg an Rektor Bonn, 25.10.1935.

zweites Mal dem Patienten entnommen, nachdem der zunächst gewonnene Liquor „versehentlich [...] zur chemischen Untersuchung verbraucht worden sei"[555]. Der Liquor der zweiten Punktion habe dann „aber die charakteristische Verfärbung des Vortages nicht mehr gezeigt" und sei daher um „einige Tropfen Esbach-Reagens" angereichert worden[556]. Diese Vorgänge hat Knauer gegenüber Blumenberg offenbar detailliert beschrieben und damit Blumenbergs Bemerkung provoziert, er könne sich „nicht dazu äussern", ob die „zweite Punktion ärztlich zu verantworten gewesen sei"[557]. Knauer widersprach der Darstellung Blumenbergs energisch („Herrn Professor Blumenberg scheint sein Gedächtnis im Stich gelassen zu haben"), nicht jedoch hinsichtlich der zweifachen Punktion[558]. Schmidt unterstellte er nicht näher bezeichnete persönliche Motive und beanstandete, dass dieser von den Vorgängen offiziell Kenntnis erhalten habe.

Am 26. Oktober 1935 leitete das Reichserziehungsministerium ein förmliches Dienststrafverfahren gegen Knauer und Küpper ein[559]. Beide wurden vorläufig ihres Dienstes enthoben; ebenfalls vorläufig wurde ihr Gehalt um ein Viertel gekürzt. Zunächst sahen sich die Mediziner nur mit dem Vorwurf der Färbung erkrankter „Kinder bezw. deren Photographie" zur besseren Vorführung konfrontiert, am 2. November 1935 kam die Beschuldigung hinzu, den Liquor einer Lumbalpunktion gefärbt zu haben[560]. Knapp drei Monate später wurde das Dienststrafverfahren gegen Knauer erneut erweitert. Der Vorwurf, „gegenüber dem Dekan der Medizinischen Fakultät in Bonn und gegenüber anderen Personen die Äusserung getan" zu haben, „die Verhältnisse an den Hochschulen würden nicht eher besser, als bis der Minister Rust verschwunden sei", erlaubte Knauer nach dem Ende des NS-Regimes, sich als Widerstandskämpfer zu stilisieren[561]. Eine weitere Beschuldigung betraf „den Versuch [...], den Pedellen der Medizinischen Fakultät der Universität Bonn Schallenberg zu einer pflichtwidrigen Handlung, nämlich zur Herausgabe von Geheimakten der Fakultät", veranlaßt zu haben[562].

Erst im April 1936 hob das Reichserziehungsministerium die vorläufige Amtsenthebung und die Gehaltskürzung auf, ohne dass die Ermittlungen zum Abschluss gekommen und die bislang einbehaltenen Bezüge ausgezahlt worden

[555] UA Bonn, PA 4181 Knauer, Blumenberg an Rektor Bonn, 25.10.1935.

[556] UA Bonn, PA 4181 Knauer, Blumenberg an Rektor Bonn, 25.10.1935.

[557] UA Bonn, PA 4181 Knauer, Blumenberg an Rektor Bonn, 25.10.1935. – Rektor Pietrusky dankte Blumenberg mit dem Bemerken, er „habe selbstverständlich von vornhinein angenommen", dass er „die Handlungsweise des Herrn Prof. Knauer nicht für richtig gehalten" habe (ebd., Rektor an Blumenberg, 6.11.1935, Konzept).

[558] UA Bonn, PA 4181 Knauer, Knauer an Rektor durch Dekan, 4.11.1935, Abschrift.

[559] UA Bonn, PA 4181 Knauer, Beschluss des REM, 26.10.1935, Abschrift.

[560] UA Bonn, PA 4181 Knauer, Beschlüsse des REM, 26.10. und 2.11.1935, Abschriften.

[561] UA Bonn, PA 4181 Knauer, Beschluss des REM, 24.1.1936, Abschrift.

[562] UA Bonn, PA 4181 Knauer, Beschluss des REM, 24.1.1936, Abschrift.

wären[563]. Weitere fünfzehn Monate später, am 24. Juli 1937, wurde das Verfahren eingestellt. Dem mit der Gehaltsnachzahlung verbundenen Bescheid war freilich eine deutliche Rüge mit Bezug auf die Kritik an Minister Rust beigefügt: „Der Herr Minister lässt Ihnen jedoch zum Ausdruck bringen, dass ihn Ihr Verhalten in dieser Angelegenheit dennoch auf das höchste befremdet, da er von einem Beamten in Ihrer Stellung hätte erwarten müssen, dass Sie jede Äusserung, die als Kritik an der Amtsführung des für Ihren Dienstbereich verantwortlichen Reichsministers aufgefasst werden konnte, unterliessen."[564]

Zuvor hatte die Fakultät auf eine Beschleunigung des durch formale Mängel verzögerten Verfahrens gedrängt[565]. Aufgrund der Untersuchungen gegen Knauer und auch gegen den Direktor der Zahnklinik Proell leide die Fakultätsarbeit, „unerquicklich" seien „aber vor allem auch die Zustände für die Studierenden sowohl bei Kameradschaftsabenden wie bei gemeinsamen Veranstaltungen der Klinikerschaft und Zahnklinikerschaft zusammen mit den Hochschullehrern": „Vor allem wissen die Fachschaftsleiter bei gewissen Gelegenheiten nicht recht, wie sie sich den beiden Herren gegenüber zu verhalten haben."[566]

An der grundsätzlichen Einstellung der Fakultätsmehrheit zur Person Knauers änderte sich nichts. Im Januar 1940 legte Dekan Tiemann ein dreiseitiges Papier vor, das auf einer „Umfrage" unter den Fakultätsmitgliedern beruhte und Knauers Kompetenz wie auch seine Integrität in Frage stellte[567]. Seine „fachliche Leistung" sei „höchstens durchschnittlich", wenn nicht gar „ausgesprochen gering"[568]. Knauer habe den „grossen Ruf" der Kinderklinik, den sie unter seinem Vorgänger Gött besessen habe, nicht verteidigen können. Seine Methode sei „kritiklos", die Studenten verhöhnten ihn – aufgrund der Manipulationen am Erscheinungsbild von Patienten durch das Auftragen von Rouge – als „Malermeister von der Himmelburg"[569]. Als Therapeut errege er ebenso „Anstoss"[570]. Es gebe „kaum eine Krankheit", die er nicht unter „Anwendung von Blut als Heilfaktor" zu behandeln trachte[571]. Zudem sei Knauer ein Lügner, dem man nicht vertrauen könne. Erst zuletzt habe er seinem ersten Assistenten Henseler während eines SA-

[563] UA Bonn, PA 4181 Knauer, Kurator Bachem an Knauer, 12.4.1936. Das Ministerium hatte den Kurator am 6. April 1936 per Drahterlass informiert, der Kurator wiederum umgehend die Nachricht Knauer mündlich mitgeteilt.

[564] UA Bonn, PA 4181 Knauer, REM an Knauer, 24.7.1937, Abschrift.

[565] Zu den Verfahrensmängeln: UA Bonn, PA 4181 Knauer, REM an Schneberger/Landratsamt Siegburg, 29.6.1936.

[566] UA Bonn, PA 4181 Knauer, Dekan Siebke „im Namen der Med. Fakultät" an Kurator durch Rektor, 8.2.1937.

[567] UA Bonn, PA 4181 Knauer, Dekan Tiemann an Kurator durch Rektor, 30.1.1940.

[568] UA Bonn, PA 4181 Knauer, Dekan Tiemann an Kurator durch Rektor, 30.1.1940.

[569] UA Bonn, PA 4181 Knauer, Dekan Tiemann an Kurator durch Rektor, 30.1.1940.

[570] UA Bonn, PA 4181 Knauer, Dekan Tiemann an Kurator durch Rektor, 30.1.1940.

[571] UA Bonn, PA 4181 Knauer, Dekan Tiemann an Kurator durch Rektor, 30.1.1940. – Vgl. Knauer, Bedeutung, S. 90: „Und doch gibt es eine Methode, mit der man in letzter Zeit zum Ziele kommt, nämlich der *Bluttransfusion*. Man ist eigentlich erstaunt, dass man in der Pädiatrie nicht früher auf diese Heilungsmöglichkeit verfiel."

Abends gesagt, dessen Vertrag werde verlängert werden; zu diesem Zeitpunkt sei die Kündigung bereits initiiert gewesen. Nach der Schilderung dieses ausdrücklich als exemplarisch gekennzeichneten Vorfalls kommt in Tiemanns Papier Knauers NSDAP-Vergangenheit zur Sprache; auch sie schützte den Klinikdirektor nicht mehr: „Es ist bedauerlich, dass K. als Altparteigenosse eine derartige Beurteilung erfahren muss. Aber diese Verhältnisse müssen einmal klar formuliert werden, um zu verhüten, dass immer wieder der Vorwurf gegen die Partei auftaucht, wenn ein einzelner Abseitsstehender sich unfair oder unkameradschaftlich aufgeführt hat, und ganz sicher sind in dem politisch-schwierigen [sic] Gebiet Bonns manche Anwürfe gegen die Partei ausgelöst worden durch das Vorgehen von Knauer."[572] Knauer war zu einer schweren Belastung für die NSDAP geworden.

Ein Grund hierfür lag darin, dass sein Fehlverhalten nun nicht mehr ausschließlich in akademisch-medizinischen Kreisen, sondern auch in einer größeren Öffentlichkeit zur Kenntnis genommen wurde. Anlass hierfür bot Knauers Lebenswandel. Dieser wie zahlreiche andere Vorwürfe führten zu einem neuen förmlichen Dienststrafverfahren. Es wurde am 7. Februar 1940 vom Erziehungsministerium eingeleitet und mündete ein Jahr später in einen 182-seitigen Untersuchungsbericht, der Knauer erneut einen in vielerlei Hinsicht schlechten Lebenswandel attestierte[573].

Am 5. Januar 1937 war Knauers erste Frau an Lungenentzündung und Herzschwäche gestorben – ein Tod, den Knauer 1943 in einer Bitte um „Schutz des Führers" mit einer seelischen Zermürbung in Zusammenhang brachte, die er als Folge des „von einem Interessentenkreises der Universität" gegen ihn geführten Kampfes ansah[574]. Knauer lernte noch 1937 eine von ihrem Mann getrennt lebende Frau kennen. In deren Scheidungsverfahren sagte Knauer wahrheitswidrig aus, er habe mit ihr bislang keine intimen Beziehungen unterhalten. Als die Verbindung zerbrach und Knauer erneut heiratete, berichtete die zeitweilige Geliebte in einem Schreiben an Rektor Schmidt von Knauers Falschaussage. Daraufhin erstattete Schmidt, den Knauer als einen seiner „Hauptgegner" bezeichnete, im Herbst 1939 Anzeige gegenüber dem Reichserziehungsministerium[575].

Die von der Fakultät erhoffte rasche Entscheidung blieb auch diesmal aus[576]. Erst am 8. Juli 1942 wurde Knauer, der zwischenzeitlich ein Ehrengerichtsverfahren der Wehrmacht ohne Verurteilung hinter sich gebracht hatte, von dem Urteil der Kölner Dienststrafkammer unterrichtet[577]. Für die Fakultät war es enttäu-

572 UA Bonn, PA 4181 Knauer, Dekan Tiemann an Kurator durch Rektor, 30.1.1940.

573 UA Bonn, PA 8331 Knauer, Untersuchungsbericht, 14.3.1941.

574 UA Bonn, PA 4181 Knauer, Knauer an Kanzlei des Führers der NSDAP, 20.5.1943, Abschrift.

575 UA Bonn, PA 4181 Knauer, Knauer an Kanzlei des Führers der NSDAP, 20.5.1943, Abschrift.

576 UA Bonn, PA 4181 Knauer, Dekan Schulemann an Rektor, 13.6.1942.

577 UA Bonn, PA 4181 Knauer, Knauer an Kanzlei des Führers der NSDAP, 20.5.1943, Abschrift.

schend und so nicht hinnehmbar: „Professor Dr. Knauer wird mit einer Gehaltskürzung von 1/5 seines Gehaltes auf die Dauer von 5 Jahren bestraft!“[578] Dekan Schulemann ließ den Rektor wissen: „Die Medizinische Fakultät der Universität Bonn hält es nach den Vorkommnissen der Vergangenheit nicht für richtig, wenn Herr Prof. Knauer seine Tätigkeit in Bonn wieder aufnimmt.“[579] Neben der Fakultät äußerten nach einem Bericht des Reichsdozentenbundes Gaudozentenführer Rektor Chudoba, Senat und Kurator der Universität sowie die NSDAP-Kreisleitung Bonn erhebliche Bedenken. Seine Rückkehr auf den Bonner Lehrstuhl sei ein „Ding der Unmöglichkeit“[580].

Tatsächlich konnte Rektor Chudoba nach Unterredungen in Berlin am 24. Juli 1942 „mitteilen, dass das Reichserziehungsministerium sowohl den Standpunkt der Medizinischen Fakultät als auch den des Senats in der Sache Knauer durchaus versteht und eine Wiederverwendung von Professor Knauer als Direktor der Universitätskinderklinik in Bonn auszuschalten gedenkt. [...] Für jeden Fall wird verhindert werden, dass Professor Knauer seinen Dienst hier in Bonn wieder antritt.“[581] Ministerialrat Klingelhöfer brachte den Namen des Pädiaters Hermann Mai ins Gespräch, der an seiner Wirkungsstätte Prag den dortigen „grossen und vielseitigen Aufgaben [...] nicht gewachsen sei“, „wissenschaftlich, menschlich, charakterlich und politisch“ aber „auf das beste beurteilt“ werde[582].

Die Zusagen wurden eingehalten. Das Reichserziehungsministerium legte Berufung gegen das Urteil der Kölner Dienststrafkammer ein, weil Knauer „der akademischen Jugend kein Vorbild mehr sein“ könne[583]. Rektor Chudoba unterstützte dieses Vorgehen nach Kräften und hoffte, auch die Bonner NSDAP-Kreisleitung werde „Einspruch erheben“[584].

Rektor Chudoba fürchtete freilich nach wie vor, dass die Berufung scheitern und Knauer, der seinerseits Berufung eingelegt hatte, doch in den Lehrbetrieb zurückkehren würde[585]. Auch Max de Crinis vom Reichserziehungsministerium betonte, er wisse nicht, „ob wir ihn [Knauer, R.F.] [...] rechtlich seines Amtes entheben können“[586]. Chudobas Sorge hatte sich so sehr verstärkt, dass er ein

[578] UA Bonn, PA 4181 Knauer, Knauer an Dekan Schulemann, 8.7.1942.

[579] UA Bonn, MF 79/87, Dekan Schulemann an Rektor, 15.7.1942, Durchschrift.

[580] BA Berlin, BDC-Dossier Knauer, NSDAP, Reichsleitung München, NSD-Dozentenbund, Leiter des Amtes Wissenschaft an de Crinis/REM, 15.8.1942.

[581] UA Bonn, PA 4181 Knauer, Rektor Chudoba an Dekan MF, 24.7.1942, Durchschrift (auch ebd., MF 79/87).

[582] UA Bonn, PA 4181 Knauer, Rektor Chudoba an Dekan MF, 24.7.1942, Durchschrift (auch ebd., MF 79/87). Mai ging schließlich zur Wehrmacht. Vgl. – mit divergierender Zeitangabe – Seidler, Kinderärzte, S. 52.

[583] UA Bonn, PA 4181 Knauer, Rektor Chudoba an Kreisleiter NSDAP, 7.8.1942, Durchschrift; ebd., Rektor Chudoba an Kurator Prag, 7.8.1942.

[584] UA Bonn, PA 4181 Knauer, Rektor Chudoba an Kreisleiter NSDAP, 7.8.1942, Durchschrift.

[585] UA Bonn, PA 4181 Knauer, Rektor Chudoba an Kurator Prag, 7.8.1942, Durchschrift.

[586] BA Berlin, BDC-Dossier Knauer, de Crinis/RAM an Reichsdozentenführer Schultze, 19.8.1942.

Kompromisspapier mit Knauer aushandelte[587]. In dieser Situation fiel im Mai 1943 die endgültige Entscheidung. Knauers Berufung scheiterte. Letztinstanzlich wurde Knauer „mit Entfernung aus dem Dienst bestraft" und ihm für ein Jahr ein Unterhaltsbetrag von 75 Prozent „des erdienten Ruhegehalts" bewilligt[588]. Daraufhin wandte sich Knauer in einem fünfseitigen Schreiben an die Kanzlei des Führers, in dem er unter anderem auf seine Situation als sechsfacher Familienvater, seine drei Verwundungen im Ersten Weltkrieg, seinen frühen Parteieintritt und seinen Rang als SA-Obersturmbannführer hinwies[589]. Er glaubte sich zu Unrecht verfolgt, weil er „einem Interessentenkreis an der Universität in Bonn unbequem war"[590]. Diese Einschätzung nahm Rektor Chudoba zum Anlass, nochmals zu unterstreichen, wie sehr er und die Medizinische Fakultät Knauer „wegen seiner charakterlichen Haltung und seiner unzuverlässigen Art, die sein bisheriges Leben als akademischer Lehrer gekennzeichnet hat", als Universitätsprofessor ablehnten[591]. Er konnte sich auf eine 1940 eingeholte Stellungnahme von Dekan Tiemann stützen: „Die an mich gerichtete Frage lautete, ob Professor K. in persönlicher oder charakterlicher Beziehung oder hinsichtlich seiner wissenschaftlichen Leistungen so wertvoll ist, dass auf Grund derartiger Qualitäten das jetzt gegen ihn laufende Verfahren als einmalig oder als gering angesehen werden müsste. Die Antwort auf diese Frage lautet, dass nach eingehender Erkundigung bei Fakultätsmitgliedern Professor K. auch ohne dieses neue Verfahren nicht als persönlich oder charakterlich wertvoll oder als guter Wissenschaftler angesehen

[587] UA Bonn, PA 4181 Knauer, Rektor Chudoba an Klingelhöfer/REM, 18.1.1943, Durchschrift. Nach jenem von dem einen „Schlußstrich unter die Affäre" herbeisehnenden Rektor Chudoba unterstützten Kompromisspapier sollte Knauer auf dessen Wunsch hin und aus gesundheitlichen Gründen pensioniert sowie, mit der Bemerkung „Liest nicht", weiter im Vorlesungsverzeichnis geführt werden. Als Grundlage seiner Pension sollte ein für ihn günstiger, seine „Ausschaltung als Klinikdirektor" unberücksichtigt lassender Berechnungstermin bestimmt werden; zudem wurde „eine wohlwollende Haltung" des Ministeriums für den Fall der Übernahme eines Kinderkrankenhauses „an einem anderen Ort" ebenso erwartet wie die Auszahlung sämtlicher wegen des Disziplinarverfahrens zurückgehaltener Bezüge.

[588] UA Bonn, PA 8331 Knauer, Müller/Reichsverwaltungsgericht Berlin-Charlottenburg 2, Dienststrafsenat, 11.5.1943, Abschrift, 6.7.1943.

[589] UA Bonn, PA 4181 Knauer, Knauer an Kanzlei des Führers der NSDAP, 20.5.1943, Abschrift.

[590] UA Bonn, PA 4181 Knauer, Knauer an Kanzlei des Führers der NSDAP, 20.5.1943, Abschrift.

[591] UA Bonn, PA 4181 Knauer, Rektor Chudoba an Gausachbearbeiter für Gnadensachen Werner/ Gaustabsamt der NSDAP, Gauleitung Köln-Aachen, 26.6.1943, Durchschrift. – Das Schreiben kann als Beleg für den Antisemitismus Chudobas gelten. Knauer hatte in seinem Gnadengesuch auf den Unterschied von Falschaussage und Eid aufmerksam gemacht (ebd., Knauer an Kanzlei des Führers der NSDAP, 20.5.1943, Abschrift). Hierzu bemerkt Chudoba: „Wenn eine Persönlichkeit in der Stellung [sic], wie sie Prof. Knauer dargelegt hat, nur die Wahrheit zum Ausdruck bringt, wenn ein Eid es fordert, so ist dies ein jüdisches Verfahren; der Reichsjustizminister hat erst unlängst bei der Angleichung des deutschen Rechtes an das österreichische die unwahren Aussagen vor Gericht ohne Eid gebrandmarkt und sie auf die Stufe gestellt, die sie verdienen".

wird."[592] Mit Schreiben vom 16. September 1943 wurde Knauer über die Ablehnung seines Gnadengesuches unterrichtet[593].

Selbst das Gaugericht der NSDAP erteilte Knauer nun „eine strenge Verwarnung"; es betrachtete diese Entscheidung als mild und begründete sie damit, dass Knauer „durch sein frühzeitiges Eintreten für die nationalsozialistischen Ziele vor der Machtübernahme auch wesentliche Verdienste um die Bewegung erworben" habe[594]. Für die jüngere Zeit konstatierten die Parteiverantwortlichen aus ihrer Sicht Negatives. Das Braune Haus, die Münchener Parteizentrale der NSDAP, berichtete dem Reichserziehungsministerium 1938, Knauer werde „als fanatisch römisch-katholisch bezeichnet". Er besuche sonntags die Messe und habe seine „Privat-Kinderstation in dem von katholischen Ordensschwestern geleiteten Marien-Hospital auf dem Venusberg" eingerichtet[595]. Als Indiz dafür dass er „zur Zeit nicht mehr als weltanschaulich völlig gefestigt betrachtet werden" könne, zog man in München auch einen „noch am 21.4.1933 gemeinsam mit dem Juden Hirsch-Kauf[f]mann" veröffentlichten wissenschaftlichen Aufsatz heran[596].

Trotz seiner vielfältigen charakterlichen Schwächen ist Knauer ein Engagement zugunsten der Bonner Kinderklinik nicht abzusprechen. Möglicherweise erwies sich sein wiederholter Appell an die vermeintlichen oder tatsächlichen Zielsetzungen des „Dritten Reichs" und dessen Kontrastierung mit der als „Systemzeit" geschmähten Weimarer Republik als nützlich. Typisch für Knauers Vorgehensweise und den sprachlichen Stil seiner Schreiben ist ein an den Wissenschaftsminister gerichteter Brief vom 2. Februar 1938, den Dekan Siebke ausdrücklich unterstützte[597]:

„Sehr geehrter Herr Minister!

Bei meiner Berufung nach Bonn im Sommer 1934 wurde mir schriftlich zugesichert, dass die unmöglichen Zustände an der Bonner Kinderklinik baldmöglichst durch den Neubau einer Klinik abgestellt werden sollten. Schon im Jahre 1929 war festgestellt worden, dass die Klinik eigentlich polizeilich geschlossen werden müsste. In den Jahren 1935/36 und Anfang 1937 ist denn auch über das

592 UA Bonn, PA 4181 Knauer, Dekan Tiemann an Kurator durch Rektor, 30.1.1940.

593 UA Bonn, PA 4181 Knauer, REM an Knauer, 16.9.1943, Abschrift (auch ebd., MF 79/87). Die Kanzlei des Führers hatte die Entscheidung dem Reichserziehungsministerium überlassen.

594 BA Berlin, BDC-Dossier Knauer, Beschluss des Gaugerichts, 15.10.1943; HStA Düsseldorf, NW 1049-4621, Verfügung des Gauleiters, 23.12.1943.

595 BA Berlin, BDC-Dossier Knauer, NSDAP, Der Stellvertreter des Führers, Stab/Braunes Haus, München an REM, 6.5.1938; zur Kooperation mit dem Marien-Hospital vgl. u.

596 BA Berlin, BDC-Dossier Knauer, NSDAP, Der Stellvertreter des Führers, Stab/Braunes Haus, München an REM, 6.5.1938. Bei dem gemeinsam mit einem Breslauer Kollegen und Privatdozenten veröffentlichten Artikel über Untersuchungen zur Diabetes bei Kindern (Herbert Hirsch-Kauffmann/Hans Knauer, Über den Einfluß von Kohlehydrat- und Fettzufuhr auf Glykämie und Lipoidstoffwechsel, in: Medizinische Klinik, 29. Jg. <1933>, Nr. 17 <21.4.1933>, S. 562–563) handelte es sich nach Meinung des Chefs der Autoren, des Breslauer Klinikdirektors Karl Stolte, um den ersten „strikte[n] Beweis dafür [...], daß die mit soviel Nachdruck von allen Seiten empfohlene Fettzufuhr tatsächlich eine Störung im Kohlehydratstoffwechsel zur Folge hat" (K.[arl] Stolte, Freie Diät beim Diabetes, in: Medizinische Klinik, 29. Jg. <1933>, Nr. 17 <21.4.1933>, S. 561–562).

597 UA Bonn, MF 79/74, Dekan Stöhr an Rektor, 5.2.1938, Durchschrift.

Neubau-Problem ziemlich viel verhandelt worden. Die verschiedensten Kommissionen von Staat und Partei haben sich davon überzeugt, dass die Zustände an der Klinik unbedingt schnellster Abänderung bedürfen. Mehrere Pläne für den Neubau sind eingereicht worden und unterliegen zur Zeit der Prüfung. Für den Neubau sind bereits 2 Teilbeiträge bewilligt worden. Unter dem 13. Januar 1938 [...] wurde mir nunmehr mitgeteilt, dass dem Antrag auf Einstellung des 3. Teilbeitrages für den Neubau der Kinderklinik in den nächstjährigen Haushaltsplan nicht stattgegeben werden konnte. Ich muss daraus wohl die Folgerung ziehen, dass der Neubau wiederum eine Verzögerung erfährt bezw. bereits erfahren hat.

Es hiesse nur schon oft Gesagtes wiederholen, wollte ich heute nochmals all die Dinge erörtern, die einen Neubau einer Kinderklinik gebieterisch fordern. Es geht nicht um mich, sondern um das Leben der mir anvertrauten Kinder. Wenn im 3. Reich kein vollwertiges Leben unnütz zugrunde gehen soll, dann kann ich es nicht länger verantworten, dass durch die räumlichen Unzulänglichkeiten Tag für Tag das Leben mir anvertrauter Kinder gefährdet wird. Ich bin überzeugt, dass lediglich aus diesem Grunde so manches Kind in der Bonner Kinderklinik gestorben ist, das man sonst hätte erhalten können [...] Wenn z.Zt. Fälle von Kinderlähmung und Gehirnhautentzündung unter nicht infektiöse Kranke gelegt werden müssen, wenn auf der Säuglingsstation eine Abtrennung infizierter Kinder von nichtinfektiösen Patienten nur selten durchgeführt werden kann, wenn weiterhin durch die enge Belegung und die katastrophalen hygienischen Verhältnisse – die innere Station mit über 20 Betten besitzt nicht einmal ein Bad – Grippeinfekte sich schrankenlos ausbreiten können, so sind die Vorkommnisse, für die ein verantwortungsbewusster Kliniksleiter [sic] die Verantwortung nicht länger tragen kann, will er sich nicht dem Vorwurf der Leichtfertigkeit aussetzen.

[...] Wissenschaftlich befähigte Assistenten, die gern an meiner Klinik arbeiten und forschen möchten, ziehen ihre Bewerbungen zurück, wenn sie sich die Räumlichkeiten angesehen haben. Ich selbst und meine jetzigen Assistenten sind gezwungen, auf die Durchführung wissenschaftlicher Arbeiten zu verzichten, weil die Räumlichkeiten nicht vorhanden sind. Wertvolle Apparate lagern an den unmöglichsten Stellen und verkommen. So wird also auch die Forschung an dieser Klinik fast zur Unmöglichkeit und kostbare Jahre müssen ungenutzt verstreichen. Dass man seelisch an einer solchen Klinik zermürbt wird, sei nur nebenher erwähnt.

Aus diesen Gründen möchte ich Sie, mein Herr Minister, nochmals bitten, den Neubau der Bonner Kinderklinik zu beschleunigen, soweit dies überhaupt angängig ist. Ich möchte ferner bitten, auch für das Jahr 38 noch nachträglich einen 3. Teilbetrag einzusetzen, damit der Bau nach der Bewilligung so rasch als möglich aufgeführt [sic] werden kann. Das 3. Reich, das die Spuren der Systemzeit soweit als möglich beseitigt hat, kann nicht wollen, dass dieses System in der Bonner Kinderklinik eine Verewigung erfährt.

Heil *Hitler*!
Knauer"[598].

[598] GStA PK Berlin, Rep. 76, Nr. 437, Knauer an Minister REM durch Dekan, Rektor und Kurator, 2.2.1938 (auch in: UA Bonn, MF 79/71).

Knauers Brief hat nicht kontraproduktiv gewirkt. Tatsächlich war die Bezugnahme auf frühere Zusagen berechtigt. Kurz vor Knauers Ernennung hatte das damalige Kultusministerium im August 1934 versichert, man werde „sich dafür einsetzen", nicht nur zwei weitere Assistentenstellen zu schaffen, sondern auch „die völlig unzulänglichen baulichen Verhältnisse der Kinderklinik baldtunlichst in geeigneter Weise" zu beseitigen[599]. Während Knauers Suspendierung im Wintersemester 1935/36 hatte die Klinik erneut vor dem Ende gestanden, als seitens des Bonner Oberbürgermeisters Ludwig Rickert „aus gesundheitspolizeilichen Gründen" ihre „Schließung" erwogen worden war[600]. Knauers Vertreter, der Frankfurter Pädiater Helmut Mommsen, war daraufhin mit der Erklärung hervorgetreten, er sehe dafür derzeit keinen Grund, da sich die immer wieder geschilderten schlimmen Verhältnisse akut „weder etwas gebessert noch etwas verschlechtert" hätten[601]. „Teilerfolge" (Mommsen), sogar „eine erfolgreiche Behandlung der Patienten" (Dekan Stöhr) seien immer noch möglich[602].

Dennoch war die Lage 1936 zeitweise desolat. Zum Ende des Vorjahres war der Oberarzt Otto Küpper ausgeschieden. Knauer mühte sich zwar um Ersatz, scheiterte aber nach Angaben des Kurators wiederholt, „weil die einzuholende Stellungnahme vom Rektor bzw. Dozentenschaftsleiter so spät kam, dass der Interessent auf die Stelle verzichtete"[603]. Die Funktion des Oberarztes übte zeitweise Karl August Reiser aus, ein pädiatrisch nicht vorgebildeter Augenarzt[604]. Offenbar in der für Kurator Bachem typischen, auf Rat von außen verzichtenden Art erwog dieser zeitweilig die Anstellung von Helmut Mommsen als Oberarzt, ließ aber von diesem Plan ab, als er zu große „Auffassungsunterschiede" zwischen Mommsen und Knauer befürchtete[605]. So blieb es bei der Vertretung Mommsens im Wintersemester 1935/36[606].

Mit dem Ausscheiden des planmäßigen Assistenten Hahs wurde die Situation Mitte 1936 noch problematischer. Der „Ranghöchste" hinter Knauer wurde der

[599] GStA PK Berlin, Rep. 76 V a 3 IV 39 XVI, Vereinbarung Zeiss/REM und Knauer, 24.8.1934.

[600] UA Bonn, MF 79/74, OB Rickert an Direktor Kinderklinik durch Rektor, 11.11.1935, Abschrift. – Bonns Oberbürgermeister Ludwig Rickert wurde am 20. Juli 1897 in Scherze geboren. Der Volksschul- und Diplom-Handelslehrer wurde am 15. März 1933 gemäß Verfügung des Regierungspräsidiums eingesetzt. Als Luftschutzleiter im Luftschutzort I. Ordnung Bonn war er dauerhaft uk. gestellt. – Am 1. Februar 1930 trat er der NSDAP (Nr. 204466) bei. – Am 16. August 1933 heiratete er die am 3. Oktober 1908 geborene Ingeborg Gerty Ella Emilie Menge. Aus der Ehe gingen drei Kinder hervor. – Quelle: BA Berlin, R 1501, Nr. 2052, Personal-Blatt Rickert, o.D. [1944?]. – Literatur: Eine unzulängliche Kurzbiographie findet sich in: Helmut Böger/Gerhard Krüger, Berühmte und berüchtigte Bonner. 40 Porträts, Wuppertal 1991, S. 139 ff.

[601] UA Bonn, MF 79/74, Mommsen an Dekan Stöhr, 14.11.1935, Abschrift.

[602] UA Bonn, MF 79/74, Mommsen an Dekan Stöhr, 14.11.1935, Abschrift; ebd., Dekan Stöhr an Rektor, 21.11.1935, Abschrift.

[603] GStA PK Berlin, Rep. 76, Nr. 409, Kurator Bachem an REM, 26.7.1936.

[604] GStA PK Berlin, Rep. 76, Nr. 409, Kurator Bachem an REM, 26.7.1936.

[605] GStA PK Berlin, Rep. 76, Nr. 409, Kurator Bachem an REM, 26.7.1936.

[606] UA Bonn, MF 79/74, REM an Mommsen, 28.10.1935, Abschrift.

noch unerfahrene außerplanmäßige Assistent Rudolf Zeller[607]. Als Knauer in Urlaub ging, war die Kinderklinik auf Unterstützung durch die Medizinische Klinik angewiesen[608].

Nun, im Frühjahr 1938, wurden die alten Versprechen erneuert. Noch im März verfertigte der einstige Bonner Kurator und jetzt im Reichserziehungsministerium zuständige Referent Klingelhöfer ein Schreiben an das Finanzministerium, nach dem „jetzt der stark verzögerte Neubau der Kinderklinik in jeder Weise gefördert werden" sollte[609]. Zuvor war die grundsätzliche Entscheidung zum Neubau der Kliniken im Melbtal gefallen[610]. Allerdings hatte man auch zum Jahresende noch keinen Termin für den Baubeginn in Aussicht genommen. Knauer schrieb unter Zustimmung von Dekan Siebke nochmals an das Reichserziehungsministerium, betonte angesichts von 25 Patienten mit Poliomyelitis (bei 60 Patienten insgesamt) die Gefahr von Hausinfektionen und beklagte erneut das Abwandern der „besten Assistenten"[611]. Der Klinikdirektor selbst fühlte sich „praktisch kalt gestellt" und forderte angesichts der wiederholten Bekundungen sämtlicher „Dienst- und Parteistellen" den Beginn der Bauarbeiten für das zeitige Frühjahr 1939.

Einstweilen aber blieben die Arbeitsbedingungen schwierig, zumal Knauer, der seine Sprechstunden mangels Räumlichkeiten in der Klinik häufig zu Hause abhielt, zu einer Reihe von Nebentätigkeiten verpflichtet worden war. Ihm oblag der Unterricht in der Säuglingsschwesternschule der Klinik, und er hatte gemeinsam mit dem Direktor des Hygienischen Instituts und dem städtischen Amtsarzt „öffentliche Impfungen der Stadt Bonn auszuführen"[612]. Auch die von Parteispitzeln Knauer zum Vorwurf gemachte Kooperation mit dem katholisch geprägten Marienhospital war situationsbedingt[613]. Im Einverständnis mit Kurator und Stadt hatte Knauer die Kinderabteilung des Marienhospitals übernommen, nicht nur um Privatpatienten aufnehmen, sondern auch um „Kassen- und Wohlfahrtspatienten" angemessen behandeln und der Wissenschaft „zur Verfügung" stellen zu können[614]. Am 22. Dezember 1939 wurde Knauers Lage insofern erleichtert, als ihm nach Befürwortung durch Kurator Gustav Ehrlicher vom Reichserziehungsministerium erlaubt wurde, auch den Oberarzt Kurt Hassmann zum Unterricht an der Schwesterschule zu delegieren[615].

607 GStA PK Berlin, Rep. 76, Nr. 409, Kurator Bachem an REM, 26.7.1936. – Zu Zeller vgl. Kap. 8.1.

608 GStA PK Berlin, Rep. 76, Nr. 409, Kurator Bachem an REM, 26.7.1936. – Zum Ärger Bachems über Knauers Urlaubspraxis vgl. u.

609 GStA PK Berlin, Rep. 76, Nr. 437, Klingelhöfer/REM an Preußischen Finanzminister, 15.3.1938, Konzept.

610 Vgl. Kap. 4.2.

611 UA Bonn, MF 79/71, Knauer an REM Berlin durch Dekan und Rektor, 8.12.1938; ebd., Vermerk Siebkes, 17.12.1938.

612 BA Berlin, BDC-Dossier Knauer, Knauer an REM über Kurator, 28.6.1939, Abschrift.

613 Vgl. o.

614 BA Berlin, BDC-Dossier Knauer, Knauer an REM über Kurator, 28.6.1939, Abschrift.

615 BA Berlin, BDC-Dossier Knauer, Kurator Ehrlicher an REM, 27.7.1939; ebd., Scheer/REM an Kurator Bonn, 22.12.1939; die Entscheidung war nicht grundsätzlicher Natur und blieb an

In den letzten Monaten des Jahres 1939 spitzte sich die Situation erneut zu. Knauer wurde zu Kriegsbeginn einberufen, schied aber aufgrund seines Ohrenleidens, die Folge einer Verletzung aus dem Ersten Weltkrieg, bald wieder aus der Wehrmacht aus[616]. Kurz danach wurde Knauer suspendiert. Kurator Ehrlicher berichtete Anfang März 1940, der kommissarische Klinikleiter Kurt Hassmann, der zudem Ende des Monats ausscheide, sei wie alle Assistenten völlig überlastet[617]. Im Übrigen waren die Verhältnisse durch einen weiteren Standort nur mit Blick auf die Unterbringungsmöglichkeiten für kranke Kinder verbessert worden. Die Stadt Bonn hatte auf dem Endenicher Areal Hoheneich, „sehr abgelegen von der Klinik im Nordwesten der Stadt", eine „Zweigstation" errichtet[618].

2.10.3. Ein ungeliebter Stellvertreter – Oskar Harnapp

Nach Hassmanns Ausscheiden – er ging nach Wien – übernahm am 1. April der habilitierte Oberarzt Oskar Harnapp Knauers Vertretung[619]. Mit dieser Entscheidung reagierte das Wissenschaftsministerium auf eine Reihe eindringlicher Schreiben aus Bonn, tat der Fakultät aber nur bedingt einen Gefallen[620]. Sie hätte gerne den Direktor des Kinderkrankenhauses Berlin-Charlottenburg Ernst Stettner in Bonn gesehen, den sie sich im Gegensatz zu Harnapp auch als Nachfolger

die Person des Oberarztes gebunden, damals Kurt Hassmann. – Kurt Hassmann, „gebürtiger Österreicher, seit 1933 in der Partei und illegaler Kämpfer", wurde vom Dozentenschaftsleiter und späteren Rektor Chudoba protegiert. Eindringlich befürwortete Chudoba einen Antrag Knauers, Hassmann bereits vor seiner Habilitation zum Oberarzt zu ernennen, um ihn „aus der Reihe seiner Mitkollegen" hervorzuheben (GStA PK Berlin, Rep. 76, Nr. 409, Leiter der Dozentenschaft Chudoba an Rektor Bonn, 1.2.1939). – Kurt Hassmann wurde am 12. Juli 1904 in Feldhof bei Graz geboren. Er besuchte Volksschule, Gymnasium (1922 Reifeprüfung) und Universität in Graz (1928 Promotion). Dort war er auch Volontär, Sekundärarzt und, an der Universitätskinderklinik, Assistent, bevor er an die Reichsanstalt für Mutter- und Kinderfürsorge in Wien wechselte, wo er im Januar 1939 Oberarzt wurde. Im September 1939 wechselte er nach Bonn und wurde dort stellvertretender Direktor der Universitätskinderklinik. – Der sich als „gottgläubig" Bezeichnende heiratete am 15. Oktober 1935 die am 1. Juni 1913 geborene gottgläubige Auguste Szibenliszt. – Hassmann war Mitglied von Südmark, steirischem Heimatschutz Alpenverein, NS-Ärztebund, DRK, NSV, Reichsluftschutzbund. Er trat der NSDAP 1933 bei, erhielt 1934 in Graz eine vormilitärische Ausbildung und beteiligte sich an illegalen Aktionen der NSDAP in Österreich.

616 UA Bonn, PA 4181 Knauer, Knauer an Kanzlei des Führers der NSDAP, 20.5.1943, Abschrift.

617 BA Berlin, BDC-Dossier Knauer, Kurator Ehrlicher an REM, 4.3.1940.

618 BA Berlin, BDC-Dossier Knauer, Kurator Ehrlicher an REM, 4.3.1940. – Dort befand sich seit 1926 ein Kinderheim. Vgl. Bernhard Berzheim, Venusberg. Der Balkon von Bonn. Geschichte eines Stadtteils, Bonn 2001, S. 233.

619 BA Berlin, BDC-Dossier Knauer, Klingelhöfer/REM an Harnapp, 19.3.1940, Konzept.

620 BA Berlin, BDC-Dossier Knauer, Kurator Ehrlicher an REM, 4.3.1940; ebd., Dekan Tiemann an REM durch Rektor, 6.3.1940, mit Anmerkung Rektor Chudoba, 19.3.1940.

Knauers auf dem Lehrstuhl vorstellen konnte[621]. Offiziell war der Wunsch zu diesem Zeitpunkt jedoch noch nicht formuliert worden.

Harnapp war wie Knauer ein Parteigenosse mit verhältnismäßig niedriger Mitgliedsnummer und konnte, anders als Knauer, dauerhaft mit der Unterstützung durch die Universitätsführung rechnen[622]. Auch Harnapp war über die Bonner Verhältnisse entsetzt und beantragte nach seiner Ankunft erfolgreich, eine Reihe von Geräten aus der Charité ausleihen zu dürfen und die Weiterbeschäftigung seiner bisherigen technischen Assistentin Dammaier in Bonn zu bewilligen[623].

[621] UA Bonn, PA 2842, Selter an REM durch Rektor und Kurator, 5.2.1942, Abschrift; ebd., PA 2842 Harnapp, Eichler an Klingelhöfer, 24.1.1942, Durchschrift (Original in: BA Berlin, BDC-Dossier Harnapp <REM>); vgl. u.

[622] Oskar Georg (Georg Oskar) Harnapp wurde am 22. Mai 1903 in Berlin geboren. Er war evangelischer Konfession und legte 1921 das Abitur in der Leipziger Thomasschule ab. Er blieb in Leipzig, studierte dort Medizin, legte am 18. Mai 1927 die ärztliche Staatsprüfung ab, wurde am 31. Mai 1927 promoviert und am 14. Juni 1928 als Arzt approbiert. Noch während der ärztlichen Ausbildung nahm er ein Chemiestudium auf, das er am 25. Oktober 1925 mit dem ersten, am 24. Januar 1929 mit dem zweiten chemischen Verbandsexamen abschloss. Am Institut für physikalische Chemie in Leipzig wurde er am 6. Juni 1931 zum Dr. phil. promoviert. Am 1. November 1928 ließ er sich als praktischer Arzt in Leipzig nieder, wurde am 1. Oktober 1930 Ausbildungsassistent, am 1. Oktober 1931 planmäßiger Assistent an der dortigen Universitätskinderklinik. Am 1. Oktober 1932 wechselte er an die Berliner Universitätskinderklinik, wo er am 1. April 1934 Oberarzt wurde. 1938 habilitierte er sich und wurde Dozent. Am 1. April 1940 übernahm er offiziell die stellvertretende Leitung, de facto die Leitung der Universitätskinderklinik Bonn. 1944 wurde er Chefarzt in der Kinderklinik Posen, 1945 ließ er sich als Kinderarzt in Leipzig nieder. 1950 erhielt er einen Lehrauftrag an der Universität Leipzig, 1955 wurde er Ordinarius für Kinderheilkunde an der Medizinischen Akademie Dresden, 1956 Direktor der dortigen Kinderklinik. 1968 wurde er emeritiert. Ausgezeichnet mit der Hufeland-Medaille in Gold starb er am 10. September 1980 in Leipzig. – Verheiratet war Harnapp seit dem 7. Juli 1934 mit der Neujahr 1905 geborenen Protestantin Gertrude Matthilde Witte. Das Paar hatte fünf Kinder, darunter Ute Giesela (geb. 16.5.1935), Oskar Jürgen (geb. 19.2.1937), Erika Sigrid (geb. 28.7.1938) und Ursula (geb. 1.4.1940). – 1919/20 war Harnapp Angehöriger des Leipziger Zeitfreiwilligen-Regiments und war in Freikorpskämpfe verwickelt. Nach der Wiedereinführung der allgemeinen Wehrpflicht von der Luftwaffe als Unterarzt der Reserve übernommen, wurde er am 1. Januar 1937 zum Assistenz-, am 1. Dezember 1939 zum Oberarzt der Reserve befördert. Vom 10. August bis zum 30. September 1939 war er an der Ostfront. Er erhielt die Ehrenurkunde für Freikorpskämpfer und die Sudeten-Erinnerungsmedaille. – 1929 wurde er Mitglied des NS-Opferringes, am 1. September 1932 der NSDAP (Nr. 1318604), am 1. Oktober 1933 des NS-Lehrerbundes bzw. Dozentenbundes, am 1. Januar 1938 des NS-Ärztebundes. Im DLV übernahm er im Mai 1934 das Amt des Kettenführers und wurde Sturmarzt verschiedener Fliegerstürme, später, nach der Überführung des DLV in den NSKF, Obersturmführer. 1935/36 wurde er Ortsgruppenarzt. Er gehörte auch dem Kyffhäuserbund an. – Quellen: UA Bonn, Personalakten Knauer; BA Berlin, BDC-Dossier Knauer; Auskunft Eduard Seidler. – Literatur: [Hans-Joachim] Dietzsch, Prof. Dr. Dr. Harnapp zum Gedächtnis. 22. Mai 1903 – 10. September 1980, in: Akademie-Echo 22 (1980), H. 18, S. 2; H.[ans]-J.[oachim] Dietzsch/K.[urt] Lorenz, In memoriam Prof. em. Dr. med. Dr. phil. Georg Oskar Harnapp 22.5.1903–10.9.1980, in: Kinderärztliche Praxis, 3 (1981), S. 161.

[623] GStA PK Berlin, Rep. 76, Nr. 409, Harnapp an REM durch Kurator Bonn, 4.4.1940; ebd., REM an Verwaltungsdirektor Charité, 24.4.1940, Konzept; ebd., REM an Kurator Bonn, 24.4.1940, Konzept; UA Bonn, PA 2842 Harnapp, Harnapp an Dekan Tiemann, 17.7.1940, Abschrift.

Die „Überführung des Laboratoriums“ verzögerte sich freilich, weil man bis zur Anmietung neuer Räumlichkeiten keinen ausreichenden Platz fand[624].

Drei Wochen nach seinem Dienstantritt in Bonn legte Harnapp dem Ministerium einen zehnseitigen Zustandsbericht mit Verbesserungsvorschlägen vor. Harnapps Papier übertraf die bisher nach Berlin gelangten Meldungen durch seine nüchterne Darstellungsweise. Die Stationen seien überbelegt, einige Krankenzimmer Durchgangszimmer, in einem Bett lägen zwei Kinder, die Raumtemperaturen im Sommer seien unerträglich hoch, auf Altersunterschiede der jungen Patienten könne keine Rücksicht genommen werden, Isolierungsmöglichkeiten fehlten völlig[625]. In kleinen Räumen schliefen bis zu vier Schwestern oder Hausmädchen, das Laboratorium sei „unbrauchbar“[626].

Den extrem schlechten Zustand der Kinderklinik erklärte sich Harnapp wohl zu Recht mit der geschichtlichen Entwicklung. Nachdem sich das anfangs der zwanziger Jahre für 30 Jahre angemietete Klinkgebäude Lennéstraße 30, das bis 1922 als altkatholisches Priesterseminar („Johanneum“) genutzt worden war, rasch als zu klein erwiesen hatte, wurde ein Neubau in Aussicht gestellt, so dass „jede wirksame Verbesserung“ im Altbau unterblieb[627]. Mit Kriegsbeginn waren nicht nur die Neubaupläne erneut zurückgestellt worden, auch die Knauer zeitweise angelastete Kooperation mit dem nun zu einem Lazarett umgewandelten katholischen Marienhospital musste beendet werden. „30 Betten für Kranke der zweiten und dritten Klasse“ fielen ersatzlos fort[628]. Ein anderes katholisches Kinderkrankenhaus in Bonn, das von Harnapp „Südsanatorium“ genannte, 1924 eröffnete 250-Betten-Haus in Dottendorf wurde „wegen seiner Lage und wegen seiner modernen Bauweise der stärkste Konkurrent der Kinderklinik“[629]. Während hier auch Rekonvaleszenten unter besten Bedingungen betreut werden konnten, erschien das dem gleichen Zweck dienende „Erholungsheim Hoheneich“ der Universitätskinderklinik, in dem 30 Betten zur Verfügung standen, wegen mangelhafter Ausstattung und „der Grösse seiner Räume wenig geeignet“[630]. Das Fazit Harnapps war niederschmetternd: „Infolge der in jeder Beziehung ungünstigen Verhältnisse der Kinderklinik hat ihr Ansehen bei der Bevölkerung schwerstens gelitten. Die Universitätskinderklinik ist nicht imstande, mit

[624] UA Bonn, PA 2842 Harnapp, Harnapp an Dekan Tiemann, 17.7.1940, Abschrift.

[625] UA Bonn, MF 79/71, Bericht Harnapps an REM durch Dekan und Kurator, 24.4.1940, Durchschrift.

[626] UA Bonn, MF 79/71, Bericht Harnapps an REM durch Dekan und Kurator, 24.4.1940, Durchschrift.

[627] UA Bonn, MF 79/71, Bericht Harnapps an REM durch Dekan und Kurator, 24.4.1940, Durchschrift; vgl. Höpfner, Krankenhausgeschichte, S. 89 f.

[628] UA Bonn, MF 79/71, Bericht Harnapps an REM durch Dekan und Kurator, 24.4.1940, Durchschrift.

[629] UA Bonn, MF 79/71, Bericht Harnapps an REM durch Dekan und Kurator, 24.4.1940, Durchschrift; vgl. Höpfner, Krankenhausgeschichte, S. 167.

[630] UA Bonn, MF 79/71, Bericht Harnapps an REM durch Dekan und Kurator, 24.4.1940, Durchschrift; vgl. Höpfner, Krankenhausgeschichte, S. 167.

den konfessionellen Krankenhäusern erfolgreich zu konkurrieren."[631] Dick unterstrich Harnapp den Satz: „Eine Fortführung der Kinderklinik in der bisherigen Weise kann aus ärztlichen Gründen und im Interesse von Lehre und Forschung nicht mehr verantwortet werden."[632]

Da sich die Lage durch die Kriegssituation weiter verschlimmerte – Kinder mit hochinfektiösen Krankheiten konnten nicht aufgenommen werden und wurden so, wie Harnapp geschickt einflocht, zu einer Gefahr für die zahlreichen in Bonn stationierten Wehrmachtsangehörigen – beschränkte sich der kommissarische Leiter nicht auf einen weiteren Appell, „unter allen Umständen [...] eine rasche Änderung der bestehenden Verhältnisse" herbeizuführen, sondern unterbreitete konkrete Vorschläge[633]. Er empfahl die Anmietung des Nachbargebäudes, die „Mehreinstellung von 4 Vollschwestern", einer technischen Assistentin und einer Büroangestellten, die Erhöhung des wissenschaftlichen Teiletats von wenigen hundert auf 10 000 Reichsmark, die Gewährung von 500 Verpflegungstagen für aus wissenschaftlichen Gründen in der Klinik behaltenen Patienten („Freibetten") sowie eine einmalige Bewilligung von 4000 Reichsmark zur Beschaffung verloren gegangener Bücher und zur Sicherung der Bibliothek[634].

Diese Vorschläge blieben nicht ungehört. Da der Kriegsbeginn die Fortführung der bereits eingeleiteten Arbeiten an einem großen Neubau verhindert hatte, für Kurator Ehrlicher aber der „unhaltbare Zustand der Kinderklinik" außer Frage stand, unterstützte er das Vorhaben, zumindest „die Raumfrage" (Harnapp) zu lösen[635]. Das dem ehemaligen Johanneum, dem Hauptgebäude, benachbarte Doppelhaus Lennéstr. 26–28 wurde von der Stadtverwaltung angemietet und somit „die Instandsetzung der im alten Teil der Klinik befindlichen Räume" möglich. Mit Abschluss des Rechnungsjahres 1941/42 ließ sich erstmals seit Jahrzehnten wieder behaupten, dass sich die Kinderklinik „in ihren wesentlichen Teilen" in einem „einwandfreien Zustand" befand[636].

[631] UA Bonn, MF 79/71, Bericht Harnapps an REM durch Dekan und Kurator, 24.4.1940, Durchschrift.

[632] UA Bonn, MF 79/71, Bericht Harnapps an REM durch Dekan und Kurator, 24.4.1940, Durchschrift.

[633] UA Bonn, MF 79/71, Bericht Harnapps an REM durch Dekan und Kurator, 24.4.1940, Durchschrift; zur Kriegssituation vgl. Kap. 8.5.

[634] UA Bonn, MF 79/71, Bericht Harnapps an REM durch Dekan und Kurator, 24.4.1940, Durchschrift.

[635] GStA PK Berlin, Rep. 76, Nr. 437, Kurator Ehrlicher an REM, 24.6.1940; UA Bonn, MF 79/71, Bericht Harnapps an REM durch Dekan und Kurator, 24.4.1940, Durchschrift

[636] GStA PK Berlin, Rep. 76, Nr. 437, Bericht über die Instandsetzung des Altbaues der Universitäts-Kinderklinik Bonn, o.D. [1942]. Der neunseitige Bericht führt einmal mehr die eklatanten Mängel der Klinik vor 1940 auf. Ebd. heißt es u.a.: „Der Zustand dieser Räume war in jeder Beziehung ausserordentlich schlecht, sodass die polizeiliche Schliessung der Klinik durch den Herrn Regierungspräsidenten in Erwägung gezogen worden war. Auf Anregung des Sachbearbeiters im Kultusministerium, Herrn Ministerialrat Dr. Klingelhöfer, wurde der Zustand der meisten Räume im fotografischen Bild festgehalten [die Fotos sind überliefert, R.F.]. [...] Die Wände zeigten überall tiefe Risse. Auch die Türen wiesen zahlreiche Risse auf und

Freilich befand sich das angemietete Doppelhaus nur scheinlegal im Besitz der Stadt Bonn. Es hatte dem „Verein zur Förderung des höheren Studiums“ gehört, „dessen Vermögen von der Gestapo beschlagnahmt“ und in Teilen dem Reichsstudentenwerk übertragen worden war[637]. Harnapp hatte selbst noch mit dem Kurator des Vereins gesprochen, auch dessen „grundsätzliche Bereitwilligkeit“ konstatiert, das Haus zu vermieten[638]. Danach war die Stadt als Mitträger der Kinderklinik auf Antrag von Harnapp und Universitätskurator Ehrlicher aktiv geworden und offenbar auf Widerstand gestoßen, den auch Harnapp bereits einkalkuliert hatte. In seinem Papier vom 24. April 1940 heißt es, eine „Eigentumsbeschränkung“ nach dem Preußischen Enteignungsgesetz werde möglich sein[639].

So wurde aufgrund Harnapps Initiative aus einem Quartier für Studierende, zeitweilig auch für Soldaten ein Nebengebäude der Kinderklinik, aus dem gesamten Komplex nach dem Urteil des Kollegen Harald Siebke „eine ansprechend moderne und geradezu schöne Klinik“[640]. Da die Räume „fast sämtlich mit Waschbecken und Anschluss für Kaltwasser versehen“ waren, konnten die Umbauten für Klinikzwecke in Grenzen gehalten werden. Schon im April 1940 hatte Harnapp davon gesprochen, in dem angemieteten Haus könnten auch endlich die „Schwestern und Hausmädchen in einer einem staatlichen Betrieb entsprechenden Weise untergebracht werden“[641]. Gleichfalls war es nun möglich, in der Nähe des Sprechzimmers des Klinikdirektors einen Warteraum einzurichten sowie auf günstigere Weise als in dem nur teilweise unterkellerten Johanneum Luftschutzmaßnahmen zu treffen[642].

Trotz dieses offenkundigen Erfolgs dauerte es nach Harnapps Amtsantritt nicht einmal fünf Monate, bis die Atmosphäre vergiftet war. Dekan Tiemann schrieb am 23. August 1940 einen vernichtenden Brief zur Personalie Harnapp: „Dozent Dr. H. fügt sich in den Rahmen der Fakultät schlecht ein. Seine ganze Art, Verhandlungen, Unterhaltungen, am Krankenbett und Privat [sic] sind so merkwürdig, dass es kaum jemanden in der Fakultät gibt, der mit ihm Konnex gewonnen hätte. Sei Auftreten ist ausgesprochen grosspurig, ohne dass die sachliche Leistung auch nur annähernd diesem Auftreten gerecht würde.“[643] Nachdem ihm ein

sassen infolge einseitiger Senkung des Gebäudes schief in den Rahmen, sodass die Kinder stets einem störenden Luftzug ausgesetzt waren.“

637 GStA PK Berlin, Rep. 76, Nr. 437, Kurator Ehrlicher an REM, 24.6.1940.

638 UA Bonn, MF 79/71, Bericht Harnapps an REM durch Dekan und Kurator, 24.4.1940, Durchschrift.

639 UA Bonn, MF 79/71, Bericht Harnapps an REM durch Dekan und Kurator, 24.4.1940, Durchschrift.

640 UA Bonn, MF 79/71, Bericht Harnapps an REM durch Dekan und Kurator, 24.4.1940, Durchschrift; ebd., Siebke an Haselhorst/Rostock, 29.10.1943 (auch in: BA Berlin, BDC-Dossier Harnapp <PK>).

641 UA Bonn, MF 79/71, Bericht Harnapps an REM durch Dekan und Kurator, 24.4.1940, Durchschrift.

642 UA Bonn, MF 79/71, Bericht Harnapps an REM durch Dekan und Kurator, 24.4.1940, Durchschrift.

643 UA Bonn, PA 2842 Harnapp, Dekan Tiemann an Rektor Bonn, 23.8.1940, Abschrift (auch in: BA Berlin, BDC-Dossier Harnapp <REM>).

Oberarzt verwehrt worden sei, habe er „statt sich nun gründlich in die Arbeit zu vertiefen und den Nachweis zu führen, dass er eine Klinik gut zu leiten imstande ist, [...] den anderen Weg, den des passiven Widerstandes“, beschritten[644]. Dekan Tiemann schloss sein Schreiben mit einem Ausblick in die Zukunft: „Wenn es jemals zur Neubesetzung des Lehrstuhles für Kinderheilkunde in Bonn kommen sollte, kann heute schon gesagt werde, dass Dr. H. sich hierfür nicht eignet. Ich habe ihm im Gespräch einmal sagen müssen, dass seine hiesige Tätigkeit doch dazu da wäre, sich aufgrund einer einwandfreien Leistung als Hochschullehrer und Arzt die Sporen zu verdienen. Ich habe nicht bemerkt, dass er sich Mühe gegeben hätte, diesem Ersuchen nachzukommen.“[645]

Formal war Harnapp freilich kein Vorwurf zu machen. Seine von Dekan Tiemann beanstandete Reisetätigkeit und auch der fünfwöchige Sommerurlaub waren dienstlich und privat hinreichend begründet und anstandslos vom Kurator bewilligt worden[646]. Deshalb und weil Harnapp offenbar von Tiemanns Invektiven Kenntnis erhalten hatten, suchte er über dem ihm wohlgesonnenen Direktor der Frauenklinik, Prodekan Siebke, eine Beruhigung herbeizuführen[647]. Siebke fand sich zu der Vermittlerrolle bereit, zumal er Harnapps Argumente anerkannte und Tiemann für „nicht ‚maligne‘“ hielt[648]. Bei der darauf folgenden Unterredung trat Tiemann den Rückzug an. Im Wesentlichen akzeptierte auch er Harnapps Begründungen. Angesichts der Kriegslage und der Sorge wegen Bombenangriffen hätten viele Fakultätsmitglieder die Urlaubsfrage diskutiert und der Rektor habe schließlich ein Schriftstück verlangt. Nach einem Bericht Harnapps bat Tiemann angesichts der gerade abgeschlossenen Ära Knauer um Verständnis dafür, dass „bei Rektor und Fakultät eine Überempfindlichkeit gegen alles“ bestünde, „was aus der Kinderklinik käme“[649].

Damit war die Lage zwar beruhigt, blieb aber angespannt. Am 10. Februar 1941 schrieb Dekan Tiemann dem Rektor, Harnapp müsse „das Verdienst zugebilligt werden, sich sehr aktiv für die Verwirklichung des Planes“ zur Erweiterung der Klinik durch Anmietung und Umbau benachbarter Häuser „eingesetzt zu haben“[650]. Einen Tag später wurde ein Fakultätsbeschluss gefasst, nach dem Harnapp „für die Besetzung des Lehrstuhls für Kinderheilkunde“ nicht in Betracht käme, „da von einem Direktor der Bonner Kinderklinik grössere wissenschaftliche Leistungen vorausgesetzt werden, als sie Dr. Harnapp bisher“ aufweise[651]. „Ausserdem“ scheine „Harnapp sich nicht der Schätzung innerhalb der

[644] UA Bonn, PA 2842 Harnapp, Dekan Tiemann an Rektor Bonn, 23.8.1940, Abschrift (auch in: BA Berlin, BDC-Dossier Harnapp <REM>).

[645] UA Bonn, PA 2842 Harnapp, Dekan Tiemann an Rektor Bonn, 23.8.1940, Abschrift (auch in: BA Berlin, BDC-Dossier Harnapp <REM>).

[646] UA Bonn, PA 2842 Harnapp, Harnapp an Dekan Tiemann, 17.7.1940, Abschrift. Siehe auch: BA Berlin, BDC-Dossier Harnapp (REM), Kurator Ehrlicher an REM, 9.9.1940.

[647] UA Bonn, PA 2842 Harnapp, Harnapp an Bessau/Berlin, 26.10.1940, Abschrift.

[648] UA Bonn, PA 2842 Harnapp, Harnapp an Bessau/Berlin, 26.10.1940, Abschrift.

[649] UA Bonn, PA 2842 Harnapp, Harnapp an Bessau/Berlin, 26.10.1940, Abschrift.

[650] UA Bonn, PA 2842 Harnapp, Dekan Tiemann an Rektor Bonn, 10.2.1941, Durchschrift.

[651] UA Bonn, PA 2842 Harnapp, Notiz, 11.2.1941.

Fakultät zu erfreuen"[652]. Wesentliche Grundaussagen des inkriminierten Briefes des Dekans vom 23. August 1940 hatten also nach wie vor Bestand. Harnapp galt als „manieriert", der eine „egozentrische Bewertung" der eigenen Leistung in den Vordergrund rückte[653].

Der Erfolg der Klinikerweiterung brachte Harnapp für einige Monate Ruhe. Die auch in der breiten Öffentlichkeit bekannten und diskutierten Verhältnisse wirkten noch nach, als die Kinderklinik ihre neuen Räumlichkeiten in Betrieb nehmen konnte. Im Entwurf für das Rechnungsjahr 1942 hieß es in der Rückschau, „die Erwartungen auf eine weit höhere Belegzahl" hätten sich „nicht erfüllt"[654]. Es sei „anzunehmen, daß viele auswärtige Eltern ihre Kinder nicht nach Bonn in ein Krankenhaus legen, weil Bonn zu den luftgefährdeten Gebieten gehört"[655]. Diese Bewertung unterschätzte wahrscheinlich die nur langsam abklingende Skepsis der Bevölkerung gegenüber der Klinik. Denn trotz der sich verschärfenden Kriegslage stieg die frühere Belegzahl (60 bis 70) 1942 um fast ein Drittel auf 90[656]. Daraufhin wurde im Haushaltsentwurf für 1943 – bei einer beinahe enthusiastischen Kommentierung – mit deutlich höheren Einnahmen gerechnet[657].

Der stetige Aufschwung der Kinderklinik kam Harnapp nur bedingt zugute. Mit dem neuen Dekan Selter hatte er offenbar ähnliche Schwierigkeiten wie mit dessen Vorgänger Tiemann. Harnapp wandte sich an seinen Parteigenossen Prorektor Pietrusky, der darauf drang, Harnapp nicht aus emotionalen Gründen Erfolge und Fähigkeiten abzusprechen. Pietrusky fasste gegenüber Dekan Selter seine Einschätzung der Lage, die er bisweilen ausdrücklich als mit der Fakultätsmeinung kongruent erscheinen ließ, folgendermaßen zusammen: „Irgendwelche Vorwürfe können ihm [Harnapp, R.F.] garnicht [sic] gemacht werden. Er wird vielleicht mehr gefühlsmässig und aus allgemeinen Gründen von der Fakultät als Nachfolger auf dem Lehrstuhl für Kinderheilkunde abgelehnt. Dabei ist aber ausdrücklich gesagt worden, dass dies kein Werturteil über seine Leistungen oder sonstige Qualitäten bedeutet. Es passt eben nicht jeder Mensch in jeden Kreis!"[658]

[652] UA Bonn, PA 2842 Harnapp, Notiz, 11.2.1941.
[653] UA Bonn, MF 2026, Siebke an Bessau, 24.2.1941.
[654] GStA PK Berlin, Rep. 76, Nr. 432, Erläuterungen zum Entwurf des Haushaltsplans Städtisches Kinderkrankenhaus/Kinderklinik für das Rechnungsjahr 1942, o.D.
[655] GStA PK Berlin, Rep. 76, Nr. 432, Erläuterungen zum Entwurf des Haushaltsplans Städtisches Kinderkrankenhaus/Kinderklinik für das Rechnungsjahr 1942, o.D.
[656] GStA PK Berlin, Rep. 76, Nr. 432, Erläuterungen zum Entwurf des Haushaltsplans Städtisches Kinderkrankenhaus/Kinderklinik für das Rechnungsjahr 1943, o.D.
[657] GStA PK Berlin, Rep. 76, Nr. 432, Erläuterungen zum Entwurf des Haushaltsplans Städtisches Kinderkrankenhaus/Kinderklinik für das Rechnungsjahr 1943, o.D.
[658] UA Bonn, PA 2842 Harnapp, Pietrusky an Selter, 19.7.1941, Abschrift.

Tabelle: Bestand Kinderklinik April 1940 (Quelle: Universitätsarchiv Bonn)[659]

Gliederung	Stationen (mehrere Räume, tlw. Durchgangszimmer und Dachkammern), Infektionsstation in Holzbaracke, Poliklinik (ein Raum; zugleich Aufnahmeraum), Hörsaal, Bibliothek (ohne Benutzerkontrolle; 76 Verluste innerhalb weniger Jahre) kleine Wohnräume für Schwestern und Hausmädchen, Küche und Milchküche (ohne „neuzeitlichen Sterilisierungsapparat“ und wichtige Küchengeräte), kleines Laboratorium (ohne wichtige Einrichtungsgegenstände), bakteriologisches Laboratorium (ungesichert neben Vorratskeller, ohne wichtiges Gerät, Käfige mit kleinen Versuchstieren), klinisches Laboratorium (ohne wichtiges Gerät), Röntgendiagnostik (Durchgangsraum zu klinischem Laboratorium), keine Röntgentherapie, keine Abstellräume, „Gruppe roher Käfige“ im Lichthof als Tierstall (Belästigung durch Geruch und Fliegen)
Personalstand	Ärzte in ausreichender Zahl (aber Oberarztstelle erwünscht): Klinikdienst in Kinderklinik und in Hoheneich, Poliklinik, Mütterberatung an sechs Stellen der Stadt, Tuberkulosefürsorge, Außendienst („Krankenbesuche bei Fürsorgeempfängern“); 12 Schwestern, davon 6 zur Krankenpflege und 6 für Verwaltung (Oberschwester), Poliklinik, Küche, Milchküche, Waschküche, Pforte (Nachtwache durch Überstunden); 10 bis 15 Schwesternschülerinnen in eigener Schwesternschule („Zahlenverhältnis [...] viel zu hoch“); 5 Hausmädchen (3 weitere Stellen nicht zu besetzen); eine technische Angestellte; keine Büroangestellte; kein Hausdiener
Normalbelegungsziffer	60 (tatsächliche Belegungszahl bis zu 65; zu gering für Lehrzwecke)
Etat	1200 RM für Freirezepte (Fürsorgeempfänger) und wissenschaftliche Ausgaben (von 30 000 RM der Stadt Bonn gelangen nur diese 1200 RM an die Klinik); keine Freibetten zu Forschungszwecken

Pietrusky erklärte Harnapp, die Fakultät wolle sein berufliches Fortkommen nicht erschweren, lege ihm aber nahe, „von sich aus seine Rückberufung unter irgendwelchem Vorwand zu beantragen“[660]. In diesem Sinne berichtete Dekan Selter auch dem Ministerium[661]. Um den ungünstigen Bericht Tiemanns zu korrigieren, schlug Pietrusky vor, Harnapp solle zum Abschied dem amtierenden Dekan seine

[659] UA Bonn, MF 79/71, Bericht Harnapps an REM durch Dekan und Kurator, 24.4.1940, Durchschrift.

[660] UA Bonn, PA 2842 Harnapp, Pietrusky an Selter, 19.7.1941, Abschrift.

[661] BA Berlin, BDC-Dossier Harnapp <REM>, Dekan Selter an Klingelhöfer/REM, 18.7.1941.

Haltung „kurz" darlegen, worauf der Dekan „längere Ausführungen senden" solle, „die den von Tiemann über ihn vorgebrachten Klagen die Schärfe nehmen"[662].

Das von Pietrusky vorgesehene Verfahren fand keine Realisierung. Der von seiner Unschuld überzeugte Harnapp, der zudem noch immer auf die reguläre Übernahme des Knauerschen Lehrstuhls hoffte, unternahm von sich aus keine Schritte zu seiner Ablösung. Daraufhin ergriff die Fakultät – gegen den Willen von Kurator und Rektor – die Initiative[663]. Mit Schreiben vom 5. Februar 1942 bat Dekan Selter im Namen der Medizinischen Fakultät das Reichserziehungsministerium, an Harnapps „Stelle möglichst bald einen neuen Vertreter für die Leitung der Kinderklinik namhaft zu machen"; er ließ wissen, dass der Fakultät der 1885 geborene Berliner Professor Ernst Melchior Stettner „ein genehmer Vertreter sein würde"[664]. Zuvor war dem Ministerium neben Stettner auch der Kieler Pädiater Johannes Jochims genannt worden[665]. Schon im Vorfeld dieses offiziellen Antrags hatten Kurator und Rektor beim zuständigen Ministerialrat Klingelhöfer interveniert. Auch NSDAP-Kreisleiter Cuno Eichler griff ein. Eichler ließ ihn in einem Privatschreiben wissen, dass er – ähnlich wie später Rektor Chudoba – die Begründung unter dem „Stichwort: ‚er passt nicht zu uns!'" nicht akzeptieren könne[666]. Er wies darauf hin, „dass die Professoren Nüssmann [sic], Schmidt, Siebke und Pietrusky nicht nur gesellschaftlich, sondern auch innerhalb der Fakultät eine Einheit bildeten, gegen die ein anderes Mitglied der Fakultät mit seiner Ansicht nicht anzukommen vermochte"[667]. „Aversion" bei einem innerhalb dieser Gruppe habe ausgereicht, „um die gesamte Fakultät gegen Harnapp in Bewegung zu bringen", zumal dieser „als vom Ministerium beauftragt abgelehnt" wurde[668]. Noch deutlicher und auf dem offiziellen Dienstweg brachte der nach neunmonatigem Kriegseinsatz gerade nach Bonn zurückgekehrte Rektor Chudoba sein Befremden darüber zum Ausdruck, dass während seiner Abwesenheit sein Vertreter Pietrusky, der neue Dekan Selter, „nicht zuletzt aber auch Prof. Dr. Schulemann, [sic] im Reichserziehungsministerium mehrfach den Wunsch" nach Abberufung Harnapps zum Ausdruck gebracht hatten[669]. Chudoba betonte Har-

[662] UA Bonn, PA 2842 Harnapp, Pietrusky an Selter, 19.7.1941, Abschrift.

[663] BA Berlin, BDC-Dossier Harnapp (REM), Rektor Chudoba an REM, 28.1.1942.

[664] UA Bonn, PA 2842 Harnapp, Selter an REM durch Rektor und Kurator, 5.2.1942, Abschrift; siehe auch: BA Berlin, BDC-Dossier Stettner, Selter an Stettner, 19.2.1942.

[665] UA Bonn, MF 2026, Selter an REM durch Rektor und Kurator, 13.1.1942.

[666] UA Bonn, PA 2842 Harnapp, Eichler an Klingelhöfer, 24.1.1942, Durchschrift (Original in: BA Berlin, BDC-Dossier Harnapp <REM>); UA Bonn, PA 2842, Chudoba an REM, 27.1.1942, Durchschrift.

[667] UA Bonn, PA 2842 Harnapp, Eichler an Klingelhöfer, 24.1.1942, Durchschrift (Original in: BA Berlin, BDC-Dossier Harnapp <REM>); Schulemann sprach vom so genannten „Interessentenkreis" (UA Bonn, PA 8331 Knauer, Untersuchungsbericht, 14.3.1941, S. 152).

[668] UA Bonn, PA 2842 Harnapp, Eichler an Klingelhöfer, 24.1.1942, Durchschrift (Original in: BA Berlin, BDC-Dossier Harnapp <REM>).

[669] UA Bonn, PA 2842 Harnapp, Chudoba an REM, 27.1.1942, Durchschrift; zum Streit zwischen Chudoba und Pietrusky vgl. Höpfner, Universität, S. 79 ff. und Kap. 11.1.

napps wissenschaftliche Qualifikation sowie seine Verdienste um den Ausbau der Kinderklinik: „In dieses von ihm nun gestaltete Nest einen andern [sic] Vertreter zu setzen, halte ich für ungerechtfertigt und [...] auch nicht im Interesse des Ansehens der Universitätsklinik."[670] Wie Chudoba verfocht der stellvertretende Dozentenführer Ernst Klapp die Ansicht, dass wenigstens bis zu Neuberufung eines Ordinarius kein weiterer Wechsel an der Spitze der Kinderklinik erfolgen sollte[671].

Harnapps Problem war offenbar sein Wesen, das ihn gerade in Zeiten der Diktatur als zu unberechenbar erscheinen ließ[672]. Während die einen Harnapps selbstbewusstes Auftreten würdigten oder zumindest sein wissenschaftliche Fähigkeiten als so hoch einschätzten, dass die vermeintlichen charakterlichen Schwächen dahinter zurücktraten (gutachterliche Stellungnahmen von Bessau/Berlin, Heubner/Berlin, Birk/Tübingen, Catel/Leipzig, Kleinschmidt/Köln, Goebel/Düsseldorf), äußerten sich zwei als überzeugte Nationalsozialisten bekannte Professoren eindeutig negativ[673]. Der Straßburger Pädiater Kurt Hofmeier betonte Harnapps angebliche „Überheblichkeit"[674]. Sein Wiener Kollege Franz Hamburger wurde noch deutlicher: „Von Herrn Harnapp allerdings glaube ich, [...] dass er sich zur Leitung eines wissenschaftlichen Institutes sehr gut eignet, aber nicht zur Leitung einer Kinderklinik im nationalsozialistischen Staat"[675].

Harnapp blieb noch zwei Jahre in Bonn. Auch im Reichserziehungsministerium scheint sich der Eindruck verfestigt zu haben, dass charakterliche Eigenheiten allein kein Grund für eine neuerliche Umbesetzung der Spitze an der Bonner Kinderklinik darstellen konnten[676]. Chudoba wechselte mit einigen Professoren der Medizinischen Fakultät teilweise scharfe Briefe, insbesondere mit Tiemann, an den grundsätzlichen Positionen änderte sich jedoch nichts[677]. Die tonangebenden Nationalsozialisten innerhalb der Fakultät traten gegen, die nationalsozialistischen Führer der Universität für Harnapp ein. Geschickt und erfolgreich gelang es Dekan Schulemann aber, die entscheidenden Stellen in Universität und Partei von einer offenen Parteinahme gegen die Fakultät abzuhalten. Einerseits betonte er,

670 UA Bonn, PA 2842 Harnapp, Chudoba an REM, 27.1.1942, Durchschrift.

671 UA Bonn, PA 2842, Klapp an Rektor, 21.2.1942.

672 Vgl. Lentze, Kinderklinik, S. 244.

673 UA Bonn, PA 2842 Harnapp, Gutachten über Harnapp, Abschriften, 2.3.1942; ebd., MF 79/87, Gutachten Bessau, 11.11.1942, Abschrift. – Auch Goebel und Heubner können als überzeugte Nationalsozialisten angesehen werden. Vgl. zu Fritz Goebel Seidler, Kinderärzte, S. 31 ff. und S. 64 und zu Heubner Kap. 10.2.5.

674 UA Bonn, PA 2842 Harnapp, Gutachten über Harnapp, Abschriften, 2.3.1942.

675 UA Bonn, PA 2842 Harnapp, Gutachten über Harnapp, Abschriften, 2.3.1942.

676 BA Berlin, BDC-Dossier Harnapp, Klingelhöfer/REM an Kurator Bonn, 18.4.1942. Klingelhöfer teilte mit, dass es „nicht beabsichtigt" sei, den Harnapp „erteilten Auftrag zurückzuziehen".

677 UA Bonn, PA 2842 Harnapp, Chudoba an Tiemann, Einschreiben, Durchschrift, 17.2.1942, wo sich Chudoba über die ausbleibende erbetene Stellungnahme beschwert und „diese Inkorrektheit gegen mich als Rektor" rügt; ebd., Chudoba an Selter, 23.2.1942; ebd., Tiemann an Chudoba, 4.5.1942.

die Fakultät wolle den als hyperaktiv beschriebenen Harnapp „außerhalb von Bonn" durchaus fördern, machte andererseits aber unmissverständlich klar, dass sie alles „in ihren Kräften stehende tun" werde, um dessen Berufung nach Bonn zu verhindern[678]. Am 1. Februar 1943 konnte Dekan Schulemann seinem Kollegen Martini, dem er für seine aus den Akten im einzelnen nicht ersichtliche „Vorarbeit" („eigentlich haben Sie das Ganze getan") dankte, mitteilen, dass er „im Einverständnis mit Magnifizenz" zum maßgeblichen Ministerialbeamten Paul Klingelhöfer nach Berlin reisen werde, um ihm die Vorschlagsliste für die Nachfolge Knauer zu überreichen und die Lage zu erläutern[679]. Der Senat hatte sogar geraten, die Ablehnung Harnapps „schärfer und deutlicher" zu machen und „den Antrag auf Ernennung des Herrn Harnapp zum a. pl. Professor zunächst noch zurückzustellen"[680]. Diesem Vorschlag folgte die Fakultät[681].

Der Fall Harnapp entwickelte sich auch noch weiter, als der vorgelagerte Fall Knauer mit dessen formalen Ausscheiden am 1. April 1943 und der Wiederbesetzung des Lehrstuhls durch Otto Ullrich am 1. Oktober 1943 endgültig abgeschlossen schien[682]. Harnapp, durch den nach einer Formulierung des neuen Dekans Werner Schulemann „eine für die Kinderklinik dringend benötigte Assistentenstelle verstopft" wurde, hoffte auf eine Berufung nach Rostock oder auf eine Stellung in dem neu zu errichtenden Kinderkrankenhaus in Bad Godesberg[683]. Mochte auch die Godesberger Stadtspitze an einen derartigen Krankenhausneubau glauben und Harnapp entsprechend unterrichten, in Berlin dachte man nicht daran, das Vorhaben in Kriegszeiten zu realisieren[684]. Darüber

678 UA Bonn, MF 79/87, Dekan Schulemann an Dozentenführer Klapp, 27.1.1943: „Es ist Ihnen die Hyperaktivität des Herrn Dozenten Dr. Harnapp hinreichend bekannt. Auch aus diesem Grunde muss ich Sie bitten, meine heutige Mitteilung als strengst vertraulich zu betrachten".

679 UA Bonn, MF 79/87, Dekan Schulemann an Martini/z.Zt. Bühl bei Baden, 1.2.1943, Durchschrift. Zu dem Berufungsverfahren vgl. Kap. 2.10.3.

680 UA Bonn, MF 79/87, Dekan Schulemann an Martini/z.Zt. Bühl bei Baden, 1.2.1943, Durchschrift.

681 UA Bonn, MF 79/87, Gutachten über Harnapp, gez. Schulemann, 1.2.1943, Entwurf (Abschrift in: BA Berlin, BDC-Dossier Harnapp <PK>): „Harnapp [...] hat in anerkennenswerter Weise Ausbau und Umbau der Kinderklinik gefördert, und sich als Lehrer befähigt gezeigt. Wissenschaftlich ist er in dieser Zeit nicht besonders hervorgetreten. [...] [Ihm ist es] nicht gelungen, das Vertrauen der Bevölkerung und Ärzteschaft in dem Ausmass wiederzugewinnen, wie das der Fakultät [...] notwendig erscheint. Ebenso gelang es Herrn Harnapp nicht, den für eine dauernde harmonische Zusammenarbeit notwendigen persönlichen Kontakt mit den Mitgliedern der Fakultät zu erreichen."

682 Zu Ullrich vgl. Kap. 2.10.4.

683 BA Berlin, BDC-Dossier Harnapp (PK), REM an Harnapp „auf die persönliche Vorsprache am 20. Oktober 1943", 25.10.1943, Abschrift; ebd., BDC-Dossier Harnapp (REM), Harnapp an Kurator, 17.11.1943; UA Bonn, PA 2842 Harnapp, Schulemann an REM über Rektor und Kurator, 28.2.1944, Durchschrift (auch in: BA Berlin, BDC-Dossier Harnapp <PK>).

684 UA Bonn, PA 2842 Harnapp, Schulemann an REM über Rektor und Kurator, 28.2.1944, Durchschrift (auch in: BA Berlin, BDC-Dossier Harnapp <PK>); UA Bonn, MF 79/87, Harnapp an Dekan Schulemann, 27.1.1944; BA Berlin, BDC-Dossier Harnapp, Harnapp an Dekan Rostock/Berlin, 28.1.1944: „Da ich [...] erfahren habe, dass ich nicht auf die Berufungsliste für Rostock gesetzt worden bin, möchte ich mich um ein Krankenhaus bewerben und habe mich zu

hinaus bewarb sich Harnapp, der selbst nach Berlin davon berichtete, man trete ihm in Bonn „nicht eben freundlich“ entgegen, am 8. Februar 1944 um eine Chefarztstelle an einer der „Krankenhaussonderanlage[n] für Kinder“; diese sollten aufgrund der Kriegssituation im Rahmen der „Aktion Brandt“ außerhalb der Innenstädte eingerichtet wurden[685]. Harnapp hoffte auf die im Mai oder Juni fertiggestellte Anlage Nörvenich bei Düren und glaubte, „wahrscheinlich im Rheinland“ bleiben zu können[686].

Deshalb und aus gesundheitlichen Gründen – Harnapp musste aufgrund einer chronischen Gallenblasenentzündung Diät halten – schlug er Angebote zum Wechsel an andere Orte aus und nahm die offenkundige Antipathie seiner Kollegen in Kauf[687]. Als er mit Schreiben vom 6. Januar 1944 ersucht wurde, die Vertretung von Rudolf Degkwitz in Hamburg „wahrzunehmen“, reiste Harnapp umgehend nach Berlin und erreichte zum Entsetzen der Fakultät die Rücknahme der Versetzung[688]. Nach der Darstellung Harnapps kam diese Entwicklung dem zuständigen Referenten Maximilian de Crinis sehr entgegen, weil man in Hamburg gerne am bisherigen Lehrstuhlvertreter festhalten wollte[689]. Während de Crinis zumindest nicht gegen Harnapps Interessen wirkte, stand der einflussreiche

diesem Zwecke an die Stelle für Ärzteplanung im Innenministerium und an das Deutsche Rote Kreuz gewandt. Wie mir durch den Bürgermeister von Godesberg mitgeteilt wurde, ist der seit Jahren bestehende Plan, in Godesberg ein Kinderkrankenhaus zu errichten, wieder akut geworden, da zahlreiche Kinderkrankenanstalten in den rheinischen Großstädten infolge des Bombenterrors ausgefallen sind und Godesberg als sehr viel weniger luftgefährdet gelten kann. Wenn die äusseren Umstände die geplante Einrichtung zulassen, könnte ich die Chefarztstelle übertragen bekommen. [...] Aus dem Ministerium ist mir zugesagt worden, dass ich bis zur Übernahme einer Krankenanstalt an der Kinderklinik in Bonn bleiben kann, weil ich von hier aus die Verhandlungen über Einrichtungen usw. am besten führen kann und weil mir die Durchhaltung der Diät auf diese Weise ermöglicht wird.“

685 GStA PK Berlin, Rep. 76, Nr. 409, Harnapp an Kuhnert/REM, 24.2.1944; UA Bonn, MF 79/87, Harnapp an Dekan Schulemann, 27.1.1944; zur „Aktion Brandt“ vgl. Süß, Volkskörper, S. 282 ff.

686 GStA PK Berlin, Rep. 76, Nr. 409, Harnapp an Kuhnert/REM, 24.2.1944; UA Bonn, MF 79/87, Harnapp an Dekan Schulemann, 27.1.1944.

687 BA Berlin, BDC-Dossier Harnapp, Harnapp an REM, 19.1.1944, Abschrift.

688 UA Bonn, PA 2842 Harnapp, REM an Harnapp durch Kurator Bonn, 6.1.1944, Abschrift; BA Berlin, BDC-Dossier Harnapp, Harnapp an REM, 19.1.1944, Abschrift („Die Universität Hamburg ist eine der grossen Universitäten. Es ist darum ganz unwahrscheinlich, dass ich für den Fall, dass der Lehrstuhl frei würde, dorthin berufen würde. Dann aber würde mir nachgesagt werden, dass ich mich nicht nur in Bonn, sondern auch in Hamburg nicht bewährt hätte und ich würde für meine Laufbahn noch grösseren Schaden nehmen als mir durch die Bonner Vertretung bereits erwachsen ist. Den Vertretungsauftrag für Bonn vom 1.4.1940 bis 30.9.1943 habe ich unter schweren persönlichen Opfern übernommen. Bis zu den Terrorangriffen auf die Reichshauptstadt habe ich meine Wohnung in Berlin gehabt, da mir die Umzugsgenehmigung nicht erteilt wurde. Wenn ich meine Familie nicht auf eigene Kosten besuchsweise in die Umgebung von Bonn hätte kommen lassen, wäre ich während der gesamten Vertretungszeit von meiner Familie getrennt gewesen. Ich möchte in Anbetracht der Zeitverhältnisse eine Trennung von meiner Familie mit den fünf kleinen Kindern nach Möglichkeit vermeiden.“); UA Bonn, PA 2842 Harnapp, Schulemann an Rostock, 27.1.1944, Durchschrift; ebd., REM an Harnapp, 2.2.1944, Abschrift.

689 UA Bonn, MF 79/87, Harnapp an Dekan Schulemann, 27.1.1944.

an der Charité lehrende Dekan Paul Rostock auf Seiten der Bonner Fakultät. Rostock war der „Beauftragte für medizinische Wissenschaft und Forschung" beim „Bevollmächtigten für das Sanitäts- und Gesundheitswesen"[690]. Ihm gegenüber hatte sich Dekan Schulemann zuletzt im November 1943 „erneut schwer enttäuscht" über Harnapp gezeigt, weil er auf seiner Position ausharrte[691]. Die Fakultät und er selbst seien immer wieder bereit gewesen, Harnapps „Weiterentwicklung zu unterstützen" und Mängel in der Kinderklinik – „eine Infektionsabteilung an der Kinderklinik" war, so stellte sich während Ullrichs Berufungsverhandlungen heraus, „nicht ausgebaut worden" – ihm persönlich nicht zur Last zu legen[692]. Tatsächlich hatte Dekan Schulemann in einer Beurteilung für das Reichserziehungsministerium „besondere Verdienste" Harnapps im Zusammenhang mit dem „Ausbau und Umbau der Kinderklinik" gewürdigt und damit erklärt, wieso Harnapp zuletzt nicht „wissenschaftlich besonders hervorzutreten" imstande gewesen war; Schulemann hatte zudem die Erwartung formuliert, Harnapp werde sich „in Zukunft als Lehrer, Kliniker und Forscher gut weiter entwickeln"[693]. Nun aber schlug Schulemann barschere Töne an. Er plädierte dafür, Harnapp „die Leitung der Kinderabteilung eines Krankenhauses zu übertragen", zumal „bei dem heutigen Mangel an Spezialisten" es „nicht verantwortet werden" könne, „dass ein Kinderarzt [...] sich lediglich mit wissenschaftlichen Arbeiten [...] und mit Privatpraxis" beschäftige[694].

Nach Harnapps erfolgreicher Intervention in Berlin ließ Dekan Schulemann Harnapp seine Verärgerung deutlich spüren und forderte ihn auf, ihm schriftlich – „mündliche Verhandlungen" lehnte er ab – mitzuteilen, wieso er im Reichserziehungsministerium gegen die Interessen der Fakultät agiert habe[695]. Es folgten

[690] UA Bonn, MF 79/87, Rostock an Schulemann, 31.1.1944.

[691] UA Bonn, PA 2842 Harnapp, Schulemann an Rostock, 4.11.1943, Durchschrift (auch in: BA Berlin, BDC-Dossier Harnapp <PK>).

[692] BA Berlin, BDC-Dossier Harnapp (PK), Schulemann an Kurator, 16.9.1943, Durchschlag; UA Bonn, PA 2842 Harnapp, Schulemann an Rostock, 4.11.1943, Durchschrift (auch in: BA Berlin, BDC-Dossier Harnapp <PK>); vgl. ebd., PA 2842 Harnapp, Schulemann an REM über Rektor und Kurator, 28.2.1944 (auch in: BA Berlin, BDC-Dossier Harnapp <PK>).

[693] BA Berlin, BDC-Dossier Harnapp, Beurteilung Schulemanns, 16.9.1943, Abschrift. Siehe ähnlich: BA Berlin, BDC-Dossier Harnapp (REM), Rektor Chudoba an MR Breuer/REM, 7.9.1943.

[694] UA Bonn, PA 2842 Harnapp, Schulemann an Rostock, 4.11.1943, Durchschrift (auch in: BA Berlin, BDC-Dossier Harnapp <PK>).

[695] UA Bonn, PA 2842 Harnapp, Schulemann an Harnapp, 27.1.1944, Einschreiben, Durchschrift. Vgl. ebd., Schulemann an Rostock/Berlin unter Unterrichtung des Rektors, 21.3.1944 (auch ebd., MF 79/87). Rostock wie Karl Brandt selbst wussten nichts von einem Vorhaben, Harnapp „als Arzt im Rahmen der Krankenhaussonderanlage ‚Aktion Brandt' einzustellen". Harnapp vermutete eine Einflussnahme Schulemanns und suchte den Dekan auf. Schulemann schreibt ebd.: „Die Unterhaltung verlief wieder äusserst unerfreulich, da Harnapp sich in gewohnter Dialektik nach allen Richtungen hin drehte und wendete, so dass ich ihm zum Schluss erklärte, dass ich derart gewundene Unterhandlungen nicht zu führen pflege und ihm nur dringend empfehlen könne, sich so schnell wie nur irgend möglich irgendeinen Wirkungskreis ausserhalb von Bonn zu suchen." – Vgl. auch ebd., MF 79/87, Rostock an Schulemann,

weitere, von Schulemann oft mit Hilfe von Rektor, Kurator und Klinikdirektor Ullrich in die Wege geleitete Schritte, die bewirken sollten, dass Harnapp, wie Dekan Schulemann ironisch bemerkte, „baldmöglichst Gelegenheit gegeben wird, seine Arbeitskraft ausserhalb von Bonn seiner Fachausbildung entsprechend voll wieder einzusetzen“[696]. Zuvor war der Versuch des Berliner Dekans Rostock gescheitert, Harnapp wie früher Berlin zuzuordnen[697]. Das Reichserziehungsministerium beschied Rostocks Ansinnen abschlägig; es war im übrigen zwischen den befreundeten Dekanen Schulemann und Rostock abgesprochen worden und keinesfalls auf Berliner Sympathien für Harnapp zurückzuführen[698]. Ebenso vergeblich hatte wenig später Schulemann auf Anregung Ullrichs versucht, Harnapp gegen Walter Brenner, einen Schüler Ullrichs und Stabsarzt der Luftwaffe, auszutauschen; auch Harnapp gehörte der Luftwaffe an, war aber uk gestellt[699]. Obwohl, wie Ullrich am 10. Januar 1944 schrieb, aufgrund der Kriegslage „die Sterblichkeitsziffern weit über der Zahl der unvermeidbaren Todesfälle“ lag, erschien Ullrich wie Dekan Schulemann die „Beschäftigung“ des kalt gestellten Harnapp „im klinischen Betriebe aus zahlreichen Gründen völlig ausgeschlossen“[700].

Harnapp wollte bis zum Wechsel an ein neu eingerichtetes Kinderkrankenhaus trotz der ständigen Schikanen – u.a. beklagte er sich über den Entzug seines Arbeitszimmers, „obwohl es keine neue Verwendung gefunden“ habe – in Bonn zur Bedeutung des biologischen Calciums forschen und bat daher um Verlängerung des Arbeitsvertrages für seine technische Assistentin Dammaier[701]. Seinem Ersuchen fügte er ein Anschreiben bei, in dem er seine Situation beschrieb und von der „Besorgnis“ sprach, man werde den Antrag „zum Anlaß nehmen“, seiner „Tätigkeit hier in Bonn eine Ende zu bereiten“[702].

31.1.1944; ebd., PA 2842 Harnapp, Schulemann an REM über Rektor und Kurator, 28.2.1944, Durchschrift (auch in: BA Berlin, BDC-Dossier Harnapp <PK>).

696 GStA PK Berlin, Rep 76, Nr. 409, Schulemann an Kurator über Rektor, 28.2.1944 (auch in: BA Berlin, BDC-Dossier Harnapp <PK>); vgl. zustimmend UA Bonn, PA 2842 Harnapp, Chudoba an REM durch Kurator, 2.3.1944, ebd., Chudoba an REM durch Kurator, 3.3.1944.

697 BA Berlin, BDC-Dossier Harnapp, Dekan Rostock/Berlin an REM, 18.12.1943. Vgl. auch UA Bonn, MF 79/87, Rostock an Dekan Schulemann, 25.3.1944: „Die ganze Angelegenheit Harnapp wird durch sein in hohem Grade ungewandtes Verhalten immer komplizierter. Ich würde Ihnen wünschen, daß Sie ihn bald loswerden, obwohl für mich dann die Frage seiner Verwendung in Berlin keineswegs einfach sein wird.“

698 BA Berlin, BDC-Dossier Harnapp, Bessau/Berlin an Dekan Rostock/Berlin, 13.11.1943.

699 BA Berlin, BDC-Dossier Harnapp, Schulemann an Rostock/Berlin, 9.12.1943.

700 UA Bonn, MF 79/87, Ullrich an Schulemann, 10.1.1944; ebd., Schulemann an Rostock/Berlin, 11.1.1944. Schulemann beabsichtigte, am 19. Januar 1944 in Berlin mit Rostock zusammenzutreffen. – Zur Lage der Kinderklinik während des Krieges vgl. Kap. 2.10.4.

701 GStA PK Berlin, Rep. 76, Nr. 409, Harnapp an Kuhnert/REM, 24.2.1944; ebd., Harnapp an REM über Kurator, 24.2.1944.

702 GStA PK Berlin, Rep. 76, Nr. 409, Harnapp an Kuhnert/REM, 24.2.1944. – Siehe auch ebd., MF 2026, Ullrich an Dekan Schulemann, 21.2.1944 (auch in: BA Berlin, BDC-Dossier Harnapp <PK>).

Im Mai 1944 hatte die Medizinische Fakultät ihr Ziel erreicht. Harnapp wurde als leitender Arzt an die städtische Kinderklinik in Posen abgeordnet und durfte hoffen, das Ordinariat für Kinderheilkunde an der dortigen Reichsuniversität übernehmen zu können[703]. Dies war für ihn um so bedeutsamer, als seine Beurteilungen sich dramatisch verschlechterten und er trotz Intervention Hans Reiters, des Präsidenten des Reichsgesundheitsamts, auf der Berufungsliste für Rostock Ende 1943 unberücksichtigt geblieben war[704]. Dabei werden die zurückhaltenden, wenn auch keinesfalls rundum negativen Äußerungen, die Bonner Fakultätsmitglieder auf Anfrage direkt an die Ostsee gelangen ließen, eine bedeutende Rolle gespielt haben[705]. Selbst sein Doktorvater Georg Bessau hielt ihn zwar nach wie vor für ein Ordinariat geeignet, bemerkte aber nun, Harnapp habe „in Bonn in vielfacher Hinsicht versagt"[706]. Bessaus Kollege Johann Duken, ein gefährlicher Nationalsozialist, hielt fest, Harnapp sei „ein sehr anmassender Mensch [...], bei dem der Verstand vielleicht viel, aber die anderen menschlichen Eigenschaften wenig bedeuten"[707]. Auch die Stadt Bonn war zuletzt deutlich geworden. Nachdem das Endenicher Josef-Basten-Heim zur Kindergenesung am 4. März 1944 nach einem Bombenangriff ausgebrannt war, forderte sie Harnapps Laborräume in der Lennéstraße ein und stellte mit Unverständnis fest, dass „Harnapp noch hier ist und nicht da, wo dringender Bedarf ist"[708].

2.10.4. Pädiater, Erbbiologe und Organisator in schwerer Zeit – Otto Ullrich

Anders als Hans Knauer und auch sein Vertreter Oskar Harnapp kam Otto Julius Ullrich mit Zustimmung, sogar auf Wunsch der Fakultät und mit Unterstützung der Stadtverwaltung nach Bonn[709]. Nicht „passiver Widerstand", sondern tätige

[703] UA Bonn, PA 2842, Dekan Monjé/Posen an Rektor Bonn, 5.7.1944 ; ebd., Harnapp, Kurator i.V. Weber an Rektor, 8.7.1944. Siehe auch: BA Berlin, BDC-Dossier Harnapp (REM), Harnapp an Kurator, 28.4.1944.

[704] BA Berlin, BDC-Dossier Reiter, Reiter an de Crinis/REM, 24.9.1943; ebd., de Crinis/REM an Reiter, 1.10.1943; UA Bonn, MF 79/87, Harnapp an Dekan Schulemann, 27.1.1944.

[705] UA Bonn, MF 79/87, Ullrich an Haselhorst/Rostock, 12.10.1943, Durchschrift („Er muss wohl anfänglich durch übertriebenes Selbstbewusstsein verschiedentlich angeeckt sein und in der Klinik seine materiellen und wissenschaftlichen Interessen etwas zu sehr in den Vordergrund gerückt haben."); ebd., Siebke an Haselhorst/Rostock, 29.10.1943, Durchschrift („Harnapp wird [...] gelernt haben, er wurde schon hier in letzter Zeit deutlich zurückhaltender und weniger egozentrisch") (auch in BA Berlin, BDC-Dossier Harnapp <PK>).

[706] BA Berlin, BDC-Dossier Harnapp, Beurteilung Bessaus, 20.10.1943.

[707] BA Berlin, BDC-Dossier Harnapp, Beurteilung Dukens, 29.1.1944.

[708] BA Berlin, BDC-Dossier Harnapp <REM>), Stadt Bonn, Der Oberbürgermeister, Amt 50/1 an Rektor Bonn, 18.3.1944.

[709] BA Berlin, BDC-Dossier Harnapp <PK>, Schulemann an Kurator Bonn, 16.9.1943, Durchschlag.

Verantwortung in der schwierigen Endphase des Krieges und in der Nachkriegszeit bestimmten das Wirken von Otto Ullrich[710].

Die Fakultät setzte Ullrich auf der Anfang 1943 dem Reichserziehungsministerium eingereichten Berufungsliste an die erste Stelle, vor dem Gießener Klinikdirektor Walter Keller und den tertio et aequo loco gesetzten Albert Viethen (Erlangen) und Peter Josef Becker (Marburg)[711]. Ullrich gehörte zwar völkischen Kreisen an und betonte während der NS-Zeit, sich am Tag des „Marschs auf die Feldherrnhalle" 1923 als „Freicorpsangehöriger" in München aufgehalten zu haben, bestätigte im „Entnazifizierungsverfahren" auch, im November 1932 und

[710] Höpfner, Universität, S. 301. – Otto Julius Ullrich wurde am 7. Januar 1894 im sächsischen Werdau geboren. Er war der Sohn eines Fabrikbesitzers und evangelisch-lutherischer Konfession. Nach dem 1912 am Zwickauer Realgymnasium abgelegten Abitur studierte er Medizin in Heidelberg und München, wo er im Juli 1920 das Staatsexamen ablegte und am 8. Juli 1920 approbiert, am 25. August 1920 promoviert wurde. Nach Assistententätigkeit an der Münchener Universitätskinderklinik und am dortigen Hygienischen Institut wurde er im Mai 1925 Oberarzt und stellvertretender Direktor der Universitätskinderklinik München. Am 25. Februar 1929 erhielt er die Zulassung als Privatdozent. Tertio loco befand sich sein Name im Sommer 1933 auf der Berufungsliste für den Lehrstuhl der Kinderheilkunde an der Universität Gießen. Im Januar 1934 wechselte er als ärztlicher Direktor an das Kaiserin-Auguste-Viktoria-Haus in Berlin-Charlottenburg und wurde außerordentlicher Professor. Schon nach einem Jahr folgte er dem Ruf, als Chefarzt an die Kinderklinik der städtischen Krankenanstalten in Essen zu wechseln. Am 1. August 1939 wurde er ordentlicher Professor und Direktor der Universitätskinderklinik Rostock; am 1. Oktober 1943 wechselte er „in der gleichen Diensteigenschaft" nach Bonn. Er starb am 22. Oktober 1957. – Verheiratet war Ullrich seit dem 28. September 1929 mit der evangelischen Ärztin Elfriede Eveline Josephine Ayrer. Das Paar hatte zwei Kinder, geboren am 18.7.1932 (Almuth) und am 23.1.1938 (Michael). – Ullrich trat im September 1914 als Kriegsfreiwilliger dem Heer bei. Nach mehrjährigem Fronteinsatz wurde er als Feldhilfsarzt entlassen. Ausgezeichnet wurde er u.a. mit dem EK II, der silbernen Friedrich-August-Medaille, dem Albrechtskreuz, dem Ehrenkreuz für Frontkämpfer und dem Treuedienst-Ehrenzeichen in Silber. Seit Dezember 1937 war er Stabsarzt der Reserve. Zu Beginn des Zweiten Weltkriegs war Ullrich bis Ende Oktober 1939 Chefarzt des Reservelazaretts Kühlungsborn, wurde dann aber dauerhaft uk. gestellt. Nach dem Fliegernagriff auf Bonn am 18. Oktober 1944 erhielt er das Verdienstkreuz zweiter Klasse. – Am 9. November 1923 war er „Freicorpsangehöriger [...] in München". Im selben Jahr trat er dem Bund Oberland bei, später dem NSD-Ärztebund (Anwärter seit 1934), dem Reichskriegerbund (Kyffhäuserbund) sowie dem Altherrenbund der deutschen Studenten (in der Kameradschaft Paul de Lagard München; 1936). – Quellen: UA Bonn, PA Ullrich; BA Berlin, BDC-Dossier Ullrich; BA Aachen, Zentralnachweisstelle; HStA Düsseldorf, NW 1049-59362, Entnazifizierung Otto Ullrich. – Literatur: A.[lfred] Wiskott, Otto Ullrich zum Gedächtnis, in: Zeitschrift für Kinderheilkunde, 81 (1958), S. 1–4; H.[ans]-R.[udolf] Wiedemann, Otto Ullrich †, in: Monatsschrift für Kinderheilkunde, Jg. 1957, S. 26–28; Anonymus, Professor Otto Ullrich, in: Rheinische Friedrich-Wilhelms-Universität Bonn. Chronik und Bericht über das Akademische Jahr 1957/58, Jg. 73, N.F. Jg. 62, S. 19; Heinz Weicker, Otto Ullrich 1894–1957, in: Steudel/Mani, Bonner Gelehrte, S. 339–349.

[711] BA Berlin, BDC-Dossier Ullrich, „Beurteilung der Universität Bonn", gez. Schulemann, 29.1.1943, Abschrift; ebd., Vorschlagsliste Nachfolge Knauer, 1.2.1943, Abschrift; UA Bonn, MF 79/87, Dekan Schulemann an Dozentenführer Klapp, 27.1.1943, Durchschrift; ebd., Schulemann an REM über Rektor, 1.2.1943, Durchschrift; ebd., „Erläuterungen zur Vorschlagsliste" gez. Schulemann, 29.1.1943, Durchschrift (auch in: BA Berlin, BDC-Dossier Harnapp <PK>); UA Bonn, MF 79/87, Martini an Dekan MF, 26.1.1943.

im März 1933 die NSDAP gewählt zu haben, trat der Partei aber nie bei[712]. Im Reichserziehungsministerium war man der seit nunmehr einem Jahrzehnt andauernden, nicht zuletzt durch die Berliner Personalentscheidungen verursachten Querelen um die Bonner Kinderklinik offenbar derart müde, dass man das Bitten von Dekan Schulemann erhörte, obwohl alle anderen vorgeschlagenen, Ullrich aber nachgeordneten Pädiater Parteigenossen waren. Schulemann hatte in seiner Beurteilung geschickt die charakterlichen Eigenschaften Ullrichs betont, die sich deutlich von denen Knauers und Harnapps abgehoben zu haben scheinen. Der gelobte „Kliniker, Konsilarius und Redner" verfüge über „Takt", „Geradheit" sowie „Gewandtheit"; „klinischen und organisatorischen Aufgaben" sei er „immer in vollem Masse gewachsen" gewesen[713].

Ullrichs Tätigkeit stand ganz im Zeichen des Kriegs. Schon im Januar 1944 sandte er ein dramatisches Hilfeersuchen nach Berlin[714]. Doch die Lage sollte sich noch in demselben Jahr erheblich verschlimmern. Bereits in Rostock hatte er vor dem Ruf nach Bonn die weitgehende Zerstörung seiner Klinik erlebt[715]. Nun geschah in Bonn ähnliches. Während die Klinikgebäude in der Lennéstraße bei dem großen Angriff auf Bonn am 18. Oktober 1944 zwar stark beschädigt, aber doch nicht zerstört wurden, kam zu Weihnachten 1944 mit einem weiteren Fliegerangriff das Aus. Die Klinik wurde daraufhin zweigeteilt und „in die ländlichen Exil-Abteilungen" nach Oberkassel auf der rechten Rheinseite sowie in die Vorgebirgsgemeinde Bornheim ausgelagert[716]. Beide „Ausweichstellen" boten jeweils 65 Patienten Platz, verfügten indes nicht über ausreichende „Isolierungsmöglichkeiten"[717]. Die Vorlesungen wurden noch bis 1950 in der Nervenklinik abgehalten[718].

In der Nachkriegszeit bekannte sich Ullrich, seit 1940 Herausgeber der „Zeitschrift für Kinderheilkunde", dazu, „ebenso" wie Kurt Pohlisch „eine enge Verbindung von Klinik und Erbbiologie" angestrebt zu haben. Entsprechend wohlwollend interpretierte er Pohlischs Wirken und setzte sich für den T 4-Gutachter lebhaft ein[719].

[712] UA Bonn, PA 9934 Ullrich, Fragebogen der Militärregierung, 26.5.1946; ebd., MF Bonn, PA Ullrich, Karteikarte. Die Gestapo meldete 1939, ihr sei „Nachteiliges" über Ullrich „in politischer, krimineller und abwehrpolizeilicher Hinsicht nicht bekannt geworden" (HStA Düsseldorf, Gestapo RM 58/5391 Otto Ullrich, Stapo-Außenstelle Essen an Stapo Düsseldorf, 8.2.1939). – Die Angabe Höpfners, Ullrich habe seit 1934 der „SA Res." angehört, fand sich nicht bestätigt (Höpfner, Universität, S. 303).

[713] BA Berlin, BDC-Dossier Ullrich, „Beurteilung der Universität Bonn", gez. Schulemann, 29.1.1943, Abschrift.

[714] Vgl. Kap. 2.10.4.

[715] Vgl. Höpfner, Universität, S. 302.

[716] H.G., Professor Dr. med. Otto Ullrich, in: Ärztliches Mitteilungsblatt für die Kreise Bonn-Stadt und Land, Euskirchen, Siegburg, Nr. 23 (1.12.1957), Sonderdruck o. S.

[717] HStA Düsseldorf, NW 109, Bericht Ullrichs, o.D. [1948]. Vgl. Weicker, Ullrich, S. 343, wo auch Nonnenwerth als Ausweichunterkunft genannt wird.

[718] H.G., Professor Dr. med. Otto Ullrich, in: Ärztliches Mitteilungsblatt für die Kreise Bonn-Stadt und Land, Euskirchen, Siegburg, Nr. 23 (1.12.1957), Sonderdruck o. S.

[719] HStA Düsseldorf, NW 1049-48516, Aufzeichnung Ullrichs, 26.2.1947.

2.11. Die Klinik und Poliklinik für psychisch und Nerven-Kranke

2.11.1. Ein überraschender Tod – Arthur Hübner

Die Nervenklinik war in den letzten Jahren der Weimarer Republik in die Verantwortung von Arthur Hübner übergegangen, der hier zwar seit 1906 tätig war, aber erst 1929 den Lehrstuhl seines Lehrers Alexander Westphal übernommen hatte[720]. Der überraschende Tod im März 1934 bewahrte Hübner vor zu großen Arrangements mit dem „Dritten Reich". Immerhin hatte Hübner noch im Januar 1934 einen nichtöffentlichen Vortrag über die „Bedeutung der psychiatrischen Eheberatung für die Rassenhygiene" gehalten – im Rahmen eines von Ernst Rüdin geleiteten erbbiologisch-rassenhygienischen Schulungskurses für Psychiater in München[721]. Im Februar 1934 wurde er von der Fakultät neben dem Gerichtsmediziner Friedrich Pietrusky als ordentliches Mitglied der infolge des „Erbgesundheitsgesetzes" gegründeten Erbgesundheitsobergerichte vorgeschlagen[722].

Über Kontakte zu dem den Nationalsozialismus ablehnenden Assistenten Gerd Peters ist nichts bekannt[723]. Peters war, vom Pathologischen Institut Ceelens

[720] Arthur Hübner wurde am 8. Oktober 1878 in Gnesen geboren. Er studierte in Berlin, Breslau und Würzburg, wo er 1903 promoviert wurde. Als Assistent kam er an das Siechenhaus Frankfurt am Main. Gleichzeitig arbeitete er in der Pathologie des Senckenbergischen Instituts. Anschließend wechselte er an die Berliner Städtische Irrenanstalt Herzberge. 1906 wurde Hübner klinischer Assistent an der Provinzial-Heil- und Pflegeanstalt sowie an der Psychiatrischen Klinik in Bonn. 1907 habilitierte er sich. 1929 wurde der zuvor zum Oberarzt aufgestiegene Hübner Ordinarius in der Universitätsnervenklinik, deren Neubau er wesentlich mitgestaltet hatte. In Personalunion übernahm er die Leitung der Provinzial-Heil- und Pflegeanstalt. Er starb am 26. März 1934. – Literatur: A.[lexander] Westpfahl [sic], Arthur Hübner †, in: Rheinische Friedrich-Wilhelms-Universität Bonn. Chronik und Bericht über das Akademische Jahr 1934/35, S. 20–25. – Zu Westphal vgl. Mani, Medizin, S. 29; Klaus Podoll, Beiträge zur medizinischen Kinematographie aus der Bonner Universitäts-Nervenklinik unter dem Ordinariat Alexander Westphals, in: Wolfgang Schaffer (Red.), Folgen der Ausgrenzung. Studien zur Geschichte der NS-Psychiatrie in der Rheinprovinz, Köln/Bonn 1995 (= Rheinprovinz, 10), S. 197–208, passim. Vgl. auch Gisela Gross/Gerd Huber/Wolfgang Maier, Klinik und Poliklinik für Psychiatrie und Psychotherapie, in: Schott, Universitätskliniken, S. 267–272.

[721] UA Bonn, MF 79/56, Programm, o.D. [Veranstaltung 8.–16.1.1934]. Vgl. Westpfahl, Hübner, S. 24.

[722] UA Bonn, MF 79/56, gez. Dekan Ceelen an Wissenschaftsminister durch Kurator, 6.2.1934. Vgl. von Münch/Brodersen, Gesetze, S. 113 ff.

[723] Gerd Peters wurde am 8. Mai 1906 in Bonn geboren. Der Katholik besuchte von 1912 bis 1925 Bonner Schulen, dann 1925/26 das Deutsche Kolleg Godesberg. Das Studium in Bonn schloss er 1931 mit dem Examen ab. Anschließend war er Medizinalpraktikant im Bonner Hygienischen Institut (1931) sowie im Krankenhaus Solingen (1931/32), bevor er als Assistent an das Krankenhaus Uerdingen wechselte. Vom 1. Oktober 1932 bis zum 31. September 1933 war er Assistent am Bonner Pathologischen Institut, dann vom 1. Oktober 1933 bis zum 31. Juni 1934 an der Psychiatrischen und Nervenklinik Bonn. Von 1934 bis 1939 arbeitete er als Assistent im Hirnpathologischen Institut München, bevor er zur Wehrmacht eingezogen wurde, wo er zuletzt den Rang eines Stabsarztes d.R. bekleidete und mit dem KVK II ausgezeichnet wurde. – Peters war Mitglied von NSDAP (ab 1938), SA (einige Monate 1934), NS-Dozentenbund (ab 1938), NSFK (ab 1938, Sanitätssturmführer), NS-Ärztebund (ab 1938) und Reichsluftschutzbund (ab 1936). Er gab nach dem Ende des NS-Regimes an, vor 1933 keiner Partei angehört zu

kommend, von Oktober 1933 bis Juni 1934 am Hygienischen Institut angestellt. Peters, Neffe des 1933 das Vermögen der Gewerkschaften verwaltenden Heinrich Bachem, pflegte nicht nur Kontakte zu Ceelen, sondern auch zu dem bald zur Emigration gezwungenen jüdischen Hirnpathologen Alfred Meyer[724].

2.11.2. Bildungsbürger und Euthanasiegegner – Hans Gruhle

Ein außergewöhnlich vielseitiger, hochgebildeter und mit zahlreichen Geistesgrößen seiner Zeit – neben vielen anderen Franziska Gräfin zu Reventlow, Max Weber, Ricarda Huch und Karl Jaspers – korrespondierender Mann war Hans Gruhle[725]. Er „genoss als Arzt, Wissenschaftler und Lehrer großes Ansehen bei Fakultät und Studenten. Die Fakultät war sich darüber einig, dass sie Prof. Gruhle als Nachfolger von Prof. Hübner vorschlagen würde."[726] Diese gutachterliche Äußerung des ersten Nachkriegsdekans Erich von Redwitz vom August 1945 findet durch die erhaltenen Unterlagen über die später gegen den Willen der Fakultät erfolgte Berufung von Kurt Pohlisch Bestätigung[727]. Überzeugte Gruhle mit seiner „fascinierenden Rednergabe" während seines Intermezzos von Mai bis Oktober 1934, wirkte der tatsächlich zum Nachfolger Hübners bestellte Pohlisch

haben und 1932/33 „demokratische" Parteien gewählt zu haben. – Im Dezember 1947 wurde Peters im Entnazifizierungsverfahren entlastet (Kat. V). – Quelle: HStA Düsseldorf, NW 1049-49598.

[724] HStA Düsseldorf, NW 1049-49598, Erklärung Peters', o.D. Siehe auch: ebd., Erklärung des Nervenarztes Albert Schmidt, 7.12.1945; ebd., Bericht des Gewerbeoberlehrers Heinrich Strawe, 18.12.1945. – Zu Meyer vgl. Kap. 3.1.4.

[725] Hans Walter Gruhle wurde am 7. November 1880 in Lübben/Lausitz geboren. Er besuchte von 1890 bis 1899 die Gymnasien Oels und Dresden. Das Studium in Leipzig, Würzburg und München schloss er 1904 mit dem Staatsexamen in München ab. Von 1931 an war Gruhle Oberarzt an der Universitätsnervenklinik Heidelberg. Von dort wurde er 1934 zum kommissarischen Direktor der Bonner Nervenklinik berufen. Nach dem dortigen Ausscheiden noch im selben Jahr und Zwischenstationen unter anderem in Stuttgart war Gruhle von 1936 bis 1939 Direktor der Heilanstalt Zwiefalten und von 1940 bis 1945 Direktor der Heilanstalt Weissenau bei Ravensburg. Bis 1952 stand er dann der Psychiatrischen und Nervenklinik Bonn vor, eine Stellung, die er für Kurt Pohlisch räumen musste. Nach Pohlischs Tod füllte er sie 1955/56 nochmals vertretungsweise aus. – Gruhle war mit seiner Frau Ada verheiratet und hatte zwei Kinder. – Gruhle trat nie in die NSDAP ein. Er war jeweils etwa ab 1938 Mitglied des Reichsbundes der deutschen Beamten, von NSV, NS-Reichskriegerbund, Deutschem Roten Kreuz und Reichsluftschutzbund. Er gab an, sich an seine Wahlentscheidung im November 1932 nicht mehr erinnern zu können und im März 1933 nicht gewählt zu haben. Er wurde im Entnazifizierungsverfahren in Kategorie V eingestuft. – Gruhle starb am 3. Oktober 1958. – Quellen: HStA Düsseldorf, NW 1049-54235; ebd., NW 15-258; BA Berlin, BDC-Dossier Gruhle; UA Bonn, MF-PA 91 Gruhle. – Literatur: Max Müller, Erinnerungen. Erlebte Psychiatriegeschichte 1920–1960, Berlin u.a. 1982, S. 211 ff.; Kurt Kolle, Hans W. Gruhle 1880–1958, in: Steudel/Mani, Bonner Gelehrte, S. 323–329.

[726] UA Bonn, MF-PA Pohlisch, Dekan Redwitz an von Weber/Universitätsuntersuchungsausschuss, 28.8.1945.

[727] Vgl. Kap. 10.2.9.

im Hörsaal eher schwach[728]. Auch ansonsten bestanden an Gruhles Kompetenz keine Zweifel, wohl aber wusste die NSDAP von seiner politischen Haltung. Er lehnte die nationalsozialistische Euthanasiepolitik ebenso ab wie das Sterilisationsgesetz[729]. Unter Karl Wilmans soll zudem in der Zeit, als Gruhle an der Universität Heidelberg tätig war, „eine Doktorarbeit über Hitlers hysterische Blindheit verfasst worden" sein, die Gruhle offenbar „mit zur Last gelegt" wurde[730]. So erfüllte Gruhle zwar seinen Lehrauftrag und übernahm auch die kommissarische Leitung der Nervenklinik, aber schon die kommissarische Leitung der Provinzialanstalt blieb ihm verwehrt[731].

Daran hat das geschickte Vorgehen der Fakultät nichts ändern können, die insgesamt vier Namen auf die Berufungsliste setzte. Von diesen Vieren waren drei an der Bonner Stellung nicht interessiert, nämlich – primo et aequo loco – die als Koryphäen betrachteten Ordinarien August Bostroem (Königsberg) und Walter Kretschmer (Marburg) sowie der im engeren Sinne an einer politischen Karriere interessierte – mit Gruhle secundo et aequo loco gesetzte – Österreicher Maximilian de Crinis[732]. Die Erkundigungen, die der NSDAP-Vertrauensmann Walter Blumenberg unter anderem bei Gustav Borger, dem NSDAP-Vertrauensmann an der Universität München, über Kurt Schneider (positiv), und bei Heinz Kürten, dem NSDAP-Vertrauensmann in Halle, über Karl Pönitz (negativ) einholte, blieben folgenlos[733]. Gruhle stand von Anfang an in Berlin zur Disposition. Nachdem sich im September/Oktober 1934 zunächst Walter Jacobi und dann Kurt Pohlisch bei dem als Lehrstuhlvertreter in Bonn anwesenden Gruhle als potentielle Nachfolger vorgestellt und erklärt hatten, die NSDAP habe sein Ausscheiden „aus der Universitätslaufbahn" verfügt, erkundigte sich Gruhle bei Ernst Rüdin, dem führenden NS-Rassenhygieniker und Bevollmächtigten des Reichsinnenministers[734]. Dieser bestätigte, „dass auf seine Veranlassung hin" Gruhles „Enthebung vom Amte erfolgt sei"[735]. In einem Privatschreiben an Paul Martini sprach Gruhle von

[728] HStA Düsseldorf, NW 1049-48516, Erklärung Gellers, 24.4.1946.

[729] UA Bonn, MF-PA Pohlisch, Dekan Redwitz an von Weber/Universitätsuntersuchungsausschuss, 28.8.1945.

[730] UA Bonn, MF-PA Pohlisch, Dekan Redwitz an von Weber/Universitätsuntersuchungsausschuss, 28.8.1945. Wahrscheinlich hat Wilmans Hitlers Krankengeschichte lediglich in Lehrveranstaltungen erwähnt. Vgl. Müller, Erinnerungen, S. 203.

[731] HStA Düsseldorf, NW 1049-48516, Pohlisch an Entnazifizierungshauptausschuss Stadtkreis Bonn, 15.8.1947.

[732] UA Bonn, MF-PA 91 (1) Gruhle, Dekan Ceelen an Wissenschaftsministerium durch Rektor und Kurator, 18.7.1934. Vgl. Kap 2.11.3.

[733] UA Bonn, MF 3106/2, Borger an Blumenberg, 9.5.1934; ebd., Kürten an Blumenberg, 20.4.1934 („Philosemit").

[734] HStA Düsseldorf, NW 15-258, Gruhle an Dekan MF Bonn, 23.5.1950, Abschrift (Original in: UA Bonn, MF-PA 91 <1> Gruhle). Vgl. auch die Darstellung Max Müllers, wonach zunächst ein Namensvetter Pohlischs versehentlich nach Bonn geschickt worden sei (Müller, Erinnerungen, S. 214).

[735] HStA Düsseldorf, NW 15-258, Gruhle an Dekan MF Bonn, 23.5.1950, Abschrift (Original in: UA Bonn, MF-PA 91 <1> Gruhle). Siehe auch: MHI Bonn, NL Martini, 1933–1938, Gruhle an Martini, 1.11.1934.

„einem klaren, sympathisch offenen Brief" Rüdins: „Ich sei seiner Meinung nach deshalb für einen Ordinarius der Psychiatrie heute nicht geeignet, weil ich mich nicht mit Leidenschaft und Begeisterung den Problemen der Rassenhygiene und Erbbiologie hingegeben habe."[736] Rüdin wird eine ähnliche Stellungnahme wie Walter Blumenberg zugegangen sein, in der Johannes Stein, der Internist an der Heidelberger Medizinischen Klinik und spätere SS-Sturmbannführer, Gruhle als unangenehmen Kritiker charakterisierte: „Diese Kritik z.B. in den Gutachten über die Frage der Sterilisierung bedeutet eine Gefahr. Ich fürchte, dass gerade der rheinische Klerus diese Position ausnützen wird"[737].

Bereits nach dem Erscheinen des Hildesheimer Landesmedizinalrats Jacobi hatte die Fakultät einen letzten Versuch bei dem zuständigen Referenten im Wissenschaftsministerium Werner Jansen unternommen. Sie gab ihrer Verwunderung über die Vorstellung des in Bonn wie auch „bei einigen" angefragten „auswärtigen Fachvertretern" völlig unbekannten Jacobi zum Ausdruck und wies nachdrücklich auf Gruhle hin: „Das Ministerium hat seinerzeit, als es die Vertretung der Psychiatrischen Klinik an Prof. Gruhle übertrug, den rechten Mann an die rechte Stelle gesetzt. Prof. Gruhle ist eine Persönlichkeit mit vorzüglichen charakterlichen Eigenschaften und hat eine Reihe ausgezeichneter, wissenschaftlicher Leistungen aufzuweisen, die seine wissenschaftliche Begabung in schönstem Lichte erscheinen lassen."[738] Auch dieses Schreiben blieb ohne Wirkung. Mit der Bekanntgabe der Berufung Pohlischs durch das Ministerium unternahm die Fakultät einen weiteren ungewöhnlichen Schritt[739]. Dekan Stöhr richtete ein überaus herzliches Dankschreiben an Gruhle, in dem es heißt: „Zahlreiche Berichte über Ihr glänzendes Lehrtalent kamen der Fakultät von studentischer Seite immer wieder zu Gehör. Sie wurden seinerzeit ohne Einwilligung der Fakultät mit der vertretungsweisen Leitung der Klinik beauftragt. Die Fakultät bedauert nunmehr aufrichtig Ihre Wegberufung. Es ist mir ein Bedürfnis, Ihnen, sehr geehrter Herr Kollege, für Ihre hiesige Wirksamkeit die größte Wertschätzung und den besonderen Dank der Fakultät auszusprechen."[740]

Gleichzeitig unternahm Paul Martini eine persönliche Initiative, um zumindest Gruhles Anstellung an einer Heilanstalt zu ermöglichen. Martini ließ Gruhle wissen, es sei ihm „nicht unmöglich", Rüdin, den er „von München her noch recht gut kenne", anzuschreiben[741]. Dies ist dann mit Gruhles Einverständnis wohl auch geschehen. Der Kernsatz in Martinis Entwurf lautet: „Das aber wissen wir, daß es Herrn Gruhle in der kurzen Zeit, die er hier war, in ungewöhnlicher Weise gelungen ist, die Studenten für sein Fach zu begeistern, und daß die Stu-

[736] MHI Bonn, NL Martini, 1933–1938, Gruhle an Martini, 12.11.1934.

[737] UA Bonn, MDF 3106/2, Stein/Heidelberg an Blumenberg, 11.5.1934.

[738] UA Bonn, MF-PA 91 (1) Gruhle, Dekan MF an Jansen/Wissenschaftsministerium, 25.10.1934, Abschrift.

[739] UA Bonn, MF-PA 91 (1) Gruhle, Rundbrief Dekan Stöhrs, 2.11.1934.

[740] UA Bonn, MF-PA 91 (1) Gruhle, Dekan Stöhr an Gruhle/Heidelberg, 2.11.1934, Abschrift. Siehe Gruhles Dank ebd., Gruhle an Dekan MF, 24.11.1934.

[741] MHI Bonn, NL Martini, 1933–1938, Martini an Gruhle, 10.11.1934, Durchschlag.

denten nicht der Ansicht waren, daß Herr Gruhle erbbiologisch nicht genügend interessiert sei (wobei natürlich eingewendet werden kann, daß den Studenten kein genügendes Urteil darüber möglich sei).“[742] Schließlich gelang es, für Gruhle „eine Lebensaufgabe in einer psychiatrischen nichtakademischen Anstalt“ zu finden[743].

2.11.3. Der T 4-Gutachter – Kurt Pohlisch

Kurt Pohlisch ist der Ordinarius der Bonner Medizinischen Fakultät, der am stärksten in die Medizinverbrechen des „Dritten Reichs“ involviert war[744]. Er stand nicht nur der Universitätsklinik mit 1256 und der Universitätspoliklinik mit 1050 Zugängen im Jahr 1937 vor, sondern traditionell auch der Provinzial-Heil-

[742] MHI Bonn, NL Martini, 1933–1938, Martini an Rüdin, 14.11.1934, Entwurf.

[743] MHI Bonn, NL Martini, 1933–1938, Martini an Rüdin, 14.11.1934, Entwurf.

[744] Kurt Karl Ferdinand Pohlisch, evangelisch, wurde am 28. März 1893 in Remscheid geboren. Dort besuchte er die Volksschule (1899–1903), dann das Realgymnasium (1903–1912). Im Sommersemester 1912 nahm er in Bonn das Medizinstudium auf. Zum Wintersemester 1912/13 wechselte er an die Kaiser-Wilhelm-Akademie für das militärärztliche Bildungswesen nach Berlin, wo er 1920 approbiert und 1921 promoviert wurde. Von 1920 bis 1934 war er Assistent an der Psychiatrischen und Nervenklinik der Charité, ab 1923 planmäßiger Assistent. Am 17. November 1928 habilitierte er sich. Am 12. Juni 1934 wurde er nichtbeamteter außerordentlicher Professor, bevor er am 23. November 1934 mit Wirkung ab 1. November 1934 als ordentlicher Professor und Direktor an die Psychiatrische und Nervenklinik Bonn wechselte. In Personalunion übernahm er gleichzeitig das Amt des Direktors der Provinzial-Heil- und Pflegeanstalt Bonn. Josef Abs bestätigte ihm, dass seine Ansprüche auf beide Gehälter „rechtlich begründet“ waren (HStA Düsseldorf, NW 1049-48516, Abs an Pohlisch, 16.12.1941). Pohlisch starb am 6. Februar 1955 als ordentlicher Professor der Psychiatrie und Neurologie und Direktor der Universitäts-Nervenklinik Bonn. – Verheiratet war Pohlisch seit dem 27. September 1921 mit der am 16. Juni 1896 geborenen Protestantin Gesine Adeline Martha Behling. Die Ehe blieb kinderlos. – Von April bis September 1912 war Pohlisch als Einjährig-Freiwilliger Sanitätsgefreiter. Als Angehöriger der Kaiser-Wilhelm-Akademie (1912–1920) wurde er zum Sanitätsoffizier ausgebildet. Am 24. März 1920 schied er aus der Laufbahn aus. Im Ersten Weltkrieg war er von September 1914 bis Dezember 1918 im Sanitätsdienst eingesetzt, zuletzt als Feldhilfsarzt. Im Zweiten Weltkrieg war Pohlisch Wehrkreisarzt in Münster, zuletzt in der Funktion eines beratenden Psychiaters und Feldoberfeldarztes. Offiziell eingezogen zur Wehrmacht wurde Pohlisch am 26. August 1939; am 12. März 1946 entließ man ihn aus der Kriegsgefangenschaft. Er erhielt das EK II (1915), das Ehrenkreuz der Frontkämpfer (1935) sowie die KVK II (1942) und KVK I (1944). – Pohlisch wählte im November 1932 laut Entnazifizierungsbogen die DVP; an der Wahl im März 1933 nahm er wegen einer Erkrankung nicht teil. Er gehörte ab Juli 1937 der NSDAP (Nr. 4614419) als Anwärter an, bereits ab Mai 1933 als förderndes Mitglied der SS (Nr. 74007). Ab Dezember 1933 war er am Aufbau der Marine-HJ Berlin-Ost als Scharführer bzw. HJ-Hauptarzt beteiligt (Nr. 13532). Die HJ-Mitgliedschaft endete 1939. Am 25. Januar 1934 wurde er als Anwärter Mitglied des NSD-Ärztebundes (Nr. 6745). Außerdem gehörte er dem NSD-Lehrerbund, dem NS-Dozentenbund, der NS-Studentenkampfhilfe, dem NS-Reichsbund der Deutschen Beamten und der NSV an. – Quellen: UA Bonn, PA 7058 Pohlisch; ebd., MF-PA Pohlisch; HStA Düsseldorf, NW 1049-48516. – Literatur: Anonymus, Professor Kurt Pohlisch, in: Rheinische Friedrich-Wilhelms-Universität Bonn. Chronik und Bericht über das Akademische Jahr 1954/55, Jg. 70, N.F. Jg. 59, S. 19. – Zur Gutachtertätigkeit Pohlischs vgl. Kap. 2.11.3.

und Pflegeanstalt mit 1100 jährlichen Zugängen, der Provinzial-Kinderanstalt für seelisch Abnorme mit 700 jährlichen Zugängen und dem Rheinischen Provinzial-Institut für psychiatrisch-neurologische Erbforschung, in dem allein von 1936 bis 1938 „28000 rheinische Sippen und 750 000 Einzelpersonen" erfasst worden waren[745]. In der Klinik wurden allein im Jahr 1937 genau 326 „Gutachten für die Erbgesundheitsobergerichte und -gerichte" sowie 345 weitere „Gutachten für andere Gutachten erstellt"[746].

Schon 1933 war Pohlisch förderndes Mitglied der SS; in die NSDAP trat er erst 1937 ein. Pohlisch bekundete „offen", „von den nationalsozialistischen Ideen sehr angetan und ein Anhänger der rassistischen Ideen" zu sein[747]. Als besondere Forschungsgebiete gab Pohlisch in den dreißiger Jahren drei Themen an: „1) Psychiatrische Erblichkeitslehre. 2) Klinische Psychiatrie u. Neurologie. 3) Erforschung u. Bekämpfung der Seuchen (Alkoholismus, Morphinismus, Schlafmittelmissbrauch)."[748] Diese Schwerpunktsetzung brachte Pohlisch in enge Verbindung zu den nationalsozialistischen Vorstellungen von „Rassenhygiene". Pohlisch war lange den Weg eines seriösen Wissenschaftlers gegangen. In seiner von Karl Bonhoeffer begutachteten Habilitationsschrift hatte er die Theorie, Alkoholgenuss der Eltern sei auch außerhalb einer Schwangerschaft keimschädigend, widerlegt[749]. Die Erblichkeit der Epilepsie hielt er noch 1940 nur in einem eng umgrenzten und schwierig bestimmbaren Bereich für erwiesen[750]. Das hinderte ihn bereits zwei Jahre zuvor nicht, die Zwangssterilisierung für legitim zu halten: „Bei sehr typischem Gesamt kann auch ohne Erbnachweis sterilisiert werden."[751] Pohlisch war, daran ließ sein Lehrer Karl Bonhoeffer 1948 keine

[745] UA Bonn, MF-PA Laubenthal, Pohlisch an REM durch Dekan, 14.12.1938. Zur Entstehung der Königlichen Universitätsklinik und Poliklinik für Psychische und Nervenkranke 1908 unter dem Direktor der Provinzial-Irrenanstalt Alexander Westphal vgl. Klemens Dieckhöfer, Von der Irrenfürsorge zur wissenschaftlich begründeten Psychiatrie. 100 Jahre Rheinische Landesklinik Bonn, in: Bonner Geschichtsblätter, 35 (1984), S. 214–249, S. 229 f. – Die Irrenanstalt wurde noch 1908 in „Provinzial-Heil- und Pflegeanstalt" umbenannt. Vgl. ebd., S. 230.

[746] UA Bonn, MF-PA Laubenthal, Pohlisch an REM durch Dekan, 14.12.1938. – Für das Kriegsjahr 1943 sind für den Bereich der Klinik 214 und der Poliklinik 2082 Fälle in den Akten verzeichnet (UA Bonn, MF-PA Laubenthal, Antrag Pohlischs, 17.3.1944).

[747] UA Bonn, MF-PA Pohlisch, Dekan Redwitz an von Weber/Universitätsuntersuchungsausschuss, 28.8.1945.

[748] UA Bonn, PA 7058, Personalkarteikarte, o.D.

[749] Kurt Pohlisch, Die Persönlichkeit und das Milieu Delirium-tremens-Kranker der Charité aus den Jahren 1912–25, in: Monatsschrift für Psychiatrie und Neurologie, 63 (1927), S. 136–179; ders., Die Nachkommenschaft Delirium tremens-Kranker. (Ein Beitrag zur Frage Alkoholismus und Keimschädigung.), in: Monatsschrift für Psychiatrie und Neurologie, 64 (1927), S. 108–136. Vgl. Gerrens, Ethos, S. 33.

[750] Kurt Pohlisch, Die erbliche Fallsucht. Allgemeiner und klinischer Teil, in: Arthur Gütt (Hg.)/Ernst Rüdin (Red.), Handbuch der Erbkrankheiten, 3, Die erbliche Fallsucht. Der Erbveitstanz (Huntingtonsche Chorea). Der schwere Alkoholismus, Leipzig 1940, S. 1–102, passim; ders., Erbpflegerischer Teil, in: Gütt/Rüdin, Handbuch der Erbkrankheiten, 3, S. 177–184. Vgl. Gerrens, Ethos, S. 33.

[751] Kurt Pohlisch, Epilepsie, in: Der Erbarzt. Sonderausgabe der gleichnamigen Beilage zum „Deutschen Ärzteblatt", 5 (1938), S. 4–9, S. 9.

Zweifel, in seiner Zeit an der Berliner Charité ein überzeugter Nationalsozialist gewesen, hatte freilich „als Arzt sich als gewissenhaft, fleissig und human gezeigt“[752]. Nach Pohlischs Wechsel traf Bonhoeffer seinen Schüler erst 1943 wieder. Damals habe sich Pohlisch „wie so viele [...] als ziemlich geheilt“ dargestellt[753]. 1947 wünschte Bonhoeffer, Pohlisch möge von seiner Arthritis genesen und „die Entnazifizierung bald hinter sich“ haben[754].

In den wenigen Monaten zwischen dem Inkrafttreten des Erbgesundheitsgesetzes und seinem Abschied von der Charité sprach sich Pohlisch in zehn Gutachten achtmal für und nur zweimal gegen eine Sterilisation aus. Zwar ist es problematisch, aufgrund der relativ niedrigen Fallzahl und der keineswegs repräsentativen Fallauswahl Vergleiche anzustellen, doch ist die Quote 80 % einzigartig[755]. Mit weitem Abstand folgte Pohlisch Jürg Zutt, der sich in 55 % (= 93 Fälle) seiner Gutachten für eine Sterilisation ausgesprochen[756]. Pohlisch bezeichnete denn auch später Bonhoeffers Einstellung zur Sterilisation als zu zurückhaltend[757]. In mehreren Aufsätzen und Vorträgen sprach er sich für die „Sterilisierung erblicher Schwachsinniger“ aus[758]. In anderen Fällen war er vorsichtiger. Als ihm 1939 von einem Epilepsiepatienten berichtet wurde, für den eine Sterilisierungsanordnung durch das Erbgesundheitsgericht Hanau zu befürchten war, griff Pohlisch zumindest nicht verschärfend ein[759]. Er hielt eine nichterbliche Fallsucht für möglich und berichtete dem Innenministerium entsprechend[760]. Dem betroffenen Patienten blieb die Sterilisierung zumindest vorläufig erspart[761].

An Pohlischs grundsätzlicher Übereinstimmung mit den Zielen der NS-Rassenhygiene hatten der Vertrauensmann der NSDAP in der Fakultät Walter Blumenberg, der Reichskommissar für Rasseforschung Ernst Rüdin und andere Parteiverantwortliche keine Zweifel. So wurde Pohlisch Bonner Ordinarius, ohne dass die Vorstellungen der Fakultät berücksichtigt worden wären. Freilich hatte sich Pohlisch „mit auf der Vorschlagsliste“ befunden, so dass seine Ablehnung

752 Bonhoeffer an Herta Seidemann, 15.11.1948, zit. n. Wenda Focke, Begegnung. Herta Seidemann. Psychiatrin [sic]-Neurologin 1900–1984. Ein biographischer Essay, Konstanz 1986, S. 148 f., S. 149.

753 Bonhoeffer an Herta Seidemann, 15.11.1948, zit. n. Focke, Begegnung, S. 149.

754 HStA Düsseldorf, NW 1049-48516, Schreiben Bonhoeffers, 20.1.1947, auszugsweise Abschrift.

755 Vgl. Gerrens, Ethos, S. 100.

756 Vgl. Gerrens, Ethos, S. 100.

757 Vgl. Pohlisch, Epilepsie, S. 9; Gerrens, Ethos, S. 100.

758 Zit. n. UA Bonn, MF-PA Pohlisch, Gutachten des Bonner Entnazifizierungsausschusses Gatermann/Bleibtreu/Claessens/Becker/Grütz, o.D. – Vgl. Kap. 10.2.9.

759 BA Berlin, R 1501, Nr. 3838, Lehmkuhl/Reichsinnenministerium an Pohlisch, 14.2.1939, Konzept.

760 BA Berlin, R 1501, Nr. 3838, Pohlisch an Linden/Reichsinnenministerium, 14.3.1939.

761 BA Berlin, R 1501, Nr. 3838, Regierungspräsident Kassel an Reichsinnenministerium, 28.10.1939.

schwerlich möglich war[762]. Dies unterschied den Fall Pohlisch von dem Walter Jacobis. Der Direktor der Magdeburger Nervenklinik, der vor Pohlisch ebenfalls von Blumenberg und Rüdin ausersehen und vom Ministerium berufen worden war, verzichtete nach einem Besuch bei seinen Bonner Kollegen im Oktober 1934. Er erklärte, nicht wegen seiner Parteimitgliedschaft nach Bonn berufen werden zu wollen[763]. Auch Jacobi hatte nicht zu den Favoriten der Fakultät gehört, die in ihrer Berufungsliste vom Juli 1934 primo et aequo loco August Bostroem (Königsberg) und Walter Kretschmer (Marburg) nannte. Von diesen Ordinarien wusste man in Bonn aber, dass sie nicht an den Rhein wechseln wollten. So hoffte man auf den an zweiter Stelle genannten, in Bonn wohlbekannten Lehrstuhlvertreter Gruhle, der freilich in deutlicher Opposition zum Nationalsozialismus stand und deshalb von der NSDAP ins Abseits gestellt wurde[764].

Pohlisch war mit der Ausstattung der Nervenklinik unzufrieden. Den Erhebungsbogen des Jahres 1936 ließ er mit dem Vermerk passieren, „dass die Klinik in ihrer bisherigen Form" ihren Aufgaben „aus räumlichen Gründen nicht mehr gewachsen" sei; insbesondere stationäre Beobachtungen konnten demnach weniger häufig als erforderlich durchgeführt werden[765]. Bis zu diesem Zeitpunkt waren frühere Anträge auf bauliche Änderungen ohne nachhaltigen Erfolg geblieben – obwohl Pohlisch im Januar 1935 subtil auf das Unvermögen in der Weimarer Zeit hingewiesen hatte, einen 1929/30 „bis ins Einzelne" ausgearbeiteten „Entwurf eines Anbaues" zu verwirklichen und auch an die neuen Aufgaben der Psychiatrie „für die Volksgesundheit" erinnerte: „Sterilisierungsgesetz, Erkennung und Förderung Erbgesunder, erbbiologische Bestandsaufnahme"[766]. Konkret bemängelte Pohlisch in dem neunseitigen Antragspapier, dass die Klinik für zwanzig Patienten ausgerichtet sei, durchschnittlich aber vierzig, bisweilen sechzig Patienten beherberge[767]. Insgesamt könne das Haus die Aufgaben nicht erfüllen, die ihm als Universitätsklinik zukämen. Zur Behandlung von neurologisch Kranken fehle es unter anderem an Möglichkeiten zum Röntgen, zu Lufteinblasungen und Hirnpunktionen[768]. Geisteskranke könnten schon deshalb „so gut wie gar nicht aufgenommen" werden, weil es keine Nachtwache gebe. Daher sei es „nicht möglich", so hob Pohlisch nachdrücklich hervor, „Aerzten und Medizinalpraktikanten die nötigen klinischen Erfahrungen zur Ausbildung in der Erbgesundheitspflege zu vermitteln"[769]. Pohlisch konnte freilich nicht unterschlagen, dass für den klinischen Unterricht „die Kranken der Prov. Anstalt zur Verfügung"

[762] UA Bonn, MF-PA Pohlisch, Dekan Redwitz, Gutachten über Pohlisch, 28.8.1945.

[763] Vgl. Höpfner, Universität, S. 307. – Siehe auch: HStA Düsseldorf, NW 15-258, Gruhle an Dekan MF Bonn, 23.5.1950, Abschrift (Original in: UA Bonn, MF-PA 91 <1> Gruhle).

[764] UA Bonn, MF-PA Pohlisch, Dekan Redwitz, Gutachten über Pohlisch, 28.8.1945. – Vgl. Kap. 2.11.2.

[765] GStA PK Berlin, Rep. 76, Nr. 407, Erhebungsbogen Nervenklinik, o.D., 1936.

[766] UA Bonn, MF 79/71, Pohlisch an Kurator, 5.1.1935, Durchschlag.

[767] UA Bonn, MF 79/71, Pohlisch an Kurator, 5.1.1935, Durchschlag.

[768] UA Bonn, MF 79/71, Pohlisch an Kurator, 5.1.1935, Durchschlag.

[769] UA Bonn, MF 79/71, Pohlisch an Kurator, 5.1.1935, Durchschlag.

standen, „welche mehr als 95% der Kollegfälle" stelle[770]. Wäre die Nähe zu den Provinzialanstalten und -instituten nicht gegeben, wäre „wissenschaftliche Forschung" kaum möglich[771]. Pohlischs Plan sah vor:

- „Je 1 offene und je 1 geschlossene Abteilung für Männer und Frauen mit insgesamt 57 belegbaren Betten, darunter 12 Betten für Patienten I. und II. Klasse",
- „je 1 Unterhaltungsraum für die 4 Stationen",
- Röntgeneinrichtung,
- Operationszimmer,
- Fahrstuhl,
- Verbesserung der Inneneinrichtung,
- hirnchirurgische Apparatur,
- 5000 bis 10 000 Mark für das Erbbiologische Institut,
- Aufstockung der Assistentenstellen auf zwei planmäßige (wie bisher) und zwei außerplanmäßige (bisher eine),
- Aufstockung des übrigen Personals um 3 Pfleger, 3 Pflegerinnen und 2 Hausmädchen (bisher: 1 Oberpfleger, 2 Pfleger, 1 Schwester, 2 Pflegerinnen, 4 Hausmädchen),
- Anstellung einer Schreibhilfe[772].

Die Fakultät unter Dekan Stöhr unterstützte Pohlischs Antrag lebhaft[773]. Die bewilligten Maßnahmen blieben aber weit hinter den Forderungen zurück.

Neuen Behandlungsmethoden stand Pohlisch offen gegenüber. Im Juli 1936 wurde die Insulinschocktherapie eingeführt, nachdem im März bereits die Hertzsche Privatklinik mit dieser Behandlungsmethode in Bonn begonnen hatte[774]. Nach einer im August 1935 einsetzenden Chronographie war die Bonner Klinik die sechzehnte Institution reichsweit, die den Insulinschock anwandte[775]. Diese Therapieform widersprach den Zielen erbbiologisch orientierter, Zwangssterilisationen befürwortender Psychiater wie Ernst Rüdin und Hermann Paul Nitsche[776]. Nur vermutet werden kann, dass deshalb über die Anwendung der Insulinschocktherapie in der von Pohlisch in Personalunion geführten Rheinischen Pro-

[770] UA Bonn, MF 79/71, Pohlisch an Kurator, 5.1.1935, Durchschlag

[771] UA Bonn, MF 79/71, Pohlisch an Kurator, 5.1.1935, Durchschlag.

[772] UA Bonn, MF 79/71, Pohlisch an Kurator, 5.1.1935, Durchschlag.

[773] UA Bonn, MF 79/71, Stöhr an Kurator durch Rektor, 18.1.1935, Abschrift.

[774] Vgl. Matthias Hamann-Roth, Die Einführung der Insulinschocktherapie im Deutschen Reich 1935 bis 1937, Wetzlar 2000 (= Studien zur Geschichte der Medizin im Nationalsozialismus, 2), S. 50 ff. – Zur renommierten 1849 gegründeten Hertzschen Privatklinik für psychisch Kranke vgl. Höpfner, Krankenhausgeschichte, S. 178 f. – Zu der aufgrund des zeitlichen Ablaufs nicht ganz plausiblen These, die „modernen" Schocktherapien hätten einem Fach, in dem die Patienten verstümmelt oder getötet wurden, zu einer Ansehenssteigerung verhelfen sollen, vgl. Müller-Hill, Wissenschaft, S. 45 ff.

[775] Vgl. Hamann-Roth, Einführung, S. 53 f.

[776] Vgl. Hamann-Roth, Einführung, S. 169; vgl. Müller-Hill, Wissenschaft, S. 45 f.

vinzialanstalt nichts bekannt ist[777]. Den Patienten konnte eine „Insulinkur" kaum die Furcht vor einer Zwangssterilisation nehmen. Dokumentiert ist der Fall des kommunistischen Hausierers Franz S., der im Oktober 1941 nach einer Insulinbehandlung und in Angst vor einer Sterilisierung in die Schweiz floh[778].

Die Einführung der Insulinschocktherapie wie die Ablehnung der These, Epilepsie sei erblich, brachten Pohlisch aber nicht in einen nachhaltigen Gegensatz zur NSDAP. Vielmehr blieb er einer der wichtigsten Ansprechpartner Rüdins. Belegt ist ein direkter Kontakt zwischen dem 19. und 23. Dezember 1936 in München, wo es um „ein vom Innen-Ministerium geplantes Handbuch der im Sterilisierungsgesetz enthaltenen Erbkrankheiten" ging[779].

Außerhalb der Forschung handelte Pohlisch durchaus in der Absicht, zur Verbreitung des Nationalsozialismus beizutragen. Im Januar 1943 legte er wie dem Oberpräsidenten der Rheinprovinz auch dem Rektor eine Aufzeichnung über Kontakte in die Niederlande und nach Belgien vor, die er zur Orientierung empfahl[780]: „Es geht insbesondere aus dem Bericht hervor, dass bereits einmalige Besuche von Vertretern dieser Länder in Bonn geeignet sind, die Verbreitung ausgesprochen nationalsozialistischen Ideengutes in diesen Ländern zu fördern."[781] Rektor Chudoba reagierte hocherfreut, regte weitere Besuche der Rotter-

777 Jedenfalls wird die Provinzialanstalt in Hammann-Roths Chronopsen (Hammann-Roth, Einführung, S. 49 ff. und 127 ff.) nicht genannt.

778 Vgl. Thomas Huonker, Diagnose: „moralisch defekt". Kastration, Sterilisation und Rassenhygiene im Dienst der Schweizer Sozialpolitik und Psychiatrie 1890–1970, Zürich 2003, S. 140.

779 UA Bonn, MF-PA Pohlisch, Pohlisch an Dekan Siebke, 15.12.1936.

780 HStA Düsseldorf, NW 4-208, Pohlisch an Oberpräsidenten der Rheinprovinz, 21.1.1943, Abschrift.

781 UA Bonn, PA 7058 Pohlisch, Pohlisch an Chudoba, 15.12.1942. – Der „Bericht" entstammt einem Brief des Leiters der Abteilung für ärztliche Bevölkerungspolitik am Gesundheitsamt zu Rotterdam, H. W. Scalongne. Er zeichnet sich durch Begeisterung für die in Deutschland eingeschlagenen Wege aus und ist in verschiedener Hinsicht aufschlussreich: „Im Juni des Jahres 1941 hatten meine Frau und ich das Vergnügen[,] zusammen mit einigen Kollegen das Rheinische Institut zu besuchen. Nachher waren Sie so freundlich[,] meiner Frau Dr. A. Scalongne-Briedé, einige Sonderdrucke über die Arbeit Ihres Instituts zu schicken. Wie sie Ihnen damals schrieb[,] hatten wir die Absicht[,] in unserem Lande nach rheinländischem Muster Eheberatungsstellen einzurichten und eine Bestandaufnahme der Bevölkerung vorzunehmen. Jetzt sind wir so weit[,] dass wir anfangen können. Ich arbeite als Arzt am Gesundheitsamte zu Rotterdam. An diesem Amte habe ich eine Abteilung für ärztliche Bevölkerungspolitik gegründet. Dr. Spruit, der Direktor des Rotterdamer Gesundheitsamtes, ist ein nationalsozialistischer Arzt[,] der völlig mit der Gründung und Einrichtung dieser Abteilung einverstanden ist. […] Selbstverständlich wird ein grosses Interesse gezeigt von der Seite der nationalsozialistischen Organisationen: Germanische in den Niederlanden, Jugendbewegung, Frauenorganisation, Wehrkorps, usw. Besonders erfreulich aber ist es zu erfahren[,] dass auch viele Volksgenossen[,] die keine Nationalsozialisten sind[,] einsehen[,] wie nützlich und notwenig die Eheberatung ist […]. Ausserhalb der meistens gesunden Personen[,] die zur Eheberatung kommen[,] untersuchen wir mit Hinsicht auf die Erblichkeitsforschungen auch asoziale und erblich belastete Sippen[,] die wir auswählen aus dem Material des städtischen Wohlfahrtsamtes[,] das uns zur Verfügung steht. Neben den Untersuchungen zwecks Eheberatung und Erblichkeitsforschung steht die Bestandsaufnahme der Bevölkerung. Bis jetzt sind meistens nur Einwohner von Rotterdam kartiert. Schliesslich aber soll Rotterdam der Mittelpunkt für die Kartierung des ganzen Landes

damer an und gratulierte Pohlisch dazu, dass er „für die Ausbreitung ausgesprochen nationalsozialistischen Gedankengutes" habe wirken können[782]. Nach dem Ende des NS-Regime erwähnte Pohlisch derartige Kontakte ins Ausland, um die internationale Verflechtung seiner Forschung zu betonen[783].

Bekannt ist, dass Pohlisch wiederholt Lehrveranstaltungen in Uniform hielt. Zu seiner Antrittsvorlesung trug er HJ-Uniform, im Krieg „schon mal" die des Sanitätsoffiziers der Wehrmacht (also keiner Parteigliederung)[784].

Die in der Psychiatrie beschäftigten Ärzte waren im Vergleich zu anderen Kliniken und Instituten auffallend stark nationalsozialistisch engagiert. Pohlisch, Direktor der Psychiatrischen und Nervenklinik, Direktor der Provinzial-Heil- und Pflegeanstalt, Direktor der Kinderanstalt für seelisch Abnorme und Direktor des Rheinischen Provinzial-Instituts für psychiatrisch-neurologische Erbforschung Bonn führte „Aufsicht über zahlreiche wissenschaftl.[iche] Begutachtungen in Erbfragen"; er war „Hauptarzt der H.J.", „Prüfer im Reichsberufswettkampf d.[er] Studentenschaft" und hielt „zahlreiche erbbiolog.[ische] Vorträge und Führungen für N.S.-Formationen"[785]. Alle vier Assistenten waren 1936 dem Nationalsozialismus verbunden, Florin Laubenthal als Vertragsarzt des DLV und Beisitzer des Bonner Erbgesundheitsgerichts, Herbert Mäurer als „Standartenarzt der S.A. mit starker Beanspruchung", Wilhelm Geller als „Mitglied des N.S.K.K. mit reichlicher Beanspruchung" sowie Wisch als „Mitglied der S.S."[786]. Zudem

werden. [...] Jetzt möchte ich Sie bitten[,] ob Sie die grosse Freundlichkeit haben wollen[,] mir alle Karten, Formulare usw. zu schicken[,] die Sie in Ihrem Institute gebrauchen. [...] Es kommt mir nämlich vor[,] dass wir in den Niederlanden genau ans Rheinland anschliessen müssen. [...] Zweitens möchte ich Sie fragen[,] wie Sie die Zwillinge verkarten. Wir werden eine Zwillingssonderkartei einrichten und möchten diese genau so machen wie Sie im Rheinland. [...] Es war uns eine Freude[,] Ihr Institut besuchen zu dürfen[,] und es wird uns eine Ehre sein[,] wenn wir die gleiche schöne Arbeit[,] die Sie in Bonn verrichten[,] in den Niederlanden in der gleichen Weise aufbauen können. Heil Hitler!" (UA Bonn, PA 7058 Pohlisch, Scalongne/Gesundheitsdienst Rotterdam an Pohlisch, 15.12.1942, Abschrift; auch in: HStA Düsseldorf, NW 4-208). Zu den auswärtigen Kontakten des Erbforschungsinstituts siehe auch: ALVR Brauweiler, MF 14, Nr. 14856, Pohlisch an Oberpräsidenten Rheinprovinz, 6.3.1937.

782 UA Bonn, PA 7058 Pohlisch, Rektor Chudoba an Pohlisch, 26.1.1943, Durchschlag.

783 Vgl. Kap. 10.2.9.

784 UA Bonn, MF-PA Pohlisch, Dekan Dirscherl an Rechtsanwalt Hungershausen, 15.3.1952.

785 GStA PK Berlin, Rep. 76, Nr. 407, Erhebungsbogen Nervenklinik, o.D., 1936. – Vgl. Pross/Aly, Wert, S. 181.

786 GStA PK Berlin, Rep. 76, Nr. 407, Erhebungsbogen Nervenklinik, o.D., 1936. – Herbert Otto Mäurer wurde am 31. Januar 1908 in Bad Ems geboren. 1947 bezeichnete er sich als „Theist auf der Basis christl. Ethik", der „in Konsequenz einer philosophisch-liberalen Einstellung" keiner Kirche angehöre. Mäurer besuchte die evangelische Volksschule Koblenz (1914–1918), das Realgymnasium Koblenz (1918–1927) sowie von 1927 bis 1932 die Universitäten Tübingen, Berlin, Innsbruck, Wien und Frankfurt am Main. Promoviert wurde er am 20. Juni 1934 in Frankfurt. Nach der Medizinalpraktikantenzeit an einem Koblenzer Krankenhaus kam er ebenfalls noch als Medizinalpraktikant am 16. Oktober 1933 an die Nervenklinik, wo er am 16. Januar 1933 zum Volontärassistenten, am 1. Juli 1934 zum apl. und am 1. Oktober 1934 zum plm. Assistenten aufstieg. Am 7. März 1941 schied er aus den Diensten der Universität aus und wurde zur Wehrmacht eingezogen, wo er zuletzt als Oberarzt und Stabsarzt fungierte. Am 2. Mai 1945 geriet er in amerikanische Kriegsgefangenschaft (Abteilungsarzt der Nervenab-

teilung der Gefangenenlazarette in Shedi, Livorno, Florenz und Pisa, bis 2. August 1946). Ausgezeichnet wurde er mit der Ostmedaille und dem KVK II. – Mäurer gehörte dem Akademischen Turnbund in Tübingen und Innsbruck an (1927–1934), trat am 1. August 1932 aus „jugendlich-idealistischen" Motiven (Selbstbeschreibung, 25.4.1947) der NSDAP und am selben Tag der SA bei. Zuletzt bekleidete er den Rang eines SA-Sanitätshauptsturmführers. Zudem war er Mitglied von NS-Dozentenbund (ab 1935), NSV (ab 1935), NS-Ärztebund (ab 1935), NS-Altherrenbund, Reichskolonialbund (ab 1937) und Reichsluftschutzbund (ab 1937) sowie der Gesellschaft deutscher Neurologen und Psychiater (ab 1937). Bei den Wahlen 1932 und 1933 hat er nach eigenen Angaben NSDAP gewählt. Das Entnazifizierungsverfahren wurde am 28. Mai 1947 mit der Einordnung in die Kategorie V abgeschlossen. Entlastende Zeugnisse stellten u.a. Pohlischs Sekretärin Tilli Hartisch („idealistisch", 14.8.1946), Oberpfleger Max Schichor („Mir ist genau bekannt, dass Herr Dr. Mäurer auch noch in den letzten Jahren vor seiner Einziehung zum Militär hier jüdische Patienten in der Klinik behandelt hat", 4.4.1947), Maria Kissener („Bis zum Jahre 1941 hat er auch noch Juden hier in der Poliklinik behandelt", 15.8.1946) und der Opladener Krankenhausarzt Karl Hünermann (19.4.1947) aus. – Quelle: HStA Düsseldorf, NW 1018-4879. – Florin Josef Laubenthal wurde am 22. Oktober 1903 in Mayen geboren. Der Katholik besuchte die Volksschule Mayen (1909–1913), das humanistische Gymnasium Mayen (1913–1922), die Universität Bonn (1922–1927) sowie im Sommersemester 1925 die Universität München. In Bonn 1927 examiniert und 1929 promoviert, habilitierte er sich 1937 ebenfalls in Bonn. Am 1. Oktober 1938 wurde er Dozent. Im November 1944 wurde er zum außerplanmäßigen Professor ernannt. – Am 17. November 1931 heiratete Laubenthal die am 30. Oktober 1900 geborene Katholikin Franziska Sybilla Brück. Am 15. Dezember 1932 kam Sohn Florin, am 4. Juni 1935 Sohn Werner zur Welt. – Nach der Medizinalpraktikantenzeit im Städtischen Krankenhaus Kemperhof Koblenz (1927) und der Kinderanstalt für seelisch Abnorme in Bonn (1928) wurde Laubenthal im Juni 1928 Abteilungsarzt in der Hirnverletztenabteilung der Provinzialanstalt Bonn unter Löwenstein und zugleich Volontärassistent an der Universitätsnervenklinik Bonn. 1930 wechselte er ganz an die Nervenklinik und wurde außerplanmäßiger Assistent. Am 1. Juli 1933 ernannte man ihn zum planmäßigen Assistenten, Oberarzt und Vertreter des Direktors. Vom 27. August 1939 bis zum 31. Oktober 1939 fungierte Laubenthal als ärztlicher Sonderführer (Abteilungsarzt) der aufzulösenden Station für Hirnverletzte an der Nervenklinik Bonn. Gleichzeitig und darüber hinaus bis Kriegsende leitete er die Nervenklinik, wenn auch deren zur Wehrmacht eingezogene Direktor Pohlisch immer wieder in Bonn anwesend war. – Laubenthal war verheiratet und hatte vier Kinder, von denen eines jung starb. – Zuvor „ungedient" nahm er uk.-gestellt am Krieg nicht teil. Er war jedoch in Reservelazaretten des Wehrkreises VI freiwillig tätig. – Laubenthal war vor 1933 Mitglied des Zentrums und gab nach dem Ende des NS-Regimes an, dieses auch 1932/33 gewählt zu haben. Er gehörte der katholischen Studentenverbindung Salia an. Von 1937/38 bis 1944 war er NSDAP-Mitglied, SA-Anwärter für einige Monate 1933. Zudem gehörte er NS-Dozentenbund, DLV, NSFK (zuletzt Sanitäts-Obertruppführer), NSV (seit 1933), NS-Ärztebund (seit 12.7.1934), Reichskolonialbund und Reichsluftschutzbund an. Seit 1936 war Laubenthal Beisitzer des Erbgesundheitsgerichts Bonn. 1934 nahm er am Dozentenwehrsportlager Borna teil, kehrte aber vorzeitig nach Bonn zurück; im August 1935 besuchte er die Dozentenakademie Kiel. – Unter Aufhebung der Entscheidung vom 21. August 1947 (Kat. IV) erklärte ihn die Spruchkammer Essen am 14. November 1947 für unbelastet (Kat. V). Der universitätsinterne Untersuchungsausschuss hatte bereits am 7. September 1945 keinerlei Bedenken gegenüber Laubenthal erhoben. – Quellen: BA Berlin, BDC-Dossier Laubenthal; HStA Düsseldorf, NW 1005-G32-1807; UA Bonn, MF-PA Laubenthal. – Laubenthal entlastende Zeugnisse verfassten u.a. der Kirchenhistoriker Wilhelm Neuss (HStA Düsseldorf, NW 1005-G 32-1807, Aufzeichnung Neuss', 1.11.1947), der Theologe und Nachkriegsdekan Werner Schöllgen (ebd., Bescheinigung Schöllgens, 2.11.1947: „Als 1937 mein Buch [...] ‚Vererbung und sittliche Freiheit' [...] von der Gestapo beschlagnahmt wurde und ich einer Reihe von Haussuchungen ausgesetzt war, hielt er den freundschaftlichen Verkehr mit mir demonstrativ aufrecht, hat damals sogar meine Barmittel zum Schutz gegen den Zugriff der Gestapo in Verwahr genommen. Aus jener Zeit weiß ich zugleich, daß er in der Frage der Euthanasie offen und

war die Volontärärztin Wisch Mitglied der NS-Frauenschaft[787]. Lediglich die Praktikantin Heimes und ihr Kollege Vieweger gehörten keiner NS-Gruppierung an[788].

Im Gegensatz zu Laubenthal, dem als Stellvertreter Pohlischs in der Kriegszeit besondere Verantwortung zukam, trat der von 1939 bis 1945 in der Nervenklinik tätige Assistenzarzt Hans Josef Weber als Nationalsozialist auf. Der ebenfalls zeitweilig an der Nervenklinik angestellte luxemburgische Arzt Roger Noesen berichtete über die Zustände in der Nervenklinik, nachdem Weber 1945 Laubenthal nationalsozialistischen Verhaltens bezichtigt hatte: „Während ich frühzeitig über die antinationalsocialistische Gesinnung Herrn Prof. Laubenthals von verschiedener Seite unterrichtet war und dessen Gesinnung ja auch [aus] seinem eigenen Verhalten hervorging, fand man bei Herrn Dr. Weber nicht den geringsten Anhaltspunkt für die von ihm jetzt zur Schau getragene antinationalsocialistische Einstellung. Im Gegenteil: Herr Dr. Weber war einer der wenigen, wenn nicht der Einzige, der regelmässig, ja stur ostentativ mit Heil Hitler grüsste, ob aus Ängstlichkeit, Berechnung oder Überzeugung mag dahingestellt sein. [...] Dabei war[en] ich und vermutlich auch die Kranken durch sein betont strammes, ausgesprochen militärisches Auftreten peinlich berührt."[789]

Freilich gibt es Indizien, die für eine aktive Beteiligung Laubenthals an den NS-Verbrechen sprechen. So schrieb Kurt Pohlisch 1937 in einer Beurteilung über Laubenthal anlässlich seines Habilitationsverfahrens: „In seinem Verhalten bei der Erledigung eugenischer Maßnahmen – was ja ein guter Prüfstein nationalsozialistischen Handelns ist – hat er sich stets in seiner Gesinnung und in seinem Handeln nationalsozialistisch verhalten. Deshalb ist er auf meinen Vorschlag hin zum Mitglied des Erbgesundheitsgerichts Bonn ernannt worden."[790] Am 21. Juni 1938 hielt Laubenthal seine öffentliche Lehrprobe zum Thema „Über die Bedeutung der Encephalographie bei der Diagnose der im Gesetz zur Verhütung erbkranken Nachwuchses angeführten Erbkrankheiten"[791].

eindeutig seinen ablehnenden Standpunkt betont hat."), Landgerichtsdirektor Pomp (ebd., Aufzeichnung Pomps, 2.11.1947), der Patient und Landwirt Caspar Frizen (ebd., Bescheinigung Frizens, 2.11.1947), der Stadtverordnete und Orgelbaumeister Hans Klais (ebd., Aufzeichnung Klais', 1.11.1947) und Oberschwester Hiltrud Franke (ebd., Bescheinigung Frankes, 1.11.1947).

787 GStA PK Berlin, Rep. 76, Nr. 407, Erhebungsbogen Nervenklinik, o.D., 1936.

788 GStA PK Berlin, Rep. 76, Nr. 407, Erhebungsbogen Nervenklinik, o.D., 1936.

789 HStA Düsseldorf, NW 1005-G32-1807, Roger Noesen an Militärregierung Bonn, 9.7.1945. – Hans Josef Weber wurde am 25. Oktober 1910 in Köln geboren. Nach dem Studium war er vom Dezember 1937 an zunächst Medizinalpraktikant, dann Volontärarzt in der Bonner Medizinischen Klinik. Am 1. Mai 1939 wechselte er als Assistenzarzt an die Psychiatrische und Nervenklinik Bonn, wo er am 1. August 1945 ausschied. – Er war seit 1943 NSDAP-Mitglied (Anwärter) sowie Mitglied von KdF und Reichsbund für Leibesübungen (1924–1938). Wegen hämorrhagischer Diathese war er wehruntauglich, was er laut Roger Noesen durch militärisches Auftreten kompensierte. – Quelle: HStA Düsseldorf, NW 1079-13823. – Zu Roger Noesen vgl. Kap. 3.4.4.

790 UA Bonn, MF-PA Laubenthal, Beurteilung Pohlischs, 19.2.1937; siehe auch: ebd., Pohlisch an REM durch Dekan, 14.12.1938.

791 UA Bonn, MF-PA Laubenthal, Dekan Siebke an Mitglieder der MF, 17.6.1938.

Die Ärztin E. Schneider, die gegen Ende des Kriegs Pohlischs Vorlesungsassistentin war, machte nach dem Krieg deutlich, dass Pohlisch zwischen den Assistenten der Universitäts- und der „Landesklinik" unterschieden habe[792]. Sie als Angehörige der Landesklinik sei nur selten mit Pohlisch zusammengekommen und habe „keine eigentliche Fühlung mit ihm" gehabt[793].

Bei den Ärzten der Universitätsklinik legte Pohlisch wissenschaftliche und ärztliche Kriterien an, die ihm nach dem Ende des NS-Regimes zugute gehalten wurden. Laubenthal konnte aufgrund seiner Fürsprache zum Dozenten ernannt werden, „obwohl der Dozentenführer ihn als politisch unzuverlässig ablehnte"[794]. Mäurer, den er durchaus „geeignet zur Dozentur" hielt, der aber über dem SA-Dienst die wissenschaftliche Arbeit vernachlässigte, hat er nach fruchtloser Verwarnung in seiner Stellung als Assistent gekündigt. Den SS-Mann „Dr. Simmendinger, der ihm von Prof. von Antropoff zur Habilitation empfohlen wurde, hat er, weil er ihn für ungeeignet hielt, abgelehnt."[795]

Pohlisch wie seinem Mitarbeiter Friedrich Panse wurde von der griechischen Staatsangehörigen Georgia Vetlas 1947 zugute gehalten, in der Provinzialanstalt NS-Gegnerinnen oder Frauen aus dem Nationalsozialismus ablehnend gegenüberstehenden Familien beschäftigt zu haben. Sie nennt (1.) Herta Niemann, verh. Schmitz, deren Vater entlassen wurde und „als persönliche Sekretärin" von Panse „in besonderer Vertrauensstellung tätig" wurde, (2.) Anneliese Giesen, verh. Volk, deren Vater und Bruder in Gestapo-Haft einsaßen, (3.) die Tochter einer Engländerin, Hanna Lind, verh. Migge, deren Entlassung die NSDAP gegen den Willen Panses und Pohlischs erfolglos durchzusetzen suchte, (4.) die „Halbjüdin" Ilse Schulmann und (5.) sich selbst, der trotz des Eintritts „Griechenlands in den Krieg gegen Deutschland" keine Schwierigkeiten bereitet worden seien[796]. Darüber hinaus stellte Pohlisch den 1939 verstorbenen sozialdemokratischen Arzt Konrad Troeger allein aufgrund seiner fachlichen Kompetenz auf Empfehlung

[792] UA Bonn, MF-PA Pohlisch, E. Schneider an von Weber/Universitätsprüfungsausschuss, 11.10.1945.

[793] UA Bonn, MF-PA Pohlisch, E. Schneider an von Weber/Universitätsprüfungsausschuss, 11.10.1945.

[794] UA Bonn, MF-PA Pohlisch, Gutachten des universitätsinternen Prüfungsausschusses von Weber/von Redwitz/Ceelen/Martini, 2.5.1946. – Siehe auch: HStA Düsseldorf, NW 1005-G32-1807, Laubenthal an von Weber, 4.9.1945. Demnach scheiterte 1936 Laubenthals Bewerbung um die Direktorenstelle des Provinzial-Erziehungsheims Euskirchen „nur aus politischen Gründen".

[795] UA Bonn, MF-PA Pohlisch, Gutachten des universitätsinternen Prüfungsausschusses von Weber/von Redwitz/Ceelen/Martini, 2.5.1946.

[796] HStA Düsseldorf, NW 1049-49526, Erklärung Georgia Vetlas', 22.1.1947 (auch ebd., NW 1049-48516). – Giesen war wissenschaftliche Hilfskraft im Erbbiologischen Institut von Dezember 1936 bis Februar 1939 (HStA Düsseldorf, NW 1049-49526, Eidesstattliche Versicherung Anneliese Volks, 11.9.1946). – Zu Lind siehe auch: HStA Düsseldorf, NW 1049-48516, Erklärung Migges, 5.2.1946, Abschrift.

Panses 1935 im Erbforschungsinstitut an[797]. Kirchliche Aktivitäten schränkte er in der Provinzialanstalt nicht ein[798].

Ebenfalls für den außeruniversitären Bereich ist belegt, dass es Pohlisch entgegen den Wünschen des Rassepolitischen Amtes der NSDAP im Gau Nordrhein vermied, „eine parteipolitische Bindung des [erbbiologischen, R.F.] Institutes herbeizuführen"[799]. Kontakte mit dem aus einem Kölner Universitätsinstitut erwachsenen Rheinischen Provinzialinstitut für Sippen- und Volkskörperforschung lehnte man in Bonn gleichwohl nicht ab, doch scheint aufgrund der Umorganisation der Kölner Institution unter Wülfrath und des sich ausweitenden Krieges eine vom Landessippenamt angeregte Kooperation im Sande verlaufen zu sein[800].

Die Idee jenes erbbiologischen Instituts war 1935/36 realisiert worden; am 11. Mai 1936 wurde es in Anwesenheit des Landeshauptmanns, jedoch in Abwesenheit des eingeladenen, aber vergesslichen Universitätskurators eröffnet[801]. Das Projekt hatte Pohlisch mit Verve verfochten und mit Hilfe des Oberpräsidenten der Rheinprovinz verwirklichen können. In einem frühen Zeitungsbericht über die Planungen war die Rede davon, dass das Erbbiologische Institut nicht nur mit der Bonner Heil- und Pflegeanstalt, „sondern vor allem auch mit der Universitätsklinik in enger Zusammenarbeit stehen wird"[802]. Diesen Satz unterstrichen, schickte Pohlisch den vom Oberpräsidenten im „Westdeutschen Beobachter" platzierten Zeitungsaufsatz dem Dekan der Medizinischen Fakultät[803]. Schon zuvor hatte sich Pohlisch entschieden für eine Kooperation zwischen Klinik und Provinzialinstitut ausgesprochen, sogar einen jährlichen „Zuschuss von 5–10 000 Mark" für

797 HStA Düsseldorf, NW 1049-48516, „Bemerkung" des Komitees der Provinzial-Heil- und Pflegeanstalt, 16.8.1946.

798 HStA Düsseldorf, NW 1049-48516, Bescheinigung von Anstaltspfarrer Ernst Bittscheidt, 24.2.1946; ebd., Pfarramtliches Zeugnis H. Hillerts, 23.10.1945.

799 UA Bonn, MF-PA Pohlisch, Gutachten des universitätsinternen Prüfungsausschusses von Weber/von Redwitz/Ceelen/Martini, 2.5.1946.

800 HStA Düsseldorf, NW 4-208, Internes Schreiben an Landessippenamt, Abteilung V, 14.7.1941; ebd., Panse an Oberpräsidenten der Rheinprovinz, 11.5.1942.

801 Typisch für Kurator Bachems kurios anmutende Verhaltensweisen ist das nachträgliche Entschuldigungsschreiben in: ALVR Brauweiler, MF 14, Nr. 14858, Bachem an Landeshauptmann, 12.5.1936. – Umfangreiche Materialien zur Gründung des Instituts finden sich in ALVR Brauweiler, MF 14, Nr. 14858. – Vgl. auch Annette Menzel, Die erbbiologische Forschungspraxis der deutschen Psychiatrie in den Jahren von 1930 bis 1945, dargestellt an der Arbeit des „Rheinischen Provinzialinstitutes für psychiatrisch-neurologische Erbforschung" bei der Erfassung und Bewertung von Schwachsinnszuständen, Diss. med. Leipzig 1992, S. 53 ff.; Thomas Hovenbitzer, Die Theorie vom „geborenen Verbrecher" und das Gesetz zur Verhinderung erbkranken Nachwuchses: Cesare Lambrosos Einfluß auf die Sterilisierung von Straftätern und deren Nachkommen im Nationalsozialismus, Diss. med. 1999, S. 61 ff.

802 Anonymus, Erbbiologisches Institut in Bonn. Ein großzügiger Plan, in: Westdeutscher Beobachter, 21.8.1935. Siehe auch: UA Bonn, MF 79/71, Pohlisch an Kurator, 5.1.1935, Durchschlag: „Die Zusammenarbeit mit diesem Institut dürfte sich die Universitätsklinik auf keinen Fall entgehen lassen."

803 UA Bonn, MF 79/71, Pohlisch an Dekan MF, 23.8.1935.

das Institut von Seiten der Klinik ins Gespräch gebracht[804]: „Bleibt andererseits die Universitätsklinik in erbbiologischer Hinsicht bei Seite stehen, so wird bald auffallen, dass erbwissenschaftliche Arbeiten nur aus der Prov. Anstalt, nicht aber aus der Universität, die doch dazu berufen ist, hervorgehen."[805] Zweifeln an der Notwendigkeit der Einrichtung, die nach der Gründung des Frankfurter Universitätsinstituts für Erbbiologie und Rassenhygiene laut geworden waren, begegnete Pohlisch mit der Versicherung, der Frankfurter Direktor Otmar Freiherr von Verschuer beabsichtige nicht, „seine Erbuntersuchungen auf das Rheinland auszudehnen"[806]. Tatsächlich fand Pohlisch nach der Gründung des Instituts die Unterstützung der Fakultät, was sich unter anderem in finanziellen Zuschüssen der Gesellschaft der Freunde und Förderer der Universität (GEFFRUB) niederschlug. Deren Vorsitzender Paul Müller hatte noch 1933 die GEFFRUB auf NS-Kurs gebracht und die „zielsichere Neuaufbauarbeit" der NSDAP gerühmt[807]. Am deutlichsten wurde Dekan Siebke, als er bei der GEFFRUB 5000 Mark für Pohlischs Erbforschungen beantragte: „Heute, wo erbbiologische Fragen nicht nur im Mittelpunkt des Interesses stehen, sondern in mancher Beziehung zum Kernstück ärztlichen Handelns wie auch schliesslich der Gesetzgebung werden, verdient diese Forschungsrichtung jede Unterstützung, die überhaupt gewährt werden kann."[808] Allein 1938 bewilligte die GEFFRUB 2750 Mark „zur Durchführung erbwissenschaftlicher Untersuchungen"[809]. Der Betrag kam sowohl dem Institut als auch der Klinik zugute[810]. Konkrete Förderung fand neben anderen Projekten

[804] Zumindest für 1937 ist belegt, dass das Reichserziehungsministerium einem von Dekan Siebke wärmstens unterstützten Antrag auf die Zahlung von 10000 RM an das Erbforschungsinstitut „aus haushaltsrechtlichen Gründen" nicht entsprach (UA Bonn, MF 79/71, gez. Siebke an Rektor, 27.8.1937; ebd., Klingelhöfer/REM an Kurator, 12.11.1937, Abschrift, 22.11.1937, Durchschlag).

[805] UA Bonn, MF 79/71, Pohlisch an Kurator, 5.1.1935, Durchschlag.

[806] MF, Neues Universitätsinstitut für Erbbiologie und Rassenhygiene in Frankfurt a. M., in: Kölnische Zeitung, 22.6.1935; UA Bonn, MF 79/12, Pohlisch an Dekan Stöhr, 1.8.1935. Vgl. Stuchlik, Goethe, S. 182 ff.; Christoph Dorner/Lutz Lemhöfer/Reiner Stock/Gerda Stuchlik/Frank Wenzel, Die braune Machtergreifung. Universität Frankfurt 1930–1945, Frankfurt am Main o.J. [1989], S. 161 ff.

[807] Anonymus, Die Bonner Universitätsfreunde, Tagung – Jahresbericht, in: Kölnische Zeitung, 23.11.1933.

[808] UA Bonn, MF 79/154, gez. Siebke an GEFFRUB, 30.4.1939, Durchschlag. – Siehe auch ebd., Pohlisch an GEFFRUB, 23.4.1939: „Geplant sind folgende Arbeiten: 1. Zwillingsuntersuchungen bei Erbpsychosen, insbesondere bei Schizophrenie und manisch-depressivem Irresein mit Berücksichtigung des gesamten Sippenbildes. [...] Es ist dies besonders wichtig für viele strittige Fälle im Erbgesundheitsverfahren und in der sonstigen Erbpflege. 2. Die cerebralen Schädigungen bei Kindern im Alter von 4–10 Jahren auf Grund von Infektionskrankheiten mit besonderer Berücksichtigung der Frage der konstitutionellen Anfälligkeit dieser Kinder (geprüft durch den Sippenbefund). [...] Es stehen uns mehr als 150 Fälle und deren Sippen zur Verfügung. 3. Untersuchungen, ob die sogenannte im Röntgenbild feststellbare Sellabrücke nur als eine belanglose Variante oder eine wichtige Konstitutionsbesonderheit aufzufassen ist. [...] Die Klinik [sic] verfügt bereits über 50 derartige Fälle."

[809] UA Bonn, MF 79/154, Pohlisch an GEFFRUB, o.D., Durchschlag; ebd., Nachweisung Pohlischs, 26.4.1939.

[810] UA Bonn, MF 79/154, Pohlisch an GEFFRUB, o.D., Durchschlag.

die Untersuchung eines letalen Hirnleidens bei einem Geschwisterpaar, über die Florin Laubenthal gemeinsam mit Julius Hallervorden vom Kaiser-Wilhelm-Institut für Hirnforschung in Berlin-Buch berichtete[811]. Andere von der GEFFRUB unterstütze Forschungen konzentrierten sich auf die „Sippe eines eineiigen Zwillingspaares mit senilen neurologischen Störungen“[812].

Tabelle: Erhebungsbogen Nervenklinik (1936)
(Quelle: Geheimes Staatsarchiv Preußischer Kulturbesitz)[813]

Zweck	„Behandlung“ und „Erforschung neurologisch-psychiatrischer Erkrankungen“
Gliederung	Klinik (Männer- und Frauenabteilung), Poliklinik, Kassenverwaltung, Krankenabteilungen, Röntgendiagnostik (gemeinsam mit der chirurgischen Klinik), Hörsaal, anatomisches Laboratorium (gemeinsam mit Provinzial-Heil-und Pflegeanstalt)
Personalstand (1.10.1934)	Ärzte: 3, Pflege: 7, Wirtschaft/Haus: 6, Verwaltung: 2
Normal-belegunsgziffer	20
Verpflegungs-tage	1931: 15784, davon 1. Kl. 0, 2. Kl. 736 1932: 12962, davon 1. Kl. 11, 2. Kl. 545 1933: 12908, davon 1. Kl. 0, 2. Kl. 522

Offenbar stieß die Arbeit des Provinzialinstituts, dessen enge Verbindung zur Universität Pohlisch immer wieder betonte, eher auf Unterstützung als auf Widerspruch. In einem internen Schreiben an den Dekan schrieb Pohlisch am 14. Juni 1937: „An wissenschaftlichen Problemen werden z.Zt. u.a. bearbeitet der erbliche Veitstanz, die Epilepsie, die verschiedenartigen Schwachsinnsformen und die Nachkommen aus Ehen, bei denen beide Ehegatten geisteskrank waren. In Aussicht genommen sind umfangreiche Zwillingsuntersuchungen, wobei das Institut die Mithilfe der Standesämter erbitten wird. Auch hier haben wir bereits das grösste Entgegenkommen gefunden, wie uns überhaupt Behörden und Bevöl-

[811] UA Bonn, MF 79/154, Pohlisch an GEFFRUB, o.D., Durchschlag. – Zu Hallervorden vgl. Jürgen Peiffer, Hirnforschung im Zwielicht: Beispiele verführbarer Wissenschaft aus der Zeit des Nationalsozialismus. Julius Hallervorden – H.-J.Scherer – Berthold Ostertag, Husum 1997 (= Abhandlungen zur Geschichte der Medizin und der Naturwissenschaften, H. 79), S. 12 ff.

[812] UA Bonn, MF 79/154, Pohlisch an GEFFRUB, o.D., Durchschlag. Siehe auch: ebd., MF 79/12, Pohlisch an Dekan MF, 14.6.1937, wo es über die aktuelle Situation heißt: „Das Erbinstitut verfügt bereits jetzt über 21 000 rheinische Sippen und 600 000 Einzelpersonen des Rheinlandes. Über 100 000 Krankengeschichten liegen im Archiv […]. […] Z.Zt. laufen 8 grössere Arbeiten. Jede Arbeit umfasst die Untersuchung von mehr als 3000 Personen.“ – Vgl. Florin Laubenthal, Senile, symptomatologisch verschiedenartige Erbleiden des Zentralnervensystems bei eineiigen Zwillingen und deren Geschwistern, in: Der Erbarzt, 7 (1939), S. 33–41.

[813] GStA PK Berlin, Rep. 76, Nr. 407, Erhebungsbogen Nervenklinik, o.D., 1936.

kerung weitgehend unterstützen."[814] Als eine Studentin der Arbeitsgemeinschaft für Sippenkunde der Fachschaft Geschichte, die an der Spitze einer dreiköpfigen Arbeitsgruppe in Wahlscheid (Aggertal) Standesamtsregister auswertete, vergeblich um eine Bezahlung durch die Provinzialverband bat, riet man ihr im Wissen um diese Akzeptanz[815]: „Da nach den hier vorliegenden Mitteilungen die Landesbauernschaft Rheinland für sippenkundliche Untersuchungen im Bereich der bäuerlichen Bevölkerung ein besonderes Interesse hat, ergibt sich von dieser Seite vielleicht die Möglichkeit einer Unterstützung."[816]

2.11.4. Protegé Pohlischs und T 4-Gutachter – Friedrich Panse

Als leitenden Arzt des Rheinischen Provinzialinstituts für psychiatrisch-neurologische Erbforschung setzte Pohlisch Friedrich Panse ein[817]. Ihn kannte Pohlisch aus Berlin; er wurde sein engster Mitarbeiter. An der Universität erhielt Panse auf Pohlischs Vorschlag einen Lehrauftrag für Rassenhygiene[818]. Später beantragte Pohlisch vergeblich ein persönliches Ordinariat für Panse. Das dreieinhalbseitige

[814] UA Bonn, MF 79/12, Pohlisch an Dekan MF, 14.6.1937.

[815] ALVR Brauweiler, MF 14, Nr. 14858, Schreiben Schönbergers/Studentenführung der Universität Bonn/Fachschaft Geschichte, 19.9.1937.

[816] ALVR Brauweiler, MF 14, Nr. 14858, Landeshauptmann i.V. an Rassenpolitisches Amt/ NSDAP-Gauleitung Köln-Aachen, 29.10.1937, Durchschlag.

[817] Friedrich Albert Panse, evangelisch, wurde am 30. März 1899 in Essen geboren. Nach dem Notabitur 1917 und anschließendem Kriegsdienst studierte er von 1919 bis 1923 in Münster und Berlin Medizin. 1924 wurde er approbiert und promoviert. Am 1. Mai 1924 wechselte er an die Wittenauer Heilstätten der Stadt Berlin, zunächst als Assistenz-, später als Anstalts- und Oberarzt. Im Januar 1936 habilitierte er sich, wobei ihm das Anfertigen einer Habilitationsschrift erlassen wurde. Gleichzeitig übernahm er die Leitung der Rheinischen Provinzialanstalt für psychiatrisch-neurologische Erbforschung in Bonn. Im Mai 1937 wurde er – verspätet, weil er zunächst nicht an einem „Gemeinschaftslager" teilgenommen hatte – Dozent für Psychiatrie und Neurologie, im Juli 1937 erhielt er einen Lehrauftrag für Rassenhygiene und im Juli 1942 wurde er außerplanmäßiger Professor. – Am 22. August 1924 heiratete er die am 29. Januar 1899 geborene Katholikin Luise Klapdor. Am 6. April 1927 kam die Tochter Sigrid zur Welt. – Panse nahm 1917/18 als Artillerist und Gefreiter am Ersten Weltkrieg teil und wurde von der Wehrmacht nach mehreren Übungen als Assistenzarzt d.R. übernommen. Zuletzt war er Oberfeldarzt d.R. im Reservelazarett Ensen bei Köln. Er trug das Ehrenkreuz für Frontkämpfer und das Verwundetenabzeichen in Schwarz. – Am 1. April 1937 wurde Panse Mitglied der NSDAP (Nr. 5616924). Er gehörte zudem NS-Dozentenbund, NS-Ärztebund (seit 1. Januar 1936, Nr. 12810), RLB (seit 1933), NSV (seit 1933), dem Reichsbund deutscher Beamter (seit 1.1.1936), dem Reichskolonialbund (seit 1936), dem Volksbund für das Deutschtum im Ausland (seit 1. Juli 1938, Nr. 30280) und dem DRK (seit 6. September 1939) an. 1934/35 förderte er finanziell die SS. Vor 1933 politisch nicht aktiv, engagierte er sich während des „Dritten Reichs" im Reichsluftschutzbund und wurde Mitglied der Erbgesundheitsobergerichte Köln, München und Berlin. Panse gab 1946 an, im November 1932 DVP und im März 1933 DNVP gewählt zu haben. – Quellen: UA Bonn, PA 6782 Panse; ebd., MF-PA 110 Panse; HStA Düsseldorf, NW 1049-49526. — Zur Situation kurz nach Panses Amtsübernahme vgl. Kurt Pohlisch, Das Rheinische Provinzial-Institut für psychiatrisch-neurologische Erbforschung in Bonn, in: Bonner Mitteilungen, 15 (1935/36), S. 19–28.

[818] Vgl. Kap. 5.1.

Antragspapier betont immer wieder die Anlehnung von Panses (und Pohlischs) Forschung und Lehre an die Maßgaben des nationalsozialistischen Staates. Panses späte Habilitation wird mit von Juden besetzten Assistentenstellen in Verbindung gebracht. Weiter schreibt Pohlisch anerkennend über Panse: „Mitwirkung an rassenhygienischen Amtsarztkursen in Bonn, in Kreuznach, sowie laufend am Universitäts-Institut für Erbbiologie und Rassenhygiene in Frankfurt (Frhr. v. Verschuer). Anknüpfung enger Zusammenarbeit des Bonner Instituts mit dem Frankfurter. Häufige rassenhygienische Vorträge vor Hundertschaften der Ordensburg Vogelsang, dem NS-Dozentenbund, der NSV, Landesbauernrat, NSLB; enge Zusammenarbeit mit den rassenpolitischen Ämtern der Gaue in der Rheinprovinz, vor allem Gau Köln-Aachen. Laufende Mitwirkung an den Pflichtfortbildungskursen für Ärzte, an den Ausländerkursen der Universität, an der Mittelrheinischen Verwaltungsakademie, bei den Referendararbeitsgemeinschaften beim Landgericht in Bonn, Vorträge vor Volkspflegerinnen. Leitung einer Arbeitsgemeinschaft der Fachschaft Medizin der Deutschen Studentenschaft in Bonn. Seit Sommer 1938 wieder berufen als Dozent an die Staatsakademie des öffentlichen Gesundheitsdienstes in Berlin für Vorträge psychiatrisch-rassenhygienischen Inhaltes. [...] Schon seit Anfang 1935 Mitglied des Erbgesundheitsobergerichts in Berlin, seit 1.1.1936 Mitglied des Erbgesundheitsobergerichts in Köln. Umfangreiche Beratung von Amtsärzten, Erbgesundheitsgerichten und Erbgesundheitsobergerichten der gesamten Rheinprovinz in schwierigen erbpflegerischen Fällen. Die betr. Personen bzw. Behörden pflegen sich häufig mit derartigen Fällen an das [...] Institut [...] zu werden, was [sic] dann von Panse bearbeitet wird, wodurch eine einheitliche Rechtsprechung in Erbgesundheitsfragen weitgehend gewährleistet wird. Das Institut bearbeitet sämtliche Anträge auf Verleihung des Ehrenbuchs für Kinderreiche, welche die rassenpolitischen Ämter der Gaue Köln-Aachen, Koblenz-Trier und Düsseldorf-Essen durchlaufen. Auch diese Arbeit wird von Panse geleistet, sodaß in der Rheinprovinz eine besonders vorsichtige und den sozialen Gesichtspunkten Rechnung tragende Auslese der zu fördernden Familien durchgeführt wird.“[819]

Die Fakultät unterstützte den Ordinariatsantrag mit Nachdruck, ebenso Dozentenbundsführer Busch: „Er ist ein aufrechter Bejaher des Dritten Reiches.“[820] Busch machte sogar einen konkreten Vorschlag für eine kostenneutrale Lösung: Der frei gewordene Lehrstuhl des evangelischen Theologen Hans Wilhelm Schmidt solle nicht wieder besetzt werden[821]. In die Entscheidung des Berliner Wissenschaftsministeriums flossen diese Erwägungen nicht ein. Auch an einer Aufwertung des Fachs Rassenhygiene in Bonn war man nicht interessiert.

Nachdem man in der Bonner Fakultät von der grundsätzlichen Abschaffung persönlicher Ordinariate erfahren hatte, über ein planmäßiges Ordinariat für

[819] UA Bonn, PA 6782, Pohlisch an Dekan MF, 9.5.1939.

[820] UA Bonn, MF-PA 110 Panse, Dekan an Siebke an Wissenschaftsminister über Dozentenbundsführer, Rektor und Kurator, 12.5.1939; ebd., PA 6782 Panse, Dozentenbundsführer W. Busch an Rektor, 22.5.1939.

[821] UA Bonn, PA 6782 Panse, Dozentenbundsführer W. Busch an Rektor, 22.5.1939.

Panse nachgedacht wurde und man erfolglos eine Honorarprofessur für ihn beantragt hatte, teilte Kurator Ehrlicher am 18. Dezember 1940 dem Rektor mit, dass „die Errichtung eines planmässigen Lehrstuhls für Erb- und Rassenhygiene (für Dozent Dr. Panse) [...] mit Rücksicht auf den Krieg zurückgestellt werden müsse“[822]. Zudem sehe der Minister die Angelegenheit „nicht als dringlich“ an, weil Panse durch den Lehrauftrag „an die Universität gebunden“ sei[823]. Das von Dekan Tiemann formulierte Ziel, wie die Universität Köln einen Lehrstuhl für Rassenhygiene zu erhalten und „konkurrenzfähig“ zu sein, war einstweilen gescheitert[824].

Eine Rolle mag dabei gespielt haben, dass Panse eine allzu enge Verbindung seiner Person wie seines Instituts mit dem Rassepolitischen Amt Köln-Aachen „schroff“ ablehnte, was mehrere Zeitzeugen im Entnazifizierungsverfahren bestätigt haben[825].

Ähnlich wie Pohlisch war Panse als leitender Abteilungsarzt einer neurologischen Abteilung in einem Reservelazarett und beratender Psychiater beim Wehrkreisarzt VI während des Krieges zur Abhaltung der Vorlesungen für jeweils zwei Wochentage nach Bonn freigestellt[826]. Auch blieb er hinsichtlich der Publikation wissenschaftlicher Literatur produktiv. Daher beantragte Pohlisch im Februar 1942 Panses Ernennung zum außerordentlichen Professor[827]. Dies war der Fakultät 1940 anheimgestellt worden[828]. Kurz darauf schlug Pohlisch erneut vor, Panse das Extraordinariat für Rassenhygiene zu übertragen „dessen Einrichtung für das Jubiläumsjahr 1943 vorgesehen ist“[829].

Im Oktober 1942 erhielt Panse zwar nicht das Extraordinariat, wurde aber denn doch vom Reichserziehungsminister zum außerordentlichen Professor ernannt[830]. Die Verleihung dieses Titels erfolgte, wie die Fakultät 1948 feststellte, „im Jahre 1942 zu einem völlig normalen Termin“ und auf der Basis „rein wissenschaft-

[822] UA Bonn, MF-PA 110 Panse, Dekan Tiemann an Wissenschaftsminister, 18.3.1940; ebd., PA 6782 Panse, Kurator Ehrlicher an Rektor, 18.12.1940; ebd., Klingelhöfer/REM an Kurator, 20.6.1940, Abschrift, 25.6.1940.

[823] UA Bonn, PA 6782 Panse, Kurator Ehrlicher an Rektor, 18.12.1940.

[824] UA Bonn, MF-PA 110 Panse, Tiemann an Fakultätsmitglieder, 16.7.1940. Siehe auch ebd., PA 6782 Panse, Chudoba an REM durch Kurator, 12.10.1940, Durchschlag (auch in PA Dirscherl): „Zusammenfassend möchte ich daher die Anträge der Fakultät auf Einweisung Professor Dirscherls in die ausserordentliche Professur nach Professor Deuti[c]ke und die Übertragung des freigewordenenen Extraordinariats nach Prof. Dr. Wagenseil an den Dozenten Dr. Panse unter seiner gleichzeitigen Ernennung zum ausserordentlichen Professor wärmstens befürworten.“ Zu dem in dieser Form gescheiterten Revirement vgl. Kap. 2.3.2.

[825] UA Bonn, PA 6782, „Meine Stellung zur Rassenhygiene in Lehre und Forschung“, 8.9.1945. – Vgl. Kap. 10.2.10.

[826] UA Bonn, MF-PA 110 Panse, Pohlisch an Dekan MF, 6.2.1942.

[827] UA Bonn, MF-PA 110 Panse, Pohlisch an Dekan MF, 6.2.1942.

[828] UA Bonn, MF-PA 110 Panse, Klingelhöfer/REM an Kurator Bonn, 20.6.1940, Abschrift, 25.6.1940.

[829] UA Bonn, MF-PA 110 Panse, Pohlisch an Dekan MF, 7.3.1942.

[830] UA Bonn, MF-PA 110 Panse, MF Bonn an Rechtsanwalt Klefisch/Köln, 27.7.1948.

lich[er]" Gründe[831]. Diese Erklärung war wichtig, weil in einer Anklageschrift gegen Panse vermutet wurde, die Ernennung zum Professor „dürfte zum Teil auf die bejahende Einstellung in der Frage der Euthanasie zurückzuführen sein"[832].

2.11.5. Gegner Pohlischs und doch Täter – Hans Aloys Schmitz

Anders als Panse genoss Hans Aloys Schmitz, der ärztliche Leiter der Rheinischen Kinderanstalt für seelisch Abnorme beziehungsweise der Rheinischen Landesklinik für Jugendpsychiatrie, nicht das freundschaftliche Vertrauen Pohlischs[833]. Nach dem Ende des NS-Regimes bezeichnete Schmitz sein Verhältnis zu Pohlisch sogar als „häufig recht gespannt", weil sich Schmitz dem von Pohlisch befürworteten raschen Personalwechsel innerhalb der Provinzialeinrichtungen verweigerte: „In dem Bestreben[,] mir einen zuverlässigen Mitarbeiterstab zu sichern und die Landesklinik frei zu halten von Leuten, deren Mentalität ich nicht genau übersah, habe ich auch kein persönliches Opfer gescheut."[834]

[831] UA Bonn, MF-PA 110 Panse, MF Bonn an Rechtsanwalt Klefisch/Köln, 27.7.1948.

[832] UA Bonn, MF-PA 110 Panse, MF Bonn an Rechtsanwalt Klefisch/Köln, 27.7.1948. Vgl. Kap. 10.2.10.

[833] Der Katholik Hans Aloys Schmitz wurde am 1. Juli 1899 in Lobberich/Kreis Kempen geboren. Nach dem in Kleve abgelegten Abitur und zehnmonatigem Militärdienst studierte er in Bonn, München und Köln. In Bonn wurde er 1924 approbiert, 1925 promoviert und am 24. April 1940 zum Dr. med. habil. ernannt. Nachdem er zuvor am Evangelischen Krankenhaus Mönchengladbach, der Universitätsklinik Köln, in einer Mönchengladbacher Allgemeinpraxis, im Krankenhaus Hehn und in der Heilstätte Albula Davos tätig gewesen war, erhielt er in Grafenberg und Wien eine psychiatrisch-neurologische Zusatzausbildung. Parallel trat er am 1. Juli 1928 in die Rheinische Provinzialklinik ein. Dort wurde er am 1. April 1930 Anstaltsarzt, genau fünf Jahre später Oberarzt. 1937 erhielt Schmitz den Titel eines Provinzialmedizinalrats, 1940 eines Provinzialobermedizinalrates. 1935 wurde er ärztlicher Leiter der Rheinischen Kinderanstalt für seelisch Abnorme, 1949 außerplanmäßiger Professor der Universität Bonn. Er war als Beisitzer bei den Erbgesundheitsobergerichten zugelassen. – Am 10. August 1935 heiratete Schmitz die am 16. März 1903 geborene Katholikin Maria Granderath. Die Ehe blieb kinderlos – Schmitz war Mitglied der NSDAP (Nr. 4194676), des NS-Ärztebundes (Nr. 8345, seit 1935), von NSD (seit 1942), NSKK (Sturmmann seit 20.9.1933, Sanitätsobertruppführer seit 20.6.1939), NSV (seit 1933/34), Reichsbund der deutschen Beamten (seit 1933), Reichsluftschutzbund, Katholischer Deutscher Studentenvereinigung Novesia Bonn und dem Deutsch-Österreichischen Alpenverein. – 1917/18 nahm er am Ersten Weltkrieg teil und erhielt das Ehrenkreuz. In der Wehrmacht war er zuletzt Stabsarzt. Eingezogen war er von September bis November 1939 und Juli/August 1940 in Bonn und mit Rückbindung zur Landesklinik. Von November 1940 bis Dezember 1941 wurde er vornehmlich in Frankreich und Rumänien eingesetzt. Nach Aufenthalten als Kranker und Arzt in den Lazaretten Wildungen und Marsberg kehrte er im September 1942 dauerhaft an die Landesklinik zurück. Daran änderte sich auch nichts, als er von November 1944 bis Kriegsende dreimal wöchentlich halbtags im Lazarett Pützchen Dienst tat. Im September 1943 erhielt er das KVK II. Klasse ohne Schwerter. – Quellen: UA Bonn, PA 8894 Schmitz; HStA Düsseldorf, NW 1049-54541; ARK Bonn, PA Schmitz; ALVR, MF 14, Nr. 14821. – Literatur: Linda Orth, Die Transportkinder aus Bonn. „Kindereuthanasie", Köln/Bonn 1989 (= Rheinprovinz, o.Bd.), S. 18 und passim.

[834] HStA Düsseldorf, NW 1049-48516, Aufzeichnung Schmitz', 15.9.1945.

Schmitz stand den Ansichten Ernst Rüdins zu Erbbiologie und „Euthanasie" eher fern. Tatsächlich kommt in einem am 9. Oktober 1939 verfassten Lebenslauf Schmitz' eine gewisse Distanz zur „Ausweitung der bisherigen Psychiatrie zur Sippenpsychiatrie im Sinne Pohlisch's" zum Ausdruck[835]. 1949 bestätigte der NS-Gegner Hans Gruhle, auch in seinen publizierten Schriften habe Schmitz „ausser einigen unbestimmten Verbeugungen vor Rüdin und seiner Erblehre [...] kaum" etwas geschrieben, „an dem ein Nationalsozialist Freude gehabt hätte"[836]. Rüdin hat sogar die Veröffentlichung eines Aufsatzes in der Zeitschrift „Forschungen und Fortschritte" von Schmitz zu unterbinden gewusst[837]. Derart harmlos waren Schmitz' öffentliche Äußerungen freilich nicht. Von der Möglichkeit einer erblichen „verbrecherischen Gesinnung" ausgehend, sah er in der Straffälligkeit von Jugendlichen einen möglichen Grund zur „Ausmerze"[838].

So passt es durchaus ins Bild, dass Schmitz im April 1940 zu den Besprechungen der T 4-Aktion nach Berlin eingeladen worden war; nur aufgrund einer Verwechslung mit dem am Erbforschungsinstitut beschäftigten Arzt Curt Schmidt hatte er nicht davon erfahren[839]. Pohlisch und Panse schwiegen nach ihrer Rück-

[835] UA Bonn, MF-PA Schmitz, Lebenslauf, 9.10.1939.

[836] UA Bonn, MF-PA Schmitz, Gruhle an Dekan MF, 7.3.1949. Gruhle bezieht sich ebd. in seinen gutachterlichen Äußerungen auf Schmitz' Arbeit über die Spätreife. Auch Schmitz' Text „über den angeborenen Schwachsinn" (1937) lege „sich keineswegs auf die natio[nal]-sozialistischen Gedanken fest", übernehme „auch nicht den Jargon der Partei". Gruhles Äußerungen finden sich bestätigt in Schmitz' Studie „Die Persönlichkeitsdiagnose", in der unter anderem gegen die Einstufung des Gesunden als Negativum des Kranken argumentiert wird. Positiv werden zu Beginn die Reihenuntersuchungen bei der HJ erwähnt (S. 9). Zum Schluss wirkt das Kapitel „Anwendung auf überindividuelle Seinsformen: Familie, Rasse, Volk" als notwendiger Tribut an die Zeitläufte (S. 87 f.). – H.[ans] A.[loys] Schmitz, Über den „Angeborenen Schwachsinn" im Sinne des Gesetzes zur Verhütung erbkranken Nachwuchses, in: Der Öffentliche Gesundheitsdienst, 3 (1937), S. 645–656; H.[ans] A.[loys] Schmitz, Spätreife und „Angeborener Schwachsinn" im Sinne des Gesetzes zur Verhütung erbkranken Nachwuchses, in: Allgemeine Zeitschrift für Psychiatrie und ihre Grenzgebiete, 107 (1938), S. 21–37; H.[ans] A.[loys] Schmitz, Kritischer Beitrag zum Konstitutionsbegriff. Krankheitssymptom oder Persönlichkeitsmerkmal? Bonn 1942 (= Antrittsvorlesungen, 17); H.[ans] A.[loys] Schmitz, Die Persönlichkeitsdiagnose. Grundlegung einer organologischen Betrachtungsweise im Bereich des Seelischen, Leipzig 1942 (= Sammlung Psychiatrischer und Neurologischer Einzeldarstellungen, XX).

[837] So jedenfalls Schmitz (UA Bonn, PA 8894 Schmitz, Schmitz an von Weber, 10.10.1945): „Jener Aufsatz wurde, nachdem er zunächst angenommen worden war, von der Zensur (Prof. Rüdin) angehalten und zur Überarbeitung und Kürzung an meinen Chef Prof. Pohlisch zurückverwiesen. Ich habe daraufhin auf die Veröffentlichung verzichtet."

[838] H.[ans] A.[loys] Schmitz, Gutachten [Ätiologie und Diagnostik der Jugendkriminalität. Vortrag gehalten auf dem I. Internationalen Kongreß für Kriminologie in Rom 1938], in: Beiträge zur Rechtserneuerung. Gemeinschaftsarbeiten aus der deutschen Rechtspflege, 8 (1938), S. 106–119, S. 113.

[839] HStA Düsseldorf, NW 1049-48516, Aufzeichnung Schmitz', 15.9.1945; ebd., Bescheinigung Curt Schmidts, 23.1.1947; ebd., NW 1051-201, Erklärung Schmidts, 10.10.1946. – Zu den Berliner Besprechungen im Vorfeld der T 4-Aktion vgl. u.a. Kap. 10.2.10. – Curt Schmidt wurde am 16. November 1906 in Hanau geboren. Er besuchte dort die evangelische Mittelschule (1913–1916) und Oberrealschule (1916–1926). Anschließend studierte er an den Universitäten München, Freiburg, Köln und Frankfurt. In Frankfurt legte er 1933 das

kehr aus Berlin über die dortigen Vorgänge, so dass Schmitz erst 1945 die Dimension der damaligen Verwechslung bewusst wurde[840].

Dennoch war Schmitz an den nationalsozialistischen Verbrechen beteiligt[841]. In seiner Amtszeit sind mindestens 160 Kinder aus der Landesklinik in die so genannten „Kinderfachabteilungen" abtransportiert worden[842]. Bis auf wenige Ausnahmen wurden sie dort getötet[843]. Anders als Pohlisch und Panse konnte Schmitz kaum argumentieren, er habe durch seine Mitarbeit im NS-System Schlimmeres verhindert. Denn die Forschungen Linda Orths haben ergeben, dass mindestens 55 Kinder vor der Tötung hätten „bewahrt werden können, wären in Bonn nicht sogar solche Kinder gemeldet worden, die nach den Vorschriften der Kinder-Euthanasie gar nicht meldepflichtig waren"[844]. Freilich muss in diesem Zusammenhang Berücksichtigung finden, dass die Landesklinik den Charakter „einer Durchgangsstation" hatte, in der die Aufenthaltsdauer „bei den meisten Patienten sehr kurz" war und „den Zeitraum von 1–2 Monaten" selten überschritt[845]. Dies schließt nicht aus, dass Schmitz das Klinikpersonal angewiesen hat, „die Angehörigen von geistig tiefstehenden Kindern, bei denen wir auf Grund der damaligen politischen Massnahmen Schlimmes befürchten mussten, nach der Aufnahme oder später zu warnen und sie aufzufordern, ihre Kinder wieder mit nach Hause zu nehmen", so 1947 Schwester Anselma[846].

Staatsexamen ab, 1936 wurde er in Bonn promoviert; dort habilitierte er sich 1944. – 1935 wechselte er nach der Medizinalpraktikantenzeit an der Medizinischen Universitätsklinik Frankfurt am Main als Volontärarzt an die Provinzial-Heil- und Pflegeanstalt in Bonn, wo er bald Assistenzarzt wurde. Von 1937 bis 1939 war er Assistenzarzt an der Medizinischen Klinik der Medizinischen Akademie Danzig. Am 1. April 1939 kehrte er nach Bonn zurück und wurde Anstaltsarzt beim Provinzialinstitut für psychologisch-neurologische Erbforschung. Dort wurde er am 1. April 1942 Oberarzt. Am 1. Juli 1946 begründete er eine ärztliche Privatpraxis und war im Juli 1947 Volontärarzt an der Universitätsnervenklinik. – Schmidt war Mitglied von NSDAP (ab 1. Mai 1933), NSV (ab 1936) und NS-Ärztebund (ab 1936). An den Wahlen 1932/33 hat er nach eigener Aussage nicht teilgenommen; einer Partei hat er vor 1933 nicht angehört. Sein Schwiegervater Arthur Hoffmeister starb 1945 als politischer Häftling im Zuchthaus Unter-Marsfeld bei Meiningen. In der Berufung des Entnazifizierungsverfahrens wurde Schmidt 1949 von Kategorie IV in Kategorie V hinabgestuft. – Quelle: UA Bonn, PA 8817 Curt Schmidt; HStA Düsseldorf, NW 1051-201; ebd., NW 1049-48516, Bescheinigung Curt Schmidts, 23.1.1947.

840 HStA Düsseldorf, NW 1049-48516, Aufzeichnung Schmitz', 15.9.1945.

841 Vgl. Orth, Transportkinder, S. 19 und passim.

842 Vgl. Orth, Transportkinder, S. 69 f.

843 Vgl. Orth, Transportkinder, S. 70; vgl. Peter Zöhren, Die „Kinderfachabteilung" Waldniel, in: Seidel/Werner (Hg.), Psychiatrie, S. 74–77, S. 77.

844 Orth, Transportkinder, S. 70.

845 HStA Düsseldorf, NW 1049-48516, Schmitz an Reichsminister des Innern, 5.1.1943, Abschrift einer Durchschrift.

846 HStA Düsseldorf, NW 1049-54541, Aufzeichnung der Vernehmung Schwester Anselmas, bestätigt von Schneider, Schwester Adjuta, Schwester Hermina, 18.11.1947. Siehe auch: ebd., Vernehmung Schwester Baldomuas, 18.11.1947.

In den Akten von in die Tötungsanstalt verbrachten Kindern taucht der Name Schmitz' auch in Zusammenhang mit der Sterilisierung von Patienten auf[847]. Schmitz' mehrjährige Einberufung zur Wehrmacht kann nicht in allen Fällen ausschließen, dass er an der Durchführung der NS-Zwangsmaßnahmen beteiligt war. Daran ändern auch die Versicherungen der Schwesteroberin Anastasia von 1945 nichts, Schmitz habe seinen Mitarbeitern eingeschärft, möglichst günstige Patientenbeurteilungen zu verfassen und mit christlichen Heimen zu kooperieren[848]. Schmitz selbst hat ausführlich seine Versuche beschrieben, Kinder vor der „Euthanasie" zu bewahren[849]. Sicher ist, dass es ihm – im Januar 1943 – teilweise gelang, die Erfassung der Patienten durch das Reichsinnenministerium zu verhindern[850].

Der Universität war Schmitz durch Lehrveranstaltungen verbunden. Schon 1932 las er in Vertretung von Arthur Hübner das Kolleg über forensische Psychiatrie und setzte diese Vorlesung „völlig selbständig" fort[851]. Dass er zunächst keine Dozentur erhielt, führte Schmitz nach dem Krieg auf seine „Weigerung" zurück, an einem nationalsozialistischen Dozentenlager teilzunehmen[852]. Tatsächlich wurde laut Vorlesungsverzeichnis sein Kolleg von zwei auf eine Stunde gekürzt. Die hatte Schmitz, wie er 1945 feststellte, „viele Jahre lang gratis zu lesen": „Von den psychiatrisch-neurologischen Pflichtvorlesungen, mit ihren z. T. erheblichen Einnahmen, war ich ausgeschlossen, ebenso wurde ich nicht an den Prüfungen beteiligt."[853] 1942 erhielt er die Dozentur[854]. Anders als die Selbstbeschreibung von Schmitz 1945 erwarten ließe, wurde Schmitz von der Dozentenschaft 1942 durchaus positiv bewertet: „Seine politische Zuverlässigkeit ist einwandfrei. Seine Einstellung zum heutigen Staat, sowie sein Handeln im Sinne der nationalsozialistischen Bewegung ist vorbildlich."[855]

[847] Vgl. Kap.7.6.

[848] UA Bonn, PA 8894 Schmitz, Schreiben Schwester Anastasias, 11.10.1945. Recht unergiebig sind die Äußerungen von Franz Faust, Schmitz' Vertreter von 1943 bis 1945. – Franz Faust wurde am 25. April 1910 in Köln geboren und studierte nach dem Abitur am Deutzer Realgymnasium in Köln Medizin. Dort legte er 1935 das Examen ab und wurde 1938 in Bonn promoviert. Von 1937 an war Faust an der Landesklinik beschäftigt, zunächst als Volontärarzt (1937/38), dann als Assistenzarzt (1938–1941) und ab 1942 als beamteter Arzt. Im Entnazifizierungsverfahren wurde er 1947 in die Kategorie V eingestuft. – Quelle: HStA Düsseldorf, NW 15-246.

[849] HStA Düsseldorf, NW 1049-48516, Aufzeichnung Schmitz', 15.9.1945.

[850] HStA Düsseldorf, NW 1049-48516, Schmitz an Reichsminister des Innern, 5.1.1943, Abschrift einer Durchschrift; ebd., i.A. gez. Linden/Reichsministerium des Innern an Rheinische Landesklinik für Jugendpsychiatrie, 27.1.1943, Abschrift (auch ebd., NW 1049-54541).

[851] UA Bonn, PA 8894 Schmitz, Anlage zum Fragebogen der Militärregierung, o.D. [1945].

[852] UA Bonn, PA 8894 Schmitz, Anlage zum Fragebogen der Militärregierung, o.D. [1945]; ebd., Lebenslauf Schmitz, 27.5.1946 (auch in: HStA Düsseldorf, NW 1049-54541).

[853] UA Bonn, PA 8894 Schmitz, Anlage zum Fragebogen der Militärregierung, o.D. [1945].

[854] In seiner Antrittsvorlesung, die er am 15. Juli 1942 nicht in Partei- sondern in Offiziersuniform hielt, verzichtete Schmitz auf vordergründige politische Stellungnahmen (Schmitz, Beitrag).

[855] UA Bonn, PA 8894 Schmitz, i.V. Klapp/Dozentenbund an Rektor, 24.3.1942.

Nach dem Ende des NS-Regimes fiel Schmitz' Kritik an Pohlisch, Panse und anderen Kollegen, die er alle namentlich nicht benannte, deutlich aus: „Während den Kollegen, die sich einseitig in den Dienst der Erbforschung stellten, die Habilitation in jeder Weise erleichtert wurde – sie wurden u.a. Monate lang von jeglicher Arbeit am Krankenbett befreit, und es wurden ihnen Schreib und andere Hilfskräfte zur Verfügung gestellt – war ich gezwungen[,] meine wissenschaftliche Tätigkeit ausschließlich neben meinem ärztlichen Dienst und auf eigene Kosten zu treiben."[856] Pohlisch, der es für „sehr wichtig" hielt, „dass der jeweilige ärztliche Leiter" der Landesklinik für Jugendpsychiatrie „der med. Fakultät Bonn angehört", hatte 1939 in seinem Schmitz' Habilitationsantrag durchaus unterstützenden Gutachten den Grund für dessen späten Habilitationsversuch in „einer übergroßen Bescheidenheit" gesehen[857].

Im Falle Schmitz urteilte der universitätsinterne Untersuchungsausschuss nach dem Krieg milde, bezeichnete den Psychiater als „nur formales Parteimitglied" und empfahl „seine Belassung in der bisherigen Stellung"[858]. Die Befangenheit des Ausschussvorsitzenden von Weber mag dabei eine Rolle gespielt haben, hatte er doch während des „Dritten Reichs" mit seinen Studierenden der Rechts- und Staatswissenschaftlichen Fakultät „häufig" den Forensikvorlesungen von Schmitz beigewohnt[859]. Die Militärregierung gewann einen anderen Eindruck und erwirkte mit Anordnung vom 31. Oktober 1946, Schmitz durch die nordrhein-westfälische Landesregierung zu entlassen[860]. 1949 wurde auf Antrag der Medizinischen Fakultät die Ernennung Schmitz' zum außerplanmäßigen Professor eingeleitet[861]. Als Schmitz 1973 starb, blieb dies ausgeblendet. Im Nachruf war von seiner „von 1935 bis 1964" währenden Direktorentätigkeit in der Landesklinik die Rede. „Als akademischer Lehrer" habe Schmitz „aus dem Vollen schöpfen" können: „Die Bonner Fakultät konnte sich glücklich schätzen, H. A. Schmitz in die Reihe der Ihrigen zu zählen."[862]

[856] UA Bonn, PA 8894 Schmitz, Anlage zum Fragebogen der Militärregierung, o.D. [1945]. – Siehe auch HStA Düsseldorf, NW 1049-48516, Aufzeichnung Schmitz', 15.9.1945, wo Schmitz deutliche Distanz zu Pohlisch erkennen lässt.

[857] UA Bonn, MF-PA Schmitz, Pohlisch an Dekan MF, 15.10.1939.

[858] UA Bonn, MF-PA Schmitz, Gutachten des Prüfungsausschusses von Weber/von Redwitz/Ceelen, 20.11.1945. – Siehe auch die zahlreichen Entlastungszeugnisse in HStA Düsseldorf, NW 1049-54541, u.a. von Hildegard Langen, 26.8.1946 („verbotswidrig kranke jüdische Kinder behandelt und vor der Gestapo geschützt"); van der Heyden, 21.10.1946; Johanna Goerdten, 1.11.1946; Busley, 18.7.1946; Schwester Anastasias, 16.7.1946; Elisabeth Deiters, 3.11.1946

[859] UA Bonn 8834 Schmitz, Anlage zum Fragebogen der Militärregierung, o.D. [1945].

[860] UA Bonn, PA 8894 Schmitz, Langendörffer/Gesundheitsamt Bonn an Schmitz, 28.11.1946, Abschrift.

[861] UA Bonn, MF-PA Schmitz, Aubertin an Dekan MF, 8.2.1949.

[862] UA Bonn, MF-PA, Nachruf Weitbrechts, o.D. [1973/74].

2.11.6. Mit Pohlisch und Panse Verfechter von Elektroschocks – Günter Elsäßer

Anders als Schmitz war der Psychiater Günter Elsäßer ein Anhänger der Forschungsrichtung, die Pohlisch und Panse vorgaben. Elsäßer war 1935 als Assistenzarzt an die Rheinische Provinzial- und Heilanstalt gekommen und dort 1940 zum Provinzialmedizinalrat aufgestiegen[863]. Zugleich forschte er unter Panse am Erbbiologischen Institut[864]. Mit dessen Leiter Friedrich Panse arbeitete er seit 1940 in anderer Funktion, nämlich im Reservelazarett Ensen in der Nähe von Köln-Porz, an der „Beseitigung psychogener Störungen" bei Soldaten durch den Einsatz von „höherem galvanischem Strom unter Suggestivbeeinflussungen"[865]. Diese fragwürdige Behandlungsmethode traumatisierter Soldaten durch Elektroschocks diente in erster Linie dem Auffinden von Männern, die sich dem Kriegsdienst entziehen wollten und sollte tatsächliche „Kriegsneurotiker" „heilen". Pohlisch als beaufsichtigender „beratender Psychiater" des Wehrkreises VI (Münster), Panse als Chef des Reservelazaretts Ensen und Elsäßer als Assistenzarzt suchten das wegen des benutzten faradayschen Stroms häufiger zum Tod führende „Kaufmannsche Verfahren" des Ersten Weltkriegs, mit dem Panse bereits Erfahrung gesammelt hatte, mit dem „Schein wissenschaftlich-sachlichen Heilens" zu versehen[866]. 1941 entwickelte sich Ensen zu einem „Zentrum des

[863] Der Protestant Günter Elsäßer wurde am 24. April 1907 in Halle an der Saale geboren, legte 1926 an der Latina der Franckeschen Stiftungen die Reifeprüfung ab und studierte in Berlin, Göttingen, Freiburg, Wien und Halle. Am 28. Juli 1933 legte er das Ärztliche Staatsexamen in Berlin ab. Nach der Medizinalpraktikantenzeit an der Berliner Nervenklinik kam er am 1. Juni 1935 an die Rheinische Provinzial-Heil- und Pflegeanstalt, zunächst als Assistenz-, dann als beamteter Arzt. Am 1. Oktober 1937 wurde er Facharzt für Psychiatrie und Neurologie, am 1. April 1940 Provinzial-Medizinalrat. Am 14. Dezember 1943 wurde er Dr. med. habil. und am 14. Juni 1944 Dozent. Er war Beisitzer beim Erbgesundheitsgericht Bonn. – Am 7. April 1935 heiratete er die am 19. Juni 1900 geborene Irmgard Brunner, evangelisch, die drei Kinder mit in die Ehe brachte (Marjo, Katja und Georg Cristaller). Am 13. September 1938 wurde Ulrich Elsäßer geboren. – Seit dem 1.5.1937 war Elsäßer Parteigenosse der NSDAP (Nr. 4194684). Zudem war er Mitglied von HJ (seit 1936, zuletzt Truppenarzt im Range eines Oberrottenführers), Reichsbund der deutschen Beamten (seit 1.8.1938), NSV (seit 1936), NS-Ärztebund (seit 8.5.1935), Reichsluftschutzbund (seit 1938) und dem Volksbund für das Deutschtum im Ausland (1938–1942). Er gab 1946 an, 1932 und 1933 nicht gewählt zu haben. Vor 1933 gehörte er keiner politischen Partei an. – Am 4. September 1939 wurde er zur Wehrmacht einberufen, in deren Reservelazarett Ensen bei Köln er vom 27. Januar 1940 an Dienst tat, zuletzt als Stabsarzt d.R. – Quellen: UA Bonn, PA 1730 Elsäßer (ebd. auch ein Verzeichnis der wissenschaftlichen Arbeiten Elsäßers); HStA Düsseldorf, NW 1049-48707.

[864] Vgl. G.[ünter] Elsässer, Endogen geisteskranke Elternpaare und ihre Nachkommen, in: Zeitschrift für die gesamte Neurologie und Psychiatrie, 165 (1939), S. 108–112, S. 112, wo der Bonner Vorbildcharakter – nicht ohne Hinweis auf die Unterstützung höchster Stellen – herausgestellt wird: „Ich kann abschließend nur wünschen, dass auch andernorts Elternpaare gesammelt werden möchten, um das bisher noch kleine Material zu vergrößern. […] Es entspricht einem persönlichen Wunsch von Herrn Prof. *Rüdin*, wenn ich dazu ermuntere, dass auch in anderen Teilen Deutschlands Karteien geschaffen werden, wie sie bereits in einigen deutschen Provinzen und Ländern bestehen."

[865] UA Bonn, PA 1730 Elsäßer, Lebenslauf, 4.10.1943.

[866] Roth, Modernisierung, S. 43. – Zu Panses Radikalisierung als Gutachter von „Kriegsneurotikern" nach dem Ersten Weltkrieg vgl. ebd., S. 39 f. und S. 42; Friedrich Panse, Das

neuropsychiatrischen Experimentierens mit modifizierten Techniken der altbewährten Aversionsfolter" (Karl Heinz Roth)[867]. Das geschah keinesfalls auf Drängen der Wehrmacht. Diese erlaubte das bald so genannte „Pansen" zwar in engen Grenzen, nahm es aber nicht in eine allgemeingültige Behandlungsliste auf[868]. Viele der Wehrmachtspsychiater übersahen die vorsichtige Zurückhaltung der Wehrmachtspitze[869]. Kurt Pohlisch setzte sich für die Anwendung der Elektroschocks ein und bemerkte in einem Schreiben Ende Juli 1941 an Oberstarzt Otto Wuth, dem ranghöchsten Militärpsychiater: „Heroische Zeiten erfordern m.E. heroische oder doch drastische Maßnahmen."[870] Es bedurfte einer sich dramatisch verschlechternden Kriegslage, damit sich die Scharfmacher um Pohlisch und Panse durchsetzen konnten. Am 12. Dezember 1942 wurde das „Pansen" grundsätzlich erlaubt, nachdem es zuvor an die Zustimmung der Betroffenen gebunden gewesen war[871]. Wie schon früher propagierte Panse auch auf der „Dritten Arbeitstagung der Beratenden Ärzte" im Mai 1943 seine Technik, deren „Erfolg" in der Nivellierung, das heißt dem Nichtunterscheiden zwischen organisch Kranken, Simulanten und Neurotikern lag[872]. In Panses Vortrag heißt es unter anderem: „Sie [die „Psychogenen"]werden von uns behandelt wie Organiker und zwischen sie gelegt. Verbitterung und Misstrauen, die nur die Therapie behindern und keinen sonstigen Nutzen bringen, werden so vermieden. [...] Die Grenzen mancher hysterischer Reaktion zur bewußten Simulation sind fließend, der exakte Nachweis der letzteren meist schwierig. Wir kümmern uns deshalb – von seltenen drastischen Fällen abgesehen – nicht um eine Differenzierung, sondern behandeln in jedem Falle energisch. Der Erfolg ist der gleiche."[873] Trotz Widerständen in Teilen der Wehrmacht und auch in der NS-Spitze, die der Psychotherapie breiteren Raum gab, fand die Aversionsfolter mit galvanischem Strom nach Panses Konzept bald weite Verbreitung. Lediglich die Luftwaffenlazarette wandten sie

Schicksal von Renten- und Kriegsneurotikern in ihrer Abhängigkeit von Begutachtung und Umwelteinflüssen, in: Deutsche Zeitschrift für Nervenheilkunde, 88 (1925), S. 232 ff.; ders., Das Schicksal von Renten- und Kriegsneurotikern nach Erlangung ihrer Ansprüche, in: Archiv für Psychiatrie, 77 (1926), S. 61 ff. – Zum Kaufmannschen Verfahren vgl. Georg Hofer, „Nervöse Zitterer". Psychiatrie und Krieg, in: Helmut Konrad (Hg.), Krieg, Medizin und Politik. Der Erste Weltkrieg und die österreichische Moderne, Wien 2000 (= Studien zur Moderne, 10), S. 15–134, S. 67 ff. und ders., Nerven-Korrekturen. Ärzte, Soldaten und die ‚Kriegsneurosen' im Ersten Weltkrieg, in: Zeitgeschichte, 27 (2000), S. 249–268, S. 262 ff.

867 Roth, Modernisierung, S. 42.

868 Vgl. Roth, Modernisierung, S. 44 f.; Peter Riedesser/Axel Verderber, „Maschinengewehre hinter der Front". Zur Geschichte der deutschen Militärpsychiatrie, Frankfurt am Main 1996, S. 129.

869 Vgl. Roth, Modernisierung, S. 49 ff.

870 Pohlisch an Wuth, 31.7.1941, zit. n. Roth, Modernisierung, S. 52.

871 Vgl. Roth, Modernisierung, S. 61; zur Verfügung vom 5. Januar 1943 vgl. Riedesser/Verderber, Maschinengewehre, S. 146.

872 Vgl. zu den Arbeitstagungen Klee, „Euthanasie", S. 364; Riedesser/Verderber, Maschinengewehre, S. 140 ff.

873 Hauptreferat Friedrich Panse, Hysterie, Simulation – unter besonderer Berücksichtigung der psychogenen Überlagerungen bei organischen Schädigungen, Mai 1943, zit. n. Roth, Modernisierung, S. 62.

nicht an[874]. Sogar ein Dokumentationsfilm wurde nun gedreht, um Zweifler, möglicherweise auch Hitler, zu überzeugen[875].

Dass der Einsatz von Elektroschocks an der Provinzial-Heil- und Pflegeanstalt nicht unüblich war, gab am 8. Juni 1945 deren zeitweiliger Leiter Josef Geller zu Protokoll: „Bei kriminellen Psychopathen wenden wir wohl hin und wieder energische elektrische oder andere Behandlungsmethoden an, aber stets nach rein ärztlicher Indication"[876]. Ein besonderer Verfechter „der elektrischen Behandlungsmethoden" war dort Josef Gierlich[877].

Nicht nur hinsichtlich des „Pansens" zählte Elsäßer zu den gefährlichen Psychiatern. Noch im Mai 1946 gab er zu Protokoll, dass er „die erbpflegerischen Bestrebungen des National-Sozialismus [...] begrüsst" habe, obwohl er sich „darüber klar war, dass die wissenschaftlichen Grundlagen dafür in vielen Einzelheiten noch erarbeitet werden müssten"[878]. Diese Einstellung kam in Elsässers Beiträgen für das Ende der dreißiger Jahre neu erschienene „Handwörterbuch der Wohlfahrtspflege" zum Ausdruck. So heißt es in seinem Artikel zum Stichwort „Epileptiker und Schwachsinnenfürsorge" programmatisch: „Die neue Aufgabe aber, die uns der Nationalsozialismus gestellt hat, liegt darin, die Geburt von Erbkranken überhaupt zu verhüten. Diesem Ziele dient das Gesetz zur Verhütung erbkranken Nachwuchses. [...] So werden also in absehbarer Zeit große Mittel, die bisher Erbkranken zur Verfügung gestellt werden mussten, der erbgesunden, wertvollen Bevölkerung zugute kommen."[879] Immerhin, so ist man geneigt zu polemisieren, trat Elsäßer wie an anderer Stelle auch Panse „für den Ehrenschutz der Unfruchtbargemachten ein", hätten sie „doch für die Gesamtheit des Volkes ein persönliches Opfer gebracht"[880]. Am Institut entstand denn auch eine Arbeit, die sich für eine „Eheanbahnung für Ehegehinderte" aussprach, um Sterilisierten das Schicksal der Einsamkeit zu ersparen[881].

[874] Vgl. Roth, Modernisierung, S. 65.

[875] UA Bonn, PA 1730 Elsäßer, Lebenslauf, 4.10.1943. Vgl. Roth, Modernisierung, S. 66 ff.; Klee, „Euthanasie", S. 364. Vgl. allgemein Ulf Schmidt, Medical Films, Ethics and Euthanasia in Nazi Germany. The History of Medical Research and Teaching Films of the Reich Office for Educational Films/Reich Institute for Films in Science and Education, 1933–1945, Husum 2002 (= Abhandlungen zur Geschichte der Medizin und der Naturwissenschaften, 92), passim.

[876] HStA Düsseldorf, NW 1049-48516, Bericht Gellers, 8.6.1945, Abschrift.

[877] HStA Düsseldorf, NW 1053-52, Fachärztliches Gutachten Panses, 27.5.1947.

[878] UA Bonn, PA 1730 Elsäßer, Lebenslauf, 24.5.1946.

[879] Günther Elsäßer, Epileptiker- und Schwachsinnigenfürsorge, in: Hermann Althaus/Werner Betcke (Hg.), Handwörterbuch der Wohlfahrtspflege, 3. völlig neubearb. Aufl. Berlin 1937–1939, Sp. 256–259, Sp. 259.

[880] Günther Elsäßer, Geisteskrankheiten, in: Althaus/Betcke, Handwörterbuch, Sp. 402–408, Sp. 408. Vgl. auch Günt[h]er Elsäßer, Psychopathie, in: Althaus/Betcke, Handwörterbuch, Sp. 798–802, passim; Friedrich Panse, Erbfragen bei Geisteskrankheiten. Nach Vorträgen an der Staatsmedizinischen Akademie Berlin, Leipzig 1936 (= Staatsmedizinische Abhandlungen, 14), S. 70. – Zum Opferbegriff in der NS-Medizin vgl. Wuttke, Ideologien, S. 170 f.

[881] Hilde Sauermann, Eheanbahnung für Ehegehinderte (Sterilisierte, andere Unfruchtbare und fortpflanzungsfähige Träger unerwünschten Erbgutes), in: Der Erbarzt, (1941), S. 97–110, passim. – Siehe auch ALVR Brauweiler, MF 14, Nr. 14871, Geller an Oberpräsidenten

Elsäßer, der seit 1937 der NSDAP angehörte und als Oberrottenführer HJ-Truppenarzt war, unterstützte seinen Chef Pohlisch im Wehrkreis VI und zählte zu den ärztlichen Beisitzern im Erbgesundheitsgericht Bonn. Auch er stand in enger Verbindung zur Universität Bonn. Dort habilitierte er sich im Dezember 1943 mit einer Arbeit über „Nachkommen schizophrener Elternpaare" und wurde im Juni 1944 zum Dozenten ernannt[882]. Augrund der Kriegssituation hielt er aber offenbar keine Lehrveranstaltungen mehr ab, so dass seine Lehrerfahrung auf das Durchführen von „mit Vorträgen verbundenen Führungen im Bonner Erbinsitut" und anderen wissenschaftlichen Vorträgen außerhalb des eigentlichen Lehrbetriebs beschränkt blieb[883].

Elsäßers Habilitationsschrift wie auch deren Beurteilung durch Pohlisch sprechen für die Annahme, dass beide keinesfalls einschränkungslos ideologischen Vorgaben folgten. Denn in seinem Gutachten hielt Pohlisch zu Elsäßers Arbeit im November 1943 fest: „Es ergibt sich eindeutig, dass die Erbkraft dieser schizophrenen Elternpaare sehr viel geringer ist, als man bei Annahme eines einfach dominanten oder einfach rezessiven Erbganges bisher erwartet hat. Erbpflegerisch wichtig ist vor allem der Nachweis eines hohen Prozentsatzes (40 %) von erscheinungsbildlich völlig Unauffälligen in der Kinderschaft. Diese Ergebnisse fordern zur Revision der weit verbreiteten Kretschmerschen Lehre auf, wonach bestimmte erbliche Geisteskrankheiten, insbesondere schizophrene und manisch-depressive, der gesamten Sippe ein bestimmtes Gepräge aufdrücken sollen. Überraschend ist ferner die erstmalig herausgestellte Tatsache, dass die Psychosen der Kinder schizophrener Eltern im ganzen nicht schwerer verlaufen als durchschnittliche Schizophrene."[884]

Der universitätsinterne Prüfungsausschuss kam im Falle Elsäßer zu der Überzeugung, der Psychiater habe den Nationalsozialismus „abgelehnt, besonders seit den Judenverfolgungen des Jahres 1938", und die „Euthanasie [...] als evangelischer Christ aufs schärfste" verurteilt, wie Obermedizinalrat Josef Geller und Superintendent Haun bestätigten[885].

Rheinprovinz, 30.7.1936: „Zur Frage der Ehevermittlung zwischen Sterilisierten sind hier bisher keine praktischen Erfahrungen gemacht."

882 Versehen mit einem Dank an seine Kollegen Pohlisch, Panse und Gruhle (S. VI) erschien Elsäßers Arbeit sieben Jahre nach Kriegsende erweitert und unter geändertem Titel: Günt[h]er Elsässer, Die Nachkommen geisteskranker Elternpaare. Der Einfluss endogener Elternpsychosen auf die Psychosen, Charaktere und Lebensschicksale ihrer Kinder, Stuttgart 1952.

883 UA Bonn, PA 1730 Elsäßer, Beurteilung Elsäßers durch Pohlisch, 4.11.1943 (auch in: BA Berlin, BDC-Dossier Elsäßer).

884 UA Bonn, PA 1730 Elsäßer, Beurteilung Elsäßers durch Pohlisch, 4.11.1943 (auch in: BA Berlin, BDC-Dossier Elsäßer).

885 UA Bonn, PA 1730 Elsäßer, Gutachten Elsäßer des universitätsinternen Prüfungsausschusses von Weber/von Redwitz/Ceelen, 4.11.1943.

2.11.7. Der Fanatiker und sein Nachfolger – Walter Poppelreuter und Hans Stadler

Ebenfalls neurologischen Fragen widmete sich in Bonn das „Institut für klinische Psychologie – Fachstation für deutsche hirnverletzte Kriegs- und Arbeitsopfer", wie sein langjähriger Leiter, der gefährliche Nationalsozialist Walter Poppelreuter, die Einrichtung genannt hatte[886]. Poppelreuter war bis zu seinem Tod 1939 Dozent an der Universität, feierte Hitler als „wissenschaftlichen Psychologen" und hatte 1933 Walter Thörner als Vertreter der Privatdozenten aus der Engeren Fakultät verdrängt, der dieser viele Jahre angehört hatte[887].

Poppelreuters Nachfolger wurde der Kleist-Schüler Hans Stadler, der am 1. Juni 1941 die Institutsleitung übernommen hatte. Am 7. April 1942 fand sein „Übertritt als Dozent in die Medizinische Fakultät der Universität Bonn" die

[886] HStA Düsseldorf, NW 15-264, Redwitz an Konen, 11.2.1947. – Walter Poppelreuter wurde am 6. Oktober 1886 in Saarbrücken geboren. Der Katholik studierte in Berlin und Königsberg unter anderem Psychologie und anschließend Medizin. In beiden Fächern wurde er promoviert. Im Ersten Weltkrieg leitete er das Kölner Festungslazarett für Kopfverletzte. 1919 habilitierte er sich in Bonn, erhielt 1922 einen Lehrauftrag für Klinische Psychologie und wurde Professor. Bis 1926 leitete er die Hirnverletztenstation in der Provinzial-Heilanstalt, die dann gegen seinen Widerstand in eine psychiatrische Kinderklinik umgewandelt wurde. Von 1925 bis 1930 war er Leiter des Instituts für Arbeitspsychologie und des psychotechnischen Laboratoriums an der TH Aachen. 1930 folgte er einem Ruf an das Institut für klinische Psychologie in Bonn. – Poppelreuter war verheiratet und hatte gemeinsam mit seiner ersten Frau drei Kinder. 1932 wurde die Ehe geschieden. Poppelreuter heiratete die Schreibhilfe Anny Horn. Auch von ihr ließ sich Poppelreuter scheiden und heirate seine dritte Frau Ruth. Poppelreuter starb am 27. Juni 1939, nachdem wenige Wochen zuvor berufs- und parteigerichtliche Verfahren gegen Poppelreuter wegen Alkoholmissbrauch und Anwendung verwerflicher Mittel im Ehescheidungsstreit eingeleitet worden waren. Schon 1934 hatte er ein Verfahren gegen sich selbst beantragt. – Poppelreuter trat als erster Bonner Hochschullehrer am 1. November 1931 in die NSDAP ein (Nr. 695703), nachdem er zuvor der SPD angehört und für diese sogar in der Kölner Stadtverordnetenversammlung gesessen hatte. Zudem war Poppelreuter Mitglied im NSLB (Nr. 4803, ab 1.6.1932). Zeitweise war er Abgeordneter im Düsseldorfer Provinziallandtag und Kommissar des Landeshauptmannes. – Quellen: BA Berlin, BDC-Dossier Poppelreuter; ALVR Brauweiler, MF 14, Nr. 14852. – Literatur: Höpfner, Universität, S. 99; Anonymus, Zum Tode von Prof. Poppelreuter, in: Westdeutscher Beobachter, 14.6.1939. – Zu Poppelreuters Aktion gegen Otto Löwenstein vgl. Kap. 3.1.2. – Poppelreuters Nachruhm war erstaunlich. Seine NS-Vergangenheit geriet erst ins Blickfeld einer breiteren Öffentlichkeit, als Anfang 1990 Hannelore Kohl die ihr vier Jahre zuvor verliehene Walter-Poppelreuter-Medaille des Bundes Deutscher Hirngeschädigter zurückgab. Die Benennung von Häusern und Straßen nach Poppelreuter wurde nun rückgängig gemacht (Privatbesitz Linda Orth, Dossier Poppelreuter). Um so erstaunlicher ist ein Poppelreuter glorifizierender Artikel von Gereon R. Fink, der 2003 sogar dazu führte, dass Poppelreuter auf das Titelbild der Fachzeitschrift „Der Nervenarzt" gehoben wurde. Vgl. Gereon R. Fink, Walter Poppelreuter (1886–1939). Anmerkungen zum Titelbild, in: Der Nervenarzt, 74 (2003), S. 540–541. – Siehe auch die Nachkriegsdokumente in: UA Bonn, MF 79/88.

[887] Zit. n. Fest, Gesicht, S. 349; HStA Düsseldorf, NW 1049-49724, Erklärung Thörners, 30.4.1948. Thörner kehrte 1936 auf Antrag Dekan Stöhrs in neuer Stellung in die Engere Fakultät zurück (vgl. Kap. 2.3.1.).

Zustimmung des Ministeriums[888]. Er sprach nach dem Ende des NS-Regimes davon, man habe ihn auf Betreiben von Otto Martineck, dem 1943 verabschiedeten Leiter der Ärztlichen Abteilung im Reichsarbeitsministerium, berufen, um den unter Poppelreuter und „dem immer stärker gewordenen Einfluss der NSKOV eingetretene[n] ärztliche[n] und wissenschaftliche[n] Abstieg des Instituts" entgegenwirken zu können[889]. Stadler glaubte, in dieser Hinsicht bis zur Zerstörung des Instituts am 18. Oktober 1944 Erfolge erzielt zu haben[890] Vom universitätsinternen Untersuchungsausschuss als „formales Parteimitglied" bezeichnet und noch vor Abschluss des Entnazifizierungsverfahrens starb Stadler am 21. Mai 1947[891].

Dem durch den Kurator Anfang 1945 erteilten Befehl, die Nervenklinik teils nach Neunkirchen (Siegkreis) und teils in den Göttinger Raum zu verlegen, folgte der stellvertretende Direktor Florin Laubenthal nicht, „wodurch es" – trotz erheblicher Bombenschäden – „möglich wurde, das gesamte Klinikinventar zu erhalten"[892].

2.12. Die Klinik und Poliklinik für Hautkrankheiten

2.12.1. Renommiert und wunderlich – Erich Hoffmann

Die Hautklinik hätte ein Refugium antinationalsozialistischen Denkens sein können, wären allein die Ordinarien bestimmend gewesen[893]. Von 1910 bis zu seiner

[888] HStA Düsseldorf, NW 15-264, Redwitz an Konen, 11.2.1947; UA Bonn, PA 9368 Stadler, Gutachten Kleists, o.D., Abschrift, 18.3.1942, – Hans Stadler, katholisch, wurde am 24. Oktober 1906 in Reuth/Niederbayern geboren. Er besuchte nach der Volksschule das Humanistische Gymnasium Straubing und legte dort Ostern 1926 die Reifeprüfung ab. Anschließend studierte er Medizin in München und Jena, wo er 1931 examiniert und promoviert wurde. – Stadler war seit dem 14. Oktober 1940 verheiratet und Vater eines Kindes, das im ersten Lebensjahr starb. – Nach Anstellungen in Jena, Fürth, Straubing und Erlangen wurde er am 10. August 1932 Assistent im Hirnpathologischen Institut der Deutschen Forschungsgemeinschaft für Psychiatrie – Kaiser-Wilhelm-Institut – in München. Im Januar 1934 wechselte er an die Nervenklinik Greifswald, im Mai 1934 an die Thüringischen Heilanstalten in Stadtroda und im Mai 1936 an die Nervenklinik Frankfurt. Dort habilitierte er sich 1939 und wurde Dozent, nach 1945 außerplanmäßiger Professor. – Stadler war Mitglied des CV, von NSDAP (ab 1.5.1937, Nr. 4216534), SA (1.11.1933–1936/37, zuletzt Sanitätsrottenführer), NSV (1936–1944), NS-Ärztebund (1.11.1934–1944) und DRK (ab 1945). Er gab 1946 an, vor 1933 keiner Partei angehört zu haben, im November 1932 keine Partei und im März 1933 Zentrum gewählt zu haben. Stadler starb am 21. Mai 1947. – Quellen: HStA Düsseldorf, NW 15-264; UA Bonn, PA 9368 Stadler; ebd., MF-PA Stadler.

[889] UA Bonn, PA 9368 Stadler, Stadler an von Weber, 4.10.1945; ebd., MF-PA, Lebenslauf, 17.7.1946.

[890] UA Bonn, PA 9368 Stadler, Stadler an von Weber, 4.10.1945.

[891] UA Bonn, PA 9368 Stadler, Gutachten des universitätsinternen Prüfungsausschusses von Weber/von Redwitz/Ceelen, Sitzung vom 12.10.1945.

[892] HStA Düsseldorf, NW 1005-G32/1807, Lebenslauf Laubenthals, o.D. [1946 oder später].

[893] Zur nationalsozialistischen Verfolgung von Dermatologen vgl. Eppinger, Schicksal, passim.

Zwangsemeritierung 1934 prägte Erich Hoffmann die Bonner Hautklinik, die 1932 ihr fünfzigjähriges Bestehen und ihre ersten drei prägenden Direktoren Wilhelm Busch, Josef Doutrelepont und Erich Hoffmann feierte[894]. Hoffmann, der erste Bonner Dermatologe, dem ein Ordinariat angetragen wurde, war ein national gesinnter und doch reisefreudiger polyglotter Mediziner mit musischer Veranlagung[895]. Ihm, der sich selbst als „impulsiv und aufbrausend" beschrieb, galt das offene Wort als selbstverständlich[896]. Seine wunderlichen Marotten wurden erst in der totalitären Diktatur zu einer Gefahr für ihn. Nur sein fortgeschrittenes Alter und sein wissenschaftliches Renommee – er zählte zu den Großen des

[894] Vgl. Erich Hoffmann, Zum 50jährigen Bestehen der Hautklinik der Universität Bonn. Gedenkvorlesung zur Erinnerung an ihre Begründer die Professoren Wilhelm Busch und Joseph Doutrelepont, Bonn 1932 (= Bonner Akademische Reden, H. 12), passim; ders., Die Hautklinik, in: Bezold, Geschichte 2, S. 108–116, passim; Ingrid Böhm, Klinik und Poliklinik für Dermatologie, in: Schott, Universitätskliniken, S. 297–302, S. 298 f.

[895] Erich Hoffmann wurde am 25. April 1868 im pommerschen Witzmitz geboren. Der Protestant besuchte von 1878 bis 1897 Gymnasien in Neuwied, Cottbus und Berlin, wo er am Joachimsthalschen Gymnasium das Abitur ablegte. Er studierte anschließend in Berlin an Universität und Militärärztlicher Akademie. Er wurde 1892 promoviert und ein Jahr später examiniert. Seine Laufbahn als Militärarzt erlebte nach Dienstzeiten in Neuruppin, Posen, Groß-Lichterfelde und Bromberg einen Höhepunkt, als er am 7. März 1898 an die Militärärztliche Akademie Berlin berufen wurde. Der Stabsarzt und Repetitor für Physiologie habilitierte sich 1904 als Dozent für Dermatologie an der Charité, wo er seit 1900 tätig war. 1906, nach der Entdeckung des Syphiliserregers gemeinsam mit dem Zoologen Fritz Schaudinn am 16. Dezember 1905, wurde er Professor und Leiter der Hautpoliklinik an der Charité. 1909 erfolgte der Ruf nach Halle, 1910 nach Bonn. – Im Ersten Weltkrieg wurde Hoffmann nach halbjähriger Tätigkeit als Oberstabsarzt in Bonn und Zabern mit dem EK II ausgezeichnet, später mit der Rotkreuzmedaille III. – Hoffmann war Mitglied des DRK, nie aber einer NSDAP-Formation; er spendete lediglich der NSV. Aus dem Akademischen Turnverein trat er aus. Er war Mitglied der Leopoldina, seit dem 27. April 1933 dort Senator. Für 1936 ist seine Mitgliedschaft in der Kaiser-Wilhelm-Gesellschaft zur Förderung der Wissenschaft 1936 belegt. Er war Anhänger der Nationalliberalen Partei und verweigerte mit dem Hinweis auf das Wahlgeheimnis im Entnazifizierungsverfahren eine Auskunft über sein Wahlverhalten 1932/33. Er wurde als unbelastet (Kategorie V) eingestuft. Ihm wurden über vierzig Ehrenmitgliedschaften wissenschaftlicher Gesellschaften angetragen (vgl. G.[eorg] A.[lexander] Rost, Erich Hoffmann zum Gedächtnis, in: Münchener medizinische Wochenschrift, 101 <1959>, S. 1520–1521, S. 1521); seine Publikationsliste umfasste bei seinem Tod – er starb 91jährig am 8. Mai 1959 – mehr als 500 Titel. – Quellen: HStA Düsseldorf, NW 1049, Nr. 52198; UA Bonn, PA 3340 Hoffmann; BA Berlin, BDC-Dossier Erich Hoffmann. – Literatur: Ulf Konrad, Werk und Wirken Erich Hoffmanns in der Dermatologie, Diss. med. Bonn 1992 (die Arbeit referiert in ihren knappen politischen Teilen fast ausschließlich und unkritisch die Lebenserinnerungen Hoffmanns); Hans-Theo Schreus, Erich Hoffmann zum 90. Geburtstag, in: Dermatologische Wochenschrift, 14 (1958), S. 354; ders., Erich Hoffmann zum 85. Geburtstag, in: Der Hautarzt, 4 (1953), S. 190–191; Hans Theodor Schreus, Erich Hoffmann 1868–1959, in: Steudel/Mani, Bonner Gelehrte, S. 369–374; Rost, Hoffmann zum Gedächtnis, passim; G.[eorg] A.[lexander] Rost, Prof. Erich Hoffmann zum 85. Geburtstag, in: Zeitschrift für Haut- und Geschlechtskrankheiten, 14 (1953), S. 271–272, passim; Anonymus, Professor Erich Hoffmann, in: Rheinische Friedrich-Wilhelms-Universität Bonn, Chronik und Bericht über das Akademische Jahr 1958/59, Jg. 74 (N.F. Jg. 63), S. 19–20, passim; A.[lbert] Wiedmann, Erich Hoffmann zum Gedenken, in: Wiener klinische Zeitschrift, 71 (1959), S. 653–654, passim; A.[lois] Memmesheimer, Erich Hoffmann als Mensch und Lehrer, in Der Hautarzt, 19 (1968), S. 476–477; ders., In memoriam, Erich Hoffmann (1868–1959) zur Wiederkehr seines 110. Geburtstages [sic], in: Der Hautarzt, 29 (1978), S. 242–243; ders., Erich Hoffmann zum 90. Geburtstag, in: Der Hautarzt, 9 (1958), S. 191–192; unzulänglich ist das kurze Porträt in Böger/Krüger, Bonner, S. 136 ff.

[896] Hoffmann, Ringen, S. 293.

Fachs, denen Männer folgten, „die unbekannt waren und blieben" – dürften ihn vor gefährlicher Verfolgung bewahrt haben[897].

In die Zeit zwischen der Beurlaubung Hoffmanns im Februar und seiner Emeritierung im September 1934 fällt das halbjährige „Intermezzo" Richter[898]. Dem im April 1934 aus Berlin abgeordneten Nationalsozialisten und SA-Dezernenten für das Medizinalwesen Wilhelm Richter hatten „die Patienten, soweit in der Lage, neben dem Bett stehend den Hitler-Gruß zu entbieten"[899]. Der Privatdozent, der nach seiner Rückkehr nach Berlin dort als Ordinarius und Direktor eine zweite Hautklinik „als nationalsozialistisches Gegenmodell zur Charité" aufbauen sollte, wurde 1935 nach Greifswald berufen[900].

2.12.2. Der liberale NS-Gegner – Otto Grütz

Dem NS-kritischen Erich Hoffmann folgte der dem Nationalsozialismus nicht weniger skeptisch gegenüber stehende Otto Grütz[901]. Er erreichte während der

[897] Wolfgang Weyers, Dermatologie im Nationalsozialismus – der Niedergang eines Fachgebietes, in: Peter Elsner/Ulrich Zwiener (Hg.), Medizin im Nationalsozialismus am Beispiel der Dermatologie, Jena/Erlangen 2002 (= Schriften des Collegium Europaeum Jenense, 25), S. 53–66, S. 58. Vgl. zur Verfolgung Erich Hoffmanns ausführlich Kap. 3.2.2.

[898] Höpfner, Universität, S. 312.

[899] Höpfner, Universität, S. 312; GStA PK Berlin, Rep. 76 V a 3 IV 39 XVI, MWEK an Wilhelm Richter, 25.4.1934, Entwurf. Vgl. zu Richter neben Höpfner, Universität, S. 312 f. auch Michael Hubenstorf/Peter Th. Walther, Politische Bedingungen und allgemeine Veränderungen des Berliner Wissenschaftsbetriebes 1925–1950, in: Wolfram Fischer/Klaus Hierholzer/Michael Hubenstorf/Peter Th. Walther/Rolf Winau (Hg.), Exodus der Wissenschaften aus Berlin. Fragestellungen – Ergebnisse – Desiderate. Entwicklungen vor und nach 1933, Berlin/New York 1994 (= Akademie der Wissenschaften zu Berlin, Forschungsbericht 7), S. 5–100, S. 39.

[900] Höpfner, Universität, S. 312, Anm. 2.

[901] Otto Julius Grütz wurde am 9. Mai 1886 im schlesischen Laurahütte geboren. In seiner Heimat besuchte er das humanistische Gymnasium. Er studierte – neben Medizin auch Philosophie – in München und Leipzig, wo er 1912 promoviert wurde. 1913 übernahm Grütz eine Assistentenstelle am Medizinaluntersuchungsamt in Landau/Pfalz. Von 1919 bis 1928 wirkte er unter Viktor Klingmüller in Kiel, wo er sich 1922 habilitierte und 1924 zum Oberarzt sowie 1925 zum außerordentlichen Professor ernannt wurde. Anschließend übernahm er die Leitung der Dermatologischen Klinik Wuppertal-Elberfeld. 1934 wurde er an die Universität Bonn berufen, wo er bis 1958 der Hautklinik vorstand. – Grütz nahm von 1914 bis 1918 am Ersten Weltkrieg teil, zunächst als Truppenarzt, dann als Leiter eines bakteriologischen Feldlaboratoriums in Russland; zuletzt war er Oberarzt der Reserve. – Der Katholik heiratete 1913 die Leipzigerin Johanna (Hanna) Helene Erna Hönicke. Aus der Ehe gingen zwei Töchter, Ilse (geb. 1914, von 1952 bis 1981 Hautärztin in Siegburg) und die spätere Schauspielerin Gisela Saager (geb. 1923), und der Sohn Walter Hermann Fedor (geb. 5.6.1921, seit 1945 vermisst) hervor. Ehefrau und Kinder bekannten sich zur evangelischen Kirche. – Er war in der Weimarer Republik Mitglied der DVP und von 1927 bis 1932 Mitglied der „altpreußischen Loge Alma a. d. Ostsee in Kiel, die keine Juden aufnahm" (UA Bonn, PA 2629 C Grütz, Erklärung, 28.8.1935). Dort erreichte er den III. Grad (UA Bonn, Kuratorium, H 1, Bd. 8, Nachweisung, 23.9.1935). Im „Dritten Reich" wurde er Mitglied der NSV, nicht aber der NSDAP. Er gehörte zahlreichen wissenschaftlichen Gesellschaften an und war 1948/49 Dekan der Bonner Medizinischen Fakultät. In der Bundesrepublik Deutschland wurde Grütz mit der Karl-Herxheimer-Medaille und, anlässlich seines 75. Geburtstages, dem großen Verdienstkreuz

Berufungsverhandlungen, dass von ihm gewünschte bauliche Veränderungen „in wohlwollende Erwägung gezogen“ und „für die apparative Ausgestaltung und sonstige Ergänzung der Klinik“ 5000 RM bereitgestellt wurden[902]. Reibungslos verlief die Berufung Grütz' nicht. In Bonn stieß man sich bei Grütz' erstem Besuch an der Art seines Auftritts. Immerhin sah sich Grütz zu einer Meldung nach Berlin veranlasst: Interimsdirektor Wilhelm Richter bestätigte ihm ausdrücklich, dass sich Grütz nicht sofort als „‚Direktor‘ der Klinik eingeführt“, sondern „lediglich durch Vorzeigung des ministeriellen Berufungsschreibens legitimiert habe“[903].

Die endgültige Berufung erfolgte am 13. September 1934 zum 1. Oktober desselben Jahres[904]. Grütz hatte sich zuvor irritiert gezeigt, da „die Bonner Fakultät neuerdings ein Berufungsverfahren für den dermatologischen Lehrstuhl“ eingeleitet habe, obwohl sich Grütz als bereits berufen betrachtete[905]. Tatsächlich war am 12. September 1934 von Dekan Ceelen ein Dreiervorschlag auf den Weg gebracht worden, in dem neben Grütz/Wuppertal-Elberfeld Walther Schönfeld/Greifswald und Hoffmanns Schüler Erich Zurhelle/Groningen aequo loco Erwähnung fanden[906]. Rektor Pietrusky bemerkte hierzu, er „stimme in erster Linie für die Berufung von Herrn Prof. Grütz“[907].

Wahrscheinlich sollte die für das Ministerium spätestens seit Mitte August 1934 feststehende Berufung Grütz' im Nachhinein den Charakter eines normalen Verfahrens erhalten. Auch Hoffmann verfasste ein Gutachten, in dem er noch vier Namen nannte und von der Erwähnung Richters, „den die Partei protegierte“, abriet[908]. So folgte die Berufung Grütz' nach Bonn den früh festgelegten Vorstellungen des Ministeriums, fand aber durchaus die Unterstützung von Fakultät und

des Verdienstordens ausgezeichnet. Er starb am 27. Dezember 1963. – Quellen: UA Bonn, PA 2629 C Grütz; BA Berlin, BDC-Dossier Grütz. – Literatur: Max Bürger/G.[erhard] Domagk/ A.[rthur] Leinbrock/Alfred Marchionini, In memoriam. Gedenkworte der Freunde für Otto Grütz, in: Der Hautarzt, 15 (1964), S. 272–274; Arthur Leinbrock, Otto Grütz 1886–1963, in: Steudel/Mani, Bonner Gelehrte, S. 375–377; A.[lfred] Marchionini, Otto Grütz zum 65. Geburtstag, in: Der Hautarzt, 2. Jg. (1951), S. 238–239; Schulz, Grütz (diese einer Hagiographie nahe kommende Arbeit genügt geschichtswissenschaftlichen Ansprüchen nicht, wartet jedoch mit einigen Detailinformationen auf); Anonymus, Professor Otto Grütz, in: Rheinische Friedrich-Wilhelms-Universität Bonn. Chronik und Bericht über das Akademische Jahr 1963/64, Jg. 79, N.F. Jg. 68, S. 20–21; G. Piekarski, Otto Grütz 1886–1963, in: Zeitschrift für Parasitenkunde, 24 (1964), S. 1–2.

902 GStA PK Berlin, Rep. 76 V a 3 IV 39 XVI, Vereinbarung Zeiss/MWKV und Grütz, 24.8.1934.

903 GStA PK Berlin, Rep. 76 V a 3 IV 39 XVI, Grütz an Zeiss/MWKV, 16.8.1934.

904 GStA PK Berlin, Rep. 76 V a 3 IV 39 XVI, MWKV an Kurator Bonn, 13.9.1934, Entwurf.

905 GStA PK Berlin, Rep. 76 V a 3 IV 39 XVI, Grütz an MWKV, 7.9.1934.

906 GStA PK Berlin, Rep. 76 V a 3 IV 39 XVI, Ceelen an Kurator durch Rektor, 12.9.1934.

907 GStA PK Berlin, Rep. 76 V a 3 IV 39 XVI, Rektor Pietrusky an MWKV über Kurator, 12.9.1934.

908 Hoffmann, Ringen, S. 35. Hoffmann erwähnt den Namen Richter ebd. nicht ausdrücklich.

Universität[909]. Anders als im Fall Knauer ein Jahr zuvor verzichtete das Berliner Ministerium im Sommer 1934 darauf, Kompetenzerwägungen in den Vordergrund zu rücken.

Tabelle: Erhebungsbogen Hautklinik (1936)
(Quelle: Geheimes Staatsarchiv Preußischer Kulturbesitz)[910]

Zweck	„Unterricht und Forschung für Haut- und Geschlechtskrankheiten"
Gliederung	4 Stationen: Haut- und Geschlechtskrankheiten, jeweils Männer und Frauen 2 Polikliniken: jeweils Männer und Frauen 2 Laboratorien 3 Tierställe Röntgen- und Lichtabteilung, Photoatelier, Moulierraum, Bibliothek, Hörsaal Diätküche (Normalverpflegung durch Zentralküche)
Personalstand (1.10.1934)	Ärzte: 7, Pflege: 15, Labor/Röntgen: 7, Wirtschaft/Haus: 7, Verwaltung: 2
Normal-belegungsziffer	82
Verpflegungs-tage	1931: 31086, davon 529 zweite Klasse (übrige dritte Klasse) 1932: 28336, davon 436 zweite Klasse (übrige dritte Klasse) 1933: 26546, davon 398 zweite Klasse (übrige dritte Klasse)

Grütz entsprach als früheres Mitglied der DVP Gutav Stresemanns und der „Großen Landesloge" keinesfalls dem nationalsozialistischen Idealbild. Freilich hatte er keine Hemmungen, seine „Vergangenheit" gegenüber den NS-Institutionen zu erklären, wenn nicht zu verteidigen. Er betonte sogar, in einem Fragebogen von 1934, die Große Landesloge sei „unpolitisch" gewesen und habe die Aufnahme von Juden abgelehnt[911]. Jetzt verzichtete er darauf, den ihm aus Kiel bekannten Oberarzt Alfred Marchionini nach Bonn zu holen; ihm war klar gemacht worden war, dass Marchionini, der nach nationalsozialistischer Definition mit einer Jüdin verheiratet war, „als politisch unzuverlässig" galt[912].

[909] Vgl. Höpfner, Universität, S. 313, wo die Professoren Max Bürger und Gerhard Domagk, der Nobelpreisträger von 1939, als weitere mögliche Unterstützer Grütz' genannt werden. Vgl. auch Schulz, Grütz, S. 40 ff.

[910] GStA PK Berlin, Rep. 76, Nr. 407, Erhebungsbogen Hautklinik, o.D., 1936.

[911] GStA PK Berlin, Rep. 76 V a 3 IV 39 XVI, Fragebogen, 13.8.1934.

[912] Höpfner, Universität, S. 314; vgl. ebd., S. 313 f. – Vgl. den Nachruf Marchioninis in: In memoriam, S. 273: „1934 feierten wir in Wuppertal, dessen Hautklinik Grütz seit 1928 leitete, seinen Ruf nach Bonn, wohin ich ihm als Oberarzt folgen sollte. Meine politische ‚Unzuverlässigkeit' vereitelte die Ausführung solchen Planes bei den nationalsozialistischen Regierungsbehörden. Die Freundschaft erfuhr durch die Bewährung in diesen gefahrvollen Jahren ihre Vertiefung und Festigung. Grütz verachtete gleich uns das Regime und seine Träger." –

Grütz leitete eine Klinik, in der sich zahlreiche Mitarbeiter in der NSDAP oder deren Organisationen engagierten oder dies zumindest vorgaben. Nimmt man den Erhebungsboten mit Stichtag 15. November 1936 zur Grundlage, zeigt sich, dass fünf der elf in ärztlichen Funktionen Beschäftigten „Tätigkeiten im Dienst der NS-Bewegung" ausübten, und zwar fünf der sechs Assistenzärzte[913]. Bei Klinikleiter Professor Grütz findet sich der recht unverfängliche Eintrag, er sei „ehrenamtlicher Leiter d. Beratungsstelle für Geschlechtskranke" und „Lehrer der Pflichtfortbildungskurse für Aerzte"[914]. Die Assistenzärzte Wilhelm Frohn, Herbert Aretz, Barbara Fleischhauer, Hermann Bauer und Peter Rentrop ließen sich von SA oder HJ in Anspruch nehmen[915]. Der Assistenzarzt Hans Barbe verneinte eine „Tätigkeit im Dienst der NS-Bewegung", ebenso der Volontärassistent Fahr sowie die Medizinalpraktikantinnen Cläre Nonnen, Käthe Sprenger und Anneliese Hüchtebrock[916].

Wenn auch Grütz nicht auf derartige Probleme mit seinen Assistenten stieß wie Hoffmann, so konnte er dennoch kaum auf die Loyalität sämtlicher Mitarbeiter zählen. Beispielsweise hatte der Assistenzarzt Heinrich Klövekorn während seiner erfolgreichen Intrigen gegen Grütz' Vorgänger Hoffmann von diesem das Amt des „Lupusbeauftragten der deutschen Arbeitsfront" übernehmen können[917].

Marchionini, der 1938 nach Ankara emigierte, blieb in engem Kontakt zu Grütz und wurde nach dem Krieg Ordinarius in München. Vgl. auch Werner Friedrich Kümmel, Vom Nationalsozialismus vertriebene Ärzte. Deutsche Mediziner im türkischen Exil, in: Heinz Schott (Hg.), Meilensteine der Medizin, Dortmund 1996, S. 472–477, S. 476.

913 GStA PK Berlin, Rep. 76, Nr. 407. Erhebungsbogen Hautklinik, o.D., 1936.

914 GStA PK Berlin, Rep. 76, Nr. 407. Erhebungsbogen Hautklinik, o.D., 1936.

915 GStA PK Berlin, Rep. 76, Nr. 407. Erhebungsbogen Hautklinik, o.D., 1936.

916 GStA PK Berlin, Rep. 76, Nr. 407. Erhebungsbogen Hautklinik, o.D., 1936.

917 GStA PK Berlin, Rep. 76 V a 3 IV 39 XVI, Grütz an Dekan MF, 16.11.1934; UA Bonn, PA Klövekorn, Gutachten des universitätsinternen Prüfungsausschusses von Weber/von Redwitz/ Ullrich, Sitzung vom 13.11.1945; vgl. die Aussage von Eva Glees in: Kuhn/Rothe/Mühlenbruch, 100 Jahre, S. 225. – Heinrich Gregor Stanislaus Klövekorn wurde am 15. Mai – nach einigen Aktenstücken am 6. Mai – 1897 in Uedem bei Kleve geboren. Der Katholik besuchte die Volksschule Keppeln (1903–1907), das Real-Progymnasium Goch (1907–1913) sowie die Realgymnasien Oberhausen und Altenessen (1913/14). Nach Apothekerausbildung und Kriegsdienst studierte er von 1919 bis 1922 Medizin in Gießen und Münster, wo er 1922 examiniert und promoviert wurde. Als Praktikant, Volontär und Assistent arbeitete Klövekorn in Bonn am Pathologischen Institut, an der Medizinischen Klinik und am Hygienischen Institut. Am 1. Januar 1925 wurde er Assistent an der Bonner Hautklinik, zeitweilig von Fortbildungsreisen unterbrochen. Am 18. Dezember 1928 habilitierte er sich und übernahm die Röntgen-, Radium- und Lichtabteilung der Hautklinik. Am 14. November 1935 zum außerordentlichen Professor ernannt, wurde er am 4. November 1939 außerplanmäßiger Professor. – Er war verheiratet und hatte ein Kind. – Er war Mitglied von NSDAP (seit 1.5.1933, Nr. 2134952), NS-Lehrerbund, NS-Dozentenbund, NSV (1936–1945), NSD-Ärztebund und Reichsdozentenschaft sowie Lupus-Beauftragter der DAF (Nr. 3402478). – Am Ersten Weltkrieg hat er im Feld teilgenommen. 1920 schloss er sich dem Freikorps Watter an. Zeitweise gehörte er Zentrum – das er nach eigener Aussage 1932/33 gewählt hat – und DNVP an. Nach 1936 zwar „innerlich" von der Partei gelöst, verhielt er sich illoyal zu seinen Vorgesetzten Hoffmann und Grütz. Deshalb wurde er 1945 mit Zustimmung des universitätsinternen Prüfungsausschusses (Sitzung vom 13.11.1945) entlassen und auch später trotz erfolgter Entnazifizierung (Kat. V) nicht wieder eingestellt. 1958 gestattete die Fakultät Klövekorn wieder Vorlesungen, was den Widerspruch

Die DAF verweigerte nun die Übertragung dieser sowohl ideell als auch materiell bedeutsamen Funktion an Grütz, der „auf den unhaltbaren und für das Ansehen" seiner „Stellung als Klinikleiter durchaus nicht gleichgültigen Zustand" hinwies: Er „als Direktor der Klinik, in deren Räumen bzw. von der aus die Lupusbekämpfung vor sich geht", sei „in Lupusangelegenheiten jetzt sozusagen Untergebener" seines Assistenzarztes, „ein Zustand, der dem Führerprinzip sicherlich widerspricht"[918]. Das Ministerium schloss sich zwar grundsätzlich der Auffassung an, eine Änderung trat aber nicht ein[919].

Klövekorn bekam Grütz' Abneigung zu spüren. So stellte er sich – erfolglos – dessen Ernennung zum außerordentlichen Professor entgegen[920]. Der ausgeschiedene Erich Hoffmann erhob sogar Einspruch dagegen, dass sich Klövekorn als außerordentlicher Professor in Bonn niederließ und ihm „eine Krankenabteilung am Marienhospital auf dem Venusberg eingeräumt" wurde[921]. Er habe wie allen seinen Assistenten auch Klövekorn „das bestimmte Versprechen" abgerungen, sich nicht ohne seine Zustimmung in Bonn niederzulassen[922]. Bei Dekan Stöhr löste Hoffmanns Schreiben nur Kopfschütteln aus[923].

Grütz freilich hatte in der Tat nur wenig Fürsprecher in Berlin und München. In seiner Personalakte beim Bevollmächtigten für das Sanitäts- und Gesundheitswesen lag die Beurteilung des Gießener Dermatologen Walther Schultze vor, nach der Grütz „in den letzten Jahren relativ einseitig geblieben" sei, „sodass an ihn betr. eines Wechsels auf einen grösseren Lehrstuhl erst in zweiter Linie gedacht werden" könne[924]. Gleichwohl weist die Veröffentlichungsliste Grütz während des „Dritten Reichs" 26 Titel durchaus unterschiedlichen Charakters auf[925].

Gebäude und Ausstattung der Hautklinik bedurften dringend der Verbesserung. Die Verwaltungsinspektion stellte im Juli 1938 fest, die Hautklinik befinde „sich teilweise in einem verfallenen Zustande [...] und zwar nicht nur hinsichtlich des Inventars"[926]. Grundlegende Veränderungen aber wurden nicht eingeleitet, so dass man sich bis in die Kriegsjahre behelfen musste. Immerhin war der Hautkli-

von Otto Grütz hervorrief. – Quellen: BA Berlin, BDC-Dossier Klövekorn; UA Bonn, PA 8280 Klövekorn.

918 GStA PK Berlin, Rep. 76 V a 3 IV 39 XVI, Grütz an Dekan MF, 16.11.1934.

919 GStA PK Berlin, Rep. 76 V a 3 IV 39 XVI, MWKV an Reichstuberkuloseausschuss/Berlin, o.D., Randvermerk, 21.12.1934.

920 UA Bonn, MF-PA Klövekorn, Grütz an Dekan, 5.4.1935, Abschrift.

921 UA Bonn, MF-PA Klövekorn, Hoffmann an Rektor, 18.4.1936.

922 UA Bonn, MF-PA Klövekorn, Hoffmann an Rektor, 18.4.1936.

923 UA Bonn, MF-PA Klövekorn, Dekan Stöhr an Hoffmann, 26.4.1935, Durchschlag.

924 BA Berlin, BDC-Dossier Otto Julius Grütz, Personalakte des Bevollmächtigten für das Sanitäts- und Gesundheitswesen, Beurteilung Schultze/Gießen, 3.12.1943, abschriftlicher Auszug.

925 Vgl. Schulz, Grütz, S. 90 ff.

926 GStA PK Berlin, Rep. 76, Nr. 406, Verwaltungsinspektion der Klinischen Universitäts-Anstalten an Kurator, 5.7.1938.

nik kurz vor kurz vor ihrer Bombardierung mit der Jungärztin Giseldis Holtz eine lang ersehnte zusätzliche Kraft zugewiesen worden[927].

Der geregelte Betrieb kam mit dem Luftangriff auf Bonn vom 18. Oktober 1944 auch in der Hautklinik zum Erliegen. Todesopfer gab es trotz der Zerstörung des Gebäudes wohl nicht. Durch Vorsorgemaßnahmen konnten die Bibliothek und Hoffmanns Moulagensammlung gerettet werden[928]. Allerdings gingen Grütz' persönliche wissenschaftliche „Unterlagen, die den Extrakt vieler Jahre darstellten", verloren[929]. Die Klinik behalf sich zunächst mit Provisorien in Kellern und Luftschutzräumen sowie einer Notunterkunft in Bad Godesberg, bevor man nach dem Ende des Krieges in der Provinzial-Heil- und Pflegeanstalt einen Gebäudeflügel nutzte[930]. 1955 konnte Otto Grütz drei Jahre vor seiner Emeritierung den Neubau auf dem Venusberg übernehmen[931].

Grütz erhielt nach dem Krieg die Aufgaben des Lupusbeauftragten von der britischen Militärregierung übertragen[932].

2.13. Die Klinik und Poliklinik für Geburtshilfe und Frauenkrankheiten

2.13.1. Der NS-Gegner von deutschem Adel – Otto von Franqué

Die Geschichte der Bonner Universitätsgynäkologie reicht bis in das 18. Jahrhundert zurück, die „endgültige Emanzipation der operativen Gynäkologie von der Allgemeinchirurgie" ist jedoch in Bonn mit dem Namen des Ordinarius Heinrich Fritsch verbunden, einem der bedeutendsten Frauenheilkundler seiner Zeit[933]. Sein Nachfolger auf dem Lehrstuhl wurde Otto von Franqué, der ebenfalls hohes wissenschaftliches Renommee besaß und während der französischen Besatzung des Rheinlandes 1922/23 politische Bedeutung erlangt hat[934]. Als Rektor setzte er

[927] BA Berlin, R 4901 (alt R 21), Nr. 10826, REM an Kurator Bonn, 9.8.1944, Konzept.

[928] Zur Moulagensammlung vgl. Kap. 3.2.2.

[929] So jedenfalls Oscar Gans, Zum 70. Geburtstag von Prof. Otto Grütz in Bonn, in: Der Hautarzt, 7 (1956), S. 239–240, S. 240.

[930] Vgl. O.[tto] Grütz/A.[rthur] Leinbrock, Der Neubau der Universitäts-Hautklinik Bonn-Venusberg, in: Der Hautarzt, 7 (1956), S. 520–523, S. 520; Schulz, Grütz, S. 50; Böhm, Klinik, S. 298. – Siehe auch: HStA Düsseldorf, NW 2/25-109, Aufzeichnung, o.D. [1948].

[931] Vgl. Schulz, Grütz, S. 51 f.; Böhm, Klinik, S. 298 f.

[932] UA Bonn, PA 3340 Hoffmann, Redwitz an Hoffmann, 18.2.1946, Abschrift. Vgl. Kap. 10.3.3.

[933] Uwe Ulrich, Klinik und Poliklinik für Geburtshilfe und Frauenheilkunde, in: Schott, Universitätskliniken, S. 224–229, S. 225. Vgl. zur Geschichte der Bonner Gynäkologie auch Jost Brökelmann, Kleine Chronik der Universitäts-Frauenklinik Bonn, in: Bonner Universitätsblätter 1986, S. 27–41.

[934] Otto Friedrich Wilhelm Paul von Franqué wurde am 11. September 1867 in Würzburg geboren. Er trat am 20. September 1934 aus der altkatholischen Kirche aus und war danach konfessionslos. Er bezeichnete sich selbst als Spross „rein-blütigen deutschen Adels". Das

sich vehement für die Interessen der Universität ein und trat, mit der Drohung der Universitätsschließung konfrontiert, letztlich zurück. Nachdem im Februar 1926 die französische Besatzung abgezogen war, hielt Franqué, damals Mitglied in der DVP Gustav Stresemanns, während der „Befreiungsfeier" im Arkadenhof der Universität die Festrede[935].

Zu Beginn des „Dritten Reichs" fand sich Franqué bereit, den in Göttingen politisch bedrängten und in Bonn aus seiner Studienzeit bekannten Dozenten Robert Brühl an der Frauenklinik anzustellen[936]. Brühl, der in Göttingen mit einem Leseverbot belegt worden war, durfte sich im Oktober 1933 umhabilitieren und war

Gymnasium besuchte Franqué von 1877 bis 1885 in Münnerstadt und Würzburg. Anschließend studierte er bis 1885 Medizin, vorwiegend in Würzburg, wo er 1889 promoviert und 1890 approbiert wurde, zeitweilig auch in München. Seine Assistentenzeit verbrachte er ebenfalls in Würzburg. 1899, dem Jahr seiner Habilitation, übernahm er die Leitung des dortigen Laboratoriums der Frauenklinik. 1901 wurde er außerordentlicher Professor. Ein Jahr später stieg er als ordentlicher Professor zum Direktor der Universitätsfrauenklinik in Prag auf. In gleicher Position wechselte er 1907 nach Gießen und am 1. April 1912 nach Bonn. 1916/17 war er Dekan, 1922/23 Rektor. 1935 wurde er emeritiert. Er starb am 11. April 1937 in Schloss Kalkum. – Am 7. April 1902 heiratete er die am 8. April 1883 geborene Erna Anna Olga Prym, die evangelischer Konfession war. Der Ehe entstammten sechs Kinder: Otto (geb. 15.12.1903), Wolfgang (geb. 30.5.1905), Helga (geb. 30.1.1907), Hawart (geb. 6.9.1908), Sigrun (geb. 13.11.1911) und Ilse (geb. 20.10.1914). – Den Militärdienst leistete Franqué als „Einjährig-Freiwilliger" in zwei Hälften, 1895 und 1890/91 in Würzburg ab. Zuletzt war er Oberarzt der Landwehr. – Franqué gehörte bis 1932 der DVP und bis 1934 dem „Stahlhelm" an. Aus der DVP trat er aus, als diese für das Verbot von SA und SS stimmte. Der NSDAP oder NS-Verbänden trat Franqué nicht bei. – Quellen: UA Bonn, PA 2115 Franqué. – Literatur: Brökelmann, Chronik, S. 36; Werner Bickenbach, Otto von Franqué 1867–1937, in: Steudel/Mani, Bonner Gelehrte, S. 292–299.

[935] Vgl. H.[einrich] Cramer, Otto von Franqué, in: Westdeutscher Beobachter, 13.4.1937.

[936] Robert Brühl wurde am 23. Juli 1898 in Lebach/Saar geboren. Der Katholik studierte in Bonn von 1919 bis 1922 und habilitierte sich 1932 in Göttingen, wo er seit 1925 als Assistent tätig war. Am 28. April 1933 wurde er mit einem Leseverbot belegt. Im Oktober 1933 durfte er sich nach Bonn umhabilitieren. Fortan war er Assistent und Dozent an der Bonner Frauenklinik. 1936 wechselte er nach Völklingen, wo er als Frauenarzt praktizierte. 1938 wurde er Leiter der geburtshilflich-gynäkologischen Abteilung des Herz-Jesu-Krankenhauses in Trier. Wegen Krankheit war er nur kurze Zeit 1939/40 Stabsarzt in der Wehrmacht. 1917 war er mit dem EK II ausgezeichnet worden. – Am 30. Mai 1930 heiratete er seine Frau Maria, die mit Geburtsnamen ebenfalls Brühl hieß. Aus der Ehe gingen bis 1934 drei Kinder hervor, Ursula (geb. 19.3.1931), Peter (geb. 30.8.1932) und Monika (geb. 3.7.1934). – Brühl, der seit Studienzeiten dem Akademischen Ruderclub Rhenus Bonn angehörte, war Zentrumsmitglied. Im „Dritten Reich" versuchte er sich zunächst der NSDAP und ihren Gliederungen fernzuhalten, wurde aber doch Mitglied von NSDAP („Im Jahre 1939 wurde ich zum Heeresdienst eingezogen. Im Frühjahr 1940, während meiner Abwesenheit, wurde meiner Frau von Parteifunktionären immer wieder dringend nahe gelegt dafür zu sorgen, dass ich in die Partei einträte. Um ihr weitere Belästigungen und Zudringlichkeiten zu ersparen und einen zu gleicher Zeit von meinem Krankenhaus eingereichten Uk.-Stellungsantrag nicht durch eine Weigerung zu sabotieren, erklärte ich mich bereit, mich als Anwärter in die Partei aufnehmen zu lassen."), SA (1934–1936, aus dem Stahlhelm überführter Reservist), NSV (1934–1944), NS-Ärztebund (1940–1944), NS-Lehrerbund (1933), Reichsdozentenschaft (1934–1936), DRK (1936–1944), Reichskolonialbund (1936–1939), Reichsluftschutzbund (1939–1944), Technischer Nothilfe (1939/40) sowie zahlreichen medizinischen Gesellschaften. – Im Entnazifizierunsgsverfahren wurde er 1947 in die Kategorie V eingestuft und 1989 an der Universität Göttingen als Opfer der NS-Diktatur geehrt. – Quellen: HStA Düsseldorf, NW 1049-52101; UA Bonn, MF-PA Brühl. – Literatur: Beushausen u.a., Fakultät, S. 192; Kamp/Levi, Exodus, S. 14 f.; Höpfner, Hochschullehrer, S. 469.

fortan als Arzt und Dozent tätig[937]. Dennoch blieb er politischem Druck ausgesetzt, obwohl er als Stahlhelm-Mitglied in die SA überführt worden war. 1936 gab Brühl auf und ließ sich zunächst in Völklingen nieder. Ein Versuch Siebkes, Brühl als Nachfolger Walter Haupts zum Oberarzt zu ernennen, scheiterte[938]. 1947 beschloss die Bonner Medizinische Fakultät „nach Würdigung aller Umstände und im Einvernehmen mit der Medizinischen Fakultät der Universität Göttingen [...] [,] seiner Rehabilitierung zuzustimmen“[939].

Trotz Franqués als „national“ einschätzbarem Verhalten verlief dessen Abschied von der Universität voller Bitternis[940]. Ohne dass er im Vorfeld informiert worden wäre, tauchte am 7. März 1935 der Königsberger Ordinarius Felix von Mikulicz-Radecki in der Frauenklinik auf und behauptete, er habe, wie auch die „Medizinische Welt“ berichtete, den Ruf nach Bonn erhalten[941]. Mit einem Schreiben des Reichserziehungsministeriums ausgestattet, beabsichtigte er, die Klinik zu besichtigen, um eine Entscheidung über Ablehnung oder Annahme des Rufes zu fällen[942]. Franqué hatte damit gerechnet, „wie nach dem bisherigen Brauche“ üblich, „1/2 jahr [sic] vor der Entpflichtung“ informiert zu werden und – nach Aufforderung – seine Lehrveranstaltungen für das Sommersemester angekündigt[943]. Möglicherweise sind die Misslichkeiten auf den damaligen kommissarischen Kurator, den „völlig inkompetenten“ Julius Bachem zurückzuführen[944]. Der Emeritierungserlass ging freilich erst nach Mikulicz-Radeckis Auftritt in Bonn ein[945]. Im Einzelnen lassen sich die Vorgänge nicht rekonstruieren; fest steht nur, dass Mikulicz-Radecki den Ruf nach Bonn letztlich ablehnte[946].

Franqués Unzufriedenheit drückte sich in jenen Tagen auch in anderen Schreiben aus. Als unglücklich empfand er die Situation für seinen Oberarzt Walter Haupt, der schon für Lehrstühle in Freiburg und Greifswald im Gespräch gewesen war und nun älter sein würde als Franqués Nachfolger. Franqué bat den kommissarischen Kurator Julius Bachem, Haupt freundlich entgegenzutreten, zumal sich beide zur gleichen Zeit in Berlin aufhielten[947]. Bei der Deutschen Forschungsgemeinschaft kündigte Franqué seine Stellung als Gutachter auf. In diesem Brief ist denn auch, freilich in ein Dementi gekleidet, von „Gekränktheit“

937 UA Bonn, MF-PA Brühl, Preußischer Wissenschaftsminister an Kurator Göttingen, 28.7.1933, Abschrift an Kurator Bonn. – Vgl. Beushausen u.a., Fakultät, S. 192.

938 UA Bonn, MF-PA Brühl, Kurator an REM, 11.2.1936, Entwurf. Siehe ebd. auch die zurückhaltende Stellungnahme der Dozentenschaft (an Rektor, 10.1.1936).

939 HStA Düsseldorf, NW 1049-52101, Dekan Redwitz an Rektor Konen, 23.6.1947.

940 Vgl. Ulrich, Klinik, S. 226.

941 Vgl. Höpfner, Universität, S. 314 f.

942 UA Bonn, PA 2115 Franqué, Franqué an Kurator, 8.3.1935, Abschrift.

943 UA Bonn, PA 2115 Franqué, Franqué an Kurator, 8.3.1935, Abschrift.

944 Höpfner, Universität, S. 315.

945 UA Bonn, PA 2115 Franqué, Kuratorium Bonn an REM, 12.3.1935, Durchschrift.

946 So meldete es erneut die „Medizinische Welt“; vgl. Höpfner, Universität, S. 315.

947 UA Bonn, PA 2115 Franqué.

die Rede: „Zugleich muss ich Sie bitten, mich [...] des Ehrenamtes als Sachverständiger der Abteilung für Geburtshilfe und Gynäkologie bei der Notgemeinschaft deutscher Wissenschaft zu entbinden [...], nicht etwa aus einem Gefühl der Gekränktheit heraus, sondern ganz einfach weil ich mir als Emeritus die Weiterführung pekuniär nicht mehr leisten kann. Ich werde Bonn verlassen, habe also keine Bibliothek mehr zur Verfügung, während ich bisher aus Pflichtgefühl alle namhaften Fachzeitschriften für mich persönlich hielt und bezahlte, um sie dem Gebrauch durch Dozenten, Assistenten und Studenten nicht zu entziehen. Ohne eine fortlaufende Verfolgung unserer Fachliteratur halte ich mich aber nicht für berechtigt, ein Urteil über beabsichtigte, neue Arbeiten auf meinem Gebiete und über die Notwendigkeit oder gar Dringlichkeit ihrer Unterstützung durch die Forschungsgemeinschaft abzugeben."[948]

Im letzten Monat seiner Tätigkeit unternahm Franqué einen Vorstoß, um die Zahl der so genannten „Hausschwangeren" zu erhöhen. Diese war von 40 bis 60 in der Nachkriegszeit auf 18 bis 25 zurückgegangen. Da zugleich die Zahl der Studierenden erheblich gestiegen war – 1918 lag sie unter 40, 1933 bei knapp 100 –, sah es Franqué als bedeutsame Aufgabe an, Frauen für die Niederkunft in der Universitätsklinik zu gewinnen und gleichzeitig die Attraktivität der konkurrierenden vorwiegend konfessionellen Krankenhäuser zu verringern[949]. Konkret schlug Franqué vor, nicht nur wie bislang eine kostenfreie Unterbringung der Schwangeren, sondern zusätzlich auch der Wöchnerinnen anzubieten[950]. Außerdem sollten „Studierende als Hauspraktikanten" in nichtuniversitären Krankenhäusern eingesetzt werden dürfen, weil diese bislang nicht zuletzt wegen der Abwesenheit von Studierenden beliebt gewesen seien[951].

Dieser Antrag, der seinem Nachfolger die Arbeit erleichtern sollte, legt den falschen Eindruck nahe, die Frauenklinik hätte sich im letzten Jahrzehnt der Ära Franqué nur mäßig entwickelt. Dagegen spricht die Statistik. 1923 verzeichnete die Klinik 803 „Krankenzugänge" und 10 855 Verpflegungstage. Innerhalb von zehn Jahren erhöhten sich die Zahlen um mehr als die Hälfte. 1933 wurden 1277 „Krankenzugänge" und 16 452 Verpflegungstage registriert[952]. Franqué nahm diese Zahlen im Februar 1934 zum Anlass, eine Personalaufstockung zu beantragen. Seit 1923 hatte sich die Schwesternzahl nur um zwei Schwesternschülerinnen erhöht. 1933 verfügte die Klinik über sieben Vollschwestern, eine Oberschwester, fünf Wärterinnen und die zwei Schwesternschülerinnen[953]. Nun bat Franqué um eine weitere Schwester und an Stelle der vier Wärterinnen um sechs

[948] BA Koblenz, R 73, Nr. 10945, Franqué an DFG-Präsident Stark, 8.4.1935, Abschrift; Stark nahm die Entscheidung mit „lebhaftem Bedauern" auf, dankte „für die wertvollen Dienste" und erkundigte sich nach einem geeigneten Nachfolger (ebd., Stark an Franqué, 25.4.1935, Durchschrift).

[949] Vgl. Brökelmann, Chronik, S. 36.

[950] UA Bonn, MF 79/108, Franqué an Kurator, 3.7.1935.

[951] UA Bonn, MF 79/108, Franqué an Kurator, 3.7.1935.

[952] GStA PK Berlin, Rep. 76, NW 5-498, Bd. XVII, Franqué an Kurator, 7.2.1934.

[953] GStA PK Berlin, Rep. 76, NW 5-498, Bd. XVII, Franqué an Kurator, 7.2.1934.

Krankenpflegeschülerinnen vom Wiesbadener Roten Kreuz[954]. Bewilligt wurde jedoch lediglich eine Kraft mehr. „An Stelle einer Pflegerin" konnten zwei Schwesternschülerinnen ihren Dienst in der Frauenklinik aufnehmen[955]. Im September 1934 sah sich Oberarzt Walter Haupt als kommissarischer Klinikdirektor genötigt, neuerlich eine Personalaufstockung zu beantragen und bat um zwei Schwesternstellen. Er begründete dies mit der Zunahme an pflegeintensiven Strahlenbehandlungen von Krebskranken „in den letzten Jahren", nannte aber auch die „durch das Sterilisationsgesetz" notwendig gewordene „beträchtliche Vergrösserung des Krankendienstes"[956]. Die Frauenklinik wurde mit der Emeritierung Franqués zu einem Hauptschauplatz der nationalsozialistischen Medizinverbrechen[957].

Im Oktober 1934 ergriff der scheidende Direktor Franqué nochmals die Initiative. Entschieden nahm er für den von einer nationalsozialistischen Intrige bedrohten Assistenten Hans Rupp Stellung und erwähnte in diesem Zusammenhang die unerwartete Arbeitsbelastung durch die seit Ende Mai 1934 vorgenommenen 108 Sterilisierungen[958]. 1934 war zugleich das Jahr, in dem die Entwicklung der Klinik zudem durch fünf Paratyphusfälle belastet wurde[959]. Als ein Jahr später die Affäre Rupp zu den Akten gelegt werden konnte, erhielt der von dem Hygieniker Walter Blumenberg diffamierte Assistent die Ernennung zum Oberarzt. Blumenberg hingegen wurde, weniger aus fachlichen als aus politischen Gründen und durchaus auch zur Erleichterung der Bonner NSDAP-Mitglieder, nach Breslau berufen[960].

Als Franqué 1937 starb, war er dem „Westdeutschen Beobachter" einen Nachruf wert, der ihn zu einem Kämpfer der nationalen Sache stilisierte. Der einstige NS-Propagandist im Bonner „Kampfbund für deutsche Kultur" Heinrich Cramer erinnerte an sein Auftreten gegen die Besatzung und vor allem an seine Rede während der Befreiungsfeier: „Hier kam neben dem tiefen Ernst, der in diesen Jahren der Systemzeit noch auf uns allen lastete, das herrliche Bekenntnis zum deutschen Volk und Vaterland in hinreißenden Worten zum Ausdruck. Hier stand Otto von Franqué vor uns als der getreue Eckehard, dem wir alle zujubelten und bedingungslos Gefolgschaft leisteten. – Von Franqué war ein erbitterter Feind des politischen Katholizismus. Mit seinem ganzen Mannesmut und mit vorbehaltloser Offenheit stand er im Kampf gegen das preußische Kultusministerium, das in der Systemzeit völlig in der Hand des Zentrums, in den Rheinlanden nichts anderes

[954] GStA PK Berlin, Rep. 76, NW 5-498, Bd. XVII, Franqué an Kurator, 7.2.1934.

[955] GStA PK Berlin, Rep. 76, NW 5-498, Bd. XVII, REM an Kurator Bonn, 22.6.1934; ebd., Haupt an Verwaltungs-Inspektion der Klinischen Universitätsanstalten, 8.9.1934.

[956] GStA PK Berlin, Rep. 76, NW 5-498, Bd. XVII, Haupt an Verwaltungs-Inspektion der Klinischen Universitätsanstalten, 8.9.1934.

[957] Vgl. ausführlich Kap. 7.6.1.

[958] GStA PK Berlin, Rep. 76, NW 5-498, Bd. XVII, Franqué an Kurator, 12.10.1934. – Zum Fall Rupp vgl. Kap. 3.2.7., zu den Zwangssterilisierungen Kap. 7.6. 1.

[959] GStA PK Berlin, Rep. 76, NW 5-498, Bd. XVII, Dietz/Regierungspräsidium Köln an REM, 14.3.1934.

[960] Zum Fall Rupp vgl. Kap. 3.2.7.

sah, als eine Provinz, in der selbstverständlich alle Stellen an den Universitäten, Schulen, Behörden und Verwaltungen zentrümlich besetzt werden mußten. So sehen wir in von Franqué den charaktervollsten Wegbereiter für unsere neue deutsche Zukunft."[961]

2.13.2. Zwischen Linientreue und Nonkonformität – Harald Siebke

Nach dem offiziellen Ausscheiden Otto von Franqués zum 1. August 1935 kam im Oktober desselben Jahres der zuvor in Kiel tätige und aufgrund seiner Forschungen auf dem Gebiet der Hormonlehre international bereits renommierte Harald Siebke auf einstimmigen Wunsch der Fakultät nach Bonn[962]. Zunächst nur vertretungsweise mit der Leitung der Frauenklinik beauftragt, wurde er im März 1936 Klinikdirektor und persönlicher, im November 1937 mit nachhaltiger Unterstützung durch den Rektor planmäßiger Ordinarius[963]. Siebkes Berufung galt in Zeiten mancher Auseinandersetzungen zwischen Fakultät und Ministerium „als

[961] Cramer, Franqué. Vgl. den passageweise identischen offiziellen Nachruf vom 14. April 1937, den Rektor Karl Schmidt unterzeichnet hat, in: UA Bonn, PA 2115 Franqué.

[962] Harald Walter Claus Siebke wurde am 2. März 1899 in Kiel geboren. Der Lutheraner besuchte bis zur Reifeprüfung 1917 das dortige Königliche Gymnasium. Das 1919 aufgenommene Medizinstudium führte ihn von Kiel nach Jena und Königsberg, bevor er wiederum in Kiel 1922 das Staatsexamen ablegte und 1923 approbiert und promoviert wurde. Seine Assistenzeit verbrachte er an der pathologischen und bakteriologischen Untersuchungsstelle der Städtischen Krankensanstalten in Kiel sowie an der Universitäts-Frauenklinik Kiel. 1930 habilitierte er sich in Kiel und wurde ein Jahr später zunächst Dozent, 1935 dann außerordentlicher Professor an der dortigen Frauenklinik. Am 7. November 1935 nahm er seine Tätigkeit an der Bonner Frauenklinik auf. Am 30. September 1964 wurde er emeritiert; am 15. November 1964 starb er. – Er war seit dem 11. September 1923 mit der am 4. Dezember 1900 geborenen Hilda Luise Margarethe Kähler, die „nicht einmal Mitglied der NSV" (Erich von Redwitz) wurde, verheiratet und hatte drei Kinder, Uta (geb. 27.6.1924), Uwe (geb. 3.6.1927) und Ulf (geb. 23.8.1936). – Von Mai 1917 bis Januar 1919 leistete Siebke, später Oberarzt d.R., Kriegsdienst bei der Matrosen-Artillerie. Am 11. August 1939 unabkömmlich gestellt, erhielt er das Kriegsverdienstkreuz I. Klasse mit Schwertern für die Rettung von Kranken aus der brennenden Klinik am 18. Dezember 1944. – Siebke gehörte seit Mai 1933 der NSDAP (Nr. 2370434) an, zunächst als Anwärter. 1936 trat er dem NS-Dozentenbund, dem NS-Ärztebund, der NSV und dem NS-Reichskriegerbund bei, etwa 1940 auch dem Reichsluftschutzbund. Er war zudem Mitglied des Tierschutzvereins und des Deutschen Automobilclubs. In der HJ war er von 1934 bis 1937 Unterbannarzt. Das Winterhilfswerk förderte er mit 250 Reichsmark monatlich. Vor 1933 gehörte er keiner Partei an. Nach eigenen Angaben wählte er im November 1932 DVP, im März 1933 NSDAP. – Quellen: UA Bonn, PA 7855 Siebke; ebd., PA Siebke MF; HStA Düsseldorf, NW 1097-23778, NW 1049-54516 und NW 1037-B III-1201. – Literatur: Brökelmann, Chronik, S. 36 f.; Anonymus, Professor Harald Siebke, in: Rheinische Friedrich-Wilhelms-Universität Bonn. Chronik und Bericht über das Akademische Jahr 1968/69, Jg. 84, N.F. Jg. 73, S. 32; Ulrich, Klinik, S. 224 f.; Wilhelm Büttner, Harald Siebke 1899–1964, in: Steudel/Mani, Bonner Gelehrte, S. 300–304.

[963] UA Bonn, PA 7855 Siebke, Bachér/RAM an Kurator Kiel [sic], 21.10.1935; ebd., Vahlen/REM an Kurator Kiel [sic], 18.2.1936; ebd., Siebke, Zschintzsch/REM an Kurator Bonn, 14.1.1938; ebd., Dekan i.V. Pietrusky an Rektor, 20.12.1937, Abschrift; ebd., Rektor Schmidt an REM, 23.12.1937, Durchschrift.

erfreuliches Resultat einmütigen Zusammenwirkens", wie Dekan Stöhr ausdrücklich betonte[964].

Siebke war NSDAP-Mitglied und durch die Einbeziehung der Frauenklinik in die Politik der Zwangssterilisierungen und – höchstwahrscheinlich – Zwangsabtreibungen an den NS-Verbrechen beteiligt[965]. Noch vor seiner Ernennung zum nichtpersönlichen Ordinarius wurde er im Wintersemester 1936/37 Dekan, ein Amt, das er bis zum Wintersemester 1939/40 innehatte. Vergeblich bat er nach seinem ersten Amtsjahr den Rektor, „ab 1. Dezember 1937 einen neuen Dekan für die Medizinische Fakultät zu ernennen"[966]. Siebkes Bonner Antrittsvorlesung, von Dekan Stöhr als „sehr erfolgreich" bewertet, hielt er „in Parteiuniform"[967]. Wenigstens einmal, nämlich im Juli 1937, wurde er für einige Tage an die Ärzteführerschule nach Alt-Rehse einberufen[968].

Als Siebke nach dem Ende der NS-Diktatur von zahlreichen Persönlichkeiten Entlastung erfuhr, drängte Erich von Redwitz darauf, die Frauenklinik nicht in einem zu freundlichen Licht zu zeichnen. Er widersprach erfolgreich dem in den ersten Entwurf der universitätsinternen Prüfungskommission aufgenommenen Satz: „In seiner Klinik herrschte kein nazistischer Geist"[969]. „Denn bei aller Wertschätzung" für Siebke war nach Redwitz' Meinung das Gegenteil durchaus vertretbar: „Siebke hatte eine nationalsozialistische Haltung und diese Haltung ist auch in der Klinik zum Ausdruck gekommen, zum mindesten durch seine Assistentin, Frau Dr. Schön"[970]. Jedenfalls habe mancher Student und mancher Arzt „die Klinik als ausgesprochen nazistisch empfunden"[971]. Siebke selbst gab zu, daß Schön „eine übertriebene Nationalsozialistin gewesen sei"[972].

Wahrscheinlich war Siebke jemand, den die Aura eines Nationalsozialisten umgab, ohne dass er im täglichen Leben stets der Ideologie gefolgt wäre. Die von der NSDAP angekündigte „Fürsorge für Mutter und Kind" und der „Kampf ge-

[964] UA Bonn, PA 7855 Siebke, Dekan Stöhr an Kurator, 14.4.1936; vgl. Kap. 11.3.

[965] Vgl. Kap. 7.6.1. und Kap. 7.7.

[966] UA Bonn, MF 1015, Dekan Siebke an Rektor, 3.11.1937.

[967] UA Bonn, PA 7855 Siebke, Dekan Stöhr an Kurator, 14.4.1936; ebd., „Anlage zum Fragebogen Siebke", Stellungnahme des Bonner Entnazifizierungsausschusses Bleibtreu/Claessen/Gatermann/Becker/Grütz, o.D.

[968] UA Bonn, PA 7855 Siebke, Siebke an Kurator, 3.7.1937; ebd., MF 1015, Dekan Siebke an Rektor, 3.11.1937. – Zu Alt-Rehse vgl. Josef Hermann Schäfer, Ministerialrat Dr. med. Arthur Mallwitz (1880–1968). Ein Leben für Sport, Sportmedizin und Gesundheitsvorsorge. Eine Aufarbeitung seines Nachlasses, Diss. med. Bonn 2003, S. 331 ff.; Wolfgang Köpp, Alt-Rehse. Schau auf dieses Dorf, 2. überarb. u. erw. Aufl. Blankensee 1999, S. 118 ff.; Alfred Haug in: Kudlien, Ärzte, S. 122 ff.; Thomas Gerst, Alt-Rehse. Verschworene Gemeinschaft im Dienste der NS-Gesundheitspolitik. Die „Führerschule der Deutschen Ärzteschaft", in: Deutsches Ärzteblatt, 92 (1995), S. B1172–B1175.

[969] UA Bonn, PA 7855 Siebke, Redwitz an Weber, 12.9.1945; vgl. ebd., Gutachten des Universitätsprüfungsausschusses von Weber/von Redwitz/Ceelen, Sitzung vom 7.9.1945.

[970] UA Bonn, PA 7855 Siebke, Redwitz an Weber, 12.9.1945.

[971] UA Bonn, PA 7855 Siebke, Redwitz an Weber, 12.9.1945.

[972] HStA Düsseldorf, NW 1049-54516, Gutachten des Entnazisierungs-Überprüfungsausschusses Bonn, o.D. [1948].

gen die Abtreibungsseuche", so im September 1945 der universitätsinterne Prüfungsausschuss, dürften Siebke „wie viele andere Gynäkologen" dem Entschluss näher gebracht haben, der Partei beizutreten[973]. Er selbst gestand 1945 seinen Fehler ein und versuchte, seine Entscheidung zu erklären: „Ich leitete 1933, als Hitler an die Macht kam, die große Frei-Sprechstunde in der Frauenklinik Kiel und sah dort das Elend, das durch die jahrelange, stets zunehmende Arbeitslosigkeit hervorgerufen war, in seiner ganzen trostlosen Größe. Frauen, bei denen wir eine neue Schwangerschaft feststellten, waren todunglücklich und weinten, denn sie wussten nicht die lebenden Kinder zu versorgen und sahen der Geburt eines weiteren Kindes mit Schrecken entgegen. Es standen keine Mittel zur Verfügung, den Unterernährten und Schwachen zu helfen, eine Lage, die für den Arzt trostlos ist. Da versprach ihnen die Partei das, was sie brauchten: Arbeit und damit Brot. So hielt ich es für meine Pflicht, einer Partei, die dieses lohnende Ziel verfolgte, zu helfen, auch durch meine Mitgliedschaft. Ich selbst war Werkstudent gewesen, hatte mir mein Studium selbst verdient, indem ich morgens auf der Werft arbeitete und nachmittags im Hörsaal saß. [...] Dann allerdings kamen die Judenverfolgungen und anderes, was ich als Christ verurteilte. Damals habe ich schwer mit mir gerungen und immer wieder überlegt, ob ich nicht aus der Partei austreten sollte. Aber was hätte es genützt? Ich hätte meine Stellung und meinen Beruf verloren, ohne jemandem damit helfen zu können. [...] Vielleicht darf ich erwähnen, daß ich einmal hörte, kein einziges Mitglied der gesamten Universität habe so hohe Beiträge zur Jugendfürsorge gegeben und zum Winterhilfswerk wie ich [...]."[974]

Siebkes Verhalten war nicht oder zumindest nicht nur von Opportunismus und Linientreue geprägt. Seine religiöse Überzeugung scheint die Anpassung an die politischen Gegebenheiten in Grenzen gehalten zu haben. Pathetisch erklärte ihm der langjährige katholische Klinikgeistliche Paul Jünger am 25. Juli 1945: „Ich weiss, dass Sie immer die Kirche über die Partei gestellt haben!"[975] Seine Familie nahm am kirchlichen Leben teil; einen Sohn schickte der Protestant Siebke in einen katholischen Kindergarten[976]. Und obwohl das Taufen in staatlichen Kliniken ebenso wie der gleichsam routinemäßige Krankenbesuch von Geistlichen per Ministererlass verboten war, ließ Siebke ein vielfach auch Kapelle genanntes Zimmer einrichten, in dem während des „Dritten Reichs" „weit über tausend Kinder getauft worden" sind[977]. Auf Ansichtskarten mit einem Foto des Taufzim-

[973] UA Bonn, PA 7855 Siebke, Gutachten des Universitätsprüfungsausschusses von Weber/von Redwitz/Ceelen, Sitzung vom 7.9.1945; ebd., Dekan Redwitz an Rektor Konen, o.D., Abschrift.

[974] UA Bonn, PA Siebke MF, Redwitz an Rektor, 31.7.1945.

[975] HStA Düsseldorf, NW 1097-54516, Jünger an Siebke, 25.7.1945.

[976] HStA Düsseldorf, NW 1049-54516, Haun/Superintendent des Kirchenkreises Bonn an Siebke, 4.9.1945, Abschrift; ebd., NW 1097-23778, Hackenbroch an Vorsitzenden Entnazisierungsausschuss Bonn, 28.12.1946. Christian Hackenbroch war 1946 Volontärassistent an der Universitätsfrauenklinik Bonn.

[977] HStA Düsseldorf, NW 1037-B III-1201, Entscheidung des Berufungsausschusses Bonn Claessen/Bach/Parsch/Wiertz/Hahn in Sachen Siebke, 16.2.1948. – UA Bonn, PA 7855 Siebke, Gutachten des Universitätsprüfungsausschusses von Weber/von Redwitz/Ceelen, Sitzung vom

mers haben zahlreiche Mütter ihren Verwandten und Bekannten Geburt und Name ihres Neugeborenen angezeigt[978]. Die geistlichen Visiten schränkte Siebke nicht ein[979]. Bei katholischen Patientinnen ließ er im Ernstfall Priester zur damals noch so genannten „Letzten Ölung“ rufen[980].

In den Akten findet sich freilich eine zwar rein sachliche, aber doch ohne Not getane Äußerung, die dem antikirchlichen Kurs des Regimes entsprach. Als im Februar 1939 der leitende Arzt der Inneren Abteilung des St. Johannes-Hospitals Hugo Stursberg darum bat, von dem ihm 1920 übertragenen Lehrauftrag für physikalische Therapie entbunden zu werden, merkte Siebke an, dieser Antrag sei zu befürworten[981]. Es sei „durchaus unerwünscht [...], daß Kollegs und Kurse weiterhin in einem konfessionellen Krankenhaus abgehalten werden“[982]. Stursberg, der als evangelischer Christ in einem katholischen Krankenhaus arbeitete, hatte zuvor aus „Protest gegen das Vorgehen der Gruppe ‚Deutsche Christen‘“ seine Gemeindeämter niedergelegt[983].

7.9.1945; ebd., Dekan Redwitz an Rektor Konen, o.D., Abschrift; ebd., DRK-Schwesternschaft „Köln“ an Redwitz, 14.10.1946, Abschrift.

978 HStA Düsseldorf, NW 1037-B III-1201, Entscheidung des Berufungsausschusses Bonn Claessen/Bach/Parsch/Wiertz/Hahn in Sachen Siebke, 16.2.1948.

979 HStA Düsseldorf, NW 1037-B III-1201, Entscheidung des Berufungsausschusses Bonn Claessen/Bach/Parsch/Wiertz/Hahn in Sachen Siebke, 16.2.1948; ebd., NW 1097-54516, Jünger an Siebke, 25.7.1945.

980 HStA Düsseldorf, NW 1037-B III-1201, Entscheidung des Berufungsausschusses Bonn Claessen/Bach/Parsch/Wiertz/Hahn in Sachen Siebke, 16.2.1948; ebd., NW 1097-54516, Jünger an Siebke, 25.7.1945.

981 UA Bonn, PA 9618 Stursberg, Stursberg an REM durch Dekan, 26.2.1939.

982 UA Bonn, PA 9618 Stursberg, Stursberg an REM durch Dekan, 26.3.1939, Anmerkung Siebkes, 27.2.1939. Stursbergs Lehrauftrag übernahm Adolf Heymer (ebd., Rektor an REM durch Kurator, 7.3.1939). – Hugo Stursberg wurde am 1. Februar 1876 in Düsseldorf geboren. Der Protestant besuchte bis 1894 das Staatliche Gymnasium Bonn und studierte anschließend in Bonn, Freiburg und Marburg. 1898 wurde er in Bonn promoviert, ein Jahr später legte er ebenfalls in Bonn das Staatsexamen ab. 1907 habilitierte er sich, erhielt 1913 den Titel Professor und wurde 1921 außerordentlicher Professor. – Bis zu seinem Wechsel 1923 an Malteserkrankenhaus und St. Johannes-Hospital war Stursberg an der Bonner Medizinischen Fakultät in Pathologischem Institut und Medizinischer Klinik tätig. 1929 übernahm er die Leitung der inneren Abteilung des St. Johannes-Hospitals, dessen Direktor er später wurde. Er behielt den 1921 erteilten Lehrauftrag bis 1936, als er auf eigenen Antrag unter Berufung auf sein Alter entpflichtet wurde. Stursberg starb am 27. Juli 1962. – Im Ersten Weltkrieg wurde er mit EK II und I, Frontkämpferkreuz, im Zweiten mit dem KVK II ausgezeichnet. – Stursberg gehörte der NSDAP nicht an. Er war Mitglied von NSV (ab 1933), NSKOV, NS-Reichskriegerbund, DRK, Reichskolonialbund und Reichsluftschutzbund. Stursberg gab 1946 an, vor 1933 „vorübergehend“ DNVP-Mitglied gewesen zu sein und diese Partei auch 1932/33 gewählt zu haben. 1947 schloss er das Entnazifizierunsgverfahren mit der Einreihung in Kategorie V ab. – Quellen: HStA Düsseldorf, NW 1049-50168; UA Bonn, PA 9618 Stursberg. – Literatur: Anonymus, Professor Hugo Stursberg, in: Rheinische Friedrich-Wilhelms-Universität Bonn. Chronik und Bericht über das Akademische Jahr 1961/62, Jg. 77, N.F. Jg. 66, S. 18–19; Anonymus, Professor Dr. Hugo Stursberg 85 Jahre alt, in: Stursbergsches Familienblatt, 2 (1961), S. 125–127.

983 So jedenfalls Stursberg selbst in: UA Bonn, PA 96185 Stursberg, Fragebogen der Militärregierung, November 1946. – Zu den Auseinandersetzungen innerhalb der Bonner evangeli-

Die katholische Schwesternschaft, die am 30. März 1938 die Frauenklinik „übernahm", äußerte sich 1946 nur lobend über den evangelischen Klinikdirektor[984]. Ebenfalls lediglich im Entnazifizierungsverfahren wurde Siebkes Verhalten gegenüber vom Nationalsozialismus Verfolgten bezeugt, dies jedoch auffallend häufig, freilich nicht von unmittelbar Betroffenen. Demnach ordnete Siebke „innerhalb der ersten 24 Stunden nach Uebernahme der Klinik" an, die Türen zu dem Trakt, in dem die aufgrund des so genannten Erbgesundheitsgesetzes zur Sterilisierung vorgesehenen Patientinnen untergebracht waren, nicht mehr als geschlossene Abteilung zu betrachten und die Türen zu öffnen[985]. „Wenn eine Frau laufen geht, so beweist sie gerade damit, dass das Erbgesundheitsgericht sich geirrt hat", soll Siebke geäußert haben[986]. Häufiger bezeugt ist, dass Siebke auf die sorgfältige Behandlung der „Ostarbeiterinnen und Jüdinnen" achtete[987]. Der Bonner Entnazifizierungsausschuss kam 1948 in letzter Instanz zu folgendem Ergebnis: „Mehr als 200 Ausländerinnen sind in der Klinik entbunden oder operiert oder stationär behandelt worden. Es ist nur eine Frau mit unheilbarem Krebs gestorben und nur ein Kind unter der Geburt"[988]. Für Siebke sei „der ärztliche Befund, nicht aber die Nationalität entscheidend" gewesen – was unter anderem für Hilfen im Falle eines Fliegeralarms von Bedeutung war[989]. Wiederholt wird in den Entlastungszeugnissen eine Szene aus der Weihnachtszeit 1944 geschildert, als sich Siebke den in den Trümmern der Frauenklinik arbeitenden Gefangenen zuwandte, für deren bessere Versorgung er sich bereits zuvor erfolgreich eingesetzt hatte[990]. Auch Redwitz betont in seinem Schreiben, Siebke habe „vor allem

schen Kirche vgl. mit weiteren Literaturangaben Vogt, Bonn, S. 538 ff. und Becker/Stauf/van Rey/van Rey, Machtergreifung, Nr. 209 f.

984 UA Bonn, MF-PA Siebke, Paula Angrick, Adelgunde Krudewig, Margret Pütz, Elisabeth Kocks, Else Müller, Ancilla Goldmann, Aloysia Leidinger, Agathe Hermes, Elfriede Werz, Aline Pfalzer, Dorothea Burchert, Lotte von Borzyskowski, Pia Schneider, Gertrud Karerenski, Sophie Adam, Hedwig Henkel, Käthe Wolfs, Ike Zirfers, Adele Laumann an Dekan Redwitz, 12.10.1946, Abschrift.

985 HStA Düsseldorf, NW 1037-B III-1201, Entscheidung des Berufungsausschusses Bonn Claessen/Bach/Parsch/Wiertz/Hahn in Sachen Siebke, 16.2.1948.

986 HStA Düsseldorf, NW 1049-54516, Gutachten des Entnazifizierungs-Überprüfungsausschusses Bonn, o.D. [1948].

987 HStA Düsseldorf, NW 1037-B III-1201, Entscheidung des Berufungsausschusses Bonn Claessen/Bach/Parsch/Wiertz/Hahn in Sachen Siebke, 16.2.1948.

988 HStA Düsseldorf, NW 1037-B III-1201, Entscheidung des Berufungsausschusses Bonn Claessen/Bach/Parsch/Wiertz/Hahn in Sachen Siebke, 16.2.1948.

989 HStA Düsseldorf, NW 1037-B III-1201, Entscheidung des Berufungsausschusses Bonn Claessen/Bach/Parsch/Wiertz/Hahn in Sachen Siebke, 16.2.1948. – HStA Düsseldorf, NW 1049-54516, Eidesstattliche Erklärung von Oberschwester Paula Angrick, Schwester Dorothea Burchert, Schwester Agathe Hermes, Schwester Adelgundis Krudewig, Schwester Elisabeth Kocks, Schwester Else Müller, Schwester Aline Pfalzer, Schwester Pia Schneider, Schwester Elfriede Werz, 14.2.1948; UA Bonn, MF-PA Siebke, Cecilia Salm Reifferscheidt an Redwitz, 14.10.1946, Abschrift.

990 HStA Düsseldorf, NW 1097-23778, Hackenbroch an Vorsitzenden Entnazisierungsausschuss Bonn, 28.12.1946: „Weihnachten 1944 war ich in BONN auf Urlaub und besuchte am Heiligen Abend die zerstörte Klinik, in deren Keller Familie SIEBKE und die Schwestern

in religiösen Dingen einen absolut geraden und eindeutig christlichen Kurs eingehalten“[991]. Im Entnazifizierungsverfahren wurde darüber hinaus gewürdigt, dass Siebke das von einem Pförtner eigenmächtig angebrachte Schild mit der Aufschrift „Trittst Du hier als Deutscher ein, soll Dein Gruß ‚Heil Hitler‘ sein“ entfernen ließ[992]. Die obligatorischen politischen Berichte, die Siebke während seiner Auslandsaufenthalte anlässlich von Medizinertagungen verfasste, zeugen zumindest nicht von Fanatismus und dürften bei der Partei wohl kaum auf Interesse gestoßen sein[993].

Tatsächlich galt Siebke der NSDAP nicht als mustergültiger Nationalsozialist. Dem Bonner Entnazifizierungs-Überprüfungsausschuss lagen 1948 nach eigener Aussage „Beweise dafür“ vor, „dass Siebke nicht Rektor der Universität geworden ist, weil er den Nazis nicht genehm war und dass der Nazi-Kreisleiter Eichler sich über Siebke geäussert hat: Siebke ist kein Nationalsozialist“[994]. Freilich hatte der gegen Rektor Chudoba intrigierende linientreue Prorektor Friedrich Pietrusky Siebke für Chudobas Nachfolge ins Gespräch gebracht – was Siebke im Entnazifizierungsverfahren Probleme bereitete[995]. Schon 1942 war in einem Papier von NSDAP-Kreisleiter Eichler davon die Rede, die „Professoren Nüssmann [sic], Schmidt, Siebke und Pietrusky“ bildeten „eine Einheit“, „nicht nur gesellschaftlich, sondern auch innerhalb der Fakultät“[996]. Es scheint dennoch, als habe sich Siebke einer Frontenbildung verweigert und nicht ohne Erfolg versucht, zu allen Kollegen, gleich welche politische Ansichten sie vertraten, ein entspanntes Verhältnis zu pflegen. In diese Richtung weist auch Paul Martinis Beurteilung vom

hausten. Als ich dort hin [sic] kam, fand gerade eine Bescherung für Zuchthäusler aus Siegburg statt. Es handelte sich meist um politische Gefangene, die zu Aufräumungsarbeiten eingesetzt waren. Sie hatten im geheizten Raum ihren Tannenbaum, ihren Kuchen und erhielten Kleinigkeiten. Prof. SIEBKE selbst mit seinem Sohn brachte ihnen einige Flaschen weißen Bordeaux und für jeden ein Päckchen Tabak. Dann unterhielt sich der Chef noch eine Weile mit ihnen und hielt eine kleine Ansprache. Die Gefangenen waren sehr gerührt. Ich glaube nicht, daß Prof. SIEBKE selbst politische Gefangene beschenkt hätte, wenn er ein Nazi gewesen wäre; er hätte sich auch nicht mit Kommunisten, Heimwehr-Leuten, Franzosen und anderen unter dem Tannenbaum versammelt.“ – HStA Düsseldorf, NW 1049-54516, Eidesstattliche Erklärung von Oberschwester Paula Angrick, Schwester Dorothea Burchert, Schwester Margarethe Karner geb. Kraft, Technischer Assistentin Marga Pietsch, Hausinspektor Hermann Kürschner, Sekretärin Nora Weckbecker, 14.2.1948.

[991] UA Bonn, PA 7855 Siebke, Redwitz an Weber, 12.9.1945.

[992] HStA Düsseldorf, NW 1037-B III-1201, Entscheidung des Berufungsausschusses Bonn Claessen/ Bach/Parsch/Wiertz/Hahn in Sachen Siebke, 16.2.1948.

[993] UA Bonn, PA 7855 Siebke, Siebke an REM durch Rektor, 20.5.1942. Hier gibt Siebke ein Stimmungsbild aus der „deutschfreundlichen und judenfeindlichen“ Dozentenschaft in Szeged und Budapest, die mit Interesse die Rundfunkvorträge Hans Fritzsches verfolgten. Nach dem Krieg berichtete Siebke, bei seinen Vorträgen seien zahlreiche Juden unter den Zuhörern gewesen (ebd., PA Siebke MF, Siebke an von Weber, 1.9.1945).

[994] HStA Düsseldorf, NW 1049-54516, Gutachten des Entnazifizierungs-Überprüfungsausschusses Bonn, o.D. [1948].

[995] HStA Düsseldorf, NW 1049-54516, Aufzeichnung Entnazisierungsausschuss Universität Bonn, 21.12.1947; vgl. Kap. 10.2.3.

[996] UA Bonn, PA 2842 Harnapp, Eichler an Klingelhöfer, 24.1.1942, Durchschrift (Original in: BA Berlin, BDC-Dossier Harnapp <REM>); vgl. Kap. 11.1.

September 1944. Martini, der auch im Entnazifizierungsverfahren für Siebke seine Stimme erhob, widmete in einem vom Bevollmächtigten für das Sanitäts- und Gesundheitswesen erbetenen Gutachten der politischen Einstellung Siebkes kein Wort und sah Siebke „sowohl menschlich, wie ärztlich und wissenschaftlich" für die Übernahme des Berliner Lehrstuhls für Frauenheilkunde als geeignet an[997].

Bereits 1941 war Siebkes Weggang im Gespräch gewesen. Am 21. Januar dieses Jahres unterrichtete Siebke den Universitätskurator darüber, dass er „die Frauenklinik und Hebammenlehranstalt in Straßburg besichtigt hatte" und mit einem Ruf dorthin zu rechnen sei[998]. Schon am 10. Februar 1941 schien die Angelegenheit erledigt. Siebke schrieb dem Straßburger Rektor und einstigen Bonner Kollegen Karl Schmidt, er werde einen Ruf auf keinen Fall annehmen[999]. Doch die Erleichterung von Dekan Tiemann war verfrüht[1000]. Jedenfalls legte Siebke Rektor Chudoba am 17. Februar einen Wunschkatalog vor, nachdem man ihm in Straßburg geradezu ideale Arbeitsbedingungen in Aussicht gestellt hatte. Siebke forderte nunmehr den „Ausbau der Röntgendiagnostik" – ein Vorhaben, mit dem bereits 1939 begonnen werden sollte, das wegen des Kriegsbeginns aber aufgeschoben worden war[1001]. Für die Schwestern- und Hebammenschülerinnen erbat er den Ausbau des Klinikdaches, zumal ihm das Anstellen von Hebammenschülerinnen aufgrund der mangelhaften Unterbringungsmöglichkeiten bislang unmöglich war[1002]. Als „wirklich unentbehrlich" bezeichnete Siebke den mit Kriegsbeginn abgebrochenen Bau einer „Badeabteilung"[1003]. Schließlich schlug Siebke vor, auf einem benachbarten Brachgelände Ställe für Versuchstiere einzurichten[1004].

Dabei waren schon im März 1939 umfangreiche bauliche Verbesserungen zum Abschluss gekommen. Diese ermöglichten vor allem eine Modernisierung der Wöchnerinnenstation. Ein neues Säuglingszimmer, das durch eine Glaswand vom Flur aus einsehbar war, sowie die Anschaffung von 36 hölzernen Säuglingsbetten hellten den früheren als „geradezu trostlos" beschriebenen Eindruck auf[1005]. Gerade die neuen Säuglingsbetten sollten einen erheblichen Anstieg der „in den letzten Jahren zurückgegangene[n] Belegungsziffer" bewirken[1006].

997 MHI Bonn, Nachlass Martini, 1939–1944, Bevollmächtigter an Martini, 22.8.1944 (Zitat); ebd., Martini an den Bevollmächtigten, 2.9.1944. Vgl. Kap. 10.2.3.

998 UA Bonn, PA 7855 Siebke, Siebke an Kurator, 21.1.1941.

999 UA Bonn, PA 7855, Siebke an Karl Schmidt/Straßburg, 10.2.1941, Abschrift.

1000 UA Bonn, PA 7855, Dekan Tiemann an Rektor, 15.2.1941.

1001 UA Bonn, PA 7855, Siebke an Rektor Chudoba, 17.2.1941.

1002 UA Bonn, PA 7855, Siebke an Rektor Chudoba, 17.2.1941.

1003 UA Bonn, PA 7855, Siebke an Rektor Chudoba, 17.2.1941.

1004 UA Bonn, PA 7855, Siebke an Rektor Chudoba, 17.2.1941.

1005 GStA PK Berlin, Rep. 76, Nr. 406, Verwaltungs-Inspektion der Klinischen Universitäts-Anstalten an Kurator, 22.2.1939; ebd., Nr. 407, REM an Kurator Bonn, 22.3.1939.

1006 GStA PK Berlin, Rep. 76, Nr. 406, Verwaltungsinspektion der Klinischen Universitäts-Anstalten an Kurator, 22.2.1939.

Da Siebke „den Versuchungen, nach Strassburg zu gehen", letztlich „widerstanden" hat, erlebte er am 18. Oktober 1944 den Großangriff auf Bonn und den Brand seiner Klinik samt seiner Privatwohnung[1007].

Mochten auch die führenden Persönlichkeiten der Frauenklinik in der NS-Zeit, vor allem also Franqué, Siebke und Rupp keineswegs linientreue Mediziner gewesen sein, so war deren Widerstand gegen nationalsozialistisches Unrecht gar nicht oder nur schwach ausgeprägt. Die Frauenklinik wurde zu einem der großen Tatorte von NS-Medizinverbrechen. Zwangssterilisierungen und – höchstwahrscheinlich – Zwangsabtreibungen gehörten zum Alltag der dort tätigen Ärzte[1008]. Neben der nationalsozialistischen Assistenzärztin Schön standen auch andere Assistenten der NSDAP keineswegs fern. Alexander Hagen war Mitglied von Partei und Waffen-SS[1009]. Gut dokumentiert ist der Fall Hans Klinner[1010]. Von 1936 bis 1942 war er unter Siebke Volontärassistent und machte nach vorheriger SA-Mitgliedschaft anschließend in der SS Karriere, zuletzt als Obersturmführer. Im SS-Lazarett München/Dachau war er Arzt in der Frauenärztlichen Abteilung

[1007] UA Bonn, PA Siebke MF, 31.7.1945. Vgl. Kap. 8.2.

[1008] Vgl. Kap. 7.6.1. und Kap. 7.7.

[1009] Alexander Hagen wurde am 25. September 1908 in Mülheim/Ruhr geboren. Er besuchte die Vorschule Duisburg-Hamborn (1915–1919), das dortige Reformrealgymnasium (1919–1929) sowie die Universitäten Marburg (1929–1933) und Kiel (1933–1936). Nach Examen und Promotion in Kiel (1937), nahm er 1937/38 Medizinalpraktikantenstellen in Mülheim und Kiel an. Vom 1. Mai 1938 bis zum 2. Juli 1942 war er an der Frauenklinik Bonn zunächst Volontärassistent, dann Assistent. – Er gehörte ab 1929 der Burschenschaft „Arminia" Marburg an. Er trat am 1. Mai 1933 dem NSKK bei, wo er zuletzt den Rang eines Sanitäts-Scharführers bekleidete. Zudem war er Mitglied von NSV (ab Mai 1939), NS-Ärztebund (ab Juni 1938), NS-Altherrenbund (ab 1937), Deutscher Studentenschaft (ab 1929) und Deutscher Jägerschaft (ab 1933). Vor 1933 hatte er keiner Partei angehört. Nach dem Ende des NS-Regimes gab er an, im November 1932 DNVP und im März 1933 NSDAP gewählt zu haben. Im Juni 1938 trat er der NSDAP bei und wurde im Juli 1942 Mitglied der Waffen-SS, wo er als Chirurg zuletzt den Rang eines Obersturmführers bekleidete. Am 11. Mai 1945 geriet er in jugoslawische Kriegsgefangenschaft; dort war er als Arzt bis zum 29. November 1948 tätig, zeitweilig offenbar freiwillig. Ausgezeichnet wurde er mit KVK I, KVK II und EK II. Er wurde als unbelastet (Kategorie V) entnazifiziert. – Quelle: HStA Düsseldorf, NW 1049-65425.

[1010] Hans Klinner wurde am 14. Juni 1906 in Posen geboren. Er besuchte die Volksschule Hagen (1912–1916), das Gymnasium und die Oberrealschule Hagen (1916–1927) sowie die Universitäten Berlin (1927–1930), Göttingen (1930–1932) und Bonn (1932–1935). In Bonn wurde er 1936 promoviert und 1941 Facharzt für Frauenheilkunde. Hier war er auch Medizinalpraktikant (1935/36) und – an der Frauenklinik unter Harald Siebke – Assistent (1936–1942). – Wegen des Fehlens „innerer Bindungen" trat er aus der Kirche aus. Am 4. September 1942 trat er in die Waffen-SS ein, in der er zuletzt den Rang eines Obersturmführers bekleidete. Vom November 1942 bis zum 23. März 1944 war er im SS-Lazarett München/Dachau Arzt in der Frauenärztlichen Abteilung und Entbindungsstation. Klinner war zudem Mitglied von NSDAP (Nr. 5310193, ab 1.5.1937), SA (1.11.1936–4.9.1942), NS-Dozentenbund (ab 1937), NSV (ab 1937), NS-Ärztebund (ab 1937), NS-Altherrenbund (ab 1937), der Turnerschaft Brandenburgia Berlin (1929–1935) und des Amtes für Volksgesundheit (1937–1942). Vor 1933 gehörte er keiner Partei an und gab an, 1932 die DNVP und 1933 die NSDAP gewählt zu haben. Ausgezeichnet wurde er mit KVK II, EK II sowie am 18. November 1944 dem Verwundeten-Abzeichen in Silber nach einer schweren Verwundung. Zunächst in die Belasteten-Kategorie III eingereiht, erhielt er am 1. Juni 1949 ein Entlastungszeugnis (Kat. V). – Quellen: HStA Düsseldorf, NW 1052-86 und NW 1037-B III-4807.

und Entbindungsstation[1011]. Sein einstiger Chef Siebke beschrieb Klinners Verhalten – durchaus in entlastender Absicht – 1946 folgendermaßen: „Er meldete sich lediglich deshalb zur Waffen-SS, weil er im Winter 1941/42 nach den ersten großen Niederlagen an der Front glaubte, als Mann mit der Waffe für sein Vaterland kämpfen zu müssen. Ich erinnere mich, daß sich Klinner damals besonders bemühte, zu einer Division zu kommen, die an der Front zum Einsatz kam. Er wollte nicht als Arzt in der Heimat bleiben."[1012]

Weniger belastet war Kurt Stürmer, der aus Opportunitätsgründen 1933 NSDAP und NSKK beigetreten ist und den katholischen Widerständler Paul Franken zu seiner Beschreibung der „Suggestion" auch innerhalb katholischer Studentenkreise veranlasst hat[1013].

In der Frauenklinik hat sich gezeigt, dass die Parteizugehörigkeit in der Assistentenzeit keineswegs erforderlich war. So waren einige Assistenten späterer Jahre, etwa Christian Hackenbroch, Kuhlmann, Elisabeth Thomas, Hemeling und Baisch, keine Parteimitglieder[1014]. Andere suchten nach Parteinähe, um sich bes-

[1011] HStA Düsseldorf, NW 1052-86, Fragebogen der Militärregierung, 13.7.1946.

[1012] HStA Düsseldorf, NW 1052-86, Gutachten Siebkes, 2.8.1946. – Ebd. finden sich weitere tendenziell entlastende Zeugnisse, unter anderem von Oberschwester Hildegardis Schökel (15.10.1947, „sehr beliebt und geschätzt"), Waffen-SS-Arzt Erwin Schneider (11.1.1947, „von hohem sittlichen Wesen"), Hugo Stursberg, dem leitenden Arzt am St.-Johannes-Hospital (7.10.1947, „immer einwandfrei"), Paul Martini (16.7.1946, es scheint „falsch", „aus seiner Meldung zur Waffen-SS den Schluss zu ziehen, dass er ein aktiver Nationalsozialist gewesen sein soll").

[1013] Kurt Stürmer wurde am 28. Februar 1912 in Bonn geboren. Der Katholik besuchte das humanistische Beethovengymnasium Bonn von 1921 bis 1930. In Bonn studierte er auch und wurde dort 1935 examiniert und promoviert. Am 11. Dezember 1944 habilitierte er sich. – Am 15. Februar 1944 heiratete Stürmer Cari Brocker. – Als Volontärassistent war er von November 1936 bis Februar 1937 erstmals in der Bonner Frauenklinik angestellt. Anschließend war er ein Jahr Assistent am Pathologischen Institut der Universität Bonn. Nach einigen Monaten im Bonner Petruskrankenhaus und bei der Wehrmacht, wurde er im August 1938 Assistent in der Frauenklinik, wo er bis zu seiner Einberufung zur Wehrmacht im April 1941 blieb. In der Wehrmacht bekleidete er zuletzt den Rang eines Stabsarztes. 1943 wurde er mit EK I und EK II ausgezeichnet. 1945 geriet er in englische Kriegsgefangenschaft. – Stürmer trat 1930 der „Arminia" Bonn und am 1. Mai 1933 der NSDAP bei. Zudem war er Mitglied des NSKK (November 1933 bis etwa November 1936), des NS-Ärztebundes (seit 1936) und wohl auch der Reichsdozentenschaft. Er gab an, vor 1933 keiner Partei angehört zu haben und bei seiner ersten Wahl im März 1933 für das Zentrum gestimmt zu haben. – Das Entnazifizierungsverfahren endete für ihn mit der Einstufung in Kategorie V. – Quelle: HStA Düsseldorf, NW 1049-50027; ebd., NW 1037-BIII-472; UA Bonn, PA 9601 Stürmer. – Zu Franken vgl. mit weiteren Literaturangaben Vogt, Bonn, S. 536; zu Frankens Äußerung vgl. Kap. 3.4.

[1014] HStA Düsseldorf, NW 1097-23778, Hackenbroch an Vorsitzenden Entnazisierungsausschuss Bonn, 28.12.1946. Hackenbroch stellte für sich sogar fest, auch keiner Parteigliederung angehört zu haben. – Elisabeth Thomas, am 28. Oktober 1912 in Düsseldorf geboren, studierte nach dem Besuch mehrerer Düsseldorfer Schulen 1932 in Innsbruck, 1932/33 in Bonn, 1933/34 in Würzburg, 1934/35 in Düsseldorf und von 1935 bis 1938 wieder in Bonn, wo sie im April 1938 ihr Examen ablegte und im Februar 1940 promoviert wurde; von Mai bis November 1938 war sie Medizinalpraktikantin unter Paul Martini, vom Dezember 1938 bis zum Mai 1939 bei Harald Siebke; anschließend war sie bis zum Juni 1945 Assistenzärztin an der Frauenklinik. Am 15. August 1945 machte sie sich selbständig. Sie gehörte dem Deutschen Frauenwerk ab etwa 1936 und der Deutschen Studentenschaft von 1932 bis 1938 an, nie jedoch einer Partei. An den Wahlen 1932/33 nahm sie nicht teil. Quellen: HStA Düsseldorf, NW 1002-MED-49657 mit Case Summary, 10.6.1948 (Einstufung in Kategorie V); ebd., NW-1002-MED-49974.

ser tarnen zu können. Der 1914 nach nationalsozialistischer Terminologie als „Vierteljude" geborene Karl Koppen kam 1942 an die Frauenklinik[1015]. Er war der Sohn des Geschäftsführers „bei der jüdischen Firma Rudolf Mosse", dem 1933 drei Viertel seines Altersruhegeldes gestrichen wurde[1016]. Gleichwohl gelang es Karl Koppen, zur Erlangung der Hochschulreife 1934 Mitglied der SA zu werden, aus der er nach 1935 wieder austrat. Auch später konnte er die Bestimmungen der Nürnberger Gesetze umgehen und wurde sogar NSDAP-Anwärter[1017].

Christian Hackenbroch betonte nach dem Ende des NS-Regimes, „nicht eine einzige Sekretärin, technische Assistentin, Laborantin oder Röntgen-Assistentin" habe unter Siebke der NSDAP angehört – und „nicht eine einzige Schwester" sei während seines Direktorats in die Partei eingetreten[1018]. Freilich wurden an Frauen hinsichtlich ihres Parteiengagements deutlich niedrigere Erwartungen gestellt als an Männer[1019].

2.14. Die Chirurgische Klinik und Poliklinik

2.14.1. Oppositioneller und doch nicht ohne Schuld – Erich von Redwitz

Die klinische Chirurgie gehört zu den traditionsreichsten und durch ihre Repräsentanten bekanntesten medizinischen Disziplinen in Bonn. An der alten Universität besetzte Joseph Claudius Rougemont den Doppellehrstuhl für Chirurgie und Anatomie. An der neuen Universität wurde Philipp Franz von Walther mit einem Semester Verspätung zum Winter 1819/20 Ordinarius für Chirurgie. Bereits im Mai 1819 war die Klinik im Poppelsdorfer Schloss mit etwa dreißig Betten eröffnet worden. Carl Wilhelm Wutzer, Wilhelm Busch, Friedrich Trendelenburg, Max Schede, August Bier und Carl Garrè sind Namen, die für die Bonner Chirurgie in den nachfolgenden Jahrzehnten stehen. 1883 wurde die neue Klinik in der Theaterstraße bezogen[1020]. In die Reihe prominenter Chirurgen passt Erich

[1015] Karl Koppen wurde am 26. August 1914 geboren. 1934/35 war er Mitglied der SA, trat aber nach Erlangung der Hochschulreife aus. Während seiner Studentenzeit (1934–1939) wurde er 1937 (oder 1939) NSDAP-Mitglied. 1939/40 war Koppen Volontärassistent am Bonner Pathologischen Institut und wechselte im März 1940 an das Städtische Krankenhaus Offenburg, bevor er zur Wehrmacht eingezogen wurde. Zuletzt war er dort Unterarzt bei der Luftwaffe. Im August 1942 kam er als Assistent an die Bonner Frauenklinik. Der Entnazisierungshauptausschuss stufte ihn am 24. Januar 1949 in die Kategorie V als unbelastet ein. – Quelle: HStA Düsseldorf, NW 1049-52746.

[1016] HStA Düsseldorf, NW 1049-52746, Erklärung Koppens, 8.5.1945.

[1017] HStA Düsseldorf, NW 1049-52746, Erklärung Koppens, 8.5.1945.

[1018] HStA Düsseldorf, NW 1097-23778, Hackenbroch an Vorsitzenden Entnazisierungsausschuss Bonn, 28.12.1946.

[1019] Vgl. auch Kuhn/Rothe/Mühlenbruch, 100 Jahre, S. 67.

[1020] Zur Entwicklung der Bonner Chirurgie vgl. Erich Freiherr von Redwitz/Alfred Gütgemann, Der Lehrstuhl für Chirurgie an der Rheinischen Friedrich Wilhelms-Universität [sic] Bonn 1818–1953, Bonn 1957; Erich Freiherr von Redwitz, Die Chirurgische Klinik, in: Bezold,

Freiherr von Redwitz, einer der bedeutendsten Bonner Mediziner während des „Dritten Reichs“ überhaupt[1021]. Ähnlich wie Paul Martini hielt er zu den

Geschichte 2, S. 125–128. Zur Geschichte der Bonner Chirurgie vgl. vorrangig Höpfner, Krankenhausgeschichte, S. 37 ff. sowie, im Detail nicht ganz fehlerlos, Andreas Hirner, Klinik und Poliklinik für Allgemein-, Viszeral-, Thorax- und Gefäßchirurgie, in: Schott, Universitätskliniken, S. 197–200, S. 197.

1021 Der am 2. April 1883 in Bamberg geborene Katholik Erich Oskar Maximilian Carl Freiherr von Redwitz legte im Juli 1902 im humanistischen Wilhelms-Gymnasium München die Abiturprüfungen ab, bevor er nach dem einjährig-freiwilligen Militärdienst (1902/03) sein Studium in München aufnahm; das Sommersemester 1907 verbrachte er in Kiel. Nach dem Staatsexamen in München am 9. Dezember 1908 war er als Praktikant im Pathologischen Institut München (Januar bis März 1909), dann im Städtischen Krankenhaus Hamburg-Eppendorf (März bis Oktober 1909) tätig. Im Januar 1910 approbiert und promoviert wurde er Volontärarzt am Anatomischen Institut München, dann, von August 1910 bis August 1911, Operationszögling an der I. Chirurgischen Klinik Wien. Dort studierte er, bis er im April 1912 als Assistent an die Chirurgische Klinik Würzburg wechselte. Hier habilitierte er sich im November 1916. Im April 1919 übernahm er eine Oberarztstelle an der Chirurgischen Klinik Heidelberg, wo er am 7. Dezember 1921 zum außerordentlichen Professor ernannt wurde. Im November 1922 kehrte er als Direktor der Chirurgischen Poliklinik und außerordentlicher Professor an die Universität München zurück. Am 1. April 1928 folgte er dem Ruf, als ordentlicher Professor und Direktor der Chirurgischen Universitätsklinik Bonn nach Bonn zu wechseln. Einen Ruf nach Heidelberg 1933 schlug er aus. 1953 wurde er emeritiert. – Am 16. September 1911 heiratete Redwitz die am 12. März 1887 geborene Altlutheranerin Olga Küttner. Die Ehe blieb kinderlos. – Redwitz nahm vom 4. August 1914 bis zum 6. Dezember 1918 als Assistenz- und Oberarzt am Ersten Weltkrieg teil. Am 22. August 1919 erhielt er den Charakter eines Stabsarztes der Reserve. Oberstabsarzt der Reserve und Beratender Chirurg wurde er am 1. Januar 1938. Als Auszeichnungen erhielt er das Prinz-Ludwig-Kreuz, das Ehrenkreuz für Kriegsteilnehmer und das KVK I nach dem Brand der Universitätskliniken im Oktober 1944. – Redwitz gehörte keiner Burschenschaft an. Seit 1934 förderte er als Mitglied das NS-Fliegerkorps; 1934 trat er dem Reichsluftschutzbund und 1934/35 der NSV bei. Zudem betrachtete er sich als Zwangsmitglied der Reichsdozentenschaft. Außerdem gehörte er dem Reichskolonialbund, dem DRK (1922 oder 1928 bis 1944) und seit 1933 der Deutschen Jägerschaft an. Er gab an, 1932/33 Zentrum gewählt zu haben. Von 1928 bis 1944 war er Gutachter des gerichtsärztlichen Ausschusses der Rheinprovinz. – Am 18. September 1947 wurde Redwitz im Entnazifizierungsverfahren für entlastet (Kategorie V) erklärt. 1953 wurde er emeritiert. Am 29. April 1953 erhielt er das große Bundesverdienstkreuz der Bundesrepublik Deutschland, am 30. November desselben Jahres das Rot-Kreuz-Ehrenzeichen 1. Klasse. Er starb am 7. September 1964. – Quellen: UA Bonn, PA 7247 von Redwitz; HStA Düsseldorf, NW 1049-49858; BA Berlin, BDC-Dossier Redwitz. Werner Wachsmuth erwähnt in seiner Würdigung Redwitz' „Memoiren“, die „leider ein Fragment geblieben“ seien (Werner Wachsmuth, In memoriam Prof. Erich Freiherr v. Redwitz 2.4.1883–7.9.1964, in: Alfred Gütgemann/Werner Wachsmuth/Johannes Steudel, In Memoriam Erich Freiherr von Redwitz. Reden gehalten am 13. Februar 1965 bei der Gedenkfeier der Medizinischen Fakultät der Rheinischen Friedrich-Wilhelms-Universität Bonn, Bonn 1966 <= Alma mater, 21>, S. 8–27, S. 8). – Literatur: Alfred Gütgemann, Erich Freiherr von Redwitz 1883–1964, in: Steudel/Mani, Bonner Gelehrte, S. 208–215; [Alfred Gütgemann], Erich Freiherr von Redwitz (1.4.1928–31.3.1953), in: Redwitz/Gütgemann, Lehrstuhl, S. 91–105; [Ernst] Derra, Erich von Redwitz zum 65. Geburtstag, in: Zentralblatt für Chirurgie, 73 (1948), S. 340–341; E. Gohrbandt, E. v. Redwitz zum 70. Geburtstag, in: Zentralblatt für Chirurgie, 78 (1953), S. 562; Werner Wachsmuth, Zur Feier des 70. Geburtstages von Erich von Redwitz. Bonn, 2. April 1953, in: ders., Reden und Aufsätze 1930–1984, Berlin u.a. 1985, S. 22–25; Gütgemann/Wachsmuth/Steudel, In Memoriam; Werner Wachsmuth, In memoriam Erich Freiherr von Redwitz. Gedenkrede in der Chirurgischen Universitätsklinik Bonn am 13. Februar 1965, in: ders., Reden, S. 58–69; Anonymus, Professor Erich Freiherr von Redwitz, in:

Nationalsozialisten Distanz und hatte deshalb auch nach dem Ende der NS-Herrschaft großen Einfluss auf die Entwicklung der Universität.

Der 1928 von München nach Bonn gewechselte Erich von Redwitz besaß ein ausgezeichnetes Renommee. Als sich kurz nach der Machtübertragung an die Nationalsozialisten 1933 die Universität Heidelberg um Redwitz bemühte, fürchtete man in Bonn „eine Fortsetzung der Reihe schwerer Erschütterungen [...], die sich durch die Geschichte der Fakultät im letzten Dezennium hindurchzieht"[1022]. Eindringlich bat die Fakultät das Berliner Ministerium, „den Weggang" Redwitz' zu „verhindern", um ein neues Interregnum wie es zuletzt nach der Emeritierung des Chirurgen Carl Garrè (1926) und dem Tod des Internisten Carl Hirsch (1930) entstanden war, zu verhindern[1023]. Sogar das Kölner Regierungspräsidium intervenierte. In dessen Schreiben an das Berliner Reichserziehungsministerium heißt es: „Ärzte, Medizinalbeamte – davon der Kreisarzt von Bonn nach seiner Bekundung im Auftrage weiter Bevölkerungskreise – und Versicherungsbehörden sind vorstellig geworden, Alles [sic] aufzubieten, um diesen hervorragenden Chirurgen, beliebten Arzt und zuverlässigen Gutachter der Bevölkerung und den Behörden des Rheinlandes zu erhalten. Da noch bei keiner Berufung eines an einer rheinischen Hochschule tätigen Lehrers der Medizin eine derartige Beunruhigung unter der Bevölkerung entstanden ist, wie bei jener des Herrn von Redwitz, muß ich annehmen, daß er im Vertrauen und der Liebe des Volkes eingewurzelt ist wie keiner vor ihm."[1024] Das Ministerium ließ erkennen, dass „durchaus der Wunsch" bestehe, „Redwitz in Bonn zu halten", verwies jedoch auf beschränkte finanzielle Möglichkeiten[1025]. Gleichwohl rang man sich in Berlin dazu durch, Redwitz eine kostenintensive Offerte zu unterbreiten. Im Einzelnen einigten sich Redwitz und der zuständige Ministerialrat Johann Daniel Achelis, „der Architekt der ‚Säuberung' der deutschen Hochschulen" (Helmut Heiber), unter Vorbehalt der Zustimmung des Ministers am 23. Juni 1933 auf

Rheinische Friedrich-Wilhelms-Universität Bonn, Chronik und Bericht über das Akademische Jahr 1963/64, 79 (N.F. Jg. 68), S. 28–29.

[1022] GStA PK Berlin, Rep 76 V a 3 IV 39 XVI, Kurator Proske an REM, 11.2.1933 (Anzeige der Berufungsverhandlungen); UA Bonn, MF-PA Redwitz, Dekan Gött „im Auftrage der gesamten Fakultät" an Wissenschaftsminister Berlin durch Kurator, 3.3.1933, Abschrift.

[1023] UA Bonn, MF-PA Redwitz, Dekan Gött „im Auftrage der gesamten Fakultät" an Wissenschaftsminister Berlin durch Kurator, 3.3.1933, Abschrift. Vgl. Erich Freiherr von Redwitz, Carl Garrè 1857–1928, in: Steudel/Mani, Bonner Gelehrte, S. 203–207; [Erich] v.[on] Redwitz, Carl Garré [sic], in: Chronik der Rheinischen Friedrich Wilhelms-Universität zu Bonn für das Akademische Jahr 1927/28, 53. Jg. (N.F. Jg. 42), S. 10–15; Josef Jacobi, Carl Hirsch 1870–1930, in: Steudel/Mani, Bonner Gelehrte, S. 230–235.

[1024] GStA PK Berlin, Rep 76 V a 3 IV 39 XVI, Der Regierungs-Präsident Köln, i.V. gez. zur Bonsen an REM, 4.4.1933.

[1025] GStA PK Berlin, Rep 76 V a 3 IV 39 XVI, REM an Regierungs-Präsident Köln, 24.4.1933, Konzept.

eine Vereinbarung, die folgende, zum großen Teil allerdings lediglich Absichten beschreibende Punkte umfasste[1026]:

- Bemühen um Erweiterung und Erneuerung der Orthopädischen Abteilung in der Chirurgischen Klinik,
- Bemühen um Erweiterung und Erneuerung des Hörsaals der Chirurgischen Klinik,
- Bemühen um weitere bauliche Verbesserungen, insbesondere an den Veranden zur Durchführung der Freiluftbehandlung, im Verbandszimmer der Männerabteilung, in der Bücherei; zudem Bemühen um Umgestaltung der Dampfheizung in eine Warmwasserheizung und um Einbau eines Aufzugs im Männerhaus,
- Zusage von 10 000 Mark zur Verbesserung der Röntgenabteilung, „insbesondere zur Schaffung einer hochspannungssicheren diagnostischen Abteilung",
- Vermehrung des Radiums um 150 mg,
- Bemühen um planmäßigen Assistenten der Orthopädischen Abteilung,
- Bemühen um Schwester und Werkmeister für Orthopädische Abteilung,
- Lehrauftrag für Dr. Janker[1027].

Ganz zufrieden war Redwitz nicht. Als er am 30. Juni 1933 dem Universitätskurator die Vereinbarung zukommen ließ, merkte er an, er lege „für die endgültige Entscheidung meines Verbleibens auf dem Bonner Lehrstuhl [...] Wert darauf zu wissen", „ob von Seiten des Ministeriums eine Aufhebung der Personalunion in der Leitung der Chirurg. Univ. Klinik Bonn und des St. Johannishospitals in

[1026] Heiber, Universität I, S. 392. – Achelis (1898–1963) schied 1934 aus dem Kultusministerium aus und war anschließend bis 1945 Ordinarius für Physiologie in Heidelberg, von 1942 bis 1945 auch Dekan. Vgl. Bauer, Universität, S. 67.

[1027] GStA PK Berlin, Rep 76, V a, Sekt. 3, Tit. IV, Nr. 39, Bd. XVI, „Vereinbarung", Berlin, 23.6.1933. — Robert Berthold Janker wurde am 12. März 1894 in München geboren. Er besuchte von 1905 bis 1914 das humanistische Gymnasium in Straubing. Das Studium schloss er 1921 mit dem Staatsexamen und 1922 mit der Promotion ab. 1922 wurde er Assistent an der Chirurgischen Universitäts-Poliklinik in München, 1926 wechselte er an die dortige Chirurgische Universitätsklinik. 1928 begleitete Janker Erich von Redwitz nach Bonn, wo er sich 1930 habilitierte. Er erhielt einen Lehrauftrag für Röntgen- und Strahlenheilkunde und erhielt 1935 den Professorentitel. 1937 gründete Janker in Bonn ein privates Röntgeninstitut und wurde am 4. November 1939 außerplanmäßiger Professor, 1952 persönlicher Ordinarius für Röntgenologie und 1956 Dekan. Er starb 1964. – Janker war verheiratet und hatte ein Kind. – Er war seit dem Ersten Weltkrieg „kriegsbeschädigt" im Range eines Leutnants der Reserve a.D., ausgezeichnet mit EK I und II sowie dem Bayerischen Militärverdienstorden. Im Zweiten Weltkrieg wurde er beratender Röntgenologe der Heeres-Sanitäts-Inspektion. – Janker war Mitglied von NSDAP (ab 1.5.1933, Nr. 2120092), NS-Dozentenbund (Nr. 5205), DAF, NSV (ab 1.1.1936, Nr. 5223788), wohl auch des NS-Kriegerbundes und des Reichsluftschutzbundes. Seine Wahlentscheidungen 1932/33 waren ihm nach dem Krieg nicht mehr „erinnerlich". – 1946 wurde Janker wieder als Dozent zugelassen, 1950 nach Abschluss des Entnazifizierungsverfahrens in die Katgeorie V eingereiht. – Quellen: BA Berlin, BDC-Dossier Janker; HStA Düsseldorf, NW 1049-5711; UA Bonn, PA 3618 Janker. – Literatur: E.[rich] v.[on] Redwitz, Prof. Dr. Robert Janker zum 65. Geburtstag, in: Strahlentherapie, Nr. 109 (1959), S. 1–4; Höpfner, Krankenhausgeschichte, S. 173 ff.; Heinz Vieten, Robert Janker und sein Werk, Bonn 1969 (= Academica Bonnensia, 4) (mit Schriften- und Literaturverzeichnis); Heinz Vieten, Robert B. Janker (1894–1964) und sein Werk, in: Steudel/Mani, Gelehrte, S. 383–405.

Bonn angestrebt wird“[1028]. Angesichts der antichristlichen Ideologie des Nationalsozialismus lagen derartige Befürchtungen nahe. Die Personalunion zwischen der Chirurgischen Universitätsklinik und dem 1849 auf Initiative von Bürgern aller in Bonn vertretenen Konfessionen und Religionen eröffneten, gleichwohl stark katholisch geprägten Sankt-Johannes-Hospital bestand seit 1860[1029]. Redwitz argumentierte nüchtern. Die katholischen Patienten legten Wert auf Pflege „von katholischen Schwestern“; für die Klinik sei das „Krankenmaterial“ wichtig[1030]. „Zudem“ sei die Möglichkeit vorteilhaft, „bei der Überfüllung des einen Hauses durch Aufnahme der Kranken im andern Haus einen Ausgleich zu schaffen und so zu verhindern, dass wichtiges Material der Chirurg. Klinik entgeht. Die Aufhebung der Personalunion in der Leitung würde zudem dazu führen, dass das Johannishospital sich zwangsläufig zu einer Konkurrenzanstalt der Chirurg. Klinik entwickeln würde. Nachdem aber gerade in Bonn und Beuel zusammen bei einer Bevölkerung von 90 000 Einwohnern bereits 9 Spitäler bestehen und den Universitätskliniken schwere Konkurrenz bereiten, würde die Entstehung eines neuen konkurrierenden Spitals die Lage der Universitätskliniken wesentlich beeinflussen.“[1031] Redwitz verwies zudem auf die gute Leistung der gewinnbringenden ersten und zweiten Klasse sowie des weiteren auf den Bedarf der Pathologen an Sektionsmaterial unter ausdrücklicher Erwähnung seines Kollegen Ceelen[1032]. Das Ministerium sicherte Redwitz den Fortbestand der Personalunion ebenso zu wie der Bonner Oberbürgermeister[1033]. Tatsächlich blieb die Personalunion bestehen – bis 1948, als sie wegen der Verlegung der Klinik auf den Venusberg außerhalb der Bonner Innenstadt unpraktikabel erschien[1034].

Nichts stand dem Verbleib Redwitz’ in Bonn mehr im Wege. Noch 1933 teilte Redwitz dem Berliner Ministerialrat Achelis mit, dass er sich „endgültig entschlossen habe, den Ruf nach Heidelberg abzulehnen“[1035]. Zu dieser Entscheidung trug das katholische Umfeld in Bonn bei. Nach dem Ende des NS-Regimes erklärte Redwitz, er sei geblieben, weil man seinen „Wünschen sehr weitgehend entgegenkam“ und weil er „in ziemlich klarer Voraussicht der kommenden Dinge die Bonner Universitäts-Atmosphäre für die nächste Zukunft günstiger beurteilte als die Heidelberger“[1036].

[1028] GStA PK Berlin, Rep 76, V a, Sekt. 3, Tit. IV, Nr. 39, Bd. XVI, Redwitz an Kurator, 30.6.1933.
[1029] Vgl. Höpfner, Krankenhausgeschichte, S. 127 ff.
[1030] GStA PK Berlin, Rep 76, V a, Sekt. 3, Tit. IV, Nr. 39, Bd. XVI, Redwitz an Kurator, 30.6.1933.
[1031] GStA PK Berlin, Rep 76, V a, Sekt. 3, Tit. IV, Nr. 39, Bd. XVI, Redwitz an Kurator, 30.6.1933.
[1032] GStA PK Berlin, Rep 76, V a, Sekt. 3, Tit. IV, Nr. 39, Bd. XVI, Redwitz an Kurator, 30.6.1933.
[1033] UA Bonn, Kuratorium, H 1, Bd. 7, Aktennotiz Redwitz’, 29.9.1933.
[1034] Vgl. Höpfner, Krankenhausgeschichte, S. 130 f.
[1035] GStA PK Berlin, Rep 76, V a, Sekt. 3, Tit. IV, Nr. 39, Bd. XVI, Redwitz an Achelis/REM, o.D.
[1036] UA Bonn, PA 7247 Redwitz, Lebenslauf, 27.5.1946.

Tatsächlich gelang es Erich von Redwitz, zum Nationalsozialismus den in seiner Position möglichen Abstand zu halten. Nicht ohne Pathos schilderte Johannes Steudel 1965 die inneren Kämpfe Redwitz': „Wer erlebt hat, wie der zu einer Besprechung einberufene Lehrkörper mit dem Horst-Wessel-Lied überfallen wurde und mit erhobenem Arm Minuten, die nicht enden wollten, verharren mußte, konnte hinter der steinernen Maske, die von Redwitz dabei trug, ohnmächtige Empörung und Scham, ja körperlichen Schmerz spüren."[1037] Gleichzeitig brachte Redwitz den Mut auf, mit dem Nationalsozialismus verbundene Veränderungen als für die Arbeit der Klinik schädlich zu kritisieren und auf Änderungen zu drängen. Im Januar 1936 kritisierte er in einem neunseitigen Grundsatzpapier den Einfluss der Dozentenschaft und der Dozentenführer bei der Auswahl von Assistenten[1038]. Aufgrund der Belastungen durch Wehrmacht, NSDAP-Organisationen und „Bürokratie" sah Redwitz im Mai 1937 die Gefahr, dass in seiner zu diesem Zeitpunkt mit neuen Assistenten besetzten Klinik „die wissenschaftliche Arbeit [...] ganz einschläft"[1039]. Gegen das Einfordern der „Originalkrankenblätter" durch die Erbgesundheitsgerichte setzte er sich – erfolglos – zur Wehr[1040].

Vom Kriegseinsatz blieb Redwitz verschont. 1938 nach einem Kurs und einer militärischen Übung zum Oberstabsarzt der Landwehr ernannt, wurde er zu Kriegsbeginn „als unabkömmlich erklärt" und hatte „während des ganzen Krieges außer in ganz seltenen Fällen", in denen er „konsultiert wurde, nichts mit militärischen Dingen zu tun"[1041].

Der Krieg war es, der eine grundlegende Verbesserung der räumlichen Situation verhinderte. Noch am 6. Mai 1939 hatte Redwitz für den im Melbtal vorgesehenen Klinikneubau eine Kapazität von 300 Betten verlangt, um, wie es 1955 sein Nachfolger Gütgemann ausdrückte, „einerseits genügend Material für eine wirklich erschöpfende und grundlegende Forschungsarbeit, weiter aber auch über ein größeres Krankengut verfügen zu können, damit Unterricht und Lehre ohne allzu große Belastung des einzelnen Kranken durchgeführt werden können"[1042].

Anstelle eines Neubaus mussten kriegsbedingte Veränderungen hingenommen werden. Der Bau der Luftschutzkeller bewährte sich. Bei den wiederholten Fliegerangriffen kam in der Chirurgischen Klinik niemand zu Schaden. Überliefert ist jedoch, dass die technische Assistentin Hölzer auf dem Weg zur Arbeit infolge

[1037] Johannes Steudel, Erich Freiherr von Redwitz als Dekan der Medizinischen Fakultät, in: Gütgemann/Wachsmuth/Steudel, In Memoriam, S. 28–40, S. 29.

[1038] Vgl. Kap. 8.1.

[1039] UA Bonn, MF 79/106, Redwitz an NSDAP/Amt für Volksgesundheit, Bonn, 20.5.1937, Durchschlag. Vgl. Kap. 8.1.

[1040] UA Bonn, MF 79/12, Redwitz an Dekan MF, 3.2.1936. Vgl. Kap. 11.3.

[1041] UA Bonn, PA 7247 Redwitz, Lebenslauf, 27.5.1946.

[1042] HStA Düsseldorf, NW 144-816, Gütgemann/Direktor der Chirurgischen Universitätsklinik an Lützeler/Vorsitzender der Bau- und Grundstückskommission, 6.7.1955, Betr.: „Erläuterung und Begründung zum Ausbau der Chirurgischen und Orthopädischen Universitätsklinik Bonn-Venusberg". – Zu den Neubauplänen vgl. Kap. 4.2.

eines Granateneinschlags und der Pfleger Insel vor seinem Haus in Alfter bei einem Artillerieangriff ihr Leben verloren[1043].

Nach dem Brand vom 18. Oktober 1944 konnte die Chirurgische Klinik nicht mehr genutzt werden, obwohl „politische Strafgefangene“, denen von Redwitz „mit Abnehmen des Hutes freundlich“ für ihren Gruß dankte, zu Ausbesserungsarbeiten herangezogen wurden[1044]. In den letzten Kriegsmonaten verteilte sich der Klinikbetrieb der Chirurgen auf drei Standorte: die Poliklinik in der Wilhelmstraße, das Ausweichquartier in der höheren Mädchenschule in der Godesberger Rheinallee und das Godesberger Bunkerkrankenhaus[1045].

Auch die Chirurgie blieb von einer kriegsbedingten Reduzierung des Personals nicht verschont. Redwitz' Protest führte im Februar 1943 zu einer massiven Intervention von Dekan Schulemann im Wissenschaftsministerium, die eine gegen den Dekan gerichtete Rüge zur Folge hatte[1046].

Angesichts der persönlichen Integrität Erich von Redwitz' ist lange Zeit nicht gesehen worden, dass auch die Chirurgische Klinik in nationalsozialistische Verbrechen „verstrickt“ war. Hierhin gelangten aus dem Anatomischen Institut wenigstens vier Leichen von hingerichteten Männern, teilweise zu „Examenszwecken“[1047]. Hier wurden Sterilisationen durchgeführt, die in dieser großen Zahl – monatlich zwanzig bis vierzig – nur unter den unmenschlichen Bedingungen des „Dritten Reichs“ erklärbar sind[1048]. In der Universitätsklinik hat Redwitz offenbar nicht verhindern können, was in der von ihm in Personalunion geleiteten Chirurgischen Abteilung des Johanneshospitals gelang. Der zeitweilige Kuratoriumsvorsitzende des Johanneshospitals, Landgerichtspräsident Paul Dittmann erklärte 1948, das Kuratorium habe „es entschieden abgelehnt, Sterilisierungen oder Euthanasieverfahren durchzuführen, und zwar in voller Übereinstimmung mit dem leitenden Arzt, Herrn Prof. v. Redwitz, sowie seinem Oberarzt, Herrn Dr. Derra.“[1049]

Von Redwitz stand wie Paul Martini auf der Liste unliebsamer Bonner Ordinarien, die sich wohl nur aufgrund der nachsichtigen nationalsozialistischen Kollegen, etwa des Dekans Tiemann, auf ihren Positionen behaupten konnten[1050]. Nicht zuletzt durch den Einfluss des an seiner Klinik beschäftigten, im August 1935 tödlich verunglückten SA-Sturmarztes Willi Himmelmann waren Redwitz' Möglichkeiten eingeschränkt. Himmelmann, „dessen Frau dann später hier in Bonn noch weiter unheilvoll wirkte“, übte sogar auf die Assistenten anderer Kliniken

1043 Vgl. Gütgemann, Redwitz, S. 209.

1044 Steudel, Redwitz, S. 30. Vgl. Kap. 8.5.

1045 Vgl. Kap. 8.5.

1046 Vgl. Kap. 8.1.

1047 Vgl. Kap. 7.8.

1048 Vgl. Kap. 7.6.2.

1049 HStA Düsseldorf, NW 1002-Med-12141, Sitzungsprotokoll Berufungskammer für den Entnazifizierungsausschuss Stadtkreis Düsseldorf, 8.1.1948.

1050 HStA Düsseldorf, NW 1053-112, Eidesstattliche Erklärung Ernst Klapp, 7.10.1948. Vgl. Kap. 10.2.12.

erheblichen Druck aus: „Wer nicht in die SA eintrat, musste gewärtig sein, in kürzester Zeit aus seiner Stellung verdrängt oder bei der Gestapo angezeigt zu werden."[1051] Doch selbst SA-Angehörige mussten Himmelmann fürchten. So gelang es Redwitz zunächst nicht, seinen Assistenzarzt Josef Korth in der Universitätsklinik zu halten, weil er, obwohl Mitglied der SA, als politisch unzuverlässig galt[1052]. Bereits aus diesem Anlass legte er mehrere Papiere, vor allem seinen „Bericht" vom 30. Dezember 1935 vor, in der er das nationalsozialistische Modell der Assistentenauswahl und -ausbildung grundsätzlich in Frage stellte[1053].

Anfang 1936 war die Personallage so problematisch, dass er Dekan Stöhr die Lage konkret vor Augen führte. Als Ursache benannte Redwitz ausdrücklich die durch das schwer kalkulierbare Verhalten von Dozentenschaft und Ministerium eingeschränkten Karrierechancen von an Universitätskliniken angestellten Ärzten. Nichtstaatliche Krankenhausträger und selbst die Wehrmacht erschienen immer mehr Ärzten als die attraktiveren Arbeitgeber[1054]. Nicht nur die Durchführung von an Fachärzte gebundenen Operationen – hierzu zählten die Sterilisationen –, auch das Abhalten von Prüfungen – hierbei half bislang neben Theodor Naegeli und Hans Fuss der über 70-jährige Professor Henry Graff – schien gefährdet[1055].

Nach dem Tod des überzeugten Nationalsozialisten Himmelmann hat sich die Atmosphäre an der Chirurgischen Klinik zwar verbessert, war aber noch immer nicht störungsfrei. Im Januar 1936 schrieb Redwitz jedenfalls „von kleinlichen und ganz törichten Rivalitätseinstellungen, die sich offenbar in klinischen Anstalten niemals ganz ausmerzen lassen"[1056].

1051 HStA Düsseldorf, NW 1049-53988, Dekan Redwitz an Rektor, 31.7.1945, Abschrift.

1052 Vgl. Kap. 3.2.3.

1053 UA Bonn, PA 4405 Korte, Bericht Redwitz', 30.12.1935; vgl. Kap. 8.1.

1054 UA Bonn, MF 79/106, Redwitz an Dekan Stöhr, 20.1.1936, Abschrift (auch ebd., PA 1413); vgl. Kap. 8.1.

1055 UA Bonn, MF 79/106, Redwitz an Dekan Stöhr, 20.1.1936, Abschrift (auch ebd., PA 1413).

1056 UA Bonn, MF 79/106, Redwitz an Dekan Stöhr, 20.1.1936, Abschrift (auch ebd., PA 1413).

Tabelle: Personallage Assistenten an der Chirurgischen Klinik und Poliklinik (Januar 1936)
(Quelle: Universitätsarchiv Bonn)[1057]

Assistent	Vertragsende	Situation
Janker	31.3.1936	Verlängerung steht noch aus; Bewerbungen; Wechsel zu erwarten
Fuss	31.3.1936	Verlängerung genehmigt bis 31.3.1938; Bewerbungen; Wechsel zu erwarten
von Scanzoni	31.3.1936	Verlängerung genehmigt bis 31.3.1938; Bewerbungen; Wechsel zu erwarten
Derra	31.3.1936	Verlängerung abgelehnt trotz Befürwortung durch Dekan, Rektor und Dozentenbund; einziger Arzt, „auf den man sich für die Zukunft einigermassen verlassen konnte“
Naegeli	1.10.1937	Oberarzt; Ruf auf Ordinariat in Kürze zu erwarten
Wachsmuth	31.12.1934	Wechsel zum Reichsheer, weil dort sichere Anstellung[1058]
Himmelmann	17.8.1935	Unfalltod
Gütgemann	31.12.1936	Noch in Ausbildung
Korth	31.3.1936	Verlängerung unsicher; noch in Ausbildung
Bergermann	31.12.1936	Noch in Ausbildung
Rintelen	-	Bedarf noch der Anleitung

[1057] UA Bonn, MF 79/106, Redwitz an Dekan Stöhr, 20.1.1936, Abschrift (auch ebd., PA 1413).

[1058] Siehe auch: UA Bonn, MF-PA Wachsmuth, Wachsmuth an Dekan MF, 7.1.1935. – Werner Wachsmuth wurde am 29. März 1900 in Rostock geboren. Nach der Notreifeprüfung in Frankfurt im Jahr 1917 leistete er Kriegsdienst, den er 1919 als Leutnant abschloss. Von 1919 bis 1924 studierte er in Tübingen, Würzburg, Frankfurt und München. 1925 kam er als Schiffsarzt bis Indien, wurde aber noch im selben Jahr Volontär an der Medizinischen Akademie Düsseldorf und wechselte ebenfalls noch 1925 an die Heidelberger Chirurgie. Dort wurde er 1926 Assistent. 1928 kam er mit Erich von Redwitz nach Bonn. An der dortigen Chirurgischen Klinik war er vom 1. April 1928 bis zum 1. Januar 1935 Assistenz-, dann Oberarzt. 1933 übernahm Wachsmuth die Funktion des Sportarztes an der Universität Bonn. Am 1. Januar 1935 wurde er Wehrmachtsarzt und war zugleich bis zum 30. September 1935 an der Universität Leipzig, anschließend an der Universität München tätig. Am 9. November 1936 wurde er außerordentlicher, 1939 außerplanmäßiger Professor. Zuletzt bekleidete er den Rang eines Oberstarztes. – Quelle: BA Berlin, BDC-Dossier Wachsmuth. – Literatur: Wachsmuth, Reden.

Unter den Mitarbeitern nahm Hans Fuss, Oberarzt von 1931 bis zu seinem Wechsel nach Hamborn 1937, eine herausragende Stellung ein[1059]. Fuss war zwar einstiger Freikorpskämpfer, Nationalsozialist und diensteifriger SA-Mann; er fiel in der katholisch geprägten Klinik zudem als evangelischer Christ auf. Redwitz aber setzte sich lebhaft für ihn ein. 1935 beantragte er für Fuss den Titel eines außerordentlichen Professors[1060]. Redwitz' Beurteilung von 1946 klingt ehrlich und charakterisiert auch den Klinikdirektor selbst: „Herr Prof. Fuhs war mein langjähriger Schüler. Als ich 1928 nach Bonn berufen wurde, folgte er mir als Assistent hierher und habilitierte sich im Jahre 1930 für Chirurgie. [...] Ich habe Herrn Prof. Fuhs, der fachlich sehr gut qualifiziert war, wegen der Lauterkeit seiner Gesinnung immer sehr geschätzt. Er war mir ein treuer und lieber Mitarbeiter. Es war mir ein großer Kummer, daß er 1933 sich vollkommen täuschen ließ und im wahrsten Sinne des Wortes auf den Nationalsozialismus hereinfiel und daß es mir nicht gelang, ihn rechtzeitig zu bekehren. Er trat, ich weiß nicht genau wann, freiwillig in die Partei ein und wurde als Arzt Mitglied der SA. Der Eintritt in die SA geschah sicher vor allem auf den Druck hin, der damals von dem N.S. Aktivisten der Klinik, Dr. Himmelmann, auf die anderen Assistenten ausgeübt wurde. Ich halte Fuhs für eine anima candida. Er hat wirklich eine Zeitlang an die guten Absichten der Partei geglaubt. Im übrigen hat er seine anstän-

[1059] Theodor Rudolf Naegeli wurde am 3. September 1886 in Zürich geboren. Der evangelische Schweizer studierte in Zürich, Tübingen, Kiel, Berlin und zuletzt wieder Zürich. Er wurde Assistent am Pathologischen Institut Halle (1911/12) und an der Chirurgischen Klinik Zürich unter Ferdinand Sauerbruch (1912–1914). Im Ersten Weltkrieg begab er sich wieder nach Deutschland, in Lazarette in Straßburg (1914/15) und Greifswald (1915/16) sowie an das St. Johannes-Hospital Bonn, wohin Sauerbruch ihn zunächst lediglich „auslieh" (1917–1919). Anschließend wechselte er an die Bonner Chirurgische Klinik. Er habilitierte sich 1922 und wurde 1925 außerordentlicher Professor. – Quellen: UA Bonn, PA 6420 Naegeli; ebd., MF-PA Naegeli; UA Berlin, BDC-Dossier Naegeli. – Vgl. Kap. 3.3. – Hans Fuss (Fuhs) wurde am 3. Februar 1897 in Altdorf bei Nürnberg geboren. Nach dem Besuch des humanistischen Gymnasiums Kaiserslautern (Abitur 1915) studierte er von 1919 bis 1923 in München, Würzburg und Freiburg. 1924 wurde er promoviert, 1930 habilitierte er sich. Von 1924 bis 1928 war er an der Münchener Chirurgischen Poliklinik zunächst Volontär, dann Assistent. Am 1. Mai 1928 wechselte er als Assistent an die Chirurgische Klinik Bonn, wo er sich 1930 habilitierte und von 1931 bis 1937 als Oberarzt tätig war. 1936 erhielt er eine außerordentliche Professur. Dann übernahm er die Leitung des evangelischen Krankenhauses Hamborn, wurde aber wiederholt zum Heer einberufen. Von Juni 1943 bis Oktober 1944 war er Chefarzt in der Hauptabteilung Gesundheitswesen, von Oktober 1944 bis Juni 1945 Chefarzt in der Krankenhaussonderanlage Düben und anschließend Leitender Arzt der chirurgischen Abteilung des Waldkrankenhauses Düben. – Am 14. September 1925 heiratete er die am 16. Juni 1900 geborene Protestantin Hanne Heer. – Ausgezeichnet wurde Fuss mit dem EK II sowie dem Bayerischen Militärverdienstorden IV. Klasse mit Schwertern. – Fuss war Mitglied von Freicorps Epp (1920), NSDAP (ab Mai 1933, Nr. 2119187), SA (Oktober 1933 bis Juni 1943, Sanitätssturmführer etwa 1936), NSV (etwa 1935 bis 1944), NS-Ärztebund (etwa 1934 bis 1944), NS-Altherrenbund (etwa 1937 bis 1943), Reichsdozentenschaft (etwa 1934 bis 1937), Volksbund für das Deutschtum im Ausland (etwa 1938 bis 1943) und der Deutschen Gesellschaft für Chirurgie. – Fuss gab nach dem Ende des NS-Regimes an, im November 1932 die DVP und im März 1933 die NSDAP gewählt zu haben. Das Entnazifizierungsverfahren endete mit seiner Einreihung in Kategorie IV. – Quelle: HStA Düsseldorf, NW 1004-9341; UA Bonn, PA 2251 Fuss; ebd., MF-PA 70 Fuss.

[1060] UA Bonn, MF-PA 70 Fuss, Redwitz an Dekan MF, 21.10.1935. Siehe auch: ebd., PA 2251, Gutachten der Dozentenschaft Bonn, 23.10.1935; ebd., PA 2251, Busch/NSD-Dozentenbundsführer an Rektor, 8.9.1939.

dige Gesinnung auch während seiner Zugehörigkeit zur Partei und SA stets aufrecht erhalten. Er hat sich mir und auch seinen Mitassistenten gegenüber, von denen er genau wußte, wie sie dachten, absolut loyal verhalten. Als Aktivist war er sicher nicht tätig. Ich bedaure sehr, daß dieser tüchtige Mann das Opfer einer Täuschung geworden ist. Ich bin überzeugt, daß seine Beteuerung, daß er zu den wirklich Enttäuschten gehört, den Tatsachen entspricht. Ich würde es daher begrüßen, wenn der Entnazifizierungsausschuß in Anerkennung dieser Gesinnung ihn rehabilitieren könnte. Er ist jedenfalls kein Unwürdiger, dem eine solche Entscheidung zuteil werden würde."[1061]

Bis zum Ende der NS-Zeit hielt Redwitz zudem seine Hand schützend über seinen Schüler Ernst Derra, dessen Laufbahn von Seiten der Partei immer wieder beeinträchtigt wurde[1062]. Dies geschah nicht nur im persönlichen Interesse Derras, sondern auch in dem der Klinik. Derra war neben Theodor Naegeli zeitweise der einzige ausgebildete Chirurg an der Klinik[1063]. Nur ihnen konnten fachspezifische Gutachtertätigkeiten und die Abnahme von Prüfungen übertragen werden. 1946 bescheinigte Redwitz auch Paul Ollinger, seit 1936 Assistent, er sei „absolut antifaschistisch eingestellt" gewesen, habe „daher, wo immer er nur konnte, passive Resistenz geleistet"[1064].

In der Chirurgischen Klinik waren freilich auch Ärzte tätig, deren Einbettung in das nationalsozialistische System weit fortgeschritten schien. So stammte der spätere Neurochirurg und Dekan (1965/66) Peter Röttgen zwar aus dem Redwitz nahen katholischen Milieu, gehörte aber NSDAP und SS an[1065]. Er berichtete

[1061] HStA Düsseldorf, NW 1004-9341-27, Redwitz an Rechtsanwalt Etzel/Duisburg, 20.7.1946.

[1062] Vgl. Kap. 3.2.3.

[1063] UA Bonn, MF-PA 37, Redwitz an Dekan Siebke, 13.6.1938; ebd., PA 1413, gez. Redwitz an Wissenschaftsminister durch Dekan, Rektor, „Dozentenführer" und Universitätskurator, 24.6.1938, Durchschlag.

[1064] UA Bonn, PA 6682 Ollinger, Zeugnis Redwitz', 13.11.1946, Abschrift. – Paul Albert Ollinger wurde am 29. Dezember 1908 in Bilzingen (Kreis Saarburg) geboren. Der Katholik besuchte von 1921 bis 1929 das Trierer Friedrich-Wilhelm-Gymnasium. Anschließend studierte er an der Universität Bonn, wo er im Dezember 1934 das Staatsexamen ablegte und im Mai 1936 promoviert wurde. Er habilitierte sich am 13. Januar 1943 und wurde am 2. August 1943 zum Dozenten ernannt. – Am 17. Juni 1938 heiratete Ollinger die am 14. Juni 1914 geborene Katholikin Carola Koerbes. Am 28. Februar 1940 wurde Tochter Marina geboren. – Ollinger war 1934/35 Medizinalpraktikant an der Bonner Chirurgischen Klinik und 1935 an der Bonner Medizinischen Klinik. Im ersten Halbjahr 1936 arbeitete er als außerplanmäßiger Assistent am Bonner Anatomischen Institut. Am 1. Juli 1936 wechselte er in gleicher Funktion an die Chirurgische Klinik, wo er am 1. April 1938 planmäßiger Assistent wurde. – Seit 1936 nahm Ollinger immer wieder an militärischen Übungen teil. Am 25. August 1939 wurde er zur Wehrmacht eingezogen, wo er zum Stabsarzt d.R. aufstieg. – Ollinger war Mitglied von NSDAP (1937–1939), NS-Dozentenbund (ab 1939), NSFK (1937–1939), NSV (1937–1939) und Reichskolonialbund (1936/37, Nr. 17455). Vor 1933 hat er nach seiner Aussage keiner Partei angehört und an Wahlen nicht teilgenommen. 1947 wurde er entnazifiziert (Kat. V). – Quellen: UA Bonn, PA 6682 Ollinger; BA Berlin, BDC-Dossier Ollinger.

[1065] Der Katholik Peter Röttgen wurde am 8. Februar 1910 in Euskirchen geboren. Er besuchte Gymnasien in Euskirchen und (wegen Ausweisung der Eltern durch die französischen Besatzungsbehörden) Wilhelmshaven. 1929 nahm er in Bonn das Studium auf, wo er 1934 das Staatsexamen ablegte, 1935 promoviert wurde und sich 1943 habilitierte. Nach Assistenten-

1947, der SS sei er wegen seiner Körpergröße von 189 cm und dem schlechten Ansehen der SA beigetreten: „Es war nicht vorauszusehen, wie sich die SS entwickeln werde. Damals nahmen wir an kirchlichen Feiern geschlossen teil und es herrschte jedenfalls in unseren Reihen ein guter kameradschaftlicher Ton.“[1066] 1938 konnte Redwitz Röttgens Wechsel vom Johanneshospital in die Chirurgische Klinik erreichen. Rasch stellte sich jedoch heraus, dass es um Röttgens SS-Mitgliedschaft, die ihm zunächst die wärmste Empfehlung vom Leiter der Dozentenschaft Chudoba eingebracht hatte, aus der Sicht der Parteigenossen nicht allzu gut bestellt war[1067]. Vier Wochen nach seinem ersten Votum schrieb Chudoba, er sei „nachträglich darauf aufmerksam gemacht worden [...], dass Dr. R. wohl der SS angehört, in ihr aber im letzten Semester selbst bei offiziellen Anlässen keinen Dienst getan“ habe[1068]. Chudoba setzte nun eine halbjährige Probephase durch, die Röttgen bestand[1069]. „Seit seiner Ermahnung“ tue Röttgen „sehr rege seinen SS-Dienst und auch mit grossem Interesse“[1070]. Anschließend und insbesondere nach seiner Einberufung 1939 scheint Röttgens Anstellungen von Parteiseite nicht mehr widersprochen worden zu sein[1071]. 1943 habilitierte er sich und leitete seither „selbständig die in der Nervenklinik untergebrachte neurochirurgische Abteilung der chirurgischen Klinik“[1072].

Ebenso zwiespältig sind die Berichte über Alfred Gütgemann, der 1954 die Leitung der Chirurgischen Klinik übernahm[1073]. Ernst Derra beschrieb ihn 1945

tätigkeit in Würzburg und Berlin kam er am 1. Dezember 1937 an das Johanneshospital unter Erich von Redwitz, von wo er im Jahr darauf an die Chirurgische Klinik Bonn wechselte. Dort habilitierte er sich 1943. Nach dem Ende des NS-Regimes prägte Röttgen maßgeblich die Bonner Neurochirurgie und wurde 1965/66 Dekan. Röttgen starb 1995. – Am 20. Dezember 1938 heiratete Röttgen die am 30. April 1913 geborene Katholikin Regina Bernharda Monika Haard. Aus der Ehe gingen zwei Töchter hervor, Monika, geb. 24.4.1940, und Marlis, geb. 20.3.1942. – Seit 1939 gehörte Röttgen der Wehrmacht an und erhielt im April 1944 das KVK II für seine Dienste im Lazarett. Zuvor hatte er zweimal, 1936 in Heilbronn und 1938 in Köln, Kriegsdienst geleistet. – Am 1. Mai 1933 wurde Röttgen Mitglied der NSDAP (Nr. 3513254), im Dezember 1933 der SS, 1941 der NSV. Seine Mitgliedschaft in der katholischen Studentenverbindung Unitas-Salia Bonn endete mit deren Auflösung 1936 nach sieben Jahren. Vor 1933 gehörte er keiner Partei an. Er gab an, bei den Wahlen 1932/33 Zentrum gewählt zu haben. – Die Militärregierung erlaubte Röttgens Tätigkeit bis zu einer endgültigen Entscheidung nur unter Beschränkungen. Der Entnazifizierungs-Hauptausschuss Bonn ordnete Röttgen der Kategorie V zu. – Quellen: UA Bonn, PA 7344 Remberg; HStA Düsseldorf, NW 1049-51751. – Literatur: Johannes Schramm, Neurochirurgische Klinik, in: Schott, Universitätskliniken, S. 284–291, S. 284 ff.

1066 HStA Düsseldorf, NW 1049-51751, Röttgen an Hauptausschuss Bonn, 7.8.1948.

1067 UA Bonn, PA 9548 Röttgen, Chudoba/Leiter der Dozentenschaft an Rektor, 23.5.1938.

1068 UA Bonn, PA 9548 Röttgen, Chudoba/Leiter der Dozentenschaft an Rektor, 22.6.1938; HStA Düsseldorf, Bescheinigung Laubenthals, 13.7.1948.

1069 UA Bonn. PA 9548 Röttgen, Rektor Schmidt an Kurator, 27.6.1938.

1070 UA Bonn, PA 9548 Röttgen, gez. Chudoba/Leiter der Dozentenschaft an Rektor, 22.10.1938, Abschrift.

1071 UA Bonn, PA 9548 Röttgen, Busch/Leiter der Dozentenschaft an Rektor, 23.5.1940.

1072 UA Bonn, PA 9548 Röttgen, Dekan Ullrich an Rektor, 19.12.1949, Durchschlag.

1073 Alfred Gütgemann wurde am 14. Dezember 1907 in Mehlem bei Bonn geboren. Der Protestant besuchte von 1914 bis 1918 die Volksschule Bonn und anschließend bis 1927 die dortige Oberrealschule. Das Studium beendete er 1932 in Bonn mit Staatsexamen und

als jemanden, der „für den Nationalsozialismus eingetreten und erst in den letzten Jahren mit seinen Äusserungen zurückhaltend geworden" sei[1074]. Der universitätsinterne Untersuchungsausschuss stellte im Dezember 1945 fest: „Den Eintritt in die SA vollzog Gütgemann als Assistent, um in seiner Stellung bleiben zu können. Er billigte aber auch anfangs, wenn auch politisch wenig interessiert, manche politische Bestrebungen der NSDAP und hielt Ereignisse wie der [sic] Röhmputsch für revolutionäre Übergangserscheinungen. Von Anfang an lehnte er die in der HJ verkörperten Methoden der Kindererziehung, abseits, ja im Gegensatz zu Kirche und Elternhaus, ab und seine Besorgnisse wurden größer, je mehr seine 3 Kinder heranwuchsen. [...] In seiner wissenschaftlichen Arbeit blieb er von nationalsozialistischen Ideen unbeeinflußt."[1075] Tatsächlich hat Gütgemann in den Bereichen seiner Arbeit, die von der NS-Erbgesetzgebung betroffen waren, defensiv gehandelt. Er selbst erklärte nach dem Ende des NS-Regimes, er habe „in einer Reihe von Erbgutachten die sogenannte angeborene Hüftverrenkung betreffend [...] – 1938/39 – die Anwendung des Erbgesundheitsgesetzes auf die jeweiligen Merkmalsträger abgelehnt"[1076]. Seine Erfahrungen machte Gütgemann zum Thema seiner Antrittsvorlesung „Die sogenannte angeborene Hüftverrenkung, ihre Erblichkeit und Stellung in Hinsicht auf das Gesetz zur Verhütung erbkranken Nachwuchses"[1077]. Die Absicht, den Anwendungsbereich des Erblichkeitsbegriffs einzuengen, war so offenkundig, dass der gedruckte Vortrag „vom Vertreter des rassenpolitischen Amtes der NSDAP angegriffen und für die Bibliothek

Promotion. – Gütgemann war von 1933 bis 1934 Praktikant und Assistent in Bonn, bevor er 1934 als Assistenzarzt nach Osnabrück wechselte. Bereits 1934 kehrte er zurück und wurde an der Chirurgischen Universitätsklinik wissenschaftlicher Assistent, Facharzt und nach seiner Habilitation (16.12.1941) 1942 Dozent. – Von 1936 bis 1940 war er zugleich zeitweise als Sanitätsoffizier eingesetzt. 1942 wurde er zur Wehrmacht eingezogen, wo er zuletzt als Oberstabsarzt in Feld- und Kriegslazaretten tätig war. Ausgezeichnet wurde er mit dem KVK I und II. Er geriet in britische Kriegsgefangenschaft. – 1934 heiratete Gütgemann Ursula Gaede. Aus der Ehe gingen drei Kinder hervor, Dieter (geb. 1.5.1935), Monika (geb. 5.3.1938) und Jochen (geb. August 1941). – Gütgemann war Mitglied von SA (ab 5.11.1933, Scharführer 1939), NSDAP (ab Mai 1937), NSV (ab 1937), NS-Ärztebund (ab 1937), NS-Reichsbund für Leibesübungen und Reichsdozentenschaft (ab 1937). Nach dem Ende des NS-Regimes gab er an, im November 1932 DVP und im März 1933 nicht gewählt zu haben. Das Entnazifizierungsverfahren endete für Gütgemann mit der Einstufung in Kategorie V. – Quellen: HStA Düsseldorf, NW 1049-57328; ebd., NW 1049-50765; UA Bonn, PA 2665 Gütgemann; ebd., MF-PA 90 Gütgemann.

[1074] HStA Düsseldorf, NW 1049-50765, Erklärung Derras, 29.8.1945. Ebd. finden sich ansonsten eher entlastende Zeugnisse. Siehe auch: UA Bonn, PA 2665 Gütgemann, Chudoba/Leiter der Dozentenschaft an Rektor, 5.5.1938, Abschrift („Für die Ideen der neuen Zeit hat er großes Verständnis gezeigt. Er steht auf dem Boden des nationalsozialistischen Staates."); ebd., Busch/Leiter der Dozentenschaft an Rektor Bonn, 19.4.1940; ebd., Klapp/stellvertr. Dozentenbundsführer an Rektor, 9.12.1942; ebd., Selbsteinschätzung Gütgemanns, 4.12.1945

[1075] HStA Düsseldorf, NW 1049-57328, Entscheidung des Prüfungsausschusses von Weber/von Redwitz/Ceelen aufgrund der Sitzung vom 8.12.1945 (auch in: UA Bonn, PA 2665 Gütgemann).

[1076] HStA Düsseldorf, NW 1049-57328, Erklärung Gütgemanns, o.D. [wohl 1945].

[1077] HStA Düsseldorf, NW 1049-57328, Erklärung Gütgemanns, o.D. [wohl 1945]; UA Bonn, MF-PA 90 Gütgemann, Ankündigungsplakat zur Antrittsvorlesung am 8.7.1942.

desselben abgelehnt" wurde[1078]. In der Nachkriegszeit konnte Gütgemann einige Aussagen vorlegen, die seine eigenen Erläuterungen bekräftigten. So erklärte ein Sanitäter der Siegburger Feuerwehr: „Ich bestätige hiermit, dass Herr Dozent Dr. Alfred Gütgemann von der Chirurgischen Universitätsklinik Bonn meine Schwester Katharina Klein aus Siegburg, sowie mich im Jahre 1938 auf Ersuchen des Erbgesundheitsgerichtes Bonn untersucht und begutachtet hat. Nach dem Gutachten des Herrn Dr. Gütgemann ist eine Anwendung des Gesetzes zur Verhütung erbkranken Nachwuchses – Unfruchtbarmachung – bei meiner Schwester und mir unterblieben."[1079] Gütgemann ließ erkennen, dass der konkrete Fall exemplarisch sei: „Wie in einer Reihe gleichgelagerter Fälle habe ich in diesem Gutachten ausgeführt, dass der Untersuchte zwar nach allen speziellen wie allgemein-wissenschaftlichen Kenntnissen und Anhaltspunkten mit hoher Wahrscheinlichkeit an einer erblichen Missbildung der beiden Hüftgelenke leidet, dass diese jedoch nach Lage des Falles wie überhaupt bei der sogenannten angeborenen Hüftverrenkung nicht als schwere Missbildung angesehen werden könne. Diese meiner Überzeugung wie den wissenschaftlichen Kenntnissen entsprechende gutachtliche Stellungnahme hat ebenso wie im Falle Klein und seiner Schwester noch bei einer Reihe weiterer von mir untersuchter und begutachteter Personen eine Anwendung des Gesetzes zur Verhütung erbkranken Nachwuchses bei den Betreffenden verhindert. Ich darf also darauf hinweisen, dass meine damalige gutachtliche Stellengnahme die sowohl in wirtschaftlicher [sic] und sozialer, wie vor allem auch in allgemein menschlicher Hinsicht weittragende Massnahme einer Unfruchtbarmachung bei sonst körperlich und geistig gesunden Personen verhütet, und diese damit vor einer eingreifenden Schädigung durch ihnen drohende Eingriffe geschützt hat, wie sie im Gesetz zur Verhütung erbkranken Nachwuchses vorgesehen waren."[1080]

Die dramatische, sich während des Krieges weiter verschärfende Personallage hat die Konflikte offenbar nicht allzu sehr in den Vordergrund treten lassen. Im März 1942 warnte Redwitz vor einer Schließung der auch von anderen Kliniken genutzten Röntgenabteilung und sah den Lehrbetrieb gefährdet[1081]. Dabei betonte er, dass in Bonn – anders als etwa in Köln, Münster, Frankfurt und Gießen – die Chirurgische auch die Aufgaben der Orthopädischen Klinik übernehmen müsse. Selbst als die Unterbesetzung der Chirurgischen Klinik 1943 grundsätzlich anerkannt wurde, dauerte es über ein Jahr, bis ihr ein Jungarzt, der noch vor dem Staatsexamen stehende Josef Hengesch, zugewiesen wurde[1082].

1078 Vgl. Alfred Gütgemann Die sogenannte angeborene Hüftverrenkung, ihre Erblichkeit und Stellung in Hinsicht auf das Gesetz zur Verhütung erbkranken Nachwuchses, Bonn 1942 (= Antrittsvorlesungen, 16), S. 12 ff.; HStA Düsseldorf, NW 1049-57328, Erklärung Gütgemanns, o.D. [wohl 1945].

1079 HStA Düsseldorf, NW 1049-57538, Erklärung Andreas Kleins, 11.2.1948.

1080 HStA Düsseldorf, NW 1049-57538, Gütgemann an Entnazisierungs-Hauptausschuss, 8.2.1948.

1081 UA Bonn, PA 1413, gez. Redwitz an Wissenschaftsminister über Dekan, Rektor und Kurator, 4.3.1942. Vgl. Kap. 8.1.

1082 Vgl. Kap. 8.1.

Während des Krieges wurde die Chirurgische Klinik mit Direktor Redwitz und Oberarzt Derra zu einem Ort, an dem NS-Verfolgte auf Hilfe hoffen durften. Beide ließen in Einzelfällen Juden „unter falschem Namen" in das Patientenmelderegister eintragen[1083]. Von Derra hieß es 1948, er habe vorschriftswidrig „die im Hospital befindlichen Polen bei Fliegeralarm [...] in den Luftschutzkeller gelassen"[1084]. Ihm wurde zudem mehrfach bescheinigt, den Kontakt zu Ausländern gesucht und in konkreten Einzelfällen geholfen zu haben[1085].

Tabelle: Chirurgische Klinik (Januar 1942)
(Quelle: Universitätsarchiv Bonn)[1086]

Planmäßige Bettenzahl	167
Tatsächliche Bettenzahl	202
Belegzahl	193
Tägliche ambulante Behandlungsfälle	147
Planmäßige Zahl der Assistenzärzte	9
Tatsächliche Zahl der Assistenzärzte	7, davon 3 Chirurgen, 1 Militärarzt zur Ausbildung, 3 Hilfsassistenten

2.14.2. Kämpfer für ein medizinisches Röntgeninstitut – Robert Janker

Das Röntgeninstitut der Chirurgischen Klinik unter Robert Janker, das auch der Nervenklinik zur Verfügung stand, stellte eine wesentliche Einnahmequelle dar[1087]. Als der Physiker Leonhard Grebe, Leiter des 1923 von der Gesellschaft der Freunde und Förderer der Universität Bonn gestifteten „Röntgen-Forschungs- und Unterrichts-Instituts", 1935 von der Philosophischen in die Medizinische

[1083] HStA Düsseldorf, NW 1002-Med-12141, Sitzungsprotokoll Berufungskammer für den Entnazifizierungsausschuss Stadtkreis Düsseldorf, 8.1.1948, wo Redwitz zitiert wird: „Es ist richtig, dass die Verwaltung die Aufnahmeformulare ausfüllte, und bei richtiger Namensgabe die Meldung gemacht worden wäre. Diese Juden sind aber unter falschem Namen hereingebracht worden, und dies ist von Herrn Prof. Derra veranlasst worden. [...] Die Patienten kamen in die Aufnahmestation der Klinik. Hier wurden ihre Personalien aufgenommen und an die Verwaltung weitergeleitet. Infolgedessen hatten wir in der Aufnahmestation die Möglichkeit, Namen anzugeben, wie wir wollten. Ich habe den einen Juden als Argentin[i]er getarnt und die andere Patientin, ebenfalls eine Jüdin, vier Tage lang überhaupt nicht gemeldet."

[1084] HStA Düsseldorf, NW 1002-Med-12141, Sitzungsprotokoll Berufungskammer für den Entnazifizierungsausschuss Stadtkreis Düsseldorf, 8.1.1948.

[1085] Vgl. Kap. 10.2.8.

[1086] UA Bonn, PA 1413, gez. Redwitz an Wissenschaftsminister über Dekan, Rektor und Kurator, 4.3.1942 unter Bezug auf Erlass des Reichsinnenministers vom 28.1.1942.

[1087] Für 1936 ist ein Überschuss von 30 314,31 Mark, für 1937 von 27 445,80 Mark und für 1938 von 66 383,56 Mark verzeichnet. Auch die Röntgenabteilungen von Frauenklinik und Medizinischer Klinik erwirtschafteten fünfstellige Überschüsse (UA Bonn, MF 79/71, Denkschrift Tiemanns, 20.1.1940).

Fakultät überführt werden sollte, sperrte sich die Fakultät[1088]. Bei aller – bereits 1931 dokumentierten und angesichts seiner Ambitionen in der NS-Bewegung jetzt umso lebhafter demonstrierten Wertschätzung für Grebe – wollte man eine Konkurrenzsituation zwischen Grebe und Janker innerhalb der Medizinischen Fakultät verhindern[1089]. Der Einspruch gegen die Berliner Pläne war erfolgreich. Grebe wurde nach seinem Intermezzo als NSD-Dozentenführer mit einem Extraordinariat der neu gegründeten Mathematisch-Naturwissenschaftlichen Fakultät versorgt, das mit Mitteln des aufgelösten – beziehungsweise nach Göttingen verlegten – einst von Felix Hausdorff besetzten mathematischen Lehrstuhls finanziert wurde[1090].

1937 verließ Robert Janker, ohne aus der Fakultät auszuscheiden, das Röntgeninstitut der Chirurgie, weil er seine ambitionierten Pläne auf dem Gebiet der Strahlenkunde in einer eigenen privaten Klinik eher verwirklichen zu können glaubte[1091]. Es stand in der Folgezeit unter der Leitung von Oberarzt Walther Baumann, der von der Leipziger Medizinischen Klinik gewonnen werden konnte[1092]. Die Mehrheit der Bonner Direktoren lehnte es ab, die Kompetenzen der Röntgenologen zu erhöhen. In einer im wesentlichen von Erich von Redwitz erarbeiteten Denkschrift vom Januar 1940 fasste Dekan Tiemann die Position der Fakultät zusammen[1093]. Danach sollten die größeren Kliniken ihre eigenen Röntgenabteilungen behalten und ein zentrales „Fakultäts-Röntgengebäude" errichtet werden[1094]. „Die Röntgenologie" könne „niemals ein selbständiges klinisches Fach sein"[1095].

Im Röntgensinstitut ist eine unbekannte Zahl von Menschen zwangssterilisiert worden[1096]. Als 1942 dessen Schließung wegen Personalmangels befürchtet

[1088] UA Bonn, MF 79/75, Dekan MF an Wissenschaftsminister durch Kurator, 2.1.1933; ebd., Dekan Stöhr an Rektor Kipp, 3.5.1935.

[1089] UA Bonn, MF 79/75, Dekan MF an Wissenschaftsminister durch Kurator, 2.1.1933; ebd., Dekan Stöhr an Rektor Kipp, 3.5.1935.

[1090] Vgl. Höpfner, Universität, S. 482 f. – Nach dem Krieg reklamierte die Medizinische Fakultät das Institut für sich. Siehe die Akten in: UA Bonn, MF 2028.

[1091] UA Bonn, MF 79/71, Denkschrift Tiemanns, 20.1.1940; ebd., MF 79/105, Siebke an REM, 22.4.1938. Vgl. Höpfner, Krankenhausgeschichte, S. 120 f.

[1092] UA Bonn, MF 79/71, Denkschrift Tiemanns, 20.1.1940. – Friedrich Ludwig Walther Baumann wurde am 18. November 1902 im westfälischen Lüdge geboren. Der Protestant legte 1921 in Bielefeld das Abitur ab und studierte anschließend in Göttingen und Freiburg. Am 18. November 1930 wurde er promoviert. Nach der Medizinalpraktikantenzeit (1926/27) und der Volontärassistentenzeit (1927/28) in Göttingen wurde Baumann 1928 Assistenzarzt an der Medizinischen Klinik des Hospitals zum heiligen Geist in Frankfurt am Main und 1930 an der Medizinischen Klinik in Leipzig. Im April 1933 wurde er dort Leiter des Röntgeninstituts. Von 1937 bis 1946 war er als Oberarzt Leiter des Röntgeninstituts der Bonner Chirurgischen Klinik. Danach wechselte er nach Bethel. – Der NSDAP trat er am 1. Mai 1933 (Nr. 2984675), der HJ am 1. Dezember 1933 (Nr. 745223) und dem NSD-Ärztebund am 25. November 1933 (Nr. 10215) bei. – Quelle: BA Berlin, BDC-Dossier Baumann.

[1093] UA Bonn, MF 79/71 Tiemann an Kurator, 2.4.1940.

[1094] UA Bonn, MF 79/71, Denkschrift Tiemanns, 20.1.1940.

[1095] UA Bonn, MF 79/71, Denkschrift Tiemanns, 20.1.1940.

[1096] Vgl. Kap. 7.6.2.

wurde, legte Direktor Redwitz eine umfassende Statistik vor, die wohl auch die Fälle von Sterilisierung durch Bestrahlung beinhaltet.

Tabelle: Röntgeninstitut der Chirurgische Klinik und der Nervenklinik (1941) (Quelle: Universitätsarchiv Bonn)[1097]

Röntgenaufnahmen	19384
Durchleuchtungen	2088 an 7082 Patienten
Tiefenbestrahlungen	9056 an 4821 Patienten
Radiumbehandlungen	an 286 Patienten
Kurzwellen- und Höhensonnenbehandlungen	an 548 Patienten
Tägliche Behandlungsfälle im Durchschnitt	57
Planmäßige Ärztezahl	1 Oberarzt, 3 Assistenzärzte
Tatsächliche Ärztezahl	1 Oberarzt (Baumann), 1 Assistenzarzt (Schneider)

Im persönlichen Verhältnis zwischen Redwitz und Janker trat mit der Zeit eine Entspannung ein. Janker, der vom Bevollmächtigten für das Sanitäts- und Gesundheitswesen 1941 als „sehr schwierige Persönlichkeit" eingeschätzt worden war, wurde wegen Zwistigkeiten mit Redwitz zunächst der Rang eines Extraordinarius von der Fakultät verweigert[1098]. Später fand Redwitz, zu dem Janker 1923 in München als Assistent gefunden hatte, immer wieder Gelegenheiten, sich wohlwollend über Janker zu äußern, etwa aus Anlass von Geburtstagen[1099]. Janker war im Mai 1933 der NSDAP beigetreten. Im Entnazifizierungsverfahren erklärte er: „Ich habe mich während des Dritten Reiches in gleicher Weise wie auch heute und früher für nichts anderes als meine wissenschaftlichen Forschungen und insbesondere für das Gebiet der medizinischen Strahlenkunde interessiert."[1100] Für Jankers Kollgen Werner Wachsmuth war Janker ein Liberaler, der aus seiner Ablehnung der nationalsozialistischen Grundsätze und Regierungsmethoden und insbesondere der psychopathischen Persönlichkeit Adolf Hitlers nie ein Hehl machte"[1101]. Die Zwangssterilisationen haben in Jankers Entnazifizierungsverfahren keine Rolle gespielt.

[1097] UA Bonn, PA 1413, gez. Redwitz an Wissenschaftsminister über Dekan, Rektor und Kurator, 4.3.1942.

[1098] BA Berlin, BDC-Dossier Janker, Der Bevollmächtigte für das Sanitäts- und Gesundheitswesen, Eintrag 13.6.1941.

[1099] Von Redwitz, Janker.

[1100] HStA Düsseldorf, NW 1049-5711, Erklärung Jankers, o.D.

[1101] HStA Düsseldorf, NW 1049-5711, Erklärung Wachsmuths, 3.12.1946. – Siehe auch UA Bonn, PA 3618 Janker, Gutachten des universitätsinternen Untersuchungsausschusses von Weber/von Redwitz/Ceelen, Sitzung vom 3.11.1945.

Das Fach der Strahlenheilkunde vertrat zudem unter anderem Wilhelm Haring, der am 11. April 1939 zum außerplanmäßigen Professor ernannt wurde und an „Schorlemmer's Sanatorium" in Bad Godesberg als leitender Arzt tätig war[1102].

2.15. Die Augenklinik und Poliklinik

Die Augenheilkunde wurde in Bonn 45 Jahre nach der Gründung der Universität zu einem selbständigen Fach. 1863 gründete Theodor Sämisch auf Antrag der Medizinischen Fakultät und mit Genehmigung des Berliner Ministeriums eine gleichwohl private Augenheilanstalt mit 36 Betten in der Lennéstraße[1103]. 1873 wurde sie in die neue Universitätsaugenklinik im Hauptgebäude überführt, deren erster Direktor Sämisch wurde[1104]. 1903 konnte der von Sämisch konzipierte Neubau in der Wilhelmstraße 31 bezogen werden, der im Zweiten Weltkrieg schwer beschädigt und 1955 von einem Klinikgebäude auf dem Venusberg abgelöst wurde[1105].

Die Bonner Augenheilkunde war ein Zentrum antidemokratischer Gesinnung. Alle drei Lehrstuhlinhaber in der Zeit des „Dritten Reichs" zeichneten sich trotz erkennbarer Distanzen im einzelnen als Anhänger eines strengen deutschnationalen Kurses aus. Von den Assistenten berichtete die Rotkreuzschwester Hilde Mertens 1946, mit Ausnahme Karl August Reisers seien diese „durchweg aktiv-nationalsozialistisch eingestellt" gewesen und hätten unter dem Einfluss von

[1102] Wilhelm Haring wurde am 1. Januar 1900 in Gerbstedt (Mansfeld) geboren. Bis 1910 besuchte er dort die Mittelschule, bevor er auf das humanistische Gymnasium in Halle wechselte. Dort legte er 1918 das Abitur ab. Er studierte in Halle, München und Freiburg. Als Medizinalpraktikant und Assistent war er in München, Breslau und Halle tätig. In Halle leitete er ab 1929 die Röntgenabteilung der Medizinischen Klinik. Im November 1932 habilitierte er sich. Von Halle aus wurde er beurlaubt und kam als Leitender Arzt nach Bad Godesberg an „Schorlemmer's Sanatorium" sowie als Dozent an die Universität. Hier wurde er am 11. April 1939 zum außerordentlichen Professor ernannt. – Im August 1934 heiratete er Gisela Grosser. Im August 1935 kam Tochter Ursula, im Januar 1937 Sohn Jürgen zur Welt. – 1918 und 1937 leistete er Militärdienst und wurde Unterarzt d.R. – Haring war Mitglied des Freikorps Halle (1919/20), der NSDAP (ab 1. Mai 1933), der SA (ab November 1933), des NS-Dozentenbundes und des NS-Ärztebundes. – Quelle: UA Bonn, MF-PA 93 Haring.

[1103] Vgl. Manfred Spitznas, Augenklinik mit Poliklinik, in: Schott, Universitätskliniken, S. 188–192, S. 188. – Zur Geschichte der Bonner Ophthalmologie vgl. Hans-Reinhard Koch, 2000 Jahre Bonner Augenheilkunde. Zur Geschichte der Ophthalmologie in Bonn von den Römern bis zu Römer, Bonn 1977 (auch in: Bonner Universitätsblätter 1989, S. 37–62); Hans-Reinhard Koch, Das klinische Institut für experimentelle Ophthalmologie, in: Bonner Universitätsblätter 1974, S. 51–64, S. 52 f.; Höpfner, Krankenhausgeschichte, S. 71 ff.; Paul Römer, Die Augenklinik, in: Bezold, Geschichte, 2, Bonn 1933, S. 129–130.

[1104] Vgl. Spitznas, Augenklinik, S. 188.

[1105] Vgl. Spitznas, Augenklinik, S. 188; Stefan Aretz, Die ehemalige Augenklinik Bonn. Zum hundertjährigen Bestehen des Gebäudes Wilhelmstraße 31, in: Bonner Universitätsblätter 2003, S. 69–78, S. 69 ff.

Karlheinz Matthes, einem Träger des goldenen Parteiabzeichens, gestanden[1106]. Matthes war von 1935 bis 1939 Assistenzarzt an der Bonner Klinik, gehörte seit 1925 der NSDAP (Nr. 16645) und seit 1933 der SS (Nr. 130436) an. Nach dem Krieg wollte Matthes „als 18-jähriger Schüler" durch seinen Vater ohne sein „Wissen in die Partei" in die Partei aufgenommen worden sein[1107]. Auffällig ist, dass Matthes 1948 empfahl, bei seinen Patienten der Oberhausener Praxis, nicht aber – für die Zeit bis 1939 – in Bonn über seine Verhaltensweise zu recherchieren[1108].

2.15.1. Der Stahlhelmer für Adolf Hitler – Paul Römer

Paul Römer folgte 1921 von Würzburg aus einem Ruf der Bonner Universität[1109]. Hier wirkte er nicht nur als Augenheilkundler, sondern trat immer wieder durch

[1106] HStA Düsseldorf, NW 1049-53332, Erklärung Hilde Mertens/DRK-Schwesternschaft Oranien Wiesbaden, 15.7.1946. – Karlheinz Matthes wurde am 1. Mai 1907 in Herten geboren. Er bezeichnete sich nach dem Ende des NS-Regimes als „freireligiös"; er gehöre keiner Kirche an und habe „wegen Zersplitterung und Uneinigkeit der evgl. Kirche" diese verlassen. – Er besuchte die Volksschule Buer-Scholven (1913–1917), das Reformrealgymnasium Gladbeck (1917–1928) sowie die Universität Bonn, wo er 1935 das Staatsexamen ablegte und 1936 promoviert wurde. Vom 15. Februar bis zum 30. Juni 1935 war er Medizinalpraktikant in der Augenklinik Bonn, vom 1. Juli 1935 bis zum 31. Oktober 1935 im Knappschaftskrankenhaus Recklinghausen. Als Assistenzarzt war er vom 1. November 1935 bis zum 30. April 1939 an der Bonner Augenklinik angestellt. Am 1. Mai 1939 öffnete er in Oberhausen eine Praxis und wurde durch die Ärztekammer uk. gestellt. 1939 bis 1941 war er Luftschutzarzt. – Matthes war Mitglied von NSDAP (25.8.1925, Nr. 16645), SS (1.3.1933, Nr. 130436, Sanitätsuntersturmführer ab 10.9.1939), NSV (1.11.1936, Nr. 6569658), NS-Ärztebund (13.7.1937, Nr. 19789), NS-Altherrenbund (1.5.1938, Nr. 49105), Reichskolonialbund (1.12.1936) und Volksbund für das Deutschtum im Ausland (Mai bis Juli 1933 als Student in Österreich). Im Januar 1934 erhielt er das Goldene Parteiabzeichen und wurde am 10. September 1939 SS-Untersturmführer ehrenhalber. – Nach Berufung wurde er 1948 im Entnazifizierungsverfahren von der Kategorie III in die Kategorie IV rückgestuft. – Quellen: HStA Düsseldorf, NW 1015-2602 und NW 1037-BI-5776.

[1107] HStA Düsseldorf, NW 1015-2602, Matthes an Berufungsausschuss Oberhausen, 11.4.1948.

[1108] HStA Düsseldorf, NW 1015-2602, Matthes an Berufungsausschuss Oberhausen, 11.4.1948.

[1109] Paul Römer wurde am 13. Februar 1873 in Neundorf/Anhalt geboren. Der Protestant besuchte das Gymnasium in Bernburg/Anhalt, wo er 1892 das Abitur ablegte. Es folgte das Studium in Jena, Greifswald und Halle. Nach dem Staatsexamen 1896/97 wurde er Assistent in der Giessener Augenklinik, dem dortigen Hygienischen Institut und in der Augenklinik Würzburg. 1901 habilitierte er sich in Würzburg, wurde dort am 22. Dezember 1905 zum außerordentlichen Professor ernannt und folgte 1907 einem Ruf nach Greifswald auf die Position des Direktors der Augenklinik. 1921 wechselte er nach Bonn. Krankheitsbedingt wurde er 1935 emeritiert. Er starb am 29. April 1937. – Seit dem 28. September 1899 war Römer mit der am 17. Februar 1875 geborenen Protestantin Marie Charlotte Fellgentreff verheiratet. Am 5. Oktober 1901 kam Tochter Gisela, am 16. April 1905 Tochter Annelise zur Welt. – Römer stieg zum Stabsarzt der Landwehr auf und wurde im Ersten Weltkrieg mit dem EK II ausgezeichnet. – Er war seit 1927 Mitglied des „Stahlhelm". – Quellen: UA Bonn, UA-PA 7504 Römer. – Literatur: Koch, Augenheilkunde, S. 57 f.; Höpfner, Krankenhausgeschichte, S. 72 ff.; Karl Schmidt, Paul Römer, in: Chronik der Rheinischen Friedrich-Wilhelms-Universität zu Bonn für das akademische Jahr 1934/36 (18. Oktober 1934 bis 31. März 1936), Jg. 60 (Jg. 49 N.F.), Bonn 1936, S. 13–14.

politische Meinungsäußerungen hervor. In der Weimarer Republik wurde Römer die von ihm jeweils im ersten Kolleg des Semesters gehaltene politische Unterweisung, in denen er gegen „starke und gefährliche nichtdeutsche Strömungen" Stellung bezog, verboten[1110]. Öffentlich, so während einer Akademischen Feier in der Aula, brandmarkte er den angeblichen „Dolchstoss der Heimat" in der Endphase des Ersten Weltkrieges[1111]. In seinem Todesjahr 1937 gereichte ihm das zur Ehre. Dekan Siebke erklärte während der Trauerfeier: „Er, der alte Stahlhelmer konnte nicht anders, er sprach wie es ihm ums Herz war. Das war damals unerhört, erregte Anstoss, doch wir danken es ihm."[1112] Es passt in dieses Bild, das Römer zu den Professoren gehörte, die ihren Namenszug unter die am 4. März 1933 im Bonner General-Anzeiger erschienene Zeitungsanzeige „Für Adolf Hitler" setzten[1113].

2.15.2. Der nationalsozialistische Multifunktionär – Karl Schmidt

Aus wissenschaftlicher wie aus politischer Sicht verwundert es nicht, dass Paul Römer, als er aufgrund seines sich verschlechternden Gesundheitsszustandes 1935 vorzeitig emeritiert wurde, seinen Assistenten, den Dozentenschaftsführer Karl Schmidt, als seinen Nachfolger vorschlug: „Schmidt ist mehr als 12 Jahre in meiner Klinik, davon über 7 Jahre als Oberassistent tätig. Er hat während der letzten Jahre den Beweis gegeben, daß er in der Lage ist, auch eine große Klinik wie die hiesige selbständig zu leiten. Nach jeder Richtung hin müssen ihm die Fähigkeiten eines Klinikleiters zugesprochen werden."[1114] Schmidt, Jahrgang 1899, war noch Soldat im Ersten Weltkrieg gewesen und hatte sein Studium immer wieder unterbrochen, um sich in Freicorps oder auch regulären Reichswehreinheiten einsetzen zu lassen[1115]. Man findet ihn im Kampf gegen die

[1110] UA Bonn, PA 7504 Römer, Gedenkrede des Dekans, 3.5.1937.

[1111] UA Bonn, PA 7504 Römer, Gedenkrede des Dekans, 3.5.1937.

[1112] UA Bonn, PA 7504 Römer, Gedenkrede des Dekans, 3.5.1937. Vgl. Schmidt, Römer, S. 14.

[1113] Vgl. Höpfner, Universität, hinter S. 13 (Ablichtung) und S. 302; Ablichtung auch in: Becker/ Stauf/van Rey/van Rey, Machtergreifung, Nr. 50). Vgl. zu der Erklärung ausführlich Kap. 2.

[1114] Zit. n. Höpfner, Universität, S. 318 f. (UA Bonn, MF 3106, Römer an Dekan, 8.5.1935).

[1115] Karl Schmidt, evangelisch, wurde am 25. Oktober 1899 in Oberhausen geboren. Dort besuchte er das Realgymnasium und bestand im Juni 1917 die Notreifeprüfung. 1919 nahm er das Studium der Medizin in Erlangen auf, wo er im Sommer 1920 die ärztliche Vorprüfung bestand. Er wechselte nach Rostock, dann nach Bonn. Dort bestand er im April 1923 das Staatsexamen und wurde am 3. Mai 1924 promoviert. Als Medizinalpraktikant blieb er in Bonn. Nach vier Monaten in der Medizinischen Universitätsklinik wechselte er an die Augenklinik, wo er sich am 18. Dezember 1928 habilitierte, daraufhin Oberassistent und schließlich am 1. Oktober 1935 Direktor wurde, zunächst noch als außerordentlicher, ab 1937 als ordentlicher Professor (abweichende Angaben in HStA Düsseldorf, NW 1066-8699, Schmidt an Kreisuntersuchungsausschuss für politische Säuberung Balingen, 11.3.1948: Januar 1935 ao. Prof., 1.10.1935 o. Prof.). Zuvor unterbrach er seine Tätigkeit lediglich für einen sechswöchigen Forschungsaufenthalt an der Augenklinik Budapest und achtwöchige Forschungen am Chemi-

Münchener Räterepublik, gegen die polnischen Verbände in Oberschlesien und nach dem Kapp-Putsch in den Gefechten am Niederrhein[1116]. Die Fakultät erhob gegen diesen Mann, der ganz nach Römers Herzen war, keinerlei Einspruch, obwohl eine Hausberufung als äußerst unüblich galt war. Auch im Ministerium erhob man gegen Römers Vorschlag keinerlei Einwände, so dass von dort Schmidts Berufung bereits signalisiert wurde, bevor die offizielle Vorschlagsliste Bonn verlassen hatte[1117]. Auf dieser fanden sich der Rostocker Ordinarius Wilhelm Comberg und sein Kollege Wilhelm Clausen aus Halle primo et aequo loco. Da man von beiden wusste, dass sie kaum Lust auf einen Wechsel verspürten, war Schmidt der tatsächliche Favorit der Fakultät[1118]. Er wurde auf Platz zwei der Vorschlagsliste gesetzt, gemeinsam mit Oswald Marchesani (München) und vor Arnold Passow (München) sowie Scheerer (Stuttgart) an gemeinsamer dritter Stelle[1119].

Zum 1. Oktober 1935 wurde Schmidt außerordentlicher Professor und Klinikleiter, erst 1937 Ordinarius. Ebenfalls außergewöhnlich war, dass er 1936 das

schen Institut Königsberg. Als Vorsitzender des in die Dozentenschaft überführten Deutschen Akademischen Assistentenverbandes wurde Schmidt Dozentenschaftsleiter (bis 1936), von 1936 bis 1939 Rektor. 1940 wechselte er als Gründungsrektor nach Straßburg. Schmidt starb am 20. Juli 1980. – Verheiratet war Schmidt seit dem 14. März 1931 mit der am 23. April 1917 geborenen Ingeborg Janson. Aus der Ehe gingen sechs Kinder hervor, darunter Ursula (geb. 16.1.1932), Hans-Peter (geb. 24.2.1933), Liselotte (geb. 22.8.1934), Barbara (geb. 25.10.1937) und Ingeborg (geb. 28.1.1941). – Im Juni 1917 trat Schmidt beim Pionier-Bataillon 24 in Köln-Rhiel ein; noch im selben Jahr rückte er ins Feld. Im April wurde er leicht verwundet (Steckschuss rechter Unterschenkel). Am 6. Januar 1919 wurde er als Unteroffizier entlassen. Wenig später, im März 1919 unterbrach er sein gerade aufgenommenes Studium für zehn Wochen, um als Angehöriger des Freicorps Epp „an der Entsetzung Münchens" (so Schmidt in einem undatierten Lebenslauf, wohl 1935/36), also der blutigen Niederwerfung der Räterepublik in München, teilzunehmen. Nach dem Kapp-Putsch 1920 war er sechs Wochen Zeitfreiwilliger bei der Reichswehr und an Kämpfen am Niederrhein beteiligt, ebenso 1921, nun als Mitglied der Rostocker Studentenkompagnie, in Oberschlesien. – Schmidt wurde ausgezeichnet mit EK II, KVK, dem Ehrenzeichen I des DRK und dem bulgarischen Kommandoabzeichen des Alexanderordens. – Er war seit 1917 Mitglied der Deutschen Burschenschaft Bubendeuthia. 1922 wurde er in Bonn stellvertretender Vorsitzender des Allgemeinen Studentenausschusses und Vorsitzender der Klinikerschaft und 1927 Vorsitzender der Ortsgruppe Bonn des Deutschen Akademischen Assistentenverbandes. 1930 schloss sich die Wahl in die Ärztekammer der Rheinprovinz an. Am 1. Mai 1933 trat er der NSDAP bei (Nr. 3244124, Ortsgruppe Bonn-Süd). Von 1934 bis 1936 war Schmidt Kreisamtsleiter des NSD-Ärztebundes, dessen Mitglied er seit 1933 war. Anfang 1934 trat er in die SA ein (Einheit 5/160 Bonn), die ihn am 30. Januar 1938 zum Hauptsturmführer, als Straßburger Rektor 1942 zum Standartenführer beförderte. Schmidt war zudem Mitglied der Reichsdozentenschaft (1932–1945), als deren Leiter er bis zur Übernahme des Rektorenamts fungierte, des NS-Dozentenbundes (1935–1945), der NSV (1934–1945), der Deutschen Jägerschaft, des DRK und des RLB. Er nahm an den Reichsparteitagen 1937 und 1938 teil. – Quellen: UA Bonn, MF-PA Schmidt; BA Berlin, BDC-Dossier Schmidt; HStA Düsseldorf, NW 1066-8699.

1116 UA Bonn, MF-PA Bonn, Lebenslauf Schmidt, o.D. (wohl 1935/36).

1117 UA Bonn, MF 3106/2, Jansen/REM an Dekan Stöhr, 30.7.1935; vgl. Höpfner, Universität, S. 319.

1118 UA Bonn. MF 3106/2, Römer an Dekan Stöhr, 8.5.1935.

1119 UA Bonn, MF 3106/2, Dekan Stöhr an REM durch Rektor und Kurator, 30.7.1935, Abschrift.

Amt des Rektors übernahm. Ein entsprechender Vorschlag hatte das Ministerium aus Bonn bereits im Februar 1935 erreicht, nachdem „zahlreichen Angehörigen des Lehrkörpers [...] in einem eigentümlichen Verfahren zum letzten Mal Gelegenheit gegeben worden war, zwar nicht den Rektor zu wählen, aber ihre Meinung über geeignete Personen zu äußern“[1120]. Schmidt galt offenbar als Kandidat der „dem Nationalsozialismus ablehnend“ gegenüberstehenden Professoren, die in ihm als „Führer der Dozentenschaft“ einen nicht allzu gefährlichen Fanatiker wahrgenommen hatten – zumal er bei der im Juli 1935 erfolgten Gründung des NSD Dozentenbundes, der häufig mit der Dozentenschaft in Personalunion geführt wurde, wegen einer schlechten Aktennotiz übergangen worden war[1121]. Im September 1935 wurde der Physiker Leonard Grebe zunächst kommissarisch der erste Bonner Führer der NSD-Dozentenbundes[1122]. Durchaus mit Schmidt harmonierend übernahm Grebe denn auch nach dessen Bestimmung zum Rektor im November 1936 die Leitung der Dozentenschaft, weil Schmidt „Machtanhäufungen“ für schlecht hielt[1123]. Damit handelte man „nach einem Übereinkommen zwischen dem Reichserziehungsministerium und der Reichsamtsleitung des NSD-Dozentenbundes“, das „dem Grundsatz der Einheit von Partei und Staat auf dem Gebiete der Hochschule in der einheitlichen Führung der Ämter des örtlichen Dozenentenbundführers und des Dozentenschaftsleiters“ folgte[1124]. Schon 1937 schied Grebe aus dem Amt, weil ihn die Parteioberen für zu tolerant hielten[1125].

Schmidt behauptete sich gegen den zuvor als Rektor abgesetzten Juristen Karl Theodor Kipp – die Einkäufe seiner Frau bei einem jüdischen Metzger waren von der NS-Presse zu einem Skandalon erhoben worden – und den nicht einmal ein Jahr in Bonn weilenden, aber SS und SD angehörenden Germanisten Karl Justus Obenauer, der selbst seine Übernahme des Rektorenamtes als unangemessen ansah[1126]. So wurde Schmidt in der Hoffnung zum Rektor ernannt, dass nach den Querelen um Kipp, dessen Vorgänger Hans Naumann, der sich im Zusammenhang mit der Suspendierung des Theologen Karl Barth als nicht linientreu erwiesen hatte, und dem intriganten, eigenmächtig agierenden Gerichtsmediziner Friedrich Pietrusky ein besonnener Kopf die Führung der Universität übernehmen

[1120] Hübinger, Thomas Mann, S. 206.

[1121] HStA Düsseldorf, NW 1066-8699, Schmidt an Kreisuntersuchungsausschuss für politische Säuberung Balingen, 11.3.1948: „Ich hatte aber damals, wie mir vertraulich mitgeteilt wurde, von Seiten der Partei eine ‚schlechte Aktennotiz'.“ Als Informanten benennt Schmidt in dieser Angelegenheit den Stellvertretenden Reichsdozentenführer und SS-Sturmbannführer Gustav Borger, außerordentlicher Professor für Pathologische Anatomie an der Universität München. – Vgl. Höpfner, Universität, S. 74 und S. 105.

[1122] HStA Düsseldorf, NW 1054-570. Vgl. Höpfner, Universität, S. 105 f.; Chudoba, Entwicklung, S. 3.

[1123] HStA Düsseldorf, NW 1066-8699, Schmidt an Kreisuntersuchungsausschuss für politische Säuberung Balingen, 11.3.1948. Vgl. Höpfner, Universität, S. 105.

[1124] Chudoba, Entwicklung, S. 3.

[1125] HStA Düsseldorf, NW 1054-570. Vgl. Höpfner, Universität, S. 105 f.

[1126] Vgl. ausführlich Hübinger, Thomas Mann, S. 205 f. und S. 219.

würde[1127]. Vor diesem dunklen Hintergrund sind die eher wohlwollenden Urteile über das Wirken Schmidts als Rektor zu verstehen, wenn damit auch nach den Worten Paul Egon Hübingers „selbstverständlich nicht gesagt sein" soll, „daß Schmidt zu den inneren Gegnern des nationalsozialistischen Regimes gehört hat": „Er hat die Anordnungen der Regierung zuverlässig ausgeführt und dies wohl auch in der Regel ohne innerliches Widerstreben, vermutlich sogar im Gefühl weitgehender Übereinstimmung mit den meisten Erlassen und den hinter ihnen steckenden politischen Absichten getan. Aber er war kein gläubiger Adept, geschweige denn ein Apostel der nationalsozialistischen Ideologie. Fragen der Weltanschauung ließen ihn kühl. Als Rektor hat er Konflikte mit der nationalsozialistischen Studentenschaft und dem örtlichen Standartenführer der SA, der zugleich Polizeichef von Bonn war, nicht gescheut, um das wissenschaftliche Studium und die Hochschulgerechtsame gegen radikale Kräfte und äußere Eingriffe zu verteidigen."[1128] Dieses abgewogene Urteil behält seine Gültigkeit, wenn man sich den Einzelheiten von Schmidts Wirken zuwendet.

Es sind mehrere Fälle bezeugt, während derer Schmidt die antijüdische Politik der Nationalsozialisten unterlief. Der verfolgte Historiker Wilhelm Levison bestätigte gegenüber Paul Egon Hübinger, dass Schmidt noch „Mitte der dreißiger Jahre in seiner Klinik jüdische Patienten mit größter Humanität behandelt" habe[1129]. Entgegen dem allgemeinen Verbot habe Schmidt als Direktor der Augenklinik angeordnet, dass „Juden auch weiterhin genau so wie jeder andere Kranke zu behandeln seien"[1130]. Als Schmidts Assistenzarzt Bolsinger eine Jüdin heiraten wollte, habe der Klinikdirektor, so berichtete der Schwiegervater nach dem Krieg, „keine Schwierigkeiten in den Weg" gelegt und beabsichtigt, „Bolsinger nach seiner Heirat aus privaten Mitteln anzustellen, da ja eine Anstellung durch die Univ.-Klinik nach einer solchen Heirat nicht mehr möglich war"[1131]. Schmidt wollte, so der Schwiegervater, auf diese Weise Bolsingers „Fachausbildung als Augenarzt sichern"[1132]. Als im Frühjahr 1938 ein verzweifelter jüdischer Arzt den Bonner Universitätsinspektor Friedrich Franzmann zu bestechen versuchte, um verschiedene für seine beabsichtigte Auswanderung erforderliche Studienbescheinigungen zu erhalten, verhinderte Rektor Schmidt eine dienstliche

[1127] Vgl. Hübinger, Thomas Mann, S. 204 f.; Vogt, Bonn, S. 549 und zu Pietrusky Kap. 2.7.1. Zum Fall Barth vgl. Hans Prolingheuer, Der Fall Karl Barth 1934–1935. Chronographie einer Vertreibung, Neukirchen-Vluyn 1977, passim sowie Hermann Dembowski, Die Evangelisch-Theologische Fakultät zu Bonn in den Jahren 1930 bis 1935, in: Monatshefte für Evangelische Kirchengeschichte des Rheinlandes, 39 (1990), S. 335–361, passim.

[1128] Hübinger, Thomas Mann, S. 206 f.

[1129] Hübinger, Thomas Mann, S. 207. So auch Schmidt selbst nach dem Kriege: HStA Düsseldorf, NW 1066-8699, Schmidt an Kreisuntersuchungsausschuss für politische Säuberung Balingen, 11.3.1948. Er gibt als Zeugin Schwester Hedwig Grembke an.

[1130] HStA Düsseldorf, NW 1066-8699, Erklärung Carl Pollack, 27.2.1948, Abschrift.

[1131] HStA Düsseldorf, NW 1066-8699, Erklärung Carl Pollack, 27.2.1948, Abschrift.

[1132] HStA Düsseldorf, NW 1066-8699, Erklärung Carl Pollack, 27.2.1948, Abschrift.

Verfolgung der Angelegenheit[1133]. Schmidt selbst berichtete nach dem Krieg, er habe einen Türken, der „höchstwahrscheinlich Jude war", vor einer von SA-Standartenführer und Stadtpolizeidirektor Reinarz verfügten Ausweisung durch Einspruch beim Reichsinnenminister bewahrt[1134]. Eine Folge dieses auch andernorts aktenkundig gewordenen Falls ist die Trübung seiner Beziehungen zu den örtlichen Partei- und Amtsstellen gewesen[1135]. Zu dessen Aufhellung trug auch nicht Schmidts erfolgreiche Drohung vom Sommer 1939 bei, die Universität zu schließen, um die Freilassung dreier von der Gestapo verhafteter Studenten zu erreichen[1136].

Nach dem Ende der NS-Zeit nahm Schmidt für sich in Anspruch, die Freiheit der Wissenschaft verteidigt zu haben: „Bei meiner ganzen Hochschulpolitik bin ich davon ausgegangen, dass die Universität eine im Geistigen völlig liberale Gelehrtenrepublik sein muss und dass, wenn irgendwo, dann an der Universität Zwang und Befehl zur völligen Zerstörung der Grundlagen echter Wissenschaft führen müssen."[1137] Als Beleg für seine auch öffentlich verfochteten Haltung führte er an, während einer der so genannten Reichsgründungsfeiern am 30. Januar „ausdrücklich und klar betont" zu haben, „dass die Universität und die Wissenschaft vom parteipolitischen Geschehen und von der Politik des Tages freigehalten werden müsse."[1138] Immerhin hat Schmidt den Konflikt nicht gescheut, wenn die außeruniversitären Belastungen der Studierenden, etwa durch Ernteeinsätze, die Qualität des Studiums allzusehr beeinträchtigten[1139]. Als weiteren Beweis für seine Gesinnung führte Schmidt nicht ganz zu Unrecht an, die von der Schließung bedrohten Theologischen Fakultäten nicht behindert, sondern „im Gegenteil dafür Sorge getragen" zu haben, „dass die freiwerdenden Ordinariate

1133 HStA Düsseldorf, NW 1066-8699, Eidesstattliche Erklärung Franzmanns, 8.3.1948, Abschrift: „Professor Schmidt bat mich in Gegenwart von Dr. Levy, von einer weiteren Verfolgung dieser Angelegenheit und auch von einer dienstlichen Meldung an ihn, den Rektor der Universität, abzusehen. Ich habe dieser Bitte meines damaligen Chefs gerne entsprochen." – Siehe auch ebd., Schmidt an Kreisuntersuchungsausschuss für politische Säuberung Balingen, 11.3.1948.

1134 HStA Düsseldorf, NW 1066-8699, Schmidt an Kreisuntersuchungsausschuss für politische Säuberung Balingen, 11.3.1948.

1135 HStA Düsseldorf, NW 1066-8699, Schmidt an Kreisuntersuchungsausschuss für politische Säuberung Balingen, 11.3.1948. – Vgl. Hübinger, Thomas Mann, S. 207; Dietrich Höroldt, Stadt und Universität. Rückblick aus Anlaß der 150 Jahr-Feier der Universität Bonn (= Veröffentlichungen des Stadtarchivs Bonn, 6), Bonn 1969, S. 129 f.

1136 So jedenfalls Schmidt 1948 unter Nennung des SS- und Polizeiführers Nockemann als Zeugen. HStA Düsseldorf, NW 1066-8699, Schmidt an Kreisuntersuchungsausschuss für politische Säuberung Balingen, 11.3.1948

1137 HStA Düsseldorf, NW 1066-8699, Schmidt an Kreisuntersuchungsausschuss für politische Säuberung Balingen, 11.3.1948.

1138 HStA Düsseldorf, NW 1066-8699, Schmidt an Kreisuntersuchungsausschuss für politische Säuberung Balingen, 11.3.1948.

1139 Vgl. Hübinger, Thomas Mann, S. 207.

wieder besetzt wurden"[1140]. Tatsächlich würdigte Schmidt im Dezember 1938 eine von der Katholisch-Theologischen Fakultät eingereichte Vorschlagsliste und befürwortete den Ruf an einen der beiden primo et aequo loco genannten Kandidaten[1141]. Während Schmidts Amtszeit kam es allerdings zu einer Verkleinerung der Katholisch-Theologischen Fakultät. Angesichts innerfakultärer Unstimmigkeiten und an höchsten Berliner und Münchener Stellen getroffenen Entscheidungen ist Schmidts Einfluss hier jedoch als eher gering zu veranschlagen[1142]. Als Beweis dafür, dass er keine konfessionellen Vorbehalte erkennen ließ, erwähnte Schmidt 1948 die Beantragung des Adlerschildes des Deutschen Reiches für den Historiker Aloys Schulte anlässlich von dessen 80. Geburtstag am 2. August 1937[1143]. Er tat dies, obwohl Schulte Inhaber eines konkordatsgebundenen Lehrstuhls war[1144].

Im November 1939 legte Schmidt das Rektorenamt entgegen dem Wunsch des Reichserziehungsministeriums nieder, weil er sich, so jedenfalls seine Begründung 1948, – „auf die Dauer gegen den Widerstand der örtlichen Parteidienststellen kaum hätte durchsetzen können und weil eine Schädigung der Universität [...] bei dem gespannten Verhältnis zwischen der Stadt Bonn" und Schmidt „unausbleiblich war"[1145]. Ein Jahr später, im Oktober 1940, nahm Schmidt auf Einladung von Johannes Stein Kontakt mit Straßburg auf. Der Reichsstatthalter im Elsass, Robert Wagner fand während einer Unterredung offenkundig Gefallen an der Idee, trotz parteiamtlicher Widerstände Schmidt als Rektor der neu gegründeten Universität Straßburg durchzusetzen[1146]. Am 24. Dezember 1940 erhielt Schmidt durch Ministerialverfügung seine Ernennung zum zunächst kommissarischen Rektor der Universität Straßburg sowie kommissarischen Leiter der dortigen Universitäts-Augenklinik[1147]. Am 23. November 1941 wurde die Reichsuniversität Straßburg eröffnet.

Zum Ende seiner Bonner Direktorenzeit geriet Schmidt in den Verdacht, zu hohe Belegzahlen der Augenklinik angegeben zu haben. Im ersten Halbjahr 1940 befanden sich bis zu 70 Kranke gleichzeitig in stationärer Behandlung[1148]. Am 31. Juli 1940 meldete Schmidt eine Durchschnittsbelegzahl von 51 für das ver-

[1140] HStA Düsseldorf, NW 1066-8699, Schmidt an Kreisuntersuchungsausschuss für politische Säuberung Balingen, 11.3.1948. Als Zeugen ruft Schmidt den katholischen Studentenpfarrer Monsignore Toselli auf.

[1141] Vgl. Höpfner, Universität, S. 200 f.

[1142] Vgl. zur „,Austrocknung' der Fakultät" ausführlich Höpfner, Universität, S. 194 ff.

[1143] HStA Düsseldorf, NW 1066-8699, Schmidt an Kreisuntersuchungsausschuss für politische Säuberung Balingen, 11.3.1948.

[1144] HStA Düsseldorf, NW 1066-8699, Schmidt an Kreisuntersuchungsausschuss für politische Säuberung Balingen, 11.3.1948.

[1145] HStA Düsseldorf, NW 1066-8699, Schmidt an Kreisuntersuchungsausschuss für politische Säuberung Balingen, 11.3.1948.

[1146] HStA Düsseldorf, NW 1066-8699, Schmidt an Kreisuntersuchungsausschuss für politische Säuberung Balingen, 11.3.1948. – Vgl. Heiber, Universität II/1, S. 247.

[1147] UA Bonn, PA 7429 Riehm, Dekan Tiemann an REM, 21.3.1941.

[1148] UA Bonn, MF-PA Schmidt, Schmidt an Kurator, 31.7.1940, Abschrift.

gangene Halbjahr[1149]. In der zweiten Junihälfte aber war die Belegung deutlich gesunken. Die Frauenstation, die zuvor teilweise für „verletzte und kranke Wehrmachtsangehörige“ hatte geöffnet werden müssen, wurde von Männern nun nicht mehr in Anspruch genommen[1150]. Die Belegzahl verringerte sich „auf etwa 30 täglich im Durchschnitt, z. T. sogar bis auf nur 25“ und stieg im Juli nur geringfügig auf 33[1151]. Hatte Schmidt im Mai noch betont, keinen seiner drei ärztlichen Mitarbeiter „entbehren“ zu können, so sah er sich am 16. Juli 1940 in der Lage, dem Regierungspräsidenten einen seiner Ärzte „zur ärztlichen Versorgung der Zivilbevölkerung zur Verfügung zu stellen“[1152]. Sich selbst bezeichnete Schmidt schon seit Ende Juni nicht „als unentbehrlich“, musste aber dem argwöhnischen Kurator die auffallenden Datenveränderungen binnen weniger Monate erklären[1153]. Den untergründigen Verdächtigungen widersprach Schmidt energisch: „Ich stelle [...] fest, daß die Zahlen, die ich meinem Bericht zugrundegelegt habe, stimmen, wie es im übrigen bei meinen Berichten eine Selbstverständlichkeit ist.“[1154]

Karl Schmidt war Nationalsozialist und hat manchem Universitätsangehörigen geschadet, etwa durch sein ursprüngliches Eintreten für den unfähigen Pädiater Hans Knauer und die von ihm unterstützte Verfolgung Erich Hoffmanns[1155]. In Straßburg sorgte er rigoros für eine personelle Erneuerung innerhalb der bestehenden Augenklinik. Zumindest in Einzelfällen ließ er über elsässische Ärzte ein faktisches Berufsverbot in ihrer Heimat verhängen, so dass diese andernorts, zum Beispiel in Bonn, eingesetzt werden konnten[1156].

Tabelle: Augenklinik (1940)
(Quelle: Universitätsarchiv Bonn)[1157]

Gliederung	Allgemeine Station; Kinderstation; Infektionsstation; Privatstation
Personalstand (31.7.1940)	Direktor, 3 weitere Ärzte
Durchschnittsbelegungsziffer 1. Halbjahr 1940	51 (März bis Mai 60–70)

[1149] UA Bonn, MF-PA Schmidt, Schmidt an Kurator, 31.7.1940, Abschrift.
[1150] UA Bonn, MF-PA Schmidt, Schmidt an Kurator, 31.7.1940, Abschrift.
[1151] UA Bonn, MF-PA Schmidt, Schmidt an Kurator, 31.7.1940, Abschrift.
[1152] UA Bonn, MF-PA Schmidt, Schmidt an Kurator, 31.7.1940, Abschrift.
[1153] UA Bonn, MF-PA Schmidt, Schmidt an Kurator, 31.7.1940, Abschrift.
[1154] UA Bonn, MF-PA Schmidt, Schmidt an Kurator, 31.7.1940, Abschrift.
[1155] Vgl. Kap. 2.10.2. und Kap. 3.2.2.
[1156] Vgl. zum Fall P. Dieffenbach Kap. 2.15. und 3.3.
[1157] UA Bonn, MF-PA Schmidt, Schmidt an Kurator, 31.7.1940, Abschrift.

Dennoch wird man ihn nicht als linientreuen Anhänger Hitlers bezeichnen können, der den einzelnen Menschen und die Wissenschaft vollkommen aus den Augen verlor. Dafür spricht auch Schmidts Verhalten an der Reichsuniversität Straßburg, wo er nicht zu den „Kreisen" gerechnet wurde, „die aus der Straßburger Hochschule eine SS-Universität machen wollten"[1158]. Gleichwohl übernahm Schmidt dort wie in Bonn das Rektorenamt[1159]. Dass er, der Gefallen an Biergenuss und durchaus auch an dem ihm bereits in Bonn zugebilligten Spitznamen „Bier-Schmidt" fand, in angeheiterter Stimmung Reichsminister Rust in dessen Anwesenheit einen „mißgeratenen Treuhänder der Wissenschaft" nannte, passt in das Bild eines zwischen Engagement aus Überzeugung, Anpassung und Widerspruch changierenden Charakters[1160].

2.15.3. Der nationalsozialistische Idealist – Wolfgang Riehm

Nach der Berufung Karl Schmidts zum Gründungsrektor der Universität Straßburg handelte die Bonner Medizinische Fakultät zügig und reichte diesmal einen knappen und eindeutigen Berufungsvorschlag ein. An erster Stelle nannte sie Wolfgang Riehm von der Universität Gießen, der als Augen-Allergologe „absolut führend" sei, seine Klinik „mustergültig" leite und sich in Dozentenbund und als Dekan bewährt habe[1161]. Der Königsberger Klinikdirektor Wilhelm Rohrschneider auf Platz zwei und Werner Kyrieleis, Extraordinarius und Oberarzt an der Hamburger Augenklinik, tertio loco wurden erkennbar lediglich pro forma genannt[1162]. Man durfte in Bonn zu Recht hoffen, dass es keine politischen Bedenken geben würde. Schließlich hatte der Direktor der Münchener Augenklinik Wilhelm Meisner auf Anfrage mitgeteilt, Riehm gehöre „zu der Gruppe von Kollegen, die den Weltkrieg als Kriegsfreiwillige und später als Frontoffiziere mitgemacht haben und trotz wiederholter Verwundung immer ihre Pflicht ihrem Volk gegenüber erfüllt haben"[1163]. Schon durch Meisner wusste die Fakultät, dass Riehm „als Zeitfreiwilliger an der Niederwerfung des Hölzaufstandes teilgenommen" hatte, 1929 in den Stahlhelm und im November 1933 in die SS eingetreten war[1164].

[1158] Hübinger, Thomas Mann, S. 207 f.

[1159] Vgl. zu den Urteilen über Schmidts Rektorentätigkeit in Straßburg, u.a. von Hermann Heimpel und Carl Friedrich von Weizsäcker, Kap. 10.2.6.

[1160] Zit. n. Hübinger, Thomas Mann, S. 207. Siehe auch Paul Glees an Hans-Paul Höpfner, 5.10.1994 (dem Autor von Hans-Paul Höpfner übergeben), wo die Benennung „Bierschmidt" für die Bonner Zeit bestätigt wird.

[1161] UA Bonn, PA 7429 Riehm, Dekan Tiemann an REM, 21.3.1941.

[1162] UA Bonn, PA 7429 Riehm, Dekan Tiemann an REM, 21.3.1941.

[1163] UA Bonn, PA 7429 Riehm, Meisner an Dekan MF Bonn, 27.1.1941.

[1164] UA Bonn, PA 7429 Riehm, Meisner an Dekan MF Bonn, 27.1.1941. – Max Hölz leitete kommunistische Aufstände im Vogtland (1920) und im Mansfeld (1921). Riehm nahm im März/April 1920 an der Niederwerfung des „Hölzaufstandes" in Halle teil (BA Berlin, BDC

Zum 1. Oktober 1941 wurde Riehm recht kurzfristig nach Bonn berufen[1165]. Noch Mitte August konnte er sich seines Wechsels nicht sicher sein und bat Maximilian de Crinis im Berliner Wissenschaftsministerium „weniger dienstlich als kameradschaftlich“ um Klärung[1166]. Diese schien ihm um so dringlicher, als nicht nur durch die Kriegssituation, sondern auch durch den Ruf Schmidts an die „Neugründung“ Straßburg die Personallage an der Bonner Augenklinik hochproblematisch war. Schmidt versuchte größtenteils erfolgreich, seine vertrauten Mitarbeiter nach Straßburg mitzunehmen, da er dort „die französischen Ärzte und Schwestern selbstverständlich nicht“ habe „übernehmen“ können[1167]. Riehm fasste zusammen: „Also im Zeitpunkt des Chefwechsels: Wegnahme sämtlicher eingearbeiteter Assistenten, 2 der besten Schwestern, womöglich aller Schwestern!“[1168] Provisorische Ausgleichsmaßnahmen stießen auf wenig Zustimmung: „Herr Prof.

Dossier Riehm). – Vgl. Heinrich August Winkler, Weimar 1918–1933. Die Geschichte der ersten deutschen Demokratie, durchges. Aufl. München 1998, S. 153 f.

1165 Wolfgang Ernst Herrmann Riehm wurde am 14. Januar 1896 in Halle/Saale geboren. Er bezeichnete sich als gottgläubig, nachdem er am 22. November 1937 aus der evangelischen Kirche ausgetreten war. Nach dem Besuch des Stadtgymnasiums Halle (bis 4.8.1914) war er Soldat des Ersten Weltkriegs und ließ sich zum Berufsoffizier (Oberleutnant) ausbilden. Nach dem Ausscheiden aus dem Militär am 31. März 1920 studierte er in Halle und Marburg Medizin. Der ärztlichen Prüfung (22.1.1923) folgten Approbation (1.8.1923) und Promotion (26.10.1923). Seine Assistentenzeit begann er in Halle; am 1. April 1925 wurde er Oberarzt in Würzburg. Am 18. Juli 1928 habilitierte er sich, am 25. November 1933 wurde er außerordentlicher Professor. Am 1. April 1935 übernahm er das Ordinariat in Gießen, am 1. Oktober 1941 wechselte er nach Bonn. Seit 1935 war Riehm Mitherausgeber des Archivs für Augenheilkunde und der Klinischen Monatsblätter für Augenheilkunde. – Seit dem 5. August 1925 war Riehm mit der am 11. September 1905 geborenen, gemeinsam mit ihrem Mann aus der evangelischen Kirche ausgetretenen, gottgläubigen Margarete Marie-Luise Erdmann-Keil verheiratet. Sie war Mitglied in NSDAP (Nr. 5577784), NSF und NSV. Aus der Ehe gingen fünf Kinder hervor: Gerbert (geb. 9.6.1926), Eberhard (geb. 4.3.1928), Eckhard (geb. 28.4.1930) und Diethard (geb. 5.1.1940); ein weiteres Kind wurde 1945 geboren. – Vom 7. August 1914 bis zum 31. März 1920 war Riehm Soldat, zuletzt als Oberleutnant. Vom 30. September 1918 bis zum 6. Januar 1924 befand er sich in britischer Kriegsgefangenschaft. Am 1. September 1938 wurde er Oberarzt der Reserve z.V. Am 26. August 1939 zur Wehrmacht einberufen, erhielt er am 1. Juni 1941 den Rang eines Stabsarztes der Reserve z.V. Riehm erhielt EK II und I, das Verwundetenabzeichen und das Frontkämpferehrenabzeichen. – Riehm war Kämpfer im Freikorps Märker (Nr. 41634) und seit dem 1. November 1923 Stahlhelmmitglied, als das er am 1. November 1933 zur SS übertrat (Nr. 209025, zuletzt Untersturmführer). Am 24. Juli 1933 wurde er Anwärter, am 26. April 1935 reguläres Mitglied des NSD-Ärztebundes (Nr. 14373). Seit dem 10. September 1939 bekleidete er den Rang eines Oberscharführers. NSDAP-Mitglied wurde er am 1. Mai 1933 (Nr. 3560730); als Hochschulringführer in Gießen fungierte er vom 25. Mai 1938 bis zum Wechsel nach Bonn. Vom 1. Juli 1933 bis zum 17. April 1935 war Riehm Mitglied der Reichsschaft Hochschullehrer im NSLB. Vom 1. Juni bis zum 10. September 1940 war Riehm stellvertretender, dann bis zum 1. Oktober 1941 kommissarischer Dozentenführer in Gießen. Er hatte zudem die Position des Gaustellenleiters inne. Ausgezeichnet wurde er mit dem Ehrenwinkel der SS, dem Julleuchter und dem SA-Sportabzeichen in Bronze. – Quelle: BA Berlin, BDC-Dossier Riehm; UA Bonn, MF-PA Riehm.

1166 UA Bonn, PA 7429 Riehm, Riehm an de Crinis, 10.8.1941, Abschrift.

1167 UA Bonn, PA 7429 Riehm, Riehm an de Crinis, 10.8.1941, Abschrift.

1168 UA Bonn, PA 7429 Riehm, Riehm an de Crinis, 10.8.1941, Abschrift.

Schmidt hat nun für die 3 Assistenten, die er nach Strassburg mitgenommen hat, bezw. noch mitnehmen will, einen zur Übernahme einer Augenklinik völlig unzureichenden Ersatz gestellt. Es handelt sich um eine Dr. Distelmeyer, der von der Univ.-Augenklinik in Köln zunächst für 14 Tage dort ausgeliehen wurde und dann gegen seinen Willen und gegen den seines Chefs (Prof. von [sic] Hofe) in Bonn einfach dienstverpflichtet und festgehalten wurde. Herr von [sic] Hofe drängt dauernd auf Rückgabe dieses Assistenten. Verständlich!"[1169] Der zweite Ersatzassistent Dieffenbach war in Riehms Augen noch problematischer: Bei ihm handele es sich „um einen Elsässer, besser einen Franzosen", dem man nach 8 Monaten in Bonn ein Niederlassungsrecht für Strassburg versprochen hatte: „Dr. Dieffenbach ist absoluter de Gaulle Anhänger, also nicht guten Willens, daher unbrauchbar."[1170] Schließlich war eine junge Assistenzärztin, Elisabeth Maria Ehlert, dienstverpflichtet worden[1171]. Sie strebte aber fort, da sie kein Interesse an der Augenheilkunde fand[1172]. Riehm hoffte vergeblich, dass wenigstens der Dozent Karl August Reiser und eine der zwei für die Reichsuniversität vorgesehenen Schwestern doch noch in Bonn gehalten werden könnten. Ebenso schlug er vor, drei seiner sechs zur Wehrmacht einberufenen Gießener Assistenten uk stellen zu lassen und nach Bonn zu versetzen[1173].

Von Reiser war dem Pathologen Ceelen 1946 bekannt, dass er keineswegs seinem früheren Chef nach Straßburg folgen wollte. Ceelen erwähnte dies, um für Reiser positive Beurteilungen der Oberschwester Hilde Mertens zu bekräftigen[1174]: Straßburg galt „ja auch als gewisse Belastung"[1175]. Zweifellos stellte Reisers Wechsel einen herben Verlust für die Medizinische Fakultät dar, zumal seine Hilfsbereitschaft bekannt war und sogar zu einem Einsatz in der Kinderklinik während der Ära Knauer geführt hatte[1176]. Er war wohl aus Studien- und

[1169] UA Bonn, PA 7429 Riehm, Riehm an de Crinis, 10.8.1941, Abschrift. Mit von Hofe ist Karl vom Hofe gemeint.

[1170] UA Bonn, PA 7429 Riehm, Riehm an de Crinis, 10.8.1941, Abschrift. – Vgl. auch Kap. 3.3.

[1171] Elisabeth Maria Ehlert wurde am 3. September 1910 in Danzig geboren. Die Katholikin studierte in Halle und Bonn. 1935/36 war sie Medizinalpraktikantin in Haut-, Augen- und Medizinischer Klinik, bevor sie am 1. August 1936 als außerplanmäßige Assistentin an das Anatomische Institut wechselte. Vom 1. April 1937 bis zum 1. Juni 1937 war sie Volontärin in der Nervenklinik, anschließend bis zum 1. April 1938 an der Augenklinik. Im Krieg wurde sie als Augen- und Allgemeinmedizinerin dienstverpflichtet. Sie gehörte außer der Deutschen Studentenschaft in der Studienzeit und dem Volksbund für das Deutschtum im Ausland (Schulzeit bis 1936 oder 1938) keiner Organisation an. Sie wurde als der Kategorie V zugehörig entnazifiziert. – Quelle: HStA Düsseldorf, Entnazifizierungsbogen Ehlert, 20.6.1945.

[1172] UA Bonn, PA 7429 Riehm, Riehm an de Crinis, 10.8.1941, Abschrift.

[1173] UA Bonn, PA 7429 Riehm, Riehm an de Crinis, 10.8.1941, Abschrift.

[1174] HStA Düsseldorf, NW 1049-53332, Erklärung Hilde Mertens/DRK-Schwesternschaft Oranien Wiesbaden, 15.7.1946.

[1175] UA Bonn, MF-PA Pohlisch, Ceelen an von Weber, 10.4.1946.

[1176] Vgl. Kap. 2.10.2. – Der Protestant Karl August Reiser wurde am 22. Mai 1908 in Dortmund geboren. – Er heiratete am 28. April 1936 die am 16. Juli 1908 geborene Katholikin Hildegard Anna Enck. Aus der Ehe gingen die Töchter Ingrid, geb. 17.8.1938, und Hildegard, geb. 14.8.1941, hervor. – Er trat am 24. April 1933 der NSDAP, im November 1933 der SA bei. In letzterer führte er den Sanitäts-Lehrsturm 160. Er war zudem förderndes Mitglied des NSFK

Karrieregründen Mitglied von NSDAP und SA, wo er zeitweilig den Sanitätssturm führte, konnte sich aber auch das Vertrauen von NS-Gegnern erhalten[1177]. Zu Letzterem trug seine offene Kritik an den unwissenschaftlichen Fälschungsmethoden des SA-Standartenarztes Knauer bei, die Reiser einen „verschärften Verweis" der SA eintrug[1178]. Reiser wurde freilich am 29. Januar 1940 von Dozentenbundsführer Busch als Nachfolger Hans Schaefers zum zweiten Vertreter der Nichtordinarien in der Medizinischen Fakultät und zum Vertrauensmann des NSD-Dozentenbunds ernannt[1179]. Im Februar 1942, ein halbes Jahr nach Riehms Appell, Reiser in Bonn zu belassen, versetzte ihn das Ministerium nach Straßburg, wo er jedoch rasch zur Wehrmacht eingezogen wurde und im November 1944 in Kriegsgefangenschaft geriet[1180]. Wie anerkannt Reiser in Bonn war, zeigt seine schnelle Ernennung zum dortigen Leiter der Laboratoriums- und Forschungsabteilung der Augenklinik nach dem Ende des NS-Regimes, die seit November 1946 mit einem Lehrauftrag verbunden war[1181]. Philipp Stöhr hatte sich persönlich für Reiser bei der Militärregierung eingesetzt und dessen „rasche Rückholung [...] aus französischer Kriegsgefangenschaft" beantragt[1182].

sowie Mitglied von NS-Dozentenbund, NSV und Reichsluftschutzbund. An den Wahlen 1932 und 1933 will er nicht teilgenommen haben. – Reiser nahm 1928 das Medizinstudium in Bonn auf, wo 1934 das Staatsexamen ablegte und promoviert wurde. Nach seiner Assistentenzeit stieg er 1938 frisch habilitiert zum Oberarzt und 1941 zum stellvertretenden Direktor der Augenklinik auf. Im Januar 1939 erhielt er die Dozentur, im März 1942 wurde er nach Straßburg versetzt und im Frühjahr 1945 wurde er zum Professor ernannt, als er sich bereits in Kriegsgefangenschaft befand. Reiser starb als außenplanmäßiger Professor der Augenheilkunde an der Universität Bonn am 6. November 1974. – Quellen: UA Bonn, PA 7332 Reiser; ebd., MF-PA Reiser; HStA Düsseldorf, NW 1049-53332.

1177 HStA Düsseldorf, NW 1049-53332, Erklärung Reisers, 3.3.1946 (auch in: UA Bonn, PA 7332 Reiser, hier o.D.): „Da mir der Führer des Studentensturmes [der SA, R.F.], ein gewisser Schlevogt, als schlecht beleumundeter Student bekannt war, zog ich den Eintritt in die NSDAP vor. [...] Nach meinem Staatsexamen trat ich im März 1934 in eine Aerzteformation der SA ein."

1178 HStA Düsseldorf, NW 1049-53332, Erklärung Reisers, 3.3.1946 (auch in: UA Bonn, PA 7332 Reiser, hier o.D.).

1179 UA Bonn, MF-PA Reiser, Busch/Dozentenbundsführer an Dekan Tiemann, 29.1.1940. Reiser hatte diese Position vertretungsweise bereits im April 1939 übernommen (ebd., MF-PA Schaefer, Busch/Dozentenbundsführer an Dekan MF, 25.4.1939). – Siehe auch ebd., Chudoba/Leiter der Dozentenschaft an Rektor, 4.7.1938, wo Reiser angesichts der anstehenden Verleihung des Grads Dr. med. habil. ein sehr gutes Zeugnis ausgestellt wird. – Zu Hans Schaefer vgl. Kap. 2.3.1.

1180 UA Bonn, MF-PA Reiser, Kurator i.A. gez. Lohmann an Rektor Uni Bonn, 28.3.1942, basierend auf Erlass des REM vom 2.2.1942.

1181 UA Bonn, PA 7332 Reiser, Lebenslauf Reiser, 25.5.1946.

1182 UA Bonn, PA 7332 Reiser, Stöhr an Militärregierung, 20.11.1945. Siehe auch: ebd., Gutachten des universitätsinternen Prüfungsausschusses von Weber/von Redwitz/Ceelen, 16.3.1946 (auch in: HStA Düsseldorf, NW 1049-53332); UA Bonn, PA 7332 Reiser, Erklärung Paul Enck, 10.4.1946; HStA Düsseldorf, NW 1049-53332, Erklärung Hilde Mertens/DRK-Schwesternschaft Oranien Wiesbaden, 15.7.1946, wo es heißt, Reiser habe es abgelehnt, „in Literaturverzeichnissen wissenschaftlicher Arbeiten die jüdischen Autoren fortzulassen" und „gegen die Auswüchse des Sterilisationsgesetzes Stellung genommen".

Nach der Übernahme der Augenklinik durch Riehm entwickelten sich trotz der Probleme keine gespannten Arbeitsbeziehungen. Ähnlich wie die von 1942 bis 1944 an der Klinik als Assistentin tätige Martha Triller erklärte Schwester Hedwig Grzembke 1947, das Verhältnis Riehms zu „den drei bis vier Assistenzärzten“ sei „stets ausgezeichnet“ gewesen, selbst zu dem Nicht-PG Lüssem und sogar zu Dieffenbach[1183]. Riehm erkannte mit der Zeit die Vorzüge des zunächst als „unbrauchbar“ eingeschätzten Elsässers, der bis zum Kriegsende in Bonn blieb und auch nach Grzembke „sehr gegen die Partei eingestellt“ war[1184]. Dieffenbach fand sich bereit, Riehm zu entlasten, während er dessen Vorgänger Schmidt belastete. Hätte Dieffenbach von der ersten Einschätzung seiner Person durch Riehm gewusst, wäre das Zeugnis sicherlich an wenigstens zwei Stellen anders formuliert worden. Gleichwohl ist Dieffenbachs „Erklärung“ vom 5. Juni 1947 eines der wenigen Zeugnisse über den Umgang mit frankreichfreundlichen elsässischen Ärzten durch die Nationalsozialisten: „April 1941 wurde ich auf Anordnung von Herrn Professor Doktor Karl Schmidt, Rektor der Universität Strassburg aus politischen Gründen, gegen meinen Willen, nach Bonn überwiesen, woselbst man mir ein Jahr später meine zwangsweise Entlassung aus der Universität Strassburg mitteilte. Inzwischen wurde meine frühere Stelle als Oberarzt in Strassburg von Herrn Professor Reiser (z.Zt. in Bonn) besetzt. Da ich mich damals, auf Wunsch von Herrn Prof. Schmidt unterstützt von der Ärztekammer, wegen meiner franzosenfreundlichen Gesinnung im Elsass nicht niederlassen durfte[,] tat Prof. Riehm, im Gegensatz zu den Strassburger Behörden, sein möglichstes [sic][,] um mich wenigstens in Bonn an der Klinik zu behalten und mir so meinen Aufenthalt in Deutschland zu erleichtern. Ich kann hier nur bestätigen, daß Prof. Riehm niemals die Haltung der Strassburger Behörden billigte und mir gegenüber stets grösstes Verständnis zeigte[,] trotzdem er genau meine politische Einstellung zum Deutschtum und National-Sozialismus kannte. Er betrachtete mich stets als Franzosen und war mir zu j[e]der Zeit behilflich[,] um meine zeitweise sehr schwierige Lage in Deutschland zu erleichtern. Meines Wissens hat er es mehrmals ausreichend abgelehnt[,] ein politisches Urteil über mich abzugeben. Prof. Riehm schenkte mir größtes Vertrauen[,] indem er mir zahlreiche Operationen und Gutachten überliess. Er hatte mir ebenfalls das Habilitieren angeboten, was ich jedoch aus politischen Gründen ablehnte. Prof. Riehm zeigte sich immer äusserst korrekt und grosszügig dem Personal, den Patienten und den zahlreichen Fremdarbeitern und Kriegsgefangenen gegenüber[,] die unter seiner Verantwor-

[1183] HStA Düsseldorf, NW 1049-51741, Eidesstattliche Erklärung Hedwig Grzembke, 12.5.1947; ebd., Eidesstattliche Erklärung Martha Triller, 17.6.1947. – Auch Assistentin Martha Triller, Schwester Hedwig Grzembke und Pförtnerin Christine Hippchen waren keine Mitglieder der NSDAP, sondern erklärte Regimegegner. Alle betonten nach dem Krieg, deshalb mit Riehm keine Schwierigkeiten bekommen zu haben. HStA Düsseldorf, NW 1049-51741, Eidesstattliche Erklärung Martha Triller, 17.6.1947; ebd., Eidesstattliche Erklärung Hedwig Grzembke, 12.5.1947; ebd., Erklärung Grzembkes, 12.9.1946, Abschrift; ebd., Eidesstattliche Erklärung Christine Hippchen, 21.5.1947.

[1184] HStA Düsseldorf, NW 1049-51741, Eidesstattliche Erklärung Hedwig Grzembke, 12.5.1947.

tung in der Klinik betreut wurden; er zeigte hier stets, dass er frei von nationalem Hass war und benahm sich nie wie ein übler Nazi. Prof. Riehm unternahm ebenfalls im Dezember 1944 unter persönlicher Lebensgefahr eine doppelseitige Starextraktion bei Herrn von Jordans, um diesem zu erlauben[,] vorübergehend aus dem Zuchthaus entlassen zu werden. Ich danke hier nochmals Herrn Prof. Riehm für seine mir gegenüber gezeigte menschliche Haltung und ermächtige ihn[,] zu jeder Zeit von diesem Schreiben Gebrauch zu tun, wenn dies in seinem Interesse sollte sein [sic]."[1185]

Nach Bekanntwerden seines nationalsozialistischen Engagements verlor Riehm bei einem Teil der Professorenschaft an Sympathien. Der Anatom Philipp Stöhr war ihm beispielsweise durchaus wohl gesonnen gewesen, zumal er ihn aus gemeinsam verbrachter Zeit in Würzburg kannte[1186]. Außerdem hatte Stöhr mit Zufriedenheit von der Berufung des Bonner dezidiert antinazistisch eingestellten Ferdinand Wagenseil auf den Gießener Lehrstuhl für Anatomie während Riehms Amtszeit als Dekan in Gießen Kenntnis genommen[1187]. Einen privaten Antrittsbesuch des Ehepaars Riehm am 21. Juni 1941 erwiderte Stöhr aber nicht, nachdem er von Riehms Aktivitäten in der Gießener „Parteidozentenschaft" und in der SS gehört hatte, von dem Kirchenaustritt des Ehepaars erfuhr und zuletzt mit Riehms Meinung konfrontiert wurde, „die Weiterführung des Krieges gegen Rußland" sei „richtig". Stöhr brach den „ehemals freundschaftlichen Verkehr" ab und traf mit ihm „niemals wieder [...] außer in der Fakultätssitzung" zusammen[1188].

Riehm war überzeugter Nationalsozialist, wenn ihm auch keine Verbrechen nachzuweisen sind und er sich in mancher Hinsicht als geradezu tolerant erwies. Ein wegen einer hitlerkritischen Äußerung in der Folge des 20. Juli 1944 angeklagter Soldat wurde von Riehm für nicht reisefähig erklärt und konnte so seiner Verurteilung entgehen[1189]. Der langjährige Privatlehrer seiner Söhne, der aus politischen Gründen zum Schuldienst nicht zugelassene Paul Franken, schrieb nach dem Krieg über Begegnungen mit Riehm: „Bei mehreren Unterhaltungen haben wir politische Fragen gestreift, wobei ich bald die Überzeugung gewann, dass Herr Prof. Riehm ehrlich an seine nationalsocialistische [sic] Weltanschauung glaubte. Obwohl ich meine Einstellung zum dritten Reich und die Gründe hierfür in einer angemessenen Form zum Ausdruck brachte, änderte sich die Einstellung von Herrn Prof. Riehm nicht. Er bot mir vielmehr mehrfach ausdrücklich an, auf Grund seiner Beziehungen meine Zulassung zum Schuldienst zu erwirken bzw[.] – ich bat ihn, davon Abstand zu nehmen – dafür zu sorgen, dass

1185 HStA Düsseldorf, NW 1049-51741, Erklärung P. Dieffenbach, 5.6.1947, Abschrift. – Die Behandlung des politischen Gefangenen Karl von Jordans wird bestätigt ebd., Eidesstattliche Erklärung Hedwig Grzembke, 12.5.1947.

1186 UA Bonn, PA 7429 Riehm, Stöhr an von Weber, 28.9.1945.

1187 UA Bonn, PA 7429 Riehm, Stöhr an von Weber, 28.9.1945; HStA Düsseldorf, NW 1049-51741, Eidesstattliche Erklärung Ferdinand Wagenseil, 29.5.1947.

1188 UA Bonn, PA 7429 Riehm, Stöhr an von Weber, 28.9.1945.

1189 So jedenfalls: HStA Düsseldorf, NW 1049-51741, Eidesstattliche Erklärung Helmuth Kaupe, 16.1.1947.

ich in meiner Tätigkeit als Privatlehrer unangetastet blieb."[1190] Tatsächlich konnte Riehm nach Aussage Frankens verhindern, dass dem überwachten Lehrer auch die Erteilung von Privatunterricht verboten wurde und ihn die Gestapo inhaftierte[1191]. Zudem konnten Riehm keine Maßnahmen gegen Juden nachgewiesen werden. Im Gegenteil soll er laut einem Gerichtsurteil aus dem Jahre 1948, „nach Bekanntwerden der Exzesse in der sogenannten Kristallnacht sofort in seiner Klinik Anordnungen" getroffen haben, „um die darin befindlichen Patienten jüdischer Rasse zu schützen" und auch später die Patienten „ohne Rücksicht auf rassische Abstammung" behandelt haben[1192].

Die Augenklinik wurde gleichsam zum Ersatzlazarett, da es im Bereich des Standortarztes Bonn keine Lazarettabteilung für Augenkranke gab. Deshalb wurde der in Gießen als Stabsarzt d. Res. und Leiter der Augenabteilung des Reservelazaretts II verwendete Riehm in Bonn zwar aus dem aktiven Heeresdienst entlassen, im Rahmen eines Dienstvertrages im November 1941 aber dem Wehrmachtsgefolge eingereiht[1193]. Damit war auch formal sichergestellt, dass Wehrmachtsangehörige „sowohl ambulant, als auch in einer besonderen Station klinisch betreut" werden konnten[1194]. Zunächst wurden für augenkranke Soldaten zwanzig Betten bereit gestellt; später befanden „sich zeitweise über 40 Wehrmachtsangehörige stationär in der Klinik"[1195]. Deshalb blieb die ärztliche Versorgen in der Augenklinik vergleichsweise gut. Belegt ist beispielsweise die Abordnung des Augenarztes und Stabsarztes der Reserve Hans Neundorfer im April 1942 nach Bonn[1196].

Die Augenklinik wurde während des Kriegs mehrfach beschädigt. Riehm gelang es, den Betrieb aufrechtzuerhalten, auch als das Gebäude am 12. August 1943 „erheblich zerstört wurde"; damals riss eine Bombe den Aufzugsschacht auf und die Assistentin verlor ihre Wohnung[1197]. Gleichwohl schwand Riehms Kriegsbegeisterung. Zumindest hatte er nach einem Tagebucheintrag Ferdinand

[1190] UA Bonn, PA 7429 Riehm, Erklärung Dr. Paul Franken, o.D.; ähnlich, aber nicht identisch: HStA Düsseldorf, NW 1049-51741, Eidesstattliche Erklärung Dr. Paul Franken, 5.6.1947.

[1191] UA Bonn, PA 7429 Riehm, Erklärung Dr. Paul Franken, o.D.; ähnlich, aber nicht identisch: HStA Düsseldorf, NW 1049-51741, Eidesstattliche Erklärung Dr. Paul Franken, 5.6.1947.

[1192] UA Bonn, PA 7429 Riehm, Urteil der Spruchkammer 1 des Spruchgerichts Recklinghausen, 1.9.1948, Abschrift (auch in: HStA Düsseldorf, NW 1049-51741).

[1193] HStA Düsseldorf, NW 1049-51741, Bestätigung Schwester Anneliese Schott/Schwester Ruth Wambsganß/Christa Kausch, 22.8.1947, Abschrift.

[1194] HStA Düsseldorf, NW 1049-51741, Bestätigung Schwester Anneliese Schott/Schwester Ruth Wambsganß/Christa Kausch, 22.8.1947, Abschrift.

[1195] HStA Düsseldorf, NW 1049-51741, Eidesstattliche Bescheinigung Hans Neundörfer, 30.8.1947.

[1196] HStA Düsseldorf, NW 1049-51741, Eidesstattliche Bescheinigung Hans Neundörfer, 30.8.1947.

[1197] HStA Düsseldorf, NW 1049-51741, Eidesstattliche Erklärung Martha Triller, 17.6.1947; ebd., Eidesstattliche Erklärung Hedwig Grzembke, 12.5.1947. Vgl. Aretz, Augenklinik, S. 73 und Kap. 8.5.

Wagenseils am 6. Februar 1945 „volle Einsicht in die Lage“ und sah das Verhängnis nahen“[1198].

Als Werner Schulemann im August 1943 amtsmüde war, schlug er Wolfgang Riehm als seinen Nachfolger im Amt des Dekans vor[1199]. Schulemanns Rücktrittsgesuch wurde jedoch nicht angenommen.

2.16. Die Klinik und Poliklinik für Ohren-, Hals- und Nasenkranke

2.16.1. Nach dem Interregnum Thielemann ein Vertrauensarzt der NS-Führung – Theodor Nühsmann

Die Machtübertragung an die Nationalsozialisten am 30. Januar 1933 bedeutete für die damals in einer Umbruchphase stehende HNO-Klinik einen Rückschlag. Die 1883/84 gegründete Klinik war seit 1925 in einem neuen Gebäude an der Wilhelmstraße untergebracht und musste lange Zeit auf ihren chronisch kranken Direktor Karl Grünberg verzichten[1200]. Nach dem Tod Grünbergs im November 1932 entspann sich einer der Berufungsprozesse, die sich in der Anfangsphase des „Dritten Reichs“ besonders häufig lange hinzogen und in eine für die Fakultät wenig zufriedenstellende Lösung mündeten. Das Interregnum dauerte bis in den November 1934. Noch im September 1934 hatte Dekan Ceelen seine Unzufriedenheit mit der dilatorischen Vorgehensweise in Berlin gegenüber dem Kurator zum Ausdruck gebracht[1201].

[1198] HStA Düsseldorf, NW 1049-51741, Eidesstattliche Erklärung Ferdinand Wagenseil, 29.5.1947.

[1199] UA Bonn, PA 9198 Schulemann, Schulemann an Rektor, 14.8.1943.

[1200] Vgl. Gerhard Theissing, Karl Grünberg (1875–1932), in: Steudel/Mani, Bonner Gelehrte, S. 364–368 (zu Theissing siehe UA Bonn, MF-PA Theissing; Theissing wurde am 15. Juni 1903 geboren, 1927 promoviert, habilitierte sich 1931 und wurde 1942 außerordentlicher Professor); Chronik der Rheinischen Friedrich-Wilhelms-Universität zu Bonn 1932/33, S. 17–19; Michael Thielemann, in: Archiv für Ohren-, Nasen- und Kehlkopfheilkunde 134 (1933), S. 1–3; Eduard Sawitzki, Die Otorhinolaryngologie an der Rheinischen Friedrich-Wilhelms-Universität Bonn, Diss. med. Bonn 1969; Konrad Fleischer/Hans Heinz Naumann (Bearb.), Akademische Lehrstätten und Lehrer der Oto-Rhino-Laryngologie in Deutschland im 20. Jahrhundert. Mit einer Einführung von K. H. Vosteen „Die Entwicklung der Hals-Nasen-Ohren-Heilkunde im 19. Jahrhundert“ und einem Anhang „Portraits einiger Firmen, die in den letzten Jahrzehnten wesentliche Beiträge zur Weiterentwicklung der technischen Grundlagen der Hals-Nasen-Ohren-Heilkunde geleistet haben“. Hrsgg. von der Deutschen Gesellschaft für Hals-Nasen-Ohren-Heilkunde, Kopf- und Hals-Chirurgie anlässlich ihres 75-jährigen Jubiläums 1996, Berlin u.a. 1996, S. 45 ff. – Vgl. Eberhard K. Walther/Claus Herberhold (Hg.), Klinik und Poliklinik für Hals-, Nasen- und Ohrenkranke, in: Schott, Universitätskliniken, S. 303–306, S. 303 f. und allgemein das wie Fleischer/Naumann, Lehrstätten geschichtswissenschaftlichem Anspruch nicht genügende Nachschlagewerk Tilman Brusis, Geschichte der deutschen Hals-Nasen-Ohren-Kliniken im 20. Jahrhundert. Mit einem Anhang „Portraits einiger Firmen, die in den letzten Jahrzehnten wesentliche Beiträge zur Weiterentwicklung der technischen Grundlagen der Hals-Nasen-Ohren-Heilkunde geleistet haben“, Berlin u.a. 2002, S. 1 ff.

[1201] UA Bonn, MF 3106, Dekan Ceelen an Kurator, 29.[?] 9.1934.

Tabelle: Erhebungsbogen HNO-Klinik (1936)
(Quelle: Geheimes Staatsarchiv Preußischer Kulturbesitz)[1202]

Zweck	Wissenschaftliche Lehrzwecke, „Ausbildung von Studenten", „ambulante und stationäre Behandlung"
Gliederung	Altbau und Neubau Keller: Heizung, Waschküche, Bügel-, Näh- und Waschraum Erdgeschoss: Poliklinik, Untersuchungsräume, Direktor, Männerstation 1. Etage: Bücherei, Hörsaal, Operationssaal, Frauen- und Kinderstation 2. Etage (im Altbau Dachgeschoss): Hausinspektor-Wohnung, Stationen I. und II. Klasse Verwaltung im Inspektionsbüro der Augenklinik
Personalstand (1.10.1934)	Ärzte: 4, Wirtschaft/Haus: 11, Pflege: 6, Verwaltung: 3, Labor/Röntgen: 1
Normal-belegungs-ziffer	42
Verpflegungs-tage	1931: 9348, davon 137 erster Klasse , 384 zweite Klasse 1932: 9298, davon 33 erste Klasse, 422 zweite Klasse 1933: 8400, davon 33 erste Klasse, 423 zweite Klasse

In dieser kritischen Phase leitete Oberarzt Michael Thielemann vertretungsweise die Klinik[1203]. Thielemann war kein überzeugter Nationalsozialist, obwohl er

[1202] GStA PK Berlin, Rep. 76, Nr. 407, Erhebungsbogen HNO-Klinik, o.D. [1936].

[1203] Michael Thielemann wurde am 12. Juni 1890 in Stolp geboren. Der Katholik besuchte von 1900 bis 1910 das Gymnasium im westpreußischen Deutsch Eylau bevor er an die Berliner Kaiser-Wilhelms-Akademie wechselte (bis 1914). Am 3. November 1917 wurde Thielemann Assistenzarzt im Sanitätsoffizierskorps und 1919 Assistent der Universitätsohrenklinik Berlin. 1924 trat er seine Oberarztstelle an der Bonner Universitätsohrenklinik an. Am 23. Juni 1927 habilitierte er sich in Bonn. Am 7. September 1934 wurde er zum außerordentlichen, 1939 zum außerplanmäßigen Professor ernannt. Nach der zeitweiligen kommissarischen Leitung der Bonner Klinik wurde ihm zum 30. September 1935 als planmäßiger Oberassistent gekündigt. Er ließ sich bereits ab 1. April 1935 beurlauben und widmete sich für einige Jahre einer Koblenzer Privatklinik. Nach Kriegsende wurde er zum Direktor der Bonner HNO-Klinik berufen, die er bis zu seiner Emeritierung am 31. März 1959 leitete. Er starb am 22. August 1963. – Thielemann heiratete am 3. Januar 1922 die am 17. Juli 1900 geborene Protestantin Irmgard Grams. Aus der Ehe gingen zwei Töchter hervor: Rosmarin (geb. 1.12.1922) und Theodora (geb. 25.2.1928). – 1911 Einjährig-Freiwilliger wurde Thielemann 1914 Feldunterarzt, 1916 Feldhilfsarzt und 1917 Assistenzarzt. Als Oberarzt a. D. wurde er 1920 aus der Reichswehr verabschiedet. Er erhielt unter anderem EK I und EK II. Im Zweiten Weltkrieg war er als Oberfeldarzt, ab 1942 als beratender Otologe im Wehrkreis XII tätig. – Von 1920 bis 1924 war Thielemann Mitglied der Deutschkonservativen. Im Februar 1934 trat er in die SA ein (in den Akten ab 1. April 1934 geführt) und wurde Sturmmann und Sturmbannarzt. Seit dem 1. Mai 1937 war er NSDAP-Anwärter. – Quellen: UA Bonn, PA 9706 Thielemann. – Literatur:

1934 der SA beitrat und seit 1937 als NSDAP-Anwärter geführt wurde. Nach der Berufung Theodor Nühsmanns legte man ihm die Kündigung nahe. Schließlich konnte er die rechtlich günstigere Lösung erreichen, entlassen zu werden[1204]. Er widmete sich vorrangig seiner Koblenzer Privatpraxis, lehrte aber weiter in Bonn und wurde 1939 doch außerplanmäßiger Professor[1205]. Die Fakultät hatte ihm zwischenzeitlich durchaus den Rücken gestärkt, vor allem nachdem er von Gustav Pfeiffer, Professor an der Landwirtschaftlichen Fakultät, eines Kunstfehlers bezichtigt worden war und zeitweilig deshalb um seine Venia legendi fürchten musste[1206]. Als sich der Vorwurf als haltlos erwies, sahen die staatlichen Stellen ebenso wie die NSDAP von einer weiteren Verfolgung der Angelegenheit ab[1207]. Dozentenbundsführer Busch sprach 1939 von „noch regen Anteil", den Thielemann am universitären Leben nehme, der auch in Zukunft erwünscht sei[1208]. Politisch wurde ihm vom NSD-Dozentenbund „ein loyales Verhalten" bescheinigt[1209]. Sein Bemühen um eine NSDAP-Mitgliedschaft wurde nach dem Ende des NS-Regimes mild beurteilt, weil es „Voraussetzung für die Ausübung seiner Praxis in Koblenz" gewesen sei[1210]. 1946 wurde Thielemann zum Direktor der Bonner HNO-Klinik ernannt; deren Leitung behielt er bis zu seiner Emeritierung am 31. März 1959.

Problematisch war die Personallage unter Thielemann. Dekan Gött sorgte sich im September 1933, die HNO-Klinik werde „jetzt weit über ein Jahr [...] von Oberarzt Dr. Thielemann nach besten Kräften versorgt", aber es fehle „ihr eben doch eine volle Arbeitskraft, und gerade die, die für die ‚Tourenzahl', die Gesamtleistung und die Außenbeziehungen einer Klinik entscheidend" sei[1211]. Doch

Fleischer/Naumann, Lehrstätten, S. 50; Anonymus, Professor Michael Thielemann, in: Rheinische Friedrich-Wilhelms-Universität Bonn. Chronik und Bericht über das Akademische Jahr 1962/63, Jg. 78, N.F. Jg. 67, S. 24–25; Rolf Maurer, In memoriam Professor Dr. med. Michael Thielemann, in: Zeitschrift für Laryngologie, Rhinologie, Otologie und ihre Grenzgebiete, 42 (1963), S. 749–750.

1204 UA Bonn, PA 9706 Thielemann, Jansen/REM an Kurator der Universität, 23.3.1935; ebd., Kurator an Thielemann, 28.3.1935, Konzept; ebd., Thielemann an Nühsmann, 29.3.1935.

1205 UA Bonn, MF-PA Thielemann, Thielemann an Dekan Stöhr, 31.10.1935 (Bitte um Beurlaubung als Dozent im Wintersemester 1935/36): „Nach der kurzen Zeit meiner Niederlassung hier steht die Praxis in den allerersten Anfängen, so dass ich vorläufig nicht immer wieder halbtägig fernbleiben kann".

1206 UA Bonn, MF-PA Thielemann, i.A. gez. Jansen/REM an Kurator, 2.11.1935, Abschrift („Da Professor Thielemann keine Aussichten hat, im Hochschullehrerberuf weiterzukommen, wäre es erwünscht, wenn er sich ausschliesslich seiner kassenärztlichen Praxis in Koblenz widmen und auf seine venia legendi verzichten würde").

1207 UA Bonn, MF-PA Thielemann, Dekan Stöhr an Rektor, 20.1.1936; ebd., Kurator an Pfeiffer, 15.5.1936; ebd., PA 9706 Thielemann, i.A. Fricke/REM an Kurator, 12.3.1936; ebd., Löhr/Kiel an Rektor Schmidt, 1.3.1937; ebd., Rektor Schmidt an Dekan Löhr/Kiel, 8.3.1937.

1208 UA Bonn, PA 9706 Thielemann, NS-Dozentenbundsführer Busch an Rektor, 5.9.1939.

1209 UA Bonn, PA 9706 Thielemann, NS-Dozentenbundsführer Busch an Rektor, 5.9.1939.

1210 UA Bonn, PA 9706 Thielemann, Gutachten des universitätsinternen Prüfungsausschusses von Weber/von Redwitz/Ceelen, Sitzung vom 21.9.1945.

1211 GStA PK Berlin, Rep. 76, V a, Sekt. 3, Tit. IV, Nr. 39, Bd. XVI, Dekan Gött an Ministerialrat, handschriftlich, 23.9.1933.

auch die Kündigung Thielemanns 1935 und seine Beurlaubung als Dozent im Wintersemester 1935/36 lösten die Schwierigkeiten nicht. Sie führte freilich zu einer Umorganisation des Lehrbetriebs. So übernahm der neue Direktor Theodor Nühsmann gemeinsam mit seinem Assistenten Josef Scheideler Thielemanns HNO-Vorlesung für Studierende der Zahnheilkunde[1212].

Das Interregnum hatte am 1. November 1934 mit der Berufung des wissenschaftlich bis dahin nicht hervorgetretenen Leiters der Dortmunder HNO-Klinik Theodor Nühsmann sein Ende gefunden. Dabei war Nühsmann auf keiner der Bonner Berufungslisten genannt worden. Am 31. Januar 1933 hatte die Fakultät primo et aequo loco den Marburger Ordinarius Walter Uffenorde, der die Bonner HNO-Klinik 1922 interimistisch geleitet hatte, und seinen Kollegen Johannes Zange aus Jena vorgeschlagen. Es folgten auf Platz zwei Alfred Seiffert (Kiel) und auf Platz drei Otto Steurer (Rostock)[1213]. Die Entscheidung aber wurde in Berlin verschleppt. Am 13. September 1934 mahnte die Fakultät eine baldige Berufung an[1214]. Wenige Wochen später erging der Ruf an Nühsmann, dessen Name in Bonn in diesem Zusammenhang nie gefallen war[1215]. Der am 2. November 1934 verschickte Rundbrief bestätigte der Fakultät eine doppelte Niederlage: Nühsmann wie der Psychiater Kurt Pohlisch waren gegen den Willen der Fakultät vom Ministerium durchgesetzt worden[1216].

Es kursierten Gerüchte, nach denen Nühsmann über gute Kontakte zu Hermann Göring und dem in jener Zeit für die Medizinischen Fakultäten im Reichserziehungsministerium zuständigen Referenten Werner Jansen verfügte[1217]. Tatsäch-

[1212] UA Bonn, MF-PA Thielemann, Nühsmann an Dekan MF, eing. 9.11.1935.

[1213] UA Bonn, MF 3106, Vorschlagsliste vom 31.1.1933; vgl. Höpfner, Universität, S. 320 f.

[1214] Vgl. Höpfner, Universität, S. 321, Anm. 2 nach UA Bonn, MF 3106, Dekan MF an REM, 13.9.1934.

[1215] Vgl. Höpfner Universität, S. 321. – Der Altkatholik Theodor Alexander Nühsmann wurde am 8. März 1885 in Celle geboren. Er besuchte die Volksschule Braunschweig (1891–1894), anschließend das dortige Wilhelms-Gymnasium, wo er 1903 das Abitur ablegte und an die Kaiser-Wilhelms-Akademie nach Berlin wechselte. 1908 wurde er Unterarzt an der Charité, bevor er in den Militärdienst wechselte. Bereits in diese Phase fällt seine Promotion zum Dr. med. am 30. November 1909. Nach dem Ersten Weltkrieg wechselte er zunächst noch als Militärarzt an die Universität Halle. 1921 habilitierte er sich dort bei Alfred Denker. Zuletzt nahm er in Halle die Position eines Oberarztes und Privatdozenten wahr. 1926 wurde er Chefarzt und zweiter Leiter der 1901 gegründeten Dortmunder HNO-Klinik. Am 1. November 1934 übernahm er als Direktor die Bonner HNO-Klinik, von wo er 1941 nach Straßburg wechselte. Rufe nach Halle und Leipzig lehnte er 1946 ab. Kurzzeitig leitete er 1947 kommissarisch die Würzburger HNO-Klinik. Von 1948 bis 1954 führte er eine HNO-Praxis in Dortmund, von 1954 bis zu seinem Tod am 1. Februar 1962 in Oberaudorf. – Nühsmann heiratete am 30. April 1910 die am 20. März 1889 geborene Erna Henriette Franziska Schmitz. – Als Militärarzt erhielt er im Ersten Weltkrieg zahlreiche Auszeichnungen, darunter EK II und EK I. Er gehörte dem Stahlhelm (1919–1926) und ab dem 2. Januar 1934 dem NSKK beziehungsweise der SA an. – Quellen: BA Berlin, BDC-Dossier Nühsmann; UA Bonn, PA 6595 Nühsmann; HStA Düsseldorf, NW 15-254. – Literatur: Brusis, Geschichte, S. 108; Fleischer/Naumann, Lehrstätten, S. 48; H.[orst] L. Wullstein, Professor Dr. med. Th. Nühsmann † in: Zeitschrift für Laryngologie, Rhinologie, Otologie und ihre Grenzgebiete, 41 (1962), S. 437–439.

[1216] UA Bonn, MF-PA 91 (1) Gruhle, Rundbrief Dekan Stöhrs, 2.11.1934.

[1217] Vgl. Kahle, Universität, S. 115; Höpfner, Universität, S. 322.

lich folgte Nühsmann der Bitte Jansens, ihm über die Verhältnisse in Bonn zu berichten[1218].

Trotzdem war der Altkatholik Nühsmann kein linientreuer Nationalsozialist. Er gehörte weder NSDAP noch NSD-Ärztebund an. Zudem war er neben Otto Grütz und Friedrich Proell der einzige Ordinarius der Medizinischen Fakultät, dessen einstige Logenmitgliedschaft den Behörden bekannt war[1219]. 1925/26 war er in einer Loge aktiv, erreichte den zweiten Grad, zahlte bis 1933 Beiträge, betrat aber nach den Kuratoriumsakten der Universität seit April 1926 keine Loge mehr[1220]. Daher hatten die NSDAP-Gegner Martini und von Redwitz nach dem Ende des NS-Regimes keine Probleme, Nühsmann gute Zeugnisse auszustellen. Wissenschaftlich sei Nühsmann zwar „wenig hervorgetreten", habe die Klinik aber „sehr gut geführt und sich als Arzt und Lehrer allgemeine Anerkennung verschafft"[1221]. Obwohl einst Logenmitglied, nicht aber Angehöriger von NSDAP oder NS-Dozentenbund haben er „als Facharzt offenbar verschiedene sich in hohen Stellungen befindliche Parteigenossen behandelt und an einigen wohl auch schwere Operationen ausgeführt"[1222]. Die sich daraus ergebenden „Beziehungen" habe Nühsmann zugunsten seiner Klinik, „anderer Fakultätsinstitute" und, so formulierte Redwitz 1946 vorsichtig, „auch im Interesse von einigen Fakultätsmitgliedern verwendet, die infolge ihrer Einstellung zum Nationalsozialismus in eine schwierige Situation geraten waren"[1223]. 1948 empfahl Paul Martini Nühsmann ohne Einschränkung an die Universität Köln[1224].

Auch in der HNO-Klinik war zum Stichtag 15. November 1936 die Mehrheit der Ärzte in NS-Bewegungen aktiv. Neben dem „vom Dienst i. NSKK" beurlaubten Nühsmann bekannten sich weitere vier Ärzte zum Nationalsozialismus, nämlich der unter Nühsmann habilitierte Oberarzt Josef Scheideler, der zudem für den DLV Untersuchungen auf Fliegertauglichkeit vornahm, der ebenfalls im DLV tätige Metz, das NSDAP-Mitglied Eugen Jäger und das NSKK-Mitglied Lang[1225]. Zu dem an der Klinik tätigen Stabsarzt Janik ist kein Vermerk über NS-

[1218] Vgl. Höpfner, Universität, S. 322 nach GStA PK Berlin, I 76 410, Nühsmann an Jansen, 13.3.1935.

[1219] UA Bonn, Kuratorium, H 1, Bd. 8, Nachweisung, 23.9.1935.

[1220] UA Bonn, Kuratorium, H 1, Bd. 8, Nachweisung, 23.9.1935.

[1221] UA Bonn, MF-PA Nühsmann, Redwitz an Konen, 29.10.1946.

[1222] UA Bonn, MF-PA Nühsmann, Redwitz an Konen, 29.10.1946.

[1223] UA Bonn, MF-PA Nühsmann, Redwitz an Konen, 29.10.1946.

[1224] UA Bonn, MF-PA Nühsmann, Martini an Dekan MF Köln, 28.7.1948.

[1225] GStA PK Berlin, Rep. 76, Nr. 407. Erhebungsbogen HNO-Klinik, o.D., 1936. – Scheideler wurde später Chefarzt in Solingen. Vgl. Fleischer/Naumann, Lehrstätten, S. 48. – Der Katholik Eugen Jäger wurde am 4. Januar 1907 in Eschweiler geboren. Er besuchte die Vorschule Benrath (1913–1916), das Realgymnasium Benrath (1916–1923) und das Realgymnasium Bad Kreuznach (1923–1926). Von 1926 bis 1933 studierte Jäger in Bonn und Wien. In Bonn legte er am 21. Dezember 1933 sein Examen ab, wurde im selben Monat Medizinalpraktikant in der HNO-Klinik (bis April 1934), in der Medizinischen Poliklinik (bis Juli 1934) und wieder in der Ohrenklinik (bis Dezember 1934). Dort stieg er zum Assistenzarzt auf. Diese Stellung verlor er im Januar 1938. Jäger übernahm nun Vertretungen, baute seine eigene Praxis auf und wurde schließlich zur Wehrmacht eingezogen. – Jäger, der sich während der Studienzeit von

Tätigkeit angelegt worden. Keinerlei NS-Eintrag haben neben dem Stabsarzt Janik Assistenzarzt Fischer und Volontärassistent Teitscheid.

2.16.2. Der gemiedene Nationalsozialist – Bernhard Langenbeck

Nühsmanns Qualitäten als Operateur von hohen Nationalsozialisten erklären den Ruf an die Universität Straßburg durch seinen einstigen Bonner Kollegen Karl Schmidt. In der Übergangszeit leitete Oberarzt Josef Scheideler „die Klinik und den Unterricht in ausgezeichneter Weise", wie Dekan Selter das Wissenschaftsministerium wissen ließ[1226]. Nach dem einjährigen Provisorium folgte Nühsmann 1942 Bernhard Langenbeck, der als Mitglied von NSDAP und SS zumindest formal der nationalsozialistischen Vorstellung von einem Universitätsprofessor entsprach.

Auf der am 17. Juni 1941 aufgestellten Berufungsliste hatte Langenbeck, Entwickler des ersten Hörgeräts, keine Berücksichtigung gefunden[1227]. Groß waren die Befürchtungen, dass erneut ein Wunschkandidat des Berliner Ministeriums nach Bonn geschickt werden würde. Dabei erinnerte man sich weniger der gegen den Willen der Fakultät erfolgten Berufung Nühsmanns, der in Bonn letztlich doch hatte überzeugen können, als der schwachen Professoren Proell und Knauer[1228]. Es war Prorektor Friedrich Pietrusky, der am 19. Juni 1941 in einem Begleitschreiben zur Berufungsliste die Bonner Position in einem Brief an Minister Rust unmissverständlich zum Ausdruck brachte: „Von den Mitgliedern der medizinischen Fakultät sind ein Drittel ohne oder gegen den Willen der Fakultät hergekommen. Von diesen zunächst nicht Gewünschten sind leider nicht alle so wie man es von einem Universitätsprofessor verlangen muss; sie bedeuten im einen Falle eine erhebliche und im anderen eine unerträgliche Belastung der Fakultät und Universität."[1229] Favorit der Fakultät war der Kölner Ordinarius Alfred Güttich, der anders als die primo et aequo loco gesetzte Koryphäe seines Fachs, Johannes Zange (Jena), offenbar seine Bereitschaft zu einem Wechsel

Burschenschaften fernhielt, trat am 1. Mai 1933 der NSDAP bei (Nr. 3144521) und wurde SA-Mann (1933–1936). Zudem war er Mitglied von NSFK (ab 1937), NSV (ab 1937), NS-Ärztebund (ab 1940) und DRK (ab 1942, zuletzt Oberwachtführer). Jäger gab nach dem Ende des NS-Regimes an, 1932 und 1933 SPD gewählt zu haben. Im November 1947 wurde er als entlastet (Kategorie V) aus dem Entnazifizierungsverfahren entlassen. – Quelle: HStA Düsseldorf, NW 1049-57422.

1226 UA Bonn, PA 5314 Langenbeck, Dekan Selter an REM durch Rektor, 17.6.1941, Durchschlag; siehe auch ebd., Dekan Selter an REM durch Rektor und Kurator, 31.1.1942.

1227 Vgl. Anonymus, Professor Bernhard Langenbeck, in: Rheinische Friedrich-Wilhelms-Universität Bonn. Chronik und Bericht über das Akademische Jahr 1963/64, Jg. 79, N.F. Jg. 68, S. 25–26, S. 25.

1228 Vgl. zu Proell Kap. 2.17.3. und zu Knauer Kap. 2.10.2. Vgl. auch Höpfner, Universität, S. 322 f.

1229 UA Bonn, PA 5314 Langenbeck, Prorektor an REM durch Kurator, 19.6.1941, Konzept.

nach Bonn hatte erkennen lassen[1230]. Als Dritter wurde secundo loco Otto Steurer genannt. Mit Zange und Steurer fanden sich also zwei HNO-Spezialisten auf der Vorschlagsliste von 1941 wieder, die bereits 1934 Erwähnung gefunden hatten. Doch wider Erwarten lehnten nicht nur Steurer und Zange den Ruf nach Bonn ab. Auch Güttich entschloss sich zur Absage. Gleichwohl entwickelte man im Berliner Ministerium zu diesem Zeitpunkt offenbar keinen Ehrgeiz, das Ordinariat in eigener Verantwortung zu besetzen. Im Gegenteil wurde „eine neue Dreierliste" angefordert[1231]. Auf die Nennung von Ordinarien verzichtete die Fakultät nun. Der letztlich berufene Bernhard Langenbeck wurde als einziger primo loco gesetzt. Secundo et aequo loco nannte die Fakultät den Direktor der Städtischen HNO-Klinik in Erfurt Richard Mittermaier und den in Jena tätigen Oberarzt Friedrich Zöllner[1232]. Jetzt freilich intervenierte Paul Klingelhöfer vom Reichserziehungsministerium bei Rektor Chudoba und brachte die Dozenten Alfred Tobeck (Göttingen), später Chefarzt in Dortmund, und Alexander Herrmann (Greifswald), später Ordinarius in Mainz und München, in Vorschlag[1233]. Dekan Selter konnte diesen Eingriff Klingelhöfers ohne größeren Widerstand abwehren, indem er sich auf Formalitäten zurückzog: Niemand der um Vorschläge gebetenen Ordinarien hatte Tobeck und Herrmann genannt[1234].

Einen Fehler aber beging Dekan Selter in den Augen der organisierten Dozenten. Er hatte die Dozentenschaft erst in einer Fakultätssitzung mit der Berufungsliste konfrontiert. Der stellvertretende Dozentenschaftsleiter Klapp betonte zwar, einen Eklat vermieden zu haben, bat den Rektor aber „angesichts der Häufung dieser Fälle, gerade in der Medizinischen Fakultät", die Dekane auf ihre Verpflichtung zur frühzeitigen Orientierung des Dozentenschaftsleiters hinzuweisen[1235]. Im konkreten Fall bedeute die Intervention Klapps keine Behinderung des Verfahrens. Zum 1. Juli 1942 wurde Langenbeck nach Bonn berufen[1236]. Bereits

[1230] UA Bonn, PA 5314 Langenbeck, Prorektor an REM durch Kurator, 19.6.1941, Konzept; ebd., Dekan Selter an REM durch Rektor, 17.6.1941, Durchschlag. In den beiden Schreiben wird Güttich falsch „Güttig" geschrieben.

[1231] UA Bonn, PA 5314 Langenbeck, i.A. gez. Breuer/REM an Kurator Bonn, 7.1.1942, Abschrift.

[1232] UA Bonn, PA 5314 Langenbeck, Dekan Selter an REM durch Rektor und Kurator, 31.1.1942, Durchschlag.

[1233] UA Bonn, PA 5314 Langenbeck, Rektor Chudoba an Dekan Selter, 6.2.1942, Durchschlag.

[1234] UA Bonn, PA 5314 Langenbeck, Rektor Chudoba an Klingelhöfer/REM, Durchschlag.

[1235] UA Bonn, PA 5314 Langenbeck, Dekan Selter an REM durch Rektor und Kurator, 31.1.1942, Durchschlag mit Bezug auf Erlass des REM W. A. 500 (a) vom 14. Mai 1938. – Klapp hatte die Rückendeckung der NSDAP-Reichsleitung. Siehe: UA Bonn, NS-Dozentenbund, NSD-Dozentenbund/Der Reichsdozentenführer/München an Klapp/Bonn, 7.7.1941.

[1236] Rudolf Eduard Adolf Conrad Bernhard Langenbeck wurde am 25. Mai 1895 in Osterode geboren. Er besuchte bis zur Reifeprüfung Ostern 1913 das humanistische Gymnasium in Göttingen. Nach einer Stellung als Maschinenbaubeflissener an den Eisenbahnhauptwerkstätten in Göttingen 1913 nahm er noch im selben Jahr das Studium an der dortigen Universität auf. Zunächst studierte er zwei Semester Physik und Mathematik. Anschließend folgte in Göttingen und Marburg das Studium der Medizin. Ärztliche Prüfung, Bestallung und Promotion folgten 1921/22 in Göttingen. Nach der Assistentenzeit in der chirurgischen Abteilung des Evangelischen Krankenhauses Mülheim/Ruhr 1922/23 wurde er 1923 Assistent im physikalischen Labor

mehr als zwei Jahre vorher hatte er die Unterstützung von Parteistellen erfahren, als der Leipziger Dozentenbundsführer den „lieben Pg." de Crinis auf Langenbeck aufmerksam machte: „Er steht unbedingt fest auf dem Boden der nationalsozialistischen Weltanschauung."[1237] Dies hatte schon 1936 der damalige Dozentenschaftsleiter betont, gleichzeitig aber eine jetzt nicht wiederholte mäßige Beurteilung seiner wissenschaftlichen und didaktischen Fähigkeiten abgegeben[1238]. Im Februar 1942 bestätigte der stellvertretende Bonner Dozentenbundsführer Klapp nochmals die politische Unbedenklichkeit des SS-Standartenarztes. Klapp beurteilte ihn auch unter fachlichen Gesichtspunkten „als Forscher, Lehrer und Arzt günstig"[1239].

der Siemens & Halske AG in Berlin, wo er sich bis 1927 im Selbststudium Kenntnisse der Physik und Elektrotechnik aneignete. Im Juli 1927 wechselte er als Assistent an die HNO-Klinik und das Physiologische Institut Leipzig. In Leipzig habilitierte er sich am 18. Juni 1931. Am 5. Oktober 1931 wurde er zum Oberarzt an der HNO-Klinik ernannt. 1937 wurde er nichtbeamteter außerordentlicher Professor, der mit der Vertretung der Luftfahrtmedizin an der Universität Leipzig betraut war. Angestellt war Langenbeck im Beamtenverhältnis am Städtischen Krankenhaus St. Jakob. Am 1. Juli 1942 folgte er dem Ruf nach Bonn. Langenbeck starb am 29. April 1964. – Während des „Dritten Reichs" trat er aus der evangelisch-lutherischen Kirche aus und bezeichnete sich daraufhin als „gottgläubig". – Seit dem 2. November 1923 war er mit der am 13. November 1898 geborenen Dr. iur. et rer. pol. Margarethe Luise Degen verheiratet, die zunächst der evangelisch-unierten Kirche angehörte (in späteren Fragebögen blieb die Frage nach der Religion unbeantwortet). Aus der Ehe gingen fünf Kinder hervor: Adelheid (geb. 31.8.1924), Irmgard (geb. 1.11.1926), Konrad (geb. 11.1.1932), Bernhard (geb. 11.2.1937) und Jörg Detlev (geb. 14.6.1939). Nach dem Tod von Langenbecks erster Frau am 24. August 1944 heiratete er Klara Limbach, die der SS als katholische Kirchgängerin und „in ihrer geistigen Haltung als unterdurchschnittlich geschildert" wurde. – Langenbeck – bis 1926 Mitglied der DNVP – wurde am 1. Mai 1933 NSDAP-Mitglied (Nr. 2382945). Am 12. Juni desselben Jahres trat er der SS bei (Nr. 121169), in der er den Rang eines SS-Obersturmführers erreichte. Seit dem 6. März 1936 war er Mitglied des NS-Ärztebundes (Nr. 13958). Darüber hinaus war er Mitglied des NS-Dozentenbundes (Nr. 1741), der NSV, des NS-Lehrerbundes, der Reichsdozentenschaft, des Deutschen Roten Kreuzes und des Reichsluftschutzbundes. Nach dem Krieg gab er an, im November 1932 die DNVP, im März die NSDAP gewählt zu haben. – 1913 als Einjährig-Freiwilliger beim Heer zog Langenbeck am 2. August 1914 als Unteroffizier ins Feld. Am 16. Februar 1915 wurde er zum Leutnant der Reserve ernannt. Im Januar 1918 wechselte er von einem technischen Kommando zur Ausbildung als Flugzeugbeobachter. Er kam zur Feldfliegerabteilung der Artillerie und der Infanterie. Seit 1936 war er Oberstabsarzt der Reserve bei der Luftwaffe. – Zweimal wurde er schwer verwundet. 1914 erlitt er einen Schädeldurchschuss, 1918 einen Bauchschuss. – Ausgezeichnet wurde er mit EK II, EK I, dem Fliegerabzeichen für Beobachter sowie dem schwarzen Verwundetenabzeichen. Im „Dritten Reich" erhielt er das SS-Zivilabzeichen. – Quellen: BA Berlin, BDC-Dossier Langenbeck; UA Bonn, PA 5314 Langenbeck; Literatur: Fleischer/Naumann (Hg.), Lehrstätten, S. 49 f.; Rolf Maurer, In memoriam Professor Dr. med. Bernhard Langenbeck, in: Zeitschrift für Laryngologie, Rhinologie, Otologie und ihre Grenzgebiete, 43 (1964), S. 325–327; Anonymus, Professor Bernhard Langenbeck, in: Rheinische Friedrich-Wilhelms-Universität Bonn. Chronik und Bericht über das Akademische Jahr 1963/64, Jg. 79, N.F. Jg. 68, S. 25–26.

1237 BA Berlin, BDC-Dossier Langenbeck, Dozentenbundsführer der Universität Leipzig an de Crinis/REM, 7.2.1940.

1238 UA Bonn, PA 5314 Langenbeck, Dozentenschaftsleiter Leipzig an Rektor Leipzig, 21.11.1936.

1239 UA Bonn, PA 5314 Langenbeck, Dozentenbundsführer i.V. Klapp an Rektor, 21.2.1942.

Tatsächlich hatte sich Langenbeck von einem Wahlhelfer und Redner der DNVP anlässlich der Wahl zur Nationalversammlung zum NSDAP-Mitglied und SS-Mann, beides seit 1933, entwickelt[1240]. Der plötzliche Tod von Langenbecks Ehefrau im August 1944, der, so Dekan Grütz 1949, „mit einem gewissen Dunkel umgeben ist", verstärkte Gerüchte über deren Kontakte zum SD[1241]. „Aus der offenbar sehr aktivistischen Einstellung" von Margarethe Luise Langenbeck resultierte, so hielt Otto Ullrich 1950 fest, „ein zunehmend reserviertes Verhalten der meisten Fakultätsmitglieder auch" gegenüber ihrem Ehemann[1242].

Erste und wichtigste Aufgabe Langenbecks in Bonn war es, den Personalbestand zu sichern – zumal Oberarzt Josef Scheideler seinem früheren Chef Nühsmann nach Straßburg folgen sollte. Langenbeck wollte die Bonner Oberarztstelle seinerseits mit einem Kollegen aus Leipzig besetzen. Er schlug den seinerzeit in die Wehrmacht einberufenen Hans Eschweiler vor und wagte offene Kritik an den kriegsbedingten Personalentscheidungen im Reich[1243]. Verquast, aber doch eindeutig schrieb er: „Vom grossen und ganzen ausgesehen [sic], ist es zweifellos ein Fehleinsatz, wenn junge Leute mit wissenschaftlicher Qualifikation, so, [sic] wie Dr. Eschweiler, seit Kriegsbeginn dauernd in vorderster Linie ärztliche Verwendung finden, wo ihre wissenschaftlichen und fachärztlichen Fähigkeiten in keiner Weise ausgenutzt werden können und sie auch nicht die Möglichkeit haben, an der wissenschaftlichen Arbeit teilzunehmen, während andere Männer der gleichen Altersklasse, die zwar gute Ärzte und Fachärzte sind, aber doch als wissenschaftlicher Nachwuchs nicht in dem Masse in Frage kommen, in Assistentenstellen UK gestellt sind oder in Heimatlazaretten Verwendung finden, wo sie sich fachärztlich und auch wissenschaftlich betätigen können und do ihren Altersgenossen in der vordersten Front vorauskommen, während jene bestqualifizierten Kräfte allmählich in Vergessenheit geraten und nach dem

1240 BA Berlin, BDC-Dossier Langenbeck, Personalkarteikarte, o.D.

1241 UA Bonn, PA 5314 Langenbeck, Grütz an Entnazisierungs-Hauptausschuss Bonn, 17.1.1949, Durchschlag.

1242 UA Bonn, MF-PA Langenbeck, Ullrich an Kultusministerium NRW, 17.1.1950, Durchschlag.

1243 Hans Rudolf Eschweiler wurde am 22. Juni 1907 in Bonn geboren. Der Protestant schloss 1926 das Bonner Realgymnasium mit dem Abitur ab und studierte anschließend in Bonn, München, Wien und wieder Bonn, wo er 1931 examiniert und promoviert wurde. 1931/32 war Eschweiler als Medizinalpraktikant in Berlin und Leipzig tätig, bevor er am 15. August 1932 an die Bonner HNO-Klinik kam, zunächst als Volontär, ab dem 1. November 1932 als Assistent. Am 4. Mai 1938 habilitierte er sich, am 16. Juni 1939 wurde er Dozent. – Eschweiler war seit dem 24. Februar 1939 mit der am 14. November 1912 geborenen Ilse Hedwig Rusche verheiratet. Am 29. Juli 1940 wurde die Tochter Dorothee Luise geboren, am 19. November 1943 das zweite Kind. – Nach diversen Militärübungen wurde Eschweiler am 5. August 1939 zur Wehrmacht eingezogen, wo er bis zum 27. Juni 1942 blieb, zuletzt als Stabsarzt. Er erhielt das KVK II mit Schwertern sowie die „Wintermedaille Rußland" (1941/42). – Eschweiler war Mitglied von NSDAP (ab 1.5.1937, Nr. 4301600), SA (ab 4.11.1933, zuletzt Sanitätssturmführer), NSD-Ärztebund (ab April 1935) und NS-Dozentenbund (ab 3.8.1934). – Eschweiler nahm sich 1945 das Leben. – Quelle: UA Bonn, MF-PA 58 Eschweiler; ebd., PA 8693 Eschweiler.

Kriege vielleicht den Universitäten verloren gehen."[1244] Für den Fall, dass Eschweiler zwar nicht uk gestellt, aber wenigstens an ein Bonner Lazarett kommen würde, schlug Langenbeck Eschweilers Austausch mit dem Assistenten Foet oder einem „jüngeren Herrn" vor[1245]. Langenbecks Wunsch erfüllte sich. Mit Wirkung vom 30. April 1942 wurde Eschweiler im Juni 1942 zur Sanitätsstaffel Bonn versetzt, uk gestellt und konnte als Oberarzt an der HNO-Klinik tätig sein[1246]. Angesichts der knappen Personallage – der flämische Arzt Assert ging am 1. Juli 1943 zurück nach Belgien und der Assistent Zierau wurde zur Wehrmacht eingezogen – blieb er auch später freigestellt[1247]. Ihm zur Seite stand schließlich nur noch der lungenkranke und nur bedingt einsatzfähige Assistenzarzt Stabenau[1248]. Mehr ärztliches Personal war der Ohrenklinik freilich nicht zugeteilt. Außer dem Chefarzt sollte für 47 stationär behandelte Patienten und für 117 tägliche poliklinische Behandlungsfälle jeweils ein Arzt zur Verfügung stehen[1249].

Für seine Antrittsvorlesung am 7. Juli 1943 wählte Eschweiler ein den Zeit- und Eschweilers Lebensumständen entsprechendes Thema: „Aufgaben des Hals-, Nasen- und Ohrenarztes in frontnahen Lazaretten"[1250]. Eschweiler scheint kein enthusiastischer Nationalsozialist gewesen zu sein, obwohl ihm das sein Chef Langenbeck 1943 bescheinigte[1251]. Die Partei legte ihm zwar keine Steine in den Weg, doch hielt der Leipziger NSD-Dozentenbund bereits 1939 fest, Eschweiler sei kein „begeistert sich einsetzender Aktivist", erfülle freilich „er die ihm übertragenen Aufgaben zuverlässig", weil er „die Notwendigkeit dieses Einsatzes" einsähe[1252]. Sein Schicksal war bis 1945 weder außergewöhnlich noch ausweglos. Dennoch nahm sich Eschweiler im Frühjahr 1945 „aus Kummer über das hereingebrochene Unglück seines Vaterlandes das Leben"[1253].

Im Zusammenhang mit dem Antrag auf Eschweilers Uk-Stellung vom Mai 1943 ist davon die Rede gewesen, dass die Bonner Ohrenklinik „in nächster Zeit wichtige wehrwissenschaftliche und sanitätsdienstliche Aufgaben zu übernehmen" habe[1254]. Entsprechende Verhandlungen seien eingeleitet. Wahrscheinlich

1244 UA Bonn, MF-PA 58 Langenbeck, Langenbeck an Dekan MF, 14.4.1942.

1245 UA Bonn, MF-PA 58 Langenbeck, Langenbeck an Dekan MF, 14.4.1942.

1246 UA Bonn, MF-PA 58 Eschweiler, Lebenslauf, o.D. [nach 1943].

1247 UA Bonn, MF-PA 58 Eschweiler, gez. Kieckelbusch an Wehrersatzinspektion beim Regierungspräsidenten Köln, 26.5.1943, Durchschlag.

1248 UA Bonn, MF-PA 58 Eschweiler, gez. Kieckelbusch an Wehrersatzinspektion beim Regierungspräsidenten Köln, 26.5.1943, Durchschlag.

1249 UA Bonn, MF-PA 58 Eschweiler, gez. Kieckelbusch an Wehrersatzinspektion beim Regierungspräsidenten Köln, 26.5.1943, Durchschlag.

1250 UA Bonn, MF-PA 58 Eschweiler, Lebenslauf, o.D. [nach 1943].

1251 UA Bonn, PA 8693 Eschweiler, Langenbeck an Kurator Bonn, 16.3.1943: „Er ist Nationalsozialist und steht weltanschaulich voll und ganz hinter der Regierung".

1252 UA Bonn, PA 8693 Eschweiler, NSD-Dozentenbund Universität Leipzig an Rektor Leipzig, 16.5.1939.

1253 UA Bonn, MF-PA 58 Eschweiler, Erklärung Dekan Redwitz', 3.10.1946.

1254 UA Bonn, MF-PA 58 Eschweiler, gez. Kieckelbusch an Wehrersatzinspektion beim Regierungspräsidenten Köln, 26.5.1943, Durchschlag.

ist es angesichts des Kriegsverlaufs zu derartigen Aufgabenstellungen nicht mehr gekommen, sieht man von einer erhöhten „Einweisung von Wehrmachtsangehörigen“ ab[1255].

2.17. Die Zahnklinik

Nach dem Ende der Ära Kantorowicz war die Zahnklinik fest in den Händen von zumindest formal der NSDAP angehörender oder ihr nahe stehender Ärzte[1256]. Klinkleiter Proell war als Sturmarzt SA-Mitglied. Oberassistent Ratomachev war ebenso Mitglied der SA wie die Assistenten Karl Anspach, Erich Hausser, Wendel und Peter Jacobs[1257]. Assistent Peter Neuls gehörte dem NS-Fliegerkorps an[1258]. Lediglich der dritte Mann am Institut nach Proell und Ratomachev, der aus München nach Bonn gekommene „Hilfslehrer“ Hans Carl Junk, engagierte sich nicht in NS-Organisationen[1259]. Rechnet man Junk zu den Assistenten, ergibt sich das folgende Bild: 6 der 7 Assistenten waren in NS-Organisationen tätig, 5 davon in der SA. Von den neun Hilfs-, Semester- und Volontärsassistenten gehörten

[1255] UA Bonn, MF-PA 58 Eschweiler, gez. Kieckelbusch an Wehrersatzinspektion beim Regierungspräsidenten Köln, 26.5.1943, Durchschlag.

[1256] Zu der Ära Kantorowiczs vgl. Kap. 3.1.1.

[1257] Peter Jacobs wurde am 17. Dezember 1909 in Kreuzau bei Düren geboren. Der Katholik besuchte von 1920 bis 1929 das Realgymnasium Düren. Anschließend studierte er bis 1935 in Bonn, Frankfurt und Kiel. Vom 30. Oktober 1935 bis zum 31. Dezember 1940 war er an der Bonner Zahnklinik beschäftigt. – Anfang 1941 wurde Jacobs als Zahnarzt zum Militär eingezogen, wo er zuletzt als Marinestabsarzt tätig war. Ausgezeichnet wurde er mit dem KVK II mit Schwertern (30.1.1943). – Er war Mitglied von NSDAP (ab 1.10.1937), SA (ab 15.5.1933), NSDStB (1933–1935), NS-Dozentenbund (1937–1941), NSV (ab 1937), NS-Reichsbund für Leibesübungen (ab 1936), DRK (ab 1941) und Reichsluftschutzbund (ab 1937). Nach dem Ende des NS-Regimes gab er an, 1932/33 die DNVP gewählt zu haben. Aus dem Entnazifizierungsverfahren ging er als belastet (Kategorie IV) hervor. – Quelle: HStA Düsseldorf, NW 1049-52822.

[1258] Peter Neuls wurde am 26. November 1905 in Trier geboren. Der später aus der Kirche ausgetretene Neuls besuchte von 1912 bis 1916 die Grundschule in Hagen-Haspe und von 1916 bis 1925 die dortige Oberrealschule („Meine Einstellung zu Religionsgemeinschaften war bereits seit meiner Oberrealschulzeit negativ. Grund waren die Schwierigkeiten, die meine Eltern wegen Eingehung einer Mischehe hatten. Meine Abneigung verstärkte sich unter Einfluss des Studiums. Meinen Eltern zuliebe verblieb ich in der Kirche bis zur Trennung vom Elternhause, die nach Eingehung meiner Ehe 1938 erfolgte.“). Neuls studierte in Bonn unter Kantorowicz und legte dort 1934 das zahnärztliche Staatsexamen ab. 1937 wurde er in Bonn promoviert. Er durchlief die Assistentenlaufbahn und war unter Proell zuletzt Oberassistent und Abteilungsleiter Prothetik. Zuvor wegen Nachwuchsausbildung und Versorgung der Zivilbevölkerung uk-gestellt, wurde Neuls am 28. April 1943 zur Wehrmacht eingezogen. – Er war Mitglied der Derendingia Tübingen (1925–1935) sowie von NSDAP (ab 1937), NS-Dozentenbund (1941–1943), NSFK (1941–1943), NSV (ab 1937) und Deutscher Studentenschaft (1925–1934). Am Ende des Entnazifizierungsverfahrens wurde er als belastet (Kategorie IV) angesehen. – Quelle: HStA Düsseldorf, NW 1049-48990; ebd., NW 15-254.

[1259] GStA PK Berlin, NW 5-587, Kurator Klingelhöfer an Wissenschaftsministerium, 9.10.1934.

zwei der SS („SS-Müller" als in der „Patientenbehandlung" tätiger „wissenschaftlicher Hilfsassistent" und „Vorlesungsassistent" sowie Ziev) und einer der SA (Selle) an. Sechs weitere können als „ohne Parteiengagement" eingestuft werden (Frau Müller, Nana [?] Schnitzer, Frau Korn, Carl Becker, Frau Born, Cronenberg)[1260].

2.17.1. Der Wegbereiter einer Klinikschließung – Edwin Hauberisser

Am 28. April 1933 war zunächst der Privatdozent und so genannte „Hilfslehrer" (ursprünglich war diese Funktion zur „Vorbereitung für die Privatdozentur" vorgesehen) Karl Schmidhuber „im Auftrage des Herrn Minister" von Kurator Proske „mit der vertretungsweisen Wahrnehmung der Leitung des Zahnärztlichen Instituts beauftragt" worden[1261]. Kantorowicz hatte Schmidhuber noch am 6. März 1933 in einem Schreiben an den Kurator, das finanzielle Belange seiner Mitarbeiter an der Zahnklinik betraf, belobigt. Er versehe „den anstrengenden und durch die Beaufsichtigung der Studierenden bei blutigen Operationen im höchsten Masse aufregenden Dienst auf der Poliklinik mit vorbildlichem Eifer u. Gewissenhaftigkeit"[1262]. Schmidhuber übernahm denn auch gemeinsam mit seinen Kollegen Korkhaus und Balters einige der für das Sommersemester 1933 von Kantorowicz angekündigten Lehrveranstaltungen[1263].

Nach diesem einjährigen Intermezzo wurde Edwin Hauberisser am 30. Juli 1934 Direktor der Bonner Zahnklinik[1264]. Damit sollte ein Interregnum zu Ende

[1260] HStA Düsseldorf, NW 15.

[1261] UA Bonn, MF 79/26, Kurator Proske an MF, 28.4.1933; ebd., MF 79/183, Direktor Kantorowicz an Kurator, 6.3.1933, Abschrift („Vorbereitung [...]"). Vgl. GStA PK Berlin, Rep. 76 V a, Sekt. 3, Tit. IV, Nr. 39, Bd. XVI, Aktennotiz, o.D.: „Als Staatstelegramm ist abzusenden: [...] Vertreter für Kantorowicz Balters und Schmidthuber [sic]".

[1262] UA Bonn, MF 79/183, Direktor Kantorowicz an MF, 6.2.1933, Abschrift.

[1263] UA Bonn, MF 79/026, Dekan der medizinischen Fakultät an Universitätskurator, 3.5.1933. Von den neun Lehrveranstaltungen, die Kantorowicz angekündigt hatte, wurden eine von Schmidhuber, zwei von Korkhaus und drei von Balters übernommen. Eine Lehrveranstaltung wurde nicht eindeutig zugeordnet; zwei fielen aus. Das Berliner Ministerium genehmigte den Vertretungsplan (UA Bonn, MF 79/026, Universitätskurator Proske an MF, 3.5.1933).

[1264] Wilhelm Balters wurde am 14. März 1893 in (Wuppertal-)Barmen geboren. Er wurde zum Dr. med. und zum Dr. med. dent. promoviert. 1926 habilitierte er sich, 1932 wurde er außerordentlicher Professor. – Er war Mitglied von NSDAP (ab Mai 1933), SA (1933/34), NSV und Reichsdozentenbund. Vor 1933 gehörte er keiner Partei an. Das Entnazifizierungsverfahren endete für ihn mit der Einstufung in Kategorie V. – Quelle: HStA Düsseldorf, NW 1049-44636. — Edwin Gerhard Hauberisser wurde am 30. Mai 1883 in München geboren. Der sich später als gottgläubig bezeichnende Katholik Hauberisser besuchte das humanistische Gymnasium und die Kriegsschule, wo er die Offiziersprüfung ablegte. Nach seiner Habilitation 1925 in Göttingen spezialisierte er sich auf Kiefer- und Gesichtschirurgie und erhielt dort den ersten Lehrauftrag in Deutschland für dieses Fachgebiet. Am 30. Juli 1934 übernahm er die Leitung der Bonner Zahnklinik, nahm aber bereits nach weniger als einem Jahr einen Ruf an die Universität Erlangen an, wo es wie in Bonn zu erheblichen Spannungen zwischen Hauberisser und seinen Kollegen kam. – Verheiratet war Hauberisser mit der zunächst evangelischen, dann gottgläubigen, am 23. Januar 1887 geborenen Martha Hirt. – Hauberisser leistete von 1901 bis 1908

gehen, das Dekan Gött bereits im September 1933 kommentiert hatte: „In der Zahnklinik scheinen, wenn sich auch die durch Kantorowicz' Beurlaubung führerlos gewordenen drei Dozenten große Mühe geben, neue Reibungsflächen zu entstehen. Wenn da nicht bald ein Mann ernannt wird, der als Direktor den Kurs und den Takt autoritär angibt, so wird möglicherweise das Wintersemester nicht ganz ersprießlich werden. Der stellvertretende Direktor ist Priv. Dozent Dr. Schmidhuber. Er ist vom Herrn Minister dazu ernannt worden, wohl weil er Mediziner ist. Da aber sonst immer der a.o. Professor Balters den oft abwesenden Chef vertreten hatte und seiner ganzen Art nach wohl auch geeigneter dazu war und ist, so ergeben sich jetzt allerlei Schiefheiten und Anlässe zu Verstimmungen."[1265]

Edwin Hauberisser war nicht der Wunschkandidat der Medizinischen Fakultät. Die drei Zahnmediziner, die den Betrieb der Klinik nach der Vertreibung Kantorowiczs aufrecht erhielten, Karl Schmidhuber, Wilhelm Balters und Gustav Korkhaus, hatten ihn gar nicht erst in Vorschlag gebracht[1266]. Ihr gemeinsamer

sowie von 1914 bis 1918 Kriegsdienst. Am 14. Dezember 1914 erlitt er einen Kopfschuss. Zuletzt bekleidete er den Rang eines Rittmeisters im Alpenkorps. – Am 26. April 1933 trat Hauberisser der NSDAP bei (Nr. 2612419), am 15 Mai 1933 der SA und ebenfalls 1933 dem NS-Ärztebund (Nr. 6392). Am 11. April 1934 wurde er förderndes Mitglied der SS, im selben Jahr Mitglied von NS-Dozentenbund, NSV und DAF, 1935 vom Luftschutzbund. 1935 legte er das SA-Sportabzeichen ab (Nr. 852525), am 30. Januar 1941 wurde er SA-Sturmbannführer. Er nahm an den Reichsparteitagen 1933 und 1936 bis 1938 teil. 1939 scheiterte Hauberissers Versuch, die Bewerberzeit zu umgehen und als Sturm- oder Sturmbannführer in die SS einzutreten. Hauberisser übernahm die Funktion eines Schulungsredners im Hauptamt für Volksgesundheit der NSDAP. – Hauberisser erhielt zahlreiche Auszeichnungen, u.a. EK I, EK II und Verwundetenabzeichen. – Quellen: BA Berlin, BDC-Dossier Edwin Hauberisser; ebd., BDC-Dossier Karl Pieper. – Zu Kantorowiczs Vertreibung vgl. Kap. 3.1.1., zu Balters und Schmidhuber Kap. 2.17.2.

1265 GStA PK Berlin, Rep. 76, V a, Sekt. 3, Tit. IV, Nr. 39, Bd. XVI, Dekan Gött an Ministerialrat, handschriftlich, 23.9.1933. – Karl Friedrich Schmidhuber wurde 1895 geboren. Im Januar 1925 wurde er in der Bonner Klinik für Mund-, Zahn- und Kieferkrankheiten planmäßiger Assistent und Leiter der kieferchirurgischen Abteilung. Als „Hilfslehrer" (1927) habilitierte er sich für Zahnheilkunde im Dezember 1928. Mit Wirkung vom 1. April 1935 wurde Schmidhuber planmäßiger außerordentlicher Professor in Heidelberg, wo er 1936 die Leitung der Dozentenschaft und die Führung des NSD-Dozentenbundes übernahm. 1945 entlassen, stand er von 1951 bis 1963/65 der Kölner Zahnklinik vor. Er starb am 23. August 1967. – Schmidhuber war seit 1933 Mitglied von NSDAP und SS (1935 Sturmbannarzt). Außerdem war er Mitglied von Dozentenschaft und NSD-Dozentenbund. – Quelle: UA Bonn, PA 8812 Schmidhuber; Literatur: Höpfner, Universität, S. 326; Bauer, Universität, S. 53 f.; Karin Langsch, Die Etablierung der Zahnmedizin an der Universität Heidelberg seit 1895, Diss. med. dent. Heidelberg 1992, S. 26 ff.; Axel Bauer/Karin Langsch, Die Etablierung der Zahnmedizin an der Universität Heidelberg 1895–1945, in: Würzburger medizinhistorische Mitteilungen, 9 (1991), S. 377–392; Bauer, Universität, S. 11 ff.

1266 Gustav Korkhaus wurde am 4. Januar 1895 in Köln geboren. Der evangelische Christ besuchte in Köln Volksschule (1901–1906), Realschule (1906–1912) und Oberrealschule (1912–1914). Von 1918 bis 1921 studierte er an den Universitäten Berlin und Bonn. 1920 legte er das Examen ab, 1921 wurde er promoviert. Vom 1. Oktober 1927 bis zum 1. April 1934 war Korkhaus bei der Stadt Bonn unter Alfred Kantorowicz angestellt. 1929 habilitierte er sich. Er war Abteilungsleiter der Kieferorthopädischen Abteilung der Städtischen Schulzahnarztklinik und zugleich Universitätsdozent mit Genehmigung zur Privatpraxis („Mit dem nationalso-

Kandidat war der angesehene Breslauer Ordinarius Hermann Euler, der dann auch tatsächlich an die erste Stelle der Berufungsliste gesetzt wurde, an dessen Zusage aber niemand ernsthaft glaubte[1267]. Eine Klinikführung in der Tradition Kantorowiczs – nur Balters forderte sie offen und kaum verblümt – trauten die drei Dozenten auch dem in Köln lehrenden Rudolf Weber zu, der zugleich auf einer Züricher Berufungsliste stand[1268]. Er gelangte neben Hauberisser auf Platz zwei des Berufungsvorschlags der Fakultät[1269]. Gegen Weber aber wurde noch im Herbst ein Strafverfahren wegen Unterschlagung eingeleitet, so dass Dekan Ceelen das Wissenschaftsministerium nachträglich bat, ihn von der Liste zu strei-

zialistischen Umschwung 1933 wurde diese Stelle beseitigt und bis zum 1. April 1934 liquidiert. Ich war in der Folge lediglich auf meine geringen Vorlesungshonorare angewiesen und gezwungen, meine fachärztliche Praxis weiter auszudehnen"). Am 30. November 1935 wurde Korkhaus außerordentlicher, am 4. November 1939 außerplanmäßiger Professor. Im Februar 1945 wurde er ärztlich approbiert und zum Dr. med. promoviert. Nach dem Krieg vertrat er den Direktor der Zahnklinik und wurde 1946 als Hochschullehrer von der Militärregierung bestätigt. – Korkhaus war seit 1925 verheiratet und hatte ein Kind. – Er nahm am Ersten Weltkrieg teil. Er erhielt EK II, Frontkämpferkreuz und im Zweiten Weltkrieg KVK II (für Löscharbeit an der Universität). – Korkhaus wurde Mitglied von NSDAP (10.7.1935), HJ (1.12.1934, Referent für Zahn-, Mund- und Kieferheilkunde), NS-Dozentenbund (1.1.1941), NSV (1.8.1934), NS-Ärztebund (20.5.1935), NS-Altherrenbund (1.10.1936) und Reichsluftschutzbund (1940). Vor 1933 hatte er keiner Partei angehört, wohl aber der DVP nahe gestanden. – Sein Entnazifizierungsverfahren endete am 5. Februar 1948 mit der Einstufung in Kategorie V. – Quelle: HStA Düsseldorf, NW 1049-54022.

1267 GStA PK Berlin, Rep. 76, V a, Sekt. 3, Tit. IV, Nr. 39, Bd. XVI, Schmidhuber an Dekan, 7.10.1933 (Vorschlag: 1. Euler, 2. Weber/Köln, Precht/Königsberg); ebd., Aufzeichnung Balters, o.D. (Vorschlag: Euler/Breslau, Weber/Köln); ebd., Korkhaus an Dekan, 6.10.1933 (Vorschlag: Euler/Breslau, Schmidhuber/Bonn, Weber/Köln); ebd., Kurator i.V. Klingelhöfer an REM, 10.10.1933: „Wie Professor Dr. Selter in Vertretung des erkrankten Dekans hier mündlich mitgeteilt hat, glaubt wohl die Fakultät selbst nicht ernstlich an die Möglichkeit einer Gewinnung des Professors Euler; sie hat aber trotzdem gemeint, ihn als den zur Zeit Besten seines Faches auf die erste Stelle setzen zu müssen". – Die Vorschlagsliste war am 2. Oktober 1933 vom Berliner Wissenschaftsministerium angefordert worden (ebd., REM an Kurator Bonn, 2.10.1933, Entwurf); dies ist möglicherweise auf ein Privatschreiben Dekan Götts vom 23. September 1933 zurückzuführen, in dem es noch hieß, der Kölner Professor Weber sei „an erster Stelle" gesetzt und „wohl auch in der Lage, seine Tätigkeit in Bonn bald anzutreten" (ebd., Dekan Gött an Ministerialrat, handschriftlich, 23.9.1933).

1268 Vgl. die Berufungsvorschläge der Dozenten (s. oben); zu Balters' Würdigung der früheren in der Zahnklinik erbrachten Leistungen vgl. 2.16.2. Die Züricher Liste wird erwähnt in: UA Bonn, PA 11.177 Weber, Dekan MF Köln an REM durch Rektor Köln, 9.9.1939, Abschrift. — Rudolf Weber wurde am 27. April 1894 geboren. Als promovierter Arzt und Zahnarzt, der seit dem 1. November 1923 die Stelle eines Oberarztes an der städtischen Zahnklinik in Köln bekleidete, war gegen ihn Anfang 1934 ein Strafverfahren eröffnet worden, weil er zum Nachteil der Stadt Köln Patientenhonorare rechtswidrig einbehalten haben soll. Es wurde aufgrund des Straffreiheitsgesetzes vom 7. August 1934 abgebrochen (vgl. von Münch/Brodersen, Gesetze, S. 93). An die Kölner Universität sollte Weber jedoch nicht mehr zurückkehren. Am 17. Januar 1940 wurde er offiziell zum außerplanmäßigen Professor in Bonn ernannt, nach der Zerstörung der Universität nach Meißen evakuiert und im März 1946 als Direktor der Zahnklinik Halle eingesetzt. Am 5. November 1946 starb Weber, der Frau und zwei Töchter hinterließ. – Quellen: UA Bonn, MF-PA Weber; ebd., PA 11.177 Weber.

1269 Vgl. auch die Darstellung in Höpfner, Universität, S. 326.

chen[1270]. So blieb es zunächst unerheblich, dass das Verfahren gegen Weber aufgrund einer Amnestie im August 1934 eingestellt wurde[1271]. Immerhin wurde Weber 1939/40 zum außerplanmäßigen Professor an die Universität Bonn berufen, doch bemerkte damals Dekan Tiemann ausdrücklich, dass Weber mit einer planmäßigen Stelle nicht rechnen könne und die Fakultät annehme, „dass sich die Tätigkeit von Professor Weber auf die Abhaltung von Vorlesungen beschränken wird"[1272].

Hauberisser schlug „passive Resistenz" entgegen, vornehmlich der Assistenten Wilhelm Balters und Clemens Altenkamp, die wegen Differenzen mit ihrem neuen Chef bald darauf die Klinik verließen[1273]. Hauberisser berichtete darüber später der zuständigen Parteinstanz in einem offiziellen Schreiben. In dem Brief an Karl Pieper, dem Referenten für Zahnmedizin in der Reichsdozentenführung wusste er SS-Scharführer Heinrich Müller nachdrücklich zu loben[1274]. So wundert es kaum, dass Hauberisser nicht den richtigen Ton fand, als er bei einer Versammlung des wissenschaftlichen Personals, in der er sich ausdrücklich als Nationalsozialisten bezeichnete, davon sprach, „irgendwelche Schweinehunde" beabsichtigten, die Zusammenarbeit in der Klinik zu stören[1275]. Tatsächlich lagen die Ursachen bei ihm selbst. Der aus armen Verhältnissen stammende und mit dem Ziel des Hochschullehrers studierende Wilhelm Altenkamp war beispielsweise zu manchen Kompromissen bereit gewesen. „Als Mitte des Jahres 1934 der nationalsozialistische Professor Dr. Hauberisser die Leitung der Klinik übernahm", war aber, so schrieb Altenkamp 1945, „für uns Assistentsärzte [sic], die wir schon mehrere Jahre an der Klinik tätig waren, ein längeres Bleiben nicht mehr möglich"[1276]. Altenkamp fährt dort: „Obwohl ich Anwärter der Partei, verheiratet war und 1 Kind hatte, musste ich am 1.10.34 mit mehreren anderen Assistenten meine Assistentenstelle an der Zahnklinik in Bonn aufgeben, da ich mehrere Jahre unter dem jüdischen Professor Dr. Kantorowicz dort Assistententätigkeit ausgeübt

[1270] GStA PK Berlin, Rep. 76, V a, Sekt. 3, Tit. IV, Nr. 39, Bd. XVI, Dekan Ceelen an REM durch Rektor, 28.12.1933.

[1271] UA Bonn, PA 11.177 Weber, Dekan MF Köln an REM durch Rektor Köln, 9.9.1939, Abschrift. Vgl. von Münch/Brodersen, Gesetze, S. 93.

[1272] UA Bonn, MF-PA Weber, Dekan Tiemann an Rektor, 20.12.1939.

[1273] Höpfner, Universität, S. 327. – UA Bonn, PA Balters, Altenkamp an Direktor Zahnklinik, 1.8.1934 (Bitte um Entbindung von apl. Assistentenstelle zum 15. Oktober 1934 wegen „Privatpraxis"). – Clemens Altenkamp wurde am 26. Juli 1904 in Essen-Borbeck geboren. Das Studium der Zahnheilkunde schloss er 1930 mit dem Examen und 1931 mit der Promotion in Bonn ab. Am 1. Januar 1931 wurde er Assistent in der konservierenden und technischen Abteilung der Bonner Zahnklinik. Nach seiner Entlassung eröffnete er am 8. Oktober 1934 in Essen-Borbeck eine eigene Praxis. 1944 wurde er für den zahnärztlichen Dienst für Evakuierte dienstverpflichtet. – Altenkamp war Mitglied von NSDAP (seit 1. Mai 1933 Anwärter), SA (Sanitätssturmmann), NSV (ab 1936) und NSD-Ärztebund (1936–1943). – 1944 wurde er wegen Luftschutzmaßnahmen mit dem Kriegsverdienstkreuz ohne Schwerter II. Klasse ausgezeichnet. – Quelle: HStA Düsseldorf, NW 1005-G34-738.

[1274] BA Berlin, BDC-Dossier Hauberisser, Hauberisser an Pieper, 19.11.1935, Abschrift.

[1275] BA Berlin, BDC-Dossier Hauberisser, Assistentenbesprechung vom 30.7.1934, o.D., Konzept, Abschrift; vgl. Höpfner, Universität, S. 327.

[1276] HStA Düsseldorf, NW 1005-G34-738, Beilage zum Fragebogen, o.D. [nach Mai 1945].

hatte"[1277]. Auch nachdem sich Altenkamp in Essen-Borbeck als Zahnarzt niedergelassen hatte, wurde ihm seine Vergangenheit angelastet. Die HJ verweigerte unter ausdrücklichem Verweis auf Kantorowicz die Übernahme Altenkamps aus der SA, weil er „für die Erziehung und Mitarbeit in der Jugend [...] nicht in Frage" komme[1278].

In der Fakultät fand Hauberisser nach dem Ende des NS-Regimes keinerlei Rückhalt. Sie erklärte am 21. Mai 1947, seine Einstellung zum Nationalsozialismus habe in Bonn als „ziemlich positiv" gegolten[1279]. Seine Zugehörigkeit zu NS-Organisationen lasse „wohl auf ein sehr aktives Verhalten schließen"[1280].

Hauberisser versagte nicht nur menschlich. Er war es, der mit seiner Initiative, die Zahnklinik für baufällig zu erklären, beinahe deren Untergang herbeigeführt hat: Zweieinhalb Jahre nach dem Ende der Ära Kantorowicz teilte der Universitätskurator der Medizinischen Fakultät mit, „dass die Klinik und Poliklinik für Mund-[,] Zahn- und Kieferkrankheiten mit Ablauf des Sommersemesters 1936 geschlossen wird und Studierende der Zahnheilkunde schon zum Wintersemester 1935/36 nicht mehr neu immatrikuliert werden dürfen"[1281]. Damit entsprach der Kurator einer Anordnung, die der Reichs- und Preussische Minister für Wissenschaft, Erziehung und Volksbildung per Erlass am 11. Oktober 1935 der Universität Bonn mitgeteilt hatte[1282]. Von Anfang an freilich war die Verwirrung groß. So findet sich auf dem Schreiben des Kurators der handschriftliche Zusatz: „Laut telephonischer Mitteilung durch das Ministerium können doch Studierende der Zahnheilkunde neu immatrikuliert werden."[1283] In dieser Form lag das Papier den Ordinarien der Fakultät zur Abzeichnung vor.

Die Gründe für die Berliner Entscheidung sind nicht als Konsequenz des sich schon deutlich abzeichnenden Qualitätsverlustes der Bonner Zahnmedizin zu sehen. Vielmehr waren sie die Folge des von Hauberisser unternommenen Schritts, die Zahnklinik „als baufällig und feuergefährdet hinzustellen, um so seinen Plan nach einem Klinikneubau durchzudrücken"[1284]. Hauberisser war auf diese „unglückliche Idee" verfallen, weil seinen ambitionierten Vorstellungen einer Erweiterung der Klinik, die einen chirurgischen Schwerpunkt erhalten sollte, zuvor aus finanziellen Gründen eine Absage erteilt worden war[1285]. Am

[1277] HStA Düsseldorf, NW 1005-G34-738, Beilage zum Fragebogen, o.D. [nach Mai 1945].

[1278] HStA Düsseldorf, NW 1005-G34-738, Beilage zum Fragebogen, o.D. [nach Mai 1945].

[1279] UA Bonn, MF-PA Hauberisser, Dekan von Redwitz an Universitäts-Hauptverwaltung, 21.5.1947.

[1280] UA Bonn, MF-PA Hauberisser, Dekan von Redwitz an Universitäts-Hauptverwaltung, 21.5.1947.

[1281] UA Bonn, MF 79/187, Universitätskurator an MF, 14.10.1935.

[1282] UA Bonn, MF 79/187, Universitätskurator an MF, 14.10.1935, Teilabdruck des Erlasses in: H.[erbert] Kremer/H.[ubertus] Büchs (Mitarb.), Geschichte der Klinik und Poliklinik für Mund-, Zahn- und Kieferkrankheiten der Rheinischen Friedrich-Wilhelms-Universität zu Bonn, Bonn 1967, S. 102.

[1283] UA Bonn, MF 79/187, Universitätskurator an MF, 14.10.1935.

[1284] Kremer/Büchs, Geschichte, S. 102; vgl. ähnlich Höpfner, Krankenhausgeschichte, S. 101.

[1285] Kremer/Büchs, Geschichte, S. 102.

liebsten hätte Hauberisser einen Neubau mit großer Bettenstation gesehen. Denn klinische Fälle konnten nicht im Institutsgebäude Am Hof 14 behandelt werden; die Patienten wurden im Beueler St. Josef-Hospital auf der anderen Rheinseite untergebracht[1286].

Hauberissers Pläne waren also keineswegs unstimmig. Sie folgten vielmehr einem bereits während seiner Göttinger Professur entworfenen Konzept, das er in einer Denkschrift „Über die Entwicklungsmöglichkeiten der Chirurgie innerhalb der modernen Mund- und Zahnklinik" niedergelegt und dem Berliner Ministerium mitgeteilt hatte. In der Konsequenz sollte das einst auch in offiziellen Schreiben als „Universitätszahnklinik" bezeichnende Institut nunmehr „Klinik für Mund-, Zahn- und Kieferkrankheiten" heißen – wie bislang nur das Berliner Pendant, wo der Direktor der Zahnchirurgie zugleich die Kieferklinik der Charité leitete[1287]. Diese Namensänderung, auch Hauberissers Grundsätze akzeptierte man in Berlin, seine Taktik jedoch schlug dramatisch fehl.

Die Versetzung des Greifswalder Klinikdirektors Proell ist vor diesem Hintergrund zu sehen. Der damalige Rektor und Direktor der Augenklinik Wilhelm Meisner erinnerte sich 1947, Proell habe die Bonner Position übertragen bekommen, „da zu einer einfachen Entlassung die Beschuldigungen nicht ausreichte[n]" und Bonn als „eine Stelle" galt, „die in nächster Zeit aufgehoben werden sollte"[1288].

Auf allen Ebenen setzten die Bemühungen ein, die Schließung der Zahnklinik doch noch abzuwenden. Dies war um so schwieriger, als Hauberisser den Verantwortlichen so energisch die mangelhafte Bausubstanz vor Augen geführt hatte, dass es in dem Berliner Schließungserlass vom 11. Oktober 1933 hieß: „Die Unterbringung der Klinik pp. in Bonn ist derart unzulänglich, daß eine den gegenwärtigen Anforderungen der Zahnheilkunde gerecht werdende Forschung und Lehre dort ohne einen Neubau nicht betrieben werden kann."[1289] Der Fachschaftsleiter Heinrich Müller, möglicherweise von Professor Proell nicht über die genauen Hintergründe aufgeklärt, unterließ es vielleicht gerade deshalb, den brisanten Aspekt der Bausubstanz anzusprechen und argumentierte aus der Perspektive der Studierenden[1290]. Viele wohnten im Umkreis und könnten sich nur deshalb das Studium leisten. Auch von den Nationalsozialisten verfochtene Grundanschauungen wusste Müller einzuflechten: „Es würde uns schier unverständlich erscheinen, wenn man eine alte Grenzuniversität [...] zu einer zweitklassigen umgestalten würde", zumal „die Bonner Zahnklinik der bevorzugte Stu-

[1286] Vgl. Kremer/Büchs, Geschichte, S. 101. Vermieterin des Institutsgebäudes war 1936 „Frau Dr. Hagemann, London" (GStA PK Berlin, Rep. 76, Nr. 407, Erhebungsbogen Zahnklinik, o.D., 1936).

[1287] Vgl. Kremer/Büchs, Geschichte, S. 100.

[1288] HStA Düsseldorf, NW 1049-49779, Mitteilung Meisners, 29.10.1947.

[1289] Zit. n. Kremer/Büchs, Geschichte, S. 102.

[1290] UA Bonn, MF 79/187, Fachschaftsleiter H. Müller/Die Studentenschaft der Universität Bonn an Minister für Wissenschaft, Kunst und Volksbildung, 14.10.1935, Abschrift. – Lediglich von „engen räumlichen Verhältnisse[n]", die man freilich hinzunehmen bereit sei, ist gegen Ende des Schreibens die Rede.

dienort für luxemburgische, holländische und norwegische Studenten" sei, „die bei einer Auflösung, wie sie versichern, ausländischen Universitäten (hauptsächlich Strassburg) vor anderen deutschen den Vorrang geben würden"[1291]. Die Berliner Verantwortlichen, die von anderer Seite mit negativer Konnotation von den internationalen Bemühungen des in Bonn lehrenden Zahnmediziners Gustav Korkhaus erfuhren, hörten nun aus dem Munde eines nationalsozialistischen Fachschaftsleiters von „dem guten Ruf der Bonner zahnärztlichen Schule, den diese im Ausland" genieße[1292]. Müller führte zudem die als ungünstig eingeschätzten wirtschaftlichen Folgen einer Schließung der Zahnklinik an[1293].

Einen Tag nach Fachschaftsleiter Müller bediente sich der Leiter der Dozentenschaft, Karl Schmidt, teilweise ähnlicher Argumente und insbesondere des Motivs der „Grenzlanduniversität"[1294]. Seiner speziellen Klientel, den Universitätsdozenten, widmete Schmidt einige Zeilen, nicht ohne auf deren politische Zuverlässigkeit hinzuweisen. Anders als Müller ging er knapp und indirekt auf den baulichen Zustand der Zahnklinik ein, um im Anschluß daran die von Berlin angeführte Geldknappheit als Schließungsgrund zurückzuweisen: „[...] Bonn ist eine ausgesprochene Grenzlanduniversität mit der Möglichkeit einer grossen und

1291 UA Bonn, MF 79/187, Fachschaftsleiter H. Müller/Die Studentenschaft der Universität Bonn an Minister für Wissenschaft, Kunst und Volksbildung, 14.10.1935, Abschrift. – Müller sprach von 289 eingeschriebenen Bonner Zahnmedizinstudenten. Bonn nehme damit den dritten Platz unter den preußischen Hochschulen ein. Für das Wintersemester 1935/36 lägen „2 norwegische, 2 holländische, 3 luxemburgische Anmeldungen vor".

1292 UA Bonn, MF 79/187, Fachschaftsleiter H. Müller/Die Studentenschaft der Universität Bonn an Minister für Wissenschaft, Kunst und Volksbildung, 14.10.1935, Abschrift. – Zum Fall Korkhaus vgl. Kap. 2.17.4.

1293 UA Bonn, MF 79/187, Fachschaftsleiter H. Müller/Die Studentenschaft der Universität Bonn an Minister für Wissenschaft, Kunst und Volksbildung, 14.10.1935, Abschrift.

1294 Vgl. zum Motiv der „Grenzlanduniversität" Hans-Paul Höpfner, Bonn als geistige Festung an der Westgrenze? Zur Rolle und Bedeutung der „Westforschung" an der Universität Bonn 1933–1945, in: Burkhard Dietz/Helmut Gabel/Ulrich Tiedau (Hg.), Griff nach dem Westen. Die „Westforschung" der völkisch-nationalen Wissenschaften zum nordwesteuropäischen Raum (1919–1960), 2 Teilbände, Münster u.a. 2003 (= Studien zur Geschichte und Kultur Nordwesteuropas, 6), Teilband II, S. 673–687, passim. Vgl. auch Ralf Walkenhaus, Gab es eine ‚Kieler Schule'? Die Kieler Grenzlanduniversität und das Konzept der ‚politischen Wissenschaften' im Dritten Reich, in: Wilhelm Bleek/Hans J. Lietzmann (Hg.), Schulen der deutschen Politikwissenschaft, Opladen 1999, S. 159–182, passim; Hans-Werner Prahl, Die Hochschulen und der Nationalsozialismus, in: ders., UNI-Formierung des Geistes. Universität Kiel im Nationalsozialismus, 1, Kiel 1995 (= Veröffentlichung des Beirats für Geschichte der Arbeiterbewegung und Demokratie in Schleswig-Holstein, 16), S. 7–50, S. 10 f. – Zwar im Titel erwähnt, aber im Buch kaum behandelt wird die Grenzlandideologie in: Steirische Gesellschaft für Kulturpolitik (Hg.), Grenzfeste Deutscher Wissenschaft. Über Faschismus und Vergangenheitsbewältigung an der Universität Graz, Graz 1985. Nach dem „Anschluss" Österreichs dankte Prorektor Adolf Zauner dem „Führer [...] im stolzen Bewusstsein, jetzt als südöstlichste deutsche und Grenzlanduniversität unmittelbar teilhaben zu dürfen am glücklichen Wirken des deutschen Volkes" (zit. n. Brigitte Lichtenberger-Fenz, Österreichs Universitäten unter dem nationalsozialistischen Regime, in: Steirische Gesellschaft, Grenzfeste, S. 5–19, S. 5; vgl. Walter Höflechner, Zur Geschichte der Universität Graz, in: Kurt Freisitzer/Walter Höflechner/Hans-Ludwig Holzer/Wolfgang Mantl, Tradition und Herausforderung. 400 Jahre Universität Graz, Graz 1985, S. 3–141, S. 57).

tiefen kulturellen Ausstrahlung in die westlichen Nachbarländer. Diese kulturelle Beeinflussung erstreckt sich aber nicht allein auf die geisteswissenschaftlichen Fächer, sondern die Erfahrung hat gezeigt, dass auch recht zahlreiche Studierende der Medizin und insbesondere der Zahnmedizin aus den westlichen Nachbarländern Bonn manchmal für die ganze Dauer ihres Studiums aufsuchen [...]. Wenn der Herr Minister heute versucht, südamerikanische Medizinstudierende mehr als bisher zum Studium nach Deutschland zu holen, um die geistige Ausstrahlung unserer Universitäten immer mehr zu erweitern und zu vertiefen, so würde die Schliessung der Bonner Zahnklinik eine schwere Beeinträchtigung dieser Bestrebungen darstellen. Nach meiner Auffassung gehört zu einer Vollfakultät unter allen Umständen eine Zahnklinik, denn Lehre u. Forschung in der Medizin, die den Menschen als biologische Ganzheit auffasst, lässt sich nach meiner Auffassung garnicht [sic] durchführen, ohne eine Zahnklinik. Für die klinischen Fächer ist eine dauernde Zusammenarbeit mit der Zahnheilkunde eine unbedingte Notwendigkeit für die Erkennung und Behandlung zahlreicher Erkrankungen. [...] Eine Reihe strebsamer, politisch unbedingt zuverlässiger und tüchtiger junger Mitglieder der Dozentenschaft würde durch die Schliessung der hiesigen Zahnklinik nicht nur im Augenblick ohne Einkommen dastehen, sondern auch in ihrer ganzen Ausbildung und wissenschaftlichen Entwicklung ausserordentlich gefährdet sehen. [...] Wenn heute mit Recht grössere Mittel bereit gestellt werden, um den klinischen Anstalten neue Arbeitsmöglichkeiten zu schaffen, so müsste sich nach meiner Auffassung auch eine Summe bereitstellen lassen, die den Ausbau bzw. Neubau der Zahnklinik unter allen Umständen ermöglicht. Materielle Gründe dürfen nach meiner Auffassung nicht ausschlaggebend sein bei der Frage der Geltung deutscher Wissenschaft und Lehre, besonders dann, wenn dieser Wissenschaftszweig wie bisher in ziemlich grossem Ausmass mit seinen Ausstrahlungen über die Grenzen unseres Vaterlandes hinausreicht und wenn es sich gerade hier in Bonn darum handelt, ein Fach zu pflegen, das bisher in hohem Ansehen bei ausserordentlich zahlreichen Ausländern stand. [...]“[1295].

Auch nach einer internen Lösung des Problems mit Hilfe der Stadtverwaltung wurde gesucht. Am 16. Januar 1936 beriet Klinikdirektor Proell mit Oberbürgermeister Rickert und weiteren Vertretern der Stadt Bonn über „die Anregung des Herrn Rektors, die Zahnklinik vorübergehend in städtische Regie zu geben“[1296]. Grundsätzliche Einwände gab es seitens der Stadt offenbar nicht, doch war man auf keinen Fall bereit, einen „Neubau“ oder auch nur einen „Umzug“ zu finanzieren[1297]. Schließlich überzeugten die Argumente in Berlin. Die Klinik blieb trotz ihrer baulichen Unzulänglichkeiten bestehen, der neue Direktor Proell trotz seiner Vergangenheit im Amt.

[1295] UA Bonn, MF 79/187, Schmidt/Dozentenschaft an Dekan der Medizinischen Fakultät, 15.10.1935, Abschrift.

[1296] UA Bonn, MF 79/187, Proell an Dekan der Medizinischen Fakultät, 16.1.1936.

[1297] UA Bonn, MF 79/187, Proell an Dekan der Medizinischen Fakultät, 16.1.1936.

2.17.2. Schüler Kantorowiczs und NSDAP-Mitglied – Wilhelm Balters

Wie sehr es selbst für ein NSDAP- und SA-Mitglied zur Belastung werden konnte, Schüler Alfred Kantorowiczs zu sein, zeigt neben dem Schicksal Altenkamps auch das des selbstsicheren und Kontroversen nicht aus dem Weg gehenden Wilhelm Balters. Die Zahnklinik lernte er in ihrer Blütezeit kennen, unmittelbar nach dem Ersten Weltkrieg als Student, seit 1920 als Assistent und seit 1923 als Oberassistent. Am 1. Oktober 1932 wurde er außerordentlicher Professor. Im Mai 1933 trat er der NSDAP bei und gehörte 1933/34 der SA als Sturmmann an[1298]. Im April 1933 übernahm Wilhelm Schmidhuber die Vertretung des Lehrstuhls; Schmidhuber wurde von Kantorowicz für geeigneter als Balters gehalten[1299]. Schmidhuber, der „zu dieser Entscheidung des Ministeriums nichts getan" hatte, klagte noch zweieinhalb Jahre später über die Reaktion Balters', der ihm zum „Feind" geworden sei[1300].

Obwohl Balters auch mit Kantorowicz in Streit geraten war, wusste er doch dessen Verdienste zu würdigen. Auffallend ist, dass Balters – anders als seine Kollegen Schmidhuber und Korkhaus – seinen Vorschlag für die Berufungsliste Nachfolge Kantorowicz ausführlich begründete. Er betonte – im Oktober 1933 – den Rang der Bonner Zahnmedizin und ließ die rühmliche Vergangenheit nicht unerwähnt[1301].

[1298] UA Bonn, PA Balters und MF-PA 105 Balters.

[1299] UA Bonn, MF-PA 105 Balters, Universitätskurator an MF, 5.4.1944. – Zur Einschätzung Balters' und Schmidhubers durch Kollegen, Mitarbeiter und Studenten vgl. Kap. 2.17.1.

[1300] BA Berlin, BDC-Dossier Hauberisser, Schmidhuber an Pieper, 12.12.1935, Abschrift. Vgl. Bauer, Universität, S. 54 („wohl eher aus persönlich-taktischem Karrierekalkül als aus ideologischen Gründen zum Nationalsozialismus bekehrt") und Kahle, Universität, S. 120 f. („fähiger Zahnchirurg"; „ging rechtzeitig zum Nationalsozialismus über").

[1301] GStA PK Berlin, Rep. 76, Va, Sekt. 3, Tit. IV, Nr. 39, Bd. XVI, Aufzeichnung Balters', o.D. [etwa 8.10.1933]: „Massgebend" seien *„die Grösse* des zahnärztlichen Universitäts Instituts mit seiner zwischen 300 und 400 schwankenden Zahl der Studierenden, *die Eigenart* des Instituts. Das Institut stand bisher sowohl in wissenschaftlicher als auch verwaltungstechnischer Hinsicht unter einer einheitlichen Leitung. Es gliederte sich auf in eine chirurgisch poliklinische, eine konservierende, eine vorklinisch und klinisch prothetische und eine orthodontische Abteilung, deren Aufgabenkreise sich ausser auf den Direktor auf drei habilitierte Assistenten (ohne Lehrauftrag) verteilten, *die Bedeutung*, die das Institut als Forschungs- Ausbildungs- und Fortbildungsinstitut hat. Die wissenschaftlichen Forschungen des Instituts sind bis heute in mancher Beziehung richtunggebend für die Zahnheilkunde des In- und Auslandes gewesen. Dieser Umstand liess das Institut als Lehrstätte eine besondere Achtung geniessen. Dass es auch als Fortbildungsinstitut besonders geschätzt wurde, hat seinen Grund darin, dass die Forschung vielfach der *praktischen* Zahnheilkunde dienten. Soll die Grösse, die Art und die Aufteilung des Instituts beibehalten werden, so verlangt die Leitung des Instituts eine Persönlichkeit, deren wissenschaftliche, pädagogische und organisatorische Fähigkeiten erwiesen sind und deren Vertrautheit mit den Gegenwartsfragen der Zahnheilkunde bekannt sind, nicht zuletzt auch im Hinblick auf die grossen sozial hygienischen Massnahmen, die in Bonn mit der Einrichtung und dem Ausbau der Schulzahnpflege (Frühsanierung und orthod. Frühbehandlung) erreicht wurden".

Am 30. Juli 1934 kündigte Balters zum 15. September 1934 seine Stellung als Assistent und bat wenig später um die Entbindung von der außerplanmäßigen Professur[1302]. Minuten später brandmarkte Direktor Hauberisser in einer die anderen Assistenten warnenden Rede Balters' Verhalten als nicht mit dem Nationalsozialismus und dem Führerprinzip zu vereinbaren[1303]. Dennoch blieb Balters auch als privat praktizierender Arzt der Zahnklinik verbunden[1304]. Diese Verbundenheit ist freilich nicht mit kritikloser Anhänglichkeit gleichzusetzen. Vielmehr war Balters um die Reputation seiner langjährigen Wirkungsstätte besorgt. Seine forsche Art, die ihn schon mit Kantorowicz entzweit hatte – Balters hat sich „gegen die Art des politischen Einschlags von Kantorowicz in Klinikangelegenheiten" gewandt –, ließ ihn bei Kantorowiczs Nachfolgern in keinem guten Licht erscheinen[1305]. Entschieden bestand er auf seine Rechte. Als ihm bekannt wurde, dass Hauberisser bei einigen in der Lehre verwendeten medizinischen Photographien die Quellenbezeichnung „nach Balters" getilgt hatte, erhob er Einspruch und bekam Recht. Gleichwohl dürfte selbst die rasche „Beilegung des ‚Bilderstreites'", zu der Dekan Philipp Stöhr wie der neue Klinikdirektor Friedrich Proell beitrugen, nicht zu einer Verbesserung des Arbeitsklimas geführt haben[1306].

1936 kam es zu einem offenen Streit mit Klinikdirektor Proell, nachdem dieser von abfälligen Äußerungen aus dem Munde Balters' über die Zustände an der Klinik informiert worden war. Offenbar hatte Balters sogar einen Studenten aufgefordert, er „solle zum Dekan und zu anderen vorgesetzten Stellen gehen und dort die Mitteilung machen, dass es jeden Tag mit unserer Klinik mehr und mehr bergab ginge". Dem der Fachschaft angehörende, bald allgemein als „SD-" oder „SS-Müller" bezeichneten Studenten soll Balters nach Müllers Protokoll drohend gesagt haben, ansonsten werde auch er „später zur Rechenschaft gezogen" und müsse „in Berlin" seinen „Kopf herhalten". Balters hatte in Müller jedoch keinen Verbündeten, erst recht keinen Freund gefunden[1307]. Müller war der festen

1302 BA Berlin, BDC-Dossier Hauberisser, Hauberisser an Pieper, 19.11.1935, Abschrift.

1303 BA Berlin, BDC-Dossier Hauberisser, Hauberisser an Pieper, 19.11.1935, Abschrift; BA Berlin, BDC-Dossier Hauberisser, Assistentenbesprechung vom 30.7.1934, o.D., Konzept, Abschrift.

1304 UA Bonn, PA Balters, Balters an Universitätskurator, 31.7.1934; ebd., PA Balters, Balters an Direktor der Mund-/ Zahn- und Kieferklinik, 1.8.1934; UA Bonn, MF-PA 105 Balters, Glaser/Zahnklinik an Universitätskurator, 2.8.1934; BA Berlin, BDC-Dossier Hauberisser, Hauberisser an Pieper, 19.11.1935, Abschrift.

1305 UA Bonn, PA Balters, Aufzeichnung, 10.5.1937; ebd., Gutachten Balters des Prüfungsausschusses auf Grund seiner Sitzung vom 16.3.1946.

1306 UA Bonn, MF-PA 105 Balters, Balters an Dekan, 27.11.1935. Vgl. ebd., Balters an Dekan, 20.11.1935; ebd., Dekan Stöhr an Proell, 25.11.1935; ebd., Proell an Dekan Stöhr, 28.11.1935.

1307 UA Bonn, PA 7112 Proell, Aktennotiz Müllers über Vernehmung vom 30.6.1936, 5.8.1936, Abschrift. Müller berichtet, Balters habe ihn später gefragt, wie er „dazu käme, seine Aussagen an Herrn Prof. Proell weitergegeben zu haben". Müller wies darauf hin, dass Proell sein „Vorgesetzter sei": „Darauf sagte Prof. B., dann wären wir beide ja Freunde gewesen, darauf entgegnete ich ihm, dass wir noch niemals Freunde gewesen seien". – Siehe auch mit weiteren Einzelheiten: BA Berlin, BDC-Dossier Hauberisser, Aufzeichnung Junks über Vernehmung vor dem stellvertretenden Rektor in Sachen Balters am 27.6.1936, 5.8.1936, Abschrift; ebd.,

Überzeugung, Balters habe „bisher noch jeden Direktor unseres Institutes systematisch bekämpft", um selbst die Position einnehmen zu können; ausdrücklich nannte er bei einer Vernehmung durch den Direktor der Augenklinik und bald darauf zum Rektor bestimmten Karl Schmidt die Namen Kantorowicz, Schmidhuber und Hauberisser. Nachdem Balters sein Bedauern zum Ausdruck gebracht hatte, „Herrn Müller gegenüber eine Mitteilung über die Zustände an der Klinik gemacht zu haben" und „seine Vorlesungen nicht mehr in der Zahnklinik" abhielt, wurde von Seiten des Rektors das Verfahren eingestellt. Klinikdirektor Proell war damit mit dem Versuch gescheitert, Balters die Venia legendi entziehen zu lassen[1308].

„Hinter den sachlichen Auseinandersetzungen", so heißt es im Bericht des Prüfungsausschusses von 1946, „stand aber auch die Absicht, Balters aus politischen Gründen aus seinem Lehramt zu verdrängen"[1309]. Der Prüfungsausschuss gelangte zu der Überzeugung, Balters sei „durch den Nationalsozialismus in seinem Fortkommen geschädigt, nicht gefördert worden"[1310]. Dies gilt auch für die Zeit nach dem Streit mit Proell. In Rektor Karl Schmidt besaß Balters einen mächtigen Gegner, auch wenn er den Entzug von Balters' Venia legendi nicht befürwortete. Als aber über seine Berufung auf eine außerordentliche Professur beraten wurde, wusste er ihn gegenüber Wissenschaftsminister Rust in ein ungünstiges Licht zu setzten. Dabei unterblieb der Hinweis nicht, dass Balters „ein langjähriger Schüler und Mitarbeiter des früheren jüdischen Professor Kantorowicz gewesen" sei. Schmidt zeichnet Balters als ehrgeizigen, rücksichtslosen, unehrlichen, „oft reichlich krumme und merkwürdige Wege" benutzenden Streber, der „im Gegensatz zu seinem Kollegen Schmidhuber, jetzt Heidelberg, eigentlich niemals gegenüber Herrn Kantorowicz das nötige Rückgrat und die nötige Energie gezeigt" habe. Trotz seiner Verdienste in Wissenschaft und Lehre, die der Rektor ausdrücklich nicht bestritt, hielt er Balters „nicht für geeignet, ein selbständiges akademisches Lehramt mit der Leitung eines Instituts zu übernehmen"[1311]. In Berlin begegnete man Schmidts Bericht mit Skepsis, verlangte konkrete Begründungen und erbat „eine Stellungnahme des Dekans der Medizinischen Fakultät"[1312]. Schmidts Bericht wurde durch seine daraufhin vorgelegten Ergänzungen nicht überzeugender. Er verwies, ohne Namen oder Zeitpunkt zu nennen, auf den Fall der unberechtigten Entlassung einer technischen Assistentin zugunsten einer

Aufzeichnung Radermachers über Vernehmung vor dem stellvertretenden Rektor am 30.6.1936, 5.8.1936, Abschrift.

1308 UA Bonn, PA 7112 Proell, Rektor an Proell, Durchschrift, 18.2.1937.

1309 UA Bonn, PA Balters, Gutachten Balters des Prüfungsausschusses auf Grund seiner Sitzung vom 16.3.1946.

1310 UA Bonn, PA Balters, Gutachten Balters des Prüfungsausschusses auf Grund seiner Sitzung vom 16.3.1946.

1311 UA Bonn, PA Balters, Rektor an Reichs- und Preußischen Minister für Wissenschaft, Erziehung und Volksbildung durch Universitätskurator, 30.4.1937. Unrichtige Schreibweise „Schmidthuber" korrigiert.

1312 UA Bonn, PA Balters, Wacker/Ministerium für Wissenschaft, Erziehung und Volksbildung an Rektor, 19.6.1937, Abschrift.

Verwandten und kritisierte Balters „in der ganzen Art", wie er gegen seine Kollegen Schmidhuber und Proell vorgegangen sei[1313]. Offenbar befürchtete Schmidt eine andere Wertung von Seiten der Fakultät und setzte sie unter zeitlichen Druck. Auffällig ist jedenfalls, daß das am 19. Juni in Berlin ausgefertigte, spätestens am 5. Juli im Rektorat eingegangene und am 14. Juli von Schmidt beantwortete Schreiben erst am 23. Juli 1937 insoweit zur Kenntnis der Medizinischen Fakultät gelangte, als der Rektor dort nun „umgehend" um die Vorlage eines Berichts „über die Gesamtpersönlichkeit des Professor Dr. Balters" ersuchte[1314].

Die Fakultät handelte schnell und nicht im Sinne des Rektors. In einem vierseitigen Gutachten widersprach der nicht der NSDAP beigetretene Anatom Philipp Stöhr in Stellvertretung von Dekan Harald Siebke den Ausführungen des Rektors nicht, bewertete die Schwächen Balters' aber wesentlich weniger kritisch. Natürlich sei Balters „eine etwas umstrittene Persönlichkeit", „Zügelung" sei nicht seine Stärke, doch er gelte „von jeher" – hierin kann man eine Erinnerung an sein Wirken in der Ära Kantorowicz sehen – und „heute als ein sehr guter, erfahrener Praktiker", bei dem Studenten und Ärzte „viel zu lernen vermögen". Das von Schmidt unterstellte Strebertum wird positiv gewendet. Balters habe sich engagiert „in den Dienst der Fakultät gestellt": „mancher andere wäre an seiner Stelle zweifellos schon so sehr mit der Praxis beschäftigt, dass ihm für eine Lehrtätigkeit weder Lust noch Zeit übrig blieben". Balters aber publiziere viel und rege „zahlreiche Doktordissertationen" an. Stöhr machte deutlich, wie sehr er in Balters eine Persönlichkeit erkannte, die an die besseren Zeiten der Zahnklinik anzuknüpfen imstande wäre. An Balters' Streit mit Proell anknüpfend, stellte Stöhr in Frage, „ob jemandem, der wissenschaftlich nichts geleistet hat – und derartige Vertreter gibt es leider in der hiesigen Zahnklinik – das Recht zusteht ohne weiteres über Prof. Balters ein Urteil zu fällen". Es dürfe „nicht verschwiegen werden, dass eine für die Fakultät wenig erfreuliche, bedenkliche Abnahme der Studierenden der Zahnheilkunde tatsächlich eingesetzt" habe; es komme auf den „Wahrheitsgehalt" der „von Balters geäusserten Meinungen" an, „weniger darauf, ob sich hierdurch irgend jemand gekränkt fühlt oder nicht". Unzweideutig heißt es: „Um ihm aber hinsichtlich seiner Meinungsäusserungen volles Recht zuteil werden zu lassen, bliebe freilich noch sehr genau zu ermitteln, inwieweit sie die Wahrheit enthielten und inwiefern sie auf einem berechtigten Interesse beruhten das Balters an einer Klinik genommen hat, an welcher er seit 1920 erfolgreich gearbeitet und welche er in einem Ansehen gekannt hat, das sie nicht mehr besitzt". Stöhrs Plädoyer, in dem abschließend auf Balters' Kriegsleistungen und seine Parteimitgliedschaft hingewiesen wurde, erlaubte an dessen „Leistungen und Fähigkeiten [...], die ihn zur Führung eines Instituts geeignet erscheinen lassen", keinen Zweifel[1315].

[1313] UA Bonn, PA Balters, Rektor an Reichs- und Preußischen Minister für Wissenschaft, Erziehung und Volksbildung durch Universitätskurator, 14.7.1937.

[1314] UA Bonn, PA Balters, Rektor an Dekan der Medizinischen Fakultät, 23.7.1937.

[1315] UA Bonn, MF-PA Balters, Stöhr an Rektor Schmidt, 28.7.1937, Abschrift.

Zwei Jahre später trugen die Bemühungen Stöhrs weitere Frucht. „Obwohl sein Verhältnis zum Direktor der Universitätsklinik für Mund-, Zahn und Kieferheilkunde in Bonn nicht gut“ sei, befürwortete Dekan Siebke die Ernennung des nichtbeamteten ausserordentlichen Professors Balters zum ausserordentlichen Professor neuer Ordnung, „insbesondere auch deshalb, weil deutsche und ausländische Studierende in grosser Zahl seine Doktoranden sind“[1316]. Diesem Ansinnen wurde entsprochen, obwohl der NS-Dozentenbundsführer Schmidts Vorbehalte wieder aufgriff. Doch auch der NSD erhob letztlich „keine Einwendungen“ gegen die Fortsetzung von Balters' Lehrtätigkeit[1317].

Dass Balters' Sorgen um die Entwicklung auch in den Augen von Kollegen nicht unberechtigt erschienen, zeigt die Initiative, die im Juni 1940 der Dekan der Medizinischen Fakultät, Tiemann, ergriff[1318]. Dem Rektor legte er eindrucksvolles statistisches Material vor. So war die Zahl der Medizinstudenten an der Universität Bonn innerhalb von drei Jahren, nämlich vom Sommersemester 1936 bis zum Sommersemester 1939 von 1125 auf 956 gesunken. Dieser mäßige Rückgang entsprach durchaus der Entwicklung an anderen Universitäten. Die Zahl der Zahnmedizinstudenten hatte sich in demselben Zeitraum auch im Vergleich zu anderen Universitäten dramatisch verringert. Sie war von 188 auf 73 zurückgegangen. Zieht man die Zahlen des ersten Kriegsjahrs heran, war die Entwicklung noch auffälliger. Im zweiten Trimester 1940 studierten noch 575 Personen Medizin (im Vergleich zu 1936 ein Minus von 48,9 %), aber nur 21 Zahnmedizin (minus 88,9 %) in Bonn[1319]. Tiemann befürchtete, diese Entwicklung müsse „sich auf Dauer als schädlich für unsere Fakultät auswirken“ und forderte eine stärkere „Fürsorge“ für die Zahnmedizin seitens der Fakultät. Angesichts der Konkurrenzsituation zu Köln und anderen rheinischen Universitäten kündigte Tiemann an, „zu späterer Zeit [...] sowohl für das Gebiet der Zahnheilkunde wie auch für das Gebiet der Vollmedizin Vorschläge zu unterbreiten, die eine Aufwärtsentwicklung wieder ermöglichen können“[1320].

Spätestens jetzt stand die Zahnklinik unter gleichsam besonderer Beobachtung durch Fakultät und Rektor. Ihr Handlungsspielraum war schon zuvor eingeschränkt worden. Als im Frühjahr 1938 beispielsweise die bis dahin von Karl Anspach besetzte planmäßige Assistentenstelle hälftig mit den Zahnärzten Ant-

[1316] UA Bonn, MF-PA Balters, Dekan Siebke an Reichsminister für Wissenschaft, Erziehung und Volksbildung, 21.7.1939, Abschrift.

[1317] UA Bonn, PA Balters, NS-Dozentenbundsführer W. Busch an Rektor, 30.8.1939.

[1318] Nach dem Ende des NS-Regimes stellte Balters seinem Kollegen Tiemann einen „Persilschein“ aus, der wenig Licht auf Tiemanns Charakter warf (HStA Düsseldorf, NW 1053-112, Balters an Tiemann, 8.3.1947). Vgl. auch Kap. 10.2.12.

[1319] Tiemann legte für Medizin/Zahnmedizin jeweils die folgenden Zahlen vor: WiSe 1935/36: 1239/233; SoSe 1936: 1125/188; WiSe 1936/37: 979/148; SoSe 1937: 1007/131; WiSe 1937/38: 862/115; SoSe 1938: 874/90; WiSe 1938/39: 797/81; SoSe 1939: 956/73; 1. Trim. 1940: 764/22; 2. Trim. 1940: 575/21. Als Vergleich zu Bonn zog er Zahlen aus Freiburg (SoSe 1935: 1588/186; SoSe 1939: 1311/102), aus Rostock (SoSe 1935: 380/144; SoSe 1939: 363/53) und aus München (SoSe 1935: 2020/360; SoSe 1939: 1699/149) heran. Vgl. die teilweise leicht abweichenden Zahlen in Kap. 1.2.

[1320] UA Bonn, PA 7112 Proell, Tiemann an Rektor, 19.6.1940.

weiler und Wirtz, die sich zuvor eine Hilfsassistentenstelle geteilt hatten, besetzt werden sollte, lehnte Rektor Schmidt in Übereinstimmung mit Dozentenschaftsleiter Chudoba eine derartige Teilung unter Hinweis auf die gesunkenen Studierendenzahlen ab[1321]. Dabei spielten freilich auch grundsätzliche Überlegungen eine Rolle, da nur eine ungeteilte Besoldung „eine Lebensmöglichkeit" biete[1322].

2.17.3. Der bespitzelte Nationalsozialist – Friedrich Proell

Auch der so sehr mit Balters in Streit geratene Friedrich Proell war kein Nationalsozialist, wie ihn sich die Partei vorstellte[1323]. In Königsberg 1912 zum Privatdozenten und 1921 zum außerordentlichen Professor ernannt, war er 1923 nach Greifswald gewechselt, um dort als ordentlicher Professor Direktor des zahnärztlichen Instituts zu werden. Seit November 1933 war er zwar Sturmmann der SA, wurde aber aus der NSDAP 1935 ausgeschlossen, bevor er im Juni 1937 der Partei wieder beitreten konnte. In der SA erreichte er die Stellung eines Oberscharführers und Sturmarztes[1324]. Proell war einer der drei Bonner Professoren, die in der Weimarer Republik einer Loge angehört hatten[1325].

1321 UA Bonn, MF 79/106, Rektor Schmidt an Direktor Zahnklinik, 5.4.1938; ebd., Dozentenschaftsleiter Chudoba an Rektor, 25.3.1938.

1322 UA Bonn, MF 79/106, Rektor Schmidt an Direktor Zahnklinik, 5.4.1938.

1323 Friedrich Wilhelm Proell wurde am 14. September 1881 in Roggenhausen, Kreis Graudenz/Westpreußen geboren. Der Protestant besuchte von 1888 bis 1891 die Vorschule Graudenz und von 1891 bis 1900 das Humanistische Gymnasium Graudenz. Das anschließende Medizinstudium an der militärärztlichen Berliner Kaiser-Wilhelm-Akademie schloss er mit der Staatsprüfung (März 1906) ab. Es folgte die Promotion in Freiburg (Juli 1906). 1904/05 war Proell Praktikant an der Charité. Nach dem Examen kam er zum Infanterieregiment 114 nach Konstanz, zuletzt als Assistenz- und Oberarzt. Von 1909 bis 1911 studierte er in Straßburg Zahnmedizin. Das Examen bestand er im Juli 1910. Für Mund-, Zahn- und Kieferheilkunde habilitierte er sich in Königsberg (Juli 1912). Dort war er Militärarzt, bevor er im Ersten Weltkrieg in unterschiedlichen Feldlazaretten tätig wurde. Im April 1920 schied er als Oberstabsarzt d.R. aus dem Heeresdienst aus. An der Universität Greifswald stand er von 1923 bis 1935 der Zahnklinik als Direktor vor, bevor er nach mehrmonatiger Zwangsbeurlaubung am 1. Oktober 1935 in gleicher Position an die Universität Bonn wechselte. Im Oktober 1945 beantragte Proell seine Emeritierung und praktizierte fortan in Bonn. Er starb am 14. Oktober 1962. – Proell war seit dem 25. November 1913 mit Frida Schlakowski verheiratet und hatte vier Kinder. – Proell erhielt u.a. EK II (1915) und EK I (1918). – Er war Mitglied von NSDAP (1933–1935), SA (1937–1945), NS-Dozentenbund, NSV (1934/35), NS-Reichskriegerbund (etwa 1934/35), DRK (1937–1939), Reichsdozentenbund und Reichskolonialbund (etwa 1937–1939). Nach dem Ende des NS-Regimes gab er an, im November 1932 die DNVP und im März 1933 die NSDAP gewählt zu haben. – Im Entnazifizierungsverfahren wurde er zunächst als belastet der Kategorie IV, nach Berufung im November 1948 schließlich der Kategorie V zugeordnet. – Quellen: UA Bonn, PA 7112 Proell, HStA Düsseldorf, NW 1049-49779. – Literatur: Anonymus, Professor Friedrich Proell, in: Rheinische Friedrich-Wilhelms-Universität Bonn. Chronik und Bericht über das Akademische Jahr 1962/63, Jg. 78, N.F. Jg. 67, S. 26–27.

1324 UA Bonn, PA 7112 Proell, Proell an Universitätskurator, 28.2.1938.

1325 UA Bonn, Kuratorium, H 1, Bd. 8, Kurator Bachem an REM, 9.3.1937, Entwurf.

Die Militärregierung entschied zum Jahreswechsel 1945/46, dass Proell an der Universität nicht mehr tätig sein durfte[1326]. Dagegen erhob Proell energisch Protest, sei er doch „lediglich zahlendes Mitglied der NSDAP" gewesen, „ohne je ein Amt in der Partei oder ihren Gliederungen bekleidet oder irgend einen Nutzen daraus gezogen zu haben". Im Gegenteil sah er sich aufgrund seiner Versetzung von Greifswald nach Bonn als „erheblich parteigeschädigt" an und verwies auf die Bewachung durch einen Parteispitzel (gemeint war „SD-Müller")[1327]. In Paul Martini hatte Proell einen Fürsprecher. Für ihn war Proell „ein preußisch konservativer Mann", der „als früherer aktiver Sanitätsoffizier [...] begreiflicherweise nicht ablehnend dem militärischen Wiederaufstieg Deutschlands" gegenübergestanden habe. Ansonsten aber sei er „allen ausgesprochen nationalsozialistischen unwahren und inhumanen Ideen mit ausgesprochener Ablehnung" entgegengetreten. Diesem Votum vom Dezember 1945, in dem die Empfehlung ausgesprochen wurde, Proell „die weitere wissenschaftliche Arbeit in Verbindung mit der Universitäts-Zahnklinik zu ermöglichen, ließ Martini fast drei Jahre später ein weiteres Plädoyer im gleichen Sinne folgen[1328]. Damals stand zur Entscheidung an, ob Proell als „entlassen" und „pensioniert" oder als regulär „emeritiert" zu gelten habe. Eine Empfehlung zur Emeritierung hatte zuvor bereits der Prüfungsausschuss der Universität ausgesprochen. Proell sei kein „aktiver Nationalsozialist" gewesen, habe allerdings „zur NSDAP so viele Beziehungen gehabt, dass er besser seine Lehrtätigkeit nicht wieder aufnimmt"[1329]. Schließlich in die Kategorie IV eingeordnet, wurde Proell 1949 regulär emeritiert[1330]. Für seine Nachfolge hatte er selbst bereits 1946 einen Vorschlag unterbreitet und den Namen des außerordentlichen Professors der Zahn-Chirurgie Martin Wassmund vorgeschlagen, „der zwar seit 1937 in der Partei, doch [...] politisch nie nötig gewesen" sei[1331].

Belastet war Proells Stellung an der Bonner Zahnklinik von Anfang an durch seine Vergangenheit an der Universität Greifswald, die zu seiner Zwangsversetzung von der Ostsee an den Rhein geführt hatte. Ohne Zweifel hatten einige der gegen Proell erhobenen Anschuldigungen einen politischen Hintergrund[1332]. Das

1326 UA Bonn, PA 7112 Proell, Konen an Universitätskasse, 8.1.1946.

1327 UA Bonn, MF-PA Proell, Proell an Rektor durch Dekan, 11.1.1946, Abschrift.

1328 UA Bonn, MF-PA Proell, Gutachten Martinis, 10.12.1945 (auch in: HStA Düsseldorf, NW 1049-49779); UA Bonn, MF-PA Proell, Martini an Entnazifizierungshauptausschuss Bonn, 13.10.1948 (auch in: HStA Düsseldorf, NW 1049-49779).

1329 UA Bonn, PA 7112 Proell, Gutachten Proell des Prüfungsausschusses auf Grund seiner Sitzung vom 3.11.1945, Abschrift (auch in: HStA Düsseldorf, NW 1049-49779). – Martini hatte in einem Gutachten schon am 20. Oktober 1945 dafür plädiert, Proell aus gesundheitlichen Gründen (Arteriosklerose) zu pensionieren (HStA Düsseldorf, NW 1049-49779, Gutachten Martinis, 20.10.1945).

1330 UA Bonn, PA 7112 Proell, Einreihungsbescheid der Militärregierung Deutschland, 9.4.1948; UA Bonn, MF-PA Proell, Nachruf der Universität, 1963.

1331 UA Bonn, UV 69/36, Proell an Rektor, 4.3.1946.

1332 HStA Düsseldorf, NW 1049-49779, Erklärung von P. Wels/Greifswald, 15.12.1947, Abschrift; ebd., Mitteilung Meisners, 29.10.1947; ebd., Mitteilung Meisners, 29.10.1947; ebd., Loescheke an Proell, 13.11.1947, Abschrift: „Eine Anzahl rein sachlicher Aeusserungen, die Sie

im November 1935 gegen ihn eingeleitete Dienststrafverfahren warf ihm an erster Stelle vor, am 1. Mai 1933, dem von Hitler zum Feiertag erhobenen Tag der Arbeit, „die ihm unterstellte Zahnärztliche Klinik [...] nicht geschlossen" zu haben. Zudem habe er gegen den Privatdozenten Plötz und dessen Ernennung zum außerordentlichen Professor Stellung bezogen. Zu dem an der Zahnklinik beschäftigten Arzt Gehrke soll Proell gesagt haben, dessen Leistungen seien im Staatsexamen nur deshalb mit „gut" bewertet worden, weil er ein „alter Kämpfer" sei. Außerdem habe er Examenskandidaten beeinflußt, um von diesen für ihn positive Aussagen zu erreichen, habe Zensuren „nachträglich ungünstig gestaltet" und „auf die Titelangabe der Doktorarbeit" des Assistenten Wyrwoll ohne Berechtigung „seinen Namen hinzugefügt"[1333].

Mit der Einleitung des Verfahrens hatte sich das Berliner Wissenschaftsministerium dazu entschlossen, gegen Proell, nicht aber gegen die Studenten vorzugehen, die ihre Vorwürfe in einem Rundschreiben am 16. September 1935 artikuliert hatten[1334]. Dies geschah in Kenntnis einer Solidaritätsadresse der Greifswalder Medizinischen Fakultät. Sie hatte nach Berlin geschrieben, man fühle sich verpflichtet, „in aller Form" für Proell „in seinem Kampfe gegen den organisierten studentischen Angriff" einzutreten; der Rektor freilich distanzierte sich von dem Vorgehen der Mediziner[1335]. Zu diesem Zeitpunkt wusste Proell bereits, dass er zum 1. Oktober 1935 nach Bonn versetzt werden würde[1336]. Vom Greifswalder Lehrbetrieb hatte er sich zu Beginn des Sommersemesters 1935 zurückgezogen; er galt als zwangsbeurlaubt[1337].

Bald nach seiner Versetzung wurde Proell am 29. Oktober 1935 auch in Bonn beurlaubt[1338]. Die zahnmedizinische Fachschaft unter ihrem Leiter, dem Bonner

in Ihrer Vorlesung taten (wie z.B. die Erwähnung der Tatsache, dass die amerikanischen zahnärztlichen Instrumente haltbarer seien als die deutschen), sind Ihnen als Zeichen unnationalsozialistischer Gesinnung ausgelegt und gegen Sie bei Parteistellen ausgewertet worden."

1333 UA Bonn, PA 7112 Proell, Einleitung des förmlichen Dienststrafverfahrens durch den Reichs- und Preußischen Minister für Wissenschaft, Erziehung und Volksbildung, 30.11.1935, Abschrift.

1334 UA Bonn, PA 7112 Proell, Kunisch/Der Reichs- und Preußische Minister für Wissenschaft, Erziehung und Volksbildung an Universitätskurator, 9.12.1935; UA Greifswald, MF 73 Proell, Studentenschaft Greifswals „an alle Interessenten", 16.9.1935, Abschrift.

1335 UA Bonn, PA 7112 Proell, Dekan Linck/Greifswald an den Reichs- und Preußischen Minister für Wissenschaft, Erziehung und Volksbildung, 19.6.1935, Abschrift (Konzept/ Durchschlag auch in: UA Greifswald, MF 73 Proell); ebd., Rektor Reschke/Greifswald an den Reichs- und Preußischen Minister für Wissenschaft, Erziehung und Volksbildung, 3.7.1935, Abschrift. – Siehe auch: UA Greifswald, MF 73 Proell, Dekan an Minister REM, 23.9.1935, Abschrift.

1336 UA Bonn, PA 7112 Proell, Universitätskurator an Proell, 28.6.1935.

1337 UA Bonn, PA 7112 Proell, Der Reichs- und Preußische Minister für Wissenschaft, Erziehung und Volksbildung an Proell, 10.4.1935; HStA Düsseldorf, NW 1049-49779, Lebenslauf Proells, 27.5.1946; ebd., Anlage zum Fragebogen, 19.8.1945.

1338 UA Bonn, PA 7112, Vahlen/Der Reichs- und Preußische Minister für Wissenschaft, Erziehung und Volksbildung an Proell, 29.10.1935; siehe auch: ebd., MF 79/187, Schreiben Bachems/Universitätskurator, 14.11.1935, Abschrift; HStA Düsseldorf, NW 1049-49779, Anlage zum Fragebogen, 19.7.1945. – Die Bestellung von Proells Vertretung löste einen Grundsatzstreit zwischen der Medizinischen Fakultät und dem Universitätskurator aus. Vgl. Kap. 11.1.

SD-Chef Heinrich Müller, solidarisierte sich jedoch mit Proell und bezog gegen die Greifswalder Kommilitonen Stellung. Deren „Anschuldigungen" seien „kleinlich" und „würdelos"[1339]. Proell sorgte persönlich dafür, dass dieses Votum an den Universitätskurator gelangte[1340]. Am selben Tag ging beim Universitätskurator die Mitteilung ein, der Wissenschaftsminister habe die angeordnete Beurlaubung „einstweilen aufgehoben"[1341]. Damals ging man in Berlin wahrscheinlich davon aus, dass die Bonner Zahnklinik ohnehin bald geschlossen und Proell deshalb entlassen werden würde[1342].

Das förmliche Dienststrafverfahren wurde nach über zwei Jahren zwar am 9. Februar 1938 eingestellt[1343]. Gleichwohl ließ ihm das Berliner Wissenschaftsministerium einen deutlichen Verweis zukommen. Während der Untersuchungen war man nämlich zu dem Ergebnis gelangt, dass Proell tatsächlich Examenskandidaten zu beeinflussen gesucht habe, damit sie beim Universitätskurator „ein günstiges Urteil" über ihn abgäben. Auch der mit Wyrwolls Doktorarbeit im Zusammenhang stehende Vorwurf wurde bekräftigt. Der „Begleiterlaß" schloss mit einer unzweideutigen Mahnung: „Das Untersuchungsverfahren hat insgesamt gezeigt, daß Sie in Ausübung Ihrer dem Staat gegenüber bestehenden Pflichten Ihren eigenen Vorteil stark in den Vordergrund gestellt haben. Dadurch haben Sie das Ansehen und das Vertrauen, die Ihr Amt als Hochschullehrer erfordert, erheblich gefährdet. Ich spreche die Erwartung aus, daß Sie künftig Ihre persönlichen Interessen bei Ausübung Ihrer Amtstätigkeit peinlichst zurückstellen."[1344]

Vielleicht ist seine für ihn als Parteimitglied doch auffällige Distanz zum Nationalsozialismus durch seinen ihm von Martini bescheinigten preußisch-militärisch geprägten Konservatismus erklärbar[1345]. Eine Rolle mag auch gespielt haben, dass eines seiner vier Kinder geistig behindert war[1346].

Während des Krieges geriet Proell in den Verdacht, „gegen das Reichsinteresse zu handeln", so während der Fakultätssitzung vom 30. Mai 1940 Dekan Tiemann. Der Dekan, der aufgrund der stetig sinkenden Zahl der Studenten der Zahnmedizin besondere Aufmerksamkeit widmete, rügte die Freistellung sämtlicher zwanzig Assistenten an der Zahnklinik vom Kriegsdienst. Der auf seine im Krieg erworbenen Meriten hinweisende Proell verwahrte sich gegen Tiemanns „schwere

[1339] UA Bonn, PA 7112 Proell, H. Müller/Medizinische Fachschaft der Studentenschaft Abtlg. Zahnmedizin an Reichs- und Preußischen Minister für Wissenschaft, Erziehung und Volksbildung Berlin, 4.11.1935.

[1340] UA Bonn, PA 7112 Proell, Proell an Universitätskurator, 12.11.1935.

[1341] UA Bonn, PA 7112 Proell, Bachér/Der Reichs- und Preußische Minister für Wissenschaft, Erziehung und Volksbildung an Universitätskurator, 11.11.1935 (Posteingang 12.11.1935).

[1342] HStA Düsseldorf, NW 1049-49779, Mitteilung Meisners, 29.10.1947; vgl. Kap. 2.17.1.

[1343] HStA Düsseldorf, NW 1049-49779, Auszug aus Personalakte, o.D.

[1344] UA Bonn, PA 7112 Proell, Zschintzsch/Der Reichs- und Preußische Minister für Wissenschaft, Erziehung und Volksbildung an Universitätskurator, 9.2.1938, Begleiterlass.

[1345] UA Bonn, MF-PA Proell, Martini an „Direktor der med. Klinik der Universität Bonn", 10.12.1945.

[1346] UA Bonn, PA 7112 Proell, Bescheinigung des Amtsarztes, 9.3.1938; ebd., PA 7112 Proell, Amtsärztliches Zeugnis, 27.3.1941.

Beleidigungen", sah sich in seiner „Ehre verletzt", legte „nachdrücklich Protest ein" und bat, diesen „der Fakultät zur Kenntnis zu bringen". Nach Proells Darstellung hatte Tiemann nicht nur den Vorwurf des gegen das Reichsinteresse gerichteten Verhaltens erhoben, sondern zugleich erklärt, Proell sei „unfähig", „ein Institut zu leiten". Tiemann kündigte an, „die Angelegenheit ‚nach Berlin' zu melden" und drohte, die Greifswalder Affäre „erneut aufzurollen"[1347].

Tiemanns Anschuldigungen waren nicht völlig grundlos. Tatsächlich waren von der Zahnklinik 20 Männer als uk gemeldet worden, allerdings nicht „alle Assistenten", sondern neben Direktor Proell und Professor Korkhaus neun Assistenten und weitere neun männliche Angestellte. Diese Liste, so legte Proell in seinem Protest nahe, sei unautorisiert aufgrund des Fehlverhaltens „eines Angestellten [...], dessen Unfähigkeit schon öfters zu Beanstandungen Anlass gegeben hat", an das Rektorat gelangt[1348]. Zwei Tage nach der Fakultätssitzung sei die Angelegenheit mit dem Rektor abschließend geklärt worden[1349].

Proell blieb freilich im Visier seiner Kollegen. Wie Balters und Tiemann vermutete auch der Universitätskurator in ihm einen Hauptverantwortlichen für den Niedergang der Zahnklinik. Als im Herbst 1941 über eine außerordentliche Erhöhung des Grundgehalts von Proell verhandelt wurde und zugleich Studierende Kritik an Proells Vorlesungen übten[1350], stellte der Universitätskurator ein im Kern vernichtendes Urteil aus: „Was die Verwaltung der Professor Proell unterstehenden Klinik und die Sorge für sein Personal, namentlich der wissenschaftlichen Assistenten, anbetrifft, habe ich immer wieder feststellen müssen, dass eine Leistungssteigerung nicht verzeichnet werden kann. Zwar ist Professor Proell bestrebt und hat es erreicht, durch Sicherung jüngeren Personals (z.Zt. von luxemburgischen Kandidaten) neben 2 oder 3 älteren Assistenten – vielfach über den Bedarf der für Lehre und Forschung notwendigen Kräftezahl hinaus – Mehreinnahmen zu schaffen und hieraus die Klinik allmählich mit modernen Apparaten auszustatten. Es scheint aber, dass er den Assistenten nicht genügend Anregung zur Leistungssteigerung zu bieten vermag und nur seiner eigenen, ihm persönlich liegenden Arbeit lebt [sic]." Assistenten würden „ausserordentlich belastet und fänden keine Zeit „zu eigener wissenschaftlicher Arbeit". Ehrlicher konnte sich „des Eindrucks nicht erwehren [...], dass Professor Proell sich der besonderen Aufgabe eines Lehrstuhlinhabers, die von ihm für den Nachwuchs ausgewählten Kräfte nun auch mit allen Kräften anzuleiten und zu fördern, nicht

[1347] UA Bonn, PA 7112 Proell, Erklärung Proells, 10.6.1940.

[1348] UA Bonn, PA 7112 Proell, Erklärung Proells, 10.6.1940. – In anderem Zusammenhang ist von einem „der bekannten Missgriffe des Herrn Spennes" die Rede (UA Bonn, PA 7112, Proell, Vorläufige Stellungnahme, o.D. [Januar 1943?]).

[1349] UA Bonn, PA 7112 Proell, Erklärung Proells, 10.6.1940.

[1350] UA Bonn, PA 7112 Proell, Erklärung Hemes', 18.1.1943, Abschrift. – Siehe auch HStA Düsseldorf, NW 1049-49779, Erklärung Proells, 27.5.1946: „Im Jahre 1941–42 versuchte die Bonner Studentenführung – auf Betreiben eines Assistenten von mir, des Luxemburger Zahnarztes Weyrich – meine Stellung durch unrichtige Behauptungen zu untergraben. Daraufhin wurde meine wissenschaftliche Qualifikation auf Veranlassung der Medizinischen Fakultät durch Herrn Prof. Dirscherl [...] nachgeprüft und, soviel ich erfahren habe, für gut befunden."

hinreichend bewusst ist". Die Situation der Zahnklinik war, dies machte Ehrlicher zugleich deutlich, kein inneruniversitäres Problem mehr. Er berichtete von der „Klage eines Unterbeamten" über einen mangelhaften Zahnersatz und bedauerte „bemerken zu müssen, dass sich die Zahnklinik in weiten Kreisen der hiesigen Bevölkerung keines hohen Ansehens erfreut"[1351]. Beschwerden über die Behandlung von Seiten der Zahnklinik hatten auch schon früher zu Untersuchungen geführt[1352].

Die Ausführungen von Kurator Ehrlicher mündeten in einer ausführlichen Diskussion, an der sich neben Proell selbst der Leiter der konservatorischen Abteilung, der außerplanmäßige Professor Karl Scheer, Oberassistent Karl Anspach und der NS-Dozentenbund beteiligten. Der aktive Nationalsozialist Scheer nahm die Zahnklinik und ihren Direktor in Schutz und verwies auf die kriegsbedingten besonderen Umstände[1353]. Er erinnerte an „die hohe Frequenz von Patienten", vor allem infolge der Truppenverlegungen in das Rheinland nach der „Beendigung des Polenfeldzuges" und nannte in diesem Zusammenhang die Zahl von „bis zu 150 Patienten" täglich. Die Studentenzahl aber sei gesunken – dieses Faktum begründet Scheer nicht – und die „Zahl der Assistenten im Gegensatz zu früher sehr gering". Die Bezahlung in der freien Praxis sei für Jung-Approbierte attraktiver geworden. Zudem müssten „sofort nach der Approbation die Berufskameraden der klinischen Zahnärzteschaft" gemeldet werden. Tatsächlich trug dieses Verfahren zu einer vergleichsweise frühen Verabschiedung der jungen Ärzte bei. Entsprechend stark belastet seien die angestellten Ärzte, insbesondere die Abteilungsleiter, die von „Selbstzahlern und Universitätsangehörigen" besonders stark in Anspruch genommen würden. Beziehe man nun noch die Lehrverpflichtungen in die Überlegungen ein, ergebe sich, „dass die wissenschaftliche Tätigkeit stark beeinträchtigt wird". Trotzdem gelang es Scheer, Beispiele aus der Forschung anzuführen. Er nannte Arbeiten „auf dem Gebiet der zahnärztlichen Keramik, der

[1351] UA Bonn, PA 7112 Proell, Universitätskurator Ehrlicher an Rektor, 1.11.1941.

[1352] UA Bonn, PA 7112 Proell, Dekan der Medizinischen Fakultät an Karl Pieper/Reichsamtsleiter im Hauptamt für Volksgesundheit, München, 17.5.1939.

[1353] Karl Scheer, evangelisch-lutherisch, wurde am 27. März 1898 in Annaberg geboren, wo er 1917 auch die Reifeprüfung bestand. Von 1919 bis 1921 studierte er Zahnheilkunde in Leipzig, wurde 1922 promoviert und 1933 dort Dozent. Von 1921 war er in verschiedenen Stellungen am Zahnärztlichen Institut beziehungsweise an der Klinik für Zahn- und Kieferkrankheiten in Leipzig tätig, seit dem 2. April 1936 als Oberassistent. Zum 1. März 1939 wechselte er als Dozent auf die Stelle des Hilfslehrers für Zahnheilkunde an der Universität Bonn. Bald darauf wurde er Professor. – Am 1. September 1923 heiratete er die am 29. November 1899 geborene Hannchen Kirsch. Die Töchter Maria und Barbara kamen am 11. Dezember 1929 und am 17. Juni 1935 zur Welt. – Im Ersten Weltkrieg wurde Scheer schwer verwundet und galt bis 1923 als zu 40 % schwerbeschädigt. Zum etatmäßigen Unteroffizier befördert und mit mehreren Kriegsorden und Ehrenzeichen versehen, nahm er ab 1936 wiederholt an Übungen der Wehrmacht teil. – 1919/20 gehörte Scheer einem Leipziger Freikorps an. Am 1. Mai 1933 trat er der NSDAP (Nr. 2994596) bei, am 2. Juni 1933 der SA (1933 politischer Ausbilder, später u.a. als Sturmbannzahnarzt Ausbildungsleiter und Ausbilder der Sanitätsabteilung Standarte 107). Zudem wurde er Mitglied von NSKOV, NSRK, NS-Dozentenbund (seit 5. Februar 1937 Obmann), NSD-Ärztebund, DAF, Reichsluftschutzbund und NSV. Er erhielt am 28. April 1942 das Treuedienstehrenzeichen. – Quelle: UA Bonn, PA 8145 Scheer.

Metallgusstechnik, der Behandlung der einfachen und komplizierten Gangraen, der Anwendung von Austauschstoffen und [der] Herdinfektion" sowie der „Füllungstherapie"[1354]. Explizit wies Scheer, der durchaus im Ruf stand, ein Kontrahent Proells zu sein, persönliche Anschuldigungen gegen Proell zurück.[1355]. Ihm gegenüber habe Proell „immer betont, dass ein Assistent neben seiner praktischen Weiterbildung wissenschaftlich arbeiten müsse". „Niemals" sei „der Wunsch geäussert worden, die praktische Tätigkeit zur Erhaltung des Etats in den Vordergrund zu stellen"[1356]. Scheers Ausführungen fanden durch eine kurze Stellungnahme des stellvertretenden Dozentenbundsführers Ernst Klapp ihre Bestätigung, der sich seinerseits auf die Äußerungen des Oberassistenten Karl Anspach berief[1357].

Immerhin wogen die Proell positiv bewertenden Stimmen so schwer, dass ihm „der Führer Reichskanzler" am 28. August 1942 mit dem Goldenen Treudienstehrenzeichen I. Stufe auszeichnete – obwohl noch im März 1942 Karl Pieper Proell scharf ins Visier genommen hatte[1358]. Gleichwohl trübte sich in der Folgezeit das Klima nun auch zwischen dem Dekan und dem Klinikdirektor ein. Am 21. Dezember 1942 übersandte Dekan Schulemann „in dem Bestreben", Proell „beim Ausbau der [...] Zahnklinik in Bonn zu helfen" 17 Antworten, die er auf eine von ihm initiierte Umfrage erhalten hatte. Konkret ergaben sich daraus für den Dekan fünf neue Fragen, die er direkt an Proell richtete. Ihn interessierte (1.), ob Proell bereit sei, Gustav Korkhaus „zum stellvertretenden Direktor zu ernennen", in welcher Weise er (2.) „die Zahnklinik aufgliedern" und wie er „die einzelnen Abteilungen personell" zu besetzen beabsichtige und ob er (3.) Wilhelm Balters „wieder eingliedern" wolle. Die beiden letzten Fragen bezogen sich auf „SD-Müller", dessen fachliche Kompetenz Schulemann unverhohlen in Frage stellte. Wie, so wollte der Dekan (4.) wissen, wünsche Proell „Herrn Müller in Zukunft zu beschäftigen". „Bei seiner Eingliederung" müsse schließlich „eine unbedingte Rücksichtnahme auf die vorhandenen hochqualifizierten Spezialkräfte genommen werden". In diesem Zusammenhang wollte Schulemann (5.) wissen, wann Müller seine Doktorarbeit vorlege. Als Referenten hatte Schulemann Proell, als Korreferenten Ceelen in Aussicht genommen.

1354 UA Bonn, PA 7112 Proell, Scheer an Proell, 26.11.1941, Anlage, Abschrift.

1355 Im Zusammenhang mit der studentischen Kritik an Proell im Herbst 1941 erklärte Fachschaftsleiter W. Hemes über ein Jahr später: „Nachträglich fällt mir noch ein, dass ein Angehöriger der Klinik mich eines Tages aufforderte, doch endlich Farbe zu bekennen und zuzugeben, dass Herr Prof. Scheer der Veranlasser dieser Angelegenheit sei, woraus ich entnehmen musste, dass Letzterer am Fall von Prof. Proell Interesse hätte. Ich möchte jedoch ausdrücklich betonen, dass Herr Prof. Scheer mir gegenüber nie eine diesbezügliche Bemerkung gemacht hat" (UA Bonn, PA 7112 Proell, Erklärung Hemes', 18.1.1943, Abschrift).

1356 UA Bonn, PA 7112 Proell, Scheer an Proell, 26.11.1941, Anlage, Abschrift.

1357 UA Bonn, PA 7112 Proell, Klapp/NS-Dozentenbund an Rektor, 28.1.1942.

1358 UA Bonn, PA 7112 Proell, Aktenvermerk, 6.11.1942; BA Berlin, BDC-Dossier Hauberisser, Pieper an Obersturmführer Majert/Sachbearbeiter Zahnmedizin der Reichsfachgruppe Volksgesundheit, Berlin, 31.3.1942.

Schulemann war sich der Brisanz seines Schreibens bewusst, wiederholte er doch an dessen Schluss die Versicherung, „helfen" zu wollen[1359]. Tatsächlich signalisierte Proell nur bedingte Kooperationsbereitschaft. Er ließ Schulemann wissen, dessen Brief habe ihn „in grosses Erstaunen versetzt". Er fuhr fort: „Wenn ich Ihnen auch für Ihr überraschendes Interesse an einem Ausbau der mir unterstellten Mund-Zahn-Kiefer Klinik zu Dank verpflichtet bin, so muss ich doch feststellen, dass ich niemanden um Hilfe in dieser Angelegenheit gebeten habe. Im Kriege dürfte übrigens eine Aenderung, bzw. ein Ausbau der Klinik, wie er in meinem Sinne liegen würde, völlig undurchführbar sein". Proell betonte, dass „die Frequenz der Studierenden nicht von dem Ausbau einer Klinik" abhänge, „sondern von vielen anderen Dingen". Deutlichstes Zeichen mangelnder Kooperationsbereitschaft war Proells Weigerung, die ihm gestellten Fragen zu beantworten, soweit sie nicht „Unterichtsbelange" betrafen, zumal einige „verwaltungstechnische Fragen" mündlich erledigt worden seien. Eindeutig sprach sich Proell gegen Balters und für Müller aus. Balters habe sich schon bei seinen „Vorgängern unmöglich gemacht" und werde „auch vom Ministerium völlig abgelehnt". Müller solle „vorläufig der Klinik erhalten" bleiben. Einen Bericht über Korkhaus kündigte er an und äußerte sein Befremden über die Befragungen der Klinikangehörigen, ohne „davon in Kenntnis" gesetzt worden zu sein[1360].

Es liegt nahe, in Proells Votum für Müller einen Akt der Dankbarkeit zu sehen. Vielleicht ist es sogar gerechtfertigt, aufgrund der früheren Unterstützung Proells durch den von ihm nach dem Ende des NS-Regimes als Parteispitzel bezeichneten Müller von einem „Abhängigkeitsverhältnis" (Hans-Paul Höpfner) zu sprechen[1361]. Jedenfalls ist diese Kooperation eines als „fachlich nicht geeignet" geltenden Assistenten beziehungsweise Oberassistenten mit großem politischen Einfluss und eines durch seine Greifswalder Vergangenheit belasteten sowie ob seines mangelnden organisatorischem Vermögens skeptisch beobachteten Klinikleiters eine wesentliche Ursache für den auch Jahre nach Kantorowiczs Vertreibung andauernden Niedergang der Bonner Zahnmedizin[1362]. 1945 wies Proell den Vorwurf zurück, er habe aus seinen Beziehungen zu Müller „irgendwelchen persönlichen Vorteil oder Nutzen gezogen"; angesichts der Bespitzelung habe er ein „rein dienstliches" Verhältnis zu Müller gepflegt[1363]. Wilhelm Balters drückte den gleichen Sachverhalt zur gleichen Zeit anders aus: Proell habe sich „ausschließlich von seinem Assistenten[,] den SS[-] und SD[-] Mann Heinrich Müller beraten" lassen[1364].

1359 UA Bonn, PA 7112 Proell, Dekan Schulemann an Proell, 21.12.1942, Abschrift.

1360 UA Bonn, PA 7112 Proell, Proell an Dekan Schulemann, 30.12.1942.

1361 Höpfner, Universität, S. 110. Vgl. auch Kap. 2.17.5.

1362 Höpfner, Universität, S. 110.

1363 HStA Düsseldorf, NW 1049-49779, Anlage zum Fragebogen, 19.7.1945; siehe auch: ebd., Erklärung Anspachs, 10.11.1945; ebd., Siebke an von Weber, 21.8.1945; ebd., Anspach an von Weber, 31.10.1945. – Vgl. Kap. 2.17.5.

1364 HStA Düsseldorf, NW 1049-44636, Beilage zum Fragebogen, 12.8.1945.

Dekan und Rektor hatten spätestens seit dem Herbst 1941 ihr besonderes Augenmerk auf die Zahnklinik mit ihrem Chef Proell gerichtet. Studentische Proteste führten zu Vernehmungen, bei dem Fachschaftsleiter Hemes „den bestimmten Eindruck" gewann, man wolle in seinen „Aussagen für Prof. Proell Belastendes" finden[1365]. Anfang 1943 wurden sämtliche gegen Proell erhobenen Vorwürfe – dazu zählten u.a. auch Unstimmigkeiten über die Anzeigepflicht von Abwesenheiten aus Bonn – in der „vorläufigen Stellungnahme" einer „Kommission" zusammengefasst und bewertet. Insgesamt hat dieses undatierte und ungezeichnete Papier durchaus entlastenden Charakter. So wird Proell nicht zum Vorwurf gemacht, dass er – anders als vom Dekan erwünscht – Heymer zum Korreferenten im Promotionsverfahren Müller gemacht hat. Auch Proells Weigerung, Korkhaus auf Vorschlag des Dekans zum stellvertretenden Direktor des zahnärztlichen Instituts zu machen, wird gerechtfertigt. Die wissenschaftliche Qualifikation von Korkhaus sei unbestritten, ihn aber entschädigungsweise – Korkhaus war aus kriegsbedingten finanziellen Gründen ein besoldeter Lehrauftrag für Kiefer-Orthodontie verweigert worden – mit der Position des Stellvertreters abzufinden, verstoße gegen die Regel, wonach „der Vorstand eines klinischen Instituts [...] unbedingter Herr in seinem Hause sein" müsse. Zudem wird auf die nachrangige Bedeutung der Kiefer-Orthodontie verwiesen. Die in dem zehn Jahre nach Kantorowiczs Vertreibung entstandenen Papier vorgenommene historische Rückblende und die entwickelte Perspektive ist bemerkenswert: „Es ist zweifellos, dass das Zahnärztliche Institut der Univ. Bonn seit dem Weggang von Prof. Kantorowicz an Bedeutung verloren hat und es steht fest, dass sowohl die Ernennung von Prof. Hauberisser, als die von Prof. Proell für das Institut und die Fakultät kein Glück bedeutet haben. An beiden Ernennungen ist die Fakultät als solche unbeteiligt. Ihre Stimme ist bei der Besetzung nicht gehört worden. Die Med. Fakultät muss sich aber meines Erachtens hüten, jetzt grundsätzliche Fehler zu machen und etwa dafür einzutreten, dass Herr Prof. Korkhaus zum stellvertr. Direktor ernannt, Herr Prof. Balte[r]s in das Institut wieder aufgenommen und vielleicht sogar noch Herr Prof. Weber mit besonderen Funktionen betraut wird. Durch derartige Massnahmen dürfte die Unordnung im Zahnärztl. Institut und er Unfrieden nur noch weiter geschürt werde".

Mit Blick auf Proell wird in der Aufzeichnung empfohlen, die drei Jahre bis zum Erreichen der gesetzlichen Altersgrenze abzuwarten, um dann in Ruhe jemanden zu berufen, „der das Institut wieder reorganisiert und die Zahnheilkunde in Bonn wieder zu dem Rang erheben kann, den sie einmal besass". Proell sei „im Grunde von den besten Absichten geleitet", besitze „im Grunde eine ausserordentlich anständige Gesinnung", habe aber „eine denkbar ungeschickte Hand in allen Personalfragen" und offenbare Probleme in der Kommunikation mit seinen Mitarbeitern. Für die allgemeinen „Schwierigkeiten einer Klinikführung in der jetzigen Zeit", gerade auf dem Gebiet des Personals – mit negativer Konnotation wird Karl Anspach erwähnt –, dürfe Proell aber nicht verantwortlich gemacht

[1365] UA Bonn, PA 7112 Proell, Erklärung Hemes', 18.1.1943, Abschrift.

werden[1366]. Es folgten bis Kriegsende zwei Jahre, in denen sich Proell von Rektor Chudoba und Dekan Schulemann „dauernd schikaniert" und in seiner Tätigkeit an der Klinik „fortgesetzt behindert" fühlte[1367].

2.17.4. Der bekämpfte Orthodont – Gustav Korkhaus

Dem aus Köln stammenden und seit 1920 an der Universität Bonn angestellten Gustav Korkhaus traute das Gutachten ganz im Sinne Proells eine Führungsrolle innerhalb der Zahnklinik nicht zu. Sein wissenschaftliches Renommee war zwar groß, nicht jedoch das seines Fachgebietes. Die Orthodontie, also die zahnärztliche Kunst, schief stehende Zähne gerade zu rücken, galt zumindest in Krisenzeiten als verzichtbar. Die Vorbehalte gegen Korkhaus waren freilich wohl vornehmlich politischer Natur. Ähnlich wie Balters hatte er die Glanzzeiten Kantorowiczs in guter Erinnerung, ohne sich einer Betätigung innerhalb der NSDAP zu enthalten. Er wurde Parteimitglied sowie Bannzahnarzt und Scharführer der HJ. Seine Vergangenheit ebenso wie sein wissenschaftliches, an Auslandskontakten interessiertes Vorgehen aber erschien den NS-Führern suspekt. Einer der einflussreichsten war der in München lehrende Karl Pieper. Pieper, NSDAP-Mitglied seit 1922 (Nr. 424) und Teilnehmer am Münchener Hitler-Putschs 1923, war auf absolute Linientreue der Hochschullehrer bedacht[1368]. Diese sah er im Fall Gustav Korkhaus nicht gewährleistet. Am 14. August 1934 schrieb er dem „Leiter der Unterakademie für zahnärztliche Fortbildung des Reichsverbandes der Zahnärzte Deutschlands", E. Kiefer: „Herr Korkhaus hat gerade in letzter Zeit in Bonn dokumentiert, dass seine jahrelange Zusammenarbeit mit dem Moskowiter Juden Kantorowicz nicht ohne Einfluss auf ihn und seinen Charakter geblieben ist [...]. Seine eigenen Briefe [...] beweisen, dass er in einer Art und Weise international eingestellt ist, die für einen echten und wahren Nationalsozialisten direkt abschreckend wirkt. Noch heute zeigt Herr Korkhaus Demonstrationsmodelle, die neben der deutschen noch die französische und englische Sprache führen." Die von Korkhaus verfochtene Idee einer kieferorthopädischen Akademie von europäischem Rang, die durchaus geschickt mit einem deutschen Führungsanspruch verbunden war, schmetterte Pieper als eine seiner „Grössenwahnsinnsideen" und als „für den Nationalsozialismus z.Zt. untragbar" ab. „Vom nationalsozialistischen Führerprinzip" habe Korkhaus „absolut keine Ahnung": „Es ist unmöglich im deutschen Reich, am allerwenigsten im dritten Reich, dass ein Mensch, der wie Korkhaus staatlich angestellt zu sein wünscht oder irgend einen sonstigen staatlichen Pflichtenkomplex zu erfüllen hat, so aus der Reihe tanzt, wie Herr Korkhaus das in den letzten Zeiten bewiesen hat.

[1366] UA Bonn, MF-PA Proell, „Vorläufige Stellungnahme", o.D. [Anfang 1943].

[1367] HStA Düsseldorf, NW 1049-49779, Proell an von Weber, 11.8.1945.

[1368] Vgl. [Karl] Pieper, Umgestaltung des Nationalsozialistischen zahnmedizinischen Studiums, in: Zahnmedizinische Mitteilungen, Nr. 45/1934, S. 1807 f.; vgl. Wolfgang Kirchhoff, Zahnmedizin und Faschismus – ein Überblick, in: Kirchhoff, Zahnmedizin, S. 20.

Die Interimsherrschaft in Bonn hat sicherlich das Ihre dazu beigetragen. Immerhin aber sollte auch Herr Korkhaus Mann genug sein, um zu wissen, dass eben Dienst Dienst ist, und dass einer auch im kleinen Betriebe auch an einer zahnärztlichen Klinik Herr und Gebieter sein muss, und dass ist eben in Bonn nun der Nationalsozialist Prof. Hauberisser“[1369]. Sich seiner Machtstellung bewusst nahm Pieper ausdrücklich gegen den Führer der Zahnärzteschaft, Ernst Stuck, Stellung, der Korkhaus „in jeder Beziehung“ unterstütze[1370].

Tabelle: Erhebungsbogen Zahnklinik (1936)
(Quelle: Geheimes Staatsarchiv Preußischer Kulturbesitz)[1371]

Zweck und Gliederung	Unterricht in Poliklinik (Aufnahmestation); chirurgische, konservierende, prothetische und orthodontische Abteilung; klinische Abteilung im Sankt-Josef-Krankenhaus Beuel, das Verpflegung und Verwaltung übernimmt
Personalstand (1.10.1934)	Ärzte: 11, Wirtschaft/Haus: 8, Labor/Röntgen: 7, Pflege: 7, Verwaltung: 3
Normalbelegungsziffer	keine Angabe, da klinische Station im Krankenhaus Sankt Josef, Beuel; durchschnittlich 10-15 Betten, bei Bedarf auch mehr
Verpflegungstage	keine Angabe
Neuaufnahmen	1931: 7296 (z. Vergleich: Hautklinik 1042, HNO-Klinik 1061, Nervenklinik 1311) 1932: 8354 (z. Vergleich: Hautklinik 1003, HNO-Klinik 902, Nervenklinik 1063) 1933: 9087 (z. Vergleich: Hautklinik 1003, HNO-Klinik 825, Nervenklinik 970)

Der Adressat von Piepers Brief, Kiefer, verschärfte den Ton noch, als er sich an den Frankfurter Orthodonten Winkler wandte, der sich von Stuck – gerade auch in Bezug auf die von Korkhaus ins Auge gefaßte Akademie – „vollkommen übergangen“ fühlte[1372]. Kiefer schrieb: „Sie haben vielleicht von dem Plan gehört[,] unter Leitung von K. in Deutschland eine internationale Akademie für Kieferorthopädie einzurichten. Wie ich heute weiss, ist dieser Plan schon weitesten Kreisen bekannt geworden. Vor mir wurde er so ausgezeichnet versteckt, dass ich erst vor 2 Tagen davon erfuhr. Der Plan ist bereits, jedenfalls in der geplanten Form, tot. Die Leute, die den Plan propagierten, haben wohl gewusst, dass ich nie meine

[1369] Unrichtige Schreibweise „Hauberisser“ korrigiert.

[1370] UA Bonn, PA 4396 Korkhaus, Pieper an Kiefer, 14.8.1934, Abschrift (auch in: HStA Düsseldorf, NW 1049-54022).

[1371] GStA PK Berlin, Rep. 76, Nr. 407, Erhebungsbogen Zahnklinik, o.D., 1936.

[1372] UA Bonn, PA 4396 Korkhaus, Pieper an Kiefer, 14.8.1934, Abschrift (auch in: HStA Düsseldorf, NW 1049-54022).

Hand dazu gebe, hier ein Institut aufzuziehen als Heimstätte für internationale Juden, sonst wäre nicht so heimlich gearbeitet worden."[1373]

Während Korkhaus in der Führungsebene der NS-Zahnärzteschaft mit Pieper, Kiefer und Winkler mächtige Gegner hatte, äußerte sich der von Pieper als „Herr und Gebieter" bezeichnete Klinikdirektor Hauberisser verbindlicher. Zwar nahm er Bedenken auf, wies sie auch nicht zurück, doch befürwortete er in einem Schreiben an Dekan Stöhr die Ernennung Korkhaus' zum nichtbeamteten außerordentlichen Professor, die am 30. November 1935 denn auch erfolgte[1374]. Hauberisser wusste sogar Punkte zu nennen, die in den Augen der Nationalsozialisten Korkhaus in ein außerordentlich freundliches Licht rückten. Besonderes Lob erfuhren „die umfangreichen Zwillings-Untersuchungen und erbbiologischen Forschungen", die Korkhaus „schon seit 1926, somit zu einer Zeit durchführte, in der diese Probleme noch nicht im Mittelpunkt des ärztlichen Interesses standen". Sicher sei Korkhaus „selbstgefällig, eitel, übertrieben ehrgeizig", auch dürfte „seine intime Zusammenarbeit und das freundschaftliche Verhältnis zu seinem Lehrer und Förderer Kantorowicz", das er „wohl auch als ausgesprochener Opportunitätsmensch" gepflegt habe, „nicht ganz ohne Einfluß geblieben sein", doch wusste Hauberisser sogleich auf Korkhaus' Mitgliedschaft in der NSDAP und seine Tätigkeit als Zahnarzt in der HJ hinzuweisen[1375].

Als Korkhaus ein Jahr später für sich einen Lehrstuhl und für seinen Assistenten Erich Hausser, der anders als Anspach „familiären Umgang" mit Korkhaus pflegte, eine planmäßige Assistentenstelle beantragte, scheiterte er wiederum an Pieper, den er als den zuständigen NS-Hochschulreferenten hatte konsultieren müssen[1376]. Nun bekam Korkhaus auf direktem Wege zu lesen, was ihm 1934

[1373] UA Bonn, PA 4396 Korkhaus, Kiefer an Winkler, 20.8.1934, Abschrift (auch in: HStA Düsseldorf, NW 1049-54022).

[1374] UA Bonn, PA 4396, REM an Korkhaus, 30.11.1935, Abschrift, 9.12.1935.

[1375] UA Bonn, MF-PA Korkhaus, Hauberisser an Korkhaus, 1.7.1935.

[1376] HStA Düsseldorf, NW 1049-54022, Anspach an von Weber, 31.10.1945. – Erich Hausser wurde am 26. Juli 1911 in Ludwigsburg geboren. Der Protestant studierte nach dem Besuch des Reformrealgymnasiums Stuttgart (1917–1930) in München, Berlin und wieder München. Dort wurde er 1933 examiniert und 1934 promoviert. 1938 wurde Hausser in Berlin Fachzahnarzt für Kieferorthopädie. Vom 1. Januar 1934 an war Hausser als Hilfsassistent an der Zahnklinik München beschäftigt, bevor er am 15. Februar 1935 nach Bonn wechselte. Dort wurde er am 1. Juli außerplanmäßiger und am 1. April 1939 wissenschaftlicher Assistent. Er habilitierte sich 1950. – Am 10. Januar 1941 wurde er zur Wehrmacht eingezogen und mit dem KVK II mit Schwertern ausgezeichnet. – Hausser gehörte der Burschenschaft Alemannia an. Seit dem 15. Mai 1933 war er Mitglied der SA (Sanitätsrottenführer), seit dem 1. September 1937 der NSDAP und seit November 1937 der NSV („Zur Immatrikulation an der Universität München war im Sommer-Semester 1933 der Nachweis der Zugehörigkeit zu einer NS-Formation erforderlich. Ein Eintritt in den NSDStB. kam nicht in Frage nach dessen rüpelhaften Benehmen in der vorangegangenen Zeit, so dass die SA als Ausweg nur übrig blieb"). Hausser war zudem Mitglied von NS-Altherrenbund (ab 1938), Deutscher Studentenschaft (1930–1933), Reichsdozentenschaft (ab September 1939) und Deutscher Zahnärzteschaft (ab Dezember 1933). Vor 1933 gehörte er keiner Partei an und gab nach dem Ende des NS-Regimes an, im November 1932 DVP und im März 1933 DNVP gewählt zu haben. Im Entnazifizierungsverfahren wurde Hausser in Kategorie V eingestuft. Haussers Kollege Anspach stellte 1947 fest: „Seine Interessen liegen so sehr auf fachlich-wissenschaftlichem Gebiet, dass er politischen Dingen weitgehend fern stand. Entsprechend seinen menschlichen und ärztlichen Anschauungen lehnte er wesentliche Teile

wahrscheinlich verborgen geblieben ist. Pieper antwortete auf Korkhaus Schreiben: „Ich muss ganz offen erklären, [...] dass die hier in Ihrem Brief genannten Ideen mich tatsächlich erschüttern, und ich bedaure, feststellen zu müssen bei allem Entgegenkommen, das ich Ihnen in den letzten Jahren erwiesen habe, dass die in Ihrem Brief vom 16.10.36 zutage tretenden Ideen sich wenig mit unserem nationalsozialistischen Standpunkt, die Hochschullehrer betreffend, vereinbaren lassen"[1377]. Bereits im Sommer war der Versuch von Direktor Proell gescheitert, durch „einen unbesoldeten Lehrauftrag für Orthodontie" Korkhaus „an die hiesige Klinik fester zu binden"[1378]. Dem von Dekan Stöhr unterstützten Antrag entsprach man in Berlin nicht[1379]. Hier hatte man wohl davon Kenntnis, dass Korkhaus den Kontakt zu Kantorowicz keineswegs mied. Nach einer Darstellung von Korkhaus aus der Nachkriegszeit begegnete er seinem früheren Chef 1936 auf einem Kongress in Wien[1380]. „SS-Müller" fand 1938 Gelegenheit, Korkhaus zu erpressen. Nachdem Korkhaus' Ehefrau beim Einkauf in einem „jüdischen Geschäft" aufgefallen war, fordert Müller von Korkhaus „eine grössere Spende für die NSV"[1381]. Schon vorher hatte sich Korkhaus aktiv und durchaus erfolgreich für aus Deutschland geflohene Juden eingesetzt[1382].

Trotz der Gegnerschaft Piepers und des verweigerten Lehrstuhls gelang es Korkhaus, an Renommee zu gewinnen. Nachdem ein 1931 von Korkhaus erfolgreich gestartetes Zeitschriftenprojekt von den Nationalsozialisten behindert worden war, druckte die „Zahnärztliche Rundschau" 1939 ein fast ganzseitiges Foto ihres Autors, an dessen Revers das Parteiabzeichen deutlich zu erkennen war, und konnte Korkhaus als Jahrespräsidenten der „Deutschen Gesellschaft für Zahn-, Mund- und Kieferheilkunde" sowie der „European Orthodontic Society" vorstellen"[1383]. Tatsächlich stand seiner Ernennung zum außerplanmäßigen Professor 1939 nichts mehr im Wege[1384]. Die Befürwortung durch den Dekan, nunmehr

nationalsozialistischen Ideengutes ab" (Zeugnis Anspachs, 2.7.1948). – Quellen: HStA Düsseldorf, NW 1049-52559; ebd., NW 15-249.

1377 Pieper an Korkhaus, wohl November 1936, zit. n. UA Bonn, PA 4396 Korkhaus, Korkhaus an von Weber, 24.8.1945.

1378 UA Bonn, PA 4346 Korkhaus, Direktor Proell an Dekan, 22.6.1934.

1379 UA Bonn, PA 4346, Dekan Stöhr an REM, 2.7.1936; ebd., Jansen/REM an Universitätskurator, 15.8.1936, Abschrift.

1380 G.[ustav] Korkhaus, Professor Dr. Dr. h. c. Alfred Kantorowicz 70 Jahre, in: Deutsche Zahnärztliche Zeitschrift, 5. Jg. (1950), S. 870–873, S. 873. Ebd. zitiert Korkhaus Kantorowiczs traurige Worte von damals: „Wenn nur die Sehnsucht nach der Heimat nicht wäre!"

1381 HStA Düsseldorf, NW 1049-54022, Gutachten des universitätsinternen Prüfungsausschusses von Weber/von Redwitz/Ceelen, Sitzung vom 3.11.1945; ebd., Anspach an von Weber, 31.10.1945. – Zur NSV vgl. Keim, Erziehung I, S. 152 ff.

1382 HStA Düsseldorf, NW 1049/54022, Korkhaus an Harth, 21.1.1936 und 23.6.1936; ebd., Korkhaus an Maxwell Stephens, 21.1.1936; ebd., Harth an Korkhaus, 11.12.1935 und 14.1.1936.

1383 Die Ecke der Schriftleitung, in: Zahnärztliche Rundschau, 2.7.1939. – Siehe auch: UA Bonn, NW 1049-54022, Erklärung Korkhaus' (Anlage zum Entnazifizierungsbogen), o.D.

1384 UA Bonn, PA 4396 Korkhaus, Dozentenbundsführer Busch an Rektor, 30.8.1939.

Siebke, führte diesmal zum Erfolg[1385]. Am 4. November 1939 wurde Korkhaus zum außerplanmäßigen Professor ernannt[1386]. Im selben Jahr leitete er den Internationalen Kongress der europäischen orthodontischen Gesellschaft in Bonn und Wien. Dies und seine Mitgliedschaften in zahlreichen internationalen Verbänden bestätigen den Eindruck, dass er sich von dem Streben nach wissenschaftlichem Austausch auch über die Staatsgrenzen hinaus nicht hat abbringen lassen[1387]. In Berlin begegnete man seiner Person wohl auch deshalb weiterhin mit Vorbehalten. Nach Drängen der Fakultät erklärte man sich 1942 zwar bereit, Korkhaus einen „Lehrauftrag für Zahnärztliche Orthopädie zu erteilen", sah sich aber „aus Mangel an verfügbaren Mitteln" nicht imstande, „hier für [sic] eine besondere Lehrauftragsvergütung zu bewilligen"[1388]. Korkhaus wurde lediglich das deutlich niedrigere „Unterrichtsgeld" bewilligt[1389]. Diese Entscheidung veranlasste Dekan Schulemann zu Widerspruch. In deutlichen Worten markierte er seine Position: „Die Medizinische Fakultät hält diese Lösung für ausserordentlich unglücklich und unbefriedigend und kann es nicht verstehen, dass es dem Reichserziehungsministerium nicht möglich ist, die geringen Mittel bereit zu stellen, um Herrn Prof. Korkhaus, den wir enger mit der Medizinischen Fakultät zu verknüpfen wünschen, nicht neben den Unterrichtsgeld, das er ja längst erhält, eine wirkliche Entschädigung zukommen zu lassen."[1390] Ein wissenschaftlicher Streit über die Gefahren festsitzender orthodontischer Apparate, in dessen Verlauf der Prager Zahnmediziner Karl Häupl Korkhaus scharf angegriffen hatte und der der Reichsdozentenführung zur Klärung vorlag, wurde im Oktober 1942 angesichts der Kriegslage im allgemeinen Einvernehmen von Karl Pieper niedergeschlagen[1391].

Korkhaus hatte ihm wohl gesonnene Kollegen in der Fakultät und Gegner in der eigenen Klinik sowie auf hoher Parteiebene. Ein letztes Mal wurde dies aktenkundig, als Klinikdirektor Proell Korkhaus von der Uk.-Stellung ausnehmen wollte. Schließlich sei Korkhaus „an der Klinik nicht voll beschäftigt", „die von ihm geleitete Gebiss-Orth. Abteilung nicht als kriegswichtig anzusprechen" und der Unterricht durch die planmäßige Assistentin Haas gesichert. Es sei daher „nicht zu verantworten [...], dass Prof. Korkhaus als K.V. Offizier des Beurlaubtenstandes der jetzigen Wehrmacht, angesichts des Totaleinsatzes, übergangen

[1385] UA Bonn, PA 4396 Korkhaus, Dekan Siebke an REM, 21.7.1939; ebd., Antrag Korkhaus' an REM, 13.7.1939.

[1386] UA Bonn, PA 4396 Korkhaus, Zschintzsch/REM, 4.11.1939.

[1387] UA Bonn, MF-PA Korkhaus, Dekan an Rektor, 27.6.1947.

[1388] UA Bonn, PA 4396 Korkhaus, Klingelhöfer/REM an Universitätskurator, 23.5.1942, Abschrift, 1.6.1942; ebd., Dekan an Universitätskurator durch Rektor, 26.1.1942; ebd., Dekan an REM durch Rektor und Universitätskurator, 29.4.1942.

[1389] UA Bonn, PA 4346 Korkhaus, REM an Korkhaus, 27.6.1942, Abschrift, 6.7.1942.

[1390] UA Bonn, PA 4346 Korkhaus, Schulemann an Rektor, 18.7.1942.

[1391] BA Berlin, BDC-Dossier Karl Häupl, Pieper an Häupl/Korkhaus/Schwarz, 2.10.1942; ebd., Häupl an Pieper, 15.10.1942; Schwarz an Pieper, 15.10.1942; Korkhaus an Pieper, 30.10.1942.

werden kann". Dekan Schulemann antwortete knapp und kommentarlos: „Ich weise Ihren Antrag zurück"[1392].

Das Bild von Korkhaus als Opfer nationalsozialistischer Restriktiven einerseits und eines anpassungswilligen Parteimitglieds andererseits hat nach dem Ende des NS-Regimes auch der universitätsinterne Untersuchungsausschuss gezeichnet. Danach führte sein als Tarnung angesehenes Verhalten – Tragen des Parteiabzeichens, Anwendung des Hitlergrußes, Behandlung der Tochter von Gauleiter Grohé und der Ehefrau von Bonns Oberbürgermeister Rickert, Verzicht auf Kritik am Nationalsozialismus auch im engsten Freundeskreis – zu einem „Eindruck", der 1945 ein „sofortiges Wiederauftreten" von Korkhaus „in der Öffentlichkeit" für unangemessen erscheinen ließ[1393]. Insbesondere Dekan von Redwitz hatte zuvor Korkhaus' Verhalten kritischer gewertet, habe er sich doch „überall Feinde erworben", aber auch nach allen Seiten Kontakte gepflegt: „So ist er jetzt imstande, auf Grund von Briefen etc. zu beweisen, dass er niemals ein Nationalsozialist war. Aber ich vermute, dass er den Nazis ebenso beweisen konnte, dass er stets für ihre Sache eingetreten sei."[1394] Ähnlich äußerte sich Ernst Derra[1395].

2.17.5. „SS-Müller"

Dass der Niedergang der Zahnklinik auch Jahre nach der Vertreibung von Alfred Kantorowiczs nicht zum Stillstand kam, lag maßgeblich an den mangelnden fachlichen Kompetenzen, schwachen organisatorischen Fähigkeiten und fehlenden menschlichen Qualitäten einflussreicher Zahnmediziner. Den offensichtlichen Missständen wurde teilweise auch deshalb nicht begegnet, weil die Angst vor dem auch in offiziellen Schreiben so genannten „SS-Müller" groß war. Müller wirkte als Student und ab 1936 als Assistent an der Zahnklinik, ohne als für eine Universitätslaufbahn talentiert zu gelten[1396]. Nachdem mehrere Versuche

[1392] UA Bonn, PA 4396 Korkhaus, Proell an Universitätskurator durch Dekan durch Rektor, 28.4.1943 mit Vermerk Schulemanns, 29.4.1943, Abschrift.

[1393] HStA Düsseldorf, NW 1049-54022, Gutachten des universitätsinternen Prüfungsausschusses von Weber/von Redwitz/Ceelen, Sitzung vom 3.11.1945.

[1394] HStA Düsseldorf, NW 1049-54022, Erklärung von Redwitz im Entnazifizierungsverfahren Korkhaus', o.D. – Zu den Korkhaus entlastenden Schreiben gehören ebd., Erklärung Stöhrs, 29.8.1945 („An dem nationalsozialistischen Geist, der in der hiesigen Zahnklinik geherrscht hat, war meines Wissens Prof. Korkhaus nicht aktiv beteiligt"); ebd., Gertrud Harth an Korkhaus, 14.1.1936 („Würden Sie mir nochmals eine Empfehlung schreiben?"). Gegen ihn nahmen die Zahnärzte Vollmar und Berthold Stellung, zumal sich Korkhaus 1945 „in etwas augenfälliger und gerade nicht sympathischer Weise bei den Amerikanern angebiedert" hat (ebd., Dekan Redwitz an von Weber, 28.8.1945).

[1395] HStA Düsseldorf, NW 1049-54022, Aufzeichnung Derras, 28.8.1945; ebd., Derra an von Weber, 12.10.1945.

[1396] UA Bonn, PA 2842 Harnapp, Rektor Chudoba an Dekan Selter, 23.2.1942, wo von einem Besuch Proells „in Begleitung seines Assistenten SS-Müller" die Rede ist. – Heinrich Theodor Müller wurde am 24. November 1901 in Essen-Dellwig geboren. Er besuchte ein Essener Gymnasium sowie die Bischöfliche Studienanstalt in Gaesdonck bei Goch. Nach dem Abitur

zuvor gescheitert waren, gelang es 1943 Dekan Schulemann, Müller unter Hinweis auf die fehlende Habilitationsleistung nicht weiter zu beschäftigen[1397]. Selbst der Leiter der Dozentenschaft hatte bereits im Februar 1940 davon gesprochen, Müller komme „wohl nicht als Hochschullehrernachwuchs in Frage", und seine Weiterbeschäftigung als wissenschaftliche Hilfskraft nur bis Kriegsende empfohlen[1398].

Müller schuf ein Netz von Abhängigkeiten und gerierte sich als harter SS-Mann. Seit 1931 Mitglied von NSDAP und SS, begann Müller, damals noch Student und Fachschaftsleiter, im Herbst 1935 mit dem Aufbau der Außenstelle Bonn des Sicherheitsdienstes der SS. Schon „seit dem Frühjahr 1935 war er als V-Mann für den SD tätig"[1399]. „Er erstattete", so heißt es im Urteil der sechsten

1923 arbeitete er zunächst ein Jahr in Bergbau, Elektrotechnik und Maschinenbau, bevor er an die TH München wechselte, um dort diese Fächer zu studieren, ohne einen Abschluss zu erreichen. Im Sommersemester 1932 (nach anderen Unterlagen bereits 1931) schrieb er sich an der Universität München ein, im folgenden Wintersemester an der Universität Bonn, um sich dem Studium der Zahnmedizin zu widmen. Am 9. Mai 1936 bestand er in Bonn das Staatsexamen. Dort wurde er noch im selben Jahr Assistent. Aus dieser Stellung schied er im Mai 1943 aus. Im Dezember 1948 wurde er durch das Bonner Schwurgericht zu vier Jahren Gefängnis unter Anrechnung früherer Haftzeiten verurteilt. – Zuvor uk-gestellt, wurde Müller im Oktober 1944 zum SS-Panzergrenadierbataillon Neuzelle bei Guben eingezogen, wo er unter anderem bei der „Partisanenbekämpfung" zum Einsatz kam. Im Frühjahr 1945 wurde er zur Sanitätsabteilung der SS- und Polizei-Division „Langemarck" als Zahnarzt versetzt. – Heinrich Müller war Mitglied von NSDAP (seit 1.3.1931, Nr. 450112), SS (seit 1.3.1931, Nr. 10269, zuletzt Unterscharführer und SS-Hauptsturmführer im Sicherheitsdienst des Reichsführers SS), Waffen-SS (seit 15.10.1942, zuletzt Unterscharführer), NS-Studentenbund (1.6.1931 bis 1936, Nr. 12296, zuletzt Kassierer), NSDÄ (seit 3.2.1937, Nr. 18892), NSD-Studentenkampfhilfe (Nr. 6414), Hilfsbund der Deutsch-Österreicher (seit 1.6.1936, Nr. 16674), Reichsluftschutzbund (seit 27.4.1937, Nr. 29392), NSV (Eintritt 1.7.1937, Nr. 8209706), Deutscher Jägerschaft (1936–1944), Reichskolonialbund (1936–1944) und Reichsluftschutzbund (1936–1944). 1936 trat er aus der katholischen Kirche aus (Wiedereintritt 1947). Müller erhielt den Westwallorden. – Quellen: UA Bonn, PA 6289 Heinrich Müller; HStA Düsseldorf, NW 1000-24291. – Literatur: Verein „An der Synagoge" (Hg.), Bonn und die NS-Zeit. Die NS-Zeit im Spiegel Bonner Nachkriegszeitungen. Eine Dokumentation, Bonn 1990, S. 32 ff. (Zeitungsausschnitte von 1948).

1397 Vgl. Kap. 10.2.5. – UA Bonn, PA 9198 Schulemann, Gutachten des Universitätsprüfungsausschusses Weber/Ceelen/von Redwitz, 14.11.1945: „Er [Schulemann, R.F.] hat u.a. erreicht, dass der Oberassistent Müller von der Zahnklinik, der hauptamtlich im SD arbeitete und die Assistentenstelle blockierte, seine lange verschleppte Promotion nachholte und sodann aus der Klinik ausschied." – Siehe auch: ebd., PA 6289 Heinrich Müller, Chudoba/Leiter der Dozentenschaft an Rektor, 10.2.1938 (Befürwortung einer apl. Assistentenstelle für Müller); ebd., Dekan Tiemann an Kurator, 29.1.1940 („Dem Antrag [...] Proell [...] auf Verlängerung des planmässigen Assistenten Zahnarzt Heinrich Müller, [sic] kann nicht entsprochen werden. [...] Da Habilitationsaussicht nicht besteht, kommt eine Verlängerung in der planmässigen Stelle für die Dauer von 2 Jahren nicht in Betracht.")

1398 UA Bonn, PA 6289 Heinrich Müller, Busch/Leiter der Dozentenschaft an Rektor, 8.2.1940.

1399 UA Bonn, PA 6289 Heinrich Müller, Urteil der 6. Spruchkammer des Spruchgerichts Hiddesen, 28./29.12.1948.

Spruchkammer Bonn vom Dezember 1948 weiter, „über bestimmte Hochschulfragen, die ihm von Fall zu Fall mitgeteilt wurden, Berichte“[1400].

Seit 1938 war Müllers SD-Außenstelle im Gebäude der Stapo am Kreuzbergweg 5 untergebracht[1401]. Unter dieser Adresse schickte er am 31. März 1943 Klinikdirektor Proell sein „Kündigungsschreiben“, nachdem seine Weiterbeschäftigung nicht mehr durchsetzbar schien: „Da ich dienstlich anderswo eingesetzt werde, scheide ich mit Wirkung vom 1. Mai 1943 aus der Universitäts-Klinik und Poliklinik für Mund-, Zahn- und Kieferkrankheiten aus.“[1402] Vom SD uk gestellt, konnte er sich nun ganz dem NS-Unterdrückungsmechanismus widmen, bis er im Oktober 1944 zur Waffen-SS eingezogen wurde. Nach Kriegsende hielt sich Müller drei Jahre lang versteckt, bevor er sich 1948 stellte und vom Spruchgericht Hiddesen zu vier Jahren Haft verurteilt wurde[1403]. 1951 wurde er begnadigt[1404].

Müllers Chef Proell schilderte 1945 die Situation zehn Jahre zuvor folgendermaßen: „Kurz nach meinem Dienstantritt in Bonn erfuhr ich, daß M. im Einvernehmen mit einer zuständigen Berliner Stelle laufend – etwa je vierteljährlich – über mich Berichte erstattete, so daß ich mich ständig bespitzelt fühlte. [...] Ich war gezwungen[,] ihn mit grosser Vorsicht zu behandeln.“[1405] Später ergänzte er: „Alles in allem hatte Dr. Müller sich die Stellung eines mir vorgesetzten Direktors angeeignet. Besonders bei allen Anstellungen und Kündigungen von Angestellten wusste M. seine Meinung in den Vordergrund zu stellen und hat mir oft Schwierigkeiten gemacht, so dass ich mich vielfach nur als geduldet fühlte.“[1406] Müller, der unter den Kollegen wohl nur mit Radermacher in engerem Kontakt stand, schädigte auf vielfache Weise nicht nur Universitätsangehörige, sondern auch Patienten[1407]. Der zu katholischen Widerstandskreisen zählende Bonner Arzt Josef M. Kill berichtet in seinen Nachkriegserinnerungen von einem Vorfall aus

[1400] UA Bonn, PA 6289 Heinrich Müller, Urteil der 6. Spruchkammer des Spruchgerichts Hiddesen, 28./29.12.1948.

[1401] Das Haus Kreuzbergweg 5 war am 1. April 1938 als Außenstelle der Stapo Köln für die Kreise Bonn-Stadt und Land sowie Euskirchen eingerichtet worden. Vgl. Vogt, Bonn, S. 545; Horst-Pierre Bothien, Anmerkungen zur nationalsozialistischen Verfolgung: NS-Verfolgungsstätten und die Gestapo in Bonn, in: Josef Matzerath (Hg.), Bonn. 54 Kapitel Stadtgeschichte, Bonn 1989, S. 290–299, S. 294 f.

[1402] UA Bonn, PA 6289 Heinrich Müller, Müller an Proell, 31.3.1943.

[1403] UA Bonn, PA 6289 Heinrich Müller, Urteil der 6. Spruchkammer des Spruchgerichts Hiddesen, 28./29.12.1948. Als strafmildernd wurde der von Hans Gruhle dem Gericht in seinen Folgen erläuterte „übermässige Pervitingenuss“ angesehen (ebd.).

[1404] Vgl. Höpfner, Universität, S. 109 f.

[1405] HStA Düsseldorf, NW 1049-49779, Anlage zum Fragebogen, 19.7.1945; siehe auch: ebd., Erklärung Proells, 27.5.1946.

[1406] HStA Düsseldorf, NW 1049-49779, Erklärung Proells, 27.5.1946.

[1407] HStA Düsseldorf, NW 1049-49779, Anspach an von Weber, 31.10.1945: „Da Dr. Müller mit Dr. Radermacher gut bekannt war, nehme ich an, daß die Einstellung von Dr. Müller auf Vorschlag von Dr. Radermacher erfolgt ist.“

dem Jahre 1935[1408]. Danach überwies Kill einen Patienten, den Pfarrer Nellessen aus Bonn-Ippendorf, in die Zahnklinik, wo „der etwas weltfremde und kränkliche alte Herr“ beim „Eintritt in das Behandlungszimmer“ ein freundliches „Grüß Gott“ wünschte. Daraufhin schlug Müller „dem ehrwürdigen Herrn den Hut aus der Hand, so daß er weit durch das Zimmer flog. Dabei brüllte er den Herrn Pfarrer an, es heiße heute: ‚Heil Hitler‘ usw.“ Der Pfarrer verzichtete auf die Behandlung und berichtete seinem Hausarzt Kill von dem Vorfall. Dieser fand heraus, dass Müller „Chef der Bonner Gestapo (im Nebenamt)“ war, schrieb aber dennoch einen Beschwerdebrief an den Rektor der Universität. Wenige Tage später wurde Kill morgens von der Gestapo abgeholt und in deren Haus am Kreuzbergweg verhört und zeitweise in den Keller gesperrt. Am Abend entließ man ihn „mit einer strengen Verwarnung“[1409].

Im Spruchgerichtsverfahren gegen Müller kam ein anderer Vorfall zur Sprache, der Müllers Versagen in der Zahnklinik belegt. Als sich dort der berühmte Mathematiker Felix Hausdorff mit seiner Frau Charlotte behandeln lassen wollte, wurden sie von Müller unter Beschimpfungen („verdammtes Judenpack“) hinausgewiesen[1410]. In der Urteilsbegründung heißt es, gegenüber Hausdorff habe Müller erklärt: „Wenn ein Jude krank ist, soll er sich aufhängen.“[1411] – Das Ehepaar Hausdorff nahm sich am 26. Januar 1942 das Leben, als seine Deportation in das Sammellager im Kloster „Zur ewigen Anbetung“ und der anschließende Abtransport nach Theresienstadt bevorstand[1412]. Dass sich Müller „besonders in der Frage der Behandlung jüdischer Patienten […] überaus rigoros“ verhielt und

[1408] Die Angaben Kills sind nicht ganz stimmig. Er spricht vom damaligen „Kliniksleiter Zahnarzt Dr. med. dent. Heinz Müller“. Diese Funktion hatte Müller niemals inne. 1935 war Müller noch Student. – Kill hatte sich 1924 in seiner „Vaterstadt Bonn“ als praktischer Arzt niedergelassen und stand vor allem mit der Medizinischen Poliklinik in engerem Kontakt (HStA Düsseldorf, NW 1053-112, Zeugnis J. M. Kill, 9.3.1947). Vgl. zu Kills Überzeugung und Verhalten auch sein Entlastungszeugnis für den zeitweiligen Direktor der Poliklinik Friedrich Tiemann (Kap. 10.2.12).

[1409] StA Bonn, „Tagebuchaufzeichnungen [Nachkriegserinnerungen, R.F.] des Bonner Arztes Dr. Kill, o.D., Abschrift (Typoskript).

[1410] UA Bonn, PA 6289 Heinrich Müller, Urteil der 6. Spruchkammer des Spruchgerichts Hiddesen, 28./29.12.1948.

[1411] UA Bonn, PA 6289 Heinrich Müller, Urteil der 6. Spruchkammer des Spruchgerichts Hiddesen, 28./29.12.1948. Vgl. Egbert Brieskorn, Felix Hausdorf – Elemente einer Biographie, in: Felix Hausdorff. Paul Mongré. 1868–1942. Ausstellung vom 24. Januar bis 28. Februar 1992 im Mathematischen Institut der Rheinischen Friedrich-Wilhelms-Universität Bonn und Elemente einer Biographie, o.O. o.J. [Bonn 1992], S. 77–94, S. 93.

[1412] Vgl. Höpfner, Universität, S. 473; Kahle, Universität, S. 108; Eugen Eichhorn, In memoriam Felix Hausdorff (1868–1942). Ein biographischer Versuch, in: E.[ugen] Eichhorn/ E.[rnst]-J.[ochen] Thiele (Hg.), Vorlesungen zum Gedenken an Felix Hausdorff, Berlin 1994 (= Berliner Studienreihe zur Mathematik, 5), S. 23; Manfred van Rey, Die Vernichtung der Juden in Bonn, in: Eichhorn/Thiele, Vorlesungen, S. 227–250, S. 239; Herbert Mehrtens, Felix Hausdorff – Ein Mathematiker in seiner Zeit, Bonn 1980, passim; Otto Neugebauer, Ein Dokument zur Deportation der jüdischen Bevölkerung Bonns und seiner Umgebung, in: Bonner Geschichtsblätter, 18 (1964), S. 158–221, passim; Robert Tippmann/Klaus Rosendahl (Hg.), Bonn in der NS-Zeit. Deportiert aus Endenich. Juni/July [sic] 1942: Transport der Bonner Juden in die Vernichtungslager. Eine Dokumentation zur Ausstellung, Bonn 1992, S. 20 f.

Klinikdirektor Proell deshalb sogar Behandlungen von Juden in seiner Privatwohnung vorgenommen haben soll, gab 1948 die sieben Jahre zuvor ausgeschiedene Oberschwester Luise Pohl zur Kenntnis[1413].

Der Assistent Peter Jacobs hatte nach „SS-Müller" den gefährlichsten Ruf an der Zahnklinik. 1941 zeigte er den damaligen Kriegsgerichtsrat Udo Sonanini bei der Gestapo an, wahrscheinlich beim Kollegen Heinrich Müller, weil dieser die Wahrheit von Wehrmachtberichten über Abschüsse feindlicher Flugzeuge in Zweifel gezogen hatte[1414]. Sonanini berührte „die Meldung an die Gestapo deshalb umso unangenehmer", als er neben Hausser auch Jacobs „zur Marine protegiert hatte, um beiden Herrn Gelegenheit zur fachlichen Betätigung während des Krieges zu verschaffen". Für Sonanini verlief die Angelegenheit letztlich glimpflich, weil die Marinejustiz den Fall der Zuständigkeit der Gestapo entziehen konnte[1415]. Er wurde lediglich disziplinarisch bestraft[1416].

2.18. Das Medizinhistorische Institut

2.18.1. Ein Pharmakologe als Medizinhistoriker – Carl Schmiz

Schon früh ist an der Universität Bonn Geschichte der Medizin gelehrt worden, denn seit ihrer Gründung nahmen sich Professoren wie Karl Joseph Hieronymus Windischmann, Johann Christian Friedrich Harleß, Joseph Ennemoser, Moritz Naumann, Hermann Schaffhausen und andere dieses Gebiets an[1417]. Doch erst seit dem Beginn des zwanzigsten Jahrhunderts zeichnete sich eine Institutionalisierung des Fachs ab.

Als einer der Väter des künftigen Medizinhistorischen Instituts sah sich der nicht ganz uneitle Dermatologe Erich Hoffmann, der trotz der Einschränkung seiner Freiheiten durch die Nationalsozialisten auf unterschiedliche Weise in der Medizinischen Fakultät engagiert war. Hoffmann hätte sicherlich selbst einen entsprechenden Lehrauftrag erfüllt und streute nicht zufällig eine entsprechende Äußerung des berühmten Pathologen Ludwig Aschoff in ein Schreiben an den Dekan ein. In dem Brief vom 28. Juni 1940, der die wachsende Bedeutung der Medizingeschichte betont, heißt es: „In Bonn meint Aschoff, daß ich die Absicht hätte, Vorlesungen zu halten, und bezeichnet das als sehr erfreulich; indessen hat

[1413] HStA Düsseldorf, NW 1049-49779, Bescheinigung Pohls, 8.11.1948.

[1414] HStA Düseldorf NW 1049-52822, Gericht der Division Nr. 110, Zweigstelle Köln, Protokoll Zeugenvernehmung Heinrich Strepp, 26.11.1941, Abschrift. Trotz dieser zeitgenössisch protokollierten Zeugenaussage stritt es Jacobs nach dem Krieg ab, die Anzeige erstattet zu haben (ebd., Case Summary, 30.1.1948). – Quelle: HStA Düsseldorf, NW 1049-52822.

[1415] HStA Düseldorf NW 1049-52822, Sonanini an Berthold, 6.1.1948.

[1416] HStA Düseldorf NW 1049-52822, Sonanini an Berthold, 6.1.1948.

[1417] Vgl. Johannes Steudel, Altes Erbgut in der ärztlichen Sprache der Gegenwart, Bonn 1944 (= Antrittsvorlesungen der Rheinischen Friedrich-Wilhelms-Universität Bonn, H. 33), S. 3 f.; Gabriele Nettekoven/Heinz Schott, Medizinhistorisches Institut, in: Schott, Universitätskliniken, S. 110–115, S. 110.

er mich in dieser Hinsicht falsch verstanden und mein Interesse für das Fach der Geschichte der Natur- und Heilkunde in dieser Weise ausgedeutet. [...] Gern bin ich bereit[,] in dieser Hinsicht für Bonn alles zu tun, was z.Zt. ratsam erscheint. Nachdem mir vergönnt war, das schon von meinem Vorgänger Doutrelepont vergeblich angestrebte Ordinariat für Haut- und Geschlechtskrankheiten schon vor Ende des Weltkrieges zu begründen [...], würde es mir ein ganz besonderer Lohn meiner über die Grenzen des Fachs hinausgehenden Bestrebungen und eine wirkliche Herzensfreude sein, wenn die grosse Universität Bonn möglichst bald mit einer planmässigen Professur für Geschichte der Medizin und Naturforschung beglückt werden könnte."[1418] Hoffmann wusste auch erste Forschungsansätze für Bonner Medizinhistoriker zu benennen: Drei der neun während des Krieges von 1870/71 getöteten Bonner Studenten seien Mediziner gewesen. Ihre „Herkunft" sei festzustellen, „ebenso welche Art des militärischen oder Sanitätsdienstes sie ausgeübt" hätten[1419]. Zudem sei ihm bekannt, „daß der Entdecker des Leprabazillus Armauer Hansen" in Bonn studiert habe, so dass etwaige Archivalien zu heben wären[1420]. Dekan Tiemann antwortete dem ob seiner Rührigkeit gefürchteten Hoffmann knapp, aber freundlich: „Wegen Ihrer Anregungen habe ich bereits mit dem Herrn Prodekan mich in Verbindung gesetzt."[1421]

Zu diesem Zeitpunkt vertrat Carl Schmiz die Medizingeschichte[1422]. Er war 1905 bei dem herausragenden Bonner Pharmakologen Karl Binz mit einer Arbeit „Zur Geschichte der örtlichen Gefühlslähmung" promoviert worden[1423]. Nach geschichtswissenschaftlichem und philosophischem Zusatzstudium habilitierte er sich und hielt seit 1906/07 Vorlesungen zur Geschichte der Medizin[1424]. 1920 wurde ihm ein besoldeter Lehrauftrag erteilt, den er, seit 1923 als außerordentli-

[1418] UA Bonn, PA 3340 Hoffmann, Hoffmann an Rektorat durch Dekan, 28.6.1940. Zu Doutreleponts Enttäuschung vgl. Hoffmann, Bestehen, S. 18. – Zu Ludwig Aschoff, der zwar nicht NSDAP-Mitglied war, aber deutliche Sympathien für den Nationalsozialismus hegte, vgl. Cay-Rüdiger Prüll, Ludwig Schoff (1866–1942): Wissenschaft und Politik in Kaiserreich, Weimarer Republik und Nationalsozialismus, in: Grün/Hofer/Leven, Medizin, S. 92–118, passim.

[1419] UA Bonn, PA 3340 Hoffmann, Hoffmann an Rektorat durch Dekan, 28.6.1940.

[1420] UA Bonn, PA 3340 Hoffmann, Hoffmann an Rektorat durch Dekan, 28.6.1940.

[1421] UA Bonn, PA 3340 Hoffmann, Dekan Tiemann an Hoffmann, 11.7.1940, Durchschrift.

[1422] Der Katholik Carl August Otto Schmiz wurde am 15. Februar 1877 in Trier geboren. Schmiz besuchte das humanistische Friedrich-Wilhelms-Gymnasium in Trier, bevor er das Studium der Medizin zunächst in München, dann in Bonn aufnahm. 1905 wurde er in Bonn zum Dr. med. promoviert, studierte zu dieser Zeit aber bereits Philosophie und Historische Hilfswissenschaften. 1906 habilitierte er sich über die Geschichte der Medizin. 1920 erhielt er in Bonn einen Lehrauftrag und 1923 folgte dort eine außerordentliche Professur, die er bis März 1943 innehatte. Er starb am 21. März 1946. – Verheiratet war er seit dem 18. September 1909 mit der am 19. Oktober 1878 geborenen Ilona Wilhelmine Felice Schiller. Die Ehe blieb kinderlos. – Wegen Kurzsichtigkeit war er vom Militärdienst befreit. – Politisch betätigte er sich nicht, trat aber NS-Lehrerbund, Dozentenbund und Luftschutzbund bei. Am 30. Januar 1943 erhielt er das Goldene Treudienstehrenzeichen. – Quelle: UA Bonn, PA 8924 Karl Schmiz.

[1423] Vgl. Gabriele Nettekoven, Medizingeschichte an der Universität Bonn und die Gründung des Medizinhistorischen Institutes, in: Schott, Medizin, S. 147.

[1424] HStA Düsseldorf, NW 355-195, Grütz an Hauptverwaltung Universität Bonn durch Rektor, 29.12.1948. Vgl. Nettekoven, Medizingeschichte, S. 147.

cher Professor, bis zu seiner Emeritierung 1942 wahrnahm[1425]. „In den letzten 15 Jahren seiner Lehrtätigkeit“ war der Pharmakologe Schmiz jedoch „nahezu völlig blind und konnte die Interessen des Faches nicht so wahrnehmen, wie er es gewünscht hätte“[1426]. Zudem verlor er an Rückhalt in seinem Institut. Der 1938 zum Direktor des Pharmakologischen Instituts berufene Werner Schulemann zeigte anders als sein Vorgänger Hermann Fühner wenig Interesse an der Medizingeschichte und überließ „den größten Teil der medizinhistorischen Bibliothek der Universitätsbibliothek“[1427].

Dies geschah, obwohl nach einem Runderlass des Reichserziehungsministeriums von 1939 „die ‚Geschichte der Medizin‘ an jeder Universität vorgetragen werden“ sollte[1428]. Trotz Schmiz’ fortgeschrittenem Alter und seiner Erblindung empfahl Dekan Siebke, Schmiz auch mit der Abhaltung des nun zur Pflichtvorlesung erklärten medizinhistorischen Kollegs zu betrauen. Es wäre „eine unbillige Härte“, ihm gerade jetzt „die Vorlesung zu entziehen“[1429]. Dozentenbundsführer Busch vertrat eine ähnliche Auffassung[1430]. So konnte Schmiz zum Abschluss seiner Laufbahn mit Befriedigung vor mehr als einhundert Studenten eine gebührenpflichtige Vorlesung halten[1431].

Die Situation in Bonn blieb freilich unübersichtlich. Schmiz war alt und krank, der zuständige Schulemann desinteressiert und die Absichten Hoffmanns blieben unklar. Der einflussreiche Leipziger Medizinhistoriker Walter von Brunn, der damals dem ersten, 1905 von Karl Sudhoff gegründeten medizinhistorischen Institut vorstand, bat 1941 seinen Bonner Kollegen, den Hygieniker Hugo Selter, wegen Schmiz „um Gehör“[1432]. Er berichtete vor allem von Hoffmans Aktivitäten, die von Brunn zunehmend skeptisch betrachtete: „Herr E. Hoffmann schreibt immer wieder an mich, schon seit Jahren; er betont immer seine besondere Sympathie für Herrn Schmiz – aber er verhält sich dabei doch eigenartig: so hat er mir vor einigen Wochen eindeutig mitgeteilt, ‚ich wisse wohl schon, dass Herr

[1425] Vgl. Nettekoven, Medizingeschichte, S. 147. – UA Bonn, MF 79/105, Mitteilung des Dekans, o.D. [11.11.1920 oder 1921].

[1426] Johannes Steudel am 21.2.1949 zit. n. Nettekoven, Medizingeschichte, S. 149 f.; siehe auch: UA Bonn, MF-PA Carl Schmiz, Busch/Leiter der Dozentenschaft an Büttner, 10.3.1939; ebd., Schmiz an Dekan MF, 23.6.1939.

[1427] Johannes Steudel am 21.2.1949 zit. n. Nettekoven, Medizingeschichte, S. 150.

[1428] UA Bonn, MF-PA Carl Schmiz, Busch/Leiter der Dozentenschaft an Büttner, 10.3.1939; ebd., Rektorat A 16,3, Bd. 2, REM an Dekane MF u.a., 27.1.1939.

[1429] UA Bonn, MF-PA Carl Schmiz, gez. Dekan Siebke an Dozent Büttner, 15.3.1939.

[1430] UA Bonn, PA 8924 Carl Schmiz, Busch/Dozentenbundsführer an Rektor, 8.9.1939.

[1431] Offiziell fand die erste gebührenpflichtige Vorlesung, die von 123 Studierenden besucht wurde, im zweiten Trimester 1940 statt, doch kam es bei der Abrechung der Kolleggelder zu Schwierigkeiten. UA Bonn, PA 8924 Karl Schmiz, Universitätskasse an Kurator, 18.12.1940; ebd., Rektor Chudoba an Kurator, 10.1.1941.

[1432] UA Bonn, MF-PA Carl Schmiz, von Brunn an Selter, 14.7.1941. – Zur Sympathie von Brunns für Schmiz vgl. auch Anne Kristin Oommen-Halbach, Briefe von Walter von Brunn (1876–1952) an Tibor Győry aus den Jahren 1924–1937. Ein Beitrag zum Korrespondentennetz Tibor Györys mit deutschen Medizinhistorikern, Remscheid 2004 (= Studien zur Geschichte der Medizingeschichte und Medizingeschichtsschreibung, 1), S. 179.

Schmiz seine Dozentur habe aufgeben müssen' und bat mich um Rat, in welcher Weise er sich dafür einsetzen könne, einmal für die Fortführung der Gesch. d. Med. in Bonn mit zu sorgen und ferner, für Herrn Schmiz uns seine Frau etwas zu tun (er will eine ‚Blindenzulage' für ihn ins Werk setzen. Ausserdem will Herr Hoffmann 2 Häuser als ‚Stiftung' nebst Barkapital zum 125. Jahrestag der Gründung der Universität stiften und möchte gern, dass Herr Schmiz seine Privatbibliothek nicht etwa einmal nach ausserhalb verkaufe, sondern in Bonn liesse – er deutete an, dass er dafür wenigstens einen Teil des Preises zu zahlen gedenke.) Ich bin Herrn Hoffmann gegenüber immer vorsichtiger geworden – aber schliesslich will ich möglichst mit niemandem brechen, der sie für unsere arme u. (trotz allen angeblichen ‚Interesses') sehr stiefmütterlich behandelten Gesch. d. Med. einsetzt oder das wenigstens vorgibt. Herr Schmiz hat mir heute mitgeteilt, dass er nur 3mal habe aussetzen müssen; er will offenbar ruhig seine Vorlesungen fortführen, solange man ihm das ermöglicht u. solange seine Kräfte es ihm gestatten. Bei dieser Gelegenheit möchte ich eindringlich warnen vor der von gewisser Seite verbreiteten Mär, es sei mit dem Nachwuchs bei uns ganz gut bestellt – das ist – vorläufig – Schwindel!"[1433]

2.18.2. Der Begründer der institutionalisierten Bonner Medizingeschichte – Johannes Steudel

Im Oktober 1941 sprach sich die Fakultät einmütig für Schmiz' Belassung im Amt aus, obwohl er die Altersgrenze erreicht hatte[1434]. 1942 dachte Schmiz dann aber doch an ein Ende seiner Lehrtätigkeit und brachte im Juli nach Rücksprache mit Walter von Brunn erstmals den Mann ins Gespräch, der die Bonner Medizingeschichte in den folgenden beiden Jahrzehnten prägen sollte: Johannes Steudel[1435]. In dieser Situation nahm sich Werner Schulemann nun energisch der

[1433] UA Bonn, MF-PA Carl Schmiz, von Brunn an Selter, 14.7.1941.

[1434] UA Bonn, MF-PA Carl Schmiz, Kurator Ehrlicher an Rektor, 13.10.1941; ebd., Prorektor Pietrusky an Dekan MF, 16.10.1941 mit handschriftlichen Stellungnahmen, 22.10.1941 bis 3.11.1941.

[1435] UA Bonn, PA 8924 Carl Schmiz, Schmiz an Schulemann (?), 16.7.1942, Abschrift. – Johannes Gustav Friedrich Steudel, evangelisch-lutherisch, wurde am 9. März 1901 im thüringischen Ronneburg geboren. Zunächst besuchte er 1911/12 das Realgymnasium Reichenbach, dann die humanistische Leipziger Nikolaischule, wo er am 27. Januar 1920 das Reifezeugnis erhielt. Anschließend studierte er bis 1926 an den Universitäten Leipzig und Königsberg Archäologie, Kunstgeschichte, Philosophie und Germanistik. Mit einer Dissertation über „Die Prachtgefäße aus der Villa des Hadrian bei Tivoli" wurde er am 14. August 1923 in Königsberg in klassischer Archäologie zum Dr. phil. promoviert, was ihm eine Anstellung als Volontärassistent am Archäologischen Institut der Universität Königsberg ermöglichte. Nach dem Studium war er von 1926 bis 1936 als Bibliograph und wissenschaftlicher Buchhändler hauptsächlich im Auftrag ausländischer Bibliotheken tätig. Zuvor hatte er eine Ausbildung in der Abteilung Wissenschaftliches Antiquariat im Haus Koehler & Volckmar AG. & Co. absolviert. Dienst- und Bildungsreisen führten in fast alle Länder Europas. 1936 gab er „aus inneren und äußeren Gründen die Tätigkeit auf und kehrte zur Universität zurück" (Lebenslauf, o.D. [1945]). Bis 1940 studierte er daraufhin Medizin in Leipzig, im Sommersemester 1939 in

Angelegenheit an: Er dankte Schmiz nachdrücklich und sorgte mit Unterstützung der Fakultät dafür, dass Erich Hoffmann „unter keinen Umständen [...] jetzt oder später in irgendeiner Weise in Kontakt mit den Fragen der Geschichte der Medizin in der Universität Bonn kommt“[1436]. Hatte Schulemann zunächst auch an den Physiologen Ulrich Ebbecke als Dozenten für Medizingeschichte gedacht, hatte Schmiz selbst neben Steudel die Diepgen-Schülerin Edith Henkel erwähnt und war sogar eine Verlängerung von Schmiz' Tätigkeit bis zum Ende des Wintersemesters beantragt worden – Steudel galt doch als Idealbesetzung, den man ver-

Freiburg. Am 15. März 1941 wurde ihm die ärztliche Approbation erteilt, am 26. Juni 1941 wurde er zum Dr. med. promoviert. Bereits seit 1936 arbeitete Steudel unter Walter von Brunn am Karl-Sudhoff-Institut für Geschichte der Medizin an der Universität Leipzig, wo er vom 16. März 1941 bis zum 30. November 1943 eine planmäßige Assistentenstelle bekleiden konnte. Nach dem 1. April 1942 wirkte Steudel für einige Zeit halbtägig an der Medizinischen Universitätspoliklinik. Im Wintersemester 1942/43 und im Sommersemester 1943 nahm er in Vertretung des erkrankten Karl Schmiz den Lehrauftrag für Geschichte der Medizin an der Universität Bonn wahr. Am 15. März 1943 habilitierte er sich in Leipzig für das Fach Medizingeschichte, am 17. Dezember 1943 wurde er zum Dozenten ernannt. Nach Schmiz' Pensionierung erhielt er im Wintersemester 1943/44 in Bonn den Lehrauftrag für Geschichte der Medizin. 1945 vertrat er den Assistenten unter Walter von Brunn in Leipzig. Nach Bonn zurückgekehrt, wurde er 1957 Ordinarius und 1958/59 Rektor. 1968 organisierte er den Umzug in das nach Steudels Plänen errichtete Medizinhistorische Institut auf dem Venusberg. Ein Jahr später wurde er emeritiert. Im Juni 1972 starb er. – Steudel heiratete 1924 die Leipziger Schauspielerin Luise Glau, von der er sich keine zwei Jahre später scheiden ließ, als sie ein Engagement in Frankfurt am Main annahm. Am 17. Februar 1925 wurde Steudels Sohn Andreas Karl Johannes geboren. Am 16. Mai 1945 heiratete er erneut, die Zahnärztin Marianne Franzke. Aus dieser Ehe ging eine Tochter hervor. – Im Juli 1935 absolvierte Steudel freiwillig eine viermonatige Militärausbildung und nahm im August 1939 an einer Übung teil. Von August 1939 bis April 1940 (Polenfeldzug; Westwall), im Mai 1941 und im August/September 1942 war er zum Sanitätsdienst der Wehrmacht eingezogen. – Ab dem 1. Mai 1937 war er Mitglied der NSDAP (Nr. 4773066), ab Dezember 1941 der NSV, ebenfalls ab 1941 des NSD-Ärztebundes (Nr. 36006), ab Februar 1944 des NSD-Dozentenbundes sowie des NS-Reichskriegerbundes. Er hielt Vorträge im Deutschen Volksbildungswerk und leitete Arbeitsgemeinschaften des NS-Studentenbundes. Er gehörte zudem von 1936 bis 1940 der Deutschen Studentenschaft, von 1934 bis 1940 der Reichsschrifttumskammer, ebenfalls von 1934 bis 1940 dem Börsenverein der deutschen Buchhändler und von 1926 bis 1940 dem Verein Leipziger Buchhändler an. Als Jugendlicher hatte er sich dem Wandervogel angeschlossen – Quellen: BA Berlin, BCD-Dossier Steudel; HStA Düsseldorf, NW 355-195, NW 1049-50026, NW 1037-BIII-2696; MHI Bonn, NL Johannes Steudel. – Literatur: [Heinz Schott,] Vorgestellt. Medizingeschichte in Bonn: das Medizinhistorische Institut der Universität, in: Bonner Universitäts-Nachrichten, 25/186 (April 1992), S. 17–18; Nettekoven, Medizingeschichte, S. 145 ff.; Anonymus, Der scheidende Rektor, in: Bonner Rundschau, 15.10.1959; Anonymus, Johannes Steudel. Glückwünsche übern Teich. Direktor des Medizinhistorischen Instituts wurde 60 Jahre alt, in: Neue Rheinzeitung, 11.3.1961; H., Professor Steudel wird 65. Seit 1943 Leiter des Medizinhistorischen Instituts, in: Bonner Rundschau, 8.3.1966; pjv, Die Geschichte der Medizin als Lebensaufgabe. Zum 65. Geburtstag des Bonner Medizingeschichtlers Prof. Steudel, in: General-Anzeiger, 9.3.1966; Un, Der Nestor der deutschen Medizingeschichte. Prof. Johannes Steudel zum 70. Geburtstag, in: General-Anzeiger, 9.3.1971; KRD, Nestor der Medizin-Geschichte wurde 70. Professor Steudel – bekannter Bonner Gelehrter, in: Bonner Rundschau, 10.3.1971.

1436 UA Bonn, PA 8924 Carl Schmiz, Schulemann an Rektor, 18.7.1942. Schulemann berief sich auf die Fakultätssitzung vom 15. Juli 1942.

tretungsweise schon für das Wintersemester 1942/43 zu gewinnen hoffte[1437]. Dies gelang. Am 3. Dezember 1942 beauftragte das Wissenschaftsministerium Steudel „mit sofortiger Wirkung", die „Vertretung der Geschichte der Medizin in Vorlesungen und Übungen" zu übernehmen[1438].

Von Brunn hatte Steudel ein herausragendes Zeugnis ausgestellt. In einem eng bedruckten dreiseitigen Schreiben fasst von Brunn das Wesen Steudels folgendermaßen zusammen. „St. ist ein ausgesprochener homo academicus, ein allseitig feingebildeter Mann von sehr sympathischem dabei durchaus eindeutigem Auftreten; stets ist es ihm eine Freude, anderen helfen zu können. Es ist durchaus kritisch, gerade auch gegen sich selbst, dabei von feinem, nie verletzendem Humor. In allen Fragen des praktischen Lebens ist er dank seiner langjährigen Tätigkeit als selbständiger Buchhändler wohl erfahren, ein reifer Mann, der stets über der Sache steht."[1439]

Alle anderen in Frage kommenden Dozenten – in den Akten finden sich die Namen der vier Diepgen-Schüler Friedrich Wilhelm Bayer, Alexander Berg, Edith Heischkel und Walter Artelt (Frankfurt am Main) sowie die von Diepgens Mitarbeiter SS-Hauptsturmführer Bernward Josef Gottlieb und des Freiburgers Joseph Schumacher – erschienen als nachrangig[1440].

Steudel kam im Wintersemester 1942/43 und im darauf folgenden Sommersemester zur Vertretung von Karl Schmiz nach Bonn[1441]. Nachdem Schmiz pensioniert worden war, übernahm Steudel im Wintersemester 1943/44 als Dozent mit Diäten den Lehrauftrag für Geschichte der Medizin in Bonn, was in den Augen mancher Kollegen, etwa Harald Siebkes, der Übernahme eines „Lehrstuhl[s] für Geschichte der Medizin endgültig" gleichkam[1442]. Jetzt kam es auch zur Grün-

[1437] UA Bonn, PA 8924 Carl Schmiz, Schmiz an Schulemann (?), 16.7.1942, Abschrift; ebd., Schulemann an Rektor, 18.7.1942; ebd., Dekan MF an REM über Rektor und Kurator, 23.10.1942, Durchschlag.

[1438] UA Bonn, PA 8924 Carl Schmiz, REM an Steudel, 3.12.1942, Abschrift. Schmiz blieb offiziell bis „Ende März 1943 weiterhin im Amt" (ebd., MF 68/106, Kurator Ehrlicher an Rektor, 10.10.1941).

[1439] HStA Düsseldorf, NW 355-195, Brunn an Dekan Schulemann, 26.10.1942, Abschrift.

[1440] UA Bonn, PA 8924 Carl Schmiz, Schmiz an Schulemann (?), 12.7.1942, Abschrift; ebd., Dekan MF an REM über Rektor und Kurator, 23.10.1942, Durchschlag; ebd., MF-PA Steudel, Schulemann an Ebbecke, 19.12.1942. – Zu den Dozenten vgl. Werner Friedrich Kümmel, Im Dienst „nationalpolitischer Erziehung"? Die Medizingeschichte im Dritten Reich, in: Meinel/Voswinckel, Medizin, S. 295–319, passim; vgl. zudem die von Ingeborg Raue zusammengestellten Verzeichnisse der Schriften von Edith Heischkel-Artelt und Walter Artelt in: Hans-Heinz Eulner/Gunter Mann/Gert Preiser/Rolf Winau/Otto Winkelmann (Hg.), Medizingeschichte in unserer Zeit. Festgabe für Edith Heischkel-Artelt und Walter Artelt zum 65. Geburtstag, Stuttgart 1971, S. 457 ff.; vgl. auch [Walter] Artelt/[Edith] Heischkel/[Johannes] Steudel, Paul Diepgen zum 24. November 1953, in: Sudhoffs Archiv für Geschichte der Medizin und der Naturwissenschaften, 37 (1953), S. 193–194. – Artelt war Heischkels späterer Ehemann.

[1441] Vgl. Nettekoven, Medizingeschichte, S. 148.

[1442] HStA Düsseldorf, NW 355-195, Lebenslauf Steudel, o.D. [1945]. – Vgl. auch Erich Rothacker, Wissenschaftsgeschichte und Universitätsgeschichte. Festvortrag der Bonner Kunst- und Wissenschaftswoche, Bonn 1943 (= Kriegsvorträge der Rheinischen Friedrich-Wilhelms-Universität Bonn a. Rh., H. 83), S. 5.

dung eines eigenständigen Medizinhistorischen Instituts. 1943 stellte der Rektor auf Antrag der Medizinischen Fakultät drei Räume im Universitätshauptgebäude zur Verfügung[1443].

Schon bald darauf geriet Steudel als Nachfolger des Berliner Medizinhistorikers Paul Diepgen ins Gespräch. Der Bonner Gynäkologe Harald Siebke berichtete dem Beauftragten für medizinische Wissenschaft und Forschung Rostock nur Positives nach Berlin. Bei Steudel handelte es sich „um einen ausgezeichneten Mann", der über eine „fast originell" zu nennende Vorbildung verfüge[1444]. Siebke hörte zwei von ihm als „ganz ausgezeichnet" klassifizierte Vorträge Steudels, darunter seine Antrittsvorlesung „Altes Erbgut in der ärztlichen Sprache der Gegenwart"[1445]. Diese sei „so gut" gewesen, dass er sich „kaum erinnere, so starken Beifall nach anderen Antrittsvorlesungen gehört zu haben"[1446]. Weiter berichtet Siebke: „Ich unterhielt mich nach dem Vortrag mit Medizinern, Germanisten und Vertretern anderer Fächer, und wir waren uns darüber einig, daß diese Antrittsvorlesung ein aesthetischer Genuß gewesen sei."[1447] Dabei hatte Steudel „trotz der modischen Titelformulierung" auf Zugeständnisse an den nationalsozialistischen Staat verzichtet, sieht man von einer Bemerkung ab, nach der die deutsche Heilkunst wieder „zur Ganzheit der ärztlichen Kunst zurückstrebe"[1448].

Während sich Siebke trotz der nur kurzen Tätigkeit Steudels in Bonn sicher war, dass dieser für den „so repräsentativen Lehrstuhl der Geschichte der Medizin [...] durchaus der geeignete Mann" sei und auch Steudels Leipziger Lehrer von Brunn seinen Schüler in höchsten Tönen lobte, äußerte sich Paul Martini deutlich zurückhaltender[1449]: „Herr Steudel hat durch seinen guten sachlichen Vortrag, durch seine offenbare große Bildung und sein sympathisches Wesen sich die allgemeine Anerkennung in der kurzen Zeit seines Hierseins erworben. Andererseits kann nicht verkannt werden, daß die wissenschaftliche Produktion Herrn Steudels auf dem Gebiet der Geschichte der Medizin zwar gut, aber noch reichlich jungen Datums und zu begrenzt ist, als daß aus ihr zuverlässige Schlüsse auf die Zukunft gezogen werden dürften. Es würde mir deshalb als verfrüht erscheinen, Herrn Steudel schon jetzt als für einen so wichtigen und repräsentativen Lehrstuhl qualifiziert zu bezeichnen."[1450] Möglicherweise kommt in diesem Vo-

[1443] Vgl. Nettekoven/Schott, Institut, S. 111; Nettekoven, Medizingeschichte, S. 150.

[1444] BA Berlin, BDC-Dossier Steudel, Siebke an Rostock, 18.9.1944.

[1445] BA Berlin, BDC-Dossier Steudel, Siebke an Rostock, 18.9.1944; vgl. Steudel, Erbgut, passim.

[1446] BA Berlin, BDC-Dossier Steudel, Siebke an Rostock, 18.9.1944.

[1447] BA Berlin, BDC-Dossier Steudel, Siebke an Rostock, 18.9.1944.

[1448] Kümmel, Dienst, S. 311; vgl. Steudel, Erbgut, S. 6.

[1449] BA Berlin, BDC-Dossier Steudel, Siebke an Rostock, 18.9.1944; ebd., Brunn an Rostock, 3.9.1944: „Es war mir vor 2 Jahren schmerzlich genug, ihn an Bonn zu geben – nun geht er mir womöglich nach Berlin verloren! Und ich wollte so gern als Emeritus noch unter seinen Fittichen arbeiten."

[1450] BA Berlin, BDC-Dossier Steudel, Martini an Rostock, 16.9.1944. Auffallend ist, dass Martini bei diesem semioffiziellen Brief auf die Schlussformel „Heil Hitler" verzichtet und sich auf kollegiale Grüße beschränkt.

tum freilich der Wille zum Ausdruck, den Martinis Kollege von Redwitz unumwunden formuliert: „Wir haben das Gefühl, dass wir in ihm einen sehr guten Vertreter des Faches der geschichtlichen Medizin gewonnen haben und möchten ihn sehr gern behalten."[1451] Schließlich blieb Steudel in Bonn, zumal sich Paul Diepgen selbst wegen der mangelnden Erfahrung gegen dessen Berufung wandte[1452].

Nach der Einstellung des Lehrbetriebs an der durch Luftangriffe stark beschädigten Bonner Universität wechselte Steudel nochmals für kurze Zeit an das Leipziger Karl-Sudhoff-Institut, um den dortigen Assistenten, der von der Wehrmacht verpflichtet worden war, zu vertreten[1453]. Zum Wintersemester 1945/46 war Steudel wieder in Bonn, barg die von ihm aufgebaute und aufgrund seiner Sicherheitsmaßnahmen erhalten gebliebene Bibliothek aus den Trümmern und leitete mit seinen ersten Assistenten Gernot Rath und Heinrich Schipperges zunächst von der behelfsmäßigen Unterkunft in der Reuterstraße 2 b aus die rasante Nachkriegsentwicklung des Instituts ein[1454].

Steudel war ein hochgebildeter vielgereister Humanist und kein überzeugter Nationalsozialist. Im Entnazifizierungsverfahren hat er seine geistige Entwicklung ausführlich und glaubwürdig geschildert, auch von seinen kulturellen In-

1451 BA Berlin, BDC-Dossier Steudel, Redwitz an Rostock, 15.9.1944.

1452 BA Berlin, BDC-Dossier Steudel, Diepgen an de Crinis, o.D. [1944/45]: „Wo Herr Steudel sich mit Einzelheiten der Medizingeschichte quellenforschend beschäftigt hat, hat er gründliche und wertvolle Beiträge geliefert, so in einer Geschichte der Lehre von den Greisenkrankheiten und vor allem zur Geschichte der anatomischen Nomenklatur. Hier hat er auch wertvolle Doktorarbeiten angeregt und betreut. Wertvoll ist auch seine Arbeit über Sauvages' Nosologia methodica und über die medizinische Bibliographie von Conrad Gesner. Diese Arbeiten zeigen exakte wissenschaftliche Schulung und Sinn für die Erfassung der Probleme und der grossen Zusammenhänge. Durch seine philologisch-historische Vorbildung ist Herr Dr. Steudel besonders für die Erfassung der geisteswissenschaftlichen Zusammenhänge in der Medizingeschichte qualifiziert."

1453 Vgl. Nettekoven, Medizingeschichte, S. 148; Nettekoven/Schott, Institut, S. 111. – Nach dem Krieg bemühten sich Fakultät und Universität intensiv um die Aufwertung des Bonner Medizinhistorischen Instituts, zumal Leipzig und Berlin in der sowjetischen Zone lagen und ansonsten nur München über ein planmäßiges Extraordinariat für Medizingeschichte verfügte. Siehe: HStA Düsseldorf, NW 355-195, Dekan Grütz an Hauptverwaltung Universität Bonn durch Rektor, 29.12.1948; ebd., Dekan Ullrich an Kultusminister Düsseldorf durch Rektor, 30.11.1949 und 13.2.1950; ebd., Dekan Ullrich an Kultusminister Düsseldorf, 14.2.1950; ebd., NW 2/25, Nr. 109, Bericht Steudels, o.D. [1948].

1454 BA Berlin, BDC-Dossier Steudel, Siebke an Rostock, 18.9.1944; HStA Düsseldorf, NW 2/25, Nr. 109, Bericht Steudels, o.D. [1948]. – Vgl. Nettekoven, Medizingeschichte, S. 148 ff.; H.[einrich] Schipperges, The Institute of the History of Medicine at the University of Bonn, in: Journal of the History of Medicine and Allied Sciences, XIII (1958), S. 410–411, passim; Nettekoven/Schott, Institut, S. 111 f. – Siehe auch HStA Düsseldorf, NW 355-195, Lebenslauf Steudel, o.D. [1945]: „Seit dem Sommer 1943 konnte ich im Universitätshauptgebäude ein kleines medizinhistorisches Institut aufbauen, das, nachdem die Räume gerade hergerichtet waren, dem Angriff vom 18.10.1944 zum Opfer fiel. Die Bibliothek ist gerettet." – Siehe zudem UA Bonn, Typoskript B.[ernhard] Gelderblom, Baumeister der Rheinischen Friedrich-Wilhelms-Universität Bonn 1921–1957, S. 56.

teressen berichtet[1455]. Als freier Archäologe, Buchhändler und Bibliograph, der vorwiegend für ausländische Auftraggeber arbeitete, schrumpften seine Einnahmen seit der Weltwirtschaftskrise, so dass er sich für ein Studium der Medizin entschied, mit deren Literatur er durch seine bibliographische Arbeit „gut vertraut war"[1456]. Dass er aufgrund seiner Vorbildung den Kontakt zu den Medizinhistorikern suchte, kann kaum verwundern. Als an Lebensjahren freilich schon fortgeschrittener Studienanwärter, der nicht der NSDAP angehörte, brauchte es wiederholtes „Vorsprechen", um zur Immatrikulation zugelassen zu werden[1457]. Im dritten Semester seines Medizinstudiums entschloss er sich dann zum Parteieintritt, um seine „Zeit nicht mit physischem oder geistigem Strammstehen" in NS-Organisationen „vergeuden" zu müssen[1458]. Mit dieser Strategie hatte Steudel Erfolg. Er wurde von den Parteigenossen offenbar als Sonderling akzeptiert, der sich im Medizinhistorischen Institut in seine Bücher vergrub[1459]. Gleichwohl hielt er Vorträge und leitete Arbeitsgemeinschaften des NS-Studentenbundes. Für die „Paracelsus-Arbeitsgemeinschaft", an der über zwei Semester etwa zehn Kliniker teilnahmen, sprach ihm die Studentenführung besonderen Dank aus[1460]. Nach eigenen Aussagen ist Steudel in Lehrveranstaltungen gegen die Glorifizierung von Paracelsus durch den Nationalsozialismus aufgetreten[1461]. Er habe „auch die negativen Seiten seiner Persönlichkeit" gezeigt und nach Erscheinen des – ideologisierten – Paracelsus-Films 1943 „der Filmgestalt den historischen Paracelsus gegenüber gestellt"[1462]. In enge Berührung mit den nationalsozialistischen

[1455] HStA Düsseldorf, NW 1049-50026, Anlagen zum Fragebogen der Militärregierung, 24.5.1946.

[1456] HStA Düsseldorf, NW 1049-50026, Anlagen zum Fragebogen der Militärregierung, 24.5.1946.

[1457] HStA Düsseldorf, NW 1049-50026, Anlagen zum Fragebogen der Militärregierung, 24.5.1946.

[1458] HStA Düsseldorf, NW 1049-50026, Anlagen zum Fragebogen der Militärregierung, 24.5.1946.

[1459] HStA Düsseldorf, NW 1049-50026, Anlagen zum Fragebogen der Militärregierung, 24.5.1946: „Tatsächlich fühlten sich die Organe der Studentenschaft nach meinem Parteieintritt der Verpflichtung enthoben, für meine ‚weltanschauliche Schulung' zu sorgen."

[1460] HStA Düsseldorf, NW 355-195, Brunn an Dekan Schulemann, 26.101.1942, Abschrift.

[1461] Vgl. Udo Benzenhöfer, Zum Paracelsusbild im Nationalsozialismus, in: Meinel/ Voswinckel, Medizin, S. 265–273, passim; Udo Benzenhöfer, Zum Paracelsusbild im Dritten Reich unter besonderer Berücksichtigung der Paracelsusfeier in Tübingen/Stuttgart im Jahre 1941, in: Ulrich Fellmeth/Andreas Kotheder (Hg.), Paracelsus. Theophrast von Hohenheim. Naturforscher, Arzt, Theologe, Stuttgart 1993, S. 63–70, passim; Udo Benzenhöfer, Die Paracelsus-Dramen der Martha Sills-Fuchs im Umfeld des ‚Vereins Deutsche Volksheilkunde' Julius Streichers, in: Peter Dilg/Hartmut Rudolph (Hg.), Resultate und Desiderate der Paracelsus-Forschung, Stuttgart 1993 (= Sudhoffs Archiv, Beiheft 31), S. 163–181, passim; Udo Benzenhöfer, Paracelsus, Reinbek 1997, S. 122 ff.; Heinz Schott, Paracelsus in der Medizinhistoriographie des 20. Jahrhunderts: Zur Bedeutung von Walter Pagel, in: Bröer, Wissenschaft, S. 161–170, S. 161 ff.

[1462] HStA Düsseldorf, NW 1049-50026, Anlagen zum Fragebogen der Militärregierung, 24.5.1946. – Den „im nationalsozialistischen Sinne konzipierten Paracelsus-Film" von Georg W. Pabst (Regie) und Kurt Heuser (Drehbuch) sahen etwa 3,5 Millionen Menschen (Udo

Zensurbehörden kam Steudel, als er über medizinische Werke „fremder Staatsangehöriger" der „Reichsstelle zur Förderunge des deutschen Schrifttums bei Reichsministerium zur Volksaufklärung und Propaganda" auf deren Bitte Gutachten erstattete[1463]. In Bonn trat Steudel im Februar 1944 dem NSD-Dozentenbund bei, nachdem Gau-Dozentenbundsführer Chudoba und Dozentenbundsführer Klapp ihn dazu aufgefordert hatten[1464].

Anders als viele Kollegen distanzierte sich Steudel nach dem Ende der NS-Herrschaft deutlich von seinem Eintritt in die NSDAP: „Ich stehe nicht an, zu bekennen, dass ich mich dieser Mitgliedschaft trotzdem immer geschämt und niemals ein Parteiabzeichen getragen habe." Das von Steudel 1946 ungewöhnlich klar bezeichnete „von der Partei organisierte Judenpogrom vom November 1938" habe ihm „mit niederschmetternder Deutlichkeit die Brutalität des Regimes" enthüllt[1465].

Steudels Lavieren und sicher auch sein Karrieresprung 1943/44 haben dazu geführt, dass er im Entnazifizierungsverfahren zunächst der Gruppe IV der Belasteten zugeordnet wurde, obwohl der universitätsinterne Überprüfungsausschuss unter Weber, Redwitz und Ceelen „seine Belassung" im Amt „befürwortet" hatte[1466]. Steudels Berufung wurde im August 1948 stattgegeben. Es sei „seiner Gesamteinstellung nach [...] stets Gegner des Nationalsozialismus gewesen" und habe „als hervorragender Wissenschaftler und guter Lehrer [...] objektiv und sachlich sein Lehramt ausgeübt"[1467]. Werner Friedrich Kümmel hat Johannes

Benzenhöfer, „Ecce Ingenium Teutonicum". Bemerkungen zur Paracelsus-Romantrilogie Erwin Guido Kolbenheyers, in: Volker Zimmermann (Hg.), Paracelsus. Das Werk – die Rezeption. Beiträge des Symposiums zum 500. Geburtstag von Theophrastus Bombastus von Hohenheim, genannt Paracelsus <1493–1541> an der Universität Basel am 3. und 4. Dezember 1993, Stuttgart 1995, S. 161–170, S. 161). Vgl. Udo Benzenhöfer, Zum Paracelsus-Film von Georg W. Pabst (1943), in: Joachim Telle (Hg.), Parerga Paracelsica. Paracelsus in Vergangenheit und Gegenwart, Stuttgart 1991 (= Heidelberger Studien zur Naturkunde der frühen Neuzeit, 3), Stuttgart 1991/92, S. 359–377. – „Eine gewisse Distanz zum Paracelsus-Kult der Zeit" zu halten, war so außergewöhnlich nicht, zeichnet etwa auch Karl Sudhoffs Biographie „Paracelsus. Ein deutsches Lebensbild aus den Tagen der Renaissance, Leipzig 1936 (= Meyers Kleine Handbücher, 19)" aus (Kümmel, Dienst, S. 295); vgl. Benzenhöfer, Paracelsusbild im Nationalsozialismus, S. 267.

[1463] HStA Düsseldorf, NW 355-195, Brunn an Dekan Schulemann, 26.10.1942, Abschrift.

[1464] UA Bonn, PA 9478 Steudel, Chudoba an Klapp, 15.12.1943, Durchschlag: „Lieber Kamerad Klapp, wie ich höre, ist Dozent Dr. Steudel noch nicht Mitglied des NSD-Dozentenbundes. Es wäre zweckmässig, ihn hierzu aufzufordern. Ich glaube, dass Steudel dieser Aufforderung gerne nachkommt."

[1465] HStA Düsseldorf, NW 1049-50026, Anlagen zum Fragebogen der Militärregierung, 24.5.1946.

[1466] HStA Düsseldorf, NW 1049-50026, Gutachten des Universitätsprüfungsausschusses Weber/Ceelen/von Redwitz, 21.9.1945; ebd., Einreihungsbescheid, 31.7.1947.

[1467] HStA Düsseldorf, NW 1049-50026, Entscheidung des Sonderbeauftragten für Entnazifizierung NRW, 13.10.1948 auf Basis der Begründung des Bonner Überprüfungsausschusses, 26.8.1948. – Siehe zudem ebd., Ebbecke/Physiologisches Institut an Überprüfungsausschuss für die Denazisierung, 14.7.1948 („Irgendeine aktive Beteiligung lag ihm fern."); ebd., Erklärung Grütz/Hautklinik, 15.7.1948 („Ich habe ihn nur vom gegnerischen Standpunkt aus über den Nazismus reden hören").

Steudel zu der mittleren Gruppe derjenigen gerechnet, die „zwar gelegentlich eine gewisse Loyalität gegenüber dem Regime bekundeten, im übrigen aber auf Gegenwartsbezüge verzichteten“[1468]. Dem ist zuzustimmen, wenn man in die Gruppe der NS-Gegner Martin Müller und Werner Leibbrand, in die der Bekenner Fritz Lejeune und Bernward Josef Gottlieb einreiht[1469].

[1468] Kümmel, Dienst, S. 310.
[1469] Vgl. Kümmel, Dienst, S. 310 ff.

3. Die Politik der „Säuberung“

3.1. Denunziationen und Entlassungen aus „rassischen“ Gründen

Aufgrund des Gesetzes zur „Wiederherstellung des Berufsbeamtentums“ vom 7. April 1933 wurden sämtliche Professoren der Universität einer eingehenden Überprüfung unterzogen[1]. Einige wenige von ihnen versuchten offenbar, die Fragen zur „Rassezugehörigkeit“ unbeantwortet zu lassen, um das von den Nationalsozialsten angelegte Erfassungssystem zu sabotieren[2]. Es ist jedenfalls auffällig, dass gerade Paul Martini und Johannes Sobotta als dem „Dritten Reich“ skeptisch oder ablehnend gegenüber stehende Mediziner im August 1933 nachdrücklich aufgefordert wurden, die entsprechenden Fragen korrekt zu beantworten[3]. Auch von dem Privatdozenten an der Zahnklinik Karl Schmidhuber wurde erneut „eine ausdrückliche Versicherung über seine Abstammung“ eingefordert[4].

Einsprüche gegen Entscheidungen auf der Grundlage des Beamtengesetzes, die in Strafanzeigen oder Privatklagen gegen Verantwortliche zum Ausdruck kamen, mussten seit dem 6. Juli 1934 von den Staatsanwaltschaften direkt dem preußischen Justizministerium mitgeteilt werden[5].

An der Medizinischen Fakultät der Universität Bonn waren bald nach Inkrafttreten des Gesetzes zur „Wiederherstellung des Berufsbeamtentums“ alle Personen, die von den Nationalsozialisten als Juden angesehen wurden, entlassen oder in den Ruhestand versetzt[6]. Betroffen waren unter anderem die ordentlichen Professoren Alfred Kantorowicz und Otto Löwenstein, die außerordentlichen Professoren Adolf Nussbaum, Hans König und Alfred Meyer sowie die Assistenten Reinhard Waldsachs und Werner Jacobsen[7]. Waldsachs war selbst kein Jude, wohl aber mit einer Jüdin verheiratet. Drei weitere Mediziner, Felix Nussbaum, Nathan Simon und Joseph Löwenstein, emigrierten offenbar, bevor sie das neue Beamtengesetz erfassen konnte. Auch Gertrud Harth, Assistentin an der Zahnklinik, hatte Deutschland kurz nach der Machtübertragung an die National-

[1] Vgl. Weingart/Kroll/Bayertz, Rasse, S. 397; Keim, Erziehung I, S. 79 ff.
[2] UA Bonn, Kuratorium, H 1, Bd. 7, i.A. gez. Achelis/Wissenschaftsministerium an Kurator Bonn, 18.8.1933.
[3] UA Bonn, Kuratorium, H 1, Bd. 7, i.A. gez. Achelis/Wissenschaftsministerium an Kurator Bonn, 18.8.1933.
[4] UA Bonn, Kuratorium, H 1, Bd. 7, i.A. gez. Achelis/Wissenschaftsministerium an Kurator Bonn, 18.8.1933.
[5] UA Bonn, Kuratorium, H 1, Bd. 8, i.A. gez. Freisler/Justizministerium an Dienststellen, 18.8.1933, Abschrift des Wissenschaftsministeriums, 3.8.1934.
[6] Von Münch/Brodersen, Gesetze, S. 26 ff.
[7] Vgl. zu Jacobsen Höpfner, Hochschullehrer, S. 464.

sozialisten bereits verlassen[8]. Entlassen wurde Luise Stern, Volontärassistentin an der Zahnklinik[9].

Tabelle: Jüdische Hochschullehrer und Assistenten sowie mit Jüdinnen verheiratete Hochschullehrer und Assistenten in der Medizinischen Fakultät der Universität Bonn (1. April 1933)
(Quellen: Universitätsarchiv Bonn, Hauptstaatsarchiv Düsseldorf)[10]

Name	Status Fach	Geburts-datum	Bemerkung
Kantorowicz, Alfred	o. Prof. Zahnheilkunde	18.6.1880	entlassen/Lehrbefugnis entzogen nach § 2[11] („Volljude“); 1937 Türkei
Löwenstein, Otto	o. Prof. Pathopsycho-logie	7.5.1889	in den Ruhestand versetzt/ Lehrbefugnis entzogen nach § 3 („Volljude“); 1937 Schweiz
Nussbaum, Adolf	nb. ao. Prof. Chirurgie	4.8.1885	in den Ruhestand versetzt/Lehrbefugnis entzogen nach § 3 („Volljude“)
König, Hans	nb. ao. Prof. Psychiatrie	6.12.1878	in den Ruhestand versetzt/Lehrbefugnis entzogen nach § 3 („Volljude“)
Meyer, Alfred	nb. ao. Prof., plm. Assistent Psychiatrie	3.2.1895	in den Ruhestand versetzt/Lehrbefugnis entzogen nach § 3 („Volljude“)
Nussbaum, Felix	Privatdozent Geburtshilfe, Gynäkologie	8.7.1900	„Vom Auslandsurlaub nicht zurückgekehrt. Jetzt Lehrer an der Columbia University in New York.“ („3/4-Jude“)
Simon, Nathan	Dozent Innere Medizin	6.7.1887	„3/4-Jude“
Löwenstein, Joseph	plm. Assistent Hygienie	1.2.1907	„Volljude“
Waldsachs, Reinhard	plm. Assistent Zahnheilkunde	1.5.1907	in den Ruhestand versetzt/ Lehrbefugnis entzogen nach § 3 („hat eine jüdische Frau“)
Jacobsen, Werner	plm. Assistent Anatomie	4.1.1906	in den Ruhestand versetzt/Lehrbefugnis entzogen nach § 3 („Volljude“)
Wolf-Heidegger, Gerhard[12]	(wohl apl.) Assistent Anatomie	29.12.1910	„jüdische Abstammung“; 1937 Schweiz; 1955 ordentlicher Professor Basel

[8] Vgl. Höpfner, Hochschullehrer, S. 448 und S. 464 f.

[9] Zu Luise Stern (1907–1967) vgl. Höpfner, Hochschullehrer, S. 464 f. – Sie floh nach ihrer Entlassung 1934 zunächst in die Schweiz.

[10] UA Bonn, Kuratorium, H 1, Bd. 8, „Nachweisung“, 11.2.1937.

[11] Paragraphenangaben beziehen sich auf das „Gesetz zur Wiederherstellung des Berufsbeamtentums“ (vgl. von Münch/Brodersen, Gesetze, S. 26 ff.). – Während § 3 Beamte „nicht arischer Abstammung“ weitgehend ausschließt, verfügt § 2 die Entlassung von Beamten, die nicht die „übliche Vorbildung oder sonstige Eignung“ besitzen.

Tabelle: Hochschulangehörige jüdischer Abstammung an der Universität Bonn (1. April 1933)
(Quelle: Universitätsarchiv Bonn)[13]

Fakultät	O. + ao. Prof.	davon nach NS-Definition Juden	Hon.-Prof. + nb. ao. Prof. + (Privat-) Dozenten + Lehrbeauftragte	davon nach NS-Definition Juden	Lektoren, Ober- und Volontärassistenten, wissenschaftl. Hilfskräfte[14]	davon nach NS-Definition Juden
Medizinische	12+5 = 17	2 = 11,76 %	0+28+24+1 = 53	3 = 5,66 %	44	1 = 2,27 %
Evangelische-Theologische	6+1 = 7	0	1+5+3+1 = 10	0	0	0
Katholisch-Theologische	10+2 = 12	0	0+3+5+0 = 8	0	1	0
Rechts- und Staatswiss.	12+1 = 13	2 = 15,38 %	0+1+4+9 = 15	0	10	0
Philosophische	27+15 = 42	3 = 7,14 %	9+28+37+5 = 79	4 = 5,06 %	48	1 = 2,08 %
Landwirtschaftliche	13+0 = 13	0	1+2+8+16 = 27	0	20	0

3.1.1. Die Vertreibung von Alfred Kantorowicz

Wohl keine der Bonner Kliniken und medizinischen Institute wird so sehr mit dem Namen eines Hochschullehrers in Verbindung gebracht wie die Bonner Zahnklinik. Es war Alfred Kantorowicz, der die Zahnmedizin in Bonn zu einer Blüte führte, die seine Vorgänger aufgrund der Hemmnisse von Seiten der Fakultät nicht erreichen konnten und auf die seine Schüler lange Zeit mit Wehmut zurückblickten[15]. Der in Posen geborene Kantorowicz hatte nach der Primarreife

[12] Dieser Fall ist ausschließlich rekonstruiert aus Wolf-Heideggers „Antrag auf Wiedergutmachung" und dessen Bearbeitung (HStA Düsseldorf, NW 15-53).

[13] UA Bonn, Kuratorium, H 1, Bd. 8, „Nachweisung", 11.2.1937. Die Zahl der jüdischen „Mischlinge" wurde in allen Kategorien mit 0 angegeben.

[14] Nur Nichthabilitierte; Habilitierte zählen zur Gruppe der (Privat-)Dozenten.

[15] Alfred Kantorowicz wurde am 18. Juni 1880 in Posen geboren. Von 1897 bis 1900 studierte er Zahnheilkunde in Berlin, anschließend bis 1905 Medizin in Berlin, München und Freiburg. Als Praktikant und Assistent arbeitete er am Rudolf-Virchow-Krankenhaus Berlin, am Robert-Koch-Institut Berlin und an der Chirurgischen Klinik Bonn. 1911 habilitierte er sich in Göttingen. Ein Jahr später folgte die Umhabilitierung nach München. Nach dem Kriegsdienst als Chirurg in Reservelazaretten (1914–1918) wurde er 1918 Titularprofessor, Leiter des noch privaten Zahnärztlichen Instituts und der Städtischen Schulzahnklinik. 1921 schloss sich seine Ernennung zum außerordentlichen Professor und Direktor des verstaatlichten Zahnärztlichen

in Berlin Zahnmedizin studiert und war kurze Zeit als Assistent in einer Privatpraxis tätig. Nun reizte ihn ein umfassendes Medizinstudium, wozu er das Abitur nachholte. 1905 schloss er in Freiburg sein Medizinstudium ab, das ihn auch an die Berliner und die Münchener Universität geführt hatte. Bevor er sich wieder verstärkt der Zahnmedizin zuwandte, lernte er als Assistent des Chirurgen Carl Garrè 1907/08 Bonn kennen. 1913 habilitierte er sich in München für das Fach Zahnheilkunde. Im Ersten Weltkrieg meldete er sich freiwillig zum Heeresdienst und übernahm die Leitung der Chirurgie und der Zahnstation im Reservelazarett Hagenau/Elsaß[16].

Im März 1918 wurde Kantorowicz an das zahnärztliche Privatinstitut am Bonner Römerplatz berufen. Er trat die Nachfolge des 1917 verstorbenen Privatdozenten Max Eichler an, dem es mit großem Engagement gelungen war, im Haus Am Hof 14 in zwei Stockwerken mit insgesamt zwölf Räumen das Niveau der zahnärztlichen Ausbildung deutlich zu heben. Das Institut blieb auch unter Eichler, dessen Antrag auf einen Professorentitel negativ beschieden wurde, privat und erhielt lediglich bescheidene Zuschüsse.

Eichler war erst der zweite Leiter des Instituts. Nicht zuletzt aufgrund der Bemühungen des in der Zahnarztausbildung engagierten niedergelassenen Bonner Zahnarztes Richard Friedrich Günther hatte es 1891 zunächst als Abteilung der Chirurgischen Klinik seinen Betrieb aufgenommen. Ihr stand Heinrich Boennecken vor, der freilich noch im Gründungsjahr die rechtliche Trennung der Abteilung von der Medizinischen Fakultät vollzog, weil für den Ausbau der Zahnmedizin erforderliche Mittel ausblieben. Im ersten Obergeschoss des Hauses Am Hof 12 richtete Boennecken ein Privatinstitut in zwei Zimmern ein. Als Laboratorium wurde ein Kellerraum genutzt. Als Boennecken 1887 auf ein Extraordinariat

Instituts und der Schulzahnklinik an. 1923 wurde ihm eine ordentliche Professur zuerkannt. 1926 erhielt er den Titel eines Dr. med. dent. h. c. 1933 wurde er aus dem Staatsdienst entlassen, drei Monate im Bonner Gefängnis inhaftiert und in die Konzentrationslager Börgermoor und Lichtenstein verbracht. Am 5. November wurde er entlassen. 1934 konnte er eine Professur an der Universität von Istanbul übernehmen, wo er Direktor der dortigen Zahnklinik wurde. 1947 und 1948 hielt er bereits Gastvorlesungen in Bonn, 1948 kehrte er endgültig zurück und wurde Zahnärztlicher Berater beim Sozialminister von Nordrhein-Westfalen. – Kantorowicz war mit Annemarie Steinlein verheiratet. Aus der Ehe gingen vier Kinder hervor, Dorothea Therese, genannt Thea (geb. 26. März 1909), Anna Margot (geb. 1913), Erich (geb. 1916) und Georg Friedrich (geb. 1921). Kantorowicz starb am 6. März 1962. – Literatur: Gustav Korkhaus, Alfred Kantorowicz 1880–1962, in: Steudel/Mani, Bonner Gelehrte, S. 409–420; Korkhaus, Kantorowicz 70 Jahre, passim; Kremer/Büchs, Geschichte, S. 49 ff.; Helga Fremerey-Dohna/ Renate Schoene (Hg.), Jüdisches Geistesleben in Bonn 1786–1945. Eine Biobibliographie, Bonn 1985 (= Veröffentlichungen des Stadtarchivs Bonn, 37), S. 108–110; Rose, Kantorowicz, passim; Anonymus, Professor Alfred Kantorowicz, in: Rheinische Friedrich-Wilhelms-Universität Bonn. Chronik und Bericht über das Akademische Jahr 1961/62, Jg. 77, N.F. Jg. 66, S. 15; Wolfgang Kirchhoff, Prof. Kantorowicz als Moorsoldat im KZ Börgermoor, in: Der Artikulator. Zahnmedizin im Faschismus, Sondernummer April 1983, S. 35–38; Pross/Aly, Wert, S. 182; Hildegard Scheideler, Thea Kantorowicz (1909–1986), in: Kuhn/Rothe/Mühlenbruch, 100 Jahre, S. 215–217, passim.

[16] UA Bonn, PA 8623 Kantorowicz, Personalbogen, o.D.

nach Prag berufen wurde, übernahm im Wintersemester 1887/88 Eichler das Institut.

So sehr es Eichler auch gelungen war, die räumliche Situation zu verbessern und das wissenschaftliche Ansehen der Bonner Zahnmedizin zu vergrößern, so bescheiden erschienen Kantorowicz die Zustände, als er 1918 zu den Berufungsverhandlungen nach Bonn kam[17]. Doch Kantorowicz erzielte rasche Erfolge. Er erhielt den Professorentitel und die Leitung der Schulzahnklinik übertragen. 7 500 Mark wurden ihm für „Instrumente und Apparate" zur Verfügung gestellt. Im August 1919 erhielt das Institut das Recht, die Studenten zum „Dr. med. dent." zu promovieren, was in einem zweiten Schritt Habilitationen an der Medizinischen Fakultät ermöglichte. Zum 1. April 1921 erfolgte die Verstaatlichung des Instituts, im August desselben Jahres übernahm Kantorowicz ein Extraordinariat für Zahnheilkunde[18]. 1923 wurde Kantorowicz trotz eines Einspruchs der Fakultät ordentlicher Professor, im Februar 1926 verlieh ihm die Fakultät den Ehrendoktor der Zahnmedizin. Parallel verbesserten sich die räumlichen Bedingungen, nahm die Zahl der Beschäftigten, Studierenden und Patienten zu und stieg das wissenschaftliche Renommee. Es entstand „die große und angesehene zahnärztliche Lehr- und Forschungsstätte der ‚Bonner Schule', die in der ganzen Welt zu einem Begriff geworden ist und an der unzählige deutsche und ausländische Zahnärzte Ausbildung und Fortbildung genossen haben", so Kantorowiczs Schüler Gustav Korkhaus[19].

1929 wurden die von Kantorowicz 1913 in Ruhpolding erstmals öffentlich formulierten Grundsätze zur Schulzahnpflege nach vier Jahre währender konkreter Vorbereitung realisiert. Bonn entwickelte sich rasch zum „Mekka der Jugendzahnpflege" mit großer Vorbildfunktion nicht nur innerhalb Deutschlands[20]. 1932 übernahm Gustav Korkhaus die Leitung der kieferorthopädischen Abteilung der städtischen Schulzahnklinik[21]. Diese Stelle wurde zum 1. April 1934 vom NS-Regime wieder aufgehoben[22].

[17] Vgl. Korkhaus, Kantorowicz 70 Jahre, S. 871.

[18] Die Verstaatlichung war von Dissonanzen begleitet. Als Kantorowicz im Namen der „Institutsleitung der Universitätszahnklinik [...] aus Anlaß des Ausbaues und der Verstaatlichung der Universitätszahnklinik" den Dekan der medizinischen Fakultät, Paul Krause, für den 12. Februar 1921 zu einer „Eröffnungs-Feier" einlud, notierte dieser auf der Einladungskarte: „Nach Rücksprache mit Kurator, welcher mich deshalb anläutete, nach Beratung in 2. Facultäts-Sitzung, und im Senate wurde beschlossen: Curator, Rektor und Senat, geht nicht zur Feier, da amtlich von einer Verstaatlichung nichts bekannt" (UA Bonn, MF 68/188, Kantorowicz an Krause, Einladung zum 12.2.1921 m. Notiz Krauses, 11.2.1921). – Vgl. auch Korkhaus, Kantorowicz 70 Jahre, S. 871.

[19] Korkhaus, Kantorowicz, S. 413.

[20] Korkhaus, Kantorowicz 70 Jahre, S. 872.

[21] UA Bonn, NW 1049-54022, Erklärung Korkhaus' (Anlage zum Entnazifizierungsbogen), o.D. – Die Angaben über den Beginn der Abteilungsleitung sind widersprüchlich. Bisweilen ist auch bereits vom 1. Oktober 1927 die Rede (ebd., Lebenslauf Korkhaus, 10.7.1946).

[22] UA Bonn, NW 1049-54022, Erklärung Korkhaus' (Anlage zum Entnazifizierungsbogen), o.D. – Vgl. den freilich in arg kämpferischem Ton abgefassten Beitrag Walter Wuttke, Die Zerschlagung fortschrittlicher (zahn-)medizinischer Einrichtungen der Weimarer Republik

Kantorowiczs politischer Einsatz beschränkte sich nicht auf Universität und Zahnheilkunde. Als Stadtratsmitglied suchte er eine breite politische Basis für seine Ideen. Zu diesen zählte neben der systematischen Schulzahnpflege die Verteilung von Kondomen an die in Bonn tätigen Prostituierten[23]. Auch blickte er über die Sozial- und Gesundheitspolitik hinaus. 1923 ließ er zu, dass sich das Direktorenzimmer der Zahnklinik am Römerplatz zu einer „Zentrale stärksten Widerstandes" gegen den rheinischen Separatismus entwickelte[24].

Das Verhalten der Medizinischen Fakultät nach der Verhaftung ihres Mitglieds Alfred Kantorowicz war beschämend. Kantorowicz wurde in seinem traditionellen korporatistischen Glauben an die Solidarität der Fakultät mehrfach bitter enttäuscht. Lange Zeit wollte er ganz offensichtlich nicht wahrhaben, dass sich die Fakultät nicht nur dem politischen Druck der Machthaber beugte, sondern in Teilen auch aus eigener Überzeugung gegen ihn vorging.

Sechs Wochen nach der Machtübertragung an Hitler wurde die Medizinische Fakultät erstmals aktiv; sie verquickte von Anfang an das Schicksal des untergetauchten Kantorowicz mit dem seiner Tochter Thea, einer Medizinstudentin[25]. Dekan Gött trat am 13. März 1933 an den Kurator mit der Bitte heran, „es möge bei den maßgeblichen Behörden um Auskunft darüber gebeten werden, ob irgendwelche Verfehlungen des Genannten selber" und „seiner angeblich in Schutzhaft genommenen Tochter" „bekannt geworden sind". Man habe von „Anschuldigungen" aus „Kreisen der Stadt, der Universität und der Studentenschaft [...] bisher nur gerüchteweise und unbestätigte Kenntnis" erhalten[26]. Wie die handschriftlichen Anmerkungen mehrerer Fakultätsmitglieder zeigen, sorgte man sich weniger um den ungeliebten Kantorowicz als um die Betreuung der Studierenden und insbesondere der Doktoranden[27]. Am 26. März 1933 beantragte die

durch die Nationalsozialisten und die Auswirkungen auf heutiges Kassenarztrecht, in: Kirchhoff, Zahnmedizin, passim und S. 57 f.

23 So eine Assistentin Kantorowiczs nach Befragung durch Thomas Becker. Vgl. Schirge, Jude.

24 Korkhaus, Kantorowicz 70 Jahre, S. 871. Ebd. betont Korkhaus, im Direktorenzimmer sei „die berühmte Proklamation der Regierung der Rheinischen Republik" entstanden, „in der die einzelnen Kabinettsmitglieder sich der Bevölkerung vorstellten und sich dabei als Diebe, Totschläger und Sittlichkeitsverbrecher entlarvten".

25 Zu den Vorkommnissen im Zusammenhang mit der „Machtergreifung" in Bonn, Bad Godesberg und Beuel vgl. Peter Sonnet, Die „Machtergreifung" in Bonn 1933, in: Matzerath, Bonn, S. 281–289. – Am 3. März 1933 berichtete der „Westdeutsche Beobachter" über „Massenverhaftungen" in Bonn. Viele von den am 1. März Verhafteten, vor allem kommunistische Funktionäre, wurden in der SS-Dienststelle Viktoriastraße 27 gefoltert, unter anderem der am 11./12. Juli 1933 zu Tode gequälte Josef Messinger. Vgl. Roland Binner/Ursula Bremm/Thomas Gerhards/Christoph Rother/Regina Schmitz-Teske/Norbert Volpert, Geschichte des Oscar-Romero-Hauses in Bonn. Kantongefängnis – Frauengefängnis – SS-Dienststelle/Folterkeller. Heute Treffpunkt von Initiativ- und Basisgruppen, Bonn 1989, S. 52 ff.

26 UA Bonn, MF-PA 150 Kantorowicz, Gött an Kurator, 13.3.1933.

27 UA Bonn, MF-PA 150 Kantorowicz, Gött an Kurator, 13.3.1933, Anmerkung Sobottas: „Herr K. soll geflohen sein ?!" – Ebd., Anmerkung Hoffmanns: „Der Antrag ist durch die Ereignisse überholt (Flucht?). Sollte ein Vertreter zu nennen sein, wäre zu erwägen, ob Dr. Schmidhuber, der nicht nur Zahnarzt, sondern auch *Arzt* [...] und *Chirurg* ist, dafür in Betracht kommt." – Ebd., Anmerkung: „In Berlin gibt es *3* [...] Ordinariate für Zahnheilkunde u. nur <u>1</u> Ordinariat für Chirurgie. Das ist ein *unerhörter* Zustand." – Vgl. UA Bonn, MF-PA 150

Fakultät folgerichtig, für Promotionsfälle Professor Wilhelm Balters und Privatdozent Karl Schmidhuber zu vorläufigen Vertretern Kantorowiczs zu ernennen; beide waren zu diesem Zeitpunkt bereits berechtigt, vertretungsweise das zahnärztliche Staatsexamen abzunehmen[28]. Die Ausführungen zu Kantorowicz könnten den Unvoreingenommenen glauben lassen, dieser habe sich unerlaubterweise auf eine Urlaubsreise begeben[29]. Trotzdem wusste die Fakultät um das wahrscheinliche Ende seiner Karriere in Bonn: „Nach der ganzen Lage der Dinge ist es nicht wahrscheinlich, daß Professor Kantorowicz in absehbarer Zeit die Prüfungen wird abhalten können."[30]

Vieles war also bereits in die Wege geleitet, als Kantorowicz in seiner ihm eigenen korrekten Art sowie offenkundig in der selbstverständlichen Erwartung gegenseitiger Loyalität am 31. März 1933 das folgende Schreiben an Dekan Gött richtete:

„Sehr verehrter Herr Kollege!

Aus mir unbekannten Gründen beabsichtigt die hiesige Kriminalpolizei, mich in Schutzhaft zu nehmen. Um weiteren Repressalien, die durch Inhaftierung gänzlich harmloser Personen gegen mich ausgeübt werden, zu entgehen, werde ich mich heute der Kriminalpolizei freiwillig stellen.

Kantorowicz, undatierte Notiz Hoffmanns: „Herr K. ist öffentlich von einem student. Vertreter der N.S.D.A.P. unter Zustimmung der Volksmenge beschimpft worden. Ich war leider Zeuge der für die Fakultät u. Universität unerträglichen Szene bei Hissung der Fahnen." – Vgl. zudem ebd., MF-PA 150 Kantorowicz, Aktennotiz Götts zur Kenntnisnahme, 14.3.1933, Anmerkung Schultze: „Ist es vor allem richtig, daß, wie ich höre, Herr Prof. Kantorowicz jetzt *Kommunist* geworden ist?"

28 UA Bonn, MF-PA 150 Kantorowicz, Dekan Gött an REM durch Kurator, 26.3.1933, Abschrift (Original in: GStA PK Berlin, Rep. 76 V a, Sekt. 3, Tit. IV, Nr. 39, Bd. XVI). – Zur Nachfolge Kantorowicz, Balters und Schmidhuber vgl. Kap. 2.17.

29 Tatsächlich war Kantorowicz ordnungsgemäß „um einen vierzehntägigen Urlaub eingekommen" (UA Bonn, MF-PA 150 Kantorowicz, Aktennotiz Götts zur Kenntnisnahme, 14.3.1933). – Zusammenfassend berichtete Kurator Proske dem Wissenschaftsministerium in Berlin am 18. März 1933 (GStA PK Berlin, Rep. 76, Va, Sekt. 3, Tit. IV, Nr. 39, Bd. XVI): „Prof. Dr. Kantorowicz hat am 10. d. Mts. abends dem Unterzeichneten telefonisch mitgeteilt, dass er sich am 11. auf Urlaub nach Berlin begebe. Einige Tage später kam im Auftrage des neuen Bonner Staatskommissars als Polizeichef ein Kriminalkommissar zu dem Unterzeichneten, der mitteilte, dass gegen K. ein Schutzhaftbefehl erlassen sei, weil er zu den festzunehmenden leitenden Persönlichkeiten der sozialistischen Partei gehöre. Er stehe auch im Verdacht, kommunistische Propaganda getrieben zu haben. Kriminell liege nichts vor. Der Staatskommissar liesse mich bitten, Prof. K. einmal den Urlaub zu entziehen und ihm sodann das Gehalt zu sperren. Eine Entziehung des Urlaubs ist nicht möglich, weil die Professoren nach der Universitätssatzung während der Ferien einer Urlaubsgenehmigung nicht bedürfen. Eine Sperre des Gehalts ist ohne Anordnung der Staatsanwaltschaft auch nicht möglich. Dagegen habe ich angeordnet, dass das Gehalt Herrn K. nur persönlich ausgezahlt wird [...]. Eine Gehaltssperre habe ich also nicht verhängt, sondern nur einen Zahlungsmodus bestimmt, der voraussichtlich nur vorübergehende Geltung haben dürfte. Denn es ist wohl anzunehmen, dass der Schutzhaftbefehl in kurzer Zeit wieder aufgehoben werden wird. [...] Auch die Tochter des Herrn K., Studentin der Medizin, die sich vor einigen Wochen an einem kommunistischen Umzug beteiligt hatte, ist in Schutzhaft genommen worden. Auch gegen sie liegt kriminell nichts vor."

30 UA Bonn, MF-PA 150 Kantorowicz, Dekan Gött an REM durch Kurator, 26.3.1933, Abschrift.

Die Dauer meiner Inhaftierung dürfte ungewiss sein, eine Vertretung wird sich deshalb als notwendig erweisen.

Von den beiden in Betracht kommenden Herren, Prof. Dr. Balters und Privatdozent Dr. Schmidhuber schlage ich den letzteren als den geeigneteren vor. Hierbei bestimmen mich folgende Erwägungen: Beide Herren dürften politisch auf einem Standpunkt stehen, der etwa dem der deutschnationalen Partei entspricht. Dr. Schmidhuber hat sich zu ihm stets klar und offen auch in den Zeiten bekannt, in denen die Bekundung dieser Gesinnung noch keine Vorteile versprach.

Ausserdem geniesst Herr Dr. Schmidhuber in aussergewöhnlichem Masse das Vertrauen der gesamten Studentenschaft und Angestellten, die ihn wegen seines offenen Charakters schätzen.

Da er zudem Arzt und Zahnarzt ist, besitzt er einen besseren Blick für die bisher reibungslos erfolgte Einordnung der zahnärztlichen Belange in die Gesamtaufgaben der Fakultät als Herr Prof. Balters.

Dem Herrn Kurator habe ich in ähnlichem Sinne geschrieben.

Mit kollegialem Gruss

Ihr sehr ergebener

Kantorowicz.“[31]

Am 1. April 1933 gab Kantorowicz seine Strategie des Versteckthaltens auf und ließ sich von Schmidhuber zur Polizei fahren[32]. Zwei Tage später telegraphierte Kurator Proske nach Berlin, Kantorowicz sei „inhaftiert“ und könne „Pruefung nicht vornehmen“[33]. Zehn Tage später begannen die offenen Repressionen gegen Kantorowicz von Seiten der Universität. Wie Otto Löwenstein wurde Kantorowicz unter Berufung auf eine anstehende Entscheidung nach dem Gesetz zur „Wiederherstellung des Berufsbeamtentums“ vom 7. April 1933 beurlaubt[34]. In Verkehrung von Ursache und Wirkung erhielten Kantorowicz, Löwenstein sowie der Chirurg Adolf Nussbaum und der Neuropathologe Alfred Meyer am 28. April von Kurator Proske die dringende Empfehlung, „bis zur endgültigen Entscheidung Ihrer Rechtslage Ihre venia legendi nicht auszuüben, um eine etwaige Gefährdung der öffentlichen Ordnung und Sicherheit an der Hochschule zu vermeiden, die das Ansehen der Dozenten und der Hochschule schädigen würde“[35].

Am 7. April 1933 selbst hatte Rektor Adolf Zycha sehr verunsichert reagiert, nachdem ihm, wie er telegrafisch das Berliner Wissenschaftsministerium wissen

[31] UA Bonn, MF-PA 150 Kantorowicz, Kantorowicz an Dekan Gött, 31.3.1933. Vgl. Kantorowiczs Schreiben vom 30. März 1933 an den Kurator in: Kremer/Büchs, Geschichte, S. 98.

[32] Vgl. Kremer/Büchs, Geschichte, S. 98.

[33] GStA PK Berlin, Rep. 76 V a, Sekt. 3, Tit. IV, Nr. 39, Bd. XVI, Kurator an REM, 3.4.1933, Telegramm.

[34] UA Bonn, MF-PA 150 Kantorowicz, Erlass U I Nr. 753.1 des REM, 13.4.1933, Abschrift, Kurator Proske an MF, 29.4.1933; GStA PK Berlin, Rep. 76 V a, Sekt. 3, Tit. IV, Nr. 39, Bd. XVI, REM an Kantorowicz, 13.4.1933, Abschrift; ebd., REM an Löwenstein, 13.4.1933, Abschrift.

[35] UA Bonn, MF-PA 150 Kantorowicz, Kurator Proske an Kantorowicz, Löwenstein, Nussbaum, Meyer, Abschrift, Kurator gez. Proske an MF, 28.4.1933.

ließ, die „Beamtenabteilung der Nationalsozialistischen Fachschaft“ in der Form eines Parteibefehl „Weisung“ erteilt hatte, „saemtlichen juedischen Universitaetsprofessoren“ ihre „Taetigkeit zu untersagen“ und „vorbereitende Massnahmen wegen deren Entfernung und Vorlesungsvertretung sofort zu treffen“[36]. Zycha bat um „umgehende Verfuegung des Ministeriums“, erhielt aber erst vier Tage später den knappen Bescheid: „Sie erhalten Ihre Anordnungen vom Kultusministerium und von niemandem sonst. Rust Reichskommissar.“[37]

Am Schicksal der jüdischen Ordinarien änderte diese Episode nichts. Alfred Kantorowicz saß zu diesem Zeitpunkt bereits im Gefängnis. „In der Annahme[,] dass es die med. Fakultät interessieren muss, weshalb sich eines ihrer Mitglieder seit über 5 Wochen in Schutzhaft, ohne verhört worden zu sein, befindet“, sandte Kantorowicz am 9. Mai 1933 einige „Schriftstücke“ über seinen Fall an Dekan Gött[38]. Die Enttäuschung über das Ausbleiben eines solidarischen Zeichens der Fakultät ist nun nicht mehr zu übersehen. Zu den von Kantorowicz übersandten Dokumenten zählte eine Zusammenfassung der Vorwürfe, die gegen ihn erhoben wurden. Der Bonner Oberbürgermeister Ludwig Rickert hatte mit diesem Schreiben auf eine zwei Wochen zuvor gestellte Anfrage Kantorowiczs reagiert. Es besteht aus drei Sätzen: „Ihre Inschutzhaftnahme erfolgte auf Grund der Verordnung des Reichspräsidenten vom 28.2.1933 zum Schutze von Volk und Staat[,] weil feststeht, dass Sie unter dem Deckmantel der Zugehörigkeit zur SPD in Ihrer Eigenschaft als Hochschullehrer im Sinne der kommunistischen Weltanschauung auf Ihre Studentenschaft einen verderblichen Einfluss ausgeübt haben und auch im übrigen sich politisch so verhalten [...] haben, dass eine Inhaftschutznahme [sic] auch mit Rücksicht auf Ihre eigene persönliche Sicherheit notwendig war. Diese Gründe Ihrer Festnahme bestehen auch heute noch. Im einzelnen bemerke ich dazu, dass Sie im Sommer des Jahres 1932 durch den kommunistischen Studenten Lievers kommunistische Druckschriften haben verbreiten lassen, dass Sie die Schwester dieses kommunistischen Studenten bei dem Institut für Zahnpflege angestellt haben und dass Sie in dem im kommunistischen Fahrwasser schwimmenden Sozialistischen Studentenbund eine führende bezw. beeinflussende Tätigkeit ausgeübt haben.“[39]

Auch seine drei Schreibmaschinenseiten umfassende Antwort legte Kantorowicz der Medizinischen Fakultät vor. In dieser nahm er zunächst zu den konkreten Vorwürfen Stellung, da die Widerlegung der „Vorwürfe [...] allgemeiner Natur [...] im Rahmen einer kurzen Darlegung schwer“ falle[40]. Den Studenten

[36] GStA PK Berlin, Rep. 76, Nr. 386, Rektor Zycha an REM, Telegramm, 7.4.1933, Text in Majuskeln.

[37] GStA PK Berlin, Rep. 76, Nr. 386, Achelis/REM an Rektor Bonn, Konzept, Telegramm, 11.4.1933.

[38] UA Bonn, MF-PA 150 Kantorowicz, Kantorowicz an Dekan Gött, 9.5.1933.

[39] UA Bonn, MF-PA 150 Kantorowicz, Rickert an Kantorowicz, 5.5.1933, Abschrift (Original in: GStA PK Berlin, Rep. 76 V a, Sekt. 3, Tit. IV, Nr. 39, Bd. XVI).

[40] UA Bonn, MF-PA 150 Kantorowicz, Kantorowicz an Oberbürgermeister Bonn, 9.5.1933, Abschrift (Original in: GStA PK Berlin, Rep. 76 V a, Sekt. 3, Tit. IV, Nr. 39, Bd. XVI). Vgl. die vollständige Wiedergabe des Schreibens u.

Lievers kenne er nur oberflächlich, so dass die Behauptungen „glatt unwahr“ seien. Seine Schwester sei ausschließlich aufgrund ihrer Begabung angestellt worden. Mit dem „Sozialistischen Studentenbund“, gemeint war die „Sozialistische Arbeitsgemeinschaft“, habe er Anfang der dreißiger Jahre gebrochen, nachdem er unter den dominierenden Einfluss der KPD geraten sei. Nach einem Vortrag über seine (negativen) Reiseeindrücke im kommunistischen Russland sei sogar der Antrag gestellt worden, den Mitgliedern der Arbeitsgemeinschaft jeglichen Umgang mit ihm zu untersagen[41].

Nachdrücklich wies Kantorowicz die Insinuation zurück, das zahnärztliche Universitätsinstitut sei ein Hort des Kommunismus gewesen: „Im Institut hat man sich nie um die politische oder konfessionelle Zugehörigkeit der Institutsangehörigen gekümmert. Als Beweis führe ich an, dass unter meinen Assistenten mit Ausnahme einer spezialistisch orthodontisch ausgebildeten Dame, kein Jude ist und kein Sozialist, dass dagegen meine 3 Privatdocenten sämtlich deutschnational resp. nationalsozialistisch eingestellt sind, dass die seit 10 Jahren bei mir tätige Oberschwester strenggläubige Katholikin ist und die übrigen Assistenten, soweit mir bekannt sehr weit rechts stehen.“[42]

[41] UA Bonn, MF-PA 150 Kantorowicz, Kantorowicz an Oberbürgermeister Bonn, 9.5.1933, Abschrift (Original in: GStA PK Berlin, Rep. 76 V a, Sekt. 3, Tit. IV, Nr. 39, Bd. XVI). Vgl. die vollständige Wiedergabe des Schreibens u.

[42] UA Bonn, MF-PA 150 Kantorowicz, Kantorowicz an Oberbürgermeister Bonn, 9.5.1933, Abschrift (Original in: GStA PK Berlin, Rep. 76 V a, Sekt. 3, Tit. IV, Nr. 39, Bd. XVI). Kantorowics Schreiben lautet: „Durch Schreiben vom 5. Mai erfahre ich nach 5 wöchentlicher [sic] Schutzhaft zum erstenmal die Gründe für meine Inhaftierung. Ich beschwere mich darüber, dass ohne mir Gelegenheit gegeben zu haben, mich zu den Vorwürfen zu äussern, eine so einschneidende Massnahme, wie eine 5 wöchentliche Freiheitsstrafe verhängt wird, obwohl ich mich freiwillig gestellt habe. Die mir mitgeteilten Vorwürfe sind zweierlei Art. Die einen sind so allgemeiner Natur, dass ihre Widerlegung im Rahmen einer kurzen Darlegung schwer fällt, die anderen sind präcisiert. Mit diesen will ich mich vorerst beschäftigen. *Z.3.* Ich hätte durch den kommunistischen Studenten Lievers kommunistische Druckschriften verteilen lassen. Diese Angabe ist glatt unwahr. Ich habe niemals kommunistische Druckschriften verteilen oder drucken lassen, niemals solche geldlich unterstützt oder irgendwie beeinflusst. Der Student Lievers ist mir ganz oberflächlich bekannt. Ich habe niemals mit ihm von kommunistischen Druckschriften auch nur gesprochen. Ich weiss von der ganzen Angelegenheit nichts. Beweis: Zeugenaussage Lievers. *Z.4.* Ich hatte die Schwester dieses Studenten im Institut für Zahnpflege – gemeint ist das zahnärztliche Universitätsinstitut – angestellt. Frl. Lievers ist als ordentliche Studentin an der Universität immatrikuliert, ist Studentin der Zahnheilkunde und hat an dem üblichen Unterricht teilgenommen. Das Körnchen Wahrheit, das einigen Vorwürfen innewohnt, liegt in folgendem. Frl. Lievers, die für manuelle Technik aussergewöhnlich begabt war, wurde nach Prüfung durch den Oberassistenten Prof. Dr. Balters, dem das Lehrlingswesen untersteht, zugleich als Lehrling im Laboratorium ohne Entgelt und ohne Vertrag beschäftigt. Sie hatte keinerlei Vergünstigungen, sie musste im Gegenteil in den Ferien und ihrer spärlichen Freizeit die Anfängerlehrlingsarbeit mit verrichten; die Tatsache, dass sie einen mir oberflächlich bekannten Bruder hatte, spielte bei ihrer Beschäftigung als Lehrling weder eine Rolle, noch kam sie mir überhaupt zum Bewusstsein. Frl. Lievers ist im übrigen ein harmloses, soweit mir bekannt, gänzlich unpolitisches Wesen. Ich will nicht verfehlen, darauf hinzuweisen, dass diese pflichtgemässe, aber gänzlich belanglose Handlungsweise in der Angelegenheit Lievers mit dazu benutzt wird, um eine bisher 5 wöchentliche Freiheitsstrafe zu begründen. Im Institut hat man sich nie um die politische oder konfessionelle Zugehörigkeit der Institutsangehörigen

Die von Kantorowicz übersandten Dokumente blieben nicht ohne Wirkung. In offenbar wohlwollender Absicht traten nun wenigstens zwei Fakultätsmitglieder auf, die ein Eingreifen forderten. Dem nicht eindeutig zuzuordnenden Plädoyer, sich für eine „möglichst rasche Anklageerhebung auszusprechen", fügte Martini an: „Ebenso! Die Fak. kann sehr wohl auf Beschleunigung des [...] Verfahrens drängen, ohne sich dem Vorwurf auszusetzen, sie habe in ein schwebendes Verfahren eingegriffen."[43] In diesem Sinne sprach Dekan Gött am 30. Mai 1933, also zwei Monate nach Kantorowiczs Inhaftierung, beim zuständigen Bonner Oberbürgermeister Rickert vor. Er erfuhr, dass Kantorowicz „in – objektiver – Schutzhaft" bleibe, weil „unser Volk vor seinen kommunistischen Umtrieben zu schützen" sei. Eine Entlassung komme auch bei beabsichtigter Emigration „nicht in Frage", weil von Kantorowicz auf jeden Fall „kommunistische Agitation gegen

gekümmert. Als Beweis führe ich an, dass unter meinen Assistenten mit Ausnahme einer spezialistisch orthodontisch ausgebildeten Dame, kein Jude ist und kein Sozialist, dass dagegen meine 3 Privatdocenten sämtlich deutschnational resp. Nationalsozialistisch eingestellt sind, dass die seit 10 Jahren bei mir tätige Oberschwester strenggläubige Katholikin ist und die übrigen Assistenten, soweit mir bekannt, sehr weit rechts stehen. Beweis: Studentenkarte der Lievers, Zeugenaussage des Prof. Dr. Balters und des k. Direktors. *Z.5.* Ich soll in dem im kommunistischen Fahrwasser schwimmenden sozialistischen Studentenbund – gemeint ist die sozialistische Arbeitsgemeinschaft – eine führende bezw. beeinflussende Tätigkeit ausgeübt haben. Hierzu habe ich folgendes zu bemerken. Mit diesem Verein kam ich dadurch in engere Beziehungen, dass ich ihm auf seine Bitte im Jahre 29/30 einen Raum für seine allwöchentlichen wissenschaftlichen Abende zur Verfügung stellte. Er war damals politisch neutral, dem Vorstand gehörten ebensoviel SPD Mitglieder an, wie KPD. Als unter dem Einfluss eines KPD Mitgliedes im Verein, die KPD Richtung anfing, in den Vordergrund zu treten, habe ich jeden Verkehr mit ihm abgebrochen. Der Verein tagte auch seitdem nicht mehr bei mir. Seit dieser Zeit habe ich weder an einer Vorstandssitzung, noch an einer Mitgliedersitzung, noch an irgend einer anderen Veranstaltung teilgenommen, keine Zuwendungen irgend welcher Art an den Verein gemacht, keine Ratschläge erteilt oder mich sonst auf Umwegen mit dem Verein in Beziehung gesetzt. Ich stehe also dem Verein gänzlich fern. Es ist allerdings richtig, dass ich auf Aufforderung dieses Vereines (es kann aber auch die polit. Akadem. Vereinigung – eine aus allen Parteien zusammengesetzte Organisation gewesen sein) einen Vortrag über meine russische Reise in der Universität gehalten habe. Dies hatte zur folge, dass in der sozialistischen Arbeitsgemeinschaft der Antrag gestellt wurde, den Mitgliedern wegen meiner Kritik an russischen Zuständen jeden Verkehr mit mir zu untersagen. Beweis: Zeugenaussage sämtlicher Mitglieder des Vereins. Soweit die präcisierten Vorwürfe, die sämtlich haltlos sind. Nun zu den unbestimmten Vorwürfen: Z. 1. Ich hätte unter den Deckmantel der SPD einen verderblichen Einfluss auf meine Studentenschaft im Sinne der kommunistischen Weltanschauung ausgeübt. Dieser Vorwurf gliedert sich in a) Ich hänge dem Kommunismus an und sei nur zum Schein SPD! Ich weise hierbei darauf hin, dass zwischen der SPD, die zweimal Deutschland vor dem Kommunismus bewahrt hat, – 1918 und nach der Inflation –, und der KPD eine so erbitterte und gehässige Feindschaft herrscht, dass eine solche Doppelstellung einfach unmöglich ist. Ich bin stets ganz abgesehen von gefühlsmässigen Einstellungen, aus Verstandesgründen ein entschiedener Gegner der KPD, insbesondere ihrer Gewaltanpreisung gewesen, ja es verging, da mein Schwiegersohn Kommunist ist, kein Tag, in [sic] dem ich nicht in gelegentlich sehr erbitterten Diskussionen diesen Standpunkt vertreten hätte. Solange die sozialistische Arbeitsgemeinschaft in meinem Hause tagte, war ich bei den Diskussionen, die meist weltanschauliche und ökonomische Probleme behandelten, gewöhnlich der einzige ganz entschieden hervortretende Bekämpfer der KPD Standpunkte gewesen und dies war auch der Grund, aus dem ich damals an den Abenden teilnahm [...]."

[43] UA Bonn, MF-PA 150 Kantorowicz, Kantorowicz an Dekan Gött, 9.5.1933, Anmerkungen.

das neue Deutschland zu erwarten wäre“. Strafrechtlich könne man ihn nicht verfolgen, „da seine Vergehen nicht strafrechtlich zu verfolgen“ seien. Im Gange sei aber ein Disziplinarverfahren. Die Gesprächsnotiz Götts schließt mit dem Vermerk, dem von ihm angeregten Antrag des Rektors auf Hafterleichterungen habe der Oberbürgermeister entsprochen, soweit es „tunlich“ sei. Kantorowicz verfüge nun über „Bücher, Zeitschriften und eine Schreibmaschine“[44].

In Haft aber blieb Kantorowicz. Über seine Aktivitäten unterrichtete er nach wie vor die Fakultät. Am 1. Juni 1933 schrieb er „nach neunwöchentlicher [sic] Haft, aller Rechtsmittel beraubt“ an den Regierungspräsidenten und legte eine eidesstattliche Erklärung des Jurastudenten Harold Walter Lievers vor, der seinerseits die mit ihm in Zusammenhang stehenden Vorwürfe gegen Kantorowicz dementierte[45]. Damit waren sämtliche Vorwürfe gegen Kantorowicz widerlegt, zumal die Justiz Lievers' Aussage nicht anzweifelte[46]. Doch für seine weitere Verfolgung war es Grund genug, dass Kantorowicz als einer „derjenigen intellektuellen Führer der akademischen Jugend“ galt, „die“ nach den Worten von Oberbürgermeister Rickert „bisher zweifellos einen unheilvollen Einfluss auf die akademische Jugend ausgeübt haben“[47].

Am 23. September 1933 wurde Kantorowicz auf der Grundlage des offen antisemitischen „Gesetzes zur Wiederherstellung des Berufsbeamtentums“ entlassen[48]. Damit war der Damm gebrochen, der die in der Medizinischen Fakultät vorhandenen Ressentiments gegen Kantorowicz zuvor im Verborgenen gehalten

[44] UA Bonn, MF-PA 150 Kantorowicz, Gesprächsnotiz Götts [?], o.D. [30.5.1933].

[45] UA Bonn, MF-PA 150 Kantorowicz, Kantorowicz an Regierungspräsident Köln, 1.5.1933 [Schreibfehler, wohl richtig: 1.6.1933], Abschrift Kantorowiczs für Dekan der MF Bonn, 1.6.1933. – Lievers bestätigte am 18. Mai 1933 vor dem Notar Peter Römer in Bonn, „niemals von Herrn Professor Alfred Kantorowicz irgendwelche Denkschriften, Flugblätter oder anderes Material zur Verteilung oder Weitergabe oder eigenen Gebrauch erhalten“ zu haben. Auch habe er solches nie behauptet. (ebd., MF-PA 150 Kantorowicz, Verhandlung bei Notar Peter Römer, Bonn, 18.5.1933, auszugsweise Abschrift). – Kantorowicz erklärte noch 1952 aufgrund einer nicht eindeutigen Formulierung in seinem „Wiedergutmachungsbescheid“: „Ich war bis zum Verlassen Deutschlands, also bis Ende 1933 Mitglied der SPD und bis kurz vor der Machtergreifung sozialdemokratischer Stadtverordneter in Bonn und damals erneut als Stadtverordneter aufgestellt worden. Ich habe die KPD weder direkt noch indirekt jemals gefördert, nie mit ihr eine irgend wie geartete Verbindung unterhalten, geschweige denn, Flugblätter verteilt. An der Beschuldigung ist kein wahres Wort“ (UA Bonn, PA 8623 Kantorowicz, Kantorowicz an Kultusminister Düsseldorf, 26.2.1952, Durchschrift).

[46] UA Bonn, MF-PA 150 Kantorowicz, Kantorowicz an Regierungspräsident Köln, 1.5.1933 [Schreibfehler, wohl richtig: 1.6.1933], Abschrift Kantorowiczs für Dekan der MF Bonn, 1.6.1933.

[47] GStA PK Berlin, Rep. 76, V a, Sekt. 3 Tit. IV, Nr. 39, Bd. XVI, OB Rickert (Ortspolizeibehörde) an REM, 9.6.1933.

[48] UA Bonn, MF-PA 150 Kantorowicz, Kantorowicz, i.V. gez. Stuckart/REM an Kantorowicz, 23.9.1933, Abschrift des REM, 3.10.1933, Kurator Bonn i.V. Klingelhöfer an MF (Faksimile des Originals in: Pross/Aly, Wert, S. 183): „Auf Grund von § 2 a des Gesetzes zur Wiederherstellung des Berufsbeamtentums vom 7. April 1933 werden Sie hiermit aus dem Staatsdienst entlassen. Bis Ende Dezember 1933 erhalten Sie noch ihre bisherigen Bezüge. Ein Anspruch auf Ruhegeld oder Hinterbliebenenversorgung und auf Weiterführung der Amtsbezeichnung steht Ihnen nicht zu.“

hatte. Dekan Ceelen versandte am 27. Dezember 1933 das folgende Schreiben „an die Herren Fakultätsmitglieder":

„Bei der Aufstellung einer Liste der seit 1918 ernannten Ehrendoktoren der Fakultäten, die der Herr Minister eingefordert hat, wurde erstaunlicherweise festgestellt, dass Herr Professor Kantorowicz Ehrendoktor (Dr. med. dent. h. c.) der Bonner Medizinischen Fakultät ist. Diese Tatsache erscheint umso verwunderlicher und überraschender, als die Fakultät die Ernennung des Herrn Professors Kantorowicz zum planmässigen Extraordinarius und später zum Ordinarius einstimmig seinerzeit abgelehnt hat. – Nach den Akten, die ich eingehend durchstudiert habe, ist die Ehrenpromotion am 1. Februar 1926 erfolgt, allerdings nicht aus eigener Initiative der Fakultät, sondern auf Antrag des Landesverbandes Rheinland im Reichsverband der Zahnärzte Deutschlands mit der Begründung, dass Professor Kantorowicz der einzige Professor der Zahnheilkunde in Deutschland sei, dem diese ehrenvolle Auszeichnung noch nicht verliehen worden sei. Nachdem eine vertrauliche Probeabstimmung über diese Frage vorausgegangen war, heisst es in dem schriftlichen Antrag vom 30. Dezember 1925 des ehemaligen Dekans[,] ‚vor allem im Hinblick auf die Tatsache, dass den Direktoren der übrigen zahnärztlichen Universitätsinstitute seitens der Fakultäten bereits der Titel eines Dr. med. dent. h. c. verliehen wurde, erscheint es mir wünschenswert, dass auch unsere Fakultät sich zu dem Schritt entschliesst'. Die Verleihung des Ehrendoktors galt also nicht der Person des Herrn Kantorowicz, sondern seiner Stellung als Fachvertreter und Direktor des Zahnärztlichen Instituts Bonn. Da Herr Professor Kantorowicz am 3. Oktober 1933 von dem Herrn Minister aus dem Staatsdienst ohne Anspruch auf Ruhegehalt und auf Weiterführung der Amtsbezeichnung entlassen worden ist, der Hauptgrund für die Ehrenpromotion also hinfällig geworden ist, da Professor Kantorowicz ferner, wie es heisst, Deutschland verlassen hat, ohne dem Dekan oder einem sonstigen Fakultätsmitglied irgend welche Mitteilungen gemacht zu haben, besteht keine Veranlassung mehr, ihn unter den Ehrendoktoren der Fakultät weiterzuführen. Ich werde ihn also aus der Liste streichen und ihm entsprechende Mitteilung machen, sobald ich seine genaue Anschrift erfahren habe.

Ich halte die Einziehung dieser Ehrung auch aus einem anderen Grund für notwendig. In einem Schreiben vom 27. Oktober 1933 an das Ministerium, also ganz neuerdings, hat die Fakultät dem Herrn Minister nochmals ihre seit jeher bestehende Ablehnung des Herrn Professors Kantorowicz bestätigt. Sie würde sich bei Aufrechterhaltung der Ehrenpromotion dem Vorwurf der Doppelzüngigkeit, zum mindesten eines unverständlichen und höchst inkonsequenten Verhaltens aussetzen."[49] Die Fakultät war „einverstanden", wie die Unterschriften unter anderem von Franqué, Hoffmann, Martini, Bürger, Selters, Ebbecke und Sobotta belegen[50].

[49] UA Bonn, MF-PA 150 Kantorowicz, Dekan Ceelen an Fakultätsmitglieder, 27.12.1933.

[50] UA Bonn, MF-PA 150 Kantorowicz, Dekan Ceelen an Fakultätsmitglieder, 27.12.1933.

Keinerlei Kommentar, sondern einhellige Zustimmung erfuhr der von Dekan Ceelen vorgelegte Entwurf für ein Schreiben an Kantorowicz, das aufgrund seiner infamen Züge hier vollständig dokumentiert sein soll:

„Da der Herr Minister für Wissenschaft, Kunst und Volksbildung Sie am 3. Oktober 1933 aus dem Staatsdienst ohne Anspruch auf Ruhegehalt und auf Weiterführung der Amtsbezeichnung entlassen hat, da Sie ferner Deutschland verlassen haben, ohne der Bonner Medizinischen Fakultät hiervon irgend welche Mitteilung zu machen, besteht für die Fakultät keine Veranlassung mehr, die Ehrung, die sie Ihnen am 1. Februar 1926 durch die Verleihung des Ehrendoktors der Zahnheilkunde erwiesen hat, aufrechtzuerhalten. Nach den Fakultätsakten erfolgte damals diese Auszeichnung auf Antrag des Landesverbandes Rheinland im Reichsverband der Zahnärzte Deutschlands, vor allem mit der Begründung, dass Sie der einzige o. Professor der Zahnheilkunde in Deutschland seien, dem diese Ehrung noch nicht verliehen sei. – Mit Ihrem Ausscheiden aus dem hiesigen Amt und Ihrer Übersiedlung in ein fremdes Land ist dieser Hauptgrund hinfällig geworden. Die Fakultät bittet Sie daher um Rücksendung des Ehrendiploms.“[51]

Kantorowicz, der nach Inhaftierungen im Gefängnis Bonn und im KZ Börgermoor am 5. November 1933 aus dem KZ Lichtenstein entlassen und in Istanbul ordentlicher Professor der dortigen Medizinischen Fakultät geworden war, ließ die Angelegenheit keineswegs auf sich beruhen[52]. Noch nicht in Besitz seiner Unterlagen, die sich auf dem Wege von Deutschland in die Türkei befanden, bat er am 7. Januar 1934 die Bonner Fakultät um Zusendung der Fakultäts- und gegebenenfalls Universitätsstatuten[53].

Ob die nicht einmal acht Jahre zuvor erfolgte Verleihung der Ehrendoktorwürde an Kantorowicz tatsächlich so gänzlich in Vergessenheit geraten war, wie es Ceelen nahe legt, muss zumindest in Zweifel gezogen werden. Festzuhalten ist: In dem Augenblick, als der ungeliebte Kollege schutz- und wehrlos war, stand ihm die Fakultät nicht bei, sondern wirkte an den Entehrungsversuchen aktiv mit.

Kantorowicz kam zugute, dass sich die Türkei, ähnlich wie es Claus-Dieter Krohn für die USA festgestellt hat, um die „intellektuellen Potentiale auch direkt“ bemühte und Kantorowicz somit rasch segensreiche Wirkung in der Türkei entfalten konnte[54]. Unterstützung aus Bonn fand er nicht. Selbst „in kleinen Dingen“

[51] UA Bonn, MF-PA 150 Kantorowicz, Dekan Ceelen an Kantorowicz, zur Abschrift erklärter Entwurf, 27.12.1933, mit dem Einverständnis der Fakultätsmitglieder.

[52] Vgl. Kremer/Büchs, Geschichte, S. 98. – Zu Kantorowiczs Tätigkeit in der Türkei vgl. ausführlich A. Vicdani Doyum, Alfred Katorowicz unter besonderer Berücksichtigung seines Wirkens in Istanbul. Ein Beitrag zur Geschichte der modernen Zahnheilkunde, Diss. med. Würzburg 1985, passim.

[53] UA Bonn, MF-PA 150 Kantorowicz, Kantorowicz an Dekan MF, 7.1.1934.

[54] Claus-Dieter Krohn, Vertriebene intellektuelle Eliten aus dem nationalsozialistischen Deutschland, in: Günther Schulz (Hg.), Vertriebene Eliten. Vertreibung und Verfolgung von Führungsschichten im 20. Jahrhundert. Büdinger Forschungen zur Sozialgeschichte 1999, München 2001 (= Deutsche Führungsschichten in der Neuzeit, 24), S. 61–81, S. 64 f. Vgl. auch Peter Kröner (Zusammenst.), Vor fünfzig Jahren. Die Emigration deutschsprachiger Wissenschaftler 1933–1939, Münster 1983, S. 8; Kemal Bozay, Exil Türkei. Ein Forschungsbeitrag zur

verhielt sich die Universität gegenüber dem nach Istanbul emigrierten Kantorowicz schikanös. So trat er 1936 mit der Bitte an seinen Nachfolger Proell heran, ihm „aus den Duplikatbeständen der Bonner Universitäts-Bibliothek [...] eine Reihe von Dr. Arbeiten zu senden, die seinerzeit durch mich angeregt oder gefordert worden" seien. An Proell war Kantorowicz von Korkhaus verwiesen worden, der in dieser Angelegenheit nicht eigenverantwortlich handeln wollte, gleichwohl Hilfsbereitschaft signalisiert hatte. Korkhaus sollte denn auch nach Kantorowiczs Vorstellungen „die Auswahl und die Übersendung" vornehmen[55]. Direktor Proell sandte die Anfrage – deren Abschrift sicher nicht zufällig in die Personalakte Korkhaus geheftet wurde – an den Universitätskurator mit einem durchaus wohlwollenden Kommentar[56]. Von dort kam die knappe Anweisung, „dem Antrag nicht stattzugeben" und Kantorowiczs „Schreiben unbeantwortet zu lassen"[57].

Kantorowicz wurde in erster Linie als Jude verfolgt. Ihn hätten aber auch die Sanktionen gegen Sozialdemokraten betroffen. Als der SPD nahe stehende Personen, die öffentliche Gelder bezogen, ihren Abbruch der Beziehungen zur SPD bestätigen sollten, konnte Dekan Gött dem Kurator mitteilen, „daß in der medizinischen Fakultät – abgesehen von dem beurlaubten Prof. Kantorowicz – sich Niemand befindet, der zu der vom Herrn Minister geforderten Erklärung aufgefordert werden müsste"[58].

3.1.2. Die Vertreibung von Otto Löwenstein

Ähnlich wie Kantorowicz zog Otto Löwenstein als konvertierter Jude sehr schnell die Konsequenzen der für ihn gefährlichen Situation[59]. Löwenstein wusste frei-

deutschsprachigen Emigration in der Türkei (1933–1945), Münster u.a. 2001 (= Fremde Nähe. Beiträge zur interkulturellen Diskussion, 15), passim; Kümmel, Nationalsozialismus, passim.

[55] UA Bonn, PA 4396 Korkhaus, Kantorowicz an Proell, 22.12.1936, Abschrift.

[56] UA Bonn, PA 4396 Korkhaus, Proell an Universitätskurator, 8.1.1937.

[57] UA Bonn, PA 4396 Korkhaus, Universitätskurator an Direktor Zahnklinik, 13.1.1937.

[58] UA Bonn, MF 79/70, Dekan Gött an Kurator, 8.8.1933, Abschrift. – Zu der Anordnung im Preußischen Besoldungsblatt vgl. 1.1.3.

[59] Otto Löwenstein wurde am 7. Mai 1889 in Osnabrück geboren. Der Jude konvertierte 1909 zum Protestantismus. In Göttingen studierte er Philosophie und Mathematik, in Bonn Medizin. Am 28. März 1913 wurde er Medizinalpraktikant in der Provinzial-Heil- und Pflegeanstalt Bonn und ein Jahr darauf promoviert. Im Ersten Weltkrieg war er Erster Garnisonsarzt einer Militärnervenstation in Metz. 1918 nach Bonn zurückgekehrt, erhielt er 1919 eine Anstellung als Anstaltsarzt. Bereits 1920 stieg er zum Oberarzt auf und wurde Dozent für Psychiatrie an der Medizinischen Fakultät der Universität Bonn. 1923 folgte die Ernennung zum nichtbeamteten außerordentlichen Professor. 1926 wurde er unter Beibehaltung seiner bisherigen Positionen leitender Arzt in der neu gegründeten Provinzial-Kinderanstalt für seelisch Abnorme. Es folgte am 11. August 1931 die Ernennung zum ordentlichen Professor für Pathopsychologie an der Medizinischen Fakultät. Am 10. März 1933 floh Löwenstein über das Saargebiet in die Schweiz, wo er bis 1939 als neurologisch-psychiatrischer Consilarius in dem Nyoner Privatsanatorium ‚La Métairie' für seelisch erkrankte Erwachsene tätig war. Dort gründete er eine Kinderklinik. 1939 folgte Löwenstein einem Ruf an die New York University und lehnte einen solchen nach Paris ab, obwohl er ihn „im Prinzip" angenommen hatte (so Löwenstein 1948).

lich, dass seine Stellung innerhalb der Fakultät keine starke war. 1931 hatte er die Stiftungsprofessur der Rheinischen Provinzialanstalt für Pathopsychologie übernommen. Die Herauslösung dieser Fachrichtung aus der Klinischen Psychiatrie war höchst umstritten, in Deutschland bis dahin einmalig und hatte von der Fakultätsmehrheit keine Zustimmung erfahren[60]. Hetzartikel des „Westdeutschen Beobachters" gegen Löwenstein, nach Erich von Redwitz „unzweifelhaft auf Prof. Poppelreuter zurückzuführen", erschienen bereits damals[61]. Jener Walter Poppelreuter war ein Neider Löwensteins. Poppelreuters Hirnverletzten-Institut hatte 1926 Löwensteins „Provinzial-Kinderanstalt für seelisch Abnorme" weichen müssen und war nach Düsseldorf verlegt worden[62]. Für in Bonn verleibende „hirnverletzte Krieger" eröffnete Löwenstein im Malteser-Krankenhaus eine Belegabteilung[63].

Poppelreuter indes begründete in der Bonner Humboldtstraße 28 unter dem Namen „Institut für Klinische Psychologie" eine neue Hirnverletztenstation[64]. Er hielt engen Kontakt zum Vorsitzenden des Verbandes der Westdeutschen Hirnverletzten Josef Braun, der weiterhin gegen den Umzug des alten Hirnverletzten-Instituts nach Düsseldorf protestierte und für die Rückgabe des nun von Löwensteins Kinderanstalt genutzten Gebäudes am Kaiser-Karl-Ring 22 focht[65]. Braun führte den von ihm geleiteten westdeutschen Teilverband in einen Streit mit dem „Bund deutscher hirnverletzter Krieger" in München[66]. Von Seiten Brauns und Poppelreuters prasselte noch vor 1933 eine Reihe von Vorwürfen auf Löwenstein, die von kommunistischer Propaganda über die Erschleichung des pathopsychologischen Lehrstuhls bis hin zu Unterschlagungen reichten[67]. Mit Unterstüt-

1947 wechselte er an die Columbia University, wo er von 1949 bis 1962 das von ihm gegründete Laboratory of Pupillography als Direktor leitete. Nach 1962 war er dort Consultant und Co-Director of Research Projects in Pupillographie. 1964 wurde Löwenstein Ehrendoktor der Philosophischen [sic] Fakultät der Universität Bonn. Am 25. März 1965 starb er in New York. – 1922 heiratete Löwenstein Marta Grunewald. Aus der Ehe gingen zwei Töchter hervor. – Quellen: UA Bonn, MF-PA 113 Löwenstein; ebd., PA 5620 Löwenstein. – Literatur: Waibel, Anfänge, passim; Annette Waibel, Die Provinzialkinderanstalt für seelisch Abnorme in Bonn, in: Schaffer, Folgen, S. 67–88, S. 76 ff.; Orth, Transportkinder, S. 14 ff.; Fremerey-Dohna/ Schoene, Geistesleben, S. 156–158; Anonymus, Prof. Lowenstein [sic] 65 Jahre. Mit Bonn verbunden, in: General-Anzeiger, 8.5.1954; Anonymus, Professor Otto Lowenstein [sic], in: Rheinische Friedrich-Wilhelms-Universität Bonn. Chronik und Bericht über das Akademische Jahr 1968/69, Jg. 84, N.F. Jg. 73, S. 36–37; Irene E. Loewenfeld, Otto Lowenstein [sic] 1889–1965, in: Steudel/Mani, Bonner Gelehrte, S. 314–322.

[60] Vgl. Höpfner, Universität, S. 304; Waibel, Anfänge, S. 44 f.

[61] UA Bonn, PA 5620 Löwenstein, Redwitz an Rektor, 13.3.1946. Siehe neben anderen: Anonymus, Kantorowicz in neuer Auflage! Eine Zierde der Bonner Universität: Otto Löwenstein, in: Westdeutscher Beobachter, 18.12.1931.

[62] Vgl. Waibel, Anfänge, S. 44.

[63] Waibel, Anfänge, S. 44.

[64] Vgl. Waibel, Anfänge, S. 45 f.

[65] Vgl. Waibel, Anfänge, S. 46.

[66] Vgl. Waibel, Anfänge, S. 46.

[67] Vgl. Waibel, Anfänge, S. 46 f. – Siehe auch zahlreiche Dokumente in: UA Bonn, PA 5620 Löwenstein.

zung von Löwensteins ältestem Mitarbeiter und Oberassistenten am Erbbiologischen Institut Wilhelm Karl Prinz von Isenburg, der zuvor wiederholt Löwensteins Fürsprache erfahren hatte, wurden die Vorwürfe nach der Machtübertragung an die Nationalsozialisten noch verschärft[68]. Am 8. März 1933 erfolgte der offene Angriff, den Löwenstein 1946 anschaulich schilderte. Demnach hatten einhundert SS-Leute – wahrscheinlich waren es etwa achtzig SA-Leute – unter Führung Poppelreuters – wahrscheinlich hielt sich Poppelreuter, der zweifellos Anstifter der Aktion war, im Hintergrund und ließ die Meute „vom Anstreicher Braun" anführen – den Auftrag, Löwenstein „in Ketten durch die Stadt zu fuehren"[69]. Da sie ihn aber „nicht vorfanden, hissten sie die Hakenkreuzfahne auf den Institutsgebäuden", erklärten Löwenstein „für abgesetzt" und „misshandelten einige [...] Assistenten"[70]. Löwenstein verlor wichtige von ihm selbst gefertigte medizinische Instrumente – Poppelreuter hinterließ seinem Nachfolger Aloys Schmitz später einen „Schrotthaufen" – sowie mehrere Manuskripte[71].

Der telefonisch gewarnte Löwenstein erhielt beim Düsseldorfer Landeshauptmann nicht die notwendige Unterstützung und floh am 10. März 1933 ins Saargebiet. Zwischenzeitlich war ein „Schutzhaftbefehl" gegen ihn erlassen und seine Wohnung durchsucht worden[72]. Ebenfalls am 10. März 1933 stellte sich Kurator Proske hinsichtlich der gegen Löwenstein erhobenen Anschuldigungen ganz auf die Seite des Professors, stützte aber dessen Wunsch nach disziplinarrechtlichen Untersuchungen gegen sich selbst[73]. Diesen kam angesichts der faktischen Vertreibung Löwensteins keine Bedeutung mehr zu. Seine unter der Ortsangabe „z.Zt. auf Reisen" an Kurator und Oberpräsident gesandte Bitte um Hilfe angesichts der „vorgebrachten Gehässigkeiten" blieb folgenlos[74].

Poppelreuter hatte sein Ziel erreicht. Er übernahm die kommissarische Leitung der verkleinerten Kinderanstalt und – nach einem Intermezzo von Kurt Fried – des Pathopsychologischen Universitätsinstituts; zudem richtete er sein „Institut

[68] UA Bonn, PA 5620 Löwenstein, Landeshauptmann Haake an Oberstaatsanwalt Bonn, 2.5.1933, Abschrift; ebd., Lindenberg an Poppelreuter, 11.3.1933 (auch ebd., MF-PA 113 Löwenstein); ebd., PA 5620 Löwenstein, Isenburg an Kurator, 15.3.1933. – Vgl. Waibel, Anfänge, S. 48. – Siehe zahlreiche Dokumente zu Isenburgs Wirken und der Fürsprache Löwensteins noch vor 1933 in: ALVR Brauweiler, MF 14, Nr. 14850, u.a. ebd., Löwenstein an Landeshauptmann, 17.6.1929.

[69] UA Bonn, PA 5620, Löwenstein an Konen, 26.2.1946 (Abschrift ebd., MF-PA 113 Löwenstein; zit. auch in Waibel, Anfänge, S. 46); vgl. Höpfner, Universität, S. 304; Heiber, Universität I, S. 321 ff. – Zu SA und Brauns Rolle siehe ALVR Brauweiler, MF 14, Nr. 14816, Löwenstein an Landgericht Bonn, Wiedergutmachungskammer, 10.3.1953.

[70] UA Bonn, PA 5620, Löwenstein an Konen, 26.2.1946; zit. auch in Waibel, Anfänge, S. 46.

[71] ALVR Brauweiler, MF 14, Nr. 14816, Wimmer an Landgericht Bonn, Wiedergutmachungskammer, 4.7.1952, Abschrift; ebd., Schmitz an Sozialminister NRW, 17.7.1951 („Schrotthaufen").

[72] Vgl. Waibel, Anfänge, S. 48.

[73] UA Bonn, PA 5620 Löwenstein, Proske an Wissenschaftsminister, 10.3.1933, Durchschlag; ebd., Proske an Poppelreuter, 10.3.1933.

[74] UA Bonn, PA 5620 Löwenstein, Löwenstein an Kurator Bonn, 27.3.1933.

für klinische Psychologie“ nun im alten Gebäude des Hirnverletzteninstituts ein[75]. Der damals sowohl an der Nervenklinik als auch in der Hirnverletztenabteilung tätige Florin Laubenthal erinnerte sich 1946, er habe der „Rest der Prof. Löwenstein treu gebliebenen Patienten in eine neue Abteilung in Godesberg unter Dr. Kleefisch“ gebracht[76].

Auch nach seiner Vertreibung blieb Löwenstein – von Poppelreuter als Schützling des Ministeriums Grimme dargestellt – Opfer von Verleumdungen, die zum Teil weiterhin mit den Richtungskämpfen innerhalb der Interessenvertretungen „hirnverletzter Krieger“ in Verbindung standen[77]. Dessen rheinischer Landesverband erregte noch Ende März 1933 den Zorn des Reichsverbands. Letzterer fand sogar den Mut, in einem Schreiben an den Bonner Oberbürgermeister seine Stimme für Löwenstein zu erheben: „Wir hören, dass Hirnverletzte einer Kölner Splittergruppe es gewesen sind, die unseren langjährigen und verehrten Vertrauensarzt, Prof. Dr. Löwenstein angeschwärzt und einen Schutzhaftbefehl erwirkt haben. Wir Hirnverletzte ‚im Bunde deutscher hirnverletzter Krieger e. V. Sitz München‘, die wir als nationale Männer für unser Vaterland geblutet haben, und die wir dem Vaterland unser bestes, unsere Gesundheit geopfert haben, erklären hiermit: Wir verehren in Professor Dr. Löwenstein einen Arzt nationaler Gesinnung, der uns jahrelang selbstlos in unseren Nöten beigestanden hat, und der uns zu hoch steht, um von den Anschuldigungen getroffen zu werden, die man gegen ihn vorgebracht hat. Wir verlangen daher die sofortige Aufhebung des Schutzhaftbefehls, weil er unberechtigt ist, weil Prof. Dr. Löwenstein politische Gesichtspunkte stets abgelehnt hat, und weil wir unseren Arzt brauchen, der uns selbstlos hilft.“[78] Für andere Gruppen war Löwenstein bald darauf „der geistige

[75] ALVR Brauweiler, MF 14, Nr. 14852, Hauptvertrag, 3.5.1934/5.6.1934. Poppelreuter zahlte für die Nutzung der Gebäude dem Provinzialverband jährlich 6000 Reichsmark. Der vollständige Institutsname lautete „Bonner Institut für Klinische Psychologie, Fachstation für hirnverletzte Kriegs- und Arbeitsopfer“. – Zur Verkleinerung der Kinderanstalt – der Bettenbestand reduzierte sich von 110 auf 40; von Dezember 1933 bis März 1934 schwankte die tatsächliche Belegzahl zwischen 55 und 65 – siehe auch ebd., Nr. 14713, Statistik 1933. Zu Fried siehe UA Bonn, PA 5620 Löwenstein, Verfügung Proskes, 13.3.1933. – Vgl. Waibel, Anfänge, S. 48.

[76] HStA Düsseldorf, NW 1005-G32-1807, Lebenslauf Laubenthals, o.D. [1946 oder später]. Siehe ähnlich: UA Bonn, MF-PA 113 Löwenstein, Laubenthal an Dekan Redwitz, 13.3.1946. – Nach dem Zweiten Weltkrieg richtete Laubenthal eine Hirnverletztensprechstunde in der Nervenklinik ein (edb.).

[77] UA Bonn, PA 5620 Löwenstein, Poppelreuter an Kurator Bonn, 14.3.1933. Poppelreuter griff damit ein möglicherweise von ihm selbst initiiertes Klischee, das des Parteigünstlings Löwenstein, auf. Dieses war am 18. Dezember 1931 vom „Westdeutschen Beobachter“ transportiert worden (Anonymus, Kantorowicz).

[78] ALVR Brauweiler, MF 14, Nr. 14852, Bund deutscher hirnverletzter Krieger e.V. Sitz München an kommissarischen Bürgermeister der Stadt Bonn, 28.3.1933, Abschrift. Siehe ebd. zahlreiche weitere Dokumente zur Auseinandersetzung der unterschiedlichen Hirnverletztenvertretungen um Poppelreuter und die Bonner einst von den Hirnverletzten genutzten Gebäude.

Urheber" der „Wühlarbeit" des „Landesverbandes Rheinland im Bunde hirnverletzter Krieger"[79].

Am Fall Löwenstein lässt sich erkennen, wie sehr alte Rechtsüberzeugungen und nationalsozialistische Willkür noch miteinander rangen. Kurator Proske ließ am 6. Mai 1933 das Wissenschaftsministerium wissen, dass die Provinzialheilanstalt bzw. der Landeshauptmann der Rheinprovinz ihre Zahlungen an Löwenstein eingestellt hätten. „Daher" habe auch er, Proske, die „Universitätskasse angewiesen, an Prof. Dr. Löwenstein vorläufig keine Zahlungen mehr zu leisten". Auf dem Brief vermerkte der zuständige Beamte im Wissenschaftsministerium, er „schaue hier nicht recht durch". Löwenstein könne auf jeden Fall die Hälfte seines Gehalts beanspruchen[80].

Am 6. Juli 1933 berichtete Kurator Proske nach Berlin, „dass die Medizinische Fakultät in ihrer Sitzung vom 27.6.33 beschlossen hat, keine Veranlassung zu haben, für eine Fortführung des Pathopsychologischen Instituts einzutreten"[81]. Eine Woche später legte Proske einen Bericht Poppelreuters „über die Abwicklung der Geschäfte des Pathopsychologischen Instituts" vor[82]. Poppelreuter schreibt: „Ein Pathopsychologisches Institut der Universität als Lehr- und Forschungs-Institut besteht seit meiner kommissarischen Tätigkeit überhaupt nicht mehr, da ich dieses nach dem klaren Wortlaut des Vertrages zwischen Landeshauptmann und Ministerium sofort zur Auflösung brachte. Wohl aber besteht noch eine Finanzangelegenheit insofern das Pathopsychologische Institut mehrere tausend Mark Schulden hat. Leider kann ich mich der unangenehmen Aufgabe, die Gläubiger des Pathopsychologischen Instituts zu befriedigen, nicht entziehen, da der zweite Hauptgläubiger die Provinzialverwaltung ist, deren Interessen ich wahrnehme. Ich muss also meine Bestallung solange behalten, bis das von Löwenstein unter dem Namen ‚Pathopsychologisches Institut der Universität' eingerichtete Postscheckkonto in Ordnung gebracht worden ist. Da es sich im wesentlichen um Schuldner wie Krankenkassen, Versorgungsgerichte, Magistrate usw. handelt, so ist zu erwarten, dass auf meine neuerliche Mahnung hin die Zahlungen binnen 1 Monat eingehen; es wird dann in wenigen Wochen die endgültige Liquidation des Pathopsychologischen Instituts als vollzogene Tatsache berichtet werden können. Ferner besteht auch noch die Notwendigkeit der Abwicklung einer bis jetzt unklaren Verbindung Löwenstein's [sic] mit der Notgemeinschaft der Deutschen Wissenschaft."[83]

[79] GStA PK Berlin, I. HA, Rep. 76, Nr. 905, Gruppe hirnverletzter Krieger im Nationalsozialistischen Reichsverband deutscher Kriegsopfer e.V. an den Minister für Wissenschaft, Kunst und Volksbildung, 5.5.1933.

[80] GStA PK Berlin, I. HA, Rep. 76, Nr. 905, Proske an MWKV, 6.5.1933 mit Randnotiz, 15.5.1933. Vgl. Kap. 10.3.2.

[81] GStA PK Berlin, I. HA, Rep. 76, Nr. 905, Proske an MWKV, 6.7.1933.

[82] GStA PK Berlin, I. HA, Rep. 76, Nr. 905, Proske an MWKV, 14.7.1933.

[83] GStA PK Berlin, I. HA, Rep. 76, Nr. 905, Poppelreuter an Kurator, 11.7.1933; Poppelreuter legte „Wert darauf", dass seine „Stellungnahme" „im Original an's Ministerium weitergegeben wird" (ebd., Poppelreuter an Kurator, 11.7.1933).

Es dauerte noch bis zum 6. September 1933, bis Poppelreuter Kurator und Ministerium mitteilen konnte: „Hiermit gebe ich zur Kenntnis, dass ich mit dem 4. September d. Js. meine kommissarische Tätigkeit bezüglich des ehemals von Löwenstein geleiteten pathopsychologischen Instituts niedergelegt und das Institut zur endgültigen Auflösung gebracht habe."[84] Das von Löwenstein begonnene Experiment einer eigenständigen Pathopsychologie war von seinen Gegnern zerstört worden.

Zu einem Abschluss gelangten auch die Ermittlungen gegen Löwenstein. Die Bonner Oberstaatsanwaltschaft stellte diese am 19. September 1933 ein: „Insbesondere hat sich der Verdacht, Prof. Löwenstein habe Gelder, die ihm von der Notgemeinschaft der Deutschen Wissenschaft zur Verfügung gestellt wurden, veruntreut [...] nicht bestätigt"[85]. An eine Rückkehr Löwensteins, der sich zwischenzeitlich in der Schweiz niedergelassen hatte, in das Deutsche Reich war jedoch nicht mehr zu denken. Landeshauptmann Heinz Haake, der Löwenstein gegen den Unterschlagungsvorwurf Isenburgs in Schutz genommen hatte, lud ihn zwar nach Düsseldorf ein, doch fand sich auf dem entsprechenden Schreiben von unbekannter Hand eine Warnung: „Kommen Sie nicht; die aufgeregte Menschenmenge, die ihre Verhaftung fordert[,] steht schon bereit"[86].

Gemäß des „Gesetzes zur Wiederherstellung des Berufsbeamtentums" war Löwenstein zum 1. Mai 1933 von Landeshauptmann Haake in den Ruhestand versetzt worden; in seiner Universitätsfunktion geschah dies offiziell am 14. September 1933[87]. Bis 1939 wirkte Löwenstein als neurologisch-psychiatrischer Consilarius in einem privaten Nyoner Sanatorium[88]. Dann folgte er einem Ruf an die New York University, 1952 an die Columbia University New York[89]. Seinen Forschungsschwerpunkt verlagerte er nun in das seit Jahrzehnten gepflegte zweite

[84] GStA PK Berlin, I. HA, Rep. 76, Nr. 905, Poppelreuter an MWKV über Kurator, 6.9.1933. Am 25. September 1933 bestätigte Berlin knapp: „Das Psychopathologische Institut, das richtigerweise im Vorlesungsverzeichnis für das Wintersemester 1933/34 nicht mehr aufgeführt ist, gilt als aufgelöst" (MWKE an Kurator, Entwurf, 25.9.1933). – Siehe auch ALVR Brauweiler, MF 14, Nr. 14850, Kurator Klingelhöfer an Landeshauptmann, 11.9.1933; UA Bonn, MF 79/71, Achelis/REM an Kurator, 25.9.1933, Abschrift („Das Pathopsychologische Institut [...] gilt als aufgelöst").

[85] GStA PK Berlin, I. HA, Rep. 76, Nr. 905, Schreiben zur Verfügung des Oberstaatsanwalts Bonn, 23.5.1933, Abschrift (auch in UA Bonn, MF-PA 113 Löwenstein); siehe auch GStA PK Berlin, I. HA, Rep. 76, Nr. 905, Verfügung des Oberstaatsanwalts Bonn, 19.9.1933; UA Bonn, MF-PA 113 Löwenstein, Kurator u. V. Klingelhöfer an MF, 29.9.1933; ebd., PA 5620 Löwenstein, gez. Haake an Oberstaatsanwalt Bonn, 2.5.1933, Abschrift (auch ebd., MF-PA 113 Löwenstein). – Vgl. den ähnlichen Fall des Heidelberger Zahnmediziners und Zentrumsanhängers Georg Blessing in: Bauer/Langsch, Etablierung, S. 382 ff.

[86] Zit. n. Orth, Transportkinder, S. 17.

[87] UA Bonn, PA 5620 Löwenstein, Landeshauptmann Haake an Kurator Bonn, 4.5.1933; ebd., i.V. gez. Stuckart/Preußischer Minister für Wissenschaft, Kunst und Volksbildung an Kurator Bonn, 14.9.1933. Vgl. Waibel, Anfänge, S. 49.

[88] Vgl. Waibel, Anfänge. S. 51.

[89] Vgl. Waibel, Anfänge, S. 51.

Interessengebiet, das der Pupillographie[90]. Löwensteins Biographie scheint damit die von Mitchell Ash aufgestellte These zu bestätigen, wonach die Annahme falsch ist, „daß die späteren Beiträge der Emigranten in den Einwanderungsländern genau das waren, was dem deutschsprachigen Raum verloren ging"[91].

Trotz der zwangsläufig schnellen Flucht tat sich auch Löwenstein schwer, den Charakter des neuen Unrechtsstaats zu erkennen. Immer wieder versuchte er, „seine eigene Vaterlandstreue" nachzuweisen[92]. Selbst in den „Wiedergutmachungsverfahren" nach dem Ende des NS-Regimes hat er nach Ansicht seiner Biographin Annette Waibel sein persönliches Schicksal nicht im „Zusammenhang mit der allgemeinen Judenverfolgung unter dem Nationalsozialismus" sehen wollen[93].

Mochten einzelne Fakultätsmitglieder von Löwensteins Vertreibung auch angewidert sein, Hilfe erhielt er nicht. Als Löwenstein im November 1939 aus seiner neuen Heimat New York Dekan Tiemann bat, ihm eine Bescheinigung über seine Promotion zukommen zu lassen, handelte man in Bonn alles andere als entgegenkommend[94]. Im Mai 1940 ließ man Tiemann wissen, er müsse seinen Antrag „bei der zuständigen Vertretung des deutschen Reiches in U.S.A." stellen[95]. Dieser Weg sei „vorgeschrieben bei den Emigranten, bei denen Bedenken bestehen, dem Antrag ohne Weiteres zu entsprechen"[96].

3.1.3. Die Vertreibung von Hans König

Hans König war 1906 aus Wien an die Hertzsche Privatklinik für Nerven- und Geisteskranke Bonn gekommen[97]. König verließ Bonn jedoch nochmals, um sich in Kiel zu habilitieren (November 1913). Dort erhielt er 1914 auch den Professorentitel. Derart ausgezeichnet übernahm er im selben Jahr die Leitung der Hertzschen Klinik. Bald suchte er den Kontakt zur Bonner Universität. Im Februar

[90] Vgl. Waibel, Anfänge, S. 51 f. – Siehe auch: ALVR Brauweiler, MF 14, Nr. 14850, i.V. gez. Schaumburg an Landeshauptmann Düsseldorf, 5.1.1927.

[91] Ash, Emigration, S. 618.

[92] Waibel, Anfänge, S. 50. Siehe unter anderem: UA Bonn, PA 5620 Löwenstein, Bescheinigug des Obergeneralarztes a. D. Körner, 18.7.1933, Abschrift.

[93] Waibel, Anfänge, S. 50. Vgl. ebd., Anm. 175 aber auch die gegenteilige Ansicht von Raimund Wimmer, einem Neffen Löwensteins.

[94] UA Bonn, MF-PA 113 Löwenstein, Löwenstein an Dekan MF, 15.11.1939.

[95] UA Bonn, MF-PA 113 Löwenstein, Tiemann an Regierungspräsident Köln durch Rektor, 14.5.1940.

[96] UA Bonn, MF-PA 113 Löwenstein, Tiemann an Regierungspräsident Köln durch Rektor, 14.5.1940.

[97] Hans König wurde am 6. Dezember 1878 in Wien geboren. Dort studierte er von 1898 bis 1904 und wurde bereits 1903 promoviert. Von 1904 bis 1906 arbeitete er in der Wiener Poliklinik, 1906 wechselte er an die Bonner Hertzsche Klinik. 1910 legte er das deutsche Staatsexamen ab. Er starb am 27. Februar 1936 in Bonn. (Weitere Daten im Haupttext). – Literatur: Fremerey-Dohna/Schoene, Geistesleben, S. 121–122.

1915 wurde er hier als Privatdozent tätig und 1921 zum außerplanmäßigen Professor ernannt[98]. Er las vorwiegend über Psychotherapie[99].

Im Jahr der Machtübertragung an die Nationalsozialisten wurde König 55 Jahre alt. Er hatte nicht vor, seine Lehrbefugnis kampflos aufzugeben. Da im „Gesetz zur Wiederherstellung des Berufsbeamtentums" der Stichtag 1. August 1914 genannt war, nahm er dies zum Anlass, auf seine Lehrtätigkeit in Kiel vor diesem Datum hinzuweisen[100]. Zudem sei seine „nationale Einstellung allgemein bekannt" und seine „gesamte wirtschaftliche Existenz gefährdet"[101]. Königs Hoffnung auf einen „Irrtum" des Ministeriums fand keine Erfüllung[102]. Dennoch ließ er keine Chance aus. Als sich Ende 1933 Minister Rust zu einem Besuch in Bonn ansagte, bat König den Kurator um „Fürsprache"[103]. Doch schon einen Tag nach dem Eingang des Briefs wurde er zu den Akten gelegt[104]. Die endgültige Bestätigung seiner Verstoßung aus der Universität erhielt König im Januar 1934: Als Privatdozent werde er „nicht als planmäßiger Beamter" angesehen[105]. Der Stichtag war für König demnach ohne Belang. König starb 1936, sein an den Beinen gelähmter Sohn wurde wenige Jahre später im Rahmen der „Euthanasie"-Maßnahmen vergast[106].

3.1.4. Die Emigration von Alfred Meyer

Der aus Krefeld stammende Alfred Meyer war seit der Ablegung seines medizinischen Staatsexamens 1920 als Assistent in der Bonner Nervenklinik beschäftigt[107]. Hier habilitierte er sich 1925, wurde 1929 Oberarzt sowie Vertreter des Direktors und 1931 zum nichtbeamteten außerordentlichen Professor ernannt. Nach der faktischen Beurlaubung durch Kurator Proske am 28. April 1933 hoffte Meyer, ihm käme seine Soldatenzeit im Ersten Weltkrieg zugute. Bereits am 25. April 1933 hatte er den Kurator darauf hingewiesen, dass er „vorwiegend in Seuchenlazaretten" eingesetzt gewesen sei[108]. Tatsächlich ersuchte das Ministeri-

[98] UA Bonn, Kuratorium, H 1, Bd. 7, Schreiben Königs, 28.9.1933, Abschrift.

[99] Vgl. Höpfner, Universität, S. 45.

[100] UA Bonn, Kuratorium, H 1, Bd. 7, Schreiben Königs, 28.9.1933, Abschrift.

[101] UA Bonn, Kuratorium, H 1, Bd. 7, Schreiben Königs, 28.9.1933, Abschrift.

[102] UA Bonn, PA 4287 König, Schreiben Königs, 27.9.1933.

[103] UA Bonn, Kuratorium, H 1, Bd. 7, König an Kurator, 25.11.1933.

[104] UA Bonn, Kuratorium, H 1, Bd. 7, König an Kurator, 25.11.1933, Vermerk.

[105] UA Bonn, Kuratorium, H 1, Bd. 7, REM an Kurator, 19.1.1934.

[106] Vgl. Höpfner, Universität, S. 45.

[107] Alfred Meyer wurde am 3. Februar 1895 in Krefeld geboren. Von 1913 bis 1920 studierte er in München, Freiburg i. Br. und Bonn. Nach der Teilnahme am Weltkrieg als Unterfeldarzt (1914–1918) wurde er 1920 in Bonn promoviert und an der Psychiatrischen und Nervenklinik angestellt. Von 1924 bis 1932 war er zugleich für die Anatomische Abteilung des Max-Plank-Instituts für Psychiatrie tätig. (Weiteres im Haupttext). – Literatur: Fremerey-Dohna/Schoene, Geistesleben, S. 172–175.

[108] UA Bonn, Kuratorium, H 3a, Bd. 5, Meyer an Kuratorium, 25.4.1933.

um im August 1933 den Kurator, Meyer „über die Art und Dauer" seiner „Tätigkeit in den Seuchenlazaretten zu vernehmen"[109]. Am 24. August 1933 berichtete Meyer gegenüber Universitätsrat Franz Wildt ausführlich von seiner Tätigkeit als Seuchenarzt an der Ostfront und betonte, als Kriegsfreiwilliger gegen seinen Willen zum Sanitätsdienst abkommandiert worden zu sein[110]. Doch alle Bemühungen erwiesen sich als zwecklos. Mit Schreiben vom 24. September 1933 entzog das preußische Wissenschaftsministerium Meyer die Lehrbefugnis[111].

Meyer emigrierte bald darauf nach Großbritannien, wo er am Maudsley Hospital seine wissenschaftliche Arbeit fortsetzte[112]. 1940 wurde er britischer Staatsbürger, 1949 ordentlicher Professor für Neuropathologie an der Universität London[113]. 1959 wurde er emeritiert, 1990 starb er.

3.1.5. Die Verfolgung von Adolf Nussbaum

Adolf Nussbaum war seit seinem 15. Lebensjahr Protestant, nach nationalsozialistischem Rassenverständnis aber Jude[114]. Der gebürtige Bonner, Sohn des

[109] UA Bonn, Kuratorium, H 1, Bd. 7, i.A. gez. Achelis/Wissenschaftsministerium an Kurator Bonn, 18.8.1933.

[110] UA Bonn, Kuratorium, H 3a, Bd. 5, Protokoll, 24.8.1933, Abschrift.

[111] UA Bonn, MF 68/139, i.V. gez. Stuckart/Preußisches Wissenschaftsministerium an Kurator Bonn, 24.9.1933.

[112] HStA Düsseldorf, NW 1049-49598, Erklärung Peters', o.D.; vgl. Höpfner, Universität, S. 42.

[113] UA Bonn, PA 6076 Meyer, „Wiedergutmachungsbescheid", 18.4.1956, beglaubigte Abschrift.

[114] Adolf Nussbaum, Sohn des Bonner Anatomen Moritz Nussbaum, wurde am 4. August 1885 in Bonn geboren. Am 15. März 1900 wurde er evangelisch getauft, am 8. April desselben Jahres konfirmiert. 1904 legte er in Bonn das Abitur ab. Er studierte hier wie kurzzeitig in Heidelberg Medizin und legte 1909 in Bonn das medizinische Staatsexamen ab. Nachdem er ein praktisches Jahr am Deutschen Hospital San Francisco und das amerikanische Staatsexamen absolviert hatte, wurde er Assistent an der Bonner Chirurgie, wo man ihn im Juli 1922 zum Oberarzt und im Dezember 1922 zum außerordentlichen Professor ernannte. Von 1926 bis 1928 war er stellvertretender Klinikdirektor. Als 1928 Erich von Redwitz die Klinikleitung übernahm, machte er sich selbständig und unterhielt Belegbetten im Malteser-Krankenhaus (bereits seit 1926) und am Johanniter-Krankenhaus (ab 1928). Die Lehrbefugnis an der Universität nutzte er weiter; sie wurde ihm am 8. September 1933 entzogen. Nun widmete er sich seiner Privatpraxis. 1944 wurde er nach Oberloquitz (Thüringen) und Eisenach verbracht. 1945 kehrte er nach Bonn zurück und nahm seine Privatpraxis wieder auf. Bald wurde er Leiter der chirurgischen Abteilungen am St. Marien-Hospital und am Johanniterkrankenhaus. Von 1947 bis 1954 lehrte er wieder an der Universität. Er erlag am 17. März 1962 in Bonn einem Schlaganfall. – Im Ersten Weltkrieg war Nussbaum Leiter der Chirurgischen Station am Reservelazarett VI in Trier. Über diese Zeit legte er seine Habilitationsschrift „Viereinhalb Jahre chirurgische Tätigkeit während des Krieges" vor. – Aus der Ehe mir der am 7. November 1892 in Trier geborenen Lisel Lintz gingen die Söhne Carl (geb. 23.9.1921), Fritz (geb. 31.5.1923) und Kurt (geb. 17.8.1923) hervor. – Er gehörte der DVP an, die er im November 1932 und im März 1933 bei den Reichstagswahlen auch gewählt hat. 1934 wurde er mit dem Ehrenkreuz für Kriegsteilnehmer des Weltkrieges 1914/18 ausgezeichnet. – Quelle: UA Bonn, MF-PA Nussbaum. – Literatur: Carl Nussbaum, Ein Lebenslauf von der Geburt bis zum Ende des Dritten Reichs, in:

Anatomen Moritz Nussbaum und Schüler des Chirurgen Carl Garrè, war mit einer Nichtjüdin verheiratet und hatte drei Söhne, die den Nationalsozialisten als „Halbjuden" galten[115]. 1922 zum außerordentlichen Professor ernannt, lehrte er als Orthopäde an der Chirurgischen Klinik auch noch, als er nach der Übernahme des Ordinariats durch Erich von Redwitz 1928 aus seiner Position als stellvertretender Klinikdirektor schied und seine ärztliche Tätigkeit auf Privatpraxis und Belegbetten in Malteser- und Johanniterkrankenhaus beschränkte.

Nach der Machtübertragung an die Nationalsozialisten verlor Nussbaum die Belegbetten und die Lehrbefugnis. Am 8. September 1933 erließ das Wissenschaftsministerium die entsprechende Verfügung gemäß des Gesetzes „zur Wiederherstellung des Berufsbeamtentums vom 7. April 1933. Die Kenntnis der vom Kurator ausgefertigten Abschrift wurde von den Ordinarien der Medizinischen Fakultät per Unterschrift bestätigt[116]. Aber nur aus der Feder des katholischen Kirchenhistorikers Wilhelm Neuss ist aus jener Zeit ein mitfühlendes Schreiben an Nussbaum erhalten[117]. Kurioserweise erhielt Nussbaum noch im Oktober 1934 „im Namen des Führers und Reichskanzlers" das von Reichspräsident Hindenburg gestiftete „Ehrenkreuz für Kriegsteilnehmer" des Weltkrieges 1914/18[118].

Nach der „Reichskristallnacht" 1938 wurde Nussbaums Praxis geschlossen[119]. Immerhin gelang es den Söhnen Fritz und Carl Nussbaum, sich zum Wintersemester 1941/42 an der TH Aachen einzuschreiben, obwohl dies „Mischlingen ersten Grades" gewöhnlich untersagt wurde. Die Tradition der Familie spielte hier sicherlich eine Rolle. Zum einen wurden nichtjüdische Ahnen ausfindig gemacht, zum anderen erwies sich nun das Ehrenkreuz als hilfreich. Philipp Stöhr, der Direktor des Anatomischen Instituts, fand sich zudem bereit, die Bedeutung von Nussbaums Vater Moritz als einem „der hervorragendsten Forscher seiner Zeit" zu bescheinigen[120].

Bonner Geschichtsblätter, 51/52 (2001/02), S. 97–122; Fremerey-Dohna/Schoene, Geistesleben, S. 179–180; Anonymus, Professor Adolf Nussbaum, in: Rheinische Friedrich-Wilhelms-Universität Bonn. Chronik und Bericht über das Akademische Jahr 1961/62, Jg. 77, N.F. Jg. 66, S. 16.

115 Eine eindrückliche Schilderung des Familienschicksals auf der Basis zeitnaher Aufzeichnungen bietet Adolf Nussbaums Sohn Carl: Nussbaum, Lebenslauf, passim. Vgl. vor ähnlichem Hintergrund auch die Erinnerungen Hans Schafgans, „... auf einer Wiese Gans und Schaf...", in: Günther B. Ginzel/Hans-Joachim Henke/Stefan Kirschgens/Winfried Kranz (Hg.), „... das durfte keiner wissen!" Hilfe für Verfolgte im Rheinland von 1933 bis 1945. Gespräche. Dokumente. Texte, Köln/Bonn 1995 (= Mit-Menschlichkeit, 2), S. 185–196.

116 MWKV an Nussbaum, 8.9.1933, Abschrift, 12.9.1933, Faksimile in: Nussbaum, Lebenslauf, S. 101 sowie in: Lilienthal, Fakultät, S. 32.

117 Neuss an Nussbaum, 7.10.1933, Faksimile in: Nussbaum, Lebenslauf, S. 102 f.

118 Verleihungsbescheid Reinartz', 16.[26.?]10.1934 (Faksimile in: Nussbaum, Lebenslauf, S. 104). Vgl. ebd., S. 100: „Das Ganze war ein unglaublicher Hohn, aber auch ein Zeichen, dass vieles durcheinander ging."

119 Zur Nacht zwischen dem 9. und 10. November 1938 in Bonn, in der alle fünf auf dem heutigen Stadtgebiet liegenden Synagogen brannten und in deren Folge die 27 noch von Juden geführten Geschäfte aufgegeben wurden, vgl. van Rey, Vernichtung, S. 234; Vogt, Bonn, S. 540 ff.

120 Bescheinigung Stöhrs, 27.4.1941, Faksimile in: Nussbaum, Lebenslauf, S. 107.

1943 verschlimmerte sich Adolf Nussbaums Lage weiter. Er wurde zur städtischen Müllabfuhr herangezogen und musste auf der Graurheindorfer Deponie arbeiten. Am 12. September 1944 erhielt das Ehepaar die Aufforderung, sich mit zweien der drei Söhne bei der Gestapo am Kreuzbergweg 5 mit gepackten Koffern einzufinden. Die fünf Familienmitglieder kamen der Anweisung nach und wurden mit einem offenen Lkw in ein Barackenlager in Köln-Müngersdorf transportiert. Elf Tage später verlegte man sie in die Deutzer Messehallen; hier erfolgte die Trennung der „arischen" Ehepartner von den „Juden" und deren Kindern. Während sich Nussbaums Ehefrau zu Bekannten nach Jena begeben konnte, kamen die Männer nach Zeitz, wo sie von der Organisation Todt übernommen wurden. In Zeitz musste sich Nussbaum von seinen Söhnen verabschieden und wurde zunächst nach Saalfeld, dann nach Oberloquitz/Markgöllitz (Haus Breidenstein) und Sitzendorf (Thomawerke) verbracht. In allen Lagern kam er als Arzt zum Einsatz, so auch im Lazarett der Organisation Todt in Sankt Georgen/Schwarzwald, wo er bis zum 24. März 1945 blieb. Nach Berlin zurückbeordert, „strandete" er in Jena. Carl Nussbaum erinnert sich: „Am 31. März [...] traf er in Jena nach tagelangen Bahnfahrten und immer wieder kilometerlangen Fußmärschen mit Hungerödemen in den Beinen völlig erschöpft ein. Er wurde von Dr. Stöck krank geschrieben, eine Weiterfahrt nach Berlin war wegen zerstörter Bahnanlagen nicht mehr möglich."[121] Ende Juni 1945 kehrte Nussbaum nach Bonn zurück. Hier hatte sein Sohn Carl schon den Weg für die Rückkehr an die Universität geebnet, vor allem durch ein Gespräch mit dem neuen Rektor Heinrich Konen[122].

Garrès Nachfolger Erich von Redwitz war noch immer im Amt. Auch mit ihm kam Carl Nussbaum zusammen und bewirkte ein Empfehlungsschreiben an den Leiter des städtischen Gesundheitsamtes Richarz, das für die Einschätzung des Unrechts in der frühen Nachkriegszeit charakteristisch ist. In diesem heißt es: „Nach dem Jahre 1933 – ich kann mich genau an das Datum nicht mehr erinnern – wurde ihm als Juden die ärztliche Approbation aberkannt und ihm in der Folgezeit, wie allen seinen Glaubensgenossen [sic], grosses Unrecht angetan. Trotzdem konnte er lange in Bonn verbleiben, bis er, wie alle Juden, nach dem Innern Deutschlands abtransportiert wurde. Glücklicherweise fand er bei der Organisation Todt als Arzt Beschäftigung und hat zuletzt, wie ich hörte, sogar in einem Krankenhaus dieser Organisation gearbeitet. Mit dem Sturz des Systems ist die Stellung des Dr. Adolf Nussbaum als a. o. Professor der Universität Bonn nach Auffassung der Medizinischen Fakultät und des zur Zeit die Rektoratsgeschäfte führenden Prof. Dr. Brinkmann wieder voll und ganz hergestellt. Ich würde es daher aufs wärmste begrüssen, wenn auch Sie als Leiter des Gesundheitsamtes sich dafür einsetzen könnten, dass Herrn Prof. Dr. A. Nussbaum die Rückkehr nach Bonn baldigst ermöglicht wird."[123]

[121] Nussbaum, Lebenslauf, S. 120.

[122] Vgl. Nussbaum, Lebenslauf, S. 119.

[123] UA Bonn, MF-PA Nussbaum, Redwitz an Richarz, 17.5.1945, Durchschlag.

Nussbaum musste sich sogar einem formalen Entnazisierungsverfahren unterziehen; es wurde erst am 14. Mai 1948 mit der Einstufung in Kategorie V abgeschlossen[124]. Schon Mitte Oktober 1945 erhielt Nussbaum die Zustimmung des Oberpräsidenten der Nord-Rheinprovinz zur Wiederherstellung seiner Rechte, de facto die Erneuerung der Lehrbefugnis[125]. Kurz nach seinem siebzigsten Geburtstag wurde Nussbaum 1955 in das Ärztekollegium des Johanniter-Krankenhauses aufgenommen. Dies wurde als Akt „freiwilliger Wiedergutmachung [...] in Wiederanknüpfung alter Beziehungen“ angesehen[126]. Als Nussbaum 1962 einem Schlaganfall erlag, wurde im offiziellen Nachruf der Universität indirekt, in Zeitungsartikeln zum Teil unzutreffend an sein Leiden im „Dritten Reich“ erinnert[127].

3.1.6. Das Habilitationsverbot für Fritz Knüchel

Auf der Basis der Paragraphen 25 und 26 des deutschen Beamtengesetzes vom 26. Januar 1937, wonach nur Reichsbürger Beamte werden konnten, die „deutschen oder artverwandten Blutes“ waren und deren Ehepartner ähnlichen Anforderungen genügten, beschied Dekan Schulemann den Assistenzarzt Fritz Knüchel negativ. Knüchel, der NSV und Reichsdozentenschaft, nicht aber der NSDAP angehörte, hatte in Bonn studiert und war nach einer Anstellung am Rheuma-Forschungsinstitut Aachen 1939 nach Bonn zurückgekehrt, bevor ihm dort 1944 Weiterbeschäftigung und Habilitation verwehrt wurden[128]. Dekan Schulemann schrieb Knüchel nach einer Unterredung, es bestehe „keine Möglichkeit mehr

[124] HStA Düsseldorf, NW 1049-48967, Arbeitsblatt, 14.5.1948.

[125] UA Bonn, PA 6605, Aktenvermerk, 11.10.1945; ebd., MF-PA Nussbaum, Rektor Konen an Dekan MF, 10.10.1945, mit Aktenvermerk Dekan Redwitz, 13.10.1945, Abschrift; vgl. Nussbaum, Lebenslauf, S. 100.

[126] Anonymus, Praxis für Prof. Nussbaum. Im Johanniter-Krankenhaus, in: General-Anzeiger, 6.8.1955.

[127] Vgl. Nachruf der Universität, Faksimile in: Nussbaum, Lebenslauf, S. 122 („Ihm und auch seiner Familie war Schweres beschieden“); dh, Unmenschliche Demütigungen tapfer getragen. Zum Tode von Prof. Nussbaum – Verdienter Chirurg und Orthopäde, in: General-Anzeiger, 20.3.1962 („Mit aufrechter Haltung ertrug er harte Jahre im Konzentrationslager.“); dt, Chirurg und Orthopäde. Zum Tode von Prof. Dr. Adolf Nußbaum [sic], in: Bonner Rundschau, 21.3.1962 („Unter unmenschlichen Bedingungen verbrachte er viele Jahre im Konzentrationslager.“). Vgl. auch die kurzen Geburtstagsartikel im General-Anzeiger (Anonymus, Aus dem Universitätsleben. Prof. Nussbaum 70 Jahre alt, 1.8.1955), in der Bonner Rundschau (Anonymus, Prof. Nussbaum 75 Jahre, 3.8.1960) und in der Neuen Rhein-Zeitung (Anonymus, Personalia, 3.8.1955).

[128] Fritz Knüchel wurde am 10. Februar 1911 in Bergheim/Erft geboren. Von 1930 bis 1935 studierte er in Bonn, wurde dort Medizinalpraktikant und wechselte 1936 an das Aachener Rheuma-Forschungsinstitut, von wo er 1939 an die Bonner Medizinische Fakultät zurückkehrte. Der Bonner Entnazisierungs-Hauptausschuss stellte am 10. September 1948 fest, dass er „wegen politischer Unzuverlässigkeit“ entlassen worden sei. – Quelle: HStA Düsseldorf, NW 1049-54632.

[...], die akademische Laufbahn einzuschlagen"[129]. Schulemann beantragte bei der Wehrmacht, Knüchel im Austausch gegen einen anderen Assistenten einzuziehen[130].

3.1.7. Die Emigration von Samuel Last

Zur Kündigung gedrängt wurde der in der Nervenklinik angestellte jüdische Assistenzarzt Samuel Last[131]. Bereits im Februar 1933 wurde er beurlaubt. Die faktische Entlassung erfolgte mit Wirkung vom 30. Juni 1933, nachdem er am 16. März 1933 um diese gebeten hatte. Last emigrierte – immerhin mit hilfreichen Papieren Westphals und Hübners versehen – nach England, wo er 1953 Abteilungsleiter im London Hospital wurde. 1956 wurde ihm im Rahmen der „Wiedergutmachung" der Titel eines außerplanmäßigen Professors zuerkannt.

3.1.8. Die Emigration von Reinhold Waldsachs

Die Weiterbeschäftigung von Reinhold Waldsachs war die letzte Personalangelegenheit, mit der sich Alfred Kantorowicz vor seiner Vertreibung aus der Zahnklinik beschäftigte[132]. Am 6. Februar 1933 wehrte er sich in einem Schreiben an den Kurator gegen den Wegfall einer außerplanmäßigen Assistentenstelle, die de facto die Teilung der planmäßigen Assistentenstelle zur Folge gehabt hätte: „Die einzige zur Verfügung stehende planmäßige Assistentenstelle ist von Herrn Dr.

[129] UA Bonn, MF 79/21, gez. Schulemann an Knüchel, 16.8.1944, Durchschlag.

[130] UA Bonn, MF 79/21, gez. Schulemann an Knüchel, 16.8.1944, Durchschlag.

[131] Samuel Last wurde am 16. Februar 1902 im rumänischen Braila geboren. Der Jude bestand im März 1921 die Reifeprüfung in Berlin. Anschließend studierte er in Heidelberg, Wien, Paris und Berlin. 1928 wurde er promoviert. Als Praktikant und Volontär war er an der II. Medizinischen Universitätsklinik der Berliner Charité tätig, bevor er am 1. Dezember 1929 planmäßiger Assistenzarzt in der Bonner Nervenklinik wurde. Am 16. März 1933 bat er um seine Entlassung, am 30. Juni schied er aus der Nervenklinik aus. In der englischen Emigration bestand er im Oktober 1934 am Royal College Edinburgh das englische medizinische Examen. 1935 war er an der Städtischen Heilanstalt für Geisteskranke in Cardiff, 1936 in einer ähnlichen Einrichtung in Northampton als Assistent tätig. Von 1937 bis 1939 war er Erster Assistent, anschließend bis 1951 Oberarzt am Runwell Mental Hospital Wickford. 1951 wurde er leitender Arzt des St. John's Hospital in Stone/Aylesbury, bevor er 1933 zum Abteilungsleiter im London Hospital ernannt wurde. 1956 wurde er zum (deutschen) außerplanmäßigen Professor ernannt. Er starb 1991. – Quellen: UA Bonn, PA Samuel Last; ebd., Kuratorium H 1, Bd. 6. – Literatur: Höpfner, Universität, S. 43.

[132] Reinhard Waldsachs wurde am 1. Mai 1907 in Wuppertal geboren und starb am 6. Januar 1995 in London. Er war an der Bonner Zahnklinik seit dem 1. Dezember 1929 Hilfsassistent, seit dem 1. März 1930 außerplanmäßiger und seit dem 1. Oktober 1930 planmäßiger Assistent. Am 11. August 1933 wurde ihm gekündigt. – Er heiratete am 31. Dezember 1932 Helene Cahn. Seine Frau und die Kinder John, Ralph und Anne nahmen – im Falle Annes bis zur ihrer Heirat – den Namen „Waldsax" an. – Quellen: GStA Berlin, Rep. 76, NW 5. – Literatur: Höpfner, Universität, S. 44. f.; Kremer/Büchs, Geschichte, S. 107 f.

Waldsachs besetzt."[133] Waldsachs bewertete er als hervorragend, und es sei „unbillig, gerade diesen Herrn, der schon zum Hilfslehrer eingegeben war, durch Herabsetzung seiner Bezüge zu benachteiligen"[134]. Zudem habe Waldsachs gerade geheiratet. Kantorowiczs Einspruch hatte Erfolg, doch Waldsachs' Heirat sollte bald zur Begründung für seine Entfernung aus der Universität dienen[135]. Am 11. August 1933 wurde ihm gekündigt, weil er Sylvester 1932 eine von den Nationalsozialisten als Jüdin angesehene Frau geheiratet hatte[136]. Waldsachs erhob Widerspruch: „Der Herr Kurator teilte mir auf meine Anfrage betr. der Gründe in einer Unterredung mit, daß meine Entlassung auf ein Schreiben des Kreisleiters der NSDAP zurückzuführen sei. [...] Meine Entlassung könnte [...] nur mit dem Gesetz zur Wiederherstellung des Berufsbeamtentums in Zusammenhang gebracht werden. Da ich aber bereits am 31. Dez. 1932 heiratete, und das Gesetz auf mich nicht anwendbar ist, muß ich annehmen, daß hier irrtümlicherweise meine Entfernung aus dem Amt gefordert worden ist. Ich stellte vor einigen Monaten einen Antrag auf Wiedereinstellung, der von meinem Vorgesetzten befürwortet, an den Herrn Kurator geleitet worden ist. Kurze Zeit danach erfuhr ich, daß Dozentenschafts- und Fachschaftsleiter ein Verbleiben von nichtarisch verheirateten Dozenten oder Assistenten für nicht tragbar erklärten. Bei einem Versuch, mich wieder in mein Amt einzusetzen, befürchten der Herr Kurator und der stellvertretende Direktor evt. Gegenkundgebungen. Sollte meine Einstellung betr. der Auslegung des Berufsbeamtengesetzes richtig sein, so ist es mir unerklärlich, wie eine gesetzmäßige Handlung von Dozentenschaft und Fachschaft vereitelt werden könnte."[137]

Die halbherzige Unterstützung durch Kuratorium und Klinik fand ein Ende, als das Wissenschaftsministerium zwar zugestand, dass das Gesetz zur „Wiederherstellung des Berufsbeamtentums" direkt nicht griff, zugleich aber erklärte, „daß die Assistentenstellen grundsätzlich nur solchen Personen vorbehalten sind, die sich auf den Hochschullehrerberuf vorbereiten wollen"[138]. Weiter heißt es in dem Schreiben aus Berlin: „Da aber eine Berufung Ihrerseits [sic] als Hochschullehrer mit Rücksicht auf Ihre im Jahre 1932 erfolgte Verheiratung mit eine Jüdin nicht

[133] GStA Berlin, Rep. 76, NW 5-586, Kantorowicz an Kurator, 6.2.1933, Abschrift.

[134] GStA Berlin, Rep. 76, NW 5-586, Kantorowicz an Kurator, 6.2.1933, Abschrift.

[135] GStA Berlin, Rep. 76, NW 5-586, Breuer/REM an Kurator Bonn, 12.4.1933, Abschrift. Vgl. Kremer/Büchs, Geschichte, S. 107 f.

[136] GStA Berlin, Rep. 76, NW 5-587, Antrag Waldsachs' auf Wiedereinstellung, 20.10.1933: „Wie mir mitgeteilt wurde, soll meine am 31. Dezember 1932 erfolgte Heirat mit Fräulein Cahn, die einer jüdischen Familie entstammt, die Ursache der Kündigung sein. Nach Informationen, die ich einholte, würde jedoch diese Eheschließung nicht unter das in Frage kommende Gesetz fallen."

[137] GStA Berlin, Rep. 76, NW 5-587, Waldsachs an Reichsinnenminister, o.D., eingeg. 11.1.1934.

[138] GStA Berlin, Rep. 76, NW 5-587, Wissenschaftsministerium an Waldsachs, 8.3.1934, Konzept.

in Frage kommt, ist Ihnen ordnungsgemäß mit der in den Bestimmungen für die Assistenten vorgesehenen Frist gekündigt worden."[139]

Waldsachs verließ Bonn, zog zunächst nach Berlin und emigrierte Ende 1935 nach England. Später praktizierte er in London und setzte sich nach der NS-Herrschaft von hier aus „mit großem Erfolg für gute Beziehungen zwischen deutschen und englischen Kieferchirurgen ein"[140]. Rückwirkend wurde er zum außerplanmäßigen Professor ernannt[141].

3.1.9. Die Vertreibung von Gerhard Wolf-Heidegger

Gerhard Wolf-Heidegger hatte in Berlin Zoologie und Medizin studiert und war nach seinen Promotionen zum Dr. phil. (1932) und zum Dr. med. (1934) an das Bonner Anatomische Institut gekommen[142]. Hier wurde er für kurze Zeit Hilfsassistent, verließ Bonn aber 1935 wegen seiner jüdischen Abstimmung nach Basel, wo er von 1955 bis 1978 den Lehrstuhl für Anatomie innehatte.

3.2. Denunziationen und Entlassungen aus politischen Gründen

3.2.1. Freimaurer

Als politisch unzuverlässig galten den Nationalsozialisten auch Freimaurer. Waren sie leitende Beamte, worunter die Professoren gerechnet wurden, durften sie seit 1936 nur mit Zustimmung des Stellvertreters des Führers weiterbeschäftigt werden[143]. Die entsprechende „Nachweisung" der Universität Bonn verzeichnete lediglich zwei Professoren der Medizinischen Fakultät, Otto Grütz und Theodor Nühsmann, die während der Weimarer Republik Logenangehörige waren[144].

[139] GStA Berlin, Rep. 76, NW 5-587, Wissenschaftsministerium an Waldsachs, 8.3.1934, Konzept. Siehe auch: ebd., NW 5-586, Wissenschaftsministerium an Kurator, Bonn, 29.7.1933.

[140] Höpfner, Universität, S. 45.

[141] Vgl. Höpfner, Universität, S. 45.

[142] Gerhard Wolf-Heidegger wurde am 29. Dezember 1910 in Trier geboren. Der Sohn eines luxemburgischen Arztes besuchte das dortige Gymnasium. Er starb am 31. Juli 1986. – Quelle: HStA Düsseldorf, NW 15-53. – Literatur: Höpfner, Universität, S. 47; G.[erhard] Wolf-Heidegger/Anna Maria Cetto, Die anatomische Sektion in bildlicher Darstellung, Basel/New York 1967, S. VII ff.; Fritz Koller, Zum Gedenken. Professor Gerhard Wolf-Heidegger, in: uni nova, Nr. 44 (November 1986), S. 12; W.[erner] Lierse, In memoriam Gerhard Wolf-Heidegger *29. Dezember 1910 +31. Juli 1986, in: Anatomischer Anzeiger, 167 (1988), S. 245–251.

[143] UA Bonn, Kuratorium, H 1, Bd. 8, Erlass des REM Z II a 3156/36, 18.2.1937.

[144] Die vertrauliche „Nachweisung über die Zugehörigkeit von Beamten zu Freimaurerlogen, anderen Logen oder logenähnlichen Organisationen und deren Ersatzorganisationen" verzeichnet neben Grütz und Nühsmann den Universitätsoberinspektor Eduard Hartmann, den emeritierten Geographen Alfred Philippson, den Bibliotheksrat Paul Reiche, den Geodäten Paul Samel und den Professor für Landmaschinenkunde Karl Vormfelde als ehemalige Logenmitglieder. UA Bonn, Kuratorium, H 1, Bd. 8, Nachweisung, 23.9.1935. – Zu Philippson vgl. Karl Gutzmer (Hg.), Die Philippsons in Bonn. Deutsch-jüdische Schicksalslinien 1862–1980.

Später wurde noch die zeitweilige Logenmitgliedschaft Friedrich Proells bekannt[145]. Dass aufgrund der Freimaurerei die Ablösung eines der drei Mediziner betrieben worden wäre, ist aus den Akten nicht ersichtlich. Kurator Bachem ließ das Reichserziehungsministerium im März 1937 wissen, alle nähmen zwar „Institutsdirektorenstellen" ein, hätten „aber nicht das Recht der endgültigen Entscheidung" bei der Besetzung von Stellen[146]. Offenbar gab man sich in Berlin mit dieser Erklärung zufrieden.

3.2.2. Erich Hoffmann, der eigenwillige Professor

Seit 1910 stand Erich Hoffmann der Bonner Hautklinik vor[147]. Aufgrund seiner Entdeckung des infektiösen Agens der Syphilis gemeinsam mit Fritz Schaudinn (1905) sowie als Begründer einer über 900 Exponate umfassenden Moulagensammlung genoss er hohes Ansehen[148]. Gemeinsam mit Paul Ehrlich entwickelte Hoffmann erste Chemotherapeutika zur Behandlung der Syphilis und erreichte 1918 die Aufwertung der Hautklinik durch die Gewährung eines Ordinariats[149]. 1927 demonstrierte die in Bonn abgehaltene Tagung der Deutschen Dermatologischen Gesellschaft den Rang Hoffmans – 23 Jahre nach dem bereits auf seiner Organisationsleistung beruhenden 5. Internationalen Dermatologen-Kongress in Berlin[150].

Dabei erfüllte Hoffmann durchaus manche Klischeevorstellung von einem gegenüber dem Nationalsozialismus aufgeschlossen Deutschnationalen – etwa als „eifriger Förderer körperlicher Ertüchtigung im Sinne des Turnvaters Jahn"[151]. Standesbewusst wies er trotz mancher Anfeindung noch 1940 darauf hin, dass nach seinen Erfahrungen „unter den Medizinern oft solche waren, die auch im Sport und Kriegsdienst Aussergewöhnliches geleistet haben"[152]. Auf der Ehrentafel der Universität für die neun Toten des Krieges von 1870/71 befänden sich drei Mediziner[153]. Als 1932 das 50-jährige Bestehen der Bonner Hautklinik gefeiert wurde, berief sich Hoffmann in seiner Festansprache nicht nur auf Goethe und Beethoven, sondern auch auf Wagner und Hindenburg; er rief zur „Einigkeit" des

Dokumentation einer Ausstellung in der Universitätsbibliothek Bonn 1989, Bonn 1991, S. 44 ff.; Wilhelm Lauer, Alfred Philippson 1864–1953, in: Gutzmer, Philippsons, S. 117–132; Böhm, Beiträge, S. 205 ff.; Alfred Philippson, Wie ich zum Geographen wurde. Aufgezeichnet im Konzentrationslager Theresienstadt zwischen 1942 und 1945, hrsgg. v. Hans Böhm und Astrid Mehmel, Bonn 1996, passim; Astrid Mehmel, Alfred Philippson (1.1.1864–28.3.1953) – ein deutscher Geograph, in: Aschkenas, 8. Jg. (1998), S. 353–379.

145 UA Bonn, Kuratorium, H 1, Bd. 8, Kurator Bachem an REM, 9.3.1937, Entwurf.

146 UA Bonn, Kuratorium, H 1, Bd. 8, Kurator Bachem an REM, 9.3.1937, Entwurf.

147 Vgl. Kap. 2.12.1.

148 Vgl. Böhm, Klinik, S. 297 f.; Schreus, Hoffmann, S. 369; Mani, Medizin, S.29.

149 Vgl. Böhm, Klinik, S. 298; Schreus, Hoffmann, S. 373.

150 Vgl. Böhm, Klinik, S. 298; Schreus, Hoffmann, S. 371.

151 Höpfner, Universität, S. 310.

152 UA Bonn, PA 3340 Hoffmann, Hoffmann an Rektorat durch Dekan, 28.6.1940.

153 Vgl. UA Bonn, PA 3340 Hoffmann, Hoffmann an Rektorat durch Dekan, 28.6.1940.

Volkes auf, „damit der allen Volksgenossen so bitter notwendige und jedem zugute kommende Wiederaufstieg endlich möglich und erreichbar wird, damit kostbares historisches Volksgut und Erbe nicht verloren geht“[154]. Und tatsächlich unterschrieb Hoffmann den im Bonner General-Anzeiger vom 4. März 1933 veröffentlichten Appell „Für Adolf Hitler“[155]. Damals erwartete er, wie er in seinen Lebenserinnerungen nach dem Zweiten Weltkrieg schrieb, „eine wirkliche völkische Erhebung und Aufwärtsentwicklung“[156]. Selbstkritisch gestand er ein, allzu leichtfertig den Aufruf auf dem Weg ins Kolleg unterschrieben zu haben[157].

Dass Hoffmann gerade als renommierter Wissenschaftler seinem Wesen entsprechend kein Blatt vor den Mund nahm, wurde ihm bald zum Verhängnis. Zeigte er sich in mancher Hinsicht zunächst durchaus anpassungsfähig – im Juli 1933 warb er gleichsam im Auftrag der Hapag um „arische Aerzte für [...] Schiffsreisen“ –, so waren die Grenzen erreicht, als Ideologie vor Sachkompetenz gestellt wurde[158]. Es besteht kaum Anlass zum Zweifel an der Aussage des später mit Hoffmann verfeindeten Privatdozenten Carl Ludwig Karrenberg, Hoffmann habe den jungen Ärzten immer wieder geraten, sich „nicht allzu sehr zur NSDAP zu bekennen“[159]. Karrenberg bemerkte 1934 sogar: „Meine aktive politische Betätigung in der Partei als Amtswalter, SA-Arzt u. s. w. war ihm, [...] der, wie ganz eindeutig betont werden muss, im Laufe des ganzen Jahres 1933 Alles [,] was mit Nationalsozialismus zusammen hing, hasste, naturgemäss besonders unangenehm.“[160]

[154] Hoffmann, Bestehen, S. 24.

[155] Vgl. Kap. 2.

[156] Hoffmann, Lebenserinnerungen, 2, S. 13.

[157] Hoffmann, Lebenserinnerungen, 2, S. 13.

[158] UA Bonn, MF 79/55, Hoffmann an Dekan MF, 4.7.1933.

[159] GStA PK Berlin, Rep. 76, V a 3 IV 39 XVI, Aufzeichnung Karrenbergs, 21.5.1934. – Carl (Karl) Ludwig Friedrich Karrenberg wurde am 29. Juni 1898 in Velbert geboren. Der Protestant besuchte die Volksschule Velbert (1904–1907), das dortige Realgymnasium (1907–1916), die Universität Würzburg (1920–1923) und die Medizinische Akademie Düsseldorf (1923/24). Im Februar 1925 wurde er an der Universität Köln promoviert. Als Praktikant und Volontär war er 1924/25 am Hygienischen Institut Düsseldorf, 1925/26 am Pathologischen Institut Mainz und 1926 an der Dermatologischen Klinik des St. Georg-Krankenhauses in Hamburg tätig. Im Dezember 1926 wurde er dort Assistenzarzt, am 1. Februar 1928 Oberarzt. Vom 1. September 1929 bis zum 31. Mai 1934 war er Assistenzarzt an der Universitätshautklinik Bonn. Er habilitierte sich im November 1931 und ließ sich am 1. Juni 1934 in Düsseldorf als Facharzt nieder. Im Wintersemester 1936/37 nahm er seine Lehrtätigkeit in Bonn wieder auf. Nach dem Krieg wurde Karrenberg Leitender Arzt der Hautabteilung am Kreiskrankenhaus Bad Segeberg. Er starb am 25. Februar 1950. – Am 10. Dezember 1930 heiratete er die am 9. Dezember 1903 geborene Protestantin Elsa Ingeborg Söderström. Aus der Ehe gingen die Söhne Jürgen (geb. 26.7.1936) und Ulrich (geb. 27.1.1938) hervor. – Im November 1916 begann für Karrenberg der Kriegsdienst, der für ihn mit der Entlassung aus französischer Kriegsgefangenschaft im März 1920 endete. Mit EK II, Frontkämpferkreuz mit Schwertern und Verwundetenabzeichen in Schwarz ausgezeichnet, nahm er im Juni/Juli 1938 an einer Reserveübung teil, nach der er zum Sanitäts-Feldwebel der Reserve befördert wurde. – Er war Mitglied von NSDAP (Nr. 2137304), SA, NSKOV, RLB und VDA. – Quelle: UA Bonn, PA 3857 Karrenberg.

[160] GStA PK Berlin, Rep. 76, V a 3 IV 39 XVI, Aufzeichnung Karrenbergs, 21.5.1934.

Der Vertrauensmann der NSDAP in der Fakultät, Walter Blumenberg, erstellte mit Hoffmans Mitarbeitern, seinem Oberarzt Professor Rudolf Strempel sowie den Privatdozenten Heinrich Klövekorn und Karrenberg, ein Papier, in dem entsprechende Äußerungen Hoffmanns in direkter und indirekter Rede bezeugt wurden. Demnach habe Hoffmann „die Tüchtigkeit und die Fähigkeiten der Juden" gelobt und „besonders auch ihren sportlichen Schneid" hervorgehoben: „‚Dass sich doch kein Jude findet, der den Hitler mal abknallt; es gibt doch auch noch schneidige Juden'!"[161] Das „Braunhemd" herabsetzend habe Hoffmann gesagt: „Weisse Weste und Braunhemd stehen sich nun einmal gegenüber"[162]. Als das Fahrzeug des Klinikdirektors „für die Fahrt der Kriegsbeschädigten" angefordert worden sei, habe er an die Überlassung des Wagens die Bedingung geknüpft, keinen „Hakenkreuzwimpel" anzubringen[163]. „Vielfach" hat sich dem Pamphlet zufolge Hoffmann „gegen die Massnahmen der Regierung betr. der Juden" gerichtet[164]. „Am Tage des Judenboykotts", also am 1. April 1933, habe er „wüstes Geschimpfe" vernehmen lassen und „häufig betont, wie tüchtig die Juden im Vergleich zu seinen Mitarbeitern wären"[165]. Hoffmann zeigte offen seine Abneigung gegen den Gruß „Heil Hitler", das Tragen des Parteiabzeichens und der als „unhygienisch" bezeichneten SA-Uniform[166].

Blumenberg und seine Parteigenossen waren geschickt genug, um die vermeintlichen politischen Verfehlungen nicht allein als plumpe Parteipropaganda erscheinen zu lassen. Sie stellten zudem die wissenschaftliche Kompetenz Hoffmanns in Frage und rügten sein Verhalten gegenüber Patienten, wie sie überhaupt Zweifel an seinen medizinethischen Vorstellungen weckten. So soll er Oberarzt Strempel aufgefordert haben, „in der Frauenklinik eine totkranke [sic] Frau aus-

[161] UA Bonn, PA 3340 Hoffmann, Aufzeichnung Blumenberg/Strempel/Klövekorn/Karrenberg, 18.12.1933, Abschrift. Vgl. Weyers, Dermatologie, S. 63 f.

[162] UA Bonn, PA 3340 Hoffmann, Aufzeichnung Blumenberg/Strempel/Klövekorn/Karrenberg, 18.12.1933, Abschrift.

[163] UA Bonn, PA 3340 Hoffmann, Aufzeichnung Blumenberg/Strempel/Klövekorn/Karrenberg, 18.12.1933, Abschrift.

[164] UA Bonn, PA 3340 Hoffmann, Aufzeichnung Blumenberg/Strempel/Klövekorn/Karrenberg, 18.12.1933, Abschrift.

[165] UA Bonn, PA 3340 Hoffmann, Aufzeichnung Blumenberg/Strempel/Klövekorn/Karrenberg, 18.12.1933, Abschrift.

[166] UA Bonn, PA 3340 Hoffmann, Aufzeichnung Blumenberg/Strempel/Klövekorn/Karrenberg, 18.12.1933, Abschrift: „Ursprünglich hat G. den deutschen Gruss verboten, sich nach dem Erlass aber sehr zurückhaltend benommen. So hat er mitgeteilt, es genügte, wenn der deutsche Gruss 1 mal am Tag angewendet würde, man brauche auch nicht ‚Heil Hitler' zu sagen, es genüge ‚Heil' oder auch nichts. Er selbst sage nichts, denn er sei Stahlhelmer. [...] Als Dr. Klövekorn bei einer Zusammenkunft in der vergangenen Woche mit dem deutschen Gruss und Heil Hitler den Hörsaal betrat, wurde H. rasend und sagte in schroffem Ton: ‚Nicht so laut, wir sind hier im Krankenhaus'. Die Zusammenkunft fand im Hörsaal statt, und es war kein Kranker in der Nähe. Patienten, die Heil Hitler grüssten, werden von H. darauf aufmerksam gemacht, dass das nicht ins Krankenhaus hineinpasse. [...] Trifft es zu, dass H. gegen das Tragen der SA-Uniform im Kolleg eingestellt war? [...] Ja, er hat das mehrfach zum Ausdruck gebracht, es allerdings damit zu motivieren gesucht, die Uniform sei unhygienisch, die Patienten würden erschrecken, es könnte ja ein Kommunist oder ein anders Denkender dabei sein."

findig zu machen, die [...] mit lebenden Gonokokken in den Uterus geimpft werden" könnte[167]. Zudem lasse Hoffmann „nutzlose Excisionen" bei Lupuskranken vornehmen und verlange Versuche an Affen, obwohl „die 1. längst bekannt waren" und für die „2. niedrigere Tiere (Kaninchen) hätten verwandt werden können"[168]. Hoffmann habe „das Geschrei der Affen bei der Hodenimpfung als Freudengeschrei bezeichnet": Die Affen hätten es gern, wenn man ihnen „die Emulsion in die Hoden jage"[169]. Von Klövekorn soll Hoffmann verlangt haben, „Occipitalpunktionen bei Säuglingen" vorzunehmen, was dieser für „lebensgefährlich" hielt und ablehnte[170]. Auch bei einem elfjährigen Jungen habe Klövekorn eine derartige Operation ohne Einwilligung der Eltern abgelehnt, Hoffmann habe sie hingegen durchgeführt. Ungewöhnlich ist der Versuch von Nationalsozialisten, einen Gegner der Kirchenfeindschaft zu bezichtigen. Die entsprechende Passage des Pamphlets lautet: „Hat H. Äusserungen getan, aus denen eine kirchenfeindliche Einstellung zu entnehmen war? [...] Ja, sehr oft. [...] H. hat Lupus und Favus als katholische Krankheiten bezeichnet, weil die Katholiken so dreckig seien."[171] Das Anklagepapier schließt mit dem Hinweis, dass Hoffmann geistig nicht „normal" und „eine weitere Zusammenarbeit mit Prof. Hoffmann" unmöglich sei.[172]

Bereits bevor das Blumenberg-Papier kursierte, hatte sich Hoffmanns Position dramatisch verschlechtert. Dem Wissenschaftsminister war vom stellvertretenden Kurator Paul Klingelhöfer, der „an eine volle Schuld" Hoffmanns nicht zu glauben vermochte, Ende November 1933 mitgeteilt worden, dass „naturgemäss ein weiteres Zusammenarbeiten" Hoffmanns „mit den drei Privatdozenten und Assistenten schwer möglich sein wird, zum andern diese drei Privatdozenten in geschlossener Front ihrem Institutsdirektor gegenüberstehen werden"[173]. In einem begleitenden Schreiben an den zuständigen Ministerialrat Achelis wurde Klingelhöfer, der aus dem Berliner Ministerium nach Bonn entsandt worden war, deutlicher. Die konzentrierte Charakterisierung Hoffmanns stimmt mit manchen anderen Äußerungen über Hoffman überein: „Prof. Hoffmann [...] wurde im Ministerium immer mit einem gewissen Lächeln empfangen und in seinen – meist etwas übertriebenen – Äusserungen nie recht ernst genommen. Auffallend an ihm war die Labilität seines Gemütszustandes, der gewöhnlich zwischen him-

[167] UA Bonn, PA 3340 Hoffmann, Aufzeichnung Blumenberg/Strempel/Klövekorn/Karrenberg, 18.12.1933, Abschrift.
[168] UA Bonn, PA 3340 Hoffmann, Aufzeichnung Blumenberg/Strempel/Klövekorn/Karrenberg, 18.12.1933, Abschrift.
[169] UA Bonn, PA 3340 Hoffmann, Aufzeichnung Blumenberg/Strempel/Klövekorn/Karrenberg, 18.12.1933, Abschrift.
[170] UA Bonn, PA 3340 Hoffmann, Aufzeichnung Blumenberg/Strempel/Klövekorn/Karrenberg, 18.12.1933, Abschrift.
[171] UA Bonn, PA 3340 Hoffmann, Aufzeichnung Blumenberg/Strempel/Klövekorn/Karrenberg, 18.12.1933, Abschrift.
[172] UA Bonn, PA 3340 Hoffmann, Aufzeichnung Blumenberg/Strempel/Klövekorn/Karrenberg, 18.12.1933, Abschrift.
[173] UA Bonn, PA 3340 Hoffmann, stellv. Kurator Klingelhöfer an Minister/REM, 30.11.1933.

melhochjauchzend mit Redeschwall und zu Tode betrübt mit Wortkargheit schwankte. Von sich und seinen Leistungen war er sehr überzeugt – wissenschaftlich [...] wohl zu Recht [...], zu Unrecht nach der Seite seiner dichterischen Leistungen, die – in dem vorgelegten Bändchen zusammengefasst – in ihrer unfreiwillig komischen Art [...] in dem linksgerichteten ‚Tagebuch' sehr höhnisch glossiert wurden. Er ist aber so stolz drauf, dass er es mir [...] nicht weniger als dreimal dediziert hat. Immerhin ist das 1931 erschienene Buch, wertvoll als Indiz für die vaterländische Haltung des Prof. Hoffmann [...], ebenso die Verwendung des Bildes des Gefallenendenkmals als Buchschmuck."[174]

Harmlose Marotten erlangten größte Bedeutung. Klingelhöfer zog sie heran, um Verständnis für den von seinen Mitarbeitern attackierten Hoffmann zu wecken, zumal dieser sich um frühere Untergebene, etwa Oberarzt Professor Rudolf Strempel, sehr bemüht habe. Klingelhöfer wusste Ende November 1933 schon von den Vorwürfen, die Blumenberg drei Wochen später zu Papier brachte und kursieren ließ. Auch in diesen Fällen nahm Klingelhöfer Hoffmann vorsichtig in Schutz. Forschungsnotwendige Tierversuche seien dem Dermatologen ausdrücklich erlaubt worden, die Äußerungen „über die Infizierung einer schwer-

[174] UA Bonn, PA 3340 Hoffmann, stellv. Kurator Klingelhöfer an Achelis/REM, 30.11.1933. Dem Gedichtband „Erich Hoffmann, Bunter Lieder loser Strauß, Bonn 1931" war ein Foto von Karl Mensers „Denkmal für die im Weltkrieg gefallenen Dozenten und Studenten im Lichthof der Universität Bonn" vorgeschaltet. Das im Oktober 1930 auf ein Areal außerhalb der Universität versetzte Denkmal war 1924 enthüllt worden. Aus diesem Anlass hatte Hoffmann das Gedicht „Flamme empor!" zu Papier gebracht, in dem es heißt: „Treu bis zum Tod! [/] Sei dieser Stunde höchstes Gebot: [/] Laßt uns vergessen den kleinlichen Streit, [/] Der uns nur knechtet und nimmer befreit. [/] Einig, ein Volk von Brüdern zu sein, [/] Sei unsere Losung am deutschen Rhein. [/] Treu bis zum Tod!" (ebd., S. 41). – Die literarisch durchweg schwachen lyrischen Versuche Hoffmanns zeugen häufig tatsächlich von einem mit naivem Nationalismus versetzten Patriotismus: „Fremdlinge schalten am deutschen Rheine, [/] Und den Bürger regiert der Prolet, [/] O, Du Held meiner Träume, erscheine, [/] Daß Großdeutschland von neuem ersteht!" (aus: Zum 9. November 1919, ebd., S. 46) – „Vaterland, drin ich geboren, [/], Muttersprache, süßer Laut, [/] Volkstum, ewig unverloren, [/] Alle drei mir wohl vertraut, [/] Euch in Lieb' und Treu' zu hegen, Bringt des Lebens Glück und Segen." (aus: Vaterland und Wissenschaft, ebd., S. 46) – Eine andere Tendenz haben das kriegskritische Gedicht „Krieg" („Die Menschheit gilt's vom Blutwahn zu befreien [/] Und ihr zu bringen frohen Friedens Ruh'", ebd., S. 48), die Huldigung „Gustav Stresemann" („Wem Mut und Optimismus nie erschlafft, Dem bleibt zum großen Werk die rechte Kraft", ebd., S. 58) und ein Aphorismus „Zur Internationalität der Wissenschaft": „Die Wissenschaft kennt keine Grenzen und darf sich um der Vaterlandsliebe der Gelehrten willen nicht mir Stacheldrahtzäunen des Hasses abschließen, über die sich ihre Vertreter nur blutend die Hände reichen können" (ebd., S. 67). – Hoffmann stellte auch einigen seiner medizinischen Fachbücher eigene lyrische Versuche voran. Vgl. Erich Hoffmann, Die Behandlung der Haut- und Geschlechts-Krankheiten mit kurzer Diagnostik, 10. neu bearb. Aufl. Berlin 1948, S. VIII: „Wahres Arzttum [/] Ganz am Ende seiner Taten [/] Fühlt der wahre Arzt sich nie; [/] Immer gibt's doch was zu raten, [/] Weise Güte sucht das Wie, [/] Um in täglich regem Ringen [/] Endlich Hilfe noch zu bringen." – Vgl. zudem Hoffmann, Bestehen, S. 4, wo es „zur hundertjährigen Wiederkehr von Wolfgang v. Goethe's Vollendung" am 22. März 1932 heißt: „Deutschen Wesens tiefster Künder, [/] Mehrer aller Menschlichkeit, [/] Gott-Natur schuf Dich gesünder [/] Stets aus ärgster Not der Zeit. [/] Möge Deutschland sich erheben [/] Gleich dem Genius, der Dich trug. Auf zu freiem stolzen Leben [/] Und zu neuen Glückes Flug." – Vgl. auch Böger/Krüger, Bonner, S. 137, wo eine Hymne Hoffmanns auf Bonn abgedruckt ist.

kranken Frau mit Gonococcen" wohl bei einer wissenschaftlichen Diskussion mit ganz anderem Unterton gefallen, etwa in dem Sinn: „‚Um das und das zu erfahren, müsste man eigentlich einer Frau Gonococcen einspritzen'."[175] Mit Blick auf die politischen Vorwürfe gegen Hoffmann erinnerte Klingelhöfer an die gelegentliche „Hemmungslosigkeit" des Professors, der sich „bei klarerem Denken [...] vermutlich ganz anders geäussert haben" würde. Dass Hoffmann an der Bonner Klinik verbleiben könnte, gerade auch angesichts einer offenbar als unabwendbar angesehenen Entfernung aus der staatlichen Prüfungskommission, schien Klingelhöfer undenkbar. Seine Bemühungen hatten nur das Ziel, ein Absetzungsverfahren zu verhindern: „Vielleicht wäre es möglich, falls das Ministerium seinen Fall nicht schwer beurteilen sollte, ihn zu einem Gesuch um vorzeitige Emeritierung zu bringen."[176]

Hoffmann erhielt von den gegen ihn erhobenen Vorwürfen Kenntnis und reagierte in der zweiten Dezemberhälfte mit Briefen an das Wissenschaftsministerium, in denen er Carl Ludwig Karrenberg in ein dunkles Licht zu setzen suchte. Karrenberg hat demnach bei einem Tierversuch einem studentischen Mitarbeiter gesagt, Hoffmann werde den Praktikanten „ins Konzentrationslager bringen", da der Klinikdirektor im Anklagefall „die Schuld [...] abwälzen" und den Praktikanten „in der Patsche sitzen lassen" werde[177]. Karrenberg habe sich zu wenig der Lehre gewidmet und die nunmehr doch auf den Klinikdirektor selbst bezogene und von Oberarzt Strempel geteilte Auffassung, Hoffmann komme wegen seiner Tierversuche ins Konzentrationslager, vor Zeugen verbreitet. Angesichts der weit gehenden Tierschutzgesetze wäre eine solche Äußerung keineswegs völlig absurd gewesen[178]. „Zur Entlastung seines Gewissens" habe dann Strempel, den Hoffmann wie dessen Kollegen Karrenberg gerade in Bezug auf ihre angeblich nicht existente „Forschertätigkeit" heftig angriff, einen Bericht durch den NSDAP-Vertrauensmann Blumenberg nach Berlin angekündigt[179]. Besonders geschickt ging Hoffmann nicht vor, ließ er doch immer wieder eine Verletzung seiner Eitelkeit erkennen; er betonte das Bestreben seiner Mitarbeiter, „den eigenen Chef herabzuwürdigen"[180]. Auch legte er ausdrücklich Wert auf die Klärung der Frage, „von wem und wann Prof. Blumenberg sein mich belastendes Material erhalten hat, das z. T. aus vertraulichsten Gesprächen unter vier Augen in der Klinik entnommen zu sein scheint" – infolgedessen aber, so muss der Leser schließen, authentisch war[181].

Am 22. Dezember 1933 sah Hoffmann die „Resistenz und Wühlerei" beendet; alle, so meinte er, atmeten „erleichtert auf" und „selbst die wissenschaftliche

[175] UA Bonn, PA 3340 Hoffmann, stellv. Kurator Klingelhöfer an Achelis/REM, 30.11.1933.
[176] UA Bonn, PA 3340 Hoffmann, stellv. Kurator Klingelhöfer an Achelis/REM, 30.11.1933.
[177] UA Bonn, PA 3340 Hoffmann, Hoffmann an MWKV durch Kurator, 16.12.1933.
[178] Vgl. Boria Sax, Animals in The Third Reich. Pets, Scapegoats, and the Holocaust, New York/London 2000, S. 110 ff. und S. 175 ff.
[179] UA Bonn, PA 3340 Hoffmann, Hoffmann an MWKV durch Kurator, 16.12.1933.
[180] UA Bonn, PA 3340 Hoffmann, Hoffmann an MWKV durch Kurator, 16.12.1933.
[181] UA Bonn, PA 3340 Hoffmann, Hoffmann an MWKV durch Kurator, 16.12.1933.

Arbeit“ gehe „schneller voran“[182]. Derartige Äußerungen Hoffmanns und die zögerliche Vorgehensweise des Ministeriums mögen Blumenberg dazu veranlasst haben, seine Vorwürfe nunmehr in die „Form eines Frage-und-Antwort-Spiels“ zu kleiden und das entsprechende Pamphlet in die Öffentlichkeit zu bringen[183]. Zugleich streute Blumenberg offenbar wider besseren Wissens das Gerücht, Hoffmann sei beurlaubt worden; tatsächlich hatte sich Blumenberg beurlauben lassen, „auf seinen Antrag vom 13.2.“ hin vom 20. Februar 1934 bis zum Beginn des Sommersemesters am 1. Mai 1934[184].

Der Fachschaftsleiter Wilhelm Cormann, der das Papier aus den Händen Blumenbergs „zum ausgiebigen Gebrauch“ erhalten hatte, begab sich nach der Lektüre zu Dekan Ceelen – nicht zuletzt, weil sich „das Schriftstück gegen einen bei der Studentenschaft so sehr geschätzten und beliebten Lehrer“ richtete[185]. Erst dadurch erfuhr der Dekan offiziell von den Vorgängen, waren ihm doch in dieser Angelegenheit zuvor „amtliche Schriftstücke oder Berichte niemals zugegangen“[186]. Zugleich hatte er es vermeiden wollen, die ihm durchaus bekannten „Gegensätze zu verschärfen“[187].

Das Verhalten des parteilosen Dekans Ceelen ist im Fall Hoffmann sicherlich weniger fragwürdig als im Fall Kantorowicz[188]. Ceelen nutzte geschickt die nationalsozialistische Eigenpropaganda, um das Vorgehen Blumenbergs anzuprangern. Freilich nahm Ceelen Hoffmann nur vorsichtig in Schutz; vor allem sah er seine eigene Autorität als Dekan und die Moral der Studierenden gefährdet. Im einzelnen schrieb Ceelen dem Rektor: „Es widerspricht jeder akademischen Gepflogenheit und Sitte, namentlich in dem neuen Staat, in dem der Führergedanke zur Geltung gebracht werden soll, dass ein Fakultätsmitglied hinter dem Rücken der Fakultät unter Übergehung des Dekans gegen ein anderes Mitglied derselben Fakultät selbständig vorgeht, Verhöre anderer Dozenten anstellt und die Vernehmungen schriftlich festlegt, ohne dem Dekan von dem Ergebnis auch nur die geringste schriftliche oder mündliche Mitteilung zu machen. Ich sehe in einem solchen Verhalten eine Nichtachtung meiner Person und eine direkte Durchkreuzung des an den Universitäten erstrebten Führerprinzips. Des weiteren erhebe ich Protest dagegen, dass derartige Schriftstücke, die angebliche Verfehlungen eines angesehenen und in seinem Fach weltbekannten Fakultätsmitglieds enthalten, unter Ausschaltung der Fakultät den Studierenden in die Hände gespielt werden und dadurch dem Angegriffenen jegliche Gelegenheit genommen wird, sich zu

182 UA Bonn, PA 3340 Hoffmann, Hoffmann an Kurator, 22.12.1933

183 Höpfner, Universität, S. 311.

184 UA Bonn, PA 3340 Hoffmann, Aufzeichnung Ceelens, 28.2.1934; ebd., MWKV an Kurator Bonn, 15.2.1934; ebd., PA 3340 Hoffmann, Kurator an Führer der Dozentenschaft u.a., 20.2.1934, Konzept.

185 UA Bonn, PA 3340 Hoffmann, Aufzeichnung Ceelens, 28.2.1934. In Höpfner, Universität, S. 311 ist irrtümlich vom Fachschaftsleiter „Dormann“ die Rede.

186 UA Bonn, PA 3340 Hoffmann, Aufzeichnung Ceelens, 28.2.1934.

187 UA Bonn, PA 3340 Hoffmann, Aufzeichnung Ceelens, 28.2.1934.

188 Zum Fall Kantorowicz vgl. Kap. 3.1.1.

wehren. Als mitverantwortlicher Erzieher der akademischen Jugend lehne ich diese zweifelhaften Methoden ab und lege schärfste Verwahrung dagegen ein, dass man unsere studierende Jugend in derartige Gewissenkonflikte treibt. [...] Das einzig Aussöhnende bei den ganzen Vorgängen ist das aufrechte, ehrenhafte, geradlinige Verhalten des Studenten, der den allein richtigen Gebrauch von dem Schriftstück machte und mir es zu treuen Händen übergab."[189]

Für Ceelen waren die Vorkommnisse so ernst, dass er seinen Rücktritt anbot: „Ich muss es von der Entscheidung Euerer Magnifizenz abhängig machen, ob es mir unter den obwaltenden Umständen möglich sein wird, mein Amt als Dekan der Medizinischen Fakultät weiterzuführen."[190]

Mochte Ceelen zu diesem Zeitpunkt noch gehofft haben, wirksame Unterstützung für sein Vorhaben zu finden, so stellte sich binnen weniger Wochen heraus, dass Blumenberg über die mächtigeren Verbindungen verfügte. Blumenberg traf am 13. März 1934 im preußischen Kultusministerium mit den Ministerialräten Achelis und Schnöring zusammen und schrieb zwei Tage später Dekan Ceelen voller Selbstbewusstsein, er habe korrekt gehandelt – in der „Funktion [...] eines Nationalsozialisten", „als Beauftragter der Reichsleitung und nicht als Mitglied der der Führung Euerer Spektabilität unterstellten Fakultät": „Als Vertrauensmann der Reichsleitung bin ich allein dieser verantwortlich."[191] Spätestens jetzt erkannte Ceelen, dass ein konservativer Liberaler wie er dem Drängen der neuen Herrscher kaum noch einen mit den Gesetzen des NS-Staats vereinbaren Widerstand entgegensetzen konnte. Trotzdem führte er Blumenberg, der seinerseits inhaltlich nicht mehr reagierte, seine Wertvorstellungen nochmals vor Augen[192]: „Dass Sie glaubten, mir nach unserer offenen und aufrechten Aussprache [vom 1. Februar 1934, R.F.] kein Vertrauen entgegenbringen zu können, setzt mich sehr in Erstaunen. Ich finde, ein Mann, der ehrlich seine Meinung äussert und sich einem anderen gegenüber offen bekennt, ist vertrauenswürdiger, als ein solcher, der mit seinen Ansichten zurückhält und sich nicht klar ausspricht."[193]

Dekan Ceelen hatte sich streng an die Vorschriften gehalten und sich nicht in einer Art vorauseilendem Gehorsam NS-Funktionären geschlagen gegeben. So verweigerte er dem NS-Vertrauensmann Blumenberg die automatische Bestellung in Berufungskommissionen. „Kein Fakultätsmitglied" könne „Anspruch darauf erheben, ständiges Mitglied der Berufungskommissionen zu sein": „Für die richtige und sachgemässe Zusammensetzung der Berufungsausschüsse trägt der Dekan die Verantwortung; er muss daher auch die entsprechenden Voll-

[189] UA Bonn, PA 3340 Hoffmann, Dekan Ceelen an Rektor, 5.3.1934.

[190] UA Bonn, PA 3340 Hoffmann, Dekan Ceelen an Rektor, 5.3.1934.

[191] UA Bonn, PA 3340 Hoffmann, Blumenberg an Dekan Ceelen, 15.3.1934.

[192] UA Bonn, PA 3340 Hoffmann, Blumenberg an Hoffmann, 29.4.1934. Nach dem Eingeständnis eines Datumsirrtums heißt es ebd.: „Von einer Erwiderung auf den übrigen Inhalt des Schreibens Euerer Spektabilität glaube ich, um Wiederholungen zu vermeiden, absehen zu dürfen."

[193] UA Bonn, PA 3340 Hoffmann, Ceelen an Blumenberg, 26.4.1934, Durchschrift.

machten in uneingeschränkter Wiese haben."[194] Geschickt ließ Ceelen erkennen, durchaus die Interessen der NSDAP zu berücksichtigen. In die zu bestimmende Berufungskommission für die Position des Direktors der Kinderklinik habe er Dozentenführer Karl Schmidt bestellt; in den für die Besetzung des psychiatrischen Lehrstuhls habe er Blumenberg als Hygieniker berufen, „wegen der in der neuen Zeit sich enger gestaltenden Beziehungen" des Faches Hygiene zur Psychologie[195].

Zu diesem Zeitpunkt hatte Ceelen dem Rektor bereits seinen Rücktritt erklärt. Dieser wurde freilich nicht akzeptiert, so dass er bis zum Ende seiner regulären Amtszeit im Sommersemester 1934 Dekan blieb.

Ceelen verstörte vor allem die de facto durch die Partei erzwungene Illoyalität von Studierenden dem Dekan gegenüber[196]. Das Heranziehen des Fachschaftsleiters Cormann durch Blumenberg beruhte nämlich auf einer Vereinbarung zwischen dem Vertrauensmann des Stellvertreters des Führers, Gerhard Wagner, und dem Reichsführer der Studentenschaft, Oskar Stäbel. Danach hatten „in allen Fakultätsangelegenheiten [...] Vertrauensmänner und Fachschaftsvertreter gemeinsam" vorzugehen, wobei „die Führung [...] dem Vertrauensmann" oblag[197]. Weiter heißt es in der Vereinbarung: „Vertrauensmänner und Fachschaftsvertreter haben sich fortlaufend gegenseitig über alle Vorkommnisse, Anweisungen der beiderseitigen Leitungen etc. zu unterreichten"[198].

Fachschaftsleiter Cormann hätte folglich den Dekan nicht in eigener Verantwortung aufsuchen und ihm das Blumenbergsche Pamphlet nicht aushändigen dürfen. Deshalb beantragte Blumenberg über Franz Wirz beim „Stellvertreter des Führers" Rudolf Heß, „den Studenten Cormann seines Amtes als Fachschaftsleiter zu entheben und wegen parteischädigenden Verhaltens aus der N.S.D.A.P. zu entfernen"[199]. Als das Nichtparteimitglied Ceelen für Cormann seine Stimme erhob, zeigte sich erneut, wie wenig Blumenberg von Offenheit und Geradlinigkeit hielt: „Das parteischädigende Verhalten des Herrn Cormann wird ganz eindeutig durch die Tatsache beleuchtet, dass er Euere Spektabilität über die Tätigkeit des von der Reichsleitung eingesetzten Vertrauensmannes in einer Form unterrichtet hat, die Anlass zu einem Einschreiten Euerer Spektabilität bezw. des Herrn Rektors bei der vorgesetzten Behörde geworden ist."[200]

Die NSDAP mit Blumenberg als ihrem Agitator vor Ort setzte sich auf der ganzen Linie durch. Dekan Ceelen bot seinen Rücktritt an, der von ehrenhaften Motiven geleitete Fachschaftsleiter Cormann, zuletzt Hoffmanns Assistent und

[194] UA Bonn, PA 3340 Hoffmann, Ceelen an Blumenberg, 26.4.1934, Durchschrift.
[195] UA Bonn, PA 3340 Hoffmann, Ceelen an Blumenberg, 26.4.1934, Durchschrift.
[196] UA Bonn, PA 3340 Hoffmann, Ceelen an Rektor, 21.3.1934.
[197] UA Bonn, PA 3340 Hoffmann, Vereinbarung, 26.1.1934, Abschrift.
[198] UA Bonn, PA 3340 Hoffmann, Vereinbarung, 26.1.1934, Abschrift.
[199] UA Bonn, PA 3340 Hoffmann, Blumenberg an Dekan Ceelen, 15.3.1934.
[200] UA Bonn, PA 3340 Hoffmann, Blumenberg an Dekan Ceelen, 3.4.1934 .

Doktorand, wurde von seinen Parteiaufgaben entbunden und erkrankte 1936 schwer[201].

Von den Hoffmann attackierenden Assistenten Strempel, Klövelkorn und Karrenberg, die sich während der Auseinandersetzung zeitweilig hatten beurlauben lassen, sah sich vor allem Karrenberg ungerecht behandelt. Ihm, der die ihm nachgesagte Eigenschaft als „Rufer im Streit" der Dozenten mit Hoffmann ausdrücklich dementierte, war Ende März 1934 gekündigt worden[202]. Die frühere Technische Assistentin der Hautklinik, Mathilde Kamp, hatte bezeugt, Karrenberg habe vor der Machtübertragung an die Nationalsozialisten dem „Führer" eine „Paralyse" bescheinigt[203]. Sie war zuvor von Hoffmanns Ehefrau in einem handschriftlichen Brief vom 14. Dezember 1933 unmissverständlich zur Denunziation aufgefordert worden: „Ein cand. med. Borger (?), der von Verleumdungen gegen meinen Mann gehört hatte, gibt an, dass Sie bezeugen können, dass der Haupthetzer Ka., der ja auch Ihnen das Leben hier verleidet haben soll, im Januar 1933 (Ende?) in der Klinik vor anderen Zeugen Hitler als krank (Paral.) bezeichnet habe. Er soll auch sonst seine Ansicht, die der gegenwärtigen völlig widerspricht, unvorsichtig geäussert haben. Für eine baldige Auskunft, die zur Zeit uns von grösster Wichtigkeit sein muss, wäre ich Ihnen sehr dankbar. Frl. Kaiser kann mit völliger Sicherheit bezeugen, dass Sie über dieses Äusserung damals sehr empört gewesen sind, auch viele in der Klinik wissen davon."[204]

Zunächst aber wurde am 7. Februar 1934 die dreißigjährige Technische Assistentin in der Hautklinik, Elisabeth Kaiser, und ihre Kollegin Elisabeth Vogeler, Privatassistentin bei Gustav Korkhaus, von Universitätsrat Franz Wildt vernommen[205]. Eine Woche später folgte in Frankfurt die Anhörung Mathilde Kamps, die als einzige Karrenbergs Äußerung „Der Mann hat ja eine Paralyse" bezeugte, zugleich aber betonte, diese Bemerkung sei in rechter Gesinnung gefallen[206]. Karrenberg habe sich damals über den Nichteintritt Hitlers in die Regierung Schleicher geärgert[207].

Sämtliche Vorwürfe gegen Karrenberg standen letztlich auf so tönernen Füßen, dass er sich nach seiner Kündigung zwar nicht um Wiedereinstellung bemühte, ihm 1936 aber die Wiederaufnahme seiner Vorlesungstätigkeit gestattet wurde[208]. Das gleiche galt auch für die „Angelegenheit ‚Studentenwerk'": Als ehrenamtlicher Leiter der Abteilung „Gesundheitsdienst" des Studentenwerks hatte Karrenberg „für einen mittellosen Studenten", der unter Nervosität und Anaemie litt,

201 UA Bonn, MF 79/108, Hoffmann an MWKV durch Dekan, 11.3.1936, Abschrift.

202 GStA PK Berlin, Rep. 76, V a 3 IV 39 XVI, Aufzeichnung Karrenbergs, 21.5.1934.

203 GStA PK Berlin, Rep. 76, V a 3 IV 39 XVI, Aufzeichnung Karrenbergs, 21.5.1934.

204 UA Bonn, PA 3857 Karrenberg, „Frau Hoffmann" an „Fräulein Kamp", 14.12.1933.

205 UA Bonn, PA 3857 Karrenberg, Vernehmungsprotokoll, 7.2.1934.

206 UA Bonn, PA 3857 Karrenberg, Vernehmungsprotokoll, 15.2.1934.

207 UA Bonn, PA 3857 Karrenberg, Vernehmungsprotokoll, 15.2.1934.

208 UA Bonn, PA 3857 Karrenberg, i.A. Jansen/REM an Kurator Bonn, 22.7.1936, Abschrift.

300 RM beantragt, damit dieser einen Erholungsurlaub antreten konnte[209]. Dabei war das Krankheitsbild übertrieben dargestellt worden.

Im Falle „Studentenwerk" gestand Karrenberg ein „Versehen" ein[210]. Die Äußerung über Hitler bestritt er. Hinter beiden Attacken vermutete er Hoffmann. Kamp habe ihre angebliche Beobachtung „Herrn oder Frau Professor Hoffmann weitergeleitet", in deren Haus sie verkehre. Hoffmann habe aber „beständig versucht", ihn, Karrenberg, „politisch zu diffamieren", habe sich sogar an seine „früheren Hamburger Chefs und Bekannten" mit der Bitte gewandt, eine linke politische Orientierung und allgemeine Schlechtigkeit Karrenbergs zu bescheinigen[211]. Dass Rektor Pietrusky in beiden Fällen Karrenberg nicht anhörte und offenkundig nicht zu seinen Gunsten entschied, führte dieser auf „eine durchaus einseitige Information" des Rektors durch Hoffmann zurück[212].

Hoffmann selbst verlor den Glauben an die Universität. Am 22. August 1934 wurde er, zwei Jahre vor dem Erreichen des damals üblichen Emeritierungsalters, von seinen „amtlichen Verpflichtungen" entbunden, ohne dass NSDAP oder Ministerium Wert auf eine öffentliche Bloßstellung legten[213]. Schon im Mai 1934 hatte Hoffman erklärt, er könne einer Emeritierung nur zustimmen, wenn ihm das Ministerium bestätige, „dass weder in persönlicher noch in wissenschaftlicher Hinsicht Beanstandungen erhoben werden [...], dass vielmehr der Ruf nach Frankfurt in Anerkennung meiner wissenschaftlichen Verdienste erfolgt"[214]. Tatsächlich dankte der Vertreter des Ministers wie üblich für die „verdienstvolle akademische Wirksamkeit" des vor der Emeritierung stehenden Professors und akzeptierte eine mit Hoffmann „vereinbarte Pressnotiz", die den Hintergrund von Hoffmanns Entfernung aus der Universität verschleierte, freilich keine Unwahrheit enthielt[215]. Die Nationalsozialisten hatten ihr Ziel erreicht. Aus dem Lehrbetrieb war er entfernt, forschen konnte er nun zum Wohle des Deutschen Reiches im Stillen: „Professor Erich Hoffmann-Bonn wurde auf Vorschlag des Preussischen Ministers für Wissenschaft, Kunst und Volksbildung vom Vorstand der Stiftung Georg-Speyer-Haus in Frankfurt-Main als auswärtiges Mitglied an dies [sic] durch Paul Ehrlich berühmt gewordene Forschungs-Institut berufen, um ihm die Möglichkeit zu geben, frei von amtlichen Verpflichtungen sich ausschliesslich seinen bekannten und erfolgreichen Forschungen [...] zu widmen. Prof. Hoffmann, der diesen Ruf unter Beibehaltung seines Wohnsitzes und seiner privatärztlichen Tätigkeit in Bonn angenommen hat, wird daher zugleich von seinen

[209] GStA PK Berlin, Rep. 76, V a 3 IV 39 XVI, Aufzeichnung Karrenbergs, 21.5.1934.
[210] GStA PK Berlin, Rep. 76, V a 3 IV 39 XVI, Aufzeichnung Karrenbergs, 21.5.1934.
[211] GStA PK Berlin, Rep. 76, V a 3 IV 39 XVI, Aufzeichnung Karrenbergs, 21.5.1934.
[212] GStA PK Berlin, Rep. 76, V a 3 IV 39 XVI, Aufzeichnung Karrenbergs, 21.5.1934.
[213] UA Bonn, PA 3340 Hoffmann, i.V. Stuckart/MWKV an Hoffmann, 22.8.1934, Abschrift.
[214] GStA PK Berlin, Rep. 76, V a 3 IV 39 XVI, Hoffmann an MWKV, 28.5.1934.
[215] UA Bonn, PA 3340 Hoffmann, Hoffmann an Dekan MF, 28.7.1934; ebd., i.V. Stuckart/MWKV an Hoffmann, 22.8.1934, Abschrift.

amtlichen Verpflichtungen als ordentlicher Professor an der Medizinischen Fakultät Bonn und als Direktor der Dermatologischen Klinik entbunden werden“[216].

Wie gedemütigt sich Hoffmann fühlte, ist in den Universitätsakten nachlesbar. Hier findet sich über die Anfeindungen der Dozenten Strempel, Klövelkorn und Karrenberg sogar einer seiner belächelten lyrischen Versuche:

„Klage.

Ich hatte drei letzte Dozenten,
Den 9. bis 12. der Reih'.
Treu blieben mir stets die Studenten,
Doch schändlich trieben's die drei:
Undank und Verrat sie verübten
An dem, der ihr Gönner doch war,
Und den seine Schüler so liebten. –
Nun sind sie der Ehre wohl bar,
Noch länger Erzieher der Jugend
Und Künder männlicher Tugend
Zu bleiben; das wäre ja Schmach:
Weh dem, der die Treue so brach!“[217]

Aber Hoffmann benannte nicht nur die in seinem Verantwortungsbereich tätigen Dozenten als Verantwortliche, er ging – in dem Schreiben, in dem er dem Dekan seine Emeritierung anzeigte – auch auf die universitäre Situation ein. Hoffmann beklagte die schwache, letztlich ausgebliebene Solidarität von Fakultät und Universität. „Die betrübenden Ereignisse“, die zur Emeritierung geführt hätten, seien „neben beklagenswerten Eingriffen in die Selbständigkeit der Wissenschaft und wissenschaftlicher Gesellschaften der Anlaß gewesen“, dass er „trotz der immer wiederholten stürmischen Sympathiekundgebungen meiner Schüler 2 Jahre vor voller Erreichung der Altergrenze“ ausscheide und „in die freie Forschung“ gehe[218]. Hoffmann fährt fort: „Mein Glaube, ich hätte diesen Kampf nicht für mich, sonder[n] vor allem für die Wissenschaft, Fakultät und Universität zu führen, ist durch den Gang der Dinge leider nur anfangs bestärkt worden.“[219] „Nach längerem Abstand von den beschämenden Treibereien, die zunächst mit Entrüstung verurteilt, dann aber hier und anderswo geduldet wurden“, erinnerte Hoffmann daran, dass die Schuld für die Entwicklung bei den Dozenten zu suchen sei; er erwartete entsprechende Ermittlungen[220]. Hoffmann führte dem Dekan nochmals ein rechtsstaatliches Ideal vor Augen, das im Juli 1934 nicht mehr existierte.

[216] UA Bonn, PA 3340 Hoffmann, Pressenotiz, 11.7.1934, Abschrift.
[217] UA Bonn, PA 3340 Hoffmann, Gedicht „Klage“, o.D.
[218] UA Bonn, PA 3340 Hoffmann, Hoffmann an Dekan MF, 28.7.1934.
[219] UA Bonn, PA 3340 Hoffmann, Hoffmann an Dekan MF, 28.7.1934.
[220] UA Bonn, PA 3340 Hoffmann, Hoffmann an Dekan MF, 28.7.1934.

Nach der faktischen Entlassung Hoffmanns verschwand die Person des einstigen Klinikdirektors nicht aus dem Blickfeld von Partei und Ministerium. Auch die Fakultät wurde immer wieder mit entsprechenden Vorgängen befasst. 1936 bat Hoffmann für seinen Assistenten Wilhelm Cormann um Anerkennung einer Tuberkulose als Berufskrankheit[221]. In enger Auslegung des Ermessensspielraums und in offenkundiger Sorge vor einer Intervention des Ministeriums lehnte der nunmehr stellvertretende Dekan Ceelen die Weiterleitung des Schreibens nach Berlin ab[222]. Im Vorfeld von Hoffmanns 70. Geburtstag am 3. März 1938 stellte sich die Fakultät eindeutig gegen ihr früheres Mitglied. Dekan Siebke teilte dem Rektor die „Meinung der Medizinischen Fakultät" mit, nach der die wissenschaftlichen Verdienste zwar „gross" seien, „andererseits" aber Hoffmanns „Äusserungen" „gelegentlich [...] starkes Befremden" auslösten: „Sie werden von denjenigen, die Hoffmann gut kennen, überhört oder jedenfalls nicht voll gewertet, schaffen jedoch bei ferner Stehenden nicht selten ernste Verstimmung."[223] Daher lehnte die Fakultät eine von Hoffmanns Schülern geplante „Aufstellung einer Büste an der früheren langjährigen Wirkungsstätte" ab: „Es erscheint stets gefährlich, umstrittenen Männern schon zu ihren Lebzeiten Denkmäler zu errichten."[224] Formal überließ die Fakultät die Entscheidung dem Ministerium[225].

Möglicherweise um Hoffmann vor einer noch ernsteren Gefährdung zu schützen, findet sich in den Fakultätsakten auch immer wieder der Hinweis auf Hoffmanns Charakter, dem bisweilen „ein leichter Grad manisch-depressiven Irreseins" zugeordnet wurde[226]. Dies erkläre manche „Äusserungen" Hoffmanns, „die später nicht aufrechterhalten werden können"[227]. Durch derartige Berichte aufgeschreckt, schien es dem Ministerium nun geboten, die bisherige Praxis zu überprüfen, nach der Hoffmann „stets die Genehmigung zu Vortragsreisen ins Ausland" erteilt wurde[228]. Dekan Siebke nahm wiederum eindeutig Stellung. Es sei

[221] Hoffmann bat in seinem „äusserst dringlichen Antrag" (UA Bonn, MF 79/108, Hoffmann an Ceelen, 11.3.1936), Cormann „freie Behandlung in der Medizinischen Klinik und auch in der Deutschen Heilstätte in Davos mit möglichster Beschleunigung gewähren zu wollen" (ebd., Hoffmann an MWKV durch Dekan, 11.3.1936, Abschrift). Er lobte den mittellosen Cormann als „Mensch, Arzt und Forscher" und verwies sogar auf seine Zeit als „Vorsitzender der hiesigen Klinikerschaft", in der „er das in ihn gesetzte Vertrauen glänzend gerechtfertigt" habe (ebd.).

[222] Ceelen hielt den Antrag Hoffmanns für unzureichend begründet, fürchtete die Rückfrage des Ministeriums und vermochte wohl „die Möglichkeit", nicht aber „die *Wahrscheinlichkeit*" anzuerkennen, „dass Herr Cormann sich hier im Institut infiziert hat" (UA Bonn, MF 79/108, Ceelen an Hoffmann, 12.3.1936). Ceelen schloss den Brief mit der Bekundung seiner persönlichen Bereitschaft, „einen Antrag auf Unterstützung des Herrn Corman[n] unter Würdigung seiner menschlichen Eigenschaften zu befürworten" (ebd.).

[223] UA Bonn, PA 3340 Hoffmann, Siebke an Rektor, 13.12.1937.

[224] UA Bonn, PA 3340 Hoffmann, Siebke an Rektor, 13.12.1937.

[225] UA Bonn, PA 3340 Hoffmann, Siebke an Rektor, 13.12.1937.

[226] UA Bonn, PA 3340 Hoffmann, Siebke an Kurator, 24.7.1937; ebd., Kurator Bonn i.V. an REM, 27.7.1937, Konzept.

[227] UA Bonn, PA 3340 Hoffmann, Siebke an Kurator, 24.7.1937.

[228] UA Bonn, PA 3340 Hoffmann, Dahnke/REM an Siebke [?], 9.3.1938.

„unbedingt notwendig", Hoffmann künftig die Reiseerlaubnis zu verweigern. Gleichzeitig gab er der Hoffnung Ausdruck, dass dabei „eine allzu grosse Verärgerung des Antragstellers vermieden" werde[229]. Rektor Karl Schmidt unterstützte das Votum ausdrücklich: „Ich halte Prof. Hoffmann durchaus für ungeeignet, die deutsche Wissenschaft und deutsche Interessen im Ausland zu vertreten."[230] Am 3. Juni 1938 ließ das Ministerium wissen, dass Hoffmann „in Zukunft die Genehmigung zu wissenschaftlichen Auslandsreisen nicht mehr erteilt" werde[231].

Damit hatte die Einschränkung von Hoffmanns Freiheit noch nicht ihren Höhepunkt erreicht. Im Sommer 1939 schlug der „Stellvertreter des Führers" vor, Hoffmann den Reisepass zu entziehen, um ihn auch an Privatreisen ins Ausland zu hindern[232]. Diesem Ansinnen lag eine Materialsammlung des NSD-Dozentenbundes zugrunde, nach der Hoffmann im Ausland „durch ungehörige Äusserungen über Einrichtungen und Zustände in der Heimat wiederholt unangenehm aufgefallen" war[233]. Die I. G. Farben, auf deren Kosten Hoffmann wenigstens einmal auf die Niederländischen Antillen (Niederländisch-Indien) gereist war, um dort für das Medikament Salvarsan zu werben, hätten ihre Zusammenarbeit mit dem Dermatologen eingestellt[234]. Wiederum fand Hoffmann in seiner alten Fakultät keine Unterstützung. Am 5. Oktober 1939 stimmte Rektor Karl Schmidt „im Einvernehmen mit dem Herrn Dekan und dem Herrn Dozentenbundsführer [...] dem Vorschlag" zu, „Hoffmann den Reisepass zu entziehen": „Herr Hoffmann leidet in den letzten Jahren an einer krankhaften Selbstüberheblichkeit. Trotz seines hohen wissenschaftlichen Rufes erscheint sein Auftreten als gänzlich ungeeignet, um im Ausland für das deutsche Ansehen zu werben."[235] Zuvor hatte Dekan Siebke dem Rektor kurz und knapp mitgeteilt: „Ich empfehle, Herrn Professor Hoffmann den Reisepass zu entziehen."[236] Dadurch wurde es Hoffmann unmöglich, „bei der Zentennarfeier" der Universität Padua die ihm „neben Sauerbruch zugedachte Ernennung zum Dr. h. c." entgegenzunehmen und vor der „Baseler medizinischen Gesellschaft" einen Vortrag anlässlich seines 75. Geburtstags zu halten[237].

[229] UA Bonn, PA 3340 Hoffmann, Siebke an Dahnke/REM, 22.4.1938.
[230] UA Bonn, PA 3340 Hoffmann, Schmidt an Dekan MF, 2.4.1938.
[231] UA Bonn, PA 3340 Hoffmann, REM an Reichsinnenministerium, 3.6.1938, Durchschlag, Abschrift an Rektor Bonn.
[232] UA Bonn, PA 3340 Hoffmann, REM an Rektor Bonn durch Kurator Bonn, 9.9.1939, Abschrift.
[233] UA Bonn, PA 3340 Hoffmann, NSD-Dozentenbund/Reichsdozentenbundsführer an Stellvertreter des Führers, 5.6.1939, Abschrift; ebd., NSD-Dozentenbund/Reichsdozentenbundsführer, gez. Borger/Leiter des Amtes Wissenschaft an Stellvertreter des Führers, 1.7.1939, Abschrift.
[234] UA Bonn, PA 3340 Hoffmann, NSD-Dozentenbund/Reichsdozentenbundsführer an Stellvertreter des Führers, 5.6.1939, Abschrift.
[235] UA Bonn, PA 3340 Hoffmann, Rektor Schmidt an REM, 5.10.1939, Durchschlag.
[236] UA Bonn, PA 3340 Hoffmann, Dekan Siebke an Rektor, 26.9.1939, Durchschlag.
[237] UA Bonn, MF-PA Hoffmann, Hoffmann an Dekan MF, 26.1.1946.

Hoffmann wurde beim Universitätskurator wegen des Passentzugs vorstellig und verlangte Akteneinsicht; diese wurde ihm verwehrt[238]. Kurator Ehrlicher empfahl dem Rektor, entsprechende Anträge „unbeantwortet zu lassen"[239].

Hoffmann brach seine Kontakte zur Fakultät freilich nicht ab, zumal er kaum ahnen konnte, dass seine einstigen Kollegen tatsächlich auf jeden Hilfsversuch zu seinen Gunsten verzichteten. Er erhielt nach wie vor Geburtstagsglückwünsche, die er seinerseits mit Dankgedichten beantwortete[240]. Im selben Jahr 1940, in dem er sich gegen den Entzug seines Reisepasses wehrte, glaubte er im Sinne der Fakultät zu handeln, als er sich für die Einrichtung einer Professur für Medizingeschichte stark machte – obwohl er von Dekan Tiemann nur knapp beschieden wurde[241].

Auch auf anderem Gebiet war er von den Folgen der NS-Herrschaft betroffen. 1938 sah sich Hoffmann gezwungen, die Herausgeberschaft der Dermatologischen Zeitschrift abzugeben, da deren Verlag S. Karger in die Schweiz übersiedelte[242].

3.2.3. Eine Denkschrift zur Assistentenfrage. Die Fälle Josef Korth und Ernst Derra

Die jungen Assistenten sahen sich während des „Dritten Reichs" in der Regel gezwungen, der NSDAP oder zumindest einer ihrer Gliederungen beizutreten. In Einzelfällen gelang es jungen Ärzten, diese Erwartung des nationalsozialistischen Staates zu umgehen, vor allem in späteren Jahren[243]. Bisweilen kam es zu Fehleinschätzungen. Weil in Bonn die SA-Führung unter vielen Akademikern als besonders ungebildet galt, zogen manche Assistenten den Eintritt in die SS vor. Es ist zumindest in Einzelfällen glaubhaft, dass ihnen der besonders verbrecherische Charakter der SS verborgen blieb. Die Situation in den einzelnen Kliniken war unterschiedlich und ist nicht immer einfach zu bewerten. So traten die Assistenten der Universitätsfrauenklinik 1933 „geschlossen in die Partei ein", wollten damit aber, so hieß es nach dem Ende des NS-Regimes, den faktischen Zwang dokumentiert haben[244].

Andere Assistenten, die sich aktiv am Parteileben beteiligten, gerieten gleichwohl in Schwierigkeiten. Für den an der Medizinischen Klinik angestellten Bruno Schuler ist dokumentiert, dass er trotz seines Eintritts in das NSKK mit seinen Parteivorgesetzten in Konflikt geriet, weil er sich als Staffelarzt seiner ihm zugewiesenen Aufgaben entzog. Der Sanitäts-Rottenführer und erste Staffelarzt

238 UA Bonn, PA 3340 Hoffmann, Verfügung Ehrlichers, 3.2.1940.

239 UA Bonn, PA 3340 Hoffmann, Verfügung Ehrlichers, 3.2.1940.

240 UA Bonn, PA 3340 Hoffmann, o.D. [1938] und 26.4.1943 [Eingangsstempel].

241 Vgl. Kap. 2.18.1.

242 UA Bonn, PA 3340 Hoffmann, Fragebogen der Militärregierung, 27.5.1946.

243 Vgl. beispielsweise zur Frauenklinik Kap. 2.13.2.

244 HStA Düsseldorf, NW 1097-23778, Erklärung Schuler, 6.7.1946.

Coester stellte Schuler „einstweilen" zur „Disposition" und übernahm selbst die medizinische Betreuung von Schulers Staffel. Seine gegenüber Schuler geäußerte Drohung sollte Angst erzeugen: Coester gab „der bestimmten Hoffnung Ausdruck, dass der Staffelarzt nach seiner Entlastung in der Klinik im September nach seinem Urlaub mit erbittertem Mut und vollen Segeln sich in die Arbeit stürzt", da er sich als Rottenführer „sonst leider zu äußerst schweren disciplinarischen Strafmassnahmen gezwungen" sähe, „die für den Staffelarzt von ungeheuerer Bedeutung für sein späteres Leben sein" könnten[245]. Bei diesen Drohungen spielte sicherlich eine Rolle, dass Schulers antinazistisches familiäres Umfelds bekannt war: Ein Bruder seiner Mutter war der Jesuitenpater Rupert Mayer, der im Konzentrationslager festgehalten wurde, und ein anderer Onkel, Kaplan Hermann Wehrle, wurde nach dem 20. Juli 1944 im KZ Dachau hingerichtet[246]. Nicht zuletzt derartiger Druck hat bewirkt, dass Schuler 1937 der NSDAP beitrat.

Den Assistenten in den Instituten und Kliniken wurde 1933 in der Regel „nahegelegt, in die NSDAP einzutreten, da nur Parteimitglieder an Universitäten bezahlte Assistentenstellen haben dürften"[247]. Die Parteimitgliedschaft war denn auch ein wesentlicher Anhaltspunkt für die Begutachtung durch die Dozentenschaft, die seit Juli 1934 bei jeder Anstellung eines Assistenten, spätestens ab Juli 1935 auch bei dessen Weiterbeschäftigung zu erfolgen hatte[248]. Ziel war die Einschränkung des Ordinarieneinflusses durch eine zentrale Stellenvergabe. Dem 1935 bei der Deutschen Dozentenschaft in Berlin eingerichteten „Zentral-Stellennachweis" musste „jede freiwerdende Assistentenstelle" gemeldet werden, „die nicht durch Aufrücken an der Anstalt selbst besetzt werden" konnte[249].

Insbesondere die Berücksichtigung der Dozentenschaft wurde offenbar zunächst vielfach ignoriert, selbst von ausgewiesenen Nationalsozialisten. Auch trat längst nicht jeder Assistent der NSDAP bei. Selbst der Direktor der Kinderklinik, Hans Knauer, berief sich im Oktober 1934 auf „Unkenntnis" der entsprechenden

245 HStA Düsseldorf, NW 1097-23778, Coester/SA an Schuler, 4.6.1934, beglaubigte Abschrift 1.7.1946.

246 HStA Düsseldorf, NW 1049-54631, Martini an Entnazisierungshauptausschuss Bonn, 15.1.1948. – Zu Rupert Mayer vgl. Anton Koerbling, Pater Rupert Mayer. Ein Priester und Bekenner unserer Zeit, 6. Aufl. München 1950, zu Josef Wehrle Maria Vogel, Dr. Hermann Josef Wehrle. Ein Frankfurter Widerstandskämpfer, Frankfurt am Main 1993; Franz J. Morschhäuser, Hermann Joseph Wehrle (1899–1944). Zeuge des Glaubens in bedrängter Zeit, St. Ottilien 1994.

247 HStA Düsseldorf, NW 1097-23778, Erklärung Schuler, 6.7.1946.

248 UA Bonn, MF 79/106, Dekan Ceelen an Führer der Dozentenschaft Schmidt gemäß Erlass U I 1760 des Wissenschaftsministers vom 26. Juli 1934, o.D., wonach „jeder Antrag auf Annahme von Assistenten von den Institutsleitern über den zuständigen Dekan an den Rektor zu leiten und eine Stellungnahme des Führers der örtlichen Dozentenschaft durch den Dekan einzuholen" war. – Ebd., gez. Rektor Pietrusky an sämtliche Instituts-, Seminar- und Klinikdirektoren, 16.11.1935.

249 UA Bonn, MF 79/106, Erlass U I 3169 des Wissenschaftsministers i.A. gez. Vahlen, 18.2.1935, Abschrift.

Verfügung[250]. Ein Jahr später sah sich Rektor Pietrusky veranlasst, den Dienstweg nochmals zu verdeutlichen: Anträge auf Einstellung eines Assistenten seien durch den Dekan dem Leiter der Dozentenschaft einzureichen, der sie nach Prüfung dem Rektor zuleite[251]. Selbst bei Ordinarienberufungen fühlte sich die Dozentenführung umgangen. Noch 1942, als Bernhard Langenbeck zum ordentlichen Professor für Hals-, Nasen- und Ohrenheilkunde ernannt wurde, sah sich der Dozentenschaftsleiter wieder einmal veranlasst, auf die Einhaltung seiner Rechte zu pochen, die er gerade in der Medizinischen Fakultät zum wiederholten Male missachtet sah[252].

Die Beeinträchtigungen von Karrieremöglichkeiten wissenschaftlich geeigneter Personen, die Verzögerungen bei der Besetzung von Assistentenstellen und die zunehmende Bürokratisierung nahm der Direktor der Bonner Chirurgie, Erich von Redwitz, im Januar 1936 zum Anlass, in einem neunseitigen Papier die Frage der Assistentenbestellung grundsätzlich anzusprechen. Nachdem er die vielfältigen Ansprüche an die Assistenten, deren Bedeutung für die Klinik und die Konkurrenz durch immer besser ausgestattete Krankenhäuser angesprochen hatte, wurde er deutlich: „Das Leben der klinischen Assistenten ist reich an Entbehrungen. Die Zahl der Pflichten, die ihnen obliegen, ist an und für sich gross. Sie wächst täglich durch die immer zunehmende Verbürokratisierung des ärztlichen Berufs. [...] Aber dies alles haben die Assistenten früher gern auf sich genommen, solange sie überzeugt waren, dass ihre Fortschritte auf diesem dornenreichen Wege in erster Linie abhängig waren von der gerechten Beurteilung ihres Charakters und ihrer Leistungen durch ihren Lehrer, den sie sich erkoren hatten. Jetzt ist ihr Schicksal zum Teil abhängig geworden vom Urteil eines Dozentenführers, der sie oft garnicht kennt und der in manchen Fällen, einem ganz anderen Fach als der Medizin entstammend, auch garnicht fähig ist, die Anforderungen, welche an einen klinischen Assistent gestellt werden, zu beurteilen. Die Stellung der klinischen Assistenten ist dadurch unsicher geworden. Dies dämpft notwendigerweise ihre gerade für die wissenschaftlichen Arbeiten unentbehrliche Arbeitsfreudigkeit und Spannkraft und macht die klinischen Assistentenstellen an den Universitätskliniken heute weniger begehrt, als sie es früher waren. [...] Wenn es nicht gelingt, das hohe Ansehen der Klinik auf der bisherigen Höhe zu erhalten, so wird der Zug der Tüchtigen gerade nach den grossen städt. Krankenanstalten noch stärker werden. Auch das Reichsheer übt heute eine grosse Anziehung gerade auf die Charakterfesten und Aufrichtigen aus. Ich habe im Laufe der letzten Jahre einen ausserordentlich hoffnungsvollen Assistenten und Dozenten und einen zweiten jüngeren, ebenfalls sehr hoffnungsvollen Assistenten aus dem genannten Grunde an das Reichsheer verloren.“[253] Dort könne der Untergebene

[250] UA Bonn, MF 79/106, Knauer an Dekan, 22.10.1934 (Einstellung apl. Assistent Rübsam zum 15.10.1934).

[251] UA Bonn, MF 79/106, gez. Rektor Pietrusky an sämtliche Instituts-, Seminar- und Klinikdirektoren, 16.11.1935.

[252] Vgl. Kap. 2.16.2.

[253] MHI Bonn, NL Martini, 1933–1938, Martini an Dekan Stöhr, 9.1.1936, Durchschlag.

„Einsicht in die Qualifikation durch seinen Vorgesetzten“ nehmen, an den Kliniken werde hingegen „heute vielfach durch ein Verfahren, das dem Betroffenen keine Gelegenheit“ gebe, „gegen ihn erhobene Vorwürfe zu kennen oder sich etwa gegen solche zu verteidigen, über das Wohl und Wehe der klinischen Assistenten entschieden“[254]. Redwitz fährt mit einem Zugeständnis fort, um dann seine Erwartung eindeutig zu formulieren: „Für so wichtig ich es auch halte, dass gerade an den klinischen Anstalten die politische Zuverlässigkeit der Kandidaten und ihre Charaktereignung aufs schärfste geprüft wird, so wenig können wir Chirurgen auf das Leistungsprinzip verzichten. Wir müssen nach dieser Richtung bei der Auswahl der Assistenten weitgehend berücksichtigt werden. Kein Dozentenführer ist in der Lage, darüber zu urteilen, ob ein Kandidat für eine chirurgische Tätigkeit genügend manuelles Geschick besitzt, genügende Entschlusskraft, um Chirurg zu werden, oder ob der Kandidat in seiner wissenschaftlichen Richtung gerade für das Gebiet der Chirurgie besondere Leistungen verspricht.“[255] Den „Zentralstellennachweis“ erklärte Redwitz für wenig hilfreich[256]. Er betonte, „den Sinn der Einschaltung der Dozentenschaft und Dozentenführer“ „sehr wohl“ verstanden zu haben, und zeigte sich auch davon überzeugt, „dass sich diese Einrichtung [...] einspielen“ werde, verlangte aber Kooperation: „Der Herr Dozentenführer oder ein von ihm für die einzelnen Fakultäten beauftragter Referent“ müsse sich „in ständiger Fühlungnahme mit den Leitern der Anstalten“ befinden[257]. „Unbedingt notwendig“ sei zudem, „dass das Verfahren der Auslese durch den Dozentenführer im stetigen Einvernehmen“ mit den Anstaltsleitern erfolge und „im Zweifelsfalle in einem offenen Verfahren“ den Kandidaten die Möglichkeit geboten werde, „erhobene Vorwürfe kennen zu lernen und sich zu verteidigen“: „Nur ein solches Verfahren ist deutscher Männer würdig und imstande, auch wirklich charakterbildend zu wirken“[258]. Redwitz verlangte also nicht weniger als die Offenlegung nationalsozialistischer Entscheidungsprozesse: „Man täusche sich nicht über den Grad der inneren Entrüstung, die bei dem jungen akademischen Nachwuchs über die jetzt mancherorts geübte geheime Qualifikation herrscht, wenn auch nur wenige ihre Meinung offen zu äussern wagen. Es liegt im Interesse der Fakultät, der Universität, der Hochschule und nicht zuletzt vor allem im Interesse des Nationalsozialismus selbst, dass nach dieser Richtung für den akademischen Nachwuchs klare Verhältnisse geschaffen werden und dass die zur Zeit bestehenden Zweifel und Unsicherheiten, die oft gerade die Tüchtigen und aufrichtigen Charaktere von der akademischen Laufbahn abschrecken, beseitigt werden.“[259]

[254] MHI Bonn, NL Martini, 1933–1938, Martini an Dekan Stöhr, 9.1.1936, Durchschlag.
[255] MHI Bonn, NL Martini, 1933–1938, Martini an Dekan Stöhr, 9.1.1936, Durchschlag.
[256] MHI Bonn, NL Martini, 1933–1938, Martini an Dekan Stöhr, 9.1.1936, Durchschlag.
[257] MHI Bonn, NL Martini, 1933–1938, Martini an Dekan Stöhr, 9.1.1936, Durchschlag.
[258] MHI Bonn, NL Martini, 1933–1938, Martini an Dekan Stöhr, 9.1.1936, Durchschlag.
[259] MHI Bonn, NL Martini, 1933–1938, Martini an Dekan Stöhr, 9.1.1936, Durchschlag.

Anlass der Redwitzschen Denkschrift war der Fall des Assistenten Josef Korth[260]. Für ihn hatte Redwitz im August 1934 erfolgreich eine außerplanmäßige Assistentenstelle beantragt[261]. Dozentenführer Schmidt aber hegte „gewisse Bedenken" gegen Korth und setzte eine einjährige Bewährungszeit durch, „um seine Einstellung zum heutigen Staate festzustellen"[262]. Der stellvertretende Rektor Pietrusky schloss sich Schmidts „Ausführungen an"[263]. Bevor Redwitz im Juli 1935 eine Verlängerung der Assistentenstelle beantragte, ließ er sich von Dozentenführer Schmidt bestätigen, dass die Bedenken gegen Korth ausgeräumt worden seien[264]. Es war jedoch Schmidts Stellvertreter, der spätere Rektor Chudoba, der den offiziellen Antrag bearbeitete und – entgegen den Vorschriften ohne Anhörung des betroffenen Korth – abschlägig beschied[265]. Korth biete „weltanschaulich keinerlei Gewähr dafür, dass er im Sinne des Nationalsozialismus jederzeit einsatzbereit wäre"[266]. Hierbei spielten Berichte über Korths mangelhaftes Engagement in der SA eine Rolle, das Redwitz mit Korths dienstlichen Verpflichtungen zu erklären suchte[267]. Trotz gegenteiliger Aussagen intrigierte offenbar bis kurz vor seinem Tod der ebenfalls in der Chirurgischen Klinik

[260] Der Katholik Josef Anton Korth wurde am 9. September 1907 in Köln geboren. Bis 1927 besuchte er das dortige Friedrich-Wilhelms-Gymnasium Köln, anschließend studierte er bis 1932 in Bonn, wo er am 26. November 1934 promoviert wurde und sich am 16. Dezember 1941 habilitierte. Hier übernahm er am 15. Februar 1942 eine Dozentur. Zuvor war er unter Erich von Redwitz an der Chirurgie Medizinalpraktikant (1.1.1933–15.2.1934), dann Assistenzarzt an der Universitätsklinik Leipzig (1.3.1934–15.9.1934). Diese Stellung hatte er anschließend bis zum 1. April 1936 auch unter Redwitz an der Bonner Universitätschirurgie inne, bis er zum Wechsel an das St.-Johannes-Hospital gezwungen war (1.4.1936–31.12.1937). Danach konnte er an die Bonner Universitätschirurgie zurückkehren. – Am 25. Februar 1939 heiratete er die am 22. Juli 1917 geborene Katholikin Elisabeth Mathilde Martini, Tochter Paul Martinis. Am 23. Dezember 1939 wurde der Sohn Georg, am 17. Dezember 1940 dessen Bruder Bernhard geboren. – Korth nahm an Reserveübungen der Wehrmacht teil und war zuletzt Assistenzarzt der Reserve, wurde aber wegen Krankheit zurückgestellt. Er erhielt das KVK II „für Löscharbeiten u. Bergung der Kranken beim 1. Brand der Klinik am 18.10.1944". – NSDAP-Mitglied (Anwärter) wurde er am 1. Mai 1937. In der SA war er von November 1933 bis 1938, zuletzt als Sanitätsrottenführer. Dem Dozentenbund gehörte er seit etwa 1941 an, der NSV „wahrscheinlich in den letzten Jahren". Anwärter des NS-Ärztebundes war er seit 1940, Mitglied des DRK seit etwa 1938. Nach eigener Angabe wählte er im Herbst 1932 und im März 1933 Zentrum. Während der Weimarer Republik gehörte er keiner Partei an. Das Entnazifizierungsverfahren endete am 24. März 1948 mit der Einstufung in Kategorie V (unbelastet). – Quelle: HStA Düsseldorf, NW 1049-53988; UA Bonn, PA 4405 Korth.

[261] UA Bonn, MF 79/106, Bericht Erich von Redwitz, 30.12.1935, Abschrift; ebd., PA 4405 Korth, Redwitz an Kurator, 16.8.1934.

[262] UA Bonn, PA 4405 Korth, Schmidt/Dozentenschaft an Rektor, 16.10.1934.

[263] UA Bonn, PA 4405 Korth, Rektor i.V. Pietrusky an Kurator, 16.10.1934.

[264] UA Bonn, MF 79/106, Bericht Erich von Redwitz, 30.12.1935, Abschrift.

[265] UA Bonn, PA 4405 Korth, Chudoba/Dozentenschaft an Rektor, 28.7.1935; ebd., MF 79/106, Bericht Erich von Redwitz, 30.12.1935, Abschrift.

[266] UA Bonn, PA 4405 Korth, Chudoba/Dozentenschaft an Rektor, 28.7.1935

[267] UA Bonn, MF 79/106, Bericht Erich von Redwitz, 30.12.1935, Abschrift.

beschäftigte, am 17. August 1935 einem Unfall erlegene SA-Sturmarzt Willi Himmelmann[268].

Redwitz bestand auf der Einhaltung von Schmidts informeller Zusage. Schmidt aber wollte seinen Rivalen Chudoba in dieser Frage nicht in Bedrängnis bringen, ebenso wenig der stellvertretende Rektor Pietrusky[269]. Erst der offizielle Wechsel im Rektorat ermöglichte eine Revision von Chudobas Entscheidung. Trotz ihrer nochmals deutlich artikulierten Bedenken stimmten sowohl Schmidt als auch der mittlerweile zum Rektor ernannte Pietrusky im Oktober einer zweijährigen Assistentenzeit Korths zu[270]. Diese Zugeständnisse und auch das überaus positive Urteil von Dekan Stöhr brachten aber keine entscheidende Wende[271]. Kurator Bachem, der von einer Kölner Unterredung Redwitz' mit dem einflussreichen Ferdinand Sauerbruch über die grundsätzliche Bedeutung des Falles Korth und Sauerbruchs Verständnis unterrichtet worden war, entschloss sich, den komplexen Fall dem Berliner Ministerium vorzulegen[272]. Korths Anstellung konnte – auch zum Ärger Pietruskys, der Bachems Vorgehensweise ablehnte – nur um ein halbes Jahr verlängert werden[273]. Diese Entwicklung akzeptierte Redwitz, zumal von ihm zuvor selbst eine Klärung in Berlin erwogen worden war. Dem Kollegen und Jagdfreund Paul Martini, zugleich Schwiegervater Korths, hatte Redwitz vertraulich geschrieben: „Ich werde in diesem Falle nicht nachgeben. Ich bin dabei auf die merkwürdigsten Dinge gekommen und werde unter Umständen die Entscheidung bis Berlin treiben, und wenn es sein muss, die eigene Kabinetfrage [sic] stellen."[274] Dass Redwitz dem allgemein als unfähig eingeschätzten Kurator Bachem kaum verblümt zum Vorwurf machte, Korth entlastende Dokumente nicht zu den Akten genommen zu haben und von Versäumnissen Chudobas sprach, wird die Atmosphäre nicht verbessert haben[275].

Als am 3. März 1936 der zuständige Referent Fricke einer Anstellung Korths als planmäßiger Assistent für die Dauer von zwei Jahren zustimmte, schien die Affäre endgültig beendet[276]. Und doch konnte sich Erich von Redwitz, als NS-

[268] Vgl. Kap. 2.14.1.

[269] UA Bonn, PA 4405 Korth, Schmidt/Dozentenschaft an Rektor, 6.8.1935; ebd., PA 4405 Korth, Rektor i.V. Pietrusky an Kurator, 8.8.1935.

[270] UA Bonn, PA 4405 Korth, Schmidt/Dozentenschaft an Rektor, 23.10.1935; ebd., Rektor Pietrusky an Kurator, 25.10.1935.

[271] UA Bonn, PA 4405 Korth, Dekan Stöhr an Rektor, 15.11.1935

[272] UA Bonn, PA 4405 Korth, Kurator an REM, 19.12.1935, Konzept.

[273] UA Bonn, MF 79/106, Bericht Erich von Redwitz, 30.12.1935, Abschrift; ebd., PA 4405, gez. Rektor Pietrusky an Kurator, 11.1.1936, Abschrift. Siehe auch: UA Bonn, PA 4405 Korth, Kurator an REM, 7.2.1936 als eines der zahlreichen Beispiele für Kurator Bachems schlechte Berichterstattung.

[274] MHI Bonn, NL Martini, 1933–1938, Redwitz an Martini, 28.8.1935 siehe auch: UA Bonn, PA 4405 Dekan Redwitz an Rektor, 31.7.1945, Abschrift.

[275] UA Bonn, PA 4405 Korth, Redwitz an Kurator, 30.12.1935; ebd., Redwitz an Dekan Stöhr, 30.12.1935. Siehe auch den zusammenfassenden „Bericht" Redwitz' über den Fall ebd., 30.12.1935.

[276] UA Bonn, PA 4405 Korth, i.A. gez. Fricke/REM an Kurator, 3.3.1936.

Gegner der Partei durchaus bekannt, nicht durchsetzen. Denn noch Anfang 1936 strengte der Rektor gegen Korth vor dem Universitätsrichter Franz Wildt ein Disziplinarverfahren wegen politischer Unzuverlässigkeit an, das zu Korths Verweis von der Universität führte[277]. Redwitz gelang es, ihn im St.-Johannes-Hospital unterzubringen[278]. Von dessen wissenschaftlichen Fähigkeiten überzeugt, konnte Redwitz zwei Jahre später aber doch „unter erheblichen Schwierigkeiten“ durchsetzen, dass Korth an der Chirurgischen Klinik wieder als Assistent angestellt wurde, um sich zu habilitieren[279]. Aus diesem Grund war er 1937 der NSDAP beigetreten; seine Mitgliedschaft in der SA erlosch 1938[280]. Dozentenschaft und NSD-Dozentenbund bereiteten nun keine Probleme mehr, erstellten sogar „positive“ Gutachten[281]. Nach dem Ende des NS-Regimes leitete Korth die Godesberger Ausweichstelle der Chirurgie[282].

Doch nicht nur der Fall Korth, auch die Nichtverlängerung des Vertrages des Assistenten Ernst Derra veranlasste Redwitz zu einem Protest. Korths Schicksal war noch nicht abschließend entschieden, als das Ministerium trotz Befürwortung der Weiterbeschäftigung Derras durch Dekan, Rektor und Dozentenführer den Antrag des Klinikdirektors negativ beschied[283]. Redwitz entschloss sich daraufhin zu einer konkreten Auflistung der Personalsituation und bezeichnete Derra als den einzigen seiner Schüler, „der wirklich das Zeug für einen akademischen Kliniker und Chirurgen besitzen würde“[284]. In seinem der Aufstellung angefügten sechsseitigen Plädoyer für Derra fehlte es nicht an Kritik am NS-System, die er noch deutlicher formulierte als in seiner knapp drei Wochen zuvor dem Dekan überreichten Denkschrift: „Bei der Unsicherheit des akademischen Weges, die jetzt bereits beginnt sich auf den Nachwuchs katastrophal auszuwirken und die besten und tüchtigsten Leute von den Universitätskliniken in die städtischen Anstalten verscheucht, ist es gerade wichtig, dass die jüngeren Assistenten, die sich einigermassen eingelebt haben und die gewillt sind, die grosse Unsicherheit des akademischen Lebens trotz allem auf sich zu nehmen, nicht durch solche Massnahmen noch kopfscheu gemacht werden.“[285] Da Redwitz den Klinikbetrieb

[277] HStA Düsseldorf, NW 1049-53998, Fragebogen der Militärregierung, 24.5.1946.

[278] HStA Düsseldorf, NW 1049-53998, Fragebogen der Militärregierung, 24.5.1946.

[279] HStA Düsseldorf, NW 1049-53988, Dekan Redwitz an Rektor, 31.7.1945, Abschrift.

[280] HStA Düsseldorf, NW 1049-53988, Fragebogen der Militärregierung, 24.5.1946; ebd., Dekan Redwitz an Rektor, 31.7.1945, Abschrift.

[281] UA Bonn, PA 4405 Korth, Chudoba/Leiter der Dozentenschaft an Rektor, 13.12.1937; ebd., Leiter der Dozentenschaft Busch an Rektor, 6.10.1939; ebd., stv. Dozentenbundsführer Klapp an Rektor, 9.1.1942, Durchschlag.

[282] HStA Düsseldorf, NW 1049-53988, Dekan Redwitz an Rektor, 31.7.1945, Abschrift.

[283] UA Bonn, PA 1413, i.A. gez. Jansen/REM an Kurator Bonn, 8.1.1936; ebd., MF 79/106, Redwitz an Dekan Stöhr, 20.1.1936, Abschrift (auch ebd., PA 1413).

[284] UA Bonn, MF 79/106, Redwitz an Dekan Stöhr, 20.1.1936, Abschrift (auch ebd., PA 1413); vgl. Kap. 2.14.1.

[285] UA Bonn, MF 79/106, Redwitz an Dekan Stöhr, 20.1.1936, Abschrift (auch ebd., PA 1413).

gefährdet sah, beantragte er offiziell eine „Nachprüfung" der Vorgänge, die zur Nichtverlängerung von Derras Vertrag geführt hatten[286].

Dabei hob Redwitz nicht nur Derras wissenschaftliche, charakterliche und ärztliche Qualifikation, sondern auch seine „nationalsozialistische Zuverlässigkeit" hervor[287]. Er sei ein „gerader aufrichtiger Charakter, [...] von einer etwas bajuvaren Robustität, aber durchaus ehrlich und grundgütig"[288]. Freilich waren dies nicht unbedingt die Wesenseigenschaften, die der NSDAP und ihren Organisationen wichtig waren. Als Fliegersturmarzt beim Luftsportverband und Teilnehmer an Wehrsportlager (Zossen 1934) und Dozentenakademie (Rittmarshausen 1935) bewegte er sich am unteren Rand des nationalsozialistischen Engagements, obwohl ihm selbst diese Aktivitäten für die Habilitation erforderliche Zeit raubten[289].

Redwitz' Initiative hatte Erfolg. Obwohl Dekan Stöhr sein Begleitschreiben nur halbherzig unterstützend und Rektor Pietrusky das seine völlig neutral formuliert hatten, änderte das Wissenschaftsministerium seinen Erlass und genehmigte Der-

286 UA Bonn, MF 79/106, Redwitz an Dekan Stöhr, 20.1.1936, Abschrift (auch ebd., PA 1413).

287 UA Bonn, MF 79/106, Redwitz an Dekan Stöhr, 20.1.1936, Abschrift (auch ebd., PA 1413). – Der am 6. März 1901 in Passau geborene Katholik Ernst Max Wilhelm Derra besuchte das humanistische Gymnasium Passau und studierte in München, Heidelberg, Wien und erneut München, wo er Physikum und Staatsexamen ablegte. Nach der Praktikantenzeit in Innsbruck und Leipzig wurde er Assistenzarzt an der Medizinischen Universitätsklinik Leipzig. Dort wurde er am 5. August 1927 auch promoviert. Am 1. Mai 1929 wechselte er als Volontär an die Chirurgische Universitätsklinik Bonn. Am 1. Februar 1930 stellte man ihn dort als Assistenzarzt an. Er habilitierte sich am 18. Juli 1936, erhielt am 15. April 1937 die Dozentur übertragen und wurde am 1. April 1938 Oberarzt. 1945 übernahm er die Position des Chefchirurgen am Marienhospital Bonn. – Am 26. Juli 1937 heiratete Derra Hanna Laura Siebel. Aus der Ehe ging am 11. Juni 1939 ein Sohn hervor. – 1919/20 diente er bei der Reichswehr. Im Oktober 1936 nahm er an einer Übung der Sanitätsabteilung 6 in Minden Teil. März/April 1937 übte er bei der Landwehr-Sanitätsstaffel Köln als Unterarzt. Seit dem 1. September 1937 war Derra Assistenzarzt der Reserve der Luftwaffe. Vom 26. August 1939 bis zum 31. Janaur 1940 leistete Derra Kriegsdienst, am 1. Dezember 1939 wurde er zum Oberarzt ernannt. Am 13. Mai 1942 erhielt er das KVK II mit Schwertern, am 9. November 1944 das KVK I mit Schwertern für Bergungsarbeiten nach dem großen Luftangriff auf Bonn und der Organisation des Dransdorfer Operationsbunkers. Er wechselte später nach Düsseldorf. – Während des Studiums trat Derra dem Corps Bavaria München bei. Er war Untergruppenarzt der Fliegeruntergruppe Bonn der Landesgruppe 12, Sturmarzt des Motor-, Ballon- und Fla.-Sturmes Bonn (seit 1.7.1933) und Sanitätssturmführer im NSFK seit September 1937, zuletzt sogar Sanitätsobersturmführer. Er war zudem Mitglied von Dozentenschaft (seit 1935), NSLB, NSV (seit 1935/36), NS Ärztebund (seit 3.2.1937), Reichskolonialbund (seit 1937), Reichsluftschutzbund (seit 1938), NS-Altherrenbund (seit 1939), NSDStB, DRK (seit 1938). Im Mai 1937 wurde er Mitglied der NSDAP (Nr. 4387996). Von Januar bis März 1934 besuchte er ein Schulungslager des SA-Hochschulamtes, im September 1934 die Dozentenakademie in Rittmarshausen. Er war Mitglied zahlreicher Fachverbände und Gesellschaften, unter anderem der Gesellschaft für Chirurgie, der Gesellschaft für Natur- und Heilkunde sowie von GDNÄ und GEFFRUB. Er gab an, 1932 und 1933 Zentrum gewählt zu haben und war Mitglied im Katholischen Akademiker Verband. – Quellen: UA Bonn, PA 1413; HStA Düsseldorf, NW 1002-Med-12141; Literatur: Schadewaldt, Geschichte, S. 15.

288 UA Bonn, MF 79/106, Redwitz an Dekan Stöhr, 20.1.1936, Abschrift (auch ebd., PA 1413).

289 UA Bonn, MF 79/106, Redwitz an Dekan Stöhr, 20.1.1936, Abschrift (auch ebd., PA 1413).

ras Weiterbeschäftigung bis zum 31. März 1937; es stellte anheim, eine neuerliche Vertragsverlängerung „zu gegebener Zeit unter ausführlicher Begründung" zu beantragen[290]. Damit freilich war weder die Personalie Derra erledigt noch die „Frage des Assistentennachwuchses" gelöst[291]. Redwitz selbst schien auch kaum gewillt, sich den politischen Gegebenheiten zu fügen. Nur zu gern entsprach er dem Wunsch von Dekan Stöhr, „Material für die Ausarbeitung einer Denkschrift über die Frage des Assistentennachwuchses" zusammenzustellen[292]. Er lieferte ein 19-seitiges Papier, das seine bereits zuvor geäußerten Grundüberzeugungen ausführlich erläuterte und letztlich die völlige Ausschaltung von Parteiinstanzen vorsah. Von den in Betracht zu ziehenden „Abhilfemaßnahmen" kam nach seiner Auffassung „als beste und radikalste Massnahme" eine „stärkste Siebung der Hochschullehrer und Anstaltsleiter" in Betracht, „dafür aber" die „Übertragung des vollen Vertrauens und der vollen Verantwortung an die Anstaltsleiter und Ordinarien für die Heranbildung des Nachwuchses unter völliger Ausschaltung eines Dozentenführers": „Nirgends ist das Führerprinzip weniger zu entbehren, als gerade in der Leitung einer klinischen Anstalt. Der Leiter einer Chirurgischen Klinik kann Erspriessliches nur leisten als Führer, oder er wird garnichts leisten."[293] Da Redwitz die völlige Realisierung seiner Vorstellungen freilich für „zur Zeit nicht möglich" ansah, forderte er wenigstens eine Offenlegung sämtlicher den potentiellen Assistenten betreffenden Vorgänge in Ministerium, Wehrsportlager und Dozentenakademie sowie eine Entschlackung der Bürokratie[294]. Statt fünf sollten nur noch drei Instanzen mit einer Assistentenanstellung befasst werden, neben Ministerium und Anstaltsleitung lediglich der Dozentenführer oder der Rektor oder der Kurator. Letztlich verlangte Redwitz für die Habilitanden eine Berufungsmöglichkeit bei deren Ablehnung[295].

Erich von Redwitz hatte den Mut, seine gegen die Einflussnahme der NSDAP auf die Auswahl des wissenschaftlichen Nachwuchses gerichtete Position klar zu formulieren. Einzelne politische Konzessionen – Redwitz spricht von „politische[r] Zuverlässigkeit als Grundbedingung" und nimmt Bezug auf das „Führerprinzip" – stand die Schilderung der Fälle Korth und Derra gegenüber, die zu dem Resümee führte: „Auf diese Weise ist nicht weiterzukommen. [...] Nach den bisherigen Erfahrungen sind diese Ablehnungen durchaus nicht immer sachlich begründet. Auf jeden Fall sind sie keineswegs imstande, von vornherein überzeugend zu wirken."[296]

Wenn auch die grundsätzlichen Einwände gegen das von den Nationalsozialisten eingeführte System zur Bestellung von Assistenten keine konkreten Folgen

[290] UA Bonn, PA 1413 Derra, Dekan Stöhr an Rektor, 23.1.1936, Durchschrift; ebd., Rektor Pietrusky an REM durch Kurator, 27.1.1936; ebd., i.A. gez. Fricke/REM an Kurator, 26.2.1936.
[291] UA Bonn, MF-PA 37, Redwitz an Stöhr, 2.3.1936.
[292] UA Bonn, MF-PA 37, Redwitz an Stöhr, 2.3.1936.
[293] UA Bonn, MF-PA 37, Redwitz an Stöhr, 2.3.1936.
[294] UA Bonn, MF-PA 37, Redwitz an Stöhr, 2.3.1936.
[295] UA Bonn, MF-PA 37, Redwitz an Stöhr, 2.3.1936.
[296] UA Bonn, MF-PA 37, Redwitz an Stöhr, 2.3.1936.

hatten, so führte Redwitz' engagiertes Eintreten für seine bedrohten Mitarbeiter nicht nur zur Rückkehr Korths an die Bonner Universitätschirurgie, sondern auch zum allmählichen Aufstieg Ernst Derras innerhalb der Klinik. Während Derras Habilitationsverfahren musste Redwitz mehrfach einschreiten. Der Direktor der Augenklinik, Dozentenbundleiter und spätere Straßburger Gründungsrektor Karl Schmidt vermisste in den von Derra „aufgestellten Thesen die Stellungnahme zu wirklich grossen wissenschaftlichen und ärztlichen Problemen der Medizin"[297]. Redwitz widersprach: „Sämtliche Thesen" Derras berührten „‚recht grosse wissenschaftliche Probleme', welche Bedeutung für die Heilkunde besitzen"[298]. Trotzdem zeigte er sich kompromissbereit und riet Derra einige seiner Thesen allgemeiner zu fassen[299]. Schließlich erkannte Schmidt die wissenschaftliche „Befähigung" Derras an, gab aber ein politisch ungünstiges Gutachten ab: „Keinerlei Klarheit" sei „über seine Einsatzbereitschaft und politische Einstellung" zu gewinnen[300]. „Fest" stehe „auf jeden Fall, dass D. vor 1933 ein entschiedener Gegner des Nationalsozialismus und ein Anhänger des politischen Katholizismus gewesen ist"[301]. Schmidts Abschlusssatz lautet: „Wie weit er sich inzwischen umgestellt hat, konnte ich, trotzdem ich mich gerade in dieser Richtung eingehend erkundigt habe, nicht feststellen."[302] Dieses Votum stoppte das Habilitationsverfahren nicht, gestaltete aber die Bemühungen um einer erneute Verlängerung von Derras Arbeitsvertrag schwieriger, zumal Schmidt auf einen entsprechenden, ausführlich begründeten Antrag Redwitz' hin seine Bedenken in verschärfter Form erneuerte[303]. Über Derras „wenig kameradschaftliche und verschlossene Art", die „eine gedeihliche Zusammenarbeit mit ihm recht schwierig" gestalte, werde übereinstimmend geklagt. Schmidt betonte seine „Bedenken wegen der politischen Einstellung" Derras und bezweifelte dessen Bereitschaft, „sich jederzeit rückhaltlos für Staat und Bewegung einzusetzen"[304]. Während Schmidt Derras Weiterbeschäftigung „nicht ohne weiteres befürworten" konnte, unterstützte Dekan Stöhr den entsprechenden Antrag Redwitz' „voll und ganz"[305]. Auch Schmidt mäßigte sich, als er im Januar 1937 – nunmehr als Rektor – erneut um eine Stellungnahme gebeten wurde, als Derra zur Dozentur zugelassen werden sollte. Er stimmte seinem Nachfolger im Amt des Dozentenschaftsleiters Leonard Grebe zu, der die Entscheidung von den Eindrücken abhängig machen

297 UA Bonn, MF-PA 37, Gutachten Schmidt, 15.5.1936.

298 UA Bonn, MF-PA 37, Stellungnahme Redwitz, 26.5.1936.

299 UA Bonn, MF-PA 37, Stellungnahme Redwitz, 26.5.1936.

300 UA Bonn, PA 1413, gez. Schmidt an Rektor, 17.7.1936, Durchschlag.

301 UA Bonn, PA 1413, gez. Schmidt an Rektor, 17.7.1936, Durchschlag.

302 UA Bonn, PA 1413, gez. Schmidt an Rektor, 17.7.1936, Durchschlag.

303 UA Bonn, PA 1413, Redwitz an Wissenschaftsminister durch Kurator über Dekan MF, Rektor und „Dozentenführer", 5.8.1936, Abschrift.

304 UA Bonn, PA 1413, gez. Schmidt an Rektor, 14.9.1936, Durchschlag.

305 UA Bonn, PA 1413, gez. Schmidt an Rektor, 14.9.1936, Durchschlag; ebd., gez. Dekan Stöhr an Dozentenbundleiter, 6.8.1936, Abschrift.

wollte, die man von Derra als Teilnehmer eines Gemeinschaftslagers und eines Lehrgangs der Dozentenakademie gewinnen würde[306].

Als sich wenige Tage später, ebenfalls im Januar 1937 herausstellte, dass der im August des Vorjahrs eingereichte Antrag auf Weiterbeschäftigung Derras mitsamt den Begleitpapieren nicht in Berlin vorlag, wurde auch Dekan Siebke deutlich und näherte sich der Tonlage Redwitz' an. Siebke sprach von „vermeidbare[n] Verzögerungen und Nachlässigkeiten im Geschäftsbetrieb“ und drängte Dozentenschaftsleiter, Rektor und Kurator auf Erledigung „in kürzester Frist“[307].

Schließlich war Derras Weiterbeschäftigung gesichert und seine Lehrtätigkeit genehmigt. Als sich Redwitz 1938 für die Ernennung seines Assistenten als Nachfolger Naegelis zum Oberarzt einsetzte, schwanden die kritischen Töne der NS-Verantwortlichen. Rektor Schmidt glaubte im April 1938 feststellen zu können, Derra habe „sich in seinem Wesen vollkommen umgestellt“ und befürwortete „daher“ ebenso wie der neue Dozentenschaftsleiter Chudoba „seine Ernennung zum Oberarzt“[308]. Und trotzdem entschied das Ministerium anders, nach Ansicht Redwitz' „katastrophal“[309]. Man sah von einer Ernennung Derras zum Oberarzt „mit Rücksicht auf seine nicht völlig geklärte politische Einstellung“ ab und empfahl ihm, an eine Chirurgische Universitätsklinik in Nord- oder Ostdeutschland zu wechseln[310]. Redwitz machte in einem halbprivaten Schreiben an Dekan Siebke seinem ersten Ärger Luft, hielt sich aber auch in seinem offiziellen Protest an den Wissenschaftsminister nicht zurück. Dabei brachte er die Sprache geschickt auf die angebliche politische Unzuverlässigkeit Derras, um seiner alten Forderung nach Transparenz Nachdruck zu verleihen. Denn „einem Mann, dessen politische Einstellung nicht völlig geklärt sein soll“, könne er nicht „auch nur vorübergehend die Verwaltung der Oberarztstelle der Klinik [...] überlassen“[311]. Redwitz aber machte deutlich, dass man in Berlin wohl alte Akten überbewerte und Derras Parteinahme für den Nationalsozialismus als Parteigenosse (Nr. 4387996 seit Mai 1937), Fliegersturmarzt und Reserveoffizier übersehe. Die Aufforderung, an eine andere Universitätsklinik zu wechseln, bedeute „nichts anderes als die Herausdrängung aus der akademischen Laufbahn“[312].

Redwitz' Antrag auf Rücknahme des jüngsten Ministeriumserlasses wurde von allen verantwortlichen Bonner Instanzen unterstützt, auch wiederum von Rektor

[306] UA Bonn, PA 1413, Grebe/Dozentenschaftsleiter an Rektor, 7.1.1937; ebd., gez. Schmidt/Rektor an Wissenschaftsminister durch Kurator, 11.1.1937, Durchschlag.

[307] UA Bonn, PA 1413, gez. Dekan Siebke an Dozentenschaftsleiter, Rektor und Kurator, 15.1.1937, Abschrift. – Siehe auch: ebd., gez. Siebke an Redwitz, 14.1.1937, Abschrift; gez. Redwitz an Dekan, 14.1.1937, Abschrift; ebd., Grebe/Dozentenschaftsleiter an Rektor, 16.1.1937.

[308] UA Bonn, PA 1413, Chudoba/Dozentenschaftsleiter an Rektor, 25.4.1938; ebd., gez. Rektor Schmidt an Kurator, 27.4.1938, Abschrift.

[309] UA Bonn, PA 1413, Redwitz an Siebke, 13.6.1938.

[310] UA Bonn, PA 1413, i.A. gez. Scheer/REM an Kurator Bonn, 2.6.1938.

[311] UA Bonn, PA 1413, i.A. gez. Scheer/REM an Kurator Bonn, 2.6.1938.

[312] UA Bonn, PA 1413, gez. Redwitz an Wissenschaftsminister durch Dekan, Rektor, „Dozentenführer“ und Universitätskurator, 24.6.1938, Durchschlag.

Schmidt[313]. Redwitz war es gelungen, aufgrund der schwierigen Personalsituation Derra als geradezu unverzichtbar dazustellen. Derra, der von den Vorgängen nicht unterrichtet wurde, hatte dieser massiven Intervention die Revision der Ministeriumsentscheidung zu verdanken. Konzentriert finden sich in dem entsprechenden Erlass sämtliche Vorbehalte des Wissenschaftsministeriums gegenüber dem Universitätsstandort Bonn und gegenüber Derra. Zugleich wird in dem Papier deutlich, wie wichtig die Anpassungsbereitschaft Derras für die Berliner Entscheidungsträger war: „Der Erlaß vom 2. Juni 1938 [...] ist auf die von dort früher in der Personalangelegenheit Derras vorgelegten Berichte zurückzuführen [...]. Die gegnerische politische Einstellung Derras in der Zeit vor der Machtübernahme ist hiernach als festgestellt anzusehen. Ebenso ist sein starker Einsatz im deutschen Luftsportverband, dem jetzigen NSFK., für die Zeit nach der Machtübernahme festzustellen. Es erschien noch im vorigen Jahre den dortigen Dienststellen zweifelhaft, ob Einsatz und Haltung Derras im NSFK. auf Zweckmäßigkeitserwägungen zurückzuführen oder wirklich durch eine innere Umstellung bedingt sind. Angesichts dieser Verhältnisse hätte der unterzeichnete Sachbearbeiter sich zweifellos gegen eine Verleihung der Dozentur in Bonn, wo der politische Katholizismus heute noch sehr aktiv ist, ausgesprochen. Eine Reihe anderer preußischer Universitäten wären für Dr. Derra bestimmt geeigneter gewesen. Die späteren Berichtsausführungen [...] vermochten die früher von dort geäußerten Zweifel an der unbedingten politischen Zuverlässigkeit Derras nicht überzeugend zu beheben, zumal sich teilweise Widersprüche gegenüber der früheren Beurteilung ergaben. Daß Dr. Derra inzwischen Parteigenosse geworden ist und dem Reserveoffizierkorps angehört, war seither unbekannt und wurde erst jetzt von Ihnen mitgeteilt. So sehr es mir auch heute noch an sich erwünscht erscheint, daß Dr. Derra bei gegebener Gelegenheit die Hochschule wechselt, kann ich mich nicht der Einsicht verschließen, daß die besonderen Kliniksverhältnisse in Bonn z.Zt. sein dortiges Verbleiben erfordern."[314] Die Beschäftigungszeit Derras wurde verlängert und seine Ernennung zum Oberarzt gebilligt[315].

Redwitz prangerte auch in der Folgezeit die insbesondere für die Assistenten folgenschwere Bürokratisierung an. Obwohl, so hob er zwei Jahre nach seinen Divergenzen mit Karl Schmidt hervor, mittlerweile eine „vertrauensvolle Zusammenarbeit" zwischen Dozentenbundsführer und Klinikdirektor erreicht sei, funktioniere, wie der Fall Derra zeige, das System nicht[316].

[313] UA Bonn, MF-PA 37, Dekan Siebke an Rektor und „Gaudozentenbundsführer", 26.6.1938; ebd., PA 1413, Leiter der Dozentenschaft an Rektor, 4.7.1938, Durchschlag; ebd., gez. Rektor Schmidt an Wissenschaftsministerium durch Kurator, 11.7.1938, Konzept.

[314] UA Bonn, PA 1413, i.A. gez. Scheer/REM an Kurator Bonn, 25.7.1938.

[315] UA Bonn, PA 1413, i.A. gez. Scheer/REM an Kurator Bonn, 25.7.1938. Es entstanden freilich weitere Schwierigkeiten und Missverständnisse. Siehe ebd., gez. Redwitz an Wissenschaftsminister durch Kurator, Dekan, Rektor und „Dozentenführer", 12.8.1938; ebd., Rektor Schmidt an Wissenschaftsminister durch Kurator, 8.9.1939, Abschrift.

[316] UA Bonn, MF-PA 37, Redwitz an Dekan, 15.8.1938. Siehe auch: ebd., Denkschrift Redwitz', o.D. [Februar/März 1938], am 22.8.1938 Siebke zugeleitet.

Derra aber musste in Bonn zunächst nicht mehr mit Opposition rechnen. Als im Sommer seine Ernennung zum Dozenten neuer Ordnung und eine erneute Vertragsverlängerung anstanden, gab es keinen ernsthaften Widerspruch[317]. Kritik an Derras Wesen wusste Dekan Siebke in beinahe humorvoller Weise abzuschwächen: „Die etwas laute und polternde Art, in der Derra mit seinen Kollegen, den Schwestern und allen übrigen Belegschaftsmitgliedern umgeht, wird, soweit ich das beurteilen kann, häufig zu ernst genommen. Derra explodiert leicht; er hat selbst ein rasches Arbeitstempo und löst deshalb gelegentlich bei Mitarbeitern, die weich oder weniger rasch sind, einen gewissen passiven Widerstand aus, während er mit anderen, die auch aus hartem Holz geschnitzt sind, gelegentlich laut zusammenknallt. Derra ist eben ein Chirurg, womit zwar nicht gesagt werden soll, dass Chirurgen etwas laut und reizbar sein müssen, die Erfahrung lehrt jedoch, dass gerade Chirurgen es häufig sind."[318]

Im Laufe des Krieges wurden Derras Sympathien für NS-Gegner aber offenbar wieder deutlicher. Rektor Heinrich Konen berichtete, 1943 habe es „an einem Haar" gehangen, dass Derra „auf Verlangen der Dozentenschaft und des Rektors wegen seiner Gegnerschaft zum Nationalsozialismus entlassen werden sollte"[319].

Die Vorbehalte des Ministeriums gegenüber Derra, Korth und auch von Redwitz waren natürlich nicht unbegründet. Vor allem im Verborgenen handelten diese Ärzte entgegen den Bestimmungen des „Dritten Reichs"[320]. Nach dem Ende des NS-Regimes geriet Ernst Derra in große Erklärungsnöte, da er sich durch seinen Parteieintritt 1937 durchaus den politischen Verhältnissen angepasst hatte. Derra aber scheint einer derjenigen gewesen zu sein, die man ohne Vorbehalte als nur nominelles NSDAP-Mitglied bezeichnen kann[321].

3.2.4. Wladimir Lindenberg, dreifach verfolgt

Der 1902 in Moskau geborene Wladimir Lindenberg geriet aus wenigstens drei Gründen in das Visier seiner nationalsozialistischen Verfolger[322]. Er war russi-

[317] UA Bonn, PA 1413, gez. Dozentenschaftsleiter Busch an Rektor, 9.6.1939, Abschrift; ebd., gez. Rektor Schmidt an Wissenschaftsminister durch Kurator, 23.6.1939; ebd., Dozentenschaftsleiter Busch an Rektor, 7.7.1939; ebd., „Dozentenbundsführer" Busch an Rektor, 29.8.1939 („In politischer Hinsicht [...] kann hier betont werden, dass sich Dr. D. [...] in den letzten Jahren grosse Mühe gegeben hat.").

[318] UA Bonn, PA 1413, Dekan Siebke an Rektor, 19.6.1939.

[319] HStA Düsseldorf, NW 1002-Med-12141, Sitzungsprotokoll Berufungskammer für den Entnazifizierungsausschuss Stadtkreis Düsseldorf, 8.1.1948.

[320] Vgl. Kap. 3.2.3. und Kap. 2.14.1.

[321] Vgl. Kap. 3.2.3.

[322] Wladimir Lindenberg (Tschelischtschew) wurde am 16. Mai 1902 in Moskau geboren, wo er bis 1917 das schweizerische Reformierte Gymnasium besuchte. Nach eingen Monaten Dienst bei der Reichswehr (1919/20) legte er 1921 an der Oberrealschule Remscheid das Abitur ab und nahm noch im selben Jahr das Studium an der Universität Bonn auf. 1927 legte er das ärztliche Staatsexamen ab, 1928/29 wurde er promoviert. Nach einem Jahr an der Medizinischen Poliklinik wurde er am 16. März 1928 approbiert und übernahm dort die Stellung eines

scher Emigrant, wurde als Mitglied der Nerother Jugendbewegung von der bündischen Idee geprägt und galt als homosexuell[323]. Nicht hilfreich war daher, dass „er im strikt nationalsozialistisch ausgerichteten Institut für Hirnverletzte des Professors Poppelreuter" arbeitete, wo er seit seiner Anstellung 1931 ohnehin „einen schweren Stand" hatte[324]. Der Fall ist unter anderem deshalb bekannt geworden, weil Lindenberg selbst in zahlreichen Publikationen von seinem Schicksal berichtet hat und als Autor von Belletristik, Gesundheitsratgebern, medizinischen, religiösen, ethisch-philosophischen, (literatur-)historischen und psychologischen Werken sowie als Herausgeber wissenschaftlicher Zeitschriften biographisches Interesse weckte[325].

Lindenberg war wohl der Sohn des Komponisten und Pianisten Alexander Tschelischtschew und seiner Frau Jadwiga Studenska. Die Eltern trennten sich bald. Seine Mutter heiratete den Remscheider Industriellen Karl Lindenberg, der in Moskau Schmalspurbahn-Fabriken besaß. Nachdem auch diese Ehe geschieden wurde, fanden Wladimirs Eltern im Jahre 1915 wieder zusammen. Während der Revolution wurde die Familie, die lebhafte Kontakte zur Zarenfamilie gepflegt hatte (Großfürstin Elisabeth, die Schwester der Zarin, war Wladimirs Taufpatin) auseinandergerissen. Der gerade 15-jährige Wladimir entging in der Haft 1917 nur knapp der Erschießung und floh Ende 1918 nach Deutschland, wohin ihm ein Jahr darauf die Mutter folgte. Der Vater starb nach längerer Haft 1921 in der Ukraine.

Nach seiner Flucht wohnte Wladimir Tschelischtschew bei seinem Stiefvater in Remscheid, der nach einer Internierung während des Ersten Weltkriegs Russland verlassen hatte. Er nahm dessen Namen an, ging 1919/20 als Freiwilliger zur Reichswehr und machte zu Ostern 1921 das Abitur. Daraufhin studierte Lindenberg in Bonn Medizin, wurde dort 1928/29 promoviert und erhielt eine Assisten-

Volontärassistenten. – Literatur: Wladimir Lindenberg, Ueber Blutdrucksteigerung und Apoplexie, Diss. med. Bonn 1929, S. 36; Wladimir Lindenberg (Tschelischtschew), Meine Begegnung mit Wolfgang Kasack, in: Frank Göbler/Irmgard Lorenz/Angela Martini-Wonde/ Wolfgang Schriek/Marianne Wiebe (Hg.), Literarischer Dialog. Festschrift für Wolfgang Kasack zum 65. Geburtstag, Mainz 1992 (= Deutsch-russische Literaturbeziehungen. Forschungen und Materialien, 4), S. 174. – Zur Biographie Lindenbergs vgl. im einzelnen Wolfgang Kasack, Schicksal und Gestaltung. Leben und Werk Wladimir Lindenbergs, München/Basel 1987 (stark gekürzt auch in: Wolfgang Kasack, Kurzbiographie, in: Gertrud Züricher <Hg.>, Wladimir Lindenberg. Ein Portrait in Texten und Bildern, München/Basel 1993, S. 10–13); Karl Haass, Anmerkungen zu Wladimir Lindenbergs fachwissenschaftlichen Veröffentlichungen, in: Wladimir-Lindenberg-Gesellschaft e. V. (Hg.), Festschrift zum 100. Geburtstag von Wladimir Lindenberg am 16. Mai 2002, Berlin 2002, S. 61–62.

323 Vgl. Karl Gutzmer, Chronik der Stadt Bonn, Dortmund 1988, S. 160, 184 u. ö.

324 Senatsbeschluss vom 5. November 1998, in: Borchard, Opfer, S. 13–24, S. 17.

325 Eine 1993 vorgelegte Bibliographie verzeichnet 36 Titel (Züricher, Lindenberg, S. 159). – Dass Lindenbergs nach 1945 dargelegte Einsichten häufig konservativ geprägt, keineswegs frei von Vorurteilen und typisch für den Sprachgebrauch der 1950er Jahre sind, zeigt beispielhaft W.[ladimir] Lindenberg, Praktikum der Menschenkenntnis für Polizeibeamte, Berlin/Köln 1956: Bei Homosexuellen ist „etwas nicht ganz in Ordnung" (ebd., S. 121), Prostituierte treiben ihr „Unwesen" (ebd., S. 121) und „sind meistens sexuell stark triebhafte, willensschwache und unbeständige, auch arbeitsscheue Personen" (S. 122). Vgl. Schuller, Entartung, passim.

tenstelle[326]. Nach einer damals nicht ungewöhnlichen einjährigen Unterbrechung als Schiffsarzt wechselte er in die Stellung eines Oberarztes an die Fachstation für Hirnverletzungen des Bonner Instituts für klinische Psychologie[327].

Die Verantwortung der Medizinischen Fakultät ist konkret fassbar. Am 25. Juni 1937 richtete Dekan Siebke „an die Herren Fakultätsmitglieder, Bonn“ das folgende Ersuchen: „Da nach der Anlage der Arzt Dr. Waldemar *Lindenberg* wegen Unzucht zu einer Gefängnisstrafe von 4 Jahren verurteilt wurde, bitte ich um Zustimmung, dass die Fakultät[,] dem Arzt Dr. Lindenberg den Titel Dr. med. entzieht und gleichfalls bei dem Herrn Minister des Innern den Antrag stellt, die Approbation für Deutschland zu entziehen.“[328] Dem Antrag wurde stattgegeben.

Lindenberg wurde ins Straflager Neusustrum verbracht. Dass er 1941 entlassen wurde, verdankt er nach den Angaben seines Biographen Wolfgang Kasack „der Fürsprache namhafter Patienten und Freunde, unter ihnen Sven Hedin“, nicht zuletzt aber wohl seinem „Einverständnis“, sich unfruchtbar machen zu lassen[329]. Die letzten Jahre der NS-Herrschaft verbrachte er in Berlin, wo er in einer pharmazeutischen Firma (Diwag) angestellt war, an Buchprojekten arbeitete und seine spätere Ehefrau kennen lernte[330]. Nun durch Fliegerangriffe häufig in Lebensgefahr, erfuhr er vom Soldatentod seines Bruders Paul und vom Verlust mehrerer enger Freunde[331]. Nach Bonn zog es ihn nach Kriegsende offenbar nicht. Aus der Haft der in Berlin einmarschierten Roten Armee konnte er entkommen. Bald darauf engagierte sich Lindenberg für den Neuaufbau des Gesundheitswesens und speziell für Personen, die während des Krieges Angehörige verloren hatten; er betreute Körperbehinderte und inspizierte im offiziellen Auftrag Gefängnisse[332]. Am 1. Mai 1947 nahm er seine ärztliche Tätigkeit wieder auf, in der Hirnverletztenabteilung des Evangelischen Waldkrankenhauses Berlin-Spandau. Ab 1959 führte er seine eigene Praxis und widmete sich vor allem seinen künstlerischen Neigungen, neben der Literatur vor allem Wirkarbeiten und der Malerei[333].

326 Lindenberg, Blutdrucksteigerung.

327 Nach Borchard, Opfer, S. 17 war Karl Lindenberg nicht Wladimirs Stiefvater, sondern sein Vater. So schreibt es Lindenberg selbst in seinem Lebenslauf von 1928, der seiner Dissertation beiliegt (Lindenberg, Blutdrucksteigerung, S. 36).

328 UA Bonn, MF 79/191, Dekan Siebke an Fakultätsmitglieder, 25.6.1937, Konzept.

329 Kasack, Kurzbiographie, S. 11. – Schreiben Karl Haaß an Ralf Forsbach, 28.7.2004: „Durch Zustimmung zu dieser Operation wurde Herr Lindenberg von der sonst sicheren Einweisung in das KZ Sachsenhausen zurückbehalten.“

330 Vgl. Kasack, Kurzbiographie, S. 11.

331 Vgl. Wladimir Lindenberg, Die Unvollendeten. Lebensläufe früh verstorbener Dichter, Hamburg 1948, S. 10.

332 Vgl. neben Kasack Wladimir Lindenberg, Tragik und Triumph großer Ärzte, Ulm 1948 (= Forschung und Humanität, 4), S. 199.

333 Vgl. Züricher; Lindenberg, S. 23 ff.

3.2.5. Kurt Gottschaldt, des Kommunismus verdächtig

Als Assistent von Otto Löwenstein geriet der an der Philosophischen Fakultät Psychologie lehrende Privatdozent Kurt Gottschaldt kurz nach der Machtübertragung an die Nationalsozialisten in das Visier der neuen Herrscher. Am 4. Mai 1933 fand sich sein Name in einem Aufruf des Führers der Studentenschaft der Universität Bonn Walter Schlevogt[334]. Darin wurden die Studenten ersucht, neben den „Vorlesungen" Gottschaldts auch die des evangelischen Theologen Fritz Lieb, des Historikers Fritz Kern und des Lektors am Englischen Seminar Karl Engeroff „geschlossen zu meiden"[335]. Der bereits am Folgetag wieder abgehängte Aufruf war von Rektor Pietrusky genehmigt worden[336]. Im Gespräch mit Gottschaldt offenbarte Pietrusky seine Unfähigkeit: Die Gründe für den Boykottaufruf gegen Gottschaldt kenne er nicht; genehmigt habe er den Aufruf, weil er als Rektor viel zu unterschreiben habe[337]. Kurator Proske erklärte Pietruskys Verhalten im Nachhinein damit, dieser habe ein noch offensiveres Vorgehen der Studenten verhindern wollen[338]. Immerhin fielen die Vorgänge in die aufgewühlten Tage vor der Bonner Bücherverbrennung in der Nacht zum 10. Mai 1933[339].

Erledigt aber war die Angelegenheit nicht. Als Gottschaldt im Sommer 1933 beantragte, „wegen einer angeblichen Patentgeschichte" (so ein Aktenvermerk der Bonner politischen Polizei) nach Frankreich reisen zu dürfen, wurde ihm der notwendige Sichtvermerk verweigert, „weil er als politisch unsicher" galt[340]. In dem Aktenvermerk wurde darin erinnert, dass er bei Löwenstein beschäftigt gewesen sei, er wie seine Frau unter Kommunismusverdacht stehe und in aufgefundenen Briefen die Anrede „Genosse" benutzt habe[341]. Kurator Proske, der schon im Mai zugunsten der von dem Boykottaufruf Betroffenen interveniert hatte, sah sich zu einer Klarstellung gegenüber dem Reichserziehungsministerium veranlasst[342]. Die Ermittlungen hätten ergeben, „dass für den fraglichen Verdacht gar keine Gründe gegeben sind und dass die angegebenen Gründe nur bei einer ober-

334 Zu Schlevogt vgl. Höpfner, Universität, S. 119 f.

335 Zit. n. Höpfner, Universität, S. 123. – Zu Lieb vgl. Martin Rohkrämer, Fritz Lieb 1933–1939. Entlassung – Emigration – Kirchenkampf – Antifaschismus, in: Leonore Siegele-Wenschkewitz/Carsten Nicolaisen (Hg.), Theologische Fakultäten im Nationalsozialismus, Göttingen 1993 (= Arbeiten zur kirchlichen Zeitgeschichte, Reihe B, 18), S. 181–197, passim.

336 Zu dem Aufruf vgl. Kap. 2.7.1. und Höpfner, Universität, S. 123 ff.

337 Vgl. Höpfner, Universität, S. 124, Anm. 4.

338 Vgl. Höpfner, Universität, S. 123 f. unter Bezug auf UA Bonn, Kur H 1, Bd. 6, Kurator Proske an REM, 9.5.1933.

339 Vgl. Anonymus, Flamme empor! Die Bonner Studenten-Kundgebung „Wider den undeutschen Geist", in: General-Anzeiger, 11.5.1933 (auch in: Becker/Stauf/van Rey/van Rey, Machtergreifung, Nr. 172).

340 GStA PK Berlin, Rep. 76 V a, Sekt. 3, Tit. IV, Nr. 23, Bd. VIII, Aktenvermerk der politischen Kriminalabteilung Bonn, 13.7.1933, Abschrift für Kurator Bonn.

341 GStA PK Berlin, Rep. 76 V a, Sekt. 3, Tit. IV, Nr. 23, Bd. VIII, Aktenvermerk der politischen Kriminalabteilung Bonn, 13.7.1933, Abschrift für Kurator Bonn.

342 Vgl. Höpfner, Universität, S. 123 f.

flächlich geistlosen Beurteilung für den fraglichen Verdacht ausgenutzt werden konnten"; dies sei vom Landeshauptmann „Prof. Poppelreuter als dem Kommissar der Provinz für die genannte Heilanstalt an Stelle von Prof. Löwenstein bestätigt" worden[343].

Auch Kurator Proske selbst hatte Ermittlungen angestellt. Danach war es Gottschaldts früherer Kollege Hoppe, der nach einem „Missvergnügen [...] sehr beklagenswerte Angriffe persönlicher Art gegen einen in gewisser Hinsicht vorgeordneten Lehrer bzw. Mitarbeiter", nämlich Gottschaldt, geführt habe[344]. In einer vom Kurator einberufenen Runde aller Beteiligten erklärte Hoppe, Gottschaldt habe „ihm einmal vor Jahren erzählt [...], dass er zur Zeit der Revolution 1918/19 Kommunist gewesen und beim Kapp-Putsch geflohen sei"[345]. Dem widersprach Gottschaldt nach dem Bericht von Kurator Proske zwar nicht; der Beschuldigte betonte aber, „dass er im Jahre 1918/19 noch Gymnasiast war (er ist 1902 geboren)"[346]. Eine Reise nach Moskau 1928 habe rein wissenschaftlichen Charakter gehabt und die Anrede „Lieber Genosse" in Briefen sei in Rußland auch unter Nichtparteimitgliedern üblich[347]. Gottschaldts Ehefrau sei 1924/25 in der linksliberalen, aber keinesfalls kommunistischen Malik-Buchhandlung in Berlin als Volontärin tätig gewesen[348].

Proske ging gegenüber dem Reichserziehungsministerium in die Offensive: „Es muss daher schon ausgesprochen werden, dass es höchst bedauerlich ist, dass junge wissenschaftlich strebende Menschen offensichtlich auf Grund böswilliger Angebereien in Situationen gebracht werden, welche den Ruin ihres ganzen Lebens bedeuten können."[349] Abschließend bat er um ein Stipendium für Gottschaldt, das für die Dauer eines Jahres tatsächlich bewilligt wurde[350]. Zugleich erhielt er eine halbe unplanmäßige Assistentenstelle im Psychologischen Institut zugeteilt[351]. Am 1. April 1935 wechselte Gottschaldt an das Kaiser-Wilhelm-

343 GStA PK Berlin, Rep. 76 V a, Sekt. 3, Tit. IV, Nr. 23, Bd. VIII, Kurator Proske an REM, 28.7.1933; vgl. hierzu ebd., Der Landeshauptmann der Rheinprovinz i.V. Kitz an Poppelreuter, 20.6.1933, Abschrift und ebd., Gottschaldt an Behn/Psychologisches Institut Bonn, 27.7.1933. – Der erste Landesrat Wilhelm Kitz war der Stellvertreter von Landeshauptmann Heinz Haake.

344 GStA PK Berlin, Rep. 76 V a, Sekt. 3, Tit. IV, Nr. 23, Bd. VIII, Kurator Proske an REM, 28.7.1933.

345 GStA PK Berlin, Rep. 76 V a, Sekt. 3, Tit. IV, Nr. 23, Bd. VIII, Kurator Proske an REM, 28.7.1933.

346 GStA PK Berlin, Rep. 76 V a, Sekt. 3, Tit. IV, Nr. 23, Bd. VIII, Kurator Proske an REM, 28.7.1933.

347 GStA PK Berlin, Rep. 76 V a, Sekt. 3, Tit. IV, Nr. 23, Bd. VIII, Kurator Proske an REM, 28.7.1933.

348 GStA PK Berlin, Rep. 76 V a, Sekt. 3, Tit. IV, Nr. 23, Bd. VIII, Kurator Proske an REM, 28.7.1933.

349 GStA PK Berlin, Rep. 76 V a, Sekt. 3, Tit. IV, Nr. 23, Bd. VIII, Kurator Proske an REM, 28.7.1933.

350 GStA PK Berlin, Rep. 76 V a, Sekt. 3, Tit. IV, Nr. 23, Bd. VIII, Kurator Proske an REM, 28.7.1933; ebd., REM an Kurator Bonn, 12.9.1933.

351 GStA PK Berlin, Rep. 76 V a, Sekt. 3, Tit. IV, Nr. 23, Bd. VIII, REM an Kurator Bonn, 12.9.1933.

Institut für Anthropologie, menschliche Erblehre und Eugenik in Berlin, wo er die Leitung der neu errichteten Abteilung für Erbpsychologie übernahm[352]. 1936 organisierte er für seine Forschungen ein „Zwillingslager" zur „Beobachtung psychologischer Einzelheiten und von Gesamtpersönlichkeit"[353]. Gottschaldt, der 1936 in den NS-Dozentenbund eintrat, wurde nie Mitglied der NSDAP. 1939 lehnte er zum Ärger des Ministeriums eine Professur in Breslau ab und galt 1946 als unbelastet, so dass er unter anderem mit Robert Havemann über Otmar von Verschuer, der ihn als Verleumder ansah, gutachtete[354]. 1946 wurde er Professor in (Ost-)Berlin, 1962 in Göttingen[355].

3.2.6. Georg Hensel, der Fakultät verwiesen

Georg Hensel, nach dem Zweiten Weltkrieg Chefarzt der Heilstätte Lautrach über Memmingen, wurde 1933 „wegen politischen Angriffs gegen einen Herrn der medizinischen Fakultät verwiesen" und fand unter dem späteren Bonner Dekan Friedrich Tiemann an der Medizinischen Klinik Kiel Aufnahme[356].

3.2.7. Der Fall Hans Rupp. Ein SS-Mann als Opfer des nationalsozialistischen Denunziators Walter Blumenberg

Der Hygieniker Walter Blumenberg zählte zu den für Kollegen gefährlichsten Nationalsozialisten an der Universität Bonn[357]. Schnell aber geriet Blumenberg ins Abseits. Ausschlaggebend hierfür war eine Attacke, die sich nicht etwa gegen einen Juden, sondern gegen einen anderen SS-Mann richtete, den Gynäkologen Hans Rupp[358].

[352] AMPG Berlin, I, 3, Halbjahresbericht des Kaiser-Wilhelms-Instituts für Anthropologie, menschliche Erblehre und Eugenik, Oktober 1935.

[353] AMPG Berlin, Va/16, von Lewinski an Heubner, 23.12.1946; vgl. Mitchell G. Ash, Verordnete Umbrüche – Konstruierte Kontinuitäten: Zur Entnazifizierung von Wissenschaftlern und Wissenschaften nach 1945, in: Zeitschrift für Geschichtswissenschaft, 45 (1995), S. 903–922, S. 917 f.

[354] AMPG Berlin, I, 3, Halbjahresbericht des Kaiser-Wilhelms-Instituts für Anthropologie, menschliche Erblehre und Eugenik, Oktober 1935. Vgl. Müller-Hill, Wissenschaft, Zeitzeugengespräch mit Helmut von Verschuer, S. 129.

[355] Vgl. Höpfner, Universität, S. 334; zu Gottschaldt vgl. zudem M.[ichael] Stadler, Das Schicksal der nicht emigrierten Gestaltpsychologen im Nationalsozialismus, in: C.[arl] F.[riedrich] Graumann (Hg.), Psychologie im Nationalsozialismus, Berlin u.a. 1985, S. 139–164, 152 ff.; Lösch, Rasse, S. 342 ff.

[356] HStA Düsseldorf, NW 1053-112, Eidesstattliche Erklärung Georg Hensel, 14.10.1946. Vgl. Kap. 10.2.12.

[357] Zu Blumenberg vgl. Kap. 2.6.1.

[358] Der Protestant Hanns Hermann Rupp wurde am 17. September 1900 in Pforzheim geboren. Nach dem Besuch des Pforzheimer humanistischen Gymnasiums legte er 1919 die Reifeprüfung ab. Anschließend studierte er Medizin in Freiburg, Hamburg und München, wo er 1926

Rupp war 1933 der SS beigetreten, ohne sich deren Charakter bewusst zu sein. Darauf deuten mehrere Aussagen aus der Nachkriegszeit hin, die auf Rupps unpolitisches Wesen, seine Eitelkeit und sein gespanntes Verhältnis zum Bonner SA-Standartenführer Willi Himmelmann verweisen. Als junger Arzt, der die Universitätslaufbahn einschlagen wollte, sah sich Rupp gezwungen, einer NS-Formation beizutreten. Da die SA für ihn wegen der Person Himmelmanns ausschied, wählte er die SS, zumal diese „die kleidsamere Uniform" bot[359]. Den Kriegsdienst leistete er in der Wehrmacht ab und verweigerte sich der Waffen-SS[360].

Blumenberg spürte wohl, dass Rupp keine innere Bindung zur SS besaß. Im Sommer 1934 meldete er verschiedenen Universitäts-, Partei- und Verwaltungsinstanzen, Rupp habe sich öffentlich beleidigen lassen, „ohne darin eine Kränkung seiner Ehre zu sehen"[361]. Rupp sei „ein schwerer Psychopath", der aus der SS entfernt werden müsse und dessen Assistenzzeit nicht verlängert werden dürfe[362]. Dozentenführer Karl Schmidt und Rektor Pietrusky nannte Blumenberg als Gewährsleute, die ähnlich über Rupp befänden[363]. Der scheidende Klinikdirektor Otto von Franqué ergriff hingegen mit Verve Partei für Rupp. Als Privatdozent übernehme er wichtige Aufgaben in der Lehre und sei „bei den Studenten besonders beliebt"[364]. Franqué argumentierte auch mit der nationalsozialistischen Ideologie, als er Rupps Heirat im Vertrauen auf eine dauerhafte Anstellung hervorhob. Man müsse befürchten, dass es sich künftig „nur vermögende Assistenten" würden „leisten können, Privatdozent zu werden, zu heiraten, Kinder

promoviert wurde. Nach Anstellungen als Praktikant und Assistent in München und Heidelberg wurde er am 1. Januar 1927 Assistent an der Frauenklinik Bonn. Hier habilitierte er sich am 25. Juli 1930 für Geburtshilfe und Frauenheilkunde. Am 20. April 1937 wurde er zum nichtbeamteten außerordentlichen und am 3. November 1939 zum außerplanmäßigen Professor ernannt. – Verheiratet war Rupp seit dem 31. Januar 1934 mit der am 11. März 1907 in Fürstenau geborenen Katholikin Else Wilhelmine Rave, einer Bonner Kaufmannstochter, die sich später als „gottgläubig" bezeichnete (nachträgliche SS-Heiratsgenehmigung vom 29.3.1934). Die Ehe blieb kinderlos. – Von Juni bis Dezember 1918 unterbrach Rupp seine Schulzeit und war Fahnenjunker in einem Feldartillerieregiment. Er erhielt das Ehrenkreuz für Kriegsteilnehmer. 1939 nahm er als Sanitätsoffizier am Krieg teil, wurde aber 1940 uk. gestellt, bevor er 1941 als Chirurg eines Divisionsfeldlazaretts an die Ostfront, später – nach einer Ruhrerkrankung – in ein Reservelazarett wechselte, zuletzt im Range eines Oberarztes der Reserve. – Rupp, der im November 1932 und im Mai 1933 nach eigener Angabe DVP wählte, trat 1933 der NSDAP (Nr. 2086856) und der SS (Nr. 260706 o. 146140) bei. 1939 wurde er SS-Untersturmführer. Er war zudem Mitglied im NSD-Ärztebund, im NSLB (Nr. 127840), im NS-Dozentenbund (seit 1936) sowie in der NSV. Dekoriert war er mit dem Ehrenkreuz für Kriegsteilnehmer, dem SA-Sportabzeichen, dem Julleuchter sowie dem KVK II für seinen Einsatz beim Brand der Frauenklinik am 18. Oktober 1944. – Quellen: UA Bonn, Personalakten Rupp; BA Berlin, BDC-Dossier Rupp; HStA Düsseldorf, NW 1049-53302.

359 UA Bonn, PA 7655 Rupp, Gutachten des Universitätsausschusses von Weber/von Redwitz/Ceelen, 27.8.1945; ähnlich: ebd., Redwitz an Konen, 21.8.1945.

360 UA Bonn, PA 7655 Rupp, Rupp an Militärregierung, 22.8.1945, Durchschlag; ebd., Gutachten des Universitätsausschusses von Weber/von Redwitz/Ceelen, 27.8.1945.

361 GStA PK Berlin, Rep. 76, NW 5-498, Bd. XVII, Blumenberg an Zeiss/Berlin, 1.9.1934.

362 GStA PK Berlin, Rep. 76, NW 5-498, Bd. XVII, Blumenberg an Zeiss/Berlin, 1.9.1934.

363 GStA PK Berlin, Rep. 76, NW 5-498, Bd. XVII, Blumenberg an Zeiss/Berlin, 1.9.1934.

364 GStA PK Berlin, Rep. 76, NW 5-498, Bd. XVII, Franqué an Kurator, 12.10.1934.

zu erzeugen – eine Folge, die ganz gewiß nicht im Sinn des neuen nationalsozialistischen Staates" liege[365].

Rupp mutmaßte, dass tatsächlich nicht sachliche, sondern politische Gründe für die Nichtverlängerung seines Arbeitsverhältnisses ausschlaggebend seien. Nachdem auch Franqué Rupps „geachtete Stellung" in der SS betont hatte, wandte sich Rupp mit der Bitte um „Hilfe" an den Führer der 58. SS-Standarte Adolf Katz[366]. Ob aus Unwissenheit oder aus Taktik stellte er Blumenberg in ein gutes Licht, da dieser „sich selbst nachträglich um Beilegung der Sache bemüht" habe[367]. Bei der „Sache" selbst handelte es sich nach Rupp um eine „Meinungsverschiedenheit" mit dem ihm vorgesetzten Oberarzt Haupt „im Anschluss an einen Operationsfall", die unter vier Augen „in erregtem Ton" ausgetragen worden sei, „im gleichen Augenblick" aber wieder „beigelegt" worden sei[368]. Offenbar aber hatte jemand „bei offenstehender Tür" etwas „aufgefangen" und ein unbekannter Kollege einen „Racheakt" initiiert[369].

Im Reichserziehungsministerium war man nach den unterschiedlichen Mitteilungen und der Fürsprache des Kuratoriums irritiert und verärgert. Abteilungsleiter Franz Bachér vermerkte: „Ich bin nicht dafür diesen Fall von anscheinend krasser Verleumdung einfach durchlaufen zu lassen. Erst wird Rupp beschimpft – dann ist er der beste Kerl der Welt, was ist denn richtig. Ist letzteres der Fall, sollte der erste Briefschreiber zur Rechenschaft gezogen werden!"[370]

Fakultät und Rektor war die Angelegenheit offenbar zu brisant. Jedenfalls erfuhr Rupp durch diese Instanzen keine Unterstützung, obwohl Rektor Naumann zumindest nahe legte, dass auch er nicht in Rupp, sondern bei den Ideologen der Dozentenschaft schuldhaftes Verhalten vermutete: „Die Aktion kam offenbar in Gang auf Veranlassung der Dozentenschaft. Sieht diese jetzt ihren Irrtum ein, so muß sie ihn selbst beim Ministerium wieder gut zu machen versuchen. Ich bedaure Herrn Dr. Rupp, enthalte mich aber wie der Dekan jeder Stellungnahme."[371] Als nun tatsächlich die Dozentenschaft keine Bedenken mehr gegen Rupp formulierte, ließ der zuständige Ministerialreferent Werner Jansen mit der Bemerkung, „derartige Streitereien" kämen „in Kliniken andauernd vor, ohne daß sie ernst genommen" würden, den Kündigungserlass zurücknehmen[372].

365 GStA PK Berlin, Rep. 76, NW 5-498, Bd. XVII, Franqué an Kurator, 12.10.1934. – In diesem Schriftstück wird auch die Arbeitsbelastung durch das NS-Sterilisationsgesetz betont. Vgl. Kap. 2.13.1.

366 GStA PK Berlin, Rep. 76, NW 5-498, Bd. XVII, Franqué an Kurator, 12.10.1934.

367 GStA PK Berlin, Rep. 76, NW 5-498, Bd. XVII, Rupp an Katz, 12.11.1934; Fehler im Original („des Sache") korrigiert.

368 GStA PK Berlin, Rep. 76, NW 5-498, Bd. XVII, Rupp an Katz, 12.11.1934.

369 GStA PK Berlin, Rep. 76, NW 5-498, Bd. XVII, Rupp an Katz, 12.11.1934.

370 GStA PK Berlin, Rep. 76, NW 5-498, Bd. XVII, Kurator Bonn i.V. an REM, 23.11.1934, Randanmerkung Bachérs.

371 GStA PK Berlin, Rep. 76, NW 5-498, Bd. XVII, Rektor Naumann an Kurator, 15.11.1934.

372 GStA PK Berlin, Rep. 76, NW 5-498, Bd. XVII, Dozentenschaft an Dekan MF, 27.10.1934; ebd., Jansen/REM an Bachér/REM; ebd., Jansen/REM an Kurator Bonn, 17.12.1934, Entwurf. – Werner Jansen schied 1937 aus dem Ministerium aus, was Sepkulationen über seine fehlende

Auch die Beurteilungen aus der SS waren für Rupp günstig, wenngleich sie kaum auf eine enthusiastische Mitwirkung Rupps schließen lassen. In seinem Brief an SS-Standartenführer Katz hatte Rupp geschrieben, seine „Einstellung zum nationalsozialistischen Staat" sei stets eine „positive" gewesen, „auch im Handeln"[373]. SS-Untersturmführer Alfred Ulenberg ließ Katz wissen: „M.E. ist Dr. Rupp unbedingt einwandfrei, und dürfte es sich bei der Kündigung lediglich um die Folgen einer Anschwärzung seitens ‚freundlicher' Kollegen handeln. Rupp hat seinen Dienst stets zur vollsten Zufriedenheit seiner Vorgesetzten versehen, und habe ich bei Dr. Rupp das Gefühl, daß er es niemals dulden wird, daß er in seiner Ehre gekränkt wird. Rupp ist aus der damaligen Ehrenangelegenheit unbedingt rehabilitiert hervorgegangen."[374] Eine entsprechende, um die Bitte ergänzte Mitteilung, Rupps Kündigung rückgängig zu machen, war Erziehungsminister Rust von der SS direkt zugeleitet worden[375].

Einige Jahre später traten Dekan, Rektor und Dozentenschaft uneingeschränkt und erfolgreich für Rupps Ernennung zum Oberarzt ein[376]. Lediglich der NSD-Dozentenbund ließ in seiner Befürwortung eine gewisse Distanz spüren, als er von Gerüchten über Rupps Anpassungsfähigkeit („wenig Rückgrat") und von Zweifeln an seiner politischen Überzeugung sprach[377]. Rektor Chudoba hoffte 1944 anlässlich einer anstehenden Neubesetzung in Münster sogar, Rupp möge „einmal auf einer Berufungsliste stehen"[378].

3.3. Die Beschäftigung ausländischer Ärzte

Jeder ausländische Arzt hatte sich nach einem Erlass des Reichserziehungsministeriums vom 25. Juli 1938 „zwecks sachgemäßer Erledigung der vorgeschriebenen Formalitäten" an die Auslandsabteilung der Reichsärztekammer zu wen-

Linientreue aufkommen ließ. Er ließ mehrere Kollegen daraufhin das Folgende wissen (MHI Bonn, NL Martini, 1933–1938, Jansen an „Kollege", „Dezember 1937"): „In einigen Universitätsstädten läuft das Gerücht, ich sei aus dem Ministerium, dem Berliner Ordinariat, der Partei und der SS hinausgeworfen worden. […] Mir selbst ist Gewäsch aller Art gleichgültig, aber da es den Wert meiner Arbeit innerhalb des nationalsozialistischen Aufbaus herabmindern könnte, sehe ich mich zu folgender Erklärung genötigt: 1. Ich bin weder aus Ämtern noch aus Organisationen hinausgeworfen worden, noch haben je Verfahren gegen mich geschwebt. 2. Sämtliche Verleumdungen gegen meine Person sind nach eingehender Untersuchung durch das Ministerium als haltlos erwiesen. 3. Ich bin aus dem Ministerium ohne jeden Druck auf eigenen Wunsch aus gesundheitlichen Gründen am 1.10.37 ausgeschieden und aus den gleichen Gründen zur Zeit nicht wieder in der Lage Dienst zu tun. Heil Hitler!"

[373] GStA PK Berlin, Rep. 76, NW 5-498, Bd. XVII, Rupp an Katz, 12.11.1934.

[374] GStA PK Berlin, Rep. 76, NW 5-498, Bd. XVII, Ulenberg an Katz, 21.11.1934.

[375] GStA PK Berlin, Rep. 76, NW 5-498, Bd. XVII, SS-Oberabschnitt West/SS-Obergruppenführer z. Hd. Rust, 5.12.1934.

[376] UA Bonn, PA 7655 Rupp, Rektor Schmidt an REM, 28.9.1938, Konzept; ebd., Chudoba/Leiter der Dozentenschaft an Rektor, o.D.

[377] UA Bonn, PA 7655 Rupp, Busch/NSD-Dozentenbund Bonn an Rektor, 31.8.1939.

[378] UA Bonn, PA 7655 Rupp, Rektor Chudoba an Rektor Siegmund/Münster, 4.5.1944.

den[379]. Im Allgemeinen bedurften im Deutschen Reich tätige ausländische Ärzte schon vorher einer Genehmigung des Reichsinnenministeriums[380]. Diese war nicht erforderlich, „sofern sie lediglich „zu ihrer theoretischen Unterrichtung, ohne Kranke zu behandeln, als Gäste sich an einer Universitätsklinik oder einem medizinisch-wissenschaftlichen Institut" aufhielten[381]. Eine derartige Befreiung galt nicht für im Ausland approbierte Ärzte[382].

Wie intensiv auf die Einhaltung derartiger Bestimmungen gedrungen und nach unrechtmäßig beschäftigten Ausländern gefahndet wurde, zeigt ein den griechischen Arzt Platon Petrides betreffender Schriftwechsel zwischen Berlin und Bonn. Auf den im Pathologischen Institut beschäftigten Petrides war das Reichserziehungsministerium im März 1939 aufmerksam geworden. Seine Anstellung hatte Institutsdirektor Ceelen am 4. Juni 1938 unter Herausstellung seines Fleißes, seines Kenntnisreichtums und seiner Sprachkompetenz beantragt[383]. Nun hegte man in Berlin den Verdacht, aufgrund seiner Fähigkeiten werde Petrides von Ceelen zu mehr als zu den genehmigungsfreien Aufgaben herangezogen[384]. Petrides war freilich längst aus dem Pathologischen Institut ausgeschieden und nach Berlin umgezogen[385].

Bereits 1936 bemühte sich der Direktor der Medizinischen Poliklinik Max Bürger um eine vertiefende Ausbildung des annähernd mittellosen, bereits promovierten chinesischen Arztes Huamin Li[386]. Nachdem Kurator Bachem dem von Bürger eingeschalteten Dozentenführer kein Entgegenkommen signalisierte, entschied schließlich das Ministerium, Li kostenlose Verpflegung in der Augenklinik zu gewähren[387].

Eine starke Bindung zu Deutschland pflegte der Züricher Theodor Naegeli. Er hatte vier Semester in Deutschland studiert, war Assistent Ferdinand Sauerbruchs und brach die ärztliche Tätigkeit in seiner Heimat ab, als der Erste Weltkrieg begann[388]. Er half in Kriegslazaretten und gelangte 1917 an das Bonner St.-Johannes-Hospital. Er galt als von Sauerbruch an Carl Garrè ausgeliehener Assistent[389]. Gegner fand Naegeli dennoch. Neben der „Vereinigung Bonner Privatdozenten"

[379] GStA PK Berlin, Nr. 411, REM, Erlass WA 1990, 25.7.1938 (auch in: UA Bonn, MF 79/106).

[380] GStA PK Berlin, Rep. 76, NW 5-593, Kurator Bachem an REM, 22.2.1936.

[381] GStA PK Berlin, Nr. 411, REM, Erlass WA 1990, 25.7.1938 (auch in: UA Bonn, MF 79/106).

[382] GStA PK Berlin, Nr. 411, REM, Erlass WA 1990, 25.7.1938 (auch in: UA Bonn, MF 79/106).

[383] GStA PK Berlin, Nr. 411, Ceelen an REM durch Dekan, 4.6.1938; ebd., REM an Kurator Bonn, 27.3.1939, Entwurf; ebd., REM an Kurator, 25.7.1938.

[384] GStA PK Berlin, Nr. 411, REM an Kurator Bonn, 27.3.1939.

[385] GStA PK Berlin, Nr. 411, Kurator Bonn an REM, 15.4.1939.

[386] UA Bonn, MF 79/106, Bürger an Rektor, 6.2.1936; ebd., Li an Bürger, 5.2.1936, Abschrift.

[387] UA Bonn, MF 79/106, gez. Bachem an Huamin Li, Abschrift für Medizinische Fakultät, 18.3.1936.

[388] Vgl. Kap. 2.14.1.

[389] BA Berlin, BDC-Dossier Naegeli, Sauerbruch an Rostock, 22.11.1943.

nahm die „Gruppe Bonn des deutschen Assistentenverbandes“ den Habilitationswunsch Naegelis im Jahre 1919 zum Anlass, „dringend“ zu bitten, „von der beabsichtigten Habilitation eines Ausländers an der Bonner Medizinischen Abstand nehmen zu wollen“[390]. Dennoch habilitierte sich Naegeli 1922 und wurde 1925 außerordentlicher Professor.

1935 wurde ihm ein Ordinariat zugesichert. Dies hatte der schweizerische Gesandte bei Minister Rust erwirkt, der die grundsätzliche Berufungssperre für Schweizer Ärzte aufzuheben beabsichtigte[391]. Später aber, so berichtet Naegeli 1946, habe man in Berlin das Urteil gefällt, er sei „ungeeignet“, die „deutsche Jugend zu erziehen“[392]. Somit führte seine wiederholte Nennung auf Vorschlagslisten – so in Düsseldorf, Greifswald, Rostock und Halle – nicht zu einer Berufung. Freilich rechnete man in Bonn noch im Sommer 1938 fest mit Naegelis Weggang und ging davon aus, an seine Stelle Ernst Derra heben zu können[393]. Schon 1936 hatte Dekan Stöhr in einem Glückwunschschreiben zu Naegelis fünfzigstem Geburtstag die durchaus zwiespältige Anmerkung gemacht, „einem Mann von solchen Kenntnissen und Leistungen und von solcher Erfahrung“ gebühre „ohne weiteres ein grosser, selbständiger Wirkungskreis“[394].

Als Oberarzt stand Naegeli dem von Klinikdirektor Erich von Redwitz ausersehenen Nachfolger Ernst Derra im Weg. Offenkundig in der Absicht, das Wissenschaftsministerium nun doch zu einer Berufung Naegelis auf ein Ordinariat zu veranlassen, erwog Redwitz, Naegelis Vertrag nicht zu verlängern. Der Einspruch der Dozentenschaft trug zum Scheitern dieses Plans bei[395]. Kurz nach Kriegsbeginn stellte Dozentenbundsführer Busch Naegeli ebenfalls in gutes nationalsozialistisches Licht, um ihm eine außerplanmäßige Professur zu ermöglichen: „Seine Haltung war […] stets loyal und zeigt neuerdings eine warme Sympathie für das neue Deutschland.“[396] Busch wahrscheinlich nicht bekannt war ein Informantenbericht, in dem eine Äußerung Naegelis auf dem 17. Auslandsschweizertag in Schaffhausen am 10./11. September 1938 zitiert wurde. Danach hatte Naegeli die Sorge geäußert, dass im Ausland aufwachsende Schweizer Kinder „angesichts des Gegensatzes zwischen schweizerischem Elternhaus und fremder Schule“ zu wenig „schweizer Luft und schweizer Geist“ genössen[397].

Der Krieg trennten Naegeli und Bonn nachhaltig. Naegeli wurde zur schweizerischen Armee eingezogen, konnte aber zunächst noch die Grenze passieren. Er war nun nicht mehr an der Chirurgischen Klinik angestellt, suchte aber

[390] UA Bonn, MF-PA Naegeli, Gruppe Bonn des Deutschen Assistentenverbandes an Dekan MF, o.D., eing. 28.10.1919; ebd., i.A. Welter/Vereinigung Bonner Privatdozenten am MF, 1.11.1919.

[391] BA Berlin, BDC-Dossier Naegeli, Sauerbruch an Rostock, 22.11.1943.

[392] UA Bonn, PA 6420 Naegeli, Naegeli an Rektor Bonn, 3.1.1946.

[393] Vgl. Kap. 3.2.3.

[394] UA Bonn, MF-PA 6420 Naegeli, Dekan Stöhr an Naegeli, 3.9.1936, Abschrift.

[395] UA Bonn, PA 6420 Naegeli, Dozentenschaft Bonn an Rektor, 23.2.1937.

[396] UA Bonn, PA 6420 Naegeli, Busch/NSD-Dozentenbundsführer, 8.9.1939.

[397] UA Bonn, PA 6420 Naegeli, Aktenvermerk, 6.11.1938, Abschrift.

seinem seit 1940 unvergüteten Lehrauftrag zu entsprechen und weiter als Arzt bei seinem neuen Arbeitgeber, der Lungenheilstätte Hohenhonnef, tätig zu bleiben. Im Juni 1941 wurde er von der Verpflichtung, in Bonn einen Wohnsitz zu halten, mit Unterstützung von Dekan Selter befreit[398]. Am 3. Januar 1942 untersagte der Kölner Regierungspräsident weitere Grenzübertritte Naegelis[399]. Als Naegeli über seinen Arbeitgeber bei Rektor Chudoba zum wiederholten Male um dessen Einsatz für eine Einreiseerlaubnis bat, vermochte dieser in Übereinstimmung mit dem Kurator dem Antrag „nicht näher zu treten"[400].

Im Spätsommer und Herbst 1943 bemühte Naegeli letztlich sogar Reichskommissar Karl Brandt und zum wiederholten Mal die Fakultät, diesmal Dekan Schulemann[401]. Obwohl sich der von Paul Rostock eingeschaltete Ferdinand Sauerbruch – auch mit Blick auf die deutsch-schweizerischen Beziehungen – lebhaft für Naegelis Berufung aussprach, verlief die Angelegenheit im Sande[402]. Naegeli verlor seine Bonner Neigung jedoch nicht. Am 3. Januar 1946 bat er erneut um ein „Dauer-Laisser-passer", um „Gastvorlesungen an der Universität Bonn" halten zu können[403]. Rektor Konen befürwortete das Ansinnen „warm", da „es sich grundsätzlich auch um eine Wiedergutmachung" handele[404]. Naegeli wurde später Direktor der Chirurgischen Klinik der Universität Tübingen und starb 1971 in Basel.

Während des Zweiten Weltkriegs eroberte die Wehrmacht an der Westgrenze des Reiches Gebiete, in denen sich ein Teil der Einwohner als deutsch empfand. Andere hatten zwar deutsche Vorfahren, betrachteten sich aber längst als Franzosen. Als in dieser Situation die Reichsuniversität Straßburg als deutsche Musteruniversität errichtet wurde, entschloss man sich zur Entlassung oder Zwangsversetzung des „französischen" Personals in den Vorgängereinrichtungen. Nachdem beispielsweise der Direktor der Bonner Augenklinik Karl Schmidt nach Straßburg gewechselt war, sorgte er für die Zwangsversetzung des Elsässer Assistenzarztes Dieffenbach nach Bonn. Dieffenbach musste hier bis zum Kriegsende ausharren und wurde von Schmidts Nachfolger Riehm stets als Franzose angesehen[405].

398 UA Bonn, MF-PA Naegeli, Dekan Selter an REM durch Rektor, 10.6.1941; ebd., Kurator Ehrlicher an Rektor, 15.9.1941, Abschrift.

399 UA Bonn, PA 6420 Naegeli, Naegeli an Rektor Bonn, 29.1.1946.

400 UA Bonn, PA 6420 Naegeli, Schulte-Tigges/Heilstätte Rheinland Honnef an Rektor Bonn, 3.6.1942; ebd., Kurator an Schulte-Tigges, 8.6.1942, Konzept.

401 UA Bonn, PA 6420 Naegeli, Schulemann an Kuratorium, 25.8.1943; BA Berlin, BDC-Dossier Naegeli, Naegeli an Brandt, 23.10.1943, z.Zt. Bludenz: „Ich hätte gerne erfahren, wie es um mich und das mir in Aussicht gestellte Ordinariat steht. Düsseldorf und Greifswald sind frei – Marburg und Frankfurt sollen es demnächst werden. Werde ich endlich unterkommen? Uebermorgen läuft mein Visum ab – ich bin dann wieder in Zürich."

402 BA Berlin, BDC-Dossier Naegeli, Sauerbruch an Rostock, 22.11.1943.

403 UA Bonn, PA 6420 Naegeli, Naegeli an Rektor Bonn, 3.1.1946.

404 UA Bonn, PA 6420 Naegeli, Naegeli an Rektor Bonn, 3.1.1946, angeheftete Anmerkung, o.D.

405 Vgl. ausführlich Kap. 2.15.3.

Am 12. November 1940 wandte sich Rektor Chudoba an den Dekan der Medizinischen Fakultät in der Absicht, nach Beschäftigungsmöglichkeiten für elsässische Assistenten, Oberassistenten und Dozenten zu suchen. Neben der wissenschaftlichen Qualifikation wurde auf einer beigefügten Liste auch die politische Einstellung der in Frage kommenden Wissenschaftler knapp skizziert. Erläuternd schrieb Chudoba: „Bei der politischen Beurteilung bedeutet Elsässer elsässische und nicht verwelschte Gesinnung. Dies bedeutet nach Lage der Dinge nicht ohne weiteres eine aktiv deutsche Gesinnung, ist aber doch der 22jährigen Umwerbung von Seiten Frankreichs gegenüber eine positive Leistung."[406] Von den zwanzig angegebenen Wissenschaftlern wurde lediglich bei einem unzweideutig angemerkt, es sei „französisch eingestellt" – bei Dieffenbach[407] .

3.4. Die Studierenden

Eine formale Verpflichtung für Studierende, der NSDAP oder einer ihrer Gliederungen beizutreten, hat nicht bestanden. Dennoch galt ein solcher Schritt als derart opportun, dass er als verpflichtend aufgefasst wurde. Ein sich den NS-Organisationen Verweigernder erhielt keine Studentendarlehen[408]. Die Zahl potentieller Arbeitgeber für Nichtparteimitglieder war nach dem Abschluss des Studiums eingeschränkt. Paul Franken, der selbst am Widerstand gegen das NS-Regime maßgeblich beteiligt war, beschrieb 1946 die Situation für Studierende zu Beginn des „Dritten Reichs" folgendermaßen: „Die damalige Bonner Studentenführung verbreitete bewusst die Meinung, dass die Zugehörigkeit zur Partei und ihren Formationen die Voraussetzung zum weiteren Studium sei. Der überwiegende Teil der Bonner Studentenschaft auch des katholischen Korporationsstudententums ist damals dieser Suggestion erlegen."[409] Auch hier ist zu betonen, dass die Beweggründe zur Aufnahme eines Studiums und zum gleichzeitigen Beitritt in eine NS-Organisation ehrenwert sein konnten, alternativlos waren sie nicht. Die Fälle derjenigen, die aus moralischen Gründen nicht an einer Bildungseinrichtung des NS-Staats studieren wollten, von Berufswünschen Abstand nahmen und unter Umständen materielle Einbußen zu verkraften hatten, sind freilich weniger gut dokumentiert.

Viele Studierende und Jungärzte wandten sich „der plebejischen SA" zu, nachdem „die Klassengegensätze" durch SA-Studentengruppen teilweise neutralisiert worden waren[410]. Trotzdem ist es für die Anfangsphase des „Dritten Reichs"

406 UA Bonn, Rektorat A 8, 18, Bd. 1, Rektor an Dekan, 12.11.1940.

407 UA Bonn, Rektorat A 8, 18, Bd. 1, „Liste der elsässischen Assistenten, Oberassistenten, (Oberärzte) und Dozenten, für die gute Stellen im Reich gesucht werden müssen", o.D. [November 1940].

408 Vgl. Kater, Professoren, S. 480; Steinberg, Sabers, S. 145.

409 HStA Düsseldorf, NW 1049-50027, Joseph Rolland an Überprüfungsausschuss Bonn, 24.11.1947, Zitat aus Gutachten Frankens, 30.11.1946.

410 Kater, Professoren, S. 478 f.

glaubhaft, dass einige Betroffene die SS der SA vorzogen, weil sie hier ein Verhalten vorzufinden erwarteten, das eher bürgerlicher Konvention entsprach. Vor allem die Person des SA-Standartenführers Willi Himmelmann provozierte Ablehnung[411].

Listen politisch, rassisch oder religiös verfolgter Studenten sind nur aus der Nachkriegszeit überliefert. Im Februar 1949 teilte der Bonner Rektor dem Kultusministerium mit, das Sekretariat habe diesen Personenkreis nie registriert, es werde „bei der jetzt beginnenden Neuanmeldung, sowie der im Mai stattfindenden Rückmeldung der Studierenden [...] jedoch eine zahlenmässige Erfassung dieser Studierenden erfolgen“[412]. Drei Monate später übersandte der Rektor eine Liste mit dreißig Namen, darunter die von drei Studierenden der Zahnmedizin und neun Studierenden der Medizin[413]. Keine andere Fakultät stellte demnach so viele Verfolgte wie die medizinische (Rechts- und Staatswissenschaftliche Fakultät: 6; Philosophische Fakultät: 6; Mathematisch-Naturwissenschaftliche Fakultät: 4; Landwirtschaftliche und Evangelisch-Theologische Fakultät je 1)[414]. Da selbstverständlich nicht sämtliche in der NS-Zeit benachteiligte Studierende nach dem Ende des Regimes ihr Studium an der Universität wiederaufnahmen, kommt diesen Angaben kaum statistische Bedeutung zu.

Bekannt ist darüber hinaus, dass im Sommer 1944 an der gesamten Universität noch ein weiblicher „Mischling II. Grades“ studierte[415]. Für „Mischlinge I. Grades“ konnte die Bonner Universität Fehlanzeige melden[416]. Mit Ausnahme von Berlin, Wien und Heidelberg lag die Zahl der von den Nationalsozialisten als jüdische Mischlinge angesehenen Studierenden in den deutschen Universitätsstädten bei null oder im einstelligen Bereich[417].

411 Vgl. etwa zum Verhalten Hans Rupps Kap. 10.2.2.

412 HStA Düsseldorf, NW 25-226, Rektor/Bonn an Kultusministerium Düsseldorf, 25.2.1949.

413 HStA Düsseldorf, NW 25-226, Liste der politisch, rassisch und religiös Verfolgten, 23.5.1949. Die Zahnmedizinstudenten waren Erwin Albring (7. Sem.), Karl Rothvoss (7. Sem.) und Lothar Schulte (1. Sem.), die Medizinstudierenden Margarete Fischer (11. Sem.), Eva-M. Augstein (4. Sem.), Elfriede Backer (5. Sem.), Berta Frank (5. Sem.), Josef Heussen (8. Sem.), Hasso Schwabe (8. Sem.), Paul Wilhelms (7. Sem.), Walli Culp (1. Sem.) und Paul Görtz (2. Sem.). – Der Aachener Regierungspräsident übermittelte dem Düsseldorfer Kultusministerium einen zusätzlichen Namen: Harald Kuckertz (6. Sem.) (ebd., Regierungspräsident i.V./ Aachen an Kultusministerium/Düsseldorf, 23.2.1949).

414 HStA Düsseldorf, NW 25-226, Liste der politisch, rassisch und religiös Verfolgten, 23.5.1949.

415 BA Berlin, R 4901 (alt R 21), Nr. 729, Verzeichnis der wissenschaftlichen Hochschulen, nach Erlass vom 4.5.1944, o.D.

416 BA Berlin, R 4901 (alt R 21), Nr. 729, Verzeichnis der wissenschaftlichen Hochschulen, nach Erlass vom 4.5.1944, o.D. – Es handelte sich um Cornelia Wildemann, Studentin der Volkswirtschaft im zweiten Semester, die am 14. Dezember vom Rektor nach Anhörung der Gauleitung zum Studium zugelassen worden war (ebd., Nr. 729, Rektor Chudoba an Organisationsstelle des Amtes Wissenschaft/Berlin, 13.5.1944).

417 BA Berlin, R 4901 (alt R 21), Nr. 729, Verzeichnis der wissenschaftlichen Hochschulen, nach Erlass vom 4.5.1944, o.D. – Insgesamt wurden reichsweit 38 „Mischlinge I. Grades“ und 221 „Mischlinge II. Grades“ unter den Studierenden gezählt.

Auch diese Zahlen deuten an, dass ein Großteil der Studierenden über den Grad des Engagements für den „neuen Staat" nachdachte, während eine ausgegrenzte Minderheit um ihr Recht auf Bildung kämpfte. Das am 25. April 1933 erlassene „Gesetz gegen die Überfüllung der deutschen Hochschulen" sollte ursprünglich „Gesetz gegen die Überfremdung deutscher Schulen und Hochschulen" heißen[418]. Es verbot nicht grundsätzlich das Studium von Juden und Ausländern, der Anteil jüdischer Studierender wurde jedoch auf maximal 1,5 % festgesetzt. Trotz Angst und Schikanen legten noch bis 1938 Juden Examina ab[419]. Gleichzeitig arbeitete eine gerade promovierte Bonner Medizinerin wie die spätere KZ-Ärztin Herta Oberheuser, die an Menschenversuchen im KZ Ravensbrück beteiligt war, an ihrer Parteikarriere innerhalb der NSDAP[420].

In geringem Umfang wurden bedürftigen und für würdig erachteten Studierenden der Medizinischen Fakultät „Beihilfen" des Ministeriums gewährt. Insgesamt erhielt die Universität Bonn zu diesem Zweck wenige tausend Mark pro Semester[421].

3.4.1. Thea Kantorowicz, politisch und „rassisch" verfolgt

Politische und „rassische" Gründe wurden für die Verfolgung von Thea Kantorowicz angeführt. Sie war Mitglied der „Sozialistischen Arbeitsgemeinschaft an der Universität Bonn" und am 4. Februar 1933 Opfer eines niederträchtigen Artikels im „Westdeutschen Beobachter" geworden[422]. Kurz darauf wurde die in der „Bildungsarbeit" und in einer „kommunistisch durchsetzten, offiziell aber paritätischen sozialistischen Studentengruppe" tätige Medizinstudentin als „heimliche kommunistische Hetzerin und Führerin" verhaftet[423]. Am 13. März 1933 bat

[418] Von Münch/Brodersen, Gesetze, S. 175 f. – Mit Erlass vom 16. Juni 1933 waren die einzelnen Universitätsfakultäten gehalten, die Zahl der eingeschriebenen Juden zu melden und der sich immatrikulierenden zu registrieren.

[419] Aus Berlin wird von Elly Freund berichtet; sie war „wahrscheinlich die letzte Jüdin, die noch 1937 das medizinische Staatsexamen an der Friedrich-Wilhelms-Universität verliehen bekam" (Tobias Asmuth, Es ist, wie es ist. Eine späte Geste: Die Humboldt-Universität hat ehemalige Studenten eingeladen, die von den Nazis vertrieben worden waren, in: Süddeutsche Zeitung, 18.10.2001).

[420] Vgl. Kuhn/Rothe/Mühlenbruch, 100 Jahre, S. 67; Ley/Ruisinger, Gewissenlos, S. 114–115.

[421] 1936 wurden der Fakultät in Bonn 9 100 RM überwiesen. Die weiteren nach Bonn überwiesenen Beträge beliefen sich 1937 auf 3 100 RM, 1938 auf 2 500 RM, 1939 auf 1 700 RM, 1940 auf 3 800 RM, 1941 auf 9 900, 1942 auf 5 200 RM, 1943 auf 3 400 RM und 1944 auf 2 400 RM. Siehe in BA Berlin, R 4901 (alt R 21), Nr. 729 die einzelnen Erlasse des REM an den Kurator Bonn vom 2.1.1936, 18.9.1936, 14.5.1937, 14.6.1938, 17.7.1939, 19.1.1940, 28.11.1940, 6.2.1941, 12.9.1941, 27.5.1942, 4.11.1942, 6.6.1943 und 8.6.1944 in: BA Berlin, R 4901 (alt R 21), Nr. 10917 (teilweise auch in: UA Bonn, MF 68/119).

[422] Anonymus, Jüdin Kantorowitz [sic], in: Westdeutscher Beobachter, 4.2.1933 (auch in: Becker/Stauf/van Rey/van Rey, Machtergreifung, Nr. 30).

[423] MHI Bonn, NL Martini, Korrespondenz 1933–1938, Kantorowicz an Martini und Redwitz, 13.3.1933, Abschrift.

ihr Vater Alfred seine Kollegen Martini und Redwitz, für sie einzutreten[424]. Martini entsprach diesem Wunsch in einem Schreiben an den Rektor, wobei er sich ausdrücklich „nur auf ihre Arbeit und Tätigkeit in der Klinik" bezog. Dort war sie 1931 „famula" und fand das Lob von Arthur Slauck, der ihren Fleiß und ihr Benehmen nun erneut würdigte. Martini selbst gewann „einen ruhigen und bescheidenen Eindruck", wusste aber den sämtliche Möglichkeiten offen lassenden Schlusssatz zu formulieren: „Wenn das Verhalten von Fräulein Kantorowicz in der Klinik auch keine Entschuldigung sein kann für ein anders geartetes Verhalten außerhalb derselben, so erfordert es doch die Gerechtigkeit zu sagen, daß ihr Benehmen in der medizinischen Klinik als bis in die letzte Zeit hinein tadelfrei gewesen ist[425]. Im gleichen Sinn äußerte sich Erich von Redwitz, der sich zudem auf Äußerungen von Oberarzt Fuss und Stationsarzt Weber berief[426].

Diese Interventionen blieben erfolglos. Vielmehr verschlimmerte sich die Situation, als Alfred Kantorowicz festgenommen worden war. Gleichwohl blieb es Dekan und Rektor nicht erspart, sich mit der Angelegenheit weiter zu befassen. Denn die im Gefängnis an der Bonner Wilhelmstraße einsitzende Thea Kantorowicz wandte sich am 1. Mai 1933 in einem handschriftlichen Brief selbst an Dekan Gött. Sie bat darum, ihre von der Mutter nach der Verhaftung „in der ersten Aufregung" beantragte Exmatrikulation rückgängig zu machen oder sie erneut zu immatrikulieren, da sie ihre Meldung zum Staatsexamen in Aussicht genommen habe[427]. Nach Rücksprache mit dem Rektor glaubte ihr Dekan Gött „nur mitteilen" zu können, „daß eine Zurücknahme der Exmatrikulation ebenso unmöglich ist wie eine erneute Immatrikulation". Gött fährt fort: „Der Umstand, daß Sie sich seit Jahr und Tag kommunistisch betätigt haben, ist für diese Entscheidung von ausschlaggebender Bedeutung."[428]

Thea Kantorowicz emigierte wie ihr Vater nach Istanbul, wo sie ihr Medizinstudium beendete. 1941 siedelte sie nach einigen Jahren in Schottland mit ihrem Mann, dem späteren Nobelpreisträger Hermann Joseph Muller, in die USA über. Dort starb sie 1986[429].

3.4.2. Hans Littoff, in den Tod getrieben

Denkbar waren auch Schikanen durch die Verweigerung von Papieren. Der selbst in NS-Unrecht verwickelte Dekan Philipp Stöhr erklärte nach dem Krieg vor dem

[424] MHI Bonn, NL Martini, Korrespondenz 1933–1938, Kantorowicz an Martini und Redwitz, 13.3.1933, Abschrift.

[425] MHI Bonn, NL Martini, Korrespondenz 1933–1938, Martini an Rektor, 14.3.1933, Abschrift.

[426] MHI Bonn, NL Martini, Korrespondenz 1933–1938, Martini an Rektor, 15.3.1933, Durchschrift.

[427] UA Bonn. MF 79/55, Thea Kantorowicz an Dekan Gött, 1.5.1933.

[428] UA Bonn, MF 79/55, Dekan an Thea Kantorowicz, 5.5.1933, Abschrift.

[429] Vgl. Scheideler, Thea Kantorowicz, passim.

Prüfungsausschuss, sogar der Kantorowicz-Schüler und den Niedergang der Zahnklinik kritisch begleitende Wilhelm Balters habe jüdischen Studenten eine „Bescheinigung ihres Arbeitsplatzes an der Klinik" verweigert, „den sie für ihre Auswanderung brauchten"[430]. Der Ausschuss gelangte aufgrund sachbezogener Erwägungen – Stöhr war erst seit dem 1. Oktober 1934 Dekan, Balters aber nur bis zum 29. April 1933 kommissarisch mit der Verwaltung der Klinik beauftragt – sowie anders lautender Aussagen von Stöhrs Vorgänger als Dekan, Wilhelm Ceelen, und dem Assistenten Clemens Altenkamp zu der Überzeugung, Balters sei unschuldig[431]. Doch auch wenn Stöhr die Unwahrheit gesagt haben sollte, um sich selbst in ein günstigeres Licht zu rücken, so zeigt das Beispiel gleichwohl, mit welchen konkreten Schwierigkeiten jüdische Studenten schon in den ersten Jahren der nationalsozialistischen Herrschaft zu rechnen hatten. Stöhr selbst hat die Auswanderung seines mit einer Jüdin verlobten Assistenten Paul Glees 1936 unterstützt[432].

In einer anderen Angelegenheit ist von seiner Hilfe nichts bekannt, obwohl sie ihren Ausgang in Stöhrs Anatomischen Institut nahm. Dort geriet der 1933 amtsenthobene jüdische Rechtsanwalt Hans Littoff, dem aber aufgrund seiner mit dem Eisernen Kreuz Erster Klasse ausgezeichneten Kriegsteilnahme ein Medizinstudium erlaubt worden war, in einen politischen Streit mit einem NS-nahen österreichischen Studenten[433]. Dieser war wohl ein Grund für den Antrag der NS-Studentenschaft, Littoff vom Studium auszuschließen. Paul Glees erinnert sich: „Die Medizinische Fakultät berief daher eine Sondersitzung[,] um diesen Antrag zu prüfen. Zu den Gutachtern gehörte unter anderem der von mir sehr geschätzte Physiologe Prof. U. Ebbe[c]ke. Obwohl ich ihm schrieb, den Fall Littof[f] möglichst wohlwollend zu behandeln, war das Ergebnis, daß der Fakultätsrat Littof[f] zwang, Bonn zu verlassen"[434]. Einige Jahre später „sah Littof[f] für sich und seine Frau keine andere Wahl als aus dem Leben zu scheiden"[435]. Er erschoss seine Frau und dann sich selbst[436].

3.4.3. Eva Loeb, aus Deutschland vertrieben

Im Promotionsstudium befand sich die 1909 geborene Jüdin Eva Loeb, als sie mit der neuen politischen Situation konfrontiert wurde[437]. Sie wurde noch promoviert,

430 UA Bonn, PA Balters, Gutachten Balters des Prüfungsausschusses auf Grund seiner Sitzung vom 16.3.1946.
431 UA Bonn, PA Balters, Gutachten Balters des Prüfungsausschusses auf Grund seiner Sitzung vom 16.3.1946.
432 Vgl. Kap.3.4.3.
433 Aufzeichnung Paul Glees, o.D. (von Hans-Paul Höpfner dem Autor überlassen).
434 Aufzeichnung Paul Glees, o.D. (von Hans-Paul Höpfner dem Autor überlassen).
435 Aufzeichnung Paul Glees, o.D. (von Hans-Paul Höpfner dem Autor überlassen).
436 Aufzeichnung Paul Glees, o.D. (von Hans-Paul Höpfner dem Autor überlassen); UA Bonn, PA Glees, Stöhr an Rektor Bonn, 9.9.1953.
437 Vgl. Kuhn/Rothe/Mühlenbruch, 100 Jahre, S. 73 u. 224 f.

erhielt anders als ihre „gleichsemestrigen Kollegen“ 1934 jedoch lediglich eine Bescheinigung über ihre Doktorprüfung, nicht aber die mit dem Recht zur Führung des Titels verbundene Promotionsurkunde[438]. Nur der „Freundschaft“ ihres Histologie-Lehrers, des Anatomen Philipp Stöhr, sei es zu verdanken, dass sie zwei Jahre später doch noch die Promotionsurkunde empfangen konnte, so die 81-Jährige 1990[439]. In der Zwischenzeit war sie in die Niederlande geflohen, wo ihr Verlobter Paul Glees eine Anstellung fand[440]. Das Paar war der Empfehlung von Wilhelm Balters nicht gefolgt. Dieser hatte Loeb nahe gelegt, sich von ihrem nichtjüdischen Verlobten zu trennen: „Lassen sie ihn gehen und dem Führer und dem Reich dienen. Sie können auch als Krankenschwester in Afrika glücklich leben.“[441]

3.4.4. Die Luxemburger

Luxemburger Studierende der Medizin, die sich seit jeher außerhalb ihres Landes um akademische Bildung bemühen mussten, erhielten im Herbst 1940 die „Anweisung“, „ihre medizinischen Studien nach Möglichkeit in Bonn zu betreiben und ihre ärztliche Staatsprüfung vor dem ärztlichen Prüfungsausschuss der Universität Bonn abzulegen“[442]. Da nach den luxemburgischen Examensvorschriften in einigen Fächern keine „besondere Prüfung“ vorgesehen war, den Luxemburgern grundsätzlich aber auch keine Sonderstellung eingeräumt werden sollte, wurden für diese ab dem zweiten Trimester 1940 spezielle Lehrveranstaltungen zur Heranführung an das Examen angeboten[443]. Damit richtete sich die Fakultät nach einem Erlass des Reichsinnenministers vom 27. September 1940[444]. Dekan Tiemann empfahl den Luxemburgern darüber hinaus, „das Kolleg über Rassenhygiene“ zu hören, „da es im Ausland nicht gelehrt werde“[445]. Freilich sollte „die Staatsprüfung für die nicht im Reich vorgebildeten“ Kandidaten „nach Mitteilung

438 UA Bonn, MF 68/38, Eva Glees an Dekan der Medizinischen Fakultät, 15.2.1990; siehe auch: ebd., MF 68/136, Bescheinigung Ceelens, 28.5.1934.

439 UA Bonn, MF 68/38, Eva Glees an Dekan der Medizinischen Fakultät, 15.2.1990; siehe auch: ebd., MF 68/136, Doktorurkunde, 28.5.1936.

440 Vgl. Kap. 2.2.

441 So Eva Glees nach www.uni-bonn.de/Frauengeschichte/ausstell/teil4/teil4t11.htm, 22.9.2003. Vgl. Kuhn/Rothe/Mühlenbruch, 100 Jahre, S. 73.

442 UA Bonn, MF 68/113, Vorsitzender Ceelen/Ärztlicher und zahnärztlicher Prüfungsausschuss Bonn an Dekan Tiemann, 1.10.1940.

443 UA Bonn, MF 68/113, Aufstellung, o.D. – Die Vorlesungen für luxemburgische Medizinkandidaten übernahmen Grütz/Hautklinik, Harnapp/Kinderklinik, Laubenthal/Psychiatrische Klinik, Reiser/Augenklinik, Scheideler/HNO-Klinik, Büttner/Geburtshilfe. Für luxemburgische Zahnmedizinkandidaten übernahmen die besonderen Vorlesungen Grütz/Hautklinik, Heinlein/Pathologie-Histologie, Selter/Hygiene und Schulemann/Rezeptierkurs. Der Rezeptierkurs hatte im Erlass des Innenministeriums vom 27.9.1940 nicht, wohl aber im Vorschlag des Dekans vom 4.10.1940 Berücksichtigung gefunden.

444 UA Bonn, MF 68/113, Vorschlag Dekan Tiemanns, 4.10.1940.

445 UA Bonn, MF 68/113, Vorschlag Dekan Tiemanns, 4.10.1940.

des Innenministeriums" zwar „in der üblichen Weise abgehalten werden", „während der Übergangszeit" aber „eine wohlwollende und entgegenkommende, nicht allzu strenge Beurteilung zugrundegelegt werden"[446].

Da die Erörterungen über die Prüfungsregularien sehr rasch vonstatten gehen mussten, kam es noch bis Ende Oktober 1940 zu Veränderungen im Detail[447]. Zu diesem Zeitpunkt waren offenbar sämtliche erwarteten Luxemburger und auch einige ihnen gleichgestellte Studierende aus Eupen-Malmedy in Bonn eingetroffen[448]. Eine undatierte Namensliste verzeichnete vierzehn beziehungsweise elf fortgeschrittene luxemburgische Studenten, die sich in den klinischen Semestern der Medizin beziehungsweise der Zahnmedizin befanden[449].

Unterschieden werden müssen von dieser Gruppe jene Luxemburger, die bereits vor dem Krieg ein reguläres Studium in Bonn aufgenommen haben. Eine Aufstellung sämtlicher Promotionen von Februar 1933 bis Februar 1939 verzeichnet 18 Zahnmediziner, aber keinen Allgemeinmediziner aus Luxemburg[450]. Dies hängt offenbar damit zusammen, dass im Ausland eine Promotionsmöglichkeit für Zahnmediziner oft nicht gegeben war, die Universität Bonn diese aber auf Betreiben eines Privatmannes im November 1929 für Luxemburger ausdrücklich bestätigt hatte[451]. Auch für Zahnmedizinstudenten anderer Nationen, an denen kein Promotionsrecht existierte, war ein Studium an deutschen Universitäten besonders attraktiv[452].

Eine dritte Gruppe von Studierenden besteht aus denjenigen, die während des Krieges – häufig mit ihren Familien – „zwangsevakuiert" wurden und sich teilweise gezwungenermaßen auf dem rechten Rheinufer niederließen[453].

Grundsätzlich stand, wie Rektor Chudoba bei einer Besprechung der alle Fakultäten betreffenden Prüfungsangelegenheiten betonte, „die Universität Bonn seit jeher mit Luxemburg in besonders enger Verbindung"[454]. Dies belege die

[446] UA Bonn, MF 68/113, Vorsitzender Ceelen/Ärztlicher und zahnärztlicher Prüfungsausschuss Bonn an Dekan Tiemann, 1.10.1940.

[447] UA Bonn, MF 68/113, Vorschlag Dekan Tiemanns, 30.10.1940.

[448] Dem in Brüssel studierenden Luxemburger Joseph Thoma antwortete Dekan Tiemann am 7. Oktober 1940, auch Thoma müsse seiner Kenntnis nach in Deutschland studieren, zumal „sich fast sämtliche Luxemburger Studenten der Medizin in Deutschland befinden" (MF 68/113, Tiemann an Thoma, 7.10.1940). Harnapp schrieb am 11. Oktober 1940 dem Dekan: „Da ich heute von Herrn Prof. Ceelen hörte, daß die Luxemburger Studierenden noch nicht vollzählig in Bonn eingetroffen sind, [...] bitte ich um Angabe, wann mit der Vollzähligkeit der Studierenden gerechnet werden kann."

[449] UA Bonn, MF 68/113, Liste, o.D. – Darüber hinaus wurden vier Personen verzeichnet, die bereits „das Doktorat" abgelegt hatten.

[450] UA Bonn, MF 79/191, Aufstellungen, 5.5.1939. Vgl. die Tabelle in Kap. 3.5.2. zu den Jahren 1934–1938, in der zwei luxemburgische Doktoren des Jahres 1933 und einer des Jahres 1939 nicht berücksichtigt sind.

[451] UA Bonn, MF 79/139, Association des Medicins-Dentistes/Luxemburg an Dekan MF Bonn, 21.5.1931.

[452] Siehe UA Bonn, MF 79/191, Aufstellungen, 5.5.1939.

[453] Vgl. Kap. 10.2.8.

[454] UA Bonn, Rektorat A 16,3, Bd. 2, Besprechungsprotokoll, 5.9.1940.

Gebührenbefreiung für luxemburgische Studierende[455]. Ähnlich verfuhr die Bonner Universität vor der Rückgliederung des Saargebietes mit den „Saardeutschen“, denen beispielsweise im Wintersemester 1934/35 dreißig „Freistellen“ gewährt wurden und die auch seitens der Stadt besondere Unterstützung erhielten[456].

Die „besonders enge Verbindung“ zwischen Bonn und Luxemburg wurde von deutscher Seite weder unter den Zwangsmaßnahmen des Krieges noch während einer allgemeinen Auseinandersetzung über die luxemburgischen Studierenden 1934/35 als uneingeschränkt positiv empfunden. Als im November 1934 der „Volksbund für das Deutschtum im Ausland“ eine Aufhebung des Numerus clausus für luxemburgische Studierende der Zahnmedizin beantragte, standen zwei Meinungen gegenüber[457]. Die einen, darunter „SS-Müller“ aus der Zahnklinik, sahen in den Luxemburgern primär Ausländer, die gerade auch aufgrund ihrer generellen Befreiung von Studiengebühren unangemessen gegenüber deutschen Studierenden bevorzugt würden. Als „zahnmedizinischer Fachabteilungsleiter“ ließ Müller, unterstützt von Klinikdirektor Hauberisser, kein gutes Haar an den luxemburgischen Kommilitonen[458]: „An dem hiesigen Institut holen sie sich die Wissenschaft, um dann in Straßburg oder in Zürich das Staatsexamen zu machen.“[459] Die Verbindungen der Luxemburger waren Müller suspekt. Dem luxemburgischen Studenten Jean Nickels warf er vor, „für linksstehende Zeitungen in Luxemburg Berichte zu schreiben“ sowie „mit holländischen Schiffern, die hier in Bonn anliefern, und mit einer zweifelhaften Person in Köln in Verbindung“ zu stehen[460].

Die anderen, darunter der Außenamtsleiter der Bonner Studentenschaft C. M. Klingenburg, betonten im Gegenteil die Chance, die Luxemburger zu „germanisieren“[461]. Trete man ihnen gegenüber nicht aufgeschlossen gegenüber, gingen

[455] UA Bonn, Rektorat A 16,3, Bd. 2, Besprechungsprotokoll, 5.9.1940. – An der Besprechung nahmen neben Chudoba und Oberschulrat Lippmann von der luxemburgischen Zivilverwaltung unter anderem die Prüfungsausschussvorsitzenden teil, so Ceelen für die zahnärztliche und Ebbecke für die ärztliche Prüfungskommission.

[456] Anonymus, Die Universität Bonn, in: Neue Preußische Kreuzzeitung, 17.1.1935.

[457] UA Bonn, MF 79/122, Volksbund für das Deutschtum im Ausland/Köln an Rektor Bonn, 23.11.1934, Abschrift.

[458] UA Bonn, MF 79/122, gez. Hauberisser an Dekan, 20.12.1934, Abschrift.

[459] UA Bonn, MF 79/122, Fachabteilungsleiter Müller an Rektor, 19.12.1934, Abschrift.

[460] UA Bonn, MF 79/122, Fachabteilungsleiter Müller an Rektor, 19.12.1934, Abschrift. Nickels fand zeitweilig „Schutz“ beim Oberarzt an der Chirurgischen Klinik, Ernst Derra. Vgl. Kap. 10.2.8.

[461] Dass Bonn mit dem Institut für geschichtliche Landeskunde der Rheinlande ein Zentrum der „Westforschung“ geworden war und auf geisteswissenschaftlichem Gebiet eine enge Verbindung zwischen Bonn und Luxemburg postuliert wurde, zeigt Michael Fahlbusch, Wissenschaft im Dienst der nationalsozialistischen Politik? Die „Volksdeutschen Forschungsgemeinschaften“ von 1931–1945, Baden-Baden 1999, S. 421 ff. – Vgl. zudem Klaus Freckmann, Luxemburg – ein Teil des deutschen Reiches? Zur Kontinuität der landes- und volkskundlichen Kulturraumforschung und ihr Verhältnis zur kulturellen Identität Luxemburgs im 20. Jahrhundert, in: Dietz/Gabel/Tiedau, Griff, S. 473–492, passim. Vgl. Mathias Wallerang, Luxemburg unter nationalsozialistischer Besatzung. Luxemburger berichten, Mainz 1997 (= Studien zur Volkskultur in

„sie nach Paris" und seien „dadurch noch mehr wie schon bis jetzt der Verwelschung ausgesetzt"[462]. Klingenburg fährt fort: „Auch wenn Einzelne persönlich sich schlecht aufführen sollten, ist das kein Grund, die Studienmöglichkeit für die Luxemburger nicht auf jedem Wege zu erweitern. [...] Auf der im November durchgeführten Grenzlandfahrt konnten wir feststellen, daß gerade Ärzte, die in Deutschland studiert haben, das meiste Verständnis für Deutschland haben und sich infolge ihrer unabhängigen Stellen auch dafür einsetzen können."[463] Als Präsident der Akademischen Auslandsstelle der Universität gebrauchte der Gerichtsmediziner Friedrich Pietrusky noch deutlicher das Argument der Grenzlanduniversität, auf das in anderen Zusammenhängen durchaus auch „SS-Müller" zurückgriff[464]. Er sprach gleichsam das Schlusswort der Debatte: „Es ist eine der wesentlichen Aufgaben der Grenzlanduniversität Bonn die kulturellen Beziehungen zu den Nachbarstaaten zu pflegen. Aus diesem Grunde erhalten die hier studierenden Luxemburger vollen Gebührenerlaß, zumal ihnen an den französischen Universitäten sowie in Straßburg neben solchen noch viel mehr Vergünstigungen geboten werden. Es ist jetzt auch Vorsorge getroffen, um zu verhindern, daß durch Herabsetzung der zur Verfügung stehenden Summe für den Gebührenerlaß unsere Studierenden benachteiligt werden. Die Mittel für die Ausländer – es handelt sich um wenige tausend Mark – sollen, so ist unser Vorschlag, aus besonderem Fonds bestritten werden. [...] Was schließlich den numerus clausus für Studierende der Zahnheilkunde angeht, so dürfte dieser durch das sehr starke Sinken der Hörerzahl beseitigt sein."[465] Auch Pietrusky betont unter ausdrücklichem Verweis auf Klingenburg die politische Dimension des Ausländerstudiums: „Die Erfahrung lehrt eindeutig, daß Deutschland sehr viele Freunde durch das Studium an deutschen Universitäten gewinnt, auch können nicht genug Ausländer nach Deutschland kommen und sich selbst ein Bild über die Zustände hier machen, um die Hetzen und Greuelmärchen, der über uns verbreitet sind, als Lügen zu erkennen."[466] Die Fakultät schloss sich Pietruskys Auffassung an und betrachtete „in der Pflege kultureller Beziehungen zu dem benachbarten Luxemburg eine wichtige Aufgabe unserer Grenzlanduniversität"[467]. Am 26. Januar 1935 hob der Rektor den Numerus clausus für die luxemburgischen Studierenden der Zahnheilkunde auf[468].

Rheinland-Pfalz, 22), S. 55 ff. u. passim; Paul Dostert, Luxemburg zwischen Selbstbehauptung und nationaler Selbstaufgabe. Die deutsche Besatzungspolitik und die Volksdeutsche Bewegung 1940–1945, Diss. phil. Freiburg 1984, Luxemburg 1985, S. 76 ff. und passim.

462 UA Bonn, MF 79/122, Klinkenburg an Rektor, 5.12.1934.

463 UA Bonn, MF 79/122, Klinkenburg an Rektor, 5.12.1934.

464 Vgl. Kap. 2.17.5.

465 UA Bonn, MF 79/122, Pietrusky/Präsident der Akademischen Auslandsstelle der Universität an Dekan, 17.1.1935.

466 UA Bonn, MF 79/122, Pietrusky/Präsident der Akademischen Auslandsstelle der Universität an Dekan, 17.1.1935.

467 UA Bonn, MF 79/122, Dekan Stöhr an Rektor, 21.1.1935, Durchschlag.

468 UA Bonn, MF 79/122, Rektor an Dekan, 26.1.1935.

Ende 1940 verloren die Luxemburger ihren Ausländerstatus. Als „Volksdeutsche“ wurden nun „alle Luxemburger angesehen, die an den deutschen wissenschaftlichen Hochschulen das Studium fortsetzten“[469]. „Zuwendungen und Gebührenvergünstigungen“ sollten sie nur noch erhalten, wenn sie Mitglieder der „Volksdeutschen Bewegung Luxemburg“ oder des „Bundes Außendeutscher Studenten“ waren[470]. Die Luxemburger blieben freilich unter besonderer Beobachtung und bedurften einer „Unbedenklichkeitsbescheinigung“ des Chefs der Zivilverwaltung[471]. Denn schon kurz nach ihrer Erklärung zu „Volksdeutschen“ hatten zahlreiche luxemburgische Studierende sich „auf dem Einführungslager Burg Stahleck“ zu „deutschfeindlicher Betätigung“ veranlasst gesehen[472]. 1941 wurde die Freizügigkeit der Luxemburger zeitweise eingeschränkt, um sie wie die Lothringer „an einigen wissenschaftlichen Hochschulen zusammenzufassen“[473]. Die Gründe hierfür lagen sicher nicht nur auf dem Gebiet der abweichenden Vorbildung. Neben Bonn wurden zunächst Köln, Gießen, München, Innsbruck und Aachen zu Studienorten der Luxemburger bestimmt[474]. Bald aber wurde Innsbruck gestrichen und die Liste um Halle, Königsberg, Frankfurt, Marburg, Göttingen und Rostock ergänzt[475]. Zum Sommersemester 1942 schied Bonn aus der Reihe der für Luxemburger Studierende erlaubten Universitäten aus[476]. Nur „in besonderen Ausnahmefällen“ konnten sie in Bonn weiter studieren. Jetzt hieß es offen, diese Entscheidung habe „sich aus politischen Gründen leider als notwendig erwiesen“, wenn diese Gründe auch „außerhalb der Hochschulen“ zu suchen seien[477]. Ein Jahr später wiederum wurde die Einschränkung der Freizügigkeit für Luxemburger aufgehoben; sie bedurften jedoch weiterhin der „Unbedenklichkeitsbescheinigung“[478].

Die Bonner Medizinische Fakultät hat zu diesen Entwicklungen offenbar nicht aktiv beigetragen. Als sie im November 1941 über das „Verhalten ausländischer Studenten“ dem Ministerium Bericht zu erstatten hatte, erklärte sie, ihr sei „nichts bekannt darüber, dass über das Benehmen ausländischer Studenten“ Klagen erhoben worden wären und fügte hinzu: „Im wesentlichen handelt es sich bei

[469] BA Berlin, R 4901 (alt R 21), Nr. 450, Mentzel/REM an Rektoren u.a., 20.11.1940.

[470] BA Berlin, R 4901 (alt R 21), Nr. 450, Mentzel/REM an Rektoren u.a., 20.11.1940.

[471] BA Berlin, R 4901 (alt R 21), Nr. 450, Mentzel/REM an Rektoren u.a., 27.10.1943; ebd., Mentzel/REM an Rektoren u.a., 3.4.1944.

[472] BA Berlin, R 4901 (alt R 21), Nr. 450, Aufzeichnung REM, 9.1.1941, Abschrift.

[473] BA Berlin, R 4901 (alt R 21), Nr. 450, REM an Rektoren u.a., 10.1.1941 (auch in: UA Bonn, MF 68/119).

[474] BA Berlin, R 4901 (alt R 21), Nr. 450, REM an Rektoren u.a., 10.1.1941 (auch in: UA Bonn. MF 68/119). – Die Lothringer wurden in Heidelberg, Marburg, Leipzig, Karlsruhe und Stuttgart zusammengefasst.

[475] BA Berlin, R 4901 (alt R 21), Nr. 450, REM an Rektoren u.a., 10.1.1941 (auch in: UA Bonn. MF 68/119).

[476] BA Berlin, R 4901 (alt R 21), Mentzel/REM an Rektoren, 21.3.1942.

[477] BA Berlin, R 4901 (alt R 21), Mentzel/REM an Rektoren, 21.3.1942.

[478] BA Berlin, R 4901 (alt R 21), Mentzel/REM an Rektoren u.a., 30.4.1943.

ausländischen Studierenden der Medizin um Luxemburger, die deutsch [sic] gut verstehen und sich auch in der deutschen Sprache gut verständigen können"[479].

Der im November 1937 als Medizinalpraktikant an das Marienhospital gelangte Luxemburger Emil Noesen beschrieb im Rückblick die Situation der Luxemburger anschaulich und betonte die positive Rolle des deutschen Chirurgen Ernst Derra[480]: „Damals wußte ich schon von anderen Luxemburgern, daß Herr Prof. Derra das nationalsozialistische Regime kompromisslos ablehnte, eigentlich kompromissloser als viele Ausländer, die durch alle möglichen Vorteile (Rentenmark, gebührenfreies Studium) damals nach Deutschland kamen. [...] Die Luxemburger Medizinstudenten, die zumal in den letzten Jahren wegen der Kriegsverhältnisse hier in Bonn sehr zahlreich waren, fanden in ihm nicht nur einen hervorragenden Lehrer, sondern einen aufrichtigen Freund, bei dem sie ruhig ein politisches Wort riskieren konnten."[481]

Roger Noesen sah sich 1941 anders als sein Namensvetter Emil Noesen im Dezember 1938 gezwungen, sein Examen in Bonn abzulegen und sich dort auch um die Promotion zu bemühen[482]. Nach dem Ende des NS-Regimes gab Noesen stichwortartig zu Protokoll: „Gezwungenermaßen Ablegung des Staatsexamens und Weiterführung der Studien in Deutschland infolge Abschaffung der Luxemburger Examenskommission und Grenzsperre. Anschliessend allgemeine Notdienstverpflichtungen der Luxemburger Mediziner, jedoch in meinem Falle ausnahmsweise Erlaubnis zur Fachausbildung an der Univ.-Nerven-Klinik Bonn auf Antrag und Befürwortung durch den stellv. Direktor und jetzigen Professor Dr. Laubenthal."[483]

[479] UA Bonn, MF 68/119, Dekan MF an Rektor, 25.11.1941.

[480] Johann Peter Emil Noesen wurde am 10. Oktober 1911 in Luxemburg geboren. Der Katholik besuchte die Volksschule Steinfort (1917–1923) und das Gymnasium Diekirch (1923–1930). Das Medizinstudium in Paris (1931–1937) und Bonn (1937–1939) führte ihn am 5. Dezember 1938 zu Examen und Promotion in Luxemburg. Vom September 1939 bis zum Januar 1941 praktizierte Noesen in Steinfort, bevor er am 15. Januar 1941 im Bonner Marienhospital Assistent „zur Erlernung der Chirurgie" wurde. Noesen gehörte nicht der NSDAP, wohl aber für einige Monate 1940 der Volksdeutschen Bewegung an. – Das Entnazifizierungsverfahren wurde mit der Einstufung in Kategorie V im Februar 1948 abgeschlossen. – Quelle: HStA Düsseldorf, NW 1002-Med-7864.

[481] HStA Düsseldorf, NW 1002-Med-12141, Bescheinigung Noesens, 8.11.1946. Zu Derra vgl. Kap. 10.2.8.

[482] Roger Noesen wurde am 15. Juni 1914 in Esch (Luxemburg) geboren. Von 1933 bis 1939 studierte er in Paris, wo er stark in der Assocation générale des étudiants luxemburgeois engagiert war, und arbeitete von Mai bis Oktober 1940 als Arzt des Belgischen Roten Kreuzes in Brügge. Von Oktober 1940 bis August 1941 bereitete er sich in Bonn auf das Staatsexamen vor, das er hier auch schließlich ablegte. Vom 15. September 1941 bis zum 1. April 1944 war er Volontärassistent an der Nervenklinik Bonn, anschließend dort wissenschaftlicher Assistent. Mit Kriegsende kehrte er 1945 nach Esch zurück. – Er gehörte nicht der NSDAP, wohl aber der Volksdeutschen Bewegung an. Das Entnazifizierungsverfahren endete für ihn im September 1948 mit der Einstufung in Kategorie V. – Quelle: HStA Düsseldorf, NW 1049-49615.

[483] HStA Düsseldorf, NW 1049-49615, Aufzeichnung Noesens, o.D.

3.4.5. Andere ausländische Studierende

In den letzten Jahren vor dem Krieg wurde es für ausländische jüdische Studierende immer schwerer, ihr Studium zu einem regulären Abschluss zu bringen. Um so stärker fielen die Ausnahmen auf: Der Gynäkologe Hans Rupp, NSDAP- und SS-Mitglied, betreute 1937/38 vier amerikanische Juden und erfuhr deshalb, so behauptete Rupp jedenfalls in seinem Entnazifizierungsverfahren, „erhebliche Anfeindungen“[484].

Zu einer anderen Gruppe von Ausländern gehörten Nationalchinesen, die der Regierung in Tschungking anhingen und von der NSDAP allenfalls geduldet wurden. Der Pharmakologe Werner Schulemann berichtete im November 1945, er habe „alles mögliche“ getan, um „insbesondere 5 chinesischen Akademikern“ zu helfen[485]. Im Entnazifizierungsverfahren Schulemann bestätigte Paul Martini dies eindrucksvoll. Mag seine Darstellung aufgrund ihrer Intention auch völliger Objektivität entbehren, so lassen sich doch Rückschlüsse auf den Umgang mit ausländischen Studierenden ziehen. Schulemann oblag als Leiter der so genannten Auslandsstelle der Universität „vor allem die wirtschaftliche und sonstige Fürsorge für ausländische Studenten und Assistenten“, insbesondere im Krankheitsfall[486]. Martini erlebte Schulemann in dieser Funktion wie einen „Vater“[487]: „Es war auch keineswegs so, dass er dabei einen Unterschied gemacht hätte, je nach der pro- oder antideutschen Einstellung der jungen Leute. Besonders erinnerlich ist mir in diesem Zusammengang der Fall von mehreren an Tuberkulose erkrankten jungen Chinesen, die sich sämtlich offen zur Tschun-King-Regierung [sic] bekannten. Sie vergalten Herrn Schulemann seine Fürsorge mit rührender Anhänglichkeit. Einer von ihnen, der im Frühjahr 45 bei mir im Infektionskrankenhaus in Merten starb und der an mir selbst sehr hing, überliess mir bei seinem Tod den Auftrag, das Liebste, was er aus seinem Vaterland bei sich hatte, den Ring seiner Mutter und einen Abschiedsbrief Herrn Schulemann zu übergeben.“[488]

Diese Beispiele zeugen davon, wie bald die im General-Anzeiger 1934 etwas gönnerhaft geschilderten harmonischen Verhältnisse – damals studierten insge-

484 HStA Düsseldorf, NW 1049-53302, Rupp an Entnazifierungshauptausschuss Bonn, 11.9.1948; siehe auch ebd., Erklärung Elsbeth Bonzel, 6.9.1948, Abschrift.

485 UA Bonn, MF-PA Schulemann, Eingabe Schulemann, 24.11.1945. Nach dem Krieg lebte aus dieser Gruppe als einziger der promovierte Arzt Wang noch in Bonn. Zu seinem Kollegen Scheng vgl. Kap. 6.1.

486 HStA Düsseldorf, NW 355-193, Martini an Donelly/Militär-Regierung, Abt. Public Health, 27.1.1946.

487 HStA Düsseldorf, NW 355-193, Martini an Donelly/Militär-Regierung, Abt. Public Health, 27.1.1946.

488 HStA Düsseldorf, NW 355-193, Martini an Donelly/Militär-Regierung, Abt. Public Health, 27.1.1946.

samt etwa 200 Ausländer in Bonn – für einen Teil der jungen Menschen obsolet wurden[489].

3.5. Erteilung, Verweigerung und Entzug des Doktorgrads

3.5.1. Die Beugung des Rechts

Am 16. November 1933 erreichte die Medizinische Fakultät die Aufforderung des Berliner Wissenschaftsministeriums, das „Erforderliche in entsprechender Weise wegen der Aenderung der Promotionsordnungen alsbald zu veranlassen"[490]. Bezug nahm das Schreiben auf eine Initiative des Bayerischen Kultusministeriums vom 3. Oktober 1933, der ihrerseits ein Antrag des Kreises Bayern der Deutschen Studentenschaft zu Grunde lag. In jenem Antrag vom 18. September 1933, der zwei Monate später zur Kenntnis- und Stellungnahme der Bonner Fakultätsmitglieder gelangte, heißt es: „Bei der kürzlich durch die Presse gegangenen Veröffentlichung der Namen der im Ausland weilenden Landesverräter, denen die deutsche Staatsangehörigkeit entzogen worden ist, fällt die große Anzahl von Doktoren auf. Nach den Promotionsordnungen der deutschen Universitäten besteht durchaus die Möglichkeit[,] die Doktorwürde bei Verlust der bürgerlichen Ehrenrechte durch den Träger derselben und ihn ähnlichen für die Verleihung der Doktorwürde kompromittierenden Fällen zu entziehen."[491] Der bayerische Kultusminister Hans Schemm, auch schon vor seinem legendenumwobenen Unfalltod 1935 vielfach als „positive" Gegenfigur zu Julius Streicher betrachtet, sah die Rechtslage weniger eindeutig als die Studenten. „Die Promotionsordnungen", so wies er die bayerischen „Hochschulen" an, seien ausdrücklich dahingehend zu ergänzen, „daß die Doktorwürde auch entzogen werden, wenn der Promovierte nach dem Gesetz über den Widerruf von Einbürgerungen und Aberkennung der

[489] Anonymus, Ein Spaziergang durch die ausländische Studentenkolonie in Bonn. Rund 200 Auslandstudenten in Bonn. – In Medizin und Technik führt die deutsche Wissenschaft. – Zufriedenheit der Ausländer mit den deutschen Gastgebern. – Harmonie unter den Angehörigen der verschiedenen Nationen, in: General-Anzeiger, 4.3.1934.

[490] UA Bonn, MF 79/139, Wissenschaftsministerium an Kurator Bonn, 2.11.1933.

[491] UA Bonn, MF 79/139, Karl Gengenbach/Leiter des Kreises Bayern/Deutsche Studentenschaft, München an Staatsminister Hans Schemm/Kultusministerium, München, 18.9.1933 (abgedruckt in: Hübinger, Thomas Mann, Nr. 24, S. 386 f.), Abschrift mit Unterschriftenliste für Fakultätsmitglieder, 17.11.1933. Vgl. Werner Moritz, Die Aberkennung des Doktortitels an der Universität Heidelberg während der NS-Zeit, in: Armin Kohnle/Frank Engehausen (Hg.), Zwischen Wissenschaft und Politik. Studien zur deutschen Universitätsgeschichte. Festschrift für Eike Wolgast zum 65. Geburtstag, Stuttgart 2001, S. 540–562, S. 541; Klaus Hildebrand, Universitäten im „Dritten Reich". Eine historische Betrachtung, in: Borchard, Opfer, S. 25–35, S. 29 (auch in: Armin Kohnle/Frank Engehausen (Hg.), Zwischen Wissenschaft und Politik. Studien zur deutschen Universitätsgeschichte. Festschrift für Eike Wolgast zum 65. Geburtstag, Stuttgart 2001, S. 194–202). Vgl. grundlegend auch Sabine Happ, Politisch und nicht politisch motivierte Aberkennung von akademischen Graden. Eine Auswertung der Rundschreiben deutscher Universitäten in der NS-Zeit, in: Sabine Happ/Ulrich Nonn (Hg.), Vielfalt der Geschichte. Lernen, Lehren und Erforschen vergangener Zeiten. Festgabe für Ingrid Heidrich zum 65. Geburtstag, Berlin 2004, S. 283–296.

deutschen Staatsangehörigkeit vom 14.7.1933 [...] der deutschen Staatsangehörigkeit für verlustig erklärt wurde"[492]. Dies bedeutete für die betroffenen Juden den Verlust des Doktortitels.

Mit Erlass vom 15. April 1937 verbot das Reichserziehungsministerium die Verleihung und Erneuerung von Doktordiplomen auch an die Juden, die deutsche Staatsangehörige waren[493]. Promovenden, die sämtliche formalen Bedingungen bereits „restlos erfüllt" hatten, wurde eine dreimonatige Übergangsfrist gewährt[494]. Die von den Nationalsozialisten als „jüdische Mischlinge" klassifizierten Studierenden konnten mit einer Bestallung als Arzt oder Zahnarzt nicht rechnen und waren auf eine Anstellung im Ausland angewiesen. Sofern sie eine solche nachweisen konnten, durfte ihnen weiterhin die Promotionsurkunde ausgehändigt werden[495]. Sie hatten aber ausdrücklich zu erklären, dass sie auf eine Bestallung verzichten würden[496]. Entsprechendes galt für Habilitationswillige[497].

Inzwischen waren auch die preußischen Promotionsordnungen angepasst worden, hatten sie doch zuvor entweder keinen Passus über den möglichen Entzug des Doktorgrads enthalten oder zu strenge Voraussetzungen für einen derartigen Entzug formuliert. Deshalb erließ der preußische Erziehungsminister Bernhard Rust am 17. Juli 1934 präzisere Vorschriften, nach denen „die Doktorwürde" bei einem Täuschungsversuch oder bei einem der „deutschen akademischen Würde" nicht entsprechenden Verhalten „wieder entzogen werden" konnte[498]. „Als

[492] UA Bonn, MF 79/139, Schemm an Landesuniversitäten u.a., 3.10.1933, Abschrift. – Zu Schemm und dem vom Nationalsozialismus bevorzugten Begriff „Hochschule" – „eine nationalsozialistische Universität" ist „ein Widerspruch in sich selbst" – vgl. Hildebrand, Universitäten, S. 26 f., Zitat S. 27 und Maier, Hochschulpolitik, S. 77.

[493] UA Bonn, MF 79/191, Erlass WA Nr. 590, i.V. gez. Zschintzsch/REM, 15.4.1937.

[494] UA Bonn, MF 79/191, Erlass WA Nr. 590, i.V. gez. Zschintzsch/REM, 15.4.1937.

[495] UA Bonn, MF 79/191, Erlass WA Nr. 590, i.V. gez. Zschintzsch/REM, 15.4.1937.

[496] UA Bonn, MF 79/191, Erlass WA Nr. 590, i.V. gez. Zschintzsch/REM, 15.4.1937.

[497] UA Bonn, MF 79/191, Erlass WA Nr. 590, i.V. gez. Zschintzsch/REM, 15.4.1937.

[498] UA Bonn, MF 79/139, Erlass des Wissenschaftsministeriums, 17.7.1934. Siehe zu den (pseudo)rechtlichen Grundlagen im einzelnen GStA PK Berlin, Rep. 76, NW 5, Nr. 453. Am 17. Juli 1934 präzisierte das Kultusministerium einen Erlass vom 2. November 1933. Die Fakultäten wurden verpflichtet, folgenden Passus in die Promotionsordnungen aufzunehmen: „Die Doktorwürde kann wieder entzogen werden: a) Wenn sich herausstellt, daß der Inhaber des Titels die Doktorwürde unter Täuschung der Fakultät erworben hat. Als solche Täuschung kommen insbesondere in Betracht: Fälschung der Reifezeugnisse oder der Studienzeugnisse, Abgabe einer falschen eidesstattlichen Versicherung über die selbständige Anfertigung der Dissertation oder Verschweigung erheblicher Vorstrafen. b) Wenn der Inhaber des Titels sich durch sein Verhalten des Tragens einer deutschen akademischen Würde unwürdig erweist. Über die Entziehung entscheidet ein aus dem Rektor und den Dekanen zusammengesetzter Ausschuß. Soweit es tunlich erscheint, ist dem Inhaber des Titels vor der Beschlußfassung des Ausschusses Gelegenheit zur Äußerung zu geben. Gegen die getroffene Entscheidung steht dem Betroffenen innerhalb eines Monats die Beschwerde an den Preußischen Minister für Wissenschaft, Kunst und Volksbildung zu. Die Bestimmungen sind entsprechend auf Ehrenpromotionen anwendbar." – Mit Ausnahme der Katholisch-Theologischen Fakultät, die sich auf das Mitbestimmungsrecht der Kirche berief, entsprachen sämtliche Bonner Fakultäten bis November 1934 der Verfügung. Vgl. ebd., insbes. Dekan Tillmann an Kurator, 19.11.1934. Nach der Verordnung zur Durchführung des Gesetzes über die Führung akademischer Grade vom 21. Juli 1939 entschied über Entziehungen ein Concilium decanale, das aus dem Rektor und den Dekanen bestand. Siehe hierzu auch UA Bonn, UR 67/40, Salzwedel an Rektor durch Dekan der Rechts- und

unwürdig" sei insbesondere derjenige anzusehen, wer aufgrund des Gesetzes vom 14. Juli 1933 die Staatsangehörigkeit verloren hatte oder dessen Einbürgerung widerrufen wurde. Einer ausdrücklichen Erwähnung bedürfe diese Bestimmung aber nicht[499]. Entscheiden sollte keinesfalls die jeweilige Fakultät, sondern „ein aus dem Rektor und den Dekanen zusammengesetzter Ausschuss"[500]. Der Betroffene, dem ein Beschwerderecht zugebilligt wurde, sollte noch vor der Entscheidung des Ausschusses „soweit es tunlich erscheint" angehört werden. Ähnliche Bestimmungen waren nach dem Willen Rusts für Ehrenpromotionen, Ehrenbürger und Senatoren zu erlassen[501].

Die Fakultät handelte rasch und legte einen gegenüber der Weisung des Ministeriums sprachlich verbesserten, in der Sache aber eindeutigen neuen Paragraphen 55 der Promotionsordnung vor[502]. Vier Jahre später war der entsprechende Paragraph 16 in der nun vollständig dem NS-Recht angepassten Promotionsordnung durchaus unschärfer gefasst. Aus dem Wortlaut geht hervor, wie sehr man sich nun in Abhängigkeit von Berliner Entscheidungen sah. Zugleich fällt aber auf, dass nach der Promotionsordnung vom 1. April 1938 jeder Doktorgradentzug formal auf einer „Kann-Bestimmung" beruhte:

„§ 16. Die Entziehung des Doktorgrades erfolgt auf Grund der allgemeinen Erlasse des Reichserziehungsministers bezw. auf Grund des Gesetzes über die Führung akademischer Grade sowie der zu seiner Durchführung ergehenden Verordnungen und Erlasse. Danach kann der Doktorgrad wieder entzogen werden: a) wenn sich nachträglich herausstellt, daß er durch Täuschung erworben worden ist, oder wenn wesentliche Voraussetzungen für die Verleihung irrigerweise als gegeben angenommen worden sind; b) wenn sich nachträglich herausstellt, daß der Inhaber der Verleihung eines akademischen Grades unwürdig war;

Staatswissenschaftlichen Fakultät, 22.2.1963. Das Gesetz vom 7. Juni 1939 findet sich im Reichsgesetzblatt I, 1939, 1, Nr. 102, S. 985.

[499] UA Bonn, MF 79/139, PMW, Erlass, 17.7.1934.

[500] UA Bonn, MF 79/139, PMW, Erlass, 17.7.1934; ebd., MF 79/191, Dekan Siebke an Rektor, 22.2.1938, Konzept: „Ew. Magnifizenz bitte ich, bei der nächsten Senatssitzung auf die Tagesordnung zu setzen: Beschlussfassung über die Entziehung der Doktorwürde. Es liegen in der Medizinischen Fakultät drei Anträge vor. Nach den Bestimmungen hat über die Entziehung ein aus dem Rektor und den Dekanen zusammengesetzter Ausschuss zu entscheiden. Heil Hitler! gez. Siebke. Dekan." – Dass die Entscheidungen formal nicht in den Senatssitzungen vorgenommen wurden, zeigt ebd., MF 68/116, Rektor i.V. Herter an Dekan MF, 20.8.1941: „Falls [...] der Doktorgrad entzogen werden soll, kann hierüber im Anschluss an eine Senatssitzung beschlossen werden."

[501] UA Bonn, MF 79/139, PMW, Erlass, 17.7.1934.

[502] UA Bonn, MF 79/139, Aufzeichnung MF, 8.8.1934: „Die Doktorwürde geht dauernd verloren: 1) wenn die nach § 44 gegebene eidesstattliche Versicherung sich nachträglich als unrichtig erweist; 2) wenn dem Besitzer durch rechtskräftig gewordene Verurteilung die bürgerlichen Ehrenrechte aberkannt sind; 3) wenn der Doktortitel durch Täuschung der Fakultät erworben worden ist [...]; 4) wenn der Inhaber des Titel sich durch sein Verhalten des Tragens einer deutschen akademischen Würde unwürdig erweist. [...]".

c) wenn sich der Inhaber durch sein späteres Verhalten des Tragens eines deutschen akademischen Grades unwürdig erwiesen hat."[503]

Diese Bestimmungen sollten „bei Ehrenpromotionen entsprechende Anwendung" finden (§ 23). Die Anpassung an das NS-Recht spiegelte sich auch in manch anderer Vorschrift der Promotionsordnung wider. So hatte der Promovend für sich und gegebenenfalls seinen Ehegatten die (nichtjüdische) Abstammung bis zur Generation der Großeltern nachzuweisen (§ 4,1,2). „Die Zulassung von Ausländern zur Promotion" bedurfte „in jedem Falle der Genehmigung des Reichserziehungsministers" (§ 17).

Die Anpassung der Promotionsordnung von 1938 ging auf einen Erlass des Reichserziehungsministeriums vom 1. Juni 1937 zurück, durch den die Fakultäten aufgefordert worden waren, „Entwürfe der Promotionsordnungen zur vorläufigen Genehmigung" einzureichen, die sämtliche bislang ergangenen Einzelerlasse der NS-Regierung berücksichtigen sollten[504]. Bereits am 16. Dezember 1936 hatte das Ministerium in einem achtseitigen Erlass auf „Änderungen der Promotionsordnungen" gedrungen[505]. Das allgemeine Umlaufverfahren für Dissertationen sollte abgeschafft werden. Mit Blick auf die Aberkennung von Doktorgraden heißt es in dem Erlass modifizierend, dass nicht „die Tatsache der jüdischen Abstammung allein" und auch nicht der Widerruf der „Einbürgerung lediglich aus rassischen Gründen [...] die Entziehung der Doktorwürde" rechtfertige[506].

Am 15. März 1938 erfolgte die Genehmigung der eingereichten Promotionsordnungen, darunter auch die der Bonner Medizinischen Fakultät[507]. Nicht erwartet worden war die Aufnahme offen antisemitischer Bestimmungen; in den ergänzenden Bemerkungen des Reichserziehungsministeriums wurde jedoch postuliert, dass in den Doktorarbeiten „die Verwendung jüdischer Literatur" zu kennzeichnen, die dort vertretene „Auffassung" zu bekämpfen und ihre Auflistung im Literaturverzeichnis „auf das unbedingt notwendige Material zu beschränken" sei[508]. Das Befolgen dieser Richtlinien wurde ausdrücklich den Fakultäten auferlegt[509].

503 UA Bonn, MF 79/191, Promotionsordnung zur Erlangung des Grades eines Doktors der Medizin (Dr. med.) oder eines Doktors der Zahnmedizin (Dr. med. dent.). „Genehmigt durch Erlaß des Reichserziehungsministers – W.A. 562 – vom 15. März 1938. In Kraft getreten am 1. April 1938." – Vgl. Moritz, Aberkennung, S. 543, wonach in Baden zwischen obligatorischen und fakultativen Entziehungen unterschieden wurde.

504 UA Bonn, MF 79/191, Erlass WA 562 i.A. gez. Wacker/REM, 15.3.1938; ebd., Erlass WA 1078, i.A. gez. Wacker/REM, 1.6.1937.

505 UA Bonn, MF 79/191, Erlass W I a 1910/36, i.V. gez. Zschintzsch/REM, 16.12.1936.

506 UA Bonn, MF 79/191, Erlass W I a 1910/36, i.V. gez. Zschintzsch/REM, 16.12.1936. – Unterschieden wird zwischen den Betroffenen nach § 1 und § 2 des Reichsgesetzes über den Widerruf von Einbürgerungen und die Aberkennung der deutschen Staatsangehörigkeit vom 14. Juli 1933 (RGBl. I, S. 480). Nur die von § 2 Betroffenen seien „einer deutschen Doktorwürde in jedem Falle als unwürdig" zu betrachten.

507 Der Erlass WA 562 vom 15. März 1938 wurde in der „Ostmark" am 6. Juni 1939 in Kraft gesetzt, jedoch unter ausdrücklicher Ausklammerung der Medizinischen Fakultäten (UA Bonn, MF 79/191, Erlass WA 719 i.A. gez. Mentzel/REM, 6.6.1939).

508 UA Bonn, MF 79/191, Erlass WA 562 i.A. gez. Wacker/REM, 15.3.1938: „Ein grundsätzliches Verbot für Doktoranden auszusprechen, jüdische Autoren in ihren Arbeiten zu zitie-

Der im Erlass des Reichserziehungsministeriums formulierten Zielvorstellung, das Ansehen des deutschen Doktorgrads im Ausland durch eine Verschärfung der Anforderungen an die Doktoranden zu heben, hatte die Bonner Medizinische Fakultät schon anderthalb Jahre zuvor zu entsprechen versucht[510]. Den Professoren war im November 1936 ein Schreiben von Dekan Philipp Stöhr zugegangen, in dem eine erheblich strengere Benotung bei sämtlichen an der Medizinischen Fakultät abzulegenden Prüfungen gefordert wurde. „Geziemend" erschien Stöhr, „wenn von 100 Doktorarbeiten 3–5 die Note I erhalten", „die Note ‚ausgezeichnet'" solle „höchstens alle 5 Jahre einmal in Erscheinung treten"[511]. Auf Widerspruch stieß sein Postulat, „eine rein litterarische [sic] Arbeit" dürfe „grundsätzlich nicht besser als mit genügend zensiert werden"[512]. Der Direktor der Medizinischen Klinik Paul Martini warf Dekan Stöhr implizit (und wohl zu Recht) vor, die Sachlage nicht angemessen beurteilen zu können. Martini verwies auf „die größere thematische Begrenztheit experimenteller Arbeiten", die „es einem engen und phantasielosen Kopf garnicht [sic] selten leichter machen, das Ziel zu ‚erreichen', als es bei klinischen Arbeiten, die ihrer Natur nach komplexer sind, im allgemeinen der Fall" sei[513]. Das könne der am besten beurteilen, der beide Arten von Dissertationen akzeptiert[514]. Tatsächlich musste Martini den Brief Stöhrs als gegen seine Benotungspraxis gerichtet ansehen, hatte er doch „im letzten Jahr neben einer Reihe experimenteller Arbeiten eine ebenso große Reihe von ‚litterarischen' [sic] Arbeiten vergeben, die zum größten Teil die Aufgabe haben, die deutsche und internationale therapeutische Litteratur [sic] kritisch nach logischen Gesichtspunkten zu sichten, d.h. die Spreu vom Weizen zu scheiden"[515]. Martini bat, „diese Angelegenheit" in einer Fakultätssitzung zu behandeln[516].

ren, ist nicht möglich. Dagegen sind jüdische Autoren stets mit Zurückhaltung anzuführen und zwar auch dann, wenn andere Literatur nicht vorhanden ist. Dies zu prüfen, muss im Einzelfalle der Fakultät überlassen bleiben. Grundsätzlich bestehen keine Bedenken, jüdische Autoren dann zu zitieren, wenn es in der Absicht geschieht, ihre Auffassung zu widerlegen oder zu bekämpfen. In allen den Fällen aber darf die Tatsache der Verwendung jüdischer Literatur nicht unerwähnt bleiben; das Literatur-Verzeichnis hinsichtlich der jüdischen Verfasser ist auf das unbedingt notwendige Material zu beschränken."

509 UA Bonn, MF 79/191, Erlass WA 562, i.A. gez. Wacker/REM, 15.3.1938.

510 UA Bonn, MF 79/191, Erlass WA 562, i.A. gez. Wacker/REM, 15.3.1938.

511 UA Bonn, MF 79/191, Dekan Stöhr „an die Herren Kollegen", 22.9.1936.

512 UA Bonn, MF 79/191, Dekan Stöhr „an die Herren Kollegen", 22.9.1936.

513 UA Bonn, MF 79/191, Martini an Dekan MF, 29.9.1936.

514 UA Bonn, MF 79/191, Martini an Dekan MF, 29.9.1936.

515 UA Bonn, MF 79/191, Martini an Dekan MF, 29.9.1936. – Ebd. heißt es weiter: „Diese Arbeiten machen nicht nur mir selbst eine viel größere Arbeit als irgend eine experimentelle Arbeit, sondern sie bedeuten für die Doktoranden eine größere Beanspruchung und eine viel strengere Prüfung auf wissenschaftliches kritisches Denken als die meisten experimentellen Arbeiten. Ich kann dazu nur Leute mit logisch geschulten Köpfen brauchen, die anderen scheitern nach den ersten Versuchen. Aus diesen Gründen bin ich aber auch schon anstandshalber verpflichtet, diesen meinen Mitarbeitern ihre wissenschaftliche Graduierung nicht von vornherein durch eine schematische Einteilung beeinträchtigen zu lassen."

516 UA Bonn, MF 79/191, Martini an Dekan MF, 29.9.1936.

Wohl ebenfalls in der Absicht, einen undefinierten Qualitätsstandard der Lehre nicht zu unterschreiten, appellierte Dekan Siebke im August 1937 an die Fakultätsmitglieder, nur solche Studierenden zur Promotion zuzulassen, die in Bonn mindestens zwei Semester studiert haben[517]. Diese schon zuvor übliche Regelung war am 16. Dezember 1936 vom Reichserziehungsministerium für verbindlich erklärt worden; lediglich dem Rektor wurde ein Recht auf Erteilung von Ausnahmegenehmigungen zugewiesen[518].

Auf dieser Grundlage wurde in Bonn entschieden, als das Dekanat am 13. März 1937, einen Monat vor dem allgemeinen Promotionsverbot für Juden, eine Anfrage des Mediziners Fritz Blumenthal erhielt. Er hatte im Februar 1937 in Mainz sein Staatsexamen abgelegt und wollte nun wissen, „ob es an der Universität Bonn grundsätzlich möglich ist, als Jude zu promovieren"[519]. Man hielt sich strikt an die Vorschriften und teilte Blumenthal mit, er könne „hier promovieren", wenn er zwei Semester in Bonn studiert und eine von der Fakultät angenommene Inaugural-Dissertation angefertigt habe[520].

Äußere Abzeichen der „Doktorwürde", wie sie im Ausland vielfach üblich waren und nach Angaben des Reichserziehungsministeriums insbesondere von ausländischen Studenten angeregt wurden („Doktorhut, Doktortracht[...], Doktorring oder Doktorfrack"), lehnte die Bonner Fakultät als „nicht üblich und nicht erwünscht" ab[521].

Ohne wesentliche Bedeutung für Bonn blieb die mit der Einverleibung Österreichs in das Deutsche Reich verbundene Problematik. Dort waren die Anforderungen für den Erhalt des medizinischen Doktortitels weitaus niedriger, so dass an den österreichischen Universitäten gegen aus dem „Altreich" stammende Studierende Zulassungsbeschränkungen verfügt und auch in Bonn bekannt gemacht wurden[522].

Die Fakultät wurde immer wieder durch den Kurator über Modifizierungen der Vorstellungen zum Entzug des Doktorgrads im Reichserziehungsministerium informiert, ohne dass seitens der Fakultät grundlegende Schritte zu unternehmen gewesen wären. Mit Erlass vom 13. April 1935 wurde ihr zwar das Recht zugebilligt, nicht nur den Doktorgrad, sondern sämtliche akademischen Abschlüsse, also vor allem Diplome, zu entziehen; auch der „Dr. habil." wurde nun ausdrück-

517 UA Bonn, MF 79/191, Dekan Siebke an Mitglieder MF, 24.8.1937. Das REM ordnete Ausnahmen für Sanitätsoffiziersanwärter an, die in der Regel weit entfernt von ihrem früheren Studienort stationiert wurden (ebd., Erlass WA 1280, i.A. Wacker/REM, 18.6.1937).

518 UA Bonn, MF 79/191, Erlass W I a 1910/36, i.A. Zschintzsch/REM, 16.12.1936.

519 UA Bonn, MF 79/191, Fritz Blumenthal/Mainz an Dekan MF Bonn, 11.3.1937.

520 UA Bonn, MF 79/191, Dekan MF an Fritz Blumenthal, 15.3.1937, Abschrift.

521 UA Bonn, MF 79/191, Erlass WA 991, i.A. gez. Wacker, 10.5.1937; ebd., gez. Dekan Siebke an Rektor Bonn, 10.6.1937.

522 UA Bonn, MF 79/191, i.V. gez. Wildt/REM an MF Bonn, 27.7.1938, Abschrift des Universitätskurators Bonn, 29.7.1938, am 2.8.1938 mit dem Ersuchen des Rektors i.V. Obenauer an den Dekan der Medizinischen Fakultät Bonn versandt, „die Medizinstudierenden entsprechend zu verständigen".

lich genannt[523]. Doch derartige „Rechte" gingen de facto mit einem weiteren Autonomieverlust einher. Schon seit einem Erlass vom 4. Oktober 1933 unterlag das Promotionsverfahren – und nicht nur der Entzug einer Doktorwürde – einer polizeilichen Oberaufsicht. Eine entsprechende Anzeigepflicht wurde im Frühjahr 1936 noch erweitert. „Jede Verleihung eines akademischen Grades" sei „der Ortspolizeibehörde" mitzuteilen, „welche für den Wohnsitz des Inhabers des Grades zuständig ist", ebenso jeder Entzug[524]. Anderthalb Jahre später wurde der Universität nur noch eine stützende Rolle gerichtlicher Entscheidungen eingeräumt. Das Reichserziehungsministerium teilte am 27. Dezember 1937 ausdrücklich mit, dass in den Fällen, in denen den Betroffenen die bürgerlichen Ehrenrechte aberkannt würden, diesen gemäß § 35 StGB ihre akademischen Grade verlören. Es bedürfe „seitens der zuständigen Hochschule lediglich eines Beschlusses, der diese Tatsache feststellt"[525].

Dieser nunmehr schriftlich fixierte kompromisslose Automatismus veränderte die Praxis der Bonner Medizinischen Fakultät. Diese hatte bislang eigene moralische Maßstäbe zugrunde gelegt, bei denen der Entzug der bürgerlichen Ehrenrechte nicht im Vordergrund stand. Dekan Siebke erläuterte, dem Verursacher eines Verkehrsunfalls habe man den „Doktortitel nicht aberkannt", wohl aber einem Straftäter, der des sexuellen Missbrauchs von Schutzbefohlenen überführt worden sei. Siebke fasste die Haltung der Medizinischen Fakultät folgendermaßen zusammen: „Wie aus der damaligen Beschlussfassung der Fakultät hervorgeht, würde auch in ähnlichen Fällen selbst bei geringer Strafe auf Entziehung des Titels erkannt werden, sobald die Straftat darauf schliessen lässt, dass der Verurteilte aus schlechten Motiven gehandelt hat."[526] Mit dieser Stellungnahme reagierte Siebke auf eine an alle deutschen Universitäten gerichtete Anfrage der Hansischen Universität Hamburg, die auf den Ermessensspielraum der Universitäten hinwies und insbesondere auf die schwierige Beurteilung sog. Sittlichkeitsverbrechen „(z.B. wegen §§ 174 ff StGB)", die keine Aberkennung der bürgerlichen Ehrenrechte zur Folge hatten[527]. Ein Resultat der Hamburger Anfrage war die weitere Einengung des universitären Freiraums durch den Erlass vom 27. Dezember 1937.

Nicht sämtliche Anordnungen des Reichserziehungsministeriums aber erwiesen sich als praktikabel. So führte – und dies ganz gewiss in der sich verschärfenden

[523] UA Bonn, MF 79/139, REM an Kurator, 13.4.1935, Abschrift u.a. über den Entzug von Diplomen und Habilitationsurkunden.

[524] UA Bonn, MF 79/191, Erlass W I a 130/36, gez. i.V. Vahlen/REM, 18.3.1936, Abschrift.

[525] UA Bonn, MF 68/116 u. MF 79/191, Erlass W F 2973, i.A. Wacker/REM an Rektor Bonn u.a., 27.12.1937. Daneben wurde ebd. die Notwendigkeit bekräftigt, seitens der Universität Polizei und Ministerium zu benachrichtigen.

[526] UA Bonn, MF 79/191, Dekan Siebke an Rektor, 1.2.1937, Abschrift. Beinahe identisch ist ein weiteres im Konzept erhalten gebliebenes Schreiben Siebkes an den Rektor vom 14. Februar 1938 (ebd.). – Siebke bezieht sich wahrscheinlich auf den Fall Herwart Fischer (vgl. Kap. 3.5.3.).

[527] UA Bonn, MF 79/191, Rektor Rein, Hamburg an „Rektoren der Deutschen [sic] Universitäten, 23.1.1937, Abschrift.

Kriegslage – die Meldung sämtlicher akademischer Abschlüsse bei den Ortspolizeibehörden zu einem bürokratischen Aufwand, der auch dem NS-Regime unangemessen erschien. Mit Erlass vom 17. November 1941 wurde die entsprechende Verpflichtung aufgehoben; nur von Entziehungen sollte die Polizei weiterhin unterrichtet werden[528].

Anders als 1937 reagierte die Medizinische Fakultät fünf Jahre später auf eine weitere Anfrage äußerst zurückhaltend. Der stellvertretende Dekan der Heidelberger Medizinischen Fakultät Johann Daniel Achelis, zuvor Ministerialrat im Kultusministerium und ab Juni 1942 Dekan, erkundigte sich reichsweit, ob der Doktortitel auch dann entzogen werde, wenn der Betreffende zwar rechtskräftig verurteilt sei, „auf Grund besonderer Umstände die Approbation" aber „nicht entzogen" wurde[529]. Binnen einer Woche antwortete Dekan Selter kurz und knapp: „Zu Ihrem Schreiben [...] teile ich Ihnen mit, dass die Fakultät einem Arzt den Doktortitel nur entzogen hat, wenn ihm von den ärztlichen Standesgerichten vorher die Approbation entzogen worden war."[530] Damit vertrat die Bonner Fakultät eine Position, die der gängigen Praxis entsprach. Von den 22 Fakultäten, die „verwertbar" geantwortet hatten, vertraten 15 die Bonner Linie; zwei orientierten sich ausschließlich am Gerichtsurteil und nicht an der Entscheidung der Standesorganisationen; die drei Fakultäten Wien, Graz und Innsbruck wiesen auf die besonderen Vorschriften nach dem österreichischen Strafgesetzbuch hin, das mit der gerichtlichen Verurteilung, etwa wegen Abtreibung, den Verlust des akademischen Grads unmittelbar vorsah; eine Fakultät sah Bewährungsfristen vor, eine weitere richtet ihre Entscheidung am Strafmaß aus (Gefängnis über ein Jahr)[531]. Für Dekan Tiemann war 1940 der Automatismus eine Selbstverständlichkeit. Dem unsicheren Rektor Chudoba teilte er anlässlich eines Einzelfalles mit: „Es ist notwendig[,] bei dem Herrn Regierungspräsidenten in Köln anzufragen, ob Dr. P. die Bestallungsurkunde entzogen wurde. Liegt eine Entziehung vor, dann muss auch der Dr. Titel entzogen werden."[532]

Die Namen der von den Doktorgradentziehungen Betroffenen wurden ebenso wie die Namen derjenigen, deren Einbürgerung widerrufen beziehungsweise deren Träger die deutsche Staatsangehörigkeit aberkannt wurde, im Reichs- und Preußischen Staatsanzeiger veröffentlicht.

528 UA Bonn, MF 68/116, Mentzel/REM an Kurator Bonn, 17.11.1941, Abschrift.

529 UA Bonn, MF 68/116, „i.V. Dekan" Achelis, Heidelberg an Dekan der Medizinischen Fakultät Bonn, 17.3.1942. Zu Achelis vgl. Kap. 2.14.1.

530 UA Bonn, MF 68/116, Selter an Achelis, 23.3.1942, Durchschrift. Am 8. April 1942 erinnerte Achelis an seine Anfrage, obwohl die Antwort aus Bonn längst in Heidelberg hätte eingetroffen sein müssen (ebd., MF 68/116, Achelis an Dekan der Medizinischen Fakultät Bonn, 8.4.1942).

531 So berichtete der Heidelberger stellvertretende Dekan Achelis offenbar unaufgefordert mit Schreiben vom 24. April 1942 den an der Umfrage beteiligten Fakultäten (PA Bonn, MF 68/116, „i.V. Dekan" Achelis, Heidelberg an Dekan der Medizinischen Fakultät, Bonn, 24.4.1942).

532 UA Bonn, MF 68/116, Dekan Tiemann an Rektor, 10.5.1940. Zum Fall P.[ieper] vgl. Kap. 3.5.4.

Mehrere Fälle von Doktorgradentziehungen stehen in keinem direkten Zusammenhang mit der Etablierung des NS-Regimes. Der Entzug und die Nichtverleihung des Doktorgrads trotz erbrachter Leistung waren auch während der Weimarer Republik möglich – und sind es nach der Rechtsordnung der Bundesrepublik Deutschland[533]. Hieraus ist zu ersehen, dass nicht jeder, dessen Name während des „Dritten Reichs“ in die Rubrik „Aberkennung der Doktorwürde“ eingetragen wurde, ein Opfer der NS-Ideologie sein muss.

Zu einer präzisen Klärung trägt auch nicht die allgemeine Feststellung bei, die Rechtsgrundlage sei während des „Dritten Reiches“ eine andere als vor 1933 oder nach 1945 gewesen. Tatsächlich lässt die Rechtsgrundlage keine Rückschlüsse zu. So heißt es in einem Kommentar aus dem Jahre 1987 unter ausdrücklicher Erwähnung des Falles Thomas Mann, dem auf Veranlassung des Dekans der Bonner Philosophischen Fakultät 1936 der Ehrendoktorgrad aberkannt worden war, der „historische Mißbrauch der bezeichneten Vorschriften“ reiche „nicht aus, um ihre Fortgeltung in Frage zu stellen“[534].

Nicht direkt berührt von den Reglementierungen im „Dritten Reich“ war die Forschungsfreiheit der Mediziner. Die Themen der Doktorarbeiten konnten durch die Professoren vergeben werden, ohne dass vorgesetzte Stellen Einfluss nahmen. Selbstverständlich war das nicht, mussten doch beispielsweise vorwiegend an den Philosophischen Fakultäten entstandene „Dissertationen und Habilitationsschrif-

[533] Vgl. Anonymus, Rechtsprechung in Leitsätzen, in: Deutsches Verwaltungsblatt, Jg. 1993, S. 67: „Die gesetzliche Ermächtigung, einen akademischen Grad wegen ‚Unwürdigkeit' seines Inhabers zu entziehen, verletzt weder das rechtsstaatliche Bestimmtheitsgebot noch den grundgesetzlich gewährleisteten Schutz der Menschenwürde“ (BVerwG, Beschluss vom 25.8.1992 – 6 B 31.91 –); Anonymus, Entziehung eines Doktorgrades wegen Unwürdigkeit, in: Neue Juristische Wochenschrift, Jg. 1993, S. 675; Anonymus, Entziehung eines Doktorgrades wegen Unwürdigkeit, in: Neue Juristische Wochenschrift, Jg. 1991, S. 675; Anonymus, Rechtsprechung in Leitsätzen, in: Deutsches Verwaltungsblatt, Jg. 1988, S. 1131; Anonymus, Entziehung des Doktorgrades wegen Unwürdigkeit, in: Deutsches Verwaltungsblatt, Jg. 1988, S. 2911–2913; Anonymus, GFaG § 4; UG § 54, in: Juristenzeitung, Jg. 1981, S. 661–664. – Bis 1970 konnte der damals noch als Sanktionsmaßnahme vorgesehene Entzug der bürgerlichen Ehrenrechte die Aberkennung des Doktorgrads zur Folge haben. Heute orientieren sich die verantwortlichen Gremien an rechtskräftigen Verurteilungen wegen vorsätzlicher Tötung, wegen Vergewaltigung oder wegen anderer Delikte gegen die körperliche Unversehrtheit (einschließlich Vergehen gegen das Betäubungsmittelgesetz), die mit einer Mindestfreiheitsstrafe von einem Jahr bedroht sind. Vgl. Thomas Starosta, Die Aberkennung akademischer Grade, in: Die öffentliche Verwaltung, Jg. 1987, S. 1050–1052, S. 1052.

[534] Starosta, Aberkennung, S. 1050. Zum „Fall Thomas Mann“ vgl. Hübinger, Thomas Mann, passim; Klaus Harpprecht, Thomas Mann. Eine Biographie, Reinbek 1995, S. 914 ff.; Forsbach, Des Tragens unwürdig, S. 291 ff. sowie Angelika Abel, Thomas Mann im Exil. Zum zeitgeschichtlichen Hintergrund der Emigration, Paderborn 2003, S. 98 ff. – Dass sich ein in Unrechtszeiten entstandenes Gesetz rechtmäßig anwenden lässt, zeigt ein Beispiel von 1983. Das Dekanatskonzil der Göttinger Universität beschloss damals, dem Juristen Wilhelm Stäglich den Doktorgrad zu entziehen, weil er „die staatlich organisierte Judenvernichtung in Auschwitz“ als „eine Erfindung der Juden selbst“ bezeichnet hatte und vom Landgericht Stuttgart wegen Volksverhetzung und Aufstachelung zum Rassenhass verurteilt worden war. Hier hat sich ein unter dem Nationalsozialismus verabschiedetes Gesetz gegen einen Neonazi gewandt. Der Beschluss vom 24.3.1983 ist abgedruckt in: HPI – Hochschulpolitische Informationen, 14. Jg. (1983), Nr. 9, S. 12–13.

ten, deren Thema das frühere politische Verhalten einer noch bestehenden deutschen Zeitung zugrundeliegt, vor der Drucklegung" dem Berliner Wissenschaftsministerium vorgelegt werden[535].

3.5.2. Die Erteilung und Verweigerung des Doktorgrads

Trotz der von den Nationalsozialisten erlassenen Zulassungsbeschränkungen kam es an der Medizinischen Fakultät in den Jahren, für die hinreichende Unterlagen vorliegen, zur Promotion von Ausländern. Vor allem Studierende aus den Vereinigten Staaten von Amerika sowie aus Luxemburg wurden in Bonn promoviert. Aufgrund der niedrigen Zahlen wird darauf verzichtet, über die Gründe für die Schwankungen zu spekulieren. In den fünf Jahren von 1934 bis 1938 wurden insgesamt 28 Mediziner und 17 Zahnmediziner promoviert, die eine ausländische Staatsangehörigkeit besaßen.

Bis 1938 waren noch Promotionen von als „Nichtariern" klassifizierten Studierenden der Medizin und Zahnmedizin möglich. Anhand der Promotionsalben konnten 39 derartige Fälle ermittelt werden, 22 bei den Medizinern, 15 bei den Zahnmedizinern. Auch in diesen Zahlen kommt der Niedergang der Zahnmedizinischen Klinik zum Ausdruck[536].

Die Betroffenen erhielten das „Doktordiplom" erst, wenn sie – was aufgrund der diskriminierenden Gesetzgebung nicht zu erwarten war – approbiert wurden oder „auf die deutsche Staatsangehörigkeit" verzichteten und mindestens ein Jahr im Ausland lebten[537].

[535] UA Bonn, MF 79/191, Erlass WA 3454, i.A. gez. Wacker/REM an Unterrichtsverwaltungen der Länder mit Hochschulen u.a., 24.12.1938.

[536] Vgl. Kap. 2.17.

[537] Dokumentiert ist der Fall Ruth Adler (UA Bonn, MF 79/139, Bescheinigung, 23.2.1934). Eine undatierte Bescheiningung liegt ebd. für den preußischen Staatsangehörigen Max Berkley vor.

Tabelle: In Bonn zum Dr. med./Dr. med. dent. promovierte Ausländer 1934–1938 (Quelle: Universitätsarchiv Bonn)[538]

Jahr 19..	Costa Rica	Dänemark	Griechenland	GB	Japan	Jugoslaw.	Luxemburg	Niederlande	Norwegen	SWE	USA	Gesamt
34	-	-	-	- / 1	1 / -	-	- / 4	-	-	- / 1	1/ -	2/ 6
35	-	-	1 / -	-	-	-	- / 3	- / 1	- / 1	-	1/ -	2/ 5
36	1 / -	-	-	-	-	-	- / 5	- / 1	-	-	3/ 1	4/ 7
37	-	-	-	-	-	-	- / 3	-	-	-	1/ -	1/ 3
38	-	- / 1[539]	-	-	-	- / 1	-	-	-	-	13/ -	13/2
34-38	1 / -	- / 1	1 / -	- / 1	1 / -	- / 1	- / 15	- / 2	- / 1	- / 1	19/ 1	22/23

Während die meisten Doktoren noch die deutsche Staatsangehörigkeit zum Zeitpunkt der Aushändigung des Doktor-Diploms besaßen, war sie Marianne Schnabl bereits entzogen. Sie wurde im Promotionsalbum „als staatenlos" bezeichnet[540].

Die Bescheinigung des bestandenen Doktor-Examens bedeutete nicht, dass die jungen Ärzte eine Praxis hätten eröffnen dürfen[541]. Sie mussten auf ihre Bestallung verzichten. Taten sie das nicht, oder erhielten sie eine Erlaubnis „zur ärztlichen Behandlung von Juden", durften sie den Doktortitel nicht tragen[542]. Auch durften keine Erkenntnisse über politisch unliebsame Aktivitäten vorliegen. Über jeden Einzelfall entschied das Berliner Erziehungsministerium.

538 UA Bonn, MF 79/191, Tabellarische Aufstellungen der Medizinischen Fakultät, 5.5.1939.

539 Ellen Benediktson aus Odense ist die einzige ausländische Frau, die im angegebenen Zeitraum in Bonn in Medizin oder Zahnmedizin promoviert wurde.

540 UA Bonn, Promotionsalbum.

541 Vgl. Lekebusch, Not, S. 196 und S. 420, wo allerdings irreführend die Trennung von Staatsexamen und Approbation als Besonderheit des Nationalsozialismus bezeichnet wird.

542 Vgl. UA Bonn, Rektorat, A 21, Dekan Siebke an REM, 15.11.1938: „Herr H. *Brauer*, Bad Soden/Taunus, Talstr. 2, teilt mit, dass ihm gemäß § 2 der Vierten Verordnung zum Reichsbürgergesetz vom 25. Juli 1938 widerruflich die Erlaubnis erteilt wurde zur ärztlichen Behandlung von Juden. Herr Brauer bittet um Aushändigung eines Doktor-Diploms. Ich bitte um Entscheidung, ob Herrn Brauer das Doktor-Diplom ausgehändigt werden darf. Er hat am 29.I.1937 hier promoviert, die Pflichtexemplare eingereicht und die Gebühren bezahlt"; ebd., gez. Bach/ REM an Rektor durch Kurator, 12.12.1938: „Das Gesuch des Harry Brauer [...] vermag ich nicht zu genehmigen." – Der Doktorgrad wurde trotz erbrachter Leistung ebenfalls verwehrt: Karl Haas (ebd., Dekan Siebke an REM durch Rektor, 1.9.1937; vgl. Borchard, Opfer, S. 23).

Tabelle: Promotionen Verfolgter 1933 bis 1938 (Quelle: Universitätsarchiv Bonn)[543]

Jahr	Dr. med.	Dr. med. dent.
1933	-	-
1934	4 Ruth Adler, Dr. phil. Hans Grüneberg, Karl Schnitzler, Paul Schnitzler, Ernst Schwarz	10 Hans Auerbach, Ruth Finkels* (Aushändigung der Doktorurkunde 24.5.1937), Elsbeth Grüneberg geb. Cagell, Herta Heilborn, Ilse Kruse, Eva Loeb*, Annemarie Pawel*, verh. Adler (Aushändigung der Urkunde 15.7.1937), Kurt Salomon* (Aushändigung der Urkunde 8.6.1937), Wolf Wallach, Else Wolff* (Aushändigung der Urkunde 12.8.1938)[544], Suse Wolff
1935	3 Alfons Falkenstein (Aushändigung der Urkunde 30.5.1938), Ernst Treidel* (Doktorprüfung laut Rektoratsakten 19.1.1934; Aushändigung der Urkunde 17.11.1938), Hans Wilk	4 Liesel Appel, Fritz Benjamin*, Fritz Joseph*, Ilse Jansen*
1936	4 Leo Friedmann, Trudel Kahn*, Marianne Schnabl*, Dr. phil. Gerhard Wolf	1 Benno Weißberg*
1937	4 Henny Löwenberg** (Henny Löwenstein), Karl Haas*, Erwin Prager*, Hans Schürmann*	-
1938	7 Bodo Koch, Werner Liegmann, Otto Moses, Lothar Schleyer*, Anita Seligman*, Kurt Stern*, Kurt Weis*	-

Die Universität hatte einen standardisierten Antrag einzureichen, in dem gemeinhin nur die Namen und Daten verändert würden[545]. Ebenfalls mit einem Standard-

[543] UA Bonn, Promotionsalbum; *) Fall auch dokumentiert in: UA Bonn, Rektorat, A 21; **) Fall nicht im Promotionsalbum, wohl aber in UA Bonn, Rektorat, A 21 dokumentiert. – Bei den Verfolgten handelt es sich meist um Personen mit jüdischem Familienhintergrund.

[544] Vgl. zum Schicksal der Familie Wolff Lekebusch, Not, S. 196 ff. – Else Wolff hatte einen jüdischen Vater, arbeitete statt als Zahnärztin als Hausdame und Erzieherin und wurde im September 1944 in Arbeitslager verschleppt.

[545] Vgl. UA Bonn, Rektorat, A 21, Dekan Siebke an REM durch Rektor, 3.6.1937, Durchschrift: „Die Kandidatin der Zahnheilkunde Frau Anne-Marie Adler geb. Pawel, geboren am

brief wurde die Genehmigung erteilt, die der Kurator Rektor und Fakultät zukommen ließ[546].

Es war jedoch die Universität, die sich um Auskünfte über den jeweiligen Kandidaten bemühte und diese nach Berlin weiter reichte. Im Falle des Zahnmediziners Fritz Benjamin begann die Recherche über einen Monat vor der Antragstellung in Berlin[547]. Zunächst unterrichtete der Dekan den Rektor über die erfolgreich abgelegten Prüfungen, der die Mitteilung mit der Bitte um „Kenntnisnahme“ und „Äußerung“ an den Universitätsrat Franz Wildt weiterleitete[548]. Jener holte Auskünfte beim NS-Studentenbund, der Studentenschaft, bei der Polizei an Benjamins Geburtsort Darmstadt (die ihrerseits die Gestapo einbezog) und beim Bonner Oberbürgermeister als der Bonner Ortspolizeibehörde ein[549].

Obwohl Fälle dokumentiert sind, in denen das Ersuchen der Fakultät erfolgreich war, konnten sich die zu Bittstellern degradierten jüdischen Studenten und Promovenden keineswegs eines positiven Bescheids sicher sein[550]. 1939 verschärfte sich die Situation. Auch Juden, bei denen selbst die Nationalsozialisten keine marxistische oder kommunistische Betätigung vermuteten, wurde nun der Doktortitel verweigert. Daraufhin erwogen Dekan Siebke und Rektor Schmidt, künftig auf eine Anfrage in Berlin zu verzichten – möglicherweise in der Absicht, negative Bescheide zu vermeiden, auch wenn der Wortlaut des Briefs von

31. Oktober 1910 in Stettin in Pommern, richtet an die Medizinische Fakultät Bonn das Gesuch, ihr das zahnärztliche Doktor-Diplom auszuhändigen. Frau Adler hat am 7. Februar 1934 die zahnärztliche Prüfung abgelegt und die mündliche Doktor-Prüfung am 18. Mai 1934 bei der Medizinischen Fakultät der Universität Bonn bestanden. Hier ist nicht bekannt, ob sich Frau Adler irgendwie kommunistisch oder marxistisch betätigt hat. Die Verzichterklärung auf die Bestallung als Zahnarzt liegt anbei. Ich bitte ergebenst, eine Entscheidung darüber zu treffen, ob Frau Adler das Doktor-Diplom ausgehändigt werden darf.“

[546] Vgl. UA Bonn, Rektorat, A 21, Fricke/REM an Kurator Bonn, 26.6.1937, Abschrift: „Im Einvernehmen mit dem Herrn Reichs- und Preuss. Minister des Innern genehmige ich die Aushändigung des Doktordiploms an die Kandidatin der Zahnheilkunde Annemarie Adler geb. Pawel.“

[547] UA Bonn, Rektorat, A 21 Dekan Stöhr an REM durch Rektor, 6.11.1936, Abschrift; ebd., Fricke/REM an Kurator Bonn, 8.12.1936, Abschrift.

[548] UA Bonn, Rektorat, A 21, Dekan Stöhr an Rektor, 1.10.1936; ebd., Rektor Pietrusky an Universitätsrat, 5.10.1936. – Zu Wildt vgl. Höpfner, Universität, S. 97.

[549] UA Bonn, Rektorat, A 21, Studentenbund der NSDAP, Hochschulgruppe der Universität Bonn an Universitätsrat Wildt, 10.10.1936; ebd., Studentenschaft der Universität Bonn an Universitätsrat Wildt, 30.10.1936; ebd. Polizeidirektion Darmstadt an Universitätsrat Wildt, 19.10.1936; ebd. Oberbürgermeister Bonn an Universitätsrat Wildt, 19.10.1936. – Ähnlich verlaufen sind die ebd. dokumentierten Fälle (mit Angabe zum Abschluss des Verfahrens) Bruno (Benno) Weissberg (Mai 1936), Ilse Jansen (November 1936), Fritz Joseph (März 1937), Trudel Kahn (September 1936), Eva Loeb (Mai 1936), Henny Löwenberg (November 1937), Prager (Oktober 1937), Kurt Salomon (Mai 1937), Lothar Schleyer (Juni 1938), Hans Schürmann (Oktober 1937), Marianne Schnabl (April 1936), Anita Seligman (Juni 1938), Kurt Weis (Oktober 1938), Kurt Stern (November 1938), Ernst Treidel (November 1938), Else Wolff (1938).

[550] Negativ beschieden wurde wahrscheinlich Lothar Seewald, für den Dekan Stöhr am 27. Oktober 1938 das Gesuch nach Berlin gerichtet hatte (UA Bonn, Rektorat, A 21, Dekan i.V. Stöhr an REM, 27.10.1938). Seewald stand 1933 in freundlichem Kontakt zu Paul Martini (vgl. Kap. 2.8.1.).

Schmidt an Siebke das Gegenteilige nahe legt: „Da der Herr Reichsminister bisher keine grundsätzliche Bestimmung getroffen hat, dass an Juden ein Doktordiplom nicht ausgehändigt werden darf, müsste das Gesuch der Frau Mendelssohn dem Herrn Minister wohl doch zur Entscheidung vorgelegt werden. Es könnte dann dabei gleichzeitig angefragt werden, ob künftighin solche Gesuche noch vorgelegt werden sollen oder ob der Herr Dekan ermächtigt werden könnte, von sich aus solche Gesuche abschlägig zu bescheiden."[551]

Elisabeth Mendelssohn, geb. Meyer, hatte bereits 1934 sämtliche Bedingungen für die Promotion erfüllt, entsprach der Marxismus/Kommunismus-Klausel, verzichtete auf eine Bestallung in Deutschland und legte sogar einen Brief des Beekman Street Hospitals in New York vor, das ihre Anstellung in Aussicht stellte. Nach den klärenden Ermittlungen im Vorfeld, schrieb Dekan Siebke am 22. Juni 1939 an den Reichserziehungsminister den üblichen Formbrief mit der Anfrage, „ob Frau Mendelssohn das Doktor-Diplom ausgehändigt werden darf"[552]. Im Sinne seines Schreibens an den Dekan fügte er den folgenden ungewöhnlichen Absatz an: „Zugleich bitte ich den Herrn Minister um Mitteilung, ob es überhaupt noch Sinn hat, anzufragen, ob Juden das Doktor-Diplom ausgehändigt werden darf. Die beiden letzten Anfragen der Medizinischen Fakultät Bonn sind abschlägig beschieden worden. Ich halte es für möglich, dass grundsätzlich der Doktor-Titel Juden nicht mehr verliehen wird und würde dementsprechend bei Aussichtslosigkeit von vornherein den Bewerbern entsprechende Mitteilung machen."[553] Eine Antwort des Ministeriums ist nicht überliefert. Da die Namen „Elisabeth Meyer" und „Elisabeth Mendelssohn" im Promotionsalbum nicht genannt werden, ist auch dieser Ärztin das Doktordiplom wohl verwehrt geblieben, obwohl sie die erforderlichen Leistungen erbracht hat.

3.5.3. Verstöße gegen das Sexual- und Abtreibungsstrafrecht sowie Vermögensdelikte

Der für die Antwort von Dekan Siebke auf die Hamburger Anfrage maßgebliche Fall ist wohl der des Würzburger Universitätsprofessors Herwart Fischer, der 1930/31 „als Lehrer mit einer minderjährigen Schülerin unzüchtige Handlungen vorgenommen" und damit gegen § 174 I verstoßen hatte[554]. Fischer wurde zu 18 Monaten Gefängnis verurteilt; drei Jahre lang durfte er keine öffentlichen Ämter bekleiden. Die bürgerlichen Ehrenrechte aber wurden ihm nicht aberkannt. Dekan Stöhr reichte dies aus, um im September 1935 nach § 44 IV der Promotionsord-

[551] UA Bonn, Rektorat, A 21, Rektor Schmidt an Dekan der Medizinischen Fakultät, 19.6.1939.

[552] UA Bonn, Rektorat, A 21, Dekan Siebke an REM, 22.6.1939.

[553] UA Bonn, Rektorat, A 21, Dekan Siebke an REM, 22.6.1939.

[554] UA Bonn, MF 79/139, Dekan Stöhr an Fakultätsmitglieder, 22.9.1935. – Zur Hamburger Anfrage vgl. Kap. 3.5.1.

nung beim Rektor „den Antrag zu stellen, Prof. Fischer den Doktortitel zu entziehen"[555]. Fischer war am 8. August 1912 in Bonn promoviert worden[556].

Keinerlei Ermessensspielraum hatte die Universität, als ihr die Verurteilung des Kölner Frauenarztes Heinrich Offergeld zu vier Jahren Gefängnis und fünf Jahren Aberkennung der bürgerlichen Ehrenrechte bekannt wurde. Offergeld war gewerbsmäßige Abtreibung vorgeworfen worden. Der Universität blieb im März 1940 nur noch die formelle Feststellung, „dass Offergeld durch die Verurteilung gemäss § 33 R.St.G.B. die am 11.2.1903 verliehene Doktorwürde [...] kraft Gesetzes verloren hat"[557].

Ein ähnliches Schicksal widerfuhr dem praktischen Arzt Wilhelm Brehmeyer, der aus dem gleichen Grund zu drei Jahren und 9 Monaten Gefängnis verurteilt wurde und dem der Universitätsausschuss am 15. April 1942 den Doktorgrad entzog[558].

Noch vor einer rechtskräftigen Verurteilung wurde Dekan Tiemann wenige Monate später aktiv. Er machte am 11. Juli 1940 dem Rektor darauf aufmerksam, dass „der in Höngesberg Kr. Siegburg wohnhaft gewesene Dr. med. Josef Müller [...] ins Ausland geflohen ist, nachdem durch den Oberstaatsanwalt Osnabrück ein Ermittlungsverfahren wegen Abtreibung gegen ihn eingeleitet wurde"[559]. Doch nicht nur Flucht und Abtreibung, auch seine Ehe erschien Tiemann verwerflich: „Die Ehefrau von Dr. Müller soll nach Auskunft des Amtsbürgermeisters des Amtes Lohmar Jüdin sein. [...] Unter diesen Umständen halte ich die Aberkennung der Doktorwürde für zweckmäßig und auch notwendig"[560]. Müller war 1926 in Bonn promoviert worden. Rektor Chudoba entschied, den Fall im Senat zu behandeln[561].

Aktenkundig wurden insgesamt acht Doktorgradentziehungen durch den Universitätsausschuss nach Gerichtsurteilen wegen Abtreibung und der folgenden Rücknahme der Bestallung[562]. Beinahe mustergültig verlief der Fall des Kölner

[555] UA Bonn, MF 79/139, Dekan Stöhr an Fakultätsmitglieder, 22.9.1935.

[556] UA Bonn, MF 79/139, Dekan Stöhr an Fakultätsmitglieder, 22.9.1935.

[557] UA Bonn, MF 68/116, „Beschluss" des Rektors Chudoba sowie der Dekane Tiemann, Tackenberg, Stauffer, Barion, Vleugels, von Antropoff und i.V. Overbeck, 27.3.1940. – Die Bestallung war Offergeld am 24. Februar 1940 entzogen worden (ebd., Rektor Chudoba an Dekan der Medizinischen Fakultät, 18.5.1940).

[558] UA Bonn, UA 68/116, Entziehungsbeschluss gez. stellv. Rektor Herter, Barion, Graf zu Dohna, Selter, Samel, Jirku, Krull, 15.4.1942. Die Bestallung war Brehmeyer am 15. April 1942 entzogen worden (ebd., Rektor Chudoba an Dekan der Medizinischen Fakultät, 15.4.1942).

[559] UA Bonn, MF 68/11, Dekan Tiemann an Rektor, 11.7.1940.

[560] UA Bonn, MF 68/11, Dekan Tiemann an Rektor, 11.7.1940.

[561] UA Bonn, MF 68/11, Dekan Tiemann an Rektor, 11.7.1940, Anmerkung Chudobas, 13.7.1940. Wie der Fall entschieden wurde, ist unklar. Im Album der Doktorgradentziehungen begegnet der Name Josef Müller nicht.

[562] Der Kölner Arzt Wilhelm Halm wurde von der 6. Strafkammer des Landgerichts Köln am 5. Oktober 1939 wegen Abtreibung in zehn Fällen und Beihilfe zur Abtreibung in einem Fall zu zwei Jahren und neun Monaten Gefängnis verurteilt. Die Bestallung nahm der Regierungspräsident am 4. Oktober 1941 zurück; der Rektor verkündete den Entzug des Doktorgrads am 28. Dezember 1942 (UA Bonn, MF 68/116, „Entziehungsbeschluss" des Rektors, 28.12.1942,

Arztes Heinrich Hirsch, der am 9. November 1939 wegen Abtreibung in 26 Fällen zu vier Jahren Gefängnis verurteilt worden war. Durch den Kölner Regierungspräsidenten erfuhren Rektor und Dekan von dem Gerichtsurteil; der Dekan bat das Gericht um Zusendung der Akten „zwecks Einsichtnahme"[563]. In Kenntnis der Approbationsannullierung beantragte der Dekan beim Rektor, „ein Verfahren über Entziehung des Dr.-Grades einzuleiten"[564]. Nach Einsprüchen und Einsicht in die Akten ließ der Dekan – in der Formulierung durchaus eine nach NS-Recht nicht mehr vorhandene Entscheidungsbefugnis beanspruchend – den Rektor wissen, „die Medizinische Fakultät" habe „beschlossen, dem Dr. H. Hirsch auch den Doktorgrad zu entziehen"[565]. Daraufhin trat der zuständige Universitätsausschuss zusammen, der den dann vom Rektor verkündeten Entziehungsbeschluss fasste[566]. Das sich allein an der Universität über zwei Jahre hinziehende Verfahren war für die Fakultät damit erledigt. Man wollte sich erst dann wieder mit dem Fall befassen, wenn Hirschs Bemühungen um „Wiederherstellung der Approbation" beim Reichsärzteführer oder im Reichserziehungsministerium erfolgreich sein würden[567].

Es sind jedoch durchaus auch Fälle dokumentiert, in denen die Beratungen innerhalb der Fakultät zu einem für den Betroffenen positiven Ergebnis führten. So war der Jülicher Schulzahnarzt Erich Heintz am 12. Januar 1939 wegen sexuellen Missbrauchs eines minderjährigen Mädchens zu einer Gefängnisstrafe von fünfzehn Monaten verurteilt worden[568]. Dekan Tiemann machte in diesem Fall seine Haltung sehr deutlich. Dem Rektor schrieb er: „Ehe nicht die Approbation entzogen ist, kann die Universität kaum etwas unternehmen."[569] Als auch nach mehrfa-

Abschrift). – In den Universitätsakten findet sich zudem ein Urteil gegen den Düsseldorfer Arzt Martin Hobelmann, der wegen Abtreibung zu sechs Monaten Gefängnis verurteilt wurde (UA Bonn, MF 68/116, Urteil der Strafkammer IV des Landgerichts Düsseldorf gegen Martin Hobelmann, Anna Klein, Ernst Jäckel, 5.5.1942). Hobelmann, am 11. März 1887 in Düsseldorf geboren, war am 9. August 1913 in Bonn promoviert worden. Wie Fakultät und Universität mit dem Fall umgingen, lässt sich aus den Akten nicht ersehen. Vgl. Tabelle u.

563 UA Bonn, MF 68/116, Regierungspräsident Köln an Rektor Bonn, 14.11.1940; ebd., Dekan Tiemann an 6. Strafkammer des Landgerichts Köln, 30.11.1940, Durchschrift. Am 8. Mai 1940 hatte das Ärztliche Bezirksgericht Rheinland in Düsseldorf die Rücknahme der Bestallung empfohlen, die dann nach Bestätigung durch den Deutschen Ärztegerichtshof in München am 10. August 1940 vom Kölner Regierungspräsidenten am 26. Oktober 1940 veranlasst worden war (ebd., „Entziehungsbeschluss" des stellvertretenden Rektors Herter, 4.5.1942; ebd., Hartung/Reichsärztekammer, Ärztekammer Rheinland, Düsseldorf an Rektor Bonn, 7.1.1941).

564 UA Bonn, MF 68/116, Dekan Tiemann an Rektor, 15.1.1941.

565 UA Bonn, MF 68/116, Dekan an Rektor, 30.4.1942.

566 UA Bonn, MF 68/116, „Entziehungsbeschluss" des stellvertretenden Rektors Herter, 4.5.1942.

567 UA Bonn, MF 68/116, Dekan an Rektor, 22.10.1942, Durchschrift.

568 UA Bonn, MF 68/116, Urteil der Jugendschutzkammer des Landgerichts Aachen gegen Erich Heintz 12.1.1939.

569 UA Bonn, MF 68/116, Dekan Tiemann an Rektor, 20.2.1940, Abschrift. In der Tendenz ähnlich: ebd., Dekan Siebke an Rektor, 9.5.1939, Duplikat; Dekan Tiemann an Rektor, 16.3.1940: „Nach Anhörung der Fakultät besteht keine Veranlassung den Antrag auf Entziehung

cher Nachfrage der Universität lediglich die Streichung Heintz' aus dem Register der Vereinigung der Zahnärzte Deutschlands Nachricht gemeldet wurde, schrieb denn auch Rektor Chudoba an den Dekan: „Eine Entziehung der Doktorwürde scheint demnach nicht in Frage zu kommen."[570] Aus eigenem Antrieb wollte die Fakultät nicht handeln. Da das NS-Recht sie nicht zur Aberkennung des Doktorgrads zwang, unterblieb ein derartiger Akt.

Auf einen Doktorgradentzug verzichtete die Fakultät wohl auch im Falle des Zahnarztes Wilhelm Garthaus, der 1937 wegen Unterschlagung und Betrug zu 18 Monaten Gefängnis verurteilt wurde[571]. Der Düsseldorfer Kinderarzt Eugen Funcken erhielt sogar die ausdrückliche Mitteilung, „dass die Medizinische Fakultät der Universität Bonn bezüglich Ihres Doktortitels nichts unternehmen wird"[572]. Der „wegen Verbrechen gegen das Volksverratsgesetz in Tateinheit mit Devisenvergehen" verurteilte SA-Mann – er hatte unter anderem niederländische Vermögenswerte den Finanzbehörden verschwiegen – war im März 1941 zu vierzehn Monaten Zuchthaus und 3000 Mark Geldstrafe verurteilt worden[573].

3.5.4. Aberkennung der Staatsangehörigkeit, Beziehungen zu Verfolgten, Hören feindlicher Sender, Verstöße gegen die Devisenbestimmungen

In der Regel wurde die Fakultät nicht von sich aus aktiv, sondern reagierte auf die Entscheidungen staatlicher beziehungsweise standespolitischer Instanzen. Dekan Hugo Selter erklärte es am 23. März 1942 zum Prinzip, dass die Fakultät „nur" dann den Doktorgrad aberkenne, wenn dem betroffenen Arzt „von den ärztlichen Standesgerichten vorher die Approbation entzogen worden war"[574]. Zugrunde lag der Fall des Dürener Zahnarztes Heinrich Dicke, der, wie es im Urteilsspruch des Ärztlichen Bezirksgerichts Rheinland mit Sitz in Düsseldorf hieß, „enge Beziehungen zu einer Jüdin" unterhielt. Ein Ermittlungsverfahren der Staatsanwaltschaft Aachen gegen Dicke wegen „Rassenschande" war zwar „mangels Beweises eingestellt" worden, doch hatte die Staatsanwaltschaft mit dem Einstellungsbeschluss wissen lassen, „dass das Verhalten des Beschuldigten als

der Promotion einzubringen, da der Herr Minister eine Entziehung der Approbation nicht für möglich hält."

570 UA Bonn, MF 68/116, Rektor Chudoba an Dekan MF, 8.3.1940. Zu den Anfragen: ebd., Dekan Siebke an Regierungspräsident Aachen, 8.3.1939, Duplikat; ebd., i.A. Domansky/Regierungspräsident Aachen an Dekan MF, 15.3.1939; ebd., Rektor an Dekan MF, 10.7.1939; ebd., Dekan MF an Rektor, 12.7.1939, Duplikat; ebd., Rektor i.V. an Dekan MF, 12.1.1940; ebd., Dekan Tiemann an Rektor, 16.1.1940, Durchschrift; ebd., i.A. Domansky/Regierungspräsident Aachen an MF Bonn, 13.2.1940.

571 UA Bonn, MF 68/116, „Polizeipräsident M.Gladbach-Rheydt", Kriminalabteilung an MF Bonn, 14.10.1938. Die Entscheidung der Fakultät geht aus den Akten nicht eindeutig hervor.

572 UA Bonn, MF 68/116, Dekan an Funcken, 18.7.1941, Durchschrift.

573 UA Bonn, MF 68/116, Urteil der Strafkammer III des Landgerichts Düsseldorf gegen Eugen Fucken, 29.3.1941.

574 UA Bonn, MF 68/116, Schreiben Selters, 23.3.1943.

Zahnarzt untragbar sei“[575]. Einige Bewohner Heimbachs hatten damit wohl ihr Ziel erreicht. Dort unterhielt Dicke ein Wochenendhaus mit „Zweigpraxis“ und war des Öfteren von seiner im Oktober 1938 aufgenommenen jüdischen „Hausdame“ begleitet worden[576].

Auf die Feststellungen der Staatsanwaltschaft reagierte das Ärztliche Bezirksgericht prompt. Dicke habe „fortgesetzt“ gegen die Reichsärzteordnung verstoßen, nach der ein Arzt „zum Dienst an der Gesundheit [...] des gesamten Volkes berufen“ war (§ 1) und „sich bei seinem Verhalten innerhalb und außerhalb des Berufs der Achtung und des Vertrauens würdig zu zeigen“ hatte, „die der ärztliche Beruf erfordert“ (§ 12; auch § 51)[577]. Am 29. Januar 1941 zog der Aachener Regierungspräsident die Bestallung für Dicke zurück[578]. Von den Entscheidungen in Düsseldorf und Aachen wurde die Universität am 23. April 1941 durch das Reichserziehungsministerium offiziell unterrichtet; am 2. Mai 1941 erreichten die Informationen die Medizinische Fakultät[579]. Dieser lagen zu diesem Zeitpunkt schon die einschlägigen Unterlagen des Deutschen Ärztegerichtshofs in München vor[580]. Nachdem eine Berufung Dickes vor der Reichsärztekammer abgelehnt worden war, hielt es die Medizinische Fakultät nach den Worten von Dekan Siebke „für notwendig, dass dem Dr. Dicke auch der Doktortitel abgesprochen wird“[581]. Prorektor Pietrusky sah sich freilich durchaus veranlasst, bei der Düsseldorfer Ärztekammer nähere Informationen einzufordern; diese sandte ihm daraufhin das Urteil im Fall Dicke zu[582]. Noch vor der grundsätzlichen Stellungnahme von Dekan Siebke im März 1942 wurde Dicke am 2. Oktober 1941 der Doktorgrad durch den Universitätsausschuss entzogen[583].

Dass man auch bei Anfragen der Gestapo nicht immer ganz akribisch einen Fall recherchierte, zeigt der Vorgang um den Gladenbacher Arzt Friedrich Bauer.

[575] UA Bonn, MF 68/116, Ärztliches Bezirksgericht Rheinland Düsseldorf, III. Kammer, Urteil, 3.4.1940.
[576] UA Bonn, MF 68/116, Ärztliches Bezirksgericht Rheinland Düsseldorf, III. Kammer, Urteil, 3.4.1940.
[577] UA Bonn, MF 68/116, Ärztliches Bezirksgericht Rheinland Düsseldorf, III. Kammer, Urteil, 3.4.1940; Text der Reichsärzteordnung nach R.[udolf] Ramm, Ärztliche Rechts- und Standeskunde, 2. Aufl. 1943.
[578] UA Bonn, MF 68/116, i.A. Domansky/Regierungspräsident Aachen an MF Bonn mit Abschrift Regierungspräsident Aachen an Heinrich Dicke, Düren, 29.1.1941.
[579] UA Bonn, MF 68/116, i.A. Jaehner/REM an Rektor Bonn, 23.4.1941; ebd., Rektor an MF, 29.4.1941, eing. 2.5.1941.
[580] UA Bonn, MF 68/116, Ärztegerichtshof an MF, 9.9.1941; ebd., Ärztegerichtshof an MF Bonn, 20.10.1941.
[581] UA Bonn, MF 68/116, Dekan Siebke an Rektor Bonn, 26.9.1941.
[582] UA Bonn, MF 68/116, Prorektor Pietrusky an Reichsärztekammer Düsseldorf, 4.10.1941; ebd., Hartung/Reichsärztekammer, Ärztekammer Rheinland, Düsseldorf an Rektor Bonn, 9.10.1941.
[583] UA Bonn, MF 68/116, Rektor i.V. Pietrusky an Dekan der MF, 23.10.1941; Dicke wurde in die Liste der für „nichtig“ erklärten Doktorgradentziehungen aufgenommen.

1913 war er in Bonn bei Erich Hoffmann promoviert worden[584]. Als nun, im Oktober 1939, die Wuppertaler Außendienststelle der Gestapo anfragte, weil Bauer „zur Aberkennung der deutschen Staatsangehörigkeit vorgeschlagen werden“ sollte, antwortete Dekan Siebke: „Im Album der Medizinischen Fakultät Bonn findet sich keine Eintragung über Promotion des Dr. Friedrich Israel Bauer.“[585] In dem verschollenen Promotionsalbum mag der Eintrag fehlen, an seiner Bonner Promotion aber gibt es keine Zweifel. Und tatsächlich wurde in dem Album „Entziehung der Doktor-Würde“ Bauer unter dem Mitteilungsdatum vom 27. August 1940 registriert[586]. Zu diesem Zeitpunkt war Bauer wohl schon in die USA emigriert. Am 16. September 1940 richtete er aus New York ein Schreiben mit der Bitte an den Dekan der Medizinischen Fakultät, ihm die in Bonn abgelegten Prüfungen, Staatsexamen und Promotion, zu bestätigen[587]. Die in den USA verbreitete Praxis, persönlich überbrachte Papiere durch auswärtige Behörden bestätigen zu lassen, führte durch die häufig zu beobachtende Verweigerungshaltung der zuständigen deutschen Stellen zu Problemen für die Emigranten. So auch im Fall Bauer: Dekan Tiemann fragte zunächst beim Rektor an, ob er die gewünschte Bescheinigung ausstellen könne oder ob sich Bauer an einen Konsul zu wenden habe[588]. Rektor Chudoba entschied sich für den komplizierten Weg. Die zähe Behandlung durch das Dekanat erleichterte Bauer die Situation nicht. Am 4. Oktober 1940 war Bauers Schreiben dort eingegangen, am 19. Oktober erinnerte eine in Wuppertal lebende Vertraute Bauers den Dekan an die Angelegenheit, am 31. Oktober antwortete der Rektor – und doch dauerte es bis zum 15. Januar 1941, bis Dekan Tiemann den negativen Bescheid mit dem Hinweis auf die Zuständigkeit der deutschen Vertretungen im Ausland, diktierte[589].

1940 wurden die meisten Doktortitel wegen Aberkennung der deutschen Staatsangehörigkeit entzogen, deren Träger als dieses Titels „unwürdig“ bezeichnet. Allein am 16. Juni 1940 unterzeichnete Rektor Chudoba einen sechs Mediziner betreffenden „Entziehungsbeschluss“, nämlich Otto Wallerstein, Julius Hagemann, Hans Liebenberg, Eugen Salomon, Sally Löwenstein, Hildegard Waldsachs[590]. Es folgten nach den entsprechenden Entscheidungen des Entzie-

[584] Friedrich Bauer, Ueber Vaccineerkrankungen der Haut, Diss. med. Bonn 1913. – Vgl. den Lebenslauf ebd., S. 56. Der am 14. Juni 1889 geborene Bauer studierte in Bonn, Gießen und Berlin. Zum Zeitpunkt der Promotion 1913 war er Medizinalpraktikant an der Medizinischen Klinik der Städtischen Krankenanstalten Essen.

[585] UA Bonn, MF 79/55, Gestapo, Außendienststelle Wuppertal an MF Bonn, 9.10.1939; ebd., gez. Siebke an Gestapo, Außendienststelle Wuppertal, 12.10.1939, Durchschrift.

[586] UA Bonn, MF, Album „Entziehung der Doktor-Würde“, B, Nr. 29.

[587] UA Bonn, MF, 68/116, Bauer an Dekan der MF Bonn, 16.9.1940.

[588] UA Bonn, MF 68/166, Dekan Tiemann an Rektor Bonn, 28.10.1940, Durchschrift.

[589] UA Bonn, MF 68/166, Bauer an Dekan der MF Bonn, 16.9.1940, Eingangsstempel 4.10.1940; ebd. Erna Theis an Dekan der MF Bonn, 19.10.1940; ebd., Rektor Chudoba an Dekan der MF, 31.10.1940; ebd., Dekan Tiemann an „Friedrich Israel Bauer“, 15.1.1941, Durchschrift.

[590] UA Bonn, MF 68/116, „Entziehungsbeschluss“ Rektor Chudobas, 16.6.1940. – Darüber hinaus nennt der Entziehungsbeschluss zwei Betroffene der Philosophischen Fakultät, Peter Franz Michels (Pater Thomas) und Hans Stern.

hungsausschusses vom 5. September und 17. September 1940 Artur Frank und Friedrich Schwartz[591]. Am 25. August 1941 unterzeichnete Prorektor Pietrusky einen weiteren Entziehungsbeschluss, der nun ausdrücklich von „Juden" sprach, denen der Doktortitel aberkannt wurde. Es handelte sich um die Mediziner Rudolf Aron und Emanuel Rubensohn[592].

Bereits am 12. Mai 1939 waren Max Behr, Fritz Bernheim und Rudolf Weil wegen Aberkennung der deutschen Staatsangehörigkeit die Doktorgrade vom Rektor der Universität entzogen worden[593].

Im engeren Sinne kriegsbedingt war die Aberkennung des Doktorgrads im Fall des Aachener Arztes Hermann Pieper. Er und seine Ehefrau hatten gegen die „Verordnung über außerordentliche Rundfunkmaßnahmen" vom 1. September 1939 verstoßen, die das Hören feindlicher Sender verbot. Deshalb verurteilte ihn das Sondergericht für den Bezirk des Oberlandesgerichts Köln am 3. April 1940 zu zwei Jahren Zuchthaus; am 13. August 1941 nahm der Aachener Regierungspräsident Piepers Bestallung zurück[594]. In den sechzehn Monaten zwischen rechtskräftiger Verurteilung und Widerruf der Bestallung ließ die Universität die Angelegenheit keineswegs auf sich beruhen, sondern erkundigte sich nach der offiziellen Unterrichtung durch die Kölner Staatsanwaltschaft und das Aachener Regierungspräsidium immer wieder nach dem Stand des Verfahrens vor der Ärztekammer[595]. Am 2. Oktober 1941 entzog der zuständige Bonner Universitätsausschuss Pieper den Doktortitel, nachdem Dekan Selter dem Rektor mitgeteilt hatte, die Fakultät halte den Verlust der Approbation „für notwendig"[596].

[591] UA Bonn, MF 68/116, Rektor Chudoba an „alle deutschen Hochschulen", 9.1.1941. Ebd. wird „Schwartz" „Schwarz" genannt und der Beschluss um einen Monat, auf den 17. Oktober 1940, verlegt. Die wohl richtigen Angaben finden sich in: UA Bonn, MF 68/116, Entziehungsbeschluss, 17.9.1940 mit den Unterschriften von Rektor Chudoba, Dekan Tiemann u.a.

[592] UA Bonn, MF 68/116, „Entziehungsbeschluss" Prorektor Pietruskys, 25.8.1941. – Daneben wurde Paul Theodor Leser von der Philosophischen Fakultät der Doktorgrad entzogen.

[593] UA Bonn, MF 79/191, von Rektor Schmidt unterzeichneter „Beschluss", 12.5.1939.

[594] UA Bonn, MF 68/116, Urteil des Sondergerichts für den Bezirk des Oberlandesgerichts Köln gegen Hermann Pieper und Elise Pieper, 18.4.1940, Abschrift; ebd., Regierungspräsident Aachen an Pieper, 13.8.1941, Duplikat. – Zu den Sondergerichten und der Justiz im Köln-Bonner Raum vgl. Adolf Klein, Die rheinische Justiz und der rechtsstaatliche Gedanke in Deutschland. Zur Geschichte des Oberlandesgerichts Köln und der Gerichtsbarkeit in seinem Bezirk, in: Josef Wolffram/Adolf Klein (Hg. u. Bearb.), Recht und Rechtspflege in den Rheinlanden, Köln 1969, S. 113–264, S. 211 ff. sowie Dieter Laum/Rüdiger Pamp, Das Oberlandesgericht Köln und sein Bezirk im Nationalsozialismus, in: Dieter Laum/Adolf Klein/Dieter Strauch (Hg.)/Helmut Zerbes (Red.), Rheinische Justiz. Geschichte und Gegenwart. 175 Jahre Oberlandesgericht Köln, Köln 1994, S. 625–679, S. 648 ff.

[595] UA Bonn, MF 68/116, Staatsanwaltschaft Köln an Universität Bonn, 22.4.1940; ebd., Rektor Chudoba an Dekan MF, 3.5.1940; ebd., i.A. Domansky/Regierungspräsident Aachen an Rektor Bonn, 1.8.1940, 13.12.1940, 31.3.1941; ebd., i.A. Regierungspräsident Köln an Rektor Bonn, 22.7.1940; ebd., Dekan Tiemann an Rektor, 10.5.1940; ebd., Rektor an Regierungspräsident Köln, 14.5.1940, 18.7.1940; ebd., Rektor Bonn an Regierungspräsident Aachen, 25.7.1940, 5.12.1940

[596] UA Bonn, R 68/116, Dekan Selters an Rektor, 25.9.1941. – UA Bonn, MF 68/121, „Entziehungsbeschluss" Prorektor Pietruskys, 2.10.1941.

Bei so genannten „Devisenvergehen" liegt der Verdacht nahe, dass die Betroffenen eine nach den Gesetzen des „Dritten Reichs" illegale Ausreise planten. Eine derartige Flucht war kaum durchführbar, ohne gegen die restriktiven Bedingungen der Devisenbewirtschaftung zu verstoßen. Gleichwohl wird man nicht von einem Automatismus sprechen können. So hatte der Düsseldorfer Arzt Karl Zaudy bereits 1931 damit begonnen, der Finanzverwaltung seine ausländischen Vermögenswerte zu verschweigen. Deshalb wurde er 1939 zu anderthalb Jahren Zuchthaus, 10 000 Mark Geldstrafe und dem Entzug der bürgerlichen Ehrenrechte für die Dauer von drei Jahren bestraft. Dies war während des NS-Regimes eine vergleichsweise milde Strafe, zumal Zaudy Jude war. Im Urteil wurde ihm zu Gute gehalten, dass ihm „gewisse nationale Verdienste nicht abzusprechen" seien und er „nicht aus einer gehässigen Einstellung gegen das Dritte Reich heraus gehandelt" habe[597]. „Da der Angeklagte sich erst nach dem 10.11.1938 zu Auswanderung angemeldet" habe, also nach der „Reichskristallnacht", erscheine es zudem glaubhaft, „daß er bis dahin nicht die Absicht hatte, auszuwandern", und keinesfalls beabsichtigte, seine Wertpapiere „ins Ausland zu verschieben"[598].

Als Dekan Siebke am 13. September 1939 offiziell über das Urteil gegen Zaudy unterrichtet wurde, war für ihn der Fall zweifelhaft[599]. Er bestand auf Aktenkenntnis und wollte auf die Entscheidung der Ärztekammer über die Approbation warten[600]. Letztere war freilich längst gefallen. Nicht wegen des Gerichtsurteils, sondern „auf Grund der 4. Verordnung zum Reichsbürgergesetz vom 25. Juli 1938" hatte Zaudy mit dem 30. September 1938 bereits seine Bestallung als Arzt verloren; die Genehmigung, als „jüdischer Behandler" tätig zu sein, nahm er nicht wahr[601]. Nun entschied Siebke rasch. Sofort beantragte er, den Fall Zaudy zur „Beschlussfassung über die Entziehung der Doktor-Würde für die nächste Ausschusssitzung vorzumerken"[602]. Am 6. November 1939 stellte der Entziehungsausschuss fest, „dass Zaudy die Würde eines Doktors der Medizin [...] gemäß § 33 StGB kraft Gesetzes verloren hat"[603].

597 UA Bonn, MF 68/116, Urteil des Sondergerichts Düsseldorf gegen Karl Zaudy, 3.8.1939.

598 UA Bonn, MF 68/116, Urteil des Sondergerichts Düsseldorf gegen Karl Zaudy, 3.8.1939. – Zum Terminus „Reichskristallnacht" vgl. Kap. 2.5.2.

599 UA Bonn, MF 68/116, Oberstaatsanwalt Düsseldorf an Universität Bonn, 7.9.1939, Eingangsstempel MF 13.9.1939.

600 UA Bonn, MF 68/116, Aktennotiz Siebkes, 13.9.1939; ebd., Dekan Siebke an Rektor Bonn, 13.9.1939, Duplikat; ebd., Dekan Siebke an Reichsärztekammer Rheinland, 31.10.1939, Duplikat.

601 UA Bonn, MF 68/116, Stürzinger/Reichsärztekammer, Ärztekammer Rheinland, Düsseldorf an MF Bonn, 1.11.1939, Eingangsstempel MF 3.11.1939. – Vgl. zum Lebenslauf einer Ärztin, die als „Behandlerin" tätig wurde Eduard Seidler in: Lucie Adelsberger, Auschwitz. Ein Tatsachenbericht. Das Vermächtnis der Opfer für uns Juden und für alle Menschen, neu hrsgg., erg. u. m. einem Anhang versehen von Eduard Seidler, Bonn 2001, S. 146 ff.

602 UA Bonn, MF 68/116, Dekan Siebke an Rektor Bonn, 3.11.1939, Duplikat.

603 UA Bonn, MF 68/116, Beschluss, gez. Chudoba, 6.11.1939.

Tabelle: Verweigerung/Entzug des Doktorgrads an der Medizinischen Fakultät der Universität Bonn trotz erbrachter wissenschaftlicher Leistung, 1933–1945 (Quelle: Universitätsarchiv Bonn)[604]

Datum[605]	Dr. med.	Dr. dent.	Grund
1.6.1937	Wilhelm[606]		Abtreibung 3 Jahre Zuchthaus 5 Jahre Ehrenverlust
27.9.1938		Ernst Jansen geb. 23.9.1907 in Metz prom. 27.2.1931	Aberkennung der Staatsbürgerschaft
27.9.1938	Ernst Kaufmann geb. 10.6.1902 in Eschweiler prom. 11.5.1937		Aberkennung der Staatsbürgerschaft
29.9.1938	Julius Loeb geb. 10.7.1881 in Hüffelsheim prom. 28.1.1909		Aberkennung der Staatsbürgerschaft
24.3.1939	Martin Kraijn (Krayn) geb. 15.11.1891 in Köln prom. 26.11.1919		„Devisenvergehen" 3 Monate Gefängnis
27.3.1939	Joseph Schulz geb. 18.2.1889 in Schwerin/Warthe prom. 13.5.1916		Gewerbliche Abtreibung 15 Monate Gefängnis
12.5.1939	Max Behr geb. 11.9.1877 in Schwarzrheindorf prom. 29.4.1903		Aberkennung der Staatsbürgerschaft
12.5.1939		Fritz Bernheim geb. 24.7.1886 in Trier prom. 9.1.1922	Aberkennung der Staatsbürgerschaft

604 UA Bonn, UR 67/51.

605 Als Datum des Entzugs wird der Tag des Beschlusses beziehungsweise der Feststellung des zuständigen Universitätsausschusses oder der Verkündung durch den Rektor angesehen. Ist dieses nicht bekannt, wird das Datum „Schreiben vom" angegeben, das im Fakultätsalbum festgehalten ist.

606 UA Bonn, MF 79/026, Tagesordnung Fakultätssitzung, 1.6.1937, 1.6.1937 (Name unvollständig).

Datum	Dr. med.	Dr. dent.	Grund
12.5.1939		Rudolf Weil geb. 6.4.1901 in Oberlustadt prom. 27.7.1928	Aberkennung der Staatsbürgerschaft
22.7.1939		Hans Bussmann geb. 1.11.1906 in Bautzen prom. 23.5.1930	Aberkennung der Staatsbürgerschaft
11.9.1939		Ernst Klee geb. 7.2.1900 in Elberfeld prom. 9.6.1923	Aberkennung der Staatsbürgerschaft
21.10.1938 (4.11.1939)	Paul Brück geb. 5.3.1893 in Bingen prom. 26.7.1920		Zuchthausstrafe von 9 Jahren[607] „Brück ist Jude“
4.11.1939	Waldemar Lindenberg geb. 16.5.1902 in Moskau prom. 19.12.1928		„Unzucht“ Zuchthausstrafe von 4 Jahren
4.11.1939	Wilhelm Breil geb. 9.9.1884 in Mayen prom. 17.9.1913		„wegen fortgesetzter Blutschande“ Zuchthausstrafe von 10 Jahren
4.11.1939	Erich Sartow geb. 16.5.1897 in Sprockhoevel prom. 3.4.1925		„versuchte Unzucht“ 16 Monate Zuchthaus 3 Jahre Ehrverlust
6.11.1939 (7.11.1939)	Karl Zaudy geb. 2.2.1874 in Wesel prom. 29.2.1896		„Devisenvergehen“ Aberkennung der Bürgerrechte
4.3.1940	Ewald Klein (e) geb. 25.1.1873 in Lippstadt prom. 11.7.1914		Zuchthausstrafe von 18 Monaten (§ 176III StGB)

[607] Mit der Zuchthausstrafe wurde der Doktorgradentzug als rechtskräftig angesehen. Der Rektor bestätigte den Entzug am 4. November 1939.

Datum	Dr. med.	Dr. dent.	Grund
4.3.1940	Ludwig Wilhelm Kösters geb. 21.3.1896 prom. 16.5.1928		Abtreibung Zuchthausstrafe von 2 Jahren, 6 Monaten
7.3.1940	Oskar David geb. 5.3.1890 in Köln prom. 24.1.1908		Aberkennung der Staatsbürgerschaft
7.3.1940 (4.3.1940)	Erich Groß geb. 11.6.1900 in Duisburg prom. 26.6.1925		Aberkennung der Staatsbürgerschaft
7.3.1940	Franz Josef Langendorf geb. 31.3.1891 in Berlin prom. 10.11.1920		Aberkennung der Staatsbürgerschaft
7.3.1940	Albert Lewin geb. 31.1.1903 in Elbing prom. 3.11.1927		Aberkennung der Staatsbürgerschaft
7.3.1940	Max Rosenthal geb. 14.2.1891 in Sayn prom.4.2.1915		Aberkennung der Staatsbürgerschaft
7.3.1940	Alice Unger geb.12.10.1907 in Bromberg prom. 20.8.1932		Aberkennung der Staatsbürgerschaft
27.3.1940 (18.5.1940)	Heinrich Offergeld geb. 27.5.1877 in Bonn prom. 11.2.1903		Abtreibung 4 Jahre Gefängnis; 5 Jahre Ehrverlust
16.6.1940 (24.4.1940)	Julius Hagemann geb. 16.7.1895 in Bonn prom. 2.10.1920		Aberkennung der Staatsbürgerschaft am 14.8.1963 durch Ministerium aufgehoben
16.6.1940	Hans Liebenberg geb. 29.10.1906 in München prom. 24.1.1931		Aberkennung der Staatsbürgerschaft

Datum	Dr. med.	Dr. dent.	Grund
16.6.1940 (5.7.1940)	Sally Löwenstein geb. 18.8.1881 in Bochum prom. 24.3.1904		Aberkennung der Staatsbürgerschaft
16.6.1940 (5.7.1940)	Eugen Salomon geb. 28.3.1883 in Altenkirchen prom. 26.7.1913		Aberkennung der Staatsbürgerschaft
16.6.1940 (5.7.1940)	Hildegard Waldsachs geb. Cahn 6.11.1908 in Bonn prom. 9.12. 1933		Aberkennung der Staatsbürgerschaft
16.6.1940 (20.4.1940)	Otto Wallerstein geb. 1.5.1894 in Krefeld prom. 22.7.1921		Aberkennung der Staatsbürgerschaft
27.8.1940	Friedrich Bauer geb. 14.6.1889 in Gladenbach prom. 9.8.1913		Aberkennung der Staatsbürgerschaft
1940?	Josef Müller geb. 23.4.1895 prom. 1926		Abtreibung, Flucht, Ehe mit Jüdin
5.9.1940	Artur Frank geb. 26.9.1889 in Laufersweiler		Aberkennung der Staatsbürgerschaft
17.9.1940	Friedrich Schwartz geb. 1.10.1888 in Bonn prom. 7.5.1914		Aberkennung der Staatsbürgerschaft
28.3.1941	Friedrich Loewenthal geb. 7.3.1889 in Lemgo prom. 5.9.1913		Aberkennung der Staatsbürgerschaft
4.6.1941	Heinrich Krahn geb. 2.7.1892 in Köln prom. 14.6.1941		k.A. (wohl Entziehung der Staatsbürgerschaft)

Datum	Dr. med.	Dr. dent.	Grund
25.8.1941	Rudolf Aron geb. 25.4.1891 in Neuwied prom. 30.3.1920		Aberkennung der Staatsbürgerschaft
25.8.1941	Emanuel Rubensohn geb. 13.1.1890 in Köln prom. 20.3.1915		Aberkennung der Staatsbürgerschaft
2.10.1941	Heinrich Dicke prom. 29.10.1920		Beziehungen zu Juden
2.10.1941	Hermann Pieper geb. 2.9.1891 in Aachen prom. 27.9.1920		Hören ausländischer Sender
5.1.1942	Friedrich Jacoby geb. 17.6.1888 in Sayn prom. 16.12.1912		Aberkennung der Staatsbürgerschaft am 29.7.1963 durch Concilium decanale aufgehoben
5.1.1942	Luise Taselli geb. Ziegler prom. 2.6.1916		Aberkennung der Staatsbürgerschaft
15.4.1942	Wilhelm Brehmeyer geb. 9.6.1889 in Köln- Deutz prom. 25.9.1919		Abtreibung
4.5.1942	Heinrich Hirsch geb. 12.2.1893 in Köln prom. 29.6.1920		Abtreibung
23.6.1942	Katharina Neubürger geb. 28.4.1895 in Bonn prom. 24.4.1922		Aberkennung der Staatsbürgerschaft
28.12.1942	Wilhelm Halm geb. 28.12.1892 prom. 10.10.1921		Abtreibung

3.6. Der Austausch der Schwestern

In den Bonner Universitätskliniken nahmen die konfessionsgebundenen, vor allem die katholischen Schwestern eine führende Stellung bei der Betreuung der Kranken ein. Medizinische, Kinder- und Ohren-Klinik wurden von katholischen, die Chirurgische Klinik wurde von evangelischen Schwestern betreut[608]. Lediglich die Schwesternschaft von Augen- und Frauenklinik gehörte zum weltanschaulich formal ungebundenen Wiesbadener Mutterhaus vom Roten Kreuz[609]. Diese Situation entsprach nicht nationalsozialistischen Vorstellungen. Durch eine als „vertraulich" klassifizierte und mit dem Vermerk „eilt sehr" versehene Aufforderung der Berliner Hauptverwaltung des Deutschen Roten Kreuzes wurden im Januar 1937 der Provinzialverein Rheinprovinz des DRK und von dort aus der DRK-Zweigverein Bonn mit den Änderungsansinnen befasst. Ohne die Intentionen preiszugeben, erbat man eine „möglichst unverzügliche Mitteilung [...] darüber [...], welche Schwestern in den dortigen Universitätskliniken beschäftigt werden"[610]. Schon am 11. Januar 1937 konnte der Bonner Zweigverein die genauen Zahlen mitteilen[611].

Dass besonders der konfliktbereite und gläubige Katholik Paul Martini der Entwicklung Einhalt zu gebieten suchte, verwundert nicht. Seine Aktivitäten im Frühjahr und Sommer 1937 bargen gewisse Erfolgsaussichten, da zu jener Zeit – bis Juni 1937 – wieder einmal der katholische, als inkompetent geltende Nationalsozialist Julius Bachem das Amt des Kurators einnahm[612].

Es kursierten schon entsprechende Gerüchte, als Bachem Anfang April 1937 folgende Weisung des Wissenschaftsministeriums erhielt: „Vom Deutschen Roten Kreuz ist die Übernahme von 38 Roten-Kreuz-Schwestern aus Köln-Deutz nach Bonn im Austausch mit Ordensschwestern zum 1. Mai d. Js. angeboten worden. Hierfür käme in erster Linie die dortige Medizinische Univ.-Klinik in Betracht, in der künftig nur Rote-Kreuz-Schwestern beschäftigt werden sollen. Ich ersuche, nach Benehmen mit dem Direktor der Medizinischen Klinik mit der Congregation der Barmherzigen Schwestern vom hl. Karl Borromäus zu Trier hierüber sofort zu verhandeln [...]."[613]

[608] StA Bonn, Pr 52/14, Aufstellung, o.D. [11.1.1937].

[609] Zu den „Verstrickungen" des Deutschen Roten Kreuzes „in das nationalsozialistische Unrechtssystem" vgl. Dieter Riesenberger, Das Deutsche Rote Kreuz. Eine Geschichte 1864–1990, Paderborn u.a. 2002, S. 269 ff., S. 347 ff. u. ö. sowie Jean-Claude Favez, Das Internationale Rote Kreuz und die Todeslager des Dritten Reiches, in: Hans Magnus Enzensberger (Zusammensteller), Krieger ohne Waffen. Das Internationale Komitee vom Roten Kreuz, Frankfurt am Main 2001, S. 115–135 und Andreas Doepfner, Louis Haeflinger. Ein Fall von Menschlichkeit, ebd., S. 137–159.

[610] StA Bonn, Pr 52/14, Grüneisen/Hauptverwaltung DRK an Provinzialverein Rheinprovinz DRK, Neuwied, 6.1.1937.

[611] StA Bonn, Pr 52/14, DRK-Zweigverein Bonn an DRK-Hauptverwaltung durch DRK Provinzialverein Rheinland/Neuwied, 11.1.1937 mit Aufstellung, o.D. [11.1.1937].

[612] Zu Julius Bachem vgl. Kap. 11.1.

[613] GStA PK Berlin, Rep. 76, Nr. 493, REM an Kurator Bonn, 2.4.1937, Entwurf.

Der im Rektorat wenig gelittene Kurator Bachem machte aus seiner Verärgerung über die nicht erfolgte Beteiligung am Entscheidungsprozess keinen Hehl. Dem Ministerium antwortete er am 10. und 12. April 1937. Er bat, da er „bisher in diese Verhandlungen nicht eingeschaltet worden war[,] sondern im wesentlichen nur vom Hörensagen davon erfuhr, um sehr gefällige ergänzende ausführliche Unterlagen, damit ich den Weisungen meines Herrn Ministers [...] entsprechend, weiter verhandeln" könne[614]. Bachem fürchtete um seine Glaubwürdigkeit: „Der Direktor der Medizinischen Klinik hatte mich schon vor Wochen von den Gerüchten bezüglich des Austausches der Schwestern seiner Klinik mit Rote Kreuz-Schwestern des Eduardusstifts in Köln-Deutz in Kenntnis gesetzt und mich gefragt, was daran sei. Ich erklärte ihm damals, dass ich nichts davon wüsste, und es auch in keiner Weise für glaubhaft hielte [...]."[615] Tatsächlich wussten selbst die betroffenen Borromäerinnen schon seit Februar von den beabsichtigten Veränderungen[616]. Auch dies erfuhr Bachem erst, als er die Ordensoberin von dem Wunsch informierte, das bestehende Vertragsverhältnis zwischen Universität und Orden unter Umgehung der sechsmonatigen Kündigungsfrist aufzuheben[617].

Nachdem Martini offiziell Nachricht von der beabsichtigten Ablösung der konfessionellen durch Rot-Kreuz-Schwestern erhalten hatte, bat er Bachem um Auskunft, „ob es sich bei dieser Maßnahme um einen grundsätzlichen Austausch der konfessionellen Schwestern an den preußischen Kliniken handelt, oder ob lediglich eine regionäre Regelung im Interesse der Schwesternschaft des deutschen Roten Kreuzes vorliegt". „Sollte es sich nicht um eine grundsätzliche Maßnahme handeln", so fühle er sich verpflichtet, „auf eine Reihe von m.E. schwerwiegenden Bedenken hinzuweisen [...], die gegen eine Änderung des bisherigen Zustandes sprechen"[618]. Ausführlich würdigte er die Treue und Aufopferungsbereitschaft der bisher an der Medizinischen Klinik tätigen Barmherzigen Schwestern vom hl. Karl Borromäus[619]. Schon zuvor hatte Martini auf das Ergebnis einer

[614] GStA PK Berlin, Rep. 76, Nr. 493, Kurator Bachem an REM, 10.4.1937. Unter anderem heißt es dort in scharfem Ton: „Da ich der Chef der Universitätsverwaltung Bonn bin und da ich meinerseits die in Rede stehenden Verträge, insbesondere den jetzt zu kündigenden mit dem Trierer Mutterhaus, abzuschliessen habe, bitte ich mir sämtliche in der Angelegenheit erwachsenen Unterlagen umgehend, tunlichst abschriftlich und nicht nur unter Rückerbittung zur Kenntnis zu bringen."

[615] GStA PK Berlin, Rep. 76, Nr. 493, Kurator Bachem an REM, 12.4.1937.

[616] GStA PK Berlin, Rep. 76, Nr. 493, Schwester Xaveria Straaten/Mutterhaus der Barmherzigen Schwestern vom hl. Karl Borromäus, Generaloberin Trier an Kurator Bonn, 17.4.1937: „Sehr überrascht hat es mich, schon am 23. Febr. [...] durch Herrn Domcapitular Lenné in Köln erfahren zu müssen dass man beabsichtige, unsere Schwestern in der Medizinischen Klinik [...] zu ersetzen." Offenbar leitete Bachem den Brief nach Berlin weiter, um die Berechtigung seines Unmuts zu unterstreichen.

[617] GStA PK Berlin, Rep. 76, Nr. 493, Kurator Bachem an Mutterhaus der Barmherzigen Schwestern vom hl. Karl Borromäus, Trier, 10.4.1937, Abschrift. Vgl. ebd., „*Vertrag* zwischen der Congregation der Barmherzigen Schwestern vom hl. Karl Borromäus zu Trier und der Rheinischen Friedrich Wilhelms-Universität in Bonn", 2.11.1926.

[618] GStA PK Berlin, Rep. 76, Nr. 493, Martini an Kurator, 14.4.1937, Abschrift.

[619] GStA PK Berlin, Rep. 76, Nr. 493, Martini an Kurator, 14.4.1937, Abschrift.

Prüfungskommission hingewiesen. Diese hätte festgestellt, „daß unsere Schwestern eine sonst von ihnen nirgends festgestellte Arbeitslast tragen"[620]. „Für jeden billig Denkenden" wäre es „unverständlich, warum diesen Schwestern nach 50 Jahren opferwilliger Arbeit sogar ohne Einhaltung der 1/2jährigen Kündigungsfrist gekündigt werden sollte"[621].

Tabelle: Schwesternschaft Januar 1937
(Quelle: Stadtarchiv Bonn)[622]

Klinik	Mutterhaus	Schwesternschaft
Chirurgische Klinik	Evangelisches Mutterhaus vom Roten Kreuz, Köln; Oberin: Brandt	1 Oberin 16 Vollschwestern 7 Schwesternschülerinnen
Ohrenklinik	Katholisches Mutterhaus vom Roten Kreuz, Köln; Oberin: Riefenstahl	1 Oberschwester 11 Vollschwestern
Augenklinik	Mutterhaus vom Roten Kreuz, Wiesbaden	1 Oberschwester 3 Vollschwestern 1 freie Schwester
Frauenklinik	Mutterhaus vom Roten Kreuz, Wiesbaden	1 Oberschwester 4 Hebammen-Schwestern 12 gynäkologische Vollschwestern 5 Schwesternschülerinnen 2 Hebammenschülerinnen 6 Wochenpflegeschülerinnen 3 Pflegerinnen
Hautklinik	-	1 freie Schwester Pflegerinnen nach Bedarf
Nervenklinik	-	Pflegerinnen nach Bedarf
Medizinische Klinik	Mutterhaus der Barmherzigen Schwestern vom hl. Karl Borromäus, Trier; Generaloberin: Straaten	18 Ordensschwestern
Kinderklinik	Mutterhaus der Augustinerinnen, Köln	14 Ordensschwestern

Ganz im Sinne Martinis fragte Kurator Bachem, der die Schreiben des Klinikdirektors beifügte, wenig später im Ministerium an, „ob es sich bei der Ablösung

[620] GStA PK Berlin, Rep. 76, Nr. 493, Martini an Kurator, 13.4.1937, Abschrift.

[621] GStA PK Berlin, Rep. 76, Nr. 493, Martini an Kurator, 13.4.1937, Abschrift.

[622] StA Bonn, Pr 52/14, Aufstellung, o.D. [11.1.1937]; ergänzt durch: GStA PK Berlin, Rep. 76, Nr. 493, Kurator Bachem an REM, 19.4.1937, Abschrift; ebd., Schwester Xaveria Straaten/ Mutterhaus der Barmherzigen Schwestern vom hl. Karl Borromäus, Generaloberin Trier an Kurator Bonn, 17.4.1937.

der katholischen Ordensschwestern aus der Medizinischen Klinik der Universität Bonn um eine grundsätzliche Frage der Ablösung von Ordensschwestern in staatlichen Anstalten handelt, ob mithin dieselbe Entwicklung bei der Universitäts-Kinderklinik (in städtischer Mitverwaltung) zu erwarten sein wird“[623]. Bachem schlug nun freilich einen ruhigeren und zu Martini durchaus auf Distanz gehenden Ton an, als er auf die Gefahr für die Kinderklinik hinwies: „Wenn das für eine grundsätzliche Entscheidung der Angelegenheit natürlich auch nicht entscheidend sein kann, so möchte ich doch nicht verfehlen, – wenn ich auch den Ausführungen von Prof. Martini über die Wirksamkeit der Schwestern bei ihm aus eigener Anschauung nicht ohne weiteres in vollem Umfange beizutreten geneigt sein würde –, darauf hinzuweisen, dass ich jedenfalls aus wiederholter eigener Anschauung bei regelmässigen und unverhofften, auch fast nächtlichen Besuchen der Kinderklinik ein geradezu persönlich zu nennendes Maß von Fürsorge der katholischen Ordensschwestern des Augustiner-Ordens, Mutterhaus Köln, festgestellt habe, das ganz offensichtlich allein bei der notorischen Unzulänglichkeit der Klinik deren Durchhaltung ohne erheblich schwerere Schäden sehr wesentlich mit ermöglicht haben dürfte.“[624]

Anfang Mai 1937 traf die umfassende und in einem maßvoll-freundlichen Ton gehaltene Antwort aus Berlin ein. Martini hielt nun die Bestätigung in den Händen, „daß in Einklang mit besonderen Wünschen der Heeres-Sanitätsverwaltung gemeinsam mit dem Hauptamtsleiter der NSV, Pg. Hilgenfeldt, eine einheitliche Ausrichtung der Schwestern-Organisationen bei den Universitätskliniken im ganzen Reich unter besonderer Bevorzugung des Deutschen Roten Kreuzes in Aussicht genommen ist“[625]. Offenbar ohne im Vorfeld Universität oder den Borromäerinnenorden zu informieren, war „im Februar ds. Js. eine Verständigung der Zentralverwaltung des Deutschen Roten Kreuzes mit Herrn Domkapitular Lenné“ zustande gekommen, die „einen Austausch zwischen den an der Medizinischen Klinik tätigen Borromäerinnen und den Schwestern des Deutschen Roten Kreuzes am Eduardhaus“ in Köln-Deutz, also einer außeruniversitären Einrichtung, vorsah[626].

In Bonn war die Medizinische Klinik die einzige, für die das nationale Vorhaben von Belang war. Die gemeinsam mit der Stadt geführte Kinderklinik wurde im Wissenschaftsministerium ausdrücklich als „zurzeit [...] für eine solche Umstellung“ nicht in Frage kommend bezeichnet[627] – was den Direktor der Kinderklinik Hans Knauer später nicht hinderte, von einem entsprechenden „Befehl“ zu sprechen, den er „abgelehnt“ habe[628].

623 GStA PK Berlin, Rep. 76, Nr. 493, Kurator Bachem an REM, 19.4.1937, Abschrift.

624 GStA PK Berlin, Rep. 76, Nr. 493, Kurator Bachem an REM, 19.4.1937, Abschrift.

625 GStA PK Berlin, Rep. 76, Nr. 493, Fricke/REM an Martini, 3.5.1937, Konzept.

626 GStA PK Berlin, Rep. 76, Nr. 493, Fricke/REM an Martini, 3.5.1937, Konzept. Lenné war „Kurator“ der Kölner Rotkreuzschwestern.

627 GStA PK Berlin, Rep. 76, Nr. 493, Fricke/REM an Martini, 3.5.1937, Konzept.

628 UA Bonn, PA 4181 Knauer, Knauer an Rektor, 3.5.1949: „1935 und 1936 lehnte ich es ab, der Weisung des damaligen Herrn Kurators Bachem Folge zu leisten, die Ordensschwestern der

Eindeutig wurde in Berlin eine Priorität zugunsten des Roten Kreuzes festgelegt. Zu der Bitte der „D.A.F.-Fachschaft Krankenpflege“, die katholischen Schwestern an der Medizinischen Kliniken ersetzen zu dürfen, hieß es knapp, „von Verhandlungen über [die] Einstellung männlicher Pflegekräfte anstelle von Schwestern“ sei angesichts „der grundsätzlich angestrebten Regelung abzusehen“[629].

Erstaunlich ist die Reaktion des Kurators Bachem auf die auch ihm zugegangenen Nachrichten aus Berlin. Sicherlich anders als Martini – Äußerungen von ihm sind nicht überliefert – wollte er den politischen Hintergrund nicht wahrhaben und schrieb der Generaloberin der Borromäerinnen, die Aktion sei „nicht politischer Art“[630]. Martini sah zwar offenbar keinen Sinn in weiterem Widerspruch, gab nun aber jedes Problem dem Kurator zur Kenntnis. Zu diesen zählte, dass die katholischen Schwestern, die den Wechsel an das Deutzer Eduardus-Haus abgelehnt hatten, gegen den Rat des Kölner Domkapitulars Lenné auf voller Vertragserfüllung bestanden[631]. Doch selbst Martini trat nun für eine vorzeitige Ablösung der Borromäerinnen ein – weil „deren Stimmung gedrückt sei“[632]. Schließlich einigte man sich auf den 1. August 1937 als Tag des Wechsels, also einen Termin zwei Monate vor Vertragsablauf[633].

Doch damit begannen die Schwierigkeiten erst. Anders als die Borromäerinnen gaben sich die Rotkreuzschwestern nicht mit den ihnen zur Verfügung gestellten äußerst bescheidenen Unterkünften zufrieden[634]. Hinzu trat das Apothekendilemma. Noch im Juli ließ Martini den Kurator wissen, dass die medizinische Klinik „zwar keine offizielle Apotheke, aber seit langem eine Art Dispensieranstalt“ besäße, „in der der weitaus größte Teil der Verordnungen, soweit es sich nicht um Fertigpräparate“ handele, „hergestellt“ werde[635]. Selbst nach dem „Verbot des Einkaufs bei Großfirmen (1933/34)“ hätten die Ersparnisse noch immer bei etwa 10 000 RM jährlich gelegen[636]. Anders aber als die Borromäerinnen konnte das Rote Kreuz keine Schwester „zur Verfügung stellen [...], die das Apotheker-Vorexamen abgelegt“ hatte und „dadurch zur Führung einer Dispensieranstalt be-

Kinderklinik durch weltliche bezw. braune Schwestern zu ersetzen. Die übrigen Klinikdirektoren, die zum Teil heute noch tätig sind, leisteten dieser Anweisung Folge. Ich habe es – wie in diesem Falle – auch sonst abgelehnt, einen Befehl auszuführen, den ich mit meinem Gewissen nicht vereinbaren konnte.“

629 GStA PK Berlin, Rep. 76, Nr. 493, Paul Klemann/Kreisfachschaftsverwalter der Krankenpfleger, Bonn an Kurator Bonn, 15.4.1937, Abschrift; ebd., Fricke/REM an Martini, 3.5.1937, Konzept.

630 GStA PK Berlin, Rep. 76, Nr. 493, Kurator Bachem an Generaloberin der Barmherzigen Schwestern vom hl. Karl Borromäus, 21.5.1937, Durchschrift.

631 GStA PK Berlin, Rep. 76, Nr. 493, Grüneisen/Deutsches Rotes Kreuz, Hauptverwaltung Berlin an Kurator Bonn, 21.5.1937, Abschrift.

632 GStA PK Berlin, Rep. 76, Nr. 493, Kurator Bonn an REM, 4.6.1937.

633 GStA PK Berlin, Rep. 76, Nr. 493, Fricke/REM an Kurator, 24.7.1937, Konzept.

634 GStA PK Berlin, Rep. 76, Nr. 493, Kurator Bonn an REM, 4.6.1937.

635 GStA PK Berlin, Rep. 76, Nr. 493, Martini an Kurator, 9.7.1937.

636 GStA PK Berlin, Rep. 76, Nr. 493, Martini an Kurator, 9.7.1937.

rechtigt" war[637]. Die Lösung sah man in Berlin darin, „daß die Ordensschwester mit Apotheker-Vorexamen solange überplanmäßig weiterbeschäftigt wird, bis ein geeigneter Ersatz aus der Zahl der planmäßigen Roten-Kreuz-Schwestern ausgebildet ist"[638]. Erst nach längeren Unterhandlungen und gegen den Willen Martinis, der angesichts der Umstände lieber eine reguläre Arbeitsstelle eingerichtet hätte, fand sich die Generaloberin der Borromäerinnen bereit, vorübergehend die Dispensieranstalt mit einer Ordensschwester zu besetzen[639].

Martini war jedoch letztlich mit dem Versuch erfolgreich, die Übergangsregelung rasch zu beenden. Es wurde ein promovierter Apotheker eingestellt, der bislang in der Provinzial-Heil- und Pflegeanstalt ausgeholfen hatte[640]. Unter ihm erlangte die „Dispensieranstalt" am 22. April 1940 eine Vollkonzession als Apotheke[641]. Sie versorgte nun auch die anderen Kliniken mit Medikamenten und Präparaten[642]. Dies entsprach näherungsweise der Jahre zuvor von einer Prüfungskommission in Vorschlag gebrachten Idee, eine Universitäts-Apotheke einzurichten[643].

Martini machte aus seinem Unverständnis für den Schwesternwechsel auch weiterhin keinen Hehl, zumal Schwierigkeiten mit den Rotkreuzschwestern nicht die Ausnahme blieben[644]. Im Sommer 1941 sah sich das Rote Kreuz nicht mehr in der Lage, eine Diätschwester zu stellen – und dies nachdem 1940 die Diätküchen in Chirurgischer sowie in Frauen- und Hautklinik zugunsten einer bei der Medizinischen Klinik angesiedelten zentralen Diätküche aufgelöst worden waren. Es musste eine höher bezahlte Diätassistentin angestellt werden[645].

Wie andere Klinikleiter blieb auch der Martini befreundete Direktor der Chirurgischen Klinik Erich von Redwitz von derlei Unbill verschont. Er berichtete Martini im März 1943 sogar, er habe seine „Oberin zum Kriegsverdienstkreuz eingegeben"[646].

637 GStA PK Berlin, Rep. 76, Nr. 493, Martini an Kurator, 9.7.1937.

638 GStA PK Berlin, Rep. 76, Nr. 493, Fricke/REM an Kurator, 21.7.1937.

639 GStA PK Berlin, Rep. 76, Nr. 493, Fricke/REM an Kurator, 21.7.1937; ebd., Martini an Kurator, 4.8.1937; ebd., Generaloberin Xaveria Straaten, Trier an Verwaltungsinspektion der klinischen Universitätsanstalten, o.D.

640 GStA PK Berlin, Rep. 76, Nr. 493, Martini an Kurator, 29.9.1937; ebd., Schade/REM an Kurator, 6.1.1938, Entwurf.

641 GStA PK Berlin, Rep. 76, Nr. 493, Martini an Verwaltungsdirektor der klinischen Anstalten Bonn, 26.7.1941. Ebd. ist von der Bitte jenes Apothekers Bayer die Rede, nunmehr besser gestellt zu werden, die im März 1942 erfüllt wurde (ebd., Nr. 494, REM an Kurator Bonn, 14.3.1942).

642 GStA PK Berlin, Rep. 76, Nr. 494, Kurator Bonn an REM, 16.12.1941.

643 BA Berlin, R 4901 (alt R21), Nr. 55 „Prüfung der Betriebsführung", o.D. [wohl 1936].

644 Siehe etwa MHI Bonn, NL Martini, 1933–1938, Martini an Oberin der Vincentinerinnen, 22.7.1937, Durchschlag: „Ich habe leider in der letzten Zeit kein Glück mit meinen Schwestern. Aus unverständlichen Gründen, d.h. ohne jede Begründung wurden meine ausgezeichneten Borromäerinnen gekündigt; sie werden durch Schwestern vom Roten Kreuz ersetzt."

645 GStA PK Berlin, Rep. 76, Nr. 493, REM an Finanzminister, 11.7.1941.

646 MHI Bonn, NL Martini, 1933–1938, von Redwitz an Martini, 15.3.1945.

Das im Dezember 1936 vom NSDAP-Amt für Volkswohlfahrt avisierte Projekt einer Bonner NS-Schwesternschule nach dem Vorbild einer ähnlichen Einrichtung in Köln stieß in der Fakultät auf ein unterschiedliches Echo[647]. Kurt Pohlisch reagierte euphorisch, wohl zunächst weniger aus ideologischen als aus praktischen Erwägungen: „Die Nervenklinik hat bisher ihren Nachwuchs der Provinzial Heil- und Pflegeanstalt entnommen und war gezwungen, Vertretungen durch das Arbeitsamt sich zuweisen zu lassen"[648]. Wenig später aber präzisierte Pohlisch seine Vorstellungen. Er wünschte die Erbpflege in die Ausbildung miteinbezogen zu wissen, schlug vor, „dass sämtliche 20–30 Schwestern in Gruppen von etwa 5–10 je 3 Monate praktisch bei der Erhebung von Sippen Erbkranker" tätig würden und erklärte sich „gern bereit, 6–8 Lehrschwestern die praktische Ausbildung am Krankenbett in der Nervenklinik zu ermöglichen"[649]. Andere Klinikdirektoren waren zwar wie Harald Siebke „grundsätzlich bereit", „an der geplanten Schwesternausbildung mitzuwirken", hatten aber Bedenken angesichts der „ohnehin erheblichen Arbeitsbelastung"[650]. Am deutlichsten wurde Erich von Redwitz, der darum bat, „von einer Zuteilung von Lehrschwestern zur praktischen Ausbildung an der Chirurgischen Klinik abzusehen"[651]. Schließlich sperrte sich die Fakultät nicht gegen die Einrichtung einer NS-Schwesternschule in Bonn, betonte aber die Notwendigkeit von „Unterstützung der Partei und des Ministeriums"[652].

[647] UA Bonn, MF 79/83, Kurator Bachem an Direktor Frauenklinik, 7.12.1936.
[648] UA Bonn, MF 79/83, gez. Pohlisch an Kurator, 15.12.1936, Abschrift.
[649] UA Bonn, MF 79/83, Pohlisch an Dekan MF, 18.12.1936.
[650] UA Bonn, MF 79/83, gez. Dekan Siebke an Kurator durch Dekan MF, 20.12.1936. Siehe ähnlich: ebd., Martini an Dekan MF, 21.12.1936.
[651] UA Bonn, MF 79/83, Redwitz an Dekan MF, 19.12.1936.
[652] UA Bonn, MF 79/83, Dekan gez. Siebke an Rektor, 21.12.1936.

4. Die Verwaltung der Kliniken und Institute

4.1. Das Ringen um Reformen

Die Verwaltung der Bonner Universitätskliniken, die so genannte „Verwaltungs-Inspektion der Klinischen Universitäts-Anstalten", war während des Krieges dem Kurator unterstellt. Unter dem Verwaltungsdirektor arbeiteten fünf bis sechs Beamte sowie dreizehn bis fünfzehn Angestellte[1]. Zufrieden war man mit deren Tätigkeit nur bedingt. Schon in weniger angespannter Zeit, 1937, hatte sich Paul Martini an den Dekan gewandt und nicht weniger als die Wiederherstellung der bis 1919 gültigen Situation gefordert, als „einer der klinischen Direktoren die Geschäfte des Verwaltungsdirektors der klinischen Anstalten" geführt habe[2].

Nicht ohne Kritik an dem allgemein als unfähig eingeschätzten Kurator Julius Bachem formulierte Martini: „Es ist offensichtlich, daß das völlig unmöglich ist, wenn der Kurator einer großen Universität gleichsam nebenher die Geschäfte des Verwaltungsdirektors führt. Tatsächlich führt er sie garnicht [sic]. Dann ist es bei solcher Ordnung unausbleiblich, daß der Verwaltungsinspektor der Kliniken praktisch viele der Funktionen übernimmt, die dem Verwaltungsdirektor zukommen, aber ohne gleichzeitig die Rechte und Verantwortlichkeiten des Verwaltungsdirektors zu besitzen. [...] Die klinischen Direktoren haben die Nachteile dieses Systems schon 1933 oder 34 dem damaligen Kurator vorgetragen und dessen Verständnis [...] gefunden. Nur durch den Wechsel des Kurators wurde damals eine Änderung aufgeschoben."[3]

Doch obwohl mit Asboe tatsächlich ein Verwaltungsdirektor eingesetzt wurde, kam es 1942 zu einer schweren Krise. Asboe fehlte es offenbar an der Gabe geschickter Personalführung; er wollte aber dennoch diverse Reformen umsetzen. Angesichts der aufgrund der Kriegslage eingeschränkten Zahl von Mitarbeitern, die teilweise nur unzureichend ausgebildet waren, gestalteten sich die zur Vereinfachung gedachten Maßnahmen als schwierig. Der Asboe direkt nachgeordnete Universitätsinspektor Weyland erwirkte aufgrund der Schwächen seines Vorgesetzten bei Kurator Ehrlicher seine Versetzung nach Prag[4]. Ehrlicher, der die negative Beurteilung Asboes teilte, kam Weylands Gesuch nach und erstattete dem Reichserziehungsministerium ausführlich Bericht[5]. Dort vermochte man nicht einzusehen, dass Asboes Reformen, zu denen „die Zentralisierung des Beschaffungswesens" gehörte, die Verwaltungsarbeit vermehrt hätten[6]. Grundsätzlich seien durch die Vereinfachung Entlastungen zu erwarten gewesen – „zumal

[1] GStA PK Berlin, Rep. 76, Nr. 406, Kurator Ehrlicher an REM, 18.11.1942.
[2] UA Bonn, MF 79/71, Martini an Dekan MF, 23.2.1937.
[3] UA Bonn, MF 79/71, Martini an Dekan MF, 23.2.1937.
[4] GStA PK Berlin, Rep. 76, Nr. 406, Weyland an Kurator Bonn, 12.6.1942, Abschrift.
[5] GStA PK Berlin, Rep. 76, Nr. 406, Kurator Ehrlicher an REM, 18.11.1942.
[6] GStA PK Berlin, Rep. 76, Nr. 406, REM an Kurator Bonn, 5.12.1942, Konzept.

da durch den kriegsbedingten Mangel an Gebrauchs- usw. Gegenständen zwangsläufig eine erhebliche Einschränkung des Warenbezugs eingetreten ist"[7]. An der schwierigen Organisationsstruktur änderte sich bis zum Ende des „Dritten Reichs" de facto nichts mehr.

4.2. Der bauliche Verfall und die Neubaupläne

Nachdem sich die ersten medizinischen Einrichtungen im Universitätshauptgebäude, dem ehemaligen kurfürstlichen Schloss, und in seinem unmittelbaren Umfeld befunden hatten, entstand während des Kaiserreichs ein Klinikbezirk im Norden Bonns auf dem Gelände, wo nach dem Zweiten Weltkrieg die neue Beethovenhalle gebaut wurde[8]. Schon zur Jahrhundertwende war das Areal, auf dem Frauenklinik, Medizinische und Chirurgische Klinik immer neue Erweiterungen erfuhren, soweit bebaut, dass andere Kliniken und Institute in der Umgebung, vor allem in der Theater- und der Wilhelmstraße, errichtet wurden. Einige theoretische Institute siedelten sich hingegen in der Nachbarschaft des naturwissenschaftlichen Schwerpunkts in Poppelsdorf an[9].

Damit sind nur einige Hauptstandorte genannt. Die räumliche Zersplitterung der zur Medizinischen Fakultät gehörenden Einrichtungen zählte in Bonn zur Tradition. Dennoch war der Zustand vieler einzelner Institute und Kliniken durchaus verbesserungswürdig und Gegenstand von Beratungen zwischen Universität, Stadt und Reich[10]. 1937 sprach der Ordinarius für Augenheilkunde und damalige Rektor Karl Schmidt die „Raumnot" und „die Frage der ungeschickten Gliederung und unschönen Lage unserer Kliniken", die schon zuvor die Gremien in Bonn wie die Ministerien in Berlin befasst hatten, offen an: „Uns fehlt [...] Raum, unseren Kranken fehlen Grünflächen, fehlt zum Teil Luft und Sonne, uns fehlt bei dem immer weiter gesteigerten Verkehr auch die notwendige äußere Ruhe."[11]

Drei mögliche Standorte für Neubauten standen zur Debatte: das Melbtal um Haus Melb am Fuße des Venusbergs, die Nußallee in Poppelsdorf unweit der naturwissenschaftlichen Einrichtungen und dort bereits angesiedelter theoretischer medizinischer Institute; Endenich-Hoheneich, der am weitesten von der Innenstadt entfernte Standort, an dem sich ein Kinderheim befand.

[7] GStA PK Berlin, Rep. 76, Nr. 406, REM an Kurator Bonn, 5.12.1942, Konzept.

[8] Vgl. detailliert Höpfner, Universitätskliniken, S. 16 ff.; Berzheim, Venusberg, S. 232; Dietrich Höroldt, Bonn in der Kaiserzeit 1871–1914, in: ders. (Hg.), Von einer französischen Bezirksstadt zur Bundeshauptstadt, Bonn 1989 (= Geschichte der Stadt Bonn, 4), S. 389; Ernst Reinike, Die klinischen Bauten der Universität Bonn, Bonn 1883, passim.

[9] Vgl. Höpfner, Universitätskliniken, S. 18 f.

[10] Mehrere Dokumente von 1927/28 in: StA Bonn, Nr. 30/141n.

[11] Anonymus, 3,2 Millionen für Universitätsneubauten. Der Staat stellt erhebliche Mittel für den Bau neuer Kliniken bereit, in: Westdeutscher Beobachter, 19.6.1939; ähnlich: Anonymus, Bonn die Stadt der Kliniken. 3,2 Millionen Mark für Klinik-Neubauten bewilligt, in: Der Neue Tag, 20.6.1939; vgl. Berzheim, Venusberg, S. 232 f.

Schon 1935 hatte Kurator Bachem in einem verquasten dreiseitigen Schreiben die Institute und Kliniken aufgefordert, ihren Raumbedarf anzumelden, ausdrücklich auch diejenigen, „die sich in einem für absehbare Zeit ausreichenden Zustand befinden (z.B. Augenklinik und Hygienisches Institut)“[12]. Anlass dieser Aufforderung war eine Mitteilung des Wissenschaftsministeriums vom 1. April 1935, nach der es „die Gesamtverlegung der Medizinischen Kliniken, ausschließlich der Psychiatrischen Klinik, aber einschließlich des Pathologischen Instituts und gegebenenfalls später noch weiterer medizinischer Institute auf dem Gelände bei Hoheneich zu betreiben“ beabsichtige[13]. Im März 1936 galt die Bettenzahl 200 für die Neubauten von Medizinischer, Chirurgischer und Frauenklinik als maßgeblich, für die Augenklinik galt die Zahl 85, für die Ohrenklinik 80, für die Hautklink 115 und für die Kinderklinik 120[14]. Drei Jahre später dachte man an eine Erhöhung der für die Chirurgische Klinik geplanten Bettenzahl auf 250[15].

Die Stadt war in dieser Phase offenkundig darum bemüht, keine weiteren finanziellen Verpflichtungen übernehmen zu müssen. Bei einer Besprechung über die Zustände an der Kinderklinik wurde seitens der Stadt ausdrücklich festgehalten, dass es „aus finanziellen Gründen [...] nicht möglich“ sei, „einen größeren Beitrag zu den Baukosten in der Form des Darlehens oder des Zuschusses bereitzustellen“; „Sachleistungen“ oder die „Zahlung des bisherigen Zuschusses“ seien freilich denkbar[16].

Allzu zügig gingen die Planungen nicht voran, zumal von Seiten der Universität im Laufe des Jahres 1935 nicht mehr Hoheneich, wo die Stadt schon planerisch tätig geworden war und Grundstücke erworben hatte, sondern der Poppelsdorfer Standort an der Nußallee favorisiert wurde[17]. Während einer Besprechung Bonner und Kölner Verantwortlicher warnte Regierungspräsident Rudolf Diels, aus den Bonner „Meinungsverschiedenheiten“ könne „gar zu leicht eine billige Begründung für die Ablehnung des Neubaues der Kliniken“ durch die Berliner Ministerien hergeleitet werden[18]. Daraufhin betonte Bürgermeister Karl Kirsten, die Stadt lege „entscheidenden Wert darauf“, „dass die Kliniken überhaupt gebaut würden“[19].

[12] StA Bonn, Pr 10/701, Schreiben des Kurators Bachem, 30.4.1935, Abschrift. – Bereits im Februar 1935 war Bachem recht enthusiasmiert von einer Berlin-Reise zurückgekehrt und hatte die Verantwortlichen von Universität und Stadt für den 27. Februar 1935 zu einer Zusammenkunft gebeten (ebd., Pr 30/141 a, Kurator Bachem an Rektor u.a., 22.2.1935).

[13] StA Bonn, Pr 10/701, Schreiben des Kurators Bachem, 30.4.1935, Abschrift.

[14] MHI Bonn, NL Martini, 1933–1938, Bachér/REM an Kurator, 19.3.1936, Abschrift.

[15] UA Bonn, MF 79/71, gez. Gelderblom/Preußisches Staatshochbauamt an Verwaltungsinspektion der klinischen Universitätsanstalten Bonn, 21.4.1939.

[16] StA Bonn, Pr 10/701, Aufzeichnung, 8.5.1935.

[17] Mehrere Dokumente in StA Bonn, Pr 30/141 n; UA Bonn, MF 79/187 und ebd., MF 79/71.

[18] StA Bonn, Pr 30/141 n, Aufzeichnung Kirstens, 10.10.1935. – Teilnehmer der Runde waren Stadtbaudirektor Engelbert, Bürgermeister Kirsten, Regierungspräsident Diels, Oberregierungs- und Baurat Paffendorf, Baurat Harling und Kurator Bachem.

[19] StA Bonn, Pr 30/141 n, Aufzeichnung Kirstens, 10.10.1935.

Gleichwohl setzte sich die Auffassung der Stadtverwaltung durch. Ministerialrat Emil Breuer kündigte dem Bürgermeister im Januar 1936 an, „daß für den Neubau der Bonner Universitätskliniken nach erneuter eingehender Ueberprüfung durch Finanz- und Unterrichtsverwaltung das Gelände bei Hoheneich in Anspruch genommen werden soll"[20]. Erneut sollte das „Raumprogramm [...] einer Klärung näher geführt werden"[21]. Nachdem in Bonn am 7. und 8. Februar 1936 in Bonn Vertreter von Ministerium, Stadt und Universitäten getagt hatten, meldete der Westdeutsche Beobachter am 13. Februar 1936 – voreilig – den baldigen Neubau der Universitäts-Kinderklinik in Hoheneich[22].

In den folgenden Jahren erkannte man allmählich und vor allem auf Betreiben von Bernhard Gelderblom, als Vorstand des Staatshochbauamtes „Baumeister" der Universität, die Attraktivität des Geländes um Gut Melb am Fuße des Venusbergs[23]. Nach diversen Einzelüberlegungen konkretisierten sich in der unmittelbaren Vorkriegszeit entsprechende Pläne[24]. Ausschlaggebend war ein überaus positiver „Erläuterungsbericht" des Staatshochbauamts, der das gute „Klima", die landschaftlich reizvolle Lage und die hinreichende Verkehrsanbindung würdigte; die Entwässerung des Geländes erforderte allerdings umfangreiche Kanalbauten[25]. Nach anfänglichem Unbehagen angesichts des nunmehr dritten Standortvorschlags akzeptierte die Fakultät am 1. Februar 1937 „das Gebiet ‚Venusberg-Melbtal' und bat, „den Bau der Universitäts-Kinderklinik dort alsbald in Angriff zu nehmen"[26].

Am 1. Dezember 1938 erwarb die Stadt Bonn vom Gutsbesitzer Otto Boeddinghaus 40 Hektar Land zum Preis von 488 943,14 Mark; hinzu kamen kleinere Parzellen von anderen Eigentümern[27]. Im Juni 1939 stellte das Wissenschaftsministerium 3,1 Millionen Mark zum Bau von Chirurgischer und Medizinischer Klinik (je 1,25 Millionen Mark) als ersten Teilbetrag sowie der Kinderklinik (600 000 Mark als dritten Teilbetrag) bereit[28]. Es kam wohl noch zur Ausführung

[20] StA Bonn, Pr 10/701, Breuer/REM an Bürgermeister [sic] Bonn, 24.1.1936.

[21] StA Bonn, Pr 10/701, Breuer/REM an Bürgermeister [sic] Bonn, 24.1.1936.

[22] StA Bonn, Pr 10/701, Bürgermeister Kirsten/Bonn an Breuer/REM, 30.1.1936, Konzept; ebd., Kurator Bonn an OB Bonn, 13.2.1936; Anonymus, Neubau der Universitäts-Kinderklinik Bonn gesichert. Baubeginn in diesem Jahre, in: Westdeutscher Beobachter, 13.2.1936.

[23] UA Bonn, Typoskript B.[ernhard] Gelderblom, Baumeister der Rheinischen Friedrich-Wilhelms-Universität Bonn 1921–1957, S. 3 ff.

[24] StA Bonn, Pr 30/141 n, Aufzeichnungen und Briefwechsel zu den Erschließungsarbeiten und -kosten, u.a. vom 22.1., 23.1., 1.2., 5.2.1937.

[25] StA Bonn, Pr 30/141 n, Erläuterungsbericht des Staatshochbauamtes, gez. Regierungsbaurat Gelderblom, 22.1.1937, Abschrift.

[26] UA Bonn, MF 79/71, Dekan Siebke durch Rektor an Kurator, 1.2.1937. Vgl. Adolf Heymer, Einführung, in: Heymer/von Kreß, Martini, S. 5–8, S. 6 f.

[27] Vgl. Berzheim, Venusberg, S. 59 u. 234 ff.

[28] Anonymus, 3,2 Millionen; Anonymus, Bonn; vgl. weitere Zeitungsartikel in: StA Bonn, Pr 10/701. Vgl. auch Berzheim, Venusberg, S. 236.

des ersten Spatenstichs und der Anlieferung von Baumaterial, kriegsbedingt aber wurde nicht einmal mehr die Baugrube ausgehoben[29].

Die eingeleiteten Neubaumaßnahmen waren überfällig gewesen. Durch den Krieg wurde ihre Realisierung verhindert. Nun musste weiter mit Provisorien gearbeitet werden. Die Verwaltung der Kliniken sah sich schon seit Jahren mit Anträgen konfrontiert, die eine erhebliche Verbesserung der räumlichen Situation und der Ausstattung zum Inhalt hatten. Immerhin drohte der Kinderklinik zeitweilig die polizeiliche Schließung; die Einrichtung der Haut-, der Frauen-, der Medizinischen und der Chirurgischen Klinik galt, so hieß es in einem Bericht der Verwaltungsinspektion vom Juli 1938, als „zum großen Teil total veraltet"[30].

Freilich wusste die Verwaltung um die prekäre Haushaltslage und wartete bisweilen auf einen ihr günstig erscheinenden Zeitpunkt, zu dem die Anträge über den Kurator an das Ministerium in Berlin weitergeleitet wurden. Die Direktoren einzelner Kliniken waren beispielsweise im Januar 1938 vorstellig geworden. Erst ein halbes Jahr später wurde die Verwaltung aktiv, da sie nun die „außergewöhnlich gute Belegung aller Kliniken im abgelaufenen Rechnungsjahre" in ihrer Argumentation berücksichtigen konnte[31]. Tatsächlich wurden die erbeteten 37 500 Reichsmark im September 1938 bewilligt[32]; im März 1939 folgte die Freigabe von weiteren 10 728,44 Reichsmark, unter anderem für Erneuerungen in der Waschanstalt, der Küche der Medizinischen Klinik und in der Wöchnerinnenstation der Frauenklinik[33].

[29] Vgl. Holger Goslar, Die Zielplanungen für die Kliniken Venusberg, in: Schott, Universitätskliniken, S. 51–62, S. 51. – Privates Filmmaterial zeigt die Ordinarien mit Bernhard Gelderblom bei der Begehung des Geländes und die Anlieferung von Baumaterial.

[30] GStA PK Berlin, Rep. 76, Nr. 406, Verwaltungsinspektion der Klinischen Universitäts-Anstalten an Kurator, 5.7.1938; zu den einzelnen Kliniken vgl. Kap. 2.

[31] GStA PK Berlin, Rep. 76, Nr. 406, Verwaltungsinspektion der Klinischen Universitäts-Anstalten an Kurator, 5.7.1938.

[32] GStA PK Berlin, Rep. 76, Nr. 406, Verwaltungsinspektion der Klinischen Universitäts-Anstalten an Kurator, 5.7.1938; vgl. ebd., REM an Kurator Bonn, 12.9.1939, Entwurf.

[33] GStA PK Berlin, Rep. 76, Nr. 406, Verwaltungsinspektion der Klinischen Universitäts-Anstalten an Kurator, 22.2.1939; ebd., REM an Kurator, 22.3.1939. – Zu den Verbesserungen in der Wöchnerinnenstation vgl. Kap. 2.13.2.

5. Die Lehre

5.1. Der Lehrplan

Ähnlich wie es etwa Ralf Klausnitzer für die „Neudeutsche Abteilung" des Germanistischen Seminars der Berliner Friedrich-Wilhelms-Universität konstatiert, lässt sich auch an den Ankündigungen im Vorlesungsverzeichnis der Bonner Medizinischen Fakultät auf den ersten Blick keine mit dem Jahr 1933 verbundene Zeitenwende konstatieren[1]. Es fehlte freilich nicht an Versuchen in diese Richtung. Im Juli 1933 beantragte die Medizinische Fakultät, einen „unbesoldeten Lehrauftrag für ‚Volksgesundheit und angewandte Eugenik' an den nichtbeamteten ausserordentlichen Professor Dr. Walter Blumenberg" zu vergeben, den Schüler des Direktors des Hygienischen Instituts Hugo Selter[2]. Verbunden war dieser Antrag mit einer deutlichen Ergebenheitsadresse[3]. Derartige Unterwerfungsgesten, die zu einer Erweiterung der Medizinischen Fakultät genutzt werden sollten, beeindruckten in Berlin aber nicht. Im November 1933 erhielt die Fakultät eine Absage[4].

Erst zum Wintersemester 1937/38 wurde ein Lehrauftrag für Rassen-Hygiene vergeben. Ihn erhielt der 1936 vom Direktor der Nervenklinik Kurt Pohlisch nach Bonn geholte Leiter des Provinzialinstituts für psychiatrisch-neurologische Erbforschung, Friedrich Panse[5]. Am 13. November 1936 hatte er seine Probevorlesung zur Erteilung der Dozentur für Psychiatrie und Neurologie über „Die Elektropathologie des Zentralnervensystems" gehalten[6]. Alternativ waren die von Panse vorgeschlagenen Themen „Eine neue Sucht: der Schlafmittelmissbrauch" und „Die Befruchtung der Psychiatrie durch die Erbgesundheitsgesetzgebung des neuen Staates" angeboten worden[7]. Niemand aus der Fakultät hatte jedoch für den politischen Vortrag plädiert[8].

[1] Vgl. Klausnitzer, Blume, S. 291.

[2] GStA PK Berlin, Rep. 76, V a, Selt. 3, Tit. IV. Nr. 39, Bd. XVI, Kurator Proske an REM, 28.7.1933. Siehe auch: UA Bonn, MF 79/105.

[3] GStA PK Berlin, Rep. 76, V a, Selt. 3, Tit. IV, Nr. 39, Bd. XVI, Gött an REM, 28.7.1933.

[4] GStA PK Berlin, Rep. 76, V a, Selt. 3, Tit. IV. Nr. 39, Bd. XVI, REM an Kurator, 10.11.1933, Entwurf.

[5] UA Bonn, PA Dirscherl, Rektor Chudoba an REM durch Kurator, 12.10.1940, Durchschrift.

[6] UA Bonn, MF-PA 110 Panse, Panse an Dekan MF, 15.10.1936; ebd., Dekan Stöhr an Kollegen, 9.11.1936.

[7] UA Bonn, MF-PA 110 Panse, Panse an Dekan MF, 15.10.1936.

[8] UA Bonn, MF-PA 110 Panse, Panse an Dekan MF, 15.10.1936, Anmerkungen.

Tabelle: Lehrveranstaltungen mit offensichtlich rassenpolitisch-ideologischem Hintergrund 1932-1945
(Quelle: Universitätsarchiv Bonn)[9]

Semester	Dozent	Titel
WiSe 1932/33	Traugott Wohlfeil (Hygien. Inst.)	Einführung in die menschliche Erblichkeitslehre und Eugenik (Rassenkunde) (zweistündig)
WiSe 1933/34 WiSe 1934/35 SoSe 1935	Traugott Wohlfeil (Hygien. Inst.)	Allgemeine und spezielle menschliche Erblichkeitslehre, einschließlich Rassenhygiene und Rassenkunde (zweistündig)
WiSe 1933/34 SoSe 1934 WiSe 1934/35 SoSe 1939 WiSe 1939/40 III. Trim. 1940 SoSe 1942 WS 1942/43 WS 1943/44 WS 1944/45	Walter Blumenberg (Hygien. Inst.) (bis WiSe 1934/35) Friedrich Panse (Nervenklinik) (ab SoSe 1939)	Rassenhygiene (bis SoSe 1934 und WiSe 1939/40 einstündig; sonst zweistündig)
SoSe 1934	Ernst Störring (Nervenklinik)	Demonstrationen zum „Gesetz zur Verhütung erbkranken Nachwuchses" für Mediziner und Juristen (einstündig)
SoSe 1934	Traugott Wohlfeil (Hygien. Inst.)	Einführung in die menschliche Erblichkeitslehre (einstündig)
WiSe 1934/35	Ferdinand Wagenseil (Anatom. Inst.)	Einführung in die menschliche Rassenkunde (zweistündig)
SoSe 1935	Ferdinand Wagenseil (Anatom. Inst.)	Einführung in die menschliche Erblichkeitslehre (einstündig)
WiSe 1935/36 WiSe 1936/37	Traugott Wohlfeil (Hygien. Inst.)	Rassenhygiene und Bevölkerungspolitik (einstündig)
SoSe 1936 SoSe 1937	Traugott Wohlfeil (Hygien. Inst.)	Volk und Rasse (zweistündig)
WiSe 1936/37 SoSe 1937	Kurt Pohlisch/ Friedrich Panse (Nervenklinik)	Erbkrankheiten und eugenische Gesetzgebung (mit Krankenvorstellungen) (einstündig)

[9] UA Bonn, Vorlesungsverzeichnisse 1932–1945; ebd., MF-PA Weiland, Lebenslauf Weilands, 20.6.1943; ebd., PA 6782 Panse.

Semester	Dozent	Titel
WiSe 1936/37 SoSe 1937	Kurt Pohlisch/ Friedrich Panse (Nervenklinik)	Erbkrankheiten und eugenische Gesetzgebung (mit Krankenvorstellungen) (einstündig)
WiSe 1937/38	Friedrich Panse (Nervenklinik)	Erbkrankheiten und eugenische Gesetzgebung (einstündig)
SoSe 1938 WiSe 1938/39	Friedrich Panse (Nervenklinik)	Rassenhygiene und Erbpathologie (SoSe 2stündig; WiSe einstündig)
SoSe 1938 SoSe 1939 SoSe 1942	Paul Weiland (Hygien. Inst.) (im SoSe 1938 mit Hugo Selter)	Volk und Rasse (zweistündig)
WiSe 1938/39	Hugo Selter (Hygien. Inst.)	Hygiene (einschl. Rassen- und Sozialhygiene)
SoSe 1939 I. Trim. 1940 II. Trim.1940 Trim. 1941 WiSe 1941/42 SoSe 1943 SoSe 1944 WS 1944/45	Friedrich Panse (Nervenklinik)	Menschliche Erblehre als Grundlage der Rassenhygiene (I. Trim. 1940 und WS 1944/45 einstündig; SoSe 1943 dreistündig; sonst zweistündig; SoSe 1939 keine Angabe)
I. Trim. 1940 WiSe 1943/44	Friedrich Panse (Nervenklinik)	Bevölkerungspolitik (einstündig)
II. Trim. 1940 Trim. 1941 WiSe 1941/42 WiSe 1942/43 SoSe 1944	Friedrich Panse (Nervenklinik)	Bevölkerungspolitik für Vorkliniker (einstündig)
III. Trim. 1940 SoSe 1941 SoSe 1942 SoSe 1943	Friedrich Panse (Nervenklinik)	Grundlagen der menschlichen Erblehre, Rassen- und Konstitutionslehre (Trim. einstündig; SoSe zweistündig)

Als Kurt Pohlisch am 2. April 1937 in einem Schreiben an Dekan Siebke für Panse einen besoldeten Lehrauftrag für Rassenhygiene beantragte, stieß er auf Zustimmung[10]. Die Fakultät würdigte seine Leistung in dem von ihm geleiteten Institut und fuhr in ihrem an das Reichserziehungsministerium gerichteten Votum

[10] UA Bonn, MF-PA 110 Panse, Pohlisch an Dekan Siebke, 2.4.1937. – Einen Überblick über „die Rassenhygiene an den medizinischen Fakultäten" mit freilich irritierenden Angaben zu Zeitpunkt und Art der Institutionalisierung bietet Weingart/Kroll/Bayertz, Rasse, S. 438 ff.

fort: „Panse ist ein so anerkannter Forscher auf diesem schwierigen Gebiet, dass es die Fakultät ausserordentlich begrüssen würde, wenn seine Leistung durch die Erteilung eines besoldeten Lehrauftrages für Rassenhygiene auch von dem Herrn Minister ausdrücklich anerkannt und Panse damit zugleich noch fester an die Universität und ihre Forschungsstätten gebunden würde."[11]

Berlin erteilte den Lehrauftrag. Das nicht zu den Pflichtveranstaltungen zählende Kolleg „Menschliche Erblehre als Grundlage der Rassenhygiene", das Panse im Sommersemester 1939 erstmals las, galt mit vierzig Hörern als erfolgreich[12]. Das Kolleg „Rassenhygiene" besuchten nach Pohlischs Angaben dreißig bis vierzig Hörer, vorwiegend Nichtmediziner[13]. An dieser um 30 schwankenden Hörerzahl änderte sich in den folgenden Kriegsjahren offenbar wenig. Im Juni 1943 wies der Physiologe Ulrich Ebbecke den Dekan darauf hin, dass den etwa 200 Hörern des botanischen oder zoologischen Kollegs über Vererbungslehre „nur 20–30 Hörer bei Prof. Panse gegenüberstehen"[14]. Panse selbst hatte zuvor vorgeschlagen, bestimmte Vorlesungen in den Ausbildungsgang für Erbbiologisch-technische Angestellte zu integrieren[15].

Nach dem Ende des NS-Regimes widmete Panse in einer Selbsterklärung einen Absatz der Lehre und betonte deren Wissenschaftlichkeit: „Daß ich im Unterricht die Erblehre und Rassenhygiene auf Grund eines Lehrauftrags vertrat, war bei dem vorhandenen wissenschaftlichen Apparat des Instituts und bei dem vorhandenen reichen klinisch-erbbiologischen Krankengut sozusagen natürlich. Ich konnte die Menschl. Erblehre und Rassenhygiene völlig klinisch ausgerichtet lesen. Anthropologische Fragen habe ich nicht behandelt (abgesehen von kurzen Erwähnungen meist in der letzten Stunde des Semesters), da ich nicht als Anthropologe dilettieren wollte und den nat.-soz. Rassetheorien innerlich fern stand."[16] Einzelne Hörer bestätigten später den „streng sachlich objektiven Charakter" der Kollegs, in denen freilich der grundsätzlich unmenschliche Charakter der nationalsozialistischen Erblehre unerwähnt blieb[17]. Ähnlich urteilte der spätere Assistenzarzt in der Medizinischen Klinik unter Paul Martini, Broicher: „Obwohl die Vorlesung wegen des damals allgemeintendenziösen Charakters des Stoffes an sich und wegen des fehlenden Interesses für die oft sehr weitgehenden Theorien dieses Fachgebietes schlecht besucht wurde, hatte ich nicht den Eindruck einer politischen Stellungnahme des Vortragenden."[18]

[11] UA Bonn, MF-PA 110 Panse, Dekan Siebke an REM, 17.6.1937, Durchschlag.

[12] UA Bonn, PA 6782, Pohlisch an Dekan MF, 9.5.1939.

[13] UA Bonn, PA 6782, Pohlisch an Dekan MF, 9.5.1939.

[14] UA Bonn, PA 6782 Panse, Ebbecke an Dekan MF, 7.6.1943.

[15] ARK Bonn, Ordner Union, Panse an Creutz, 25.1.1943, Durchschlag: „Die Fächer: ‚Bevölkerungspolitik, Grundlagen der menschlichen Erblichkeits-, Rassen- und Konstitutionslehre und Rassenhygiene sowie Einführung in die Psychiatrie' würde ich in meinen Kollegs für die Studenten lesen, an denen die Angestellten dann teilnehmen."

[16] UA Bonn, PA 6782 Panse, „Meine Stellung zur Rassenhygiene in Lehre und Forschung", 8.9.1945.

[17] UA Bonn, PA 6782 Panse, Aussage Karl-Otto Vorlaender, 4.10.1945.

[18] UA Bonn, PA 6782 Panse, Bericht Broichers, 5.10.1945.

Ein besseres Bild vermitteln möglicherweise die „nach Vorträgen an der Staatsmedizinischen Akademie Berlin“ entstandenen Aufzeichnungen „Erbfragen bei Geisteskranken“, in denen Panse die Vorläufigkeit der Forschungen immer wieder betont[19]. Freilich stellte er die „Ausmerze“ nicht gänzlich in Frage, sondern schränkte sie im Falle von „Psychopathien“ auf „eindeutig negative Persönlichkeits- und Charaktertypen“ ein[20]. „Kaum Einordnungsschwierigkeiten“ sah er bei „trunksüchtigen Frauen“, bei denen „fast immer die Indikation zur Sterilisierung als gegeben“ anzunehmen sei[21]. Bei Corea Huntington forderte Panse ein härteres Durchgreifen der Erbgesundheitsgerichte. Sie müssten sich „unbedingt entschließen“, „schon bei Mikrosymptomen zuzugreifen“[22]. Panse schildert mit Bedauern einen konkreten Fall, in dem „die Unfruchtbarmachung zu spät“ erfolgt sei[23]. Festzuhalten ist, dass Panse bei gelegentlicher Warnung vor voreiligen Schritten und Hinweisen auf die nicht abgeschlossenen Forschungen grundsätzlich „Ausmerze“ und Sterilisierungen befürwortete.

Der Versuch, Panses Lehrauftrag in ein Ordinariat zu überführen, scheiterte. Erneut war es Pohlisch, der den entsprechenden Antrag stellte. Zur Erklärung von Panses später Habilitation ohne Habilitationsschrift paraphrasierte Pohlisch antisemitisches Gedankengut: „Die Habilitation erfolgte seinen Leistungen entsprechend zu spät, weil er von den bezahlten Assistentenstellen der Klinik [der Berliner Psychiatrischen Klinik unter Bonhoeffer, R.F.], von denen ein Teil von Juden besetzt war, keine erhalten konnte und deshalb Anstaltsarzt in der städtischen Heil- und Pflegeanstalt Wittenau wurde.“[24]

Im Frühjahr 1940 setzte sich Panse für die Berücksichtigung der „Rassenhygiene“ als Prüfungsfach ein, wie das in Köln und Frankfurt bereits der Fall war: „Ich wäre ein schlechter Rassenhygieniker, wenn ich nicht der Überzeugung wäre, dass ein Arzt in unserem Staat seine Aufgaben sinngemäß u. zum Besten der Gesundheit nur mit gutem rassenhygienischen Rüstzeug erfüllen kann.“[25] Seine einstige Zurückhaltung mit Rücksicht auf das von Selter vertretene Konkurrenzfach Hygiene gab Panse nun auf: „Auch dann, wenn die Alte Ordnung noch beibehalten bleiben sollte, glaube ich – wenigstens auf Dauer – meinen Lehrauftrag nur unvollkommen zu erfüllen, wenn das Fach nicht geprüft wird.“[26] Freilich wehrten sich Rassenbiologen wie der Tübinger Wilhelm Gieseler, wenn die Zuordnungen verwischt wurden. Gieseler ließ de Crinis 1942 wissen, Panse halte rassenkundliche, keine rassenhygienischen Vorlesungen und sei kein Rassen-

[19] Vgl. Panse, Erbfragen, S. 5, 69 u. ö.
[20] Panse, Erbfragen, S. 69.
[21] Panse, Erbfragen, S. 68.
[22] Panse, Erbfragen, S. 59.
[23] Panse, Erbfragen, S. 60.
[24] UA Bonn, PA 6782 Panse, Pohlisch an Dekan MF, 9.5.1939.
[25] UA Bonn, MF-PA 110 Panse, Panse an Pohlisch [?], 26.3.1940.
[26] UA Bonn, MF-PA 110 Panse, Panse an Pohlisch [?], 26.3.1940; siehe auch: ebd., Panse an Pohlisch [?], 16.4.1940.

hygieniker, sondern ein Erbpathologe[27]. Als es 1944 um die Neubesetzung der rassenbiologischen Lehrstühle in München und Königsberg ging, notierte man im Reichserziehungsministerium sogar, Panse sei „vornehmlich Psychiater" und komme „für einen rassenbiologischen Lehrstuhl wohl nicht in Frage"[28].

Wäre es nach dem Willen Bonns gegangen, hätte der durch die Teilnahme an der T 4-Aktion belastete Psychiater Friedrich Panse 1940 ein durch den Ruf des Anatomen Friedrich Wagenseil nach Gießen frei gewordenes Extraordinariat übernommen und „das Lehr- und Prüfungsfach der Rassen-Hygiene" vertreten[29]. Panse sollte nach diesem Plan aus seiner Stellung als beamteter Arzt des Rheinischen Provinzialinstituts für psychiatrisch-neurologische Erbforschung ausscheiden und zum außerordentlichen Professor ernannt werden. Ausdrücklich hieß es, die Fakultät erwarte, „damit den Anfang eines Lehrstuhls für Rassen-Hygiene zu bilden"[30]. Zweifellos hoffte man auf eine enge Kooperation mit dem Erbforschungsinstitut, sollte doch die Neuregelung die Frage des Arbeitsplatzes unberührt lassen, da im Institut „genügend Raum und Gelegenheit zur Forschung zur Verfügung" stünde. In der Praxis hätte sich, sieht man von dem „Karrieresprung" Panses ab, nicht viel geändert. Panses Vorgesetzter wäre an der Klinik wie im Institut Kurt Pohlisch geworden.

Doch auch ohne die Verwirklichung dieser Bonner Bemühungen entwickelte sich im Provinzialinstitut eine rege, mit der Universität eng verwobene Forschungstätigkeit. Allein zwischen dem Gründungsjahr 1935 und Mitte 1941 erschienen aus den Reihen des Instituts 52 wissenschaftliche Veröffentlichungen, darunter zehn Doktordissertationen[31].

Dass beide späteren T 4-Gutachter in Bonn blieben, war keinesfalls selbstverständlich. Panse wie Pohlisch wurden beispielsweise genannt, als 1939 die Neubesetzung des Lehrstuhls für Psychiatrie in Halle anstand. Pohlisch selbst schlug Panse vor[32]. „Die hallesche Universität" konnte sich, so der mit der dortigen Geschichte vertraute Frank Hirschinger, „glücklich schätzen", dass die Wahl schließlich auf eine auch später weniger belastete Persönlichkeit fiel[33]. 1940 wurde Panse primo loco auf einer Grazer Berufungsliste genannt. Der um Stellungnahme gebetene Pohlisch machte den Grazern freilich wenig Hoffnung: „Da Panse in Bonn ungewöhnlich gute Forschungsbedingungen durch das hiesige weit ausgebaute Erbinstitut hat, kann ich nicht dafür einstehen, ob er einem etwaigen Ruf nach Graz Folge leisten wird."[34]

[27] BA Berlin, BDC-Dossier Gieseler, Gieseler an de Crinis, 21.5.1942.

[28] BA Berlin, R 4901 (alt R 21), Nr. 477, Notiz für Kuhnert, 15.2.1944.

[29] UA Bonn, PA Dirscherl, Rektor Chudoba an REM durch Kurator, 12.10.1940, Durchschrift.

[30] UA Bonn, PA Dirscherl, Rektor Chudoba an REM durch Kurator, 12.10.1940, Durchschrift.

[31] Kurt Pohlisch, Die Entwicklung des Rheinischen Provinzialinstituts für psychiatrisch-neurologische Erbforschung in Bonn während der Jahre 1935 bis 1941, Sonderdruck aus: Die Rheinprovinz, Nr. 6/1941.

[32] UA Bonn, MF 3106/2, Pohlisch an Dekan MF Halle-Wittenberg, 17.4.1939.

[33] Hirschinger, Ausmerzung, S. 72.

[34] UA Bonn, MF 68/107, Gutachten Pohlischs, 5.6.1940.

Für die Unterrichtung in Rassefragen sah sich in erster Linie das Hygienische Institut unter Hugo Selter verantwortlich. Seine Assistenten Hans Blumenberg und Traugott Wohlfeil gehörten zu den Vordenkern auf diesem Gebiet. Als Wohlfeils Nachfolger Paul Weiland nach langem Ringen eine Dozentur übertragen erhielt, las er in den Sommersemestern 1938 und 1939 zweistündig über „Volk und Rasse" für Hörer aller Fakultäten[35].

Im Krieg wurde „den Zeitverhältnissen entsprechend eine ganze Reihe von Vorlesungen zusammengelegt". So bat Dekan Schulemann den gerade seine Lehrtätigkeit in Bonn aufnehmenden Gerichtsmediziner Gerhard Panning im November 1942, die Vorlesungen Gerichtsmedizin (dreistündig), Sozialversicherung (einstündig) und Standeskunde (einstündig) bereits im Wintersemester zu einer dreistündigen Lehrveranstaltung zusammenzufassen[36]. Dekan Schulemann sprach nach dem Ende des NS-Regimes davon, er habe „typische NS-Vorlesungen" wie „Erblehre, Ärztliche Standeskunde, Naturgemässe Heilkunde u.s.w." „beseitigen" wollen[37]. Es sei ihm zudem gelungen, „zu verhindern, dass der Gauärzteführer die Durchführung einer Vorlesung übernahm (ärztliche Rechts- und Standeskunde)"[38]. Gleichwohl wurde das Feld der Genetik alles andere als ausgegrenzt. „Sehr rege", so berichtet beispielsweise Rektor Chudoba in einem seiner Briefe an die zur Wehrmacht einberufenen Dozenten, hätten sich Dozenten und Studenten am 24. Mai 1944 „an [sic]" einem „Vortrag" von Nikolaj Timoféeff-Ressovsky von der genetischen Abteilung des Kaiser-Wilhelm-Instituts in Berlin zum Thema „Eine biophysikalische Analyse des Mutationsmechanismus und der Natur der Gene" beteiligt[39].

Gleichzeitig wurden auf Weisung des Wissenschaftsministeriums vom 26. Juli 1939 „wehrmedizinische Vorlesungen" eingerichtet[40]. Die Medizinische und die Chirurgische Klinik führten „deshalb in den Wintersemestern ausdrücklich den Zusatz ‚einschließlich Wehrmedizin'"[41]. In diesen Zusammenhang gehört der Auftrag an den Internisten Friedrich Tiemann, vom Wintersemester 1939/40 an Lehrveranstaltungen über „Luftfahrtmedizin" anzubieten[42]. Im Krieg wurde Tiemann denn auch an der „Fliegeruntersuchungsstelle Bonn" eingesetzt[43]. Die Vorlesung „Luftfahrtmedizin" war freilich in der Medizinischen Poliklinik bereits

[35] UA Bonn, MF-PA Weiland, Lebenslauf Weilands, 20.6.1943.

[36] UA Bonn, MF-PA, Dekan an Panning, 11.11.1942, Durchschrift.

[37] UA Bonn, MF-PA Schulemann, Eingabe Schulemann, 24.11.1945.

[38] UA Bonn, MF-PA Schulemann, Schulemann an Dekan MF, 24.7.1948. Ebenso: ebd., Gutachten Martinis, 28.7.1948.

[39] MF 79/21, Rektor Chudoba an „Kameraden der Dozentenschaft bei der Wehrmacht", 1.6.1944.

[40] MHI Bonn, NL Martini 1939–1944, Rundschreiben W J Nr. 3294, i.A. gez. Bach/REM, 26.7.1939. Vgl. Kap. 5.1.

[41] MHI Bonn, NL Martini 1939–1944, Martini an Kurator, 8.11.1939, Durchschlag. Vgl. Kap. 5.1.

[42] UA Bonn, PA 9778 Tiemann, REM an Kurator Bonn, 19.6.1939, Abschrift für Rektor Bonn, 27.6.1939.

[43] UA Bonn, PA 9778 Tiemann, Kurator an Rektor und Dekan MF, 1.2.1940.

in der Ära Bürger/Schlomka, die sich eher durch Zurückhaltung gegenüber dem Nationalsozialismus ausgezeichnet hatte, eingeführt worden. Assistent Schlomka erstattete über die von ihm erstmals im Sommersemester 1935 im Auftrag des Erziehungsministeriums gehaltene Lehrveranstaltung am 3. Juli 1935 ausführlich Bericht[44]. An der einstündigen, für die Studierenden freiwilligen Veranstaltung nahmen demzufolge zehn bis vierzehn Hörer teil, denen „selbstverständlich die Belange der Luftfahrtmedizin als Wehrwissenschaft" vorgestellt wurden[45]. Schlomka bedauerte es ausdrücklich, dass „praktische Uebungen" nicht möglich waren, da die gelieferte Unterdruckkammer noch nicht habe eingebaut werden können[46].

Zum Wintersemester 1935/36 traten die bereits am 6. März 1935 vom Reichserziehungsministerium erlassenen Regelungen in Kraft, die den besonderen Charakter, den man in Berlin der Lehrveranstaltung beimaß, widerspiegeln: Die Kosten des Lehrauftrags übernahm das Reichsluftfahrtministerium, und „die Medizinstudierenden" waren „zum Besuch dieser unentgeltlich abzuhaltenden Vorlesung in einem der klinischen Semester zu verpflichten"[47].

Dabei hatte es zu Kriegsbeginn zunächst so ausgesehen, als ob die Universität Bonn für längere Zeit ihren Lehrbetrieb würde einstellen müssen. Bis auf die Universitäten Berlin, München, Wien, Leipzig und Jena wurden mit Schnellbrief des Wissenschaftsministeriums vom 5. September 1939 sämtliche Universitäten geschlossen[48]. In Bonn gab Rektor Schmidt den „Studierenden der Medizin" bekannt, dass in den genannten Städten „das Semester am 11. September 1939" beginnen werde"[49]. Im Schnellbrief hatte es weit eindringlicher geheißen: „Die wehruntauglichen und die von der Wehrmacht noch nicht einberufenen Studenten sind durch Presse und Rundfunk aufgefordert, sofort ihr Studium an einer der genannten Hochschulen aufzunehmen und fortzusetzen."[50] Doch der Erlass verlor bald an Bedeutung. Das Wintersemester begann als I. Trimester 1940 am 8. Januar[51].

Schon wenige Wochen nach der Machtübertragung an die Nationalsozialisten hatten sich einzelne Vorkommnisse an der Universität als mittelbare Vorbereitungen auf einen Krieg interpretieren lassen. Am 11. Mai 1933 war beispielsweise von der Medizinischen Fakultät bei der Ärztekammer für die Rheinprovinz „noch für das laufende Sommersemester" ein „Gasschutzkursus" für Hörer aller

[44] UA Bonn, PA 8783 Schlomka, Lebenslauf, 18.6.1937.

[45] UA Bonn, PA 8783 Schlomka, Bericht Schlomkas, 3.7.1935. Siehe auch ebd., MF 79/105.

[46] UA Bonn, PA 8783 Schlomka, Bericht Schlomkas, 3.7.1935.

[47] UA Bonn, PA 8783 Schlomka, i.A. gez. Vahlen/REM an Kurator, 6.3.1935, Abschrift.

[48] UA Bonn, MF 79/122, Schnellbrief WA 2452/39, i.A. gez. Mentzel/REM an Kurator Bonn, 5.9.1939, Abschrift, 8.9.1939. Geöffnet blieben auch die Technischen Hochschulen in Berlin und München sowie die Tierärztliche Hochschule in Hannover und die Wirtschaftshochschule in Berlin (ebd.).

[49] UA Bonn, MF 79/18, Bekanntmachung des Rektors an alle Dozenten, 5.9.1939.

[50] UA Bonn, MF 79/122, Schnellbrief WA 2452/39, i.A. gez. Mentzel/REM an Kurator Bonn, 5.9.1939, Abschrift, 8.9.1939.

[51] Vgl. Kap. 5.2. und 8.1.

Fakultäten beantragt worden[52]. Neben dem Internisten Martini, der über die „Wirkungen der Giftgase“ lesen sollte, wurden von der Mathematisch-Naturwissenschaftlichen Universität der Chemiker Eduard Hertel („Chemie der Giftgase“) und der Physiker Leonard Grebe („Die technischen Einrichtungen des Gasschutzes“) gewonnen[53]. Für Ärzte war ein eigenständiger Fortbildungskurs geplant[54]. In der Kooperation zwischen dem regimekritischen Martini und den sich bald als feste Nationalsozialisten erweisenden Hertel und Grebe wie in der Veranstaltungsplanung selbst mag man den Versuch der Medizinischen Fakultät erkennen, sich bei den NS-Oberen anzubiedern, ohne einen offen nationalsozialistischen Kurs einzuschlagen.

Das Attentat auf Hitler vom 20. Juli 1944 führte nicht nur zu einer Verschärfung der die Mediziner betreffenden Regelungen[55]. Minister Rust nahm die Dozenten in einem nicht im Ministerialblatt veröffentlichten Geheimerlass auch zu Propagandazwecken in die Pflicht. Hitlers Wunsch entsprechend solle sich niemand dazu „hinreißen“ lassen, „das Offizierskorps, die Generalität, den Adel oder Wehrmachtsteile in corpore anzugreifen oder zu beleidigen“[56]. Die Sorge vor einer sich vergrößernden Kluft zwischen Wehrmacht und NSDAP war unübersehbar.

Mit Wirkung zum 1. Oktober 1944 wurde überraschend eine noch rigidere Studienordnung erlassen, die das Einstampfen der bereits gedruckten Vorlesungsverzeichnisse zum Wintersemester erforderlich machte[57]. Hintergrund war die Vereinheitlichung der Studiengänge in ganz Deutschland: „Allgemein ist es notwendig“, so erklärte Dekan Schulemann seinen Kollegen, „dass in den kommenden Semestern die Vorlesungen genau entsprechend dem neuen Studienplan gelesen werden. Verschiebungen von Vorlesungen von einem Semester in das andere können mit Rücksicht auf die Gesamtordnung an allen deutschen Universitäten nicht zugelassen werden.“[58] Zwar sah Schulemann bei der Umsetzung der neuen Studienordnung, die unter anderem für Erstsemester eine „Einführung in die Medizin“ und eine engere Kooperation von Anatomen und Klinikern vorsah, keine unüberwindlichen Hindernisse, doch benannte er ausdrücklich zwei Probleme: die „Überfüllung der Kliniken“ durch die Studierenden und den „Mangel

[52] UA Bonn, MF 79/56, Dekan Gött an Vorsitzenden der Ärztekammer für die Rheinprovinz/Köln, 11.5.1933.

[53] UA Bonn, MF 79/56, Dekan Gött an Vorsitzenden der Ärztekammer für die Rheinprovinz/Köln, 11.5.1933. – Zu Grebe vgl. Kap. 2.14.2. und Höpfner, Universität, S. 105 f., zu Hertel ebd., S. 498.

[54] UA Bonn, MF 79/56, Dekan Gött an Vorsitzenden der Ärztekammer für die Rheinprovinz/Köln, 11.5.1933.

[55] Vgl. Kap. 8.1.

[56] UA Bonn, MF 79/21, gez. Rust an Universitätskurator Bonn, 15.8.1944, vertraulich, Abschrift an Dekan MF, 25.8.1944.

[57] UA Bonn, MF 79/21, Dekan Schulemann „an sämtliche Dozenten der Medizinischen Fakultät“, o.D. [zum 1.10.1944].

[58] UA Bonn, MF 79/21, Dekan Schulemann „an sämtliche Dozenten der Medizinischen Fakultät“, o.D. [zum 1.10.1944].

an Lehrbüchern“[59]. In Anbetracht der dezimierten Bibliotheken müsse „jeder Fachvertreter in seiner Vorlesung einen vollkommenen Überblick über sein Fachgebiet geben“ und dürfe „sich nicht auf Vermittlung irgendwelcher Ausschnitte daraus beschränken“[60].

5.2. Studienfremder Einsatz von Studenten

Die Klage der Älteren über die mangelhafte Bildung der Jüngeren ist ein Topos. Zu manchen Zeiten lässt sie sich jedoch argumentativ untermauern. Dies gilt auch für die NS-Zeit, in der nicht nur die zahlreichen Dienstverpflichtungen der Ärzte der Patientenbetreuung schadeten. Auch die Studierenden kamen vielfach nicht mehr zum Lernen[61]. Im Nachlass des Internisten Paul Martini findet sich ein Papier, das wahrscheinlich aus seiner Feder stammt und an den Vorsitzenden des (zahn)ärztlichen Prüfungsausschusses gerichtet war. In ihm wurden die Ursachen für einen in der Regel nicht ausreichenden Wissens- und Bildungsstand aufgeführt. Die Rede ist vom „Wahn, in Trimestern ohne Ferienarbeit ähnliches wie bei der früheren Semestereinteilung leisten zu können“, vom „Hinzufügen neuer Einzelfächer“ und den mangelnden „Anforderungen der höheren Schulen“[62]. „Elternhaus, Schule und die häuslichen Schulaufgaben, Hitlerjugend und die persönlichen Neigungen des einzelnen jungen Mannes“ träten „in den Mittelschuljahren als Konkurrenten auf“, und sicherlich könne „die Organisation [...] ihr Recht ohne Schwierigkeit durchsetzen“[63]. In studentischen Kreisen werde verkündet, „daß das 1. Semester nicht nur für das Studium da sei“[64]. Ziemlich unverhohlen sieht der Autor des Papiers die Unzulänglichkeiten in der Wissenschaftsfeindlichkeit der Nationalsozialisten begründet: „Man kann nicht jungen Leuten einen Beruf, der nur unter der Voraussetzung sehr großer jahrelanger Bemühungen ausreichend erfüllt werden kann, jahrelang als letzten Endes gar nicht so kompliziert und nur durch die Hirngespinste überspezialisierter Professoren aufgebläht bezeichnen, ohne dass sich üble Folgen einstellen müssen; einerseits wird mancher, den die Scheu vor unbequemer geistiger Anstrengung vielleicht besser davon abgehalten hätte zu studieren, sich ein solches Studium doch noch zutrauen, andererseits wird die Neigung vieler Studenten, geistig schwierige und deshalb unbequeme Gebiete auf die leichte Schulter zu nehmen, nun erst

[59] UA Bonn, MF 79/21, Dekan Schulemann „an sämtliche Dozenten der Medizinischen Fakultät“, o.D. [zum 1.10.1944].

[60] UA Bonn, MF 79/21, Dekan Schulemann „an sämtliche Dozenten der Medizinischen Fakultät“, o.D. [zum 1.10.1944].

[61] Vgl. Steinberg, Sabers, S. 145 ff.; vgl. Kap. 8.1.

[62] MHI Bonn, NL Martini, 1939–1944, Martini (?) an (zahn-)ärztlichen Prüfungsausschuss, 3.1.1942, Durchschlag.

[63] MHI Bonn, NL Martini, 1939–1944, Martini (?) an (zahn-)ärztlichen Prüfungsausschuss, 3.1.1942, Durchschlag.

[64] MHI Bonn, NL Martini, 1939–1944, Martini (?) an (zahn-)ärztlichen Prüfungsausschuss, 3.1.1942, Durchschlag.

recht reichliche Ausflüchte und Entschuldigungen zur Hand haben. In der Medizin kommt dazu, dass die Studenten auch nicht unbeeindruckt bleiben konnten von der jahrelang von maßgeblicher Seite gepflegten Überbetonung der Naturheilkunde, was sich naturgemäß in einer Herabminderung des Ansehens der sog. Schulmedizin auswirken musste."[65]

Rückte die Prüfung näher, suchten die Studierenden Hilfe in Repetitorien. Diese wurden offiziell im Vorlesungsverzeichnis angeboten und galten als „Privileg jüngerer Dozenten und wissenschaftlicher Assistenten"[66]. Es entwickelte sich jedoch ein Wildwuchs, der durch das Abhalten von inoffiziellen Kursen durch Studenten oder „Leute der Praxis" geprägt war[67]. Derartige „heimliche Kurse" wurden bereits 1937 zu einem Thema in der Senatssitzung und offenbar ausdrücklich verboten[68].

Seit September 1937 war für die Studierenden der Medizin ein „Pflegedienst" vorgesehen. Bald stellte sich jedoch heraus, dass – anders als in der Kriegszeit – kein Bedarf bestand. Dekan Siebke meldete dem Rektor Ende Februar 1938, die Frauenklinik komme „zunächst überhaupt nicht in Frage", vorerst auch nicht die Wochenstation, da dort „Wochenpflegerinnen ausgebildet" würden. In der Chirurgischen, der Medizinischen und der Hautklinik sei „eine so grosse Anzahl von Famuli und Famulae" tätig, „dass auch hier die Stationen mit Noch-Lernenden überlaufen wären, während in der Kinderklinik wegen Mangels an Raum selbst für die klinischen Semester kaum eine Lernmöglichkeit" bestehe[69]. Um der Anordnung dennoch zu entsprechen, nahm mit Einverständnis des Dekans der Fachschaftsleiter mit den Bonner konfessionellen Krankenhäusern Kontakt auf, um die „Möglichkeiten zur Entwicklung des studentischen Pflegedienstes" ausloten zu können[70]. Auch in der Provinzial-Heil- und Pflegeanstalt sowie im Provinzialinstitut für psychiatrisch-neurologische Erbforschung sah Dekan Siebke entsprechende Möglichkeiten[71]. Im Erbforschungsinstitut könnten die Studenten „schon in früheren Semestern Erfahrungen sammeln auf einem Gebiete, das bisher kaum beachtet wurde, auch im Unterricht (Vorlesungen und Kurse) kaum gelehrt werden kann, das jedoch in Zukunft zweifellos mehr und mehr an Bedeutung gewinnt"[72].

[65] MHI Bonn, NL Martini, 1939–1944, Martini (?) an (zahn-)ärztlichen Prüfungsausschuss, 3.1.1942, Durchschlag. – Zur „Naturheilkunde" vgl. auch Kap. 6.2.

[66] UA Bonn, MF 79/18, ungezeichnete Senatsvorlage, o.D. [1937].

[67] UA Bonn, MF 79/18, ungezeichnete Senatsvorlage, o.D. [1937].

[68] UA Bonn, MF 79/18, ungezeichnete Senatsvorlage, o.D. [1937].

[69] UA Bonn, MF 79/122, Dekan Siebke an Rektor, 22.2.1938.

[70] UA Bonn, MF 79/122, Dekan Siebke an Rektor, 22.2.1938.

[71] UA Bonn, MF 79/122, Dekan Siebke an Rektor, 22.2.1938.

[72] UA Bonn, MF 79/122, Dekan Siebke an Rektor, 22.2.1938.

6. Die Forschung

In den ersten Jahren des „Dritten Reiches" sank die Forschungsleistung im Bereich der Medizin. Dieses Urteil ist zulässig, sofern man die Zahl wissenschaftlicher Publikationen als Indikator akzeptiert. Dekan Stöhr veranlasste die Entwicklung – er sprach von einem erheblichen Rückgang der wissenschaftlichen Produktion – am 17. Januar 1936 zu einer Umfrage bei den Institutsdirektoren. Denn es sei „Aufgabe der Fakultäten, den Gefahren, die uns auf wissenschaftlichem Gebiete im Konkurrenzkampf mit dem Ausland drohen, zu begegnen"[1]. Die „bedenkliche Ueberfremdung" in „unseren wissenschaftlichen Fachzeitschriften" sah Stöhr als Gefahr, der entgegenzutreten sei[2].

Der Direktor der Bonner Medizinischen Klinik Paul Martini antwortete mit einer Analyse, in der seine Kritik an den neuen Verhältnissen kaum verborgen bleibt: „Für die geringe Zahl deutscher Arbeiten in den Jahren 1934 und 1935 lassen sich eine Reihe von Gründen anführen. Das Jahr 1931 ist mit den Jahren 34 und 35 von vornherein nicht durchaus vergleichbar, da in ihm die Arbeiten jüdischer Autoren noch eine erhebliche Rolle gespielt haben. [...] Die seelische und geistige Inanspruchnahme, die die nationalsozialistische Machtergreifung für jeden Deutschen bedeutete, mußte notwendigerweise in den ersten beiden Jahren zu einer Herabsetzung der wissenschaftlichen Produktion führen. [...] Ebenso waren die Assistenten im Jahr 1933/34 durch ihre Verpflichtungen gegenüber der S.A. usw. zeitweise in einem Maß in Anspruch genommen, daß allein dadurch die wissenschaftliche Arbeit auf das schwerste leiden mußte. Heute ist das nicht mehr im gleichen Maß der Fall. Immerhin kommt es auch heute noch vor, daß Assistenten 2 und 3 Abende der Woche durch S.A.-Dienst belegt haben [...]. Als weitere Ursache kommt der Mangel an Ruhe und Sicherheit in Betracht [...]. Besonders der junge Nachwuchs, dem das eigene wissenschaftliche Arbeiten noch nicht zu einem unentbehrlichen Muß geworden ist, entzieht sich zum Teil einer Arbeit und einer Laufbahn, deren Risiken ihm unbillig groß erscheinen. Er erkennt an, daß es unzweifelhaft richtig ist, wenn der nationalsozialistische Staat ihn nicht nur nach seinen wissenschaftlichen Leistungen, sondern auch nach der Persönlichkeit bewertet. Aber Anonymität und Unkontrollierbarkeit der Zensur, der dabei der Einzelne unterliegt, ohne daß ihm eine wesentliche Möglichkeit zur Verteidigung gegeben wäre, untergraben das Vertrauen auf eine unbedingt gerechte Beurteilung. Ich glaube, daß hierin allein dadurch wesentliche Besserung zu erzielen wäre, wenn dem Einzelnen die Qualifikationen, die ihm in den Lagern, in der Dozentenakademie und von den Dozentenführern zuteil werden, samt ihrer Begründung sofort offen und rückhaltlos mitgeteilt würden."[3]

[1] MHI Bonn, NL Martini, 1933–1938, Stöhr an Institutsdirektoren, 17.1.1936.

[2] MHI Bonn, NL Martini, 1933–1938, Stöhr an Institutsdirektoren, 17.1.1936.

[3] MHI Bonn, NL Martini, 1933–1938, gez. Martini an Dekan MF, 1.2.1936, Abschrift. Zur zeitlichen Belastung der Mediziner vgl. Kap. 5.2. und 8.1.

6.1. „Kriegsforschung“

Der nationalsozialistische Staat versuchte trotz seiner grundsätzlichen Vorbehalte gegen die Welt des Geistes immer wieder, sich die Erkenntnisse universitärer Forschung nutzbar zu machen. „Neben dem besten Soldaten der Welt“ müsse, so erklärte 1941 der fanatische Wissenschaftsfunktionär und zeitweilige Kieler Rektor Paul Ritterbusch, „der beste Wissenschaftler der Welt stehen“[4].

Konkrete Anliegen gelangten zum Teil lange vor dem Krieg per Erlass aus dem Reichserziehungsministerium an die Fakultäten. So erreichte die Bonner Medizinische Fakultät am 18. September 1936 auf „Anregung“ von Reichsluftfahrtminister Göring das Ersuchen, „von allen Doktorarbeiten aus dem Gebiete der Luftfahrt (Luftfahrttechnik usw.), die seit dem 1. Januar 1936 erschienen sind und künftig erscheinen werden, je 2 Stück an die Zentrale für wissenschaftliches Berichtswesen bei der Deutschen Versuchsanstalt für Luftfahrt in Berlin-Adlershof unmittelbar zu übersenden“[5].

Auch dem NS-Regime distanziert gegenüberstehende Angehörige der Bonner Medizinischen Fakultät wie der Direktor der Medizinischen Klinik Paul Martini waren in die „Kriegsforschung“ involviert. Martini leitete „Untersuchungen auf dem Gebiet der gewerblichen Metallvergiftungen und ähnlicher kriegsbedingter Berufsschädigungen“[6]. Für die Bezahlung einer diesem Projekt zugeordneten technischen Hilfskraft erhielt er im Juli 1942 den Betrag von 3200 Reichsmark[7]. Bereits zu Kriegsbeginn war Martini erstaunlich initiativ geworden. Am 24. Oktober 1939, also noch bevor der Krieg im Westen begann, sprach Martini von „der großen Nachbarschaft der med. Klinik Bonn zur Westfront“, die eine „Mitübernahme militärischer Aufgaben neben den zivilen ohne Schwierigkeit“ ermögliche[8]. Dies tat der Direktor der Medizinischen Klinik angesichts der vorübergehenden Einstellung des Lehrbetriebs und obwohl die Ordnung des Heeres-Sanitätswesens eine „Einschaltung der Universitätskliniken in ihren Organismus im Kriegsfall nicht“ vorsah[9]. Martini sah besondere Forschungsmöglichkeiten im Bereich der Wehrmedizin und hielt es deshalb für „notwendig

[4] Ritterbusch, Wissenschaft, S. 10.

[5] UA Bonn, MF 79/191, Erlass W I a 1603 i.A. gez. Bachér/REM, 9.9.1936, Eingangsstempel MF Bonn 18.9.1936.

[6] GStA PK Berlin, Rep. 76, Nr. 494, Der Präsident des Reichsforschungsrates/Der Präsident der Deutschen Forschungsgemeinschaft i.V. Zimmermann, Der Leiter der Fachgliederung Bevölkerungspolitik, Erb- und Rassenpflege i.A. Blome an Martini, 23.7.1942. – Zum Arztbild Kurt Blomes vgl. unter anderem [Kurt] Blome: Die Neuordnung der ärztlichen Fortbildung, in: Deutsches Ärzteblatt, 66 (1936), S. 2–12; Kurt Blome, Arzt im Kampf. Erlebnisse und Gedanken, Leipzig 1942; Kurt Blome, Der ärztliche Nachwuchs, in: Die Gesundheitsführung, Jg. 1940, H. 5 (Mai), S. 163–169.

[7] GStA PK Berlin, Rep. 76, Nr. 494, Der Präsident des Reichsforschungsrates/Der Präsident der Deutschen Forschungsgemeinschaft i.V. Zimmermann, Der Leiter der Fachgliederung Bevölkerungspolitik, Erb- und Rassenpflege i.A. Blome an Martini, 23.7.1942.

[8] MHI Bonn, NL Martini 1939–1944, gez. Martini an Kurator, 24.10.1939, Abschrift.

[9] MHI Bonn, NL Martini 1939–1944, gez. Martini an Kurator, 24.10.1939, Abschrift; ebd., Martini an Kurator, 8.11.1939, Durchschlag.

und richtig", einen „Teil der med. Klinik Bonn" zu einem „Lazarett" zu erklären[10]. Da nach den schon am 26. Juli 1939 erlassenen „Richtlinien für die Wehrmedizinischen Vorlesungen" derartige Lehrveranstaltungen auch an der Medizinischen Klinik angeboten werden müssten, habe sich diese „im W.S. offiziell als ‚Medizinische Klinik einschließlich Wehrmedizin' zu bezeichnen"[11]. Die wehrmedizinische Forschung und Lehre schien ihm in Bonn eine gute Heimstatt zu finden, blicke man doch bereits jetzt auf eine „jahrelange fruchtbare Zusammenarbeit der Kliniken mit den zu ihnen kommandierten Sanitätsoffizieren" zurück.

Anfang 1940 sprach Martini als beratender Internist der IV. Armee mit dem beratenden Internisten beim Heeressanitätsinspekteur, dem Stabsarzt Kurt Gutzeit über Verbesserungen in der Kriegsmedizin. Es entwickelte sich zudem ein Briefverkehr. „Der Polenfeldzug", so schrieb Gutzeit im Januar 1940 an Martini, habe „gezeigt, dass es an einer genügenden Zahl von Einzelbeobachtungen, wie z.B. bei der Ruhr, nicht gefehlt" habe, die anders als im Ersten Weltkrieg jetzt zur Verfügung stehenden Auswertungsmöglichkeiten wie das Hollerithsystem aber noch unzureichend genutzt würden[12]. Neben derartigen vor allem für die Ruhrtherapie wichtigen Überlegungen zur statistischen Auswertung von Behandlungsmethoden bestimmten konkrete Fragen nach sinnvollen Zuständigkeitsregelungen den Gedankenaustausch. „Vorschnell", so Martini, entlasteten sich die Truppenärzte vor Ort, was bei den großen Lazaretten im Hinterland zu einer Überforderung führe[13]. Martini plädierte für eine bessere Ausstattung der Feldlazarette, um diesem Problem entgegenzuwirken, empfahl auch sechs seiner zum Teil bereits ausgeschiedenen Assistenten als Experten in der Gastroskopie, nämlich Schwarz, Schwenk, Becker-DuMont, Moers, Grosse-Brockhoff und Hauth[14].

Wie Martini war auch der Physiologie Ulrich Ebbecke ein den Nationalsozialismus ablehnender Mediziner. Und doch war er wie kaum einer seiner Bonner Kollegen rührig, wenn es um die Finanzierung von Forschungsprojekten durch die öffentliche Hand ging. Wenn es in einer während der NS-Zeit angelegten Personalkarteikarte über Ebbecke heißt, zu seinen Forschungen zähle „zur Zeit" die „Wirkung hoher Drucke", wird man an die grausamen Medizinexperimente in den Konzentrationslagern erinnert[15].

Ebbecke, der spätestens seit 1929 von der Deutschen Forschungsgemeinschaft Fördergelder erhielt, bat im März 1935 in einem handschriftlichen Brief aus der

[10] MHI Bonn, NL Martini 1939–1944, gez. Martini an Kurator, 24.10.1939, Abschrift.

[11] MHI Bonn, NL Martini 1939–1944, gez. Martini an Kurator, 24.10.1939, Abschrift; ebd., Rundschreiben W J Nr. 3294, i.A. gez. Bach/REM, 26.7.1939. Vgl. Kap. 5.1.

[12] MHI Bonn, NL Martini 1939–1944, Gutzeit/Beratender Internist beim Heeressanitätsinspekteur/Militärärztliche Akademie Berlin an Martini, 15.1.1940. – Von Martinis Achtung vor Gutzeit zeugt ein undatiertes Papier ebd., Anklage, Verteidigungen und Gutachten nach dem Krieg.

[13] MHI Bonn, NL Martini 1939–1944, Martini an Gutzeit, 19.2.1940.

[14] MHI Bonn, NL Martini 1939–1944, Martini an Gutzeit, 19.2.1940, Anlage.

[15] UA Bonn, PA 1623 Ebbecke, Karteikarte Ebbecke, o.D. – Zu den Luftdruckexperimenten vgl. für viele Bastian, Ärzte, S. 75 f.; Ley/Ruisinger, Gewissenlos, S. 126 ff.

Kur um Unterstützung für „Untersuchungen, welche die Wirkung hoher Drücke auf Lebensvorgänge betreffen“[16]. Schon einen Monat später präzisierte er seine Bitte: „Inzwischen bin ich durch zwei Zuwendungen der Bonner Fakultät in den Besitz von Geldmitteln gelangt, die mir die Beschaffung einer Druckpumpe und zweier neuer Bomben erlauben, sodass ich den Antrag auf Geldmittel zur Beschaffung von Apparatur [sic] vorläufig zurückstellen kann. So beantrage ich die Besoldung eines technischen Gehilfen und, wenn möglich, auch die Besoldung eines wissenschaftlichen Notgemeinschaftsassistenten für die Dauer eines Jahres.“[17] Für die Anstellung eines Medizinstudenten erhielt Ebbecke im Juli 600 RM bewilligt; dies war für eine Beschäftigungsdauer von sechs Monaten ausreichend[18]. Als er im Januar 1936 erneut um Geld für seine studentische Hilfskraft bat, beantragte er zugleich einen Zuschuss für einen Studienaufenthalt an der biologischen Station Helgoland. Konkret benannte er in diesem Zusammenhang seine Projekte: „Verhalten der Viskosität organischer Flüssigkeiten und Lösungen unter Druck“ – „Verhalten der glatten Muskulatur unter Druck“ – „Verhalten des elektrischen Ruhestroms von Muskeln und Nerven unter Druck“ – „Ueber die Querstreifung und das Muskelspektrum unter Druck“ – „Die chemischen Vorgänge im Muskel während der Kompressionsverkürzung“[19]. Statt der beantragten 1000 RM erhielt Ebbecke 500 RM bewilligt[20].

Wenn auch kein Indiz auf von Ebbecke verantwortete Menschenversuche hindeutet, so wandte er sich doch einer Thematik zu, die für das NS-Regime höchste Priorität besaß. Das gleiche gilt für den Internisten Max Bürger, der schon im Frühjahr 1935 eine Unterdruckkammer vom Reichsluftfahrtministerium zu übernehmen hoffte[21].

Zwei Monate nach Kriegsbeginn begründete Ebbecke einen Antrag auf Anstellung eines Assistenten mit einem ihm „vor einem Jahr“ erteilten „militärische[n] Forschungsauftrag“[22]. Nun sollte die Bedeutung hohen Drucks („bis zu 2000 Atmosphären“) für die „Kautschuk- und Kunststoffherstellung und ähnliches“ untersucht werden[23]. Die Anstellung des in Aussicht genommenen Assistenten Heinrich Karl Remberg gelang freilich nicht[24]. Dessen Einberufung zur Wehrmacht vom 13. September 1939 wurde nicht rückgängig gemacht[25].

[16] BA Koblenz, R 79/10800, Ebbecke an Notgemeinschaft, 13.3.1935.

[17] BA Koblenz, R 79/10800, Ebbecke an DFG, 12.4.1935.

[18] BA Koblenz, R 79/10800, gez. Wildhagen/DFG an Ebbecke, 12.7.1935. In seinem Antrag hatte Ebbecke den Studenten O. Hasenbring als geeignet bezeichnet (ebd., Ebbecke an DFG, 17.4.1935).

[19] BA Koblenz, R 79/10800, Ebbecke an DFG, 28.1.1936.

[20] BA Koblenz, R 79/10800, Jansen/DFG an Ebbecke, 25.3.1936, Abschrift.

[21] GStA PK Berlin, Rep. 76, NW 5, Nr. 593, Bürger an Breuer/REM, 18.12.1935. Vgl. Kap. 2.9.1.

[22] UA Bonn, PA 7344 Remberg, Ebbecke an Kurator, 8.11.1939.

[23] UA Bonn, PA 7344 Remberg, Ebbecke an Kurator, 8.11.1939.

[24] Heinrich Karl (Heinz) Remberg wurde am 23. Dezember 1912 in Mülheim/Ruhr geboren. Er bezeichnete sich wie seine am 15. März 1913 geborene Frau Therese Eickhoff, die er am 18. September 1939 geheiratet hatte, als gottgläubig. Am 4. November 1941 wurde die Tochter

Auch ein dritter Forschungsschwerpunkt Ebbeckes stand mit der Kriegsführung in Zusammenhang. Sein Vorhaben, „bisher ungenutzte tierische Abfälle als Grundlage für wichtige Kunststoffe" zu nutzen, wurde als „staatswichtig" anerkannt und mit 2000 RM gefördert[26]. Zuvor hatte Ebbecke aus Fibrin gewonnenes „Leder" und „Horn" patentieren lassen und deren Herstellung in größerem Umfange angeregt[27]. Dabei betonte Ebbecke, dass diese Produkte, „soviel" er „beurteilen" könne, „gegenwärtig einigen Dringlichkeitswert" besäßen[28]. Er machte sich den „Grundsatz Kampf dem Verderb und Kampf der Materialknappheit" zu eigen und hoffte, in großem Umfang „aus einem wertlosen Material (Schlachthofblut, insbesondere Pferdeblut) wertvolles Material (nach Art von Katgut, Darmsaiten und Leder) zu gewinnen"[29]. Ein gutes halbes Jahr später war der Enthusiasmus geschwunden. Ebbecke rief 1500 RM des DFG-Zuschusses nicht ab und erläuterte zu einer eingesandten Probe, „dass die zum Preis von 1500.- RM vorgemerkte Zentrifuge bestenfalls einige 100 ccm liefern kann, während für die Fibrin-Film-Herstellung sehr grosse Plasmamengen benötigt werden". Ebbecke fuhr fort: „Ich habe mich daher vorläufig mit dem leichter (ohne Zentrifugieren, durch einfaches Sedimentieren) zu gewinnenden Pferdeplasma begnügt. Die bisher erzielten Ergebnisse sind sicherlich noch wesentlich verbesserungsbedürftig und verbesserungsfähig. Er würde aber, wenn die Herstellung in etwas grösserem Massstabe in Angriff genommen werden sollte, freilich eine viel grössere Summe in Anspruch zu nehmen sein."[30] Ebbecke berichtete mit Verspätung und klagte über seine anderweitige Inanspruchnahme[31]. Weder Ebbecke noch die DFG scheinen auf eine Fortsetzung der Forschungen gedrungen zu haben[32].

Margarete, am 18. Mai 1943 die Tochter Frauke geboren. – Remberg studierte in Bonn, wo er am 15. Januar 1939 sein Staatsexamen bestand. Als Medizinalpraktikant wechselte er am 8. Februar 1939 an das Kreiskrankenhaus Zerbst. Am 13. September 1939 wurde er zur Wehrmacht einberufen. Nach einer Erkrankung wurde er ab 1941 im Ersatzheer und ab Mai 1944 als Adjutant zum Stabe der Sanitätsabteilung Köln verwandt. 1942/43 fungierte er als Verbindungsoffizier der Wehrmacht zur Partei im Reservelazarett Bensberg. Remberg, der 1935/36 freiwillig im Infanterie-Regiment 19 in München gedient hatte, wurde mit EK II und EK I ausgezeichnet. – Als Mitglied des Stahlhelms überführte man ihn am 3. Juni 1933 in die SA. Seit dem 1. Mai 1937 war er Parteigenosse der NSDAP.

25 UA Bonn, MF-PA Remberg, Lebenslauf Rembergs, 12.7.1944. Siehe auch: ebd., PA 7344, Busch/Leiter der Dozentenschaft an Rektor, 29.8.1939 („keine Bedenken" gegen Anstellung als Assistent).

26 BA Koblenz, R 79/10800, Breuer/DFG an Ebbecke, 5.8.1940, Duplikat, Anlage ohne Absender, „wissenschaftliches Gutachten", 25.7.1940; ebd., Mentzel/DFG an Ebbecke, 2.8.1940, Durchschrift.

27 BA Koblenz, R 79/10800, Ebbecke an DFG, 10.6.1940.

28 BA Koblenz, R 79/10800, Ebbecke an DFG, 10.6.1940.

29 BA Koblenz, R 79/10800, Ebbecke an DFG, 15.7.1940.

30 BA Koblenz, R 79/10800, Ebbecke an Reichsforschungsrat, 8.4.1941.

31 BA Koblenz, R 79/10800, Ebbecke an Reichsforschungsrat, 8.4.1941.

32 Da die Aktenüberlieferung unvollständig ist, können definitive Aussagen nicht getroffen werden. Wahrscheinlich hat Ebbecke noch weitere Forschungsaufträge von staatlicher Seite erhalten. Darauf deutet beispielsweise ein nicht klar einzuordnender Brief Ebbeckes an den

Ebbeckes Kollege Wilhelm Dirscherl beantragte ebenfalls wiederholt Unterstützungsgelder der DFG. Sein Forschungsvorhaben zu männlichen Sexualhormonen, das er vor seinem Wechsel nach Bonn 1940 schon in Heidelberg und Frankfurt vorangetrieben hatte, ist aber wohl in keinerlei Zusammenhang mit nationalsozialistischen Verbrechen zu bringen[33]. 1944 erhielt er 4000 Mark, um einen weiteren Chemiker anzustellen[34].

Der mit Abstand aktivste „Kriegsforscher" in Bonn war der Pharmakologe Werner Schulemann, zumal sich auch die tropenmedizinischen Arbeiten seines Instituts zur Kriegsforschung zählen lassen. Mit seinem Dienstantritt am 1., de facto 4. Oktober 1937 wurde er vom zuständigen Referenten Sergius Breuer gebeten, der DFG „behilflich zu sein"[35]. Von der Bonner Pharmakologie aus sollten deutsche Mediziner in die Tropeninstitute von Liverpool, London und Antwerpen vermittelt werden, „im Interesse des Kolonialpolitischen Amtes [...], ohne dass dies selbst dabei im Ausland in Erscheinung trat"[36].

Durch den ihm vorgetragenen Wunsch gestärkt, trat der ohnehin selbstbewusste Schulemann im November 1937 nach zwei vorbereitenden Besprechungen mit einem Forderungskatalog an den Reichsforschungsrat heran. Er erklärte sich bereit, für den „Neuaufbau der tropenmedizinischen Forschung [...] eine der dazu geplanten Vorschulen zu übernehmen"[37]. Sie sollte chemotherapeutisch orientiert sein. Schulemann glaubte „nur dann" seine „engen persönlichen und wissenschaftlichen Beziehungen zu führenden Tropenforschern im British Empire, Belgien, Frankreich und Italien voll in den Dienst der Sache stellen" zu können[38]. Als Miterfinder synthetischer Malariamittel nannte er die Arbeitsgebiete Malaria, Schlafkrankheit und Filarieninfektion[39]. In Erwartung eines Neubaus und notwendiger Geräte wollte er alles tun, um so rasch wie möglich mit effizienten Forschungen zu beginnen. Schulemann kündigte an, Versuchstiere („Kanarienvö-

Dekan vom 2. Juni 1940 hin; dort berichtet Ebbecke, dass ihm nach Ablauf eines früheren Projekts „nunmehr ein neuer Forschungsauftrag vom Oberkommando des Heeres mit etwas abgewandeltem aber ähnlichem Thema erteilt worden" sei (UA Bonn, PA Ebbecke <Kurator>, Ebbecke an Dekan MF, 2.6.1940).

33 Nach BA Koblenz, R 73, Nr. 10732 erhielt Dirscherl von der DFG 1935 in Heidelberg 1 500 M für „Untersuchungen über neue Sexualhormone", 1937 in Frankfurt 1 000 M für „Untersuchungen über Sterin-Synthese unter Einwirkung von Deuterinum". – BA Berlin, BDC-Dossier Dirscherl, Dirscherl/Heidelberg an DFG, 19.6.1935, Durchschrift (Bitte um 1 500 M); ebd., Mentzel, Beirat und Kuhn, Fachsparte Organische Chemie, Reichsforschungsrat an Dirscherl/Bonn, 5.4.1944 (4 000 M Sachbeihilfe u.a. für Bezahlung einer Hilfskraft). – Vgl. auch Deichmann, Flüchten, S. 308 zu Dirscherls Forschungen: „Nennenswerte Ergebnisse liegen nicht vor."

34 BA Koblenz, R 73, Nr. 10732, Dirscherl an Kuhn/Fachgruppe Organische Chemie im Reichsforschungsrat, Heidelberg, 9.3.1944; ebd., Mentzel, Kuhn/Reichsforschungsrat an Dirscherl, 5.4.1944, Durchschrift. Es handelte sich um Dr. Hans Schmidt aus Troisdorf.

35 UA Bonn, PA 9198 Schulemann, Schulemann an Rektor Bonn, 12.10.1942; BA Koblenz, R 73, Nr. 14575, Schulemann an Reichsforschungsrat, 8.11.1937.

36 UA Bonn, PA 9198 Schulemann, Schulemann an Rektor Bonn, 12.10.1942.

37 BA Koblenz, R 73, Nr. 14575, Schulemann an Reichsforschungsrat, 8.11.1937.

38 BA Koblenz, R 73, Nr. 14575, Schulemann an Reichsforschungsrat, 8.11.1937.

39 BA Koblenz, R 73, Nr. 14575, Schulemann an Reichsforschungsrat, 8.11.1937.

gel, Reisfinken, Hühner, Elstern, Eichelhäher, Affen usw.“) und Parasitenstämme zu beschaffen[40]. Selbst mit Kollegen, dem Psychiater Kurt Pohlisch und dem Zoologen August Reichensperger, hatte Schulemann bereits „Arbeitsabkommen geschlossen, um einerseits Paralytiker mit Malaria zu behandeln, andererseits die notwendigen parasitologischen und entomologischen Arbeiten durchzuführen“[41]. Im Vorfeld seiner Berufung nach Bonn hatte Schulemann „Ende Juli 1937 bei einem Besuch in Liverpool und London ein wissenschaftliches Arbeits- und Austauschabkommen mit Sir Henry Dale und Professor Warrington York auf Angebot dieser Herren hin abgeschlossen“[42]. Schulemann betonte immer wieder die Bedeutung des internationalen Austauschs. Dieser sei nur dann möglich, wenn die Ausländer „in einem wohlgeleiteten und vorzüglich ausgebauten Institut in Bonn“ arbeiten könnten: „Es ist wichtiger, kurze aber nicht gar zu seltene Besuche zu machen, als etwa längere Reisen durchzuführen.“[43]

Über die „Medizinische Forschung und Erziehung in England“ legte er 1937 einen konzisen „Grundbericht“ vor, aus dem deutlich seine Sympathie für die englische Wissenschaftsorganisation, auch deren internationale Kooperationsbereitschaft, spricht[44]. Schulemanns selbstbewusstes Schreiben, in dem der Hinweis nicht fehlte, er habe die erforderliche „Vorarbeit bereits geleistet“ und dafür sogar „in die eigene Tasche gegriffen“, erfuhr eine prompte Antwort[45]. Die DFG bewilligte ihm 6000 RM für die „Organisation und den Aufbau einer tropenmedizinischen Forschungs- und Ausbildungsstelle“[46]. Am 23. Dezember 1937 folgten als erste von zahlreichen weiteren Lieferungen Leihgaben für „Benzol-Untersuchungen“, nämlich drei Inhalationsapparaturen, drei Tierkäfige und eine Präzisionswaage[47].

Wenige Tage nach Eingang der ersten Beihilfezusage dankte Schulemann und zeigte die Anstellung einer Kraft „Schreibarbeit“ zum 1. Januar 1938 an[48]. Er wiederholte im Wesentlichen sein Papier vom 8. November[49]. Darüber hinaus bat er um die Anstellung des Zoologen und Reichensperger-Schülers Ludolf Jacobi sowie die Bereitstellung von Devisen für seine eigenen Reisen nach Liverpool, Antwerpen und Paris; zudem kündigte er an, die beiden ersten tropenmedizinisch auszubildenden Ärzte nach Liverpool und Freetown (Sierra Leone) beziehungs-

[40] BA Koblenz, R 73, Nr. 14575, Schulemann an Reichsforschungsrat, 8.11.1937.

[41] BA Koblenz, R 73, Nr. 14575, Schulemann an Reichsforschungsrat, 8.11.1937.

[42] BA Koblenz, R 73, Nr. 14575, Schulemann an Reichsforschungsrat, 8.11.1937.

[43] BA Koblenz, R 73, Nr. 14575, Schulemann an Reichsforschungsrat, 8.11.1937.

[44] BA Koblenz, R 73, Nr. 14576, Schulemann, Grundbericht Medizinische Forschung und Erziehung in England, 19.10.1937.

[45] BA Koblenz, R 73, Nr. 14575, Schulemann an Reichsforschungsrat, 8.11.1937.

[46] BA Koblenz, R 73, Nr. 14575, gez. Mentzel/DFG an Schulemann, 16.11.1937, Durchschlag.

[47] BA Koblenz, R 73, Nr. 14575, gez. Mentzel/DFG an Schulemann, 23.12.1937, Durchschlag.

[48] UA Bonn, PA 9198 Schulemann, Schulemann an Rektor Bonn, 12.10.1942; BA Koblenz, R 73, Nr. 14575, Schulemann an DFG, 23.11.1937. Bei der Schreibkraft handelte es sich um die am 13. Dezember 1914 geborene Lore Schneiders. Vgl. Kap. 2.5.2. zur Auseinandersetzung Schulemann/Zain.

[49] BA Koblenz, R 73, Nr. 14575, Schulemann an DFG, 23.11.1937.

weise Antwerpen und Belgisch-Kongo zu schicken[50]. Obwohl die DFG den Vorstellungen Schulemanns weitgehend entsprach, war Schulemann ein Jahr später nicht zufrieden und schlug dem zuständigen DFG-Referenten Sergius Breuer vor, „jetzt endlich eine vollkommen klare Linie in die Dinge" zu bringen[51]. Spätestens während des Besuchs eines internationalen Kongresses zur Tropenmedizin in Amsterdam war Schulemann klar geworden, dass er nach dem alten Konzept trotz seiner „vorzüglichen Beziehungen" angesichts der politischen Rahmenbedingungen keine Erfolg versprechenden Resultate mehr erzielen konnte. Schulemanns belgischer Kollege Duren kündigte an, im Kongo könnten künftig nur noch Belgier angestellt werden; Deutsche würden allenfalls „zur Ausbildung als Gäste" akzeptiert[52]. Auch die Kooperation mit England und sogar Italien – hier durch interne Streitigkeiten bedingt – gestaltete sich zunehmend problematisch[53]. Schulemann wies die ausbleibenden Erfolge daher zu Recht und nicht ungeschickt der deutschen Außenpolitik zu: „Ich verkenne nicht, dass die Entwicklung der Gesamtsituation die Lösung des an sich schon sehr schwierigen Problems enorm erschwert hat und erinnere nur an die Rückschläge, die wir einerseits zur Zeit der Angliederung Oesterreichs, andererseits jetzt bei der Lösung der Sudetendeutschen Frage im Hinblick auf [die] Ausbildung der Tropenmediziner erlitten haben. Aber das Problem der Ausbildung der Tropenmediziner ist gegenüber den grossen Problemen, die vom Führer gelöst wurden, eine solche Bagatelle, dass man nicht einmal Bedauern über diese Rückschläge empfinden kann."[54]

Auch Schulemanns Berichterstattung über die Arzneiforschung in England stellte nun weniger den offenen Charakter der dortigen Forschung heraus. Er konstatierte als Reaktion auf die in Deutschland erzielten Erfolge eine „Aufrüstung" des Empires, einen enormen Willen, etwaige Abhängigkeiten zu vermeiden[55]. Schulemann berichtete über die britische Sorge, „im Falle eines Krieges [...] wertvollster Arzneistoffe beraubt" zu werden[56]. Es sei „geradezu bedrückend zu sehen, mit welcher Energie" sich England angesichts der Bedeutung des „medizinischen-hygienischen Problems für die Gesundheit und Wehrkraft eines Volkes" diesen Fragen zugewandt und Fortschritte erzielt habe[57]. Schulemann wusste, welche Tonlage er zu wählen hatte, wenn er vom nationalsozialistischen Staat weiterhin großzügige Unterstützung erhalten wollte.

Schulemanns Forschungsschwerpunkt Tropenkrankheiten passte zur neuen Gesamtausrichtung des Instituts, die er gegenüber der DFG knapp umriss: „1.) ex-

50 BA Koblenz, R 73, Nr. 14575, Schulemann an DFG, 23.11.1937.

51 BA Koblenz, R 73, Nr. 14575, Schulemann an Breuer/DFG, 12.10.1938.

52 BA Koblenz, R 73, Nr. 14575, Schulemann an Breuer/DFG, 12.10.1938.

53 BA Koblenz, R 73, Nr. 14575, Schulemann an Breuer/DFG, 12.10.1938.

54 BA Koblenz, R 73, Nr. 14575, Schulemann an Breuer/DFG, 12.10.1938.

55 BA Koblenz, R 73, Nr. 14576, Schulemann, Ergänzung A zum Grundbericht Medizinische Forschung und Erziehung in England, 18.7.1938.

56 BA Koblenz, R 73, Nr. 14576, Schulemann, Ergänzung A zum Grundbericht Medizinische Forschung und Erziehung in England, 18.7.1938.

57 BA Koblenz, R 73, Nr. 14576, Schulemann, Ergänzung A zum Grundbericht Medizinische Forschung und Erziehung in England, 18.7.1938.

perimentelle Pharmakologie und Therapie von Infektionskrankheiten und 2.) Toxikologie (Gewerbehygiene)."[58] Am 2. März 1938 erbat er für diese Arbeiten 5000 RM[59]. Diese wurden ihm mit Schreiben vom 1. Juni 1938 zugesagt[60]. Auch in den kommenden Jahren fand Schulemanns pharmakologisch-toxikologische Forschungen recht großzügige Unterstützung. Neben der Bereitstellung von Apparaten sind allein für 1939 Zuweisungen von 17 692,10 RM belegt[61].

Sein Geschick, die politische Situation optimal zu nutzen, bewies Schulemann bei Kriegsausbruch ein weiteres Mal. Über den DFG-Referenten Sergius Breuer trat er mit dem Giftgasexperten der Wehrmacht Oberstabsarzt, Wolfgang Wirth, von der Berliner Militärärztlichen Akademie in Kontakt, die bald darauf einen Großteil von Schulemanns Forschungen förderte.

Zunächst glaubte Schulemann nach der vorübergehenden Schließung der Universität und angesichts ausscheidender technischer Hilfskräfte, Vorsorge für eine Art Überwinterung seines Instituts treffen zu sollen[62]. Am 14. September 1939 teilte er mit, „die Tierfarm in Endenich" sei „stillgelegt", die Malariaforschung reduziert, aber jederzeit wieder ausbaubar[63]. Schulemann hoffte, mit Unterstützung der DFG letztlich alle Bonner Forschungsprojekte – zu ihnen zählen auch die Arbeiten des Stipendiaten Hans-Friedrich Zipf auf dem Gebiet der Spartein-Abkömmlinge zum Morphium-Ersatz und die Forschungen des Assistenten Spies zu Streptokokken-Infektionen – fortsetzen zu können[64]. Zugleich

[58] BA Koblenz, R 73, Nr. 14576, Schulemann an DFG, 2.3.1938. Vgl. Kap. 2.5.2.

[59] BA Koblenz, R 73, Nr. 14576, Schulemann an DFG, 2.3.1938.

[60] BA Koblenz, R 73, Nr. 14576, gez. Mentzel/DFG an Schulemann, 1.6.1938, Durchschrift.

[61] BA Koblenz, R 73, Nr. 14576, DFG an Schulemann, 13.1.1939, Durchschrift (5 000 RM); ebd., gez. Mentzel/DFG an Schulemann, 11.5.1939, Durchschlag (3 000 RM); ebd., gez. Mentzel/DFG an Schulemann, 31.5.1939, Durchschlag (4 192,10 RM); ebd., gez. Mentzel/DFG an Schulemann, 7.11.1939, Durchschlag (3 000 RM); ebd., gez. Mentzel/DFG an Schulemann, 16.11.1939, Durchschlag (2 500 RM); im November 1939 wurden die Forschungen unter dem Titel „Arbeiten auf dem Gebiet der experimentellen Pharmakologie und Therapie von Infektionskrankheiten, insbesondere der Streptokokkenerkrankungen" gefördert.

[62] BA Koblenz, R 73, Nr. 14576, Schulemann an DFG, 14.9.1939; ebd., Nr. 11881, Schulemann an DFG, 9.9.1939, wo es heißt, „infolge Einschränkung der wissenschaftlichen Arbeiten am Pharmakologischen Institut, die jetzt während des Krieges vorgenommen werden muss", werde Ludolf Jacobi zum 1. Oktober 1939 seine Tätigkeit einstellen. Dabei wäre sein DFG-Stipendium über 150 RM erst am 31. März 1940 ausgelaufen (ebd., Nr. 11881, Sauerbruch an Jacobi, 15.3.1939).

[63] BA Koblenz, R 73, Nr. 14576, Schulemann an DFG, 14.9.1939.

[64] BA Koblenz, R 73, Nr. 14576, Schulemann an DFG, 14.9.1939. – Hans-Friedrich Zipf wurde am 16. Februar 1911 in Oberkirch (Baden) geboren. Er besuchte die Volksschule Oberkirch (1917–1920) sowie die Real- und Oberrealschulen Oberkirch und Offenburg (1920–1929). Er legte die ärztliche Staatsprüfung am 18. Dezember 1934 in Münster ab, nachdem er von 1929 dort sowie in Freiburg, München, Wien, Innsbruck und Heidelberg studiert hatte. 1935/36 arbeitete Zipf als Medizinalpraktikant im Krankenhaus Mannheim, bevor er im Februar 1936 primär als Patient an die Deutsche Heilstätte Davos kam. Vom 1. Mai 1937 bis zum 15. August 1938 war er Assistent am Bonner Physiologischen Institut, anschließend bis zum 31. Oktober 1939 als DFG-Stipendiat am dortigen Pharmakologischen Institut. Am 1. November 1939 wurde er dort regulärer Assistent, am 13. November 1943 nach seiner Habilitation Oberassistent und am 11. April 1944 zudem Dozent. Vom 7. Januar 1941 bis zum 31. Mai 1941 war Zipf parallel

aber bot er ein neues Projekt konkreter Kriegsforschung an. Da von der DFG geliehenes Gerät vorhanden und Volontärassistent Triller „mit diesen Apparaturen vollkommen eingearbeitet" sei, schlug er vor, „Arbeiten auf dem Gebiet der Kampfstoffe auszuführen"[65]. Gegenüber Oberstabsarzt Wirth wurde Schulemann konkreter. Auch im Namen des Direktors der Medizinischen Poliklinik, Friedrich Tiemann, erbot sich Schulemann, „eine vorbeugende Behandlung zu versuchen, einerseits die Empfindlichkeit gegenüber Vergiftungen mit Phosgen und verwandten Stoffen herabzusetzen, andererseits der Entwicklung eines Lungenoedems nach Aufnahme von Phosgen und verwandten Stoffen vorzubeugen"[66]. Schulemann wollte also keine neuen chemischen Kampfstoffe erfinden, sondern deren Wirkung in gleichsam defensiver Absicht lindern.

Nachdem Wirth umfassend von Schulemanns Vorhaben unterrichtet war – Breuer hatte ihm im Namen der DFG von sämtlichen Projekten der Bonner Pharmakologie berichtet –, antwortete dieser durchaus positiv[67]. Hinsichtlich der Phosgenforschung riet Wirth, sich auf die „Prüfung von Pektinstoffen" zu beschränken, da die anderen von Schulemann detailliert entwickelten Ansatzpunkte bereits geprüft und als „weniger Erfolg versprechend" eingeschätzt worden waren[68]. Größeres Interesse weckte bei Wirth die Suche nach neuen „Chemotherapeutica zur Bekämpfung von Infektionskrankheiten [...], besonders auch unter Kriegsverhältnissen"[69]. Konkret nannte Wirth „Behandlungsverfahren bei Ruhr, Typhus und auch Grippe [...]; Themen, die zweifellos kriegswichtig sind"[70]. In diesem Sinne benachrichtigte Wirth auch die DFG. Die für die Kampfstoffforschung nutzbaren Apparaturen solle Schulemann behalten können; die finanzielle Förderung der Infektionsforschung wurde befürwortet[71]. Lediglich die Forschun-

Landarztvertreter in der Eifel. 1954 folgte er einem Ruf an die Freie Universität Berlin und 1959 an die Universität Köln. In beiden Städten war er Dekan. Er starb am 2. Mai 1969. – Am 31. März 1943 wurde er zur Wehrmacht eingezogen, wo er zuletzt als Unterarzt tätig war. Im März 1945 geriet er in einjährige Kriegsgefangenschaft. – Zipf war Mitglied von NSDAP (ab etwa 1940), SA (1934 bis zur Approbation 1936, zuletzt Sanitätssturmmann), NSV (1939 bis 1945) und Reichsdozentenschaft, nicht aber des NS-Dozentenbundes. Nach eigenen Angaben gehörte er vor 1933 keiner Partei an und wählte 1932/33 Zentrum. Im Entnazifizierungsverfahren wurde er 1948 in die Kategorie V eingereiht. – Quelle: HStA Düsseldorf, NW 1049-49984; UA Bonn, MF- PA Zipf.

65 BA Koblenz, R 73, Nr. 14576, Schulemann an DFG, 14.9.1939.

66 BA Koblenz, R 73, Nr. 14576, Schulemann an Wirth/Militärärztliche Akademie, 2.10.1939.

67 BA Koblenz, R 73, Nr. 14576, gez. Breuer an Wirth/Militärärztliche Akademie, 22.9.1939, „Betr.: Kriegswichtigkeiten der Arbeiten von Prof. Schulemann, Bonn", Durchschlag.

68 BA Koblenz, R 73, Nr. 14576, gez. Wirth/Militärärztliche Akademie an Schulemann, 6.10.1939.

69 BA Koblenz, R 73, Nr. 14576, gez. Wirth/Militärärztliche Akademie an Schulemann, 6.10.1939.

70 BA Koblenz, R 73, Nr. 14576, gez. Wirth/Militärärztliche Akademie an Schulemann, 6.10.1939.

71 BA Koblenz, R 73, Nr. 14576, Wirth/Militärärztliche Akademie an DFG, 23.9.1939.

gen zum Morphinersatz hätten „keine vordringliche kriegswichtige Bedeutung für die Wehrmacht"[72].

Schulemann reagierte erleichtert und entsprach weitgehend den Vorstellungen Wirths. Mit Tiemann, Zipf und Triller wandte er sich den Wirkungen des Phosgens beim Tier unter Darreichung von anderen Substanzen zu, ohne „irgendwelche theoretischen Vorarbeiten auszuführen"[73]. Auch der Ruhr- und Typhusforschung wollte sich Schulemann sofort widmen, enthielt sich aber „der Bearbeitung der Grippefrage [...], um nicht gleich am Anfang meine Kräfte zu zersplittern"[74].

Schulemanns Neuausrichtung des Instituts führte zu einer weiteren Steigerung der Unterstützung durch die DFG. Neben zahlreichen Leihgaben und konkret gebundenen Sachmitteln erhielt er von der DFG 1940 mindestens 9400 RM, 1941 mindestens 17 500 RM und 1942 mindestens 24 000 RM[75]. Für 1943 ist eine Zahlung von 15 000 RM belegbar. Im Vordergrund stand dabei die Förderung der Forschung an Tropenkrankheiten (Malaria) und anderen Infektionskrankheiten (Streptokokken). 1944 wurden Schulemann sogar 25 000 RM zugewiesen, wobei nun auch die „Läusebekämpfung mit chemischen Mitteln zur Vorbeugung gegen Fleckfieber" ausdrücklich als Forschungsgegenstand Erwähnung fand[76].

Der Forschungsschwerpunkt Läusebekämpfung beruhte auf einer „Anregung" aus dem Reichskommissariat für Ostland, Gesundheit und Volkspflege, den wirksamen Bestandteil des russischen Antilausmittels „K" zu isolieren[77]. Dies gelang Schulemann gemeinsam mit dem DFG-Stipendiaten Saure, so dass eine „nahe verwandte Verbindung" synthetisiert werden konnte, „die stärker insekticid wirkt als die im russischen Produkt enthaltene Verbindung"[78]. Im Mai 1942 erstattete Schulemann dem Oberkommando der Wehrmacht ausführlich Bericht[79].

[72] BA Koblenz, R 73, Nr. 14576, Wirth/Militärärztliche Akademie an DFG, 23.9.1939.

[73] BA Koblenz, R 73, Nr. 14576, gez. Schulemann an Wirth/Militärärztliche Akademie, 13.10.1939, Durchschrift.

[74] BA Koblenz, R 73, Nr. 14576, gez. Schulemann an Wirth/Militärärztliche Akademie, 13.10.1939, Durchschrift.

[75] BA Koblenz, R 73, Nr. 14577, gez. Mentzel, gez. Sauerbruch an Schulemann, 27.4.1940, Durchschlag (2 400 RM, Malaria); ebd., DFG an Schulemann, 16.5.1940, Durchschlag (2 000 RM, Malaria); ebd., gez. Mentzel, gez. Sauerbruch an Schulemann, 27.4.1940, Durchschlag (5 000 RM, Malaria); ebd., gez. Mentzel, gez. Sauerbruch an Schulemann, 5.5.1941, Durchschlag (7 500 RM, Malaria); ebd., gez. Mentzel., gez. Sauerbruch an Schulemann, 12.5.1941, Durchschlag (10 000 RM, Streptokokken); ebd., Aufzeichnung, gez. Zimmermann, gez. Sauerbruch, 21.7.1942, Durchschlag (12 000 RM, Malaria); ebd., Aufzeichnung gez. Mentzel, gez. Sauerbruch, 7.5.1942, Durchschlag (12 000 RM, Streptokokken); ebd., gez. Mentzel, gez. Sauerbruch an Schulemann, 7.5.1943, Durchschlag (15 000 RM, Malaria und Streptokokken). Siehe auch UA Bonn, PA 9198 Schulemann, Schulemann an Kuratorium Bonn, 23.10.1942.

[76] BA Koblenz, R 73, Nr. 14577, gez. Mentzel, gez. Sauerbruch an Schulemann, 25.4.1944, Durchschlag.

[77] BA Koblenz, R 73, Nr. 14577, Schulemann an Sauerbruch, 18.5.1942.

[78] BA Koblenz, R 73, Nr. 14577, Schulemann an Sauerbruch, 18.5.1942.

[79] BA Koblenz, R 73, Nr. 14577, Schulemann an Sauerbruch, 18.5.1942.

Freilich wuchsen im Laufe des Krieges auch für Schulemann die Probleme. Im Mai 1942 führte er in einem mehr als dreiseitigem Schreiben Ferdinand Sauerbruch die Bedeutung seiner Arbeiten vor Augen: „Soll das bisher Geschaffene nicht teilweise zum Erliegen kommen, so bin ich auf weitere Unterstützung durch die Forschungsgemeinschaft angewiesen, da ich völlig unabhängig von der Industrie arbeite.“[80] Zwar blieb die finanzielle Förderung nicht aus, doch hatte Schulemann seit April 1943 auf seine zur Wehrmacht eingezogenen Mitarbeiter Zipf und Laubenthal sowie den erkrankten chinesischen Hilfsassistenten Scheng zu verzichten[81]. Schulemann musste sich „im wesentlichen darauf beschränken [...], die unersetzlichen Insekten-, Parasiten- und Bakterienstämme weiter zu führen“[82]. Im Sommer schien sich für Schulemann die Lage aufzuhellen. „Mit ausserordentlicher Mühe“ gelang es ihm, Versuchstiere und Futter zu beschaffen[83]. Auch erhielt er drei Wehrmachtsforschungsaufträge[84]. Ein vorübergehend abgestellter Chemiker und Chemotherapeut, Oesterlin, wurde freilich bald wieder von der Wehrmacht eingezogen[85]. Dann aber wurde Zipf nach Bonn versetzt, der wie der am Fluoreszenzmikroskop eingesetzte Sanitätssoldat Paul Hagemann, Bakteriologe und Botaniker, für eine Entspannung der Personalsituation sorgte.

Am 12. August 1943 kam es zu einer ersten schweren Beschädigung des Instituts durch einen Luftangriff, doch konnte es „unter tatkräftiger Mithilfe der Wehrmacht [...] wieder voll arbeitsfähig“ gemacht werden[86]. Kurz vorher waren die wertvollen Apparaturen von vier Laboratorien „auf Rat von Herrn Generalarzt Prof. Dr. Brandt“ in die besonders gekennzeichneten Malaria-Lazarette in Bad Godesberg geschafft worden[87].

Derart mit der Bürokratie im Kampf um Material und Personal befasst und von plötzlichen Einschränkungen der Forschungsprogramme betroffen, versuchte Schulemann gleichwohl, seine Projekte voranzutreiben. Im einzelnen meldete er am 23. Oktober 1943 nach Berlin, die Arbeiten an Arzneistoffen gegen bakterielle Infektionen würden entsprechend einer „Abrede mit der Militärärztlichen Akademie Berlin (Oberstarzt Prof. Dr. Wirth)“ intensiviert und auf Typhus und Ruhr konzentriert[88]. Für Malariakranke wurden konkrete Behandlungsvorschläge unterbreitet. Saure und Hagemann blieben mit synthetischen Arbeiten beziehungsweise Züchtungsfragen befasst[89]. Stärker wurden die Bemühungen um neue

[80] BA Koblenz, R 73, Nr. 14577, Schulemann an Sauerbruch, 18.5.1942.
[81] BA Koblenz, R 73, Nr. 14577, Schulemann an DFG, 23.10.1943.
[82] BA Koblenz, R 73, Nr. 14577, Schulemann an DFG, 23.10.1943.
[83] BA Koblenz, R 73, Nr. 14577, Schulemann an DFG, 23.10.1943.
[84] BA Koblenz, R 73, Nr. 14577, Schulemann an DFG, 23.10.1943.
[85] BA Koblenz, R 73, Nr. 14577, Schulemann an DFG, 23.10.1943.
[86] BA Koblenz, R 73, Nr. 14577, Schulemann an DFG, 23.10.1943. Zu dem Luftangriff vgl. auch Kap. 8.5.
[87] BA Koblenz, R 73, Nr. 14577, Schulemann an DFG, 23.10.1943.
[88] BA Koblenz, R 73, Nr. 14577, Schulemann an DFG, 23.10.1943. – Wirth war im März 1942 zum Oberstarzt befördert worden.
[89] BA Koblenz, R 73, Nr. 14577, Schulemann an DFG, 23.10.1943.

Entlausungsmittel durch die Kriegssituation behindert. Notwendige Chlorlieferungen verzögerten sich monatelang[90]. Auch die fluoreszenzmikroskopischen Arbeiten Hagemanns kamen zum Erliegen, da er privat einen „Fliegerschaden" erlitt und von einem Militärgericht „als Betrüger und Volksschädling" zu dreieinhalb Jahren Zuchthaus verurteilt wurde[91]. Schulemann verbarg seine Empörung nicht: „Gegen dieses unerhörte Vorgehen habe ich schärfste Gegenmassnahmen mit gütiger Unterstützung des Wehrkreisarztes und vieler anderer Herrn unternommen."[92] Tatsächlich gelang es, Hagemann noch vor dem Ende des Winters 1943/44 wieder zu beschäftigen[93].

Gleichwohl wurden die Ergebnisberichte zu den drei Wehrmachtsforschungsaufträgen immer dürftiger. Die letzte erhaltene reguläre Zusammenfassung trägt das Datum vom 26. März 1944. Für die Lausbekämpfung suchte man Chloral ersetzende Stoffe[94]. Am konkretesten waren die Resultate im Zusammenhang mit der Behandlung von Malariakranken, etwa bei der Entwicklung eines Chininersatzes[95]. Die Typhus- und Ruhr-Forschung machte vor allem aufgrund der personellen Probleme keine Fortschritte[96].

Schulemann hatte gerade mit der Evakuierung der Forschungseinrichtungen nach Bad Oeynhausen begonnen – einige Laborgegenstände wurden daher gerettet –, als der verheerende Fliegerangriff vom 18. Oktober das Pharmakologische Institut „durch Brand vollkommen" vernichtete und ebenso das Ausweichlaboratorium im Bonn benachbarten Godesberg „durch einen Sprengbombenvolltreffer" zerstörte[97]. Schulemann war bereits zuvor, am 22. August 1944, nach Bad Oeynhausen umgesiedelt und hatte dort „die Bearbeitung der Wehrmachtsforschungsaufträge [...] auf Befehl des OKH in Anlehnung an die Malaria-Abteilung des Res. Laz. Oeynhausen" fortgesetzt[98]. Er gab sich zumindest den Anschein, als glaube er trotz aller im Einzelnen dargelegten Schwierigkeiten an eine sinnvolle Fortsetzung der wissenschaftlichen Tätigkeit. Wichtig war ihm vor allem der Ersatz eines zerstörten Havemann-Kolorimeters zur Haemi-, Haemo- und Verdoglobinbestimmung[99]. Auch fragte er an, ob er nun direkt und ohne Einschaltung des Bonner Universitätskuratoriums mit den zuständigen Berliner Stellen Kontakt aufnehmen dürfe[100].

[90] BA Koblenz, R 73, Nr. 14577, Schulemann an DFG, 28.1.1944.
[91] BA Koblenz, R 73, Nr. 14577, Schulemann an DFG, 28.1.1944.
[92] BA Koblenz, R 73, Nr. 14577, Schulemann an DFG, 28.1.1944.
[93] BA Koblenz, R 73, Nr. 14577, Schulemann an DFG, 26.3.1944.
[94] BA Koblenz, R 73, Nr. 14577, Schulemann an DFG, 26.3.1944.
[95] BA Koblenz, R 73, Nr. 14577, Schulemann an DFG, 26.3.1944.
[96] BA Koblenz, R 73, Nr. 14577, Schulemann an DFG, 26.3.1944.
[97] BA Koblenz, R 73, Nr. 14577, Schulemann an Apparateausschuss/DFG, 7.11.1944.
[98] BA Koblenz, R 73, Nr. 14577, Schulemann an Kriegswirtschaftsstelle im Reichsforschungsrat, 7.11.1944; UA Bonn, PA 9198 Schulemann, Zister [?] an Schnippenkötter, 28.1.1946, Abschrift.
[99] BA Koblenz, R 73, Nr. 14577, Schulemann an Apparateausschuss/DFG, 7.11.1944.
[100] BA Koblenz, R 73, Nr. 14577, Schulemann an Kriegswirtschaftsstelle im Reichsforschungsrat, 7.11.1944. Vgl. Kap. 11.1.

Schulemann erhielt von allen Bonner Wissenschaftlern die mit Abstand höchsten, teilweise dem Roche-Fonds entnommenen Fördergelder der DFG. Indirekt wurden Schulemanns Forschungen noch stärker gefördert, etwa durch die Gewährung eines Stipendiums für den Zoologen Ludolf Jacobi von Dezember 1937 bis September 1939[101].

Die Bonner Kriegsforschung spielte insgesamt nur eine nachrangige Rolle. 1944 findet sich unter den 34 vom Reichsforschungsrat in der Fachsparte Medizin geförderten Projekten kein einziges aus Bonn[102]. Lediglich dem 1942 nach Heidelberg „strafversetzten" Gerichtsmediziner Friedrich Pietrusky mag man noch einen Bonnbezug nachsagen. Er stellte damals „Untersuchungen über die Ursachen der Unverträglichkeit übertragenen gruppengleichen Blutes" an[103].

6.2. Heilpraktiker, Kurpfuscher und die „Heilpflanzenkunde"

Dem Nationalsozialismus eilte der Ruf voraus, er bringe nicht akademisch gebildeten Heilkundigen Sympathie entgegen[104]. Die Bonner Medizinische Fakultät hielt es daher bald nach der Machtübertragung an die Nationalsozialisten für „dringend erforderlich, daß die Gesamtheit der medizinischen Fakultäten, vertreten durch den Fakultätentag, beim zuständigen Ministerium noch einmal ihre

[101] BA Koblenz, R 73, Nr. 11881, Zimmermann, Sauerbruch an Jacobi, 10.12.1937 (1.12.1937 bis 31.3.1938, Malaria, Trypanosomen, Filarien); ebd., Mentzel an Jacobi, 6.4.1938, Durchschlag (1.4.1938 bis 31.3.1939, 150 RM monatlich); ebd., Sauerbruch an Jacobi, 15.3.1939, Durchschlag (1.4.1939 bis 31.3.1940). Zum vorzeitigen Abbruch des Stipendiums vgl. Kap. 2.5.2. Jacobi reichte einen Bericht über seine gemeinsam mit Heinz Zain unternommenen Forschungen ein (ebd., Nr. 11881, Bericht Jacobis, 25.9.1939).

[102] BA Berlin, R 26/III 20 Reichsforschungsrat, Förderungen, 1944. Die Auflistung schließt Einzelzuweisungen der DFG an andere Forscher – etwa an Schulemann – nicht aus.

[103] BA Berlin, R 26/III 20 Reichsforschungsrat, Förderungen, 1944.

[104] Zur naturheilkundlichen Laienbewegung vom 19. Jahrhundert bis 1945 vgl. Alfred Haug, Die Reichsarbeitsgemeinschaft für eine Neue Deutsche Heilkunde (1935/36). Ein Beitrag zum Verhältnis von Schulmedizin, Naturheilkunde und Nationalsozialismus, Husum 1985 (= Abhandlungen zur Geschichte der Medizin und der Naturwissenschaften, H. 50), passim. Vgl. auch Alfred Haug, Die „Synthese" von Schulmedizin und Naturheilkunde im Nationalsozialismus. Ein kritisch-historischer Rückblick, in: Brinkmann, Nachtschatten, S. 115–125, passim; Robert N. Proctor, Blitzkrieg gegen den Krebs. Gesundheit und Propaganda im Dritten Reich, Stuttgart 2002, S. 65 ff, 141 ff. und S. 284 ff.; Walter Wuttke-Groneberg, Heilkräutergarten und KZ, in: Wechselwirkung, 2 (1980), H, 4, S. 15–18, S. 15 ff.; Walter Wuttke-Groneberg, Volks- und Naturheilkunde auf „neuen Wegen". Anmerkungen zum Einbau nichtschulmedizinischer Heilmethoden in die Nationalsozialistische [sic] Medizin, in: Alternative Medizin (= Argument-Sonderband AS 77; Kritische Medizin im Argument, o.Bd.; Argumente für eine soziale Medizin, 10), o.O. o.J. [Berlin 1983], S. 27–50. – Auch mancher Laienmediziner neigte völkisch-rechtem Gedankengut zu. Das „Zurück zum wahren Christentum, […] zu einem mythischen Deutschtum, […] zur Natur" kennzeichnet beispielsweise den Heilkundigen Eugen Wenz (Thomas Faltin, Der Heilkundige Eugen Wenz und die Laienmedizin 1871–1939. Studien zur sozialen Stellung der Laienheiler und zu ihren homöopathischen und naturheilkundlichen Therapien, Diss. phil. Stuttgart 1996, S. 24). Vgl. ebd., S. 31 und S. 210 f.

Stellung in dieser Frage eindeutig zum Ausdruck bringt"[105]. Bereits am 27. Januar 1933, drei Tage vor der Ernennung Hitlers zum Reichskanzler, hatte die Bonner Fakultät eigenständig dem Berliner Ministerium berichtet[106]. Dem Vorsitzenden des Fakultätentags legte Dekan Gött nun einen vierseitigen Entwurf einer Denkschrift für das Ministerium „betreffs Regelung der Kurpfuscherfrage" vor[107]. Hierin bediente man sich durchaus einer dem Nationalsozialismus vertrauten Rhetorik: „Die Kurierfreiheit ist vielleicht das unbegreiflichste Produkt liberalistischer Weltanschauung, insofern hier ganz offensichtlich die Freiheit des Einzelnen höher gewertet wird als das gesundheitliche Wohl der Gesamtheit."[108] Die Fakultät verlangte, die Krankenbehandlung allein den Ärzten vorzubehalten und solchen „Personen, die lediglich diesen guten Willen, aber keinerlei Vorbildung mitbringen", zu untersagen[109]. Die Antwort des Fakultätentagsvorsitzenden Erhard Riecke war ernüchternd. Er ging davon aus, dass reichsweit nach einer starken „Siebung" 1500 Lizenzen für „Kurpfuscher" übrig bleiben sollten und es derzeit „ziemlich wirkungslos sein" würde, „in die Öffentlichkeit zu treten"[110]. Auf erneute Nachfrage der Bonner Fakultät wurde Riecke deutlicher. Anders als in Bonn dachte er angesichts der veränderten politischen Situation nicht daran, einen Konflikt mit den neuen Machthabern heraufzubeschwören: „Es ist [...] nicht erwünscht z. Z. die Aufmerksamkeit auf uns zu lenken, bis die Neuordnung der Universitäten und damit auch die der medizinischen Fakultäten erfolgt ist."[111] Nach in der Presse verbreiteten Ausführungen des Hitler-Stellvertreters Rudolf Heß, eines erklärten Anhängers alternativer Heilmethoden, hatten auch andere Fakultäten eine gemeinsame Entschließung verlangt, waren teilweise sogar eigenständig an die Öffentlichkeit gegangen. Spätestens jetzt musste man in Bonn erkennen, dass nicht sachliche, sondern politische Erwägungen Riecke davon abhielten, den Standpunkt der Universitätsmediziner zu verbreiten. In einem Rundschreiben an die deutschen Medizinischen Fakultäten formulierte Riecke „die dringende Bitte", „von jeder Kundgebung und kritischen Stellungnahme zu der Heilpraktikerfrage und den Ausführungen des Reichsministers Hess Abstand

[105] UA Bonn, MF 79/160, Dekan Gött an Vorsitzenden des Medizinischen Fakultätentags Riecke/Göttingen, 21.6.1933. – Zu der bis ins Kaiserreich zurückreichenden Tradition der Ärzteschaft, Laienbehandlungen abzulehnen, vgl. Barbara Wolf-Braun, „Was jeder Schäferknecht macht, ist eines Arztes unwürdig". Zur Geschichte der Hypnose im wilhelminischen Kaiserreich und in der Weimarer Republik (1888–1932), in: Hypnose und Kognition, 17 (2000), S. 134–152, S. 148 f. u. passim.

[106] UA Bonn, MF 79/160, Dekan Ceelen an Wissenschaftsminister durch Kurator, 14.12.1933.

[107] UA Bonn, MF 79/160, Entwurf einer Denkschrift des Fakultätentags der Medizinischen Fakultät Bonn, 24.6.1933.

[108] UA Bonn, MF 79/160, Entwurf einer Denkschrift des Fakultätentags der Medizinischen Fakultät Bonn, 24.6.1933.

[109] UA Bonn, MF 79/160, Entwurf einer Denkschrift des Fakultätentags der Medizinischen Fakultät Bonn, 24.6.1933.

[110] UA Bonn, MF 79/160, Riecke/Medizinischer Fakultätentag, Göttingen an Dekan MF Bonn, 26.6.1933.

[111] UA Bonn, MF 79/160, Riecke/Medizinischer Fakultätentag, Göttingen an Dekan MF Bonn, 31.7.1933.

nehmen zu wollen“[112]. „Die einzelne Fakultät“ sei nicht „im Stande, die Gesamtlage zu überblicken“[113]. Man solle „ohne Voreingenommenheit und mit Ruhe die Entwicklung der Dinge verfolgen“[114]. Die Empörung bei den Bonner Fakultätsmitgliedern war gleichwohl groß. Stöhr notierte unter dem per Umlauf zirkulierenden Schreiben, Riecke habe „die Angelegenheit offenbar nicht recht verstanden“; Franqué, dem neben anderen Martini, Redwitz, Bürger und Ebbecke beipflichteten, bezeichnete Rieckes Standpunkt als „unhaltbar“ und sprach von einer „Ehrenpflicht der Fakultät“, standhaft zu bleiben[115].

Beinahe gleichzeitig war von einer aus Redwitz, Bürger und Martini bestehenden Kommission, „die die Aufgabe hatte, sich mit dem geplanten Heilpraktikergesetz näher zu befassen“, ein weiteres Grundsatzpapier vorgelegt worden[116]. Dessen Absendung ist namens der Fakultät offenbar am 14. Dezember 1933 direkt an das Wissenschaftsministerium erfolgt. Erneut wurde der NS-Ideologie wortreich Rechnung getragen, in der Sache aber blieb der Widerspruch: „Die Medizinische Fakultät Bonn betrachtet es als eine ihrer vornehmsten Aufgaben, durch Rat und Tat an der Hebung der Volksgesundheit und der körperlichen Ertüchtigung des Volkes im neuen Staat mitzuarbeiten. Sie hat mit lebhaftem Interesse die neuen Wege verfolgt, die der nationalsozialistische Staat auf dem Gebiet der Eugenik vorzeichnete, und hat dankbar die Anregungen begrüsst, die er in der Erb- und Rassenforschung gegeben hat. [...] Sie hält es für ihre Pflicht, zu den geplanten Massnahmen, insbesondere zu dem in Aussicht gestellten Heilpraktikergesetz, Stellung zu nehmen. [...] In völliger Verkennung der Sachlage wird von interessierten Kreisen immer wieder ein Gegensatz proklamiert zwischen ‚Volksmedizin‘ und ‚Schulmedizin‘, wobei der Schulmedizin der Vorwurf der Verständnislosigkeit für die Natur- und Volksheilmethoden gemacht wird. Einen derartigen Gegensatz müssen wir ablehnen. Es gibt nach unserer Auffassung nur eine Medizin, die alle erfolgversprechenden Heilverfahren umfasst. [...] Die in der Presse bekanntgegebenen Pläne laufen darauf hinaus, in der Heilkunde einen zweiten Stand approbierter Praktiker mit geringer Vor- und Ausbildung ins Leben zu rufen. [...] Die Medizinische Fakultät Bonn befürchtet von der fast völligen Freigabe der Behandlungserlaubnis an medizinisch unzulänglich ausgebildete Personen einen schweren Schaden für Volk und Staat. Sie erklärt es für unmöglich, dass eine Ausbildungszeit von 3 Jahren auf einer Fachschule für die Aneignung des notwendigsten Wissens und Könnens auf dem ungemein verzweigten und vielseitigen Gebiet der Krankheitserkennung und -behandlung genügen kann. [...] Die in der Öffentlichkeit vertretene Meinung, dass im Interesse

[112] UA Bonn, MF 79/160, Riecke/Medizinischer Fakultätentag, Göttingen an Dekan MF Bonn, 14.12.1933.

[113] UA Bonn, MF 79/160, Riecke/Medizinischer Fakultätentag, Göttingen an Dekan MF Bonn, 14.12.1933.

[114] UA Bonn, MF 79/160, Riecke/Medizinischer Fakultätentag, Göttingen an Dekan MF Bonn, 14.12.1933.

[115] UA Bonn, MF 79/160, Riecke/Medizinischer Fakultätentag, Göttingen an Dekan MF Bonn, 14.12.1933, Anmerkungen.

[116] UA Bonn, MF 79/160, Dekan Ceelen an Wissenschaftsminister durch Kurator, 14.12.1933.

der Volksgesundheit die Naturheilkunde wieder einen ihr gebührenden Rang erhalten müsse, billigen wir durchaus und schliessen uns der Forderung an, dass die Naturheilverfahren, soweit sie in den letzten Jahrzehnten tatsächlich vernachlässigt sein sollten, auch im Unterricht wieder die ihnen gebührende Berücksichtigung finden und den Studierenden nähergebracht werden. Die Fakultät sieht in dem geplanten Heilpraktikergesetz somit eine Gefahr für das Volkswohl und hält es für ihre Pflicht, ihre Stellungnahme und ihre schwerwiegende Bedenken offen zu bekennen. Sie bittet ergebenst, das vorliegende Schreiben an das Reichsministerium des Innern weiterleiten zu wollen."[117]

Die Bonner Fakultät wagte in der Heilpraktikerfrage offenen Widerspruch. Freilich muss zur Einordnung des Protests berücksichtigt werden, dass zumindest vordergründig nur Standes- und Berufsprobleme berührt wurden, Grundfragen medizinisch-ethischer Orientierung aber ausgeklammert blieben. Wenn auch möglicherweise lediglich aus taktischen Gründen, so wurde doch die von den Nationalsozialisten eingeleitete Förderung von Eugenik sowie Erb- und Rassenforschung ausdrücklich begrüßt. Die nicht allein für Bonn typische Verweigerung der akademischen Ärzteschaft, sich mit Vertretern der Naturheilkunde für eine „Neue Deutsche Heilkunde" bereit zu finden, war letztlich erfolgreich. Das Heilpraktikergesetz von 1939 brachte, wie es Alfred Haug nicht ganz präzise ausgedrückt hat, „den Ärzten die tendenzielle Durchsetzung des Therapiemonopols"[118]. Doch auch wenn die Bedeutung der Naturheilkunde innerhalb der nationalsozialistischen Ideologie überschätzt worden sein mag und sich die „Schulmedizin" behauptete, für die Praxis an den Universitäten stellte sie noch in den vierziger Jahren ein Problem dar[119]. Schließlich waren „eine Pflichtvorlesung in naturgemäßen Heilmethoden sowie Heilkräuterexkursionen zum Bestandteil der ärztlichen Ausbildung" geworden[120]. Wohl Paul Martini strich 1941 deren unheilvollen Einfluss auf die Lernbereitschaft der Studierenden noch einmal deutlich heraus[121]. Immerhin wurde mit der Studienordnung vom 20. Oktober 1944 die Exkursion wieder gestrichen und der Umfang der Vorlesung halbiert[122].

[117] UA Bonn, MF 79/160, Dekan Ceelen an Wissenschaftsminister durch Kurator, 14.12.1933.

[118] Haug, Reichsarbeitsgemeinschaft, S. 155. Vgl. auch Walter Wuttke-Groneberg, Heilpraktiker im Nationalsozialismus, in: Brinkmann, Nachtschatten, S. 127–147, S. 142 ff.

[119] Vgl. Haug, Reichsarbeitsgemeinschaft, S. 145 ff. – Zu den Kontroversen innerhalb der NSDAP um die Naturheilkunde – Himmler war beispielsweise im Gegensatz zu Reichsärzteführer Gerhard Wagner ein radikaler Impfgegner – vgl. Benzenhöfer, Paracelsus, Dramen, S. 163 ff. und zur Vielfalt der unterschiedlichen Bewegungen Detlef Bothe, Neue Deutsche Heilkunde 1933–1945. Dargestellt anhand der Zeitschrift „Hippokrates" und der Entwicklung der volksheilkundlichen Laienbewegung, Husum 1991 (= Abhandlungen zur Geschichte der Medizin und der Naturwissenschaften, 62), S. 164 ff., 195 ff. u. ö.

[120] Walter Wuttke, „Deutsche Heilkunde" und „Jüdische Fabrikmedizin": Zum Verhältnis von Natur- und Volksheilkunde und Schulmedizin im Nationalsozialismus, in: van den Bussche, Anfälligkeit, S. 23–54, S. 43.

[121] MHI Bonn, NL Martini, 1939–1944, Martini (?) an (zahn-)ärztlichen Prüfungsausschuss, 3.1.1942, Durchschlag. – Vgl. Kap. 6.2.

[122] Wuttke, Heilkunde, S. 43.

Entsprechend unzufrieden war die andere Seite, deren Bemühungen um Veränderungen in der medizinischen Praxis letztlich keinen nachhaltigen Widerhall fanden. Erinnert sei nur an die Anstrengungen des Hauptstellenleiters im Hauptamt für Volksgesundheit, Georg Gustav Wegener, der den Heil- und Gewürzpflanzen einen angemessenen Raum zuweisen wollte. In einem etwa 1940 von ihm mitherausgegebenen Kompendium wurde bedauert, dass „die nötigen Kenntnisse in zwei Generationen fast völlig verlorengegangen sind“, weil die „Wissenschaft die Kräuterkunde zeitweilig völlig in den Hintergrund“ geschoben habe[123]. Trotz des 1936/37 erstellten „Führers durch den Heilpflanzenschaugarten der Ärzteführerschule in Alt-Rehse“ war man mit der Einbindung der „Heilpflanzenkunde“ in die universitäre Lehre äußerst unzufrieden: „Noch zeigt der Studienplan des Medizinstudenten keinen Raum für die Heilpflanzenkunde, wenn nicht in der Pharmakologie oder inneren Medizin einsichtige und kundige Vertreter bereit sind, einen Überblick zu geben oder Sondervorlesungen abgehalten werden.“[124]

[123] E.[rnst] G.[ünther] Schenck/R. Lucass/G.G. Wegener, Allgemeine Heilpflanzenkunde. Grundlagen einer rationellen Gewinnung, Verarbeitung, Anwendung und Erforschung der Heil- und Gewürzpflanzen, Dresden o.J. [ca. 1940], S. 350.
[124] Ebd., S. 351.

7. Der Missbrauch der Medizin

7.1. Psychiatrie und „Euthanasie"

Die Psychiatrie bot der nationalsozialistischen Ideologie ein besonders weites Einfallstor. Die Erblichkeit von Geisteskrankheiten und psychischen Störungen bedurfte selbst für manche Wissenschaftler keines Beweises mehr. Daher glaubte man, in diesem Bereich mit einer Politik der Ausmerzung beginnen zu können – und hoffte wahrscheinlich auch auf eine breite Zustimmung der Bevölkerung[1]. Die institutionellen Voraussetzungen wurden bald geschaffen. Denn die Verbrechen der Medizin bedurften einer Infrastruktur, die 1933 nur teilweise vorhanden war. Gesundheitsämter wurden beispielsweise erst 1935 flächendeckend eingerichtet. Sie aber waren für eine effiziente Realisierung „rassenhygienischer" Maßnahmen erforderlich[2].

Die Psychiatrie hatte gerade in den Jahren der Weimarer Republik große Fortschritte erzielt[3]. Von der Etablierung der Kinderpsychiatrie in Bonn, um nur ein Beispiel zu nennen, wird noch die Rede sein[4]. Auch in der Öffentlichkeit, zumindest in kulturell gebildeten Kreisen, stieg das Interesse an psychisch Kranken und ihren künstlerischen Arbeiten. So heißt es zu einer Ausstellung von Porträts der Dresdener Malerin Elfriede Lohse-Wächtler, die während ihres Aufenthalts in der Psychiatrischen Abteilung der Staatskrankenanstalt Hamburg-Friedrichsberg entstanden waren, im Hamburger Fremdenblatt 1929: „Bei ihr hat die Krankheit nicht zu einer Erschlaffung und Hemmung des Schaffenstriebes geführt, sondern hat ihn – wie man es öfters bei gewissen seelischen Erkrankungen beobachtet – im Gegenteil unerhört gesteigert."[5]

Der Kreis der als psychisch krank Eingestuften, der „Psychopathen", wurde von den Nationalsozialisten weiter gezogen, als es der medizinische Terminus erlaubte. So war die „Möglichkeit geschaffen, alle Menschen, die wir heute als

[1] Vgl. Joachim-Ernst Meyer, Psychiatrie im Nationalsozialismus, in: Seidel/Werner, Psychiatrie, S. 12–24, passim (ähnlich in: Friedrich/Matzow, Medizin, S. 44–60).

[2] Vgl. Johannes Vossen, Gesundheitsämter im Nationalsozialismus. Offene Gesundheitsfürsorge und Rassenhygiene in Westfalen zwischen Kaiserreich und Bundesrepublik (1900 bis 1950), Diss. phil. Bielefeld 1999.

[3] Vgl. Hans Ludwig Siemen, Menschen blieben auf der Strecke… Psychiatrie zwischen Reform und Nationalsozialismus, Gütersloh 1987, S. 59 ff.

[4] Vgl. Kap. 7.5.

[5] Anonymus: Aus Hamburgs Kunstsälen, in: Hamburger Fremdenblatt, 25.5.1929, zit. n. Georg Reinhardt/Hildegard Reinhardt, Biographie, in: Georg Reinhardt (Hg.), Im Malstrom des Lebens versunken... Elfriede Lohse-Wächtler 1899–1940. Leben und Werk, Köln 1996, S. 15–41, S. 27. Zum Schicksal Elfriede Lohse-Wächtlers, die als Patientin der Landes-Heil- und Pflegeanstalt Arnsdorf bei Dresden 1935 im Stadtkrankenhaus Dresden-Friedrichstadt zwangssterilisiert und 1940 nach Verbringung in die Landes-Heil- und Pflegeanstalt Sonnenstein in Pirna vergast wurde, vgl. ebd., S. 35 ff. sowie Boris Böhm, Elfriede Lohse-Wächtler in Arnsdorf und Pirna – 1932 bis 1940, in: Reinhardt, Malstrom, S. 131–143.

sozial und politisch randständig oder unangepaßt bezeichnen, aus ihrer ,Volksgemeinschaft' auszusondern und auch zu töten"[6]. Dass es sich bei den Getöteten fast immer um psychisch Kranke gehandelt hat, ist aber bislang selten angezweifelt worden. Die Unterbringung von Gesunden in psychiatrischen Anstalten scheint eine im kommunistischen Herrschaftsbereich gängige, vom Nationalsozialismus aber nur ausnahmsweise praktizierte Vorgehensweise zur Ausschaltung politisch missliebiger Personen gewesen zu sein[7]. Selbst in die bisweilen als Ausnahme genannten kinderpsychiatrischen Anstalten gelangten offenbar stets behinderte oder kranke Kinder[8].

Insgesamt fielen der „Euthanasie" den Erhebungen von Heinz Faulstich zufolge 216 400 Menschen zum Opfer, davon 70 273 der T 4-Aktion, 5000 der Kinder-„Euthanasie" und 20 000 der KZ-Häftlinge betreffenden „Sonderbehandlung 14 f 13"[9]. Hitler hatte Ende Oktober 1939 in einem auf den Kriegsbeginn rückdatierten Geheimerlass seinen Begleitarzt Karl Brandt und Reichsleiter Philipp Bouhler „beauftragt, die Befugnisse namentlich zu bestimmender Ärzte so zu erweitern, daß nach menschlichem Ermessen unheilbar Kranken bei kritischster Beurteilung ihres Krankheitszustandes der Gnadentod gewährt werden kann"[10].

[6] Horst W. Heitzer, Diagnose: „... gemeingefährliche Geisteskrankheit". Politisch Unangepaßte, sozial Auffällige und geistig Kranke in Passau 1933–1945, in: Winfried Becker (Hg.), Passau in der Zeit des Nationalsozialismus. Ausgewählte Fallstudien, Passau 1999, S. 201–229, S. 226.

[7] Vgl. aber zum Fall Franz S. Kap. 2.11.3.

[8] Vgl. Michael Frank, Letztes großes Verfahren in Österreich zu Verbrechen der Nazi-Zeit vertagt. Prozess gegen NS-Arzt offenbar gescheitert. Wiener Gericht hält Psychiater Gross für verhandlungsunfähig. Angeklagter des neunfachen Mordes beschuldigt, in: Süddeutsche Zeitung, 22.3.2000. – Vgl. Matthias Dahl, Endstation Spiegelgrund. Die Tötung behinderter Kinder während des Nationalsozialismus am Beispiel einer Kinderfachabteilung in Wien 1940 bis 1945, Wien 1998. Dahl weist ebd., S. 48 ff. nach, dass schwierige soziale Verhältnisse eine Einweisung behinderter oder kranker Kinder wahrscheinlicher machten, nicht aber, dass gesunde Kinder in die Anstalt verbracht wurden.

[9] Heinz Faulstich, Die Zahl der „Euthanasie"-Opfer, in: Andreas Frewer/Clemens Eickhoff (Hg.), „Euthanasie" und die aktuelle Sterbehilfe-Debatte. Die historischen Hintergründe medizinischer Ethik, Frankfurt/New York 2000, S. 218–229, S. 227. Vgl. Blasius, Seelenstörung, S. 173 ff. – In den Nürnberger Prozessen ging man von 275 000 Ermordeten aus. Später ist die Zahl deutlich verkleinert worden (Der Prozeß gegen die Hauptkriegsverbrecher vor dem Internationalen Militärgerichtshof. Nürnberg, 14. November 1945 – 1. Oktober 1946, 1, Nürnberg 1947, Neudruck 1984, S. 277). Klaus Dörner spricht von 120 000 Opfern (Dörner, Krieg, S. 7). Die Zahl von mindestens 5000 Kindern nennt auch Orth, Transportkinder, S. 7. – Dass auch von der T 4-Aktion Kinder betroffen waren und somit die Praxis der Unterscheidung zwischen Kinder- und Erwachsenen-„Euthanasie" problematisch ist, zeigen Petra Fuchs/Maike Rotzoll/ Paul Richter/Annette Hinz-Wessels/Gerrit Hohendorf, Minderjährige als Opfer der Krankenmordaktion „T4", in: Thomas Beddies/Kristina Hübener (Hg.), Kinder in der NS-Psychiatrie, Berlin/Brandenburg 2004 (= Schriftenreihe zur Medizin-Geschichte des Landes Brandenburg, 10), S. 55–70, passim.

[10] Martin Moll [Hg.], „Führer-Erlasse" 1939–1945. Edition sämtlicher überlieferter, nicht im Reichsgesetzblatt abgedruckter, von Hitler während des Zweiten Weltkriegs schriftlich erteilter Direktiven aus den Bereichen Staat, Partei, Wirtschaft, Besatzungspolitik und Militärverwaltung, Stuttgart 1997, Nr. 1, S. 90. – Das Dokument ist vielerorts faksimiliert wiedergegeben, unter anderem in: Seidel/Werner, Psychiatrie, Titel; Hofer/Leven, Fakultät, S. 95. – Vgl. auch Henry Friedlander, Motive, Formen und Konsequenzen der NS-Euthanasie, in: Gabriel/ Neuge-

Der Terminus „Euthanasie" – auch in anderen Zusammenhängen äußerst problematisch – fand während des „Dritten Reichs" in höchst zynischer Weise Verwendung. Die Opfer der „Euthanasie" erfuhren keineswegs einen „guten Tod"[11]. Vielmehr war ihr Leidensweg von größter Grausamkeit gekennzeichnet. „Hungersterben" und „Vergasung" waren die Todesarten, die am Ende dieses Leidensweges standen[12].

Die „Euthanasie" stieß in weiten Teilen der Bevölkerung auf wesentlich deutlichere Ablehnung als andere Verbrechen des Regimes[13]. Propaganda, in der sich ein „gemeingefährlicher Geisteskranker" und ein „westfälischer Bauernsohn" gegenüberstehen sowie „Kinder voller Gebrechen und Krüppelhaftigkeiten" mit den Kindern von Eltern mit „beste[n] Erbanlagen" kontrastiert wurden, ist in den Anfangsjahren des Nationalsozialismus weit häufiger als in der Zeit der Tötungen verbreitet worden[14]. Deshalb bediente man sich einer „Geheimsprache des Tötens", die selbst von denjenigen angewandt wurde, die um deren Bedeutung wussten und gegen die „Euthanasie"-Morde protestierten[15]. Verbrämend war

bauer, NS-Euthanasie, S. 47–59, S. 54 f. und zur rechtlichen Problematik Michael Förster, Rechtsschutz für Behinderte im Dritten Reich? Wie die führenden Köpfe der Justiz den Massenmord an den Behinderten deckten, in: Hanno Loewy/Bettina Winter (Hg.), NS-„Euthanasie" vor Gericht. Fritz Bauer und die Grenzen juristischer Bewältigung, Frankfurt/New York 1996 (= Wissenschaftliche Reihe des Fritz Bauer Instituts, 1), S. 59–79, S. 71 ff.

11 Zur Begriffsgeschichte (eu – gut; thanatos – Tod) vgl. Fuchs, Geschäft, S. 112 f.

12 Dass während der „Euthanasie" Methoden der Massenvernichtung erprobt wurden und dem „,T 4'-Tötungsverfahren" Pilotcharakter für die späteren Massentötungen zukam, zeigt zusammenfassend Henry Friedlander, Die Entwicklung der Mordtechnik. Von der „Euthanasie" zu den Vernichtungslagern der „Endlösung", in: Ulrich Herbert/Karin Orth/Christoph Dieckmann (Hg.), Die nationalsozialistischen Konzentrationslager – Entwicklung und Struktur, I, Göttingen 1998, S. 493–507, passim, Zitat S. 500. Vgl. Thomas Beddies, Der „Ost-Einsatz" von Mitarbeitern der „Aktion T 4" im Winter 1941/42, in: Arbeitskreis zur Erforschung der nationalsozialistischen „Euthanasie" und Zwangssterilisation (Hg.), Psychiatrie im Dritten Reich – Schwerpunkt Hessen. Fachtagung vom 2. bis 4. November 2001 in Nassau-Scheuern, Ulm 2002 (= Berichte des Arbeitskreises, 2), S. 25–35, passim. Vgl. zudem Ernst Klee/Willi Dreßen (Hg.)/Volker Rieß (Mitarb.), „Gott mit uns". Der deutsche Vernichtungskrieg im Osten 1939–1945, Frankfurt am Main 1989, S. 83 ff.; Christopher Browning, Die Entfesselung der „Endlösung". Nationalsozialistische Judenpolitik 1939–1942, Berlin 2003, S. 285 f. – Zum „Hungersterben" vgl. Heinz Faulstich, Hungersterben in der Psychiatrie 1914–1949. Mit einer Topographie der NS-Psychiatrie, Freiburg 1998, passim sowie Heinz Faulstich, Abseits von T4–Aktion und Reichsausschussprogramm. Hungersterben in der Psychiatrie, in: Kopke, Medizin, S. 84–96, passim.

13 Vgl. Meyer, Psychiatrie, S. 13; Friedemann Pfäfflin, Zwangssterilisation im Dritten Reich, Düsseldorf 1984, S. 34.

14 Neues Volk. Blätter des Rassenpolitischen Amtes des NSDAP, 1 (1933) [Beilage zur Deutschen Ärztezeitung], S. 8 (Reproduktion in: Orth, Transportkinder, S. 24 f.).

15 Vgl. Raimond Reiter, Eine Geheimsprache des Tötens? Zum Sprachgebrauch der Nationalsozialisten bei den Euthanasie-Morden, in: Muttersprache, Jg. 104 (1995), S. 24–30, S. 29. Reiter bietet ebd., S. 24 ff. zahlreiche Beispiele für die „Geheimsprache des Tötens", die sich nicht immer, aber durchaus häufig in einzelnen Worten widerspiegelt. Als „Tarnbezeichnungen" bzw. „Tarnorganisationen" gelten neben dem Kürzel „T 4" für die zentrale Koordinationsstelle der Euthanasie-Morde in der Berliner Tiergartenstraße 4 unter anderem: „Behandlung" = Tötung eines Patienten; „Desinfektion" = Tötung in Gaskammer; „einschläfern" = töten von Kin-

nicht selten vom „human und karitativ klingende[n] Wort ‚Gnadentod'" die Rede[16]. Ein zwar konzipiertes, aber wegen seiner Öffentlichkeitswirkung gescheutes „Euthanasie-Gesetz" wurde nie erlassen[17].

In Bonn war 1926 durch den Rheinischen Provinzialverband die „Rheinische Provinzial-Kinderanstalt für seelisch Abnorme in Bonn" begründet worden. Man nutzte zunächst ein Gebäude, das 1920 für die „Kriegshirnverletzten-Fürsorge" errichtet worden war. Von Anfang an war die Anstalt durch die Person von Otto Löwenstein, seit 1931 zugleich Ordinarius für Pathopsychologie an der Universität, an die Universität gebunden, ohne zu deren Kliniken und Instituten zu zählen[18]. Direktor dieser wie anderer psychiatrischer Einrichtungen in Bonn wurde 1934 Kurt Pohlisch. Ihm standen für seine Forschungen außergewöhnliche Datenmengen zur Verfügung, die er für seine „Sippenpsychiatrie" nutzte. In dem von Landeshauptmann Heinz Haake besonders geförderten, 1935 gegründeten „Rheinischen Provinzial-Institut für psychiatrisch-neurologische Erbforschung" wurden zunächst etwa 550 000 Karteikarten geführt. 1937 spricht Pohlisch von 600 000 erfassten Personen, 1941 von 1 ¼ Millionen Personen in der „Hauptkartei"[19]. Die „Sondersammlungen" registrierten 150 000 seit 1875 in der Rheinprovinz geboren Zwillinge, 15 000 „Krampfkranke", an „erblichem Veits-

dern; „Kinderfachabteilung" = Abteilung oder Anstalt zur Tötung von Kindern; „planwirtschaftliche Erfassung/Verlegung" = Auswahl und Abtransport von Patienten in die Tötungsanstalten; „Gekrat" = „Gemeinnützige Kranken-Transport-GmbH", die den Transport der Patienten in die Tötungsanstalten durchführte; „Gemeinnützige Stiftung für Anstaltspflege" = Abrechnungsstelle der „T 4"; „RAG" = „Reichsarbeitsgemeinschaft", die als Unterorganisation der „T 4" fungierte; „RA" = „Reichsausschuss zur wissenschaftlichen Erfassung von erb- und anlagebedingten schweren Leiden", der als Koordinationsstelle für die Tötung von Kindern diente. – Die Verwendung des Terminus „Mord" unterbleibt in der Forschung bisweilen, da aus der subjektiven Sicht der Täter nicht immer niedrige Beweggründe für die Tötung eine Rolle spielten, mancher Täter sogar glaubte, eine ethisch gebotene Tat zu begehen. Dieser Überlegung durchaus eingedenk wird hier dennoch nicht vermieden, das objektiv verwerfliche Töten von Menschen, deren individuelles Sein in den meisten Fällen für die Täter ohne Belang war, als Mord zu bezeichnen. Sich anderer durch Tötung zu entledigen, weil diese nicht den ideologischen Vorstellungen der Täter entsprachen, ist ein objektiv niedriges Motiv. Vgl. zur ähnlich gelagerten Problematik der Heimtücke Willi Dreßen, NS-„Euthanasie"-Prozesse in der Bundesrepublik Deutschland im Wandel der Zeit, in: Loewy/Winter, NS-„Euthanasie", S. 35–58, S. 43 ff. Dieser Aufsatz findet sich sehr ähnlich unter dem Titel „Mord, Totschlag, Verbotsirrtum. Zum Wandel der bundesrepublikanischen Rechtssprechung in NS-‚Euthanasie'-Prozessen" auch in: Matthias Hamann/Hans Asbek (Hg.), Halbierte Vernunft und totale Medizin. Zu Grundlagen, Realgeschichte und Fortwirkungen der Psychiatrie im Nationalsozialismus, Berlin/Göttingen 1997 (= Beiträge zur nationalsozialistischen Gesundheits- und Sozialpolitik, 13), S. 179–196.

16 Orth, Transportkinder, S. 7.

17 Vgl. Reiter, Geheimsprache, S. 30. Vgl. auch o.

18 Vgl. Orth, Transportkinder, S. 9; Waibel, Provinzialkinderanstalt, S. 67 ff.

19 GStA PK Berlin, Rep. 76, Nr. 408, Pohlisch an Kurator durch Rektor, 21.8.1937; Pohlisch, Entwicklung, S. 4. Vgl. auch [Kurt] Pohlisch, Das Rheinische Provinzial-Institut für psychiatrisch-neurologische Erbforschung in Bonn, in: Bonner Blätter, H. 6/7 (1939), S. 40–43, passim.

tanz“ Erkrankte, etwa 100 „Mischlinge aus der Besatzungszeit des Rheinlandes“ und 850 „abnorme Ehepaare“[20].

Die Daten erlaubten Aufschluss über jeden einzelnen seit den 1830er Jahren in den rheinischen Anstalten behandelten psychisch Kranken beziehungsweise diesem verwandte Personen. Die SS-Zeitung „Das Schwarze Korps“ berichtete zwei Jahre nach der Institutsgründung, man habe auf dieser Grundlage „20 000 Sippschaftstafeln ermittelt“: „Es gibt praktisch kaum einen Geisteskranken aus dem Rheinland der letzten hundert Jahre, der sich nicht mitsamt seinen Verwandten in dieser Kartei vorfinden ließe.“[21] Ergänzt wurden jene Bestände durch die mehr als 6000 „Journale“, mit deren Hilfe sich, wie „Das Schwarze Korps“ euphorisch verkündete, „etwa 6000 rheinische Sippen bis in die Zeit von 1750 bis 1800 zurückzuverfolgen“ seien[22]. Diese „Journale“ hatte der Psychiater Maximilian Jacobi nach 1824 als Leiter der Siegburger „Provinzial-Irrenanstalt“ aufgestellt. Jacobi sei, so „Das Schwarze Korps“, ein „Vorläufer der Sippenpsychiatrie“ geworden; diese zu realisieren erstrebe „der Leiter des Bonner erbbiologischen Instituts, Professor Dr. Kurt Pohlisch“[23].

Pohlischs „Sippenpsychiatrie“ entsprach ganz den Vorstellungen der SS. In ihrem Sinne betrieb er Grundlagenforschung. Denn ganz einfach erschien den Nationalsozialisten die Scheidung zwischen fortpflanzungswürdigen und „erbkranken“ Menschen nicht. „Das Schwarze Korps“ klärte auf: „Es kann jemand Krankheitskeime verbreiten, ohne selbst krank zu sein. So kann auch eine Erbkrankheit auf die Nachkommen übertragen werden, ohne daß der Vererbende unter dieser Erbkrankheit leidet. Umgekehrt kann ein Glied einer Familie an einer Geisteskrankheit leiden, ohne daß die anderen nun die gleiche Veranlagung in sich tragen, also in der Gefahr stehen, erbkranken Nachwuchs in die Welt zu setzen. Gerade auch diesen – positiven – Nachweis zu erbringen, ist eine Aufgabe der Sippenpsychiatrie.“ Um aber jegliches Missverständnis auszuschließen, betonte die SS-Zeitung, dass schon Jacobi nur diejenigen in seine Anstalt aufnahm, die er als heilbar ansah – gemäß dem Motto: „Nicht sentimentales Mitleid, sondern nutzbringende Heilung“[24]. Ein dem Artikel beigefügtes Foto zeigt einen „Antrag auf Unfruchtbarmachung“ von 1936[25].

[20] Pohlisch, Entwicklung, S. 4.

[21] Anonymus, Nicht sentimentales Mitleid, in: Das Schwarze Korps, 8.6.1937; zu der seit 1935 erscheinenden SS-Zeitung „Das schwarze Korps“, neben Julius Streichers „Der Stürmer“ das berüchtigte Blatt des „Dritten Reichs“, vgl. Helmut Heiber/Hildegard von Kotze (Hg.), Facsimile. Querschnitt durch das Schwarze Korps, Bern 1968, S. 114 (Faksimile von Anonymus, Nicht sentimentales Mitleid, in: Das schwarze Korps, 8.6.1937) und passim. – Vgl. ähnlich einen Beitrag in der Monatsschrift des Rassenpolitischen Amtes der NSDAP: Anonymus, Unseliges Erbe, in: Neues Volk, Jg. 5, H. 6 (Juni 1937), S. 12–17.

[22] Anonymus, Nicht sentimentales Mitleid, in: Das Schwarze Korps, 8.6.1937.

[23] Anonymus, Nicht sentimentales Mitleid, in: Das Schwarze Korps, 8.6.1937.

[24] Anonymus, Nicht sentimentales Mitleid, in: Das Schwarze Korps, 8.6.1937.

[25] Anonymus, Nicht sentimentales Mitleid, in: Das Schwarze Korps, 8.6.1937.

Der 1858 verstorbene Maximilian Jacobi konnte sich gegen die Vereinnahmung durch den Nationalsozialismus nicht mehr wehren[26]. Kurt Pohlisch musste die Traditionslinie schmeicheln, verfocht er doch ähnlich wie der bereits unter Löwenstein als Mitarbeiter im Erbbiologischen Institut tätige Isenburg die NS-Rassenlehre. Isenburg erklärte im Oktober 1933 auf dem XIII. Kongress für Psychologie: „Rassenreinheit ist die Bedingung für die Züchtung wahrer politischer Führer, während für die Züchtung des künstlerischen Talentes die Blutmischung Vorbedingung zu sein scheint. Die Degeneration mancher Familien und Stände findet ihre Ursache im Rassenchaos“[27]. Löwenstein hingegen hatten die von Jacobi begonnenen Aufzeichnungen dazu gedient, die individuellen Ursachen einer Erkrankung festzustellen, „um so wichtige Bausteine zu liefern für Diagnose, Prognose und Therapie“[28]. Einzigartig waren diese Forschungen nicht. So legte in der Weimarer Republik der Dresdener Arzt und Hygieniker Rainer Fetscher, der dem Nationalsozialismus fern stand, für das sächsische Justizministerium eine „Kartothek der Generationen“ an, in der 1932 90 000 Personen registriert und 8000 Stammbäume verzeichnet waren[29].

Kurt Pohlisch ging es weniger um das Individuum als um den „Volkskörper“. Für seine Forschungen boten sich ihm aufgrund der Bonner Tradition gute Bedingungen. 1937 schrieb er, „daß die Psychiatrische und Nervenklinik der Universität Bonn infolge ihrer Verbindung mit dem Erbinstitut Sippenforschungen mit ungewöhnlich geringem Kostenaufwand durchführen kann, z.B. sehr viel geringerem im Vergleich zu anderen genealogischen Forschungsinstituten“[30]. 1941 beschrieb er in der Zeitschrift „Die Rheinprovinz“ „die Entwicklung des Rheinischen Provinzialinstituts für psychiatrisch-neurologische Erbforschung in Bonn während der Jahre 1935 bis 1941“[31]. In diesem Aufsatz wird besonders deutlich, dass Pohlisch neben die von ihm selbst als T 4-Gutachter unterstützte „Euthanasie“ die Therapie von Geistes- und Nervenkranken stellen wollte – in einem Duktus, als sei dies eine völlig neue Entwicklung und als ob es derartige Therapien vor der Machtübertragung an die Nationalsozialisten nicht gegeben

[26] Zu Jacobi vgl. Dirk Blasius, Rheinische Psychiatrie im 19. Jahrhundert, in: Rheinische Vierteljahrsblätter, 62 (1998), S. 308–319, passim; Linda Orth/Yonka Dutschewska-Kothes/Wolfgang Klenk/Volker Roelcke/Barbara Wolf-Braun, „Pass op, sonst küss de bei de Pelman“, Bonn 1994, passim (mit weiterführenden Literaturhinweisen); Andrea Korte-Böger, Die erste Preußische Irrenanstalt in Siegburg, in: Gabriel Busch [Hg.], Roh oder zärtlich. Benediktinerabtei – Irrenheilanstalt – Gefängnis. Stätten christlicher Liebe, Siegburg 2000, S. 16–23.

[27] Zit. n. Waibel, Anfänge, S. 126.

[28] Zit. n. Waibel, Anfänge, S. 124.

[29] Jutta Wietog, Volkszählungen unter dem Nationalsozialismus. Eine Dokumentation zur Bevölkerungsstatistik im Dritten Reich, hrsgg. v. Wolfram Fischer, Berlin 2001, S. 17. Fetscher bot Victor Klemperer das Aufbewahren von Manuskripten an und galt als „sehr judenfreundlich“ (Victor Klemperer, Ich will Zeugnis ablegen bis zum letzten. Tagebücher 1942–1945, hrsgg. v. Walter Nowjski unter Mitarbeit von Hadwig Klemperer, 5. Aufl. Berlin 1996, Eintrag 19.4.1942, S. 68). Er wurde am 8. Mai 1945 von der SS erschossen (vgl. Wietog, Volkszählungen, S. 17).

[30] GStA PK Berlin, Rep. 76, Nr. 408, Pohlisch an Kurator durch Rektor, 21.8.1937.

[31] Pohlisch, Entwicklung.

hätte: „Die möglichst scharfe Trennung der erbbedingten von den erworbenen Geistes- und Nervenkrankheiten überhaupt steht heute im Mittelpunkt der psychiatrisch-neurologischen Erbforschung. Besonderen Anlaß, gerade diese Fragestellung zu bearbeiten, gibt die immer weiter sich ausdehnende Erbpflege des Dritten Reiches. Zu der negativen, ausmerzenden Eugenik, vertreten vor allem durch das Gesetz zur Verhütung erbkranken Nachwuchses, ist im Laufe der letzten Jahre die positive, fördernde Eugenik hinzugetreten. Sie wird steigend an Bedeutung gewinnen.“[32] In einer Zeitschrift des Rassenpolitischen Amtes der NSDAP werden die zwei Seiten der NS-Rassenpolitik und der Forschungen Pohlischs folgendermaßen beschrieben: „Es verdient auch Beachtung, daß der durch vier Generationen hindurch [...] nachweisbare erbliche Veitstanz nur die Hälfte der Sippenangehörigen befiel, während die übrigen gesund blieben. Gerade solche positive Nachweise betrachtet Professor Pohlisch als eine der wichtigsten Aufgaben der Sippenpsychiatrie; häufen sich doch schon die Fälle, daß wertvolle erbgesunde Menschen eine an sich von ihnen erwünschte Ehe unterlassen, weil sie ihre Sippe wegen vereinzelter Fälle für erbkrank halten. So notwendig die Ausmerzung erbkranken Nachwuchses ist, so bitter notwendig ist es umgekehrt, die Geburtenziffern erbgesunden Nachwuchses zu erhöhen.“[33]

7.2. Die „Erbforschung“

Kurt Pohlisch konnte sich für seine Forschungen der Unterstützung durch die Fakultät sicher sein. Als er im Sommer 1937 im Reichserziehungsministerium einen neuen Finanzierungsantrag einreichte, formulierte Dekan Siebke ein überaus wohlwollendes Begleitschreiben. „In der Medizinischen Fakultät“, so hieß es dort, seien „zur Zeit kaum irgendwo so dringliche Fragen zu bearbeiten wie in dem Erb-Institut, das der Nervenklinik der Universität angegliedert ist“[34]. Diese Angliederung betonte auch Pohlisch in einem Arbeitsbericht aus dem Jahre 1942: „Aus dem Etat der Klinik und von der Gesellschaft der Freunde und Förderer der Universität“ würden „fortlaufend Mittel zu Forschungszwecken für Assistenten der Klinik zu Verfügung gestellt“, wofür sich das Institut mit Material bei den Universitätskliniken revanchiere[35]. Pohlisch spricht in diesem Zusammenhang von der Unterstützung „augen- und ohrenärztliche[r] Sippenforschungen“ und dem Wert der „Zwillingssammlung“[36]. Somit war die Universität eng mit den

[32] Pohlisch, Entwicklung, S. 1.

[33] Anonymus, Erbe, S. 16; vgl. ähnlich Kurt Pohlisch, Die erbbiologische Bestandsaufnahme der Bevölkerung und Sippenpsychiatrie, in: Chr. H. Roggenbau (Hg.), Gegenwartsprobleme der psychiatrisch-neurologischen Forschung. Vorträge auf dem Internationalen Fortbildungskurs Berlin 1938, Stuttgart 1939, S. 162–168 sowie K.[urt] Pohlisch, Sippenpsychiatrie, in: Allgemeine Zeitschrift für Psychiatrie und ihre Grenzgebiete, 112 (1939) (Rüdin-Festschrift), S. 96–105.

[34] GStA PK Berlin, Rep. 76, Nr. 408, Dekan Siebke an Rektor, 27.8.1937.

[35] Pohlisch, Entwicklung, S. 4.

[36] Pohlisch, Entwicklung, S. 4.

„rassehygienischen" Unrechtsmaßnahmen des „Dritten Reichs" verwoben. Denn nicht nur die Universität und zahlreiche andere wissenschaftliche und politische Stellen kooperierten mit dem Institut, auch die „Erbgesundheitsgerichte und -obergerichte", die sich „gern" des dort gelagerten „Materials" bedienten[37].

Konkret ging es nun, 1937, um die Freigabe von 10 000 Reichsmark, deren Verwendung Pohlisch in seinem Antragspapier erläuterte. Als vordringlich bezeichnete er die „Gegenüberstellung von 100 Sippen krampfkranker Hirnverletzter mit 100 Sippen von Probanden mit erblicher Fallsucht"[38]. Jede „Sippe" umfasste laut Pohlisch etwa 100 Personen, so dass insgesamt 20 000 Einzeluntersuchungen erfolgen mussten, in der Regel in ihren Wohnungen[39]. Im August 1937 bezeichnete Pohlisch die Arbeit als zu drei Vierteln „erledigt"[40]. Sie müsse in „2–3 Monaten" zum Abschluss gelangen, weil sich aus den Ergebnissen „Richtlinien ergeben sollen für die im Sterilisierungsverfahren zur Zeit strittigste Frage, wie die erbliche Fallsucht diagnostiziert wird"[41].

Die 10 000 Reichsmark sollten zudem „Erblichkeitserhebungen" von vier „Schwachsinnsformen" dienen; genannt werden „Mongolismus", „Mikrocephalis und Makrocephalis", „exogene Schwachsinnsformen durch frühkindliche Encephalitis" und „Schwachsinn durch Geburtstrauma"[42]. Diese Untersuchungen sollten mehr als 12 000 Personen (vier Gruppen mit jeweils einhundert Ausgangsfällen mit jeweils dreißig Familienmitgliedern) betreffen[43]. Auch hier vergaß Pohlisch nicht zu erwähnen, dass „es sich um die Beantwortung unbeantworteter, eugenisch sehr wichtiger Fragestellungen" handelte[44].

Augenfällig ist in Pohlischs Antragspapier das Bewusstsein, einerseits eine der NS-Ideologie nützliche, andererseits eine von der internationalen Wissenschaft erwartete und begrüßte Forschungsarbeit zu betreiben. Pohlisch verwies darauf, dass „ein gleichwertvolles Material" weder im übrigen Deutschland noch „im Ausland [...] vorhanden" sein dürfte[45]. Während der „1. Internationalen Tagung für Kinderpsychiatrie in Paris" habe er „in Aussicht gestellt, auf der nächsten Internationalen Tagung in Leipzig 1939 nach Möglichkeit die Ergebnisse" seiner „Arbeit vorzulegen"[46]. Auch später betonte Pohlisch die Einbindung des

[37] Pohlisch, Entwicklung, S. 4.

[38] GStA PK Berlin, Rep. 76, Nr. 408, Pohlisch an Kurator durch Rektor, 21.8.1937.

[39] GStA PK Berlin, Rep. 76, Nr. 408, Pohlisch an Kurator durch Rektor, 21.8.1937.

[40] GStA PK Berlin, Rep. 76, Nr. 408, Pohlisch an Kurator durch Rektor, 21.8.1937.

[41] GStA PK Berlin, Rep. 76, Nr. 408, Pohlisch an Kurator durch Rektor, 21.8.1937. Er kündigt ebd. an, die Ergebnisse in dem bald erscheinenden „Handbuch der Erbkrankheiten" niederlegen zu wollen. Vgl. Kap. 2.11.3.

[42] GStA PK Berlin, Rep. 76, Nr. 408, Pohlisch an Kurator durch Rektor, 21.8.1937.

[43] GStA PK Berlin, Rep. 76, Nr. 408, Pohlisch an Kurator durch Rektor, 21.8.1937.

[44] GStA PK Berlin, Rep. 76, Nr. 408, Pohlisch an Kurator durch Rektor, 21.8.1937.

[45] GStA PK Berlin, Rep. 76, Nr. 408, Pohlisch an Kurator durch Rektor, 21.8.1937.

[46] GStA PK Berlin, Rep. 76, Nr. 408, Pohlisch an Kurator durch Rektor, 21.8.1937. – Zum Pariser Kongress vgl. Rolf Castell/Jan Nedoschill/Madeleine Rupps/Dagmar Bussiek, Geschichte der Kinder- und Jugendpsychiatrie in Deutschland in den Jahren 1937 bis 1961, Göttingen 2003, S. 34 ff.

Provinzialinstituts in die internationale Forschung, indem er in einem Arbeitsbericht neben seiner Mitwirkung an der Pariser Tagung das Auftreten von Institutsmitarbeitern in München (Tagung der Europäischen Vereinigung für Psychische Hygiene 1938; Panse und Pohlisch), Rom (I. Internationaler Kongress für Kriminologie 1938; Schmitz), Kopenhagen (III. Internationaler Neurologenkongress 1939; Panse, Laubenthal, Elsäßer) und Edinburgh (VII. Internationaler Genetikerkongress 1939; Pohlisch) ausdrücklich erwähnte[47]. Dass die Bonner Forscher an den nationalen beziehungsweise in Deutschland stattfindenden Tagungen teilnahmen, war selbstverständlich[48].

Im Reichserziehungsministerium zweifelte man nicht an Pohlischs Seriosität, zögerte mit der Finanzierung des Projekts aber aus haushaltsrechtlichen Gründen. „Klinikmittel für solche Forschungszwecke“ heranzuziehen war nicht üblich[49]. Mit Schreiben vom 12. September 1937 wurde der Kurator von der Ablehnung des Gesuchs und seiner Weiterleitung an die Deutsche Forschungsgemeinschaft „mit der Bitte um Prüfung“ informiert[50]. Dort hatte Pohlisch freilich bereits einen gleich lautenden Antrag eingereicht und im Oktober „nach längeren Verhandlungen“ 4000 Reichsmark erhalten[51]. Die DFG vertrat die Auffassung, es bestehe „gegenwärtig keine Veranlassung, ihm weitere Mittel für den Rest des Etatjahres

[47] Pohlisch, Entwicklung, S. 2. – Laubenthal „vermißte [...] ein Eingehen auf die Differentialdiagnose erblicher und symptomatischer Krampfleiden“ (F.[lorin] Laubenthal, Epilepsie. Bericht über die zugehörigen Vorträge auf dem 3. internationalen Neurologen-Kongreß in Kopenhagen (21.–25.8.1939), in: Der Erbarzt, 8 <1940>, S. 61–63, S. 63); in Panses Kongressbericht, in dem er auch sein eigenes und Laubenthals Referat skizziert, sowie zusätzlich lobend Pohlischs Edinburgher Vortrag erwähnt, heißt es abschließend: „Die Anteilnahme der Wissenschaftler an erbbiologischen Fragestellungen hat in der Welt eindeutig zugenommen, hat jedoch recht verschiedenes Ausmaß. In manchen Völkern fehlt [...] offenbar das Organ, das dem exakterbbiologischen Denken zugrunde liegt. Auch manche weltanschauliche Grundhaltungen sind dem Fortgang der objektiven genetischen Forschung nicht günstig. Um so erfreulicher ist die Feststellung, dass gerade mit unseren nordischen Nachbarländern, unter ihnen das Gastland [sic] Dänemark, ein fruchtbarer Gedankenaustausch möglich sein wird“ (Friedrich Panse, Der Stand der genetischen Fragestellung in der Neurologie <Rückblick auf den III. Internationalen Neurologen-Kongreß in Kopenhagen>, in: Der Erbarzt, 8 <1940>, S. 49–58; auf S. 59 des Bandes beginnt ein Aufsatz Josef Mengeles). Siehe auch: F.[lorin] Laubenthal, Neurologisch-erbbiologische Untersuchungen bei Ichthyosis-Sippen, in: III. Internationaler Neurologenkongress in Kopenhagen 1939, S. 356–359; F.[riedrich] Panse, Erbbiologische und klinische Untersuchungen an 112 Chorea-Huntington-Sippen, in: Kopenhagen 1939, S. 338–341; G.[ünter] Elsäßer, Erbbiologische Untersuchungen bei juveniler amaurotischer Idiotie, in: Kopenhagen 1939, S. 360–364; Schmitz, Gutachten.

[48] Von den Auftritten Panses und Elsässers auf den Jahrestagungen der Gesellschaft deutscher Neurologen und Psychiater in München 1937 und Köln 1938 zeugen beispielsweise: Friedrich Panse, Huntingtonsippen des Rheinlandes, in: Zeitschrift für die gesamte Neurologie und Psychiatrie, 161 (1938), S. 550–553; Elsässer, Elternpaare; Friedrich Panse, V. Tagung der Europäischen Vereinigung für psychische Hygiene veranstaltet vom Deutschen Ausschuß für psychische Hygiene der Gesellschaft Deutscher Neurologen und Psychiater in München vom 22. bis 25. August 1938, in: Die Medizinische Welt, 12 (1938), S. 1500–1503.

[49] GStA PK Berlin, Rep. 76, Nr. 408, Pohlisch an Kurator durch Rektor, 12.11.1937, Konzept.

[50] GStA PK Berlin, Rep. 76, Nr. 408, Schade/REM an Kurator Bonn, durch Rektor, 21.8.1937

[51] GStA PK Berlin, Rep. 76, Nr. 408, Breuer/DFG an REM, 27.11.1937.

zur Verfügung zu stellen", verwies aber zugleich auf eine Stellungnahme von Ferdinand Sauerbruch, damals Fachspartenleiter für Medizin bei der DFG, „gemäss welcher Prof. Pohlisch im Etatjahr 38/39 soweitgehend [sic] wie möglich unsererseits gestützt werden soll, um die Verwertung des ihm zur Verfügung stehenden wertvollen Materials nicht länger in Frage zu stellen"[52].

Pohlisch musste erkennen, dass seine Forschungen keineswegs uneingeschränkte Unterstützung erfuhren. Recht ungewöhnlich war sein weiteres Vorgehen. Er wiederholte in knappen Sätzen seinen Antrag auf Freigabe von 10 000 Reichsmark durch das Erziehungsministerium und betonte eindringlich die „besondere Bedeutung" seiner Arbeiten „für die eugenische Gesetzgebung": „Es handelt sich um Erkrankungen, die unter das Gesetz zur Verhütung erbkranken Nachwuchses fallen, insbesondere um die wissenschaftliche Bearbeitung differential-diagnostischer Schwierigkeiten, die bei der Durchführung dieses Gesetzes aufgetreten sind, also um die unmittelbare Anwendung erbwissenschaftlicher Probleme auf praktisch-eugenisches Handeln."[53] Ausdrücklich nannte Pohlisch nun auch die Bearbeiter. Er selbst untersuche mit Laubenthal „die erbliche Fallsucht", Mäurer, Simmendinger und Geller beschäftigten sich mit „Schwachsinnsformen und Fragen der Zwillingspathologie"[54].

Das Reichserziehungsministerium beharrte auf seinem „ablehnenden Bescheide vom 12. November" und verwies auf die Bewilligung der 4000 Reichsmark „von anderer Seite"[55]. Als Pohlisch im Februar 1938 sein Gesuch zum dritten Mal einbrachte, reagierte der zuständige Ministerialbeamte „befremdet"[56]: „Es überrascht mich [...], daß der Antrag trotz wiederholter Ablehnung nochmals vorgelegt wird. In meinem ersterwähnten Erlass [sic] ist die für den Antrag zuständige Stelle im Übrigen genannt worden."[57]

Keine Probleme bereitete das Reichserziehungsministerium Pohlisch, wenn es um die generelle Unterstützung des Rheinischen Provinzialinstituts für psychiatrische Erbforschung ging. Erziehungs- und preußisches Finanzministerium hatten diese am 1. April 1936 grundsätzlich zugesagt[58]. Überweisungen von jeweils 8000 Reichsmark sind für die Jahre 1936 bis 1941 belegt[59]. Auch wurden wieder-

[52] GStA PK Berlin, Rep. 76, Nr. 408, Breuer/DFG an REM, 27.11.1937.

[53] GStA PK Berlin, Rep. 76, Nr. 408, Pohlisch an Kurator durch Rektor, 16.11.1937.

[54] GStA PK Berlin, Rep. 76, Nr. 408, Pohlisch an Kurator durch Rektor, 16.11.1937.

[55] GStA PK Berlin, Rep. 76, Nr. 408, REM an Kurator Bonn, 27.11.1937, Konzept.

[56] GStA PK Berlin, Rep. 76, Nr. 408, Pohlisch an Kurator durch Rektor, 18.2.1938.

[57] GStA PK Berlin, Rep. 76, Nr. 408, Scheer/REM an Kurator Bonn, 4.3.1938, Konzept. Das Konzept wurde sprachlich abgeschwächt. Die ursprünglich gewählten einleitenden Worte „es befremdet mich" wurden durch „es überrascht mich" ersetzt.

[58] GStA PK Berlin, Rep. 76, Nr. 408, Pohlisch an Kurator Bonn, 17.5.1938.

[59] GStA PK Berlin, Rep. 76, Nr. 408, Pohlisch an Kurator Bonn, 17.5.1938, 9.5.1939, 9.8.1940, 5.11.1941; ebd., REM an Kurator Bonn, 30.6.1938, 4.7.1939, 31.8.1940, 9.1.1942, Konzepte. Vgl. ebd., zahlreiche weitere Unterlagen zu Beschäftigungsverhältnissen und bereitgestellten Geldmitteln.

holt hohe Beträge für Wäsche und „Inventar" genehmigt, so 1936 9000 Reichsmark und 1938/39 11 000 Reichsmark[60].

Freilich lässt sich auch mit Blick auf Pohlischs Mitarbeiter feststellen, dass man in Berlin nicht jedem seiner Wünsche entsprach. 1935 beantragte er zunächst erfolglos, Wilhelm Simmendinger als außerplanmäßigen Assistenten anzustellen[61]. Ein Jahr später wurde Pohlisch jedoch eine neue außerplanmäßige Assistentenstelle bewilligt, so dass nunmehr erfolgreich die Anstellung des SS-Manns Simmendinger eingeleitet werden konnte[62]. Simmendinger hatte zuvor eine planmäßige Assistentenstelle am Berliner Physiologischen Institut innegehabt und war seit dem 1. August 1935 außerhalb einer Assistentenstelle in der Nervenklinik angestellt gewesen[63].

Dagegen wurde 1938 die Weiterbeschäftigung des an Pohlischs Forschungen maßgeblich beteiligten Florin Laubenthal ohne Schwierigkeiten für zwei Jahre genehmigt[64]. Als im selben Jahr einer beantragten Personalaufstockung nur teilweise entsprochen wurde – statt einer Erhöhung der Zahl der planmäßigen Assistenzärzte um zwei auf vier wurde nur die Anstellung eines weiteren außerplanmäßigen Assistenten gewährt –, entschloss sich Pohlisch zu einem grundsätzlichen Schreiben, in dem er ein weiteres Mal die Bedeutung seiner Forschungen für die eugenische Praxis betonte. Er erbat nunmehr wenigstens zwei weitere außerplanmäßige Assistenten, mehr Volontärärzte und Medizinalpraktikanten, Hausmädchen und Bürokräfte[65]. Seiner „früheren Begründung" fügte er „noch folgendes hinzu: Die Bonner Psychiatrische und Nervenklinik ist meines Wissens die einzige, die planmässig bei jedem Krankenzugang dessen gesamte Sippe erfasst (z.B. wurden 1937 von 1258 Zugängen etwa 44 030 Familienmitglieder, also durchschnittlich 35 pro Zugang, erfasst). Aus den wissenschaftlichen Publikationen der Klinik aus den letzten Jahren geht hervor, dass erbwissenschaftliche Problemstellungen an erster Stelle stehen und bezüglich der Epilepsiefrage richtunggebend für die Durchführung der Erbgesetzgebung geworden sind. Dies hat u.a. zu Begutachtungen weit über die Grenzen der Rheinprovinz hinaus geführt und zu einer sehr viel engeren Zusammenarbeit mit Erbgesundheitsgerichten, -Obergerichten und Amtsärzten als üblich ist"[66].

Pohlisch war stolz, nicht nur der Wissenschaft, sondern der Verwirklichung konkreter politischer Ziele des NS-Regimes dienen zu können. Dies empfahl ihn später, im Frühjahr 1940, für die Beratungen über das nie zustande gekommene

[60] GStA PK Berlin, Rep. 76, Nr. 408, REM an Kurator Bonn, 27.7.1936 und o.D.

[61] GStA PK Berlin, Rep. 76, Nr. 408, Pohlisch an Kurator, 9.9.1935; ebd., Pohlisch an Kurator, 25.10.1935, Abschrift; ebd., REM an Kurator Bonn, 11.2.1936, Entwurf.

[62] UA Bonn, MF 79/106, Bewerbung Simmendingers, 1.4.1936 mit Anmerkungen von Direktor Pohlisch und Dekan Stöhr.

[63] UA Bonn, MF 79/106, Bewerbung Simmendingers, 1.4.1936 mit Anmerkungen von Direktor Pohlisch und Dekan Stöhr.

[64] GStA PK Berlin, Rep. 76, Nr. 408, REM an Kurator Bonn, 5.5.1938.

[65] GStA PK Berlin, Rep. 76, Nr. 408, Pohlisch an Kurator durch Rektor, 10.10.1938.

[66] GStA PK Berlin, Rep. 76, Nr. 408, Pohlisch an Kurator durch Rektor, 10.10.1938.

Euthanasiegesetz[67]. 1938 hielt er fest: „Je intensiver" die „wichtigsten eugenischen Fragestellungen unmittelbar aus der Praxis" einer Beantwortung näher gebracht werden könnten, „umso eher" werde „es möglich sein, den § 2 des Ehegesundheitsgesetzes in Kraft treten zu lassen"[68]. Nach Paragraph 2 des „Gesetzes zum Schutze der Erbgesundheit des deutschen Volkes" vom 18. Oktober 1935 sollten alle Verlobten dem Standesbeamten ein „Ehetauglichkeitszeugnis" des Gesundheitsamtes vorlegen. Da durch die Umsetzung dieser Vorschrift die Gesundheitsämter völlig überlastet worden wären, blieb es dem Standesbeamten überlassen, bei Zweifeln an der psychischen Gesundheit der Heiratswilligen den Amtsarzt einzuschalten[69].

Pohlisch ließ sich freilich nicht zu einer allzu simplifizierten Erblichkeitslehre hinreißen und zeigte deren Grenzen auf[70]. Er wie auch seine Kollegen betonten die Notwendigkeit der – häufig sehr schwierigen – Unterscheidung „endogener und exogener Faktoren im Bereich neurologischen Geschehens", wie es Florin Laubenthal in einem ansonsten den Anforderungen an einen würdevollen Umgang mit Patienten nicht genügenden Aufsatz über Erbleiden bei einem Zwillingspaar und deren Geschwistern formulierte[71]. Pohlisch selbst stand „erbpflegerischen Massnahmen" distanziert gegenüber, „die nicht wissenschaftlich begründet waren"[72]. Seine langjährige Mitarbeiterin Georgia Vetlas betonte 1947, er habe „sich gegen die damals propagandistisch verbreitete Ansicht" gewandt, „dass jeder Blutsverwandte eines Geisteskranken als belastet gelten" müsse[73].

[67] Vgl. Kap. 2.11.3.

[68] GStA PK Berlin, Rep. 76, Nr. 408, Pohlisch an Kurator durch Rektor, 10.10.1938.

[69] Vgl. Paulus, Erbgesundheitsgericht, S. 376 f.; Majer, „Fremdvölkische", S. 189 ff.

[70] Vgl. Kap. 2.11.3.

[71] Laubenthal, Erbleiden, S. 41. Als Korrespondenzadresse gab Laubenthal die „Psychiatr. u. Nervenklinik der Universität" an. Vgl. auch F.[lorin] Laubenthal, Über einige Sonderformen des ‚angeborenen Schwachsinns'. (Klinischer und erbbiologischer Beitrag zur Kenntnis der kongenitalen Wortblindheit und Worttaubheit, der Hörstörungen bei Schwachsinnigen und der xerodermischen Idiotie.), in: Zeitschrift für die gesamte Neurologie und Psychiatrie, 163 (1938), S. 233–288; F.[lorin] Laubenthal, Erbliche Fallsucht. Erfahrungen bei Erbgesundheitsbegutachtungen, in: Allgemeine Zeitschrift für Psychiatrie und ihre Grenzgebiete, 108 (1938), S. 196–225.

[72] HStA Düsseldorf, NW 1049-48516, Erklärung Vetlas', 1.4.1946. Vgl. [Kurt] Pohlisch, Geleitwort, in: F.[lorin] Laubenthal, Leitfaden der Neurologie, 3., verm. u. verb. Aufl. 1943, S. 5: „Erinnert sei nur an die gerade in den letzten Jahren häufig gemachte Erfahrung, daß man oft überhaupt erst auf Grund des neurologischen Befundes entscheiden kann, ob eine Schwachsinnsform des Kindesalters oder ob ein Krampfleiden als erblich oder nichterblich zu beurteilen ist."

[73] HStA Düsseldorf, NW 1049-48516, Erklärung Vetlas', 1.4.1946.

7.3. Gutachten als Urteile über Leben und Tod

Kurt Pohlisch war vom 30. April 1940 bis zum 6. Januar 1941, Friedrich Panse parallel vom 14. Mai 1940 bis zum 16. Dezember 1940 Gutachter im Rahmen der T 4-Aktion zur Tötung psychisch Kranker[74]. In dieser Zeit bearbeiteten beide nach eigenen Angaben etwa 1000 Meldebögen aus schlesischen und österreichischen Anstalten, Pohlisch bis zu 400, Panse etwa 600[75]. Pohlisch gelangte nach eigenen Angaben in 1 bis 2 Prozent der Fälle zu Tötungsentscheidungen[76]. Tatsächlich lag die Quote höher. Selbst das Landgericht Düsseldorf ging trotz deutlich skeptischerer Schätzungen der Staatsanwaltschaft von 10 Tötungsentscheidungen Pohlischs und 15 Tötungsentscheidungen Panses aus[77]. Gleichwohl entsprach die Gutachtertätigkeit Pohlischs und Panses nicht den Erwartungen der Berliner T 4-Zentrale. Wahrscheinlich deshalb wurden beide zur Jahreswende 1940/41 aus dem Kreis der vierzig außerhalb der sechs Tötungsanstalten tätigen T 4-Gutachter ausgeschlossen[78]. Pohlisch und Panse haben in Gerichtsprozessen nach dem Krieg immer wieder ihr vergleichsweise gemäßigtes Verhalten als T 4-Gutachter in den Vordergrund zu rücken versucht. Pohlisch betonte beispielsweise, Geheimnisverrat begangen zu haben, indem er sich unter anderem mit dem lange Zeit als oppositionell geltenden Landesrat in der Gesundheitsverwaltung der Rheinprovinz, Walter Creutz, getroffen habe[79]. Auch Provinzialobermedizinalrat Josef Geller, Pfarrer Hillert sowie Pfarrer Fritsche und Chefarzt Phillips von der Anstalt Tannenhof in Remscheid habe er von der „Vernichtungsaktion von Geisteskranken" trotz drohender Todesstrafe berichtet, „sodass die Aktion sabotiert werden konnte"[80].

Auch habe er auf dem 7. Internationalen Genetikertag kurz vor Kriegsbeginn in Edinburgh gegen die „Euthanasie" Stellung bezogen[81]. Diese und andere Ent-

[74] Vgl. die Gutachterliste in Klee, "Euthanasie", S. 228 f. – Zu Ablauf und Organisation der T 4-Aktion vgl. Ludwig Hermeler, Die Euthanasie und die späte Unschuld der Psychiater. Massenmord, Bedburg-Hau und das Geheimnis rheinischer Widerstandslegenden, Essen 2002 (= Rheinprovinz, 14), S. 108 ff.; Ganssmüller, Erbgesundheitspolitik, S. 155 ff.; Klee, "Euthanasie", S. 166 ff.; Benzenhöfer, Tod, S. 121 ff.; Müller-Hill, Wissenschaft, S. 44 f. und sehr konzise in: Heike Bernhardt, Anstaltspsychiatrie und „Euthanasie" in Pommern 1933 bis 1945. Die Krankenmorde an Kindern und Erwachsenen am Beispiel der Landesheilanstalt Ueckermünde, Frankfurt am Main 1994, S. 28 ff. – Die medizinische Leitung der T 4-Aktion oblag Werner Heyde und Hermann Paul Nitsche.

[75] Matthias Leipert, „Euthanasie" und „Widerstand" von Ärzten in der Rheinprovinz 1939–1945, in: Seidel/ Werner, Psychiatrie, S. 110–124, S. 121.

[76] UA Bonn, MF-PA Pohlisch, Gutachten des universitätsinternen Prüfungsausschusses von Weber/von Redwitz/Ceelen/Martini, 2.5.1946. Vgl. Leipert, „Euthanasie", S. 122.

[77] Vgl. Leipert, „Euthanasie", S. 121.

[78] Vgl. Leipert, „Euthanasie", S. 121; vgl. auch Höpfner, Universität, S. 308 f.

[79] Vgl. Leipert, „Euthanasie", S. 122.

[80] HStA Düsseldorf, NW 1049-48516, Pohlisch an Entnazifizierungshauptausschuss Stadtkreis Bonn, 15.8.1947; ebd., Fritsch/Phillips an Pohlisch, 12.10.1945, Abschrift von Abschrift.

[81] HStA Düsseldorf, NW 1049-48516, Aufzeichnung Ullrichs, 26.2.1947. Vgl. Leipert, „Euthanasie", S. 122 f.

lastungskonstrukte erwiesen sich aber bei genauerer Prüfung als wenig stabil. So wurde der Edinburgher Kongress abgebrochen, Pohlischs Vortrag gar nicht gehalten[82]. Die in der von Otmar von Verschuer herausgegebenen Zeitschrift „Der Erbarzt" abgedruckte Fassung deutet zudem in eine andere als die von Pohlisch behauptete Richtung. Dort finden sich unter anderem die freilich nicht ganz eindeutigen Zeilen: „Die Natur ist ein Feind des lebensunwerten Lebens, der Pflanzen- und Tierzüchter vernichtet es sogar bewusst. Der Mensch dagegen hegt und pflegt den Geisteskranken und wird dies weiter tun. Jedoch gibt uns dies die sittliche Berechtigung, wenigstens die Weitergabe dieser Erbanlagen zu verhindern und die Erbtüchtigen aufs stärkste zu fördern."[83] Auch für die „Anlaufphase im Frühjahr 1940" gibt es Hinweise, die dem „Widerstandspathos" Pohlischs während der Nachkriegsprozesse entgegenstehen[84].

7.4. Sterbefälle in der Provinzialanstalt

Kurt Pohlisch leitete neben der Universitätsnervenklinik auch die Rheinische Provinzial-Heil- und Pflegeanstalt. Letztere zählte nicht zur Universität, war aber durch die Personalunion ihres Direktors und durch zahlreiche Kontakte auf niederer Ebene eng mit der Klinik verbunden. Während des Krieges war Pohlisch zur Wehrmacht nach Münster eingezogen; in der Regel kam er jedoch wie sein Mitarbeiter Friedrich Panse zur Abhaltung seiner Lehrveranstaltungen an zwei Tagen pro Woche nach Bonn. In dieser Zeit leitete die Provinzialanstalt vertretungsweise Provinzial-Obermedizinalrat Josef Geller[85]. Auch Geller argumentierte nach dem Krieg ähnlich wie Pohlisch und Panse. Er habe sich gesagt: „Wenn ich ging[e], würde ein gefügigerer Arzt Leiter der Anstalt, der blindlings die Kranken opferte. Wenn ich blieb[e], konnte ich viele Menschenleben retten."[86]

[82] Vgl. Leipert, „Euthanasie", S. 123. Vgl. auch Roth, Mensch, S. 11 ff.

[83] Kurt Pohlisch, Die Vererbbarkeit der Geisteskrankheiten, in: Der Erbarzt 7 (1939), S. 121–127, S. 127. Vgl. Leipert, „Euthanasie", S. 123.

[84] Klee, „Euthanasie", S. 174 f.; vgl. ebd., S. 242 zu Pohlischs Beteiligung an der Ausarbeitung eines Euthanasiegesetzes. Vgl. auch Pascal Grosse, Psychiatrie im Nationalsozialismus. Die Provinzial-Heil- und Pflegeanstalt Bonn von 1939 bis 1945, o.O. o.J. [Bonn 1983] (= Schülerwettbewerb Deutsche Geschichte „Alltag im Nationalsozialismus", o.Bd.), S. 129 f.

[85] UA Bonn, MF-PA Pohlisch, Gutachten des universitätsinternen Prüfungsausschusses von Weber/von Redwitz/Ceelen/Martini, 2.5.1946.

[86] HStA Düsseldorf, NW 1049-48516, Bericht Gellers, 8.6.1945, Abschrift. – Im Falle der zunächst zum Tode verurteilten Wallonin Hélene Jeanty-Rawen, die einen abgestürzten Fliegerpiloten zu verbergen versucht und anschließend Schizophrenie simuliert hatte, half Geller. Er durchschaute die in die Provinzialanstalt eingelieferte Jeanty-Rawen, die er aber als „Irre" zu ihrem Schutz in der Anstalt behielt (Wa, Eine mutige Frau gab anderen Mut. Hèlene Jeanty-Rawen feiert in England ihren 80. Geburtstag, in: General-Anzeiger, 2.5.1983; vgl. Grosse, Psychiatrie, S. 121 ff.). – Zu Geller vgl. auch Äußerungen seines Sohnes in: Grosse, Psychiatrie, S. 83.

In der Provinzialanstalt starben in den zwanziger und dreißiger Jahren jährlich etwa 150 Patienten, „so dass davon ausgegangen werden kann, dass die Lebensbedingungen in diesen Jahren in etwa gleich blieben“[87]. Nimmt man die „Sterberate 1936“ von 6,5 % als Anhaltspunkt, so war diese für eine Anstalt der Bonner Größenordnung nicht auffällig[88]. Die Erhebungen von Raimund Hillebrand haben ergeben, dass 1939 „mit einem Mal“ die Zahl der Sterbefälle deutlich anstieg. 1939 überstieg sie erstmals die Marke von 200 und 1941 – im August 1941 wurde die T 4-Aktion abgebrochen – die von 300. 1944 starben 443, 1945 sogar 648 Patienten[89]. Allein im Januar 1945 kamen 158 Menschen ums Leben, „so viele wie zuvor in einem ganzen Jahr“[90]. Weder erhöhte Patientenzahlen noch eine veränderte Altersstruktur können den Anstieg der Todeszahlen erklären[91]. Auch den äußeren Rahmenbedingungen kann kein ausschlaggebender Einfluss zugemessen werden. Setzt man für 1939 die Todeszahlen in Stadt und Anstalt gleich (100 %), erreichen sie 1944 in der Stadt mit etwas über 150 % einen Höchststand, während sie in der Anstalt deutlich über 200 % liegen[92]. Am größten ist die Diskrepanz 1945 (140 % gegenüber 300 %)[93]. Die allgemeine Sterblichkeitsentwicklung hätte, gemessen am Extremjahr 1944, allenfalls eine Erhöhung der Todeszahlen in der Anstalt um etwa 50 % erklären können, also von etwa 150 auf etwa 225. Schon 1940 wurde dieser Extremwert überschritten. Der Tod von weit mehr als eintausend Patienten ist auf die spezifischen Bedingungen des „Dritten Reichs“ zurückzuführen und insofern typisch für die Behandlung psychisch Kranker[94].

Die konkrete Verantwortung vor Ort oblag seit November 1934 Kurt Pohlisch. Er veranlasste die Unterbringung der de facto zum Tode Verurteilten auf die Stationen III b der Anstalt, sowohl in der Frauen-, als auch in der Männerabteilung. Hierhin wurden „die verlegt[,] die auf den anderen Stationen zu viel Arbeit machten“[95]. Hier starben 68 % der Männer und 72 % der Frauen, häufig an allgemeiner Unterversorgung, insbesondere Unterernährung[96].

Die in der Anstalt untergebrachten Menschen konnten aber auch zum Opfer von zwangsverpflichteten Pflegern werden. Dokumentiert ist der Fall der Krankenschwester Cilly W., die 1940 von Süchteln nach Bonn strafversetzt und deren Kündigung nicht akzeptiert worden war. Sie „mißhandelte während eines Bade-

[87] Raimund Antonius Klaus Hillebrand, Untersuchungen zu den Todesfällen in der Rheinischen Provinzial-Heil- und Pflegeanstalt Bonn in den Jahren 1933–1945, Diss. med. Bonn 2002, S. 56.
[88] Vgl. Faulstich, Hungersterben, S. 131, S. 156 f.
[89] Vgl. Hillebrand, Untersuchung, S. 56. Hillebrand gibt für 1945 im Schaubild die Zahl 648, im Text die Zahl 649 an; nach Auskunft Hillebrands stimmt die Zahl 648 (Email vom 20.11.2002).
[90] Hillebrand, Untersuchung, S. 56.
[91] Vgl. Hillebrand, Untersuchung, S. 57 ff.
[92] Vgl. Hillebrand, Untersuchung, S. 57.
[93] Vgl. Hillebrand, Untersuchung, S. 57.
[94] Vgl. Faulstich, Hungersterben, S. 395 f.
[95] Hillebrand, Untersuchung, S. 61.
[96] Vgl. Hillebrand, Untersuchung, S. 61 ff.

dienstes eine Patientin mit einem Schrubber", so dass diese drei Wochen später starb[97]. Cilly W. musste sich nicht etwa wegen Totschlags verantworten, sondern wurde lediglich „mit Lohnabzug bestraft"[98].

Obermedizinalrat Josef Geller relativierte diese Bonner Todesfälle im Juni 1945, indem er auf die höheren Todesraten im Ersten Weltkrieg verwies („Kriegsjahre sind immer Zeiten der Not") und bemerkte, erst 1944 sei die „Ernährungslage immer schwieriger" geworden[99].

Tabelle: Todesfälle in der Rheinischen Provinzial-Heil- und Pflegeanstalt (Quelle: Raimund Antonius Klaus Hillebrand, Untersuchungen zu den Todesfällen in der Rheinischen Provinzial-Heil- und Pflegeanstalt Bonn in den Jahren 1933–1945, Diss. med. Bonn 2002, S. 56)

Jahr	Todesfälle
1939	204
1940	243
1941	317
1942	387
1943	327
1944	443
1945	648

Im Gegensatz zu vielen anderen Anstalten blieb die Provinzial-Heil- und Pflegeanstalt Bonn trotz der späteren Bereitstellung von Räumlichkeiten zunächst stark belegt. Am Stichtag 29. August 1944 – also zwei Monate vor dem verheerenden Luftangriff auf Bonn – waren 933 Patienten registriert, nur 100 waren in ein Lazarett abgegeben[100]. 1939 hatte die Belegungsstärke bei 1 080 gelegen[101].

Diese ungewöhnliche Entwicklung hat möglicherweise mit der Sonderstellung Bonns als einer „Art Zentrum der NS-Psychiatrie im Rheinland" zu tun[102]. Schließlich agierten hier nicht nur zwei zeitweilige T 4-Gutachter. Panse bemühte sich zudem um eine Renaissance der Elektroschockbehandlung für „Kriegsneu-

97 Linda Orth, „... wegen Ausgangsüberschreitung mit 5 Mark bestraft." Leben und Arbeit des „Krankenpflegepersonals". Schwerpunkt: Provinzialanstalt Bonn, in: ÖTV-Betriebsgruppe der RLK Bonn (Hg.), 50 Jahre ÖTV in der Landesklinik, o.O. o.J. [Bonn 1995], S. 7–24, S. 19.

98 Orth, Ausgangsüberschreitung, S. 19. – Ebd., S. 20 ff. wird auch von gegen das NS-Regime gerichteten Sabotageversuchen berichtet, etwa durch das Verschwindenlassen eines Protokollbuchs der Gewerkschaft oder das Durcheinanderbringen von Karteikarten.

99 HStA Düsseldorf, NW 1049-48516, Bericht Gellers über die Kriegsjahre in der Anstalt Bonn, 8.6.1945, Abschrift.

100 Vgl. Faulstich, Hungersterben, S. 395.

101 ALVR Brauweiler, MF 14, Nr. 16968, Belegungszahl 1939, o.D.

102 Faulstich, Hungersterben, S. 395.

rotiker"[103]. Und auch die institutionelle Dichte war mit dem Erbforschungsinstitut und der Rheinischen Landesklinik für Jugendpsychiatrie, die eng mit der Mordstätte der „Kinderfachabteilung" Waldniel zusammenarbeitete, höher als irgendwo anders im Rheinland[104].

Zugleich wurde die Rheinprovinz von der Aktion T 4 „nur gestreift", begann hier „erst Ende April 1941", also knapp vier Monate vor dem Abbruch, mit Transporten „aus den Zwischenanstalten Galkhausen und Andernach" in die Tötungsanstalt Hadamar[105]. Dies bedeutete gleichwohl für 1951 Anstaltspatienten aus der Rheinprovinz den Tod[106]. Die Erfassung der Anstaltspatienten anhand von Fragebögen, die den externen T 4-Gutachtern als Entscheidungsgrundlage dienten, begann auch in Bonn „relativ spät"[107]. Aloys Schmitz berichtete im September 1945: „Soviel ich aus einer mir vorliegenden Durchschrift ersehe, wurden die angeforderten Fragebogen [sic] für das Pauline v. Mallinkrodt-Heim in Siegburg, welches von der Landesklinik aus betreut wurde, am 22. Juli 1940 von meinem Vertreter nach Berlin geschickt."[108] Schmitz, seit dem 10. Juli 1940 wieder zur Wehrmacht einberufen, wurde nach eigener Aussage im Sommer 1941 „überrascht durch die Eröffnungen, welche der Bischof Freiherr von Galen der Öffentlichkeit vorlegte"[109].

In Hadamar starben mindestens 171 Menschen, die sich als Patienten zuvor wenigstens einmal in der Bonner Provinzialanstalt (einschließlich Kinderanstalt) befunden hatten[110]. Während der eigentlichen T 4-Aktion wurden nach Angaben Josef Gellers 61 Patienten verlegt, von denen „ein Teil aber auch noch entlassen

[103] Vgl. Kap. 2.11.6. – Zur Elektroschockbehandlung vgl. Roth, Modernisierung, S. 43 f.

[104] Vgl. ebenso Faulstich, Hungersterben, S. 395 sowie zu den Verbindungen nach Waldniel Orth, Transportkinder, S. 31 ff. und Zöhren, „Kinderfachabteilung", passim.

[105] Faulstich, Hungersterben, S. 383 f. – Vgl. Matthias Leipert, Die Rheinische Provinzial-Heil- und Pflegeanstalt Galkhausen als Zwischenanstalt, in: Seidel/Werner, Psychiatrie, S. 78–83, passim; Dorothee Roer/Dieter Henkel (Hg.), Psychiatrie im Faschismus. Die Anstalt Hadamar 1933–1945, Bonn 1986.

[106] Vgl. Faulstich, Hungersterben, S. 383. – Diese verhältnismäßig geringe Zahl von Opfern geht wohl auf organisatorische Erwägungen, jedenfalls im wesentlichen nicht auf den lange angenommenen „Widerstand" des ärztlichen Dezernenten der Provinzialverwaltung Walter Creutz zurück. Vgl. Wolfgang Franz Werner, Walter Creutz – Widerstandskämpfer? In: Schaffer, Folgen, S. 173–195, passim; Dieter Fuchs, Einführung in die Geschichte der „Euthanasie" in der Rheinprovinz, in: Seidel/Werner, Psychiatrie, S. 25–33, S. 29 f.; Leipert, „Euthanasie", S. 113 ff.; Hermeler, Euthanasie, passim.

[107] HStA Düsseldorf, NW 1049-48516, Aufzeichnung Schmitz', 15.9.1945.

[108] HStA Düsseldorf, NW 1049-48516, Aufzeichnung Schmitz', 15.9.1945.

[109] HStA Düsseldorf, NW 1049-48516, Aufzeichnung Schmitz', 15.9.1945. – Zu Galens Predigten gegen die „Euthanasie" vgl. Süß, Volkskörper, S. 127 ff. sowie mit weiteren Literaturangaben Beth Griech-Polelle, Image of a Churchman-Resister: Bishop von Galen, the Euthanasia Project and the Sermons of Summer 1941, in: Journal of Contemporary History, 36 (2001), S. 41–57, passim.

[110] UA Bonn, MF-PA Pohlisch, Gutachten des universitätsinternen Prüfungsausschusses von Weber/von Redwitz/ Ceelen/Martini, 2.5.1946.

worden“ sei[111]. „Dr. Geller schätzt“, so heißt es im Bericht des universitätsinternen Prüfungsausschusses, „die Zahl der Opfer auf 30–40“, ein anders Mal schätzt er „ca. 50“[112]. Diese Angaben sind deutlich zu niedrig angesetzt[113]. Tatsächlich aber scheinen die Verantwortlichen in Berlin mit den Bonner Zahlen unzufrieden gewesen zu sein, ähnlich wie mit der Begutachtung der „Euthanasie“-Fragebögen durch Pohlisch und Panse. Jedenfalls kamen „2 SS Ärzte der Berliner Zentrale“ zur Inspektion nach Bonn, „die Dr. Geller gegenüber offen die Anstalt als Sabotageanstalt bezeichneten“[114].

Josef Geller hegte selbst nach dem Ende des NS-Regimes keine Zweifel an der Handlungsweise von ihm, Panse und Pohlisch: „Eine offene Auflehnung [...] war sinnlos; sie hätte den Kranken nur noch grösseren Schaden gebracht. Denn es wären dann nur ‚zuverlässige‘ Parteimitglieder an Stelle der ‚Saboteure‘ gesetzt worden, und die Kranken wären wahllos in vielfacher Zahl geopfert worden. Wir haben in Bonn jedenfalls erreicht, dass nur 50–60 Kranke Opfer des Euthanasiegesetzes geworden sind, während in anderen Anstalten Tausende zu Tode kamen.“[115] Wiederum nannte Geller eine deutlich zu niedrig angesetzte Zahl[116]. Dennoch wurde der Abtransport einiger Gefährdeter unter anderem durch die Kennzeichnung von Patientenakten mit dem Aufkleber verhindert: „Für Unterricht und Forschung wichtiger Fall! Prof. Pohlisch bittet, von Verlegung Abstand zu nehmen.“[117] Auch gibt es Hinweise darauf, dass den Angehörigen empfohlen worden ist, Patienten mit nach Hause zu nehmen. So bescheinigte 1946 Heinrich Schwarz dem Anstaltsarzt Walter Gierlich, dem streng nationalsozialistisches Auftreten nachgesagt wurde: „Es war am 15. September 1941 als ich zum Geburtstag meines Sohnes dort war. Da sagten Sie zu mir nehmen Sie Ihren Sohn sofort mit nach Hause. Als ich fragte weshalb da sagten Sie es kann der Befehl plötzlich kommen von Berlin aus das ihr Sohn abgeholt wird und dann ist es zu

[111] UA Bonn, MF-PA Pohlisch, Gutachten des universitätsinternen Prüfungsausschusses von Weber/von Redwitz/Ceelen/Martini, 2.5.1946. Siehe auch HStA Düsseldorf, NW 1049-48516, Niederschrift über das Ergebnis des Lokaltermins des Hauptentnazisierungsausschusses der Stadt Bonn in der Provinzial-Heil- und Pflegeanstalt Bonn am 10.4.1947: „Es wurde die genaue Zahl der aus der Anstalt Bonn in Hadamar umgebrachten Kranken festgestellt. Nach Bericht von Herrn Dr. Geller wurden am 18. VI. 1941 34 männl. und 27 weibl. Kranke nach der Anstalt Andernach und von dort nach Hadamar verlegt. Diese 61 Kranken sind jedoch nachweislich nicht alle getötet worden [...]. Es ist jedoch mit einem Verlust von etwa 50 Kranken zu rechnen.“

[112] UA Bonn, MF-PA Pohlisch, Gutachten des universitätsinternen Prüfungsausschusses von Weber/von Redwitz/Ceelen/Martini, 2.5.1946; HStA Düsseldorf, NW 1049-48516, Erklärung Gellers, 22.1.1947.

[113] Vgl. u.

[114] UA Bonn, MF-PA Pohlisch, Gutachten des universitätsinternen Prüfungsausschusses von Weber/von Redwitz/Ceelen/Martini, 2.5.1946; HStA Düsseldorf, NW 1049-48516, Pohlisch an Entnazifizierungs-Hauptausschuss Stadtkreis Bonn, 15.8.1947.

[115] UA Bonn, PA 6782 Panse, Eidesstattliche Erklärung Gellers, 8.9.1945

[116] Vgl. u.

[117] HStA Düsseldorf, NW 1049-48516, Erklärung Pohlischs, Beilage zum Fragebogen, 9.8.1946 (Faksimile des Aufklebers in: Pross/Aly, Wert, S. 249).

spät, dann sind wir machtlos welches uns sehr leid tut. Als ich zu Ihnen sagte ich könnte ihn nicht allein fortbringen rieten Sie mir noch mal dringend ihn mitzunehmen. Da fuhr ich schnell nach Hause und nahm mir noch einen Mann mit und holte meinen Sohn nach Hause."[118]

Die Zahlenangaben der Bonner Verantwortlichen sind nach oben zu korrigieren. Den Nachkriegsermittlungen des Landschaftsverbandes Rheinland zufolge wurden allein in den kritischen Monaten Februar bis Juni 1941 184 Personen von Bonn in die als Zwischenstation auf dem Weg in die Tötungsanstalt Hadamar dienende „Verlegungsanstalt" Andernach gebracht. Für die am 10. Februar 1941 nach Andernach verbrachten Juden ist dokumentiert, dass sie bereits einen Tag später von dort nach Hadamar transportiert wurden[119]. Nicht etwa 60, sondern etwa 180 Insassen der Bonner Provinzial-Heil- und Pflegeanstalt dürften in Hadamar ermordet worden sein. Die Namen von 176 Personen mit Bezug zu Bonn finden sich in der Datenbank der heutigen Gedenkstätte Hadamar[120]. Darunter sind freilich Personen, die nicht mit einem der Transporte von 1941 nach Hadamar gelangt sind. Es besteht zwischen diesen Erhebungen also keine vollständige Deckungsgleichheit.

Als die Luftangriffe zunahmen und im Rahmen der „Aktion Brandt" die Verlegung von Patienten in den Osten organisiert wurde, kam es in Bonn nur am 12. August 1942 zu einem kleinen „Transport [...] ins Generalgouvernement"[121].

[118] HStA Düsseldorf, NW 1053-52, Schwarz an Gierlich, 25.7.1945, Abschrift (Rechtschreibung und Zeichensetzung unverändert). Siehe auch: ebd., Eidesstattliche Erklärung Lambert Milhausens, 22.6.1946 („Als die Gefahr drohte, daß Kranke zwangsweise aus der Anstalt herausgeholt werden sollten[,] um nach Hadamar gebracht zu werden, erklärte mir Dr. Gierlich, daß er dies mit allen ihm zur Verfügung stehenden Mitteln verhindern werde [...]. Ich weiß, daß er dies im Falle des Patienten Krönlein wahrgemacht hat. Krönlein wurde in das Privatsanatorium Peipers verlegt, als die Gefahr des Abtransportes drohte."). Ebd. finden sich sehr widersprüchliche Aussagen zu Gierlich. Vgl. Kap. 2.7.1.

[119] ALVR Brauweiler, MF 14, Nr. 13070, „Namentliche Liste derjenigen jüdischen Kranken, die auf Grund der Verfügung vom 31.1.41 [...] die Anstalt passiert haben", 20.3.1941. Auch Kranke aus anderen Bonner Häusern, der Hertz'schen Klinik und der Endenicher St.-Paulus-Heilanstalt, jedoch nicht aus einer der Universitätskliniken, gehörten zu dem Transport. – Siehe auch ebd., Geller an Oberpräsident Rheinprovinz, 11.2.1941: „Gestern, am 10.2.1941, wurden die jüdischen Kranken der hiesigen Anstalt nach Andernach gebracht und zwar 9 Männer und 8 Frauen. [...] Julie N.[...], geboren am 12.5.1859, mußte wegen schwerer körperlicher Erkrankung (Lungenentzündung) zurückbleiben, sodaß wir noch eine jüdische Kranke hier verpflegen. Das baldige Ableben der 82jährigen Kranken ist zu erwarten". – Befremdlich sind die exkulpatorischen Bemühungen von Klemens Dieckhöfer, nach dem „etwa 40–50 Kranke (meist altersschwache Bettlägerige) [...] der Aktion dann doch zum Opfer gefallen" sind. Höhere Zahlen weist er – 1984 war von 150 die Rede – schroff zurück. Erstaunlich sind auch die biographischen Anmerkungen zu den für NS-Verbrechen verantwortlichen Psychiatern Poppelreuter, Pohlisch und Panse. Vgl. Dieckhöfer, Irrenfürsorge, S. 233, S. 239 ff., Zitat S. 242.

[120] Vgl. u.

[121] Faulstich, Hungersterben, S. 384; vgl. Süß, Volkskörper, S. 286 f. und S. 327 ff.

Tabelle: Verlegungen aus der Bonner Provinzial-Heil- und Pflegeanstalt 1941–1944 nach Angaben Gellers
(Quelle: Hauptstaatsarchiv Düsseldorf)[122]

Datum	Abtransport
10.2.1941	17 jüdische Anstaltsinsassen (wohl alle ermordet)
18.6.1941	34 Männer und 27 Frauen nach Andernach/Hadamar (fast alle ermordet)
29.5.1943	100 Frauen nach Andernach
30.5.1943	100 Männern nach Andernach
6.7.1944	25 Frauen nach Obrawalde (wohl lediglich Luftschutzmaßnahme)

Tabelle: Verlegungen aus der Bonner Provinzial-Heil- und Pflegeanstalt 1940–1944 nach Angaben Dietrichs
(Quelle: Archiv des Landschaftsverbandes Rheinland, Brauweiler) [123]

Datum	Abtransport
9.1.1940	20 Frauen nach Hoven
16.5.1940	20 Männer nach Hausen
30.1.1941	20 Männer nach Bedburg-Hau
10.2.1941	9 Männer, 8 Frauen nach Andernach (vgl. Geller-Liste)
24.4.1941	20 Männer nach Hausen
25.4.1941	20 Frauen nach Hausen
20.5.1941	26 Männer, 25 Frauen nach Andernach
10.6.1941	27 Männer, 28 Frauen nach Andernach
18.6.1941	34 Männer, 27 Frauen nach Andernach (vgl. Geller-Liste)
12.8.1942	10 Männer, 6 Frauen in das Generalgouvernement

[122] HStA Düsseldorf, NW 1049-48516, Bericht Gellers über die Kriegsjahre in der Anstalt Bonn, 8.6.1945, Abschrift.

[123] ALVR Brauweiler, MF 14, Nr. 14295, i.V. Provinzialmedizinalrat Dietrich an Sozialminister NRW, 14.5.1947. Siehe auch ebd., Nr. 16986, „Liste sämtlicher während des Krieges durchgeführten Krankentransporte der Rheinischen Anstalten". Während andere Anstalten umfassende Namenslisten der Opfer vorlegten, übermittelte Bonn lediglich die Zahl der Transporte und Betroffenen. – Siehe auch die divergierenden Unterlagen im Archiv der Rheinischen Kliniken Bonn. Unter anderem aufgrund der weitgehenden Anonymisierung ist nicht klar, ob die hier offenbar nicht vollständig verzeichneten Abtransporte zumindest teilweise identisch mit den von Geller und Dietrich genannten sind. So finden sich im Bestand „Ordner Union" unter anderem Listen über den Abtransport von fünf Frauen und 21 Männern nach Andernach am 7. Juli 1941, von 25 Männern und sieben Frauen nach Andernach am 25. Juli 1941 sowie von 45 Frauen und 19 Männern nach Andernach am 20. Juni 1941. Diese Angaben lassen sich durchaus mit den Verlegungslisten der Anstalt Andernach in Übereinstimmung bringen (Kopie ebd.).

Datum	Abtransport
29.5.1943	100 Frauen nach Andernach (vgl. Geller-Liste)
30.5.1943	100 Männer nach Andernach (vgl. Geller-Liste)
20.1.1944	6 Frauen ins Generalgouvernement
6.7.1944	25 Frauen nach Obrawalde/Posen (vgl. Geller-Liste)

Tabelle: In die Tötungsanstalt Hadamar verbrachte und getötete Personen mit Bonner Hintergrund
(Quelle: Gedenkstätte Hadamar, Datenbank zu Bestand 12)

Name	Geburtsdatum Geburtsort	Sterbedatum angebliche Todesursache in Hadamar	Bezug zu Bonn[124]
Hildegard H.	24.1.1921 Mühlheim	28.2.1943 Lungentuberkulose	Sterilisierung im November 1936 in Frauenklinik; September bis November 1936 in Kinderanstalt (Schmitz, Schmitz-Lückgen); danach Scheuern
Hans S.	4.5.1932 Remscheid	20.11.1943 Schlaganfall	Januar 1941 in Jugendpsychiatrie (Faust, Horster); danach Hephata, Scheuern
Otto E.	6.12.1924 Köln	12.11.1943 Grippe	September 1936 in Kinderanstalt (Schmitz, Kraemer); danach Hephata, Scheuern
Wilhelm H.	24.7.1930 Bochum	11.11.1943 Grippe	Mai 1933 in Kinderanstalt (Thelen, Schmitz-Lückgen); danach Hephata, Scheuern
Georg N.	28./30.7.1927 Lodz	17.3.1943 Darmkatarrh	März 1940 in Jugendpsychiatrie (Schmitz, Faust); danach Scheuern
Otto E.	6.12.1924 Köln	12.11.1943 Grippe	Kinderanstalt; danach: Hephata, Scheuern

[124] Angegeben werden ggf. auch die früheren und späteren Aufenthaltsorte der Patienten. Zu den wichtigsten zählen Kloster-Hoven, Hephata und Scheuern. „Kloster-Hoven" meint das (katholische) Kloster Marienborn in Zülpich-Hoven, „Hephata" die (evangelische) Anstalt Hephata in Mönchengladbach, „Scheuern" die Heilerziehungs- und Pflegeanstalt Scheuern bei Nassau/Lahn.

Name	Geburtsdatum Geburtsort	Sterbedatum angebliche Todesursache in Hadamar	Bezug zu Bonn
Ernst N.	22.2.1927 Essen	20.1.1944 Lungenentzündung	Kinderanstalt; danach: Hephata, Scheuern
Katharina L.	2.6.1893 Köln	17.2.1944 Herzschwäche	Heil- und Pflegeanstalt; danach: Kloster-Hoven
Elisabeth H.	3.12.1883 Bonn	14.3.1944 Altersschwäche	Heil- und Pflegeanstalt; danach: Kloster-Hoven
Johann K.	21.8.1873 Rheinbach	16.3.1944 Altersschwäche	Heil- und Pflegeanstalt; danach: Andernach, Landsberg/Warthe
Amalie B.	8.3.1910 Bergen a. R.	8.5.1944 Lungenentzündung	Heil- und Pflegeanstalt; danach: Waldbröl Hausen, Eichberg, Weilmünster
Katahrina F.	22.5.1904 Köln	9.5.1944 Herzschwäche	Heil- und Pflegeanstalt; danach: Kloster-Hoven
Jakob S.	23.9.1899 Köln	16.5.1944 Darmgrippe	Heil- und Pflegeanstalt (1941); davor: Lindenburg; danach: Andernach, Landsberg/Warthe
Heinrich B.	24.1.1906 Iversheim	16.5.1944 Darmgrippe bei Altersschwäche	Heil- und Pflegeanstalt; Sterilisierung Bonn 1936; danach: Andernach, Landsberg/Warthe
Hedwig L.	3.3.1889 Remscheid	2.6.1944 Herzschwäche	Heil- und Pflegeanstalt; danach: Waldbröl, Eichberg
Katahrina S.	24.2.1894 Opperzau	6.5.1944 Lungenentzündung	Heil- und Pflegeanstalt; danach: Waldbröl, Eichberg
Helene S.	11.11.1899 Siegburg-Mülldorf	15.6.1944 Darmgrippe	Heil- und Pflegeanstalt; Sterilisation Frauenklinik 1936; danach: Andernach, Landsberg/Warthe
Anna B.	14.4.1986 Beuel	4.7.1944 Herzschwäche	Heil- und Pflegeanstalt; danach: Kloster-Hoven
Emma D.	8.4.1888 Kathlow	22.7.1944 Grippe	Heil- und Pflegeanstalt; davor: Düren, Galkhausen; danach: Düren, Hausen, Eichberg, Herborn

Name	Geburtsdatum Geburtsort	Sterbedatum angebliche Todesursache in Hadamar	Bezug zu Bonn
Margarete S.	20.12.1907 Köln	26.7.1944 Herzschwäche im Status epilepticus	Heil- und Pflegeanstalt; Sterilisation Frauenklinik 1936; davor Lindenburg; danach: Düsseldorf-Unterrath, Kloster-Hoven
Wilhelmine D.	28.10.1912 Mülheim	10.9.1944 Lungenentzündung	Heil- und Pflegeanstalt; Sterilisierung 1935 Frauenklinik Köln; danach: Kloster-Hoven
Elisabeth R.	7.5.1924 Duisburg	11.9.1944 Herzschwäche im Status epilepticus	Kinderanstalt; danach: Essen, Süchteln, Weilmünster
Anna O.	2.3.1881 Mayen	13.9.1944 Altersschwäche	Heil- und Pflegeanstalt; danach: Kloster-Hoven
Karl R.	4.3.1926 Wuppertal-Elberfeld	23.9.1944 Lungenentzündung	Kinderanstalt; danach: Hephata, Scheuern
Martha K.	16.6.1928 Viersen	23.10.1944 Herzschwäche im Status epilepticus	Heil- und Pflegeanstalt; danach: Süchteln, Weilmünster
Emma W.	26.2.1892 Erlinghagen/ Gummersbach	27.10.1944 Erguss, Herzschwäche, eitrige Rippenfell-entzündung	Heil- und Pflegeanstalt; danach: Waldbröl, Hausen, Galkhausen, Kloster-Hoven, Eichberg, Weilmünster
Christian N.	13.3.1926 Essen	30.10.1944 Herzschwäche, Darmgrippe	Kinderanstalt; danach: Hephata, Scheuern
Wilhelm K.	30.6.1917 Hamborn	11.11.1944 Herzschwäche, Darmgrippe	Kinderanstalt
Anna K.	23.4.1875 Luchert/ Altenkirchen	25.11.1944 Altersschwäche	Heil- und Pflegeanstalt; danach: Bedburg-Hau, Kloster-Hoven
Karl F.	19.1.1929 Ausweiler/ Birkenfeld	27.11.1944 Herzschwäche, Darmgrippe	Kinderanstalt; danach: Scheuern

Name	Geburtsdatum Geburtsort	Sterbedatum angebliche Todesursache in Hadamar	Bezug zu Bonn
Maria M.	22.2.1889 Köln	12.12.1944 Herzschwäche, Verfall bei Geisteskrankheit	Heil- und Pflegeanstalt; danach: Kloster-Hoven
Anna H.	13.6.1880 Bonn	4.1.1945 Herzschwäche, Schlaganfall	Heil- und Pflegeanstalt; danach: Kloster-Hoven
Wilhelm H.	28.5.1888 Penningsfeld/ Refrath	25.1.1945 Blutvergiftung, Herzschwäche	Heil- und Pflegeanstalt; danach: Andernach, Landsberg/Warthe
Dina S.	25.3.1912 Köln	22.3.1945 Darmgrippe	Heil- und Pflegeanstalt; Sterilisation Bonn 1937; davor: Lindenburg; danach: Andernach, Landsberg/Warthe
Herbert W.	12.6.1925 Köln	11.4.1945 Marasmus	Kinderanstalt; davor: Lindenburg; danach: Hephata, Scheuern
Maria I.	23.4.1883 Planig/Hessen	23.9.1942 Herzschwäche	Heil- und Pflegeanstalt; danach: Kloster-Hoven
Maria N.	20.9.1889 Köln	18.9.1942 Erschöpfung bei Schizophrenie	Heil- und Pflegeanstalt; danach: Lindenburg, Kloster-Hoven
Gertrud N.	27.9.1909 Heimerzheim	26.8.1942 Erschöpfung bei Schizophrenie	Heil- und Pflegeanstalt; Sterilisation Frauenklinik 1935; danach: Kloster-Hoven
Wilhelmine H.	4.6.1898 Köln	7.1.1943 Herzschwäche; Verfall bei Geisteskrankheit	Heil- und Pflegeanstalt; Sterilisation Frauenklinik 1935; danach: Kloster-Hoven
Stefania H.	15.11.1914 Warbende/ Mecklenburg-Strelitz	3.10.1942 Herzschwäche; Erschöpfung bei Schizophrenie	Heil- und Pflegeanstalt; danach: Kloster-Hoven
Anna H.	17.3.1898 Roggendorf/ Köln	20.9.1942 Verfall; Herzschwäche bei Idiotie	Heil- und Pflegeanstalt; davor: Galkhausen; danach: Kloster-Hoven

Name	Geburtsdatum Geburtsort	Sterbedatum angebliche Todesursache in Hadamar	Bezug zu Bonn
Elisabeth H.	22.8.1889 Miesbach/ Wipperfürth	14.9.1942 Erschöpfung bei Schizophrenie	Heil- und Pflegeanstalt; danach: Kloster-Hoven
Gertruda E.	5.7.1900 Mayen	25.8.1942 Erschöpfung bei Schizophrenie	Heil- und Pflegeanstalt; danach: Kloster-Hoven
Gertrud K.	21.1.1898 Bonn	2.12.1942 Herzschwäche; Verfall bei Geisteskrankheit	Heil- und Pflegeanstalt; danach: Kloster-Hoven
Anna K.	22.11.1889 Wiesbaden	18.11.1942 Herzschwäche; Verfall bei Geisteskrankheit	Heil- und Pflegeanstalt; danach: Kloster-Hoven
Anna Barbara K.	22.1.1897 Bensheim	13.10.1942 Herzschwäche; Erschöpfung bei Schizophrenie	Heil- und Pflegeanstalt; Sterilisation 1935 (in Bonn?); danach: Bedburg-Hau, Kloster-Hoven
Margareta K.	13.2.1904 Morsbach	8.10.1942 Herzschwäche; gehäufte epileptische Anfälle	Heil- und Pflegeanstalt; davor: Waldbröl; danach: Kloster-Hoven
Agnes K.	30.11.1920 Remscheid	5.10.1942 Lungenentzündung	Kinderanstalt; danach: Oberhausen, Düren, Kloster-Hoven
Magdalena K.	13.4.1891 Hoppenbruch/ Westpreußen	4.10.1942 Herzschwäche; Erschöpfung bei Schizophrenie	Heil- und Pflegeanstalt; danach: Kloster-Hoven
Barbara K.	10.5.1872 Köln	4.10.1942 Altersschwäche	Heil- und Pflegeanstalt; danach: Kloster-Hoven
Johanna K.	14.11.1871 Köln	30.9.1942 Status epilepticus	Heil- und Pflegeanstalt; davor: Lindenburg; danach: Kloster-Hoven
Anna K.	29.3.1883 Billig	30.9.1942 Herzschwäche; Verfall bei Schizophrenie	Heil- und Pflegeanstalt; danach: Kloster-Hoven

Name	Geburtsdatum Geburtsort	Sterbedatum angebliche Todesursache in Hadamar	Bezug zu Bonn
Maria K.	11.5.1895 Uebersetzig	18.9.1942 Herzschwäche bei angeborenem Schwachsinn	Heil- und Pflegeanstalt; danach: Kloster-Hoven
Sofie K.	3.7.1896 Bonn	31.8.1942 Erschöpfung bei Schizophrenie	Heil- und Pflegeanstalt; danach: Kloster-Hoven
Maria Anna K.	17.4.1893 Siegburg	11.9.1942 Erschöpfung bei Schizophrenie	Heil- und Pflegeanstalt; danach: Kloster-Hoven
Günter T.	19.7.1934 Wuppertal	20.11.1943 Grippe	Kinderanstalt
Anna T.	4.8.1879 Hürth	13.9.1943 Lungenentzündung	Heil- und Pflegeanstalt; danach: Kloster-Hoven
Christine T.	19.12.1911 Rodberg/Essen	10.12.1942 Herzschwäche, Verfall, Grippe	Sankt-Josef-Haus; davor: Essen: danach: Kloster-Hoven
Katharina T.	13.5.1904 Köln	6.12.1942 Lungenentzündung	Heil- und Pflegeanstalt; Sterilisation Frauenklinik 1935; danach: Lindenburg, Kloster-Hoven
Karl T.	26.1.1907 Neunkirchen/ Saar	5.9.1939 Marasmus Decubitus	Heil- und Pflegeanstalt; davor: Waldbröl
Hedwig T.	24.7.1907 Reidenhausen/ Zell	2.1.1942 Erschöpfung, Schizophrenie	Heil- und Pflegeanstalt; danach: Kloster-Hoven
Hans A.	10.4.1928 Köln	6.1.1944 Herzschwäche im Status epilepticus	Kinderanstalt; danach: Hephata, Scheuern
Johanna A.	14.2.1890 Köln	27.10.1942 Herzschwäche; Erschöpfung bei Schizophrenie	Heil- und Pflegeanstalt; danach: Galkhausen, Lindenburg; Kloster-Hoven
Magdalena B.	5.11.1863 Wahsenach/ Mayen	1.11.1942 Altersschwäche	Heil- und Pflegeanstalt; davor: Lindenburg; danach: Kloster-Hoven
Anna B.	2.2.1876 Düren	5.5.1943 Altersschwäche	Heil- und Pflegeanstalt; danach: Kloster-Hoven

Name	Geburtsdatum Geburtsort	Sterbedatum angebliche Todesursache in Hadamar	Bezug zu Bonn
Catharina B.	23.4.1889 Troisdorf	30.3.1943 Herzschwäche; Entkräftung bei Geisteskrankheit	Heil- und Pflegeanstalt; danach: Kloster-Hoven
Maria B.	25.11.1877 Haaren/Aachen	24.10.1942 Altersschwäche	Heil- und Pflegeanstalt; danach: Kloster-Hoven
Wilhelmine Catharina B.	15.9.1899 Krefeld	10.11.1942 Herzschwäche; Verfall bei Geisteskrankheit	Heil- und Pflegeanstalt; danach: Kloster-Hoven
Alwine B.	2.11.1889 Brühl	10.1.1943 Herzschwäche; Verfall bei Geisteskrankheit	Heil- und Pflegeanstalt; danach: Kloster-Hoven
Wilhelmine B.	16.4.1895 Mittelbollen-bach/Nahe	25.1.1944 Blutvergiftung bei Furunkeln	Heil- und Pflegeanstalt; Sterilisation Koblenz 1937; danach: Düren, Hausen, Eichberg
Maria Anna B.	21.9.1888 Köln	25.1.1944 Herzschwäche; Erschöpfung bei Geisteskrankheit	Heil- und Pflegeanstalt; davor: Lindenburg; danach: Kloster-Hoven
Anna Maria B.	3.8.1896 Euskirchen	25.3.1943 epileptischer Anfall	Heil- und Pflegeanstalt; danach: Kloster-Hoven
Anna B.	12.6.1883 Burtscheidt	16.9.1942 Erschöpfung bei Schizophrenie	Heil- und Pflegeanstalt; danach: Kloster-Hoven
Maria Katharina B.	22.11.1880 Langscheid	8.9.1942 Blutvergiftung bei Druckbrandgeschwür	Heil- und Pflegeanstalt; danach: Kloster-Hoven
Maria Margaretha B.	27.5.1893 Karlsruhe	4.9.1942 Erschöpfung bei Schizophrenie	Heil- und Pflegeanstalt; danach: Kloster-Hoven
Walburga B.	28.1.1899 Lerbeck	4.9.1942 Anfall	Heil- und Pflegeanstalt; danach: Kloster-Hoven

Name	Geburtsdatum Geburtsort	Sterbedatum angebliche Todesursache in Hadamar	Bezug zu Bonn
Josef B.	10.8.1866 Groß Bertung/ Allenstein	7.11.1939 Allgemeine Körperschwäche	Heil- und Pflegeanstalt
Katharina B.	9.4.1879 Weidenbach/ Ahrweiler	3.1.1943 Herzschwäche, Verfall bei Geisteskrankheit	Heil- und Pflegeanstalt; danach: Kloster-Hoven
Margareta B.	30.4.1887 Schweinheim	1.9.1942 epileptischer Anfall	Heil- und Pflegeanstalt; danach: Kloster-Hoven
Margareta B.	16.12.1905 Frechen	3.9.1942 Erschöpfung bei Schizophrenie	Heil- und Pflegeanstalt; danach: Kloster-Hoven
Anna Maria B.	18.5.1866 Altenahr	3.9.1942 Tuberkulose	Heil- und Pflegeanstalt; danach: Kloster-Hoven
Gertrud D.	4.2.1865 Köln	4.11.1942 Altersschwäche	Heil- und Pflegeanstalt; danach: Kloster-Hoven
Anna Maria D.	25.2.1866 Breibach	24.2.1943 Altersschwäche	Heil- und Pflegeanstalt; danach: Kloster-Hoven
Anna Katharina D.	12.4.1891 Bauchem/ Geilenkirchen	7.1.1943 Herzschwäche, Verfall bei Geisteskrankheit	Heil- und Pflegeanstalt; danach: Bedburg-Hau, Kloster-Hoven
Anna Wilhelmine D.	26.6.1888 Essen-Werden	21.11.1942 Herzschwäche, Verfall bei Geisteskrankheit	Heil- und Pflegeanstalt; danach: Kloster-Hoven
Johanna K.	1.9.1866 Bonn	18.11.1942 Herzschwäche, Verfall bei Geisteskrankheit	Heil- und Pflegeanstalt; danach: Kloster-Hoven
Ella D.	19.3.1872 Rosnowohl/ Schrimm	11.1.1943 Lungenentzündung	Heil- und Pflegeanstalt; danach: Kloster-Hoven
Helena D.	16.7.1900 Schweinheim	16.10.1942 epileptischer Anfall	Heil- und Pflegeanstalt; danach: Kloster-Hoven
Johanna D.	15.7.1873 Köln	11.9.1942 Tuberkulose	Heil- und Pflegeanstalt; danach: Kloster-Hoven

Name	Geburtsdatum Geburtsort	Sterbedatum angebliche Todesursache in Hadamar	Bezug zu Bonn
Anna D.	26.1.1906 Rodenkirchen	3.9.1942 epileptischer Anfall	Heil- und Pflegeanstalt; davor: Lindenburg; danach: Kloster-Hoven
Auguste E.	27.5.1880 Flamersheim	26.6.1943 Herzschwäche, Erschöpfung bei Geisteskrankheit	Heil- und Pflegeanstalt; danach: Kloster-Hoven
Catharina E.	27.11.1886 Straßfeld	12.11.1942 Herzschwäche, Erschöpfung bei Geisteskrankheit	Heil- und Pflegeanstalt; danach: Kloster-Hoven
Maria Magdalena F.	2.10.1891 Lüttersbruch/ Solingen	3.11.1942 Herzschwäche, Erschöpfung bei Schizophrenie	Heil- und Pflegeanstalt; danach: Kloster-Hoven
Wolfgang F.	7.12.1936 Essen	18.11.1943 Blutsturz bei Lungentuberkulose	Heil- und Pflegeanstalt [sic]; danach: Hephata, Scheuern
Karl Heinz F.	11.2.1921 Mönchen-gladbach	6.12.1943 Grippe	Kinderanstalt; danach: Hephata, Scheuern, Hephata, Scheuern
Arno F.	4.9.1938 Leverkusen	18.11.1943 Darmgrippe	Kinderanstalt; davor: Lindenburg, danach: Hephata, Scheuern
Christina F.	5.5.1879 Alstaedten/Köln	22.10.1942 Herzschwäche, Altersschwäche	Heil- und Pflegeanstalt; danach: Kloster-Hoven
Magdalena F.	30.1.1881 Köln	2.10.1942 Erschöpfung bei Epilepsie	Heil- und Pflegeanstalt; danach: Kloster-Hoven
Anna Maria F.	11.11.1872 Weilerswist	3.9.1942 epileptischer Anfall	Heil- und Pflegeanstalt; danach: Kloster-Hoven
Gertrud F.	30.11.1899 Euskirchen	13.9.1942 Erschöpfung bei Schizophrenie	Heil- und Pflegeanstalt; danach: Kloster-Hoven
Werner G.	17.3.1929 Steinbach	27.11.1943 Darmgrippe	Kinderanstalt; danach: Hephata, Scheuern

Name	Geburtsdatum Geburtsort	Sterbedatum angebliche Todesursache in Hadamar	Bezug zu Bonn
Catharina H.	10.2.1893 Mayen	25.3.1943 Grippe	Heil- und Pflegeanstalt; davor: Galkhausen; danach: Kloster-Hoven
Gertrud H.	1.9.1891 Dottendorf	26.3.1943 paralytischer Anfall	Heil- und Pflegeanstalt; danach: Kloster-Hoven
Günter H.	23.9.1926 Opladen	11.11.1943 Darmgrippe	Kinderanstalt; danach: Hephata, Benninghof, Scheuern
Gertrude H.	3.12.1897 Prümzurlay	7.7.1943 Schlaganfall bei Geisteskrankheit	Heil- und Pflegeanstalt; danach: Kloster-Hoven
Agnes H.	17.8.1857 Brühl-Heide	20.3.1943 Altersschwäche	Heil- und Pflegeanstalt; danach: Kloster-Hoven
Anna Maria H.	18.12.1884 Straelen	8.3.1943 Darmkatarrh	Heil- und Pflegeanstalt; danach: Kloster-Hoven
Maria H.	21.4.1883 Mülheim-Broich	2.3.1943 Herzschwäche, Entkräftung bei Geisteskrankheit	Heil- und Pflegeanstalt; danach: Kloster-Hoven
Paula H.	6.11.1888 Geisa/Eisenach	6.12.1942 paralytischer Anfall	Heil- und Pflegeanstalt; danach: Kloster-Hoven
Gertrud H.	17.8.1900 Altenrath	8.12.1942 Herzschwäche, Verfall bei Geisteskrankheit	Heil- und Pflegeanstalt; danach: Kloster-Hoven
Anna Maria H.	28.1.1887 Plantage/Köln	2.11.1942 Herzschwäche, Erschöpfung bei Schizophrenie	Heil- und Pflegeanstalt; danach: Kloster-Hoven
Maria Cäcilia K.	25.1.1892 Katen-sondheim/ Kitzingen	9.4.1943 Grippe	Heil- und Pflegeanstalt; davor: Lindenburg; danach: Kloster-Hoven
Elise K.	4.1.1881 Brühl	19.8.1943 Darmkatarrh	Heil- und Pflegeanstalt; danach: Kloster-Hoven
Eva K.	14.11.1910 Köln	6.7.1943 Herzschwäche im Status epilepticus	Heil- und Pflegeanstalt; danach: Kloster-Hoven

Name	Geburtsdatum Geburtsort	Sterbedatum angebliche Todesursache in Hadamar	Bezug zu Bonn
Maria Margaretha K.	19.1.1895 Köln-Mülheim	10.2.1943 Grippe	Heil- und Pflegeanstalt; danach: Kloster-Hoven
Gertrud K.	30.10.1902 Euskirchen	3.4.1943 Darmkartarrh	Heil- und Pflegeanstalt; danach: Kloster-Hoven
Anna Catahrina K.	6.1.1874 Köln	16.2.1943 Altersschwäche	Heil- und Pflegeanstalt; danach: Kloster-Hoven
Katharina L.	11.7.1893 Köln-Mülheim	23.1.1943 Herzschwäche, Verfall bei Geisteskrankheit	Heil- und Pflegeanstalt; danach: Kloster-Hoven
Anna Maria L.	5.11.1875 Eupen	26.9.1942 Verfall bei Schwachsinn, Herzschwäche	Heil- und Pflegeanstalt; danach: Essen, Kloster-Hoven
Paulina L.	21.1.1906 Neuwerk/ Mönchen-gladbach	31.10.1942 Herzschwäche, Erschöpfung bei Idiotie	Heil- und Pflegeanstalt; danach: Kloster-Hoven
Sophia M.	9.2.1894 Köln-Thurn/ Köln-Mülheim	9.10.1942 Herzschwäche, Verfall bei Schizophrenie	Heil- und Pflegeanstalt; danach: Kloster-Hoven
Juliane M.	20.2.1890 Birka/Bosnien	21.9.1942 Herzschwäche bei Schizophrenie	Heil- und Pflegeanstalt; danach: Kloster-Hoven
Margaretha M.	21.11.1909 Lindscheid/ Siegkreis	15.9.1942 Erschöpfung bei Ideiotie	Heil- und Pflegeanstalt; danach: Kloster-Hoven, Sterilisation
Christina M.	11.7.1895 Buchholz/ Neuwied	26.8.1942 Anfall	Heil- und Pflegeanstalt; danach: Kloster-Hoven
Magdalena Bernhardine M.	14.11.1884 Köln	8.11.1942 Erschöpfung bei Geisteskrankheit	Heil- und Pflegeanstalt; danach: Kloster-Hoven
Margaretha M.	29.5.1896 Esch/Bergheim	13.11.1942 Herzschwäche, Verfall bei Geisteskrankheit	Heil- und Pflegeanstalt; danach: Kloster-Hoven

Name	Geburtsdatum Geburtsort	Sterbedatum angebliche Todesursache in Hadamar	Bezug zu Bonn
Katharina M.	2.1.1890 Siegburg-Mülldorf	27.5.1943 Darmkatarrh	Heil- und Pflegeanstalt; danach: Lindenburg, Kloster-Hoven
Gertrud M.	10.5.1900 Bergisch Gladbach	7.11.1942 Herzschwäche, Erschöpfung bei Schizophrenie	Heil- und Pflegeanstalt; danach: Kloster-Hoven
Katharina M.	16.11.1868 Hohensayn	25.8.1942 Erschöpfung bei Schizophrenie	Heil- und Pflegeanstalt; danach: Kloster-Hoven
Christina O.	7.11.1879 St. Wendel	3.11.1942 Herzschwäche, Erschöpfung bei Geisteskrankheit	Heil- und Pflegeanstalt; danach: Merzig/Saar, Galkhausen, Krefeld-Königshof, Kloster-Hoven
Angela P.	12.2.1895 Paderborn	13.9.1943 Tuberkulose	Heil- und Pflegeanstalt; davor: Köln-Riehl, danach: Bedburg-Hau, Kloster-Hoven
Josephine P.	8.5.1887 Trier	4.11.1942 Herzschwäche, Verfall bei Geisteskrankheit	Heil- und Pflegeanstalt; danach: Kloster-Hoven
Anna P.	16.2.1877 Breun	7.12.1942 Altersschwäche	Heil- und Pflegeanstalt; danach: Kloster-Hoven
Magdalena P.	9.10.1897 Walzenack/ Prüm	4.12.1942 Herzschwäche, Verfall bei Geisteskrankheit	Heil- und Pflegeanstalt; danach: Kloster-Hoven
Anna Sibilla P.	18.9.1918 Kriegsdorf	17.10.1942 Herzschwäche, Erschöpfung bei Schizophrenie	Heil- und Pflegeanstalt; danach: Kloster-Hoven
Anna Catharina P.	6.1.1867 Sieperhöh/ Remscheid	25.8.1942 Lungenentzündung	Heil- und Pflegeanstalt; danach: Kloster-Hoven
Josephina R.	15.5.1877 Malmedy	5.1.1943 Herzschwäche, Verfall bei Geisteskrankheit	Heil- und Pflegeanstalt; danach: Kloster-Hoven

Name	Geburtsdatum Geburtsort	Sterbedatum angebliche Todesursache in Hadamar	Bezug zu Bonn
Margaretha Maria R.	2.7.1882 Köln	13.12.1942 Grippe	Heil- und Pflegeanstalt; danach: Galkhausen, Kloster-Hoven
Anna Sibille R.	28.8.1893 Bonn	25.11.1942 Herzschwäche, Verfall bei Geisteskrankheit	Heil- und Pflegeanstalt; danach: Kloster-Hoven
Agnes R.	3.5.1895 Köln-Gymnich	4.11.1942 Herzschwäche, Verfall bei Geisteskrankheit	Heil- und Pflegeanstalt; danach: Kloster-Hoven
Anna Mariam R.	16.3.1869 Hönscheid/ Eitorf	18.11.1942 Herzschwäche, Verfall bei Geisteskrankheit	Heil- und Pflegeanstalt; danach: Kloster-Hoven
Annette R.	2.5.1894 Duisburg	9.10.1942 Herzschwäche, Erschöpfung bei Schizophrenie	Heil- und Pflegeanstalt; danach: Kloster-Hoven
Elisabeth R.	9.6.1903 Grevenbroich	29.9.1942 Herzschwäche bei Schizophrenie, Verfall	Heil- und Pflegeanstalt; danach: Lindenburg, Kloster-Hoven
Louise von S.	13.9.1880 Jülich	13.1.1943 Herzschwäche, Verfall bei Geisteskrankheit	Heil- und Pflegeanstalt; danach: Kloster-Hoven
Horst Günter S.	7.9.1927 Köln	4.11.1943 Herzschwäche im Status epilepticus	Kinderanstalt; davor: Lindenburg; danach: Bethel, Hephata
Johanna S.	29.10.1884 Metz	19.10.1943 Herzschwäche, allgemeiner Verfall bei Schwachsinn	Heil- und Pflegeanstalt; danach: Galkhausen, Waldbröl, Hausen, Eichberg
Carolina S.	15.10.1886 Dudeldorf/ Bitburg	27.5.1943 Herzschwäche, Erschöpfung bei Geisteskrankheit	Heil- und Pflegeanstalt; danach: Kloster-Hoven

Name	Geburtsdatum Geburtsort	Sterbedatum angebliche Todesursache in Hadamar	Bezug zu Bonn
Louise S.	3.1.1880 Bonn	26.3.1943 Herzschwäche, Verfall bei Geisteskrankheit	Heil- und Pflegeanstalt; danach: Kloster-Hoven
Margaretha S.	8.7.1867 Oberhirzenach/ St. Goar	25.3.1943 Altersschwäche	Heil- und Pflegeanstalt; danach: Kloster-Hoven
Maria S.	7.5.1896 Köln	8.3.1943 Anfall bei Syphilis des Gehirns	Heil- und Pflegeanstalt; danach: Kloster-Hoven
Cäcilia S.	13.5.1896 Euskirchen	11.2.1943 Grippe	Heil- und Pflegeanstalt; danach: Kloster-Hoven
Agnes S.	3.11.1877 Schweinheim	14.11.1942 Herzschwäche, Verfall bei Geisteskrankheit	Heil- und Pflegeanstalt; danach: Kloster-Hoven
Cäcilia S.	28.6.1893 Bürvenich/ Zülpich	25.10.1942 Herzschwäche, Verfall bei Schizophrenie	Heil- und Pflegeanstalt; danach: Kloster-Hoven
Elisabeth S.	20.5.1902 Köln	20.11.1942 Herzschwäche, Verfall bei Geisteskrankheit	Heil- und Pflegeanstalt; danach: Kloster-Hoven
Maria S.	3.7.1891 Köln-Mülheim	31.10.1942 Herzschwäche, Erschöpfung bei Schizophrenie	Heil- und Pflegeanstalt; danach: Kloster-Hoven
Susanna S.	23.12.1853 Gondelsheim/ Prüm	15.10.1942 Altersschwäche	Heil- und Pflegeanstalt; danach: Kloster-Hoven
Franziska S.	8.4.1913 Friesheim/ Euskirchen	10.10.1942 Herzschwäche, Erschöpfung bei Schizophrenie	Heil- und Pflegeanstalt; danach: Kloster-Hoven

Name	Geburtsdatum Geburtsort	Sterbedatum angebliche Todesursache in Hadamar	Bezug zu Bonn
Luise S.	27.2.1904 Köln	6.10.1942 Herzschwäche, Erschöpfung bei Schizophrenie	Heil- und Pflegeanstalt; danach: Galkhausen, Kloster-Hoven
Anna Katharina S.	26.11.1908 Nemmenich/ Euskirchen	8.10.1942 Verfall bei Herzschwäche, Schizophrenie	Heil- und Pflegeanstalt; danach: Kloster-Hoven
Pauline S.	9.12.1881 Köln-Deutz	5.10.1942 Erschöpfung und Herzschwäche bei Psychopathie	Heil- und Pflegeanstalt; danach: Galkhausen, Kloster-Hoven
Katharina S.	2.10.1902 Köln	20.9.1942 Status epilepticus	Heil- und Pflegeanstalt; danach: Bedburg-Hau, Kloster-Hoven
Anna Elise S	28.8.1907 Wattenscheid	15.9.1942 Erschöpfung bei Schwachsinn	Düsseldorf-Grafenberg, Kloster-Hoven; Sterilisation Frauenklinik Bonn 1936
Theodora S.	21.8.1893 Köln	30.8.1942 Erschöpfung bei Schizophrenie	Heil- und Pflegeanstalt; danach: Kloster-Hoven
Catahrina Maria S.	5.1.1880 Köln	16.4.1943 Altersschwäche	Heil- und Pflegeanstalt; danach: Kloster-Hoven
Luise S.	16.12.1911 Dahlem	25.8.1942 Erschöpfung bei Idiotie	Heil- und Pflegeanstalt; danach: Kloster-Hoven
Elisabeth S.	28.5.1913 Bonn	2.9.1942 Erschöpfung bei Schizophrenie	Heil- und Pflegeanstalt; danach: Kloster-Hoven; Sterilisation Bonn 1936
Christine Helene W.	1.3.1902 Bonn	9.9.1943 Darmgrippe	Heil- und Pflegeanstalt; danach: Kloster-Hoven
Susanna W.	27.12.1907 Koblenz-Lützel	19.11.1942 Herzschwäche, Verfall bei Geisteskrankheit	Heil- und Pflegeanstalt; danach: Junkersdorf
Elfriede W.	17.9.1904 Köln-Kalk	2.10.1942 Herzschwäche, Erschöpfung bei Schizophrenie	Heil- und Pflegeanstalt; danach: Lindenburg, Kloster-Hoven

Name	Geburtsdatum Geburtsort	Sterbedatum angebliche Todesursache in Hadamar	Bezug zu Bonn
Bertha W.	27.4.1899 Dittrichsdorf/ Ostpreußen	13.9.1942 Erschöpfung bei Schizophrenie	Heil- und Pflegeanstalt; danach: Galkhausen, Kloster-Hoven
Maria W.	13.9.1887 Eppenberg/ Cochem	23.3.1943 Rippenfell-entzündung	Heil- und Pflegeanstalt; danach: Lindenburg, Kloster-Hoven
Anna W.	24.10.1879 Golzheim/ Düren	18.10.1943 Altersschwäche	Heil- und Pflegeanstalt; davor: Lindenburg, danach: Waldbröl, Hausen, Eichberg
Theresia W.	6.6.1910 Wahlen/Kall	6.4.1943 Grippe	Heil- und Pflegeanstalt; davor: Lindenburg, danach: Kloster-Hoven
Elisabeth W.	4.10.1898 Köln	10.2.1943 Herzschwäche, Verfall bei Geisteskrankheit	Heil- und Pflegeanstalt; danach: Lindenburg, Kloster-Hoven
Elisabeth Z.	4.1.1884 Köln	8.12.1942 Herzschwäche, Verfall bei Geisteskrankheit	Heil- und Pflegeanstalt; davor: Lindenburg, danach: Kloster-Hoven
Anna Z.	25.10.1886 Hennef	26.1.1943 Verfall bei Paralyse	Heil- und Pflegeanstalt; danach: Kloster-Hoven

7.5. Verlegungen aus der Kinderanstalt in Tötungsanstalten

Wie die Erwachsenenpsychiatrie war die Kinder- und Jugendpsychiatrie der Rheinprovinz durch personelle Kontakte eng mit der Universität verbunden. Otto Löwenstein las vom Sommersemester 1921 bis zu seiner Vertreibung an der Medizinischen Fakultät, war auch noch für das Sommersemester 1933 mit vier Lehrveranstaltungen angekündigt[125]. Zudem hielten die Nationalsozialisten Walter Poppelreuter, von 1933 bis 1935 kommissarischer Leitender Arzt der Kinderanstalt, und Aloys Schmitz, mit einer Unterbrechung durch Amtsenthebung (1945 bis 1947) anschließend bis 1964 Leiter, Vorlesungen. Poppelreuter und Schmitz waren ihrerseits den der Medizinischen Fakultät angehörenden Direktoren der Heil- und Pflegeanstalt unterstellt[126]. Die 1939 erfolgte Umbenennung der 1926

[125] Vgl. Waibel, Anfänge, S. 57 ff.

[126] Vgl. Orth, Transportkinder, S. 18.

eröffneten „Rheinischen Provinzial-Kinderanstalt für seelisch Abnorme in Bonn" in „Rheinische Landesklinik für Jugendpsychiatrie Bonn" war ausschließlich kosmetischer Natur; immer mehr Menschen hatten sich gegen die Aufnahme ihrer Angehörigen in eine „Anstalt" gesträubt[127].

Zu diesem Zeitpunkt stand der Mord an den „Bonner Transportkindern" noch bevor. Linda Orth hat für die Jahre 1943 und 1944 die Verschickung von 160 Kindern und Jugendlichen in die drei „Kinderfachabteilungen" Waldniel (62), Kalmenhof (81) und Eichberg (17) nachgewiesen[128]. An diesen Orten wurden 113 von ihnen getötet[129]. Von sechs Patienten weiß man, dass sie das „Dritte Reich" überlebten[130]. Von dreißig Kindern und Jugendlichen ist bekannt, dass sie von Waldniel in andere „Kinderfachabteilungen" oder die „Zwischenanstalt" Uchtspringe verlegt und höchstwahrscheinlich ermordet wurden[131].

In der Anstalt Hadamar wurden nachweisbar 18 Patienten getötet, die zeitweise in der Bonner Kinderanstalt oder in der Jugendpsychiatrie gewesen waren[132]. Zwischenstation war die Heilerziehungs- und Pflegeanstalt Anstalt Scheuern, manchmal außerdem die Anstalt Hephata in Mönchengladbach[133].

Aussagen des in der Kanzlei des Führers tätigen Sachbearbeiters Hans Hefelmann haben nach dem Ende des NS-Regimes zu der Annahme geführt, in Bonn selbst sei eine „Kinderfachabteilung" eingerichtet worden. Offenbar ist Hefelmann fälschlicherweise davon ausgegangen, ein an den Morden beteiligter Arzt sei in Bonn (statt in Waldniel) tätig gewesen[134].

7.6. Zwangssterilisierungen

7.6.1. Tatort Frauenklinik

Nach dem Inkrafttreten des „Gesetzes zur Verhütung erbkranken Nachwuchses" vom 14. Juli 1933 wurde die Frauenklinik zu einem Hauptschauplatz nationalsozialistischer Verbrechen. Zahlreiche zur Sterilisierung vorgesehene Frauen ge-

[127] Vgl. Orth, Transportkinder, S. 18; Klee, „Euthanasie", S. 434.

[128] Vgl. Orth, Transportkinder, S. 69; vgl. zur „NS-Kindereuthanasie" grundsätzlich Udo Benzenhöfer, „Kinderfachabteilungen" und „NS-Kindereuthanasie", Wetzlar 2000 (= Studien zur Geschichte der Medizin im Nationalsozialismus, 1), passim; ders., Tod, S. 114 ff.; Dorothee Roer, „Lebens-unwert". Kinder und Jugendliche in der NS-Psychiatrie, in: Hamann/Asbek, Vernunft, S. 107–130, passim.

[129] Vgl. Orth, Transportkinder, S. 70.

[130] Vgl. Orth, Transportkinder, S. 70.

[131] Vgl. Orth, Transportkinder, S. 70.

[132] Vgl. Kap. 7.4.

[133] Vgl. Kap. 7.4. – Einige Einzelfälle sind dokumentiert oder erwähnt in Orth, Transportkinder, S. 87 ff. – Nach Hephata gelangten insgesamt über 250 Kinder und Jugendliche aus Bonn (vgl. Orth, Transportkinder, S. 87). Vgl. Horst Leweling, Zwangssterilisation, „Euthanasie" und die Anstalt „Hephata" in Mönchengladbach, in: Seidel/Werner, Psychiatrie, S. 40–45, passim.

[134] Vgl. Benzenhöfer, „Kinderfachabteilungen", S. 78.

langten in die Gynäkologie, ohne dass die Klinik dem neuen Aufgabenfeld gewachsen gewesen wäre. In einem von Walter Haupt in Vertretung von Klinikdirektor Otto von Franqué verfassten Schreiben wird dies dokumentiert. Haupt unterstrich die organisatorischen und personellen Probleme, ohne die Zwangssterilisierungen grundsätzlich in Frage zu stellen: „Zur Durchführung des Gesetzes zur Verhütung erbkranken Nachwuchses ist [...] die Klinik jetzt beständig mit einer Anzahl von Kranken belegt, welche aus Irrenanstalten stammen, deren Pflege dementsprechend mit besonderen Schwierigkeiten verbunden ist. Sie müssen getrennt von den andern [sic] Kranken liegen und bedürfen einer gesteigerten Aufsicht, sodaß dauernd Aushilfspflegerinnen eingestellt werden müßen [sic]. [...] Inzwischen ist durch das Sterilisationsgesetz eine beträchtliche Vergrösserung des Krankendienstes eingetreten, der die Einstellung einer zweiten Schwester nötig macht."[135]

Nachdem die beantragte Personalaufstockung verwehrt worden war, wandte sich der scheidende Direktor Otto von Franqué selbst an den Kurator. Aus seinem auf den 12. Oktober 1934 datierten Brief geht klar hervor, dass er sich der Dimension des neuen Aufgabenbereichs nach anfänglicher Fehleinschätzung bewusst war. Franqué schrieb, „die Klinik" sei „in ganz unerwarteter Weise mehr belastet" worden: „Wir mußten seit Ende Mai dieses Jahres bis jetzt 108 Sterilisationen ausführen; es versteht sich von selbst, daß diese verantwortungsvollen Operationen nicht alle von dem Direktor der Klinik durchgeführt werden können und auch nur erfahrenen und in operativer Hinsicht erprobten Kräften anvertraut werden können. Nach den Mitteilungen der für die Bonner Klinik zuständigen Erbgesundheitsgerichte und Pflege- und Heilanstalten ist eine Abnahme des Zudrangs solcher Patientinnen innerhalb der nächsten Jahre noch nicht zu erwarten"[136].

Festzuhalten ist: In knapp fünf Monaten, in den ersten Monaten der Zwangssterilisierung, wurden 108 entsprechende Operationen in der Universitätsfrauenklinik durchgeführt[137].

Auch unter Franqués Nachfolger Harald Siebke, anders als Franqué Nationalsozialist, wurden die Sterilisierungen den Gesetzen des nationalsozialistischen Deutschland gemäß durchgeführt. In wenigstens einem Einzelfall verstieß die an der Frauenklinik gängige Praxis aber sogar gegen NS-Gesetze. So wurde die Zwangssterilisierung von Mädchen und jungen Frauen, deren Vater ein französischer oder amerikanischer Besatzungssoldat mit dunkler Hautfarbe gewesen war, durch das „Gesetz zur Verhütung erbkranken Nachwuchses" vom 14. Juli 1933 nicht gestattet, auch nicht durch seine Ergänzung vom 4. Februar 1936. Erfasst

[135] GStA PK Berlin, Rep. 76, NW 5, Nr. 498, Bd. XVII, Haupt an Verwaltungs-Inspektion der Klinischen Universitätsanstalten, 8.9.1934.

[136] GStA PK Berlin, Rep. 76, NW 5, Nr. 498, Bd. XVII, Franqué an Kurator, 12.10.1934.

[137] Dass die Sterilisierungen allenfalls in ganz wenigen Ausnahmefällen nicht als Zwangssterilisierungen bezeichnet werden können, zeigt am Beispiel Bremen Schmacke/Güse, Zwangssterilisiert, S. 84 ff. Vgl. auch die Falldokumentationen in Bock, Zwangssterilisation, S. 209 ff. sowie ebd., S. 270 ff.

wurden Krankheiten und Behinderungen, aber keine rassischen Merkmale[138]. Nach den von Ministerialdirektor Arthur Gütt entwickelten Vorschlägen verzichtete man auf eine scheinlegale Sterilisierung von dunkelhäutigen Kindern. Die Gestapo bildete eine „Sonderkommission 3", der drei Kommissionen, die über die Sterilisierung im Einzelfall zu entscheiden hatten, unterstanden. Die Kommission 3 war in Koblenz angesiedelt und lag Bonn am nächsten[139]. Die gesamte Aktion sollte geheim bleiben, der notwendige Schriftverkehr per Einschreiben abgewickelt werden. So ist davon auszugehen, dass sich auch die der Zwangssterilisierung schuldig machenden Ärzte der Illegalität ihres Handelns bewusst waren[140].

In den erhalten gebliebenen Akten des Reichsministeriums des Innern findet sich der Fall der C. M. B. aus Koblenz dokumentiert. Die am 7. April 1922 in Koblenz geborene B. war fünfzehn Jahre alt, als Harald Siebke sie im Juni 1937 operierte. Mit einem formalisierten, von Siebke per Hand selbst als „geheim" klassifizierten Schreiben teilte er am 17. Juni 1937 der „Sonderkommission III" folgendes mit: „Fräulein C[...] M[...] B[...], Koblenz [...] ist am 2. Juni 1937 in die Universitäts-Frauenklinik in Bonn aufgenommen worden. Der Beschluss der Unfruchtbarmachung hat mir vorgelegen. Bei der Operation wurde ein Keilausschnitt aus beiden Eileitern vorgenommen, die Stümpfe wurden in eine Tasche des Bauchfells versenkt. Die Operation und die Heilung sind ganz glatt verlaufen. Bei der Entlassung war der Leib weich, nicht schmerzhaft, die Wunde fest verheilt. Nach diesem glatten Verlauf sind irgendwelche Gesundheitsstörungen nicht zu erwarten. Fräulein B[...] wurde am 14. Juni 1937 durch das Jugendamt Koblenz abgeholt. Prof. Dr. Siebke."[141] B. wurde operiert, ohne dass sie krank gewesen wäre. Die Begründung der Koblenzer Kommission III für die „Un-

[138] Vgl. Reiner Pommerin, „Sterilisierung der Rheinlandbastarde". Das Schicksal einer farbigen deutschen Minderheit 1918–1937, Düsseldorf 1979, S. 52; Alexandra Przyrembel, ‚Rassenschande'. Reinheitsmythos und Vernichtungslegitimation im Nationalsozialismus, Göttingen 2003 (= Veröffentlichungen des Max-Planck-Instituts für Geschichte, 190), S. 60 f. – Vgl. zudem Ganssmüller, Erbgesundheitspolitik, S. 85 ff.; Fatima El-Tayeb, Schwarze Deutsche. Der Diskurs um „Rasse" und nationale Identität 1890–1933, Frankfurt/New York 2001, S. 178 ff. – Obwohl keine rassischen Merkmale erwähnt werden, gehört das „Erbgesundheitsgesetz" zur „Rassengesetzgebung im engeren Sinne". Deren Zweck war die Erhaltung der „Rassereinheit" nicht nur durch Ausschaltung von „Nichtariern", sondern auch durch eine gegen als krank angesehene „Arier" gerichtete „Erbgesundheitspflege" (Majer, „Fremdvölkische", S. 180).

[139] Zur Sterilisierung der „Rheinlandbastarde" vgl. ausführlich Pommerin, Sterilisierung, S. 77 ff. sowie knapp Heidrun Kaupen-Haas, Die Bevölkerungsplaner im Sachverständigenbeirat für Bevölkerungs- und Rassenpolitik, in: dies., Griff, S. 103–120, S. 112 f.

[140] Vgl. vorsichtiger Pommerin, Sterilisierung, S. 82. – Dass „die anthropologische Rassenzugehörigkeit" im Sterilisationsgesetz „ausgeklammert" worden war, hatte wohl außenpolitische Gründe. Vgl. Hans-Peter Kröner, Von der Eugenik zur NS-Rassenhygiene. Zur politischen Schuld der Medizin im „Dritten Reich", in: Knigge-Tesche, Berater, S. 111–149, S. 117. – Zu den Überlegungen, „Halbjuden" zu sterilisieren, vgl. Cornelia Essner, Die „Nürnberger Gesetze" oder Die Verwaltung des Rassenwahns 1933–1945, Paderborn u.a. 2002, S. 419 ff.

[141] BA Koblenz, R 1501, Nr. 1271 a, Siebke an Regierungsrat Thorn/Sonderkommission III, Koblenz, 17.6.1937, Einschreiben. Auch zit. in: Pommerin, Sterilisierung, S. 84 (Faksimile des Briefs ebd., S. 106).

fruchtbarmachung“ lautete allein, B. sei „Abkömmling eines Angehörigen der farbigen ehemaligen Besatzungstruppen“ und weise „eindeutig entsprechende Merkmale auf“[142]. B. galt als „Rheinlandbastard“ und fiel damit der geheimen Sonderaktion der Gestapo zum Opfer. B.'s Fall ist der einzige, der mit der Universität Bonn in Zusammenhang gebracht werden konnte, obwohl im Sommer 1937, als die Sterilisation dieser Personengruppe reichsweit erfolgte, in Bonn noch zwei Jugendliche dunkler Hautfarbe registriert waren[143]. Insgesamt wurde die Zahl der Betroffenen von den Nationalsozialisten auf 500 bis 600 geschätzt[144]. Wie viele von ihnen sterilisiert wurden, ist vor allem aufgrund der lückenhaften Aktenüberlieferung „nicht sicher festzustellen“[145].

Dass Sterilisierungen auf der Grundlage des „Gesetzes zur Verhütung erbkranken Nachwuchses“ in Bonn vorgenommen wurden, war dagegen kein Geheimnis und in Gesetzessammlungen sowie Gesetzeskommentaren nachzulesen. Im Verzeichnis der „Krankenanstalten zur Durchführung des chirurgischen Eingriffs des Gesetzes zur Verhütung erbkranken Nachwuchses“ vom 16. Oktober 1934 wurde für Frauen die Universität Bonn genannt[146]. Zur „Unfruchtbarmachung durch Strahlenbehandlung“ waren gemäß einer Verordnung vom 25. Februar 1936“ zwei Bonner Anstalten berechtigt[147]: Röntgen- und Radiumbestrahlungen durfte neben dem Röntgeninstitut der Chirurgie nur die „Universitäts-Frauenklinik in Bonn“ vornehmen[148]. Am 30. September 1936 wurde sämtlichen Fachärzten der Frauenklinik die Erlaubnis „zur Unfruchtbarmachung“ erteilt[149].

Einzelfälle sind durchaus gut dokumentiert. Bettina Bab hat das Schicksal einer 24-jährigen Kontoristin nachgezeichnet, die nach einem Streit mit ihrem Arbeitgeber in die Provinzialanstalt eingewiesen wurde und keine zwei Wochen später den Sterilisierungsbeschluss in Händen hielt. Zwei Jahre später wurde sie nach Einspruch und trotz eines hervorragenden Zeugnisses ihres neuen Arbeitgebers in der Frauenklinik zwangsweise sterilisiert[150].

[142] BA Koblenz, R 1501, Nr. 1271 a, Beschluss der Kommission III Koblenz, Regierungsrat Thorn als Vorsitzender, Medizinalrat Dr. Schöneck als Amtsarzt, Assistenzarzt Dr. Gunnar Berg als Vertreter des Reichsärzteführers, Professor Dr. Göllner als Anthropologe, Neuwied, 2.6.1937. Vgl. Pommerin, Sterilisierung, S. 84.

[143] Vgl. Vogt, Bonn, S. 546.

[144] Vgl. Pommerin, Sterilisierung, S. 57. Ganssmüller, Erbgesundheitspolitik, S. 89 schätzt „500 bis 800“, sagt sogar, diese seien „sterilisiert worden“.

[145] Pommerin, Sterilisierung, S. 84; vgl. Schmacke/Güse, Zwangssterilisiert, S. 35 ff.

[146] Gütt/Rüdin/Ruttke, Gesetz, S. 372.

[147] Zum erhöhten Krebsrisiko durch die Strahlensterilisation vgl. Proctor, Blitzkrieg, S. 109 ff. und Kap. 2.14.2.

[148] Gütt/Rüdin/Ruttke, Gesetz, S. 377.

[149] UA Bonn, MF 79/12, Kurator i.V. an MF Bonn, 30.9.1936; vgl. Kap. 2.13.2.

[150] Bettina Bab, Im falschen Moment laut gelacht... Beispiele zwangssterilisierter Frauen in Bonn, in: beiträge zur feministischen theorie und praxis, 18. Jg. (1995), H. 41, S. 33–42, S. 33. Ebd., S. 34 ff. finden sich weitere eindrucksvolle Fallbeispiele. Vgl. zudem Iris-Maria Hix, Zwangssterilisation: Eine spezielle Form der NS-Frauenpolitik, in: Annette Kuhn (Hg.), Frauenleben im NS-Alltag, Pfaffenweiler 1994 (= Bonner Studien zur Frauengeschichte, 2), S. 232–245, passim.

In den von der Heilerziehungs- und Pflege-Anstalt Scheuern bei Nassau angelegten Akte über die 1921 geborene Hildegard H. unter dem Patientenbericht vom 6. November 1936 findet sich ein Postscriptum: „Die Sterilisierung erfolgte in der Zeit vom 16. bis 28.11.36 in der Univ. Frauenklinik, Bonn“[151]. Veranlasst hatten die Sterilisierung die Verantwortlichen der „Rheinischen Provinzial-Kinderanstalt für seelisch Abnorme“ in Bonn. In dem vom leitenden Arzt Aloys Schmitz und der Stationsärztin Schmitz-Lückgen abgezeichneten Patientenbericht heißt es, Hildegard H. leide „an einem Schwachsinn mittleren Grades, auf Grund dessen die Sterilisierung beschlossen wurde“[152]. Hildegard H.'s Leidensweg führte sie zuletzt von Scheuern nach Hadamar, wo sie am 28. Februar 1943 getötet wurde[153]. Ähnlich verfuhr man 1936 und 1943/44 mit wenigstens zwei weiteren Frauen: Helene S. und Margarete S.[154]. 1935 sterilisiert und 1942 getötet wurden Gertrud N. und Katharina T.[155] 1935 sterilisiert und 1943 getötet wurde Wilhelmine H.[156] 1937 sterilisiert und 1945 getötet wurde Dina S.[157] Bereits in der Bonner Universitätsfrauenklinik starb am 12. September 1934 sieben Tage nach ihrer operativen Sterilisation eine namentlich bekannte 23jährige Epilepsiekranke[158].

Die Universitätsfrauenklinik war somit an der oft jahrelangen Tortur von Geisteskranken beteiligt[159]. Wenn in der Provinzial-Anstalt die Sterilisierung von Patientinnen angeordnet wurde, geschah diese in der Regel in der Frauenklinik[160]. Die Auswertung von 176 Datensätzen über Patienten, die sich wenigstens einmal in einer Bonner Anstalt oder Klinik befunden haben und in der Tötungsanstalt Hadamar starben (das heißt in fast allen Fällen: ermordet wurden), hat ergeben, dass von diesen 176 Personen mindestens zehn Personen in Bonn, höchstwahrscheinlich in den Universitätskliniken sterilisiert worden sind; bei acht dieser zehn Personen kann die Frauenklinik als Ort der Sterilisierung als sicher angesehen werden.

151 Gedenkstätte Hadamar, Archiv, Akte Hildegard H., Bericht über Hildegard H. der Rheinischen Provinzial-Kinderanstalt für seelisch Abnorme, Bonn, 6.11.1936.

152 Gedenkstätte Hadamar, Archiv, Akte Hildegard H., Bericht über Hildegard H. der Rheinischen Provinzial-Kinderanstalt für seelisch Abnorme, Bonn, 6.11.1936. – Hildegard H. wurde von Bonn, wo sie am 11. September 1936 aufgenommen worden war, am 30. November 1936 in die Anstalt Scheuern verlegt. Dort wurde die am 17. Februar 1943 laut Aktendeckel „entlassen“, tatsächlich aber in die Tötungsanstalt Hadamar verbracht.

153 Gedenkstätte Hadamar, Datenbank. Als Todesursache wurde „Tuberkulose der Lungen“ angegeben.

154 Vgl. Tabelle u.

155 Gedenkstätte Hadamar, Datenbank; vgl. Tabelle u..

156 Gedenkstätte Hadamar, Datenbank; vgl. Tabelle u.

157 Gedenkstätte Hadamar, Datenbank; vgl. Tabelle u.

158 ALVR Brauweiler, MF 14, Nr. 14871, Geller an Oberpräsident Rheinprovinz, 29.10.1934. Geller spricht vom „Exitus“ im „Status epilepticus“.

159 Zum Leidensweg von Bonner Psychiatriepatienten vgl. Kap. 7.4. und 7.5.

160 Als außergewöhnliche Ausnahme galt es, wenn die Betroffene in die Kölner Frauenklinik eingewiesen wurde. Vgl. Grosse, Psychiatrie, S. 30.

Klinikdirektor Siebke sorgte 1936 freilich dafür, dass „in der Abteilung, in der zu sterilisierende Frauen lagen, die Türen geöffnet wurden“[161]. Anders als Otto von Franqué bot Siebke den Frauen so bewusst eine Chance zu einer letztlich wahrscheinlich jedoch nutzlosen Flucht[162].

7.6.2. Tatort Chirurgische Klinik

Die Sterilisation von Männern erfolgte in der Chirurgischen Klinik. Deren Zahl lag mit „20–40 im Monat“ so hoch, dass Klinikdirektor Erich von Redwitz im Januar 1936 auch deswegen den Dekan auf seine Personalsorgen hinwies[163]. Zu befürchten sei, dass nicht mehr genügend Operateure zur Verfügung stünden, da „die Sterilisationsoperationen [...] nach dem Wortlaut des Gesetzes nur Fachärzten überlassen“ werden durften[164].

Im einschlägigen Runderlass vom 16. Oktober 1934 wurde die Universität Bonn nur noch für chirurgische Sterilisierungen bei Frauen erwähnt[165]. Das heißt jedoch nicht, dass Sterilisierungen ausschließlich in der Frauenklinik und ausschließlich bei Frauen vorgenommen worden wären. Denn in der Durchführungsverordnung vom 25. Februar 1936 wurde dem „Röntgeninstitut der Chirurgischen Universitätsklinik“ unter Robert Janker die Sterilisierung durch Röntgen- und Radiumbestrahlung genehmigt, die mit einem erhöhten Krebsrisiko verbunden ist[166]. Am 30. September 1936 erhielten sämtliche Fachärzte der Chirurgischen Klinik die Erlaubnis „zur Unfruchtbarmachung“[167].

Einzelfälle lassen sich in den Akten immer wieder nachweisen. So wurde der Bonner Alfred H. „gemäß dem Beschluß des Erbgesundheitsgerichtes Bonn wegen Schizophrenie in der chirurgischen Universitätsklinik Bonn am 17. VII. 1940 unfruchtbar gemacht“[168]. Schon am 29. März 1934 schrieb der stellvertretende Leiter der Rheinischen Provinzial-Heil- und Pflegeanstalt Geller in einem ersten Bericht über die Wirksamkeit des Gesetzes „zur Verhütung erbkranken Nachwuchses“: „Zur Operation sind am 27. 3. die ersten Kranken (2 Männer) der chirurg. Klinik überwiesen worden.“[169]

[161] HStA Düsseldorf, NW 1049-54516, Gutachten des Entnazifizierungs-Überprüfungsausschusses Bonn, o.D. [1948].

[162] Vgl. Kap. 2.13.2.

[163] UA Bonn, MF 79/106, Redwitz an Dekan Stöhr, 20.1.1936, Abschrift (auch ebd., PA 1413). – Vgl. Kap. 2.14.

[164] UA Bonn, MF 79/106, Redwitz an Dekan Stöhr, 20.1.1936, Abschrift (auch ebd., PA 1413).

[165] Gütt/Rüdin/Ruttke, Gesetz, S. 372.

[166] Gütt/Rüdin/Ruttke, Gesetz, S. 377; zur Chirurgie vgl. Kap. 2.14. Zum Krebsrisiko vgl. Proctor, Blitzkrieg, S. 109 ff. und Kap. 2.14.2.

[167] UA Bonn, MF 79/12, Kurator i.V. an MF Bonn, 30.9.1936. Vgl. Kap. 2.14.2.

[168] HStA Düsseldorf, NW 1053-52, Bericht Gellers, 11.7.1946.

[169] ALVR Brauweiler, MF 14, Nr. 14871, Geller an Oberpräsident Rheinprovinz, 29.3.1934.

7.6.3. Die Opferzahl

Die Gesamtzahl der in Bonn sterilisierten Frauen und Männer konnte nicht geklärt werden. Anders als etwa in Göttingen, Bremen und Freiburg sind wichtige Unterlagen vernichtet worden[170]. Sicher aber ist, dass sich mehrere Hundert Menschen der Operation unterziehen mussten, möglicherweise über 4000. Die Kartei des ehemaligen Erbgesundheitsgerichts Bonn verzeichnet 4430 von Anträgen auf Sterilisierung Betroffene, 2751 Männer und 1679 Frauen[171]. Einen Monat vor Franqués Angabe von den 108 in der Frauenklinik sterilisierten Frauen hatte man bereits im Bonner Rathaus erste Zahlen erhoben. Hier wurden 340 Sterilisationsfälle registriert, davon 112 als abgeschlossen, 147 als entschieden und vorgemerkt und 81 als noch in Bearbeitung befindlich[172]. Für Godesberg sind neun Zwangssterilisationen nachzuweisen; für Beuel ist bekannt, dass dort „insgesamt 63 Personen in Erbgesundheitsverfahren verwickelt" waren[173]. Die erste Sterilisation ist in Bonn am 29. März 1934 durchgeführt worden[174]. Zum Stichtag 30. September 1934 wurden von der Bonner Provinzial-Heil- und Pflegeanstalt bereits 190 Unfruchtbarmachungen gemeldet, 110 bei Männern und 80 bei Frauen[175]. Für das gesamte Jahr 1934 zählte der Pohlisch-Schüler Werner Gelhard dort 305 Sterilisationen, davon 151 bei Frauen[176]. Zum Stichtag 30. Juni 1936 meldete die Bon-

[170] Vgl. lokale Erhebungen u.a. in Beushausen u.a., Fakultät, S. 208 ff.; Martin Rudnick, Behinderte im Nationalsozialismus. Von der Ausgrenzung und der Zwangssterilisation zur „Euthanasie", Weinheim/Basel 1985, S. 90 ff.; Gunther Link, Zwangssterilisationen in der Universitätsfrauenklinik Freiburg 1934–1945, in: Leven, Fakultät, S. 73–87 (ebd., S. 77: „Aus den Akten der Universitätsfrauenklinik Freiburg lassen sich für den Zeitraum von 1934 bis 1944 906 eugenische Zwangssterilisationen und 36 Schwangerschaftsabbrüche aus eugenischer Indikation nachweisen."). Vgl. auch Friedemann Pfäfflin, Zwangssterilisation in Hamburg. Ein Überblick, in: Angelika Ebbinghaus/Heidrun Kaupen-Haase/Karl Heinz Roth (Hg.), Heilen und Vernichten im Mustergau Hamburg. Bevölkerungs- und Gesundheitspolitik im Dritten Reich, Hamburg 1984, S. 26–29 und S. 200, S. 28.

[171] Vgl. Annette Feldmann/Horst-Pierre Bothien, Zwangssterilisationen in Bonn: Zur Arbeit des Erbgesundheitsgerichts Bonn (1934–1944), in: Kuhn, Frauenleben, S. 246–254, S. 247; StA Bonn, Pr 50/1302.

[172] Vgl. Vogt, Bonn, S. 546 nach StA Bonn, Pr 10/575, 20.9.1934.

[173] Vgl. Vogt, Bonn, S. 546.

[174] Werner Gelhard, Das Gesetz zur Verhütung erbkranken Nachwuchses und seine Ausführung an der Prov. Heil.- [sic] und Pflegeanstalt Bonn im Jahr 1934, Diss. med. Bonn 1938, S. 9. – Für Gelhard stand fest (ebd., S. 11): „Die Sterilisation bietet die einzige Handhabe, die Bekämpfung des Schwachsinns erfolgreich durchzuführen, der durch seine überdurchschnittliche Vermehrung dauernd im Wachstum begriffen war."

[175] ALVR Brauweiler, MF 14, Nr. 14871, Tabelle 2, o.D., Stichtag 30.9.1934. Siehe auch ebd., Geller an Oberpräsident Rheinprovinz, 29.3.1934: „Bis 1. 4. 34 sind 43 Anträge auf Unfruchtbarmachung von hier gestellt und zwar bei Männern 23, Frauen 20. Hiermit sind die dringlichsten Fälle beantragt. Das Erbgesundheitsgericht hat 1 mal in der Anstalt getagt am 15.3. Von 10 Anträgen werden 8 bejahend entschieden. Bei 2 sollen noch weitere Nachforschungen wegen Erblichkeit stattfinden."

[176] Gelhard, Gesetz, S. 9. Vgl. Bab, Moment, S. 41.

ner Anstalt 695 Sterilisationsbeschlüsse als „bisher durchgeführt", zum 28. Februar 1937 813[177].

Im Bonner Stadtarchiv liegen heute über 500 Einzelfallakten zu geplanten oder durchgeführten Sterilisationen[178]. Von den 510 beantragten Sterilisationen sind 455 zur Ausführung gelangt[179]. 40 Anträge lehnte das Erbgesundheitsgericht ab[180].

Einen Monat nach Kriegsende hat Obermedizinalrat Josef Geller eine Aufstellung vorgelegt, nach der 322 Männer und 87 Frauen, die in der Provinzialanstalt untergebracht waren, sterilisiert worden sind – allein in der Zeit von 1939 bis 1944. Diese Sterilisationen dürften sämtlich in den Universitätskliniken vorgenommen worden sein. Geller empfand angesichts eines „Durchschnittsbestand[s] von 1000 Kranken" und „Neuaufnahmen" von ca. „1200" die Sterilisationsquote von stets unter 5 % als niedrig[181]. Tatsächlich waren in einer Aufstellung des Jahres 1933 von den etwa 6955 in den Rheinischen Provinzial-Heil- und Pflegeanstalten untergebrachten als „erbkrank" bezeichneten Menschen 3175 als „für die Sterilisierung in Frage" kommend eingruppiert worden[182]. Geller zeigte nicht das geringste Schuldbewusstsein. Am 8. Juni 1945 schrieb er zu den Sterilisationen: „Das Gesetz ist ein wohlbegründetes und eugenisch wichtiges Gesetz [sic], das der Volkswohlfahrt dient. Es wäre bedauerlich, wenn es aufgehoben würde."[183]

Einige der sterilisierten Patienten werden bei einer reichsweiten Todesrate, die mit zwischen 1 und 5 Prozent angegeben wird, gestorben sein[184]. Für das gesamte Deutsche Reich geht man von etwa 350000 bis über 400000 Sterilisierten aus; diese Zahlen bedeuten zwischen 3500 und 20000 Todesopfer[185]. Gisela Bock

[177] ALVR Brauweiler, MF 14, Nr. 14871, Aufstellung Deutscher Gemeindetag, o.D., Stichtag 30.6.1936; ebd., Nr. 14856, Aufstellung, o.D., Stichtag 28.2.1937.

[178] StA Bonn, Pr 50/597 bis 1112. Vgl. Vogt, Bonn, S. 546. Weitere 26 für Bonn relevante Einzelfallakten finden sich im HStA Düsseldorf, Rep. 276/91 (Findbuch 226.04.1).

[179] Vgl. Bab, Moment, S. 34.

[180] Vgl. Bab, Moment, S. 34.

[181] HStA Düsseldorf, NW 1049-48516, Bericht Gellers über die Kriegsjahre in der Anstalt Bonn, 8.6.1945, Abschrift.

[182] ALVR Brauweiler, MF 14, Nr. 14871, Aufstellung o.D. zum Stichtag 1.8.1933.

[183] HStA Düsseldorf, NW 1049-48516, Bericht Gellers über die Kriegsjahre in der Anstalt Bonn, 8.6.1945, Abschrift.

[184] Vgl. Schmacke/Güse, Zwangssterilisiert, S. 133. Vgl. auch Manfred Stürzbecher, Der Vollzug des Gesetzes zur Verhütung erbkranken Nachwuchses vom 14. Juli 1933 in den Jahren 1935 und 1936, in: Das öffentliche Gesundheitswesen, 36 (1974), S. 350–359, S. 355 f., wo offizielle zeitgenössische Zahlen unkritisch referiert werden und die Todesrate mit deutlich unter 1 % angegeben wird. Vgl. auch Richter, Katholizismus, S. 463 ff. und zu den „'Zwischenfälle[n]' in der Bremer Frauenklinik" Schmacke/Güse, Zwangssterilisiert, S. 122 ff. – Einige unerwartete Operationsverläufe, teilweise mit Todesfolge sowie Klagen von Sterilisierten über Komplikationen sind dokumentiert in: ALVR Rheinland, MF 14, Nr. 14871. – Vgl. auch Pross/Aly, Wert, S. 187.

[185] Vgl. Müller, Juristen, S. 128. Die Todesrate 5 % nannte zeitgenössisch der Direktor der Würzburger Universitätsklinik Carl Gauß.

schätzt 5000 Tote, unter Einschluss von Selbsttötungen aufgrund des angekündigten Schicksals 6000; Martin Schöningh geht von „etwa 5000 bis 6000 Frauen und 600 Männer[n]" unter den Todesopfern aus[186]. Ernst Klee nimmt an, dass diese Zahlen noch „zu niedrig liegen"[187].

Tabelle: Sterilisierte Patienten der Provinzial-Heil- und Pflegeanstalt Bonn (Quellen: Archiv des Landschaftsverbands Rheinland, Brauweiler; Hauptstaatsarchiv Düsseldorf)[188]

Zeitraum	Männer	Frauen	Gesamt
1.1.1934 -31.3.1934	2	0	2
1.4.1934–30.9.1934	91	65	156
1.10.1934–31.3.1935	102	110	212
1.4.1935–30.9.1935	114	58	172
1.10.1935–31.3.1936	65	40	105
1.4.1936–30.9.1936	45	60	105
1.10.1936–28.2.1937	32	29	61
1.3.1937–31.12.1938	k.A.	k.A.	k.A.
1939	57	41	98
1940	75	7	82
1941	90	11	101
1942	57	16	73
1943	32	12	44
1944	11	0	11

7.7. Zwangsabtreibungen

Nach dem kriegsbedingten Umzug einer Abteilung der Frauenklinik in das Johanniterkrankenhaus Ende Oktober 1944 übernahm deren Leitung der Oberarzt Hans Rupp. Seine damalige Assistentin Ilse Witte gab nach dem Kriege zu Protokoll, Rupp habe sich gegen „eine Anordnung der damaligen Leitung des Gesund-

[186] Bock, Zwangssterilisation, S. 380 f.; Hans-Walter Schmuhl, Rassenhygiene, Nationalsozialismus, Euthanasie. Von der Verhütung zur Vernichtung „lebensunwerten Lebens" 1890–1945, Göttingen 1992, S. 412; Schöningh, Studien, S. 6. Vgl. auch Ganssmüller, Erbgesundheitspolitik, S. 89.

[187] Klee, Medizin, S. 70.

[188] ALVR Brauweiler, MF 14, Nr. 14871, Aufstellung Deutscher Gemeindetag, o.D., Stichtag 30.6.1936; ebd., 14856, Aufstellung, o.D., Stichtag 28.2.1937; ebd., Zusammenstellung Gellers, 25.3.1937; HStA Düsseldorf, NW 1049-48516, Bericht Gellers über die Kriegsjahre in der Anstalt Bonn, 8.6.1945, Abschrift. – Bis zum 28. Februar 1937 wurden 21 Patienten der Kinderanstalt, 2 Jungen und 19 Mädchen, unfruchtbar gemacht. Diese Gruppe ist höchstwahrscheinlich in der Gesamtstatistik für die Bonner Provinzial- Heil- und Pflegeanstalt berücksichtigt (ALVR Brauweiler, MF 14, Nr. 14856, Aufstellung, o.D., Stichtag 28.2.1937).

heitsamtes und der Aerztekammer“ gewehrt, die ihn aufforderte, „bei Fremdarbeiterinnen, die damals in einem Bonner Lager sich befanden, Schwangerschaftsunterbrechungen aus rassepolitischen Gründen vorzunehmen“[189]. Die Erklärung Wittes gibt zu erkennen, dass Rupp seinen Widerstand aus „ethischen und ärztlichen“ Gründen nicht durchhielt[190]. Witte schreibt nämlich, Rupp habe die wiederholten Anordnungen „zunächst“ mit der – unrichtigen – Begründung abgelehnt, es fehlten die Voraussetzungen[191].

Nach dem Ende des NS-Regimes nahm auch der einstige Klinikdirektor Siebke zu den Vorwürfen Stellung. Während die Sterilisierungsverbrechen offenbar auch bei den um Aufklärung der Vorgänge Bemühten keine Rolle spielten – sei es aus Unkenntnis, sei es aus mangelndem Bewusstsein für das Unrecht –, war Siebke sehr wohl der Zwangsabtreibung beschuldigt worden. Siebke leugnete. „Schwangerschaftsunterbrechungen an ausländischen dienstverpflichteten Arbeiterinnen seien in seiner Klinik nur auf eigenen Wunsch der Patientinnen vorgenommen worden“, erklärte er nach einem Protokoll des Bonner Entnazifizierungsausschusses[192]. Dies ist anzuzweifeln, doch kann der Gegenbeweis nicht erbracht werden. Siebkes „Aufzeichnungen über Patienten, Schwangere, Neugeborene und Wöchnerinnen“ umfassten „mehr als 20 000 Blätter“, existierten noch 1964, wurden nach 1968 sogar wissenschaftlich benutzt, später aber „ordnungsgemäß entsorgt“[193].

Seit der Änderung des Gesetzes zur Verhütung erbkranken Nachwuchses vom 26. Juni 1935 bestand im Deutschen Reich de facto eine „Abtreibungspflicht für ‚erbkranke‘ Schwangere“; sie führte reichsweit zu mindestens 30 000 Abtreibungen[194]. Dass zumindest in Einzelfällen Zwangsabtreibungen und Zwangssterilisationen zusammengefallen sind, konnte Bettina Bab als wahrscheinlich darstellen. In 17 der über 500 im Bonner Stadtarchiv aufbewahrten Sterilisations-

[189] HStA Düsseldorf, NW 1049-53302, Aufzeichnung Wittes, 5.9.1948, Abschrift.

[190] HStA Düsseldorf, NW 1049-53302, Aufzeichnung Wittes, 5.9.1948, Abschrift.

[191] HStA Düsseldorf, NW 1049-53302, Aufzeichnung Wittes, 5.9.1948, Abschrift. Vgl. ebd., Erklärung Dr. Kreuter/Elisabethkrankenhaus, 10.9.1948, Abschrift: „Es ist mir auch bekannt, dass Herr Prof. Rupp von dienstverpflichteten Ausländerinnen, die während des Krieges von ihm behandelt wurden, wegen seiner Unvoreingenommenheit und Hilfsbereitschaft sehr geschätzt wurde.“ Vgl. auch ebd., Erklärung Gertrud Bootz/Bonn, 9.9.1948: „Im Mai 1940 unter dem Druck der deutschen Militärverwaltung nach Bonn verschickt wurde ich Patientin von Herrn Prof. Rupp. Prof. Rupp nahm persönlich regen Anteil an meinem Geschick und half mir in jeder Weise. Meine Freundin Claire Borell (Paris) sowie einige Mädchen aus dem Ausländer-Arbeitslager der DAG Troisdorf wurden Patienten von Prof. Rupp und waren alle sehr froh und dankbar über seine gütige und verständnisvolle Art Ausländern gegenüber.“

[192] UA Bonn, PA 7855 Siebke, „Anlage zum Fragebogen Siebke“, Stellungnahme des Bonner Entnazifizierungsausschusses Bleibtreu/Claessen/Gatermann/Becker/Grütz, o.D. – Vgl. Beushausen u.a., Fakultät, S. 212, wo für Göttingen von 14 Fällen einer „Unterbrechung der Schwangerschaft“ – ein nicht nur im „Dritten Reich“ benutzter verharmlosender Begriff für einen Abbruch der Schwangerschaft – die Rede ist.

[193] UA Bonn, MF-PA Siebke, Siebke an Kultusminister Paul Mikat über Dekan durch Rektor, 31.3.1964; Schreiben Manfred Hansmann an Forsbach, 2.8.2002.

[194] Schöningh, Studien, S. 7; vgl. Schmuhl, Medizin, S. 412.

akten fanden sich Hinweise auf eine Schwangerschaft[195]. Für sieben Fälle stellte Bab fest, dass „die Unfruchtbarmachung erst längere Zeit nach dem Sterilisationsbeschluß“ stattfand: „Das deutet darauf hin, das die Universitätsklinik den Eingriff erst nach der Geburt vornahm.“[196] Insbesondere bei ledigen Frauen drängte man – belegt sind Anträge der Amtsärzte Crome und Basten – auf Schwangerschaftsabbruch[197].

7.8. Die Leichen von NS-Opfern im Anatomischen Institut

7.8.1. Der Kampf um die Zuteilung

Viele Anatomen waren im „Dritten Reich“ „Mitglieder der SS und hatten dadurch gute Beziehungen zu den Konzentrationslagern, um ihre Leichenlieferungen für den Präpariersaal sicherzustellen und schon lebende Opfer für ihre Sammlungen an Ort und Stelle zu fixieren“[198]. So weit ist man in Bonn nicht gegangen. Philipp Stöhr, als Institutsdirektor seit 1935 Nachfolger des hoch angesehenen Johannes Sobotta, distanzierte sich von „dem Nationalsozialismus verfallenen Kollegen“ und hat „seit 1934 aus politischen Gründen bis zur ersten Nachkriegssitzung (die charakteristischerweise von ihm und seinem während der Nazizeit aus dem Amt vertriebenen, jüdischen Kollegen Prof. Veit – Köln – nach Bonn einberufen wurde) nicht mehr an den Kongressen seiner Fachgesellschaft teilgenommen“[199]. Dennoch wurde das Bonner Anatomische Institut Profiteur der nationalsozialistischen Verbrechen. In großer Zahl gelangten hierher die Leichen von Exekutionsopfern, die in der Folge wissenschaftlichen Zwecken dienten. In erster Linie wurden die Leichen in der Lehre verwandt, sie dienten aber auch der Forschung. Allein Philipp Stöhr hat in der „Zeitschrift für Zellforschung“ die Verwendung von neunzehn Leichen Hingerichteter im Alter zwischen 17 ½ und 70 Jahren erwähnt[200].

[195] Vgl. Bab, Moment, S. 35.

[196] Bab, Moment, S. 35.

[197] Vgl. Bab, Moment, S. 35.

[198] Paul Glees an Hans-Paul Höpfner, 5.10.1994 (dem Autor von Hans-Paul Höpfner übergeben). – Vgl. zu den Straßburger Verbrechen unter der Verantwortung von August Hirt, die der Feststellung Glees' genau entsprechen, Hans-Joachim Lang, Die Namen der Nummern. Wie es gelang, die 86 Opfer eines NS-Verbrechens zu identifizieren, Hamburg 2004, S. 9 ff., S. 106 ff. und passim.

[199] Kurt Fleischhauer an Hans-Paul Höpfner, 18.3.1995 (dem Autor von Hans-Paul Höpfner übergeben).

[200] Philipp Stöhr jr., Studien zur normalen und pathologischen Histologie vegetativer Ganglien I. In: Zeitschrift für Zellforschung, 32 (1943), S. 587–635, S. 587 und S. 633; vgl. G.[erhard] Aumüller/K.[ornelia] Grundmann, Anatomy during the Third Reich. The Institute of Anatomy at the University of Marburg, as an Example, in: Annals of Anatomy, 184 (2002), S. 295–303, S. 301.

Am 6. Oktober 1933 regelte der Preußische Minister für Wissenschaft, Kunst und Volksbildung in einem Erlass eindeutig, dass „die Leichen der im Gebiete des Preußischen Staates hingerichteten Personen [...] künftig wieder dem Anatomischen Institut der jeweils nächstgelegenen preußischen Universität zum Zwecke der wissenschaftlichen Forschung und des Unterrichts überlassen werden“[201]. Hatte es zuvor durchaus Unstimmigkeiten über die Zuteilung von Leichen gegeben[202], so wurde nun festgesetzt, „daß die Leichen Hingerichteter – soweit sie nicht von den Angehörigen in Anspruch genommen werden – [...] aus den Landgerichtsbezirken Aachen, Bonn, Koblenz und Trier dem Anatomischen Institut der Universität Bonn [...] zufallen“[203]. Freilich war Institutsdirektor Sobotta mit dieser Regelung keineswegs einverstanden, sah er doch „die Universität Bonn gegenüber allen anderen Universitäten Preussens[,] besonders aber gegenüber der Universität Köln in einer Weise benachteiligt, die nicht nur im allerhöchsten Masse ungerecht ist, sondern zu einer schweren Benachteiligung der Universität Bonn und zu einer grenzenlosen Schädigung des anatomischen Unterrichtes führen muss“[204]. Sobotta forderte, zu Gunsten von Bonn dem Anatomischen Institut der Universität Köln die Landgerichtsbezirke Düsseldorf und Wuppertal abzuerkennen. Schließlich gebe es in Bonn doppelt so viele Medizinstudenten wie in Köln, besitze Bonn nach Berlin und München das drittgrößte Anatomische Institut, habe aber Landgerichtsbezirke zugewiesen erhalten, in denen „kein einziges Todesurteil gefällt worden“ sei, während im Kölner Bereich „z. Z. bis heute rund 20 noch nicht vollstreckte Todesurteile gefällt“ worden seien[205]. Sobotta schloss sein Schreiben an den Kurator mit den folgenden Sätzen:

201 Anatomisches Institut Bonn, Nr. 117, Erlass i.V. Stuckart/Wissenschaftsministerium, 6.10.1933 (auch in: BA Berlin, R 3001, Nr. 1478).

202 Anatomisches Institut Bonn, Nr. 117, Sobotta an Präsidenten des Strafvollzugsamtes Köln, 29.9.1925, Entwurf; ebd., Sobotta an Kurator der Universität, 13.7.1931, Entwurf sowie weitere Schriftstücke.

203 Anatomisches Institut Bonn, Nr. 117, Erlass i.V. Stuckart/Wissenschaftsministerium, 6.10.1933 (auch in: BA Berlin, R 3001, Nr. 1478). Ebd. heißt es zum formalen Ablauf: „Die jeweilige Vollstreckungsbehörde wird dem zuständigen Anatomischen Universitätsinstitut von jeder bevorstehenden Hinrichtung rechtzeitig Mitteilung machen und seinem Beauftragten gestatten, bei der Vollstreckung des Todesurteils zugegen zu sein und den Leichnam, soweit er nicht den Angehörigen des Hingerichteten auf ihr Verlangen herauszugeben ist, unmittelbar nach der Hinrichtung zur Verwendung als Forschungs- und Unterrichtsmaterial in Empfang zu nehmen.“

204 Anatomisches Institut Bonn, Nr. 117, Sobotta an Kurator, 21.10.1933.

205 Anatomisches Institut Bonn, Nr. 117, Sobotta an Kurator, 21.10.1933. Ebd. heißt es: „Die Zahl der Studierenden der Medizin an der Universität Bonn ist fast genau doppelt so gross wie die der Universität Köln; da von den Studierenden der Universität Bonn rund 2/3 im vorklinischen [,] rund 1/3 im klinischen Studium stehen, ist, wenn man die in Anatomie auszubildenden Studierenden der Medizin rechnet, das Verhältnis der Zahl der Medizinstudenten von Bonn und Köln noch wesentlich ungünstiger für Köln. Mit nahezu 1000 Praktikanten in den anatomischen Präparierübungen, mit vor kurzem noch 5–600 eingeschriebenen Zuhörern in der anatomischen Hauptvorlesung (jetzt rund 100 weniger) stand Bonn und steht es noch direkt hinter Berlin, in weitem Abstande vor den der Frequenz der genannten Vorlesungen nach etc. nächstfolgenden Universitäten Preussens (Breslau, Münster, Marburg). Selbst im gesammten [sic] Reiche wurde Bonn in dieser Hinsicht nur noch von München übertroffen, stand also z.B. wesentlich vor

„Ich bitte daher [...] dringlichst, im Interesse der Universität Bonn, der eine garnicht [sic] wieder gutzumachende Schädigung droht, gegen die Verteilung der Leichen Hingerichteter, wie sie die oben ausgeführte Ministerialverfügung vornimmt, ganz energisch unter den von mir angegebenen Gründen Protest einzulegen. Gleichzeitig bitte ich, da volle drei Wochen verflossen sind, ehe die genannte Verfügung hier bekannt wurde, dieses mit möglichste[r] Beschleunigung tun zu wollen, da bereits in den allernächsten Wochen (zum Teil sogar Tagen) nahezu 290 Todesurteile in der Rheinprovinz (nördl. Teil) vollstreckt werden."[206]

Ganz offensichtlich war Sobotta gewillt, den Rigorismus des neuen Regimes zu Gunsten seines Instituts zu nutzen[207]. Die Dimension dieses Rigorismus scheint er zunächst nicht erkannt zu haben. Denn dass auch in den Bonn zugesprochenen Gerichtsbezirken bald Todesurteile gefällt werden würden, ließ das Erziehungsministerium in kaum verhüllter Form mitteilen, als es Sobottas über den Kurator ihm mitgeteiltes Ansinnen ablehnte: „Die Neuordnung wird im Zusammenhang mit der jetzt eingetretenen Verschärfung des Strafvollzugs hinsichtlich der Vol[l]streckung von Todesurteilen auch für das Anatomische Institut der dortigen Universität einen stärkeren Leichenanfall als bisher zur Folge haben."[208] Sobotta hat daraufhin offenbar keine weiteren Schritte unternommen.

Im Februar 1939 wurden die Einzugsbereiche der Anatomischen Institute neu zugeschnitten. In einem neuen Erlass, der ausdrücklich an die Stelle des Erlasses vom 6. Oktober 1933 trat, hieß es nun, „die Leichen Hingerichteter" seien, sofern sie „von den Angehörigen" nicht „in Anspruch genommen" würden, „von der Strafanstalt Köln den Anatomischen Instituten der Universitäten Bonn, Münster und Köln" zur Verfügung zu stellen. Damit wurde der Tatsache Rechnung getragen, dass Hinrichtungen von auf dem Gerichtswege zum Tode Verurteilten nur noch in ausgewählten Strafanstalten stattfinden sollten, nämlich in Berlin-

Leipzig (auch heute noch). Die Zahl von 600 Zuhörern im anatomischen Hauptkolleg wurde selbst von Berlin und München nicht wesentlich oder garnicht übertroffen!!!! Diesen Tatsachen ist bei der genannten Verteilung der preussischen Landgerichte absolut nicht Rechnung getragen; im Gegenteil[:] Bonn ist dabei so schlecht weggekommen, als sei es die allerkleinste Fakultät!!!"

206 Anatomisches Institut Bonn, Nr. 117, Sobotta an Kurator, 21.10.1933.

207 Vgl. zum Rigorismus des NS-Regimes Hans Wüllenweber, Sondergerichte im Dritten Reich. Vergessene Verbrechen der Justiz, Frankfurt am Main 1990, S. 41 f. Belegt sind 5243 Todesurteile des Volksgerichtshofs. Hinzu kommen mindestens 11000 Todesurteile der Sondergerichte. Etwa 12000 Urteile dürften vollstreckt worden sein. Hinzuzurechnen sind die bislang nicht bezifferten so genannten Urteile nach „NN-Verfahren", Verfahren nach Nacht- und Nebel-Aktionen, sowie etwa 25000 von Kriegs- und Feldgerichten ausgesprochene Todesurteile gegen Wehrmachtssoldaten. Von 1907 bis 1932, also einschließlich der Zeit des Ersten Weltkriegs, sind lediglich 393 Hinrichtungen dokumentiert. Vgl. auch Ralph Angermund, Deutsche Richterschaft 1919–1945. Krisenerfahrung, Illusion, politische Rechtsprechung, Frankfurt am Main 1990, S. 210 ff.

208 Anatomisches Institut, Nr. 117, Erlass Breuer/Wissenschaftsministerium, 6.11.1933, Durchschrift.

Plötzensee, Breslau, Dresden, Frankfurt am Main, Hamburg, Königsberg, München-Stadelheim, Stuttgart, Weimar, Wolfenbüttel, Wien und Köln[209].

Im Mai 1944 änderte sich das Verfahren erneut. Hatte bis zu diesem Zeitpunkt das Reichsjustizministerium in seinem jeweiligen „Vollstreckungsauftrag" bestimmt, welchem anatomischen Institut die Leiche zu überlassen war, übernahmen nun die Generalstaatsanwälte diese Aufgabe[210]. Auch die Liste der „Vollstreckungsorte" wurde auf 20 Städte erweitert. Unter den neuen Orten war die Untersuchungshaftanstalt Dortmund, deren Zuständigkeitsbereich das Oberlandgericht Hamm sowie die Landgerichte Aurich, Detmold und Osnabrück umfasste. Bonn blieb der „Vollstreckungsbehörde" Oberlandgericht Köln zugeordnet. Der „Vollstreckungsort Köln" war weiterhin nicht nur für das Oberlandgericht Köln, sondern auch für das Oberlandgericht Düsseldorf zuständig. Zudem saß in Köln ein Scharfrichter, der von der Oberstaatsanwaltschaft Köln angefordert wurde und für die Vollstreckungsorte Dortmund, Frankfurt/Main und Köln zuständig war. Deshalb wurden dem Anatomischen Institut nun auch Leichen von einzelnen in Dortmund hingerichteten Opfern angeboten. Dagegen ist kein Fall aus dem Bereich des Vollstreckungsortes Strafgefängnis Frankfurt-Preungesheim, zuständig für die Oberlandgerichte Darmstadt, Frankfurt und Kassel, überliefert. Dies verwundert nicht, da dieser Bezirk über eigene Universitäten verfügte. Festzuhalten ist: In dem für Bonn zuständigen Köln waren Oberlandgericht, Scharfrichter und Vollstreckungsort ansässig[211].

Die Rivalität zwischen dem Bonner und dem Kölner Institut wurde erneut deutlich, nachdem der Kölner Generalstaatsanwalt erklärt hatte, beide Institute „in gleichem Umfang zu berücksichtigen"[212]. Stöhr wies in seiner Stellungnahme wie einst Sobotta auf die höhere Studentenzahl in Bonn hin: „Das Anatomische Institut der Universität Bonn wird z.Zt. von 750 Studierenden besucht. Der Leichenbedarf zu den anatomischen Präparierübungen wird somit ein gewaltiger

[209] Anatomisches Institut Bonn, Nr. 117, Mentzel/Wissenschaftsministerium an Universitätskurator Bonn, 18.2.1939, Abschrift (Durchschlag in: BA Berlin, R 22, Nr. 1478).

[210] Anatomisches Institut Bonn, Nr. 117, Mettgenberg/Justizministerium an Oberreichsanwälte und Generalstaatsanwälte, 24.4.1944, auszugsweise Abschrift des Wissenschaftsministeriums an Kurator Bonn, 20.5.1944, Abschrift des Universitätskurators Bonn an Direktor des Anatomischen Instituts, 31.5.1944 (Durchschlag des Originals auch in BA Berlin, R 22, Nr. 1478): „Ich werde ferner davon absehen, in dem Vollstreckungsauftrag das anatomische Institut zu bezeichnen, dem der Leichnam überlassen ist. Befindet sich im Zuständigkeitsbereich des Vollstreckungsortes nur ein anatomisches Institut, so wird diesem der Leichnam zur Verfügung gestellt. Sind dort mehrere Institute, so werden die Leichen auf die verschiedenen Institute ihrem Bedarf entsprechend verteilt. Die Regelung im einzelnen trifft der Generalstaatsanwalt des Vollstreckungsortes für den gesamten Zuständigkeitsbereich; er nimmt vorher mit den Leitern der anatomischen Institute Stellung. Bis zu dieser Regelung überlasse ich den Vollstreckungsbehörden die Auswahl des Institutes. Ist in dem Bereich des Vollstreckungsortes kein anatomisches Institut, so werden die Leichen der am nächsten gelegenen Anstalt übergeben".

[211] Anatomisches Institut Bonn, Nr. 117, Aufstellungen „Zuständigkeitsbereich der Vollstreckungsorte", „Scharfrichterbezirke", „Vollstreckung von Todesurteilen", Abschriften, eing. 2.6.1944 (auch in: BA Berlin, R 22, Nr. 1478).

[212] Anatomisches Institut Bonn, Nr. 117, Generalstaatsanwalt Köln, gez. Rahmel an Direktor des Anatomischen Instituts Bonn, 4.5.1944.

sein." Stöhr verhehlte nicht, dass er auch ein persönliches Interesse hegte. Er betonte, „dringlichst" benötige er „das Material ausser für den Unterricht, [sic] vornehmlich zur Ausführung von [...] persönlich geführten wissenschaftlichen Forschungsergebnissen", die er „sobald als möglich zum Abschluss bringen" mochte[213].

Doch Stöhr drang mit seinem Wunsch, die „Verteilung der Leichen von Hingerichteten an die Anatomischen Institute Köln und Bonn" nach einem Modus vorzunehmen, der „aus der Verha[e]ltniszahl der vorklinischen Mediziner zu ermitteln wäre", nicht durch[214]. Die Generalstaatsanwaltschaft bezog sich auf eine Mitteilung des Kölner Anatomischen Instituts, als sie wenige Tage später von einem Einverständnis Stöhrs zu der ursprünglich ins Auge gefassten Regelung sprach. Stöhr hatte sich offenbar davon überzeugen lassen, „dass angesichts der besonderen Verhältnisse in Köln das anatomische Institut der Universität in Köln in gleichem Umfange" zu berücksichtigen sei wie das Bonner Institut[215]. Die konkrete Entscheidung im Einzelfall delegierte der Generalstaatsanwalt an den Oberstaatsanwalt[216].

Tatsächlich erhöhte sich die absolute Zahl der an die Bonner Anatomie geholten Leichen noch, etwa durch die Hinrichtung von vier durch das Sondergericht Luxemburg verurteilten Männern[217].

7.8.2. Die Opfer

Am 30. November 1933 wurden im Kölner Gefängnis sechs Kommunisten hingerichtet, darunter der 20jährige Josef Moritz und der 24 Jahre alte Heinrich Horsch. Diese nationalsozialistische Gewalttat fand reichsweite Beachtung. Im württembergischen Metzingen veranlasste das Geschehen sogar den katholischen Pfarrer Alois Dangelmaier, „für die sechs in Köln hingerichteten Kommunisten eine heilige Messe" zu lesen und, wie es im „NS-Kurier" hieß, während der folgenden Christenlehre den Fall „in vollkommen einseitiger Weise" mit Kindern zu erörtern[218]. In Bonn engagierte sich Dangelmaiers Amtsbruder Gertges. Schon am

[213] Anatomisches Institut Bonn, Nr. 117, Stöhr an Generalstaatsanwalt Köln, 9.5.1944, Durchschrift.

[214] Anatomisches Institut Bonn, Nr. 117, Stöhr an Generalstaatsanwalt Köln, 9.5.1944, Durchschrift.

[215] Anatomisches Institut Bonn, Nr. 117, Oberstaatsanwalt Osterkamp/Generalstaatsanwalt an Stöhr, 24.5.1944.

[216] Anatomisches Institut Bonn, Nr. 117, Oberstaatsanwalt Osterkamp/Generalstaatsanwalt an Stöhr, 24.5.1944.

[217] Anatomisches Institut Bonn, Nr. 117, Oberstaatsanwalt Köln an Direktor des Anatomischen Instituts Bonn, 8.8.1944.

[218] NS-Kurier, 19.1.1934, zit. n. Silvester Lechner, Das KZ Oberer Kuhberg und die NS-Zeit in der Region Ulm/Neu-Ulm, 2. Aufl. Stuttgart 1988 (= Die NS-Zeit in der Region Ulm/Neu-Ulm. Vorgeschichte, Verlauf, Nachgeschichte, 1), S. 20. Zu dem zeitweilig im KZ einsitzenden Dangelmaier sowie zum Kölner Geschehen um die sechs Kommunisten – neben Moritz und

5. Dezember 1933 ging im Anatomischen Institut ein Schreiben des katholischen Strafanstaltspfarrers ein, der die Zustimmung zu einer kirchlichen Beerdigung erteilte und zugleich im Namen von Angehörigen darum bat, die „vorschnell" erfolgte Freigabe der Leichen rückgängig zu machen. „Namentlich" im Fall Horsch erbat Gertges „eine Rückführung zur Beerdigung nach hier"[219]. Sobotta antwortete umgehend. Dabei stellte er sich auf einen formalen Rechtsstandpunkt und signalisierte nur eine geringe Bereitschaft zu Entgegenkommen. Die Leichen seien dem „wissenschaftlichen Unterricht übergeben worden" und „eine Verpflichtung, diese Leichen zu beerdigen", bestehe nicht. Nach Zahlung von „mehreren hundert Mark für Konservierung, den Transport etc. der beiden Leichen" sowie für Einsargung und Beerdigung könne er einer Freigabe dennoch zustimmen. Einen vorzeitigen Abbruch der „wissenschaftliche[n] Verwertung der Leichen" lehnte Sobotta ab. Die Beerdigung müsse aber auf jeden Fall in Bonn stattfinden, da es dem Anatomischen Institut nicht erlaubt sei, „eine Leiche von hier [...] nach Köln zu schaffen"[220].

Der im Ton recht barsche Brief ist das letzte im Anatomischen Institut zu diesem Vorgang erhaltene Schriftstück. Aus dem Leichenbuch geht hervor, dass die sterblichen Überreste von Moritz und Horsch auf dem Bonner Friedhof beigesetzt worden sind[221]. Dies war tatsächlich ein Entgegenkommen. Als die Leichen des 1934 in Koblenz hingerichteten Josef Kreier und des 1935 in Köln exekutierten Peter Kolmen nach Bonn überführt wurden, kam es in dem offensichtlich sorgfältig geführten Leichenbuch zu einem entsprechenden Eintrag nicht. Es gab keine Beerdigung. Doch auch die Leichname Kreiers und Kolmens standen ausschließlich der Sektion zur Verfügung. Eine dauerhafte Präparierung hat nicht stattgefunden[222]. Das gleiche lässt sich für den schlecht dokumentierten Fall Giese sagen, der wohl am 12. August 1936 in Bonn enthauptet wurde, sowie für den am 4. Dezember 1937 in Köln hingerichteten Paul Thönnissen[223].

Hingegen sind die sterblichen Überreste des wegen Mordes 1936 in Koblenz zum Tode verurteilten Peter Pint beigesetzt worden, nachdem sie mehr als neun Monate lang im Anatomischen Institut genutzt worden waren[224]. Diese Verweil-

Horsch Otto Waeser, Hermann Hamacher, Bernhard Willms und Josef Engel – vgl. ebd., S. 18 ff.

219 Anatomisches Institut Bonn, Nr. 117, Pfr. Gertges/Der katholische Strafanstaltspfarrer bei dem Gefängnis Köln an Anatomisches Institut, 4.12.1933.

220 Anatomisches Institut Bonn, Nr. 117, Sobotta an katholischen Strafanstaltspfarrer bei dem Gefängnis Köln, 5.12.1933, Entwurf.

221 Ein Datum fehlt. Anatomisches Institut Bonn, Leichenbuch, 1933, Nrn. 71 u. 72.

222 Anatomisches Institut Bonn, Leichenbuch, 1934, Nr. 14; ebd., 1935, Nr. 65.

223 Anatomisches Institut Bonn, Leichenbuch, 1936, Nr. 42; ebd., 1937, Nr. 74. Zu Thönissen vgl. auch Anatomisches Institut Bonn, Nr. 117, Oberstaatsanwalt/Aachen an Stöhr „oder seinen Vertreter", 30.11.1937 (Benachrichtigung); ebd., Stöhr an Oberstaatsanwalt Führer „oder Vertreter im Amt", 1.12.1937 (Benennung der zur Hinrichtung erscheinenden Vertreter des Instituts: „a) Dr. med. Harting, b) Hilfslaborant Koulen, c) Kraftwagenführer Nakaten."

224 Zum Fall Peter Pint sind über den Eintrag im Leichenbuch hinaus einige Schriftstücke erhalten, die den formalen Ablauf der Hinrichtung und der Überführung der Leiche nach Bonn veranschaulichen. Am 14. April 1936 informierte der Trierer Oberstaatsanwalt per Einschreiben

„persönlich" und „geheim": „Am Dienstag, den 21. April 1936, vormittags 5 ½ Uhr, wird im Hofe des hiesigen Gerichtsgefängnisses, Windstraße (hinter dem Dom), der vom Schwurgericht Trier wegen Mordes zum Tode verurteilte Peter Pint hingerichtet werden. Die Angehörigen haben die Herausgabe des Leichnams bisher nicht beantragt. Der Leichnam wird daher, falls nicht bis zur Hinrichtung noch ein solcher Antrag eingehen sollte, dem dortigen Institut für Lehr- und Forschungszwecke überlassen. Ich bitte demgemäss, einen Beauftragten hierher zu entsenden, dem der Leichnam alsbald nach der Hinrichtung übergeben werden kann, und mir den Namen des Beauftragten rechtzeitig mitzuteilen, damit ich demselben eine persönliche Einlasskarte ausstellen kann. Ferner bitte ich um rechtzeitige Nachricht, falls etwaige sonstige Vorbereitungen für die Uebergabe des Leichnams erforderlich erscheinen (Sarg wird gestellt) oder auf Ueberlassung des Leichnams verzichtet wird. Pflichtgemäss weise ich auf die Notwendigkeit strengster Geheimhaltung bis nach erfolgter Hinrichtung hin" (Anatomisches Institut Bonn, Nr. 117, Oberstaatsanwalt/Trier an Direktor des Anatomischen Instituts, 14.4.1936). Daraufhin erwiderte Institutsdirektor Stöhr knapp: „Der Assistent des anatomischen Instituts Herr *Dr. von Herrath* wird sich auf alle Fälle einfinden. Sollte die Leiche für das anatomische Institut freigegeben sein, so wird der Kraftwagenführer des anatomischen Instituts Herr Wilh. Nakaten die Ueberführung der Leiche mittels Leichenauto ausführen. Ich bitte daher für die beiden Genannten Eintrittskarten auszustellen. Sollte aber dagegen die Leiche von den Angehörigen angefordert werden, so bitte ich um rechtzeitige Mitteilung, da ja dann die Ausfahrt des Wagens unnötige wäre" (ebd., Anatomisches Institut [ungez.] an Oberstaatsanwalt/Trier, 16.4.1936). Der Oberstaatsanwalt bestätigte, nicht ohne Stöhr zu tadeln und erneut per Einschreiben „persönlich" und „geheim": „Anliegende 3 [handschriftlich verändert; ursprünglich: „2", R.F.] Einlasskarten übersende ich mit der Bitte, dieselben den darin genannten Herrn auszuhändigen. Sollten die Angehörigen die Herausgabe der Leiche beantragen, so werde ich Nachricht geben. Im Interesse der Geheimhaltung darf ich bitten, etwaige weitere Nachrichten an mich unter – Persönlich! Einschreiben! [–] zu richten, ferner in einem neutralen Umschlag" (ebd., Oberstaatsanwalt/Trier an Direktor des Anatomischen Instituts, 18. April 1936). – Ähnliche Schriftwechsel oder einzelne Schriftstücke aus der Zeit nach 1938 sind erhalten zu den Fällen Bernhard Leitges (am 31. Oktober 1938 wegen Mordes vom Schwurgericht Trier zum Tode verurteilt; am 22. März 1939 hingerichtet in Köln), Emil Kessler (am 17. Dezember 1940 hingerichtet in Köln), Wilhelm Mispelbaum (am 3. Januar 1941 durch Sondergericht für den Oberlandesgerichtsbezirk zum Tode verurteilt; am 8. Februar 1941 hingerichtet in Köln), Ignatz Ziora (am 11. März 1941 hingerichtet in Köln), Johannes Lungenstraß (am 27. März 1941 hingerichtet in Köln), Franz Wiegand (am 11. März 1941 vom Sondergericht 2 für den Oberlandesgerichtsbezirk Köln zum Tode verurteilt; am 29. April 1941 hingerichtet in Köln), Josef Bender/Ernst Mathes (am 29. Mai 1941 hingerichtet in Köln), Johann Müller (am 8. Mai 1941 vom Sondergericht 1 für den Oberlandesgerichtsbezirk Köln zum Tode verurteilt; am 12. Juni 1941 hingerichtet in Köln), Erich Kirsch (am 8. August 1941 als Wehrmachtsangehöriger [Schütze] erschossen in Aachen), Arthur [sic] Höller (am 3. Juli 1941 vom Sondergericht 2 für den Oberlandesgerichtsbezirk Köln zum Tode verurteilt; am 19. August 1941 hingerichtet in Köln), Hans Frank (am 18. Juli 1941 vom Sondergericht Koblenz zum Tode verurteilt; am 2. September 1941 hingerichtet in Köln), Erwin Schmitz (am 2. Oktober 1941 hingerichtet in Köln), Dr. Benjamins (am 17. März 1941 nach Mitteilung des Oberstaatsanwalts Bonn vom Reichskriegsgericht zum Tode verurteilt; am 25. Oktober 1941 hingerichtet in Köln), Heinrich Müller (am 12. November 1941 hingerichtet in Köln), Josef Sniegucki/Johann Mackowiak (am 13. Oktober 1941 hingerichtet in Linnich), Paul Klare (am 20. November 1941 hingerichtet in Köln), Julius Karsten (am 27. November 1941 hingerichtet in Köln), Adolf Kirchmeyer (am 27. November 1941 vom Sondergericht 1 für den Oberlandesgerichtsbezirk Köln zum Tode verurteilt; am 3. Januar 1942 hingerichtet in Köln), Karl Herr (am 31. Januar 1942 hingerichtet in Köln), Paul Adolf/Heinz Klemm (am 7. März 1942 in Köln hingerichtet), Wilhelm Tillmann (am 19. März 1942 hingerichtet in Köln), Franz Saiko (am 16. April 1942 in Köln hingerichtet), Johann Gersing/August Treek (am 15. Mai 1942 hingerichtet in Köln), Antoni Mtotkiewicz/Peter Laux (am 21. Mai 1942 in Köln hingerichtet nach Urteil des Sondergerichts Essen nach Kaninchen- und Hühnerdiebstahl; HStA Düsseldorf, OStA E-31 K Ls 30/42), Josef Turski (am

10.6.1942 hingerichtet bei Schleibach), Karl Grossmaas (am 23. Juni 1942 in Köln hingerichtet), Anton Rochel (am 6. Mai 1942 vom Sondergericht Köln zum Tode verurteilt; am 15. Juni 1942 hingerichtet in Köln), Josef Babuschkewitz (am 18. Juni 194 hingerichtet in Steckenborn), Marian Abramski (auf Befehl des „RFSSuChdDtPol." erhängt bei Briedel, Krs. Zell, am 3. Juli 1942), Gustav Otto Lohrengel (am 28. Mai 1942 vom Sondergericht Köln zum Tode verurteilt; am 9. Juli 1942 hingerichtet in Köln), Waclaw Graczyk (am 17. Juli 1942 hingerichtet in Köln), Josef Zarod (am 30. Juli 1942 zwischen Königsfeld und Bad Neuenahr hingerichtet), Boleslaus Stachowiak (am 6. August 1942 bei Mörz, Krs. Mayen, hingerichtet), Gabriel Weber (am 3. Juli 1942 vom Sondergericht Köln zum Tode verurteilt; am 20. August 1942 hingerichtet in Köln), Josef Ritter (am 29. August 1942 vom Sondergericht Koblenz zum Tode verurteilt; am 28. Oktober 1942 hingerichtet in Köln), Karl Poth (hingerichtet am 4. November 1942 in Köln), Wilhelm Klemann (am 12. November 1942 hingerichtet in Köln), Peter Siemiontkowski/ Ferdinand Stoppe (am 20. November 1942 hingerichtet in Köln), Fancziscek Smigiel (am 4. Dezember 1942 hingerichtet in Köln), Wilhelm Bachmann/Walter Kretschmar (am 4. Januar 1943 hingerichtet), Herbert Lesch (am 11. Januar 1943 hingerichtet in Köln), Wenzel Stiller/Helmut Kaschlowski (am 25. Januar 1943 hingerichtet in Köln), Fedor Slywka (am 1. Februar 1943 hingerichtet in Köln), Heinrich Weck (am 23. Februar 1943 hingerichtet in Köln), Heinrich Rohmann (am 17. März 1943 hingerichtet in Köln), Ernst Kolpack (am 15. April 1943 hingerichtet in Köln), Bernhard Urbals/Joh. Noll/Josef Kolkowski (am 28. April 1943 hingerichtet in Köln), Rudolf Spitzer/Peter Manderscheid (am 9. Januar 1943 vom Volksgerichtshof Berlin zum Tode verurteilt; am 11. Mai 1943 hingerichtet in Köln), Heinrich Midderhoff/Emil Kopka/ Friedrich Nölke/Karl Hünerwinkell/Josef Hendericks (am 11. Mai 1943 hingerichtet in Köln), Josef Kulus/Ernst Kühn (am 1. Juni 1943 hingerichtet in Köln), Eugen Mallmann/Karl Berchter (am 15. Juni 1943 hingerichtet in Köln), Josef Gorski (am 16. Juli 1943 hingerichtet in Köln), Hermann Israel Hertz (am 28. Juni 1943 hingerichtet in Köln), Johann Meuser (am 8. Juni 1943 vom Sondergericht Köln zum Tode verurteilt; am 11. August 1943 hingerichtet in Köln), Heinrich Otto Seeger (am 15. September 1943 hingerichtet im Köln), Stanislaus Kolarcik (für den 15. September 1943 in Köln vorgesehene Hinrichtung wegen Wiederaufnahme des Verfahrens aufgeschoben), Hermann Röder (am 17. September 1943 hingerichtet in Dortmund; nicht abgeholt, vgl. u.), Karl Josef Werner (am 23. Juli 1943 vom Sondergericht Köln zum Tode verurteilt; am 15. September 1943 hingerichtet in Köln), Alexander Cavallari (am 7. September 1943 vom Sondergericht Köln zum Tode verurteilt; am 24. September 1943 hingerichtet in Köln), Karl Deubel (am 10. August 1943 vom Sondergericht Köln zum Tode verurteilt; am 15. Oktober 1943 hingerichtet in Köln), Adolf Longerich/Wilhelm Kleinmann (am 2. September 1943 vom Sondergericht Köln zum Tode verurteilt; am 15. Oktober 1943 hingerichtet in Köln), Oskar Ebenau (am 25. September 1943 vom Sondergericht Köln zum Tode verurteilt; am 19. Oktober 1943 hingerichtet in Köln), Hubert Bremen (am 26. August 1943 vom Sondergericht Aachen zum Tode verurteilt; am 26. Oktober 1943 hingerichtet in Köln), Engelbert Fischer (am 21. Oktober 1943 vom Sondergericht Köln zum Tode verurteilt; am 19. November 1943 hingerichtet in Köln), Willi Petri (am 17. Juli 1943 hingerichtet in Köln), Stanislaus Garbacz/Kazimierz Wawrzyniak (am 16. November 1943 vom Sondergericht Köln zum Tode verurteilt; am 6. Januar 1944 hingerichtet in Köln), Nikolaus Paschko (am 15. Dezember 1943 vom Sondergericht Köln zum Tode verurteilt; am 18. Januar 1944 hingerichtet in Köln), Josef Klimm (am 17. Januar 1944 vom Sondergericht Aachen zum Tode verurteilt; am 11. Februar 1944 hingerichtet in Köln), Marcel Gevaert (am 22. Januar 1944 vom Sondergericht Köln zum Tode verurteilt; am 23. Februar 1944 hingerichtet in Köln), Wilhelm Lemmens/ Albert Lemmens/Heinrich Hochstenbach/Karl Schmidt (am 15. Februar 1944 vom Sondergericht Aachen zum Tode verurteilt; am 20. April 1944 hingerichtet in Köln; lediglich die Leiche von Schmidt gelangte nach Bonn), Josef Zalewski (am 4. Mai 1944 vom Sondergericht Köln zum Tode verurteilt; am 1. Juni 1944 hingerichtet in Köln); Josef Theis (am 19. Mai 1944 vom Sondergericht Köln zum Tode verurteilt; am 8. Juni 1944 hingerichtet in Köln), Hubert Voermanns (am 15. Juni 1944 hingerichtet in Köln), Peter Classen (am 13. April 1944 vom Sondergericht Köln zum Tode verurteilt; am 15. Juni 1944 hingerichtet in Köln), Klara Kerz (am 6. Juli 1944 hingerichtet in Köln), Ernst Maas (am 13. Juli 1944 hingerichtet in Köln), Ernst

dauer lag noch im Rahmen des Üblichen. Auch der 1936 ebenfalls aus Koblenz überführte Artur Seibert, sowie der nicht sezierte Leichnam des 1937 in Köln exekutierten Math. Schirra wurden beigesetzt[225].

Der erste während der NS-Herrschaft Hingerichtete, von dem Körperteile laut Leichenbuch der „Sammlung" des Anatomischen Instituts beigefügt wurden, war im Februar 1940 ein zwanzigjähriger Mann namens Baumann[226]. Die gleiche Verwendung fanden die Leichen von Ernst Barwig und Günther Klonsdorf[227].

Nicht hingerichtet wurde Selma Sara Levy, eine 1884 geborene und 1940 in der Anstalt in Heinsbeck gestorbene Jüdin. Der Leichnam Levys fand gleichwohl in der Sammlung Verwendung. Dies ist einer der wenigen dokumentierten Fälle, bei dem die Verwendung von Leichenteilen für die anatomische Sammlung nachgewiesen ist, obwohl es sich nicht um die Leiche eines Hingerichteten handelt[228]. 1941 ist es der vom Fürsorgeamt Essen-Altstadt bereitgestellte Leichnam von Wilhelm Lemmerz, laut Leichenbuch „ohne Religion", dem „Becken mit Nieren" für die Sammlung entnommen werden[229].

Der für 1941 festzustellende Zuwachs an Hinrichtungen führte verbunden mit Holzknappheit zu einer Lastenverteilung zu Ungunsten des Anatomischen Instituts. Der Leiter des Gefängnisses Köln-Klingelpütz ließ das Bonner Anatomische Institut am 10. Juni 1941 wissen, dass es „infolge der geringen Zuteilung an Schnittholz [...] der Anstalt nicht mehr möglich" sei, „Särge für Hingerichtete zur Verfügung zu stellen". Man möge „daher dafür Sorge tragen, dass bei der Übernahme von Hingerichteten rechtzeitig, damit ist gemeint vor der Hinrichtung, ein Transportsarg zur Stelle ist"[230]. Das Anatomische Institut entsprach den neuen

Bauermann (am 8. Juli 1944 hingerichtet in Köln), Helmut Barsuhn (am 7. Juni 1944 vom Sondergericht Duisburg zum Tode verurteilt; am 13. Juli 1944 hingerichtet in Köln), Fedor Skrut (am 22. Juni 1944 wegen Brandstiftung und Sabotage verhaftet, am 3. Juli 1944 vom Sondergericht Köln zum Tode verurteilt; am 27. Juli 1944 hingerichtet in Köln; NS-Dokumentationszentrum Köln, Schreiben Karola Fings, 6.8.2001 nach Historisches Archiv der Stadt Köln, Acc. 606/8, Bl. 108), Mathilde van Bocksen (hingerichtet am 3. August 1944), Hermann Kleppinger (am 10. August 1944 hingerichtet in Köln nach Urteil des Sondergerichts Wuppertal; Kleppinger, geboren am 25. August 1920 in Worms, war nach Verurteilung wegen unerlaubter Entfernung von der Truppe zu Zuchthaus verurteilt worden, geflohen und hatte Diebstähle begangen; HStA Düsseldorf, OStA W-8 K Ls 23/44), Nikolaus Flammang/Heinrich Mertens/Rüdiger Barthel/Peter Pelkes (am 11. Juli 1944 vom Sondergericht Luxemburg zum Tode verurteilt; am 10. August 1944 hingerichtet in Köln), Karl Wagner (am 24. August 1945 hingerichtet in Köln), Friedrich Baumgartner (am 11. Juli 1944 vom Sondergericht Köln zum Tode verurteilt; am 24. August 1944 hingerichtet in Köln), Adolf Voss/Martha Voss/Otto Rosenbaum/Arnold Meurer/Käthe Kreuer (am 14. September 1944 hingerichtet in Köln).

[225] Anatomisches Institut Bonn, Leichenbuch, 1936, Nr. 22; ebd., 1937, Nr. 29.

[226] Anatomisches Institut Bonn, Leichenbuch, 1939, Nr. 46; auffällig ist der Vermerk „Hingerichteter", während sonst von „Decaputierten" u. ä. die Rede ist.

[227] Anatomisches Institut Bonn, Leichenbuch, 1940, Nrn. 2, 3 (bei beiden der Vermerk „Hingerichteter").

[228] Anatomisches Institut Bonn, Leichenbuch, 1940, Nr. 24.

[229] Anatomisches Institut Bonn, Leichenbuch, 1941, Nr. 26.

[230] Anatomisches Institut Bonn, Nr. 117, Verwaltungsoberinspektor Richter i.A. des Leiters des Gefängnisses Köln an Leiter des Anatomischen Instituts, 19.6.1941.

Bedingungen und wurde von sich aus aktiv, als die zunehmenden Luftangriffe eine pünktliche Anwesenheit der Bonner Vertreter während der Hinrichtung gefährdeten. Als für den 2. Oktober 1941 in Köln- Klingelpütz die Hinrichtung von Erwin Schmitz angesetzt wurde, schrieb Institutsdirektor Stöhr, der Kraftwagenführer des Instituts Jakob Reidenbach werde sich einfinden, „falls Luftgefahr die Fahrt nicht behindert“. Man werde künftig „einen Reservesarg dort stationieren [...], damit auch bei verspäteter Ankunft des Fahrers, [sic] die Leiche eingesargt werden kann“[231]. Am 20. Juli 1943 scheiterte die zunächst geplante Übernahme der Leiche „des polnischen Zivilarbeiters“ Jozef Gorski in Dortmund an kriegsbedingten Schwierigkeiten[232].

Das Angebot an das Anatomische Institut, Leichen zu übernehmen, kam de facto einer Verpflichtung gleich. An Leichen für Sektion oder Präparierung bestand kein Mangel mehr. Anders als noch in den dreißiger Jahren war man nicht mehr an jedem verfügbaren Leichnam interessiert. Nun war von Zeit- und Brennstoffproblemen die Rede. Es ist schwierig zu beurteilen, vor welchem konkreten Hintergrund Stöhr sein etwas umständlich formuliertes Schreiben an die Geheime Staatspolizei vom 19. März 1942 verfasste. So bleibt zunächst nichts anderes übrig, als Stöhrs Aussagen für bare Münze zu erachten. Unter dem Betreff „Leichen für den Unterricht an der Universität“ schrieb Stöhr: „Die seinerzeit getroffene Vereinbarung, die aus den Bezirken Bonn, Aachen, Koblenz usw. anfallenden Leichen Strangulierter für den Unterricht in der Anatomie zu verwenden, war, da es sich um gutes Unterrichtsmaterial handelt, sehr zu begrüssen. Leider ergeben sich zeitlich Schwierigkeiten in der Abholung von Leichen aus den von Bonn sehr weit entfernt liegenden Orten, infolge der bestehenden Rationierung. Bei Fahrten von 150 Km und mehr (z.B. Kreuznach, Hin- und Rückfahrt 300 Km) würde die monatliche Brennstoffzuteilung nur für etwa 2–3 Leichen-Fahrten ausreichen, was auf Kosten der näher bei Bonn liegenden Lieferquellen gehen würde. Ich erlaube mir daher mit Rücksicht auf die Benzinknappheit anzufragen, ob es sich ermöglichen liesse, Fahrten wie oben angegeben auszuschalten natürlich nur unter Beibehaltung aller übrigen Fahrten. Ich bitte um Ihren Entscheid.“[233]

Stöhr erhielt ein Antwortschreiben, in dem seine Anfrage dem nationalsozialistischen Sprachgebrauch angepasst wurde und in dem zugleich ausdrücklich die Herkunft der Opfer benannt wurde. Die Gestapo ließ Stöhr wissen: „Ich habe an die Staatspolizeistellen Koblenz und Aachen je ein Schreiben folgenden Inhalts gesandt: ‚Das Anatomische Institut der Universität Bonn teilte nach hier mit, dass infolge der neuerdings durchgeführten Rationierung des Brennstoffes Leichen

[231] Anatomisches Institut Bonn, Nr. 117, Direktor des Anatomischen Instituts an den Vorsteher des Gefängnisses in Köln, 29.9.1941, Durchschrift.

[232] Anatomisches Institut Bonn, Nr. 117, Oberstaatsanwalt Wuppertal an Direktor des Anatomischen Instituts Bonn, 16.7.1943 mit Notizen, 20.7.1943. Der Pole Jozef Gorski wurde wegen Diebstahls am 7. Juni 1943 vom Sondergericht Wuppertal zum Tode verurteilt und am 20. Juli 1943 in Dortmund hingerichtet (HStA Düsseldorf, OStA W-2 K Ls 36/43).

[233] Anatomisches Institut Bonn, Nr. 117, Stöhr an Leiter der Gestapo Bonn, 10.3.1942, Durchschrift.

von sonderbehandelten Polen nur noch aus Orten bis etwa 75 km. Entfernung von Bonn abgeholt werden können. Ich bitte die Entfernung bei der Stellung von Anträgen auf Abholung von Leichen von sonderbehandelten Polen berücksichtigen zu wollen.‘ Ich hoffe hierbei dem dortigen Wunsche entsprochen zu haben und würde es begrüssen, wenn von dort aus die Leichen der Exekutierten ausser Köln aus den Orten der Staatspolizeistellen Koblenz und Aachen geholt werden, sofern die Entfernungen nicht mehr wie [sic] 75 km. betragen.“[234] Gleichwohl wurde das Bonner Anatomische Institut auch nach dieser Verfügung bei Exekutionen durch die Gestapo herangezogen, die an weiter als 75 km entfernten Orten stattfanden. Als am 3. Juli 1942 der polnische „Zivilarbeiter“ Marian Abramski „an einer Richtstätte“ erhängt wurde, „die etwa 3 km südostwärts des Ortes Briedel, Krs. Zell“, lag, fragte die Staatspolizeistelle Koblenz an, ob ein „Kraftwagen der Anatomie“ die Leiche holen könne. Das Brennstoffproblem wusste die Staatspolizeistelle Koblenz zu lösen, indem man der Anfrage, die de facto wohl als Anweisung zu verstehen ist, „Tankausweiskarten“ beilegte[235]. Stöhr bestätigte das Eintreffen des „Leichenkraftwagen[s]“[236]. Als freilich am 14. August 1942 ohne die Beilage von Tankgutscheinen erneut angefragt wurde, ob man eine Leiche in Bad Kreuznach abholen könne – Bad Kreuznach hatte Stöhr als Beispiel für weit entfernte Orte angegeben – zeigte Stöhr kein Interesse. Dieser Fall ist der einzige, der die Ablehnung einer von der Gestapo angebotenen Leiche belegt[237]. Am 9. September 1943 lehnte es Stöhr „wegen der nur geringen Benzinzuteilung“ ab, eine Leiche aus Dortmund nach Bonn zu holen[238]. Schreiben wie die aus den Anatomischen Instituten in Jena und Innsbruck, in denen 1943 auf die Zuweisung von Leichen verzichtet wurde, sind aus Bonn nicht überliefert[239].

Die von der Gestapo vorgenommenen Hinrichtungen nahmen wie im Falle Marian Abramski häufig konspirativen Charakter an. Verurteilten Gerichte zum Tode, so

[234] Anatomisches Institut Bonn, Nr. 117, Proll/Geheime Staatspolizei, Staatspolizeistelle Köln, Außendienststelle Bonn, 1.4.1942.

[235] Anatomisches Institut Bonn, Nr. 117, Geheime Staatspolizei, Staatspolizeistelle Koblenz an Anatomisches Institut Bonn, 27.6.1942.

[236] Anatomisches Institut Bonn, Nr. 117, Direktor des Anatomischen Instituts an Gestapo Koblenz, 29.6.1942, Durchschrift.

[237] Anatomisches Institut Bonn, Nr. 117, Prüß/Geheime Staatspolizei, Staatspolizeistelle Koblenz an Anatomisches Institut Bonn, 14.8.1942, Fall Rudolf Jacyniak (* 15.12.1921) mit Vermerk, wohl des Präparators Theo Koulen, „nicht abgeholt“.

[238] Anatomisches Institut Bonn, Nr. 117, Direktor des Anatomischen Instituts an Strafanstalts-Vorsteher der Untersuchungshaftanstalt Dortmund, 9.9.1943, Abschrift; vgl. ebd., Oberstaatsanwalt Wuppertal an Direktor des Anatomischen Instituts Bonn, 6.9.1943, Fall Hermann Röder. An Stöhrs kurzem Schreiben sind Fehler (statt vom Oberstaatsanwalt in Wuppertal ist vom Oberstaatsanwalt in Dortmund die Rede) und erneut (vgl. o.) stilistische Unebenheiten („Wegen der nur geringen Benzinzuteilung muss der grossen Entfernung wegen <Bonn-Dortmund> auf die Leiche verzichtet werden“) auffällig. Das Opfer Hermann Karl Röder, geboren am 5. März 1900 in (Wuppertal-)Barmen, wurde am 14. Juli 1943 vom Sondergericht Wuppertal wegen Raubmords zum Tode verurteilt und am 17. September 1942 in Dortmund hingerichtet (HStA Düsseldorf, OStA W-2 K Ls 41/43).

[239] BA Berlin, R 22, Nr. 1478, Volkmann/Jena an Staatsanwaltschaft Magdeburg, 21.9.1943; ebd., Köllinger/Generalstaatsanwalt Innsbruck an Reichsjustizminister, 7.6.1943.

wurden die Opfer in den vorgesehenen Exekutionsstätten hingerichtet. Die Bonner Institutsangehörigen fanden sich in der Regel früh morgens im Kölner Gefängnis Klingelpütz ein und nahmen nach der Exekution die Leiche in Empfang. Manchmal wurde sie nur vor Ort seziert, meist sofort nach Bonn transportiert. Stand eine „Sonderbehandlung" durch die Gestapo bevor, mussten sich die Mitarbeiter der Anatomie an abgelegenen Orten einfinden. Beispielhaft sei der Brief zitiert, den Assistent Kurt Harting am 8. Juni 1942 erhielt: „Die Exekution des poln. Zivilarbeiters Josef Turski, geb. am 19.3.14 in Wygnanka, ledig, r.kath., findet am Mittwoch, dem 10.6.42, um 7,30 Uhr, in dem Tannenwäldchen nordwestlich der Ortschaft Schleibach (O.P.B. Broichweiden) in unmittelbarer Nähe des Gutes Schleibacher Hof – etwa 500 m östlich der Hauptverkehrsstraße Würselen – Alsdorf statt. Anfahrt: Von der Hauptverkehrsstraße Haaren – Aldenhoven über Neusen in westlicher Richtung nach Broich – Euchen, hinter der Wirtschaft Mommertz (Shell-Pumpe vor dem Hause) Feldweg vor dem Bahnhof Euchen in nördlicher Richtung nach Schleibach. An den Abzweigungen stehen Polizei-Posten."[240]

Ab August 1942 stieg die Zahl der Fälle, bei denen es nicht zu einer reibungslosen Abwicklung kam. Die Mitteilung des Oberstaatsanwalts in Dortmund über eine am 20. August 1942 bevorstehende Hinrichtung in Köln wurde mit den Vermerken „nicht erhalten" und „wird reklamiert" versehen[241]. Vier Tage später musste die Leiche eines in Köln hingerichteten Mannes, des Brühler Stadtobersekretärs Gabriel Weber, „den Angehörigen wieder ausgeliefert" werden[242]. Für eine Hinrichtung in Köln am 1. September 1942 erfolgte ein telefonischer, für eine weitere Hinrichtung am 18. Oktober ein schriftlicher Widerruf der Einladung, die Leiche im Gefängnis Klingelpütz abzuholen, zumindest im letzteren Fall, weil auch hier die Angehörigen kurzfristig um die Herausgabe der Leiche nachsuchten[243]. Aus dem gleichen Grund erfolgte eine telefonische Absage am Tage der Hinrichtung (8. März 1943) einer Frau in Köln-Klingelpütz[244].

240 Anatomisches Institut Bonn, Nr. 117, Geheime Staatspolizei, Staatspolizeistelle Aachen an Harting/Anatomisches Institut, 6.6.1942. Im Bezug dieses Schreibens heißt es: „Fernm. Unterredung zwischen K.O.S. Kusmierz und Herrn Rade[c]k vom 5.6.42." – Vgl. ebd., Sens/ Geheime Staatspolizei, Staatspolizeistelle Koblenz an Anatomisches Institut Bonn, 24.7.1942 zur Exekution des „Zivilarbeiters" Josef Zarod; der Wagen der Anatomie sollte sich „am 30.7.42 um 10,30 Uhr an Kilometerstein 18,8 auf der Strasse Königsfeld – Bad Neuenahr" einfinden, von wo aus „die Weiterleitung des Kraftwagens zur Richtstätte [...] durch die Kreisgendarmerie" vorgesehen war.

241 Anatomisches Institut Bonn, Nr. 117, i.V. gez. Reese/Der Oberstaatsanwalt Dortmund an Direktor des Anatomischen Instituts, 18.8.1942.

242 Anatomisches Institut Bonn, Nr. 117, Oberstaatsanwalt Köln an Direktor des Anatomischen Instituts Bonn, 18.8.1942. – Die Angehörigen ließen Weber auf dem Bonner Nordfriedhof, gezwungenermaßen in der so genannten Selbstmörderecke, beisetzen (HStA Düsseldorf, OStA K-30 S Ls 47/42).

243 Anatomisches Institut Bonn, Nr. 117, i.V. gez. Reese/Oberstaatsanwalt Dortmund an Direktor des Anatomischen Instituts Bonn, 24.9.1942; ebd., Oberstaatsanwalt Koblenz an Direktor des Anatomischen Instituts Bonn, 23.10.1942 u. 25.10.1942.

244 Anatomisches Institut Bonn, Nr. 117, i.V. gez. Reese/Oberstaatsanwalt Dortmund an Direktor des Anatomischen Instituts Bonn, 6.3.1943 mit Notizen, wohl 8.3.1943.

Diese letzte Absage enttäuschte in Bonn, erwartete man doch dringend eine weibliche Leiche. Von Seiten des Instituts artikulierte man den Wunsch gegenüber Polizeiinspektor Quast, der als Ansprechpartner im Gefängnis Köln-Klingelpütz fungierte. Nachdem von der Bereitstellung der Leiche des Heinrich Middeldorff die Rede ist, die – wohl ebenfalls wegen der Anfrage von Angehörigen – nun doch nicht zur Sektion freigegeben werden konnte, heißt es in dem unsignierten Schreiben: „Anschliessend dürfte ich Sie nun bitten, dem Anatomischen Institut Bonn bei der nächsten Gelegenheit auch eine weibliche Leiche überlassen zu wollen. Sollte aus besonderen Gründen die Zuweisung der Leiche nicht möglich sein, so dürfte ich bitten, doch wenigstens die Sektion der Leiche an Ort und Stelle, zur Entnahme von Material verschiedener für Lehre und Forschung in Betracht kommender Organenteile [sic], genehmigen zu wollen. Wegen Mangel an diesem Material können schon seit langem begonnene Forschungsarbeiten, die gerade heute von so ausserordentlicher Bedeutung sind, nicht zum Abschluss gebracht werden. Der Direktor des Anatomischen Instituts Herr Prof. Stöhr wäre ihnen für das Entgegenkommen besonders dankbar."[245]

Doch noch ein Jahr später wartete man in Bonn vergeblich auf eine weibliche Leiche. Am 9. Mai 1944 wandte sich Stöhr in dem erwähnten Schreiben, das in erster Linie der Verteilung der Leichen zwischen Köln und Bonn gewidmet war, erneut dieser Frage zu: „Anschliessend erlaube ich mir Ew. Hochwohlgeboren ergebenst zu bitten, bei Hinrichtung einer weiblichen Person, [sic] das Anatomische Institut in Bonn bevorzugt berücksichtigen zu wollen. Eine Zuweisung solcher hat schon seit Jahren nicht mehr nach hier stattgefunden."[246] Zwei Monate später war der Wunsch erfüllt. Die in Köln hingerichtete Klara Kerz wurde der Bonner Anatomie überlassen und dort seziert[247]. Aber schon die zweite weibliche Leiche, die der am 3. August 1944 hingerichteten Mathilde von Bocksen, wurde nicht seziert und zwei Tage nach der Einlieferung beigesetzt[248]. Hier mögen besondere Gründe eine Rolle gespielt haben, denn die Leiche der am 14. September 1944 gemeinsam mit ihrem Ehemann hingerichteten Martha Voss wurde erst 1947 beigesetzt, was auf eine Sektion schließen läßt[249]. Ähnliches gilt für Käthe Kreuer, die ebenfalls am 14. September hingerichtet wurde und deren Beerdigung im November 1946 stattfand[250]. Damit sind am letzten Tag, an dem in Köln-Klingelpütz Hinrichtungen von Personen stattfanden, deren Leichen nach

245 Anatomisches Institut Bonn, Nr. 117, Schreiben an Quast/Köln, 18.5.1943, Durchschrift.

246 Anatomisches Institut Bonn, Nr. 117, Stöhr an Generalstaatsanwalt Köln, 9.5.1944.

247 Anatomisches Institut Bonn, Nr. 117, Oberstaatsanwalt Düsseldorf an Direktor des Anatomischen Instituts Bonn, 27.6.1944.

248 Anatomisches Institut Bonn, Leichenbuch, 1944, Nr. 76.

249 Anatomisches Institut Bonn, Leichenbuch, 1944, Nr. 44.

250 Anatomisches Institut Bonn, Leichenbuch, 1944, Nr. 46. Ebd. fehlt wie bei dem am selben Tag hingerichteten Otto Rosenbaum (Nr. 47) der Vermerk über die Hinrichtungsart. Aus den Akten aber lässt sich auf die Enthauptung beider schließen (Anatomisches Institut Bonn, Nr. 117, Oberstaatsanwalt Düsseldorf an Direktor des Anatomischen Instituts Bonn, 9.9.1944). – In Ausnahmefällen wurden „Anatomieleichen" auch auf dem Friedhof in Bonn-Duisdorf beigesetzt.

Bonn gebracht wurden, zwei der insgesamt vier in die Bonner Anatomie gelangten Frauen exekutiert worden.

Ähnlich wie Sobotta 1933 lehnte es Stöhr zehn Jahre später ab, im Nachhinein den Angehörigen eines Hingerichteten die Leiche zu übergeben. Auf eine entsprechende Anfrage der Düsseldorfer Oberstaatsanwaltschaft teilte Stöhr mit[251]: „Die Leiche des Willi Petri den Angehörigen zur Bestattung auszuliefern, dürfte diesseits auf Schwierigkeiten stossen. Die Leiche ist nach Einlieferung mit besonderen, heute noch kaum [sic] erhältlichen Mitteln injiziert und konserviert worden und kann erst nach völliger Erledigung der Arbeiten voraussichtlich Ende November beerdigt werden. Die Beerdigung aller Anatomieleichen findet auf dem Nordfriedhof der Stadt Bonn statt. Die Lage der Grabstätte werde ich Ihnen sobald als möglich bekanntgeben."[252]

Nur einmal ist die Aufschiebung einer Hinrichtung dokumentiert. Am 8. September 1943 erhielt Stöhr die Mitteilung, eine Woche später könne die Leiche des Stanislaus Kolarcik in Köln-Klingelpütz abgeholt werden[253]. Mit Schreiben vom 13. September 1943 erfuhr er, dass die Vollstreckung des Urteils aufgeschoben sei, „da die Wiederaufnahme des Verfahrens angeordnet worden ist"[254].

Für den Jahreswechsel 1943/44 ist der einzige Fall dokumentiert, bei dem einem nicht dem Anatomischen Institut angehörigen Mediziner die „Entnahme von L.[eichen]material an Ort und Stelle" genehmigt wurde[255]. Die Herkunft der im Bonner Anatomischen Institut sezierten Leichen veränderte sich nachhaltig während des Zweiten Weltkriegs. Stammte bis 1940 der weitaus größte Teil der Leichen aus Heil- und Pflegeanstalten, auch Klöstern und Kliniken, so waren diese Herkunftsorte zum Kriegsende nur noch von marginaler Bedeutung. Offenbar reichte die Zahl der dem Anatomischen Institut Bonn zugewiesenen

[251] Anatomisches Institut Bonn, Nr. 117, Oberstaatsanwalt Düsseldorf i.A. an Anatomisches Institut Bonn, 11.10.1943.

[252] Anatomisches Institut Bonn, Nr. 117, Direktor des Anatomischen Instituts Bonn an Oberstaatsanwalt Düsseldorf, 19.10.1943, Durchschrift. – Auf erneute Anfrage der Oberstaatsanwaltschaft Düsseldorf (ebd., Oberstaatsanwalt Düsseldorf i.A. an Anatomisches Institut Bonn, 8.12.1943) teilte Stöhr im Dezember 1943 die Reihengrabnummer mit (ebd., Direktor des Anatomischen Instituts an Oberstaatsanwalt Düsseldorf, 15.12.1943). – Das Problem der unerwarteten Einforderung von Leichen Hingerichteter befasste auch die Wehrmacht, die im November 1943 mahnte, die Verwendung der Leichen hingerichteter Wehrmachtsangehöriger „vor der Vollstreckung" zu klären (BA Berlin, R 22, Nr. 1478, Hülle/OKW an Oberkommandos u.a., 11.11.1943).

[253] Anatomisches Institut Bonn, Nr. 117, Oberstaatsanwalt Duisburg an Direktor des Anatomischen Instituts Bonn, 6.9.1943.

[254] Anatomisches Institut Bonn, Nr. 117, Oberstaatsanwalt Duisburg an Direktor des Anatomischen Instituts Bonn, 13.9.1943.

[255] Anatomisches Institut Bonn, Nr. 117, Direktor des Anatomischen Instituts Bonn an Dr. jur. J. Hackstein, 7.12.1943, Abschrift zur Genehmigung für Dr. med. Wantila. Wantila fuhr zur Hinrichtung von Stanislaus Garbacz und Kazimierz Wawrzyniak nach Köln (ebd., Oberstaatsanwalt Köln an Direktor des Anatomischen Instituts Bonn, 29.12.1943, Notiz, 3.1.1944). Der Versuch, Wantila über die Hinrichtung von Josef Klimm am 11. Februar 1944 zu informieren, scheiterte (ebd., Oberstaatsanwalt Aachen an Leiter des Anatomischen Instituts Bonn, 7.2.1944, Notiz, 9.2.1944).

Hingerichteten und auf andere Weise in Gefängnissen, Kriegsgefangenenlagern und ähnlichen staatlichen Einrichtungen ums Leben gekommenen Menschen für seine Zwecke aus.

Das Leichenbuch und die vorhandenen Schriftstücke zur Übernahme der Leichen Hingerichteter durch das Anatomische Institut sind in der Nachkriegszeit wohl zweimal intensiv benutzt worden. 1947 teilte man dem Bonner Standesamt eine Liste zur „Such-Aktion: Verstorbene Ausländer" mit, in der die Namen Marian Abramski, Carol Prus, Bernhard Domagala, Maria Korowski geb. Konovke (Heil-u. Pflegeanstalt Klosterhoven/Zülpich, nicht hingerichtet), Anton Szymanowicz, Bronislaw Sygula, Josef Zalewski, Fedor Skrut, Peter Runau, Walter Kretschmar, Wilhelm Petri, Alexander Cavallari, Jan Zbrzezniak, Wasil Zwadiuk, Fedor Slywka, Franz Saiko, Josef van den Gruiten und [Antoni] Mtotokiewicz genannt wurden[256].

Am 19. Juni 1967 erkundigte sich das Kriminalkommissariat Bonn (Kriminalkommissar Hubert Schäfer, Bonn) nach dem früheren Institutsmitarbeiter August Radeck, gegen den Haftbefehl erlassen worden war. Radeck lebte zu diesem Zeitpunkt nicht mehr. Seiner entsprechenden Auskunft fügte Radecks einstiger Kollege Küppers hinzu: „Herr Radeck hat aber keinen Menschen totgemacht."[257]

Im Rahmen der Ermittlungen gegen Angehörige des Reichssicherheitshauptamtes wegen Mordes wurden noch im selben Jahr Beamte im Auftrag der Generalstaatsanwaltschaft Berlin in Bonn vorstellig. Dort hatte man erkannt, dass sich in den Anatomischen Instituten „für die Beweisführung" wesentliche Unterlagen befanden[258]. Den Kriminalbeamten Siegfried Konnert und Peter Boeks wurde die Aushändigung von Kopien aus den Akten bzw. dem Leichenbuch zunächst verweigert. Der angefragte Rektor erwartete eine „schriftl. Anforderung der Generalstaatsanwaltschaft"[259]. Als diese Anfrage vorlag und der Rektor seine Einwilligung ebenfalls in schriftlicher Form ankündigte, wurden die Kopien am 28. Dezember 1967 nach Berlin versandt[260].

256 Anatomisches Institut, Blauer Schnellhefter, „Such-Aktion: *Verstorbene Ausländer*. Dem Standesamt in BONN kurz mitgeteilt: am 31.10.49".

257 Anatomisches Institut Bonn, Blauer Schnellhefter, Aktennotiz Küppers', 19.6.1967.

258 Anatomisches Institut Bonn, Blauer Schnellhefter, Generalstaatsanwalt Berlin an Hagen, 21.12.1967.

259 Anatomisches Institut Bonn, Blauer Schnellhefter, Aktennotizen Küppers' und Hagens, 30.11.1967.

260 Anatomisches Institut Bonn, Blauer Schnellhefter, Hagen an Generalstaatsanwalt, 28.12.1967; ebd., Generalstaatsanwalt an Hagen, 21.12.1967; ebd., Rektor an Hagen, 2.1.1968.

Tabelle: Angaben über die an das Anatomische Institut Bonn gelangten Leichen 1933–1944
(Quelle: Anatomisches Institut Bonn, Leichenbuch)[261]

Jahr 19.. / Leichen	30	31	32	33	34	35	36	37	38	39	40	41	42	43	44
männlich	76	51	56	82	71	93	93	94	85	51	63	80	54	61	61
weiblich	18	20	26	28	13	14	19	20	9	8	14	5	0	0	6
ev.	18	13	31	37	32	42	45	38	42	22	20	20	12	15	7
kath.	35	32	34	47	38	56	51	63	44	29	48	39	27	32	28
orthodox	1	-	-	-	-	-	-	-	-	-	-	-	-	-	-
israel.	1	1	-	-	-	-	1	3	1	-	1	-	-	1[262]	-
Dissident	3	-	1	1	2	6	3	4	1	2	1	5	-	-	-
o. Konf.	34	25	16	24	12	4	12	6	6	6	2	21	14	15	32
decaputiert	-	-	-	2	1	1	3	2	-	1	9[263]	12	22	39	18
stranguliert	-	-	-	-	-	-	-	-	-	-	-	8	12	9	14
erschoss.	-	-	-	-	-	-	-	-	-	-	-	-	1	-	-
gesamt	**94**	**71**	**82**	**111**	**84**	**107**	**112**	**114**	**94**	**59**	**77**	**85**	**54**	**61**	**67**
Davon hingerichtet	**-**	**-**	**-**	**2**	**1**	**1**	**3**	**2**	**-**	**1**	**9**	**20**	**35**	**48**	**32**

[261] Vgl. die Erhebungen für Göttingen in: Beushausen u.a., Fakultät, S. 233, wo für die Jahre von 1937 bis 1944 zwischen 44 und 90 Leichen jährlich erfasst werden, sowie für Tübingen in: Peiffer, Menschenverachtung.

[262] Keine Konfessionsangabe, sondern Rückschluss aus dem Namenseintrag „Hermann Israel Hertz".

[263] Fünf der neun Hingerichteten wurden zwar wahrscheinlich enthauptet, sind aber im Leichenbuch ohne nähere Angabe lediglich als „hingerichtet" bezeichnet.

Tabelle: Herkunft der an das Anatomische Institut Bonn gelangten Leichen 1932, 1937, 1942
(Quelle: Anatomisches Institut Bonn, Leichenbuch)

Herkunft	1932	1937	1942
Heil-/Pflegeanstalten, Klöster, Kliniken	55	67	1
Gefängnisse	3	3	1
Polizei (wohl meist Überweisungen)	6	17	1
Arbeitsanstalt Brauweiler	1	7	12
Gemeinden (Wohlfahrtsämter, Fürsorge)	6	15	-
Gerichtsmedizin	1	1	-
Hinrichtungsstätten[264]	-	-	26
Kriegsgefangenenlager Hardthöhe	-	-	13
Ort[265]	9	4	-
Gesamt	82	114	54

264 Einschließlich des Einlieferungsvermerks „Erschossen" (1942: 1 Fall).

265 Findet sich im Leichenbuch lediglich ein Gemeindename als Herkunftsort, ist häufig davon auszugehen, dass die Ortsnamen synonym für Arbeitslager (Brauweiler) oder Heil- und Pflegeanstalten (Süchteln, Galkhausen, Bedburg-Hau) benutzt wurden. Gleichwohl wird die Herkunft dieser Leichen hier separat unter „Ort" wiedergegeben, sofern der Zusammenhang nicht völlig eindeutig war. – Zu Süchteln vgl. Elke Max, Die Provinzial-Heil- und Pflegeanstalt Johannistal/Süchteln, in: Seidel/Werner, Psychiatrie, S. 36–39, passim.

Tabelle: Verzeichnis der an das Bonner Anatomische Institut Bonn gelangten Leichen Hingerichteter (Quellen: Anatomisches Institut Bonn, Leichenbuch und Ordner Nr. 117)[266]

Name Geschlecht Hinrichtungsart[267]	Geburts-datum o. Alter	Tod	Bei-setzung	Reli-gion	Herkunft	Verwen-dung	Ein-trags-datum
Moritz, Jos[268] M, D	6. 8. 1913	30.11. 1933	- [aber Grabnr.]	Rk	Gefängnis Köln	Sektion	30.11. 1933
Horsch, Heinrich M, -	28.12. 1908	30.11. 1933	- [aber Grabnr.]	Rk	Gefängnis Köln	Topo-graphie	30.11. 1933
Kreier, Josef M, -	8.9. 1901	12.6. 1934	-	-	Gefängnis Koblenz	[Sektion]	12.6. 1934
Kolmen, Peter M, -	-	26.10. 1935	-	-	Köln	[Sektion]	26.10. 1935
Pint, Peter M, -	25	21.4. 1936	28.1. 1937	-	Trier	[Sektion]	21.4. 1936
Seibert, Artur M, -	-	12.5. 1936	- [aber Grabnr.]	-	Koblenz	[Sektion]	12.5. 1936
Giese M, -	-	-	-	-	Gefängnis Bonn	[Sektion]	12.8. 1936
Schirra, Math. M, -	58	12.6. 1937	19.6. 1937	Rk	Gefängnis Köln	-	12.6. 1937
Thönnissen, Paul M, -	-	4.12. 1937	-	-	Gefängnis Köln	[Sektion]	4.12. 1937
Leitges, Bernhard M, -	-	22.3. 1939 gem. Ordner 117	-	-	Köln [nach 117: Mord]	[Sektion]	22.3. 1939

266 *) nicht völlig sicher, ob tatsächlich Opfer einer Hinrichtung; **) im Leichenbuch ist der Tod, nicht die Hinrichtung belegt, wohl aber in den Akten (Nr. 117; in Statistik eingerechnet); ***) im Leichenbuch ist der Tod, nicht die Hinrichtung belegt; es finden sich keine Akten; doch sind diese in einer nach 1945 erstellten Liste berücksichtigt (Hinrichtung nicht in Statistik eingerechnet). – Die Namen wurden mit Hilfe einer nach dem Krieg angefertigten Liste von Hingerichteten verifiziert. – Die Angabe „[Sektion]" beruht auf der begründeten Vermutung, dass Leichen, die nicht nach Wochenfrist beerdigt wurden, in der Anatomie zur Sektion verwandt wurden. Ein entsprechender ausdrücklicher Vermerk findet sich im Leichenbuch nicht.

267 M = männlich; W = weiblich; H = hingerichtet; S = stranguliert, E = erschossen, D = decaputiert.

268 Mathias Jos[ef] Moritz wurde im Spangenberg-Winterberg-Prozess des Mordes für schuldig befunden. Die SA-Leute Spangenberg und Winterberg waren am 24. Februar 1933 erschossen worden, als eine Gruppe des „Roten Frontkämpferbundes" SA-Mitglieder in Köln auf Waffen durchsuchte. Sechs der „Frontkämpfer" wurden zum Tode verurteilt. Vgl. Klein, Justiz, S. 220.

Name Geschlecht Hinrichtungsart	Geburts- datum o. Alter	Tod	Bei- setzung	Reli- gion	Herkunft	Verwen- dung	Ein- trags- datum
Baumann M, H	20	-	-	-	Köln	„Samm- lung“	14.2. 1940
Barwig, Ernst[269] M, H	11.12. 1899	-	-	-	Gefängnis Köln	Sammlung	4.4. 1940
Klonsdorf, Günther[270] M, H	13.4. 1914	-	-	-	Gefängnis Köln	Sammlung	9.4. 1940
Langpaap, Heinz M, H	22.3. 1921	-	17.4. 1941	-	Gefängnis Köln	Sektion; Eintrag „Sammlg.“ gestrichen	19.4. 1940
Müller, Hermann[271] M, H	20.6. 1916	-	30.4. 1941	-	Gefängnis Köln	Sektion	10.5. 1940
Stutz, Walter M, -	21.3. 1920	7.12. 1940	2.5. 1941	Ev.	Köln	Sektion	7.12. 1940
Schmitz, Adolf M, -	17.6. 1912	7.12. 1940	2.5. 1941	Rk	Köln	Sektion	7.12. 1940
Kessler, Emil M, -	17.10. 1911	17.12. 1940	14.5. 1941	Ev.	Köln	Sektion	17.12. 1940
Stefanowski, Alwin M	2.1. 1892	17.12. 1940	14.5. 1941	Ev.	Köln	Sektion	17.12. 1940
Mispelbaum, Wilhelm M, -	15.2. 1906	8.2. 1941	22.4. 1942	-	Köln	Sektion	8.2. 1941
Ziora, Ignatz M, -	15.3. 1908	9.3. 1941	22.4. 1942	Rk	Gefängnis Köln	Sektion	11.3. 1941
Lungenstraß, Johann M, -	6.1. 1906	27.03. 1941	24.3. 1942	Rk	Gefängnis Köln	Sektion	27.3. 1941

[269] Ein Sondergericht verurteilte den in Hannover geborenen Barwig am 7. Februar 1940 wegen wiederholten Diebstahls zum Tode (HStA Düsseldorf, OStA K-31 S Ls 6/40).

[270] Der in Berlin geborene Klonsdorf schloss sich der bündischen Navajosbewegung und der Kölner Turnerschaft an; er verteilte Flugblätter, die zum Kampf gegen die HJ aufforderten. Zugleich wurden ihm Betrug, Untreue und homosexuelle Handlungen vorgeworfen (HStA Düsseldorf, OStA K-1 S Ls 1/40).

[271] Müller wurde von einem Sondergericht wegen wiederholten Betrugs an Wehrmachtsangehörigen zum Tode verurteilt (HStA Düsseldorf, OStA K-31 S Ls 3/40).

Name Geschlecht Hinrichtungsart	Geburts- datum o. Alter	Tod	Bei- setzung	Reli- gion	Herkunft	Verwen- dung	Ein- trags- datum
Löwe, Hermann M, -	10.9. 1907	29.4. 1941	16.4. 1943	-	Köln	Sektion	29.4. 1941
Wiegand, Franz[272] M, -	23.9. 1918	29.4. 1941	4.7. 1941	-	Köln	Sektion	29.4. 1941
Kaczor, Stanislaus M, S	1.5. 1914	9.5. 1941	1.4. 1943	-	Polizei Mülheim	Sektion	9.5. 1941
Bender, Josef M, -	6.8. 1911	29.5. 1941	8.5. 1942	Rk	Gefängnis Köln	Sektion	29.5. 1941
Mathes, Ernst M, -	4.1. 1905	29.5. 1941	28.4. 1942	Rk	Gefängnis Köln	Sektion	29.5. 1941
Müller, Johann[273] M, -	9.5. 1914	12.6. 1941	-	-	Gefängnis Köln	Sammlung	12.6. 1941
Wacker M, -	30.6. 1912	12.6. 1941	5.4. 1943	-	Gefängnis Köln	Sektion	12.6. 1941
Wysocki, Franziszek M, S	3.12. 1909	18.6. 1941	28.2. 1942	-	Ortspoli- zeibehörde Echtz bei Düren	Sektion	18.6. 1941
Piotrowsky, Walenty M, S	7.2. 1904	18.6. 1941	8.5. 1942	-	Ortspoli- zeibehörde Echtz bei Düren	Sektion	18.6. 1941
Orowczak, Johann M, S	16.9. 1917	3.7. 1941	24.7. 1942	-	Bonn	Sektion	3.7. 1941
Sygula, Bruno M, S	4.1. 1912	14.7. 1941	4.3. 1944	-	Bonn	Sektion	14.7. 1941
Woroch, Czeslaw M, S	27.2. 1911	29.7. 1941	3.4. 1944	-	Bonn	Sektion	29.7. 1941
Garbarek, Felix M, S	20.9. 1940 [sic]	29.7. 1941	4.3. 1944	-	Bonn	Sektion	29.7. 1941
Kirsch, Erich M, E	7.2. 1913	6.8. 1941	25.11. 1941	Ev.	Aachen	Sektion	6.8. 1941

[272] Am 11. März 1941 verurteile das Sondergericht Köln Wiegand wegen versuchten Mordes und Raubs zum Tode (HStA Düsseldorf, OStA K-31 S Ls 7/41).

[273] Ein Sondergericht verurteilte den in Bonn lebenden Kraftfahrer Müller am 8. Mai 1941 wegen Mordes zum Tode (HStA Düsseldorf, OStA K-30 S Ls 33/41).

Name Geschlecht Hinrichtungsart	Geburts- datum o. Alter	Tod	Bei- setzung	Reli- gion	Herkunft	Verwen- dung	Ein- trags- datum
Wuyciakowski, Anton M, S	3.4. 1909	9.8. 1941	9.8. 1941	Rk	Bonn	Sektion	9.8. 1941
Matczak, Franz M, S	21.9. 1920	16.8. 1941	10.9. 1941	-	Polizei Engers	Sektion	16.8. 1941
Höller, Artur[274] M, -	26.8. 1919	19.8. 1940	2.4. 1942	-	Gefängnis Köln	Sektion	19.8. 1941
Frank, Hans M	7.2. 1923	2.9. 1941	4.3. 1942	Rk	Köln	Sektion	2.9. 1941
Kwiatkowski, Vinzent*** M, K	2.12. 1920	3.9. 1941	9.10. 1942	Rk	Koblenz	Sektion	4.9. 1941
Gruszka, Alois*** M, K	16.11. 1914	5.9. 1941	4.2. 1943	Rk	Bendorf	Sektion	6.9. 1941
Cholinski, Anton*** M, K	5.6. 1874	7.9. 1941	16.4. 1943	Rk	Koblenz	Sektion	8.9. 1941
Schmitz, Erwin M, -	1.1. 1902	2.10. 1941	18.4. 1943	Rk	Köln	Sektion	2.10. 1941
Malinowski, Josef*** M, K	10.12. 1907	24.10. 1941	17.3. 1942	Ohne	Gef.-Lager Uersfeld/ Mayen	Sektion	28.10. 1941
Benjamins, Dr. M							[25.10. 1941]
Domagala, Bernhard*** M, K	7.4. 1912	27.10. 1941	5.4. 1943	-	Gef.-Lager Uersfeld/ Mayen	Sektion	28.10. 1941
Sniegucki, Josef M, S	9.3. 1908	30.10. 1941	2.4. 1943	-	Polizei Linnich	Sektion	30.10. 1941
Markowiak, Johann M, S	14.12. 1907	30.10. 1941	2.4. 1943	-	Polizei Linnich	Sektion	30.10. 1941
Kowalski, Josef*** M, K	20.11. 1900	10.11. 1941	11.11. 1941	-	Gef.-Lager Uersfeld/ Mayen	Sektion	11.11. 1941

[274] Am 4. November 1935 hatte das Erbgesundheitsobergericht die Zwangssterilisierung Höllers verfügt (NS-Dokumentationszentrum Köln, Schreiben Erwin In het Panhuis, 10.8.2001 nach HStA Düsseldorf-Kalkum, Gerichte, Rep. 11-2309). Ein Sondergericht verurteilte ihn wegen wiederholten Diebstahls am 4. Juli 1941 zum Tode (HStA Düsseldorf, OStA K-30 S Ls 46/41).

Name Geschlecht Hinrichtungsart	Geburts- datum o. Alter	Tod	Bei- setzung	Reli- gion	Herkunft	Verwen- dung	Ein- trags- datum
Müller, Heinrich M, -	15.07. 1900	12.11. 1941	26.6. 1942	-	Köln	Sektion	12.11. 1941
Klare, Paul M, -	5.4. 1900	20.11. 1941	17.4. 1943	Ev.	Köln	Sektion	20.11. 1941
Karsten, Julius M, -	14.9. 1915	27.11. 1941	-	Ev.	Köln	Sammlung	27.11. 1941
Kurka, Albin*** M, K	27.2. 1909	1.12. 1941	9.12. 1941	Rk	Gef.-Lag. Uersfeld/ Mayen	-	4.12. 1941
Skolarczak, Franz M, S	27.11. 1913	5.12. 1941	5.4. 1943	-	Polizei Lechenich	Sektion	5.12. 1941
„Türkin Nr. 30682"*** W, K	25	5.12. 1941	14.3. 1943 in Duisdorf	-	Kr.Gef.L. Hardthöhe	Sektion	9.12. 1941
Lapliew, Meksiey*** M, K?	22	8.12. 1941	5.3. 1943 in Duisdorf	-	Kr.Gef.L. Hardthöhe	Sektion	9.12. 1941
Dymitrenko, Gregori*** M, K	25.8. 1916	9.12. 1941	14.3. 1944 in Duisdorf	-	Kr.Gef.L. Hardthöhe	Sektion	9.12. 1941
Kinach, Hesko*** M, K	22.10. 1911	14.12. 1941	14.3. 1944 in Duisdorf	-	Kr.Gef.L. Hardthöhe	Sektion	15.12. 1941
Kirchmeyer, Adolf[275] M, -	18.10. 1893	3.1. 1942	3.4. 1943	Rk	Köln	Sektion	3.1. 1942
Gaska, Roman M, S	10.10. 1915	20.1. 1942	18.3. 1943	-	Kreuznach	Sektion	20.1. 1942
Herr, Karl M, -	9.12. 1910	31.1. 1942	2.4. 1943	Ev.	Köln	Sektion	31.1. 1942
Borgsow, Gregori*** M, K	8.1. 1903	25.2. 1942	2.3. 1942	-	Kr.Gef.L. Hardthöhe	-	27.2. 1942
Zakrzewski, Stanislaus M, S	29.9. 1914	26.2. 1942	5.4. 1943	Rk	Aachen	Sektion	26.2. 1942

[275] Kirchmeyer wurde nach Anzeige durch seine Ehefrau wegen wiederholten Diebstahls von einem Sondergericht am 27. November 1941 zum Tode verurteilt (HStA Düsseldorf, OStA K-30 S Ls 89/41).

Name Geschlecht Hinrichtungsart	Geburts- datum o. Alter	Tod	Bei- setzung	Reli- gion	Herkunft	Verwen- dung	Ein- trags- datum
Adolf, Paul M, -	29.4. 1908	7.3. 1942	2.4. 1943	Rk	Köln	Sektion	7.3. 1942
Klemm, Heinz M, -	9.4. 1923	7.3. 1942	3.4. 1943	Rk	Köln	Sektion	7.3. 1942
Tillmann, Wilhelm M, -	12.1. 1916	19.3. 1942	17.4. 1943	Ev.	Gefängnis Köln	Sektion	19.3. 1942
Zdun [sic], Johann M, S	15.12. 1915	20.3. 1942	15.4. 1943	Rk	Polizei in Dürwiß, Kr. Jülich	Sektion	20.3. 1942
Nowak, Stefan M, S	27.12. 1915	24.3. 1942	15.3. 1943	Rk	Polizei Waldhil- bersheim b. Kreuznach	Sektion	24.3. 1942
Sygula, Bronislaw M, S	4.1. 1912	27.3. 1942	15.3. 1943	-	Iversheim/ Rheinbach Bonn Gestapo	Sektion	27.3. 1942
Saiko, Franz M, -	9.8. 1908	16.4. 1942	1.4. 1943	Rk	O.St.A. Düsseldorf Köln	Sektion	14.4. 1942
Gersing, Johann M, -	6.7. 1904	15.5. 1942	25.4. 1944	Rk	Gefängnis Köln	Sektion	15.5. 1942
Treek, August M, -	28.5. 1906	15.5. 1942	-	Ev.	Gefängnis Köln	- (nicht in Statistik, da Leiche an Polizei Köln am 21.5. 1942 nach deren Forderung zurück- gegeben)	15.5. 1942
Mtotkiewicz, Antoni M, -	16.5. 1906	21.5. 1942	17.4. 1943	Rk	Gefängnis Köln	Sektion	21.5. 1942
Laux, Peter M, -	26.5. 1909	21.5. 1942	1.4. 1943	Rk	Gefängnis Köln	Sektion	21.5. 1942
Turski, Josef „Pole“ M, S	19.3. 1914	10.6. 1942	15.4. 1943	Rk	G. St. Pol. Aachen	Sektion	15.4. 1943

Name Geschlecht Hinrichtungsart	Geburts-datum o. Alter	Tod	Bei-setzung	Reli-gion	Herkunft	Verwen-dung	Ein-trags-datum
Rochel, Anton[276] M, -	15.10. 1921	15.6. 1942	4.3. 1944	Rk	Köln	Sektion	15.6. 1942
Babuschkewitz, Josef M, S	19.3. 1909		18.3. 1944	Rk[277]	G. St. P. Aachen / Anstalt in Stecken-born	Sektion	18.6. 1942
Großmaas, Karl M, -	14.11. 1881	23.6. 1942	31.3. 1944	Rk	Köln	Sektion	23.6. 1942
Abramski, Marian M, S	15.1. 1905	3.7. 1942	16.7. 1942	-	G. St. P. Koblenz Anstalt in Briedel/ Mosel	-	3.7. 1942
Lohrengel, Gustav M, -	9.7. 1922	9.7. 1942	4.3. 1944	Ev.	Gerichts-gefängnis Köln	Sektion	9.7. 1942
Prus, Carl M, E	1.3. 1920	11.7. 1942	16.4. 1943	-	Gerichts-gefängnis Koblenz	Sektion	11.7. 1942
Graczyk, Waclaw M, -	30.06. 1922	17.7. 1942	-	-	Gerichts-gefängnis Köln	Sammlung u. histo-logische Zwecke	17.7. 1942
Gruiten, Josef van den[278] M, -	17.2. 1924	17.7. 1942	5.4. 1943	-	Gerichts-gefängnis Köln	Sektion	17.7. 1942
Zarod, Josef M, S	12.12. 1916	30.7. 1942	3.4. 1944	-	Königsfeld Gestapo Koblenz	Sektion	30.7. 1942

[276] Der Kölner Anton Rochel war 1935 in Viersen unfruchtbar gemacht worden und wurde am 6. Mai 1942 von einem Sondergericht wegen wiederholten Straßenraubs in Tateinheit mit gefährlicher Körperverletzung zum Tode verurteilt (HStA Düsseldorf, OStA K-31 S Ls 31/42).

[277] Konfession laut Anatomischem Institut Bonn, Nr. 117, „Notiz für die Anatomie Bonn". Ebd. teilt die Gestapo Bonn mit, Babuschkewitz sei „zuletzt wohnhaft gewesen in Eicherscheid Nr. 6 bei dem Landwirt Küpper".

[278] Von van den Gruiten ist bekannt, dass er auf dem Bonner Nordfriedhof beigesetzt wurde (Schreiben Karola Fings/NS-Dokumentationszentrum Köln, 6.8.2001).

Name Geschlecht Hinrichtungsart	Geburts-datum o. Alter	Tod	Bei-setzung	Reli-gion	Herkunft	Verwen-dung	Ein-trags-datum
Stachowiak, Boleslaus M, S	11.1. 1914	6.8. 1942	3.4. 1944	-	Moerz, Kr. Mayen, Gestapo Koblenz	Sektion	6.8. 1942
Wiese, Peter M, -	16.10. 1917	wohl 24.9. 1942	17.4. 1943	Rk[279]	Köln	Sektion	24.9. 1942
Kujawinski, Josef M, S	5.2. 1913	24.9. 1942	16.4. 1944	-	Gestapo Bonn, Anstalt in Riegsdorf bei Satzfey	Sektion	24.9. 1942
Ritter, Josef[280] M, -	15.5. 1925	28.10. 1942	5.11. 1942	Rk	Köln	-	29.10. 1942
Staniszewski, Wladislaw M, S	8.5. 1912	30.10. 1942	3.4. 1943	Rk	Gestapo Aachen, Anstalt Lom-mersdorf	Sektion	30.10. 1942
Poth, Karl M, -	8.6. 1909	4.11. 1942	-	Ev.	Köln	Sammlung	4.11. 1942
Wölm, Kurt M, -	3.10. 1917	7.11. 1942	-	Ev.	Köln	Sammlung	7.11. 1942
Klemann, Wilhelm M, -	25.10. 1906	12.11. 1942	-	Rk	Köln	Sammlung	13.11. 1942
Siemiontkowski, Peter M, -	29.6. 1918	20.11. 1942	-	Rk	Köln	Sammlung	20.11. 1942
Stoppe, Ferdinand M, -	20.09. 1912	20.11. 1942	-	Rk	Köln	Sammlung	20.11. 1942
Smigiel, Francziscek M, -	18.1. 1918	4.12. 1942	-	-	Köln	Sammlung	5.12. 1942

279 Konfession laut Anatomischem Institut Bonn, Nr. 117, Notiz. Ebd. wird zudem vermerkt, dass Wiese Vater von acht Kindern war.

280 Josef Ritter wurde am 29. August 1942 von einem Sondergericht wegen Mordes zum Tode verurteilt (HStA Düsseldorf, OStA KO-2 S Ls 79/42).

Name Geschlecht Hinrichtungsart	Geburts-datum o. Alter	Tod	Bei-setzung	Reli-gion	Herkunft	Verwen-dung	Ein-trags-datum
[Poluliach, Nikolaus]* M, -	3.4. 1925	14.12. 1942	12.3. 1943	-	Crim. Pol. Bendorf/Rh	-	16.12. 1942
Bachmann, Wilhelm M, -	30.10. 1905	4.1. 1943	20.4. 1943	Rk	Köln	Sektion	4.1. 1943
Kretschmar, Walter M, -	20.7. 1900	4.1. 1943	16.4. 1943	Ev.	Köln	Sektion	4.1. 1943
Jaworski, Leo M, S	10.4. 1916	9.1. 1943	8.3. 1944	Rk	Holzweiler, Kreis Erkelenz	Sektion	9.1. 1943
Lesch, Herbert M, -	24.8. 1910	11.1. 1943	5.4. 1943	Rk	Köln	Sektion	12.1. 1943
Margol, Eduard[281] M, S	4.5. 1923	15.1. 1943	8.3. 1944	Rk	Köln	Sektion	15.1. 1943
Gruchot, Stefan M, S	17.7. 1912	15.1. 1943	1.3. 1944	Rk	Siegburg	Sektion	15.1. 1943
Stiller, Wenzel M, -	22.4. 1873	25.1. 1943	18.3. 1944	Rk	Köln	Sektion	26.1. 1943
Kaschlowski, Helmut M, -	27.12. 1916	25.1. 1943	31.3. 1944	Ev.	Köln	Sektion	26.1. 1943
Slywka, Fedor M, -	5.6. 1913	1.2. 1943	28.3. 1944	-	Köln	Sektion	2.2. 1943
Zwadiuk, Wasil[282] M, S	19.1. 1922	4.2. 1943	28.2. 1944	-	Köln-Ossendorf	Sektion	4.2. 1943
Weck, Heinrich M, -	1.7. 1882	26.2. 1943	28.3. 1944	Ev.	Köln	Sektion	27.2. 1943

[281] Zu Eduard Margol hat das Kölner NS-Dokumentationszentrum (EL-DE-Haus) ermittelt (Schreiben von Ursula Reiter, 10.7.2002): „Eduard Margol arbeitete seit spätestens 1941 in Köln-Fühlingen, Neusser Landstraße 5, auf dem Bauernhof von Ernst Kolb (Haus Fühlingen). Er wurde am 15.1.1943 von der Gestapo Köln wegen angeblichen Kontakts zu deutschen Frauen in einer alten Ziegelei, Neusser Landstr. 129 in Köln-Fühlingen ermordet. Die Sterbeurkunde wurde auf Anzeige der Staatspolizeistelle Köln vom 15.1.1943 ausgestellt (Quellen: HAStK, Acc. 606/1, S. 235, HStAD/Außenstelle Kalkum, Ger. Rep. 248/210)."

[282] Wasil Zwadiuk wurde am 25. August 1943 von der Kölner Gestapo wegen angeblicher Kontakte zu deutschen Frauen verhaftet. Er arbeitete bei einem Bauern in Köln-Ossendorf und wurde vermutlich in einer Kiesgrube an der Ossendorfer Flughafenstraße öffentlich hingerichtet (NS-Dokumentationszentrum Köln, Schreiben Karola Fings, 6.8.2001 nach HStA Düsseldorf-Kalkum, Gerichte, Rep. 248/206-217).

Name Geschlecht Hinrichtungsart	Geburts- datum o. Alter	Tod	Bei- setzung	Reli- gion	Herkunft	Verwen- dung	Ein- trags- datum
Ontrup, Heinrich M, -	12.12. 1894	5.3. 1943	28.3. 1944	Rk	Köln	Sektion	5.3. 1943
Rohmann, Heinrich M, -	22.2. 1922	18.3. 1943	23.6. 1943	Rk	Köln	Chirurgie	18.3. 1943
Gröppler, Friedrich M, -	6.9. 1908	18.3. 1943	28.3. 1944	Rk	Köln	Sektion	18.3. 1943
Kolpack, Ernst M, -	8.2. 1915	15.4. 1943	23.6. 1943	Ev.	Köln	Chirurgie	15.4. 1943
Kolkowski, Josef M, -	9.3. 1918	28.4. 1943	6.5. 1944	Rk	Köln	Sektion	28.4. 1943
Noll, Johann M, -	24.12. 1908	28.4. 1943	25.4. 1944	Rk	Köln	Sektion	28.4. 1943
Urbals, Bernhard M, -	14.12. 1908	28.4. 1943	6.5. 1944	Rk	Köln	Sektion	28.4. 1943
Debski, Leon M, S	20.10. 1909	8.5. 1943	19.2. 1944	-	Wesseling	Sektion	8.5. 1943
Spitzer, Rudolf M, -	8.4. 1901	11.5. 1943	17.5. 1943	-	Köln	-	11.5. 1943
Manderscheid, Peter M, -	2.4. 1891	11.5. 1943	6.5. 1944	-	Köln	Sektion	11.5. 1943
Midderhoff, Heinrich M, -	5.6. 1886	11.5. 1943	Zur Be- erdigung nach Köln zurück am 20.5. 1943	Rk	Köln	-	11.5. 1943
Koka, Emil M, -	6.10. 1898	11.5. 1943	-	Ev.	Köln	Sammlung, histo- logische Zwecke	11.5. 1943
Nölke, Friedrich M, -	22.9. 1897	11.5. 1943	25.4. 1944	Rk	Köln	Sektion	11.5. 1943
Hünerwinckell, Karl M, -	30.11. 1888	11.5. 1943	6.5. 1944	Rk	Köln	Sektion	11.5. 1943

Name Geschlecht Hinrichtungsart	Geburts-datum o. Alter	Tod	Bei-setzung	Reli-gion	Herkunft	Verwen-dung	Ein-trags-datum
Hendricks, Josef[283] M, -	3.3. 1896	11.5. 1943	6.5. 1944	Rk	Köln	Sektion	11.5. 1943
Kühn, Ernst M, -	9..9. 1913	1.6. 1943	30.3. 1944	Ev.	Köln	Sektion	30.3. 1943
Kulus, Josef M, -	11.3. 1914	1.6. 1943	6.5. 1944	-	Köln	Sektion	1.6. 1943
Mallmann, Eugen M, -	13.6. 1919	15.6. 1943	30.3. 1944	Ev.	Köln	Sektion	15.6. 1943
Berchter, Karl M, -	26.1. 1908	15.6. 1943	30.12. 1943	Ev.	Köln	Sektion	15.6. 1943
Petri, Wilhelm M, -	30.5. 1914	17.7. 1943	14.12. 1943	Ev.	Köln	Sektion	17.7. 1943
Jäger, Fritz M, -	12.6. 1918	17.7. 1943	10.5. 1944	Ev.	Köln	Sektion	17.7. 1943
Kinschmann, Georg M, -	29.10. 1887	17.7. 1943	4.3. 1944	Rk	Köln	Sektion	17.7. 1943
Hertz, Hermann Israel[284] M, -	-	30.7. 1943	10.5. 1944	Jüd.	Köln	Sektion	30.7. 1943
Meuser, Johann285 M, -	15.3. 1919	11.8. 1943	7.11. 1946	Rk	Köln	Sektion Ch. Op.-Kurs 1946	11.8. 1943

283 Josef Lambert Hendricks war wegen Betrugs (Erschleichung von Geld und Berechtigungsscheinen für Ausgebombte) zum Tode verurteilt worden (HStA Düsseldorf, OStA E-31 K Ls 65/43).

284 Vgl. Anonymus, Hinrichtungen, in: Westdeutscher Beobachter, 1.8.1943: „Am 30. Juli 1943 ist der 60jährige Jude Hermann Israel Hertz aus Köln hingerichtet worden, den das Sondergericht Köln als Volksschädling wegen Kriegswirtschaftsverbrechens zum Tode verurteilt hat. Hertz hat in großem Umfang Spinnstoffwaren im Schleichhandel erworben und zu Wucherpreisen weiterverkauft." – Siehe auch Anonymus, Kölner Jude verschob 7000 Meter Stoff. Das Sondergericht verurteilte ihn zum Tode – Zuchthaus für seinen Helfershelfer, in: Westdeutscher Beobachter, 15.4.1943 (Hinweis durch NS-Dokumentationszentrum Köln, Schreiben Erwin In het Panhuis, 10.8.2001). Siehe auch die sehr ergiebigen Unterlagen in: HStA Düsseldorf, OStA K-30 S Ls 35/43.

285 Vgl. Anonymus, Plünderer hingerichtet, in: Westdeutscher Beobachter, 14.8.1943: „Am 11. August ist der am 15.3.1919 in Köln-Sülz geborene Johann *Meuser* hingerichtet worden, den das Sondergericht in Köln als Volksschädling und gefährlichen Gewohnheitsverbrecher zum Tode verurteilt hat. Meuser hat nach einem Fliegerangriff in großem Umfange geplündert" (Hinweis durch NS-Dokumentationszentrum Köln, Schreiben Erwin In het Panhuis, 10.8.2001). Siehe auch: HStA Düsseldorf, OStA K-33 S Ls 34/43.

Name Geschlecht Hinrichtungsart	Geburts- datum o. Alter	Tod	Bei- setzung	Reli- gion	Herkunft	Verwen- dung	Ein- trags- datum
Zbrzezniak, Jan[286] M, S	22.6. 1919	25.8. 1943	6.5. 1944	-	Widders- dorf, Lkr. Köln	Sektion	25.8. 1943
Troc, Kasimir[287] M, S	23.2. 1913	25.8. 1943	9.9. 1943	-	Porz	-	25.8. 1943
Kusnierz, Josef M, S	24.11. 1918	27.8. 1943	9.9. 1943	-	Nieder- hoppen	-	27.8. 1943
Nowaki, Jan M, S	14.6. 1914	28.8. 1943	16.4. 1944	-	Kotten- forst	-	28.8. 1943
Werner, Karl[288] M, -	4.9. 1922	15.9. 1943	18.4. 1947	Rk	Köln	Sektion	15.9. 1943
Seeger, Otto M, -	12.2. 1906	15.9. 1943	10.5. 1944	Ev.	Köln	Sektion	15.9. 1943
Runau, Peter M, -	8.2. 1914	24.9. 1943	16.4. 1944	Rk	Köln	Sektion	24.9. 1943
Cavallari, Alexander[289] M, -	14.2. 1901	24.9. 1943	24.9. 1943 [sic]	Rk	Köln	-	24.9. 1943
Kleinmann, Wilhelm[290] M, -	9.10. 1917	15.10. 1943	6.5. 1944	Rk	Köln	Sektion	15.10. 1943

[286] Jan Zbrzezniak wurde am 25.8.1943 von der Gestapo wegen angeblicher Kontakte zu deutschen Frauen festgenommen und in Köln-Widdersdorf hingerichtet (NS-Dokumentationszentrum Köln, Schreiben Karola Fings, 6.8.2001 nach HStA Düsseldorf-Kalkum, Gerichte, Rep. 248/210).

[287] Der gelernte Dreher Kasimir Troc aus Chelm, der im Rheinischen Metallwerk arbeiten musste, wurde in Porz wegen Sabotage öffentlich erhängt. Vgl. ausführlich Gebhard Aders, Nationalsozialistische Tötungsverbrechen im rechtsrheinischen Köln während des Zweiten Weltkrieges, in: Rechtsrheinisches Köln. Jahrbuch für Geschichte und Landeskunde, 25, Köln 1999, S. 99–194, S. 105 ff.

[288] Werner wurde am 23. Juli 1943 von einem Sondergericht wegen wiederholten, teilweise schweren Diebstahls zum Tode verurteilt (HStA Düsseldorf, OStA K-33 S Ls 39/43).

[289] Alexander (Alessandro) Cavallari, in der Provinz Ancona geboren, wurde wegen Plünderns von Porzellan und Marzipanmasse nach einem Luftangriff von einem Sondergericht am 7. September 1943 zum Tode verurteilt (HStA Düsseldorf, OStA K-1 S Ls 53/43).

[290] Kleinmann, 1935 sterilisiert, wurde am 2. September 1943 vom Sondergericht Köln wegen wiederholten Diebstahls zum Tode verurteilt (HStA Düsseldorf, OStA K-30 S Ls 54/43).

Name Geschlecht Hinrichtungsart	Geburts-datum o. Alter	Tod	Bei-setzung	Reli-gion	Herkunft	Verwen-dung	Ein-trags-datum
Longerich, Adolf[291] M, -	4.9. 1898	15.10. 1943	29.4. 1944	Rk	Köln	Sektion	15.10. 1943
Deubel, Karl[292] M, -	30.9. 1896	15.10. 1943	30.3. 1944	Ev.	Köln	Sektion	15.10. 1943
Szymanowicz, Anton M, S	13.5. 1913	18.10. 1943	16.4. 1944	-	Orr b. Pulheim	Sektion	18.10. 1943
Ebenau, Oskar[293] M, -	17.7. 1901	19.10. 1943	30.10. 1943	Ev.	Köln	Klinik	19.10. 1943
Bremen, Hubert M, -	8.9. 1906	26.10. 1943	31.3. 1944	Rk	Köln	Sektion	26.10. 1943
Fischer, Engelbert M, -	11.1. 1920	19.11. 1943	31.3. 1944	-	Köln	Sektion	19.11. 1943
Garbacz, Stanislaus[294] M, -	5.5. 1909	6.1. 1944	18.4. 1947	Rk	Köln	Sektion	6.1. 1944
Warczyniak, Kasimir M, -	7.11. 1911	6.1. 1944	18.4. 1947	Rk	Köln	Sektion	6.1. 1944
Paschko, Nikolaus[295] M, -	15.12. 1921	18.1. 1944	-	Rk	Köln	Sammlung, histolog. Zwecke	18.1. 1944

[291] Longerich wurde am 2. September 1943 von einem Sondergericht wegen wiederholten Diebstahls zum Tode verurteilt (HStA Düsseldorf, OStA K-30 S Ls 51/43).

[292] Deubel, nach anderen Angaben am 30. Juni 1896 geboren, wurde am 10. August 1943 vom Sondergericht Köln wegen wiederholten schweren Diebstahls zum Tode verurteilt (HStA Düsseldorf, OStA K-1 S Ls 40/43).

[293] Der Polsterer Oskar Ebenau wurde wegen wiederholten Diebstahls von einem Sondergericht zum Tode am 25. September 1943 verurteilt.

[294] Der im Distrikt Lublin geborene Garbacz wurde 1940 in Polen für Zwangsarbeiten festgenommen und im Februar 1941 nach Deutschland überführt. Unter anderem bei der Rheinischen Zellwolle AG in Siegburg eingesetzt, entwich er von dort und beging nachfolgend Diebstähle. Am 16. November 1943 wurde der gelernte Schuster und Maurer vom Sondergericht Köln zum Tode verurteilt (HStA Düsseldorf, OStA K-1 S Js 652/42).

[295] Der im ukrainischen Bezirk Sambor geborene Nikolaus Paschko, 1942 nach Deutschland verschleppt, stahl zwei Fahrräder und eine Lederjacke. Ein Sondergericht verurteilte ihn deshalb am 15. Dezember 1943 zum Tode (HStA Düsseldorf, OStA K-31 S Ls 74/43).

Name Geschlecht Hinrichtungsart	Geburts-datum o. Alter	Tod	Bei-setzung	Reli-gion	Herkunft	Verwen-dung	Ein-trags-datum
Chimirow, Dimitrij* M, K	18.2. 1916	7.1. 1944	18.5. 1946	-	Wissen/ Sieg, Gestapo Koblenz	Sektion	7.1. 1944
Klimm, Josef[296] M, -	28.4. 1920	11.2. 1944	7.6. 1944	-	Köln	Klinik O.K. 44	11.2. 1944
Steeg, Wilhelm M, -	31.5. 1885	16.2. 1944	7.6. 1944	-	Köln	Klinik O.K. 44	16.2. 1944
Gevaert, Marcel M, -	3.11. 1923	23.2. 1944	-	-	Köln	Chirurgie Examens-zwecke	23.2. 1944
Sobeuk, Tichon M, S	22.6. 1923	4.4. 1944	14.8. 1946	-	Beuel	Sektion	4.4. 1944
Schmidt, Karl M, -	8.8. 1901	20.4. 1944	26.7. 1947	Rk	Köln	Sektion	20.4. 1944
Reszka, Johann M, S	19	25.4. 1944	26.7. 1947	-	Stolberg/ Aachen	Sektion	25.4. 1944
Skopik, Josef M, S	29.12. 1925	25.4. 1944	14.8. 1946	-	Stolberg/ Aachen	Sektion	25.4. 1944
Piszewicz, Bronislaw M, S	14.3. 1927	25.4. 1944	26.7. 1947	-	Stolberg/ Aachen	Sektion	25.4. 1944
Zalewski, Josef[297] M, -	13.4. 1925	1.6. 1944	23.06. 1944	-	Köln	Klinik SS 44 OK	1.6. 1944
Theis, Josef M, -	22.6. 1901	8.6. 1944	Nach Köln zurück-gegeben 13.7. 1944	-	Köln	-	8.6. 1944
Voersmanns, Hubert M, -	15.12. 1908	15.06. 1944	3.5. 1945	-	Köln	Sektion	15.6. 1944

[296] Der Aachener Josef Klimm wurde wegen wiederholten Plünderns nach Bombenangriffen am 17. Januar 1944 von einem Sondergericht zum Tode verurteilt (HStA Düsseldorf, OStA Ac-2 S Ls 202/43).

[297] Der Kölner Landarbeiter Josef Zalewski wurde vom Kölner Sondergericht am 4. Mai 1944 in einem Schnellverfahren wegen Plünderns in einem ausgebombten und geräumten Haus zum Tode verurteilt (HStA Düsseldorf, OStA K-33 S Ls 14/44).

Name Geschlecht Hinrichtungsart	Geburts-datum o. Alter	Tod	Bei-setzung	Reli-gion	Herkunft	Verwen-dung	Ein-trags-datum
Classen, Peter[298] M, -	26.5. 1926	15.6. 1944	26.7. 1947	-	Köln	Sektion	15.6. 1944
Machamedjo, Jakob M,S	38	15.6. 1944	18.5. 1946	-	Herdorf Gestapo Koblenz	Sektion	15.6. 1944
Jaswinski, Wladielaw M, S	28	27.6. 1944	7.11. 1946	-	Mariendorf b. Alsdorf	Sektion	27.6. 1944
Scheltow, Nikolai M, S	10.12. 1922	4.7. 1944	18.5. 1946	-	Aachen	Sektion	4.7. 1944
Kerz, Klara W, -	15.9. 1918	6.7. 1944	12.7. 1944	-	OStA Düsseldorf Köln	-	6.7. 1944
Mischin, Feodor M, S	1919	7.7. 1944	„beer-digt“	-	Aachen	-	7.7. 1944
Bonin, Wassilij M, S	17.2. 1926	7.7. 1944	3.5. 1945	-	Aachen	Sektion	7.7. 1944
Chudjakow, Iwan M, S	26.9. 1926	7.7. 1944	3.5. 1945	-	Aachen	Sektion	7.7. 1944
Issajew, Konstantin M, S	25.7. 1906	7.7. 1944	3.5. 1945	-	Aachen	Sektion	7.7. 1944
Zimberow, Konstantin M, S	23.7. 1926	7.7. 1944	3.5. 1945	-	Aachen	Sektion	7.7. 1944
Charkewitsch, Iwan M, S	17.6. 1926	7.7. 1944	14.8. 1946	-	Aachen	Sektion	7.7. 1944
Koschenskow, Dimitrij M, S	25.2. 1910	7.7. 1944	7.11. 1946	-	Aachen	Chirurgie Examen	7.7. 1944
Bomcmtschenko, Alex M, S	8.3. 1924	7.3. 1944	14.8. 1946	-	Aachen	Sektion	7.7. 1944

[298] Classen wurde wegen Raubmords und Plünderns am 13. April 1944 vom Sondergericht Köln zum Tode verurteilt (HStA Düsseldorf, OStA K-1 S Ls 10/44).

Name Geschlecht Hinrichtungsart	Geburts-datum o. Alter	Tod	Bei-setzung	Reli-gion	Herkunft	Verwen-dung	Ein-trags-datum
Kutschura, Wassilij M, S	24.3. 1919	7.7. 1944	14.8. 1946	-	Aachen	Sektion	7.7. 1944
Bauermann, Ernst M, -	19.12. 1905	13.7. 1944	26.7. 1947	-	Köln	Sektion	13.7. 1944
Barsun, Helmut M, -	20.4. 1911	13.7. 1944	26.7. 1947	-	Köln	Sektion	13.7. 1944
Skrut, Fedor M, -	25.9. 1923	27.7. 1944	15.8. 1944	Rk	Köln	-	27.7. 1944
Bocksen, Mathilde van W, -	-	3.8. 1944	5.8. 1944[299]	-	Köln	-	3.8. 1944
Kleppinger, Hermann M, -	25.8. 1920	10.8. 1944	26.7. 1947	Ev.	Köln	Sektion	10.8. 1944
Barthel, Rüdiger M, -	27.11. 1913	10.8. 1944	„am 18. 2. zur Beerdigung nach Luxemburg ausgeliefert“	Ev.	Köln	Sektion	10.8. 1944
Flammang, Nikolas M, -	3.12. 1906	10.8. 1944	„am 18.2. zur Beerdigung nach Luxemburg ausgeliefert“	Ev.	Köln	Sektion	10.8. 1944

[299] Anatomisches Institut Bonn, Nr. 117, Oberstaatsanwalt Düsseldorf an Direktor des Anatomischen Instituts Bonn, 27.7.1944.

Name Geschlecht Hinrichtungsart	Geburtsdatum o. Alter	Tod	Beisetzung	Religion	Herkunft	Verwendung	Eintragsdatum
Mertens, Heinrich M, -	14.9. 1896	10.8. 1944	„am 18.2. zur Beerdigung nach Luxemburg ausgeliefert"	Rk	Köln	Sektion	10.8. 1944
Pelkers, Peter M, -	1.2. 1909	10.8. 1944	„am 18.2. zur Beerdigung nach Luxemburg ausgeliefert"	Rk	Köln	Sektion	10.8. 1944
Wagner, Karl M, -	22.10. 1923	24.8. 1944	26.7. 1947	Rk	Köln	Sektion	24. 8. 1944
Baumgarten, Friedrich M, -	21.4. 1921	24.8. 1944	16.9. 1944	Rk	Köln	Sektion	24.8. 1944
Voss, Martha M, -	22.12. 1900	14.9. 1944	26.7. 1947	-	Köln	Sektion	14.9. 1944
Voss, Adolf M, -	22.11. 1902	14.9. 1944	26.7. 1947	-	Köln	Sektion	14.9. 1944
Kreuer, Käte** W, -	3.2. 1896	14.9. 1944	7.11. 1946	-	Köln	Sektion	14.9. 1944
Rosenbaum, Otto** M, -	16.12. 1905	14.9. 1944	26.7. 1944	-	Köln	Sektion	14.9. 1944

8. Der Krieg

8.1. Personalnot, Forschungseinschränkungen und Unterversorgung

Schon früh sahen die Verantwortlichen durch die zahlreichen Wehrübungen und Parteischulungen der Mitarbeiter die Leistungsfähigkeit der von ihnen geleiteten Kliniken und Institute behindert[1]. Denn rasch waren aus mehr oder weniger freiwilligen Veranstaltungen – so lud die Kommandantur Münster im Januar 1934 die Dozentenschaft „zu einem Einblick in den Dienst der Truppe und in die heutige Kampfführung" ein – Zwangszusammenkünfte geworden[2]. Entsprechende Beschwerden und Ersuchen formulierte insbesondere der Direktor der Medizinischen Klinik, Paul Martini, die über den Universitätskurator nach Berlin geleitet wurden, um auf dem umgekehrten Weg beantwortet zu werden[3].

Typisch ist ein Schreiben des stellvertretenden Kurators Paul Klingelhöfer vom 22. Dezember 1933 an das Wissenschaftsministerium: „Der Direktor der Medizinischen Univ. Klinik berichtet mir, dass 2 seiner ältesten Assistenten, Dr. Wilhelm Nagel und Dr. Adolf Heymer für den 7.I.33 [sic; gemeint ist 34, R.F.] zu einem 10wöchentlichen [sic] Kurs in ein Geländesportlager einberufen worden sind. Er habe vor einigen Wochen es für tragbar erklärt, daß auch während des Semesters 1 Assistent einberufen wird, und auch der Führer der Dozentenschaft Bonn habe in dieser Weise an seine vorgesetzte Stelle gemeldet. Ein Ausfall von 2 älteren Assistenten während des Semesters werde zu großen Nachteilen für die Arbeit der Klinik führen. [...] dies um so mehr, als die übrigbleibenden 5 Assistenten bzw. Oberärzte sämtlich durch Verpflichtungen bei der S.A. [...] in Anspruch genommen sind."[4] Martinis Bitte um einen Vertreter wurde nicht entsprochen. Das Wissenschaftsministerium ordnete indes an, dass „die beiden einberufenen Assistenten" ihren „Dienst im Geländesportlager nacheinander ableisten" müssten[5].

Das Problem blieb über die Jahre erhalten. Dekan Siebke beklagte Ende 1936 bei einem Besuch im Berliner Wissenschaftsministerium" die fast fristlose Einberufung von Assistenten aus Kliniken zu SS-Kursen"; der Kurator hielt in diesem Sinne dem Minister Vortrag[6]. Für militärische Übungen mussten sogar Habilitationsverfahren, zu denen für Beamte eine Teilnahme an „Reichslagern" gehörte,

[1] Zur Lage des deutschen Gesundheitssystems im Weltkrieg vgl. grundlegend Süß, Volkskörper, passim.

[2] MHI Bonn, NL Martini, 1933–1938, Kommandantur Münster an Rektor Bonn, 19.1.1934, Abschrift.

[3] Vgl. auch Kap. 5.

[4] GStA PK Berlin, Rep. 76, Nr. 492, Kurator i.V. Klingelhöfer an REM, 22.12.1933.

[5] GStA PK Berlin, Rep. 76, Nr. 492, REM an Kurator Bonn, 3.1.1934, Entwurf.

[6] UA Bonn, MF 79/106, gez. Siebke an Ministerialrat Jansen/REM, 11.12.1936, Durchschlag.

unterbrochen werden[7]. Selbst der Direktor der Kinderklinik, Hans Knauer, betonte „als Nationalsozialist und Sturmbannführer des SA“ zwar sein „besonderes Interesse an der weltanschaulichen Schulung“ seiner Mitarbeiter, bat aber um Abänderung der kurzfristigen Einberufungspraxis ohne Rücksprache mit dem Arbeitgeber[8]. Im konkreten Fall war der Assistenzarzt und SS-Unterscharführer Rudolf Zeller über einen ihm bevorstehenden einwöchigen Schulungskurs 48 Stunden vor dessen Beginn informiert worden[9].

Ähnliche Klagen erhob fast gleichzeitig der Direktor des Pathologischen Instituts, Wilhelm Ceelen, als er sich über plötzliche, den Universitätsbetrieb erheblich störende Einberufungen zu SA- und SS-Lehrgängen beschwerte[10].

Zu den Schulungskursen kamen die örtlichen Verpflichtungen der Klinikärzte für nationalsozialistische Organisationen. So kündigte die NSDAP für ihre HJ-„Einstellungsuntersuchungen des Jahrgangs 1927“ an, möglicherweise für einen Abend wöchentlich einen Arzt der Chirurgischen Klinik anzufordern[11]. Deren Direktor Redwitz erklärte sich zwar bereit, „versuchsweise [...] in der Zeit vom 1. April bis 1. Oktober“ je einen Arzt „immer wieder“ abzustellen, machte aber eindringlich auf die problematische Personallage aufmerksam[12]. Sieben seiner neun Assistenten hätten in den letzten zwei Jahren mehrfach Wehrmachtsübungen von „8 und 4 Wochen abgelegt“[13]. Dies, weitere Übungen und die auf ein „kaum mehr erträgliches Mass“ gestiegene „Bürokratisierung“ ließen die Frage aufkommen, „wie wir der im Rahmen des 4 Jahresplanes erneut gestellten Forderung nach intensiver wissenschaftlicher Arbeit an den Universitätskliniken gerecht werden sollen“[14]. Vor der Fakultät wurde Redwitz deutlicher und hoffte auf eine einheitliche Linie: „So wie es jetzt ist, kann es nicht weiter gehen. Allein im Juli müssen wieder 3 meiner Herren zu einer Übung fort. Ich weiss wirklich

[7] UA Bonn, MF 79/106, Selter an REM durch Dekan, Rektor und Kurator, 25.11.1936, Durchschlag, zum Verfahren von Paul Weiland, der im Oktober 1936 zu einer zweimonatigen Übung einberufen worden war. Zur Reichshabilitationsordnung vgl. Deichmann, Biologen, S. 258 ff.

[8] UA Bonn, MF 79/106, Knauer an Dekan, 17.11.1936 (auch ebd., MF 79/18).

[9] UA Bonn, MF 79/106, Knauer an Dekan, 17.11.1936 (auch ebd., MF 79/18).

[10] UA Bonn, MF 79/106, Ceelen an Dekan, 16.11.1936: „Ich will selbstverständlich keinerlei Einwendungen gegen die Ausbildung der SA- und SS-Ärzte in Schulungskursen erheben. Ich kann mich jedoch nicht damit einverstanden erklären, dass derartige Abkommandierungen [...] erfolgen, ohne dass der betr. Instituts- oder Kliniksdirektor [sic] vorher befragt und verständigt wird. Insbesondere ist eine derartige Abberufung von planmässigen Assistenten mitten im Semester für die Universitätsinstitute untragbar.“

[11] UA Bonn, MF 79/106, Horstmann/Kreisamtsleiter des Amtes für Volksgesundheit der NSDAP Gau Köln-Aachen, Kreisleitung Bonn „an die Chirurgische Klinik“ Bonn, 8.5.1937, Abschrift; ebd., Redwitz an NSDAP/Amt für Volksgesundheit, Bonn, 20.5.1937, Durchschlag.

[12] UA Bonn, MF 79/106, Redwitz an NSDAP/Amt für Volksgesundheit, Bonn, 20.5.1937, Durchschlag.

[13] UA Bonn, MF 79/106, Redwitz an NSDAP/Amt für Volksgesundheit, Bonn, 20.5.1937, Durchschlag.

[14] UA Bonn, MF 79/106, Redwitz an NSDAP/Amt für Volksgesundheit, Bonn, 20.5.1937, Durchschlag.

nicht, wie ich die Diensteinteilung vornehmen und die Klinik weiterhin aufrecht erhalten soll. Es muss einmal mit diesen Dienstleistungen Schluss gemacht werden."[15] In der Fakultät hatte Redwitz schon ein Jahr zuvor, 1936, Zuspruch erhalten, als er seine Einwände gegen eine Einladung zu einem siebenmonatigen Schulungskurs über „Erbbiologie" und „Rassenhygiene" für Jungärzte formuliert hatte[16]. Damals hatte Redwitz die Situation in der Chirurgischen Klinik besonders eindrücklich geschildert: „Aus Gründen, die ich nicht weiter anzuführen brauche, haben wohl fast alle Kliniken in letzter Zeit ihre meisten älteren Assistenten verloren und sind heute gezwungen in der Mehrzahl mit jüngeren noch ungeschulten Assistenten zu arbeiten, die auch meist noch nicht den Facharzttitel sich erworben haben. Die Verantwortung der ärztlichen Leiter der klinischen Anstalten ist durch diesen Umstand an sich schon ungeheuer gewachsen."[17] Trotzdem hätten die verbliebenen Assistenten aufgrund äußerster organisatorischer Anstrengung und kollegialer Kameradschaftlichkeit sich an Wehrübungen und Ärzteschulungen beteiligen, auch Urlaub nehmen können[18]. Es sei aber „ganz unmöglich, auch nur einen Herren für den erbbiologischen und rassenhygienischen Schulungskurs zu beurlauben"[19].

Parallel zu diesen Entwicklungen wurde die Wehrmacht zu einem attraktiven Arbeitgeber für Ärzte mit raschen Aufstiegschancen. In einem als „vertraulich" gekennzeichneten Papier informierte Dekan Ceelen am 11. Juli 1934 seine Kollegen über eine Besprechung, die er mit dem Obersten im Generalstab und Leiter der Heeresfürsorgestelle Dortmund, Theisen, geführt hatte. „In geeigneter, vorsichtiger Weise" sollten sie von den Mitteilungen über den „bevorstehenden Ausbau der Reichswehr" und „eine entsprechende Mehreinstellung von Militärärzten" Gebrauch machen, also wohl in erster Linie geeignete Kandidaten auf dieses Berufsfeld hinweisen, ohne dass die die Aufrüstung Deutschlands zu einem allgemeinen Gesprächsthema würde[20].

[15] UA Bonn, MF 79/106, Redwitz an Dekan, o.D., eing. 24.5.1937.

[16] UA Bonn, MF 79/12, Redwitz an Dekan MF, 19.8.1936, Abschrift, mit Anmerkungen. – Vgl. Kap. 8.1.

[17] UA Bonn, MF 79/12, Redwitz an Dekan MF, 19.8.1936, Abschrift.

[18] UA Bonn, MF 79/12, Redwitz an Dekan MF, 19.8.1936, Abschrift.

[19] UA Bonn, MF 79/12, Redwitz an Dekan MF, 19.8.1936, Abschrift.

[20] UA Bonn, MF 79/56, Dekan Ceelen an „Fakultätskollegen", 11.7.1934. Konkret nannte Ceelen ebd. „folgende Möglichkeiten": „1.) Approbierte Ärzte, die in irgendeiner Weise früher Militärdienst geleistet und das Alter von 40 Jahren nicht überschritten haben, können nach 2monatlichem Dienst als Unterarzt in den Rang eines Assistenzarztes einrücken und nach weiteren 6 Monaten sofort zum Stabsarzt befördert werden. 2.) Reaktivierbare ehemalige Sanitätsoffiziere, Feldhilfsärzte und frühere Offiziere bis zum Alter von 47 Jahren, die nachträglich die ärztliche Staatsprüfung abgelegt haben, können sofort als Stabsarzt oder, ihrem früheren Rang entsprechend höher, eingestellt werden. 3.) Ärzte mit Approbation vor dem 1. Oktober 1930 erfahren die unter 1 angegebene Beförderung. Ärzte mit Approbation nach dem 1. Oktober 1930 müssen zunächst ½ Jahr mit der Waffe dienen und werden dann als Unterärzte eingestellt. […] 4.) Medizinalpraktikanten, die bis spätestens 1. Juli 1934 mit dem praktischen Jahr begonnen haben, leisten ½ Jahr Waffendienst und werden hieran anschliessend sofort

Am 29. Januar 1938 war es erneut Paul Martini, der protestierte. Anlass war diesmal die Verpflichtung der Bonner Kliniken, Fortbildungskurse für praktizierende Ärzte in den Semesterferien abzuhalten: „Wenn aus 1 Kurs erst 3 geworden sind und in Zukunft es 5 werden sollen, so wird die Wohltat zur Plage werden, ja zu einer Gefahr.“[21] In einem fünfseitigen Papier legte er dem Dekan dar, wieso er die Pflichtfortbildungskurse für eine Überlastung der Patienten und der Jungärzte in Ausbildung hielt. Martini „behauptete, daß dieses Opfer nicht einmal dann gerechtfertigt wäre, wenn dadurch die ärztliche Fortbildung notlitte“[22].

Probleme bereitete auch der Stundenplan. Der Mittwoch musste ab 16 Uhr für „die politischen Schulungen der Studierenden“ frei gehalten werden[23]. Dekan Harald Siebke mahnte die Dozenten am 5. Mai 1937 eindringlich, diese Regelung auch nicht inoffiziell nach Absprache mit den Studierenden zu unterlaufen. Er fürchtete ansonsten „Zwangsmaßnahmen“, die auch zur Sperrung des Samstagvormittags führen könnten[24]. Im Jahr zuvor hatte die Medizinische Fakultät das Ansinnen des NSD-Studentenbundes, den Mittwoch zwischen 11 und 13 Uhr zur politischen Schulung freizugeben, erfolgreich zurückweisen können[25].

Noch weitaus schwieriger wurde die Situation während des Krieges[26]. Dekan Tiemann erklärte dem Wissenschaftsminister am 10. Mai 1940, dass das angekündigte Einziehen weiterer Ärzte zur Wehrmacht sowie die Orientierung an einem Arzt-Patienten-Verhältnis von 1:100 „eine einwandfreie ärztliche Versorgung der Bevölkerung“ unmöglich mache[27]. Tiemann selbst wurde eine Uk-Stellung verweigert, weil man ihn „laut Mitteilung des Luftgauarztes VI dringend für die Fliegeruntersuchungsstelle Bonn“ benötigte; er könne seine „Freizeit zur Mitarbeit an der Universität“ nutzen[28]. 1939/40 war zudem der Direktor der Medizinischen Klinik Paul Martini als Oberstabsarzt zeitweilig zur Wehmacht eingezogen[29].

Nicht nur die ärztliche Versorgung, auch die Lehre wurde mit Kriegsbeginn deutlich reduziert[30]. Die Aufrechterhaltung des nur um einige Wochen verschobe-

Unterarzt. […] 5.) Studierende der Medizin im 5.–9. Semester können jetzt ½ Jahr in der Reichswehr dienen und werden nach abgeschlossenem Staatsexamen Unterarzt.“

[21] MHI Bonn, NL Martini, 1933–1938, gez. Martini an Dekan MF, 29.1.1938.

[22] MHI Bonn, NL Martini, 1933–1938, gez. Martini an Dekan MF, 29.1.1938.

[23] MHI Bonn, NL Martini, 1933–1938, Siebke an alle Dozenten, 5.5.1937 (auch in: UA Bonn, MF 79/026).

[24] MHI Bonn, NL Martini, 1933–1938, Siebke an alle Dozenten, 5.5.1937 (auch in: UA Bonn, MF 79/026).

[25] UA Bonn, MF 79/026, Pietrusky an MF, o.D., Anmerkung, 27.4.1936.

[26] Zu den kriegsbedingten Anforderungen an die Medizin im Allgemeinen, aber auch zu den Medizinverbrechen im Schatten des Krieges vgl. für viele Paul Julian Weindling, Epidemics and Genocide in Eastern Europe 1890–1945, Oxford 2000, passim.

[27] UA Bonn, Rektorat, A 38,1, Dekan Tiemann an REM durch Rektor und Kurator, 10.5.1940 auf Schreiben des Kurators vom 30.4.1940.

[28] UA Bonn, PA 9778 Tiemann, Kurator Ehrlicher an Rektor und Dekan MF, 1.2.1940.

[29] MHI Bonn, NL Martini, 1933–1938, Tiemann an Martini, 17.6.1940; ebd., Kurator Ehrlicher an Martini, 29.7.1940; ebd., Redwitz an Martini, 15.3.1943.

[30] BA Berlin, R 4901 (alt 21), Nr. 484, Rektor Chudoba an Bach/REM, 21.11.1939.

nen Lehrbetriebs stand nicht in Frage, wenn es auch in den 1940 vorgeschriebenen Trimestern zu Schwierigkeiten wegen zeitlicher und räumlicher „Überschneidungen" kam[31]. Im Laufe des Krieges nahm die Zahl der Hochschullehrer wieder zu, ohne den Vorkriegsstand zu erreichen. Betrachtet man freilich ausschließlich die Zahlen oder blättert man nur in den Vorlesungsverzeichnissen der Kriegsjahre, schien die Medizinische Fakultät voll funktionsfähig[32]. Tatsächlich war sie im Wintersemester 1944/45 die einzige Fakultät in Bonn, die wenigstens teilweise den Lehrbetrieb fortführte, nämlich „für die letzten drei klinischen Semester"[33]. Der übrige Lehrbetrieb wurde auf Anordnung des Reichserziehungsministeriums, die der Rektor mit Schreiben vom 13. Oktober 1944 – also noch vor dem schweren Luftangriff vom 18. Oktober 1944 – bekannt gab, nicht wieder aufgenommen[34].

Tabelle: Zahl der Hochschullehrer und Assistenten der Medizinischen Fakultät der Universität Bonn[35]

Semester	Zahl der Hochschul-Lehrer	davon ordentl. Professoren	davon Hon.-Professoren	davon ao. Professoren	Davon (Privat-) Dozenten	davon Lehrbeauftragte[36]	Zahl der Assistenten
SoSe 1933	70	17	-	28	24	1	385
WiSe 1939/40	53	16	-	18	17	2	406
WiSe 1944/45	65	15	1	28	20	1	k.A.

Aufgrund des Ärztemangels galt seit Februar 1942 auch in Bonn der Erlass, „die ärztlichen Prüfungen [...] mit möglichster Beschleunigung durchzuführen und [...] in den Ferien fortzusetzen"[37]. Wie eng die Verquickung von Medizinischem Studium und Militär 1942/43 war, zeigen die folgenden Zahlen, die allerdings sämtliche Studierende der Universität erfassen und nicht nach Fakultäten differenziert sind: Demnach studierten im Sommersemester 1943 (Wintersemester

[31] BA Berlin, R 4901 (alt 21), Nr. 484, Rektor Chudoba an Bach/REM, 21.11.1939. – Am 8. Januar 1940 begann das erste Trimester (BA Berlin, R 158, Nr. 146, Aufzeichnung, o.D.).

[32] Vgl. van Rey, Institute, S. 37.

[33] Zit. n. van Rey, Institute, S. 37.

[34] Zit. n. van Rey, Institute, S. 37; van Rey, Universität, S. 29.

[35] Van Rey, Institute, S. 37–50, S. 37 u. 48; Manfred van Rey, Universität Bonn vom 18. Oktober 1944 bis 17. November 1945, in: Bonner Universitätsblätter, 1995, S. 29–45, S. 30.

[36] Gemeint sind Lektoren und mit Lehraufträgen versehene Dozenten.

[37] BA Berlin, R 4901 (alt R 21), Nr. 485, Reichsinnenministerium an Vorsitzende der Ausschüsse für die ärztliche Prüfung in Preußen, 11.2.1942.

1942/43) in Bonn 2246 (2128) Personen[38]. Von diesen waren 622 (591) „von der Wehrmacht abkommandiert“ und 68 (371) „von der Wehrmacht beurlaubt“[39]. Nur 367 (260) studierende reichsdeutsche Männer gehörten nicht der Wehrmacht an[40].

Gemeinhin war die Aufnahme eines Medizinstudiums durch kriegsverwendungsfähige Männer in der späteren Phase des Krieges unerwünscht. Dass Karl Brandt im April 1944 eine Genehmigung Hitlers erwirkt hatte, nach der „in Ausnahmefällen […] für kv-befundene junge Männer als Zivilisten Medizin studieren können“, war im Juli auf den energischen Widerspruch Heinrich Himmlers gestoßen: „Grundsätzlich ist festzustellen, daß Männer, die heute das Medizinstudium beginnen, wohl in diesem Kriege damit nicht mehr fertig werden; also nützen sie zur Behebung des Ärztemangels während des Krieges – und das ist ja das brennende Problem – nichts. Zum anderen aber fürchte ich, daß wir hier eine Garde von Drückebergern unliebsamster Art bekommen. Es kann ja nicht der Wunsch eines Standes sein, sich den moralischen Abhub der Nation zusammen zu sammeln.“[41] In der Praxis scheint die von Brandt erreichte Genehmigung keine Bedeutung erlangt zu haben[42]. Allerdings schwebte der Verdacht der Drückebergerei latent bereits seit Kriegsbeginn über den Studienanfängern, glaubte doch 1939 Reichsstudentenführer Gustav Adolf Scheel, „die körperliche und rassische Auslese“ ziehe es in den Krieg und nicht an die Universitäten[43].

Der Drückebergereiverdacht stellte für die Medizinischen Fakultäten kein ernsthaftes Problem dar. Hingegen machten sich die Professoren bereits in der Anfangsphase des Krieges Gedanken über die situationsbedingt sinkenden „Leistungen der Medizinstudierenden bei den Prüfungen“[44]. Für besonders unliebsam befunden wurden auf einer Versammlung der Dekane der Medizinischen Fakultäten im Mai 1941 die privaten Repetitorien. Maximilian de Crinis selbst hatte im Jahr zuvor angeregt, Repetitorien in der Endphase des Studiums in das reguläre Lehrangebot aufzunehmen[45]. Dekan Tiemann berichtete im Kreis seiner Amtskollegen von den entsprechenden Bonner Erfahrungen, die freilich der ewigen Klage über die nachfolgende Generation nicht entbehren. Im Verlaufs-

[38] BA Berlin, R 4901 (alt 21), Nr. 484, Statistik, o.D.

[39] BA Berlin, R 4901 (alt 21), Nr. 484, Statistik, o.D.

[40] BA Berlin, R 4901 (alt 21), Nr. 484, Statistik, o.D. – Die statistische Erhebung wird ergänzt durch die Angaben: 1162 (874) weibliche Reichsdeutsche, 20 (26) männliche und 7 (6) weibliche Fremdvölkische.

[41] BA Berlin, R 1501, Nr. 3810, Himmler an Brandt, 13.7.1944, Abschrift. – Siehe auch: ebd., R 4901 (alt R 21), Nr. 10884, Brandt an Rust, 11.4.1944.

[42] BA Berlin, R 4901 (alt R 21), Nr. 10884, Brandt an MD Mentzel/REM, 22.8.1944.

[43] Scheel an Stellvertreter des Führers, 16.12.1939, zit. n. Kalkmann, Technische Hochschule Aachen, S. 259.

[44] BA Berlin, BDC-Dossier Rudolf Mentzel, Niederschrift Tagung der Dekane, 6.5.1941.

[45] BA Berlin, BDC-Dossier Rudolf Mentzel, Niederschrift Tagung der Dekane, 6.5.1941. – Die letzte im „Dritten Reich“ zentral erlassene „Medizinische Studienordnung“ vom 1. August 1944 sah ein zehnsemestriges, im Sommer zu beginnendes Studium mit jeweils zwischen 23 und 31 Semesterwochenstunden vor. Praktische Tätigkeit vor und während des Studiums war obligatorisch (BA Berlin, R 4901 <alt 21>, Nr. 484, Medizinische Studienordnung, 1.8.1944 mit Wirkung zum 1.10.1944).

protokoll heißt es, man habe das Repetitorium „bewusst nicht als Einpaukkolleg gelesen, sondern von einer höheren Warte aus". Ansonsten lange man „bei der Fachschule" an. Die Studenten hätten „keinen Trieb mehr zum Studium", „der wirkliche Drang zur tiefen Bildung sei verloren gegangen". Der „Student von heute könne nicht mehr richtig Deutsch schreiben". „Die Leute seien es nicht mehr gewohnt sich zu schinden. Man habe leider 1939 die jungen Leute direkt zur Hochschule getrieben, weil man sie vom Arbeitsdienst befreite. Außerdem kämen jetzt auch die Schülerinnen von ‚Haushaltsschulen' zur Universität. Er müsse doch bitten, dass das Ministerium hier den falsch verstandenen sozialistischen Tendenzen nicht nachgibt und die Anforderungen an die Vorbildung hinaufschraubt"[46]. Bereits zuvor war auf der Tagung festgestellt worden, dass der HJ-Dienst Schule und elterliche Erziehung zu sehr in den Hintergrund gedrängt habe, diese Tendenz aber rückgängig gemacht worden sei[47]. Als Fazit zu der Diskussion, die Tiemann durch seinen Redebeitrag belebt hatte, fiel Maximilian de Crinis freilich nicht mehr ein als der Appell an die Dekane, die Professoren zur Strenge anzuhalten und das Physikum als „Sieb" zu benutzen[48]. In der sich anschließenden Debatte über den „Ärzte- und Assistentenmangel an den Kliniken" schwieg Tiemann[49].

Noch bevor ein Großteil der Institute und Kliniken im Bombenkrieg zerstört wurde, wuchsen dort die Schwierigkeiten, auch mit Blick auf die Patientenversorgung. Neben dem Dekan formulierten die einzelnen Direktoren zahlreiche Bedenken und Einsprüche. Eine große Ausnahme stellt das Angebot des scheidenden Rektors und Direktors der Augenklinik Karl Schmidt dar, der nach einer Halbierung der Belegzahlen im Sommer 1940 einen seiner drei Ärzte zur „Versorgung der Zivilbevölkerung zur Verfügung" stellte[50]. Ganz anders war ein knappes Jahr später die Situation an der Medizinischen Klinik. Nachdem deren Direktor Paul Martini die Aufforderung erhalten hatte, drei seiner Assistenten zum Militärdienst freizustellen, hielt er im April 1941 „die Fortführung des ärztlichen Betriebes der Klinik in der bisherigen intensiven Weise" für „nicht mehr möglich"[51]. Verantwortung müsse nun auf unerfahrene Kräfte übertragen werden; mehrere der verbleibenden Ärzte seien krank, so dass sie eine Mehrbelastung kaum verkraften könnten; zu Semesterbeginn sei mit größten Schwierigkeiten zu rechnen[52]. Tatsächlich war nun Eduard Welte der einzig verbliebene neurologisch vorgebildete Arzt und der Klinikunterricht für die Studierenden nicht gesichert.

[46] BA Berlin, BDC-Dossier Rudolf Mentzel, Niederschrift Tagung der Dekane, 6.5.1941.
[47] BA Berlin, BDC-Dossier Rudolf Mentzel, Niederschrift Tagung der Dekane, 6.5.1941.
[48] BA Berlin, BDC-Dossier Rudolf Mentzel, Niederschrift Tagung der Dekane, 6.5.1941.
[49] BA Berlin, BDC-Dossier Rudolf Mentzel, Niederschrift Tagung der Dekane, 6.5.1941.
[50] Vgl. Kap. 2.15.2.
[51] GStA PK Berlin, Rep. 76, Nr. 493, Martini an Kurator, 3.4.1941, Abschrift.
[52] GStA PK Berlin, Rep. 76, Nr. 493, Martini an Kurator, 3.4.1941, Abschrift.

Martini sah sogar die Gefahr, Schwerkranke abweisen zu müssen und bat um die Zuweisung wenigstens einer technischen Assistentin[53].

Doch statt einer Besserung trat eine weitere Verschlechterung der Situation an der Medizinischen Klinik ein. Assistenzarzt Schuler und Volontärarzt Lickteig wurden eingezogen, deren Uk-Stellung abgelehnt[54]. Kurator Ehrlicher nahm sich der Sache persönlich an und sandte eine Aufstellung sämtlicher an der Medizinischen Klinik tätigen Ärzte an die Wehrersatzinspektion Köln, um den Ernst der Lage vor Augen zu führen:

„1	Prof. Martini	Direktor	25.1.89	Oberstabsarzt d. R.
2	Prof. Heymer	Oberarzt u. Dozent	28.11.02	Ass. Arzt d. R. als d. u. entlassen
3	Dr. Schuler	Ass. Arzt	25.4.05	Ers. Res.I
4	Dr. Harren	Ass. Arzt	20.10.06	Unterf. Anw. Res.
5	Dr. Lickteig	Vol. Arzt	1.9.11	Ers. Res. I
6	Frl. Dr. Möller	Ass. Arzt	25.4.06	
7	Frl. Dr. Schult	Ass. Arzt-Stellv.	17.3.13	
8	Frl. Dr. v. Westerhagen	Ass. Arzt-Stellv.	1.2.12	
9	Frau Dr. Welte	Vol. Ärztin	2.6.12	
10	Frl. Dr. Pullen	w. Hilfskraft	17.2.14	
11	Frl. Dr. Keller	w. Hilfskraft	5.12.13“[55]	

Ehrlichers Intervention blieb nicht ohne Erfolg. Denn zumindest blieb die Lage nun einstweilen stabil. Martini war bis auf weiteres uk gestellt, Heymer als dienstunfähig aus der Wehrmacht entlassen; Schuler (bis zum 30. November 1942) sowie Harren und Lickteig (bis zum 31. August 1942) wurden als unabkömmlich anerkannt[56]. Mit Welte hatte freilich eine Volontärärztin die Klinik ganz verlassen[57]. Als Harren dann doch eingezogen wurde, erlaubte das Wissenschaftsministerium den Einsatz des flämischen Arztes Julian Maas „als wissenschaftliche Hilfskraft als Ersatz“[58]. Lickteig wurde im September 1942 „bis auf weiteres“ uk gestellt, so dass trotz der Kündigung Heymers, der im März 1943

[53] GStA PK Berlin, Rep. 76, Nr. 493, Martini an Kurator, 3.4.1941, Abschrift; ob die Technische Hilfskraft bewilligt wurde, lässt sich aus den Akten nicht ersehen.

[54] Vgl. GStA PK Berlin, Rep. 76, Nr. 494, Kurator i.A. Lehmann an Wehrersatzinspektion Köln durch Regierungspräsident Köln über Gesundheitsamt Bonn, 7.10.1941; ebd., Wehrbezirkskommando Bonn an REM, 3.1.1942; ebd., Wehrbezirkskommando Bonn an REM, 27.11.1941.

[55] GStA PK Berlin, Rep. 76, Nr. 494, Kurator Ehrlicher an Wehrersatzinspektion Köln durch Regierungspräsident Köln über Gesundheitsamt Bonn, 15.12.1941 mit „Übersicht über die z.Zt. an der Medizinischen Universitäts-Klinik in Bonn tätigen Ärzte“.

[56] GStA PK Berlin, Rep. 76, Nr. 494, „Liste [des Kurators] aller z.Zt. an der Medizinischen Universitäts-Klinik in Bonn tätigen Ärzte und Ärztinnen“, 4.8.1942.

[57] GStA PK Berlin, Rep. 76, Nr. 494, „Liste [des Kurators] aller z.Zt. an der Medizinischen Universitäts-Klinik in Bonn tätigen Ärzte und Ärztinnen“, 4.8.1942.

[58] GStA PK Berlin, Rep. 76, Nr. 494, Kurator Bonn i.A. Lohmann an REM, 19.8.1942; ebd., REM i.A. Rottenburg, 3.9.1942, Durchschrift.

von Bonn nach Essen wechselte, der Klinikbetrieb aufrechterhalten werden konnte.[59] Mit Stand Dezember 1942 wies die Liste der an der Medizinischen Klinik tätigen Ärzte noch immer zehn Namen auf, wobei Direktor Martini auf die wissenschaftliche Hilfskraft Hollenhorst zu verzichten bereit war[60]. Rechnerisch standen der Klinik nach dem Erlass des Reichsinnenministers vom 1. Juli 1942 für 158 belegte Betten und 135 poliklinische Behandlungsfälle sechs Ärzte zu[61].

In der Medizinischen Poliklinik gab die Lage zu jener Zeit größeren Anlass zur Klage. Das Reichsinnenministerium hatte drei „überzählige Ärzte" abziehen wollen[62]. Direktor Tiemann wies darauf hin, dass man bei sieben Ärzten zwar nur 24 Betten habe, „der grösste Teil der Betten" aber „zweimal in der Woche" neu belegt werde[63]. Durchschnittlich würden täglich 195 Kranke im eigentlichen Poliklinikbetrieb untersucht, davon neun Tuberkulöse; hinzu kämen etwa neun Hausbesuche im so genannten ‚Distriktdienst'[64]. Tiemann verzichtete nicht auf den Hinweis, dass viele der eingewiesenen Männer Arbeiter in kriegswichtigen Betrieben seien (Zellwolle, Siegburg; Dynamit AG, Troisdorf)[65].

In geringem Umfang gelang es, Wehrmachtsärzte für die Abhaltung von Lehrveranstaltungen an der Medizinischen Fakultät zu gewinnen. Für das Sommersemester 1943 wurde nicht nur den Assistenzärzten Franz Harren und Schult, sondern auch dem Stabsarzt Hermann Moers, einem früheren Assistenten Martinis, eine derartige Ermächtigung erteilt[66]. Die Kooperation ging sogar noch weiter, wie dem im Juni 1942 stattgegebenen Antrag Martinis zu entnehmen ist: „Stabsarzt Dr. Moers ist seit Kriegsbeginn zur Wehrmacht eingezogen. [Er] ist seit ½ Jahr von der Front zurückkommandiert und tut Dienst im Reservelazarett Bonn als Abteilungsarzt der Inneren Abteilung. Durch ein Entgegenkommen des Chefarztes des Reservelazarettes kann dieser Kurs teilweise in der inneren Abteilung des Reservelazarettes durch Dr. Moers abgehalten werden. Diese Regelung erwies sich als notwendig, da dieser Kurs 190 Hörer versammelt. An dem beschränkten Krankengut der Klinik kann diese große Zahl von Hörern, die gerade

[59] GStA PK Berlin, Rep. 76, Nr. 494, Wehrbezirkskommando Bonn an Kurator Bonn, 19.9.1942, Durchschrift; ebd., Martini an Kurator, 19.1.1943; Schuler wurde nach Heymers Fortgang Oberarzt (ebd., REM an Kurator Bonn, 4.3.1943).

[60] BA Berlin, R 4901 (alt R 21), Nr. 10826, Liste, 15.10.1942: Martini, Heymer, Schuler, Harren, Möller, Schult, Pullen, Westermann, Hollenhorst, Welte.

[61] BA Berlin, R 4901 (alt R 21), Nr. 10826, Kurator Bonn i.A. an REM, 15.12.1942.

[62] BA Berlin, R 4901 (alt R 21), Nr. 10826, Kurator Bonn i.A. an REM, 15.12.1942 auf Erlass des Reichsinnenministeriums vom 23.11.1942.

[63] BA Berlin, R 4901 (alt R 21), Nr. 10826, Kurator Bonn i.A. an REM, 15.12.1942.

[64] BA Berlin, R 4901 (alt R 21), Nr. 10826, Kurator Bonn i.A. an REM, 15.12.1942.

[65] BA Berlin, R 4901 (alt R 21), Nr. 10826, Kurator Bonn i.A. an REM, 15.12.1942. Wie letztlich entschieden wurde, ist aus den Akten nicht ersichtlich.

[66] GStA PK Berlin, Rep. 76, REM i.A. von Rottenburg an Kurator Bonn, 28.6.1943. Moers' Habilitationsverfahren war Anfang 1943 in Gang gesetzt worden (UA Bonn, MF 79/87, Schulemann an Martini, Durchschrift, 1.2.1943).

Herz- und Lungenkranke untersuchen lernen soll, nur mangelhaft ausgebildet werden."[67]

Die hier keinesfalls detailliert beschriebenen Personalangelegenheiten, deren Zahl während des Krieges deutlich über das normale Maß hinausging, beanspruchten die Klinikverwaltungen außerordentlich. Auch im Rektorat bemühte man sich, im Interesse der Kliniken zu handeln, wies aber allzu weitgehende Forderungen als kontraproduktiv zurück. Als 1940 der Direktor der Zahnklinik Friedrich Proell „sämtliche bisher zur Verfügung stehenden Kräfte auch weiterhin als absolut unentbehrlich" bezeichnete, bedauerte es Rektor Chudoba sehr, dass Proell den „ausdrücklichen Wunsch" des Rektors „ausser acht gelassen" hatte, „bei der Unabkömmlichkeitsstellung der Klinikskräfte [sic] persönliche Wünsche zurückzustellen"[68].

Die Vorgänge an der Medizinischen Klinik Martinis sind zweifellos exemplarisch. Im März 1942 beantragte der Direktor der Chirurgischen Klinik Erich von Redwitz nach der Einberufung des Assistenzarztes Alfred Gütgemann vorsorglich, nicht auch noch Oberarzt Ernst Derra sowie den am Röntgeninstitut beschäftigten Oberarzt Walther Baumann einzuziehen. Ansonsten müsse die Bestrahlungsabteilung mit den entsprechenden Folgen für Therapie und Diagnostik geschlossen werden. Redwitz erinnerte daran, dass nicht nur die Zivilbevölkerung betroffen sei, da „sowohl an der Chirurg. Klinik als auch an der Univ. Nervenklinik [...] immer wieder schwierige Wehrmachtsfälle röntgenologisch untersucht" würden[69].

Tatsächlich konnte die Einberufung Derras und Baumanns verhindert werden. Erst ein Jahr später, im Februar 1943, wurde dem Universitätskurator telefonisch von der Wehrersatzinspektion Köln mitgeteilt, „dass der Luftgauarzt glaube, die Freigabe" Derras „nicht verantworten zu können"[70]. Umgehend erläuterte Dekan Schulemann dem im Berliner Bendlerblock für das Sanitätswesen zuständigen Generaloberstarzt Siegfried Handloser in einem dreiseitigen Schreiben die Situation. Er zeigte eine deutliche Alternative auf: „Sollen also 1.) der Unterricht, namentlich in Chirurgie und Innerer Medizin sachgemäß weitergeführt werden, insbesondere auch Ferienkurse im März für Angehörige der Studentenkompanie gelesen werden und der chirurgische Operationskurs wieder eingeführt werden, 2.) die Durchführung der Examina in Chirurgie und Innerer Medizin sichergestellt werden, 3.) die Chirurgische und Medizinischen Universitäts-Klinik in

67 GStA PK Berlin, Rep. 76, Martini an Kurator, 11.6.1943; ebd., REM i.A. von Rottenburg an Kurator Bonn, 28.6.1943.

68 UA Bonn, Rektorat, A 38,1, Rektor Chudoba an Direktor Zahnklinik, 29.5.1940 durch Dekan, Durchschlag. – Es gab zahlreiche ähnlich gelagerte Fälle. Siehe zudem den Fall des Assistenten Franz Friedrichs im Anatomischen Institut (GStA PK Berlin, Rep. 76, Nr. 411, Kurator Bonn an Wehrersatzinspektion Köln durch Regierungspräsidenten Köln über Gesundheitsamt Bonn, 19.8.1941).

69 UA Bonn, PA 1413, gez. Redwitz an Wissenschaftsminister über Dekan, Rektor und Kurator, 4.3.1942, Durchschrift.

70 UA Bonn, PA 1413, gez. Dekan Schulemann an Generaloberstabsarzt Prof. Dr. Handloser/ Heeres-Sanitätsinspektion Berlin, 16.2.1943.

Bonn ordnungsgemäss weitergeführt werden, so ist es eine unabweisbare Notwendigkeit, dass: a) Prof. Derra für die Chirurgische Klinik, b) Dr. Harren für die Medizinische Klinik erhalten bleiben, und zwar wenn irgend möglich auch ohne c) Einberufung von Herrn Dr. Schneider der Chirurgischen Klinik."[71] Schulemann, der im Übrigen von „grösster Harmonie mit sämtlichen Dienststellen der Wehrmacht" sprach, hatte Erfolg: Derra blieb in Bonn.

Bereits wenige Wochen später sah sich Dekan Schulemann veranlasst, in scharfem Ton bei dem im Wissenschaftsministerium zuständigen Ministerialrat Paul Klingelhöfer, dem einstigen Bonner Kurator, zu intervenieren. Denn nun wurden in der Chirurgischen Klinik auch weibliche Angestellte abgezogen, zum „Osteinsatz": „Herr Prof. von Redwitz teilt mir soeben mit, dass er [...] dagegen protestiert hat, dass eine seiner technischen Assistentinnen für den Osteinsatz vorgesehen [ist] und ihm zugemutet wird, seinerseits eine neue technische Assistentin, die ihm zugewiesen werden soll, an deren Stelle einzuarbeiten. Wehrmacht und Oberpräsident ziehen berechtigterweise unsere Assistenten ein. Aber selbst diese Stellen sehen sogar entsprechend dem von Ihnen selbst gezeichneten in Anlage beigefügten Erlass einen evtl. Rücktausch vor in klarer Erkenntnis der schwierigen Situation in der Heimat. Jetzt fängt nun aber noch eine dritte Stelle an, geschäftig herumzuorganisieren [sic] und macht damit, [sic] die Möglichkeit, hier weiter zu arbeiten, mehr oder weniger illusorisch. Wir können es unter keinen Umständen zulassen, dass nun noch unsere Hilfskräfte willkürlich, ohne uns zu fragen und ohne jedes Sachverständnis abberufen und uns andere unfähige oder unausgebildete Kräfte zugewiesen werden. Es ist selbstverständlich, dass wir uns mit der Einziehung von Assistenten [,] sei es zum Dienst bei der Wehrmacht, sei es durch Notdienstbeorderung, abfinden müssen. Die Weiterarbeit ist heute vielfach überhaupt nur noch möglich, wenn wir dies mit Hilfe der technischen Assistentinnen tun. Ich selbst z.B. müsste meinen Betrieb einfach stillegen, wenn derartige Versetzungen bei mir versucht werden sollten, und genau wie mir geht es allen übrigen Herren. Die Angelegenheit, die jetzt Herrn Prof. von Redwitz beschäftigt, ist also für mich Veranlassung Sie zu bitten mir mitzuteilen, welche Wege zu beschreiten sind, um dies Hineinregieren von Stellen, die nichts davon verstehen, zu steuern. [...] Das Ganze steht in einem geradezu grotesken Gegensatz dazu, dass wir im gleichen Augenblick aufgefordert werden, eine Statistik über Forscher auszufüllen, und dass parallel dazu den Kliniken und Forschungsinstituten durch greifen [sic] in bezeichneter Art die Möglichkeit zur Weiterarbeit genommen wird."[72] Das Wissenschaftsministerium antwortete knapp, der Dekan hätte gehört werden müssen; der Kurator solle sich mit dem Oberpräsidenten in Verbindung setzen[73].

Kurator Joachim Kieckebusch artikulierte seinerseits Unmut und forderte die rechtzeitige Unterrichtung über beabsichtigte „Einberufungen von Ärzten", um

[71] UA Bonn, PA 1413, gez. Dekan Schulemann an Generaloberstabsarzt Prof. Dr. Handloser/ Heeres-Sanitätsinspektion Berlin, 16.2.1943.

[72] GStA PK Berlin, Rep. 76, Nr. 494, Dekan Schulemann an Klingelhöfer/REM, 27.2.1943.

[73] GStA PK Berlin, Rep. 76, Nr. 494, Scheer/REM an Dekan Schulemann, 17.3.1943.

„ernstliche Schwierigkeiten" zu vermeiden[74]. Schulemann wandte sich sogar an Karl Brandt: „Die beiden Studentenkompanien in Bonn sind insgesamt 609 Mann stark. Allein in der jetzigen Prüfungsperiode (Ostern) legen 85 Mediziner ihr Staatsexamen ab. Mit vollem Erfolg wurden bisher alle [...] Aufgaben von Dozenten, Assistenten und Hilfskräften gelöst, jede Mehrbelastung wurde gern übernommen, um maximal am totalen Krieg mitzuwirken. [...] Jäh wurde diese erfolgreiche Arbeit seit dem Aufruf aller Kräfte zum totalen Krieg unterbrochen. Unter systematischer Ausschaltung von Ministerium, Kurator, Rektor, Dekan und Kliniks- und Institutsdirektoren teilen die Dienststellen des Reichsgesundheitsführers in Berlin, bei dem Oberpräsidenten in Düsseldorf und bei der Regierung in Köln über das Städt. Gesundheitsamt in Bonn den Assistenten kurzfristig telefonisch direkt mit, dass sie zum Wehrdienst freigegeben, notdienstbeordert oder versetzt seien."[75] Das Reichserziehungsministerium schloss sich Schulemanns Protest an[76].

Für die an der Klinik verbliebenen Assistenzärzte war die Arbeitsbelastung mit über 12 Stunden täglich außerordentlich. Erich von Redwitz befürchtete einen Zusammenbruch dieses Systems: „Wenn die Kuh Milch geben soll, dann muss man sie auch füttern."[77] Redwitz sprach denn auch mit dem Universitätskurator immer wieder bei den zuständigen Stellen vor, fand dort auch die „Hilfe der paar verständigen Leute", sah sich aber zugleich dem völligen Unverständnis der Ärztekammer gegenüber[78]. Er vermochte nicht einzusehen, dass dic Kliniken nach denselben Maßstäben wie die Krankenhäuser behandelt werden sollten[79]. Paul Martini, der Direktor der Medizinischen Klinik, entschloss sich im März 1943 angesichts des Drucks sogar, vorsorglich sechs Ärzte (Schuler, Harren, Möller, Schult, Welte, Ley) als unverzichtbar und drei (Westermann, Blittersdorf, Maas) als verzichtbar dem Bonner Gesundheitsamt zu melden[80].

Als Dekan Schulemann anderthalb Jahre später, im September 1944, erneut scharf protestierte – im Gerichtsmedizinischen Institut war Assistent Zech einberufen worden, obwohl der Lehrstuhl vakant war – , wurde er jedoch aus Berlin zurechtgewiesen: „Der Ton Ihres Berichts ist einer Obersten Reichsbehörde ge-

[74] BA Berlin, R 4901 (alt R 21), Nr. 10826, Kurator Kieckebusch an REM, 8.4.1943; ebd., Kurator Kieckebusch an Oberpräsident Düsseldorf, 7.4.1943, Abschrift. Der Oberpräsident hatte bereits zuvor Entgegenkommen signalisiert (ebd., Oberpräsident Düsseldorf an Kurator Bonn, 20.3.1943).

[75] BA Berlin, R 4901 (alt R 21), Nr. 10826, Dekan Schulemann an Oberstarzt Brandt, 31.3.1943, Durchschlag.

[76] BA Berlin, R 4901 (alt R 21), Nr. 10826, REM an Reichsgesundheitsführer und Heeres-Sanitätsinspekteur, 22.4.1943, Konzept.

[77] MHI Bonn, NL Martini, 1933–1938, Redwitz an Martini, 15.3.1943.

[78] MHI Bonn, NL Martini, 1933–1938, Redwitz an Martini, 22.3.1943. Erich von Redwitz nennt positiv die Namen Spickernagel (Gesundheitsamt Bonn), Quadflieg, Ministerialrat Krause und Wichmann, negativ Hartung (Ärztekammer).

[79] MHI Bonn, NL Martini, 1933–1938, Redwitz an Martini, 22.3.1943.

[80] MHI Bonn, NL Martini, 1933–1938, Redwitz an Martini, 12.3.1943.

genüber ungehörig“[81]. Nach dem Ende des NS-Regimes wurde Schulemanns kämpferisches Auftreten gewürdigt und war ein wesentlicher Entlastungsgrund für den SA-Obersturmführer[82]. Paul Martini schrieb 1948 über ihn: „Er hat bei den hiesigen wie bei den zentralen Berliner Stellen mit der grössten Energie versucht, törichte und untragbare Angriffe abzuwenden. Diese Versuche waren dank seinem Geschick und seiner Tatkraft in vielen Fällen von grösstem Erfolg begleitet, mehr, als irgend jemand erwarten konnte.“[83]

Schulemann hatte schon vor seiner Amtszeit als Dekan, im August 1942, die Situation im Pharmakologischen Institut beklagt. Er kritisierte vor allem die bürokratische Überlastung, seien doch „technische Assistentinnen jetzt wie Hühner und Gänse rationiert“ und nur über den Dekan beim Regierungspräsidenten zu bestellen[84]. Schulemann war zugleich für das kriegsbedingt immer größere Bedeutung erlangende Malarialazarett in Bad Godesberg zuständig[85]. Dem Rektor schrieb er: „Das Malarialazarett wird wieder erweitert, aber ich richte nun dort die notwendigen Laboratorien ein und kann dadurch das Institut und auch mich selbst erheblich entlasten.“[86] Dabei war die personelle Ausstattung der Kliniken, die auch Wehrmachtsangehörigen zugute kamen, verhältnismäßig gut, wie das Beispiel der Augenklinik zeigt[87].

Im Allgemeinen aber verschlechterte sich ab Anfang 1943 die Arzt-Patienten-Relation nochmals deutlich. Sie lag im ersten Vierteljahr 1943 vor einer weiteren Einberufungswelle an den Universitätskliniken und -instituten reichsweit noch bei durchschnittlich 1:23[88]. Die neue Zielvorgabe wurde in einem Vortrag des Beauftragten für ärztliche Planwirtschaft beim Reichsgesundheitsführer Oberfeldarzt Bernhard während einer Versammlung der Dekane der Medizinischen Fakultäten im Reichserziehungsministerium am 13. April 1943 mit 1:50 angegeben[89]. Bernhard ermunterte die „Klinikleiter“, „ältere Assistenten und Dozenten, welche nunmehr 3–4 Jahre Soldat sind“ gegen jüngere Kollegen austauschen zu lassen[90]. Die Verteilung der Assistenten innerhalb der Fakultät konnte auf Vorschlag des Dekans variiert werden[91]. Die Kompetenzunklarheiten erzürnten zwar das Wis-

[81] GStA PK Berlin, Rep. 76, Nr. 393, Kuhnert/REM an Dekan MF Bonn durch Kurator und an Rektor Bonn durch Kurator, 9.10.1944, Entwurf. Vgl. Kap. Kap. 2.7.3.

[82] Vgl. Kap. 10.2.5.

[83] UA Bonn, MF-PA Schulemann, Gutachten Martinis, 28.7.1948.

[84] UA Bonn, PA 9198 Schulemann, Schulemann an Rektor Chudoba, 20.8.1942.

[85] Vgl. Kap. 10.2.5.

[86] UA Bonn, PA 9198 Schulemann, Schulemann an Rektor Chudoba, 20.8.1942. – Zur Verlagerung der Laboratorien vgl. Kap. 10.2.5.

[87] Vgl. Kap. 2.15.

[88] BA Berlin, R 4901 (alt R 21), Nr. 10826, Bernhard/Reichsgesundheitsführer an MD Mentzel/REM, 4.5.1933.

[89] BA Berlin, R 4901 (alt R 21), Nr. 10826, Auszug aus Vortrag Bernhards vom 13.4.1943, o.D. – Ebd. werden auch zahlreiche Ausnahmen und Sonderregelungen mitgeteilt.

[90] BA Berlin, R 4901 (alt R 21), Nr. 10826, Auszug aus Vortrag Bernhards vom 13.4.1943, o.D.

[91] BA Berlin, R 4901 (alt R 21), Nr. 10826, Auszug aus Vortrag Bernhards vom 13.4.1943, o.D.

senschaftsministerium, Bernhards Maßgaben aber erlangten Geltung[92]. Die zu Jahresbeginn durchgeführte Einberufung von Ärzten durch die Wehrkreisärzte unter Umgehung der leitenden Medizinalbeamten und Ärztekammern sollte freilich, so versicherte das Oberkommando der Wehrmacht, die Ausnahme bleiben[93].

Dieser Entwicklung entsprechend wurden mit zunehmender Kriegsdauer immer weniger Wünsche der Universität erfüllt. Das Oberkommando der Wehrmacht ließ im Januar 1944 wissen, dass etwa „die Versetzung eines jungen kv-Soldaten aus dem Ostheer in die Heimat zur Verwendung als Sektionsgehilfe nicht gerechtfertigt" sei[94]. Verbunden war diese Klarstellung mit einer Kritik an der Organisationsfähigkeit des Reichserziehungsministeriums: „Das Oberkommando des Heeres hat den Herrn Reichsminister für Erziehung, Wissenschaft und Volksbildung verschiedentlich gebeten, für die Universitäten Bonn und Danzig (wo ähnliche Verhältnisse vorliegen) durch Umfrage bei den Universitäten zivile Kräfte oder nicht kriegsverwendungsfähige Soldaten festzustellen, die für eine Verwendung als Anatomiegehilfen in Frage kommen. Allem Anschein nach ist der Herr Reichsminister für Erziehung, Wissenschaft und Volksbildung diesem Vorschlag nicht gefolgt."[95] In demselben Schreiben legte das OKW aufgrund der in Berlin vorliegenden Anforderung eines Anatomiegehilfen durch das Bonner Anatomische Institut eine Liste mit den Namen von acht Angehörigen des Ersatzheeres vor, die „angeboten werden" könnten; neben einigen Namen finden sich die handschriftlichen Anmerkungen „unbekannt" oder „ungeeignet"[96].

Im Einzelfall zeigte sich, dass selbst die reduzierten Richtzahlen in Bonn unterschritten wurden. So standen der Chirurgischen Klinik mit durchschnittlich 184 belegten Betten und 327 täglichen poliklinischen Behandlungsfällen sieben Ärzte zu, angestellt aber waren nur fünf[97]. Da man in Bonn offenbar nicht daran glaubte, fremde Ärzte zugewiesen zu bekommen, bat man, die gerade im Staatsexamen stehende Bonner Jungärztin Magdalene Pohl einstellen zu dürfen[98]. Im März 1944 wurde die Bitte erneuert; im August 1944 wurde dann für Pohl, die

[92] BA Berlin, R 4901 (alt R 21), Nr. 10826, Aufzeichnung aus dem REM an Klingelhöfer, o.D.: „Dass wir aber unsere Anweisungen an die Hochschulen in der Form eines Vortrages des Beauftragten des RGF geben, ist zumindest ungewöhnlich." – Siehe auch ebd., Schnellbrief des REM, 20.5.1943.

[93] BA Berlin, R 4901 (alt R 21), Nr. 10826, OKW/Chef des Wehrsanitätswesens an REM, 7.5.1943; ebd., Scheer/REM an Kurator Bonn, 7.8.1943, Konzept.

[94] GStA PK Berlin, Rep. 76, Nr. 411, Oberkommando der Wehrmacht, Chef des Wehrmachtssanitätswesens an Bevollmächtigten für das Sanitäts- und Gesundheitswesen, Beauftragten für Medizinische Wissenschaft und Forschung, 11.[?]1.1944.

[95] GStA PK Berlin, Rep. 76, Nr. 411, Oberkommando der Wehrmacht, Chef des Wehrmachtssanitätswesens an Bevollmächtigten für das Sanitäts- und Gesundheitswesen, Beauftragten für Medizinische Wissenschaft und Forschung, 11.[?]1.1944.

[96] GStA PK Berlin, Rep. 76, Nr. 411, Oberkommando der Wehrmacht, Chef des Wehrmachtssanitätswesens an Bevollmächtigten für das Sanitäts- und Gesundheitswesen, Beauftragten für Medizinische Wissenschaft und Forschung, 11.[?]1.1944.

[97] BA Berlin, R 4901 (alt R 21), Nr. 10826, Kurator Kieckebusch an REM, 16.7.1943.

[98] BA Berlin, R 4901 (alt R 21), Nr. 10826, Kurator Kieckebusch an REM, 16.7.1943.

nach Koblenz abgeordnet worden war, der noch vor dem Examen stehende Josef Hengesch der Chirurgie zugewiesen[99].

Dass der Ton gegenüber dem Berliner Ministerium und selbst Bonner Instanzen im Laufe des Krieges immer rauer wurde, zeigt auch die Reaktion des Anatomen Philipp Stöhr, nachdem er in der Ordensangelegenheit Sobotta wegen Widersprüchlichkeiten in seiner Beurteilung zur Stellungnahme aufgefordert worden war: „Nunmehr muss ich bei über 600 Studenten – 150 sollen noch von der Wehrmacht hinzukommen – meine ganze Kraft dem Unterricht widmen und ich glaube daher der immerhin etwas schwierigen, zeitraubenden und wahrscheinlich doch erfolglosen Angelegenheit des Adlerschildes an Prof. Sobotta keine hinreichende Zeit und kein besonderes Interesse mehr entgegenbringen zu können."[100]

Der Berufungsliste für den Nachfolger des verstorbenen Gerichtsmediziners Gerhard Panning fügte Dekan Schulemann im Mai 1944 die Bemerkung an, das Verfahren möge „so schnell wie nur irgend möglich" abgeschlossen werden, da der formelle Vertreter seinen Aufgaben nicht nachkomme und der tatsächlich das Institut leitende Assistenzarzt Zech von der Heeres-Sanitätsinspektion zurückgefordert worden sei[101]. Nachdem im September 1944 noch immer keine Entscheidung getroffen und Zech tatsächlich zur Wehrmacht rückbeordert worden war, protestierte Schulemann so sehr, dass es zu der erwähnten Rüge kam[102].

Als kurz vor den Zerstörungen des Luftangriffs vom 18. Oktober 1944 das Vorlesungsverzeichnis für das Wintersemester 1944/45 erschien, konnte man auch ihm entnehmen, wie angespannt die Situation war. Von den 81 namentlich genannten Hochschullehrern der Medizinischen Fakultät hatten nur 48 Lehrveranstaltungen angekündigt[103].

Doch selbst dort, wo die Personallage noch hinreichend erschien, verschlechterte sich die Situation[104]. Viele kleinere Krankenhäuser im Bonner Umland, aber auch das Marienhospital am Fuße des Bonner Venusbergs, waren zu Lazaretten umgewandelt worden. Umso mehr Patienten drängten in die übrigen großen Bonner Krankenhäuser und Kliniken. Waren diese dann wie die Kinderklinik schon seit Friedenszeiten mangelhaft ausgestattet, ging von ihnen nach Ansicht des

[99] BA Berlin, R 4901 (alt R 21), Nr. 10826, Kurator Kieckebusch an REM, 10.3.1944; ebd., Holm/Reichsgesundheitsführer an Kurator Bonn, 31.5.1944; ebd., REM an Kurator Bonn, 9.8.1944, Konzept.

[100] UA Bonn, PA 7939 Sobotta, Stöhr an Rektor Chudoba, 13.11.1943, Abschrift. Vgl. Kap. 2.2.2.

[101] UA Bonn, MF-PA 59 Elbel, Dekan Schulemann an Rektor, 24.4.1944, Durchschrift. Vgl. Kap. 2.7.3.

[102] GStA PK Berlin, Rep. 76, Nr. 394, Dekan Schulemann an REM über Rektor und Kurator, 1.9.1944 (Durchschrift in UA Bonn, MF-PA 1720 Elbel); GStA PK Berlin, Rep. 76, Nr. 394, Kuhnert/REM an Dekan MF Bonn durch Kurator und an Rektor Bonn durch Kurator, 9.10.1944, Entwurf.

[103] Van Rey, Universität, S. 29.

[104] Zum Ärztemangel und den Maßnahmen des Reichsgesundheitsführers („Verbot für Ärzte[,] ihren zuständigen Ärztekammerbereich zu verlassen", „Beurlaubung ausgebombter Ärzte", Austausch von Assistenzärzten, Verbot des Einsatzes polnischer Ärzte) siehe BA Berlin, R 4901 (alt R 21), Nr. 10826, Mitteilungen 9/44, 25.7.1944.

stellvertretenden Leiters der Kinderklinik Oskar Harnapp sogar eine Gefahr für die Öffentlichkeit aus[105]. Im April 1940 berichtete er nach Berlin, „zahlreiche Kinder, insbesondere mit Infektionskrankheiten behaftete", müssten „wegen Mangels an Raum und an jeder Isolierungsmöglichkeit abgewiesen werden" und gefährdeten „ihre Umgebung"[106]. Nach Harnapp bedrohten Seuchen wie Diphterie und epidemische Genickstarre angesichts „der starken Belegung Bonns mit Militär" auch Soldaten – zumal man nicht einmal innerhalb der Klinik „ein Weiterschreiten von Infektionskrankheiten zu verhüten" imstande sei[107]. „Die durch die mangelnde Unterbringungsmöglichkeit unter die Bevölkerung getragene Unruhe" sei „erheblich"[108]. Zwar gelang es Harnapp, durch Anmietung weiterer Räume die Situation erheblich zu verbessern, doch war es sein Nachfolger in der Klinikleitung, Otto Ullrich, der 1944 nach Abstimmung mit Dekan Schulemann die Berliner Verantwortlichen wissen ließ, dass in seinem Haus mehr Kinder stürben, als es die zugrunde liegenden Erkrankungen erwarten ließen: „Die Sterblichkeitsziffern" lägen „weit über der Zahl der unvermeidbaren Todesfälle"[109]. Zur Begründung nannte Ullrich die um die Hälfte reduzierte Zahl der Ärzte und die schwierigen Verhältnisse bei Luftalarm[110]. Er forderte die Uk-Stellung seines seit dem 27. März 1943 einberufenen Assistenten Friedrich Holländer, der als einziger die Klinik vertretungsweise leiten könne[111]. Außerdem bat er, die bereits früher beantragte Uk-Stellung des „infolge eines Sonderauftrages" noch für mehrere Monate an die Wehrmacht gebundenen, in Bonn habilitierten Stabsarztes Walter Brenner vorzubereiten[112].

Die Versorgung der Lazarette und Sonderlazarette im Bereich der IV. Armee nahm mehrere Bonner Klinikärzte in Anspruch. Schon im Oktober 1939 führte Paul Martini als beratender Internist bei der IV. Armee nach seiner Rückkehr von der Ostfront Inspektionen durch, etwa im Kriegslazarett 581/2 („Hochschule für

[105] Zur Kinderklinik vgl. Kap. 2.10.3.

[106] UA Bonn, MF 79/71, Bericht Harnapps an REM durch Dekan und Kurator, 24.4.1940, Durchschrift.

[107] UA Bonn, MF 79/71, Bericht Harnapps an REM durch Dekan und Kurator, 24.4.1940, Durchschrift.

[108] UA Bonn, MF 79/71, Bericht Harnapps an REM durch Dekan und Kurator, 24.4.1940, Durchschrift.

[109] UA Bonn, MF 79/87, Ullrich an Dekan Schulemann, 10.1.1944, Durchschrift; ebd., MF 79/87, Schulemann an Rostock, 11.1.1944.

[110] UA Bonn, MF 79/87, Ullrich an Dekan Schulemann, 10.1.1944, Durchschrift. – Von den (statt vier Ärzten) noch drei angestellten „Hilfskräften" war die Assistentin Haarman an schwerer Diphterie erkrankt und fiel für mehrere Monate aus.

[111] UA Bonn, MF 79/87, Ullrich an Dekan Schulemann, 10.1.1944, Durchschrift. – Unterarzt Friedrich Holländer, geb. 30. April 1912, war zu diesem Zeitpunkt dem Reservelazarett Helmstedt zugeordnet. Ullrich beabsichtigte, seine in Rostock begonnene Untersuchung über die „Auswirkung von Vollkornpräparaten in der Säuglingsernährung" von Holländer fortsetzen zu lassen.

[112] UA Bonn, MF 79/87, Ullrich an Dekan Schulemann, 10.1.1944, Durchschrift. – Brenner, auf die Scharlachprophylaxe spezialisiert, war zu diesem Zeitpunkt unter einer Feldpostnummer in München zu erreichen.

Lehrerbildung", Bonn) mit seinen „harten und besonders kalten Olympiabetten" oder im Kriegslazarett 581/4 (Godesberg)[113]. Martini trat dafür ein, durch den Einsatz „diagnostischer Apparaturen [...] möglichst rasch die Schonungsbedürftigen und Kranken von Hypochondern usw. trennen zu können"[114]. Martini, entschiedener NS-Gegner, aber überzeugter Soldat, sorgte sich um die Schlagkraft der Wehrmacht. Nur die Gastroskopie, so hielt er nach der Inspektion des Bonner Kriegslazaretts am 26. Oktober 1939 fest, „wird davor behüten können, dass entweder Hypochonder und Aggravanten unnötigerweise in die Heimat zurückgeschickt werden oder dass wirkliche Kranke [...] – die ohne Zweifel sehr erhebliche Beschwerden verursachen können – fälschlicherweise als gesund zur Truppe entlassen werden, um dort als dauerndes Element der Unzufriedenheit zu wirken"[115]. Martini bot ausdrücklich ein Gastroskop „aus den Beständen der Med. Klinik Bonn" an[116]. Tatsächlich wurden die Bonner Kliniken immer stärker in das Lazarettsystem einbezogen. So fanden hier für Lazarettkranke ambulante Ohren- und Augenuntersuchungen statt[117]. Das Zahnärztliche Institut der Universität Köln war für die ambulante Behandlung zahnkranker Soldaten zuständig[118]. Für die stationäre Behandlung von Soldaten mit Augen-, Ohren-, Haut-, Kiefer- und Nervenleiden standen Sonderlazarette in Köln zur Verfügung; ein bakteriologisches Laboratorium wurde in der Euskirchener Provinzial-Gehörlosen-Schule eingerichtet[119].

Im Sommer 1940 besichtigte Martini in seiner Funktion als Oberstabsarzt und beratender Internist bei der IV. Armee Kriegsgefangenenlager in Frankreich und warnte angesichts der dortigen Wasserknappheit vor Seuchen[120]. Zwei Jahre später war die Seuchengefahr auch für Bonn selbst nicht von der Hand zu weisen. Durch die Einquartierung von Soldaten und die Umwidmung von Krankenhäusern in Lazarette entstanden in der Stadt Schwierigkeiten vor allem für die Unterbringung Infektionskranker. Daher wurde im Mai 1942 in Bad Godesberg ein Kinderkrankenhaus mit 48 Betten eingerichtet, in das vor allem leichtere Fälle von Scharlach und Diphtherie überwiesen werden sollten, um die Kinderklinik in der Lennéstraße wie auch andere Fachstationen von Bonner Krankenhäusern zu entlasten[121]. Wie eingeschränkt die Möglichkeiten bereits 1942 waren, zeigt die

[113] MHI Bonn, NL Martini, 1939–1944, Protokoll, 19.10.1939; ebd., Protokoll, 25.10.1939.

[114] MHI Bonn, NL Martini, 1939–1944, Protokoll, 25.10.1939.

[115] MHI Bonn, NL Martini, 1939–1944, Protokoll, 26.10.1939.

[116] MHI Bonn, NL Martini, 1939–1944, Protokoll, 19.10.1939.

[117] MHI Bonn, NL Martini, 1939–1944, Protokoll, Aufstellung Sonderlazarette IV. Armee, o.D.

[118] MHI Bonn, NL Martini, 1939–1944, Protokoll, Aufstellung Sonderlazarette IV. Armee, o.D.

[119] MHI Bonn, NL Martini, 1939–1944, Protokoll, Aufstellung Sonderlazarette IV. Armee, o.D. – Augen- und Kieferstation: Reservelazarett I, Elisabeth-Krankenhaus Köln Hohenlind; Ohren- und Hautstation: Reservelazarett III, Vinzenz-Krankenhaus Köln-Nippes; Nervenstation: Reservelazarett IV, Heil- und Pflegeanstalt der Alexianerbrüder Ensen bei Köln.

[120] MHI Bonn, NL Martini, 1939–1944, Martini an Armeearzt, 3.7.1940, Durchschlag.

[121] StA Bonn, Pr 10/764, Mitteilung der stellvertretenden Amtsärzte Bonn-Land und Bonn-Stadt, 11.5.1942.

Aufforderung an die Krankenwagenfahrer, bei den Patienten auf die Mitnahme von Essgeschirr und -besteck zu achten[122].

Als sämtliche Bonner Fakultäten aufgefordert wurden, „bis zum 15. Oktober [1942] einen Herrn zu melden [...], der die Betreuung der Wehmachtsangehörigen übernimmt“, stieß Dekan Schulemann auf Schwierigkeiten[123]. Die Fakultät hatte zwei Dozenten im Offiziersrang bestimmt, je einen für Vorkliniker und Kliniker[124]. Für die Kliniker hatte sie Kurt Pohlisch oder im Falle von dessen Weigerung Aloys Schmitz vorgesehen[125]. Pohlisch sagte für beide ab. Er selbst sei als Wehrmachtsangehöriger eigentlich dem Dienstsitz Münster zugeordnet und „durch den militärischen“ wie den zivilen Dienst „bereits jetzt übermässig in Anspruch genommen“[126]. Schmitz gehöre nicht mehr der Wehrmacht an und sei „durch die Kanzlei des Führers mit einem Sonderauftrag betreut worden“[127].

Als im Sommer 1944 die Dozenten zum Einsatz am Westwall aufgerufen wurden, blieben davon die Angehörigen der Medizinischen Fakultät unberührt[128]. Freilich war auch unter ihnen die Unruhe angesichts der herannahenden Front gewachsen. Gerüchte über eine „Verlagerung“ von „in erster Linie gefährdeten“ Hochschulen kursierten[129]. Für Bonn wie für Köln und Münster wurde im Reichsforschungsrat und im Ministerium Göttingen als Ausweichort genannt[130]. Dies war in Bonn aber offenbar noch nicht bekannt. Am 15. September 1944 sah sich Rektor Chudoba angesichts zahlreicher Anfragen veranlasst, sämtlichen Universitätsdozenten vertraulich mitzuteilen, dass ihm für den Fall einer weiteren „Zuspitzung“ der Lage „keinerlei Anweisungen“ vorlägen und „diese entweder von der Partei oder aber von unserem Reichsverteidigungsreferenten, dem Herrn Kurator, zu erwarten wären“[131]. Bereits einen Tag später wurde Kurator Joachim Kieckebusch gegen den Willen Chudobas aktiv. In einem ebenfalls als vertraulich klassifizierten Papier teilte er sämtlichen Dienststellen der Universität erste Verhaltensregeln für den Fall einer bevorstehenden Einnahme Bonns durch alliierte Verbände mit. Dass dieser Fall eintreten würde, stellte das Rundschreiben kaum noch in Frage. In ihm heißt es: „1. Solange eine Evakuierung Bonns von zuständiger Stelle nicht angeordnet ist, hat jeder Universitätsangehörige grundsätzlich auf seinem Posten zu verbleiben und seine Dienstpflichten gewissenhaft zu ver-

[122] StA Bonn, Pr 10/764, Mitteilung der stellvertretenden Amtsärzte Bonn-Land und Bonn-Stadt, 11.5.1942.
[123] UA Bonn, MF 68/119, Schulemann an Pohlisch, 19.9.1942.
[124] UA Bonn, MF 68/119, Schulemann an Pohlisch, 19.9.1942.
[125] UA Bonn, MF 68/119, Schulemann an Pohlisch, 19.9.1942.
[126] UA Bonn, MF 68/119, Schulemann an Pohlisch, 19.9.1942, Antwortzusatz, 24.9.1942.
[127] UA Bonn, MF 68/119, Schulemann an Pohlisch, 19.9.1942, Antwortzusatz, 24.9.1942.
[128] MHI Bonn, NL Martini 1939–1944, Chudoba an alle Dozenten, 15.9.1944. – Auch die Angehörigen der Rechts- und Staatswissenschaftlichen Fakultät blieben vom Westwalleinsatz verschont, „weil diese die vom Reichserziehungsminister angeordneten Zwischenkurse für die Kriegsversehrten abzuhalten hatten“ (ebd.).
[129] Hammerstein, Forschungsgemeinschaft, S. 500 f.
[130] Vgl. Hammerstein, Forschungsgemeinschaft, S. 501.
[131] MHI Bonn, NL Martini, 1939–1944, Chudoba an alle Dozenten, 15.9.1944.

sehen. Wer aus besonderen Gründen Bonn verlassen muß, z.B. deswegen, weil er sich durch seine Tätigkeit in Partei oder Staat besonders exponiert hat, hat mir umgehend zu berichten und meine Genehmigung einzuholen. Der Zeitpunkt des Verlassens wird festgesetzt werden. Bei Gefahr im Verzug hat er in eigener Verantwortung zu handeln [...]. 2. Wer kriegswichtige Forschungsaufträge hat, hat rechtzeitig vor Annäherung des Feindes unter möglichster Mitnahme seiner Forschungsarbeiten und seiner Arbeitskräfte Bonn zu verlassen und schon jetzt alles vorzubereiten, dass er seine Arbeiten nach Möglichkeit auswärts fortsetzen kann. Er hat sich jedenfalls alsbald dem Ministerium oder Reichsforschungsrat wieder zur Verfügung zu stellen. Ich empfehle, sich schnellstens mit einem entsprechenden Institut einer anderen Universität dieserhalb in Verbindung zu setzen. Falls eine Mitnahme der Forschungsarbeiten nicht mehr möglich ist, ist unter allen Umständen für ihre Vernichtung zu sorgen. Es darf dem Feind nichts in die Hand fallen, was ihm in irgend einer Weise ermöglicht, Forschungsergebnisse auszuwerten oder sonst für ihn von Wert sein kann. In Zweifelsfällen bitte ich, sich schleunigst schon jetzt an mich zu wenden. 3. Ich erinnere nochmals an die schon mündlich erteilte Weisung zur Vernichtung oder auswärtigen Sicherstellung aller Geheim- und sonstigen VS-Sachen. [...] 4. Vorsorglich wird schon jetzt eine Ausweichstelle des Universitätskuratoriums und der Universitätskasse bei dem Universitäts-Kuratorium in Marburg/Lahn, Am Plan 3 eingerichtet, an die sich im Evakuierungsfalle die einzelnen Universitätsangehörigen wenden können."[132]

Rektor Chudoba war entsetzt und eilte nach Berlin. Zuvor wies er am 18. September 1944 „streng vertraulich" alle Dozenten darauf hin, dass „der Führer" der „Parteiführerschaft" befohlen habe, sich „bei überraschender Besetzung von Gebietsteilen des Reiches durch den Feind [...] freiwillig zum Wehrdienst zu melden"[133]. „Politisch exponierte Parteigenossen" hätten also nicht nach Einholung der Genehmigung durch den Kurator „Bonn zu verlassen"[134].

Im Reichserziehungsministerium entschied Ministerialdirektor Rudolf Mentzel zugunsten Chudobas, obwohl Kurator Joachim Kieckebusch im Mai 1943 auf Drängen des Erziehungs- und gegen den Willen des Innenministeriums von Marburg nach Bonn versetzt worden war[135]. Chudoba verkündete am 19. September 1944 seinen Sieg. Auch Mentzel sei der Auffassung, dass es nicht Aufgabe des Kurators sei, „Anordnungen über kriegswichtige Forschungsaufgaben" zu treffen – „um so weniger, wenn der betreffende Rektor, wie es bei mir der Fall ist, zugleich Vertrauensmann und Bevollmächtigter des Reichsforschungsrates ist"[136]. Chudoba bat sämtliche betroffenen Kollegen zu einer Besprechung in den Senats-

[132] MHI Bonn, NL Martini, 1939–1944, Kurator Kieckebusch an „sämtliche Dienststellen der Universität", 16.9.1944.

[133] MHI Bonn, NL Martini, 1939–1944, Rektor Chudoba an alle Dozenten, 18.9.1944.

[134] MHI Bonn, NL Martini, 1939–1944, Rektor Chudoba an alle Dozenten, 18.9.1944.

[135] Vgl. Höpfner, Universität, S. 98. Der offizielle Dienstantritt Kieckebuschs wird in den Akten auf den 1. April 1943 datiert (UA Bonn, PA 6289 Heinrich Müller, Universität Bonn an den öffentlichen Ankläger bei dem Spruchgericht Hiddesen, 15.9.1948). Vgl. Nagel, Philipps-Universität, S. 532. Kieckebusch war in Marburg Universitätsrat.

[136] MHI Bonn, NL Martini, 1939–1944, Rektor Chudoba an alle Dozenten, 19.9.1944.

saal[137]. „Meldekopf" werde im Übrigen nicht Marburg, sondern Göttingen, „bei evtl. Feindbesetzung" sei „das Universitätsleben" einzustellen und er, der Rektor, bleibe angesichts der Situation bis auf weiteres im Amt, da „an den Grenzland-Universitäten ganz allgemein der zu Beginn des Wintersemester 1944/45 vorgesehene Rektoratswechsel" unterbleibe[138]. Tatsächlich wurde das Rektorat vor Kriegsende nach Göttingen verlegt[139].

Die Kompetenzstreitigkeiten und die damit verbundene hektische Betriebsamkeit blieben nicht ohne Auswirkung auf die Medizinische Fakultät. Dekan Schulemann gelang es jedoch in Absprache mit Armeearzt und Feldstandortarzt, rasch konkrete Entscheidungen für die letzte Kriegsphase durchzusetzen. Der Wehrmacht wurden fünfzig, schließlich achtzig Klinikbetten „dauernd" zur Verfügung gestellt, wobei die Erkrankung eines Patienten nun nicht mehr unbedingt „dem Spezialgebiet der einzelnen Klinik" entsprechen musste[140]. Paul Martini übernahm es, dem Feldstandortarzt täglich um 12 Uhr „Meldung über die Zahl der belegten und freien Betten zu machen"[141].

Mit der Aufnahme von Wehrmachtssoldaten in größerer Zahl mussten besondere Vorschriften für die Kennzeichnung der Kliniken und deren Angehöriger Berücksichtigung finden. Dort, wo sich Soldaten zur Behandlung befanden, wurden nicht nur die Dächer mit einem Roten Kreuz gekennzeichnet, sondern auch Flaggen als Neutralitätszeichen gehisst[142]. Vorsorglich sollten für alle Angehörigen der Kliniken, die auch Soldaten behandelten, Rot-Kreuz-Armbinden und Rot-Kreuz-Ausweise der Wehrmacht beschafft, aber zunächst nicht ausgegeben werden[143].

War die Anzahl der Gebäude, die mit Zustimmung der Wehrmacht durch das Anbringen des Roten Kreuzes gekennzeichnet werden durften, mit der Vereinba-

[137] MHI Bonn, NL Martini, 1939–1944, Rektor Chudoba an alle Dozenten, 19.9.1944.

[138] MHI Bonn, NL Martini, 1939–1944, Rektor Chudoba an alle Dozenten, 19.9.1944.

[139] Stadtverwaltung Bonn (Hg.), Bonn 1945–1950. Fünf Jahre Stadtverwaltung, Bonn 1951, S. 26.

[140] MHI Bonn, NL Martini, 1939–1944, Dekan Schulemann an Klinikdirektoren, Armeearzt, Feldstandortarzt, Rektor und Kurator, 23.9.1944. – Aus dem Schreiben geht folgende Verteilung hervor: Medizinische Klinik 10, Chirurgische Klinik 20, Frauenklinik 10, Hautklinik 5, Augenklinik 5 Betten. Von Hand wurden auf dem im Nachlass Martini befindlichen Papier die Nervenklinik mit 15 und die Ohrenklinik mit 5 Betten hinzugefügt. Außerdem wurde die Bettenzahl der Augenklinik von 5 auf 15 erhöht. Möglicherweise ist die Erhöhung der Bettenzahl auf einer Besprechung der Klinik- und Institutsleiter mit Oberfeldarzt Heise am 27. September in Martinis Sprechzimmer in der Medizinischen Klinik beschlossen worden (ebd., Schulemann an Oberfeldarzt Heise, Kurator und Klinik- und Institutsleiter, 25.9.1944).

[141] MHI Bonn, NL Martini, 1939–1944, Dekan Schulemann an Klinikdirektoren, Armeearzt, Feldstandortarzt, Rektor und Kurator, 23.9.1944.

[142] MHI Bonn, NL Martini, 1939–1944, Dekan Schulemann an Klinikdirektoren, Armeearzt, Feldstandortarzt, Rektor und Kurator, 23.9.1944. – Neben den oben erwähnten Kliniken, die Soldaten aufnehmen sollten, erhielten Dachkennzeichnungen die Frauenklinik, das Pathologische Institut, die Wirtschaftsgebäude, das Hygienische Institut, die Medizinische Poliklinik, die Ohrenklinik und das Johannishospital.

[143] MHI Bonn, NL Martini, 1939–1944, Dekan Schulemann an Klinikdirektoren, Armeearzt, Feldstandortarzt, Rektor und Kurator, 23.9.1944.

rung vom 23. September 1944 noch auf zwölf beschränkt gewesen, erging am 16. Oktober eine generelle Anordnung, mit der die besonderen Flaggenregelungen aufgehoben wurden[144]. „Alle San.-Einrichtungen" sollten nun „durch Rote-Kreuz-Fahnen und grosse rote Kreuze auf weissem Feld auf den Dächern der Gebäude und in Höfen sowie Umgebung" gekennzeichnet werden[145]. Die Erleichterung war groß. Harald Siebke reichte das entsprechende Schriftstück „mit einem fröhlichen Horridoh" an Paul Martini weiter[146]. Dennoch gab es auch weiterhin Probleme mit der Schutzmarkierung. Ausgerechnet der – zivilen – Medizinischen Klinik, die sich seit dem 18. Oktober 1944 in der Kessenicher Rosenburg, einem ehemaligen Priesterseminar, befand, verweigerte der Bonner Oberbürgermeister als Luftschutzleiter die Markierungen. Direktor Martini schilderte ihm die Problematik: „In ihrer nächsten Nähe liegen einerseits das Krankenhaus Kessenich, andererseits einige 100 m entfernt das Südsanatorium Dottendorf. Diese beiden Anstalten tragen auf den Dächern rote Kreuze. Wenn die Rosenburg nicht auch mit einem roten Kreuz versehen wird, so ist es m.E. sehr zu befürchten, dass sie dadurch für feindliche Flieger ausgesprochen als Nicht-Krankenhaus gekennzeichnet und infolgedessen beschossen werden wird."[147] Obwohl Martini die Zustimmung des Kommandeurs der benachbarten Flakkaserne, die ihrerseits verstärkt in das Visier der alliierten Flieger hätte genommen werden können, eingeholt hatte, wurde Martinis Ersuchen abgewiesen[148]. Tatsächlich wurde die Ausweichklinik in der Rosenburg am 21. Dezember bei einem Fliegerangriff getroffen, doch musste sie nicht geräumt werden[149]. Als die Truppen der USA am 9. März 1945 in Bonn einrückten, fanden sie in der Rosenburg noch etwa einhundert Patienten[150].

Im letzten Kriegsjahr nahm auch der politische Druck nochmals zu. Denjenigen Universitätsangehörigen, die „im Feld standen", sandte der Rektor die Bonner Kriegsvorträge, allen „Kameraden der Dozentenschaft bei der Wehrmacht" wiederholt mehrseitige Briefe, die neben Durchhaltepropaganda auch Nachrichten von der Bonner Universität enthielten[151]. Mag man dies als Geste der Verbunden-

[144] Zu den zwölf Einrichtungen vgl. o.

[145] MHI Bonn, NL Martini, 1939–1944, Generalarzt an Dekan Schulemann, 16.10.1944 unter Berufung auf Verfügung des Oberbefehlshabers West vom 22.7.1944.

[146] MHI Bonn, NL Martini, 1939–1944, Generalarzt an Dekan Schulemann, 16.10.1944, Anmerkung Siebkes.

[147] MHI Bonn, NL Martini, 1939–1944, Martini an Oberbürgermeister als örtlichen Luftschutzleiter Bonn, 3.11.1944.

[148] MHI Bonn, NL Martini, 1939–1944, Martini an Oberbürgermeister als örtlichen Luftschutzleiter Bonn, 3.11.1944, Anmerkung, 9.11.1944 und Begleitschreiben des Oberbürgermeisters als örtlicher Luftschutzleiter i.A., 9.11.1944. Siehe auch ebd., Martini an Oberbürgermeister Bonn, 25.11.1944; ebd., i.A. gez. Quadflieg/Regierungspräsidium Köln an Amtsarzt Medizinalrat Spickernagel, 1.12.1944.

[149] Vgl. van Rey, Institute, S. 39.

[150] Vgl. van Rey, Institute, S. 39.

[151] Siehe etwa den Dank des Dozenten Fritz Bühler in: UA Bonn, PA Bühler, Bühler an Rektor, 12.12.1943; ebd., MF 79/21, Rektor Chudoba an „Kameraden der Dozentenschaft bei der Wehrmacht", 1.6.1944.

heit sehen, so waren die Folgen des gescheiterten Attentats auf Hitler am 20. Juli 1944 gravierender. Am 12. August wurden sämtliche Ärzte der Ärztekammer Köln-Aachen von der NSDAP-Gauleitung aufgefordert, nur noch in Ausnahmefällen den Patienten „Arbeitsunfähigkeit" zu bescheinigen[152]. „Inhaftsetzung" drohte, wenn Arbeitsunfähigkeitsbescheinigungen ohne Untersuchung des Patienten ausgestellt wurden[153]. Sämtlichen Ärzten wurden „Wochenendabwesenheit" und „nächtliche Abwesenheit vom Praxisbereich" untersagt[154].

8.2. Nachkriegspläne

Der Senat der Universität glaubte im März 1940 an ein siegreiches Ende des Krieges, das die Erfüllung mancher Wünsche ermöglichen werde. Im August 1940 ermahnte das Rektorat den Dekan der Medizinischen Fakultät, die Wunschliste „rechtzeitig zum 1. Oktober 1940 einzureichen, damit alsbald nach Abschluss des Krieges dem Herrn Minister ein Bericht über die Erweiterung der Fakultäten unserer Universität vorgelegt werden kann"[155]. Dekan Tiemann ließ sich nun nicht mehr lange bitten, und erklärte die folgenden Maßnahmen für erstrebenswert:

- Einrichtung eines Extraordinariats für Friedrich Panse, den Dozenten für Rassenhygiene, als „Grundstock für den Lehrstuhl der Rassenhygiene",
- Einrichtung eines Lehrstuhls für Anthropologie,
- Einrichtung eines Instituts für die Geschichte der Medizin,
- Einrichtung einer Abteilung für Unfallheilkunde und deren Begutachtung in der Chirurgischen Klinik,
- Einrichtung einer Abteilung für soziale Medizin und Gewerbemedizin in der Medizinischen Klinik,
- Rückverlagerung der Lupusbehandlung in die Verantwortung der Hautklinik,
- Anbindung der Heilstätte Hohenhonnef insbesondere für Tuberkulosekranke durch Übernahme von dessen Leiter Hugo Schulte-Tigges als Dozenten,
- Aufbau einer Parasitologischen Abteilung,
- Aufbau einer Krebsforschungsabteilung,
- Ausbau der orthopädischen Ambulanz,
- Einrichtung eines selbständigen Röntgeninstituts[156].

Einige dieser Überlegungen wurden im Rahmen anderer Antragsverfahren bereits während des Krieges verwirklicht. Panse erhielt 1942 eine außerordentliche Professur, 1943 fand die Einrichtung eines Medizinhistorischen Instituts ihre

[152] UA Bonn, MF 79/21, Anordnung des Reichsleiters Hartung, 12.8.1944.
[153] UA Bonn, MF 79/21, Anordnung des Reichsleiters Hartung, 12.8.1944.
[154] UA Bonn, MF 79/21, Anordnung des Reichsleiters Hartung, 12.8.1944.
[155] UA Bonn, MF 79/71, Rektor an Dekan MF, 5.8.1940.
[156] UA Bonn, MF 79/71, Dekan Tieman an Rektor, 18.10.1940.

Realisierung und 1944 nahm Gerhard Piekarski die Lehrtätigkeit an der Parasitologischen Abteilung auf[157].

8.3. Medikamentenmissbrauch unter Studierenden

Im Laufe des Kriegs entwickelte sich unter den Studierenden der Medizin ein Drogenproblem. Inwieweit dies auf die besondere Situation zurückzuführen war, kann hier nicht geklärt werden. Offenkundig ist, dass „in erheblichem Umfange Pervetin [sic] genommen" wurde[158]. Pervitin zählt zu den Weckaminen, also stimulierenden Kreislaufmitteln mit stark erregender Wirkung auf das Zentralnervensystem, deren Missbrauch zu psychischer und körperlicher Abhängigkeit führt. In einem vertraulichen Schreiben berichtete der Amtsarzt dem Dekan von seinen Eindrücken. Neben der Wehrmacht zählten demnach Ärzte mit „Gefälligkeitsattesten" und „Blanko-Rezepte[n]" zu den Quellen[159]. Weiter heißt es: „Anscheinend ist zu Beginn des Krieges bei der Wehrmacht Pervetin [sic] verteilt worden, als man die Suchtgefahren dieses Präparates noch nicht kannte. Es kann auch möglich sein, dass den Medizinstudenten, die in den Studentenkompanien des Heeres und der Luftwaffe untergebracht sind, aus irgendeiner dunklen Quelle immer wieder Pervetin [sic] in nicht unerheblicher Menge zufließt. [...] Persönlich ist mir des öfteren schon in Bonner Hotels aufgefallen, dass Medizinstudenten, die als Offiziere der Wehrmacht oder als Angehörige der Studentenkompanien hier studieren, sich ganz offen über die Menge der Pervetin[sic]-Tabletten unterhielten, die sie im Laufe des Tages zu sich nähmen."[160] Auch weibliche Studierende nähmen das Medikament ein. Der Amtsarzt schlug vor, sowohl die Fakultät als auch die Wehrmachtskommandeure sollten nachdrücklich auf die Suchtgefahr hinweisen[161]. Neben einem Bonner Arzt, „der jedoch nicht der Fakultät" angehörte, geriet auch der Dermatologe Otto Grütz in den Verdacht, den Pervitinkonsum zu erleichtern[162]. Grütz forderte im Juni 1943 „eine formelle Entschuldigung" des Kölner Obermedizinalrats Max Schwellnus, der Grütz „sozusagen der Mitwirkung an dem Pervitinmissbrauch der Frau Dr. Wolf"

[157] Vgl. Kap. 2.11.4., 2.18.2. und 2.5.2.

[158] UA Bonn, MF 79/21, Gesundheitsamt des Stadtkreises Bonn/Der Amtsarzt an Dekan MF, 8.4.1943.

[159] UA Bonn, MF 79/21, Gesundheitsamt des Stadtkreises Bonn/Der Amtsarzt an Dekan MF, 8.4.1943.

[160] UA Bonn, MF 79/21, Gesundheitsamt des Stadtkreises Bonn/Der Amtsarzt an Dekan MF, 8.4.1943.

[161] UA Bonn, MF 79/21, Gesundheitsamt des Stadtkreises Bonn/Der Amtsarzt an Dekan MF, 8.4.1943.

[162] UA Bonn, MF 79/21, Gesundheitsamt des Stadtkreises Bonn/Der Amtsarzt an Dekan MF, 8.4.1943.

verdächtigt hatte[163]. Grütz, der sich auffallenderweise nur auf diesen Einzelfall bezog, wollte eine Frau Wolf nie gekannt haben[164].

8.4. Zwangsarbeit und Zwangsvorführungen

Nicht nur französische Ärzte, auch französische „Studenten der Heilberufe" wurden den Universitäten durch das Reichsinnenministerium angeboten[165]. Sie konnten „in erster Linie im Krankenpflegedienst" eingesetzt werden, aber auch als Röntgen- und Laborassistentengehilfen Verwendung finden[166]. In welchem Umfang die Universität Bonn von diesem Angebot Gebrauch gemacht hat, muss einstweilen offen bleiben.

Neben den so genannten „Fremdarbeitern" wurden auch im Siegburger Zuchthaus untergebrachte politische Gefangene zwangsweise zu Arbeiten an der Universität Bonn abgeordnet. Bezeugt ist der Einsatz einer Gruppe von „Kommunisten, [österreichischen] Heimwehr-Leuten, Franzosen und anderen", die zu Weihnachten 1944 in den Trümmern der schwer beschädigten Frauenklinik eingesetzt waren[167]. „Die Arbeiten", so heißt es in einer 1948 verfassten Erklärung der Schwestern und Hausangestellten, „waren schwer", so dass Klinikdirektor Siebke eine bessere Verpflegung der Zwangsarbeiter anordnete[168].

Auffälligerweise ist von den Zwangsarbeitern vornehmlich in den Unterlagen der Entnazifizierungsverfahren die Rede, vor allem wenn deren gute Behandlung bestätigt werden soll. Dies betrifft nicht nur wie im Falle Siebkes zu Arbeitseinsätzen abgeordnete Personen, sondern auch Patienten. So bescheinigte der luxemburgische Arzt Roger Noesen seinem Kollegen an der Nervenklinik, Florin Laubenthal, dieser habe „in der Betreuung von Gefangenen und Fremdarbeitern" jenen „dieselbe sachgemässe Untersuchung und Behandlung" wie den anderen Patienten zukommen lassen[169].

[163] UA Bonn, MF 79/21, Grütz an Dekan MF, 4.6.1943; ebd., Grütz an Schwellnus, 4.6.1943, Durchschlag.

[164] UA Bonn, MF 79/21, Grütz an Schwellnus, 4.6.1943, Durchschlag.

[165] UA Bonn, MF 68/119, Schnellbrief A e 2733/43-3903, Reichsinnenminister i.A. gez. Cropp an Leitende Medizinalbeamte bei den Behörden der Reichsverteidigungskommissare, 21.9.1943, Abschrift des Kurators, 7.10.1943.

[166] UA Bonn, MF 68/119, Schnellbrief A e 2733/43-3903, Reichsinnenminister i.A. gez. Cropp an Leitende Medizinalbeamte bei den Behörden der Reichsverteidigungskommissare, 21.9.1943, Abschrift des Kurators, 7.10.1943.

[167] HStA Düsseldorf, NW 1097-23778, Hackenbroch an Vorsitzenden Entnazisierungsausschuss Bonn, 28.12.1946. Vgl. Kap. 2.13.2., wo sich auch das vollständige Zitat Hackenbrochs abgedruckt findet.

[168] HStA Düsseldorf, NW 1049-54516, Eidesstattliche Erklärung von Oberschwester Paula Angrick, Schwester Dorothea Burchert, Schwester Margarethe Karner geb. Kraft, Technische Assistentin Marga Pietsch, Hausinspektor Hermann Kürschner, Sekretärin Nora Weckbecker, 14.2.1948.

[169] HStA Düsseldorf, NW 1005-G32-1807, Noesen an Militärregierung Bonn, 9.7.1945. – Vgl. Kap. 2.11.3.

Solches mag in einzelnen Kliniken und bei einzelnen Ärzten der Fall gewesen sein – häufig aber wurde den Zwangsarbeitern eine ärztliche Behandlung vorenthalten[170]. Offenbar sind jedoch einige Polinnen zwecks „Eindeutschung" an Einrichtungen der Universität untersucht worden. Jedenfalls ist eine Zeugenaussage dokumentiert, nach der eine junge Frau in einem „Gebäude der Universität" gründlich untersucht und gemessen wurde, von einer „richtige[n] Ostpreußin" die Rede war und schließlich die Frage gestellt wurde: „Möchtest Du Deutsche werden?"[171] Zu Konsequenzen führte zumindest dieser dokumentierte Fall nicht.

Wahrscheinlich ist, dass die Zahl der Zwangsarbeiter in den Kliniken und Instituten relativ gering war. So führt eine Liste vom 21. Juli 1942 26 „ausländische Arbeiter" auf, die als Kranke in die Provinzial-Heil- und Pflegeanstalt gelangt waren. Niemand von den Männern und Frauen war zuvor im Gesundheitsbereich eingesetzt worden[172]. Linda Orth beschreibt freilich für die Provinzialanstalt die Ausnutzung von als Patientinnen eingelieferten Zwangsarbeiterinnen – sie hat 159 weibliche „geisteskranke Ostarbeiter und Polen" für die Zeit von 1939 bis 1950 nachweisen können – für Arbeiten in Waschküche, Kartoffelschälerei und Reinigungsdienst[173].

An der Chirurgischen Klinik waren zeitweilig niederländische Zwangsarbeiter im Einsatz. Ein Teil von ihnen plante, wie Klinikdirektor von Redwitz 1948 berichtete, eine Zuchthausbefreiung[174].

Die Grausamkeiten des Regimes nutzten neben den Instituten, die auf die Leichen Hingerichteter zurückgriffen, auch die Kliniken zu Lehrzwecken[175]. Es ist bezeugt, dass im Wintersemester 1942/43 in der Medizinischen Poliklinik Bonn den Studierenden ein „Patient mit Hungerödemen beider Unterschenkel" vorgeführt wurde. Der Strafgefangene „aus einer Haftanstalt Bonns" litt offensichtlich

[170] Vgl. Jolanta Radwanska-Altman, „Zwangsbonnerinnen". Erinnerungen polnischer Frauen nach 50 Jahren, in: Kuhn, Frauenleben, S. 321–363, S. 334 ff.

[171] Radwanska-Altman, Zwangsbonnerinnen, S. 338.

[172] ARK Bonn, Ordner Union, Aufstellung der Provinzial-Heil- und Pflegeanstalt für das Landesarbeitsamt Rheinland Transportabteilung Köln, 31.7.1942, Entwurf. – Auch Frank Sparing beschränkt sich für Düsseldorf auf die Frage der Behandlung von Zwangsarbeitern und klammert die Frage ihres Arbeitseinsatzes im Gesundheitsbereich weitgehend aus (Frank Sparing, Die medizinische Behandlung von Zwangsarbeitern und Zwangsarbeiterinnen in Düsseldorf und die städtischen Krankenanstalten, in: Esch/Griese/Sparing/Woelk, Akademie, S. 266–294, passim). Ähnliches gilt für Andreas Frewer/Ulf Schmidt/Christiane Wolters, Hilfskräfte, Hausschwangere, Untersuchungsobjekte. Der Umgang mit Zwangsarbeitenden in der Universitätsfrauenklinik Göttingen, in: Frewer/Siedbürger, Medizin, S. 341–362, S. 343 ff. und mit Ausnahme der Studie von Anne Ostermann (Ostermann, Fremdarbeiter) für die Arbeiten in Looz-Corswarem, Zwangsarbeit. Vgl. hingegen Speck, Zwangsarbeit, S. 232, wo für die gesamte Universität Freiburg einschließlich der Kliniken mindestens 44 Zwangsarbeiter nachgewiesen werden. – Zur Forschungssituation vgl. S. 45 f.

[173] Linda Orth, Psychiatrisierte Zwangsarbeiterinnen in Bonn, in: Kuhn, Frauenleben, S. 262–269, S. 262 f.

[174] HStA Düsseldorf, NW 1002-Med-12141, Sitzungsprotokoll Berufungskammer für den Entnazifizierungsausschuss Stadtkreis Düsseldorf, 8.1.1948.

[175] Vgl. Kap. 7.8.

unter einer Mangelversorgung, die sogar den nationalsozialistischen Klinikdirektor Friedrich Tiemann zu einer kritischen Bemerkung veranlasst haben soll[176].

Die Medizinische Fakultät trug über einzelne ihrer Mitglieder auch für Kriegsgefangene Verantwortung. So war im Rheinhotel Dreesen ein französisches Internierungslager für Offiziere eingerichtet worden, in dem der Direktor der Medizinischen Poliklinik Friedrich Tiemann stets „in Gegenwart eines Wachpostens" seine Visiten durchführte[177].

8.5. Schäden

Drei Jahre vor dem verheerenden Luftangriff vom 18. Oktober 1944 war die Medizinische Fakultät in der Nacht vom 15. auf den 16. Oktober 1941 erstmals von Bombardierungen betroffen. Dies ist insofern bedeutsam, als 1941 für Bonn im Vergleich zu 1940 sowie den späteren Kriegsjahren nur eine „geringe Angriffstätigkeit" konstatiert wurde[178]. Zuvor war die Universität in den Luftkrieg lediglich indirekt verwickelt. Belegt ist, dass nach dem ersten größeren, zwölf Menschenleben fordernden Luftangriff auf Bonn vom 22. Mai 1940 „neben Parteimitgliedern auch hundert Studenten der Universität" an den Aufräumarbeiten beteiligt waren[179]. Nun, im Oktober 1941, hatten nach einem Bericht von Kurator Ehrlicher „mehrere 100 Brandbomben [...] das klinische Gelände in der Theaterstraße" getroffen: „Beschädigt wurden ein Teil des Dachgeschosses der Medizinischen Klinik, die Hautklinik, das Gebäude des Verwaltungsdirektors sowie das gegenüberliegende Hygienische Institut. Am wenigsten ist das Hygienische Institut betroffen." [180]

Die Bonner Erfahrungen mit Fliegerangriffen, die auch Krankenhäuser in Mitleidenschaft zogen, führten zu eingehenden Überlegungen über den Brandschutz. Schließlich hatte der Dachstuhlbrand der Medizinischen Klinik zur Räumung mehrerer Krankenzimmer geführt und die Gefahr offensichtlich gemacht[181]. Das Schreiben von Kurator Ehrlicher, der umgehend eine feuerhemmende Imprägnierung von Dachstuhlholz beantragt hatte, wurde vom Erziehungsministerium dem Finanzministerium mit der Bitte zugeleitet, „im Hinblick auf die besonders starke Gefährdung durch Fliegerangriffe das Holzwerk der Dachkonstruktionen in den Universitätsgebäuden mit einem Feuerschutzmittel versehen zu lassen, um dadurch bei einschlagenden Brandbomben die Ausdehnung von Bränden nach

[176] HStA Düsseldorf, NW 1053-112, Erklärung Werner Focke, 15.7.1948. Siehe auch ebd., Erklärung Becker jun., 14.8.1948.

[177] HStA Düsseldorf, NW 1053-112, Bescheinigung Schwester Lieselotte Böhm, 12.3.1947.

[178] Vogt, Bonn, S. 35.

[179] Vogt, Bonn, S. 35.

[180] GStA PK Berlin, Rep. 76, Nr. 386, Kurator Ehrlicher an REM, 16.10.1941.

[181] GStA PK Berlin, Rep. 76, Nr. 386, Kurator Ehrlicher an REM, 16.10.1941.

Möglichkeit zu verhüten"[182]. In Bonn sind wohl recht bald entsprechende Maßnahmen ergriffen worden, hatte doch das Erziehungsministerium „bereits grundsätzlich einer weitergehenden Anwendung von Feuerschutzmitteln in dringlichen Fällen zugestimmt"[183].

Schon zuvor waren kostenintensive Maßnahmen zum Schutz der Patienten vor Luftangriffen eingeleitet worden. „Um den Transport der Kranken in die Luftschutzkeller rasch und ohne Belästigung durchführen zu können", schaffte allein die Medizinische Klinik „140 Garnituren Comforta-Rollfüsse" an; „für die Ausstattung der Luftschutzräume" benötigte die Klinik „ferner 100 Ruhebetten, 70 Wollmatratzen und 65 Kopfpolster"[184]. Bei den Instandsetzungsarbeiten der maroden Kinderklinik wurde 1942 „im Flur des Kellers [...] ein Luftschutzraum eingerichtet"[185].

Selbst bei einer ausreichenden Zahl von Luftschutzkellerplätzen kam es bei späteren Ernstfällen jedoch zu Querelen. Aus der Frauenklinik ist bezeugt, dass es „deutsche Frauen beanstandeten", wenn – durchaus den Anweisungen von Klinikdirektor Siebke gemäß – „bei Alarm die Ausländerinnen in den ersten Tagen nach der Entbindung im Aufzug fahren durften, während sie selbst die Treppen benutzen mussten, weil sie schon länger entbunden waren"[186].

Ein zweites Mal war die Medizinische Fakultät in der Nacht vom 5. auf den 6. April 1942 in stärkerem Ausmaß von einem Luftangriff betroffen. In der Nervenklinik führte die „Luftdruckwirkung" zu „Schäden an den Dächern, Fenstern und Türen"[187]. Die Kinderklinik wurde von sechs Brandbomben getroffen, die aber „sofort gelöscht" werden konnten; eine Baracke mit wissenschaftlichem Gerät brannte „nahezu vollständig" aus[188].

Unterdessen wurde mit der Sicherung wertvollen Materials begonnen. Im Sommer 1943 war es Karl Brandt selbst, der dem in der Kriegsforschung tätigen Pharmakologen Schulemann empfahl, entsprechende Apparaturen in das Godesberger Malarialazarett zu verlagern[189]. Auch aus anderen Instituten und Kliniken liegen Dokumente vor, in denen von der Auslagerung wichtiger Geräte und Bücher die Rede ist. 1958 wurde es zu den Verdiensten des Physiologen Ulrich Ebbecke gerechnet, „in den Jahren 1944 und 1945 [...] wertvollen instrumentellen und Bücherbestand des Physiologischen Instituts durch geschickte Auslagerung

[182] GStA PK Berlin, Rep. 76, Nr. 386, Kurator Ehrlicher an REM, 16.10.1941; ebd., REM an Preußischen Finanzminister, 13.11.1941.

[183] GStA PK Berlin, Rep. 76, Nr. 386, REM an Preußischen Finanzminister, 13.11.1941.

[184] GStA PK Berlin, Rep. 76, Nr. 493, Kurator Ehrlicher an REM, 20.11.1940.

[185] GStA PK Berlin, Rep. 76, Nr. 437, Bericht über die Instandsetzung des Altbaues der Universitäts-Kinderklinik Bonn, o.D. [1942]; vgl. UA Bonn, MF 79/71, Bericht Harnapps an REM durch Dekan und Kurator, 24.4.1940, Durchschrift.

[186] HStA Düsseldorf, NW 1037-B III-1201, Entscheidung des Berufungsausschusses Bonn Claessen/Bach/Parsch/Wiertz/Hahn in Sachen Siebke, 16.2.1948.

[187] GStA PK Berlin, Rep. 76, Nr. 386, Aktenvermerk Breuer/REM, 7.4.1942 nach Telefonat mit Kurator Ehrlicher, Bonn.

[188] GStA PK Berlin, Rep. 76, Nr. 386, Kurator Bonn i.A. an REM, 13.4.1942.

[189] BA Koblenz, R 73, Nr. 14577, Schulemann an DFG, 23.10.1943. Vgl. Kap. 6.1.

und Verteilung vor der Vernichtung zu bewahren“[190]. In diesem Zusammenhang kam es offenbar zu Auseinandersetzungen um die Verwendung des Roten Kreuzes zum Schutze der Kliniken und Krankenhäuser. Dekan Schulemann wollte diese Sicherungsmaßnahme in ihrem Wert erhalten und daher deren illegale Benutzung verhindern. Damit widersprach Schulemann Anordnungen des NS-Regimes, konnte sich aber mit Unterstützung des Bonner Staatsrechtlers Richard Thoma durchsetzen[191].

Am 12. August 1943 erfolgte gegen 9 Uhr einer der ersten größeren Tagesangriffe auf Bonn. Ursprünglich hatte die Air Force der USA vorgesehen, mit 147 Flugzeugen vom Typ B-17 der 4. Bomber Wing die Treibstofffabriken in Wesseling nördlich von Bonn anzugreifen. Als diese im künstlichen Nebel nicht auszumachen waren, wurde das Ausweichziel Bonn angeflogen[192]. Eine Staffel deutscher Jagdflugzeuge störte zwar die Angreifer und zwang sechzehn B-17 zum vorzeitigen Abwurf ihrer Bombenlast, doch wurde das Klinikgelände so stark wie nie zuvor in Mitleidenschaft gezogen. Das Reichserziehungsministerium wurde noch am Tag des Angriffs vom Kuratorium telefonisch unterrichtet[193]. Es folgten detaillierte Schadensmeldungen, an denen auch das Preußische Staatshochbauamt beteiligt war. Erstmals musste eine Klinik komplett umgesiedelt werden. Im Bericht des Preußischen Staatshochbauamtes hieß es in der Aufstellung über die Schäden im Bereich Theater-/Wilhelmstraße:

„a) Frauenklinik: Umfangreicher Glasschaden, Dachschäden. Betrieb geht weiter.

b) Wirtschaftsgebäude: Obergeschoss 2/3 ausgebrannt. Küche und Waschküche erhalten. Betrieb geht weiter.

c) Chirurg. Klinik[:] Geringer Brandschaden im Männerhaus, betroffen einige Krankensäle. Erheblicher Scheibenbruch, Dachschaden. Betrieb geht weiter.

190 UA Bonn, PA 1623 Ebbecke, Dekan Hamperl an Kultusminister NRW durch Rektor, 18.7.1958, Durchschrift (Original in HStA Düsseldorf, NW 15-245). Die Fakultät schlug Ebbecke anlässlich seines 75. Geburtstages für das Große Bundesverdienstkreuz vor.

191 UA Bonn, MF-PA Schulemann, Dekan Redwitz an Rektor, 28.7.1947, Durchschrift: „Als derzeitiger Dekan der Medizinischen Fakultät bestätige ich, dass ich mich noch gut der Fakultätssitzungen im September 44 und Oktober 44 erinnere, in welchen Professor Schulemann als Dekan in klarem Widerspruch gegen einen damals bestehenden ‚Führerbefehl' und gegen den in Bezug darauf erfolgten Einspruch des damaligen Schulmedizinalrates und der ihm vorgesetzten Dienststelle erreichte, dass auf den Kliniken, und zwar nur auf diesen, und nicht auf den wissenschaftlichen Instituten, das Zeichen des Roten Kreuzes angebracht wurde. Er hat damals als massgeblichen Sachverständigen für die Fragen der Genfer Konvention Herrn geheimen Hofrat Professor Dr. Richard Thoma [...] zugezogen [...]. Es ist richtig, dass damals der Vorschlag gemacht wurde, in der einen oder anderen Klinik besonders wertvolle wissenschaftliche Apparate aus den Instituten unterzubringen. Er hat als Dekan derartige Absichten als unstatthaft abgewiesen. An allen mit dem Zeichen des Roten Kreuzes gekennzeichneten Kliniken lagen [...] neben den Zivilisten zahlreiche verwundete und kranke Soldaten, die von den Ärzten der Kliniken betreut wurden. So viel ich mich erinnere, hat Prof. Schulemann auch durch persönlichen Einspruch beim Stadtkommandanten (Standortältesten) erreicht, dass eine zu nahe bei der Universitätsfrauenklinik aufgebaute Flakbatterie zurückgezogen wurde.“

192 Vgl. Aders, Tötungsverbrechen, S. 55.

193 GStA PK Berlin, Rep. 76, Nr. 386, Kurator Bonn i.V. an REM, 17.8.1943.

d) Medizinische Klinik: Erheblicher Glas- und Dachschäden [sic]. Ein Blindgänger in Station I schon beseitigt. Betrieb geht weiter.

e) Hautklinik – wie vor –

f) Pathologisches Institut – wie vor –

g) Gebäude des Verwaltungsdirektors – wie vor –

h) Röntgenforschungsinstitut – wie vor –

i) Hygienisches Institut – wie vor – Ausserdem Schäden durch Kanister-Blindgänger, der Dach bis I. Obergeschoss durchschlagen hat.

j) Ohren- Hals- Nasenklinik [:] 3 Sprengbomben-Volltreffer, Operationsflügel Totalschaden, im übrigen starke aber behebbare Schäden am ganzen Gebäude. Betrieb kann nur geringfügig weitergehen.

k) Augenklinik: Volltreffer im Aufzug, starke Glas- und Dachschäden. Betrieb geht weiter.

l) Med. Poliklinik: Glas- und Dachschäden. Betrieb geht weiter.

m) Pharmakologisches Institut: – wie vor –

n) Zahnklinik: Geringer Glas- und Dachschaden. Betrieb geht weiter.“[194]

In Beuel wurde das St.-Josef-Krankenhaus schwer beschädigt. 21 Menschen starben hier, darunter fünf Schwestern[195].

Der Beseitigung der Schäden wurde hohe Priorität beigemessen, wie die Bereitstellung einer „Abteilung des Baustabes Speer“ belegt[196]. Gleichwohl musste die HNO-Klinik umgesiedelt werden. Sie hatte nach dem Angriff ihren „Betrieb nur in geringem Maße weitergeführt“ und fand einstweilen „in der Hertzschen Kuranstalt für Nerven- und Gemütskranke, Bonn, Kreuzbergweg 4, ein ausreichendes Unterkommen“[197]. Diese Ausweichklinik wurde dann aber „ebenfalls 1944/45 ausgebombt“[198]. In den Ruinen konnten bis 1948 „1 Haus mit 30 Betten, provisorisch ein Esssaal als Hörsaal, ferner provisorisch [...] 4 weitere Räume mit 10 Betten“ wieder hergerichtet werden[199].

Nicht direkt auf die Bombenangriffe, wohl aber auf die kriegsbedingte Zunahme von Tuberkulose und anderen Infektionskrankheiten ist es zurückzuführen, dass im Oktober 1943 mit der Auslagerung von Infizierten in das einstige

[194] GStA PK Berlin, Rep. 76, Nr. 386, Preußisches Staatshochbauamt an Kurator Bonn, 13.8.1943, Hervorhebungen im Original getilgt.

[195] Vgl. Ralf Weffer/Dirk Weffer, Widerstand, Jugendverfolgung und Kriegsgeschehen in Beuel von der Reichskristallnacht bis zum Kriegsende, Ms. Bonn 1983, S. 46.

[196] GStA PK Berlin, Rep. 76, Nr. 386, Preußisches Staatshochbauamt an Kurator Bonn, 13.8.1943.

[197] GStA PK Berlin, Rep. 76, Nr. 386, Kurator i.V. an REM, 17.8.1943; ebd., Prorektor Herter an REM, 21.8.1943. Vgl. Walther/Herberhold, Klinik, S. 303. Siehe auch: UA Bonn, Typoskript B.[ernhard] Gelderblom, Baumeister der Rheinischen Friedrich-Wilhelms-Universität Bonn 1921–1957, S. 42.

[198] HStA Düsseldorf, NW 2/25, Nr. 109, Thielemann an Rektor, 4.12.1948. Vgl. van Rey, Institute, S. 39, wo ausdrücklich die Angriffe vom 18. Oktober sowie vom 21. und 28. Dezember 1944 genannt werden.

[199] HStA Düsseldorf, NW 2/25, Nr. 109, Thielemann an Rektor, 4.12.1948.

Kloster in Eitorf-Merten, etwa 20 Kilometer von Bonn entfernt im Siegtal gelegen, begonnen wurde.

Normalität sollte sich nicht so bald wieder einstellen. Dem Fliegerangriff vom 4. März 1944, bei dem „Glasschäden (Drahtglastafeln) [...] in beschränktem Umfang beim Innenhof des klinischen Wirtschaftsgebäudes eingetreten" waren, folgte der für Bonn und seine Universität verheerende Angriff vom 18. Oktober 1944[200]. Binnen sechs Minuten fielen 66 000 Bomben aus 125 Bombern und 250 Jagdflugzeugen auf die Bonner Innenstadt zwischen Hauptbahnhof und Rhein[201]. 300 Menschen kamen ums Leben, etwa 1000 Verletzte wurden gezählt. 20 000 Menschen wurden obdachlos. 700 Gebäude wurden zerstört, darunter das Universitätshauptgebäude mit dem Medizinhistorischen Institut und dem Dekanat der Fakultät sowie die Kliniken an der Theaterstraße. In den medizinischen Einrichtungen gab es keine Todesopfer.

Die Frauenklinik galt als völlig zerstört. Sie war trotz guter Luftschutzräume teilweise in den Dransdorfer Krankenstollenbunker evakuiert worden, der seit Mitte 1944 bis zu 200 Patienten aufnehmen konnte[202]. Daher gab es unter den Patientinnen wie auch unter dem Personal keine Todesopfer[203]. Ein Teil der Klinikausrüstung wurde Ende Oktober in das Johanniter-Krankenhaus verlagert; auch die Räumlichkeiten der Nervenklinik und der Heil- und Pflegeanstalt wurden genutzt[204].

Die Kinderklinik in der Lennéstraße wurde bei dem großen Angriff auf Bonn am 18. Oktober 1944 teilweise, zu Weihnachten dann vollständig zerstört[205]. Bereits zuvor hatte man damit begonnen, den „Betrieb" zu dezentralisieren[206]. Das Josef-Basten-Heim sollte beispielsweise eine Infektionsabteilung aufnehmen und Walter Brenner überantwortet werden[207]. Reguläre Ausweichquartiere wurden das Kloster Maria Hilf in Bornheim sowie das Gebäude Bernhardstraße 10 in Oberkassel[208].

[200] GStA PK Berlin, Rep. 76, Nr. 386, Kurator Kieckebusch an REM, 6.3.1944.

[201] Daten und Zahlenangaben nach van Rey, Institute, S. 37 f. Vgl. auch Rolf Blatzheim, Geschichte der Garnison Bonn von der kurfürstlichen Festung bis zur Bundeshauptstadt, in: Dieter Zeigert [Hg.], Bonn und seine Soldaten. Geschichte der Garnison Bonn und der Heeresversorgung seit Aufstellung der stehenden Heere, Bonn o.J. [1985], S. 7-79, S. 60 ff.

[202] UA Bonn, PA 7855 Siebke, Dekan Redwitz an Rektor Konen, o.D., Abschrift. Vgl. van Rey, Institute, S. 39; Bernhard Kreutzberg, 200 Jahre Chirurgische Klinik Bonn, Bonn 1972, S. 30; Alice E.[veline] Zimmer-Ernst, Über Aufgaben und Ergebnisse der Chirurgischen Universitätsklinik, Abteilung Bunker Bonn-Dransdorf, im Winter 1944/45, Diss. med. Bonn 1947, passim.

[203] Vgl. Ulrich, Klinik, S. 226.

[204] HStA Düsseldorf, NW 1049/53302, Aufzeichnung Ilse Witte, 5.9.1948, Abschrift; vgl. Höpfner, Krankenhausgeschichte, S. 57.

[205] Vgl. H.G., Professor Dr. med. Otto Ullrich, in: Ärztliches Mitteilungsblatt für die Kreise Bonn-Stadt und Land, Euskirchen, Siegburg, Nr. 23 (1.12.1957), Sonderdruck o. S. – Vgl. Kap. 2.10.4.

[206] UA Bonn, MF 79/87, Ullrich an Dekan Schulemann, 10.1.1944, Durchschrift.

[207] UA Bonn, MF 79/87, Ullrich an Dekan Schulemann, 10.1.1944, Durchschrift.

[208] Vgl. van Rey, Institute, S. 41. Vgl. Kap. 2.10.4.

Die Psychiatrische und Nervenklinik am Kaiser-Karl-Ring 20 war in den letzten Kriegsmonaten zwar auch „unbenutzbar“, konnte aber unmittelbar nach der Besetzung Bonns im April 1945 bereits wieder Patienten aufnehmen[209].

Das Bunkerkrankenhaus in Dransdorf hatte – unter Aufsicht von Ernst Derra – auch Betten der chirurgischen Klinik aufgenommen[210]. Diese brannte am 18. Oktober 1944 völlig aus[211]. Auch hier waren keine Menschenleben zu beklagen. Wenige Wochen später, noch im November 1944, bezog die Chirurgie Räumlichkeiten der Schule für höhere Mädchenbildung in der Godesberger Rheinallee 5, des späteren Clara-Fey-Gymnasiums[212]. Da auch die Luftangriffe vom 21. und 28. Dezember 1944 sowie von Januar und Februar 1945 die Theaterstraße betrafen, wurde von einer zunächst in Erwägung gezogenen provisorischen Herrichtung der Chirurgie in dem ausgebrannten Klinikgebäude abgesehen[213].

Die Poliklinik freilich war zuletzt ebenfalls kaum noch arbeitsfähig. In einem zusammenfassenden Bericht von 1948 heißt es: „Das Hauptgebäude der Poliklinik ist völlig zerstört. Erhalten geblieben ist der kleine Seitenflügel. Ausgefallen sind: Ambulatorium, Röntgen-Abteilung, Laboratorium, Elektrokardiogramm-Abteilung, Tuberkulose-Beratungsstelle, Beobachtungs-Station, Hörsaal, Bibliothek und Schwesternwohnung. Notdürftige Räume wurden im Anbau eingerichtet. Die ehemalige Hausmeisterwohnung dient als Tuberkulose-Beratungsstelle; sie überwacht 3000 Lungenkranke.“[214] Die Poliklinik verteilte sich seit Oktober 1944 auf drei Standorte, den alten in der Wilhelmstraße, wo in den Ruinen „eine kleine Sprechstunde“ abgehalten werden konnte, die Außenstelle in der Pädagogischen Akademie, das spätere Bundeshaus, sowie eine weitere Außenstelle in Neunkirchen (Siegkreis)[215].

Die Hautklinik in der Theaterstraße wurde am 18. Oktober 1944 zu „100 % zerstört“[216]. Die Bibliothek und die Moulagensammlung Erich Hoffmanns überstanden den Luftangriff „durch Vorsorge“ weitgehend unversehrt[217].

[209] Vgl. van Rey, Institute, S. 41.

[210] HStA Düsseldorf, NW 1002-Med Nr. 12141, Fragebogen der Militärregierung, 5.8.1946; vgl. van Rey, Institute, S. 39; Kreutzberg, 200 Jahre, S. 30 ff.

[211] Vgl. Kreutzberg, 200 Jahre, S. 29.

[212] Vgl. Hirner, Klinik, S. 197 und Kreutzberg, 200 Jahre, S. 33 f. – Zur Bonner, auch Godesberger und Beueler Schullandschaft vgl. Jürgen Haffke, Bonn und seine Gymnasien. Die Bedeutung städtischer und freier Gymnasien für Bonn und sein Umland, in: Mayer/Fehn/Höllermann, Bonn, S. 141–163.

[213] Vgl. van Rey, Institute, S. 39; Kreutzberg, 200 Jahre, S. 33 und Gütgemann, Redwitz, S. 209 f.

[214] HStA Düsseldorf, NW 2/25, Nr. 109, Aufzeichnung, 14.12.1948.

[215] Van Rey, Institute, S. 39. – Es handelt sich nicht um Neunkirchen bei Siegen (wie die Bezeichnung „Neunkirchen a. d. Sieg“ ebd. nahe legen könnte), sondern um das Bonn näher gelegene Neunkirchen in der heutigen Gemeinde Neunkirchen-Seelscheid im heutigen Rhein-Sieg-Kreis. Zu weiteren Auslagerungen nach Neunkirchen vgl. u. sowie Kap. 2.4.1. und 2.11.7.

[216] HStA Düsseldorf, NW 2/25, Nr. 109, Aufzeichnung, o.D. [1948]. Vgl. van Rey, Institute, S. 39.

[217] Schulz, Grütz, S. 50.

Auch die Medizinische Klinik in der Theaterstraße „ist total zerstört worden“[218]. „Es gelang lediglich“, so berichtete Direktor Martini 1948, „die Bücherei, einige Betten und wenige Röntgenapparaturen zu retten“[219]. Obwohl die Klinik trotz der Unterbringung einiger Kranker in Merten voll belegt war, kam niemand zu Schaden. Die Patienten wurden in das ehemalige Priesterseminar in der Rosenburg in Kessenich verlegt[220]. Die Troisdorfer Dynamit-Nobel AG stellte ersatzweise die Laborausrüstung zur Verfügung[221]. Die Ausweichklinik blieb bis Kriegsende in Betrieb[222].

Mit den Kliniken in der Theaterstraße wurde auch das Röntgen-Institut zerstört, dessen Einrichtung zuvor größtenteils nach Hannoversch-Münden verlagert worden war und später nach Mülheim/Ruhr gelangte[223].

Der schwerste Luftangriff auf Bonn bedeutete auch einen tiefen Einschnitt für die Zahnklinik. Ihr stellvertretender Direktor Korkhaus berichtete 1948: „Meine Klinik wurde am 18. Oktober 1944 mit dem gesamten Inventar und Lehrmaterial zerstört. Von 65 klinischen Arbeitsplätzen, die dem zahnärztlichen Unterricht dienten, konnten nur 7 Plätze gerettet werden. Nach vorübergehender Unterbringung in durchaus unzureichenden Ausweichräumen in dem Institut für Kulturtechnik [...] konnte der Unterzeichnete sie am 1. November 1946 in die neuen Klinikgebäude Koblenzerstrasse Nr. 100 und 104 überführen, die im Laufe der letzten 2 Jahre in planmäßiger Weise für die Bedürfnisse der Klinik ausgebaut und hergerichtet wurden.“[224] Tatsächlich war die Situation nach dem 18. Oktober 1944 für die Zahnmedizin schwierig. Sie war nun nicht nur auf die Gebäude Nußallee 1 und 4, sondern auch auf die Pädagogische Akademie (Bundeshaus) und die Chirurgieausweichstelle Rheinallee 5 (Clara-Fey-Schule) verteilt[225]. Hingegen fiel die etablierte Bettenstation im schwer beschädigten Beueler St.-Josef-Krankenhaus aus[226].

Das stark in die Kriegsforschung einbezogene Pharmakologische Institut wurde am 18. Oktober 1944 ebenso wie das Ausweichlaboratorium in Godesberg voll-

[218] HStA Düsseldorf, NW 2/25, Nr. 109, Martini an Rektor, 14.12.1948.

[219] HStA Düsseldorf, NW 2/25, Nr. 109, Martini an Rektor, 14.12.1948.

[220] Vgl. van Rey, Institute, S. 39.

[221] Vgl. van Rey, Institute, S. 39.

[222] Vgl. Kap. 8.5.

[223] Vgl. van Rey, Institute, S. 39.

[224] HStA Düsseldorf, NW 2/25, Nr. 109, Korkhaus an Rektor, 6.12.1948. Siehe ähnlich: UA Bonn, Typoskript B.[ernhard] Gelderblom, Baumeister der Rheinischen Friedrich-Wilhelms-Universität Bonn 1921–1957, S. 41.

[225] Vgl. van Rey, Institute, S. 39.

[226] Vgl. van Rey, Institute, S. 39.

kommen zerstört[227]. Kurz zuvor war die Auslagerung nach Bad Oeynhausen eingeleitet worden[228].

Der Luftangriff vom 21. Dezember 1944 bedeutete das Aus für das Hygienische Institut, das nach dem 18. Oktober trotz schwerer Schäden seinen Betrieb noch hatte aufrecht erhalten können[229]. Auch die Augenklinik wurde erst im Dezember 1944 schwer getroffen[230]. Sie blieb in Betrieb, doch waren die oberen Stockwerke weitgehend zerstört. Ihre Verlegung nach Neunkirchen (Siegkreis) und Göttingen war geplant, wurde aber nicht mehr durchgeführt[231].

Wohl in diesen Tage wurde auch das Pathologische Institut, das am 18. Oktober bereits von Brandbomben getroffen worden war, zu „1 Drittel völlig vernichtet"[232]. Der bald „wiederhergestellte Rest" erfuhr am 28. Oktober 1944 durch „Volltreffer und Brandbomben schwerste Beschädigungen"[233].

Das Physiologische und das junge Physiologisch-Chemische Institut brannten am 4. Februar 1945 völlig aus, nachdem sie im Herbst 1944 geschlossen und bereits am 28. Dezember 1944 beschädigt worden waren[234]. Die physiologisch-chemische Einrichtung war zuvor ins Schloss Hachenburg (Westerwald) evakuiert worden[235].

Das Institut für Gerichtsmedizin (Theaterstraße 52) „wurde total ausgebombt"[236]. Nach kurzen Zwischenlösungen fand es in sechs Räumen des Tierärztlichen Instituts im Poppeldorfer Katzenburgweg Unterkunft[237].

227 BA Koblenz, R 73, Nr. 14577, Schulemann an Apparateausschuss/DFG, 7.11.1944; vgl. Kap. 2.5.2. – Siehe auch UA Bonn, Typoskript B.[ernhard] Gelderblom, Baumeister der Rheinischen Friedrich-Wilhelms-Universität Bonn 1921–1957, S. 58.

228 BA Koblenz, R 73, Nr. 14577, Schulemann an Apparateausschuss/DFG, 7.11.1944; vgl. Kap. 2.5.2.

229 UA Bonn, PA 11222 Weiland, Weiland an Kultusministerin NRW, 24.10.1948, Abschrift. Vgl. Kap. 2.6.1. Hiervon abweichend gibt van Rey den 18. Oktober 1944 als Zerstörungsdatum an (van Rey, Institute, S. 39).

230 Vgl. van Rey, Institute, S. 39; Aretz, Augenklinik, S. 73. Siehe auch: UA Bonn, Typoskript B.[ernhard] Gelderblom, Baumeister der Rheinischen Friedrich-Wilhelms-Universität Bonn 1921–1957, S. 41.

231 Vgl. van Rey, Institute, S. 39.

232 HStA Düsseldorf, NW 2/25, Nr. 109, Aufzeichnung, o.D. [1948].

233 HStA Düsseldorf, NW 2/25, Nr. 109, Aufzeichnung, o.D. [1948]. Datierung nach van Rey, Institute, S. 38.

234 Vgl. van Rey, Institute, S. 39. – Noch zwei Jahrzehnte später erinnerte man sich der vergeblichen Löschversuche von Direktor Wilhelm Dirscherl. Vgl. m., Dank an Lehrer und Forscher. Professor Dirscherl mit einer Feierstunde zum 65. Geburtstag geehrt, in: Bonner Rundschau, 27.11.1964; Anonymus, Formel.

235 Vgl. van Rey, Institute, S. 39.

236 UA Bonn, Typoskript B.[ernhard] Gelderblom, Baumeister der Rheinischen Friedrich-Wilhelms-Universität Bonn 1921–1957, S. 54. Vgl. auch Madea, Institut, S. 132; Franz Schleyer, Zur Geschichte des Lehrstuhls und Institutes für Gerichtliche Medizin der Universität Bonn, in: Steudel/Mani, Bonner Gelehrte, S. 171–174, S. 173; Herbert Elbel, Die Gerichtliche Medizin in Bonn, in: Bonner Universitätsblätter 1972, S. 61–64, S. 63 und – nicht von einer Zerstörung sprechend – van Rey, Institute, S. 39 und van Rey, Universität, S. 34.

Das Anatomische Institut in der Nußallee 4, das freilich einen Anbau im Nordosten einbüßte, blieb weitgehend unbeschädigt[238]. Es war auch bei dem dreiminütigen Angriff vom 21. Dezember 1944, einer kleineren Attacke Heiligabend und dem vierminütigen, mit 158 Bombern und 21 800 Bomben geflogenen Angriff vom 28. Dezember 1944 nicht untergegangen[239]. Am 21. Dezember wurden elf Schwestern verletzt und viele der nach dem Oktoberangriff wieder hergerichteten Räumlichkeiten erneut beschädigt.

Die Kriegszerstörungen bedeuteten für den Klinikbetrieb keineswegs das Ende. Der Bonner Oberbürgermeister Rickert schrieb einen Monat nach dem ersten Großangriff vom 18. Oktober noch ganz dem nationalsozialistischen Geist verhaftet an den Rektor: „Wenn aber brutaler Terror auch Äusserlichkeiten treffen konnte, so kann und darf er aber niemals den Geist treffen. Mit umso grösserer Freude konnte ich erleben, wie die Direktoren der Kliniken und die gesamte Gefolgschaft schon am nächsten Tage daran gingen, für ihre Anstalten neue Ausweichplätze zu beziehen. Wenn die Direktoren der Kliniken mit ihrer ganzen Gefolgschaft am Tage des Angriffs Übermenschliches geleistet haben, so sind sie nachher mit derselben Tatkraft, mit demselben Eifer daran gegangen, um die Schäden wenigstens in etwa zu beheben. Ich habe mich darum sehr gefreut, dass ich 5 Professoren und auch einigen Gefolgschaftsmitgliedern der Med. Fakultät das KVK. I. Kl. mit Schwertern aushändigen konnte. Magnifizenz, Sie können versichert sein, dass ich, genau so, wie ich den Kliniken geholfen habe, auch den übrigen Fakultäten beistehe, damit Sie [sic] nach Erringen des Endsieges Ihren [sic] Lehrbetrieb sofort wieder voll aufnehmen können. [...] Zum Schluss möchte ich aber auch vor allem Ihnen, Magnifizenz, danken. [...] Sie haben alles mit mir in kameradschaftlicher Verbundenheit besprochen, so dass wir schnell und ohne bürokratische Hemmungen zu einer Lösung kommen konnten. Wenn wir beide weiterhin so kameradschaftlich zusammen arbeiten, habe ich um die Zukunft unserer Universität keine Sorge."[240]

Den Notbetrieb der Universität beschrieb Rektor Chudoba unmittelbar vor dem neuerlichen Luftangriff vom 18. Dezember 1944 folgendermaßen: „In Bonn läuft der Betrieb der medizinischen Fakultät mit etwa 90 Hörern programmgemäss ab. Die Kriegsvorträge, die täglich von 16–17 Uhr abgehalten werden, erfreuen sich nach wie vor einer Teilnehmerzahl von etwa 200 bis 250 Hörern. Die Verlagerung einzelner Institute hat inzwischen weiteren Fortschritt genommen."[241]

[237] HStA Düsseldorf, NW 2/25, Nr. 109, Elbel an Rektor, 13.12.1948; vgl. van Rey, Institute, S. 39; Madea, Institut, S. 132. Vgl. auch Madea/Preuss, Geschichte, S. 183 f. sowie Schleyer, Geschichte, S. 173 und Elbel, Gerichtliche Medizin, S. 63 mit weiteren Ortsnennungen.

[238] Van Rey, Institute, S. 39; van Rey, Universität, S. 34. – Zum Anbau des Anatomischen Instituts siehe: UA Bonn, Typoskript B.[ernhard] Gelderblom, Baumeister der Rheinischen Friedrich-Wilhelms-Universität Bonn 1921–1957, S. 48.

[239] Vgl. van Rey, Institute, S. 39.

[240] GStA PK Berlin, Rieckert an Rektor, Abschrift, 16.11.1944 auf Kondolenzschreiben des Rektors.

[241] GStA PK Berlin, Rektor Chudoba an Mentzel/MWEV, 18.12.1944.

Bald verschlechterten sich jedoch die Kommunikationsmöglichkeiten. Den ausgelagerten Instituten wurde es Ende 1944 zumindest in Ausnahmefällen gestattet, die Korrespondenz direkt mit den zuständigen Berliner Stellen und ohne Einschaltung des Bonner Kuratoriums zu führen[242]. Die Kriegsvorträge hingegen fanden selbst in der kritischsten Phase noch ihr Publikum. Der SD meldete am 12. Dezember 1944 dem Reichserziehungsministerium über die „Kriegsvorträge", „die bisherigen Vorlesungen" seien „durchschnittlich von ca. 200 Personen besucht" worden und hätten „ungeteilte Zustimmung" erfahren[243]. Das Ministerium begrüßte die Veranstaltungen als „politisch sehr wertvoll"[244].

Auch außerhalb dezidiert nationalsozialistischer Kreise betrachtete man das Aufrechterhalten eines klinischen Notbetriebs mit Genugtuung. In einem BBC-Interview, das Anfang September 1946 der Schweizer Sender Beromünster ausstrahlte, wies der neue Dekan Erich von Redwitz darauf hin, dass beim großen Bombenangriff vom 18. Oktober 1944 alle etwa 2000 Patienten sowie ein Großteil des Materials und der Ausstattung hätten gerettet werden können. Selbst im Wintersemester 1944/45 sei es gelungen, „den Betrieb weiterzuführen und Prüfungen abzuhalten"[245].

Nach dem Angriff vom 28. Dezember 1944 war die Situation im Bereich der Kliniken jedoch so angespannt, dass die Fakultät am 2. Januar 1945 beschloss, den Vorlesungsbetrieb einzustellen.

Entgegen den Vorstellungen Hitlers verfocht die Medizinische Fakultät keine Politik der verbrannten Erde, als sich die alliierten Truppen Bonn näherten. In der Entnazifizierungsentscheidung für den langjährigen Dekan und Gynäkologen Harald Siebke heißt es, dieser habe sich „mit Erfolg der Verlegung der med. fakultät [sic] nach rechtsrheinisch" widersetzt, um „die Versorgung der Kliniken unter Hinweis auf die anrückenden Alliierten" sicherzustellen[246]. Tatsächlich verblieb nicht nur die Frauenklinik, sondern die gesamte Medizinische Fakultät – im Gegensatz zu den anderen Fakultäten – auch formal in Bonn[247].

[242] BA Koblenz, R 73, Nr. 14577, Schulemann an Kriegswirtschaftsstelle im Reichsforschungsrat, 7.11.1944, Randbemerkung „Ja. Nur kein Papierkrieg!"

[243] GStA PK Berlin, Rep. 76, Nr. 386, Der Chef der Sicherheitspolizei und des SD IIIc an REM, 12.12.1944.

[244] GStA PK Berlin, Rep. 76, Nr. 386, REM i.A. Kock an Chef des Sicherheits-Hauptamtes und des SD, Berlin, 22.12.1944, Konzept.

[245] Zit. n. van Rey, Institute, S. 41.

[246] HStA Düsseldorf, NW 1037-B III-1201, Entscheidung des Berufungsausschusses Bonn Claessen/Bach/Parsch/Wiertz/Hahn in Sachen Siebke, 16.2.1948.

[247] Vgl. Kap. 11.1.

9. Gesetzesbruch, Opposition und Widerstand

9.1. Einflussversuche der NSDAP

Sich der neuen Macht – und der verbreiteten Angst vor dieser – bewusst, übten nicht selten auch nachgeordnete Parteistellen massiven Druck auf Mediziner aus. Aus den ersten Wochen des „Dritten Reichs“ ist ein Schreiben der Essener Gauleitung der NSDAP an den Dermatologen Erich Hoffmann überliefert, das die folgende Passage enthält[1]: „Ihnen, Herr Professor, wird das Unheil, welches Ihr Gutachten angerichtet hat, vielleicht bis heute noch gar nicht bekannt sein. Wir teilen Ihnen also mit, dass das Oberversicherungsamt auf Grund Ihres Gutachtens am 9.12.1932 den Versorgungsanspruch abgelehnt hat. Aus den erwiesenen Unstimmigkeiten in Ihrem Gutachten erwarten wir von Ihnen, dass Sie uns behilflich sind, wieder gut zu machen, was angerichtet worden ist. Wir nehmen an, dass wir dazu nicht erst an Ihr ärztliches Gewissen appelieren [sic] brauchen, können Ihnen aber mitteilen, dass wir Mittel und Wege kennen, um Sie dazu zu zwingen.“[2]

Zugrunde lag der Fall eines Syphilitikers, der behauptete, sich die Krankheit bei einem Aufenthalt im Knappschaftskrankenhaus Gelsenkirchen 1926 zugezogen zu haben. In einem Gutachten hatte Hoffmann dies für unwahrscheinlich erachtet. Nach der Drohung der Essener Gauleitung veranlasste Hoffmann Kurator Proske, im Berliner Kultusministerium darum zu bitten, „dass der Gauleitung Essen von zuständiger Stelle die Unzulässigkeit solcher Schreiben bedeutet wird“[3]. Der Essener Gauleitung antwortete Hoffmann selbst mit Entschiedenheit. Er habe sein Gutachten „nach bestem Wissen und Gewissen“ erstattet[4]. Er stellte dem Betroffenen anheim, „ein anderes Obergutachten einzuholen“ und ließ wissen: „Ihre am Schluss des Briefes ausgesprochene Drohung nötigt mich dazu, gegen derartige Eingriffe in die Gutachtertätigkeit bei der Zentralbehörde Einspruch zu erheben.“[5]

Die gesamte Fakultät war gefordert, wenn Habilitationswünsche von der NSDAP, insbesondere für im Ausland tätige Ärzte eingingen. Im Falle des in Agra bei Lugano tätigen Ortsgruppenleiters Friedrich Hasselbach neigte Dekan Harald Siebke bereits zum Einlenken – es gebe „andere Medizinische Fakultäten,

[1] Zu Hoffmann, der den Nationalsozialismus zunächst keineswegs strikt ablehnte, vgl. Kap. 3.2.2.

[2] GStA PK Berlin, Rep. 76, V a, Sekt. 3, Tit. IV, Nr. 39, Bd. XVI, NSDAP Gauleitung Essen, Hauptabteilung IX, Kriegsopferversorgung (KOV) an Hoffmann, 15.3.1933.

[3] GStA PK Berlin, Rep. 76, V a, Sekt. 3, Tit. IV, Nr. 39, Bd. XVI, Kurator Proske an REM, 23.3.1933.

[4] GStA PK Berlin, Rep. 76, V a, Sekt. 3, Tit. IV, Nr. 39, Bd. XVI, Hoffmann an NSDAP Essen, 17.3.1933, Abschrift.

[5] GStA PK Berlin, Rep. 76, V a, Sekt. 3, Tit. IV, Nr. 39, Bd. XVI, Hoffmann an NSDAP Essen, 17.3.1933, Abschrift.

die noch stärker in Anspruch genommen" würden –, doch widersetzte sich die Fakultät dem Begehren[6].

Im Alltag bedeutsamer waren Richtlinien, die seit 1933 die Verhaltensweisen der an der Universität tätigen Menschen prägten. Am 2. August 1933 ließ das Kuratorium die Medizinische Fakultät wissen, dass der Hitlergruß nicht mehr ausschließlich als parteiinterner Gruß zu betrachten sei, sondern „zum Deutschen Gruss" geworden sei, dessen sich alle zu bedienen hätten, die „nicht in den Verdacht kommen" wollen, „sich bewusst ablehnend zu verhalten"[7].

Kurzzeitig erkennbare Bestrebungen der Universitätsleitung, die Hochschule dem totalitären Anspruch des NS-Regimes zu entziehen, spielten seit dem Sommer 1933 keine Rolle mehr. Nach den Aktionen am Tag des Boykotts von Juden am 1. April 1933 war eine solche Tendenz zum Ausdruck gebracht worden. Damals hatte sich Rektor Adolf Zycha nach Störungen im Universitätsbetrieb an den Oberbürgermeister als maßgebliche Polizeibehörde gewandt und zur Antwort erhalten, der „Universitätsboden" sei „immun und nicht zu betreten"[8].

9.2. Die studentische Opposition

Zahlreiche studentische Gruppen waren in den ersten Wochen der NS-Herrschaft verboten worden oder hatten sich angesichts des Drucks selbst aufgelöst. Als ein Erlass des Wissenschaftsministeriums am 27. Juni 1933 die Auflösung sämtlicher jüdischer Studentenvereinigungen verfügte, meldete Rektor Pietrusky, die drei jüdischen Verbindungen – „Verb. i. K. C. Rheno-Silesia", „Verbindung jüdischer Studenten ‚Kadimah'", „Freie wissenschaftliche Vereinigung" – hätten „von sich aus die Auflösung beschlossen. Auch „kommunistische und marxistische Organisationen" bestünden nicht mehr. Insgesamt nennt Pietrusky neben den jüdischen acht weitere aufgelöste Vereinigungen, nämlich die „Sozialistische Arbeitsgemeinschaft an der Universität Bonn", die „Ortsgruppe Bonn des Deutschen Republikanischen Studentenbundes", die „Sozialwissenschaftliche Vereinigung der Universität Bonn", den „Sozialistischen Studentenbund an der Universität Bonn", die „Studentengruppe der Deutschen Volkspartei", die „Studentische Zentrumsgruppe", die „Deutschnationale Studentengruppe" und die „Jungdeutsche Studentengemeinschaft"[9].

Die von Pietrusky erstgenannte nichtjüdische Bonner Oppositionsgruppe gegen den Nationalsozialismus war die Sozialistische Arbeitsgemeinschaft (SAG). Ihr

6 UA Bonn, MF 79/104, NSDAP, Leitung der Auslands-Organisation an Dekan MF Bonn, 20.7.1937; ebd., Siebke an Ceelen, 15.12.1937; ebd., Dekan Siebke an Hasselbach/Agra, 3.2.1938, Abschrift.

7 UA Bonn, MF 79/70, i.V. gez. Klingelhöfer an Kurator Bonn, 2.8.1933.

8 UA Bonn, MF 79/70, Rektor Zycha an Dekan MF, 4.4.1933. – Vgl. ein Beispiel des Bonner Judenboykotts in: Düwell, Rheingebiete, Anhang II, S. 280 f.

9 UA Bonn, Kuratorium, E 7, Bd. 7, Erlass U I Nr. 21808 des Preußischen Ministers für Wissenschaft, Kunst und Volksbildung, gez. Stuckart, 27.6.1933; ebd., gez. Rektor Pietrusky an Wissenschaftsministerium durch Kurator, 25.7.1933, Durchschlag.

gehörten die Medizinstudenten Günter Goldstein (* 9.6.1910), Adolf Schindler (* 6.4.1913), Josef Scholmer (* 1913), Thea Kantorowicz (* 26.3.1909) und Hilde Lachmann-Mosse (* 1912) sowie die Zahnmedizinstudenten Alice David (*13.9.1909) und Ernst Levy an[10]. Zu dem Kreis zählte zudem die ursprünglich bei Alfred Kantorowicz beschäftigte Zahntechnikerin Grete Wurzel. Damit sind acht von etwa dreißig Personen, die an den Treffen der SAG teilnahmen, eindeutig der Medizinischen Fakultät zuzuordnen[11]. Da eine Mitgliederliste seit demokratischen Zeiten ordnungsgemäß im Rektorat hinterlegt war, verboten sich für die SAG-Angehörigen konspirative oder sogar offene Aktionen[12]. An der deutlich aktiveren, im Mai 1934 gegründeten „Gruppe Universität der KPD" („Gruppe Markov") um den kommunistischen Schüler und Assistenten des Historikers Fritz Kern, Walter Markov, hatten Medizinstudenten wohl keinen maßgeblichen Anteil[13]. Ähnliches gilt für andere bekannt gewordene Widerstandskreise im Bonner Raum[14].

Hingegen spielte in den Überlebenskämpfen des katholischen „Bundes Neudeutschland" (ND), dessen Hochschulgruppe bereits am 14. Oktober 1933 verboten worden war, ein Medizinstudent eine wichtige Rolle[15]. Dass dieser den

[10] Zu Thea Kantorowicz, der Tochter des Zahnmediziners Alfred Kantorowicz vgl. Kap. 3.4.1.

[11] Teilnehmer an den SAG-Treffen waren zudem die Germanistikstudenten Hans Anstock (* 13.9.1909) und Ewald Erb (* 3.11.1903), die Philosophiestudenten Gundel Beck (* 24.7.1910), Heinz Gatermann (* 14.2.1909) und Leo von Rinke-Fink (* 21.3.1907), der Student der Agrarwissenschaft August Englert (* 6.7.1909) sowie die nicht eindeutig bestimmten Studienfächern zuzuordnenden Studenten Otto Erb (* 25.7.1909), Barthel Huppertz (* 24.8.1906), Wigand Kenter (* 15.6.1909), Kurt Levy (* 23.9.1911) und Ernst Nagel (* 7.2.1912). Namentlich bekannt sind auch Charley Fromme, Kurt Goldstein, Werner Konze, Hermann Levy, Aurel Mosseanu, Heinrich Pedersen, Franz Ponsch und Grete Wittkowski (Auskunft UA Bonn). – Über Kontakte zur Münchener „Weißen Rose" – fast sämtliche männliche Mitglieder waren Medizinstudenten – ist nichts bekannt.

[12] Vgl. Vogt, Bonn, S. 534.

[13] Namentlich bekannt sind hier neben Walter Markov Anthony Toynbee, Günter Meschke, Hannes Schmidt und Harald Schadow. Vgl. Klaus Rosendahl, Studentischer Widerstand an der Universität, in: Matzerath, Bonn, S. 317–322, S. 317 f.; Vogt, Bonn, S. 534. Vgl. zudem die Interviews mit Walter Markov und Hannes Schmidt (in denen nicht alle Namen korrekt geschrieben sind), in: Studentengewerkschaft Bonn (Hg.), 150 Jahre: Klassenuniversität. Reaktionäre Herrschaft und demokratischer Widerstand am Beispiel der Universität Bonn, Bonn 1968, S. 5 ff., vor allem aber in dem Interviewbuch Walter Markov, Zwiesprache mit dem Jahrhundert. Dokumentiert von Thomas Grimm, Köln 1990, S. 43 ff. – Vgl. allgemein Wolfgang Keim, Erziehung unter der Nazi-Diktatur, II, Kriegsvorbereitung, Krieg und Holocaust, Darmstadt 1997, S. 334 ff.

[14] Vgl. Vogt, Bonn, S. 534 ff. – Zu den herausragenden Vertretern des meist katholischen Jugendwiderstands in Bonn gehörte vor allem der „Bund Neudeutschland" (ND) und die Gruppe um den aus der HJ wegen Unterstützung des ND ausgeschlossenen Michael Jovy. Die Oberkasseler Steinbruchseen entwickelten sich an Wochenenden „zu einem lokalen Zentrum des Jugendprotestes", unter anderem auch der Kölner Edelweißpiraten (Voigt, Bonn, S. 537). Vgl. grundlegend für Bonn Horst-Pierre Bothien, Die Jovy-Gruppe. Eine historisch-soziologische Lokalstudie über nonkonforme Jugendliche im „Dritten Reich", Münster 1995 (= Geschichte der Jugend, 19), passim sowie allgemein Keim, Erziehung I, S. 129 ff. und Erziehung II, S. 354 ff.

[15] UA Bonn, Kuratorium, F 2, Rektor an REM durch Kurator, 14.11.1933.

Spitznamen Massa trug, kam ihm zugute, als die Gestapo die von ihm neben seinem Bonner Fähnlein geführte Siegburger ND-Gruppe verhörte. Wahrheitsgemäß sagten die Siegburger, der Gesuchte heiße Massa[16]. Gleichwohl entkam er seinen Verfolgern nicht. Massa, der als Medizinstudent den bürgerlichen Namen Franz Josef Peters trug, wurde unter Bezugnahme auf das „Heimtückegesetz" vom 21. März 1933 im Herbst 1937 relegiert; das eben erst bestandene Physikum wurde für nichtig erklärt[17]. Nachdem Peters am 2. November 1937 zum Bonner Infanterieregiment 77 eingezogen worden war, nahm sich das Divisionsgericht Köln seines Falles an. Unter anderem wurde ihm vorgeworfen, Hermann Göring einen kriminellen „Säufer" genannt zu haben[18]. Zunächst zu sechs Jahren Zuchthaus verurteilt, wurde diese Strafe bald in eine ebenso lange Gefängnisstrafe und schließlich – im Herbst 1939 – in eine sechsmonatige Gefängnisstrafe umgewandelt, deren Verbüßung bis nach Kriegsende ausgesetzt wurde[19].

Erwähnung finden muss an dieser Stelle Willi Graf, der herausragende Vertreter der „Weißen Rose"[20]. Das in Kuchenheim geborene Mitglied des ND und des ebenfalls katholischen „Grauen Ordens" begann 1937 in Bonn mit dem Medizinstudium, das er bis zum Physikum fortsetzen konnte. Erst Anfang 1940 wurde er zur Wehrmacht eingezogen, obwohl er bereits zuvor mit dem nationalsozialistischen Staat in Konflikt geraten war. Nur eine Amnestie nach der Annexion Österreichs führte zur Einstellung eines Verfahrens gegen Graf, das gegen ihn als Mitglied des „Grauen Ordens" 1938 in Mannheim eingeleitet worden war. Nachdem er von der Wehrmacht im April 1942 zum Studium freigestellt worden war, fand er dort Kontakt zu Hans Scholl und Alexander Schmorell. Gemeisam wurden sie im Juli 1942 zu einer dreimonatigen Famulatur nach Rußland einberufen. Mitte Januar 1943 war Graf an der Formulierung des fünften Flugblatts der „Weißen Rose" beteiligt und kam wenige Tage später während einer Reise, die ihn vom 20. bis zum 24. Januar auch nach Köln, Saarbrücken, Freiburg und Ulm führte, nach Bonn. Am 18. Februar 1943 wurde er in München verhaftet, am 12. Oktober 1943 in München-Stadelheim hingerichtet. Wie eng die Grafs Kontakte zu Bonner Medizinstudierenden im Januar 1943 waren, muss einstweilen offen blei-

[16] Vgl. Christian Schüller, Die Katholische Jugend in Bonn 1920–1945, in: Bonner Geschichtsblätter, 39 (1989/1992), S. 401–427, S. 406; Christian Schüller, Die Gruppen des Bundes Neudeutschland in Bonn. Bericht eines Zeitzeugen, in: Waltraud Joch/Udo Wallraf (Hg.), In Bonn katholisch sein. Ursprünge und Wandlungen der Kirche in einer rheinischen Stadt, Bonn 1989, S. 97–108, S 99.

[17] Vgl. Schüller, Jugend, S. 406.

[18] Schüller, Jugend, S. 407.

[19] Vgl. Schüller, Jugend, S. 407.

[20] Vgl. Tatjana Blaha, Willi Graf und die Weiße Rose. Eine Rezeptionsgeschichte, München 2003, passim; Karl-Heinz Jahnke, Jugend im Widerstand 1933–1945, neu bearb. u. erw. Aufl. Frankfurt am Main 1985, S. 108 ff.; Heinrich Siefken (Hg.), Die Weiße Rose und ihre Flugblätter. Dokumente, Texte, Lebensbilder, Erläuterungen, Manchester/New York 1994, S. 93 ff.; Anneliese Knoop-Graf/Inge Jens (Hg.), Willi Graf. Briefe und Aufzeichnungen, Frankfurt am Main 1988, passim.

ben[21]. Als gesichert aber kann gelten, dass seine Bonner Ansprechpartner Hein Jacobs und Karl Bisa von Flugblattaktionen abrieten[22].

Medizinstudierende waren auch in die Auseinandersetzungen der im „Bonner Waffenring" zusammengefassten Burschenschaften und Studentenverbindungen mit der HJ involviert. Nachdem die HJ Couleur tragende Studenten zuvor immer wieder attackiert hatte, eskalierte am 11. Juni 1934 auf dem Bonner Marktplatz eine gemeinsame Kundgebung von HJ und Waffenring. Anders als von den Studenten erwartet, trug sie nicht zu einer Beruhigung der Gemüter bei[23]: HJ-Gebietsführer Wallasch beschimpfte die Farbentragenden in einer Weise, die offenbar sämtliche Studenten geschlossen vom Markt ziehen ließ[24]. Noch am selben Tag kam es zu neuen Attacken gegen Studenten durch die HJ, die mehrere Verletzte forderten.

An den Folgetagen trug „alles, was berechtigt ist, Couleur zu tragen, […] Couleur"; sogar „einige Professoren" hielten „ihre Vorlesung in Couleur"[25]. Dies war auch eine Reaktion auf das vierzehntägige Farbenverbot, dass gegen die katholischen Korporationen ausgesprochen worden war, die an der Fronleichnamsprozession teilgenommen hatten[26]. Am 16. Juni 1934 wurde in Gesprächen, an denen unter anderem die nach Bonn geeilten Führer des Deutschen Waffenringes, Langhoff, und der Deutschen Studentenschaft, Zehringer, teilnahmen, die Lage bereinigt[27]. Der Bonner Studentenschaftsführer Bockhorn, der auch nach den damals geltenden Statuten unberechtigterweise ein Verbot des Farbentragens ausgespro-

[21] Vgl. Harald Steffahn, Die Weiße Rose. Mit Selbstzeugnissen und Bilddokumenten, Reinbek 1992, S. 88 ff.

[22] Vgl. Blaha, Graf, S. 68 f.

[23] Zu den Auseinandersetzungen siehe unter anderem: Anonymus, Klagelied eines Bonner Korps: Die Bevölkerung hat kein Verständnis für unsere „harmlosen Streiche". Die „Sorgen" einer feudalen Jugend, in: Völkischer Beobachter, 14.5.1934; P. Tücking („Führer des Oberbanns Siebengebirge"), Reaktion in bunten Mützen. Einige Bonner Korporationen regen sich auf – Wirkungslose Drohungen, in: Westdeutscher Beobachter, 3.6.1934; Anonymus, Bonner HJ gegen studentische Korporationen, in: Germania, 27.5.1934; Anonymus, HJ verbrennt Korpsstudenten-Puppe, in: Der Tag, 27.5.1934; Anonymus, Hitlerjugend gegen Stahlhelm und Auswüchse des Korpsstudententums, in: Deutsche Allgemeine Zeitung, 27.5.1934; Anonymus, Bonner HJ gegen studentische Korporationen, in: Landespost Hildesheim, 29.5.1934. Zahlreiche Zeitungsausschnitte finden sich zudem in: BA Koblenz, ZSg. 129, Bd. 523.

[24] BA Koblenz, ZSg 129, Nr. 158, Bericht W. Kramers, Führers des Corps Guestphalia Bonn als das z.Zt. präsidierende Corps im Bonner SC, o.D. [nach 16.6.1934] (auch ebd., R 128, Nr. 1012). Vgl. Vogt, Bonn, S. 536, wo auch auf die verhältnismäßig niedrige Bonner HJ-Mitgliedsrsate (40,17 % der Bonner Schüler Mitte 1934) hingewiesen wird. In einzelnen Quellen ist von Wallwey statt von Wallasch die Rede. Vgl. auch Anonymus, Student Discontent. Friction with Nazis at Bonn, in: The Times, 16.6.1934.

[25] BA Koblenz, ZSg 129, Nr. 158, Bericht des Corps Guestphalia Bonn als das z.Zt. präsidierende Corps im Bonner SC, o.D. [nach 16.6.1934].

[26] Anonymus, Steigende Spannung in der deutschen Studentenschaft, in: Basler Nachrichten, 15.6.1934.

[27] BA Koblenz, ZSg 129, Nr. 158, Bericht des Corps Guestphalia Bonn als das z.Zt. präsidierende Corps im Bonner SC, o.D. [nach 16.6.1934].

chen hatte, musste zurücktreten und wurde durch Hanns Neyer ersetzt, ein Mitglied der Turnerschaft Germania, der sich schon 1928 der NSDAP angeschlossen hatte und nun HJ-Angehöriger sowie SA-Zugführer war[28]. Gleichwohl ermahnte Gauleiter Josef Grohé am 22. Juni die Studenten bei einer Veranstaltung in der Aula. Zum demonstrativen Abzug der Korporierten vom Markt erklärte er, „die Studenten hätten dableiben müssen und hätten sich dann beschweren können"[29].

Bei aller Dramatik der Bonner Junitage ist freilich nicht zu vergessen, dass sich viele Couleurstudenten zumindest offiziell durchaus zum „Dritten Reich" bekannten und nicht wenige von ihnen gleichzeitig SA oder SS angehörten[30]. Andererseits hatten sich die Burschenschaften von Hitlers berühmter Windhundrede (1927) durchaus angesprochen fühlen können: „Der neue Typ" werde „nicht nach dem Ertragen von Bier, sondern nach dem Grad seiner Nüchternheit" gewertet[31]. Einzelne Korporierte waren freilich bereits 1932 in den „Studentenkampf um eine deutsche Universität", so eine Schlagzeile des Völkischen Beobachters vom 10. Mai 1932, verwickelt gewesen[32]. Im Wintersemester 1931/32 hatte sich der Nationalsozialistische Deutsche Studentenbund aus der studentischen Vertretung, der „Allgemeinen studentischen Arbeitsgemeinschaft" (Astag) zurückgezogen, um „im noch völlig schwarzen Bonn" und „an der ebenso schwarzen Universität" ein Zeichen zu setzen[33]. Der NDStB glaubte trotzdem bald, für die gesamte Studentenschaft zu sprechen, schmähte seine studentischen Gegner und gab sich siegessicher: „Mögen unsere Professoren, die uns Freund und Führer sein sollten, sich heute noch gegen uns entscheiden, mögen Staat und Regierung sich gegen uns stellen – mit uns ist die Kraft und Recht [sic], und deshalb muß und wird dieses Ringen um Deutschlands Hochschulen siegreich sein."[34]

[28] BA Koblenz, ZSg 129, Nr. 158, Bericht des Corps Guestphalia Bonn als das z.Zt. präsidierende Corps im Bonner SC, o.D. [nach 16.6.1934]; Anonymus, Neuer Studentenführer in Bonn, in: Düsseldorfer Tageblatt, 21.6.1934. Der Wortlaut des „Befehls" von Studentenschaftsführer K. H. Bockhorn findet sich u.a. in: Anonymus, Bonner Studenten legen Farben ab, in: Rote Erde, 21.6.1934; Anonymus, Bonner Studenten legen Farben ab, in: Neuer Görlitzer Anzeiger, 19.6.1934; Anonymus, Bagarres, à Bonn, entre étudiants et membres de la Jeunesse hitlérienne, in: Le Temps, 18.6.1934. – Vgl. weitere Dokumente und Zeitungsausschnitte in BA Koblenz, R 128, Nrn. 27 und 1012. – Vgl. Höpfner, Universität, S. 119 ff., zu Neyer ebd., S. 120.

[29] Anonymus, Deutsche Einheit über alles! Gauleiter Grohé spricht vor den Bonner Studenten, in: Westdeutscher Beobachter, 23.6.1934.

[30] BA Koblenz, ZSg 129, Nr. 158, Bericht des Corps Guestphalia Bonn als das z.Zt. präsidierende Corps im Bonner SC, o.D. [nach 16.6.1934].

[31] Zit. n. Roegele, Student, S. 138.

[32] Anonymus, Studentenkampf um eine deutsche Universität, in: Völkischer Beobachter, 10.5.1932.

[33] Anonymus, Studentenkampf. – Zu den Anfängen des NS-Studentenbundes in Bonn vgl. Rutger Booß, Der NS-Studentenbund, in: Studentengewerkschaft, Klassenuniversität, S. 100–112, ein kleiner Aufsatz, den seine marxistische Argumentation und Terminologie entwertet. – Vgl. Kap. 2.

[34] Anonymus, Studentenkampf.

Die Verfolgung nichtnationalsozialistischer Verbände setzte sich fort und endete mit deren Verbannung aus der Öffentlichkeit und deren Verbot[35].

9.3. Die medizinische Behandlung Verfolgter

Vermeintlich oder tatsächlich Kranke, die zu den Verfolgten des NS-Regimes zählten, fanden in einigen Kliniken und bei einigen Medizinern Hilfe und Unterstützung. Dies ist für Ernst Derra und Wolfgang Riehm belegt, obwohl beide der NSDAP angehörten[36]. Die verbotene Behandlung von Juden ist für mehrere Mediziner belegt, ebenso lassen sich Kontakte zu regimekritischen Kreisen nachweisen. Eine innere Resistenz aus Glaubensüberzeugungen und einem humanistischen Verständnis der ärztlichen Verantwortung begegnet immer wieder[37]. Dennoch sind keine Aktionen von Angehörigen der Medizinischen Fakultät, insbesondere nicht von Ordinarien, bekannt geworden, die es erlaubten, vorbehaltlos von „Ärzten im Widerstand" zu sprechen[38].

[35] BA Koblenz, R 128, Nr. 26, Gemeinschaft Studentischer Verbände an Regierungsrat Nordmann, 5.8.1935. Vgl. Vogt, Bonn, S. 537; Eduard Hegel, Die katholische Kirche in den Rheinlanden 1815–1945, in: Franz Petri/Georg Droege (Hg.), Rheinische Geschichte in drei Bänden, 3, Wirtschaft und Kultur im 19. und 20. Jahrhundert, 2. Aufl. Düsseldorf 1980, S. 329–412, S. 402 ff. – Vgl. für Bonn Schüller, Jugend, S. 426 und für Erlangen Franze, Studentenschaft, S. 272 ff. – Dem ND wurde im März 1934 das öffentliche Auftreten in Bonn verboten. Seine Auflösung erfolgte im Juli 1939 (vgl. Schüller, Jugend, S. 426).

[36] Vgl. Kap. 10.2.8. und 10.2.7.

[37] Vgl. u.a. Kap. 2.8.1., 2.11.2., 2.12.2. und 2.14.1.

[38] Vgl. Barbara Bromberger/Hans Mausbach/Klaus-Dieter Thomann, Medizin, Faschismus und Widerstand. Drei Beiträge, Köln 1985, S. 266 ff. und den Abschnitt 11 in: Baader/Schultz, Widerstand, S. 209 ff. mit Beiträgen von Christof Müller Busch, Fridolf Kudlien, Hans Mausbach und Barbara Mausbach-Bromberger.

10. Die Erneuerung nach Diktatur und Krieg

10.1. Die „Entnazifizierung“

Nach dem Einmarsch der amerikanischen Truppen am 9. März 1945 und der Übernahme der Militärregierung durch die Briten am 28. Mai 1945 kann man kaum von einem Interregnum an der Universität sprechen[1]. Rasch etablierte sich ein Kreis von Professoren aus allen Fakultäten, die sich um die Reorganisation der Universität mühten. Für die Medizinische Fakultät gehörten Erich von Redwitz und Wilhelm Ceelen der Gruppe an[2].

Ceelen wurde auch zum kommissarischen Leiter des Gesundheitsamtes der Stadt Bonn ernannt, schied aber nach den ersten Weichenstellungen im August 1945 bereits aus dieser Stellung aus, „um den Wiederaufbau des Pathologischen Institutes zu übernehmen“[3]. Bis 1947 war das am 28. Dezember 1944 schwer beschädigte Institut am Wilhelmsplatz (Theaterstraße) wieder aufgebaut, bevor man 1953 auf den Venusberg übersiedelte[4].

Ähnlich „unbelastet“ war der Physiologe Ulrich Ebbecke, der sich um eine zügige Wiederaufnahme der Lehre und eine Normalisierung der wissenschaftlichen Kommunikation bemühte[5]. Als er 1958 erfolgreich für das Große Bundesverdienstkreuz vorgeschlagen wurde, erwähnte der Dekan in seiner Begründung Ebbeckes Bemühen, 1946 „unter ungünstigsten Bedingungen“ „für die damals riesige Studentenzahl ein normales Physiologiekolleg mit den wichtigsten Experimenten und Demonstrationen“ abzuhalten[6]. 1947 organisierte Ebbecke den ersten Nachkriegskongress der Deutschen Physiologischen Gesellschaft in Bonn und knüpfte die internationalen Beziehungen neu[7].

[1] Vgl. Helmut Vogt, Neue Quellen zur britischen Besatzung des Raumes Bonn 1945–1949, in: Bonner Geschichtsblätter, 39 (1989/1992), S. 429–449, S. 433 ff.; Küsters/Mensing, Kriegsende, S. 64 ff.; Frank-Lothar Kroll, Kriegsende und Neubeginn am Rhein. Zur Entwicklung des Bonner Kulturlebens in der Besatzungszeit 1945–1948, in: Reiner Pommerin (Bearb. u. Hg.)/ Frank-Lothar Kroll (Mitarb.), Bonn zwischen Kriegsende und Währungsreform. Erinnerungsberichte von Zeitzeugen gesammelt von Anneliese Barbara Baum, Bonn 1991 (= Veröffentlichungen des Stadtarchivs Bonn, 50), S. 35–69, S. 38 ff.; Stadtverwaltung Bonn, Bonn, S. 27 ff.

[2] Vgl. Defrance, Alliés, S. 85.

[3] UA Bonn, PA Ceelen, Lebenslauf Ceelen, 27.5.1946.

[4] UA Bonn, PA Ceelen, Nachruf auf Ceelen von Rektor, Senat und MF, o.D. [1964]; vgl. Pfeifer, Institut, S. 155.

[5] Dass auch Ebbecke um seinen Ruf kämpfen musste, zeigen einige Dokumente in UA Bonn, PA 1623 Ebbecke, unter anderem ebd., Ebbecke an Rektor, 2.7.1949.

[6] UA Bonn, PA 1623 Ebbecke, Dekan Hamperl an Kultusminister NRW durch Rektor, 18.7.1958, Durchschrift (Original in: HStA Düsseldorf, NW 15/245).

[7] UA Bonn, PA 1623 Ebbecke, Dekan Hamperl an Kultusminister NRW durch Rektor, 18.7.1958, Durchschrift (Original in HStA Düsseldorf, NW 15/245). Vgl. ebd., NW 15/245, Redemanuskript des Kultusministers, o.D. [1958].

Neben der allgemeinen Reorganisation stand die Frage nach dem Umgang mit den nationalsozialistischen Dozenten im Vordergrund. Unter dem Vorsitz des Universitätsrichters Hellmuth von Weber wurde ein interner Entnazifizierungsausschuss gebildet, dessen Arbeit bis Anfang 1947 zur Entlassung von 23 Hochschullehrern führte[8].

Die „Entnazifizierung", auch „Entnazisierung" genannt, ist von Anfang an mit großer Skepsis betrachtet worden, obwohl selten die Frage nach einer Alternative befriedigend beantwortet wurde[9]. Paul Martini, selbst Gutachter im entsprechenden Universitätsausschuss, resümierte 1948, es seien „von beiden Seiten aus unzählige Fehler gemacht worden [...], was bei einem solch grossen Verfahren ohne Einschaltung von Juristen auch gar nicht anders zu erwarten war". „Die einen" seien „unverdient unter die Räder gekommen", „die anderen" hätten „eine noch unverdientere Wiederauferstehung erfahren"[10]. Erich von Redwitz stöhnte ob der Ungerechtigkeiten, die unter anderem zunächst auch zu einer förmlichen Entlastung des T 4-Gutachters und Sterilisationsbefürworters Kurt Pohlisch geführt hatten: „Im übrigen ist es ja toll, was in der Entnazifizierungsfrage alles vor sich geht. Die wildesten Nazis werden zu Mitläufern erklärt, und Leute, wie Derra, die doch wirklich Widerstand geleistet haben, werden verfemt."[11]

Die Bonner Medizinische Fakultät hatte „das Glück, sechs von den Entnazifizierungsbestimmungen nicht betroffene Ordinarien zu besitzen", was die Wiederaufnahme der Vorlesungen erleichterte[12]. Paul Martini, Erich Freiherr von Redwitz und Wilhelm Ceelen gehörten denn auch zu denjenigen, deren Gutachten zum Verhalten einstiger Parteigenossen besonders beliebt waren. Zumindest für den Historiker sind sie in ihren Nuancen wertvoller als die von Nationalsozialisten, die ihren Parteigenossen nach dem Ende des Regimes ihre antinationalsozialistische Einstellung bestätigten. Die drei Professoren verzichten auf die allzu exkulpationsbereite, mit Bitternis über die Gegenwart und auch Selbstmitleid gepaarte Art eines zwar parteilosen, aber doch sehr häufig im Sinne der NSDAP handelnden ehemaligen Dekans wie Philipp Stöhr. Stöhr schrieb beispielsweise in

[8] Vgl. van Rey, Universität, S. 40.

[9] Mit John Gimbel bereits in den 1960er und Lutz Niethammer in den 1980er Jahren fand die pauschale negative Beurteilung der „Entnazifizierung" ihr Ende. Vgl. Forschungsberichte und Einschätzungen in: Timothy R. Vogt, Denazification in Soviet-Occupied Germany. Brandenburg, 1945–1948, Cambridge, MA/London 2000, S. 12 ff. sowie Angela Borgstedt, Entnazifizierung in Karlsruhe 1946 bis 1951. Politische Säuberung im Spannungsfeld von Besatzungspolitik und lokalpolitischem Neuanfang, Konstanz 2001 (= Karlsruher Beiträge zur Geschichte des Nationalsozialismus, 5), S. 11 ff. und S. 261 ff. – Zu der „recht zurückhaltend durchgeführten Entnazifizierung der Ärzteschaft" vgl. Gerst, Neuaufbau, S. 198 ff., Zitat S. 199. Zum Forschungsstand vgl. auch den meinungsfreudigen Beitrag von Peter Chroust, Demokratie auf Befehl? Gründzüge der Entnazifizierungspolitik an den deutschen Hochschulen, in: Knigge-Tesche, Berater, S. 133–149, S. 133 f. Vgl. zudem Böger/Krüger, Bonn, S. 139 ff. Noch sehr verfahrenskritisch argumentiert Otto Bachof, Die „Entnazifizierung", in: Flitner, Geistesleben, S. 195–216, passim.

[10] UA Bonn, MF-PA 150 Kantorowicz, Martini an Quincke, 6.6.1948.

[11] UA Bonn, MF-PA Pohlisch, Redwitz an Rektor Konen, 5.7.1947.

[12] Steudel, Redwitz, S. 35.

einem Gutachten über Friedrich Tiemann, wer „von Hitler bei Beginn seiner Führerzeit einen grossen Erfolg für Deutschlands Zukunft erhofft“ habe, sei der gleiche Fehler wie den Anhängern Hindenburgs, Papens oder Schleichers unterlaufen: „Denn schliesslich zeigte sich in Deutschland um das Jahr 1933 und darnach [sic] keiner der führenden Männer imstande, Deutschlands Geschichte zum Besseren zu wenden.“[13] Deshalb schien ihm die Mitgliedschaft in der NSDAP offenbar eine lässliche Sünde, zumal wenn der Betroffene keine „engstirnige[n] fanatisch-aktivistische[n] Parteireden“ hielt. Stöhr ging soweit, das Gutachten für den SS-Sanitätsobersturmführer Friedrich Tiemann mit den folgenden Sätzen zu schließen: „Im Hinblick auf die lange Gefangenschaft, die Professor Tiemann durchgemacht hat, scheint es mir nunmehr angebracht, unter seine politische Vergangenheit einen trennenden Strich des Vergessens zu ziehen und ihn da frei wirken zu lassen, wo er seine Fähigkeiten zum Nutzen der Allgemeinheit am besten entfalten kann. Dass Deutschland zu seiner Gesundung fähige Köpfe jeder politischen Partei und nicht nur blosse Nichtparteigenossen heute mehr als je benötigt, brauche ich in diesem Zusammenhang wohl nicht weiter auseinanderzusetzen.“[14]

Trotz dieser zweifellos vorherrschenden Neigung zur Exkulpation mussten sich die während des „Dritten Reichs“ tätigen Universitätsprofessoren beinahe alle einem peniblen Prüfungsprozess unterziehen und oft mehrere Jahre auf einen endgültigen Entscheid warten. Noch vor der Potsdamer Konferenz im Juli/August 1945 überprüfte die britische Besatzungsmacht mit Hilfe von Fragebögen die Beamten und Angestellten des Öffentlichen Dienstes, die vor 1938 eine höhere Position als die eines Büroangestellten eingenommen hatten[15]. Nach der Einigung auf ein einheitliches Verfahren der Siegermächte in Potsdam und dem Erlass der Kontrollratsverordnung Nr. 24 vom 12. Januar 1946 waren erneut Fragebögen auszufüllen, die von den Besatzungsbehörden überprüft wurden. Dabei erhielten

[13] HStA Düsseldorf, NW 1053-112, Gutachten Stöhr, 21.2.1947, Abschrift.

[14] HStA Düsseldorf, NW 1053-112, Gutachten Stöhr, 21.2.1947, Abschrift.

[15] Vgl. zum Verfahren in der britischen Zone bzw. Nordrhein-Westfalen Zimmermann, NS-Täter, S. 27 ff. sowie Irmgard Lange, Entnazifizierung in Nordrhein-Westfalen. Richtlinien, Anweisungen, Organisation, Siegburg 1976 (= Veröffentlichungen der Staatlichen Archive des Landes Nordrhein-Westfalen, Reihe C, 2); Peter Klefisch (Bearb.), Die Kreisleiter der NSDAP in den Gauen Köln-Aachen, Düsseldorf und Essen, Düsseldorf 2000 (= Veröffentlichungen der staatlichen Archive des Landes Nordrhein-Westfalen, Reihe C, Quellen und Forschungen, 45), S. 25 ff.; Heiner Wember, Umerziehung im Lager. Internierung und Bestrafung von Nationalsozialisten in der britischen Besatzungszone Deutschlands, Essen 1991 (= Düsseldorfer Schriften zur Neueren Landesgeschichte und zur Geschichte Nordrhein-Westfalens, 30); Clemens Vollnhans (Hg.)/Thomas Schlemmer (Zusammenarb.), Entnazifizierung. Politische Säuberung und Rehabilitierung in den vier Besatzungszonen 1945–1949, München 1991, passim; Wolfgang Krüger, Entnazifiziert! Zur Praxis der politischen Säuberung in Nordrhein-Westfalen, Wuppertal 1982; Ian Turner, Denazification in the British Zone, in: ders. (Hg.), Reconstruction in Post-War Germany. British Occupation Policy and the Western Zones, 1945–55, Oxford u.a. 1989, S. 239–267; vgl. zudem Christoph Kleßmann, Die doppelte Staatsgründung. Deutsche Geschichte 1945–1955, 5. bearb. u. erw. Aufl. Bonn 1991, 78 ff. und Friederike Reutter, Heidelberg 1945–1949. Zur politischen Geschichte einer Stadt in der Nachkriegszeit, Heidelberg 1994 (Buchreihe der Stadt Heidelberg, 5), S. 77 ff.

sie von deutschen Entnazifizierungsausschüssen Unterstützung. Am 1. Oktober 1947 wurden die Entnazifizierungsausschüsse weitgehend eigenständig und fungierten nunmehr im Auftrag der Länder. Die Überprüften wurden einer von fünf Kategorien zugeordnet: I – Hauptschuldiger, II – Belasteter, III – Minderbelasteter, IV – Mitläufer, V – Entlasteter. Erst 1951 ermöglichte Artikel 131 des Grundgesetzes, der die Rechtsverhältnisse der am 8. Mai 1945 ausgeschiedenen und nicht wieder in einer ihrer früheren Stellung entsprechenden Position tätigen Beamten ordnete, klare gesetzliche Regelungen[16].

Tabelle: 1945/46 entlassene oder suspendierte Professoren der Medizinischen Fakultät der Universität Bonn
(Quelle: Hauptstaatsarchiv Düsseldorf)[17]

Name	Fach
Balters, Wilhelm	Zahnheilkunde
Büttner, Wilhelm	Gynäkologie
Klövekorn, Heinrich	Dermatologie
Meyer, Eckart	Pathologie
Panse, Friedrich	Psychiatrie
Pohlisch, Kurt	Psychiatrie
Proell, Friedrich	Kieferchirurgie
Riehm, Wolfgang	Augenheilkunde
Siebke, Harald	Gynäkologie
Tiemann, Friedrich	Innere Medizin
Weiland, Paul	Hygiene
Wiebe, W.	Röntgenforschung

Auch der Medizin war „Persilscheinkultur" zur Entlastung von NS-Tätern nicht fremd[18]. In Bonn scheint sich diese aber nur in Einzelfällen zu einem Problem entwickelt zu haben. Wie immer man den durch das Jahr 1945 bezeichneten Bruch nennen mag: In der Bonner Medizinischen Fakultät gab es trotz der nicht zu unterbrechenden Patientenversorgung eine Art „Neuanfang"[19]. Jedenfalls hat

[16] Vgl. Hausmann, Einführung, S. VII. Das Grundgesetz kennt freilich keine Paragraphen.

[17] HStA Düsseldorf, NW 25-220, Liste, o.D. – Vgl. Defrance, Alliés, S. 108. Nach Defrances Zählung waren im Sommersemester 1946 noch neun von den 17 ordentlichen Professoren im Amt, die im Wintersemester 1944/45 an der Medizinischen Fakultät gelehrt haben. Dies entspricht 53 Prozent, der zweitniedrigsten Rate nach der Evangelisch-Theologischen Fakultät (37 %) und vor Katholisch-Theologischer (90 %), Philosophischer (57 %), Rechts- und staatswissenschaftlicher (64 %), Mathematisch-naturwissenschaftlicher (69 %) und Landwirtschaftlicher Fakultät (65 %).

[18] Vgl. vorrangig zu Otmar von Verschuer Carola Sachse, „Persilscheinkultur". Zum Umgang mit der NS-Vergangenheit in der Kaiser-Wilhelm/Max-Planck-Gesellschaft, in: Weisbrod, Vergangenheitspolitik, S. 217–246, passim.

[19] Zu einem gegenteiligen Ergebnis für das Fach Physik an der Göttinger Universität kommt beispielsweise Klaus Hentschel/Gerhard Rammer, Kein Neuanfang: Physiker an der Universität

man sich mit der Belastung der Kollegen durch ihr Verhalten in der NS-Zeit befasst, wenn auch manches abschließende Urteil sehr nachsichtig erscheint. Einen besonderen hier nicht näher betrachteten Sündenfall stellt die 1952 erfolgte Umhabilitierung des 1954 zum außerordentlichen Professor ernannten Physiologen Siegfried Ruff nach Bonn dar. Ruff, der im „Dritten Reich" nicht mit der Universität Bonn verbunden war, ist an den im Rahmen der Luftfahrtforschung durchgeführten Medizinexperimenten im Konzentrationslager Dachau beteiligt gewesen[20].

10.2. Der Umgang mit Nationalsozialisten

10.2.1. Hans Knauer

Der Pädiater Hans Knauer war früh Nationalsozialist, förderte Parteigenossen, wurde SA-Obersturmbannführer, handelte in Wissenschaft und Lehre unkorrekt, verstieß gegen gültige Normen des Ehe- und Familienrechts und sagte vor Gericht bewusst falsch aus[21]. Gleichwohl versuchte er, „sich als Opfer der Nationalsozialisten hinzustellen"[22]. Unbegründet war eine derartige Vorgehensweise nicht. Knauer hatte noch nach der Machtübertragung an die NSDAP gemeinsam mit einem jüdischen Kollegen publiziert, die Kompetenz von Reichsminister Rust in Frage gestellt, mit Schmidt und Chudoba bald nach Übernahme seiner Bonner Tätigkeit zwei machtvolle Gegner in NS-Kreisen erhalten, durch sein offenes Bekenntnis zum Katholizismus Aufsehen erregt, (nach eigener Aussage) die „weitere Mitwirkung" als Wahlhelfer im April 1936 abgelehnt, als „bei der Auszählung der Wahlzettel Unkorrektheiten vorkamen", wurde wegen Falschaussage vor Gericht ohne Pension entlassen und (nach eigener Aussage) ab 1944 von der Gestapo überwacht[23]. Durch Atteste deckte er ausgangs des Kriegs junge Männer, die durch Simulieren ihre Versetzung an die Front oder sogar in ein SS-Straflager zu verhindern suchten[24].

Nach dem Ende der NS-Diktatur hat sich Knauer in Gesprächen und mit schriftlichen Eingaben um Rehabilitierung, insbesondere um die Gewährung einer Pension bemüht[25]. Über letzteren Punkt hatte die Fakultät nicht zu entscheiden, betonte aber, „sich etwaigen Pensionsansprüchen" nicht „entgegenzustel-

Göttingen 1945–1955, in: Zeitschrift für Geschichtswissenschaft, 48 (2000), S. 718–741, passim.

[20] Vgl. Rolf Seeliger (Zusammensteller), Braune Universität. Deutsche Hochschullehrer gestern und heute. Eine Dokumentation, H. 1, München 1964, S. 59 f.; Klee, Auschwitz, S. 217 ff.

[21] Vgl. hierzu Kap. 2.10.2.

[22] Höpfner, Universität, S. 301.

[23] UA Bonn, PA 4181 Knauer, Knauer an Rektor Bonn, 3.5.1949; vgl. Kap. 2.10.2.

[24] HStA Düsseldorf, NW 1049-4621, Erklärung Werner Kannens, 31.5.1949; ebd., Erklärung Reinhard Schultheis', 30.5.1949.

[25] UA Bonn, PA 4181 Knauer, Knauer an Rektor Bonn, 3.5.1949.

len"[26]. Knauer betrachtete man keinesfalls als Opfer, sondern als aktiven Nationalsozialisten. Dekan Grütz schrieb 1948, Knauer habe „gerade als Vertrauensmann der Partei vielfach Einfluss auf Fakultätsangelegenheiten zu nehmen versucht" und „diesen Einfluss auch nachweislich zum Schaden und gegen die Interessen der Fakultät[,] aber im reinen Interesse der Partei und ihrer Organe ausgeübt"[27]. Noch deutlicher wurde Paul Martini, der Knauers Entlassung in keinerlei Zusammenhang mit dessen politischer Überzeugung sah: „Er galt beim Beginn des Verfahrens noch als Prototyp eines Nationalsozialisten."[28] „Die Denunziationen beim Kultusministerium" würfen allerdings „ein Licht darauf", zu welchen „Unanständigkeiten" die Nationalsozialisten untereinander fähig waren[29]. Dabei zeigte sich Martini durchaus bereit, mit Knauer auch Detailfragen zu diskutieren. Knauer hatte etwa im Fall der manipulativen Aussehensveränderung von Patienten durch Rouge keinerlei Unrechtsbewusstsein[30]. Martini aber beschied Knauer, „das Photographieren" hätte „überhaupt keinen Wert mehr", wenn das „Objekt [...] künstlich geändert werden" dürfe[31].

Formal war es das nordrhein-westfälische Kultusministerium, das Knauers Entlassung nicht rückgängig zu machen vermochte. Das gegen Knauer ergangene Urteil sei „nicht politischer Art" gewesen und Knauers „Verhalten" habe nicht „dem Ansehen" entsprochen, das ein Hochschulprofessor zu wahren hat"[32]. Auch der Ausgang des Entnazifizierungsverfahrens, aus dem er als entlastet (Kategorie V) hervorging, änderte daran nichts[33]. Knauer, der sich, wie es in einem kurzen Nachruf im Bonner General-Anzeiger hieß, seit 1940 „nur noch seiner Privatpraxis" widmete, starb am 5. Juli 1952[34].

Sein Nachfolger Otto Ullrich hatte sich zwar in der Weimarer Republik in völkischen Kreisen bewegt, auch die NSDAP gewählt, galt aber nach Kriegsende als so unbelastet, dass er zunächst neben seinen Kollegen Erich von Redwitz und Hellmuth von Weber dem universitätsinternen „Prüfungsausschuss" angehörte, der über die Weiterbeschäftigung von Universitätsangehörigen nach dem Ende

[26] UA Bonn, PA 8331 Knauer, Dekan Grütz an Rektor, 20.12.1948.

[27] UA Bonn, PA 8331 Knauer, Dekan Grütz an Rektor, 20.12.1948.

[28] UA Bonn, PA 4181 Knauer, Martini an Dekan Grütz, 16.11.1948.

[29] UA Bonn, PA 4181 Knauer, Martini an Dekan Grütz, 16.11.1948.

[30] UA Bonn, PA 4181 Knauer, Knauer an Rektor Bonn, 3.5.1949; MHI Bonn, NL Martini, Anklagen, Verteidigungen und Gutachten nach dem Krieg, Knauer an Martini, 9.8.1949.

[31] MHI Bonn, NL Martini, Anklagen, Verteidigungen und Gutachten nach dem Krieg, Martini an Knauer, 10.8.1949, Durchschrift.

[32] UA Bonn, PA 8331 Knauer, Koch/Kultusminister Nordrhein-Westfalen an Knauer, 18.2.1949.

[33] HStA Düsseldorf, NW 1049, Nr. 4621, Arbeitsblatt mit Anlagen, 9.11.1949.

[34] StA Bonn, Zeitungsausschnittsammlung, Anonymus, Prof. Dr. Hans Knauer. Kinderlähmung bekämpft, in: General-Anzeiger, 8.7.1952.

des „Dritten Reichs“ befand[35]. Der Entnazifizierungsausschuss Bonn-Land stufte ihn am 3. Januar 1949 als unbelastet ein[36].

10.2.2. Hans Rupp

Der Gynäkologe Hans Rupp war seit 1933 Nationalsozialist und Mitglied der SS. Trotzdem verhielt er sich politisch passiv, geriet sogar in einen ernsthaften Konflikt, als ihm unehrenhaftes Verhalten vorgeworfen wurde[37]. Im Kollegenkreis suchte Rupp Kontakt zu Nichtnationalsozialisten, so zu den Medizinern Philipp Stöhr und Ferdinand Wagenseil sowie dem Kunsthistoriker Heinrich Lützeler[38]. Anordnungen zu Zwangsabtreibungen bei „Fremdarbeiterinnen“ fügte er sich „zunächst“ nicht[39]. Am 13. August 1945 untersagte ihm die Militärregierung seine weitere Tätigkeit am Beueler Sankt-Josef-Krankenhaus, obwohl er zuvor auch amerikanische Militärangestellte behandelt hatte[40].

Der Universitätsprüfungsausschuss wusste die besondere Situation Rupps zu berücksichtigen und ermöglichte es in diesem Ausnahmefall, dass ein früheres SS-Mitglied wenn auch zunächst nicht als Hochschullehrer, so doch als Arzt an der Universitätsklinik und an Krankenhäusern wieder tätig werden konnte. Dabei war die Kommission durchaus zu einer differenzierten Bewertung imstande: „Vorzuwerfen ist R. lediglich, dass sich R., als er sich über die Ziele und Methoden der SS klar wurde, nicht von ihr gelöst hat. Er hat sich zwar zurückgehalten, hat auch nicht, was ihm nahegelegt wurde[,] in der Waffen SS, sondern im Heere seiner militärischen Dienstpflicht genügt. Aber einen klaren Trennungsstrich – was freilich schwierig, ja gefährlich für ihn gewesen wäre – hat er nicht gezogen“[41]. Die Angelegenheit war so außergewöhnlich, dass der erste Nachkriegsrektor Heinrich Konen der Militärregierung in einem gesonderten Schreiben zu erklären suchte, warum sich die „Universitäts-Autoritäten ausnahmsweise und nur in einem ganz besonderen Falle [...] für einen früheren Angehörigen der SS“

35 HStA Düsseldorf, NW 1049/52559 Entnazifizierung Erich Hauser, Sitzung des Prüfungsausschusses, 13.11.1945, Abschrift.

36 HStA Düsseldorf, NW 1049/59362, Entnazifizierung Otto Ullrich.

37 Vgl. Kap. 3.2.7.

38 UA Bonn, PA 7655 Rupp, Dekan Redwitz an Rektor Konen, 21.8.1945. Als weitere Zeugen werden ebd. „Dr. Steinhauer“ und der „Zahnarzt René Maier in Bonn“ genannt. Zahlreiche weitere Personen nennt Rupp ebd., Rupp an Militärregierung Bonn, 22.8.1945, Durchschrift.

39 Vgl. Kap. 3.2.7.

40 .UA Bonn, PA 7655 Rupp, Rupp an Militärregierung, 22.8.1945.

41 UA Bonn, PA 7655 Rupp, Gutachten Prüfungsausschuss der Universität Bonn von Weber/ von Redwitz/Ceelen, 27.8.1945 (auch in: HStA Düsseldorf, NW 1049/53302). – Vgl. auch HStA Düsseldorf, NW 1049/53302, Rupp an Entnazifizierungsausschuss, 10.2.1948 sowie ebd. zahlreiche entlastende Aussagen im Rahmen des Entnazifizierungsverfahrens, unter anderem von Paul Martini (26.8.1945, Abschrift), Wilhelm Ceelen (2.8.1945, Abschrift), Ferdinand Wagenseil (22.8.1945, Abschrift), Ernst Derra (27.8.1945, Abschrift).

einsetzten[42]: „Herr Rupp ist ein Beispiel, wie es hin und wieder vorkommt, in dem ein sonst so kluger Mann allein aus Eitelkeit oder aus persönlicher Verärgerung in die SS hineingeraten ist, für die er nie wieder etwas getan hat und um deren Taten er sich nicht gekümmert hat. Ausserdem zu einem Zeitpunkt, in dem es ihm ersichtlich an dem Scharfblick gefehlt hat, der nötig war, um zu erkennen, was aus dieser Organisation werden könnte. Die Universität bleibt ihrem Grundsatz getreu, frühere Mitglieder der SS aus ihren Reihen auszuschliessen. Ich bin jedoch der Meinung, dass man einem hervorragenden Frauenarzt, der zahllosen Frauen und Kindern das Leben gerettet hat und retten wird, die Möglichkeit geben sollte, dieses für die Menschheit nützliche Werk [...] fortsetzen [zu] lassen. Ich kann die Sorge nicht unterdrücken, dass bei dem Mangel guter Frauenärzte sonst leicht ein unfähiger und unwissender Mann an die Stelle Rupps treten könnte, ein Vorgang, wie wir ihn während der Nazi-Zeit allzu häufig erlebt haben."[43] Drei Jahre später wurde Rupp, der seine Situation 1945 in einem vierseitigen Schreiben selbst der Militärregierung geschildert hatte, von dieser vollständig entlastet; er erhielt auch die Venia legendi wieder zuerkannt[44].

Der Anatom Philipp Stöhr nahm den Fall Rupp zum Anlass, um im August 1945 auf die grundsätzliche Problematik der Assistenten im „Dritten Reich" hinzuweisen: „Der schwere politische Druck, unter dem unsere Assistenten und Docenten ihre akademische Laufbahn begannen[,] ist mir wohl bekannt und musste notwendig bei den jüngeren Leuten einer Verschleierung ihrer wahren Gesinnung zur Folge haben. Ohne eine parteipolitische äussere Betätigung war es für den akademischen Nachwuchs kaum möglich, Docent zu werden oder zu bleiben. Die Schuld daran liegt weniger bei diesen jungen Docenten als bei den Rektoren und ordentlichen Professoren, die vielfach unter jämmerlicher Preissgabe [sic] der höchsten wissenschaftlichen Ideale, der Wahrheit und der Freiheit den nationalsocialistischen Gewaltmethoden sich oft nur allzu willig gebeugt oder gar sie gut geheissen haben."[45]

10.2.3. Harald Siebke

Als Direktor der Frauenklinik trug Harald Siebke, seit 1933 Mitglied der NSDAP, die Verantwortung für in seiner Klinik vorgenommene Zwangssterilisierungen und wohl auch -abtreibungen. Im Entnazifizierungsverfahren spielten die Sterilisierungen keine Rolle; Zwangsabtreibungen leugnete er[46]. Nach Ansicht des

[42] UA Bonn, MF-PA Rupp, Rektor an Militärregierung Bonn, 4.9.1945 (auch in: HStA Düsseldorf, NW 1049/53302).
[43] UA Bonn, MF-PA Rupp, Rektor an Militärregierung Bonn, 4.9.1945 (auch in: HStA Düsseldorf, NW 1049/53302).
[44] HStA Düsseldorf, NW 1049/53302, Case Summary, 13.2.1948; UA Bonn, MF-PA Rupp, Martini an Rektor Noth, 16.10.1948; ebd., PA 7655 Rupp, Rupp an Militärregierung, 22.8.1945.
[45] HStA Düsseldorf, NW 1049/53302, Aufzeichnung Stöhrs, 22.8.1945, Abschrift.
[46] Vgl. Kap. 7.6.1. und 7.7.

Bonner Entnazifizierungsausschusses war Siebke „zwar ein gläubiger und tätiger Christ" – in der Frauenklinik ließ er ein Taufzimmer einrichten –, „aber ein ebenso gläubiger Nationalsozialist und dank seiner hervorragenden Stellung eine moralische Stütze der Partei in Bonn"[47]. Daher riet der Ausschuss davon ab, Siebke als „Universitätslehrer" weiter zu beschäftigen, wollte ihn aber nicht an seiner Tätigkeit „als Forscher und Arzt" hindern[48]. Hingegen befürwortete der Universitätsausschuss auf weitgehend identischer Informationsgrundlage „die Belassung von Professor Siebke in seinem Amt"[49].

Siebke war das einzige Fakultätsmitglied, von dem bekannt ist, dass es nach dem Ende des NS-Regimes seinen Rücktritt anbot. In einem handschriftlichen Schreiben erklärte er am 7. Juni 1945 gegenüber Dekan von Redwitz: „Bei der gegenwärtigen Lage kann jedes Mitglied der früheren N.S.D.A.P. als Belastung für seine Umgebung empfunden werden. Ich selbst glaube zwar, mit bestem Gewissen versichern zu dürfen, daß durch meine Parteizugehörigkeit meiner Klinik, meinen Kranken, meinen Ärzten, meinen Schwestern oder sonst jemanden niemals auch nur der geringste Schaden entstanden ist; immerhin aber könnte sich meine Stellung als Direktor der hiesigen Univ.-Frauenklinik für die medizinische Fakultät in unangenehmer oder nachteiliger Form auswirken. Das möchte ich unbedingt vermeiden. Ich bin deshalb bereit, freiwillig zurückzutreten und mein Amt der Fakultät zur Verfügung zu stellen, wenn die Fakultät oder die Universität mein Ausscheiden für wünschenswert hält."[50]

Siebke wurde im Dezember 1945 durch die Militärregierung suspendiert, im Januar 1946 „für eine Probezeit von drei Monaten" und im April 1946 für das Sommersemester zugelassen, danach aber entlassen[51]. In einem fünfseitigen Schreiben versuchte Dekan von Redwitz daraufhin, Rektor Konen von der Lauterkeit Siebkes und dessen Wert für die Fakultät zu überzeugen – wie schon auf zwei Seiten im Juli 1945[52]. Ähnlich engagiert äußerte sich Paul Martini 1947/48

[47] UA Bonn, PA 7855 Siebke, „Anlage zum Fragebogen Siebke", Stellungnahme des Bonner Entnazifizierungsausschusses Bleibtreu/Claessen/Gatermann/Becker/Grütz, o.D.

[48] UA Bonn, PA 7855 Siebke, „Anlage zum Fragebogen Siebke", Stellungnahme des Bonner Entnazifizierungsausschusses Bleibtreu/Claessen/Gatermann/Becker/Grütz, o.D.

[49] UA Bonn, PA 7855 Siebke, Gutachten des Universitätsprüfungsausschusses von Weber/von Redwitz/Ceelen, Sitzung vom 7.9.1945. – Positive Voten ebd. auch von Otto Grütz (Abschrift, o.D.), Elisabeth Thomas (an Redwitz, 15.10.1946, Abschrift; Original ebd., MF-PA Siebke), der DRK-Schwesternschaft „Köln" (an Redwitz, 14.10.1946, Abschrift; Original ebd., MF-PA Siebke). Die frühere Assistenzärztin Elisabeth Thomas betont, dass „sicher" auch ihre ebenfalls nicht der NSDAP beigetretenen „Mitassistentinnen" Baisch, Hemeling und Kuhlmann Siebke entlasten würden.

[50] UA Bonn, PA Siebke MF, 7.6.1945.

[51] UA Bonn, PA 7855 Siebke, Dekan Redwitz an Rektor Konen, o.D., Abschrift; ebd., PA 9548 Röttgen, Rektor Konen an Kuratorium, 16.4.1946, Abschrift.

[52] UA Bonn, PA 7855 Siebke, Dekan Redwitz an Rektor Konen, o.D., Abschrift; ebd., MF-PA Siebke, Redwitz an Rektor, 31.7.1945.

zugunsten Siebkes[53]. Zeitweilig genehmigte die Militärregierung denn auch eine Tätigkeit Siebkes als Arzt, Lehrer oder Prüfer[54].

Am 16. Februar 1948 wurde Siebke vom Bonner Berufungsausschuss in Entnazifizierungsangelegenheiten als unbelastet in die Kategorie V ohne Berufsbeschränkungen eingereiht und konnte die Leitung der Frauenklinik wieder übernehmen[55]. Er blieb in Kontakt mit seinem Duzfreund Karl Schmidt und versuchte, ihm zu einer ordentlichen Emeritierung zu verhelfen[56]. 1964 beantragte er im 66. Lebensjahr beim nordrhein-westfälischen Kultusministerium die Emeritierung, auch um seine beruflichen „Erfahrungen" niederschreiben zu können[57]. Noch im selben Jahr starb er[58].

10.2.4. Herbert Elbel

Herbert Elbel suchte als Österreicher die Mitgliedschaft in NSDAP und SS[59]. Bald nach dem Ende des NS-Regimes fand er jedoch Verständnis auch von ansonsten kritischer Seite. So verweigerte Dekan Erich von Redwitz zwar am 30. August 1945 ein Urteil, gab aber angesichts der großdeutschen Sympathien selbst bei Sozialdemokraten wie Karl Renner und der Vergangenheit Elbels als Waffenstudent und Burschenschaftler zu bedenken, dass „die Einstellung der aus dieser Ecke des deutschen Landes kommenden Menschen etwas anders zu beurteilen" sei[60]. Tatsächlich gelang es Elbel, sich als unpolitischen Mitläufer darzustellen, der seine Mitgliedsanträge mehr oder weniger gezwungenermaßen gestellt und die Kirche aus privaten Gründen verlassen hatte[61]. Mit seiner

[53] UA Bonn, MF-PA Siebke, Martini an Weischenberg/Hauptausschuss für Entnazifizierung, Bonn, 2.1.1947; ebd., Martini an Education Officer Kirk, Bonn, 9.1.1948.

[54] UA Bonn, MF-PA Siebke, Ronald Gregor Smith/Militärregierung Bonn an Rektor Bonn, 12., 21. und 28.10.1946.

[55] HStA Düsseldorf, NW 1037-B III-1201, Entscheidung des Berufungsausschusses Bonn Claessen/Bach/Parsch/Wiertz/Hahn in Sachen Siebke, 16.2.1948. – Zuletzt hatte es Unstimmigkeiten gegeben, weil Siebke im Entnazifizierungsfragebogen sich nicht als HJ-Hauptarzt bezeichnet hatte, obwohl er diese Funktion nach anderen Dokumenten bekleidet hat (ebd., NW 1049-54516, Erklärung Siebkes, 18.2.1948). Siehe auch: ebd., Gutachten des Entnazifizierungs-Überprüfungsausschusses Bonn, o.D. [1948]. Vgl. auch Kap. 2.13.2..

[56] UA Bonn, MF-PA Schmidt, Schmidt an Siebke, 17.7.1958 („Lieber Harald"); ebd., Siebke an Dekan Hamperl, 22.7.1958. Zu Schmidt vgl. u.a. Kap. 2.15.2. – Siehe auch HStA Düsseldorf, NW 15-243 zur erwogenen Berufung von Walther Benthin als Nachfolger Siebkes.

[57] UA Bonn, MF-PA Siebke, Siebke an Kultusminister Paul Mikat über Dekan durch Rektor, 31.3.1964.

[58] UA Bonn, MF-PA Siebke, Nachruf der Universität zum Tod Siebkes am 15. November 1964; Anonymus, Professor H. Siebke starb im Alter von 65 Jahren. Langjähriger Direktor der Frauenklinik, in: Bonner Rundschau, 18.11.1964; di, Prof. Harald Siebke, in: General-Anzeiger, 20.11.1964.

[59] Vgl. Kap. 2.7.3.

[60] UA Bonn, PA 1720 Elbel, Dekan Redwitz an Rektor Konen, 30.8.1945.

[61] UA Bonn, PA 1720 Elbel, Elbel an Prüfungsausschuss Bonn, 1.10.1945.

Burschenschaft sei er kollektiv in den NSDStB sowie in die Vaterländische Front eingetreten, erst 1935 habe er auf Drängen des Dozentenschaftsleiters die Mitgliedschaft in NSDAP und SS beantragt[62]. Elbel erklärte im Oktober 1945: „Ich verstand davon als erst vor kurzem aus Österreich Angekommener wenig, die SS gefiel mir aber auch besser als die SA."[63] Der universitätsinterne Entnazifizierungsausschuss folgte im wesentlichen Elbels Argumentation und erhob „keine Bedenken gegen die Verwendung Elbels in der bisherigen Stellung"[64].

Als er 1986 starb, wurde sein Wirken umfassend gewürdigt, nicht nur als Experte auf dem Gebiet der Verkehrsmedizin (Blutalkohol), der Blutgruppenforschung, der medizinischen Ballistik und des Arztrechts, sondern auch als „Vater des Bonner Studentenwerkes"[65]. Unter anderem für dieses Engagement, vor allem aber für sein wissenschaftliches Wirken und seine Tätigkeit als stellvertretender Vorsitzender der Kommission zur Beratung der Bundesregierung in Fragen des Schutzes der Zivilbevölkerung vor ABC-Waffen und Katastrophen hatte Elbel 1972 das Große Verdienstkreuz des Verdienstordens der Bundesrepublik Deutschland aus der Hand des nordrhein-westfälischen Wissenschaftsministers

[62] UA Bonn, PA 1720 Elbel, Elbel an Prüfungsausschuss Bonn, 1.10.1945.

[63] UA Bonn, PA 1720 Elbel, Elbel an Prüfungsausschuss Bonn, 1.10.1945.

[64] UA Bonn, PA 1720 Elbel, Gutachten Elbel, Universitätsprüfungsausschuss von Weber/von Redwitz/Ceelen, 12.1.1946. Vgl. die knappen Stellungnahmen von Hermann Krätschmar/Göttingen (13.10.1945) und Franz Büchner/Freiburg i. B. (12.12.1945).

[65] Lorenz Hupfauf, [Rede in memoriam Herbert Elbel], in: Lorenz Hupfauf/Ulrich Heifer/Oskar Grüner/Otto Prokop, In memoriam Herbert Elbel. Reden gehalten am 22. Oktober 1986 bei der Gedenkfeier der Rheinischen Friedrich-Wilhelms-Universität Bonn, Bonn 1987 (= Alma Mater, 64). S. 7–8, S. 8. Vgl. Oskar Grüner, Herbert Elbel und die Blutalkoholforschung, in: Hupfauf/Heifer/Grüner/Prokop, Herbert Elbel, S. 22–30, passim; Otto Prokop, Mein Lehrer und seine Blutgruppenideen und was daraus wurde, in: Hupfauf/Heifer/Grüner/Prokop, Herbert Elbel, S. 31–38. – Anonymus, „Große Verdienste um die Gerichtsmedizin". Hohe Auszeichnung für Professor Elbel, in: General-Anzeiger, 13.1.1972. Vgl. auch die zahlreichen Würdigungen Elbels in der Lokalpresse aus unterschiedlichen Anlässen, unter anderem: wif, Prof. Herbert Elbel feiert drei Jubiläen. Direktor des Gerichtsmedizinischen Instituts, in: General-Anzeiger, 20.10.1967; wif, „Illustre Gäste" ehrten Prof. Elbel. Langjähriger Vorsitzender des Studentenwerks – Empfang im Wohnheim, in: General-Anzeiger, 23.10.1967; hl, Verdiente Ehrung für Professor Herbert Elbel. Empfang des Studentenwerks zum 60. Geburtstag, in: Bonner Rundschau, 23.10.1967; ewc, Porträt des Tages. Professor Herbert Elbel, in: General-Anzeiger, 21./22.10.1972; K. Rüdiger Durth, Dank der Universität an den ‚Vater' des Bonner Studentenwerks. Professor Dr. Elbel wurde 65 Jahre alt – Empfang in der Mensa, in: Bonner Rundschau, 23.10.1972; fr, Dank an den „Vater des Studetenwerks". Prof. Elbel: ‚Gute Sozialarbeiten zu leisten ist von Anfang an mein Leitgedanke gewesen'. Ehrung zum 65. Geburtstag. Dienstältester Bonner Professor. Von der Stunde Null an dabei, in: General-Anzeiger, 23.10.1972; P, Porträt des Tages, Prof. Dr. Herbert Elbel, in: General-Anzeiger, 22.10.1982. – Die immer wieder aufgegriffene Formel vom „Vater" des Bonner Stundentenwerks stammt wohl vom zeitweiligen Bonner Stadtdirektor Alfred Hüwel (vgl. Durth, Dank und fr, Dank). Auch für seinen Schüler Ulrich Heifer war Elbel ein „väterlicher Lehrer" (Eva-Maria Schirge, Professor Ulrich Heifer feiert 70. Jubilar noch längst nicht fern der Mühen. Der bekannte Wissenschaftler leitete 18 Jahre lang das Institut für Rechtsmedizin an der Uni, in: Kölner Stadt-Anzeiger/Rhein-Sieg-Anzeiger, 11.10.2000).

Johannes Rau erhalten[66]. Noch auf der akademischen Trauerfeier wurde Elbels Warnung vor einer zu weitgehenden Demokratisierung der Universitäten aus dem Jahre 1968 anerkennend zitiert, die Zeit „von 1948 bis 1957" durch Elbels Schüler Otto Prokop als eine Phase beschrieben, in der man sich „von Krieg, Gefangenschaft, Hunger, Diffamierung und Denunziation" erholte[67].

10.2.5. Werner Schulemann und Heinz Zain

Die Wege des Pharmakologen Werner Schulemann und seines von Hermann Führer übernommenen Oberassistenten Heinz Zain schieden sich, weil beide divergierende „Anschauungen über wissenschaftliches Arbeiten" hatten[68]. Beide warfen sich gegenseitig Verletzungen der Dienstpflichten vor. Zain benutzte eine antijüdische Argumentation; Schulemann versuchte, Zain als schlechten Nationalsozialisten darzustellen[69]. Beide waren NSDAP-Mitglieder[70].

Zain stellte sich nach dem Ende des NS-Regimes als Benachteiligten dar. Er sei in seiner „Hochschullaufbahn diffamiert worden" und habe „die durch die Medizinische Fakultät der Universität Köln zugesagte beamtete a. o. Professur" nicht erhalten[71]. Er konnte zwei wesentliche Entlastungszeugnisse beibringen. Sowohl der Zain einst in Vertretung des Rektors vernehmende Rechtsprofessor Heinrich Lehmann als auch der Kammervorsitzende des NSDAP-Gaugerichts Köln-Aachen Walther Jurisch gaben zu Protokoll, dass Zain wegen der Fragwürdigkeit seiner Loyalität zur NSDAP Nachteile habe in Kauf nehmen müssen, und nicht Schulemann, der zur SA-Führung gerechnet wurde[72].

Werner Schulemann, SA-Obersturmführer, Mitglied mehrerer NS-Organisationen und verantwortlich für drei als kriegswichtig eingestufte Forschungsprojekte, fand rasch wichtige Fürsprecher. Am 30. Juni 1945 kehrte er aus seinem nun von den britischen Besatzungstruppen beanspruchten Ausweichquartier in Bad Oeynhausen nach Bonn zurück[73]. In Westfalen hatte er zunächst im Oeynhausener

[66] Vgl. Anonymus, Verdienste.

[67] Vgl. Ulrich Heifer, Herbert Elbel als akademischer Lehrer, in: Hupfauf/Heifer/Grüner/Prokop, Herbert Elbel, S. 9–21, S. 18 f.; Prokop, Lehrer, S. 33.

[68] HStA Düsseldorf, NW 1049-30918, Erklärung Zain, 8.10.1947.

[69] Vgl. Kap. 2.5.2.

[70] Vgl. Kap. 2.5.2.

[71] HStA Düsseldorf, NW 1049-30918, Erklärung Zain, 8.10.1947.

[72] HStA Düsseldorf, NW 1049-30918, Bescheinigung Lehmanns, 28.6.1946: „Ich hatte damals den Eindruck, dass gegen Herrn Zain, infolge der hohen Stellung des Prof. Schulemann in der nationalsozialistischen Partei, übermässig scharf vorgegangen worden ist. [...] Dass Herr Zain sich irgendwie aktiv parteipolitisch betätigt hat, ist mir nicht bekannt." – Ebd., Erklärung Jurischs, 20.11.1947: „Dr. Zain hatte durch die zuständigen politischen Stellen, insbesondere durch den NS-Dozentenbund eine politisch recht mässige Beurteilung gefunden, während sein Kontrahent in der Disziplinarsache, Prof. Schulemann, der u.a. Angehöriger der obersten SA-Führung war, als politisch gut fundierte Persönlichkeit eine entsprechend vorteilhafte Charakterisierung erfahren hatte."

[73] UA Bonn, MF-PA Schulemann, Dekan Redwitz an Rektor, 9.8.1945.

Königshof, nach dem Einmarsch der Besatzer in Wittekindshof nahe dem Kurort arbeiten können[74]. Er wurde „mit seinem ganzen Laboratorium und seinen Tieren mit britischen Lastwagen“ nach Bonn gebracht, ausgestattet mit einem Empfehlungsschreiben der Militärregierung[75]. Die Fortsetzung von Schulemanns Malaria-Arbeiten liege nicht nur „im deutschen Interessen, sondern im Interesse der gesamten Völker überhaupt“[76].

Das Labor wurde in der während des Krieges erworbenen Villa Soennecken, Reuterstraße 2 b, hergerichtet, sein Direktor aber musste sich nun der NS-Vergangenheit stellen[77]. Schulemann war ein durchaus geradliniger Mensch, der die wissenschaftliche Qualifikation höher als politische Einstellungen wertete. Vermutlich hatte er es sich gerade angesichts seiner Position in NSDAP und SA erlauben können, seine Unzufriedenheit mit einzelnen Entscheidungen von Parteiinstanzen, Ministerien, Behörden und Forschungsinstitutionen energisch zu formulieren. Für diese Art des Auftritts war er zwar gerügt worden und in den Berliner wie in den Münchner Zentralen durchaus zeitweilig auf Misstrauen gestoßen, doch hatten ihn seine Forschungen zur Giftgasabwehr, zu bakteriellen und zu Tropenkrankheiten geschützt[78]. Sein Bonner Malarialazarett genoss höchstes Renommee. Immerhin hatten auch die britischen Besatzer rasch erkannt, dass Schulemanns Kriegsforschung defensiver Natur war und von allgemeinem Nutzen sein konnte[79].

Um seine persönliche Integrität zu beweisen, musste Schulemann nun den nur formalen Charakter seiner Mitgliedschaften belegen. Bei der Gründung der Elberfelder Werk-SA sei er 1933 zum Eintritt in die SA bewogen worden, aufgrund seiner beruflichen Stellung rasch aufgestiegen und nach mehrjähriger Verweigerung erst 1937 der NSDAP beigetreten[80]. Gleichwohl habe er an einem internationalen wissenschaftlichen Austausch festgehalten und sei folgerichtig noch im November 1938 mit der Liverpooler Mary-Kingsley-Medaille ausgezeichnet worden[81]. Als er zögerte, kurz nach den Pogromen der „Reichskristallnacht“ nach England zu reisen, wurde er dazu ausdrücklich aufgefordert, „da seine englischen Freunde annahmen, daß er mit den Ereignissen, die sich in Deutschland abgespielt hatten, nichts zu tun habe“[82]. Dekan Ceelen versicherte im August 1945,

[74] UA Bonn, MF-PA Schulemann, Schulemann an Rektor Konen über Dekan Redwitz, 24.11.1945.

[75] UA Bonn, MF-PA Schulemann, Dekan Redwitz an Rektor, 9.8.1945.

[76] UA Bonn, MF-PA Schulemann, Dekan Redwitz an Rektor, 9.8.1945.

[77] Vgl. Kap. 2.5.2.

[78] Vgl. Kap. 6.1.

[79] Vgl. zu Hitlers Zurückhaltung in der Frage der Entwicklung von Biowaffen Erhard Geißler, Hitler und die Biowaffen, Münster 1998, passim.

[80] UA Bonn, MF-PA Schulemann, Dekan Redwitz an Rektor, 9.8.1945.

[81] UA Bonn, MF-PA Schulemann, Dekan Redwitz an Rektor, 9.8.1945.

[82] UA Bonn, MF-PA Schulemann, Dekan Redwitz an Rektor, 9.8.1945.

Schulemann habe sich ihm gegenüber „stets ganz offen“ gegen den Nationalsozialismus ausgesprochen[83].

Entscheidend waren wohl die nachweisbaren Auseinandersetzungen um die Weiterbeschäftigung von dem NS-Regime unliebsamen Medizinern. Als Dekan setzte er sich für den Martini-Assistenten Welte ein, dem die Partei „den Grad eines Dr. med. habil. streitig zu machen“ versuchte[84]. Und seinen eigenen Mitarbeiter Paul Hagemann bewahrte er sogar vor einer von einem Militärgericht ausgesprochenen Freiheitsstrafe[85]. Schulemanns während der NS-Herrschaft heruntergespielte und von Heinz Zain der Partei mitgeteilte Kontakte zu Juden wurden nun betont. Ceelen schreibt: „Schulemann hat ferner glaubhaft gemacht, daß er bis zuletzt immer noch Verbindung mit seinen jüdischen Freunden hatte und hat[,] z.B., wie er angibt, Frau Justizrat Feist und Ihrem Sohn ermöglicht, nach London zu kommen; ebenso ermöglichte er Herrn Karl Gans von der E. H. P. nach Paris zu kommen. Er hat mit Direktor Peiser von der Geigy A.G. in Basel, der früher Direktor der I. G. in Leverkusen war und den er nach Basel gebracht hatte, bis zuletzt Beziehungen unterhalten.“[86] Ceelen plädierte zumindest für Schulemanns Zulassung als Forscher. Zweifel hegte er daran, „wieweit er als Lehrer tragbar“ sei[87].

Der universitätsinterne Prüfungsausschuss schloss sich Ceelens Bewertung im Wesentlichen an und ließ seinerseits offen, ob Schulemanns „energische und impulsive Natur, die infolge ihrer etwas sprunghaften Art“ zu Feindschaften geführt habe, „ihn sofort“ für die Lehrtätigkeit geeignet mache[88]. Die Ambivalenz von Schulemanns Persönlichkeit wurde zweifellos zu seinen Gunsten gewertet. Dem Tragen der Antrittsvorlesung in SA-Uniform stand die Entfernung des gefürchteten „SS-Müller“ aus der Universität entgegen[89].

Trotzdem wurde Schulemanns Weiterbeschäftigung zunächst „vollständig verboten“[90]. Der Pharmakologe legte eine vierseitige Verteidigungsschrift vor und fand die wertvolle Unterstützung Erich von Redwitz'[91]. Bei der Antrittsvorlesung sei er „das erste und letzte Mal“ in SA-Uniform gesehen worden (Schulemann selbst gab ein zweites Tragen der SA-Uniform bei einer Straßensammlung zu)[92].

[83] UA Bonn, MF-PA Schulemann, Dekan Redwitz an Rektor, 9.8.1945.
[84] UA Bonn, MF-PA Schulemann, Gutachten Martinis, 28.7.1948.
[85] UA Bonn, MF-PA Schulemann, Dekan Redwitz an Rektor, 9.8.1945. Vgl. Kap. 2.5.2.
[86] UA Bonn, MF-PA Schulemann, Dekan Redwitz an Rektor, 9.8.1945.
[87] UA Bonn, MF-PA Schulemann, Dekan Redwitz an Rektor, 9.8.1945.
[88] UA Bonn, PA 9198 Schulemann, Gutachten des Universitätsprüfungsausschusses Weber/Ceelen/von Redwitz, 29.8.1945.
[89] UA Bonn, PA 9198 Schulemann, Gutachten des Universitätsprüfungsausschusses Weber/Ceelen/von Redwitz, 29.8.1945. Vgl. Kap. 2.5.2. und 2.17.5.
[90] UA Bonn, MF-PA Schulemann, Schulemann an Rektor Konen über Dekan Redwitz, 24.11.1945.
[91] UA Bonn, MF-PA Schulemann, Eingabe Schulemanns, 24.11.1945.
[92] UA Bonn, MF-PA Schulemann, Redwitz an Rektor Konen, 26.11.1945; ebd., Eingabe Schulemanns, 24.11.1945.

Auch habe er, Redwitz, „ihn nie mit einem Parteiabzeichen gesehen"[93]. Redwitz fährt fort: „Bald erkannten wir, dass er zu denen gehörte, die zuerst an die Hitlerbewegung geglaubt hatten, aber bald enttäuscht worden waren. [...] Nach Beginn des Krieges äusserte er wiederholt die Ansicht, dass es besser wäre den Krieg zu verlieren [...] als ihn zu gewinnen und die nationalsozialistische Führerschaft zu behalten [...]. [...] [Er] lehnte das nationalsozialistische Glaubensbekenntnis von rein humanistischen Gesichtspunkten aus ab. [...] Er verhandelte geschickt mit den Spitzen der Partei und der Armee, aber stets, soweit wir es übersehen können, nur zum Besten der Wissenschaft und der öffentlichen Gesundheit."[94]

Gegen Schulemann trat der Anatom Philipp Stöhr auf, der auf Initiative von Schulemann und Stöhrs Vorgänger Sobotta negative Gutachten über den Assistenten Kurt Harting zurückgenommen hatte[95]. Stöhr sprach nun von „politischem Druck", während Schulemann den rein sachlichen Charakter seiner Einwirkung betonte[96]. Da Stöhrs „Eignung", „objektive Gutachten abzugeben", grundsätzlich und zu Recht bezweifelt wurde, scheinen dessen Anwürfe gegen Schulemann kaum ins Gewicht gefallen zu sein[97]. Andere positiv gemeinte Stellungnahmen hätten aufgrund ihres zweifelhaften Duktus durchaus kontraproduktiv wirken können. So schrieb der Direktor des Berliner Pharmakologischen Instituts, Wolfgang Heubner über Schulemann: „Er wäre der geborene Führer der jetzt in Blüte stehenden Generation, dem alle – noch auseinander strebenden – sich willig unterordnen würden."[98]

Am 26. Januar 1946 erhielt Schulemann „den Befehl, bis zum 10. Februar die Stadt Bonn zu verlassen[99]. Bis Mai 1946 konnte er Aufschübe erwirken, dann aber musste er dem Befehl nachkommen, weil, wie ihm der Chef der Bonner Militärverwaltung Major E. G. Brown erklärte, die „general opinion" in Bonn „absolut gegen" ihn gerichtet sei[100]. Erst 1947/48 entwickelte sich die Angelegenheit zu Schulemanns Gunsten. Im Entnazifizierungsverfahren wurde der einstige Dekan in die Kategorie IV ohne Beschäftigungsbeschränkung eingereiht[101]. Daraufhin verstärkte Paul Martini seine Bemühungen um seinen mittlerweile in Braunschweig lebenden Kollegen. Nachdem er bereits im Januar 1946 bei der Militärregierung zugunsten Schulemanns Partei ergriffen hatte, wandte er sich an

[93] UA Bonn, MF-PA Schulemann, Redwitz an Rektor Konen, 26.11.1945.

[94] UA Bonn, MF-PA Schulemann, Redwitz an Rektor Konen, 26.11.1945.

[95] Vgl. Kap. 2.2.2.

[96] UA Bonn, MF-PA Schulemann, Schulemann an Dekan MF, 2.12.1945.

[97] UA Bonn, MF-PA Schulemann, Schulemann an Prüfungsausschuss der Universität Bonn, 13.9.1945 (auch ebd., MF-PA 96 Harting).

[98] UA Bonn, MF-PA Schulemann, Heubner an Dekan Bonn, 8.1.1946, Abschrift. Vgl. das wesentlich sorgfältigere zweite Gutachten Heubners: UA Bonn, PA 9198, Beurteilung Schulemanns durch Heubner, 26.4.1946.

[99] UA Bonn, PA 9198 Schulemann, Zister [?] an Schnippenkötter, 28.1.1946, Abschrift; HStA Düsseldorf, NW 355-193, Martini an Donelly/Militär-Regierung, Abt. Public Health, 27.1.1946.

[100] UA Bonn, MF-PA Schulemann, Schulemann an Dekan Redwitz, 3.5.1946. Zu Brown vgl. Vogt, Quellen, S. 437.

[101] HStA Düsseldorf, NW 355-193, Einreihungsbescheid der Militärregierung, 14.7.1947.

Rektor Noth, der seinerseits mit dem Düsseldorfer Kultusministerium Kontakt aufnahm[102]. Als über Monate keine Fortschritte zu erzielen waren, wurde Martini im Ministerium vorstellig und betonte, Schulemann habe sich „als Dekan in vielen Fällen [...] schützend vor Mitglieder der Fakultät gestellt [...], die durch die Partei Schwierigkeiten hatten“[103]. Doch weder Kultusministerin Christine Teusch noch Oberregierungsrätin Aubertin ließen sich von Martini überzeugen. Neben der, nach den Worten der von Martini aufgesuchten Teusch, die „Wiedereinstellung nahezu unmöglich“ machenden Entnazifizierungseinstufung waren es die Voten Zains und des einst ebenfalls für den Bonner pharmakologischen Lehrstuhl in Erwägung gezogenen Hellmut Weese, die Aubertin im November 1948 zu dem folgenden Aktenvermerk veranlassten:

„Insbesondere tritt Herr Professor Martini sehr für seine Wiederzulassung ein. Wie dieser mitteilt, betreibt Professor Schulemann zur Zeit seine Einstufung nach Kategorie V. Es empfiehlt sich jedoch, dem Antrag der Fakultät nicht zu entsprechen. Abgesehen davon, daß sein früherer Assistent Herr Dr. Zain glaubhaft dargelegt hat, daß ihm in einem Beleidigungsverfahren von Seiten des Reichserziehungsministeriums vorgehalten worden ist, daß die Beleidigung gegen einen so hervorragenden Nationalsozialisten wie Professor Schulemann besonders schwerwiegend sei, hat sich auf Befragen nunmehr der Pharmakologe Professor Weese, der jetzt Prorektor der Medizinischen Akademie ist, politisch gegen Professor Schulemann ausgesprochen. Er hält ihn für Bonn nicht für politisch tragbar, weist daraufhin, daß gerade für die Pharmakologie ein guter Nachwuchs vorhanden sei, daß Professor Schulemann im strengen Sinne nicht als Pharmakologe gelten könne und daß er in der Industrie, wo er zur Zeit beschäftigt ist, besser aufgehoben sei.“[104]

Am 10. Dezember 1948 teilte das Düsseldorfer Kultusministerium der Universität Bonn die Nichtberufung Schulemanns mit[105]. Doch in Bonn gab man sich nicht geschlagen, zumal Schulemann in einem Braunschweiger Entnazifizierungsverfahren nunmehr, im März 1949, die Einstufung in die Kategorie V erreichte[106]. Rektor Klauser bat eindringlich um die Erlaubnis zur „Wiederkehr“ Schulemanns[107]. Aubertin beharrte auf ihrem Standpunkt. Schulemann sei in der chemischen Industrie tätig; somit dürfte die Wiedereinsetzung „weder dem drin-

102 HStA Düsseldorf, NW 355-193, Martini an Donelly/Militär-Regierung, Abt. Public Health, 27.1.1946; ebd., MF-PA Schulemann, Martini an Rektor Noth, 1.3.1948, Durchschrift; HStA Düsseldorf, NW 355-193; ebd., Rektor Noth an Kultusminister, 17.3.1948.

103 HStA Düsseldorf, NW 355-193, Vermerk Aubertins, 2.7.1948. Über den Besuch Martinis im Ministerium am 1. Juli 1948 berichtet auch: UA Bonn, MF-PA Schulemann, Schulemann an Dekan, 5.12.1949.

104 HStA Düsseldorf, NW 355-193, Vermerk Aubertins, 30.11.1948. Zu Schulemanns Mühen um die Einreihung in die Gruppe V des Entnazifizierungsverfahrens siehe auch: UA Bonn, MF-PA Schulemann, Schulemann an Dekan MF, 24.7.1948.

105 HStA Düsseldorf, NW 355-193, Kultusminister an Rektor Bonn, 10.12.1948.

106 HStA Düsseldorf, NW 355-193, Rektor Bonn an Kultusminister, 15.6.1949.

107 HStA Düsseldorf, NW 355-193, Rektor Bonn an Kultusminister, 15.6.1949.

genden Interesse der Fakultät noch der Gerechtigkeit widersprechen"[108]. Es entspann sich ein zähes Ringen. Mit Hilfe eines Rechtsanwaltes gelang es Schulemann schließlich, sein Ziel zu erreichen[109]. Mit Erlass vom 19. Dezember 1949 wurde Schulemann wiedereingesetzt[110]. Aubertin vermerkte anlässlich von Schulemanns Vorstellungsbesuch in Düsseldorf wenige Wochen später: „Bezüglich seiner politischen Vergangenheit wies er daraufhin, daß er im Kultusministerium immer mit Herrn Klingelhöfer, der als Anitnationalsozialist bekannt gewesen sei, verhandelt habe."[111]

Zum 30. September 1956 wurde Schulemann emeritiert, am 6. Mai 1958 mit dem Großen Bundesverdienstkreuz ausgezeichnet[112].

10.2.6. Karl Schmidt

Der Augenarzt Karl Schmidt war NSDAP-Mitglied, Bonner Dozentenbundleiter, SA-Standartenführer und zeitweiliger Rektor der Universitäten Bonn und Straßburg. Wenn auch kein fanatischer Nationalsozialist, so achtete er insbesondere in Personalangelegenheiten doch auf Linientreue. Die Laufbahn des dem Zentrum nahe stehenden Chirurgen Ernst Derra suchte er mehrfach zu behindern, obwohl er dessen wissenschaftliche Qualifikation nicht anzweifelte[113].

Schmidt fand im Entnazifizierungsverfahren prominente Fürsprecher, die sich vor allem auf seine Straßburger Rektorenzeit bezogen, unter anderem den Historiker Hermann Heimpel und den Physiker Carl Friedrich von Weizsäcker, die beide 1946 in Göttingen wirkten[114]. Trotzdem war Schmidt noch im März 1948

[108] UA Bonn, PA 9198 Schulemann, Kultusministerin Teusch an Dekan MF Bonn durch Rektor Bonn, 18.7.1949, Abschrift (Durchschrift in: HStA Düsseldorf, NW 355-193).

[109] UA Bonn, MF-PA Schulemann, Schulemann an Dekan, 5.12.1949; ebd., Rechtsanwalt Wilcke an Kultusminister NRW, 18.10.1949, Durchschrift.

[110] UA Bonn, MF-PA Schulemann, Kultusministerin Teusch an Schulemanm durch Rektor, 19.12.1949, Abschrift; HStA Düsseldorf, NW 355-193, Kultusminister an Rechtsanwalt Gerhard Wilcke, 24.12.1949.

[111] HStA Düsseldorf, NW 355-193, Vermerk Aubertins, 30.1.1950.

[112] HStA Düsseldorf, NW 355-193, Emeritierungsschriftstück, Entwurf, 13.9.1956; ebd., Vermerk, 6.5.1958.

[113] Vgl. Kap. 10.2.8.

[114] HStA Düsseldorf, NW 1066, Nr. 8699, Erklärung Weizsäckers, 13.7.1946: „Ich schreibe diese Zeilen, um einen Teil einer Dankesschuld abzutragen, die ich gegenüber dem ehemaligen Rektor der Universität Straßburg, Herrn Professor Dr. Karl Schmidt, habe. Durch die Unabhängigkeit seines Urteils vom Willen vorgesetzter Stellen und durch den Mut und die Hartnäckigkeit, mit denen er stets seine Meinung verfochten hat, ist es möglich gewesen, an der von ihm geleiteten Universität Ansichten zu vertreten und eine menschliche Haltung anzunehmen, die nicht in der von der Partei gewünschten Linie lagen. Als ein Beweisstück dafür möchte ich die Geschichte meiner eigenen Berufung nach Straßburg kurz schildern. Im Februar 1941 forderte mich Herr Schmidt, den ich bis dahin nicht kannte, auf, zu Berufungsverhandlungen nach Straßburg zu kommen. Ich war darüber überrascht, weil man vielfach von der neugegründeten Universität Straßburg parteipolitisch bestimmte Berufungen erwartete. Ich selbst war aber als Schüler von Heisenberg, der im VB und im Schwarzen Corps, in letzterem als ‚weißer Jude'[,]

im Interniertenlager Balingen inhaftiert[115]. In Kriegsgefangenschaft und Internierungslager für Kriegsverbrecher verbrachte er insgesamt 39 Monate. Nur für einige Wochen konnte er zum Jahresende 1945 eine Augenarztpraxis in Tuttlingen vertretungsweise übernehmen[116].

In Balingen verfasste er eine mehrseitige Darstellung seiner persönlichen Entwicklung. Über seinen Parteieintritt 1933 bemerkte er, diesen habe die Gauleitung

angegriffen worden war, und als Vertreter der modernen Theorien der Physik (Relativitäts- und Quantentheorie), die von offizieller Parteiseite aus bekämpft wurden, bekannt. Ich habe außerdem weder der NSDAP, noch der SS, SA oder HJ jemals angehört. In meinem ersten Gespräch mit Herrn Schmidt macht[e] ich ihn sofort darauf aufmerksam, daß von Parteiseite aus diese Einwände gegen mich erhoben werden könnten. Er antwortete[,] dies alles sei ihm wohlbekannt und seine Absicht, mich zu berufen, sei davon ganz unabhängig. Insbesondere sei es seine Absicht, nur Vertreter der wirklichen modernen Physik zu berufen und sich keine Vertreter der von der Partei befürworteten ‚deutschen Physik' aufdrängen zu lassen. In der Tat stieß meine Berufung auf sehr große Schwierigkeiten. Ich wurde vom Reichserziehungsministerium und der Parteikanzlei aus abgelehnt. Für den Lehrstuhl für theoretische Physik, den ich erhalten sollte, ebenso wie für den Lehrstuhl für Experimentalphysik schlug das Ministerium eine Reihe von Vertretern der ‚deutschen Physik' vor. Die Universität Straßburg hat den Kampf um diese Besetzungen anderthalb Jahre durchgeführt und schließlich erreicht, daß die von ihr gewünschten Kandidaten die Lehrstühle erhielten. Nach allem was ich von diesen Kämpfen weiß, sind sie im wesentlichen dadurch entschieden worden, daß Herr Schmidt selbst sich persönlich mit der äußersten Entschiedenheit eingesetzt hat. Auch nachdem ich im November 1942 nach Straßburg gekommen war, war meine Lage nicht ohne Gefahren. Ich habe das Gefühl persönlicher Sicherheit, das ich trotzdem während der fast zwei Jahre meines Straßburger Aufenthaltes besaß, ebenso wie manche andere Kollegen, die sich in derselben Lage befanden, im wesentlichen deshalb gehabt, weil wir wußten, das Herr Schmidt sich für uns auch weiterhin gegenüber allen Angriffen stets aufs Äußerste einsetzen würde. Ich möchte wünschen, daß das Verdienst, das Herr Schmidt sich um viele einzelne Menschen und um die Bewahrung eines beträchtlichen Teils deutscher Wissenschaft erworben hat, auch in der Zukunft voll anerkannt wird. Über mich selbst möchte ich hinzufügen, daß ich heute mit der Bewilligung der Militärregierung Abteilungsleiter im Kaiser Wilhelm-Institut für Physik in Göttingen bin." – Ebd., „Gutachten" Heimpels, 12.7.1946: „Dr. Karl Schmidt, früher Rektor der Universität Strassburg und Ordinarius der Augenheilkunde, ist mir seit dem Frühjahr 1941 persönlich gut bekannt. Da ich selbst niemals Mitglied der NSDAP war, werde ich verhältnismässig oft gebeten, Gutachten über frühere Kollegen zu erstatten. Ich wüsste nicht, dass ich der Bitte in irgend einem Falle lieber, rückhaltloser, mit freierem Herzen entsprechen könnte als bei K. Schmidt. Dass ich selbst mich entschloss, s. Z. den Ruf nach Strassburg anzunehmen, war in dem Eindruck begründet, den ich bei den Berufungsverhandlungen von Rektor Schmidt gewann. Es war seiner mannhaften, geraden und vor allem seiner echt toleranten Art zu verdanken, dass die neue Hochschule nicht eine Parteihochburg, sondern eine echte Universität geworden ist. Immer kollegial vertrat Schmidt ohne Scheu die akademischen Interessen. Ich darf in dieser Sache umso mehr ein Urteil abgeben, als ich in Strassburg für meine unvorsichtigen Äusserungen bekannt war und in mehreren Fällen von Herrn Schmidt gedeckt worden bin. Als ich, in fast ermüdender Wiederholung, meine kirchliche Einstellung betonte, um schon bei meiner Berufung keine Unklarheit aufkommen zu lassen, respektierte das Herr Schmidt – meine Erklärungen haben dank *seinem* Eintreten meine Berufung nicht um einen Tag verzögert. Ich wünsche Herrn Schmidt, dem glänzenden und menschlich fühlenden Arzt, ich wünsche aber auch seinen Patienten, dass er bald eine Praxis aufnehmen kann."

[115] HStA Düsseldorf, NW 1066-8699, Eidesstattliche Erklärung Franzmanns, 8.3.1948, Abschrift.

[116] HStA Düsseldorf, NW 1066-8699, Deutscher Entnazifizierungsausschuss des Kreises Lemgo, 6.9.1948, Vernehmungsprotokoll, 6.9.1948.

für wünschenswert erachtet, weil er seine „bisherigen berufspolitischen Aemter" behalten sollte: „Ich bin der NSDAP gerne beigetreten, weil ich in ihr die einzige Möglichkeit sah, die innerpolitisch [sic] völlig verfahrenen Zustände in Deutschland wieder in Ordnung zu bringen. [...] Ich glaub[t]e im Jahre 1933 meinen bisher geschuldigten liberal-demokratisch-politischen Grundsätzen abschwören zu können, da die Demokratie in ihrer freiesten Spielart seit dem Jahr 1918 in Deutschland im wesentlich[en] Schiffbruch erlitten hatte und vor allen Dingen die brennenden Fragen der sozialen Not nicht zu lösen imstande war."[117] Schmidts Geschichtsbild war freilich nicht frei von Simplifizierungen, glaubte er doch, 1933 hätten sich „die meisten demokratischen Parteien" für die NSDAP ausgesprochen und „sich sogar freiwillig" aufgelöst[118].

Am 13. September 1948 wurde der Entnazifizierungsbescheid ausgestellt. Er folgt weitgehend der Verteidigungslinie Schmidts. Durch die Einstufung in die Kategorie IV war es ihm aber de facto nicht möglich, an die Universität zurückzukehren[119]. Er ließ sich als Augenarzt in Mülheim/Ruhr nieder und schaltete 1958 seinen Duz-Freund Harald Siebke ein, um seine zuvor von Dekan Herwig Hamperl angebotene, dann jedoch zunächst nicht weiter verfolgte förmliche Emeritierung zu erreichen[120]. Er blieb der Universität Bonn verbunden. 1969 dankte er für die durch den Dekan übermittelten Glückwünsche zu seinem siebzigsten Geburtstag und gedachte seiner „alten Fakultät", in der er sich 41 Jahre zuvor habilitiert hatte[121].

10.2.7. Wolfgang Riehm

Der SS-Untersturmführer Wolfgang Riehm war überzeugter Nationalsozialist und Kriegsbefürworter. Konkrete Verbrechen konnten ihm nicht nachgewiesen werden. Es war ihm zu Gute zu halten, dass er einen bedrohten Hauslehrer anstellte und auf die Gleichbehandlung aller Patienten drängte[122]. Dem Prüfungsausschuss der Universität Bonn galt Riehm im Oktober 1945 „als ein anständiger Charakter, der sich der Sympathie auch von Nichtnationalsozialisten erfreute", er beurteilte ihn aber „für eine Stellung an der Universität" als „nicht tragbar"[123].

Zu diesem Zeitpunkt befand sich Riehm bereits in einem Internierungslager, in das er aus der Kriegsgefangenschaft am 15. Mai 1945 eingeliefert worden war.

[117] HStA Düsseldorf, NW 1066-8699, Schmidt an Kreisuntersuchungsausschuss für politische Säuberung Balingen, 11.3.1948.

[118] HStA Düsseldorf, NW 1066-8699, Schmidt an Kreisuntersuchungsausschuss für politische Säuberung Balingen, 11.3.1948.

[119] HStA Düsseldorf, NW 1066-8699, Case Summary Karl Schmidt, 13.9.1948.

[120] UA Bonn, MF-PA Schmidt, Schmidt an Siebke, 17.7.1958.

[121] UA Bonn, MF-PA Schmidt, Schmidt an Dekan MF, o.D., eingeg. 11.11.1969.

[122] Vgl. Kap. 2.15.3.

[123] UA Bonn, PA 7429 Riehm, Gutachten Riehm des Universitätsprüfungsausschusses von Weber/von Redwitz/Ceelen, 12.10.1945.

Mehr als anderthalb Jahre später, am 22. Dezember 1947 wurde er entlassen, nachdem ihn das Spruchgericht Recklinghausen „wegen Zugehörigkeit zur SS [...] zu einer Geldstrafe von 3000 RM“ verurteilt hatte, die „durch die erlittene Internierungshaft für verbüsst erklärt wurde“[124]. Dieses Urteil wurde durch Beschluss des Obersten Spruchgerichts in Hamm am 23. Juni 1948 aufgehoben und an das Spruchgericht in Recklinghausen zurückverwiesen[125]. Hier wurde Riehm am 1. September 1948 frei gesprochen. In der Urteilsbegründung spielte eine wesentliche Rolle, dass Riehm vorgab, sich um einen – nicht möglichen – Austritt aus der SS bemüht zu haben. 1936/37 hatte sich nämlich herausgestellt, „dass ein Vorfahr seiner Ehefrau (Urgrossvater oder Urgrossmutter) nicht arisch gewesen war“; eine Scheidung lehnte er ab[126]. Der Urteilsbegründung zufolge „kam eine Art von Kompromiss zu stande, wonach der Angeklagte mitsamt seiner Familie zwar aus dem Sippenverband der SS ausgeschlossen, ihm für seine Person aber gestattet wurde, bei besonderen Angelegenheiten die Uniform der SS tragen zu dürfen“[127]. Trotz Riehms angeblichem Rückzug aus der SS war er noch im Herbst 1939 zum SS-Sanitätsuntersturmführer befördert worden[128]. Der Freispruch 1948 gründete letztlich auf einem Mangel an Beweisen. Riehm konnte nicht nachgewiesen werden, „Kenntnis von der Verwendung seiner Organisation zu verbrecherischen Handlungen gehabt zu haben“[129]. Am 21. Oktober 1948 wurde Riehm vom Entnazisierungs-Hauptausschuss des Stadtkreises Bonn „völlig entlastet“ und „in die Gruppe V“ eingestuft[130].

Riehm war nicht in der Lage, gänzlich befriedigende Zeugnisse über sein Verhalten in der NS-Zeit beizubringen. Selbst das mit bestem Willen geschriebene Testat des von ihm einst angestellten Hauslehrers Paul Franken kommt nicht umhin, Riehms ehrlichen Glauben an den Nationalsozialismus zu erwähnen[131]. Andere Gutachten, etwa das von Riehms Kollegen Philipp Stöhr, ließen Vorbehalte erkennen oder berichteten von Kleinigkeiten, die freilich belegen, dass Riehm ein gewisses Maß an Toleranz beibehielt. Dieser durch die Beschäftigung des politisch verfolgten Hauslehrers am eindringlichsten dokumentierte Wesens-

[124] UA Bonn, PA 7429 Riehm, Urteil der Spruchkammer 1 des Spruchgerichts Recklinghausen, 1.9.1948, Abschrift (auch in: HStA Düsseldorf, NW 1049/51741). – Siehe auch: UA Bonn, MF-PA Riehm, Hessisches Staatsministerium/Der Minister für politische Befreiung an Entnazisierungs-Hauptausschuss Bonn, 7.5.1947; ebd., Dekan MF an Hessisches Staatsministerium/Der Minister für politische Befreiung, 25.6.1947.

[125] UA Bonn, PA 7429 Riehm, Urteil der Spruchkammer 1 des Spruchgerichts Recklinghausen, 1.9.1948, Abschrift (auch in: HStA Düsseldorf, NW 1049/51741).

[126] UA Bonn, PA 7429 Riehm, Urteil der Spruchkammer 1 des Spruchgerichts Recklinghausen, 1.9.1948, Abschrift (auch in: HStA Düsseldorf, NW 1049/51741).

[127] UA Bonn, PA 7429 Riehm, Urteil der Spruchkammer 1 des Spruchgerichts Recklinghausen, 1.9.1948, Abschrift (auch in: HStA Düsseldorf, NW 1049/51741).

[128] UA Bonn, PA 7429 Riehm, Urteil der Spruchkammer 1 des Spruchgerichts Recklinghausen, 1.9.1948, Abschrift (auch in: HStA Düsseldorf, NW 1049/51741).

[129] UA Bonn, PA 7429 Riehm, Urteil der Spruchkammer 1 des Spruchgerichts Recklinghausen, 1.9.1948, Abschrift (auch in: HStA Düsseldorf, NW 1049/51741).

[130] UA Bonn, MF-PA Riehm, Dekan Grütz an Rektor, 29.1.1949, Abschrift.

[131] Vgl. Kap. 2.15.3.

zug findet beispielsweise Bestätigung durch die Pförtnerin Christine Hippchen, die, so Schwester Grzembke, „von der Partei nichts wissen wollte“ und in ihrem „Zimmer ein Kreuz und ein Mutter-Gottes[-]Bild“ aufhängte[132]: „R. besichtigte das Zimmer, er hat kein Wort darüber verloren, noch hat er gefragt: Wo ist denn das Bild des Führers?“[133] Tatsächlich scheint Riehm niemanden wegen seines Glaubens oder seiner politischen Überzeugungen angesprochen zu haben. Nach Hippchen trat er Ordensschwestern und Geistlichen freundlich gegenüber, nach der eidesstattlichen Erklärung seines Bonner Assistenten Otto Proeller hat er in Gießen den für seinen betonten Katholizismus bekannten Assistenten Feldhaus „gedeckt“[134]. Riehm war den Entlastungszeugnissen zufolge außerordentlich hilfsbereit. Die „ausgebombte“ Assistenzärztin Martha Triller nahm er mit Kind und Kinderfrau in seinen Haushalt auf, löste im September 1944 sogar ihr Dienstverhältnis, obwohl ihm das untersagt gewesen sein soll[135].

Da an Riehms Geradlinigkeit und seiner Menschenfreundlichkeit im Umgang mit der unmittelbaren Umgebung kaum Zweifel bestanden, gab es durchaus Überlegungen, den einstigen Klinikdirektor wieder in die Universität einzugliedern. Damit aber wurde der Grundsatz berührt, älteren ehemaligen SS-Angehörigen auf keinen Fall die Rückkehr an die Medizinische Fakultät zu erlauben.

Lediglich bei jungen Medizinern hat sich die Fakultät zur Wiederaufnahme durchgerungen[136]. In seinem Bestand gefährdet war der Grundsatz noch nicht, Paul Martini signalisierte Riehm in einem Gespräch am 14. November 1948 aber doch, „dass nicht aller Tage Abend sei“ und keineswegs ausgeschlossen sei, „dass er nicht nach Jahren wieder in die Fakultät aufgenommen werden könnte“[137]. Zugleich machte Martini jedoch deutlich, dass eine Eingruppierung in die Entnazifizierungsstufe V der Unbelasteten auf „eine Einrichtung der Alliierten“ zurückgehe und nicht unbedingt die Grundlage für eine Wiedereinsetzung in Ämter bilde, derer man nach dem Ende des NS-Regimes enthoben worden sei[138].

Die durch den Fall Riehm ausgelöste Diskussion wurde auf der Fakultätssitzung vom 28. Januar 1949 beendet. Mit 14 gegen 2 Stimmen verabschiedete die Fakultät eine eindeutige Stellungnahme, in der es heißt: „Die Fakultät ist durchaus bereit, Herrn Prof. Riehm die persönliche Integrität insofern zuzubilligen, als er an den Handlungen und Gesinnungen dieser Organisation [der SS, R.F.] offenbar keinen Anteil genommen hat. Die Fakultät ist sich aber gleichwohl

132 HStA Düsseldorf, NW 1049/51741, Eidesstattliche Erklärung Hedwig Grzembke, 12.5.1947; ebd., Eidesstattliche Erklärung Christine Hippchen, 21.5.1947.

133 HStA Düsseldorf, NW 1049/51741, Eidesstattliche Erklärung Christine Hippchen, 21.5.1947.

134 HStA Düsseldorf, NW 1049/51741, Eidesstattliche Erklärung Christine Hippchen, 21.5.1947; ebd., Eidesstattliche Erklärung Otto Proeller, 7.7.1947.

135 HStA Düsseldorf, NW 1049/51741, Eidesstattliche Erklärung Martha Triller, 17.6.1947.

136 Vgl. Kap. 10.2.11.

137 UA Bonn, MF-PA Riehm, Aktenvermerk Martinis, 18.11.1948.

138 UA Bonn, MF-PA Riehm, Aktenvermerk Martinis, 18.11.1948: „Deshalb kann sich die Fakultät wie auch das Ministerium nicht darauf einlassen, aus den Einstufungen absolut bindende Voraussetzungen zu ziehen.“

der hohen Verantwortung und Gefahr für den Ruf der Universitäten im In- und Auslande bewusst, die darin liegt, dass frühere Angehörige dieser berüchtigten Organisation, die die Ehre und das Ansehen der deutschen Wissenschaft vernichtet oder zum mindesten auf das schwerste geschädigt hat, wieder in akademischen Lehrkörpern Aufnahme finden. Sie ist der Überzeugung, dass die wohlwollende Beurteilung der Einzelperson und des Einzelfalles ihre Grenzen finden muss an der grundsätzlichen Verpflichtung der Universität, in einer nach aussen erkennbaren Form von jener geistigen Einstellung abzurücken, die die deutsche Wissenschaft in einen, [wenn] überhaupt, dann nur schwer und langsam wieder gutzumachenden Verruf gebracht hat. [...] Die Fakultät kann sich daher aus grundsätzlichen Erwägungen nicht entschliessen, der Wiederaufnahme früherer SS-Angehöriger in den Lehrkörper ihre Zustimmung zu geben, soweit es sich um ältere, hauptamtlich angestellte gewesene Hochschullehrer handelt."[139] Die Fakultät bedauerte ausdrücklich, dass von übergeordneten Instanzen zu diesem Problemfeld keine Richtlinien vorgelegt worden seien[140].

Riehm akzeptierte diesen Grundsatzentscheid nicht und bat im November 1949 Dekan Ullrich „nochmals um eine wohlwollende Prüfung der Sachlage"[141]. Ihm antwortete umgehend und mit der Bitte um Diskretion Paul Martini. Er riet zu Geduld, da „im Augenblick [...] die Zeit noch nicht reif" sei[142]. Bestehe Riehm auf einer Behandlung seiner Angelegenheit, müsse das Ergebnis zu seinem, Martinis, Bedauern negativ ausfallen[143].

Als Riehm ein halbes Jahr später „unter dem Druck der äußeren Verhältnisse" erneut um eine Rückkehr in seinen „wissenschaftlichen Beruf" bat, lehnte Dekan Ullrich ab[144]: „Die Fakultät [...] bedauert[,] dem [...] Ersuchen, mit einem Empfehlungsschreiben an alle westdeutschen Medizinischen Fakultäten Sie ohne weiteres wieder als tragbar zu erklären, nicht entsprechen zu können, da dies mit der Meinung der meisten Fakultätsmitglieder nicht im Einklang stehen würde."[145] Die Fakultät fand sich jedoch bereit, maßvolle Empfehlungsschreiben aus der Feder Ullrichs an die Dekane in Erlangen und Würzburg zu richten[146].

139 UA Bonn, MF-PA Riehm, Dekan Grütz an Rektor, 29.1.1949, Abschrift.

140 UA Bonn, MF-PA Riehm, Dekan Grütz an Rektor, 29.1.1949, Abschrift.

141 UA Bonn, MF-PA Riehm, Riehm an Dekan Ullrich, 7.11.1949, Abschrift.

142 UA Bonn, MF-PA Riehm, Martini an Riehm, 11.11.1949, Abschrift.

143 UA Bonn, MF-PA Riehm, Martini an Riehm, 11.11.1949, Abschrift.

144 UA Bonn, MF-PA Riehm, Riehm an Ullrich, 25.6.1950.

145 UA Bonn, MF-PA Riehm, Dekan Ullrich an Riehm,15.7.1950, Durchschrift.

146 UA Bonn, MF-PA Riehm, Dekan Ullrich an Riehm,15.7.1950, Durchschrift. – Ebd., Dekan Ullrich an Dekan MF Erlangen, 15.7.1950: „In einer Stellungnahme zu seinem Entnazifizierungsverfahren hat die Fakultät Herrn Riehm trotz seiner formalen Zugehörigkeit zur S.S. eine persönliche Integrität insofern zugebilligt, als er an den zersetzenden Gesinnungen und Handlungen dieser Organisationen offenbar keinen Anteil genommen hat. [...] Gegen seinen Freispruch von der aktiven Mitgliedschaft bei einer verbrecherischen Organisation bestehen daher keine Erinnerungen [sic; gemeint wohl Einwendungen], sodass wir es begrüssen würden, wenn ihm als verdienstvollem Forscher und beliebtem Lehrer wieder ein seinen ärztlichen Fähigkeiten und menschlichen Qualitäten entsprechendes Tätigkeitsfeld eröffnet werden könnte."

Nachdem Riehm im April 1951 durch Kultusministerin Teusch formell in den Ruhestand versetzt worden war, setzte sich im Mai 1951 Dekan Hermann Eyer sogar in einem Schreiben an das bayerische Kultusministerium für Riehm ein[147]. Alle diese Bemühungen waren nicht von Erfolg beschieden, so dass man Riehm 1953 denn doch zumindest einen besoldeten Lehrauftrag erteilen wollte. Doch das Düsseldorfer Kultusministerium bewilligte lediglich eine Vergütung von 100 DM monatlich, was die Fakultät „als unwürdig“ empfand und um eine Erhöhung der Vergütung auf 250 DM bat[148]. Riehm aber kehrte „nicht mehr nach Bonn zurück“[149].

10.2.8. Ernst Derra

Ernst Derra hatte als überzeugter Katholik zunächst versucht, der nationalsozialistischen Partei und ihren Organisationen auszuweichen. Als aber seine Ausbildung zum Chirurgen und später seine wissenschaftliche Laufbahn gefährdet wurden, war er zur Anpassung bereit. 1937 trat er der NSDAP bei[150]. Dies, die offenkundig falsche Bezichtigung, er sei ein fanatischer Parteigenosse gewesen und vor allem sein Amt als Sturmführer im NSFK führten im September 1947 zur Einstufung Derras in die Entnazifizierungsklasse III, nachdem er am 20. November 1945 zunächst von der britischen Militärregierung für die Tätigkeit an der Universität Bonn zugelassen worden war[151]. Dass es „reine Ironie“ war, Derra, „der im Kampf gegen den Faschismus mehr als einmal seine Stellung und seinen Kopf gewagt hat, jetzt unter die Parteimitglieder“ zu rechnen – so sein langjähriger Chef und Beschützer vor NS-Willkür Erich von Redwitz – musste nun mühsam nachgewiesen werden[152].

Tatsächlich konnte er sowohl auf die Zeugnisse der nichtnationalsozialistischen Professoren von Redwitz, Martini, Ceelen, Stöhr, Brinkmann und Konen verweisen, als auch Belege für seine Hilfsbereitschaft gegenüber „Ausländern, Juden und von der Gestapo Verfolgten“ beibringen[153]. Paul Elwinger bezeugte bereits

147 UA Bonn, PA 5314 Langenbeck, gez. Teusch/Kultusminister an Universitätshauptverwaltung Bonn, 4.4.1951, Abschrift; ebd., MF-PA Riehm, Dekan Eyer an Staatsrat Meinzolt/Kultusministerium München, 22.5.1951, Durchschrift.

148 UA Bonn, MF-PA Riehm, Dekan MF an Kultusministerium Düsseldorf, 11.4.1953, Durchschrift.

149 Spitznas, Augenklinik, S. 189.

150 Vgl. Kap. 3.2.3.

151 HStA Düsseldorf, NW 1002-Med, Nr. 12141, Sitzungsprotokoll Berufungskammer für den Entnazifizierungsausschuss Stadtkreis Düsseldorf, 8.1.1948; ebd., Bescheinigung des Rektors, 4.12.1945; ebd., Einreihungsbescheid der britischen Militärregierung, 12.9.1947.

152 HStA Düsseldorf, NW 1002-Med, Nr. 12141, Redwitz an Rektor, 31.7.1945 (Duplikat auch in: UA Bonn, PA Derra). Siehe auch: UA Bonn, MF-PA Pohlisch, Redwitz an Rektor Konen, 5.7.1947.

153 HStA Düsseldorf, NW 1002-Med, Nr. 12141, „Beilage“ Derras, o.D. [Juli/August 1945?]. – Siehe auch: ebd., „Abschlussgutachten“ des Prüfungsausschusses gez. von Weber, o.D. [nach Juli 1945; vor 14.11.1946, dem Datum einer Abschrift in UA Bonn, PA Derra]; MHI Bonn, NL

am 4. Juli 1945, dass Derra und seine Helfer ihn sowie seine Frau als „politische deportierte Luxemburger" nach ihrer Flucht aus Hönningen „im Bunker Dransdorf aufnahmen" und bis zu ihrer „Befreiung durch die Amerikaner versteckten, ernährten und last not least mit den englischen Nachrichten versorgten"[154]. Elwinger fährt fort: „Auch mancher Deserteur, den wir dort sahen, wird Ihnen jetzt für sein Leben danken."[155]

Zugunsten von niederländischen Zwangsarbeitern, die vergeblich eine Zuchthausbefreiung geplant hatten, intervenierte Derra vor dem Obersten Gericht im Haag und konnte ihnen zu Freisprüchen und milden Bestrafungen verhelfen[156]. Der zum Widerstand zählende Paul Franken, Privatlehrer im Hause Riehm, fand von November 1944 bis Anfang März 1944 die Möglichkeit, sich in Derras „Wohnung verborgen" zu halten[157]. Sein Urteil war besonders wertvoll, bezeichnete Franken doch Derra als „einen fanatischen Gegner des dritten Reiches", mit dem er ausländische Sender gehört habe, entweder in Derras Wohnung oder in der von Rechtsanwalt Hermann Müller[158].

Bekannt war schon im „Dritten Reich", dass Derra den „Mittelpunkt der bei der Universitätsklinik beschäftigten Ausländer" bildete und mit diesen, so der junge Jurist Hubert Classen 1948, „offen antinazistische Gespräche" führte[159]. Der im November 1937 als Medizinalpraktikant an das Marienhospital gelangte Luxemburger Emil Noesen bekräftigte dies und erklärte Derra sogar zu einem „aufrich-

Martini, Anklagen, Verteidigungen und Gutachten nach dem Krieg, Gutachten Martinis, 4.11.1946. Vgl. Kap. 3.2.3.

[154] HStA Düsseldorf, NW 1002-Med, Nr. 12141, Paul Elwinger an Derra, 4.7.1945, Abschrift (auch in: UA Bonn, PA Derra). Siehe auch UA Bonn, PA Derra, „Beilage" Derras, o.D. [nach 1944]: „Dem mir länger bekannten Dr. Paul Elwinger und seiner Frau [...], der ebenfalls aus Luxemburg zwangsevakuiert war und auf dem rechten Rheinufer wohnen musste, habe ich beim Herannahen der Amerikaner Unterschlupf gewährt, damit er möglichst rasch in alli[i]erte Kontrolle kam."

[155] HStA Düsseldorf, NW 1002-Med, Nr. 12141, Paul Elwinger an Derra, 4.7.1945, Abschrift (auch in: UA Bonn, PA Derra).

[156] HStA Düsseldorf, NW 1002-Med, Nr. 12141, Sitzungsprotokoll Berufungskammer für den Entnazifizierungsausschuss Stadtkreis Düsseldorf, 8.1.1948. – Siehe auch: ebd., Hermin Schipper an Derra, Hilversum, 11.4.[1944?], Abschrift (auch in UA Bonn, PA Derra); HStA Düsseldorf, NW 1002-Med, Nr. 12141, P. Peerenboom an Derra, Amsterdam, 12.5.1944, Abschrift (auch in UA Bonn, PA Derra). In einer undatierten Erklärung Derras (UA Bonn, PA Derra) aus der Nachkriegszeit heißt es: „Die beiden an der chirurgischen Klinik Bonn beschäftigten Holländer Schipper und Peerenboom wurden im Sommer 1943 wegen angeblicher Spionage verhaftet. Durch meine Bemühungen wurden beide aus der Haft in Bonn entlassen, Peerenboom erst nach Bürgschaftsleistung meinerseits. In meiner Abwesenheit wurden beide später wieder verhaftet. Ein Schreiben von mir an die verhandelnde Gerichtsbehörde in Holland [...] hat wesentlich dazu beigetragen, dass Schipper nach 7-monatlicher [sic] Untersuchungshaft freigesprochen und Peerenboom nur zur 2 Monaten Haft verurteilt wurde."

[157] HStA Düsseldorf, NW 1002-Med, Nr. 12141, Sitzungsprotokoll Berufungskammer für den Entnazifizierungsausschuss Stadtkreis Düsseldorf, 8.1.1948.

[158] HStA Düsseldorf, NW 1002-Med, Nr. 12141, Eidesstattliche Erklärung Paul Frankens, 10.7.1947, Abschrift.

[159] HStA Düsseldorf, NW 1002-Med, Nr. 12141, Sitzungsprotokoll Berufungskammer für den Entnazifizierungsausschuss Stadtkreis Düsseldorf, 8.1.1948.

tigen Freund" vieler Luxemburger, bei dem man „ruhig ein politisches Wort riskieren" konnte[160]. Classen wusste zu bestätigen, dass der in linken luxemburgischen Zeitungen publizierende Jean Nickels bei Derra „Schutz" fand[161]. Derra selbst berichtete, wie er im September 1944 eine Jüdin namens Wolsberg, die auf der Flucht in Euskirchen bei einem Luftangriff schwer verletzt wurde, zu retten versuchte. Er hätte sie nach vier Tagen Klinikaufenthalt melden müssen, konnte sie aber mit Hilfe des Bonner Münsterkaplans Brauns und mit Wissen von Assistent Korth sowie Schwester Maria Katzinski unerkannt in das nichtstaatliche Elisabethkrankenhaus bringen lassen[162]. Derra war mit Ratschlägen auch am Verbergen der Familie des von den Nationalsozialisten als Jude betrachteten Otto Meyer, des Besitzers der Bonner Fahnenfabrik, sowie anderer Verfolgter durch „Frau Landwirtschaftsrat Dahlem, Bonn. Rheinbacherstr. 39" beteiligt[163]. Dem ersten Nachkriegsrektor Heinrich Konen zufolge ist es Derra sogar gelungen, nationalsozialistische Patienten „zur Kirche" zurückzuführen[164].

Im Januar 1948 zeigte sich die Berufungskammer für den Entnazifizierungsausschuss Stadtkreis Düsseldorf von den entlastenden Aussagen überzeugt und stufte Derra in die Kategorie V ein[165].

10.2.9. Kurt Pohlisch

Seit August 1945 beschäftigten sich die Verantwortlichen der Universität mit der Personalie Kurt Pohlisch. Als T 4-Gutachter und förderndes SS-Mitglied war er einer der am stärksten belasteten Professoren der Universität. Für Dekan von Redwitz hing die Beurteilung Pohlischs freilich nicht von seiner politischen Haltung, sondern „vom Gesichtspunkt seiner Einstellung zum Rassismus und zur

[160] HStA Düsseldorf, NW 1002-Med, Nr. 12141, Bescheinigung Noesens, 8.11.1946. Vgl. Kap. 3.4.4.. – Noesen nennt als weiteren Derra entlastenden Zeugen den Luxemburger Chirurgen Christophe Mouton.

[161] HStA Düsseldorf, NW 1002-Med, Nr. 12141, Sitzungsprotokoll Berufungskammer für den Entnazifizierungsausschuss Stadtkreis Düsseldorf, 8.1.1948. Vgl. Kap. 3.4.4. – Siehe auch UA Bonn, PA Derra, „Beilage", o.D. [nach 1944]: „Der Familie Direktor Dr. Nickels, zwangsweise aus Luxemburg evakuiert, habe ich während ihres Exils in Bonn mit Rat und Tat zur Seite gestanden. Die Eltern Nickels sind bei einem Fliegerangriff in Bonn tot geblieben."

[162] UA Bonn, PA Derra, „Beilage" Derras, o.D. [nach 1944].

[163] UA Bonn, PA Derra, „Beilage" Derras, o.D. [nach 1944]. Zum Schicksal des promovierten Juristen und getauften Juden Otto Meyer vgl. Horst[-]Pierre Bothien, „Die getauften Meyers". Otto Meyer und die „Bonner Fahnenfabrik" im Nationalsozialismus, in: Bonner Geschichtswerkstatt, H. 1 (1999), S. 16–23, S. 22 f. – Es handelte sich um Maria Dahlem, geborene Radermacher. In Meyers Aufzeichnungen „Meine Erlebnisse in den Jahren 1933–1945", die er im Januar 1946 niedergeschrieben hat, taucht der Name Derra – anders als der von Maria Dahlem – nicht auf (Stadtarchiv Bonn, Typoskript).

[164] HStA Düsseldorf, NW 1002-Med, Nr. 12141, Sitzungsprotokoll Berufungskammer für den Entnazifizierungsausschuss Stadtkreis Düsseldorf, 8.1.1948.

[165] HStA Düsseldorf, NW 1002-Med, Nr. 12141, Sitzungsprotokoll Berufungskammer für den Entnazifizierungsausschuss Stadtkreis Düsseldorf, 8.1.1948.

Euthanasiefrage“ ab[166]. Diese zu klären war eines der wichtigsten Anliegen des universitätsinternen Prüfungsausschusses unter Hellmuth von Weber. Er holte auf Redwitz' Anregung unter anderem bei Pohlischs früherer Vorlesungsassistentin E. Schneider Auskunft. Sie berichtete, die „Euthanasie“ sei zwar im psychiatrischen Kolleg angesprochen worden, Pohlisch aber habe sich einer Stellungnahme enthalten[167]. Der Psychiater selbst stellte dies später als Strategie dar, um bei den Studierenden überhaupt Zweifel an den NS-Gesetzen zu wecken[168]. Einige Studierende, darunter auch der 1941 eine Vorlesung seines Kollegen hörende Zahnmediziner Wilhelm Balters, schilderten später Pohlisch sogar als jemanden, der sich in Lehrveranstaltungen eindeutig auf die Seite der „Euthanasie“-Gegner stellte[169].

Doch Pohlischs Verhalten war so eindeutig, wie es seine Mitarbeiter und Kollegen schildern, nicht. Der 1947 in Düsseldorf lebende Arzt Wild gab dem dortigen Entnazifizierungsausschuss zu Protokoll, Pohlisch habe „in seinen Vorlesungen an der Universität Bonn für den Nationalsozialismus geworben“, „den ‚Stürmer‘ in seinen Vorlesungen zitiert, Artikel daraus vorgelesen und die Studenten zum Bezug des ‚Stürmers‘ aufgefordert“[170]. Unmittelbar vor dem Einmarsch der amerikanischen Truppen war es Florin Laubenthal, der gegenüber Aloys Schmitz davon sprach, dass „Pohlisch sich aktiv und verantwortlich für die Euthanasie eingesetzt habe“[171]. Schmitz fährt in seiner Aufzeichnung vom 15. September 1945 fort: „Da zu dem Zeitpunkte, als sich die Aktion gegen die Geisteskranken abgespielt hat, Prof. Laubenthal in Bonn anwesend gewesen war

166 UA Bonn, MF-PA Pohlisch, Dekan Redwitz an von Weber/Universitätsuntersuchungsausschuss, 28.8.1945.

167 UA Bonn, MF-PA Pohlisch, Schneider an Weber/Universitätsprüfungsausschuss, 11.10.1945, wo Schneider über eine Begebenheit gegen Ende des Sommersemesters 1944 berichtet: Es „meldete sich ein Student und verlangte Auskunft über Folgendes: Man höre, dass aus Anstalten mit Geisteskranken Patienten in eine andere Anstalt verlegt würden und nach einiger Zeit komme an die Angehörigen die Nachricht, der Kranke sei verstorben. Man sei allgemein der Ansicht, dass die Kranken nicht eines natürlichen Todes gestorben seien. Herr Prof. Pohlisch selbst äusserte sich nicht zu dieser Frage, sondern richtete sich an den Hörerkreis und bat um weitere Äusserungen und Stellungnahme. Es gab dann bis zum Ende des Kollegs eine lebhafte Diskussion, an der Herr Prof. Pohlisch sich selbst durch Reden nicht beteiligte, sondern er wiederholte lediglich häufiger die Frage, ob jemand noch etwas dazu zu sagen habe. Nach dem Kolleg sprach ich ganz kurz mit Herrn Prof. Pohlisch über den Verlauf und äusserte mich über das Unerquickliche der Situation. Die Antwort von Herrn Prof. Pohlisch kann ich nicht mit Sicherheit wörtlich wiedergeben, aber sie lautete wohl dem Sinne nach: ‚Konnte ich etwas dazu sagen?'“

168 UA Bonn, MF-PA Pohlisch, „Äusserungen über meine Tätigkeit als Psychiater und Neurologe“, 25.3.1946.

169 UA Bonn, MF-PA Pohlisch, Erklärung Wolf Weinland, 21.2.1946, Abschrift; ebd., Erklärung Gerda Weinland geb. Hartmann, 6.3.1946, Abschrift; ebd., Erklärung Walter Heinen, 11.3.1946, Abschrift; ebd., Erklärung Herbert Caesar, 8.3.1946, Abschrift; ebd., Balters an Pohlisch, 5.4.1946; ebd., Erklärung Franz-Josef Kauw, 13.4.1946; weitere Erklärungen in: HStA Düsseldorf, NW 1049-48516.

170 HStA Düsseldorf, NW 1049-48516, Aktennotiz für den Entnazifizierungsausschuss, 17.1.1947, Abschrift.

171 HStA Düsseldorf, NW 1049-48516, Aufzeichnung Schmitz', 15.9.1945.

und er der engste Mitarbeiter von Prof. Pohlisch in der Nervenklinik ist, war eine solche Behauptung nicht ohne Bedeutung. Ich habe mich aber mit ihr trotzdem erst näher beschäftigt, als Med. Rat Gierlich von der Prov. Heil- und Pflegeanstalt, mit dem ich kurz nach der Besetzung Bonns zusammentraf, mir das Gleiche erzählte“[172]. Schmitz' Niederschrift entlastet Pohlisch jedoch zugleich. Pohlisch habe nämlich 1940 angeordnet, den „Kreis der ‚hoffnungslosen Pflegefälle‘ aufs Äusserste zu beschränken, wobei er andeutungsweise auf die Bestrebungen gewisser radikaler Kreise (SS) hinwies, eine sog. Euthanasie gesetzlich einzuführen“[173]. Schmitz fährt fort: „Da Prof. Pohlisch bei dieser Gelegenheit auch Willkürakte gewisser Gauleiter gegen Anstalten erwähnte [...], gewann ich den Eindruck, dass die Fragebogen eine Reaktion einleiten sollten gegen eine erneute Einmischung Unberufener in das Anstaltswesen“[174]. Klarheit über die Bedeutung der Fragebögen, die den T 4-Gutachtern als Grundlage für Entscheidungen über Leben und Tod dienten, erlangte Schmitz erst allmählich[175].

Nach der Darstellung Schmitz' könnte der Eindruck entstehen, Laubenthal habe nach dem Ende des NS-Regimes Pohlischs Verhalten angeprangert. Dem war nicht so. Laubenthal, zu dessen „Leitfaden der Neurologie“ Pohlisch ein Geleitwort verfasst und in dessen dritter Auflage Laubenthal den Sieg „der deutschen und europäischen Waffen“ beschworen hatte, bescheinigte Pohlisch 1947 Kritik an Wissenschaftsminister Rust, Kontakte zu dem jüdischen Nervenarzt Berkenau und Assistentenförderung nach dem Leistungsprinzip[176]. Auch habe es keine Behinderung der seelsorgerischen Tätigkeit durch Pohlisch gegeben; den kritischen Punkt „Euthanasie“ erwähnte er nicht[177].

1945 suchte sich Pohlisch aus britischer Internierung zu verteidigen, sprach auf vier Seiten von seiner demokratischen Erziehung, Kontakten ins Ausland und zu Juden sowie Schwierigkeiten mit der Linie der NSDAP[178]. Wissenschaftlich habe er „Rassenfragen“ im Erbinstitut „grundsätzlich“ ausgeschlossen. „Fördernde eugenische Maßnahmen“ habe er ergriffen, in Epilepsie- und Sterilisierungsfragen besonders strenge Maßstäbe angelegt[179]. Insgesamt hinterlässt bereits diese erste Rechtfertigung den Eindruck einer unaufrichtigen Selbstdarstellung. Zugleich erklärte sich Pohlisch zur „Euthanasie-Frage“[180]. Unter Betonung der internationalen Einbindung seiner Forschungen zitierte Pohlisch aus seinem Vor-

[172] HStA Düsseldorf, NW 1049-48516, Aufzeichnung Schmitz', 15.9.1945.

[173] HStA Düsseldorf, NW 1049-48516, Aufzeichnung Schmitz', 15.9.1945.

[174] HStA Düsseldorf, NW 1049-48516, Aufzeichnung Schmitz', 15.9.1945.

[175] HStA Düsseldorf, NW 1049-48516, Aufzeichnung Schmitz', 15.9.1945.

[176] HStA Düsseldorf, NW 1049-48516, Bescheinigung Laubenthals, 20.1.1947; Pohlisch, Geleitwort; Laubenthal, Leitfaden, S. 6. – Laubenthals Leitfaden erschien auch in der Bundesrepublik in mehreren Auflagen (unter anderem 6. erw. u. verb. Aufl. Stuttgart 1956).

[177] HStA Düsseldorf, NW 1049-48516, Bescheinigung Laubenthals, 20.1.1947.

[178] UA Bonn, MF-PA Pohlisch, Stellungnahme Pohlischs zum Nationalsozialismus, 13.10.1945.

[179] UA Bonn, MF-PA Pohlisch, Stellungnahme Pohlischs zum Nationalsozialismus, 13.10.1945; Kontakte Pohlischs zu Juden werden bestätigt in: HStA Düsseldorf, NW 1049-48516, Erklärung Hartischs, 18.1.1947.

[180] UA Bonn, MF-PA Pohlisch, Stellungnahme Pohlischs zur Euthanasie-Frage, 13.10.1945.

trag, den er auf dem wegen des sich abzeichnenden Kriegsbeginns abgebrochenen Genetiker-Kongress in Edinburgh (29./30. August 1939) nicht mehr halten konnte und der in „Der Erbarzt" veröffentlicht wurde[181]. In ihm hatte sich Pohlisch in der Tat vom Vulgärdarwinismus abgewandt, auf eine eindeutige Stellungnahme zur persönlichen Haltung jedoch verzichtet[182]. Hingegen bemerkte Pohlisch 1945 unter direktem Bezug auf den Edinburgher Vortrag, „bestimmte Geisteskrankheiten zu sterilisieren" sei nach seiner Auffassung „sittlich berechtigt"[183]. Diese Position hat er während des „Dritten Reichs" wiederholt vertreten[184].

Seine Mitarbeit in der Reichsarbeitsgemeinschaft für die Heil- und Pflegeanstalten (RAG) in Berlin schilderte Pohlisch 1945 mit größter Distanz. Über die erste von ihm besuchte Sitzung im April 1940 schreibt er: „In den Diensträumen der RAG im Hochhaus am Potsdamer Platz wurde mir und etwa 10–12 anderen Psychiatern eröffnet, dass es sich um die Vernichtung von lebensunwertem Leben handele, und zwar um die Besprechung von Änderungen eines Gesetzes, das bereits bestehe und schon angewendet werde. [...] Ich bewahrte die äussere Haltung, war jedoch innerlich völlig erschüttert. Nach meiner ärztlichen und religiös-ethischen Auffassung der Frage musste ich ablehnen."[185] Glaubt man dem ebenfalls anwesenden Curt Schmidt, wurde von Pohlisch – und Panse – „ein recht leidenschaftlicher Widerspruch" formuliert[186]. Pohlisch vertrat die Auffassung, sich am „Euthanasie"-System beteiligen zu sollen, um – so gab er 1945 zu verstehen – mildernden Einfluss zu gewinnen. Die heute als „Heidelberger Protokolle" bekannten Papiere, die die abschließenden Beratungen über die „Euthanasie"-Gesetzentwürfe vom Oktober 1940 dokumentieren, lassen freilich „keine Kritik, sondern eine konstruktive Mitarbeit an der Legalisierung der Krankentötungen erkennen"[187]. Auch Pohlisch lehnte den „Gnadentod" für Menschen, die „an einer unheilbaren, sich (?) oder andere stark belästigenden [...] Krankheit" litten, nicht ab[188].

In Pohlischs „Stellungnahme zur Euthanasie-Frage" vom Oktober 1945, der von Pfarrer Hillert das Zeugnis ausgestellt wurde, sie entspräche „bis in alle Einzelheiten den Tatsachen", heißt es[189]: „Mittlerweile erzählten Kollegen aus anderen Provinzen von zwangsweisen Entfernungen vieler Kranker aus Anstalten ohne Einverständnis der Direktoren und von dem bald darauffolgenden [sic] Tod

[181] UA Bonn, MF-PA Pohlisch, Stellungnahme Pohlischs zur Euthanasie-Frage, 13.10.1945. Vgl. Kap. 7.3.

[182] UA Bonn, MF-PA Pohlisch, Stellungnahme Pohlischs zur Euthanasie-Frage, 13.10.1945.

[183] UA Bonn, MF-PA Pohlisch, Stellungnahme Pohlischs zur Euthanasie-Frage, 13.10.1945.

[184] Vgl. UA Bonn, MF-PA Pohlisch, Gutachten des Bonner Entnazifizierungsausschusses Gatermann/Bleibtreu/Claessens/Becker/Grütz, o.D.

[185] UA Bonn, MF-PA Pohlisch, Stellungnahme Pohlischs zur Euthanasie-Frage, 13.10.1945; siehe auch: HStA Düsseldorf, NW 1049-48516, Bescheinigung Curt Schmidts, 23.1.1947.

[186] HStA Düsseldorf, NW 1051-201, Erklärung Schmidts, 10.10.1946. Vgl. Kap. 10.2.10.

[187] Leipert, „Euthanasie", S. 121; vgl. Müller-Hill, Wissenschaft, S. 42 ff. und S. 106 f.; Roth/Aly, Legalisierung, S. 52.

[188] Zit. n. Weingart/Kroll/Bayertz, Rasse, S. 443.

[189] HStA Düsseldorf, NW 1049-48516, Pfarramtliches Zeugnis Hillerts, 23.10.1945.

solcher Kranken. Man müsse sich, auch als völliger Gegner der Tötung unwerten Lebens, einschalten, um keine Gelegenheit zu versäumen, zu retten, was gerettet werden könne. Die von uns vorgebrachten energischen Widersprüche gegen das Gesetz überhaupt erwiesen sich als völlig vergeblich. [...] Sämtliche Anwesende entschlossen sich im Interesse der Kranken, sich nicht von vornherein auszuschliessen, zumal wir ja nur als Sachverständige geladen seien. Nur ein mir bekannter Kollege schied aus, wobei ich ihn entscheidend unterstützte."[190] Auf der anschließenden Sitzung in der Reichskanzlei will Pohlisch mit anderen den Kreis der zur Tötung vorgesehenen Personen deutlich verkleinert haben. Sämtliche „Erkrankungen des Rückbildungsalters" sollten nicht zur „Euthanasie" führen: „Die ethische Begründung, dass ein mit Arbeit ausgefülltes Leben nicht so enden dürfe, wurde anerkannt."[191] Pohlisch reklamierte weitere „Einschränkungen" der nationalsozialistischen „Euthanasie"-Vorhaben für sich. Bei Schizophreniekranken müsse der „Endzustand der völligen Verblödung [...] für mindestens 5 Jahre gesichert sein", bevor sie getötet werden könnten[192]. „Von Schwachsinnigen" sollten „nur vegetierende Idioten in Betracht" kommen, „die zu keinerlei Arbeitsleistung fähig" seien[193]. Anderen „Forderungen" wie dem „grundsätzlichen Ausschluss von Frauen, die geboren haben", sei nicht entsprochen worden[194]. Hingegen erreichte Pohlisch nach seiner Aussage von 1945 die Möglichkeit zur Zurückstellung von zur „Euthanasie" vorgesehenen Patienten aus wissenschaftlichen Gründen sowie das „subtile Sicherheitsverfahren", nach dem drei Gutachter auf der Grundlage von Fragebögen unabhängig voneinander zu dem gleichen Ergebnis gelangen mussten[195]. Dieses komplizierte System nutzte Pohlisch nach seinen Aussagen 1945 zugunsten der Kranken, gab gleichzeitig aber zu, einige Patienten den „besonderen Beobachtungsabteilungen" zugewiesen zu haben, die als Zwischenstation zur Tötung anzusehen sind: „Eine Verzögerung des Sichtungsverfahrens überhaupt versuchte ich dadurch zu erreichen, dass ich Fragebogen mit besonders dürftigem Inhalt als nicht genügend ausgefüllt bezeichnete. Von den mehreren hundert Fragebogen habe ich nur wenige Kranke als für die Beobachtungsstation in Betracht kommend bezeichnet. Die von mir als zu dürftig bezeichneten Fragebogen sind mir nicht wieder zugeschickt worden. Noch auffälliger war, dass die Zustellung nach Monaten überhaupt ausblieb und zwar ohne irgendeine Mitteilung, obwohl die Aktion weiterlief. Aus diesen Tatsachen musste ich schließen, dass ich ausgeschaltet worden war."[196]

Pohlisch, der nach eigener Aussage anderen Anstaltsleitern Hinweise zum Boykott der „Euthanasie"-Aktion gab, hat als Gutachter den Tod einer unbe-

[190] UA Bonn, MF-PA Pohlisch, Stellungnahme Pohlischs zur Euthanasie-Frage, 13.10.1945.
[191] UA Bonn, MF-PA Pohlisch, Stellungnahme Pohlischs zur Euthanasie-Frage, 13.10.1945.
[192] UA Bonn, MF-PA Pohlisch, Stellungnahme Pohlischs zur Euthanasie-Frage, 13.10.1945.
[193] UA Bonn, MF-PA Pohlisch, Stellungnahme Pohlischs zur Euthanasie-Frage, 13.10.1945.
[194] UA Bonn, MF-PA Pohlisch, Stellungnahme Pohlischs zur Euthanasie-Frage, 13.10.1945.
[195] UA Bonn, MF-PA Pohlisch, Stellungnahme Pohlischs zur Euthanasie-Frage, 13.10.1945.
[196] UA Bonn, MF-PA Pohlisch, Stellungnahme Pohlischs zur Euthanasie-Frage, 13.10.1945.

stimmten Zahl von geistig Kranken mitverantwortet[197]. An der von ihm geleiteten Anstalt seien höchstens 60 Patienten der „Euthanasie" zum Opfer gefallen[198]. Der Pohlisch tief verehrende und dessen Darstellung uneingeschränkt stützende Assistent Günter Elsäßer erklärte 1946, Pohlisch habe ihm noch während des Krieges erklärt, „dass er stolz darauf sei, eine grosse Zahl von Geisteskranken dadurch vor der Euthanasie gerettet zu haben, dass er ihr Krankenblatt mit einem Vermerk habe versehen lassen, dass sie wegen ihrer Wichtigkeit für Forschung und Unterricht nicht verlegt werden dürften"[199]. Später wurde Elsäßer noch konkreter. Durch die auch nach außen hin bekannt gemachte strenge Verpflichtung der Ärzte durch Pohlisch an, jede Diagnose als „gesichert", „wahrscheinlich", „zweifelhaft" oder „nicht zu stellen" zu kennzeichnen, sei „gerade im Hinblick auf das Erbgesundheitsgesetz [...] jeder Arzt zu äusserster Vorsicht, Sorgfalt und Genauigkeit bei Diagnostizieren verpflichtet worden."[200]

Bereits in diesem frühen Papier offenbart Pohlisch die Verteidigungsstrategie, die er auch in den späteren Jahren immer wieder verfolgte[201]. Er gestand eine scheinbar geringe Zahl von Toten in seinem Verantwortungsbereich zu, um sein Wirken, das Schlimmeres verhüten sollte, als milde erscheinen zu lassen. An der Richtigkeit seines Weges erlaubte er keinen Zweifel, sondern griff Zweifler scharf an. Im Oktober 1945 liest sich dies so: „Aus der Bonner Anstalt konnten leider etwa 50–60 Kranke nicht gerettet werden. Bei einem Bestand von 1100 und einem Zugang von etwa 3000–4000 Kranken während der Zeit der Aktion ergibt dies einige Prozent, also sicherlich einen sehr geringen Bruchteil im Vergleich zu vielen Anstalten anderer Provinzen. [...] Wie billig ist es für manche Aussenstehende, zu urteilen, wenn sie sich nur theoretisch für das Wohl von Kranken einzusetzen haben und nicht in Zwangslagen und Konflikte versetzt werden. Für mich besteht kein Zweifel, dass ich durch mein ganzes Verhalten das Leben von sehr vielen Kranken gerettet habe. Mehr zu erreichen als ich erreicht habe, war mir nicht möglich. [...] Ich persönlich würde, noch einmal unter denselben Verhältnissen vor die Entscheidung gestellt, mich wiederum einschalten, um bei dieser Aktion, die jeder ärztlichen Ethik widersprach, als Arzt zu retten, was überhaupt zu retten ist."[202]

In den Unterlagen finden sich mehrere Zeugnisse von Weggefährten Pohlischs. Neben der Vorlesungsassistentin Schneider und damaligen Studierenden war es Provinzialobermedzinalrat Geller, der Pohlischs Bemühen um niedrige Opfer-

[197] Vgl. Kap. 7.3.

[198] UA Bonn, MF-PA Pohlisch, Stellungnahme Pohlischs zur Euthanasie-Frage, 13.10.1945.

[199] UA Bonn, MF-PA Pohlisch, Erklärung Günter Elsäßer, 21.3.1946, Abschrift.

[200] HStA Düsseldorf, NW 1049-48516, Nachtrag zu Elsäßers Erklärung vom 21.3.1946, 22.4.1946; siehe ähnlich: ebd., Erklärung Gellers, 24.4.1946.

[201] Siehe als frühes Beispiel UA Bonn, MF-PA Pohlisch, Pohlisch an Laubenthal, 6.8.1945, Abschrift sowie für die Zeit nach 1945 ebd., „Äusserungen über meine Tätigkeit als Psychiater und Neurologe", 25.3.1946.

[202] UA Bonn, MF-PA Pohlisch, Stellungnahme Pohlischs zur Euthanasie-Frage, 13.10.1945.

zahlen bestätigte[203]. Pohlischs langjährige Sekretärin Tilli Hartisch erinnerte sich an zwei zum Tode verurteilte deutsche Soldaten – einen Deserteur und einen Amokläufer –, die der Klinikdirektor durch Gutachten habe retten können[204]. Mit Abscheu habe er von Fällen gesprochen, bei denen Eltern ihre kranken Kinder hatten „los werden" wollen[205]. Seine erbbiologisch-technische Assistentin am Provinzialinstitut, Herta Schmitz, betonte, Pohlisch habe sie beschäftigt und ihr geholfen, obwohl ihr Vater, Stadtschulrat Niemann, „seit 1934 ohne Pension aus politischen Gründen entlassen" sei[206].

In einer ersten Bewertung übernahm der Vorsitzende des universitätsinternen Prüfungsausschusses Hellmuth von Weber Pohlischs Argumentation: „Er hat bei der Wahl, durch Begutachtung bei der Tötung einer kleinen Zahl Geisteskranker mitzuwirken, oder durch Untätigbleiben den Tod einer grossen Zahl nicht zu verhindern, sich für das kleinere Übel entschieden. Diese Gewissensentscheidung kann ich ihm nicht vorwerfen."[207] Auch Dekan von Redwitz kam zu keinem strengen Urteil und riet Pohlisch trotz seines schlechten Gesundheitszustandes im Februar 1946, rasch nach Bonn zu kommen und sich von Paul Martini behandeln zu lassen. Große Hoffnungen machte Redwitz Pohlisch dennoch nicht. „Die Siebung" werde nach „sehr strengen Gesichtspunkten vorgenommen"; Psychiater würden „aufs genaueste geprüft"[208]. Entsprechend zwiespältig fiel das ungewöhnlich lange Gutachten des universitätsinternen Prüfungsausschusses aus. Es würdigte ausführlich die Pohlisch entlastenden Beweisstücke. Klar war aber auch, dass Pohlisch trotz aller eindämmenden Bemühungen zu denjenigen zählte, der per Federstrich von ihm persönlich nie untersuchte Menschen dem Tod überantwortete und aus dessen Klinik Patienten in Tötungsanstalten verbracht wurden. Pohlisch hatte „größeres Unheil verhütet" und war doch ein Täter[209]. Milder formulierten es die Gutachter 1946: „Zusammenfassend ist der Ausschuß der Ansicht, daß die Neigung von Prof. P. zum Nationalsozialismus aus einer gewissen Unsicherheit des politischen Urteils, vielleicht auch aus einer gewissen Schwäche größer gewesen ist, als unvermeidbar war. Doch hat er in seiner beruflichen und wissenschaftlichen Haltung auf psychiatrischem Gebiet, wo sich die

203 UA Bonn, MF-PA Pohlisch, Eidesstattliche Erklärung Gellers, 21.10.1945 (auch in: HStA Düsseldorf, NW 1049-48516): „Die Bonner Anstalt gehört zu den Anstalten, die die wenigsten Opfer zu beklagen haben. Etwa 50–60 Kranke sind hier weggeholt und in Hadamar getötet worden. Diese Zahl ist klein – so furchtbar an sich die Tatsache ist – im Vergleich mit anderen Anstalten. Dass die Opfer nicht schwerer waren, ist z. Teil den Bemühungen von Prof. Pohlisch zu danken."

204 UA Bonn, MF-PA Pohlisch, Erklärung Tilli Hartisch, 23.10.1945.

205 UA Bonn, MF-PA Pohlisch, Erklärung Tilli Hartisch, 23.10.1945.

206 UA Bonn, MF-PA Pohlisch, Eidesstattliche Erklärung Herta Schmitz, geb. Niemann, 30.3.1946. – Siehe auch: HStA Düsseldorf, NW 1049-49526, Erklärung Georgia Vetlas', 22.1.1947 (auch ebd., NW 1049-48516).

207 UA Bonn, MF-PA Pohlisch, Weber/Prüfungsausschuss an Dekan MF, 20.1.1946.

208 UA Bonn, MF-PA Pohlisch, Redwitz an Pohlisch, 7.2.1946, Durchschlag.

209 UA Bonn, MF-PA Pohlisch, Gutachten des universitätsinternen Prüfungsausschusses von Weber/von Redwitz/Ceelen/Martini, 2.5.1946.

Einflüsse des Nationalsozialismus besonders fühlbar machten, einen gewissen Widerstand entgegengesetzt und dadurch hemmend gewirkt."[210]

Der Bonner Entnazifizierungsausschuss zeigte sich deutlich kritischer und stellte zu Recht fest, dass Pohlisch „Massnahmen zur Erbbiologie[,] insbesondere die Zwangssterilisierung[,] grundsätzlich gebilligt hat"[211]. Nur der dem Ausschuss angehörende Dermatologe Otto Grütz widersetzte sich der Verschärfung des universitären Gutachtens durch ein Sondervotum[212]. In der nächsten Instanz, im Hauptentnazifizierungsauschuss der Stadt Bonn, fand Pohlisch mehr Fürsprecher. Nach einem Lokaltermin in der Provinzial-Heil- und Pflegeanstalt im April 1947 und zahlreichen Einzelverhören kam man hier zu dem Schluss, Pohlisch habe „sich in den aktiven Widerstand der Anstalt gegen die Vernichtung eingeschaltet" und würdigte beinahe ausschließlich die Pohlisch entlastenden Punkte[213]. Wenig später, im Mai 1947, fand sich Ernst Lemmer, der zweite Vorsitzende der CDU, bereit, Pohlisch eine „demokratische Gesinnung" zu bescheinigen[214].

Doch es gab auch Ankläger. So ließ das in Patientenkreisen gebildete „Komitee der Provinzial-Heil- und Pflegeanstalt" 1946 wissen, zu Hitlers Geburtstag habe Pohlisch einmal einen Vortrag zum Thema „Wie kam ich zu Hitler" gehalten[215]. Er habe gerne Ehrungen der NSDAP entgegengenommen und Personalvorschlägen der Partei entsprochen[216]. Zur Deportation merkte das Komitee an: „Betr. der

[210] UA Bonn, MF-PA Pohlisch, Gutachten des universitätsinternen Prüfungsausschusses von Weber/von Redwitz/Ceelen/Martini, 2.5.1946.

[211] UA Bonn, MF-PA Pohlisch, Gutachten des Bonner Entnazifizierungsausschusses Gatermann/Bleibtreu/Claessens/Becker/Grütz, o.D. [1946] (auch in: HStA Düsseldorf, NW 1049-48516). – Zu Pohlischs Unzufriedenheit mit dem Ausschuss unter seinem Vorsitzenden Becker siehe HStA Düsseldorf, NW 1049-48516, Stellungnahme Pohlischs, 18.2.1947; ebd., Aufzeichnung Pohlischs „Erbbiologische Tätigkeit", 5.4.1947; ebd., Aufzeichnung Pohlischs „Euthanasiefrage", 4.4.1947.

[212] UA Bonn, MF-PA Pohlisch, „Bemerkungen" Grütz' zum Gutachten des Bonner Entnazifizierungsausschusses Gatermann/Bleibtreu/Claessens/Becker/Grütz, o.D. [1946] (auch in: HStA Düsseldorf, NW 1049-48516).

[213] HStA Düsseldorf, NW 1049-48516, Entscheidung des Hauptentnazisierungsausschusses der Stadt Bonn o.D. [1947]; siehe auch ebd., Niederschrift über des Ergebnis des Lokaltermins am 10.4.1947, o.D.

[214] HStA Düsseldorf, NW 1049-48516, Lemmer an Pohlisch, 22.5.1947, Abschrift.

[215] HStA Düsseldorf, NW 1049-48516, „Bemerkung" des Komitees der Provinzial-Heil- und Pflegeanstalt, 16.8.1946.

[216] HStA Düsseldorf, NW 1049-48516, „Bemerkung" des Komitees der Provinzial-Heil- und Pflegeanstalt, 16.8.1946: „Von der NSDAP wurde angeblich verlangt[,] das[s] der Ortsgruppenleiter Demmer Peter zum O. Pfleger u. der Betriebsobmann der DAF Meis Hans zum Abtlg. Pfleger befördert wurden. Der nicht [sic] PG Eudenbach[,] dem die Stelle zugesagt und auch die Arbeit schon ausführte, mußte zu gunsten [sic] der PG zurücktreten. Es ist nicht bekannt[,] das[s] Pohlisch [sich] für den Kollege[n] eingesetzt hat." – Der Pfleger Johann Meis hatte sich am 4. Mai 1933 als Nachfolger seines zurückgetretene Michael Abels zum Vorsitzenden des Betriebs- und Angestelltenrates wählen lassen (ARK Bonn, Ordner Union, i.V. gez. Schaumburg an Landeshauptmann Düsseldorf, 8.5.1933). Abels wurde Schriftführer (ebd., Meis an Direktor der Provinzial-Heil- und Pflegeanstalt Bonn, 4.5.1933). Pfleger Peter Demmer war nach der Auflösung des Betriebsrats im April 1933 vom Fachschaftsleiter Bonn-Stadt mit der

Aktion von Vernichtungen der Geisteskranken hat ein Dr. Pafferath nach einem Transport von solchen Kranken nach Andernach, in Gegenwart von Pfleger Schätzer u. Schappert erklärt, dass Prof. Pohlisch die Vernichtungsaktion befürworte. Pohlisch ging es bei der von ihm angegebenen Rettungsaktion der Geisteskranken doch hauptsächlich darum, genügend Kranke für Unterrichtszwecke zur Verfügung zu haben, weniger darum, die Kranken vor der Vernichtung zu schützen."[217] Der Erstpfleger Schätzer wurde wiederum nach Aussagen Panses von Panse selbst und Pohlisch 1944 geschützt, nachdem er sich offen zu seiner NS-Gegnerschaft bekannt hatte[218].

Verantwortliche Köpfe wie Erich von Redwitz wollten Kurt Pohlisch auf keinen Fall mehr an der Universität sehen – zumal mit dem einst verfolgten Hans Gruhle ein herausragender Nachfolger zur Verfügung stand. Pohlisch aber sprach im Sommer 1947 in Bonn vor. Er war weder suspendiert noch entlassen worden, sondern „krank aus dem Felde zurückgekommen" und konnte nun sogar ein Entlastungszeugnis des Entnazifizierungsoberausschusses sowie der englischen Militärregierung vorlegen[219]. Er betonte, 1934 Gruhle nicht „geschädigt" zu haben, weil an Gruhle kein Ruf nach Bonn ergangen sei[220].

Bald darauf aber wurde Pohlisch verhaftet und gemeinsam mit Friedrich Panse wegen Verbrechens gegen die Menschlichkeit angeklagt. In zwei Prozessen vor dem Düsseldorfer Schwurgericht sprach man ihn am 24. November 1948 und am 27. Januar 1950 wegen erwiesener Unschuld frei[221]. Die Richter schlossen sich weitgehend Pohlischs Darstellung an, nach der er Schlimmeres habe verhüten können. Trotz des Freispruchs im ersten Verfahren war Pohlisch mit der Urteilsbegründung alles andere als zufrieden. Wo von Pohlischs und Panses Mithilfe bei der Planung der „Euthanasie" in Berlin die Rede war, merkte er auf dem ihm übermittelten gedruckten Exemplar an: „Keine Planung, sondern Störung der Planung"[222].

Wahrnehmung der Geschäfte beauftragt worden (ebd., i.V. Schaumburg an Landeshauptmann Düsseldorf, 22.4.1933).

217 HStA Düsseldorf, NW 1049-48516, „Bemerkung" des Komitees der Provinzial-Heil- und Pflegeanstalt, 16.8.1946 (Fehler in Rechtschreibung und Zeichensetzung korrigiert).

218 HStA Düsseldorf, NW 1049-48516, Eidesstattliche Erklärung Panses, 5.2.1947.

219 UA Bonn, MF-PA Pohlisch, Redwitz an Rektor Kohnen, 5.7.1947.

220 HStA Düsseldorf, NW 1049-48516, Pohlisch an Entnazifizierungshauptausschuss Stadtkreis Bonn, 15.8.1947.

221 UA Bonn, MF-PA Pohlisch, Erklärung Pohlisch, 14.8.1950; ebd., Rechtsanwalt Hungershausen an Kultusminister NRW, 17.8.1950 (auch in: HStA Düsseldorf, NW 15-258). Ebd. wird Pohlisch „als hervorragender Widerstandskämpfer" bezeichnet. – ALVR Brauweiler, MF 14, Nr. 14953, Urteilsbegründung Schwurgericht Düsseldorf, Strafsache gegen Creutz, Weißenfeld, Rohde, Pohlisch, Panse, 27.1.1950; siehe auch die zahlreichen Dokumente in: HStA Düsseldorf, NW 15-258; ALVR Brauweiler, MF 14, Nr. 16966.

222 Privatbesitz Linda Orth, Urteilsbegründung, Schwurgericht Düsseldorf, Strafsache gegen Creutz, Weißenfeld, Rohde, Pohlisch, Wesse, Wrona, Müllender, 24.11.1948, S. 44, Anmerkung Pohlischs. – Das Verfahren gegen Pohlisch, Panse und andere mit den Urteilen vom 24. November 1948 und 23. Juli 1949 ist auch dokumentiert in: Adelheid L. Rüter-Ehlermann/ C. F. Rüter (Bearb.), Justiz und NS-Verbrechen. Sammlung deutscher Strafurteile wegen nationalsozialistischer Tötungsverbrechen 1945–1966, III, Die vom 08.07.1948 bis zum

Zeugnisse dankbarer Patienten und deren Angehöriger halfen, das Bild eines großen, gütigen Arztes zu zeichnen[223]. Manche Appelle, so von bekannten Psychiatern des „Dritten Reichs" wie Ernst Kretschmer und Werner Villinger, die eine Wiedereinsetzung Pohlischs zum Ziel hatten, erreichten Fakultät und Kultusministerium[224]. Der erste Präses der evangelischen Kirche im Rheinland, Heinrich Held, prangerte im Oktober 1950 das „Pohlisch zugefügte Unrecht und die durch die Anklage erlittene Einbuße seines Rufes" an, forderte „Wiedergutmachung" und Pohlischs Einsetzung „in seine Professur"[225]. Während die Medizinische Fakultät sich bald aktiv für eine Wiedereinstellung Pohlischs einsetzte – am 20. Februar 1951 mit Fakultätsbeschluss –, lehnte das die nordrhein-westfälische Landesregierung ab[226]. Sie tat dies unter anderem unter Berufung auf ein Schreiben Otto Löwensteins, in dem dieser vor den negativen Folgen einer erneuten Anstellung Pohlischs für „die Wiedereingliederung der deutschen Psychiatrie in das internationale Wissenschaftsgefüge" warnte[227].

Das Land Nordrhein-Westfalen unterlag jedoch in einem weiteren Gerichtsverfahren, so dass Pohlisch durch Urteil vom 19. Juni 1952 rückwirkend zum 1. April 1949 sein altes Ordinariat wieder übernahm[228].

Hans Gruhle musste ein zweites Mal die Leitung der Nervenklinik aufgeben[229]. Ludwig Peters hatte Gruhle im Herbst 1945 als Abgesandter der Universität den

30.01.1949 ergangenen Strafurteile. Lfd. Nr. 074–114, Amsterdam 1969, lfd. Nr. 102, S. 102a-1–102b-20.

223 UA Bonn, MF-PA Pohlisch, Erklärung Aenne Gierlich, 19.10.1947 (Abschrift auch in: HStA Düsseldorf, NW 15-258); ebd., Sophie Wilmers an Martha Pohlisch, 23.4.1948 (Abschrift auch in: HStA Düsseldorf, NW 15-258).

224 UA Bonn, MF-PA Pohlisch, Kretschmer an Kultusministerin Teusch, 31.12.1951; ebd., Dekan Dirscherl an Rechtsanwalt Hungershausen, 15.3.1952, Durchschlag. – Ebd., i.A. Busch/ Kultusministerium NRW an Pohlisch, 8.3.1952, Abschrift („Ihren Einspruch vom 21. Dezember 1949 gegen meine Entscheidung vom 25. November 1949 […], durch die Sie in den Ruhestand versetzt worden sind, weise ich hiermit auf Grund des Kabinettsbeschlusses vom 19. Januar 1952, in dem zum Ausdruck kommt, dass Sie Ihren Lehrstuhl […] in Bonn wegen Ihrer nationalsozialistischen Einstellung erhalten haben, zurück.").

225 HStA Düsseldorf, NW 15-258, Präses Held an Kultusministerium/Düsseldorf, 27.10.1950. Held erhielt keine Antwort und erinnerte über ein Jahr später an seine Intervention (ebd., Held an Teusch, 11.2.1952).

226 UA Bonn, MF-PA Pohlisch, Dekan Dirscherl an Kultusminister NRW, 21.1.1952, Durchschrift.

227 ALVR Brauweiler, MF 14, Nr. 16969, Löwenstein an Sozialminister NRW, 5.8.1951.

228 UA Bonn, PA 7058 Pohlisch, Öffentliche Sitzung der 2. Kammer des Landesverwaltungsgerichts Düsseldorf, 19.6.1952 (auch in: HStA Düsseldorf, NW 15-258). Als Zeuge vor Gericht trat Wilhelm Dirscherl auf. – Siehe die zahlreichen Dokumente in: HStA Düsseldorf, NW 15-258; ALVR Brauweiler, MF 14, Nr. 16969.

229 Dieser Deutung widersprach Dekan Dirscherl freilich energisch (HStA Düsseldorf, NW 15-258, Dirscherl an Kultusministerin, 21.1.1952): „Nachdem die Frau Kultusminister Herrn Professor Gruhle für die Zeit nach seinem Rücktritt einen besoldeten Lehrauftrag zugesagt und Herr Professor Gruhle einen Antrag auf Wiedergutmachung gestellt hat, ist das praktisch Erreichbare geschehen. Wenn Professor Pohlisch wieder in sein vorher innegehabtes Amt eingesetzt wird, so handelt es sich auch hier wiederum nicht um eine ‚Verdrängung', sondern diesmal um eine zwangsläufige Folge früherer Ereignisse."

einstimmig zustande gekommenen Fakultätsbeschluss übermittelt, ihn zur Rückkehr nach Bonn zu bitten – als Ordinarius und Klinikdirektor[230]. Gruhle entsprach dem Ansinnen, lehrte bereits im Sommersemester 1946 in Bonn und glaubte sich im Sommersemester 1947 berufen, als ihn der zum Kultusminister aufgestiegene Rektor Konen in Düsseldorf und Bonn empfing[231]. Einen Ruf nach Berlin lehnte er unterdessen ab[232]. Doch schriftlich wurde Gruhle die Berufung nie bestätigt[233]. Am 26. September 1952 teilte der Rektor dem Kultusministerium mit, Kurt Pohlisch sei „mit Wirkung vom 1. Oktober 1952“ wiedereingesetzt, die Zahlungen an Gruhle seien „mit Ende September 1952 einzustellen“[234]. Aufmerksame Beobachter waren entsetzt. Gruhles Schüler Karl Jaspers, für den sich der Fall als Machtkampf zwischen Ministerien und Ämtern darstellte, hatte bereits im Sommer 1948 nicht ohne Pathos dem Dekan mitgeteilt: „Solche Männer wie Gruhle sind doch einfach unersetzliche Kostbarkeiten. Nur die noch vorhandenen Forscher können vielleicht über das grosse Erziehungsvakuum hinweg unsere Überlieferung wahren. Solche Männer sind nicht ohne weiteres da.“[235]

Auch neue Beschuldigungen zu Lasten Pohlischs änderten nichts mehr. Vor allem der im Krieg als Chefarzt und Leiter des Reservelazaretts Köln-Hohenlind tätige Clemens Dieckhöfer machte Pohlisch zum Vorwurf, er habe sich positiv zu dem Propagandafilm „Ich klage an“ geäußert und somit die „Euthanasie“ unheilbar Kranker befürwortet[236]. Aber auch für Pohlisch günstige Schreiben gingen ein. So bestätigte der emeritierte Frankfurter Psychiater Karl Kleist, nach 1945

[230] HStA Düsseldorf, NW 15-258, Gruhle an Dekan MF Bonn, 23.5.1950, Abschrift (Original in: UA Bonn, MF-PA 91 <1> Gruhle).

[231] HStA Düsseldorf, NW 15-258, Gruhle an Dekan MF Bonn, 23.5.1950, Abschrift (Original in: UA Bonn, MF-PA 91 <1> Gruhle).

[232] HStA Düsseldorf, NW 15-258, Gruhle an Dekan MF Bonn, 23.5.1950, Abschrift (Original in: UA Bonn, MF-PA 91 <1> Gruhle). – Siehe auch: UA Bonn, MF-PA 91 (1) Gruhle, Martini an Redwitz, 3.4.1947.

[233] Zu den jahrelangen Bemühungen, „eine beide Teile ehrende Lösung“ zu finden, so Dekan Hermann Eyer in einem Schreiben an das Kultusministerium am 28. Februar 1951, vgl. zahlreiche Dokumente in: HStA Düsseldorf, NW 15-258 und auch in den Personalakten Gruhle im UA Bonn.

[234] HStA Düsseldorf, NW 15-258, Rektor/Bonn an Kultusminister/Düsseldorf, 26.9.1952. Siehe auch: UA Bonn, MF-PA 91 (2), Finanzminister Weitz/Düsseldorf an Dekan Eyer, 20.12.1950; ebd., Dekan MF an Finanzminister Weitz/Düsseldorf, 19.1.1951, Durchschlag.

[235] UA Bonn, MF-PA 91 (2) Gruhle, Jaspers an Dekan MF, 29.7.1948. Siehe auch ebd., Dekan Martini an Jaspers, 11.9.1948.

[236] HStA Düsseldorf, NW 15-258, Dieckhöfer an Kultusministerium NRW, 9.10.1950 (Abschrift auch in: UA Bonn, MF-PA Pohlisch); UA Bonn, MF-PA Pohlisch, Aktennotiz Otto Ullrich, 4.10.1950; ebd., Pohlisch an Dekan MF, 17.10.1950 (auch in: HStA Düsseldorf, NW 15-258); UA Bonn, MF-PA Pohlisch, Elsäßer an Dekan MF, 16.10.1950 (auch in: HStA Düsseldorf, NW 15-258); UA Bonn, MF-PA Pohlisch., Panse an Dekan Eyer, 24.10.1950 (auch in: HStA Düsseldorf, NW 15-258). – Wolfgang Liebeneiners zweistündiger Spielfilm „Ich klage an“ von 1941 ist der Agitationsfilm des „Dritten Reichs“ zur „Euthanasie“. Vordergründig wird „nur“ die Tötung auf Verlangen thematisiert. Vgl. Schmidt, Films, S. 28 f. mit weiteren Literaturhinweisen.

Pohlisch mehrfach für ein Ordinariat vorgeschlagen zu haben, auch für seine eigene Nachfolge[237].

Nach seinem frühen Tod am 6. Februar 1955 veröffentlichte die Universität – für die Medizinische Fakultät zeichnete Dekan Gustav Korkhaus – einen Nachruf, in dem man Bedauern über die Entwicklung erkennen mag: „Er vereinigte in Personalunion die Leitung der Nervenklinik, der Provinzial Heil- und Pflegeanstalt, der damaligen Provinzialanstalt für seelisch-abnorme Kinder und des Rhein. Prov.-Institutes für psych.-neurologische Erbforschung, das er begründete. [...] Das vor dem Kriege durch Zusammenfassung der vier genannten psychiatrisch-neurologischen Institute entstandene Forschungszentrum, aus dem zahlreiche Arbeiten klinischer und erbbiologischer Art, angeregt durch ihn, hervorgegangen sind, wurde mit Kriegsende aus administrativen Gründen aufgehoben. Es blieb ihm die Leitung der Univ.-Nervenklinik."[238]

Noch 1955 sprang Hans Gruhle „mit seiner erstaunlichen Frische erneut in die Bresche und vertrat den Lehrstuhl bis Dezember 1956"[239]. Gruhle, dem längst der Beiname „Gewissen der Psychiatrie" zuerkannt worden war, starb im Oktober 1958[240]. Im offiziellen Nachruf der Universität – unter Rektor Steudel und Dekan Gütgemann – fand seine Konkurrenzsituation zu Pohlisch erstaunlicherweise Erwähnung. Auch hieß es dort, Gruhle habe seine Wissenschaft in einer Weise verfolgt, die sich „für den akademischen Entwicklungsgang beschämenderweise hinderlich" ausgewirkt hätte[241].

10.2.10. Friedrich Panse

Kurt Pohlischs engem Mitarbeiter Friedrich Panse gelang es nach dem Ende des NS-Regimes ebenfalls, in eine Hochschullaufbahn zurückzukehren. Obwohl T 4-Gutachter, Nationalsozialist und engagiert lehrender Rassenhygieniker fanden sich rasch Stimmen, die Panse zu entlasten bereit waren. Äußerungen wie die des oppositionellen Ernst Derra blieben die Ausnahme: „Seine Anschauung über eugenische und rassenhygienische Probleme scheinen sicht weitgehend mit denen des Systems gedeckt zu haben. Inwieweit er den Fragenkomplex der Euthanasie bejahte, konnte ich von keiner Seite trotz verschiedentlicher Erkundigungen erfahren. In Gesprächen ist er für den Nationalsozialismus und den damit verbundenen Militarismus mir gegenüber noch vor etwa 2 Jahren eingetreten. Er soll allerdings nicht eine kritiklose Einstellung gehabt haben."[242] Florin Laubenthal

[237] UA Bonn, MF-PA Pohlisch, Kleist an Pohlisch, 20.3.1952, Abschrift (auch in: HStA Düsseldorf, NW 15-258). Kleist schlug Pohlisch für Frankfurt, Würzburg, Mainz und München vor, betonte aber, dass er die „Wiedereinsetzung" in Bonn „für das Richtigste halten" würde.
[238] UA Bonn, MF-PA Pohlisch, Nachruf Pohlisch, o.D. [1955].
[239] UA Bonn, MF-PA 91 (2) Gruhle, Nachruf, o.D.
[240] UA Bonn, MF-PA 91 (2) Gruhle, Nachruf, o.D. – Vgl. Müller, Erinnerungen, S. 457 ff.
[241] UA Bonn, MF-PA 91 (2) Gruhle, Nachruf, o.D.
[242] UA Bonn, PA 6782 Panse, Gutachten Derras, 6.9.1945.

bestätigte in einem anderen, exkulpatorischen Ton, Panse habe „mancherlei Maßnahmen der Partei mit Kritik und deutlicher Ablehnung gegenüber" gestanden[243]. Belegt wird dies mit eher harmlosen Beispielen: „Bedauern" angesichts des Schicksals „von jüdischen Kollegen und Freunden"; Ablehnung der „Methoden der Zivilverwaltung" in Luxemburg; Nichtaustritt aus der Kirche und Nichtbehinderung ihrer Arbeit[244]. Zum Thema wird nun auch ein zu Beginn der NS-Zeit gegen Panse angestrengtes „Verfahren, in dem man ihm eine Versündigung am deutschen Blut vorwarf, weil er Blut von einem jüdischen Kranken auf einen Deutschen [sic] zur Malariatherapie überimpft hatte"[245]. Panse selbst erwähnt zwei weitere Disziplinarverfahren wegen der Teilnahme an der Beerdigung seines am 14. April 1934 verstorbenen „langjährigen jüdischen Chefs" Emil Bratz und eines „ehrenden Nachrufs auf ihn"[246]. Tatsächlich stellte Panse den zu Würdigenden in die Reihe derjenigen, die in „Sorge um geeigneten psychiatrischen Nachwuchs" waren, „der ja besonders zur Durchsetzung der eugenischen Forderungen des Staates so unbedingt notwendig ist"[247].

Wertvoll war die Erklärung eines ehemaligen Insassen des KZ Buchenwald, Panse habe ihm als von der Todesstrafe bedrohten Wehrmachtsangehörigen Unzurechnungsfähigkeit zugebilligt, obwohl Panse ihn als Simulanten einer psychischen Erkrankung erkannt hatte[248]. Panse, der seit den zwanziger Jahren falsche „Kriegsneurotiker" suchte und sich zu deren Behandlung zuletzt hoher galvanischer Ströme bediente, sei die Entscheidung freilich „schwer" gefallen[249]. Auch einige weitere Zeugnisse sprechen von Panses Bereitschaft, unter Skrupeln eine falsche Diagnose zu Gunsten von NS-Gegnern zu stellen[250]. Panse soll sogar dafür gesorgt haben, dass als psychisch krank diagnostizierte Soldaten nicht von „Euthanasie" bedroht wurden[251]: Ihm vertrauenswürdig erscheinende Ärzte hat er

243 UA Bonn, PA 6782 Panse, Gutachten Laubenthals, 8.9.1945.

244 UA Bonn, PA 6782 Panse, Gutachten Laubenthals, 8.9.1945. – Siehe auch: ebd., Pfarramtliches Zeugnis Hillerts, 8.9.1945 (auch in: HStA Düsseldorf, NW 1049-49526); UA Bonn, PA 6782 Panse, Erklärung Th. Schnitzler, 5.11.1945; HStA Düsseldorf, NW 1049-49526, Creutzfeldt an Überprüfungskommission der Universität Bonn, 8.11.1945.

245 UA Bonn, PA 6782 Panse, Gutachten Laubenthals, 8.9.1945.

246 UA Bonn, PA 6782 Panse, „Meine Stellung zum Nationalsozialismus", 8.9.1945 (in HStA Düsseldorf, NW 1049-49526 unter dem Datum 14.4.1947); ebd., Gutachten des universitätsinternen Prüfungsausschusses von Weber/von Redwitz/Ceelen, 12.10.1945. – [Friedrich] Panse, Nekrolog Bratz, in: Allgemeine Zeitschrift für Psychiatrie und psychisch-gerichtliche Medizin, 102 (1934), S. 370–374.

247 Panse, Nekrolog, S. 372, wo es weiter heißt: „Und wir Psychiater schulden ihm für sein ständiges Eintreten für unseren Beruf, für die Notwendigkeit unseres Wirkens besonderen Dank."

248 HStA Düsseldorf, NW 1049-49526, Eidesstattliche Erklärung Joseph Diefenthals, 8.4.1947.

249 HStA Düsseldorf, NW 1049-49526, Eidesstattliche Erklärung Joseph Diefenthals, 8.4.1947.

250 HStA Düsseldorf, NW 1049-49526, Eidesstattliche Erklärung von Major a. D. Hans Friedrich Bergmann, 6.11.1945; ebd., Eidesstattliche Versicherung Alfred Christukats, 8.11.1946.

251 HStA Düsseldorf, NW 1049-49526, Eidesstattliche Versicherung Alfred Christukats, 8.11.1946; ebd., Eidesstattliche Erklärung von Provinzialmedizinalrat Ferdinand Hürten, 1.10.1945 (auch in: UA Bonn, PA 6782 Panse).

offenbar darauf aufmerksam gemacht, dass eine allzu negative Beurteilung von Wehrmachtsangehörigen, die beispielsweise nach § 42 RStGB zur Unterbringung von Rechtsbrechern in Heilanstalten geführt hätte, einem Todesurteil nahe kam[252].

Panse gehörte nicht zu denjenigen, die empört jeglichen Kontakt zur NSDAP zurückwiesen. Neben der betonten Ablehnung des „Synagogensturm[s]" vom 9. November 1938 und der NS-Außenpolitik schreibt Panse auch, er könne nicht leugnen, dass er die nationalsozialistischen „erb- und volkspflegerischen Maßnahmen offen" begrüßt habe[253]. Später habe er seine Kritik „nur im vertrauten Kreise" äußern können, weil er im Kriege an den „Fahneneid gebunden" gewesen sei[254].

Wie für Pohlisch gibt es auch zugunsten von Panse eine Aussage, die gegen nationalsozialistische Maßnahmen gerichtete Äußerungen in der Vorlesung belegen soll[255]. Demnach hat Panse öffentlich zwischen „Euthanasie" und der Tötung „Lebensunwerter" unterschieden und letztere abgelehnt. Zudem habe er deutlich gemacht, dass die Erbforschung noch am Anfang stehe; die nationalsozialistische Vererbungs- und Rassenlehre sei durch sie nicht zu begründen[256].

Dekan Erich von Redwitz strebte nach einer „exakten Prüfung" des Falls[257]. Entlastend wirkte neben Panses vielfach bestätigten kritischen Äußerungen die Ablehnung seiner Mitarbeit am Rassenpolitischen Amt Köln-Aachen[258]. Panse belastete aber wie Pohlisch seine Beteiligung an der T 4-Aktion. An der ersten Berliner Sitzung der RAG im April nahm auch er teil. Der Bonner Arzt Curt Schmidt, der fälschlicherweise zu den Beratungen über die „Euthanasie" eingeladen worden war und sich bald aus diesen zurückzog, berichtete freilich von ablehnenden Äußerungen Panses und Pohlischs während der offiziellen Zusammenkunft[259]. Er bekräftigte die Argumentation Panses und Pohlischs: Wenn Panse „in

[252] UA Bonn, PA 6782 Panse, Eidesstattliche Erklärung von Provinzialmedizinalrat Ferdinand Hürten, 1.10.1945 (auch in: HStA Düsseldorf, NW 1049-49526); UA Bonn, PA 6782 Panse, Panse an Weber, 4.10.1945.

[253] UA Bonn, PA 6782 Panse, „Meine Stellung zum Nationalsozialismus", 8.9.1945 (in HStA Düsseldorf, NW 1049-49526 unter dem Datum 14.4.1947).

[254] UA Bonn, PA 6782 Panse, „Meine Stellung zum Nationalsozialismus", 8.9.1945 (in HStA Düsseldorf, NW 1049-49526 unter dem Datum 14.4.1947).

[255] HStA Düsseldorf, NW 1049-49526, Erklärung Gerhard Rufflers, 3.3.1947. Der Theologe Gerhard Ruffler war von 1942 bis 1944 Medizinstudent und besuchte Panses Vorlesungen über Bevölkerungspolitik und Vererbungslehre.

[256] HStA Düsseldorf, NW 1049-49526, Erklärung Gerhard Rufflers, 3.3.1947.

[257] UA Bonn, PA 6782 Panse, Dekan Redwitz an Weber, 8.9.1945.

[258] UA Bonn, PA 6782 Panse, Gutachten Elsäßers, 9.9.1945 (auch in: HStA Düsseldorf, NW 1049-49526). – Siehe auch: ebd., Panse an Creutz/Verwaltung des Provinzialverbandes Nord-Rheinprovinz Düsseldorf, 20.9.1945, Durchschlag; HStA Düsseldorf, NW 1049-49526, Erklärung Josef Krings', 20.4.1946 (auch ebd., NW 1049-48516); ebd., NW 1049-48516, Nachtrag zu Elsäßers Erklärung vom 21.3.1946, 22.4.1946.

[259] HStA Düsseldorf, NW 1051-201, Aufzeichnung Schmidts, 10.10.1946: „In der darauffolgenden Diskussion erhob sich von Seiten einiger Herren, besonders von Herrn Prof. Pohlisch

der Euthanasiefrage mitgewirkt" habe, so sei dies „nur in ausserordentlich mildernder Weise" geschehen[260]. Panse selbst schrieb am 29. Oktober 1946: „Wenn, wie es gelegentlich vorkam, Psychiater aus ihrer ethischen Haltung heraus es ablehnten, z.B. durch Ausfüllen der berüchtigten Fragebogen, mitzuwirken, so schlug dies leider wohl immer zum Schaden der Kranken aus, da ja nun derjenige fehlte, der sie am besten kannte."[261]

Panses eigene Darstellung von den Ereignissen, insbesondere von der zweiten Besprechung in der Neuen Reichskanzlei unter Reichsleiter Bouhler deckt sich in auffallender Weise mit den Ausführungen Pohlischs. Panse stellte sich zwar nicht als Wortführer derjenigen dar, die den Wirkungsbereich des „Euthanasiegesetzes" einschränken wollten, machte aber deutlich, dass er auf deren Seite stand. Panse wusste 1945 seine vorgeblichen oder tatsächlichen Gewissensnöte eindringlich zu schildern: „Ich habe unter der ganzen Belastung unsagbar gelitten und mich immer wieder mit der Frage auseinandergesetzt, ob es richtig war, sich als Sachverständiger einschalten zu lassen. Oder ob es richtiger gewesen wäre, völlig zu opponieren und den Dingen unbeteiligt ihren Lauf zu lassen. Daß man das ethisch gar nicht zu rechtfertigende brutale Vorgehen innerlich verabscheuen mußte, war ohnehin klar."[262] Panse fragte sich damals, ob es richtig war, das kalte Ausschalten seiner Person als T 4-Gutachter hinzunehmen, hätte er doch als Gutachter „noch weiterhin Kranke retten können"[263]. Seine fünfseitige Betrachtung zur „Euthanasie" im „Dritten Reich" schließt Panse mit einem eindeutigen Urteil: „Jedenfalls handelte es sich um das trübste Kapitel in der Geschichte der deutschen Psychiatrie, deren Ansehen ungeheuer gelitten hat, das ärztliche Ethos ist schwer erschüttert. Darüber war ich mir von der 1. Minute der Kenntnis von diesen Dingen klar. Ich bin heute der Überzeugung, in der gegebenen Situation alles getan zu haben, was möglich war, um so viele Kranke zu retten, wie die Gegebenheiten es überhaupt zuließen. [...] Mein Gewissen ist in dieser so schwierigen Angelegenheit völlig rein."[264] Die Kernfrage laute nicht „‚Hatte der Psychiater mit der Euthanasie zu tun oder nicht?', sondern: ‚Was hat der Psychiater gegen die Euthanasie unternommen?'"[265]. Die Parallele zur Debatte über die ethische Beurteilung der Emigration ist offensichtlich.

und Herrn Prof. Panse, ein recht leidenschaftlicher Widerspruch, dem mit dem lakonischen Einwand begegnet wurde, dass diese von Hitler direkt befohlene Massnahme bereits Gesetz sei".

[260] UA Bonn, PA 6782 Panse, Gutachten Schmidts, 9.9.1945.

[261] HStA Düsseldorf, NW 1049-48516, Panse, „Die deutsche Psychiatrie und die Euthanasie", 29.10.1946 (auch in: ALVR Brauweiler, MF 14, Nr. 10967).

[262] UA Bonn, PA 6782 Panse, Zur Frage der sog. „Vernichtung lebensunwerten Lebens", 8.9.1945.

[263] UA Bonn, PA 6782 Panse, Zur Frage der sog. „Vernichtung lebensunwerten Lebens", 8.9.1945.

[264] UA Bonn, PA 6782 Panse, Zur Frage der sog. „Vernichtung lebensunwerten Lebens", 8.9.1945. Siehe ähnlich, noch selbstsicherer: HStA Düsseldorf, NW 1049-48516, Panse, „Die deutsche Psychiatrie und die Euthanasie", 29.10.1946 (auch in: ALVR Brauweiler, MF 14, Nr. 10967).

[265] HStA Düsseldorf, NW 1049-48516, Panse, „Die deutsche Psychiatrie und die Euthanasie", 29.10.1946 (auch in: ALVR Brauweiler, MF 14, Nr. 10967).

Panse, der nicht nur als T 4-Gutachter, sondern auch als Psychiater in Bonn dazu beigetragen zu haben glaubte, „dass die Opfer bei uns relativ gering geblieben sind", hoffte im September 1945 sogar, die englische Militärregierung würde das von ihm geleitete Provinzialinstitut bestehen lassen[266].

Interessanterweise erhielt Friedrich Panse von dem selbst an den nationalsozialistischen Verbrechen beteiligten Leiter der nun „Rheinische Landesklinik für Jugendpsychiatrie" genannten Provinzialanstalt Hans Aloys Schmitz keine Unterstützung. Schmitz erklärte 1945, er habe nie sein „Vorurteil überwinden können, das ich gegen das dogmatische Fach der Rassenhygiene von Haus aus mitbrachte" und habe dies auch Panse wissen lassen[267]. Schmitz sprach selbst von seiner „Voreingenommenheit" auch wegen des Verlusts einer Professur in der Provinzialklinik zu Gunsten des Erbinstituts – was er als Sieg der „Rüdin'sche[n] Richtung" über die „Rheinische Schule (Westphal, Sioli, Hübner)" interpretierte[268]. Für Panse hingegen wertvoll war das Urteil des Grafikers und langjährigen Professors für freie Grafik an der Kunstakademie Düsseldorf, Otto Coester, der dem Zirkel der Pariser Surrealisten ebenso wie dem Bauhaus Jena und dem Werkbund nahe stand. Er berichtete von seinen als Patient in Panses Reservelazarett 1941 geführten freien Gesprächen mit Panse oder mit Besuchern in dessen Gegenwart. Panse habe gegen ihn die Literatur Thomas Manns verteidigt, sich auch für Arbeiten von Alfred Kubin und Otto Pankok interessiert: „Kurz, er erschien mir als guter Bürger jenes geistigen Europas, welches der Nationalsozialismus auch in Deutschland trotz aller Bemühungen nicht restlos auszurotten vermochte."[269]

Der universitätsinterne Prüfungsausschuss nahm sämtliche Argumente zur Kenntnis, sprach von Panses „gewissenhafter Abwägung" im Zusammenhang mit seiner Beteiligung an der NS-„Euthanasie", hielt ihn aber doch „in seiner Stellung als Lehrer an der Universität" für „nicht tragbar"[270].

Friedrich Panse legte seit 1945 mehrere Schriftsätze exkulpatorischen Charakters vor. Immer wieder betonte er, dass er nur als aktiver Psychiater Schlimmes habe abwenden können. Angesichts der Tatsache, dass Panse als T 4-Gutachter gleichwohl Menschen in den Tod geschickt hat und auch in den Bonner Provinzialanstalten die Todesrate deutlich stieg, fehlt es den Einlassungen am angemessenen Ton, schließlich lenken sie gar in die Irre und sind falsch. So schreibt Panse beispielsweise am 29. Oktober 1946: „Wenn Bonn mit Stolz drauf verweisen kann, dass in seiner Anstalt – die ja auch mit der Universität eng verbunden ist – die Vernichtungsaktion bis zur fast völligen Wirkungslosigkeit sa-

[266] UA Bonn, PA 6782 Panse, Eidesstattliche Erklärung Gellers, 8.9.1945; ebd., Panse an Weber, 22.9.1945.

[267] UA Bonn, PA 6782 Panse, Schmitz an Weber, 26.9.1945.

[268] UA Bonn, PA 6782 Panse, Schmitz an Weber, 26.9.1945.

[269] UA Bonn, PA 6782 Panse, Erklärung Otto Cösters, 30.9.1945 (auch in: HStA Düsseldorf, NW 1049-49526). – Als Beispiel für ein positives Patientenurteil siehe auch: ebd., Eidesstattliche Erklärung Hans Friedrich Bergmanns, 6.11.1945.

[270] UA Bonn, PA 6782 Panse, Gutachten des universitätsinternen Prüfungsausschusses von Weber/von Redwitz/Ceelen, 12.10.1945.

botiert worden ist, so verdankt es das nicht den damals unbeteiligt gewesenen Psychiatern, sondern denjenigen, welche die Gegenaktion durchgeführt haben."[271]

Das Düsseldorfer Landeskabinett lehnte es in seiner Sitzung vom 12. Februar 1952 ab, Panse weiterhin als außerplanmäßigen Professor zuzulassen[272]. Gegen diese Entscheidung klagte Panse erfolgreich vor dem Düsseldorfer Landesverwaltungsgericht[273]. Der Dekan der Medizinischen Fakultät, der ehemalige Nationalsozialist Herbert Elbel, gratulierte Panse am 1. Juli 1953 überschwänglich und sprach ihm „im Namen der Fakultät zum Ausgang des Verwaltungsgerichtsverfahrens den herzlichen Glückwunsch" aus und brachte die „Freude darüber" zum „Ausdruck", dass Panse „jetzt wieder in aller Form Mitglied unserer Gemeinschaft geworden" sei[274].

10.2.11. Die Wiederzulassung von jungen SS-Angehörigen. Die Fälle Ferdinand Roth und Peter Röttgen

Der Fall des SS-Untersturmführers Wolfgang Riehm hat in der Medizinischen Fakultät immer wieder Erinnerungen an die Wiederzulassung von Ferdinand Roth geweckt. Auch Roth war SS-Mitglied, jedoch erst 1908 geboren. Allein aufgrund seines noch als jugendlich angesehenen Alters war man bei Roth nachsichtig. Die universitätsinterne Prüfungskommission hatte auch aufgrund der Fürsprache seines Chefs Wilhelm Ceelen keine Bedenken gegen seine Weiterbeschäftigung, hielt freilich eine „Lehrtätigkeit" für „nicht tragbar"[275]. Im Januar 1946 stimmte die Militärregierung der Weiterbeschäftigung Roths zu[276]. In Kategorie IV „entnazifiziert", wurde ihm am 17. Juli 1948 die Venia legendi wiedererteilt[277]. Zuvor hatte Ceelen sich noch deutlicher erklärt. Die Bestätigung Roths in der Assistentenstelle von Seiten der englischen Militärregierung sei „ohne Rückfrage erfolgt"[278]. Ceelen fuhr fort: „Wenn der Weber-Ausschuss, dem ich selbst angehört habe, seine Zulassung als Dozent damals nicht beantragte, so beruhte dies auf einem Beschluss des Senats, der bestimmt hatte, dass Angehörige der SS der Militärregierung vorläufig nicht als Dozenten in Vorschlag gebracht werden

[271] UA Bonn, PA 6782 Panse, „Die deutsche Psychiatrie und die Euthanasie", 29.10.1946 (auch in: ALVR Brauweiler, MF 14, Nr. 10967).

[272] UA Bonn, MF-PA 110 Panse, Urteil der 2. Kammer des Landesverwaltungsgerichts Düsseldorf Panse gegen Kultusminister NRW, 18.6.1953.

[273] UA Bonn, MF-PA 110 Panse, Urteil der 2. Kammer des Landesverwaltungsgerichts Düsseldorf Panse gegen Kultusminister NRW, 18.6.1953.

[274] UA Bonn, MF-PA 110 Panse, Dekan an Panse, 1.7.1953, Durchschlag.

[275] UA Bonn, MF-PA Roth, Gutachten des universitätsinternen Prüfungsausschusses von Weber/von Redwitz/Ceelen, 7.9.1945 (auch in: HStA Düsseldorf, NW 1049/53289).

[276] UA Bonn, PA 7575 Roth, Ceelen an Kuratorium, 5.2.1946.

[277] UA Bonn, PA 7575, Mitteilung an Dekan MF, 5.4.1948; ebd., Rektor an Universitätshauptverwaltung, 17.7.1948. Siehe auch: HStA Düsseldorf, NW 1049/53289, Einreihungsbescheid der Militärregierung, 24.3.1948.

[278] HStA Düsseldorf, NW 1049/53289, Ceelen an Becker, 21.1.1948.

dürften. – Herrn Roth haftet der äussere Makel der SS an, aber schliesslich ist ja doch die innere Einstellung und Haltung ausschlaggebend."[279] Nur eine maßgebliche Stimme fand sich, die Roth deutlich skeptischer sah, die von Ernst Derra. Er wisse, dass Roth noch im Sommer 1945 für den Nationalsozialismus eingetreten sei und die „Kriegslage vollkommen falsch" beurteilt habe – was Roth mit einer Gesprächsaussage vom Dezember 1944 gegenüber Bruno Schuler zu widerlegen suchte[280].

Mit Entscheid vom 18. Dezember 1949 wurde Roth dann sogar „als völlig entlastet in die Kategorie V eingereiht"[281]. Im November 1948 hielt Paul Martini noch einmal ausdrücklich fest: „Die Fakultät hat bei der Wiederzulassung des Dozenten Dr. Roth beschlossen, dass sie nur bei früheren Assistenten, bzw. jüngeren Fak.[ultäts]angehörigen bereit wäre, eine Wiederaufnahme von Angehörigen der SS in Erwägung zu ziehen, dass sie es aber auf die Dauer ablehnt, Lehrstuhlinhaber, die der SS angehört hatten, wieder aufzunehmen."[282] 1950 setzte sich die Fakultät für die Ernennung Roths zum außerplanmäßigen Professor ein[283].

[279] HStA Düsseldorf, NW 1049/53289, Ceelen an Becker, 21.1.1948.

[280] HStA Düsseldorf, NW 1049/53289, Erklärung Derras, 28.8.1945; ebd., Roth an Becker, 20.1.1948.

[281] UA Bonn, PA 7575 Roth, Dekan MF an Rektor, 9.5.1950.

[282] UA Bonn, MF-PA Riehm, Aktenvermerk Martinis, 18.11.1948.

[283] UA Bonn, PA 7575 Roth, Dekan MF an Rektor, 9.5.1950. – Zahlreiche weitere Entlastungszeugnisse zugunsten Roths in: HStA Düsseldorf, NW 1049/53289 (u.a. von Bruno Schuler, 31.1.1948, Martha Triller, 15.2.1948 sowie den pathologischen Assistenten Huyeng, 31.1.1948 und Gerstel, 27.1.1948) und ebd., NW 1037 A/Reg/Nr. 10740. Dabei offenbaren sich Widersprüche im Detail. So erklärt die Privatsekretärin Hertha Bleibtreu am 19. Juli 1949 (ebd., NW 1049/53289) zum 8./9. November 1938: „Roth wurde als damaliger Assistent des Institutes gegen Mittag durch die SS telephonisch in die Stadt beordert. Erst nach Zubilligung seitens seines Chefs, Herrn Prof. Ceelen hat er das Haus verlassen. Nach 20 bis 30 Minuten war Herr Dr. Roth bereits wieder im Institut. Die Zeit reicht aus, um einen Hin- und Rückweg von der Theaterstrasse bis in die Remigiusgasse zurückzulegen. Er hat mir noch am Vormittag über die Vorgänge in der Stadt berichtet und seinem Abscheu gegenüber den vorgefallenen Gewalttätigkeiten offenen Ausdruck verliehen. Dr. Roth hat danach seinen Dienst im Institut versehen und sich zur Mittagspause und abends nach Dienstschluss in seine Wohnung begeben. In der übrigen Zeit war er im Institut anwesend." Dagegen schreibt Ceelen (ebd., Ceelen an von Weber, 4.9.1945): „An diesem Tag wurde Roth infolge des angeordneten ‚Grossalarms' der SS gegen Mittag aus dem Institut telephonisch abberufen und sagte mir, dass er annehme, die jüdischen Geschäfte sollten von den SS-Leuten vor Ausplünderungen geschützt werden. Er selbst hat auch den ganzen Nachmittag hindurch in Zivil vor einem zerschlagenen Geschäft Wache gehalten und hierdurch Plündereien verhütet. Als er den wahren Sachverhalt erfuhr, war er in hohem Mass enttäuscht und empört." – Die nicht nur in Bonn verbreitet anzutreffende Meinung, „die Ausschreitungen der Reichskristallnacht" seien „nicht von einheimischen, sondern von auswärtigen Kräften durchgeführt worden" (so Edith Ennen, Die jüdische Gemeinde in Bonn. Ein Beitrag zur Geschichte des Judentums im Rheinland, in: Bonner Geschichtsblätter, 29 <1977>, S. 81–94, S. 93 f.) ist nur teilweise zutreffend. Tatsächlich wurden die örtlichen SA- und SS-Leute alarmiert. Für das Beuel benachbarte (Niederkassel-)Mondorf liegt ein Zeitzeugenbericht vor, der die Täterschaft Auswärtiger ausdrücklich negiert (vgl. Heinrich Brodesser, Mondorf im Dritten Reich, Neunkirchen 2003, S. 7). In Bonn kam es offenbar vielfach zu einem Zusammenwirken von auswärtigen, freilich rheinischen und heimischen SS-Leuten, die vornehmlich als Anstifter fungierten. Vgl. Otto Neugebauer, Der Pogrom vom 10. November 1938 in Bonn, in: Bonner Geschichtsblätter, 19 (1965), S. 196–206, S. 200 f.

Seit 1933 gehörte der 1910 geborene Neurochirurg Peter Röttgen der SS an[284]. Die Militärregierung erlaubte Röttgens Weiterbeschäftigung zunächst im Range eines Assistenten für jeweils mehrmonatige Zeitabschnitte[285]. Bis 1948 arbeitete er ohne Bezüge, operierte aber „mehrere hundert Hirntumoren"[286]. Nach der Entlastung Röttgens im Entnazifizierungsverfahren erneuerte die Fakultät am 15. Oktober 1948 seine Venia legendi[287]. Bereits 1949 setzte sich Dekan Otto Ullrich für Röttgens Ernennung zum außerplanmäßigen Professor ein, zumal die Kollegen von Redwitz, Ebbecke und Gruhle sein medizinisches Können würdigten[288]. Diese erfolgte 1950. 1965/66 wurde Röttgen Dekan der Medizinischen Fakultät[289].

10.2.12. Friedrich Tiemann

Friedrich Tiemann war überzeugter Nationalsozialist und SS-Mitglied. Er schadete Kollegen wie Harnapp und Proell. Bei Doktorgradentziehungen und Verwaltungsangelegenheiten, die emigrierten Juden hätten hilfreich sein können, entschied er sich häufig gegen Opfer und Antragsteller. Als die dezidiert antinationalsozialistischen Professoren Martini und Redwitz bedroht wurden, soll Tiemann gleichwohl für diese Stellung bezogen haben[290].

Die Nachkriegserklärungen der wichtigen Gutachter Wilhelm Ceelen und Erich von Redwitz sind recht zurückhaltend formuliert. Paul Martini, der 1938 eine Kritik gegen Tiemanns Versetzung nach Bonn verfasst hatte, scheint sich der Ausstellung eines „Persilscheins" völlig verweigert zu haben[291]. Er sammelte vielmehr Zeugenaussagen, die Tiemanns nationalsozialistisches Agieren vor allem in München bestätigen[292]. Redwitz, der in anderem Zusammenhang Tie-

[284] Vgl. 2.13.1.

[285] UA Bonn, PA 9548 Röttgen, Bestätigung der Militärregierung, 22.2.1946; ebd., Rektor Konen an Kuratorium, 16.4.1946, Abschrift.

[286] UA Bonn, PA 9548 Röttgen, Röttgen an Hauptverwaltung der Universität, 1.8.1950.

[287] UA Bonn, PA 9548 Röttgen, Dekan Martini an Rektor Noth, 16.10.1948. – Siehe die zahlreichen Entlastungszeugnisse in HStA Düsseldorf, NW 1049-51751.

[288] UA Bonn, PA 9548 Röttgen, Dekan Ullrich an Rektor, 19.12.1949, Durchschlag.

[289] Zu Röttgens Nachkriegsleistungen vgl. Schramm, Klinik, S. 284 ff.

[290] So jedenfalls ein Nachkriegszeugnis des zeitweiligen stellvertretenden Dozentenschaftsleiters Ernst Klapp (HStA Düsseldorf, NW 1053-112, Eidesstattliche Erklärung Ernst Klapp, 7.10.1948). Vgl. Kap. 2.9.2.

[291] Vgl. Kap. 2.9.2.

[292] UA Bonn, PA 9778 Tiemann, Duesberg/Mainz an Martini, 24.5.1949, Abschrift („Er hat stets eine so raffinierte Geschicklichkeit besessen, dass ihm auch die ‚Entlastung' gelingen musste. [...] Es bestand für uns alle in den Jahren 1934/35 kein Zweifel, dass er ein unnachgiebiger Nationalsozialist war."); ebd., Fritz Zinnitz/München an Martini, 8.6.1949 („Abschließend kann ich mein Urteil über Professor Tiemann dahin zusammenfassen, dass er in den Jahren 1934–35 jedem Angehörigen der Klinik als einer der zuverlässigsten Nationalsozialisten galt, der darauf sah, dass der Parteigruss einwandfrei durchgeführt wurde."); ebd., Hans von Kress/Berlin an Martini, 20.6.1949, Abschrift.

mann negativ von Zweiflern und überzeugungslosen Mitläufern abgehoben hatte, würdigte in seiner politischen Beurteilung nachrangige Eigenschaften Tiemanns[293]: seine Kollegialität und Fürsorge für die Kranken, seine Beliebtheit bei Studierenden und seine Hilfsbereitschaft nach dem Luftangriff vom 18. Oktober 1944[294]. Redwitz zählte Tiemann „nicht zu den fanatischen Nazis" und hielt ihn „nicht für die Verbrechen fähig [...], die der SS allgemein vorgeworfen werden"[295]. Noch zweideutiger war Ceelens Stellungnahme. Er würdigte zwar Tiemanns Hilfsbereitschaft nach der Zerstörung seines Wohnhauses, glaubte auch an dessen Ungefährlichkeit „als SS-Mann"[296]. Er betonte aber zugleich, Tiemann habe „im Gegensatz zu seiner klarblickenden Gattin [...][,] als der Krieg schon längst verloren war, einen Sieg noch für wahrscheinlich" gehalten „und die ganze Propaganda der nationalsozialistischen Regierung" geglaubt[297].

Tiemann mühte sich intensiv um seine völlige Entlastung, obwohl er 1947 aus beamtenrechtlichen Gründen zunächst um die Emeritierung nachsuchte und die Gesprächsverweigerung von Rektor Konen beklagte[298]. Dieses Schreiben widerrief er nach seiner erfolgreichen „Entnazifizierung"[299]. Viele von Tiemann eingeholte Erklärungen bezeugen recht allgemein seine religiöse Toleranz und menschliche „Anständigkeit", deuten aber auch auf die Vorsichtigkeit seiner Gesprächspartner ihm gegenüber[300]. Von hohem Wert war eine Bescheinigung

293 HStA Düsseldorf, NW 1049, Nr. 54352, Redwitz an Untersuchungsausschuss der Universität, 28.8.1945. – Vgl. Kap. 2.14.1.

294 HStA Düsseldorf, NW 1053-112, Gutachten von Redwitz', 26.7.1945, Abschrift.

295 HStA Düsseldorf, NW 1053-112, Gutachten von Redwitz', 26.7.1945, Abschrift.

296 HStA Düsseldorf, NW 1053-112, Gutachten von Redwitz', 26.7.1945, Abschrift.

297 HStA Düsseldorf, NW 1053-112, Gutachten Ceelens, 23.7.1945, Abschrift. Vgl. u. die tendenziell gegenteilige Äußerung Kills.

298 UA Bonn, PA 9778 Tiemann, Tiemann an Rektor Konen durch Prorektor Brinkmann, 15.5.1947.

299 UA Bonn, PA 9778 Tiemann, Tiemann an Rektor Klauser, 28.4.1949, Abschrift.

300 HStA Düsseldorf, NW 1053-112, Zeugnis J. M. Kill, 9.3.1947, Abschrift, wo neben Tiemann auch Kill charakterisiert wird: „Mein Zeugnis stützt sich auf meine mehrjährige und reichliche Zusammenarbeit mit Kollegen Tiemann. [...] Ich kenne Herrn Professor Dr. med. Tiemann seit dem Augenblick, wo er die Poliklinik in Bonn als deren Chef übernahm. Da ich seit meiner Niederlassung in meiner Vaterstadt Bonn (1924) mit der med. Poliklinik in dauernder und sehr enger Zusammenarbeit stehe, konnte diese Bekanntschaft nicht ausbleiben. [...] Herr T. hat in keinem Falle einen Unterschied in der Behandlung der Privaten oder Kassenkranken gemacht. Er brachte vielmehr beiden, soweit ich immer zurückdenke[,] die gleiche geduldige hilfsbereite Haltung entgegen. [...] Ich habe in keinem Falle zu erinnern, dass Herr T. sich gegen die religiösen Bräuche und Gewohnheiten der Kranken in Wort oder Tat gestellt hätte. [...] Es war nicht meine Gewohnheit, mit Kritik gegen das Regime Hitlers zurückzuhalten. Ich habe dies auch gegenüber dem mir zunächst sehr wenig bekannten Herrn T. so gehalten. Abgesehen von Fachfragen, – wie etwa dem Sterilisationsgesetz – ich hatte unter schriftlicher Ablehnung eben dieses Gesetzes es abgelehnt, dem NS-Ärztebund anzugehören und mir auch damit die Feindseligkeit der Partei zugezogen –, abgesehen von der Tötung der Geisteskranken u.a. m., habe ich mit Herrn T. mehr als einmal auch die Lage an den Fronten und ihre Aussichtslosigkeit besprochen; wenn Herr T. ein Aktivist gewesen wäre, hätte eine einzige solcher Kritiken genügt, um mich anzuzeigen. Im Gegenteil habe ich immer das Gefühl gehabt, dass Herr T. auch in so schwierigen Lagen sich loyal verhalten hat gegenüber den

von Irmgard Schaffer, der selbst zeitweise inhaftierten Witwe des wegen Vorbereitung zum Hochverrat am 1. Februar 1941 in Berlin-Plötzensee hingerichteten Regierungsrates Karl Schaffer. Nach ihrer Aussage gewährte Tiemann ihr „im Jahre 1944 ein Unterkommen“[301]. Auch der von den USA ausgetauschte Zivilinternierte Joseph Kreutz stellte Tiemann für einen Einzelfall ein gutes Zeugnis aus. Als er von der Wehrmacht eingezogen werden sollte, obwohl er sich hatte verpflichten müssen, kein Soldat zu werden, schrieb ihn Tiemann in Kenntnis von Kreutz' Schicksals „höchstens ‚arbeitsverwendungsfähig‘“[302]. Einem NS-Gegner, dessen Geschäft geschlossen und der zur Wehrmacht eingezogen werden sollte, bescheinigte Tiemann trotz Drucks durch die NSDAP-Kreisleitung eine Magenerkrankung, so dass er den Laden offen halten konnte[303]. In ähnlicher Weise soll Tiemann nach dem Zeugnis ihres Vaters die Ärztin Barly Bickel vor der Zwangsversetzung „an einen exponierten Grenzort“ bewahrt haben[304]. Der habilitierte Arzt Georg Hensel erklärte, Tiemann habe ihn 1933 seine Facharztausbildung fortsetzen lassen, obwohl er von der Universität Bonn aus politischen Gründen entfernt worden war[305].

Den Entnazifizierungsüberprüfungsausschuss der Stadt Bonn beeindruckten 1948 die von einem Rechtsanwalt vorgetragenen Tiemann entlastenden Argumente[306]. Er kam zu dem Ergebnis, Tiemann habe 1938/39 um Austritt aus der SS nachgesucht. Dieser sei ihm verweigert worden. Schließlich habe die SS ein Disziplinarverfahren gegen ihn eingeleitet[307]. „Ganz besonderes Gewicht“ maß der Ausschuss „den Erklärungen der Madame Caillaux [sic] (Schwester des Generals de Gaulle) und des Obersten Daubert“ bei, nach denen Tiemann sich um „diese Franzosen und ihre Leidensgenossen mit allen ihm zur Verfügung stehenden Mitteln“ gesorgt habe[308]. Das Schlussvotum ist eindeutig: „Diese

Geboten der menschlichen Anständigkeit.“ – Siehe auch: ebd., Balters an Tiemann, 8.3.1947, Abschrift; ebd., Gutachten Stöhr, 21.2.1947, Abschrift; ebd., Erklärung Schwester Elisabeth Treiber, 1.3.1947, Abschrift („während dieser Zeit habe ich nie mit ‚Heil Hitler' gegrüsst“); ebd., Eidesstattliche Versicherung Technische Assistentin Else Setevens, 17.10.1946, Abschrift („Am 9.11.38“ arbeitete „Tiemann den ganzen Tag in der Klinik und Fliegeruntersuchungsstelle“); ebd., Bescheinigung Schwester Lieselotte Böhm, 12.3.1947; ebd., Erklärung Werner Focke, 15.7.1948 und Erklärung Becker jun., 14.8.1948; ebd., gez. Else Scheele/München an Martini, 9.12.1949, Abschrift.

301 HStA Düsseldorf, NW 1053-112, Bescheinigung Irmgard Schaffer, 22.5.1946, Abschrift.

302 HStA Düsseldorf, NW 1053-112, Erklärung Joseph Kreutz jr., 20.5.1946, Abschrift.

303 HStA Düsseldorf, NW 1053-112, Bescheinigung Jakob Flärte [?], Bonn-Muffendorf, Hauptstr. 44 a, 7.5.1947.

304 HStA Düsseldorf, NW 1053-112, Zeugnis Ernst Bickel, 8.8.1948, Abschrift. – Zu Ernst Bickel, dem zeitweiligen Direktor des Philologischen Seminars der Universität Bonn, vgl. Höpfner, Universität, S. 425.

305 HStA Düsseldorf, NW 1053-112, Eidesstattliche Erklärung Georg Hensel, 14.10.1946.

306 HStA Düsseldorf, NW 1053-112, Rechtsanwalt W. Wassermeyer/Bonn an Entnazifizierungsüberprüfungsausschuss Bonn, 22.11.1948.

307 HStA Düsseldorf, NW 1037/BIII-3791, Entscheidung des Entnazifizierungsüberprüfungsausschusses Bonn, 27.12.1948.

308 HStA Düsseldorf, NW 1037/BIII-3791, Entscheidung des Entnazifizierungsüberprüfungsausschusses Bonn, 27.12.1948. Die Schwester de Gaulles hieß Marie-Agnès Cailliau.

Widerstandleistungen sind nach Auffassung des Ausschusses so vielzählig, eindeutig und schwerwiegend, daß sie die Belastung des Betroffenen ganz erheblich überwiegen. Darüber hinaus aber vertritt der Ausschuss auch die Ansicht, daß dieses Gesamtverhalten des Berufenden seinen Verbleib als Hochschullehrer voll rechtfertigt, und daß der Berufende danach die Gewähr dafür biete, alle in dieser Richtung zu stellenden Erwartungen zu erfüllen."[309]

Diese Entscheidung, die Bestätigung durch den Sonderbeauftragten und die Einstufung Tiemann in die Kategorie V konnten die Bonner Medizinische Fakultät nicht überzeugen[310]. Auffällig ist, dass viele der Entlastungspunkte nicht durch zeitgenössische Dokumente belegt sind und nur von selbst an NS-Verbrechen beteiligten Personen bestätigt wurden. Dies gilt für das Austrittsersuchen aus der SS ebenso wie für die angebliche Initiative zum Schutze seiner Kollegen Martini und von Redwitz[311]. Tiemann, der lange interniert war und nach seiner Entlassung in der Inneren Abteilung des Krankenhauses Waldbröl eine Anstellung fand, betrieb über Jahre seine Wiedereinsetzung auf seinen Bonner Lehrstuhl, der aufgrund des schwebenden Verfahrens nicht neu besetzt werden konnte. 1954 erreichte Tiemann sein Ziel, obwohl die Fakultät wie 1949 unter Hinweis auf Tiemanns SS-Mitgliedschaft und seine Berufung gegen den Willen der Fakultät die Wiedereinsetzung des einstigen Direktors der Medizinischen Poliklinik abgelehnt hatte[312]. Die Grundlagen hierfür waren 1951 geschaffen worden. Das Land Nordrhein-Westfalen wurde durch ein Urteil des Landesverwaltungsgerichts Düsseldorf am 11. Mai verpflichtet, Tiemann „wieder einzustellen"[313]. Drei Monate zuvor, am 20. Februar 1951, hatte die Fakultät ihren grundsätzlichen Beschluss über die Unvereinbarkeit von Lehramt und früherer SS-Mitgliedschaft aufgehoben[314]. Bis zu seiner Emeritierung 1968 leitete Tiemann die Poliklinik, deren Neubau in der Wilhelmstraße er von 1962 bis 1965 verantwortete, nachdem er „dieses Projekt gegen viele Widerstände" durchgesetzt hatte[315]. Er starb 1982.

309 HStA Düsseldorf, NW 1037/BIII-3791, Entscheidung des Entnazifizierungsüberprüfungsausschusses Bonn, 27.12.1948.

310 HStA Düsseldorf, NW 1037/BIII-3791, Entscheidung des Entnazifizierungsüberprüfungsausschusses Bonn, 27.12.1948 mit Bestätigung des Sonderbeauftragten für Entnazifizierung im Lande Nordrhein-Westfalen, 6.1.1949; MHI Bonn, NL Martini, Akte Tiemann, Verhandlung des Berufungsausschusses Bonn am 29.11.1948, Abschrift; UA Bonn, PA 9778 Tiemann, Entlastungszeugnis, 19.1.1949, Abschrift.

311 Vgl. ähnlich auch Höpfner, Universität, S. 296 m. Anm. 3.

312 UA Bonn, PA 9778 Tiemann, Dekan Grütz an Rektor, 1.1.10.1949, Abschrift, unter Verweis auf die Fakultätssitzung vom 30.9.1949; ebd., Martini an Kultusministerin Teusch, 7.12.1949, Durchschlag (Abschrift in: MHI Bonn, NL Martini); ebd., PA 9778 Tiemann, i.V. Busch/ Kultusministerium NRW an Rektor Bonn, 11.8.1954.

313 UA Bonn, PA 9778 Tiemann, Urteil der 2. Kammer des Landesverwaltungsgerichts Düsseldorf vom 11.5.1951.

314 MHI Bonn, NL Martini, Akte Tiemann, MF Bonn an Landgericht Düsseldorf, Entwurf, o.D.; vgl. Höpfner, Universität, S. 297.

315 Düsing/Walger, Poliklinik, in: Schott, Universitätskliniken, S. 292–294, S. 293; vgl. x, Porträt des Tages. Prof. Dr. Friedrich Tiemann, in: General-Anzeiger, 30.11.1979.

10.2.13. Bernhard Langenbeck

Auch Bernhard Langenbeck war als ehemaligem SS-Obersturmführer, der nach dem Ende der NS-Diktatur zwei Jahre interniert wurde, die Rückkehr an die Bonner Universität zunächst verwehrt[316]. Einige der von Langenbeck beigebrachten Entlastungszeugnisse waren freilich wenig überzeugend, zumal deren Aussteller teilweise selbst belastet waren und zwar von seiner NSDAP-, nicht aber von seiner SS-Mitgliedschaft wussten[317]. Wenn auch Langenbeck keine Verbrechen zur Last gelegt werden konnten, fasste Dekan Grütz 1949 doch das verbreitete Missbehagen gegen den 1942 nach Bonn berufenen HNO-Spezialisten unmissverständlich zusammen: „Es ist der Fakultät bekannt gewesen, dass er sich überzeugt zum Nationalsozialismus bekannte und dass er der SS angehörte. Es ist der Fakultät aber nichts bekannt geworden, was im Rahmen der dienstlichen Betätigung des Herrn Professor Langenbeck als eine Propagierung nationalsozialistischer Anschauungen und ihrer Tendenzen hätte gedeutet werden können. Es entsprach wohl dem zurückhaltenden Wesen von Herrn Prof. Langenbeck, dass er sich in seiner Stellung als Universitätslehrer nicht politisch aktivistisch betätigte. Es verdient dies bemerkt zu werden im Hinblick auf seine erste Ehefrau, von der bekannt geworden ist, dass sie zum S. D. in Beziehung gestanden haben soll, und deren plötzlicher Tod mit einem gewissen Dunkel umgeben ist. Es ist der Fakultät nicht bekannt, ob und inwieweit Herr Prof. Langenbeck von der politischen Tätigkeit seiner Frau, die als eine engagierte Nationalsozialistin bekannt war, Kenntnis hatte und ob er sie gebilligt hat. Hinsichtlich seiner eigenen politischen Einstellung wird ihm in den Personalakten attestiert, dass er fest auf dem Boden des Nationalsozialismus gestanden habe. Aus den Akten ist auch ersichtlich, dass Herr Prof. Langenbeck ursprünglich der Evangelischen Kirche angehörte, dass er dann aus der Kirche ausgetreten war und sich 1939 als gottgläubig bezeichnete und dass er neuerdings katholisch geworden ist. Es liegt also ein mehrfacher Gesinnungswechsel vor, der nicht zu seinen Gunsten gedeutet werden kann. Herr Prof. Langenbeck hat sich zwar sonst politisch nicht aktiv betätigt, hat aber der SS von 1933 bis zu ihrem Ende 1945, zuletzt als Obersturmführer, angehört, also bis in eine Zeit hinein, in der schon allbekannt war, welche verhängnisvolle Rolle die SS als Staat im Staate spielte, und in der die Zugehörigkeit zu dieser damals schon berüchtigten Organisation für einen älteren akademischen Lehrer nicht mehr zu rechtfertigen war."[318] Gleichwohl hielt auch Grütz Langenbeck „nicht für fähig [...], an den verbrecherischen Gesinnungen und Handlungen der SS Anteil

[316] UA Bonn, PA 5314 Langenbeck, Beschluss des Entnazifizierungs-Berufungsausschusses Köln, 11.1.1950 (auch in: HStA Düsseldorf, NW 1049-51206).

[317] UA Bonn, PA 5314 Langenbeck, Eidesstattliche Erklärung Moritz Weber, 2.6.1947, Abschrift; ebd., Bescheinigung Dekan Hueck/Leipzig, Abschrift, 7.5.1947.

[318] UA Bonn, PA 5314 Langenbeck, Dekan Grütz an Entnazisierungs-Hauptausschuss, 17.1.1949.

genommen und sie gebilligt zu haben"[319]. Ein Rückkehr an die Universität aber war für Grütz ausgeschlossen. Er bekräftigte den grundsätzlichen Standpunkt, dass die Mitgliedschaft in „einer Organisation wie der SS, die die Grundlagen objektiver Wissenschaft und die Gebote ärztlicher Ethik zugunsten einseitiger politischer Doktrinen verlassen und missachtet hat, mit der Ehre und dem wissenschaftlichen Ansehen eines hauptamtlichen Universitätsprofessors und ärztlichen Lehrers [...] nicht vereinbar" sei[320].

Damit schien Langenbecks akademische Karriere beendet, auch wenn er im Entnazifizierungsverfahren zunächst in Kategorie IV, dann in Kategorie V eingestuft wurde, weil er sich in der SS „nur als Arzt" betätigt hatte[321]. Ihn entlasteten neue Zeugnisse, nach denen Langenbeck in der Beurteilung der NSDAP mit dem führend in der katholischen Jugendbewegung tätigen Wilhelm Schöndeling übereingestimmt, einem Patienten im Krankenhaus das Hören von „Feindsendern" erlaubt, durch Krankschreibung eine Berufung an ein Sondergericht verhindert und eine verbotene Heirat ermöglicht hatte[322].

Am 4. April 1951 wurde Langenbeck gemeinsam mit Wolfgang Riehm von der nordrhein-westfälischen Kultusministerin Christine Teusch in den Ruhestand versetzt[323]. Der Berufung an andere Universitäten stellte sich die Bonner Fakultät nicht entgegen. Im Gegenteil ließ sie die Fakultät der Universität Mainz 1952 wissen, Langenbeck müsse „ganz hervorragend qualifiziert werden" und man würde es in Bonn „sehr bedauern", wenn Langenbeck nicht „in eine entsprechende Stellung im Fach" zurückkehren könne[324]. In Mainz entschied man sich jedoch für Hans Leicher, der sich 1928 in Frankfurt habilitiert hatte[325].

Alle Bedenken, Grundsätze und Entscheidungen rückten in den Hintergrund, als Michael Thielemann, der seit 1946 die Bonner HNO-Klinik geleitet hatte, 1958 emeritiert wurde (er vertrat sich selbst noch bis 1959). Langenbeck wurde, was schon im Mai 1957 in einem Schreiben des Dekans an das nordrhein-westfälische Kultusministerium als Option genannt worden war, nach fünfzehn Jahren der Praxistätigkeit erneut berufen und zum Dekan des Jahres 1962/63 gewählt[326].

319 UA Bonn, PA 5314 Langenbeck, Dekan Grütz an Entnazisierungs-Hauptausschuss, 17.1.1949.

320 UA Bonn, PA 5314 Langenbeck, Dekan Grütz an Entnazisierungs-Hauptausschuss, 17.1.1949.

321 UA Bonn, PA 5314 Langenbeck, Beschluss des Entnazifizierungs-Berufungsausschusses Köln, 11.1.1950; ebd., Entlastungs-Zeugnis, 31.1.1950. – Siehe auch: HStA Düsseldorf, NW 1037/BIII-7032, Aufzeichnung Hortens, o.D.

322 UA Bonn, PA 5314 Langenbeck, Beschluss des Entnazifizierungs-Berufungsausschusses Köln, 11.1.1950.

323 UA Bonn, PA 5314 Langenbeck, gez. Teusch/Kultusminister an Universitätshauptverwaltung Bonn, 4.4.1951, Abschrift.

324 UA Bonn, MF-PA Langenbeck, Dekan MF Bonn an Dekan MF Mainz, 26.11.1952, gebilligter Entwurf.

325 Vgl. Fleischer/Naumann (Hg.), Lehrstätten, S. 216 f.

326 UA Bonn, MF-PA Langenbeck, Dekan MF Bonn an von Medem/Kultusministerium, Düsseldorf, 21.5.1957. Siehe auch: ebd., Ceelen an Dekan Korkhaus, 18.1.1956, wo sich Ceelen nachhaltig für eine Berufung Langenbecks einsetzt.

Er blieb bis zu seiner Emeritierung 1963 Direktor der HNO-Klinik. Wer den umfassenden Nachruf auf Langenbeck liest, muss den Eindruck gewinnen, der am 29. April 1964 Verstorbene sei seit 1942 in Amt und Würden geblieben[327].

10.3. Rehabilitierung und „Entschädigung"

Universitätsangehörigen, die ihre Stellung in Studium und Beruf während des Nationalsozialismus verloren hatten, standen Rehabilitierung und eine zumindest teilweise materielle Entschädigung zu. Einzelfälle, deren Verlauf nur selten befriedigen kann, können nachgezeichnet werden[328]. Schwieriger ist es, das Leid von Menschen zu erfassen, die durch die Universitätsmedizin geschädigt wurden, ohne Universitätsangehörige zu sein und nur eine schwache Aussicht auf materielle Hilfe hatten. Sie wurden häufig zu einem Opfer der allgemeinen Schwäche des „Wiedergutmachungssystems" nach 1945. Wladimir Lindenberg, als Assistent des fanatischen Nationalsozialisten Walter Poppelreuter ins Konzentrationslager verbracht, hat diese Situation aus der Sicht der medizinischen Gutachter 1957 beschrieben – ohne dass ein unbefangener Leser erahnen könnte, wie sehr Lindenberg nicht nur als Mediziner, sondern auch als NS-Opfer persönlich betroffen war[329]. Lindenberg, der die Forschungsleistungen Poppelreuters durchaus nicht verhehlte und sie sogar öffentlich benannte, kritisierte in der ihm eigenen Nüchternheit die Fragwürdigkeit des gutachterlichen Systems[330]: „Es gibt [...] eine Gruppe von Menschen in unserer Gegenwart, die den Gutachter vor unlösbare Probleme stellt, nicht so sehr wegen der Diagnose, als vielmehr wegen der völlig unangemessenen Gesetzgebung. Es handelt sich um viele Fälle der Wiedergutmachung, um Juden, politische Häftlinge verschiedener diktatorischer Systeme, Menschen, die Unbeschreibliches nicht nur in körperlicher, seelischer und wirtschaftlicher Hinsicht erlitten haben, die noch dazu einer jahrelangen Diffamierung und Diskriminierung unterlagen. Es heißt zwar im Gesetz, daß Schäden an Gesundheit des Leibes oder der Seele wiedergutgemacht werden müssen, doch wird es dem Gutachter schwer fallen, Rechtes zu finden. Wenn es sich um Organschäden handelt, so mag man einen Ausgleich in den Prozenten der Erwerbsminderung festlegen. Bei seelischen Schäden müßte es sich um eine Geisteskrankheit handeln, die aber nicht als entschädigungspflichtig anerkannt wird, da man Geisteskrankheiten als anlagebedingt betrachtet. Handelt es sich um eine Neurose, so ist sie nach unseren Gesetzen nicht entschädigungspflichtig.

327 UA Bonn, MF-PA Langenbeck, Nachruf, o.D.

328 Vgl. zum Fall Robert Brühl Kap. 2.13.1. – Vgl. zum Komplex „Entschädigung" die unkritische juristische Darstellung Hermann-Josef Brodesser/Bend Josef Fehn/Tilo Franosch/Wilfried Wirth, Wiedergutmachung und Kriegsfolgenliquidation. Geschichte – Regelungen – Zahlungen, München 2000, passim.

329 Zu Lindenberg vgl. Kap. 3.2.4.

330 Wladimir Lindenberg, Neurosen, in: Hermann Buddensieg, Mensch oder Homunculus? Erwägungen zur Begutachtung, Köln 1957, S. 10–16, S. 12 (Erwähnung Poppelreuters).

Also müssen wir Menschen abweisen, von denen wir nur von ungefähr ahnen können, was sie in Lagern wie Auschwitz, Mauthausen, Maidanek, Ravensbrück, Belsen, Bergen, Oranienburg oder Moor erlitten haben. Manche sind ungebrochen herausgekommen und haben ihr Leben wieder meistern können, manche sind aber seelisch zerbrochen, ohne geisteskrank zu werden. [...] Andere Fälle betreffen Juden, die durch alle Erniedrigungen und Qualen gegangen sind, denen die Kinder und Geschwister vergast worden sind, und die sich von dem Erlebten nicht zu erholen vermögen. Sie sind nicht körperlich krank, auch für sie erscheint mir die Diagnose der Psychopathie oder reaktiven Psychose oder Neurose einfach als unangemessen: sie kennzeichnet den Zustand nicht gerecht. [...] Wir müssen den Mut und das Gewissen haben, unsere Grenzen zu kennen, und wir sollten bei jeder Begegnung mit dem Menschen, am meisten, wenn wir als Ärzte für den Beruf fremde, gewissermaßen richterliche Funktionen des Gutachters übernehmen, gewissenhaft, behutsam und ehrfürchtig an diese Aufgabe herantreten."[331]

Pauschale Revisionen von juristischen Maßnahmen unter dem NS-Regime erwiesen sich als schwierig. Im Fall der Entziehung akademischer Grade ist dies deutlich geworden. Am 16. Juni 1947 ließ der nordrhein-westfälische Kultusminister die Hochschulen des Landes wissen, sie sollten, falls noch nicht geschehen, „je nach dem Fall die betreffenden akademischen Grade wiederherzustellen"[332]. Es werde „dann dem Titelträger mitzuteilen sein, dass die Entziehung des betreffendes Grades zu Unrecht geschehen und daher nichtig sei"[333].

10.3.1. Die Zahnklinik. Alfred Kantorowicz und Gustav Korkhaus

Mit Schreiben vom 1. August 1946 wandte sich Alfred Kantorowicz aus seinem Istanbuler Exil an den Dekan der Medizinischen Fakultät. Kantorowicz erwartete seine vollständige Rehabilitierung und erkundigte sich offenbar nach der künftigen Stellung der Zahnmedizin an der Universität und der allgemeinen Situation in Bonn[334]. Dekan von Redwitz betonte in seiner Antwort, dass Rektor Konen „alles" tue, damit Kantorowicz „so umgehend als möglich von Seiten der zuständigen Regierungsstelle dem Oberpräsidenten des Landes Nordrhein-Westfalen in Düsseldorf eine förmliche Berufung auf den freien Lehrstuhl für Zahnheilkunde" zugehe[335]. Ausführlich berichtete von Redwitz über die mangelhafte Nachkriegssituation in Bonn. Er bekundete sein Interesse, „einmal von Ihnen ausführlich zu hören oder Sie gar zu sprechen. Es gäbe viel Interessantes und Wichtiges zu diskutieren". Gleichwohl fällt der betont sachliche Ton von Redwitz' Brief an Kantorowicz auf, der nur selten eine Andeutung von Herzlichkeit enthält, am ehesten im Schlussabschnitt: „Die materielle Seite habe ich Ihnen völlig offenherzig zu

[331] Lindenberg, Neurosen, S. 15 f.
[332] HStA Düsseldorf, NW 25-221, Rundschreiben des Kultusministers, 16.6.1947.
[333] HStA Düsseldorf, NW 25-221, Rundschreiben des Kultusministers, 16.6.1947.
[334] Das Schreiben selbst wurde nicht aufgefunden.
[335] UA Bonn, MF-PA 150 Kantorowicz, Dekan Redwitz an Kantorowicz, 2.10.1946.

schildern versucht. An sich ist die Aufgabe für den neuen Lehrstuhlinhaber hier gewaltig, da er alles von neuem aufbauen muß. Es kommt also alles darauf an, ob Sie noch den Idealismus besitzen, sich an diese materiell wahrscheinlich verhältnismäßig undankbare Aufgabe in Ihrem Alter zu wagen und dem Bonner Lehrstuhl wieder den Glanz zu verleihen, den er schon einmal durch Sie erhalten hat. Ihre Nachfolger haben allerdings alles dazu beigetragen, um den Bonner Lehrstuhl herunterzuwirtschaften. Sicher ist niemand mehr als Sie berufen, diese schwere Aufgabe zu übernehmen. Persönlich würde ich mich sehr auf eine Zusammenarbeit freuen."[336]

Im Februar 1947 stellte sich heraus, dass Kantorowicz manchen wichtigen Brief nicht erhalten hatte. Allerdings lag hier nicht das wesentliche Problem. Kantorowicz wollte wissen, ob ihm bei einer Rückkehr an die Universität eine baldige Zwangsemeritierung oder -pensionierung bevorstehe. Seine Überlegungen fasste Kantorowicz am 8. Februar 1947 folgendermaßen zusammen: „So sehr mich der Wunsch bewegt, an meine alte Arbeitsstätte zurückzukehren, so sehr scheue ich davor zurück, meinem präsumptiven Nachfolger die Freude an der grossen Aufgabe, eine Arbeits- und Forschungsstelle unter eigener Verantwortung aufzubauen, zu stören und dies vielleicht nur für einen in Monaten oder besten Falle 1 bis 2 Jahren zu berechnenden Zeitraum. Hier habe ich aller Wahrscheinlichkeit nach das grosse Glück, trotz meines Alters lange Zeit voll vor einem grossen Wirkungskreise tätig sein zu können, und ich scheue mich, diese Tätigkcit mit der eines vergrämten, unausgefüllten, beschäftigungslosen, wahrscheinlich verbitterten und einsamen Menschen zu vertauschen."[337]

Dekan von Redwitz konnte am 4. März 1947 zwar immer noch nicht sämtliche Fragen abschließend beantworten, drängte aber nun auf eine Entscheidung – nicht ohne die Verdienste des kommissarischen Leiters der Zahnklinik Gustav Korkhaus zu würdigen, der von anderen Universitäten umworben wurde[338]. Kantorowicz erkannte die Problematik und glaubte an einen Ausgleich mit Korkhaus, da seine „Beziehungen" zu ihm „stets gute gewesen" seien und ihre Arbeitsgebiete „weit voneinander entfernt" lägen[339]. Trotz mancher Unsicherheit kündigte Kantorowicz am 13. März 1947 die Wiederaufnahme seiner Tätigkeit in Bonn für den Fall an, dass man dort einverstanden sei[340].

[336] UA Bonn, MF-PA 150 Kantorowicz, Dekan Redwitz an Kantorowicz, 2.10.1946.

[337] UA Bonn, MF-PA 150 Kantorowicz, Kantorowicz an Dekan Redwitz, 8.2.1947. Vgl. ebd., Kantorowicz an Rektor Konen, 8.2.1947, Durchschrift sowie zusätzliches Privatschreiben Kantorowicz an Rektor Konen, 8.2.1947.

[338] UA Bonn, MF-PA 150 Kantorowicz, Dekan Redwitz an Kantorowicz, 4.3.1947, Durchschrift. Vgl. ebd., Dekan Redwitz an Rektor Konen, 5.3.1947, wo die Umwandlung des persönlichen in ein ordentliches Ordinariat für Kantorowicz in Anbetracht bevorstehender Etatberatungen auch formal in Vorschlag gebracht wird.

[339] UA Bonn, MF-PA 150 Kantorowicz, Kantorowicz an Dekan Redwitz, 9.3.1947.

[340] UA Bonn, MF-PA 150 Kantorowicz, Kantorowicz an Dekan Redwitz, 13.3.1947. Ebd. fasste Kantorowicz „alle ungeklärten Punkte kurz" zusammen: „Da es für beide Teile unerwünscht sein würde, mir mein Amt wieder zu überlassen, wenn dies nur auf kurze Zeit geschähe, während ich hier einen noch Jahre währenden Vertrag aufgeben müsste, lautet die erste Frage: Wielange werde ich in Bonn amtieren können? Da ich vermutlich Privatpraxis in Bonn kaum

In Bonn war man einverstanden. Der stellvertretende Dekan Martini sandte das entsprechende Telgramm nach Istanbul[341]. Martini, selbst nicht ganz ohne Schuld an Kantorowiczs Vertreibung 1933, erläuterte gegenüber dem Rektor nochmals die Haltung der Fakultät. Diese habe „vor längerer Zeit schon ihre Einigkeit darüber festgestellt, dass sie auf den Lehrstuhl der Zahnheilkunde in erster Linie Herrn Kantorowicz zurückwünscht". „Der erste Grund" sei „der, dass sie die Pflicht einer Wiedergutmachung gegenüber Herrn Kantorowicz" anerkenne. „Aber darüber hinaus" schätze sie „nach wie vor die hervorragenden wissenschaftlichen und didaktischen Eigenschaften von Herrn Kantorowicz so hoch ein, dass sie auch deshalb ihn vor allen auf diesem Lehrstuhl wünscht"[342].

Zwei Wochen vor seiner geplanten Abreise nach Bonn erlitt Kantorowicz Ende April 1947 einen Herzinfarkt; am 3. Juni 1947 verzichtete er auf eine Wiedereinsetzung in sein Amt und bat um Emeritierung[343]. Nach seiner Genesung war für das Sommersemester 1948 zwar eine Gastprofessur im Gespräch, der Berufung eines anderen Ordinarius stand nun aber nichts mehr im Wege. Kantorowicz blieben vermögensrechtliche Probleme, zumal er keine „Entschädigung" erhalten hatte und sich weder seiner Emeritenbezüge noch der Versorgung seiner 1936 geheirateten zweiten Frau im Falle seines Todes sicher sein konnte[344].

Am 12. September 1947 wandte sich Kantorowicz von Istanbul aus an Dekan von Redwitz, erwog erneut die noch nicht erfolgte Emeritierung und zog die „Nachzahlung resp. Hortung" des ihm „zustehenden Ruhegeldes" für die Zeit in Betracht, „innerhalb welcher mir widerrechtlich das Ruhegeld vorenthalten worden ist"[345]. Mochte Kantorowicz, der in diesem Schreiben eindringlich auf seine

werde treiben können und, wie ich schon im ersten Brief mitteilte, Unterhaltsverpflichtungen auf mir ruhen, ist mir die Umwandlung meines persönlichen Ordinariates in ein planmässiges nicht ganz nebensächlich. Ich warte jedoch noch immer auf die mir angekündigte Auskunft, ob diesem Wunsche entsprochen werden wird. Da ich die Übernahme der Übersiedlungskosten durch die türkische Regierung nur nach Ablauf meines hiesigen Vertrages beanspruchen kann und die nicht unbeträchtlichen Umzugskosten meine Ersparnisse – ich bin hier full-time Professor – zum grossen Teil aufzehren würden, habe ich um Auskunft gebeten, inwieweit die Umzugskosten mir erstattet würden. Ich habe auch hierüber noch keine Auskunft erhalten, ebensowenig wie über die Höhe meines Gehalts. Da mir die Rückkehr, für die ich Opfer zu bringen bereit bin, etwas anderes bedeutet, als eine materielle Versorgung, war es mir peinlich, sofort die Verhandlungen mit klar formulierten materiellen Forderungen zu belasten."

341 UA Bonn, MF-PA 150 Kantorowicz, stellv. Dekan Martini an Rektor Konen, 4.4.1947. – Siehe auch: UA Bonn, MF-PA 91 (1) Gruhle, Martini an Redwitz, 3.4.1947.

342 UA Bonn, MF-PA 150 Kantorowicz, stellv. Dekan Martini an Rektor Konen, 4.4.1947. – In einem späteren Schreiben heisst es, Kantorowiczs Rückkehr sei erwünscht, „sowohl um ein begangenes Unrecht wieder gutzumachen, als auch in der Überzeugung, dass der Lehrstuhl durch ihn wieder seinen hohen Stand gewinnen würde" (ebd., MF-PA Korkhaus, Dekan an Rektor, 27.6.1947).

343 UA Bonn, MF-PA Korkhaus, Dekan an Rektor, 27.6.1947; ebd., MF-PA 150 Kantorowicz, Kantorowicz an Weber, 2.4.1948, Kopie. Kantorowicz wandte sich, da er dessen Schwager kannte, an den Bonner Juristen und Universitätsrichter Hellmuth von Weber (UA Bonn, MF-PA Korkhaus, Dekan an Rektor, 27.6.1947).

344 UA Bonn, MF-PA 150 Kantorowicz, Kantorowicz an Weber, 2.4.1948, Kopie.

345 UA Bonn, PA 8623 Kantorowicz, Kantorowicz an Dekan Redwitz, 12.9.1947.

beschränkten Arbeitsmöglichkeiten und seine schwierige finanzielle Lage aufmerksam machte, auf eine schnelle Geste des guten Willens gehofft haben, so wurde er enttäuscht. Das über den Rektor an die Hauptverwaltung gelangte Ansinnen wurde von dort mit einer knappen förmlichen Antwort beschieden, wonach „eine gesetzliche Regelung" abzuwarten sei, die sich „mit dem gesamten Problem der Wiedergutmachung" befassen werde[346]. Es sollte fast fünf Jahre dauern, bis Kantorowicz seinen Wiedergutmachungsbescheid erhielt[347].

Gleichwohl mühte sich die Medizinische Fakultät erfolgreich um ein entspanntes Verhältnis zu Kantorowicz, zu dem in der Anfangsphase die sich gut entwickelnden Beziehungen zwischen Kantorowicz und Dekan von Redwitz wesentlich beitrugen. Die Belege dafür sind mannigfaltig. Für den 19. Juni 1948 lud Dekan Paul Martini zu einer „Begrüßungsfeier" für Kantorowicz[348]. Nach einem gut zweimonatigen Aufenthalt kehrte Kantorowicz am 14. August 1948 zunächst nach Istanbul zurück[349]. Im Herbst 1949 unterstützte die Fakultät nachhaltig sein Angebot, einen Lehrauftrag für soziale Zahnheilkunde zu übernehmen[350]. Über den Wunsch, ein „ausfüllendes Tätigkeitsfeld auf sozialem Gebiete" zu finden, verhandelte Kantorowicz erfolgreich mit dem Kultusministerium[351]. Er wurde 1951 Mitglied des Landesgesundheitsrates und zum zahnärztlichen Berater des Sozialministeriums des Landes Nordrhein-Westfalen bestellt[352]. Zugleich strebte er an, mit Ernst Sauerwein im Bonner Laboratorium die Kariesforschung voranzutreiben[353]. Im „Wiedergutmachungsverfahren" setzte sich die Universität mit Blick auf die Emeritenbezüge dafür ein, Kantorowicz rückwirkend vom 1. Juli 1948 an, dem Tag seiner Emeritierung, wie den Inhaber eines ordentlichen

346 UA Bonn, PA 8623 Kantorowicz, Universität Bonn an Kantorowicz, 18.10.1947.

347 UA Bonn, PA 8623 Kantorowicz, Anlage zur Auszahlungsanordnung vom 28. Juni 1952. Der Wiedergutmachungsbescheid ist auf den 5. Februar 1952 datiert. Er führte aufgrund einer nachträglichen Höhergruppierung zur Nachzahlung von 6 440,16 DM Emeritenbezüge.

348 UA Bonn, MF-PA 150 Kantorowicz, Einladungskarte. Zu diesem Zeitpunkt war Kantorowiczs Gesundheitszustand noch keinesfalls befriedigend; der ihn behandelnde Arzt widersprach einer Reise nach Bonn aber ausdrücklich nicht (UA Bonn, MF-PA 150 Kantorowicz, Quincke an Martini, 22.5.1948).

349 In UA Bonn, PA 8267 finden sich zahlreiche Dokumente, die sich mit Kantorowiczs Reise im Sommer 1948 befassen. Trotz des zu konstatierenden „guten Willens" der Bonner Universitätsstellen befremden die Schwierigkeiten, die Kantorowicz durch unterschiedliche Behörden, auch denen der Besatzung, bereitet wurden. Seine deutsche Staatsangehörigkeit stand in Frage; die Überweisung von Bezügen war nur möglich, wenn sich Kantorowicz in Deutschland aufhielt; die Einreisegenehmigung nach Deutschland ließ lange auf sich warten.

350 UA Bonn, PA 8623 Kantorowicz, Dekan Ullrich an Kultusministerium Düsseldorf durch Rektor, 12.11.1949.

351 UA Bonn, MA-PA 150, Kantorowicz an Dekan, 25.5.1949.

352 UA Bonn, PA 8623 Kantorowicz, Kantorowicz an Rektor Bonn, 26.2.1952; ebd., Vereinbarung zwischen Sozialminister Weber und Kantorowicz, 31.10.1951 mit Wirkung zum 1.10.1951.

353 UA Bonn, MA-PA 150, Kantorowicz an Dekan, 25.5.1949. – Sauerwein, seit 1967 Lehrstuhlinhaber, prägte die Geschichte der Bonner Zahnmedizin in den sechziger und siebziger Jahren. Vgl. Norbert Schüler, Poliklinik für Zahnerhaltung und Parodontologie, in: Schott, Universitätskliniken, S. 314–318, S. 315 ff.

Lehrstuhls (und nicht eines persönlichen Ordinariats) zu betrachten; in Düsseldorf stimmte man zu, wählte aber den Stichtag 1. April 1950[354].

Im April 1950, kurz vor seinem siebzigstem Geburtstag, kehrte Kantorowicz in die Heimat zurück[355]. Fünf Jahre später, am 18. Juni 1955, verlieh die Fakultät Kantorowicz den akademischen Grad Dr. med. h.c., in Ergänzung des 29 Jahre zuvor verliehenen zahnmedizinischen Ehrendoktorgrades[356]. Noch 1957 betonte Dekan Janker, dass es im Interesse der Bonner Universität liege, wenn Kantorowicz an einer Tagung über die sozialhygienischen Bekämpfung von Zahnkrankheiten teilnehme[357].

1965 erfuhr die Medizinische Fakultät nach den Angaben ihres 1966 amtierenden Dekans, dass die 1926 und 1927 verliehenen Ehrendoktorate für Zahnmedizin an Kantorowicz sowie an den damaligen preußischen Sozialminister Hirtsiefer während der NS-Herrschaft „aberkannt worden seien. Daraufhin stellte Dekan Peter Röttgen 1966 in einem Schreiben an den Rektor formell fest, dass „für die Fakultät die Ehrendoktorate" fortbestünden, zumal eine Löschung im Doktoralbum „nicht erfolgt" sei[358]. Tatsächlich hatte auch der Nachruf der Universität auf den 1962 verstorbenen Kantorowicz den Titel „Dr. med. dent. h. c." aufgeführt[359]

Kantorowicz selbst hatte nach seinem Verzicht auf das Ordinariat 1947 einen Nachfolgevorschlag unterbreitet: „An seiner Stelle" möge „Herr Prof. Korkhaus den alten Ruf der Bonner Klinik wieder herstellen" [360]. In diesem Sinne wandte sich die Fakultät an Rektor und Senat. Frühere Bedenken – seine „auf einem etwas begrenzten Gebiet" liegenden Forschungen zur Orthodontie – fanden zwar Erwähnung, doch sprachen sein „Weltruf", seine auch während des „Dritten Reiches" durch Mitgliedschaften und die Organisation von Tagungen erwiesene Internationalität und seine Publikationen für Korkhaus. Als akademischer Lehrer galt er als „getreuer Schüler von Prof. Kantorowicz", ebenso als „Organisator"[361]. Zudem hatte Korkhaus auch im Bereich der Allgemeinmedizin weitere Studien betrieben und diese im Februar 1945 mit Approbation und Promotion abgeschlossen[362].

[354] UA Bonn, PA 8623 Kantorowicz, Kantorowicz an Kultusminister Düsseldorf durch Universitätshauptverwaltung, 3.12.1951; ebd., Rektor an Kultusminister Düsseldorf, 7.12.1951, Entwurf; ebd., Auszahlungsanordnung, 30.6.1952, Entwurf; ebd., Emeritierungsurkunde, 11.7.1948 mit Wirkung zum 1.7.1948.

[355] Korkhaus, Kantorowicz 70 Jahre, S. 870. Siehe auch: UA Bonn MF-PA 150 Kantorowicz, John B. Newton an Otto Ullrich, 26.1.1950 über die Passprobleme Kantorowiczs.

[356] UA Bonn, MF-PA 150 Kantorowicz, Personalblatt, o.D.; vgl. Kap. 3.1.1.

[357] UA Bonn, PA 8623 Kantorowicz, Dekan Janker an Rektor, 19.9.1957; im konkreten Fall ging es um eine Tagung in Sofia. Auch in Israel informierte Kantorowicz über die zahnmedizinische Prophylaxe.

[358] UA Bonn, PA 8623 Kantorowicz, Dekan Röttgen an Rektor, 4.7.1966.

[359] UA Bonn, PA 8623 Kantorowicz, Nachruf der Universität, 1962.

[360] UA Bonn, MF-PA Korkhaus, Dekan an Rektor, 27.6.1947.

[361] UA Bonn, MF-PA Korkhaus, Dekan an Rektor, 27.6.1947.

[362] UA Bonn, MF-PA Korkhaus, Lebenslauf, 13.6.1947; ebd., G. P. F. Schmuth, In memoriam Gustav Korkhaus.

Zu diesem Zeitpunkt, im Juni 1947, spielte der Vorwurf zu enger NS-Kontakte keine Rolle mehr. Korkhaus hatte im August 1945 ihn entlastende Gesichtspunkte in einem sechsseitigen, mit 16 Anlagen versehenen Schreiben zusammengefasst. In diesem werden neben anderen folgende Vorkommnisse und Entwicklungen aufgezählt:

- Seit 1933 „Misstrauen“ aufgrund seiner langjährigen Verbindung zu Kantorowicz;
- Überwachung von Post und Telefon;
- erzwungene Einstellung einer von ihm 1931 gegründeten internationalen Fachzeitschrift;
- Schließung der von Kantorowicz geleiteten kieferorthopädischen Abteilung der Städtischen Schulzahnklinik und zwangsweises Ende der von Kantorowicz und ihm geplanten Massenbehandlung von Schulkindern zur Bekämpfung von Gebissanomalien;
- Sabotage der Idee, „im Jahre 1935 eine besondere Ausbildungsstätte für Kieferorthopädie in Bonn oder Köln“ zu gründen, weil man „hier am Rhein keine ‚Zentrale ausländischer Juden‘ schaffen“ wolle;
- Verweigerung eines Lehrstuhls aus politischen Gründen;
- „Anwürfe“ gegen seine Arbeit in der Kölner Privatpraxis;
- publizistische Angriffe[363];
- Eintritt in die HJ am 1. Dezember 1934, um den „vielfachen ‚Anregungen‘, der SA oder SS beizutreten“, zu „entgehen“;
- Eintritt in die NSDAP nach starkem politischen „Druck“ am 10. Juli 1935;
- Einstimmige Wahl zum Jahrespräsidenten der European Orthodontic Society 1938;
- Behandlungen jüdischer Patienten trotz Verbots 1938/39;
- „Leistung“ als menschliches Entscheidungskriterium, nicht „Rasse oder Religion“;
- Hilfestellung für jüdische Zahnärzte bei der „Registrierung zur Niederlassung in England“;
- vielfältige Kontakte zu Oppositionellen.

Korkhaus zählte zu seinen Gegnern neben Pieper „Dr. Lewin“, wohl einen konkurrierenden Kölner Zahnarzt, die Professoren Paul Wilhelm Simon (Berlin), Karl Häupl (Prag) und – mit Einschränkungen – Eugen Wannemacher (Berlin). Letzterer wirkte als Presseleiter und sandte Korkhaus gelegentlich Vorwürfe „zur Kenntnis und Stellungnahme“ zu[364].

Die von ihm gemachten Angaben waren so stimmig, die Beweise seiner Aufrichtigkeit so zahlreich, dass Korkhaus am 20. Februar 1948 sein „Entlastungs-

[363] Zahnärztliche Wochenschrift, 1934, H. 42.

[364] UA Bonn, PA 4396 Korkhaus an Weber, 24.8.1945. Vgl. ebd. auch Fragebogen der Militärregierung, 26.5.1946, wo folgende Mitgliedschaften angegeben werden: NSDAP, HJ, NSDoB, NSV, NS Aerztebund, NS Altherrenbund, Reichsluftschutzbund. – Nach dem Kriege erkundigte sich Dr. Carl Priebe aus Hülsenbusch bzw. Köln beim Rektor, ob Korkhaus „aus dem Amt entfernt“ sei (ebd., PA 4396 Korkhaus, Priebe an Rektor, 22.12.1945).

zeugnis" erhielt und zu einem der führenden Kieferorthopäden aufsteigen konnte. Nach Jahren der kommissarischen Klinikleitung wurde er zum 1. November 1948 Klinikdirektor und Ordinarius für Zahn-, Mund- und Kieferheilkunde[365].

10.3.2. Otto Löwenstein

Der von den Nationalsozialisten unter maßgeblicher Beteiligung seines Kollegen Walter Poppelreuter zur Flucht gezwungene Otto Löwenstein verbrachte auch die Nachkriegszeit in den USA und befasste sich in erster Linie mit pupillographischen Arbeiten[366]. In Deutschland beauftragte er seinen Schwager August Wimmer mit der Vertretung seiner Interessen[367]. Schon kurz nach seiner Flucht hatte Löwenstein aus der Schweiz vergeblich auf die Weiterzahlung ihm zustehender Gelder gedrängt und einen umfangreichen Schriftverkehr der in Deutschland für Löwenstein zuständigen Behörden ausgelöst[368]. Nach dem Ende des NS-Regimes intensivierte sich auch der Kontakt zu Medizinischer Fakultät und Universitätsleitung. Diese hatte Löwenstein wieder in das Vorlesungsverzeichnis aufgenommen, nachdem Dekan Erich von Redwitz unmissverständlich zu Löwensteins Rehabilitierung riet: „Es besteht für die Medizinische Fakultät kein Zweifel, dass es sich in dem Falle Löwenstein ebenso wie in den Fällen Kantorowicz und Nussbaum um eine ungerechte, unwürdige und beschämende Entfernung eines Mitgliedes der Fakultät unter Auswirkung der nationalsozialistischen Entwicklung handelt und dass in diesem Falle in gleicher Weise wie in den Fällen Kantorowicz und Nussbaum die ehemaligen Rechte und Würden des Herrn Prof. Löwenstein wieder hergestellt werden müssen. Herr Prof. Löwenstein muss deshalb in seinem Doktortitel, in seinem persönlichen Ordinariat und als Direktor der Anstalt für Kinder-Psychiatrie wieder voll bestätigt werden."[369]

1948 wollte Kultusministerin Christine Teusch Löwenstein „den Lehrstuhl wieder verleihen", doch lehnte der einst Vertriebene ab. So blieb es „bei der Entbindung vom Amte", nun aber „unter Zuerkennung der Emeritenbezüge"[370]. Im selben Jahr hielt Löwenstein zwei Gastvorträge in der Universität, 1951 einen weiteren[371]. 1954 zahlte ihm der Landschaftsverband Rheinland in einem Ver-

365 Erich Hausser, Gustav Korkhaus. 4.1.1895–16.6.1978, in: Fortschritte der Kieferorthopädie, 39 (1978), S. 261–263; Michael Urban, Gustav Korkhaus. 4.1.1895–16.6.1978, in: Fortschritte der Kieferorthopädie, 39 (1978), S. 264; vgl. zudem H. 1 von Fortschritte der Kieferorthopädie, 36 (1975).

366 Vgl. Kap. 3.1.2.

367 Vgl. Waibel, Anfänge, S. 52.

368 UA Bonn, PA 5620 Löwenstein und ebd., MF-PA 113 Löwenstein.

369 UA Bonn, PA 5620 Löwenstein, Dekan Redwitz an Rektor, 15.3.1946.

370 UA Bonn, PA 5620 Löwenstein, Teusch an Löwenstein, 15.9.1948, Abschrift. Vgl. Waibel, Anfänge, S. 53.

371 UA Bonn, MF-PA 113, Dekan Eyer an Fakultätsmitglieder, 25.6.1951. Vgl. Waibel, Anfänge, S. 53.

gleich 200 000 DM[372]. Und doch dauerte es bis 1957, bis Löwenstein seinen – fehlerhaften – „Wiedergutmachungsbescheid“ erhielt, obwohl er immer wieder angeboten hatte, seine „Hand zu einer gütlichen Vereinbarung zu reichen“[373].

1964 war es die Philosophische Fakultät der Universität Bonn, die Löwenstein aufgrund seiner Forschungen im Grenzbereich von Psychiatrie und Psychologie die Ehrendoktorwürde verlieh. Löwensteins Bonn-Reise von 1964 markiert gleichsam seine öffentliche Rehabilitation. Aus diesem Anlass wurde in der Bonner Kinder- und Jugendpsychiatrie der Rheinischen Landesklinik Bonn eine Bronzebüste enthüllt[374]. Vier Monate nach seinem Bonn-Besuch starb Löwenstein am 25. März 1965 in New York. 1993 wurde der Neubau der Kinder- und Jugendpsychiatrie innerhalb des Geländes der Landesklinik unter dem Namen „Otto-Löwenstein-Haus“ eingeweiht[375]. 2000 fand Löwenstein nochmals öffentliches Interesse, als seine Biographie, verfasst von Annette Waibel, im Schatten seiner Büste vorgestellt wurde[376].

10.3.3. Erich Hoffmann und Wilhelm Grütz

Der Dermatologe Erich Hoffmann trat nie der NSDAP oder einer ihrer Gliederungen bei, wurde zwangsemeritiert und mit einem Verbot von Reisen ins Ausland belegt[377]. Andererseits unterzeichnete er im März 1933 den Zeitungsaufruf „Für Adolf Hitler“ und irritierte durch sein großes Selbstbewusstsein Gegner wie Freunde[378]. Als er sich nach 1945 wie selbstverständlich als Opfer des „Dritten Reichs“ darstellte, stieß er auf Widerspruch[379]. Hoffmann, der im September

372 ALVR Brauweiler, MF 14, Nr. 14816, Beschluss, 13.11.1954, Abschrift; ebd. gez. Klausen an Wimmer, 2.8.1954, Durchschrift.

373 ALVR Brauweiler, MF 14, Nr. 14816, Löwenstein an Landgericht Bonn, Wiedergutmachungsamt, 23.11.1950. Diese „Wiedergutmachungsakte Löwenstein“ umfasst 398 Blatt und ist eine wertvolle Quelle zur Dokumentation der „Wiedergutmachung“. Gegenstand der jahrelangen juristischen Auseinandersetzungen, die sich auch in UA Bonn, PA 5620 Löwenstein und ebd., MF-PA 113 widerspiegeln, waren auch wissenschaftliche Geräte, die Löwenstein als Privateigentum reklamierte.

374 Vgl. Waibel, Anfänge, S. 53 f.

375 Vgl. Waibel, Anfänge, S. 55.

376 mre, Jugendpsychiatrie.

377 Vgl. Kap. 2.12.1.

378 Vgl. Kap. 2. und 3.2.2.

379 UA Bonn, MF-PA Hoffmann, Hoffmann an Dekan MF, 26.1.1946: „Meine Emeritierung, die mir das Naziregime 1934 schon vor der Altersgrenze zumutete, hat mich der Freude beraubt, der akademischen Jugend Lehre und Forschung anders als durch mein Lehrbuch zu vermitteln. Der Ruf in die ‚freie Forschung‘ ans ‚Paul Ehrlich Institut‘ in Frankfurt a. M. sowie Reisen in vier Kontinente waren wohl tröstend, aber die Entfremdung von der Fakultät und Klinikerschaft, deren ‚dauerndes Ehrenmitglied‘ ich seit 1924 bin, blieb ein bitteres Los. Trotz allem, was ich für unsere Universität, auch im Senat (Neubau, Leibesübungen, neue Statuten, zahnärztliche Promotionsordnung usw.) getan habe, ließ man mich gegen Willen [sic] meiner Hörer fallen [...]. Daß mich diese Entwicklung tief verstimmen mußte und aus ihr zuweilen heftige Worte entsprangen, ist wohl erklärlich. Trotzdem habe ich während meines ‚Forschungsauftrages‘

1944 mit seinem Nachfolger, dem NS-Gegner Otto Grütz, in heftigen Streit geraten war, fand in der Fakultät kein Verständnis. Dekan Erich von Redwitz erklärte Hoffmann am 18. Februar 1946 vielmehr, dass seine Unterstützung für die NSDAP nicht vergessen sei. Der Name Hoffmanns stehe „in der Öffentlichkeit neben [...] Namen, deren Träger zu mindestens dazu beigetragen hätten, den Nationalsozialismus in den Sattel zu heben. Die Mehrzahl der Fakultätsmitglieder würde es daher für richtiger halten, wenn Sie in der Frage der Entnazifizierung eine größere Zurückhaltung bewahren würden, bis sich die Verhältnisse mehr geklärt und die Gemüter beruhigt haben.“[380]

Immerhin erfuhr Hoffmann, dass seine früheren Mitarbeiter, die gegen ihn intrigiert hatten, zumindest einstweilen von der Universität entfernt waren. Klövekorn war mit Zustimmung des universitätsinternen Untersuchungsausschusses durch die Militärregierung entlassen worden, Karrenberg nicht anwesend und Strempel gehörte dem „Lehrkörper“ nicht mehr an[381]. Die dem Klinikdirektor damals entzogene Funktion des Lupus-Beauftragten hatte nun auf Anordnung der Militärregierung Hoffmanns Nachfolger Otto Grütz inne[382].

Hoffmann mühte sich weiter um Rehabilitierung und wählte einen für ihn ungewöhnlichen milden Tonfall. Der 77-Jährige bat am 11. März 1946 erneut, „die Unstimmigkeiten zwischen meinem Nachfolger und mir [...] beilegen zu wollen a) wegen der Kranken, die ich der Klinik doch zuweisen moechte, b) wegen der grossen Moulagen-Sammlung, die nach Moeglichkeit wieder herzustellen ist und an der auch ich Rechte habe, c) wegen des mir anvertrauten Wiederaufbaus der dermatologischen Literatur und der Deutschen Dermatologischen Gesellschaft“[383]. Seine Unterschrift unter den NS-Aufruf, die er in seinen publizierten

unentwegt weiter fortgewirkt und hoffe, daß meine Arbeiten und Auslandsvorträge das Ansehen unserer Hochschule vermehrten. Eine testamentarische Stiftung soll ferner diesem Ziele weiter dienen; mit einem ‚Schaudinn-Preis' wurde letzthin ein Anfang gemacht. – Neuerdings habe ich auch eine Vorlesung wieder angekündigt und die Begründung einer ‚Dermatologischen Akademie' vorbereitet. Dafür brauche ich einige Moulagen und Lichtbilder, die für meine Ziele zum Besten der Wissenschaft hochbedeutsam, für Lehrzwecke aber unwesentlich sind. Ihre Überweisung an meine Forschungsstätte ließ ich mir bei meiner Emeritierung ausdrücklich zusichern [...]. Nach Befreiung der Universität von Nazielementen besteht für mich kein Grund mehr zur Abkehr; deshalb bin ich bereit, der Fakultät und ihren Mitgliedern gegenüber bedauerliche Vorgänge zu begraben und zu kollegialer Mitarbeit wieder willig. Beleidigende Worte betrachte ich als ungeschehen und richte an Sie, Spektabilität, die Bitte, die leidige Angelegenheit zu bereinigen, damit meine Vorträge zum Besten unserer lernenden Jugend gehalten werden können.“

380 UA Bonn, PA 3340 Hoffmann, Redwitz an Hoffmann, 18.2.1946, Abschrift.

381 UA Bonn, PA 8280 Klövekorn, Gutachten des universitätsinternen Prüfungsausschusses von Weber/von Redwitz/Ullrich, Sitzung vom 13.11.1945 und zahlreiche weitere Unterlagen zur Auseinandersetzung um eine Weidereinstellung Klövekorns ebd., PA 8280 und ebd., MF-PA Klövekorn; ebd., PA 3340 Hoffmann, Redwitz an Hoffmann, 18.2.1946, Abschrift; GStA PK Berlin, Rep. 76 V a, 3, IV, 39, XVI, Kurator i.V. Klingelhöfer an MWKV, 1.6.1934: „Auf seinen Antrag hin habe ich Dr. Karrenberg bis zum endgültigen Ausscheiden am 30. Juni ds. Js. beurlaubt, damit er die Vorbereitungen für seine Niederlassung treffen kann.“

382 UA Bonn, PA 3340 Hoffmann, Redwitz an Hoffmann, 18.2.1946, Abschrift. Vgl. Kap. 2.12.2.

383 UA Bonn, PA 3340 Hoffmann, Gesprächsaufzeichnung, 11.3.1946.

Memoiren ausdrücklich bedauerte, erklärte er mit einem Satz und betonte „Widerstand“ und Verfolgung: „Den Wortlaut einer mir vorgehaltenen Zeitungserklärung, deren Unterschrift mir auf dem Wege zur Vorlesung abgelistet wurde, kenne ich noch heute nicht. Mein aktiver Widerstand gegen das Naziregime, der April 1933 begann, als mir die Billigung uebler Massnahmen zugemutet wurde, hat mir nach vielen Kämpfen Absetzung als Lupusbeauftragter, Beurlaubung im Februar 1934, Zwangsemeritierung bis zur Entziehung des Reisepasses durch die Polizei auf Ansuchen der Universitaet und Verlust des Ehrendoktors in Padua u. s. w. eingetragen.“[384] Hoffmann erneuerte sein de facto erfülltes Verlangen, seine „Verleumder [...] aus dem Lehrkörper“ auszuschalten, „da sie auf rein politischen Wegen“ vorgegangen seien[385].

Vor allem war es wohl Hoffmanns Nachfolger Otto Grütz, der zu einer Abgrenzung der Fakultät von seinem Vorgänger riet. Offenbar weil Grütz Hoffmann zu großer Nähe zum Nationalsozialismus bezichtigte, initiierte Hoffmanns Schüler Memmesheimer einen Gegenangriff und beschuldigte Grütz, eine Hitlerbüste nicht entfernt zu haben. Diese hatte der unfähige kommissarische Klinikleiter Wilhelm Richter beim Moulageur der Klinik Hesseling 1934 in Auftrag gegeben[386]. Erregt antwortete Grütz auf den „infamen Anwurf“[387]. Er habe die Büste nicht entfernen lassen können, weil zuvor von der NSDAP der Vorwurf erhoben worden sei, in der Hautklinik seien „Bilder jüdischer Professoren“ wie die Neißers, Unnas und Ehrlichs „hängen geblieben“[388]. Grütz wollte sich aber nicht „nachsagen“ lassen, er ließe „jüdische Professorenbilder an den Wänden hängen“ und entferne „Hitlerbilder“[389]. „So dämlich“ sei er „natürlich nicht“ gewesen[390].

Grütz konnte sich der Solidarität seiner Kollegen sicher sein. Hoffmann war ausgesprochen unbeliebt. Dekan Redwitz, der von Hoffmann zur Vermittlung zwischen ihm und Grütz aufgefordert wurde, schrieb im Februar 1947 über eine Unterredung mit dem emeritierten Dermatologen: „Er ergeht sich wieder in überheblichen, immer wieder abschweifenden Lobpreisungen über seine wissenschaftlichen Leistungen und über all das, was er zum Fortschritt der Wissenschaft selbst geleistet habe. [...] Nun beginnt er sofort wieder auf Grütz zu schimpfen und Gr. als Wissenschaftler, Mensch und Lehrer herabzuwürdigen. Ich verweise ihm das [...]. Bei allen seinen Ausführungen fällt die auffällige Gedankenflucht wieder auf, so dass man sich des Eindruckes nicht erwehren kann, dass er wieder einen erneuten manischen Schub habe.“[391] Von der Unterredung wurden neben dem Rektor Grütz und Martini informiert[392].

[384] UA Bonn, PA 3340 Hoffmann, Gesprächsaufzeichnung, 11.3.1946.
[385] UA Bonn, PA 3340 Hoffmann, Gesprächsaufzeichnung, 11.3.1946.
[386] UA Bonn, MF-PA Hoffmann, Grütz an Memmesheimer, 24.9.1946, Abschrift.
[387] UA Bonn, MF-PA Hoffmann, Grütz an Memmesheimer, 24.9.1946, Abschrift.
[388] UA Bonn, MF-PA Hoffmann, Grütz an Memmesheimer, 24.9.1946, Abschrift.
[389] UA Bonn, MF-PA Hoffmann, Grütz an Memmesheimer, 24.9.1946, Abschrift.
[390] UA Bonn, MF-PA Hoffmann, Grütz an Memmesheimer, 24.9.1946, Abschrift.
[391] UA Bonn, MF-PA Hoffmann, Aktenvermerk Redwitz', 21.2.1947.
[392] UA Bonn, MF-PA Hoffmann, Aktenvermerk Redwitz', 21.2.1947.

Auch in den folgenden Jahren entspannte sich die Situation nicht. Der Pharmakologe Werner Schulemann, selbst aufgrund seiner nationalsozialistischen Vergangenheit gerade erst wieder für die Lehre zugelassen, weigerte sich im November 1950, an einer Sitzung Bonner Krebsforscher teilzunehmen, falls Hoffmann erscheine. Dieser hatte der von der geplanten Zusammenkunft erfahren und „als ältester Bonner Krebs-Forscher“ auf seine Einladung gedrängt[393]. Hoffmann wollte zwar Immobilien für die Krebsforschung stiften, Schulemann aber wies gegenüber dem Rektor darauf hin, „dass alle Worte und Handlungen von H. nur dazu bestimmt seien, seine eigene Bedeutung hervorzuheben, nicht aber dem reinen Motiv entsprächen, selbstlos die Forschung zu fördern“[394]. In der Fakultät herrschte offenkundig in dieser Angelegenheit Einigkeit[395]. Ins Bild passte, wenn – wie in der Zeitschrift Forschungen und Fortschritte“ 1950 geschehen – Hoffmann mit einem Bonner Ehrendoktortitel geschmückt wurde, den er nie erhalten hat[396].

Hoffmann demonstrierte unverdrossen großes Selbstbewusstsein: Auch offiziell ließ er den Rektor von seinem Textentwurf für die deutsche Nationalhymne wissen[397]. In ihm beklagte er ein nicht näher bezeichnetes „schweres Schicksal“, Zerrissenheit und Schmerz, sah kühne Väter, großes Erbe und vorbildliche Ahnen[398].

10.3.4. Im Zentrum des Neubeginns. Paul Martini

Paul Martini errang als katholischer NS-Gegner rasch das Vertrauen der Besatzungsmächte. Bereits am 19. April 1945 schilderte er der Militärregierung die Situation an seiner Klinik und die Dilemmata, vor denen junge Wissenschaftler

[393] UA Bonn, MF-PA Hoffmann, Schulemann an Eyer, 30.11.1950. Schulemann berichtete seinem Kollegen, dem Hygieniker Hermann Ehler (1906–1997).

[394] UA Bonn, MF-PA Hoffmann, Schulemann an Eyer, 30.11.1950.

[395] UA Bonn, MF-PA Hoffmann, Schulemann an Eyer, 30.11.1950: „Ich habe dem Rektor [...] zur Charakteristik von Hoffman[n] das mitgeteilt, was in dieser Hinsicht auf der letzten Fakultätssitzung gesagt worden ist“.

[396] UA Bonn, MF-PA Hoffmann, Schulemann an Eyer, 30.11.1950; Forschungen und Fortschritte, 26. Jg. (1950), S. 263.

[397] UA Bonn, PA 3340 Hoffmann, Visitenkarte mit Anhang, 5.3.1951.

[398] UA Bonn, PA 3340 Hoffmann, Visitenkarte mit Anhang, 5.3.1951: „Versuch, die *haydnische unsterbliche Melodie* der Deutschlandhymne zu erhalten. [//] Deutschland, Deutschland, heil'ge Heimat, [/] Einst Europens starkes Herz, [/] Nun voll Trümmer und zerrissen, [/] Raff' dich auf aus dumpfem Schmerz. [/] Was die Väter kühn errangen, [/] Schweres Schicksal brachs entzwei, [/], Grosses Erbe gilts zu wahren, [/] Rüstig schaffend, ahnentreu. [//] Deutsche Männer, deutsche Frauen, [/] Deutscher Wein und deutscher Sang [/] Sollen in der Welt erhalten [/] Wieder ihren hohen Rang. [/] Uns zu neuem Tun begeistern [/] Unser ganzes Leben lang. [/] Nimmer wollen wir vergessen [/] Alten Lieds beschwingten Klang. [//] Einigkeit und Recht und Freiheit [/] Für das ganze Vaterland, [/] Danach laßt uns alle streben [/] Brüderlich mit Herz und Hand. [/] Gläubig Hoffen, [/] wahre Liebe [/] Sollen sein ein festes Band. [/] Steige auf in zähem Ringen, [/] Blüh' aufs neue, Heimatland.“

standen[399]. Recht unverblümt sprach er damals den Alliierten die Berechtigung ab, über „jede Konzession im moralischen Gebiet" – auch Martini hatte Konzessionen machen müssen – zu urteilen: „Von denen […], die noch nicht die Feuerprobe auf ihre eigene Immunität gegenüber den Druck- und Erpressungsmitteln einer Tyrannis abgelegt haben, haben nur wenige das Recht, von sich zu behaupten, dass sie diese Probe mit Sicherheit besser bestanden hätten. Homo sum, nil humani a me alienum puto".[400] Bald darauf, im Juli 1945, verfasste Martini eine neunseitige Denkschrift, in der er auch an die deutschen nichtjüdischen Opfer in den Konzentrationslagern erinnerte und sich eindrucksvoll gegen die These einer Kollektivschuld wandte[401]. Martini glaubte an die Selbstheilungskräfte, auch an der Universität: „Diejenigen, die sich der Weltanschauung und Haltung der N.S. Partei rückhaltlos ergeben hatten, werden in keinem Falle tragbar sein, für die Militärregierung nicht, für uns aber erst recht nicht. Eine weitere Gruppe, bei der erheblichen Zweifel obwalten, wird sich damit abfinden müssen, vorerst über die Geschicke der Universität nicht mitsprechen zu dürfen. Die Mitglieder einer letzten Gruppe werden so wenig belastet sein, dass ihre Rehabilitierung voraussichtlich auch von der Militärregierung rasch zu erreichen wäre."[402] Martinis Einsatz in enger Kooperation mit dem Rektor und zeitweiligen Kultusminister Heinrich Konen trug maßgeblich dazu bei, dass die Medizinische Fakultät bereits im Oktober 1945 und bald darauf die gesamte Universität offiziell wieder ihre Arbeit aufnehmen konnten und sich die Lebens- und Arbeitsbedingungen trotz mancher Rückschläge allmählich verbesserten[403].

Seine grundsätzliche Haltung und seine Position erlaubten es Martini, mehr oder minder erfolgreich für ehemalige Parteimitglieder einzutreten, die er als minderbelastet ansah. Insbesondere im Fall des letzten Kriegsdekans Werner Schulemann wies er auf die NSDAP-Mitgliedern zur Verfügung stehenden Möglichkeiten hin, gegen den Nationalsozialismus vorzugehen[404]. Im Januar 1946 riet er Colonel Donelly von der Abteilung Public Health der Düsseldorfer Militärregierung zur Milde: „Wenn man die akademischen Lehrer aller Länder und Zeiten auf die Schwächen ihres Charakters und auf die Gefahren ihrer Lehrmeinungen hin prüfen würde und alle diejenigen, die zu grösseren Bedenken Anlass geben,

399 MHI Bonn, NL Martini, Ernährungsgutachten, Martini an Captain Luebbers/Militärregierung, 19.4.1945, Abschrift. – Vgl. Kap. 1.1.3. und 2.8.1.

400 MHI Bonn, NL Martini, Ernährungsgutachten, Martini an Captain Luebbers/Militärregierung, 19.4.1945, Abschrift.

401 MHI Bonn, NL Martini, Ernährungsgutachten, Martini an Militärregierung, 24.10. [hdschr. Korrektur: „Juli"] 1945, Abschrift; ebd., Oberpräsident Fuchs/Düsseldorf an Martini, 8.9.1945, Abschrift.

402 MHI Bonn, NL Martini, Ernährungsgutachten, Martini an stellvertretenden Rektor Brinkmann, 20.6.1945, Abschrift.

403 Ausdrücklich wird Martini freilich im Dankschreiben des Oberpräsidenten an die Militärregierung nicht erwähnt (MHI Bonn, NL Martini, Correspondenz A-D, Oberpräsident an Donnelly/Militärregierung, 5.10.1945). Zahlreiche Dokumente zum Wirken Martinis in der Nachkriegszeit finden sich in: MHI Bonn, NL Martini, Klinik, Universität 1945–47.

404 Vgl. Kap. 2.8.1.

jetzt noch nachträglich ausschalten könnte, so wäre das Gesicht der Erde verändert und die Folgen unabsehbar. Die Geschichte lässt z.B. kaum einen Zweifel, dass Francis Bacon in den letzten 12 Jahren, sofern er in Deutschland gelebt hätte, aus Opportunitätsgründen den Weg in die Partei gefunden hätte und jetzt entlassen worden wäre. Erst recht hätte jetzt Thomas Hobbes automatisch verhaftet werden müssen, allein schon wegen seiner Schrift De Cive und wegen des Leviathan. Immerhin ist eine totale Ausschaltung bei den Inhabern von Lehrstühlen, die philosophischer, historischer und ähnlicher Natur sind, z.Zt. grossenteils unvermeidbar. Unvergleichlich weniger dringlich ist dagegen die Ausschaltung in einem Fach, das rein auf die Suche nach neuen Heilmitteln ausgerichtet ist, zumal wenn nach dem Verbot der Lehrtätigkeit erst recht keine Gefährdung der Erziehung mehr übrig bleibt."[405]

Martini gehörte zur denjenigen, die sich auch Jahre nach dem Ende des „Dritten Reichs" nicht mit Lobreden auf Ärzte abfanden, die sich verbrecherischer Methoden bedient hatten. Als der Tübinger Gynäkologe August Mayer die Forschungen seines Kollegen Hermann Stieve an den Leichen von zum Tode verurteilten Opfern des NS-Regimes auf einer Ärzteversammlung in Freiburg als „verdienstvoll" bezeichnete, war er „nahe daran", vor Ort „zu protestieren", beschränkte sich jedoch aus „Ehrfurcht und Sympathie" für Mayer auf eine klare schriftliche Reaktion: „Die Opfer von Verbrechern hätte[n] ihm im Tode zu heilig sein sollen, um die Auswirkung ihrer gemarterten Affekte auf ihre inneren Organe studieren zu wollen."[406]

Ob Martinis Bewertungen von Personen, die in enge Verbindung mit nationalsozialistischen Gewaltakten gekommen waren, immer so ausfielen, dass sie strengen moralischen Massstäben genügen, wird auch künftig zu diskutieren sein. So setzte er sich nach Kriegsende für die Berufung des Hygienikers Hermann Eyer nach Bonn ein, der an der Ostfront mit Fleckfieberforschungen befasst war und dem die Zerstörung polnischen Kulturguts vorgeworfen wurde[407]. Dass Martini sich freilich intensiv mit dieser Personalie befasst hat und schließlich Eyers Berufung förderte, spricht angesichts der Gewissenhaftigkeit Martinis für Eyer.

Martini starb am 8. September 1964, einen Tag nach seinem langjährigen Weggefährten Erich Freiherr von Redwitz.

[405] HStA Düsseldorf, NW 355-193, Martini an Donelly/Miltär-Regierung, Abt. Public Health, 27.1.1946.

[406] MHI Martini, NL Martini, Korrespondenz L-R, 20.9.1954. – Zu Hermann Rudolf Philipp Stieve vgl. Klee, Auschwitz, S. 97 ff.

[407] Vgl. Klee, Auschwitz, S. 343 ff. Zur Personalie Eyer und Eyers Berufung siehe MHI Bonn, NL Martini, Akte Eyer sowie ebd., Anklage, Verteidigung und Gutachten nach dem Krieg.

11. Die Fakultät als Ort von Konflikten und Interessenbündelung

11.1. Fakultät und Universität

Innerhalb der Fakultät existierte ein sich wandelnder Kreis von Professoren, von dem „die übrige Fakultät regiert und tyrannisiert" worden ist – so fasste nach dem Ende des NS-Regimes Erich von Redwitz Äußerungen der „böse[n] Mitwelt" nicht ohne Zustimmung zusammen[1]. Zentrum dieses Kreises war die „sog. ‚Lesegesellschaft der Fakultät'", die sich regelmäßig im Gebäude der „Bonner Lese- und Erholungsgesellschaft" traf. Ihr gehörten während der Amtszeit von Dekan Philipp Stöhr neben diesem selbst die Nationalsozialisten Schmidt, Pietrusky („Pit"), Tiemann und der parteilose Nühsmann („Nüß") an[2]. Auch nach dem Ausscheiden von Stöhr aus dem Amt des Dekans blieb diese Runde bis zur Berufung Nühsmanns und Schmidts an die NS-Vorzeigeuniversität Straßburg bestehen. Nühsmann und Schmidt bildeten nach dem Eindruck des Bonner NSDAP-Kreisleiters Eichler mit ihren Kollegen Siebke und Pietrusky „nicht nur gesellschaftlich, sondern auch innerhalb der Fakultät eine Einheit [...], gegen die ein anderes Mitglied der Fakultät mit seiner Ansicht nicht anzukommen vermochte"[3]. Dass derartige Bündnisse nicht unbedingt Parteigenossen zugute kamen, zeigen die Dissonanzen zwischen Rektor Chudoba und seinem mittelbaren Vorgänger und zeitweiligem Stellvertreter Pietrusky sowie das Agieren gerade jener Gruppe gegen die beinahe zur Generation der „alten Kämpfer" zählenden NSDAP-Mitglieder Hans Knauer und Oskar Harnapp[4].

Infolgedessen zählten nicht alle NSDAP-Mitglieder zu diesem engen Zirkel. So bemerkte der NS-Gegner Erich von Redwitz nach dem Kriege über den Dekan, Kriegsforscher, Parteigenossen und SA-Obersturmführer Werner Schulemann, dieser habe „sich vollkommen fern von den ausgesprochenen Nazis der Fakultät" gehalten, „welche immer zusammensassen"[5]. Einem von Schulemanns Vorgängern, Friedrich Tiemann, wurde von einem Parteigenossen nach dem Kriege zugute gehalten, auch er habe das Schlimmste abwenden können. Als etwa die Reichsdozentenführung versuchte, neben von Redwitz zudem Paul Martini als

[1] UA Bonn, PA Stöhr, Aktennotiz von Redwitz', o.D.

[2] UA Bonn, PA Stöhr, Aktennotiz von Redwitz', o.D. – Zur 1787 gegründeten Bonner „Lese- und Erholungsgesellschaft", die im „Dritten Reich" ihre „aufklärerische, weltoffene, Standes- und Konfessionsgrenzen ignorierende" Tradition verriet, vgl. Helmut Heyer, Kultur in Bonn im Dritten Reich. Mit einem Beitrag von Karl Gutzmer, Bonn 2002 (= Veröffentlichungen des Stadtarchivs Bonn, 62), S. 167 ff., Zitat S. 171.

[3] UA Bonn, PA 2842 Harnapp, Eichler an Klingelhöfer, 24.1.1942, Durchschrift (Original in: BA Berlin, BDC-Dossier Harnapp); bereits zitiert in Kap. 2.10.3.

[4] Vgl. Kap. 2.7.1.; zu den Streitigkeiten zwischen Chudoba und Pietrusky vgl. Höpfner, Universität, S. 79 ff.

[5] UA Bonn, MF-PA Schulemann, Redwitz an Rektor Konen, 26.11.1945.

Staatsfeind abzusetzen, hätten viele ein eindeutiges Votum vermieden, nicht aber Tiemann. Ernst Klapp berichtete jedenfalls 1948: „In meiner Eigenschaft als Vertreter des örtlichen Dozentenführers habe ich in dem Bemühen, diese Eingriffe in die Angelegenheiten unserer Universität abzuwehren, versucht, von einer Reihe von Kollegen Material zu diesem Zwecke zu erhalten, musste aber feststellen, dass niemand recht Stellung für oder gegen [sic] zu nehmen geneigt war. Nur Prof. Dr. Tiemann, mit dem ich den ganzen Fall durchsprach, bestritt mit aller Entschiedenheit, die gegen die Herren Prof. Dr. Martini und Prof. Dr. von Redwitz erhobenen Vorwürfe und wies auf Möglichkeiten hin, diese Vorwürfe zu entkräften."[6]

Tiemann freilich war Mitglied des engeren nationalsozialistischen Zirkels. Von einer konsequenten Politik dieser Gruppe gegen Nichtnationalsozialisten kann also keine Rede sein. Und doch sind die Fraktionen unübersehbar, wenn auch gleichsam Doppelmitgliedschaften (Philipp Stöhr) möglich waren. Denn es existierten eigenständige Freundeskreise, in denen dem Nationalsozialismus mit großer Skepsis oder Ablehnung gegenüberstehende Professoren über musische Interessen zueinander gefunden hatten. Einen Kristallisationspunkt bildete das Ehepaar Ebbecke. Ebbeckes Frau Hela Peters porträtierte unter anderem Otto Grütz. Die Familien Ebbecke, Grütz, Martini und Stöhr wird man zu einem größeren Freundes- und Bekanntenkreis zählen dürfen[7]. Auch Max Bürger stand über seine Freundschaft zu Otto Grütz dieser Gruppe nahe[8].

Dass die Fakultät nicht den Weg des Widerstandes wählte, ist offensichtlich. Das Führerprinzip wurde akzeptiert, zumal die Ernennungen der Dekane durch den Rektor nach Absprache mit der Fakultät erfolgten[9]. Man entsprach den Forderungen der Partei, solange der ärztliche Betrieb nicht bedroht schien. Wenn etwa wie im Frühjahr 1937 der Kreisobmann des NSD-Ärztebundes ohne jegliche Begründung Auskunft über eine Ärztin „in persönlicher, beruflicher und politischer Hinsicht" erbat, wurde diese selbstverständlich erteilt[10]. Heikle Punkte wurden zumindest bei den aktenkundig gewordenen Vorgängen freilich umgangen. So schrieb Dekan Siebke über die kommunistischer Aktivitäten verdächtigte Assistentin Elisabeth Schneider, zu ihrer „politische[n] Haltung" habe er nichts „Zuverlässiges" in Erfahrung bringen können[11].

[6] HStA Düsseldorf, NW 1053-112, Eidesstattliche Erklärung Ernst Klapp, 7.10.1948.

[7] Vgl. Schulz, Grütz, S. 34.

[8] Vgl. Schulz, Grütz, S. 37 ff.

[9] Zum Führerprinzip siehe unter anderem UA Bonn, MF 79/18, Dekan Stöhr an Rektor, 26.10.1934. In diesem Schreiben teilt Stöhr unter anderem die Ernennung Ceelens zum stellvertretenden Dekan und von Redwitz' zum Ersatzmann für Senator Bürger mit.

[10] UA Bonn, MF 79/55, Horstmann/Kreisobmann NSD-Ärztebund, Bonn an Dekan Siebke, 28.4.1937; ebd., gez. Siebke an Horstmann, 22.5.1937, Konzept; ebd., Siebke an Horstmann, 25.5.1937, Konzept.

[11] UA Bonn, MF 79/55, Siebke an Horstmann, 25.5.1937, Konzept. – Elisabeth Schneider wurde am 19. Februar 1909 in Köln geboren. Die Katholikin besuchte das Lyzeum Köln-Ehrenfeld (1915–1923), das Oberlyzeum Köln (1923–1928) sowie die Universitäten Köln, Innsbruck und Bonn (1928–1934). Ab 1934 war sie in den Bonner Universitätskliniken unter von Redwitz, Martini und Grütz als Assistentin tätig, bevor sie sich im Februar 1945 selbständig

In der Außendarstellung trachtete die Fakultät danach, Probleme zu verschweigen. Beispielhaft ist, dass Dekan Siebke 1937 dem Rektor für ein Interview mit dem „Westdeutschen Beobachter" auf sieben Seiten Antworten zur Verfügung stellte, die auch in der Öffentlichkeit diskutierte Fragen – vor allem den Niedergang von Zahn- und Kinderklinik – mit keinem Wort erwähnten[12]. Nach Siebke war die Universität bei Patienten, Studierenden und Wissenschaftlern aus dem In- und Ausland ungewöhnlich beliebt, was die baldige Errichtung hochmoderner Neubauten begünstigen werde. Besonders hob er die Kooperation mit den Provinzialanstalten hervor[13].

Zur Außendarstellung gehörte auch das Auftreten der Dozenten in den Amtstrachten. 1938 mahnte Dekan Siebke die Fakultätsmitglieder, Talare zu bestellen – habe doch von einem besonderen Angebot keine Fakultät so wenig Gebrauch gemacht wie die Medizinische. Es sei „ein Mangel an Disziplin [...], wenn bei feierlichen Anlässen Mitglieder des Lehrkörpers in Anzügen" erschienen, „die nicht der Würde" entsprächen[14]. Es wäre wohl eine Fehlinterpretation, wollte man die Verweigerung der Talare – über den Erfolg von Siebkes Mahnung liegen keine Quellen vor – als Akt des Widerstands werten[15].

Innerhalb der Fakultät gab es freilich ein Standesbewusstsein, das auch den Professoren, die nicht für oppositionelles Verhalten bekannt waren, Widerspruch gebot. Dieses fiel offenkundig besonders dann leicht, wenn es von Seiten des NSD-Studentenbundes provoziert wurde. So reagierte Friedrich Pietrusky in seiner Eigenschaft als Rektor äußerst kühl, als der Gaustudentenbundsführer um Gutachten für potentielle Assistenten angefragt werden wollte[16]: „Wenn der Herr Minister gewünscht hätte, daß Studenten, insbesondere noch solche anderer Universitäten[,] gefragt würden, hätte er es ohne Zweifel verfügt."[17] Pietrusky hatte sich zuvor der Unterstützung der Bonner Dozentenschaft in Person des Ophtalmologen Karl Schmidt versichert[18].

1938 machte der Dekan und Direktor der Universitätsfrauenklinik Harald Siebke, ebenfalls NSDAP-Mitglied, dem Fachgruppenleiter der Fachgruppe Medizin Alois Weber klar, dass er es nicht hinzunehmen gewillt sei, „wenn Hochschullehrer in Bausch und Bogen als beschränkt oder engstirnig dargestellt oder

machte. Sie war Mitglied von NSV (1938–1945) und NS-Ärztebund (1938–1945). Paul Martini erklärte am 31. August 1945, Schneider sei seiner „Erinnerung nach im Jahr 1935 oder 1936 von der Geheimen Staatspolizei verhaftet" worden: „Es wurde mir gesagt, sie habe sich an kommunistischen antinationalsozialistischen Umtrieben beteiligt. Sie war damals mehrere Wochen in Haft". Sie wurde im Entnazifizierungsverfahren der Kategorie V zugeordnet. – Quelle: HStA Düsseldorf, NW 1048-34-120.

[12] UA Bonn, MF 79/12, „Unterlagen für das Interview", gez. Siebke, 14.6.1937.

[13] UA Bonn, MF 79/12, „Unterlagen für das Interview", gez. Siebke, 14.6.1937.

[14] UA Bonn, MF 79/18, Vermerk Siebkes, 14.4.1938.

[15] UA Bonn, MF 79/18, Vermerk Siebkes, 14.4.1938.

[16] UA Bonn, Rektorat, A 8, 18, Bd. 1, Gaustudentenbundsführer gez. Garben an Kurator Bachem, 14.11.1935, Konzept.

[17] UA Bonn, Rektorat, A 8, 18, Bd. 1, Rektor gez. Pietrusky an Kurator, 28.11.1935.

[18] UA Bonn, Rektorat A 8, 18, Bd. 1, Schmidt/Dozentenschaft an Rektor, 27.11.1935.

zu Unrecht angegriffen werden“[19]. Anlass war ein Semesterappell der Fachschaft gewesen, in dem „von den alten Hochschullehrern“ die Rede gewesen war, „die nicht gewusst hätten, dass der Mensch ausser physiologischen und pathologischen Reaktionen auch noch eine Seele hat“[20]. In einer „ganz kurzen Fakultätssitzung“, zu der auch zwei Fachschaftsvertreter geladen waren, suchte Siebke „das Verhältnis zwischen Fakultät und Fachschaft“ zu klären[21]. Dies gelang ihm nach eigener Aussage: „Unstimmigkeiten und Missverständnisse“ galten nach einigen Tagen als ausgeräumt[22].

Eine der größten Krisen innerhalb der Fakultät löste 1937 die Aufdeckung eines zunächst verborgen gebliebenen Doppelmordes aus. In die für die Fakultät äußerst peinliche Affäre waren das Pathologische Institut unter dem Liberalen Ceelen und das Gerichtsmedizinische Institut des Nationalsozialisten Pietrusky verwickelt. Wie sich aufgrund einer Anzeige und danach intensivierter Ermittlungen herausstellte, hatte 1935 eine Frau ihren eigenen Ehemann sowie die Ehefrau ihres Liebhabers durch Thallium vergiftet[23]. Beide Leichen wurden getrennt von Medizinern des Bonner Pathologischen Instituts untersucht. Bei der Männerleiche diagnostizierte der Assistent Engels eine Lungenentzündung als Todesursache. Bei der Frauenleiche war jedoch ein Anfangsverdacht gegeben, so dass Assistent Peter Göring Gewebeteile zur chemischen Untersuchung an das Gerichtsmedizinische Institut sandte. Dort nutzte man das Material zur Erprobung neuartiger Nachweismethoden, sah auch den Verdacht auf Thalliumvergiftung erhärtet, nahm sich aber Zeit, da man über ein möglicherweise zugrunde liegendes Verbrechen nichts wusste. Im Pathologischen Institut wiederum glaubte man bei späteren Nachforschungen zu wissen, die Gerichtsmediziner hätten einen negativen Befund mitgeteilt. Auf der Basis der Aktenlage war die Angelegenheit schon für die damals untersuchenden Behörden nicht aufzuklären. Alle drei Stellen, neben den Universitätsinstituten auch das Einlieferungskrankenhaus Sankt Josef, wurden gerügt, weil „man sich auf telefonische Mitteilungen und dergleichen verließ, anstatt konkrete und genaue schriftliche Unterlagen anzufordern und abzugeben“[24]. Die von Ceelen verfügte Anordnung, Sektionen außerhalb des Instituts nur noch von Assistenten und nicht mehr von Volontärassistenten wie Engels ausführen zu lassen, reiche allein nicht aus[25]. Engels wurde zum Vorwurf gemacht, dass er auch bei späterer Nachfrage bekräftigt habe, beide Opfer seien an Grippe gestorben, obwohl er ausdrücklich auf den Giftverdacht hingewiesen

[19] UA Bonn, MF 79/123, Siebke an Weber, 3.5.1938.

[20] UA Bonn, MF 79/123, Siebke an Weber, 3.5.1938.

[21] UA Bonn, MF 79/123, gez. Siebke an MF, 3.5.1938.

[22] UA Bonn, MF 79/123, gez. Siebke an Weber, 17.5.1938, Durchschlag. Siehe auch: ebd., Weber an Siebke, 4.5.1938.

[23] Zu den Details: GStA PK Berlin, Rep. 76, Nr. 411, Kasper, Klingelhöfer/REM, „Vermerk“, 6.11.1937; ebd., Ceelen an Kurator Bonn, 2.10.1937; ebd., Pietrusky an Kurator Bonn, 14.10.1937.

[24] GStA PK Berlin, Rep. 76, Nr. 411, Kasper, Klingelhöfer/REM, „Vermerk“, 6.11.1937.

[25] GStA PK Berlin, Rep. 76, Nr. 411, Kasper, Klingelhöfer/REM, „Vermerk“, 6.11.1937; vgl. ebd., Ceelen an Kurator Bonn, 2.10.1937.

worden sei und die weibliche Leiche gar nicht untersucht habe[26]. Damit wurde die einzige Unkorrektheit, die Ceelen in seinem Verantwortungsbereich hatte feststellen können, nochmals ausdrücklich genannt. Hingegen fand Ceelens Vorwurf an das Gerichtsmedizinische Institut, man habe die „beantragte chemische Untersuchung" nicht „sofort regelrecht durchgeführt", keine ausdrückliche Bestätigung[27]. Der Direktor des Gerichtsmedizinischen Instituts hatte die Vorgehensweise seines Hauses sogar als „durchaus richtig" bezeichnet und auf ein grundsätzliches, noch heute virulentes Problem verwiesen: „Es sind hier zwei Morde nur mehr oder weniger durch Zufall überhaupt erst als gewaltsame Todesfälle erkannt worden. Ich bin der Meinung, daß die Zahl von Todesfällen, wo nicht einmal das erkannt wird, keine geringe ist. Die Verhältnisse in bezug auf die Aufklärung von Verbrechen gegen das Leben liegen im argen."[28] Pietrusky nutzte den Vorfall für ein Plädoyer zur Aufwertung der Gerichtsmedizin: „Eine Besserung ist erst zu erwarten, wenn nur Fachvertreter der gerichtlichen Medizin mit gerichtlichen Obduktionen betraut werden, wenn Verwaltungssektionen, wie z.B. seit Jahrzehnten in Österreich, eingeführt werden."[29] Noch konkreter waren die Forderungen Ceelens. Er plädierte zum wiederholten Male für eine Aufstockung des Institutspersonals, auch um vom chemischen Labor des Gerichtsmedizinischen Instituts unabhängig zu werden[30].

Bei diesem wie anderen Vorkommnissen und Entwicklungen trat die Fakultät nach außen weitgehend geschlosseen auf, auch gegenüber der Universitätsleitung. Man suchte interne Problemlösungen.

Ein potentieller Gegner der Fakultät war der Universitätskurator, der das Berliner Erziehungsministerium vor Ort vertrat. Von Seiten der Professorenschaft wurde die Amtszeit des Kurators Julius Bachem als besonders problematisch angesehen. Bachem übernahm als seit Mai 1932 der NSDAP und der SA angehörender Parteigenosse das Amt im Dezember 1934 zunächst provisorisch. Zuvor waren Alfons Proske aus politischen und Paul Klingelhöfer aus dienstlichen Gründen von dieser Aufgabe entbunden worden[31]. Im Juni 1935 wurde er offiziell zum Kurator ernannt, bevor er am 31. Oktober 1937 in den Ruhestand versetzt werden konnte. Dies war trotz entsprechender Einsichten auch in Berlin erst möglich, nachdem besondere Bestimmungen zum Schutz von Beamten, die vor 1933 bereits der NSDAP angehört hatten, aufgehoben worden waren[32].

In Berlin hatte Bachem durch sein zwar energisches, aber auch unangemessenes Auftreten von sich reden gemacht. Seine Eingaben an das Erziehungsministe-

[26] GStA PK Berlin, Rep. 76, Nr. 411, Kasper, Klingelhöfer/REM, „Vermerk", 6.11.1937. – Engels war im Dezember 1937 bereits nicht mehr Angehöriger des Instituts; er wohnte in Köln (GStA PK Berlin, Rep. 76, Nr. 411, Kurator an REM, 6.12.1937).

[27] GStA PK Berlin, Rep. 76, Nr. 411, Ceelen an Kurator Bonn, 2.10.1937.

[28] GStA PK Berlin, Rep. 76, Nr. 411, Pietrusky an Kurator Bonn, 14.10.1937.

[29] GStA PK Berlin, Rep. 76, Nr. 411, Pietrusky an Kurator Bonn, 14.10.1937.

[30] Vgl. Kap. 2.4.1.

[31] Vgl. Höpfner, Universität, S. 93 ff.

[32] Vgl. Höpfner, Universität, S. 95 f.

rium waren häufig überaus umfangreich und nicht nur sprachlich von mangelhafter Qualität[33]. 1937 beklagte er sich bitter über die angebliche Nichtbeteiligung an den Planungen zum Austausch der kirchlichen Ordensschwestern[34]. Im Jahr zuvor hatte er angeprangert, dass Rektor und Dozentenschaftsleiter häufig zu lange mit ihren Stellungnahmen bei Einstellungsverfahren warteten. Die Kandidaten verlören in der Zwischenzeit das Interesse an der ihnen angebotenen Stelle[35].

Bachems Klagen mögen berechtigt gewesen sein. Aber der Umgang mit ihm war für alle Beteiligten schwer. Nach Ärger mit dem Direktor der Kinderklinik, Hans Knauer, der trotz angespannter Personalsituation ausgiebig Urlaub machte und über dessen Terminierung Bachem nur unzureichend unterrichtet hatte, bat er das Erziehungsministerium um eine neue Kompetenz. Den Universitätssatzungen solle der Zusatz angefügt werden: „Der Leiter einer Klinik bedarf während des Semesters und während der Ferien des Einverständnisses des Universitätskurators für seinen Urlaub“[36]. Im Erziehungsministerium bemerkte man hierzu nur: „Ausgerechnet Herr Bachem! Nein!!!“[37]

Die Medizinische Fakultät trat gegenüber Bachem durchaus selbstbewusst auf. Aktenkundig wurde der Streit um die Vertretung des Direktors der Zahnklinik, Proell, nachdem dieser durch Erlass des Erziehungsministeriums vom 29. Oktober 1935 beurlaubt worden war[38]. Bachem hatte diesen Schritt zu vollziehen und händigte Proell am Morgen des 30. Oktober 1935 das entsprechende Papier aus. Ohne die Fakultät zu konsultieren, beriet sich Bachem mit Proell über eine Vertretungsregelung. Das Ergebnis dieser Beratungen war, dass Bachem den Assistenzarzt Radermacher mit der kommissarischen Leitung der Zahnklinik für die Zeit bis zum 3. November beauftragte, bevor sie am 4. November der von einer Reise zurück erwartete Hilfslehrer Hans Carl Junk übernehmen sollte. Gegen dieses Vorgehen erhob Dekan Stöhr über Rektor Pietrusky Bedenken. Stöhr hielt es „für unerläßlich, daß die Fakultät von Seiten des Herrn Kurators vor dem Erlaß einer Verfügung über die vertretungsweise Führung eines medizinischen Instituts orientiert wird“[39]. Stöhr vermochte seine „Meinung“ auch „nicht zu ändern“, nachdem sich der Kurator gegenüber dem Rektor verteidigt hatte[40]. Entschieden versuchte die Fakultät, sich ihre Rechte durch den Vertreter der Berliner Regierung an der Universität nicht beschneiden zu lassen. Hatte Kurator Bachem sein Verhalten umständlich mit der Kompetenz der an den jeweiligen Instituten beziehungsweise Kliniken Beschäftigten, dem Zeitdruck und „den allgemeinen Staats-

33 GStA PK Berlin, Rep. 76, Nr. 409, u.a. Kurator Bachem an REM, 26.7.1936.
34 Vgl. Kap. 3.6.
35 GStA PK Berlin, Rep. 76, Nr. 409, Kurator Bachem an REM, 26.7.1936. Vgl. Kap. 2.10.2.
36 GStA PK Berlin, Rep. 76, Nr. 409, Kurator Bachem an REM, 26.7.1936.
37 GStA PK Berlin, Rep. 76, Nr. 409, Kurator Bachem an REM, 26.7.1936, Randbemerkung.
38 Vgl. Kap. 2.17.3.
39 UA Bonn, MF 79/187, Rektor Pietrusky an Universitätskurator, 8.11.1935, Abschrift.
40 UA Bonn, MF 79/187, Dekan Stöhr an Rektor, 19.12.1935; vgl. ebd., Universitätskurator Bachem an Rektor, 14.11.1935, Abschrift.

und Verwaltungs-Führungs-Grundsätzen" begründet, so reagierte Stöhr knapp und eindeutig[41]: „Im Falle einer vom Ministerium erlassenen sofortigen Beurlaubung des Direktors einer Klinik" brauche „es keineswegs immer das Nächstliegende zu sein, den beurlaubten Direktor um seine Meinung bezüglich seiner Vertretung zu befragen"[42]. Auch das Argument der „gebotene[n] Eile" dürfe „nicht als hinreichend gelten, die Fakultät [...] zu übergehen, da eine telefonische Anfrage [...] in wenigen Minuten" zu einer „Erledigung" geführt hätte[43].

Dass Kurator Bachem in der Medizinischen Fakultät auf besonders große Schwierigkeiten stieß, zeigt ein Brief des Kurators an das Berliner Ministerium, der die Anstellung eines chinesischen Arztes zum Inhalt hatte. Der Direktor der Poliklinik Max Bürger hatte in dieser Frage den umständlichen Kurator umgangen und mit Rektor Pietrusky konferiert. Trotz gegenteiliger Intention lässt Bachem in seinem wie üblich kompliziert formulierten Schreiben seine Unzufriedenheit mit der Medizinischen Fakultät im Allgemeinen und Bürger im Besonderen erkennen: „Unter Hinweis auf die mehrfach vorgetragenen bestehenden besonderen Verhältnisse seit dem Rektorat von Herrn Prof. Pietrusky bitte ich hierzu sagen zu dürfen, dass Prof. Bürger zu den ganz wenigen Dozenten, selbst in der Med. Fakultät gehört, die die leider unverkennbare Neigung des Rektors in etwa unterstützen, die sachlichen Zuständigkeiten zu verschieben, ohne dabei stets jeden erdenklichen Wert auf gleichzeitige erschöpfende sachliche Prüfung zu legen. Ich habe davon Abstand genommen, Prof. Bürger gegenüber an die von ihm gemachten Ausführungen unmittelbar einzugehen, um weitere Spannungen, deren Überbrückung ein besondere Pflicht meines hohen Amtes ist, soweit das irgend noch erträglich erscheint, vermeiden zu helfen."[44]

1937 verabschiedete die Fakultät auf Antrag von Friedrich Pietrusky einstimmig den Beschluss, sich über Bachem offiziell zu beschweren, weil er Unterlagen nicht rechtzeitig weitergeleitet zu haben schien. Da sich jedoch bald darauf erwies, dass der Fehler bei Dekan Siebke gelegen hatte, unterblieb die Beschwerde[45].

Nicht unerwähnt bleiben soll, dass Bachem durchaus den Mut fand, in ideologisch heiklen Angelegenheiten zugunsten der vom Nationalsozialismus Verfolgten einzutreten. Belegt ist sein Versuch, für die Tochter eines Dozenten, der mit einer Jüdin verheiratet war, „die Heiratsgenehmigung mit einem Arier" zu erwirken[46].

[41] UA Bonn, MF 79/187, Universitätskurator Bachem an Rektor, 14.11.1935, Abschrift.

[42] UA Bonn, MF 79/187, Dekan Stöhr an Rektor, 19. 12.1935.

[43] UA Bonn, MF 79/187, Dekan Stöhr an Rektor, 19.12.1935. – In dem speziellen Fall konnte der Dekan zudem darauf verweisen, dass sich der Kurator mehrere Tage Zeit gelassen hatte, bis er die endgültige Vertretungsregelung erließ.

[44] GStA PK Berlin, Rep. 76, NW 5, Nr. 593, Kurator Bachem an REM, 22.2.1936.

[45] UA Bonn, MF 79/71, Siebke an stellv. Rektor Pietrusky, 13.3.1937, Abschrift; ebd., Pietrusky an Dekan MF, 18.3.1937; ebd., Siebke an Pietrusky, 3.4.1937, Abschrift.

[46] UA Bonn, Kuratorium, H 1, Bd. 8, Bachem an Leiter des Rassenpolitischen Amts der NSDAP Grosse durch Reichsinnenministerium, 21.11.1936, Durchschlag.

Für die Außenwirkung der Universität blieb auch während des „Dritten Reichs" der Rektor die maßgebliche Instanz. Rektor Friedrich Pietrusky initiierte im Wintersemester 1933/34 „nationalsozialistische Schulungskurse", die „regelmässig wöchentlich einmal" stattfanden und „den Zweck" verfolgten, „die nationalsozialistische Weltanschauung unter den Dozenten und Studierenden zu vertiefen und zu verbreiten"[47].

Pietrusky, der bei seinem Amtsantritt 1933 der NSDAP noch nicht angehört hatte, entwickelte sich bald, so Hans-Paul Höpfner, „zu einem der unangenehmsten Vertreter der Bonner Nationalsozialisten"[48]. Während der Amtszeit von Karl Chudoba intrigierte er als Prorektor so heftig gegen den an der Ostfront eingesetzten Rektor, dass er jeglichen Rückhalt in Fakultät und Universität verlor[49]. Angesichts von Pietruskys Verhalten erschien Chudobas Rektorat erträglich. Paul Martini erklärte nach dem Ende des NS-Regimes, Pietruskys Angriffe gegen Chudoba seien „nicht ganz unberechtigt" gewesen, weil „Herr Chudoba im Gegensatz zu denen[,] die ihn angriffen", es „immer abgelehnt" habe, aus politischen Gründen persönliche Ungerechtigkeiten und Unanständigkeiten zu begehen"[50]. Chudoba befand sich während des „Dritten Reichs" wegen einer Herzerkrankung längere Zeit in Martinis Behandlung[51].

Für einige Professoren bedeutete der Umgang mit Pietrusky noch Jahre später eine Belastung. So hatte Chudoba im Dezember 1941 das Reichserziehungsministerium wissen lassen, sein Gegner Pietrusky habe den Gynäkologen Harald Siebke als neuen Rektor ins Gespräch gebracht[52]. Siebke, der seinem Naturell entsprechend mit beinahe allen Kollegen einen freundlichen Umgang pflegte, musste sich im Entnazifizierungsverfahren fragen lassen, wieso er „von einer Persönlichkeit oder Gruppe als geeigneter Rektor nominiert werden konnte, deren Ziel es war, an der Universität einen noch schärferen nationalsozialistischen Kurs einzuführen"[53]. Seine unbelasteten Kollegen standen ihm freilich bei. Sie betrachteten den Gedanken, ein Rektor Siebke hätte den NS-Kurs verschärfen wollen, als einen „grundsätzlichen Irrtum, ja als absurd"[54].

47 GStA PK Berlin, Rep. 76, Nr. 386, Rektor Pietrusky an Achelis/REM, 12.12.1933; vgl. ebd., REM an Rektor und Kurator Bonn, 22.1.1934, wo ein einmaliger Zuschuss von 1 000 RM durch das Kultusministerium gewährt wird. Vgl. Kap. 2.7.1.

48 Höpfner, Universität, S. 68. Vgl. Kap. 2.7.1.

49 Vgl. Kap. 11.1.

50 MHI Bonn, NL Martini, Anklagen, Verteidigungen und Gutachten nach dem Krieg, Gutachten Martinis, 17.10.1946, Durchschlag.

51 MHI Bonn, NL Martini, Anklagen, Verteidigungen und Gutachten nach dem Krieg, Gutachten Martinis, 17.10.1946, Durchschlag.

52 HStA Düsseldorf, NW 1049-54516, Aufzeichnung Entnazisierungsausschuss Universität Bonn, 21.12.1947.

53 HStA Düsseldorf, NW 1049-54516, Aufzeichnung Entnazisierungsausschuss Universität Bonn, 21.12.1947.

54 HStA Düsseldorf, NW 1049-54516, Ceelen, Redwitz, Grätz, Ebbecke, Martini, Stöhr/MF Bonn an Rechtsanwalt Rolland, 26.1.1948 (ungezeichnetes Konzept auch in UA Bonn, PA Siebke MF).

Dass es bei Rektor und Fakultät zu unterschiedlichen Bewertungen von Personalfragen kam, ist offenkundig. Besonders deutlich wurde dies im Fall des Pädiaters Oskar Harnapp, den die Fakultät 1941/42 wieder verabschieden, den Rektor Chudoba aber unbedingt halten wollte[55]. Dabei spielte dessen Nähe zur Partei weniger einer Rolle als die zu NSDAP-Kreisleiter Eichler, der sich auch gegen die Meinung der NSDAP-Mitglieder innerhalb der Fakultät für Harnapp engagierte[56].

Belastend auf das Verhältnis zwischen Fakultät und Universitätsleitung wirkten sich zudem stets Verzögerungen in der Entscheidungsfindung aus. Im Februar 1937 gab Dekan Siebke offen zu, dass „die Arbeit in der Fakultät" leide, weil die „schwebenden Disziplinarverfahren" gegen die Klinikdirektoren Proell (Zahnklinik) und Knauer (Kinderklinik) nicht zum Abschluss kämen[57].

An universitären Veranstaltungen mit politischem Bezug nahmen die Bonner Mediziner nicht in einem überproportionalen Maße teil. „Kriegsvorträge" hielten Friedrich Panse, Kurt Pohlisch, Robert Janker, Werner Schulemann sowie – fast ohne NS-Anbiederung – zweimal Ulrich Ebbecke, zweimal Johannes Steudel und Wilhelm Dirscherl[58]. An der vom 7. bis 12. November 1938 organisierten „Hochschulwoche", einer Reihe von Dies academici, beteiligten sie sich, so scheint es zumindest, nur mit rein wissenschaftlichen Vorträgen. Philipp Stöhr etwa sprach allgemein „Ueber die Aufgaben der Anatomie" und „Gewebeteile, Eingeweide", Ferdinand Wagenseil über die „Anatomie des Bewegungsapparates", Theodor Nühsmann über die „Bedeutung einer gesunden Nase" und Ulrich Ebbecke über die „Physiologie des Menschen" sowie die „Entstehung und Ordnung der menschlichen Bewegung"[59]. Selbst Friedrich Pietrusky kündigte einen Vortrag

[55] Vgl. Kap. 2.10.3.

[56] Vgl. Kap. 2.10.3.

[57] UA Bonn, PA 4181 Knauer, Dekan Siebke an Kurator durch Rektor, 8.2.1937.

[58] Friedrich Panse, Das Erb- und Erscheinungsbild der Psychopathen, Bonn 1940 (= Kriegsvorträge der Rheinischen Friedrich-Wilhelms-Universität Bonn a. Rh., H. 30); Kurt Pohlisch, Erbpflege im Dritten Reich, Bonn 1941 (= Kriegsvorträge der Rheinischen Friedrich-Wilhelms-Universität Bonn a. Rh., H. 29); [Robert] Janker, Röntgenologie und Volksgesundheit. Die Leuchtschirmphotographie, Bonn 1941 (= Kriegsvorträge der Rheinischen Friedrich-Wilhelms-Universität Bonn a. Rh., H. 27); Werner Schulemann, Über die Bekämpfung von Infektionskrankheiten im Mittelmeerraum, Bonn 1943 (= Kriegsvorträge der Rheinischen Friedrich-Wilhelms-Universität Bonn a. Rh., H. 110); U.[lrich] Ebbecke, Einfache Gesetzmäßigkeiten des Nervenlebens, Bonn 1943 (= Kriegsvorträge der Rheinischen Friedrich-Wilhelms-Universität Bonn a. Rh., H. 77); U.[lrich] Ebbecke, Johannes Müller der große rheinische Physiologe, Bonn 1944 (= Kriegsvorträge der Rheinischen Friedrich-Wilhelms-Universität Bonn a. Rh., H. 130); Johannes Steudel, Andreas Vesalius. Der Begründer des anatomisch-naturwissenschaftlichen Denkens in der abendländischen Medizin. Gedächtnisvortrag zum Vierhundertjahr-Jubiläum seines Werkes über den Bau des menschlichen Körpers, Bonn 1943 (= Kriegsvorträge der Rheinischen Friedrich-Wilhelms-Universität Bonn a. Rh., H. 75); Johannes Steudel, Die Frühzeit der Bonner medizinischen Fakultät, Bonn 1944 (= Kriegsvorträge der Rheinischen Friedrich-Wilhelms-Universität Bonn a. Rh., H. 131); W.[ilhelm] Dirscherl, Die Bedeutung der Vitamine für die Volksgesundheit, Bonn 1942 (= Kriegsvorträge der Rheinischen Friedrich-Wilhelms-Universität Bonn a. Rh., H. 85).

[59] ALVR Brauweiler, MF 14, Nr. 14367, Programmbroschüre Hochschulwoche 1938.

„Ueber Blutgruppen" an[60]. Friedrich Panse freilich gewährte einen „Einblick in die wissenschaftliche und praktische Arbeit des Rheinischen Provinzialinstituts für psychiatrisch-neurologische Erbforschung"[61].

Der Medizinischen Fakultät zugute kam gerade in der kritischen Kriegszeit das Verhalten des keinesfalls parteihörigen nationalsozialistischen Kurators Gustav Ehrlicher, ein Beamter von ganz anderem Zuschnitt als Julius Bachem. Nur so ist es zu erklären, dass Martini und von Redwitz bereit waren, Ehrlicher eine „von rein sachlichen Gesichtspunkten" geleitete Amtsführung (Martini), sogar „Wohlwollen" und „Vornehmheit" (von Redwitz) zu attestieren[62]. Tatsächlich ließ Ehrlicher während seiner Amtszeit vom April 1939 bis zum März 1943 bisweilen sogar Distanz zu scharfen Nationalsozialisten erkennen – wie etwa die Beurteilung der Gruppe um die NS-Mediziner Nühsmann und Schmidt zeigt[63]. Offenbar ist Ehrlicher aus opportunistischen Gründen der Partei beigetreten und hat auf deren „soziale", sogar auf eine christliche Seite – er war Mitglied der Deutschen Christen – gehofft[64]. In einem parteiinternen Verfahren wurde Ehrlicher mit einem Verweis bestraft. Zugrunde lag der Vorwurf, er habe „den Ortsgruppenleiter auf der Straße nicht gegrüsst [sic]" und seine „Haltung" sei „nicht nationalsozialistisch genug"[65]. Tatsächlich gelang es Ehrlicher gemeinsam mit Rektor Chudoba, den Beueler Bürgermeister Wilfried Gielow als Nachfolger des zentrumsnahen Universitätsrats Franz Wildt zu verhindern[66]. Nach dem Krieg versuchte Ehrlicher ebenfalls mit Hilfe von Chudoba glaubhaft zu machen, er sei lediglich aufgrund der Feindschaft von Bonner NSDAP-Kreisen, insbesondere von Propagandaleiter Schmitz-Erpenbach, zum 1. April 1943 nach Prag versetzt worden[67]. Dass diese Versetzung der Medizinischen Fakultät ungelegen kam, steht außer Frage.

Selbstverständlich kommt der Fakultät im Rahmen ihrer Zugehörigkeit zur Universität eine Gesamtverantwortung zu, die in ihren Einzelheiten kaum zu rekonstruieren ist. So ist wahrscheinlich niemand aus der Medizinischen Fakultät initiativ geworden, als Gauleiter Josef Grohé 1943 die erste, „nach der ruhmrei-

[60] ALVR Brauweiler, MF 14, Nr. 14367, Programmbroschüre Hochschulwoche 1938.

[61] ALVR Brauweiler, MF 14, Nr. 14367, Programmbroschüre Hochschulwoche 1938.

[62] HStA Düsseldorf, NW 15-245, Eidesstattliche Erklärung Martinis, 3.7.1946, Abschrift (Durchschlag auch in: MHI Bonn, NL Martini, Anklagen, Verteidigungen und Gutachten nach dem Krieg); ebd., Eidesstattliche Erklärung Redwitz', 6.7.1946. Ähnlicher Auffassung war Universitätsrichter von Weber, der betonte, „parteipolitische Einflüsse" seien in Ehrlichers „Amtsführung nicht bemerkbar geworden" (ebd., Weber an Rektor, 17.4.1946).

[63] Vgl. Kap. 2.15.2. und 2.16.1.

[64] HStA Düsseldorf, NW 15-245, Erläuterungen Ehrlichers zum Entnazifizierungsfragebogen vom 6.4.1946, o.D.

[65] HStA Düsseldorf, NW 15-245, Erläuterungen Ehrlichers zum Entnazifizierungsfragebogen vom 6.4.1946, o.D.

[66] HStA Düsseldorf, NW 15-245, Erläuterungen Ehrlichers zum Entnazifizierungsfragebogen vom 6.4.1946, o.D. – Vgl. Höpfner, Universität, S. 97 f.

[67] HStA Düsseldorf, NW 15-245, Eidesstattliche Erklärung Chudobas, 17.10.1947; ebd., Ehrlicher an Oberpräsidenten der Nord-Rheinprovinz durch Rektor, 10.5.1946.

chen Niederringung Frankreichs im Jahre 1940" gestiftete Ernst-Moritz-Arndt-Medaille der Universität erhielt – „als Ausdruck ihrer [der Universität, R.F.] ganz besonderen Hochachtung und Ergebenheit" und verbunden mit einem neuerlichen Treueschwur gegenüber „Volk und Führer"[68].

Auch zum Dozentenbundsführer und späteren Rektor Chudoba stand die Fakultät in einem den Umständen entsprechenden, eher entspannten Verhältnis. Dekan Siebe duzte ihn sogar und schrieb ihm freundschaftlich-scherzende Briefe, denen man selbstverständlich Kalkül unterstellen darf. So schrieb Dekan Siebke an Dozentenbundsführer Chudoba am 25. Januar 1938 in einer Personalangelegenheit: „Du hast so viele gute Gedanken, dass es Dir sicher nicht darauf ankommen wird, der Medizinischen Fakultät und ihrem Dekan einen zu schenken."[69]

Deutlich aber wird, dass trotz des Freiheitsverlustes der Fakultät, den die nationalsozialistischen Strukturen bewirkten, die zwischenmenschlichen Beziehungen von hoher Bedeutung waren. Mit einem Kurator Ehrlicher und einem Rektor Chudoba kamen die Dekane aus, weniger mit einem Kurator Bachem und einem Rektor Pietrusky – obwohl letzterer doch zur eigenen Fakultät gehörte.

In den Auseinandersetzungen ging es um zwar wichtige, angesichts der Gewaltherrschaft aber nachrangige Fragen. Initiativen zur Rettung oder Unterstützung von Verfolgten, zur Beachtung grundlegender ethischer Normen unterblieben auf Fakultätsebene. Diese behielten sich nur einige wenige ihrer Mitglieder vor.

11.2. Fakultät und Stadt

Eine enge Zusammenarbeit zwischen Universität, Fakultät und Stadt schien während des „Dritten Reichs" schon deshalb angezeigt, weil die Existenz der Universität Bonn angesichts der Rivalität mit der nahen Universität Köln sowie Hitlers partieller Verachtung der Wissenschaft bedroht war. Die latente Gefahr wurde im Laufe des Jahres 1935 zu einer ernsten Bedrohung[70]. In dieser Situation entstanden mehrere Denkschriften und Vereinbarungen, die den Wert der Bonner Universität in den Vordergrund rückten.

Neben der wirtschaftlichen Bedeutung der Universität als Auftrags- und Arbeitgeberin, die Tausende mehr oder weniger kaufkräftige Studierende in die Stadt mit ihren 100 000 Einwohnern zog, stellte die Stadtverwaltung die direkte

[68] ALVR Brauweiler, MF 14, Nr. 100086, Bd. 3, „Ansprachen anlässlich der Akademischen Feier des 125-jährigen Jubiläums der [...] Universität zu Bonn am 18. Oktober 1943", S. 43.

[69] UA Bonn, MF-PA 93 Haring, Dekan Siebke an Chudoba, 25.1.1938, Durchschlag.

[70] Vgl. Dietrich Höroldt, Die Rivalität der Universitätsstädte Köln und Bonn, in Hand Blum (Hg.), Aus kölnischer und rheinischer Geschichte. Festgabe Arnold Güttsches zum 65. Geburtstag gewidmet, Köln 1969 (= Veröffentlichungen des Kölnischen Geschichtsvereins e. V., 29), S. 189-214, S. 211 f.

Entlastung von an sich der Kommune zukommenden Aufgaben heraus[71]. Dabei kam der Medizinischen Fakultät eine besondere Bedeutung zu. Im Dezember 1935 sandte Oberbürgermeister Ludwig Rickert dem Reichserziehungsministerium einen Bericht, in dem er die „Ersparnisse in der Wohlfahrtspflege durch das Vorhandensein der Kliniken und Anstalten“ auf insgesamt 190 000 RM jährlich bezifferte[72]. Von diesem Summenwert entfielen 150 000 RM auf die „ambulatorische“ sowie 20 000 RM auf die „zahnärztliche“ Behandlung, je 10 000 RM auf die „Frauenklinik“ und die Rubrik „Verschiedenes“[73]. Bei einem städtischen Wohlfahrtsetat von insgesamt 690 000 RM waren die direkten Einsparungen für die Stadt von erheblicher Bedeutung[74]. Der von der Stadt an die Medizinische Fakultät gezahlte Pauschalbetrag von jährlich 27 000 RM ist vor diesem Hintergrund als gering anzusehen[75].

Trotzdem achtete die Stadt durchaus auf eine angemessene Verteilung der von ihr überwiesenen Mittel und ließ sich vom Direktor der Medizinischen Poliklinik Max Bürger als Bundesgenossin werben. Denn auf die Poliklinik entfielen 80 Prozent der grundsätzlich städtischen Aufgaben im Gesundheitsbereich; sie erhielt aber nur 4 000 der 27 000 RM. Bürgermeister Kirsten betonte daher in einem Schreiben an den Universitätskurator 1935, dass es „der Stadtverwaltung nicht gleichgültig sein“ könne, „wenn das Entgelt, das sie für die Arbeitsleistung bezahlt, nicht derjenigen Stelle zufällt, die die Hauptarbeit zu leisten hat“[76]. Kirsten glaubte sogar, im Sinne der Universität zu handeln, strebten doch die niedergelassenen Ärzte die freie Arztwahl auch in der „Armenbehandlung“ an, was „sicher nicht im Interesse der Universität“ liege[77]. In der Tat war die Poliklinik bereits dadurch in Schwierigkeiten geraten, dass ihr die bislang übliche Praxis, an die Patienten direkt Arzneien zu verteilen, aufgrund des Einspruchs der Apothekerschaft durch das Regierungspräsidium untersagt worden war und nun an die Einrichtung einer „Hausapotheke“ gedacht wurde[78]. 1940 wurde schließ-

[71] Zur ökonomischen Bedeutung der Universität für Bonn vor 1933 vgl. Höroldt, Stadt, S. 36 ff. – Nach der Volkszählung vom 17. Mai 1939 hatte Bonn (noch ohne Bad Godesberg und Beuel) 100788 Einwohner. Vgl. Stadtverwaltung Bonn, Bonn, S. 17.

[72] GStA PK Berlin, Rep. 76, Nr. 386, Bericht, 29.11.1935, dem REM übersandt am 2.12.1935.

[73] GStA PK Berlin, Rep. 76, Nr. 386, Bericht, 29.11.1935, dem REM übersandt am 2.12.1935.

[74] GStA PK Berlin, Rep. 76, Nr. 386, Bericht, 29.11.1935, dem REM übersandt am 2.12.1935.

[75] Stand 1935 nach GStA PK Berlin, Rep. 76, NW 5-593, i.V. gez. Bürgermeister Kirsten an Kurator, 15.10.1935, Abschrift.

[76] GStA PK Berlin, Rep. 76, NW 5, Nr. 593, i.V. gez. Bürgermeister Kirsten an Kurator, 15.10.1935, Abschrift.

[77] GStA PK Berlin, Rep. 76, NW 5, Nr. 593, i.V. gez. Bürgermeister Kirsten an Kurator, 15.10.1935, Abschrift.

[78] GStA PK Berlin, Rep. 76, NW 5, Nr. 593, i.V. gez. Bürgermeister Kirsten an Kurator, 15.10.1935, Abschrift. Siehe auch: BA Berlin, R 4901 (alt R 21), Nr. 55 „Prüfung der Betriebsführung“, o.D. [wohl 1936].

lich eine für alle Kliniken zuständige Apotheke in der Medizinischen Klinik geschaffen[79].

Ein anderer Streitpunkt betraf den Paragraphen 4 des Vertrages über die Benutzung der Bonner Universitätskliniken und Polikliniken durch die Stadt Bonn. Darin hieß es, dass nicht nur die Ärzte der Medizinischen Poliklinik, „sondern auch diejenigen der übrigen Polikliniken verpflichtet" seien, „im Notfalle" Hausbesuche zu machen[80]. Es war freilich weniger die Stadt als die um Entlastung bemühte Medizinische Poliklinik, die auf Einhaltung dieser Bestimmung drängte[81].

Die mittelbare Wirtschaftsförderung durch die „ausgedehnten klinischen Anstalten sowie die zahlreichen übrigen Kranken-Heil- und Pflegeanstalten" war der Stadt durchaus bewusst[82]. Nur diese erkläre, so hieß es in einer wohl 1943 entstandenen städtischen Publikation, die große Zahl von Werken „der Feinmechanik, chemischer, physikalischer, medizinischer und pharmazeutischer Erzeugnisse"[83].

Ansprechpartner der Universitätsinstanzen, häufig auch einzelner Professoren, war das dem Oberbürgermeister unterstellte Gesundheitsamt (Amt 52), dessen zeittypische Ausrichtung in der „Abteilungseinteilung" des Jahres 1938 zum Ausdruck kommt [84]. Die sieben Abteilungen waren überschrieben: „Gesundheitsverwaltung", „Amtsärztliche Aufgaben", „Gesundheitspolizeiverwaltung", „Erbbiologische Abteilung", „Gesundheitsfürsorgeabteilung", „Sanitäts-Luftschutz", „Kinderkrankenhaus"[85]. Aus dem 1933 noch so genannten „Wohlfahrtsamt" stammt die wohl am deutlichsten die Inhumanität des „Dritten Reiches" kennzeichnende, an die Kliniken gerichtete Post der Stadtverwaltung. Am 15. November 1933 wurden die Klinikdirektoren aufgefordert, die stationäre Versorgung von Personen massiv einzuschränken, deren Behandlung vom Wohlfahrtsamt bezahlt werde und die, wie es hieß, „dem Staate nichts mehr leisten"[86].

Konkrete Kooperationen waren vertraglich geregelt. So übernahm Friedrich Pietrusky auf der Basis eines Vertrags mit dem Bonner Oberbürgermeister 1935 die „gerichtsärztliche Tätigkeit" im Stadtkreis Bonn und war „verwaltungsmässig dem Amtsarzt und Leiter des Gesundheitsamtes" unterstellt[87]. Pietrusky erreichte

[79] BA Berlin, R 4901 (alt R21), Nr. 55 „Prüfung der Betriebsführung", o.D. [wohl 1936]. Vgl. Kap. 2.8.1.

[80] UA Bonn, MF 79/106, Vertrag, auszugsweise Abschrift, o.D.

[81] UA Bonn, MF 79/106, Schlomka/stellvertretender Direktor der Medizinischen Poliklinik an Dekan, 19.5.1938.

[82] BA Berlin, R 1501, Nr. 2052, „Beschreibung des Stadtkreises Bonn", o.D. [1943?].

[83] BA Berlin, R 1501, Nr. 2052, „Beschreibung des Stadtkreises Bonn", o.D. [1943?].

[84] StA Bonn, Pr 10/764, Amt 52 an Amt 10, 21.4.1938.

[85] StA Bonn, Pr 10/764, Amt 52 an Amt 10, 21.4.1938. Vgl. ebd., Geschäftseinteilung „vom 20.2.44 ab", 18.2.1944.

[86] MHI Bonn, NL Martini, 1933–1938, Der Oberbürgermeister/Wohlfahrtsamt, i.V. gez. Gremer an Martini/Bonn, 15.11.1933. Vgl. ausführlich Kap. 1.1.1.

[87] StA Bonn, Pr 10/764, Vertrag Rickert – Pietrusky, 15.11.1935, Abschrift. Der Vertrag trat am 1. Dezember 1935 in Kraft.

eine monatliche Zahlung von 100 RM als Zuschuss für die Anstellung einer Hilfskraft sowie eine Absichtserklärung, nach der das Gesundheitsamt „unklare Todesfälle und gewaltsam Verstorbene" auch dann dem Gerichtsmedizinischen Institut „zur Leichenöffnung" überweisen konnte, wenn Gerichte oder Versicherungsträger keine Obduktion beantragt hatten[88]. Das Institut für gerichtliche und soziale Medizin übernahm zudem psychiatrische Gutachtertätigkeiten im Auftrag von Gerichten und in Kooperation mit dem Gesundheitsamt[89].

Das Verhältnis von Fakultät und Stadt wurde nicht zuletzt durch direkte persönliche Kontakte bestimmt. Vertreter von Stadt, Kreis und Universität trafen in zahlreichen Gremien unterschiedlicher Institutionen und Organisationen zusammen. So war der Bonner Oberbürgermeister traditionsgemäß der Vorsitzende des „Zweigvereins vom Roten Kreuz für den Stadt- und Landkreis Bonn", dem im ersten „Ausschuß" der NS-Zeit die Universitätsprofessoren Gött und von Redwitz zur Seite standen[90].

Als 1936 der mit dem Deutschen Roten Kreuz kooperierende „Deutsche Verein gegen den Alkoholismus" für vier Tage nach Bonn einlud, war dies auch für Stadt und Universität eine große Organisationsaufgabe[91]. Dem „Ehrenausschuß" gehörten neben Landeshauptmann Haake und anderen Größen der NSDAP der Bonner Oberbürgermeister Rickert sowie die Professoren Pietrusky, Pohlisch und Selter an[92]. Pohlisch selbst hielt den Festvortrag, Pietruskys Vorgänger und Intimfeind Müller-Heß einen Fachvortrag[93].

Indirekt waren die Beziehungen der Fakultät zur Stadt Bonn auch von der Schwäche des Universitätskurators Bachem betroffen. So versuchte die Stadtverwaltung, unter Umgehung des Kurators direkt mit den Klinikdirektoren oder aber mit dem Berliner Wissenschaftsministerium zu verhandeln, wenn konkrete Fragen wie die der Mittelverteilung bei gemeinsamen Aufgaben („Armenfürsorge", Universitätsapotheke) beantwortet werden mussten. Ähnlich wie im Falle der Schwesternversorgung spürte Bachem den verbreiteten Unwillen gegen seine Einbeziehung in die Gespräche, scheute jedoch nicht davor zurück, das Ministe-

[88] StA Bonn, Pr 10/764, Vertrag Rickert – Pietrusky, 15.11.1935, Abschrift.

[89] StA Bonn, Pr 10/764, Pietrusky an OB Bonn, 24.8.1937: „Für die im Auftrage des Gerichts vorzunehmende psychiatrische Begutachtung benötigen wir folgende beim dortigen Gesundheitsamt liegende Unterlagen: 1. Die Krankenpapiere der Prov. Heil- und Pflegeanstalt Bonn und der Heil- und Pflegeanstalt Bonn-Endenich über stud. med. [Name gelöscht, R.F.] aus Bonn, z.Zt. in Untersuchungshaft, ferner die Krankenpapiere über Rechtsanwalt [Name gelöscht, R.F.] der Heil- und Pflegeanstalt Saffig. 2. Die Fürsorgeakten über [Name gelöscht, R.F.] aus Bonn [...], z.Zt. in Untersuchungshaft."

[90] StA Bonn, R. K. 67, Mitgliederversammlung Rotes Kreuz Bonn, 31.7.1933, Protokoll, 5.8.1933. – Oberbürgermeister Rickert „ernannte zu seinen Mitarbeitern" sechs Beiratsmitglieder sowie zwölf Ausschussmitglieder.

[91] StA Bonn, Pr 52/14, Programmheft zur Jahrestagung 25.–28. Oktober 1936, o.D.

[92] StA Bonn, Pr 52/14, Programmheft zur Jahrestagung 25.–28. Oktober 1936, o.D., S. 11.

[93] StA Bonn, Pr 52/14, Programmheft zur Jahrestagung 25.–28. Oktober 1936, o.D., S. 5 und S. 10. Pohlisch sprach über „Rauschgifte und Konstitution", Müller-Heß über „Verkehrsunfälle und ihre Ursachen".

rium in einem seiner gefürchteten verquasten Schreiben gleichsam zu rügen[94]. Dieses solle „den Herrn Oberbürgermeister“ auf „die eindeutigen Zuständigkeitsverhältnisse und die übliche zweckmässige Verwaltungsübung der Einschaltung und der Zusammenarbeit der örtlichen Stellen hinweisen“[95].

Als der Ophtalmologe Karl Schmidt das Rektorenamt bekleidete, von November 1936 bis November 1939, war das Verhältnis zwischen der Universität und der Stadt getrübt, weil Schmidt durch unterschiedliche, scheinbar gegen den Nationalsozialismus gerichtete Maßnahmen den Zorn der Stadtführung erregte[96]. Schmidt gab nach dem Ende des NS-Regimes sogar an, aufgrund des gespannten Verhältnisses gegen den Willen des Reichserziehungsministeriums von seinem Amt zurückgetreten zu sein[97]. Diese Situation mag auch Rückwirkungen auf die direkten Beziehungen der Fakultät zur Stadt gehabt haben, doch waren die konkreten Kooperationen vertraglich geregelt und zumindest kurzfristig nicht von politischen Stimmungsschwankungen berührt[98]. Mit dem nicht der Medizinischen Fakultät angehörigen Rektor Karl Chudoba besserten sich die Beziehungen zwischen Rektor und Bürgermeister Rickert, der noch zu Beginn des Jahres 1940, in dem der Rektoratswechsel stattfand, „wegen einer angeblichen Brüskierung“ erzürnt „eine Universitätsfeier vorzeitig verlassen hatte“[99].

Die persönlichen Beziehungen zwischen Fakultätsangehörigen und den Mitarbeitern des Gesundheitsamts waren weitgehend ungetrübt. Dies gilt insbesondere für die Kontakte zum Amtsarzt des Stadtkreises und Kreisarzt des Landkreises Bonn, Josef Basten[100]. Basten, der 1930 mit Vorlesungen über Gesundheitsfürsorge beauftragt worden war, entschloss sich zwar 1933 zum Eintritt in die NSDAP, stammte aber, so Dekan Erich von Redwitz 1946, „aus dem katholischen Lager und galt allgemein als ein versteckter Gegner des Nationalsozialismus“, dessen Stellung gefährdet war[101]. Er starb 1942 im Krieg an Flecktyphus.

Der persönliche Kontakt zur NSDAP-Kreisleitung verlief selbst für dezidiert antinationalsozialistisch eingestellte Fakultätsmitglieder wie Paul Martini offenbar ohne akute Bedrohungen. Der von 1936 bis 1945 amtierende Bonner Kreisleiter Cuno Eichler wurde von Martini nach dem Krieg als eher schlichtes Gemüt mit „einer erstaunlichen Kritiklosigkeit“ beschrieben. Er befand sich wegen einer

[94] Vgl. Kap. 3.6.

[95] HStA Düsseldorf, NW 5-593, Kurator Bachem an REM, 10.2.1936. Vgl. Kap. 2.9.1.

[96] Vgl. Kap. 2.15.2.

[97] HStA Düsseldorf, NW 1066-8699, Schmidt an Kreisuntersuchungsausschuss für politische Säuberung Balingen, 11.3.1948. – Vgl. Kap. 10.2.6.

[98] HStA Düsseldorf, NW 1066-8699, Schmidt an Kreisuntersuchungsausschuss für politische Säuberung Balingen, 11.3.1948.

[99] Höroldt, Stadt, S. 130.

[100] Josef Basten wurde am 23. April 1886 in Waldenrat bei Aachen geboren. Er studierte in Tübingen, Bonn, München und Berlin. Seit 1921 war er Kreis- und Stadtarzt in Bonn. Er war seit dem 3. August 1914 mit Maria Rohe verheiratet und hatte drei Kinder. Am 1. Mai 1933 trat er in die NSDAP ein (Nr. 3144655). Er starb im November 1942. – Quelle: UA Bonn, PA Basten.

[101] UA Bonn, PA Basten, Dekan MF an von Weber, 11.7.1946, Durchschlag.

Speiseröhrenblutung 1941/42 in Martinis Behandlung im St. Johannes-Hospital[102]. Auf zweieinhalb Seiten schilderte Martini 1947 seine Beziehungen zu Eichler. Die Erklärung sollte Eichler in seinem Entnazifizierungsverfahren helfen; Martini weigerte sich später aber, in Bielefeld als Zeuge zugunsten Eichlers aufzutreten[103]. Nach Eichlers Krankenhausaufenthalt hatte Martini versucht, seine neue Bekanntschaft zu nutzen. Im Falle des „seiner Dozentur beraubten" Kunsthistorikers Heinrich Lützeler bat Martini Eichler um Intervention, damit Lützeler nicht auch noch durch Ausschluss aus der Reichsschrifttumskammer seine Publikationsmöglichkeiten verlöre[104]. Nach einer Verhaftungswelle im Herbst 1944 setzte sich Martini für den verdienten Arzt Richards ein[105]. Martini, der sich der Hilfe Eichlers im Fall Lützeler nicht sicher war, sagte in dieser Angelegenheit über Eichler: „Er hat sich ohne Zweifel auch in dieser Richtung bemüht. Es ist dies immerhin anzuerkennen, wenn man die Bösartigkeit der Stimmung der obersten Parteistellen in jener Zeit bedenkt."[106]

Festzuhalten ist auch bei Betrachtung des Verhältnisses zwischen Medizinischer Fakultät und Stadt die Bedeutung der persönlichen Beziehungen. Sie konnten in den Grenzen des totalitären Unrechtsstaats Erleichterungen bewirken. Dabei gab es keine festgelegten Kommunikationsstrukturen. Klinikdirektoren traten bisweilen eigenständig mit der Stadt in Kontakt, sogar mit potentiell gegen Fakultätsinteressen gerichteter Intention. Regeln lassen sich daraus nicht ableiten: NSDAP-Kreisleiter Eichler und NS-Gegner Martini nutzten ihre Kontakte; NS-Rektor Schmidt und NS-Oberbürgermeister Rickert trugen öffentlichen Streit aus.

11.3. Fakultät und Reich

Der Bonner Hochschule kam im Nationalsozialismus die Rolle einer Grenzland-Universität zu. Diese ideologische Markierung hat in Bonn gleichwohl eine weniger ausgeprägte Rolle gespielt als beispielsweise in Kiel, wo der NSD versuchte, die universitäre mit der politischen, wirtschaftlichen und militärischen

[102] MHI Bonn, NL Martini, Anklagen, Verteidigungen und Gutachten nach dem Krieg, Gutachten Martinis, 31.7.1947. – Zu Cuno Eichler, Nachfolger von Hans Weisheit, vgl. Klefisch, Kreisleiter, S. 108 ff.

[103] MHI Bonn, NL Martini, Anklagen, Verteidigungen und Gutachten nach dem Krieg, RA Hans Dahs an Martini, 1.4.1948, Anmerkung Martinis; ebd., Martini an Dahs, 4.4.1948, Durchschlag.

[104] MHI Bonn, NL Martini, Anklagen, Verteidigungen und Gutachten nach dem Krieg, Gutachten Martinis, 31.7.1947. – Lützeler wurde dennoch am 27. November 1942 mit einem Publikationsverbot bedacht. Vgl. Lützeler, „Jut verwahren", S. 108 f.

[105] MHI Bonn, NL Martini, Anklagen, Verteidigungen und Gutachten nach dem Krieg, Gutachten Martinis, 31.7.1947.

[106] MHI Bonn, NL Martini, Anklagen, Verteidigungen und Gutachten nach dem Krieg, Gutachten Martinis, 31.7.1947.

Bedeutung der Stadt in Bezichung zu setzen[107]. In Bonn geriet der Gedanke nur gelegentlich in den Vordergrund, etwa in der Argumentation des Bonner SD-Chefs Müller, als er sich für den Erhalt der Zahnklinik einsetzte[108].

Maßgeblich waren im Alltag die zuständigen Referenten im Reichserziehungsministerium, denen im Zuge von Zentralisierung, Gleichschaltung und Führerprinzip eine immer wichtigere Rolle zukam. Ihnen offenbarte sich mancher Hochschulprofessor in halbprivaten Schreiben offener, als er es auf dem förmlichen Dienstweg getan hätte. So klagte Dekan Gött im September 1933 über die schwierige Lage der Fakultät, nicht ohne die Schuld geschickt den letzten nicht-nationalsozialistischen Regierungen zuzuweisen: „Es wäre für unsere Fakultät, die unter den Ministerien Becker und Grimm wirklich nicht verwöhnt worden ist, schon beinahe tragisch, wenn das Wintersemester, für das wir so sehr mit einer Kompletierung [sic] der Fakultät gerechnet haben – nicht ohne übrigens in diesem Sinne verwöhnt worden zu sein [sic] –, wieder keinen Fortschritt brächten.“[109] Damals waren die Lehrstühle der HNO- und der Zahnklinik unbesetzt. Gött nutzte politische Verbeugungen vor dem neuen Regime stets für Anträge auf Verbesserungen der materiellen und personellen Ausstattung von Instituten und Kliniken. Dies gilt auch für die deutlichste Ergebenheitsadresse des Dekans vom 23. Juli 1933: „Die medizinische Fakultät Bonn begrüßt aufs Wärmste die Absicht der nationalen Regierung, den der Hebung und Sicherung der Erbwerte unseres Volkes dienenden Wissenschaften an den deutschen Hochschulen mehr Raum und größere Geltung als bisher zu verschaffen.“[110]

Einzelne Fachvertreter verständigten sich freilich auch reichsweit über die politische Lage. So teilte der Direktor der Frauenklinik Otto von Franqué am 7. Oktober 1933 dem Kurator mit, er werde zum Gynäkologenkongress nach Berlin reisen, „auf dem die Gleichschaltung stattfinden soll“[111]. Andererseits legte man selbst im Wissenschaftsministerium keinen Wert auf unnötige Politisierung. Eine entsprechende Anweisung betraf in erster Linie von Hochschullehrern abgefasste Gutachten: „Es ist für mich eine unerlässliche Voraussetzung“, ließ Minister Rust im Mai 1935 wissen, „daß von mir eingeforderte Gutachten objektiv richtig und ohne irgendwelche Beeinflussung von dritter Seite erstattet werden“[112]. Paul Martini wertete den ministeriellen Erlass freilich als „Bitte um Denunziationen“, wünschte Rust doch „über den Umfang“ früherer

[107] Vgl. etwa Anonymus, Kiel – Grenzland-Universität, in: Student der Nordmark, 13. Jg., Nr. 1, 30.1.1937, S. 2–3, S. 2: „Der politischen und wirtschaftlichen Bedeutung Kiels steht aber in keiner Weise der Ruf nach, den es als Stätte wissenschaftlicher Arbeit und Forschung hat. [...] Durch die besondere Note, die Kiel als Kriegsmarinestadt hat, wird dem Universitäts- und studentischen Leben keinerlei Abbruch getan.“

[108] Vgl. Kap. 2.17.5.

[109] GStA PK Berlin, Rep. 76, V a, Sekt. 3, Tit. IV, Nr. 39, Bd. XVI, Dekan Gött an Ministerialrat, handschriftlich, 23.9.1933.

[110] GStA PK Berlin, Rep. 76 V a, Sekt. 3, Tit. IV, Nr. 39, Bd. XVI, Gött an Wissenschaftsministerium, 23.7.1933.

[111] UA Bonn, PA 2115 Franqué, Franqué an Kurator Bonn, 7.10.1933.

[112] UA Bonn, MF 3106, Erlass Rusts, 4.5.1935.

Beeinflussungen „Klarheit zu erhalten“[113]. Martini teilte knapp mit, niemand habe versucht, ihn „unzulässig zu beeinflussen“[114].

Für das Verhältnis zwischen Erziehungsministerium und Fakultät war die Berufungspolitik entscheidend. Nachdem Hans Knauer, Kurt Pohlisch, Theodor Nühsmann und Friedrich Proell gegen den Willen der Fakultät nach Bonn delegiert worden waren, würdigte Dekan Stöhr im April 1936 die Berufung des Gynäkologen Harald Siebke „mit besonderer Genugtuung als erfreuliches Resultat einmütigen Zusammenwirkens von Fakultät und Ministerium“: „Denn der Herr Minister ist den Wünschen der Fakultät in weitgehendster Weise entgegengekommen, was notwendiger Weise zum Guten ausschlagen muss, so lange die Fakultät in den Stand gesetzt wird und von sich aus im Stande ist, dem Herrn Minister eine Liste tüchtiger Kandidaten zu unterbreiten.“[115] Derselbe Stöhr hatte zuvor in der NSDAP für Verärgerung gesorgt, weil er Parteigenossen bei festlichen Anlässen „die Anlegung eines Zivilanzuges“ anstatt der Parteiuniform empfohlen hatte – eine Affäre, die durch die fehlerhafte Vorgehensweise von Kurator Bachem freilich gegen den Willen des Ministeriums größere Publizität erlangte[116].

Die Zwangsberufungen blieben jedoch nicht unvergessen, zumal mit Friedrich Tiemann 1938 eine weitere erfolgte. Noch 1941 sprach Prorektor Friedrich Pietrusky gegenüber dem Ministerium von den Schwächen der ungewollten Kollegen[117].

Trotzdem war sich die Fakultät gerade gegenüber dem Reichsministerium ihres schwindenden Einflusses bewusst. Als das NSDAP-Mitglied Siebke schon wenige Monate nach seiner Berufung dem Nicht-Parteigenossen Philipp Stöhr im Amt des Dekans folgte, verfasste Siebke ein gut zweiseitiges Dankschreiben, das allen Fakultätsmitgliedern zur Kenntnis gebracht wurde und einen guten atmosphärischen Einblick erlaubte. Auf einem Fest in der „Lese“, dem Professorium vom 10. Juni 1936, war in einer Satire zum Ausdruck gebracht worden, dass in der Medizinischen Fakultät „jegliche Diskussion über unwesentliche Dinge zur unverantwortlichen Zeitvergeudung“ gestempelt wurde[118]. Darin sah Siebke ein Verdienst Stöhrs, der „in unserer Fakultät wirklich das Führerprinzip durchgesetzt habe“, „durchgesetzt übrigens, ohne Parteigenosse zu sein und ohne daß Sie damit wohlmeinende Kritik mundtot machten“[119]. Siebke stimmt Stöhrs Abschiedsworten als scheidender Dekan ausdrücklich zu: „Alles, was Sie hier auf Grund Ihrer Dekanatserfahrung über den sinkenden Einfluß der Fakultät im politischen

[113] UA Bonn, MF 3106, Erlass Rusts, 4.5.1935 (Abschrift in: MHI Bonn, NL Martini 1933–1938, mit späterer Anmerkung Martinis).

[114] MHI Bonn, NL Martini 1933–1938, Martini an Rektor, 8.5.1935, Abschrift.

[115] UA Bonn, PA 7855 Siebke, Dekan Stöhr an Kurator, 14.4.1936.

[116] UA Bonn, MF-PA Stöhr, Zschintzsch/REM an Dekan Stöhr, 25.6.1936.

[117] UA Bonn, PA 5314 Langenbeck, Prorektor an REM durch Kurator, 19.6.1941, Konzept. Vgl. Kap. 2.7.1.

[118] UA Bonn, MF 1015, Siebke an Stöhr, 24.11.1936 (auch ebd., MF 79/18).

[119] UA Bonn, MF 1015, Siebke an Stöhr, 24.11.1936 (auch ebd., MF 79/18).

Leben der Hochschule sagen, empfinden auch wir, und ich will es nicht durch Umschreibungen abschwächen. Auch die Gefahren, die der Heranbildung eines wertvollen wissenschaftlichen Nachwuchses drohen, haben Sie so deutlich gezeichnet, daß wir alle – Kliniks- wie Institutsdirektoren – Ihnen nur zustimmen können. Ihr Hinweis, daß die vielen Androhungen von mehr oder weniger begründeten Neuordnungen des Studiums, der Forschung und des Lehrbetriebs nur Unruhe stiften, ohne uns weiterzubringen, ist so wohlbegründet, daß er uns allen aus dem Herzen gesprochen ist."[120] Konkret hatte Stöhr „die Wegnahme der freien Verfügung über die Fakultätskasse, die Wegnahme der Promotionsgebühren" beklagt und war fortgefahren: „Der Institutsdirektor ist von sich aus nicht mehr im Stande über die Anstellung seiner Assistenten zu verfügen; 5–7, teils bekannte, teils unbekannte Stellen sind hier eingeschaltet, deren nach oben weitergerichtete Auskunft weder der Institutsdirektor noch der Assistent erfährt. Von einem Führerprinzip kann hier doch kaum noch die Rede sein."[121] Auch hatte Stöhr bemängelt, dass im Habilitationsverfahren dem Ministerium der Rektor, nicht aber der Dekan berichtete[122]. Stöhrs Nachfolger Siebke äußerte freilich keine Zweifel, „daß es, wie überall in Deutschland, so auch in unserer Universität letzten Endes nur vorwärts gehen kann, so lange wir allen kleinen Fährlichkeiten zum Trotz der großen Linie folgen, die grundsätzlich unser Führer bestimmt."[123]

Während der Rektorate Friedrich Pietruskys war die Situation ungewöhnlich schwierig, verlor der Gerichtsmediziner aufgrund seiner unerwartet scharfen Parteilinie doch an Rückhalt in der Fakultät. Auch die Unterstützung aus Berlin hielt sich in Grenzen. Als der stellvertretende Kurator Klingelhöfer im Juni 1934 vorschlug, das Extraordinariat des Rektors in einen ordentlichen Lehrstuhl umzuwandeln, stieß er im Ministerium auf Zustimmung[124]. Von den drei für eine Umwandlung in Frage kommenden Extraordinariaten – Stöhr, Pietrusky und Bürger – war es ein Jahr später das Stöhrs, das keine Berücksichtigung fand[125]. Freilich agierte das Ministerium nicht unmittelbar zugunsten Pietruskys und Bürgers. Die Extraordinariate Gerichtliche Medizin und Innere Medizin wurden zwar in ordentliche Lehrstühle umgewandelt, doch sollten die aktuellen Stelleninhaber einstweilen planmäßige Extraordinarien bleiben[126].

Insbesondere von 1936 bis 1938 gaben die Personalentscheidungen in Bezug auf die Assistenten an der Chirurgischen Klinik immer wieder Anlass zu Misshelligkeiten. Das Eintreten des Klinikdirektors Erich von Redwitz für seine als politisch fragwürdig eingestuften Mitarbeiter Korth und Derra fand nach anfänglichem Widerspruch des Dozentenbundsleiters und späteren Rektors Karl

[120] UA Bonn, MF 1015, Siebke an Stöhr, 24.11.1936 (auch ebd., MF 79/18).
[121] UA Bonn, MF 1015, Stöhr an Kollegen, 17.11.1936 (auch ebd., MF 79/18).
[122] UA Bonn, MF 1015, Stöhr an Kollegen, 17.11.1936 (auch ebd., MF 79/18).
[123] UA Bonn, MF 1015, Siebke an Stöhr, 24.11.1936 (auch ebd., MF 79/18).
[124] GStA PK Berlin, Rep. 76, Nr. 400, Kurator i.V. Klingelhöfer an REM, 9.6.1934.
[125] GStA PK Berlin, Rep. 76, Nr. 400, Kurator i.V. Klingelhöfer an REM, 9.6.1934, Aktennotiz Bachérs, 15.7.1935.
[126] GStA PK Berlin, Rep. 76 V a 3 IV 39 XVI, REM an Kurator Bonn, 30.8.1934, Konzepte.

Schmidt zuletzt die volle Unterstützung der verantwortlichen Bonner Stellen. Mehrfach sah sich deshalb des Ministerium veranlasst, für die Betroffenen ungünstige Entscheidungen zu widerrufen[127].

Wie andere medizinischen Fakultäten erreichten auch die Bonner Fakultät zahlreiche Einladungen und Aufforderungen mit dem Ziel, die nationalsozialistische Ideologie innerhalb der Ärzteschaft zu zementieren. Drei markante Beispiele seien genannt: Im November 1933 erging die Einladung zu einem neuntägigen erbbiologisch-rassenhygienischen Schulungskurs für Psychiater unter Leitung von Ernst Rüdin im Münchener Kaiser-Wilhelm-Institut für Genealogie und Demographie der Deutschen Forschungsanstalt für Psychiatrie[128]. 1934 und 1936 warb das Rassenpolitische Amt der NSDAP für zehn- beziehungsweise siebenmonatige erbbiologische und rassenhygienische Schulungskurse am Kaiser-Wilhelm-Institut für Anthropologie, menschliche Erblehre und Eugenik in Berlin unter Eugen Fischer[129]. Derartige Ankündigungen wurden in der Regel per Umlauf den Fakultätsangehörigen bekannt gemacht.

Politisch heikler war die Forderung des Wissenschaftsministeriums vom 26. Januar 1934, Mitglieder für die Erbgesundheitsobergerichte zu ernennen[130]. In den Bereich der NS-Verbrechen verwies die gleichzeitig erhobene Anfrage, welche „Universitätsanstalten […] für die Ausführung des chirurgischen Eingriffs" in Folge des „Erbgesundheitsgesetzes" zur Verfügung stünden[131]. Die Fakultät benannte als ordentliche Mitglieder der Erbgesundheitsobergerichte den Gerichtsmediziner Friedrich Pietrusky und den Psychiater Arthur Hübner[132]. Als Stellvertreter wurden der Gynäkologe Otto von Franqué und der Internist Max Bürger in Vorschlag gebracht[133]. Als Operationsorte kamen „die Chirurgische Universitätsklinik und die Universitäts-Frauenklinik in Betracht"[134]. Am 30. September 1936 teilte der Kurator der Fakultät mit, dass in der Frauenklinik und in der Chirurgischen Klinik die Direktoren, die Oberärzte und die Assistenzärzte, die den entsprechenden Facharzttitel tragen, ermächtigt sind, „Unfruchtbarmachungen" vorzunehmen[135].

[127] Vgl. Kap. 2.8.1. und 10.2.8.

[128] UA Bonn, MF 79/56, Schreiben Rüdins, 6.11.1933, Abschrift. Vgl. Matthias M. Weber, Rassenhygienische und genetische Forschungen an der Deutschen Forschungsanstalt für Psychiatrie/Kaiser-Wilhelm-Institut in München vor und nach 1933, in: Kaufmann, Geschichte, S. 95-111, passim. Vgl. Kap. 2.11.1.

[129] UA Bonn, MF 79/56, Ankündigung des Rassenpolitischen Amtes der NSDAP, o.D. [Veranstaltung 1.10.1934–1.8.1935]; ebd., MF 79/12, i.A. gez. Frey/Innenministerium an REM, 1.7.1936, Abschrift.

[130] UA Bonn, MF 79/56, i.V. Stuckart/Wissenschaftsministerium an Medizinische Fakultäten, 26.1.1934.

[131] UA Bonn, MF 79/56, i.V. Stuckart/Wissenschaftsministerium an Medizinische Fakultäten, 26.1.1934.

[132] UA Bonn, MF 79/56, gez. Dekan Ceelen an Wissenschaftsminister durch Kurator, 6.2.1934.

[133] UA Bonn, MF 79/56, gez. Dekan Ceelen an Wissenschaftsminister durch Kurator, 6.2.1934.

[134] UA Bonn, MF 79/56, gez. Dekan Ceelen an Wissenschaftsminister durch Kurator, 6.2.1934.

[135] UA Bonn, MF 79/12, Kurator i.V. an MF Bonn, 30.9.1936. Vgl. Kap. 7.6.

Nach der Etablierung der neuen Gerichte war es der Chirurg Erich von Redwitz, der gegen deren Vorgehensweise Bedenken erhob. Am 3. Februar 1936 regte er in der Fakultät an, sich an den „Reichskultusminister" zu wenden, um das Einfordern der „Originalkrankenblätter" durch die Erbgesundheitsgerichte einzudämmen: „Die Originalkrankenblätter der Klinischen Anstalten bilden den Grundstock unseres wissenschaftlichen Archivs, das wir aufs sorgsamste bewahren müssen."[136] Eine grundsätzliche Datenverweigerung wagte aber auch Redwitz nicht vorzuschlagen, regte vielmehr das Ausfertigen von Abschriften gegen „Aufrechnung der Kosten" an[137]. Die Fakultät folgte Redwitz' Vorschlag und erhielt am 3. April Antwort[138]. Danach kam alternativ lediglich die kostenlose Einreichung kompletter Aktenabschriften in Frage[139]. Grundsätzlich müsse es bei der „Überlassung von Originalkrankenblättern" bleiben, deren „baldige[r] Rückgabe" aber nichts im Wege stand[140]. Da Redwitz das Recht der Erbgesundheitsgerichte auf Einsicht in die Krankenblätter auch grundsätzlich in Frage gestellt hatte, ersuchte das Reichserziehungsministerium den Kurator fast ein Jahr später, Redwitz „zu belehren, dass die Pflicht zur Auskunftserteilung" gemäß der zweiten Ausführungsverordnung zum „Erbgesundheitsgesetz" auch die „Überlassung der Unterlagen (Krankenblätter)" beinhalte[141]. Redwitz hatte zuvor eine weitere Intervention im Ministerium durch die Fakultät angeregt, nachdem Jungärzte erneut zu einem „erbbiologischen und rassenhygienischen Schulungskurs" geladen worden waren[142]. Martini, Siebke und andere Fakultätsmitglieder schlossen sich dem Widerspruch Redwitz' an[143]. In welcher Form der Protest nach Berlin weitergegeben wurde, ist ungeklärt.

Aufmerksamkeit fanden die Fakultäten in Berlin durchaus. Dass sich das Ministerium das letzte Wort vorbehielt, stand freilich nie in Frage. Immer wieder reisten nicht nur die Rektoren und Kuratoren, sondern auch die Dekane, selbst die Klinik- und Institutsdirektoren zu Gesprächen ins Ministerium, um bei persönlichen Unterredungen mit den zuständigen Beamten verstärktes Verständnis für ihre Anliegen zu wecken. Aus der Kriegszeit, aus dem Mai 1941, ist das Protokoll einer Tagung der Dekane der Medizinischen Fakultäten im Reichserziehungsministerium überliefert. Die wichtigsten Themen waren das Absinken der Leistungen der Studierenden, der Ärzte- und Assistentenmangel, aber auch die Abschaffung des Begriffs „Irrenkunde" und die Zulassung von Kassenpatienten zur Behandlung an den Universitätspolikliniken[144]. Gerade in der zuletzt genannten

[136] UA Bonn, MF 79/12, Redwitz an Dekan MF, 3.2.1936.
[137] UA Bonn, MF 79/12, Redwitz an Dekan MF, 3.2.1936.
[138] UA Bonn, MF 79/12, Dekan Stöhr an REM durch Rektor und Kurator, 11.2.1936, Abschrift.
[139] UA Bonn, MF 79/12, i.A. gez. Willenberg/REM an Kurator Bonn, 3.4.1936, Abschrift.
[140] UA Bonn, MF 79/12, i.A. gez. Willenberg/REM an Kurator Bonn, 3.4.1936, Abschrift.
[141] UA Bonn, MF 79/12, i.A. gez. Wacker/REM an Kurator Bonn, 19.1.1937, Abschrift.
[142] UA Bonn, MF 79/12, i.A. gez. Frey/Innenministerium an REM, 1.7.1936, Abschrift.
[143] UA Bonn, MF 79/12, Redwitz an Dekan MF, 19.8.1936, mit Anmerkungen.
[144] BA Berlin, BDC-Dossier Rudolf Mentzel, Niederschrift Tagung der Dekane, 6.5.1941. Vgl. Kap. 8.1.

Angelegenheit war man in Bonn besonders engagiert, weil die Kliniken „von den Kassen völlig boykottiert" würden, „obwohl die Kassenärzte überlastet seien"[145]. Nach dem Protokoll erklärte Dekan Tiemann, „es kämen nur noch schwierige Fälle zu den Kliniken", was er auf „Futterneid der Ärzte in der Stadt" zurückführte[146]. Tiemann forderte das Ministerium ausdrücklich auf, diese Verhältnisse zu ändern, zumal auch „die konfessionellen Krankenhäuser [...] letzten Endes von dem Ruhm der Universitäten" lebten.[147] Die Stellungnahmen anderer Tagungsteilnehmer zeigen, dass auch dieses Problem – ähnlich wie Leistungsabsenkung und Ärztemangel – nicht nur in Bonn bestand[148].

Besonderen Wünschen aus Berlin war die Fakultät durchaus bereit nachzukommen. 1937 ersuchte das Wissenschaftsministerium Dekan Siebke, dem Kölner Honorarprofessor Hubert Kahle einen besoldeten Lehrauftrag zu übertragen[149]. Kahle leitete in Köln-Dellbrück ein bekanntes Sanatorium für Suchtkranke und sollte nun durchaus auch Bonner Jungärzten sein „Verfahren der Morphium-Entziehung" nahe bringen[150]. Der Verdacht liegt nahe, dass der einstige Sozialdemokrat Kahle von Hermann Göring protegiert wurde, der zeitweilig von ihm behandelt wurde[151]. Jedenfalls war die Vergabe des Lehrauftrags zur „Bekämpfung des Morphinismus" fast allen Beteiligten unangenehm[152]. Dekan Siebke schrieb am 9. April 1937 dem zuständigen Ministerialrat Jansen: „Jetzt, wo ich mit viel Mühe den Antrag bei der Fakultät durchgebracht habe, hege ich nur noch den Wunsch, dass es auch Ihnen gelingen möge, das Verfahren ohne allzu viel Verdruss für Sie und für uns und möglichst geräuschlos zu einem befriedigendem [sic] Ende zu führen."[153] Als im Februar 1938 das Bonner Universitätskuratorium aufmerksam wurde und feststellte, dass weder im Sommer- noch im Wintersemester eine Lehrveranstaltung Kahles zustande gekommen war,

145 BA Berlin, BDC-Dossier Rudolf Mentzel, Niederschrift Tagung der Dekane, 6.5.1941.

146 BA Berlin, BDC-Dossier Rudolf Mentzel, Niederschrift Tagung der Dekane, 6.5.1941.

147 BA Berlin, BDC-Dossier Rudolf Mentzel, Niederschrift Tagung der Dekane, 6.5.1941.

148 BA Berlin, BDC-Dossier Rudolf Mentzel, Niederschrift Tagung der Dekane, 6.5.1941.

149 UA Bonn, MF-PA Kahle, Dekan Siebke an REM durch Rektor und Kurator, 8.4.1937.

150 UA Bonn, MF-PA Kahle, Dekan Siebke an REM durch Rektor und Kurator, 8.4.1937.

151 Hubert Kahle wurde am 22. Dezember 1878 in Aachen geboren. Von 1934 bis 1945 war er unbezahlter Professor in Köln, erhielt aber von 1937 bis 1941 Geld über die Universität Bonn. Seit 1943 zählte er sich zum passiven Widerstand, als „Kosmopolit und Pazifist". Der Entnazisierungs-Hauptausschuss Köln stufte ihn als unbelastet ein (Begründung, 27.6.1949): „K. war nicht Mitglied der NSDAP, gehörte auch keiner sonstigen NS-Formation an. Als Special-Arzt für Morphiumsüchtige hat er seinerzeit Hermann Göring behandelt. Dies wird ihm als politische Belastung angerechnet. Die heutige Vernehmung ergab, daß er sich um die Behandlung des Hermann Göring garnicht [sic] bemüht hat, sondern von Göring dazu aufgefordert wurde. Als Arzt und Specialist für Morphiumsüchtige habe er sich dieser Aufforderung nicht entziehen können. Hätte er es getan, wäre er schließlich von seiner Kassenärztlichen Vereinigung vor ein Ehrengericht gestellt worden. Göring hat sich für seine Ernennung zum Professor beim Kultusministerium eingesetzt, daraus leitet man eine Nutznießerschaft her. Der Ausschuß kann dies nicht anerkennen. Es wurde beschlossen, ihn in Kategorie V einzustufen und da keine Mitgliedschaft zu irgendeiner NS-Formation vorliegt, wurden ihm die Gebühren erlassen." – Quelle: HStA Düsseldorf, NW 1049-1633.

152 UA Bonn, MF-PA Kahle, Dekan Siebke an REM durch Rektor und Kurator, 8.4.1937.

153 UA Bonn, MF-PA Kahle, Siebke an Jansen/REM, 9.4.1937.

musste Siebke deutlicher werden[154]. Man solle möglichst schweigen: „Der Lehrauftrag ist in diesem Falle aus besonderen Gründen erteilt worden, er ist nicht an die Erwartungen [sic] geknüpft, dass Vorlesungen tatsächlich zustande kommen."[155] 1940 wurde im Wissenschaftsministerium Jansens Nachfolger Klingelhöfer auf den Fall aufmerksam[156]. Der neue Dekan Tiemann machte wiederum deutlich, dass es sich um einen besonderen Fall handele – freilich ohne konkreter als zweieinhalb Jahre zuvor Siebke zu werden[157]. Im Wissenschaftsministerium sah man aber schließlich keine Bedenken mehr, den nie erfüllten Lehrauftrag zurückzuziehen und die Zahlungen an Kahle einzustellen[158].

[154] UA Bonn, MF-PA Kahle, i.V. Wildt/Kurator Bonn an Rektor, 2.2.1938.

[155] UA Bonn, MF-PA Kahle, Dekan Siebke an Rektor, 14.2.1938.

[156] UA Bonn, PA 3777 Kahle, i.A. Klingelhöfer/REM an Kurator Bonn, 4.7.1940.

[157] UA Bonn, PA 3777 Kahle, Dekan Tiemann an Rektor, 23.8.1940.

[158] UA Bonn, PA 3777 Kahle, REM an Kahle/Köln, 7.6.1941, Abschrift. In den Vorlesungsverzeichnissen des Sommersemesters 1941 (S. 102) und des Wintersemesters 1941/42 (S. 103) ist noch Kahles einstündige Lehrveranstaltung „Gewöhnung an Genuß- und Rauschgifte" angekündigt.

12. Schluss

Die Universität Bonn und ihre Medizinische Fakultät besaßen aufgrund der Katholizität vieler ihrer Professoren und Mitarbeiter einen besonderen Status, der die Nationalsozialisten immer wieder mit Misstrauen erfüllte. Doch wenn die Bonner Medizinische Fakultät dem Nationalsozialismus auch keinen gesicherten Raum bot, ein Hort des Widerstands war sie nicht. Lässt man die verantwortlichen Akteure Revue passieren, sieht man Karl Dietrich Brachers Diktum von 1966 bestätigt: „Das eigentliche Verhängnis lag [...] im Versagen der Mehrheit der Gebildeten, die der Vorwurf des unterlassenen Guten treffen muß. [...] Es war eine ‚partielle Sonnenfinsternis' in politischen Fragen, eine obrigkeitshörige Bereitwilligkeit, sich hinter der moralischen Mauer einer fraglosen Pflichterfüllung, einer geglaubten höheren Notwendigkeit zu verstecken"[1].

Viele Fakultätsmitglieder, schon 1933 über ein Drittel, 1945 dann über zwei Drittel, schlossen sich der NSDAP an; darunter war am 30. Januar 1933 noch kein Ordinarius. Ende 1934 zählte ein Viertel und ab Ende 1937 etwa die Hälfte der Ordinarien zu den Mitgliedern der NSDAP. Von den vierzehn Unterzeichnern einer am 4. März 1933 im „General-Anzeiger" erschienenen Erklärung „Für Adolf Hitler" gehörten sieben der Medizinischen Fakultät an, neben den Initiatoren Walter Blumenberg und Walter Poppelreuter Friedrich Pietrusky, Erich Hoffmann, Rudolf Strempel, Hugo Selter und Paul Römer.

Es gab Opposition. Doch diese bezog sich meist nicht auf das auch in Bonn verübte oder bekannte Unrecht. Einspruch erhob man in der Regel dann, wenn Belange des Betriebsablaufs gefährdet waren. In diesem engen Segment werden die Unterschiede deutlich. Einige schwiegen auch hier, andere fanden den Mut, umfassende Protestschreiben zu verfassen und Gegenkonzepte zu entwerfen – vor allem bei Finanzangelegenheiten und Personalfragen im Zusammenhang mit dem Assistentenmangel und der Kündigung konfessionell gebundener Schwestern.

Kategorien zu bilden, fällt schwer. Denn auch die mutigen Nichtangepassten luden Schuld auf sich: Erich von Redwitz als Chef einer Klinik, in denen Menschen zwangssterilisiert wurden, Paul Martini als wenig zurückhaltender Berater der Wehrmacht, Wilhelm Ceelen als Dekan während der Vertreibung Alfred Kantorowiczs. Dennoch zählen von Redwitz, Martini und Ceelen zu denjenigen, die das nationalsozialistische Wirken in seiner verbrecherischen Dimension erkannten, verachteten und in seinen Folgen zu minimieren suchten. Mit Abstand wird man auch Otto Grütz und Otto von Franqué hier einreihen können.

Wird der Begriff des „Mitläufers" angeboten, erinnert man sich zuerst an Harald Siebke, ein um Anstand bemühter Klinikdirektor und Dekan, dessen Handeln oft christlich motiviert war und der doch in einem opportunistisch-positivistischen Politik- und Rechtsverständnis NS-Verbrechen duldete. Ähnlich Ambivalentes gilt für den letzten Kriegsdekan Werner Schulemann. Obwohl NSDAP-

[1] Bracher, Gleichschaltung, S. 142.

und SA-Mitglied sowie mit als „kriegswichtig“ eingestuften Forschungsarbeiten betraut, hielt er Kontakte zu Juden nicht für ehrenrührig und verhehlte seine Abneigung gegen Hitler nicht. Der Hitler zunächst verspottende Max Bürger wurde als Direktor der Medizinischen Poliklinik zum willigen Leiter einer medizinischen Institution, die durch Reihenuntersuchungen den engsten Kontakt zu Mitgliedern nationalsozialistischer Gliederungen unterhielt. Auch ein hoch gebildeter und originell denkender Mensch wie Johannes Steudel, der Begründer des Medizinhistorischen Instituts, verschloss sich einer Mitgliedschaft in der NSDAP nicht.

Neben dem vermeintlich apolitischen Nichtnationalsozialisten Ulrich Ebbecke stehen die deutschnationalen Nichtparteigenossen Theodor Nühsmann und Philipp Stöhr. Stöhr verhielt sich alles andere als leise und linientreu, zog aber doch Nutzen aus der Brutalität des Regimes für sich und sein Anatomisches Institut. Schon Stöhrs Vorgänger im Amt des Institutsdirektors, der durchaus mit dem nationalsozialistischen Staat in Konflikt geratene Johannes Sobotta, hatte keine Hemmungen gezeigt, von der wachsenden Zahl der Tötungen im „Dritten Reich“ für wissenschaftliche Zwecke zu profitieren und sich bei Bitten um Herausgabe der Leichen von NS-Opfern an deren Angehörige als wenig entgegenkommend erwiesen. Wie Sobotta zählt auch Hermann Führer zur Gruppe der älteren Ordinarien, die als Nichtparteimitglieder zwischen dem Bemühen um politische Unauffälligkeit und Anpassung schwankten. Zu den älteren Klinikdirektoren, die bald nach der Machtübertragung an die Nationalsozialisten ausschieden, gehört zudem der Ophtalmologe Paul Römer, der als Stahlhelmer die Kanzlerschaft Hitlers lebhaft begrüßte.

Selbst bei den feste nationalsozialistische Überzeugungen vertretenden Ordinarien – man denke an Friedrich Pietrusky, Karl Schmidt, Friedrich Tiemann, Bernhard Langenbeck, Wolfgang Riehm und den früh verstorbenen Theodor Gött – finden sich entlastende Gesichtspunkte. Und doch waren es gerade die letztgenannten und die aktiv an den NS-Morden beteiligten Psychiater Kurt Pohlisch und Friedrich Panse, die zum Bild einer Medizin beitrugen, die nicht ohne Ansehen der Person den Kranken zu heilen suchte, sondern je nach Fall Heilung verweigerte oder sogar – wie bei Pohlisch und Panse nachweisbar – Tötungen veranlasste.

Dass bei ihrem Streben nach Macht und Einfluss auch Nationalsozialisten scheiterten, sogar zwangsversetzt wurden, zeigt das Beispiel des Gerichtsmediziners, zweifachen Rektors und Katholikenhassers Friedrich Pietrusky, der in seinem Intrigenspiel gegen den letzten Kriegsrektor Karl Chudoba unterlag. Ähnlich erging es dem Hygieniker und gefürchteten NSDAP-Vertrauensmann Walter Blumenberg, dessen Versetzung nach einer gescheiterten Intrige 1934 in Bonn wohl niemand betrauerte.

Stabilisierend haben durch ihre verantwortliche Tätigkeit an den Kliniken auch NS-Gegner wie Martini und von Redwitz gewirkt, doch suchten sie durch Wort und Tat nach Möglichkeiten zur Milderung des von ihnen als Folge eines Unrechtsregimes erkannten Systems. Gleichzeitig ist nicht von der Hand zu weisen, dass andere an den Tötungen beteiligte Psychiater größere Schuld auf sich geladen haben als Pohlisch, Panse und Schmitz – und doch sind sie Täter, nicht Opfer.

Neben den während des „Dritten Reiches“ an der Universität Bonn tätigen Ärzten, mit deren Motiven für ihr Verhalten sich zu befassen lohnt, stehen diejenigen, deren Handeln ganz offensichtlich von niedriger Gesinnung bestimmt war. Zu nennen sind Walter Poppelreuter, der Vertreiber Otto Löwensteins, und der SS-Scherge Heinrich Müller, der in der Zahnklinik nicht linientreue oder jüdische Patienten in übelster Weise beschimpfte und zuletzt als SS-Hauptsturmführer im SD den Terror in Bonn und die Deportation der Juden mitzuorganisieren half.

Hinzu treten kuriose Charaktere, die es zu allen Zeiten gibt, deren Rollen während einer Diktatur aber doch Rückschlüsse auf das politische System zulassen. Zu denken ist an den verhinderten Lyriker Erich Hoffmann, der den „Führer“ euphorisch begrüßte, aber in einem individuelle Absonderlichkeiten wenig schätzenden Regime scheitern musste. Ähnliches gilt für einen ethisch wenig anspruchsvollen „alten Kämpfer“ wie Hans Knauer, der durch seine Machenschaften selbst den Nationalsozialisten peinlich wurde.

Gelegentlich wurden Universitätsprofessoren Opfer persönlicher Interventionen der Rektoren. Noch in den letzten Wochen des NS-Regimes sorgte Rektor Chudoba dafür, dass die Ernennung des Physiologen Wilhelm Dirscherl zum ordentlichen Professor zurückgenommen wurde, weil sich dieser gegen eine Evakuierung aus Bonn ausgesprochen hatte.

Beschränkt man den Blick auf das Verhalten der Assistenten, so wird man wie bei den Ordinarien Wert auf eine individuelle Einschätzung legen müssen. Es gibt kaum eine Konstellation, die im Verhältnis zwischen den Ordinarien und ihren Assistenten nicht nachweisbar wäre. Dabei sahen sich die Assistenten deutlich stärker als die Professoren zur Anpassung an das NS-Regime gezwungen, wenn sie nicht aus Überzeugung Nationalsozialisten waren oder aber auf eine Universitätslaufbahn verzichtet haben. Gerade das Verhalten der Letzteren, das in den Archiven nur selten dokumentiert und im Einzelfall oft schwierig nachweisbar ist, soll nicht ungenannt bleiben. Paul Martini hat von wissenschaftlich begabten Ärzten gesprochen, die der Universität aufgrund ihrer Ablehnung des NS-Systems verloren gingen. Die Mehrzahl der Assistenten aber passte sich an. Viele fanden sogar die Klinik, die ihrer politischen Couleur am nächsten kam – wobei trotz der mitwirkenden Staats- und Parteiinstanzen dem Klinikleiter entscheidende Bedeutung zukam. In Paul Martinis Medizinischer Klinik dominierte der Typus des katholischen NS-skeptischen Assistenten, in der Nerven- und in der Augenklinik war die NSDAP-Bindung hoch.

Einige Assistenten mussten aufgrund ihres nonkonformen Verhaltens mit der Strenge ihrer Chefs rechnen, selbst wenn sie Parteimitglied waren. Philipp Stöhr legte Kurt Harting Steine in den Weg, Werner Schulemann verklagte – nicht aus politischen Gründen, sondern aufgrund eines Vertrauensbruchs – Heinz Zain, der mit antisemitischen Beschuldigungen antwortete. Einen überzeugten katholischen Nichtnationalsozialisten wie Wilhelm Jack ließ Schulemann hingegen unbehelligt. Oft war die Grenze der Akzeptanz aber erreicht, wenn sich Nichtnationalsozialisten habilitieren wollten – wie das Beispiel Eduard Welte in der Medizinischen Klinik zeigt.

Auch der Fall des offensichtlich weniger begabten, aber protegierten Assistenten lässt sich nachweisen: Im Hygienischen Institut sicherte der regimetreue Hugo Selter dem zunächst im Habilitationsverfahren gescheiterten Nationalsozialisten Paul Weiland das berufliche Fortkommen. Umgekehrt entließ der T 4-Gutachter Kurt Pohlisch seinen begabten Assistenten Herbert Mäurer, weil er über dem SA-Dienst die Wissenschaft vernachlässigte. Hingegen befürwortete Pohlisch die Ernennung von Florin Laubenthal zum Dozenten, obwohl dieser vom Dozentenführer als politisch unzuverlässig eingestuft worden war. Dass sich Erich von Redwitz mutig für seine nonkonformen Assistenten Josef Korth und Ernst Derra einsetzte, ist weniger verwunderlich. Ähnliches gilt für Otto von Franqué, der seinem Assistenten, dem SS-Mann Ernst Rupp erfolgreich beistand, als dieser von dem Hygieniker Walter Blumenberg der Unehrenhaftigkeit bezichtigt wurde.

Zu den Verfolgten zählt ein als Kommunist Verdächtiger wie Kurt Gottschaldt. Immerhin führte neben anderen Schritten eine scharfe Intervention von Kurator Proske zugunsten Gottschaldts zu der eigentümlichen Entwicklung, dass Gottschaldt Abteilungsleiter im Berliner Kaiser-Wilhelm-Institut für Anthropologie, menschliche Erblehre und Eugenik wurde. Weitaus schlimmer war das Schicksal von Wladimir Lindenberg, der als Homosexueller zwangssterilisiert und in das KZ Neusustrum verbracht wurde. Lindenberg ist wie mindestens 36 anderen Betroffenen trotz erbrachter Leistung der Doktorgrad der Medizin oder Zahnmedizin aus politischen oder juristischen Gründen verweigert oder entzogen worden.

Blickt man auf die Studierenden, so ist die Bonner Situation untypisch. Bei freien Astag-Wahlen konnten die Nationalsozialisten nie wesentlich mehr als ein Viertel der Stimmen auf sich vereinigen. Andernorts erzielten sie oft doppelt so hohe Ergebnisse. Dennoch passte sich nach 1933 die Mehrheit der Studierenden den neuen Verhältnissen an. Juden wie Thea Kantorowicz, Hans Littoff und Eva Loeb wurden in Haft genommen, zur Flucht veranlasst oder sogar in den Tod getrieben. Aus den erhaltenen Unterlagen ist ersichtlich, dass Paul Martini half, Theodor Gött hingegen nicht. Manche Ratschläge wie der des Zahnmediziners Wilhelm Balters an Eva Loeb, ihren Verlobten zu verlassen und „in Afrika glücklich" zu werden, mögen gut gemeint gewesen sein, zeugen aber von der Bereitschaft, Unrecht und Ungleichheit zu akzeptieren.

Uneinheitlich ist das Bild der an der Bonner Medizinischen Fakultät tätigen Ausländer. Der – freiwillig – in Bonn wirkende Schweizer Chirurg Theodor Naegeli fühlte sich in Deutschland sehr wohl, während der von dem nach Straßburg gewechselten Rektor Karl Schmidt nach Bonn gezwungene elsässische Ophtalmologe Dieffenbach bis Kriegsende vergeblich auf die Rückkehr in seine Heimat hoffte. Die Luxemburger Studierenden, gleich ob für oder gegen den Nationalsozialismus eingestellt, sahen sich mit der Absicht konfrontiert, „germanisiert" zu werden. Als nach der deutschen Besetzung Luxemburgs die Medizinstudenten zwangsweise deutsche Studienorte zugewiesen erhielten, formierte sich eine organisierte Opposition.

Studierende der Medizin waren in mehreren Oppositions- und Widerstandsgruppen aktiv. Nachdem der Rektor am 25. Juli 1933 die Auflösung von drei jüdischen und acht weiteren, beinahe das ganze politische Spektrum der Weimarer Republik abdeckenden Studentenvereinigungen gemeldet hatte, waren es vor allem nicht direkt mit der Universität verbundene Jugendgruppen, in deren Reihen oppositionelles Gedankengut verbreitet war, vor allem im katholischen Bund Neudeutschland. Bis 1934 kam es aber auch zu öffentlichen Demonstrationen des Widerspruchs durch Farben tragende Verbindungen, die sich von der HJ abzusetzen suchten.

Einzelne Kliniken verloren während der NS-Zeit drastisch an Bedeutung. Dies gilt besonders für die Zahnklinik, die nach der Vertreibung von Alfred Kantorowicz ihre europäische Vorbildstellung verlor und deren Studierendenzahlen schließlich nicht einmal mehr 10 Prozent des Standes von 1933 erreichten. Die Zahn- war ebenso wie die Kinderklinik zeitweilig von der Schließung bedroht. Die Lage der Kinderklinik stellte sich traditionell schwierig dar. Ihr Direktor Hans Knauer war aufgrund zahlreicher Affären nicht in der Lage, sie aus ihrem Tief herauszuführen. Knauers faktischer Nachfolger Oskar Harnapp konnte zwar bauliche Verbesserungen erreichen, fand aber kein Vertrauen in der Fakultät. Otto Ullrich, seit 1944 parteiloser Leiter der Kinderklinik und Wunschkandidat der Fakultät, blieb wenig mehr, als die Bonner Universitätspädiatrie durch schwierige Kriegsmonate zu lavieren.

Unter den besonderen Bedingungen des „Dritten Reiches" wuchs das Interesse an der Psychiatrie. Die Hoffnung, den polyglotten „Euthanasie"-Gegner Hans Gruhle zum Nachfolger des bereits sehr schnell an rassenhygienischen Maßnahmen des „Dritten Reichs" beteiligten, dann aber verstorbenen Arthur Hübner zu machen, zerstob. Universitätsnervenklinik und die Provinzialanstalten konnten von Kurt Pohlisch und Friedrich Panse effektiv für Forschungen genutzt werden, die sie ganz in den Dienst des nationalsozialistischen Staats stellten. Dass einzelne Forschungsergebnisse der NS-Ideologie nicht entgegenkamen, ändert an diesem Urteil nichts.

Die Lehre verlor an Qualität, wenn auch – wie es bereits für die Hamburger Medizinische Fakultät festgestellt wurde – „das traditionelle Curriculum" seine dominante Stellung behielt[2]. Nicht ohne Auswirkungen blieben schon vor dem Krieg die zahlreichen Dienstverpflichtungen von Dozenten, die Ausschaltung verfolgter Lehrkräfte und die Abkehr potentieller Nachwuchswissenschaftler von einer Universitätstätigkeit. Hinzu kamen die zeitlichen Nöte der Studierenden, die sich ihrerseits zum Besuch von nichtuniversitären Veranstaltungen und zu Diensten in Parteiformationen gezwungen sahen. Ähnlich problematisch waren die Eingriffe in den Lehrplan selbst, der im Krieg immer weiter gestrafft wurde. Viele der ideologisch geprägten Vorlesungen (Luftfahrtmedizin, Wehrwissenschaft, Bevölkerungspolitik, Rassenhygiene, Erblehre) waren zwar nicht verpflichtend, belasteten aber doch den Stundenplan der Studierenden. Ebenfalls auf Kosten des klassischen Studiums gingen die zeitweilig eingeführten Pflege-

[2] Van den Bussche, Wissenschaft, S. 448.

dienste. Letztlich abwehren konnte die Fakultät im Einklang mit den Standesvertretern eine nachhaltige Aufwertung der Naturheilkunde zu Lasten der Schulmedizin.

Wie die Lehre war auch die Forschung von den neuen zeitlichen Belastungen der Wissenschaftler betroffen. Dennoch wurden mehrere Projekte von der DFG oder von Ministerien finanziert, die sich zur „Kriegsforschung" zählen lassen. 1944 hatte diese aber ihre zu keinem Zeitpunkt überaus große Bedeutung weitgehend verloren.

So sehr im Einzelfall Differenzierungen und Erklärungen nötig sind, die Liste des Unrechts, das mit der Medizinischen Fakultät der Universität Bonn in einem Zusammenhang steht, ist lang. Der reformorientierte Zahnmediziner, SPD-Stadtverordnete und Jude Alfred Kantorowicz wurde ebenso vertrieben wie der jüdische Psychiater Otto Löwenstein. Viele andere Juden wurden teilweise mit ihren Verwandten und Freunden vertrieben, verfolgt, in ihren Rechten eingeschränkt oder aber zur Emigration veranlasst. Die Schicksale von Hans König, Alfred Meyer, Adolf Nussbaum, Fritz Knüchel, Samuel Last, Reinhold Waldsachs, Gerhard Wolf-Heidegger, Thea Kantorowicz, Hans Littoff, Eva Loeb und anderen belegen dies. Die Fakultät als solche blieb in allen Fällen stumm oder unterstützte die Maßnahmen sogar. Geholfen wurde den Verfolgten allenfalls von einzelnen in der Medizinischen Fakultät Beschäftigten.

In mehreren Kliniken und Instituten hielten Praktiken Einzug, die in diesem Ausmaß nur unter den spezifischen Bedingungen eines Unrechtsstaats möglich waren. In der Psychiatrie fanden umstrittene Behandlungsmethoden wie die mit Elektroschocks verbreitete Anwendung. Vor allem psychisch Kranke, aber auch Homosexuelle und „Fremdarbeiter" wurden in der Chirurgischen und in der Frauenklinik zwangssterilisiert, vorwiegend Zwangsarbeiterinnen höchstwahrscheinlich zur Abtreibung gezwungen. Im Anatomischen Institut zog man aus der großen Zahl Hingerichteter Nutzen. Juden und zwangsweise nach Deutschland verbrachte Menschen mussten auf die Menschlichkeit der Ärzte und des Pflegepersonals hoffen, wollten sie behandelt werden. Bisweilen wurden sie vom Personal oder von Mitpatienten übel beschimpft. Strafgefangene und Verschleppte wurden zur Zwangsarbeit herangezogen, wahrscheinlich in verhältnismäßig kleiner Zahl und vor allem zur Beseitigung von Trümmern nach Fliegerangriffen im Krieg.

Zudem waren Professoren der Universität Bonn außeruniversitär an Verbrechen beteiligt. Die Psychiater Pohlisch und Panse entschieden als Gutachter über Leben und Tod von Patienten und Heiminsassen. An der Verschickung von Kindern in die „Euthanasie"-Anstalten waren gleichfalls Universitätsdozenten beteiligt. Vor seiner Anstellung in Bonn ließ der Gerichtsmediziner Gerhard Panning im Osteinsatz experimentell Munition auf todgeweihte Juden feuern.

Zugute halten kann sich die Fakultät, dass fünf von 14 Ordinarien gegen ihren Willen (beziehungsweise im Falle Friedrich Proells ohne ihre Zustimmung) einen Lehrstuhl in Bonn erhielten. Es handelt sich um den wissenschaftlich nachrangigen Hans Knauer sowie um Kurt Pohlisch, Theodor Nühsmann, Friedrich Tiemann und Friedrich Proell, allesamt Exponenten des NS-Systems. Bemerkenswert ist, dass mit dem Pädiater Otto Ullrich 1943 erstmals seit 1935 (Philipp Stöhr) wieder ein Nichtnationalsozialist berufen wurde.

Die mit dem Nationalsozialismus verbundenen Belastungen für Ärzte und Patienten durch quasi obligatorische Dienste – SA, HJ, Reihenuntersuchungen, Dozentenlager, Schulungskurse – vervielfachten sich mit Kriegsbeginn. Die zahlreichen Verpflichtungen, die Einberufungen in die Wehrmacht und die Umlenkung der Geldmittel legten nicht nur kurz vor der Verwirklichung stehende Bauvorhaben – etwa die Neuerrichtung der Kliniken im Melbtal – auf Eis, sondern führten zu einer Unterversorgung der Patienten und Forschungseinschränkungen. Die Zahl der Hochschullehrer an der Medizinischen Fakultät, die 1933 bei 70 gelegen hatte, erreichte im ersten Kriegswinter nur noch 53 und selbst im Wintersemester 1944/45, als die Kriegssituation auch angesichts zahlreicher eingewiesener Soldaten höchsten medizinischen Einsatz erforderte, erst wieder 65. Insbesondere in der Kinderklinik starben mehr Kinder als es die zugrunde liegenden Erkrankungen erwarten ließen.

Trotz der bedrohlichen Einschränkungen blieb die Medizinische Fakultät funktionsfähig, selbst als im Spätsommer 1944 widersprüchliche Verhaltensmaßregeln für den Fall eines Rückzugs der deutschen Wehrmacht aus Bonn bekannt wurden. Seit 1941 waren die Einrichtungen der Medizinischen Fakultät von Luftangriffen betroffen. Nicht zuletzt aufgrund umsichtiger Sicherungs- und Evakuierungsmaßnahmen kam dabei kein Patient ums Leben. Erst am 2. Januar 1945 beschloss die Fakultät, den Vorlesungsbetrieb einzustellen. Prüfungen wurden auch danach noch vorgenommen. Einer Verlegung der Kliniken in Orte außerhalb des Rheinlands widersetzte man sich erfolgreich.

Die bisweilen formulierte Erwartung, wenn nicht den Universitäten, so doch wenigstens der einzelnen Universität einen bezifferbaren Anteil an der Verantwortung für den Nationalsozialismus zuzuweisen, kann auch diese Studie über die Bonner Medizinische Fakultät im „Dritten Reich" nicht erfüllen. Im Kern hat sich an dem schon vor Jahrzehnten gezeichneten, vor allem durch die Einzelstudien über Hamburg und Marburg bestätigten, vielfältigen Bild nichts geändert[3]. An der „Konstatierung fundamentaler Ambivalenzen" führt bei einem Gebilde wie einer Fakultät mit ihren teilweise hochspezialisierten Wissenschaftlern kein Weg vorbei[4]. Diese Gebilde völlig zu zerschlagen wäre einem totalitären Regime wie dem nationalsozialistischen möglich gewesen, doch haben es Opportunitätserwägungen davon abgehalten – zumal eine echte Gefahr für die NS-Diktatur von ihm nicht ausging. Im Gegenteil überwog, dies hat sich auch für das Beispiel der Bonner Medizinischen Fakultät gezeigt, die Zahl derjenigen, die den von Gerhard Ritter früh beschriebenen Handlungsspielraum nicht auszuloten versuchten und sich mit den Verhältnissen zu arrangieren verstanden[5]. Nur in wenigen Ausnah-

[3] Vgl. van den Bussche, Wissenschaft, passim; Aumüller u.a., Fakultät, passim.

[4] Seier, Hochschullehrerschaft, S. 247; vgl. ähnlich zur Hamburger Medizinischen Fakulät van den Bussche, Wissenschaft, S. 447.

[5] Ritter, Professor, S. 23 ff.

mefällen wurden im Sinne Hitlers „Initiativen ergriffen“[6]. „Dem Führer entgegen zu arbeiten“, wie es Ian Kershaw im Anschluss an Werner Willekens formuliert hat, fiel den meisten Fakultätsmitgliedern und der Fakultät als Ganzer nicht ein[7]. Die Bonner Mediziner arbeiteten in ihrer übergroßen Mehrheit Hitler nicht „entgegen“, sondern waren die „Durchführer“ (Klaus Hildebrand) dessen, was in Berlin angeordnet wurde[8]. Den für ihre Mitglieder lebensgefährlichen Entschluss, sich dem „Dritten Reich“ zu verweigern, fasste die Medizinische Fakultät nicht; er wurde auch nicht ernsthaft diskutiert. Der Gedanke, dass nur eine möglichst reichsweite Totalverweigerung im Sinne eines Generalstreiks das Regime würde stürzen können, blieb bei einigen sicher nicht ungedacht – doch angesichts der Aussichtslosigkeit einer derartigen Initiative wurde er selbst von ethisch Anspruchsvollen verworfen.

Das Wissen um die eigenen Unzulänglichkeiten mag die Bereitschaft zur Nachsicht gegenüber manchen Universitätsangehörigen, die an den NS-Verbrechen beteiligt waren, erhöht haben. Diese Nachsicht stand jedoch nicht am Anfang, sondern am Ende der Entnazifizierungsverfahren, die in der Regel durch die Erörterungen des universitätsinternen Untersuchungsausschusses eingeleitet wurden. Häufig waren sie erst 1948 beendet. 1951 hob die Fakultät ihren grundsätzlichen Beschluss über die Unvereinbarkeit von Lehramt und früherer SS-Mitgliedschaft auf. Zur gleichen Zeit erwies sich, dass es suspendierten oder entlassenen Professoren nach Beschreiten des Rechtswegs gelingen konnte, ihre Tätigkeit wieder aufzunehmen. Im Vorfeld prallten bisweilen die unterschiedlichen Auffassungen von Betroffenem, Land und Universität in sich ändernden Konstellationen aufeinander.

Die Versuche, die Medizin und ihre einzelnen Fächer zu einer „Legitimationswissenschaft“ im Dienste des Nationalsozialismus auszubauen, waren vielfältig, aber im Ganzen erfolglos[9]. Die Medizin, auch die an der Universität Bonn, ließ sich missbrauchen und diente der Stabilisierung des NS-Systems, nicht aber seiner Legitimierung. Zu klar war den meisten Wissenschaftlern die Fragwürdigkeit, oft auch der Unrechtscharakter der NS-Medizin-Verbrechen. Dass dieselben Wissenschaftler aus dieser Erkenntnis heraus vielfach moralisch fragwürdige Konsequenzen zogen, stellt keinen Widerspruch dar, sondern verschärft noch die Frage nach der ethischen Verantwortung des Einzelnen.

So speziell die hier gestellten und zu einem Teil beantworten Fragen sind, so unverkennbar ist ihre Bedeutung für die Diskussion der Gegenwart. Es ist kein Zufall, dass in den Diskussionen um Gentechnik, Präimplantationsdiagnostik, Klonierung, embryonale Stammzellenforschung, „Sterbehilfe“ und „Euthanasie“ immer wieder Bezug auf das nationalsozialistische Unrecht genommen wird –

6 Ian Kershaw, Hitler 1889–1936, Stuttgart 1998, S. 667.
7 Kershaw, Hitler, S. 667.
8 Hildebrand, Reich, S. 191.
9 Zur Komplexität des Begriffs vgl. Remmert, Galilei, S. 333.

was von Historikern wie Michael Burleigh mit großer Skepsis beobachtet wird[10]. Ebenso wenig ist es ein Zufall, wenn die Erinnerung an das Grauen während der NS-Zeit mit einer Mahnung an die Gegenwart verbunden wird. Das Mahnmal in Berlin-Buch, von dem in der Einleitung bereits die Rede war, ist ein Beispiel für den zuletzt genannten Fall. Und auf der am 17. August 2001 in Erinnerung an die Opfer der heutigen Landes-Heil- und Pflegeanstalt Wunstorf enthüllten Gedenktafel heißt es abschließend: „Gedenken macht Leben menschlich[.] Vergessen macht es unmenschlich"[11]. Als Anfang 2000 im Deutschen Ärzteblatt der „Diskussionsentwurf zu einer Richtlinie der Bundesärztekammer zur Präimplantationsdiagnostik" vorgestellt wurde, ahnte man die moralischen Skrupel der Verfasser[12]. „Die Bezugnahme der Bundesärztekammer auf ‚sorgfältige Güterabwägung', ‚Einzelfallentscheidung', ‚umfassende Aufklärung und Beratung', ‚äußerst restriktive' Zulassungskriterien, ‚Würdigung des Lebensrechts des Kindes'", konnte aber, wie der Kölner Erzbischof Joachim Kardinal Meisner in einem Kommentar feststellte, „nicht darüber hinwegtäuschen, dass selbstverständlich kein unschuldiger und hilfloser Mensch nach ‚sorgfältiger Güterabwägung', ‚Einzelfallentscheidung', ‚umfassender Aufklärung und Beratung', bei ‚äußerst restriktiven' Zulassungskriterien und unter ‚Würdigung seines Lebensrechts' getötet werden darf". Meisner fährt fort: „Als katholischer Bischof habe ich mit großem Respekt die intensiven Bemühungen sensibler Teile der deutschen Ärzteschaft beobachten können, die traurige Geschichte der Mitwirkung von Ärzten an der ‚Verhütung erbkranken Nachwuchses' aufzuarbeiten. Dabei erlebten es diese Ärzte als besonders erschütternd, dass die verhängnisvollen Ideen und praktischen Vorschläge damals von ärztlichen Kollegen ausgingen und von einer menschenverachtenden Politik erst später aufgegriffen und umgesetzt wurden. Was der jetzige Richtlinienentwurf der deutschen Bundesärztekammer beschreibt und offensichtlich ermöglichen will, ist recht besehen nichts anderes als ein erneuter Versuch der ‚Verhütung erbkranken Nachwuchses' mit den technischen Mitteln des 21. Jahrhunderts."[13]

Während in der Debatte um den Hirntod als erwiesen gelten kann, dass eine „Symmetrie von Hirntodkriterium und eingeschränktem Schutz am Lebensanfang" nicht besteht, weil sie „dem tradierten Todesverständnis" widerspricht, provoziert die Diskussion um die aktive Sterbehilfe häufig den Bezug auf die NS-

[10] Vgl. Burleigh, Tod, S. 329 ff.; Burleigh, Zeit, S. 404; vgl. auch Johann S. Ach/Andreas Gaidt, Wehret den Anfängen? Anmerkungen zum Argument der „schiefen Ebene" in der gegenwärtigen Euthanasie-Debatte, in: Frewer/Eickhoff, Euthanasie, S. 424–447, S. 438 ff. – Im „Arbeitskreis zur Erforschung der nationalsozialistischen ‚Euthanasie' und Zwangssterilisation" finden wie selbstverständlich auch die aktuellen politischen Debatten Berücksichtigung. Vgl. beispielsweise Michael Wunder, Der Mensch nach Maß – die Anmaßung des Menschen, in: Arbeitskreis, Sonderweg, S. 221–237.

[11] TA, NS-Psychiatrie, S. C1806.

[12] Deutsches Ärzteblatt 97.

[13] Joachim Kardinal Meisner, Präimplantationsdiagnostik. Mensch von Anfang an. Stellungnahme des Erzbischofs von Köln zum Diskussionsentwurf der Bundesärztekammer zur Präimplantationsdiagnostik, in: Deutsches Ärzteblatt 97 (2000), S. C698–C699, S. C698.

„Euthanasie“[14]. Gerade die Erinnerung an die Zwangssterilisierung und Ermordung psychisch Kranker hat die Direktoren der psychiatrischen Krankenhäuser dazu bewogen, im März 2000 nicht nur eine nationale Gedenkfeier abzuhalten, sondern unter der Überschrift „Gewalt gegen psychisch Kranke – gestern, heute und morgen?“ ein Symposion abzuhalten. Zahlreiche weitere Beispiele für die Verschränkung von Gegenwartsfragen und der historischen Erfahrung der nationalsozialistischen Medizinverbrechen ließen sich anführen.

Doch es sind nicht nur die ethischen Fragen der Gegenwart, die eine Erinnerung an das NS-Unrecht wachrufen. Auch das NS-Unrecht selbst und das Verhalten der von 1933 bis 1945 tätigen Mediziner geben nach wie vor Anstoß zu einer auch in der Öffentlichkeit geführten Diskussion. Häufig gelingt es, andernorts gesammelte Erkenntnisse in ähnlich gelagerten Fällen nutzbar zu machen. Freilich ist es keineswegs falsch, unter lokalem Bezug von neuem Grundsätzliches zu diskutieren. In Jena stritt man sich über die Rolle des Kinderarztes Jussuf Ibrahim, der, von der Stadt und auch der DDR hoch geehrt, während des „Dritten Reiches“ aktiv an der „Euthanasie“ beteiligt war. Zutage trat hier das immer wieder zu beobachtende Phänomen, dass mancher Diskutant die Beteiligung Ibrahims an den NS-Verbrechen durch die Erwähnung gar nicht geleugneter Verdienste an den Rand zu drängen suchte[15]. Ähnlich scheint der Fall Rosemarie Albrecht zu verlaufen[16].

Die oft schwer zu akzeptierende gleichsam anthroplogische Erkenntnis, dass auch der um Humanität Bemühte in einem System wie dem des Nationalsozialismus immer wieder versagt, wird durch das Geschehen an der Bonner Medizinischen Fakultät während des „Dritten Reichs“ belegt. Derartiges Versagen zu provozieren, liegt im Wesen eines totalitären Staates.

[14] Ludger Honnefelder, Hirntod und Todesverständnis: Das Todeskriterium als anthropologisches und ethisches Problem, in: Jahrbuch für Wissenschaft und Ethik, 3 (1998), S. 65–78, S. 77 f.; ebd., S. 78 heißt es: „Gerade wenn man mit dem tradierten Todesverständnis davon ausgeht, daß Leben das Leben eines Lebewesens ist und als Selbsttätigkeit dieses Lebewesens begriffen werden muß, dann liegt es nahe, den Beginn des menschlichen Lebens im Beginn der Selbsttätigkeit eines neuen Lebewesens zu sehen, und dieses setzt nach Auskunft der Embryologie dann ein, wenn das aus der Verschmelzung der haploiden Chromosomensätze von Ei und Samenzelle entstandene neue Genom die weitere Entwicklung der befruchteten Eizelle steuert.“ – Vgl. Fuchs, Geschäft, S. 110 ff.

[15] Vgl. Thomas Gerst, Schatten der Vergangenheit. Ein Denkmal wankt. Der 1953 verstorbene Jenaer Ehrenbürger und Kinderarzt Jussuf Ibrahim wird beschuldigt, an der NS-Kindereuthanasie beteiligt gewesen zu sein, in: Deutsches Ärzteblatt 97, 7.4.2000, S. C697; Heike Haarhoff, Jede Zeit hat ihre Moral. Die Stadt Jena in der Defensive: Dürfen Straße und Kinderheim nach einem enttarnten NS-Euthanasie-Arzt heißen? In: die tageszeitung, 27./28.5.2000; Klaus Dicke (Red.), Bericht der Kommission der Friedrich-Schiller-Universität Jena zur Untersuchung der Beteiligung Prof. Dr. Jussuf Ibrahims an der Vernichtung „lebensunwerten Lebens“ während der NS-Zeit, Jena 2000.

[16] Vgl. Norbert Jachertz, Jena und der „Fall Albrecht“. Eine finstere Geschichte. In: Deutsches Ärzteblatt 100 (2003), PP 2, S. 460.

Quellen- und Literaturverzeichnis

Archivalien

1. Universitätsarchiv (UA) Bonn

- Kuratorium
- Rektorat
- Medizinische Fakultät (MF)
- Universitätsverwaltung (UV)
- Universitätsrektorat (UR)
- Personalakten der Universität (PA)
- Personalakten der Medizinischen Fakultät (MF-PA)
- NS-Dozentenbund
- Promotionsalbum
- Typoskript B.[ernhard] Gelderblom, Baumeister der Rheinischen Friedrich-Wilhelms-Universität Bonn 1921-1957
- Personal- und Vorlesungsverzichnisse Sommersemester 1933 bis Wintersemester 1944/45

2. Archiv des Medizinhistorischen Instituts (MHI) der Universität Bonn

- Nachlass Paul Martini
- Nachlass Johannes Steudel
- Personal- und Vorlesungsverzeichnisse Sommersemester 1941 bis Wintersemester 1944/45 (außer Wintersemester 1943/44)

3. Stadtarchiv (StA) Bonn

- Presseausschnittsammlung
- Gesundheitswesen (Pr)
- Rotes Kreuz (R.K.)
- Sozialwesen (N)
- Lesegesellschaft (Lese)
- Tagebuchaufzeichnungen des Bonner Arztes Dr. Kill, Typoskript
- Erinnerungen des Bonner Arztes Dr. Samuel, Typoskript
- Otto Meyer, Meine Erlebnisse in den Jahren 1933-1945, Typoskript

4. Anatomisches Institut der Universität Bonn

- Leichenbuch
- Ordner Nr. 117
- Blauer Schnellhefter (Nachkriegsschriftverkehr)

5. Archiv der Rheinischen Kliniken Bonn (ARK)

- Personalakten
- Ordner Union

6. Archiv des Landschaftsverbands Rheinland Brauweiler (ALVR)

- Personalakten (MF 14)

7. Nordrhein-Westfälisches Hauptstaatsarchiv (HStA) Düsseldorf

- NW 2/25 (Hochschulen)
- NW 4 (Landessippenamt)
- NW 15 (Hochschulen)
- NW 25 (Hochschulen)
- NW 109
- NW 174 (Sondergerichtsakten)
- NW 181 (Hochschulen)
- NW 316 (Forschungsförderung)
- NW 355 (Wissenschaft)
- NW 566
- Entnazifizierungsakten
- Gestapo-Findbücher

8. Geheimes Staatsarchiv Preußischer Kulturbesitz (GStA PK) Berlin

- Preußisches Ministerium für Wissenschaft, Kunst und Volksbildung (I. HA, Rep. 76, V a <NW 5>)
- Preußisches Staatsministerium (Rep. 90)
- Preußisches Ministerium für Finanzen (Rep. 151)

9. Bundesarchiv (BA) Koblenz

- R 21 Anh.
- R 73 DFG
- R 79
- R 128
- Zsg 129

10. Bundesarchiv Berlin

- Personendossiers des Ehemaligen Berlin Document Centers (BDC)
- Mitgliederkartei der NSDAP
- NS 15 Der Beauftragte des Führers für die Überwachung der gesamten geistigen und weltanschaulichen Schulung und Erziehung der NSDAP
- NS 5/VI, DAF, Aufsätze, Zeitungsausschnitte Medizin
- NS 19 Persönlicher Stab Reichsführer SS
- R 22 Reichsjustizministerium
- R 26 Reichsforschungsrat
- R 158 Reichssicherheitshauptamt
- R 1501 Reichsinnenministerium
- R 1509 (alt R 39) Reichssippenamt
- R 3001 Reichsjustizministerium,
- R 4901 (alt R 21) Reichsministerium für Wissenschaft, Erziehung und Volksbildung (Hochschullehrerdatei)

11. Bundesarchiv Aachen (Zentralnachweisstelle)

- Personalkarten

12. Archiv der Max-Planck-Gesellschaft Berlin (AMPG)

- I, 3 Kaiser-Wilhelms-Instituts für Anthropologie, menschliche Erblehre und Eugenik
- Va/16 Sammlung Otmar Freiherr von Verschuer

13. Universitätsarchiv Greifswald (UA Greifswald)

- MF 73 Proell

14. Gedenkstätte Hadamar, Archiv

- Patientenakten

15. NS-Dokumentationszentrum Köln

- Einzelauskünfte

16. Archiv des Senckenbergischen Instituts für Geschichte der Medizin Frankfurt am Main

- Anatomisches Institut

17. Privatbesitz

- Linda Orth
- Eduard Seidler
- Ralf Forsbach (von Hans-Paul Höpfner übergeben)

Veröffentlichte Quellen und Forschungsliteratur

Abel, Angelika: Thomas Mann im Exil. Zum zeitgeschichtlichen Hintergrund der Emigration, Paderborn 2003.

Ach, Johann S./Andreas Gaidt: Wehret den Anfängen? Anmerkungen zum Argument der „schiefen Ebene" in der gegenwärtigen Euthanasie-Debatte, in: Andreas Frewer/Clemens Eickhoff (Hg.), „Euthanasie" und die aktuelle Sterbehilfe-Debatte. Die historischen Hintergründe medizinischer Ethik, Frankfurt/New York 2000, S. 424–447.

Adam, Uwe Dietrich: Hochschule und Nationalsozialismus. Die Universität Tübingen im Dritten Reich. Mit einem Anhang von Wilfried Setzler, Die Tübinger Studentenfrequenz im Dritten Reich, Tübingen 1977 (= Contubernium, 23).

Adelsberger, Lucie: Auschwitz. Ein Tatsachenbericht. Das Vermächtnis der Opfer für uns Juden und für alle Menschen, neu hrsgg., erg. u. m. einem Anhang versehen von Eduard Seidler, Bonn 2001.

Aders, Gebhard: Nationalsozialistische Tötungsverbrechen im rechtsrheinischen Köln während des Zweiten Weltkrieges, in: Rechtsrheinisches Köln. Jahrbuch für Geschichte und Landeskunde, 25, Köln 1999, S. 99–194.

Allen, Garland E.: The Ideology of Elimination. American and German Eugenics, 1900–1945, in: Francis R. Nicosia/Jonathan Huener, Medicine and Medical Ethics in Nazi Germany, New York/Oxford 2002, S. 13–39.

Althaus, Hermann/Werner Betcke (Hg.): Handwörterbuch der Wohlfahrtspflege, 3. völlig neubearb. Aufl. Berlin 1937–1939.

Angermund, Ralph: Deutsche Richterschaft 1919–1945. Krisenerfahrung, Illusion, politische Rechtsprechung, Frankfurt am Main 1990.

Anonymus: [Beschluss], in: HPI – Hochschulpolitische Informationen, 14. Jg. (1983), Nr. 9, S. 12–13.

Anonymus: „Große Verdienste um die Gerichtsmedizin". Hohe Auszeichnung für Professor Elbel, in: General-Anzeiger, 13.1.1972.

Anonymus: 3,2 Millionen für Universitätsneubauten. Der Staat stellt erhebliche Mittel für den Bau neuer Kliniken bereit, in: Westdeutscher Beobachter, 19.6.1939.

Anonymus: Ärzte. Euthanasie. Die Kreuzelschreiber, in: Der Spiegel, 3.5.1961, S. 35–44.

Anonymus: Aus dem Universitätsleben. Prof. Nussbaum 70 Jahre alt, in: General-Anzeiger, 1.8.1955.

Anonymus: Aus Hamburgs Kunstsälen, in: Hamburger Fremdenblatt, 25.5.1929.

Anonymus: Bagarres à Bonn, entre étudiants et membres de la Jeunesse hitlérienne, in: Le Temps, 18.6.1934.

Anonymus: Bildung der „Dozentenschaft" der Universität Bonn, in: Kölnische Zeitung, 16.11.1933.

Anonymus: Bonn die Stadt der Kliniken. 3,2 Millionen Mark für Klinik-Neubauten bewilligt, in: Der Neue Tag, 20.6.1939.

Anonymus: Bonner HJ gegen studentische Korporationen, in: Germania, 27.5.1934.

Anonymus: Bonner HJ gegen studentische Korporationen, in: Landespost Hildesheim, 29.5.1934.

Anonymus: Bonner Studenten legen Farben ab, in Neuer Görlitzer Anzeiger, 19.6.1934.

Anonymus: Bonner Studenten legen Farben ab, in: Rote Erde, 21.6.1934.

Anonymus: Chemische Formel zum Geburtstag. Prof. Dirscherl wurde 65 Jahre alt – Reiche Forschertätigkeit, in: General-Anzeiger, 30.11.1964.

Anonymus: Das Ergebnis der Reichs- und Landtagswahl in Bonn. Mit 86,4 Proz. die stärkste bisherige Wahlbeteiligung. Verdoppelung der nationalsozialistischen Stimmen. Das Bonner Zentrum hat Stand gehalten. Verluste bei den Linksparteien, in: General-Anzeiger, 6.3.1933.

Anonymus: Der Feiertag der deutschen Arbeit an der Universität. Feierlicher Rektoratswechsel, in: Deutsche Reichs-Zeitung, 2.5.1933.

Anonymus: Der scheidende Rektor, in: Bonner Rundschau, 15.10.1959.

Anonymus: Deutsche Einheit über alles! Gauleiter Grohé spricht vor den Bonner Studenten, in: Westdeutscher Beobachter, 23.6.1934.

Anonymus: Die Bonner Universitätsfreunde, Tagung – Jahresbericht, in: Kölnische Zeitung, 23.11.1933.

Anonymus: Die Ecke der Schriftleitung, in: Zahnärztliche Rundschau, 2.7.1939.

Anonymus: Die Goethe-Medaille verliehen, in: Westdeutscher Beobachter, 1.2.1944.

Anonymus: Die neue Bonner Studentenkammer. Ruhiger Verlauf der gestrigen Astag-Wahl. – Geringere Wahlbeteiligung. – Verluste der alten, Gewinne der neuen Listen, in: General-Anzeiger, 8.2.1933.

Anonymus: Die Universität Bonn, in: Neue Preußische Kreuzzeitung, 17.1.1935.

Anonymus: Dr. Werner Schulemann: Kämpfer gegen Malaria. Bekannter Universitätsprofessor wird 79 Jahre alt, in: Neue Rheinzeitung, 1.5.1958.

Anonymus: Ehrendoktor für Prof. Schulemann, in: Bonner Rundschau, 24.7.1958.

Anonymus: Ein Spaziergang durch die ausländische Studentenkolonie in Bonn. Rund 200 Auslandstudenten in Bonn. – In Medizin und Technik führt die deutsche Wissenschaft. – Zufriedenheit der Ausländer mit den deutschen Gastgebern. – Harmonie unter den Angehörigen der verschiedenen Nationen, in: General-Anzeiger, 4.3.1934.

Anonymus: Entziehung des Doktorgrades wegen Unwürdigkeit, in: Deutsches Verwaltungsblatt, Jg. 1988, S. 2911–2913.

Anonymus: Entziehung eines Doktorgrades wegen Unwürdigkeit, in: Neue Juristische Wochenschrift, Jg. 1993, S. 675.

Anonymus: Er promovierte vor 50 Jahren in Breslau. Prof. Dr. Werner Schulemann – Rektor und Dekan gratulieren, in: General-Anzeiger, 20.12.1963.

Anonymus: Erbbiologisches Institut in Bonn. Ein großzügiger Plan, in: Westdeutscher Beobachter, 21.8.1935.

Anonymus: Erste Semester um 50 % weniger. Eine Statistik der Universität Bonn, in: Berliner Tageblatt, 11.7.1934.

Anonymus: Fackelzug und Demonstration für: [sic] Prof. Dirscherl – Gegen [sic] MdB Arndt. Vorwürfe des Bundestagsabgeordneten wurden scharf zurückgewiesen, in: Bonner Rundschau, 24.2.1961.

Anonymus: Flamme empor! Die Bonner Studenten-Kundgebung „Wider den undeutschen Geist", in: General-Anzeiger, 11.5.1933.

Anonymus: GFaG § 4; UG § 54, in: Juristenzeitung, Jg. 1981, S. 661–664.

Anonymus: Goethe-Medaille für Prof. Dr. Sobotta. Auszeichnung für den Bonner Wissenschaftler, in: General-Anzeiger, 1.2.1944.

Anonymus: Goldenes Doktorjubiläum. Prof. Schulemann – Fachgebiet Malariaforschung, in: Bonner Rundschau, 19.12.1963.

Anonymus: Hinrichtungen, in: Westdeutscher Beobachter, 1.8.1943.

Anonymus: Hitlerjugend gegen Stahlhelm und Auswüchse des Korpsstudententums, in: Deutsche Allgemeine Zeitung, 27.5.1934.
Anonymus: HJ verbrennt Korpsstudenten-Puppe, in: Der Tag, 27.5.1934.
Anonymus: III. Internationaler Neurologenkongress in Kopenhagen 1939.
Anonymus: Johannes Steudel. Glückwünsche übern Teich. Direktor des Medizinhistorischen Instituts wurde 60 Jahre alt, in: Neue Rheinzeitung, 11.3.1961.
Anonymus: Jüdin Kantorowitz [sic], in: Westdeutscher Beobachter, 4.2.1933.
Anonymus: Kantorowicz in neuer Auflage! Eine Zierde der Bonner Universität: Otto Löwenstein, in: Westdeutscher Beobachter, 18.12.1931.
Anonymus: Kiel – Grenzland-Universität, in: Student der Nordmark 13 (1937), Nr. 1 (30.1.1937), S. 2–3.
Anonymus: Klagelied eines Bonner Korps: Die Bevölkerung hat kein Verständnis für unsere „harmlosen Streiche". Die „Sorgen" einer feudalen Jugend, in: Völkischer Beobachter, 14.5.1934.
Anonymus: Kölner Jude verschob 7000 Meter Stoff. Das Sondergericht verurteilte ihn zum Tode – Zuchthaus für seinen Helfershelfer, in: Westdeutscher Beobachter, 15.4.1943.
Anonymus: Mit der Goethe-Medaille ausgezeichnet. Prof. Dr. med. Joh. Sobotta, in: General-Anzeiger, 2.2.1944.
Anonymus: Neubau der Universitäts-Kinderklinik Bonn gesichert. Baubeginn in diesem Jahre, in: Westdeutscher Beobachter, 13.2.1936.
Anonymus: Neuer Studentenführer in Bonn, in: Düsseldorfer Tageblatt, 21.6.1934.
Anonymus: Nicht sentimentales Mitleid, in: Das Schwarze Korps, 8.6.1937.
Anonymus: Personalia, in: Neue Rhein-Zeitung, 3.8.1955.
Anonymus: Plünderer hingerichtet, in: Westdeutscher Beobachter, 14.8.1943.
Anonymus: Praxis für Prof. Nussbaum. Im Johanniter-Krankenhaus, in: General-Anzeiger, 6.8.1955.
Anonymus: Prof. Dr. Alfred Kantorowicz 70 Jahre. Akademische Feier in Bonn am 24.6.1950, in: Zahnärztliche Mitteilungen, 38 (1950), H. 13, S. 308–309.
Anonymus: Prof. Dr. Hans Knauer. Kinderlähmung bekämpft, in: General-Anzeiger, 8.7.1952.
Anonymus: Prof. Lowenstein [sic] 65 Jahre. Mit Bonn verbunden, in: General-Anzeiger, 8.5.1954.
Anonymus: Prof. Nussbaum 75 Jahre, in: Bonner Rundschau, 3.8.1960.
Anonymus: Prof. Schulemann 65 Jahre. Berühmter Pharmakologe, in: General-Anzeiger, 5.5.1953.
Anonymus: Professor Adolf Nussbaum, in: Rheinische Friedrich-Wilhelms-Universität Bonn. Chronik und Bericht über das Akademische Jahr 1961/62, Jg. 77, N.F. Jg. 66, S. 16.
Anonymus: Professor Alfred Kantorowicz, in: Rheinische Friedrich-Wilhelms-Universität Bonn. Chronik und Bericht über das Akademische Jahr 1961/62, Jg. 77, N.F. Jg. 66, S. 15.
Anonymus: Professor Bernhard Langenbeck, in: Rheinische Friedrich-Wilhelms-Universität Bonn. Chronik und Bericht über das Akademische Jahr 1963/64, Jg. 79, N.F. Jg. 68, S. 25–26.
Anonymus: Professor Dr. Hugo Stursberg 85 Jahre alt, in: Stursbergsches Familienblatt, 2 (1961), S. 125–127.
Anonymus: Professor Dr. med. Gerhard Panning, in: Theodor Klauser (Hg.), Rheinische Friedrich-Wilhelms-Universität Bonn. Chronik der akademischen Jahre 1939/40 bis 1948/49 und Bericht über das akademische Jahr 1948/49, Bonn o.J. (= Chronik, Jg. 64, N.F. Jg. 53), S. 44–45.
Anonymus: Professor Dr. med., Dr. phil. Hermann Fühner, in: Theodor Klauser (Hg.), Rheinische Friedrich-Wilhelms-Universität Bonn. Chronik der akademischen Jahre 1939/40 bis 1948/49 und Bericht über das akademische Jahr 1948/49, Bonn o.J. (= Chronik, Jg. 64, N.F. Jg. 53), S. 44.
Anonymus: Professor Erich Freiherr von Redwitz, in: Rheinische Friedrich-Wilhelms-Universität Bonn. Chronik und Bericht über das Akademische Jahr 1963/64, Jg. 79, N.F. Jg. 68, S. 28–29.
Anonymus: Professor Erich Hoffmann, in: Rheinische Friedrich-Wilhelms-Universität Bonn. Chronik und Bericht über das Akademische Jahr 1958/59, Jg. 74, N.F. Jg. 63, S. 19–20.
Anonymus: Professor Friedrich Proell, in: Rheinische Friedrich-Wilhelms-Universität Bonn. Chronik und Bericht über das Akademische Jahr 1962/63, Jg. 78, N.F. Jg. 67, S. 26–27.
Anonymus: Professor H. Siebke starb im Alter von 65 Jahren. Langjähriger Direktor der Frauenklinik, in: Bonner Rundschau, 18.11.1964.

Anonymus: Professor Harald Siebke, in: Rheinische Friedrich-Wilhelms-Universität Bonn. Chronik und Bericht über das Akademische Jahr 1968/69, Jg. 84, N.F. Jg. 73, S. 32.

Anonymus: Professor Hugo Stursberg, in: Rheinische Friedrich-Wilhelms-Universität Bonn. Chronik und Bericht über das Akademische Jahr 1961/62, Jg. 77, N.F. Jg. 66, S. 18–19.

Anonymus: Professor Kurt Harting, in: Rheinische Friedrich-Wilhelms-Universität Bonn. Chronik und Bericht über das Akademische Jahr 1962/63, Jg. 78, N.F. Jg. 67, S. 22.

Anonymus: Professor Kurt Pohlisch, in: Rheinische Friedrich-Wilhelms-Universität Bonn. Chronik und Bericht über das Akademische Jahr 1954/55, Jg. 70, N.F. Jg. 59, S. 19.

Anonymus: Professor Michael Thielemann, in: Rheinische Friedrich-Wilhelms-Universität Bonn. Chronik und Bericht über das Akademische Jahr 1962/63, Jg. 78, N.F. Jg. 67, S. 24–25.

Anonymus: Professor Otto Grütz, in: Rheinische Friedrich-Wilhelms-Universität Bonn. Chronik und Bericht über das Akademische Jahr 1963/64, Jg. 79, N.F. Jg. 68, S. 20–21.

Anonymus: Professor Otto Lowenstein [sic], in: Rheinische Friedrich-Wilhelms-Universität Bonn. Chronik und Bericht über das Akademische Jahr 1968/69, Jg. 84, N.F. Jg. 73, S. 36–37.

Anonymus: Professor Otto Löwenstein, in: Rheinische Friedrich-Wilhelms-Universität Bonn. Chronik und Bericht über das Akademische Jahr 1964/65, Jg. 80, N.F. Jg. 69, S. 36–37.

Anonymus: Professor Otto Ullrich, in: Rheinische Friedrich-Wilhelms-Universität Bonn. Chronik und Bericht über das Akademische Jahr 1957/58, Jg. 73, N.F. Jg. 62, S. 19.

Anonymus: Professor Paul Martini, in: Rheinische Friedrich-Wilhelms-Universität Bonn. Chronik und Bericht über das Akademische Jahr 1963/64, Jg. 79, N.F. Jg. 68, S. 29–30.

Anonymus: Professor Walter Thörner, in: Rheinische Friedrich-Wilhelms-Universität Bonn. Chronik und Bericht über das Akademische Jahr 1968/69, Jg. 84, N.F. Jg. 73, S. 24–25.

Anonymus: Professor Wilhelm Ceelen, in: Rheinische Friedrich-Wilhelms-Universität Bonn. Chronik und Bericht über das Akademische Jahr 1963/64, Jg. 79, N.F. Jg. 68, S. 21–22.

Anonymus: Rechtsprechung in Leitsätzen, in: Deutsches Verwaltungsblatt, Jg. 1993, S. 67.

Anonymus: Rechtsprechung in Leitsätzen, in: Deutsches Verwaltungsblatt, Jg. 1988, S. 1131.

Anonymus: Rücktritt des Rektors der Universität Bonn, in: Kölnische Zeitung, 2.9.1935.

Anonymus: Schulungskurse der Universität in Bonn eröffnet, in: Völkischer Beobachter, 13.5.1934.

Anonymus: Steigende Spannung in der deutschen Studentenschaft, in: Basler Nachrichten, 15.6.1934.

Anonymus: Student Discontent. Friction with Nazis at Bonn, in: The Times, 16.6.1934.

Anonymus: Studentenkampf um eine deutsche Universität, in: Völkischer Beobachter, 10.5.1932.

Anonymus: Unseliges Erbe, in: Neues Volk, Jg. 5, H. 6 (Juni 1937), S. 12–17.

Anonymus: Von Prof. Schulemann zusammengetragen. Muß Bonn auf zentralasiatische Sammlung verzichten? Lamaistische und buddhistische Kunst – Kein Geld für Lehrstuhl und Institut? In: General-Anzeiger, 24./25.8.1963.

Anonymus: Was ist Pharmakologie? Antrittsvorlesung von Professor Dr. Werner Schulemann, in: Mittelrheinische Landeszeitung, 30.6.1938.

Anonymus: Zum Tode von Prof. Poppelreuter, in: Westdeutscher Beobachter, 14.6.1939.

Arbeitskreis zur Erforschung der nationalsozialistischen „Euthanasie“ und Zwangssterilisation (Hg.): Der sächsische Sonderweg bei der NS-„Euthanasie“. Fachtagung vom 15. bis 17. Mai 2001 in Pirna-Sonnenstein, Ulm 2001 (= Berichte des Arbeitskreises, 1).

Arbeitskreis zur Erforschung der nationalsozialistischen „Euthanasie“ und Zwangssterilisation (Hg.): Psychiatrie im Dritten Reich – Schwerpunkt Hessen. Fachtagung vom 2. bis 4. November 2001 in Nassau-Scheuern, Ulm 2002 (= Berichte des Arbeitskreises, 2).

Aretz, Stefan: Die ehemalige Augenklinik Bonn. Zum hundertjährigen Bestehen des Gebäudes Wilhelmstraße 31, in: Bonner Universitätsblätter 2003, S. 69–78.

Arndt: Vorwürfe des Bundestagsabgeordneten wurden scharf zurückgewiesen, in: Bonner Rundschau, 24.2.1961.

Artelt, [Walter]/[Edith] Heischkel/[Johannes] Steudel: Paul Diepgen zum 24. November 1953, in: Sudhoffs Archiv für Geschichte der Medizin und der Naturwissenschaften, 37 (1953), S. 193–194.

Artikulator, Der. Zahnmedizin im Faschismus, Sondernummer April 1983 [7. Jg.].

Ash, Mitchell G.: Verordnete Umbrüche – Konstruierte Kontinuitäten: Zur Entnazifizierung von Wissenschaftlern und Wissenschaften nach 1945, in: Zeitschrift für Geschichtswissenschaft, 45 (1995), S. 903–922.

Ash, Mitchell G.: Wissenschaft und Politik als Ressourcen für einander, in: Rüdiger vom Bruch/Brigitte Kaderas (Hg.), Wissenschaften und Wissenschaftspolitik. Bestandsaufnahmen zu Formationen, Brüchen und Kontinuitäten im Deutschland des 20. Jahrhunderts, Stuttgart 2002, S. 32–51.

Ash, Mitchell [G.]: Emigration und Wissenschaftswandel als Folgen der nationalsozialistischen Wissenschaftspolitik, in: Doris Kaufmann (Hg.), Geschichte der Kaiser-Wilhelm-Gesellschaft im Nationalsozialismus. Bestandsaufnahme und Perspektiven der Forschung, 2, Göttingen 2000, S. 610–631.

Asmuth, Tobias: Es ist, wie es ist. Eine späte Geste: Die Humboldt-Universität hat ehemalige Studenten eingeladen, die von den Nazis vertrieben worden waren, in: Süddeutsche Zeitung, 18.10.2001.

Aumüller, G.[erhard]/K.[ornelia] Grundmann: Anatomy during the Third Reich. The Institute of Anatomy at the Univesity of Marburg, as an Example, in: Annals of Anatomy, 184 (2002), S. 295–303.

Aumüller, Gerhard/Kornelia Grundmann/Esther Krähwinkel/Hans H. Lauer/Helmut Remschmidt (Hg.): Die Marburger Medizinische Fakultät im „Dritten Reich“, München 2001 (= Academia Marburgensis, 8).

Baader, Gerhard/Ulrich Schultz (Hg.): Medizin und Nationalsozialismus. Tabuisierte Vergangenheit – ungebrochene Tradition? Berlin 1980 (= Dokumentation des Gesundheitstages 1980, 1).

Baader, Gerhard: Die Erforschung der Medizin im Nationalsozialismus als Fallbeispiel einer Kritischen Medizingeschichte, in: Ralf Bröer (Hg.), Eine Wissenschaft emanzipiert sich. Die Medizinhistoriographie von der Aufklärung bis zur Postmoderne, Pfaffenweiler 1999, S. 113–120.

Baader, Gerhard: Die Medizin im Nationalsozialismus. Ihre Wurzeln und die erste Periode ihrer Realisierung, in: Christian Pross/Rolf Winau (Hg.), nicht mißhandeln, Berlin 1984 (= Stätten der Geschichte Berlins, 5), S. 61–107.

Baader, Gerhard: Menschenversuche in Konzentrationslagern, in: Deutsches Ärzteblatt, 86 (1989), S. B652–B657.

Baader, Gerhard: Sozialhygiene im Nationalsozialismus – ihre Tradition und ihre Herausforderung, in: Hendrik van den Bussche (Hg.), Anfälligkeit und Resistenz. Medizinische Wissenschaft und politische Opposition im ‚Dritten Reich‘. Vorträge und Reden anlässlich der Einweihung des Rothe-Geussenhainer-Hauses im Universitätskrankenhaus Hamburg-Eppendorf am 3.12.1987, Berlin/Hamburg 1990 (= Hamburger Beiträge zur Wissenschaftsgeschichte, 6), S. 1–22.

Bab, Bettina: Im falschen Moment laut gelacht… Beispiele zwangssterilisierter Frauen in Bonn, in: beiträge zur feministischen theorie und praxis, 18. Jg. (1995), H. 41, S. 33–42.

Bachof, Otto: Die „Entnazifizierung“, in: Andreas Flitner (Hg.), Deutsches Geistesleben und Nationalsozialismus. Eine Vortragsreihe der Universität Tübingen, Tübingen 1965, S. 195–216.

Baeyer, Walter von: Die Bestätigung der NS-Ideologie in der Medizin unter besonderer Berücksichtigung der Euthanasie, in: [Hans-Joachim Lieber (Hg.)], Universitätstage 1966. Nationalsozialismus und die deutsche Universität, Berlin 1966, S. 63–75.

Bastian, Till: Furchtbare Ärzte. Medizinische Verbrechen im Dritten Reich, München 1995.

Bauer, Axel W.: Die Universität Heidelberg und ihre medizinische Fakultät 1933–1945. Umbrüche und Kontinuitäten, in: 1999, 11 (1996), H. 4, S. 46–72.

Bauer, Axel W.: Die Universität Heidelberg und ihre medizinische Fakultät 1933–1945. Umbrüche und Kontinuitäten, Heidelberg/Mannheim 2004 (www.uni-heidelberg.de/institute/fak5/igm/g47/banshdma.pdf, 17.8.2004).

Bauer, Axel/Karin Langsch: Die Etablierung der Zahnmedizin an der Universität Heidelberg 1895–1945, in: Würzburger medizinhistorische Mitteilungen, 9 (1991), S. 377–392.

Bauer, Friedrich: Ueber Vaccineerkrankungen der Haut, Diss. med. Bonn 1913.

Bauer, Fritz u.a. (Red.): Justiz und NS-Verbrechen. Sammlung deutscher Strafurteile wegen nationalsozialistischer Tötungsverbrechen 1945–1966, 22 Bde., Amsterdam 1968–1981.

Bäumer, Änne (Hg.): NS-Biologie, Stuttgart 1990.

Bavaj, Riccardo: Die Ambivalenz der Moderne im Nationalsozialismus. Eine Bilanz der Forschung, München 2003.

Bayer, Karen/Frank Sparing/Wolfgang Woelk (Hg.): Universitäten und Hochschulen im Nationalsozialismus und in der frühen Nachkriegszeit, Stuttgart 2004.

Bayle, François: Croix gammée contre caducée. Les expériences humaines en Allemagne pendant la deuxième guerre mondiale, Neustadt/Pfalz 1950.

Becker, Heinrich/Hans-Joachim Dahms/Cornelia Wagner (Hg.): Die Universität Göttingen unter dem Nationalsozialismus, 2. erw. Aufl. München 1998.

Becker, Willi-Ferdinand/Franz Josef Stauf/Dorothee van Rey/Manfred van Rey: Die nationalsozialistische „Machtergreifung" in Bonn 1932/33. Eine Dokumentation aus Bonner Zeitungen, Bonn 1983.

Becker, Winfried (Hg.): Passau in der Zeit des Nationalsozialismus. Ausgewählte Fallstudien, Passau 1999.

Beddies, Thomas/Kristina Hübener (Hg.), Kinder in der NS-Psychiatrie, Berlin/Brandenburg 2004 (= Schriftenreihe zur Medizin-Geschichte des Landes Brandenburg, 10).

Beddies, Thomas: Der „Ost-Einsatz" von Mitarbeitern der „Aktion T 4" im Winter 1941/42, in: Arbeitskreis zur Erforschung der nationalsozialistischen „Euthanasie" und Zwangssterilisation (Hg.), Psychiatrie im Dritten Reich – Schwerpunkt Hessen. Fachtagung vom 2. bis 4. November 2001 in Nassau-Scheuern, Ulm 2002 (= Berichte des Arbeitskreises, 2), S. 25–35.

Benzenhöfer, Udo: „Ecce Ingenium Teutonicum. Bemerkungen zur Paracelsus-Romantrilogie Erwin Guido Kolbenheyers, in: Volker Zimmermann (Hg.), Paracelsus. Das Werk – die Rezeption. Beiträge des Symposiums zum 500. Geburtstag von Theophrastus Bombastus von Hohenheim, genannt Paracelsus (1493–1541) an der Universität Basel am 3. und 4. Dezember 1993, Stuttgart 1995, S. 161–170.

Benzenhöfer, Udo: „Kinderfachabteilungen" und „NS-Kindereuthanasie", Wetzlar 2000 (= Studien zur Geschichte der Medizin im Nationalsozialismus, 1).

Benzenhöfer, Udo: Der gute Tod? Euthanasie und Sterbehilfe in Geschichte und Gegenwart, München 1999.

Benzenhöfer, Udo: Die Paracelsus-Dramen der Martha Sills-Fuchs im Umfeld des ‚Vereins Deutsche Volksheilkunde' Julius Streichers, in: Peter Dilg/Hartmut Rudolph (Hg.), Resultate und Desiderate der Paracelsus-Forschung, Stuttgart 1993 (= Sudhoffs Archiv, Beiheft 31), S. 163–181.

Benzenhöfer, Udo: Paracelsus, Reinbek 1997.

Benzenhöfer, Udo: Zum Paracelsusbild im Dritten Reich unter besonderer Berücksichtigung der Paracelsusfeier in Tübingen/Stuttgart im Jahre 1941, in: Ulrich Fellmeth/Andreas Kotheder (Hg.), Paracelsus. Theophrast von Hohenheim. Naturforscher, Arzt, Theologe, Stuttgart 1993, S. 63–70.

Benzenhöfer, Udo: Zum Paracelsusbild im Nationalsozialismus, in: Christoph Meinel/Peter Voswinckel (Hg.), Medizin, Naturwissenschaft, Technik und Nationalsozialismus. Kontinuitäten und Diskontinuitäten, Stuttgart 1994, S. 265–273.

Benzenhöfer, Udo: Zum Paracelsus-Film von Georg W. Pabst (1943), in: Joachim Telle (Hg.), Parerga Paracelsica. Paracelsus in Vergangenheit und Gegenwart, Stuttgart 1991 (= Heidelberger Studien zur Naturkunde der frühen Neuzeit, 3), S. 359–377.

Berg, Manfred/Geoffrey Cocks (Hg.): Medicine and Modernity. Public Health and Medical Care in Ninteenth- and Twentieth-Century Germany, Washington D. C./Cambridge 1997.

Bernhardt, Heike: Anstaltspsychiatrie und „Euthanasie" in Pommern 1933 bis 1945. Die Krankenmorde an Kindern und Erwachsenen am Beispiel der Landesheilanstalt Ueckermünde, Frankfurt am Main 1994.

Berzheim, Bernhard: Venusberg. Der Balkon von Bonn. Geschichte eines Stadtteils, Bonn 2001.

Beushausen, Ulrich/Hans-Joachim Dahms/Thomas Koch/Almuth Massing/Konrad Obermann: Die Medizinische Fakultät im Dritten Reich, in: Heinrich Becker/Hans-Joachim Dahms/Cornelia Wagner (Hg.), Die Universität Göttingen unter dem Nationalsozialismus, 2. erw. Aufl. München 1998, S. 183–286.

Bezold, Friedrich von: Geschichte der Rheinischen Friedrich-Wilhelm-Universität [sic] zu Bonn am Rhein, 2, Institute und Seminare, 1818–1933, Bonn 1933.

Bialas, Wolfgang: Der Nationalsozialismus und die Intellektuellen. Die Situation der Philosophie, in: Wolfgang Bialas/Manfred Gangl (Hg.), Intellektuelle im Nationalsozialismus, Frankfurt am Main u.a. 2000 (= Schriften zur politischen Kultur der Weimarer Republik, 4), S. 13–49.

Bickenbach, Werner: Otto von Franqué 1867–1937, in: [Johannes Steudel/Nikolaus Mani (Hg.)], Bonner Gelehrte. Beiträge zur Geschichte der Wissenschaften in Bonn. Medizin, Bonn 1992 (= 150 Jahre Rheinische Friedrich-Wilhelms-Universität zu Bonn 1818–1968, o.Bd.), S. 292–299.

Binding, Karl/Alfred Hoche: Die Freigabe der Vernichtung lebensunwerten Lebens. Ihr Maß und ihre Form, 2. Aufl. Leipzig 1922 [Erstausg. 1920].

Binner, Roland/Ursula Bremm/Thomas Gerhards/Christoph Rother/Regina Schmitz-Teske/Norbert Volpert: Geschichte des Oscar-Romero-Hauses in Bonn. Kantongefängnis – Frauengefängnis – SS-Dienststelle/Folterkeller. Heute Treffpunkt von Initiativ- und Basisgruppen, Bonn 1989.

Bircher, Ralph: Bircher-Benner. Leben und Lebenswerk. Bahnbrecher der Ernährungslehre und Heilkunde, Bad Homburg v. d. H. 1959.

Birke, Adolf: Nation ohne Haus. Deutschland 1945–1961, Neuausg. Berlin 1994.

Blaha, Tatjana: Willi Graf und die Weiße Rose. Eine Rezeptionsgeschichte, München 2003.

Blasius, Dirk: „Einfache Seelenstörung". Geschichte der deutschen Psychiatrie 1800–1945, Frankfurt am Main 1994.

Blasius, Dirk: Psychiatrie und Krankenmord in der NS-Zeit. Probleme der historischen Urteilsbildung, in: Ralf Seidel/Wolfgang Franz Werner (Hg.), Psychiatrie im Abgrund. Spurensuche und Standortbestimmung nach den NS-Psychiatrie-Verbrechen, Köln/Bonn 1991 (= Rheinprovinz, 6), S. 126–138.

Blasius, Dirk: Rheinische Psychiatrie im 19. Jahrhundert, in: Rheinische Vierteljahrsblätter, 62 (1998), S. 308–319.

Blatzheim, Rolf: Geschichte der Garnison Bonn von der kurfürstlichen Festung bis zur Bundeshauptstadt, in: Dieter Zeigert [Hg.], Bonn und seine Soldaten. Geschichte der Garnison Bonn und der Heeresversorgung seit Aufstellung der stehenden Heere, Bonn o.J. [1985], S. 7–79.

Blau, Bruno: Das Ausnahmerecht für die Juden in Deutschland 1933–1945, 3. Aufl. Düsseldorf 1965.

Bleek, Wilhelm/Hans J. Lietzmann (Hg.): Schulen der deutschen Politikwissenschaft, Opladen 1999.

Bleek, Wilhelm: Geschichte der Politikwissenschaft in Deutschland, München 2001.

Bleker, Johanna/Heinz-Peter Schmiedebach (Hg.): Medizin und Krieg. Vom Dilemma der Heilberufe 1865 bis 1985, Frankfurt a. M. 1987.

Bleker, Johanna/Nobert Jachertz (Hg.): Medizin im „Dritten Reich", 2. erw. Aufl. Köln 1993.

Blome, [Kurt]: Die Neuordnung der ärztlichen Fortbildung, in: Deutsches Ärzteblatt, 66 (1936), S. 2–12.

Blome, Kurt: Arzt im Kampf. Erlebnisse und Gedanken, Leipzig 1942.

Blome, Kurt: Der ärztliche Nachwuchs, in: Die Gesundheitsführung, Jg. 1940, H. 5 (Mai), S. 163–169.

bn: Die ärtztliche Aufgabe stand im Vordergrund. Professor Dr. Friedrich Tiemann im Alter von 82 Jahren gestorben, in: General-Anzeiger, 7.9.1982.

Bock, Gisela: Sterilization and „Medical" Massacres in National Socialist Germany. Ethics, Politics, and the Law, in: Manfred Berg/Geoffrey Cocks (Hg.), Medicine and Modernity. Public Health and Medical Care in Ninteenth- and Twentieth-Century Germany, Washington D.C./Cambridge 1997, S. 149–172.

Bock, Gisela: Zwangssterilisation im Nationalsozialismus. Studien zur Rassenpolitik und Frauenpolitik, Opladen 1986 (= Schriften des Zentralinstituts für sozialwissenschaftliche Forschung der Freien Universität Berlin, 48).

Böger, Helmut/Gerhard Krüger: Berühmte und berüchtigte Bonner. 40 Porträts, Wuppertal 1991.

Bohlau, V.: Das Lebenswerk Max Bürgers für die Gerontologie, in: Münchener Medizinische Wochenschrift 112 (1970), S. 2083–2086.

Böhm, Boris: Elfriede Lohse-Wächtler in Arnsdorf und Pirna – 1932 bis 1940, in: Georg Reinhardt (Hg.), Im Malstrom des Lebens versunken... Elfriede Lohse-Wächtler 1899–1940. Leben und Werk, Köln 1996, S. 131–143.

Böhm, Hans (Hg.): Beiträge zur Geschichte der Geographie an der Universität Bonn. Herausgegeben anläßlich der Übergabe des neuen Institutsgebäudes in Bonn-Poppelsdorf, Bonn 1991 (= Colloquium Geographicum, 21).

Böhm, Ingrid: Klinik und Poliklinik für Dermatologie, in: Heinz Schott (Hg.), Universitätskliniken und Medizinische Fakultät Bonn 1950–2000. Festschrift zum 50jährigen Jubiläum des Neuanfangs auf dem Venusberg, Bonn 2000, S. 297–302.

Bonah, Christian/Étienne Lepicard/Volker Roelcke: La médicine expérimentale au tribunal. Implications éthiques de quelques procès médicaux du XXe siècle européen, Paris 2003.

Bonk, Magdalena: Deutsche Philologie in München. Zur Geschichte des Faches und seiner Vertreter an der Ludwigs-Maximilians-Universität vom Anfang des 19. Jahrhunderts bis zum Ende des Zweiten Weltkriegs, Berlin 1995.

Booß, Rutger: Der NS-Studentenbund, in: Studentengewerkschaft Bonn (Hg.), 150 Jahre: Klassenuniversität. Reaktionäre Herrschaft und demokratischer Widerstand am Beispiel der Universität Bonn, Bonn 1968, S. 100–112.

Borchard, Klaus (Hg.): Opfer nationalsozialistischen Unrechts an der Universität Bonn. Gedenkstunde anläßlich der 60. Wiederkehr der Reichspogromnacht, Bonn 1999 (= Alma Mater, 88).

Borgstedt, Angela: Entnazifizierung in Karlsruhe 1946 bis 1951. Politische Säuberung im Spannungsfeld von Besatzungspolitik und lokalpolitischem Neuanfang, Konstanz 2001 (= Karlsruher Beiträge zur Geschichte des Nationalsozialismus, 5).

Bothe, Detlef: Neue Deutsche Heilkunde 1933–1945. Dargestellt anhand der Zeitschrift „Hippokrates" und der Entwicklung der volksheilkundlichen Laienbewegung, Husum 1991 (= Abhandlungen zur Geschichte der Medizin und der Naturwissenschaften, 62).

Bothien, Horst[-]Pierre: „Die getauften Meyers". Otto Meyer und die „Bonner Fahnenfabrik" im Nationalsozialismus, in: Bonner Geschichtswerkstatt, H. 1 (1999), S. 16–23.

Bothien, Horst-Pierre: Anmerkungen zur nationalsozialistischen Verfolgung: NS-Verfolgungsstätten und die Gestapo in Bonn, in: Josef Matzerath (Hg.), Bonn. 54 Kapitel Stadtgeschichte, Bonn 1989, S. 290–299.

Bothien, Horst-Pierre: Die Jovy-Gruppe. Eine historisch-soziologische Lokalstudie über nonkonforme Jugendliche im „Dritten Reich", Münster 1995 (= Geschichte der Jugend, 19).

Bothien, Horst-Pierre: Wegweiser durch die Literatur zur NS-Geschichte in Bonn. Eine Bibliographie, Bonn 1998.

Bozey, Kemal: Exil Türkei. Ein Forschungsbeitrag zur deutschsprachigen Emigration in der Türkei (1933–1945), Münster u.a. 2001 (= Fremde Nähe. Beiträge zur interkulturellen Diskussion, 15).

Bracher, Karl Dietrich: Die Gleichschaltung der deutschen Universität, in: [Hans-Joachim Lieber (Hg.)], Universitätstage 1966. Nationalsozialismus und die deutsche Universität, Berlin 1966, S. 126–142.

Braubach, Max: Jüdischer Anteil an der Bonner Gelehrsamkeit, in: Rheinische Vierteljahrsblätter, 32 (1968), S. 402–418.

Braubach, Max: Kleine Geschichte der Universität Bonn 1818–1968, Bonn 1968.

Brieskorn, Egbert: Felix Hausdorf – Elemente einer Biographie, in: Felix Hausdorff. Paul Mongré. 1868–1942. Ausstellung vom 24. Januar bis 28. Februar 1992 im Mathematischen Institut der Rheinischen Friedrich-Wilhelms-Universität Bonn und Elemente einer Biographie, o.O. o.J. [Bonn 1992], S. 77–94.

Brinkmann, Manfred/Michael Franz (Hg.): Nachtschatten im weißen Land. Betrachtungen zu alten und neuen Heilsystemen. Mit Beiträgen vom Gesundheitstag Hamburg 1981, Berlin 1982.

Brocke, Bernhard vom: Kultusministerien und Wissenschaftsverwaltungen in Deutschland und Österreich: Systembrüche und Kontinuitäten 1918/19 – 1933/38 – 1945/46, in: Rüdiger vom Bruch/Brigitte Kaderas (Hg.), Wissenschaften und Wissenschaftspolitik. Bestandsaufnahmen zu Formationen, Brüchen und Kontinuitäten im Deutschland des 20. Jahrhunderts, Stuttgart 2002, S. 193–214.

Brodesser, Heinrich: Mondorf im Dritten Reich, Neunkirchen 2003.

Brodesser, Hermann-Josef/Bend Josef Fehn/Tilo Franosch/Wilfried Wirth: Wiedergutmachung und Kriegsfolgenliquidation. Geschichte – Regelungen – Zahlungen, München 2000.

Bröer, Ralf: Eine Wissenschaft emanzipiert sich. Die Medizinhistoriographie von der Aufklärung bis zur Postmoderne, Pfaffenweiler 1999 (= Neuere Medizin- und Wissenschaftsgeschichte, 9).

Broghammer, Herbert: Der Danziger Arzt Erwin Liek (1878–1935). Chirurg und Medizinpublizist in der Medizinkrise vor 1933, Herbolzheim 2000 (= Lebensläufe – Lebensgeschichten, 2).

Brökelmann, Jost: Kleine Chronik der Universitäts-Frauenklinik Bonn, in: Bonner Universitätsblätter 1986, S. 27–41.

Bromberger, Barbara/Hans Mausbach/Klaus-Dieter Thomann: Medizin, Faschismus und Widerstand. Drei Beiträge, Köln 1985.

Browning, Christopher: Die Entfesselung der „Endlösung". Nationalsozialistische Judenpolitik 1939–1942, Berlin 2003.

Bruch, Ernest: Max Bürger M. D. 1885–1966, in: Diabetes, 15 (1966), S. 699–700.
Bruch, Ernest: Max Bürger. 1885–1966, in: Gerontologist, 6 (1966), S. 119–120.
Bruch, Rüdiger vom/Brigitte Kaderas (Hg.): Wissenschaften und Wissenschaftspolitik. Bestandsaufnahmen zu Formationen, Brüchen und Kontinuitäten im Deutschland des 20. Jahrhunderts, Stuttgart 2002.
Brusis, Tilman: Geschichte der deutschen Hals-Nasen-Ohren-Kliniken im 20. Jahrhundert. Mit einem Anhang „Portraits einiger Firmen, die in den letzten Jahrzehnten wesentliche Beiträge zur Weiterentwicklung der technischen Grundlagen der Hals-Nasen-Ohren-Heilkunde geleistet haben“, Berlin u.a. 2002.
Buddensieg, Hermann: Mensch oder Homunculus? Erwägungen zur Begutachtung, Köln 1957.
Buddrus, Michael: „War es möglich, ohne eigenes Zutun Mitglied der NSDAP zu werden?“ Gutachten des Instituts für Zeitgeschichte München-Berlin für das „Internationale Germanistenlexikon 1800–1950“, in: Geschichte der Germanistik, 23/24 (2003), S. 21–26.
Bürger, Max/G.[erhard] Domagk/A.[rthur] Leinbrock/Alfred Marchionini: In memoriam. Gedenkworte der Freunde für Otto Grütz, in: Der Hautarzt, 15 (1964), S. 272–274.
Burleigh, Michael: Die Zeit des Nationalsozialismus. Eine Gesamtdarstellung, Frankfurt am Main 2000.
Burleigh, Michael: Tod und Erlösung. Euthanasie in Deutschland 1900–1945, Zürich/München 2002.
Busch, Gabriel [Hg.]: Roh oder zärtlich. Benediktinerabtei – Irrenheilanstalt – Gefängnis. Stätten christlicher Liebe, Siegburg 2000.
Bussche, Hendrick van den: Rudolf Degkwitz. Die politische Kontroverse um einen außergewöhnlichen Kinderarzt, in: Kinder- und Jugendarzt, 30 (1999), S. 425–431.
Bussche, Hendrik van den (Hg.)/Angela Bottin/Matthias Göpfert/Günter Komo/Christoph Mai/Friedemann Pfäfflin/Herbert Rüb/Wilhelm Thiele/Ursula Weisser (Bearb.): Medizinische Wissenschaft im „Dritten Reich“. Kontinuität, Anpassung und Opposition an der Hamburger Medizinischen Fakultät, Berlin/Hamburg 1989 (= Hamburger Beiträge zur Wissenschaftsgeschichte, 5).
Bussche, Hendrik van den (Hg.): Anfälligkeit und Resistenz. Medizinische Wissenschaft und politische Opposition im ‚Dritten Reich‘. Vorträge und Reden anlässlich der Einweihung des Rothe-Geussenhainer-Hauses im Universitätskrankenhaus Hamburg-Eppendorf am 3.12.1987, Berlin/Hamburg 1990 (= Hamburger Beiträge zur Wissenschaftsgeschichte, 6).
Bussche, Hendrik van den: Verfolgung und Opposition an der Hamburger Medizinischen Fakultät im ‚Dritten Reich‘, in: Hendrik van den Bussche (Hg.), Anfälligkeit und Resistenz. Medizinische Wissenschaft und politische Opposition im ‚Dritten Reich‘. Vorträge und Reden anlässlich der Einweihung des Rothe-Geussenhainer-Hauses im Universitätskrankenhaus Hamburg-Eppendorf am 3.12.1987, Berlin/Hamburg 1990 (= Hamburger Beiträge zur Wissenschaftsgeschichte, 6), S. 101–112.
Büttner, Wilhelm: Harald Siebke 1899–1964, in: [Johannes Steudel/Nikolaus Mani (Hg.)], Bonner Gelehrte. Beiträge zur Geschichte der Wissenschaften in Bonn. Medizin, Bonn 1992 (= 150 Jahre Rheinische Friedrich-Wilhelms-Universität zu Bonn 1818–1968, o.Bd.), S. 300–304.
Castell, Rolf/Jan Nedoschill/Madeleine Rupps/Dagmar Bussiek: Geschichte der Kinder- und Jugendpsychiatrie in Deutschland in den Jahren 1937 bis 1961, Göttingen 2003.
Catel, Werner: Grenzsituationen des Lebens. Beitrag zum Problem der begrenzten Euthanasie, Nürnberg 1962.
Chronik der Rheinischen Friedrich-Wilhelms-Universität zu Bonn 1932/33.
Chroust, Peter: Demokratie auf Befehl? Gründzüge der Entnazifizierungspolitik an den deutschen Hochschulen, in: Renate Knigge-Tesche (Hg.), Berater der braunen Macht. Wissenschaft und Wissenschaftler im NS-Staat, Frankfurt am Main 1999, S. 133–149.
Chudoba, Karl F.: Entwicklung, Wollen und Wirken des NSD-Dozentenbundes an der Rheinischen Friedrich Wilhelms-Universität [sic] Bonn, in: Bonner Mitteilungen, H. 18 (April 1939), S. 1–7.
cls: Der Kliniker „alter Schule“ wurde 80. Professor Tiemann: Auf sein Betreiben wurde die Uni-Poliklinik gebaut, in: Bonner Rundschau, 1.12.1979.
Cramer, H.[einrich]: Otto von Franqué, in: Westdeutscher Beobachter, 13.4.1937.
Cranach, Michael von/Hans-Ludwig Siemen (Hg.): Psychiatrie im Nationalsozialismus. Die Bayerischen Heil- und Pflegeanstalten zwischen 1933 und 1945, München 1999.
Dahl, Matthias: Endstation Spiegelgrund. Die Tötung behinderter Kinder während des Nationalsozialismus am Beispiel einer Kinderfachabteilung in Wien 1940 bis 1945, Wien 1998.

Dahms, Hans Joachim: Die Universität Göttingen 1918 bis 1989: Vom „Goldenenen Zeitalter" der Zwanziger Jahre bis zur „Verwaltung des Mangels" in der Gegenwart, in: Rudolf von Thadden/Günter J. Trittel (Hg.)/Marc-Dietrich Ohse (Mitwirkung), Göttingen. Geschichte einer Universitätsstadt, 3, Von der preußischen Mittelstadt zur südniedersächsichen Großstadt 1866–1989, Göttingen 1999, S. 395–456.

Dainat, Holger: Germanistische Literaturwissenschaft, in: Frank-Rutger Hausmann (Hg.)/ Elisabeth Müller-Luckner (Mitarb.), Die Rolle der Geisteswissenschaften im Dritten Reich 1933–1945, München 2002 (= Schriften des Historischen Kollegs, Kolloquien 53), S. 63–86.

Defrance, Corine: Les Alliés occidentaux et les universités allemandes 1945–1949, Paris 2000.

Deich, Friedrich: Der Professor, ein Fürst in den Tropen. Werner Schulemann zum Gedächtnis, 4.7.1975.

Deichmann, Ute: Biologen unter Hitler. Porträt einer Wissenschaft im NS-Staat, überarb. u. erw. Ausg. Frankfurt am Main 1995 [Neuaufl. von Ute Deichmann, Biologen unter Hitler. Vertreibung, Karrieren Forschung, Frankfurt am Main/New York 1992].

Deichmann, Ute: Flüchten, Mitmachen, Vergessen. Chemiker und Biochemiker in der NS-Zeit, Weinheim u.a. 2001.

Dembowski, Hermann: Die Evangelisch-Theologische Fakultät zu Bonn in den Jahren 1930 bis 1935, in: Monatshefte für Evangelische Kirchengeschichte des Rheinlandes, 39 (1990), S. 335–361.

Derra, [Ernst]: Erich von Redwitz zum 65. Geburtstag, in: Zentralblatt für Chirurgie, 73 (1948), S. 340–341.

dh: Fackelzug zur Gregor-Mendel-Straße. Studenten ergriffen Partei für Professor. MdB Arndt attackierte Prof. Dirscherl – Petition an den Landtag – Umstrittene Prüfungen, in: General-Anzeiger, 24.2.1961.

dh: Unmenschliche Demütigungen tapfer getragen. Zum Tode von Prof. Nussbaum – Verdienter Chirurg und Orthopäde, in: General-Anzeiger, 20.3.1962.

di: Prof. Harald Siebke, in: General-Anzeiger, 20.11.1964.

Dicke, Jan Nikolas: Eugenik und Rassenhygiene im wissenschaftlichen Diskurs der Universität und des Gesundheitswesens der Stadt Münster 1918–1939, Staatsarbeit Münster 2001.

Dicke, Klaus (Red.): Bericht der Kommission der Friedrich-Schiller-Universität Jena zur Untersuchung der Beteiligung Prof. Dr. Jussuf Ibrahims an der Vernichtung „lebensunwerten Lebens" während der NS-Zeit, Jena 2000.

Dieckhöfer, Klemens: Von der Irrenfürsorge zur wissenschaftlich begründeten Psychiatrie. 100 Jahre Rheinische Landesklinik Bonn, in: Bonner Geschichtsblätter, 35 (1984), S. 214–249.

Dietz, Burkhard/Helmut Gabel/Ulrich Tiedau (Hg.): Griff nach dem Westen. Die „Westforschung" der völkisch-nationalen Wissenschaften zum nordwesteuropäischen Raum (1919–1960), 2 Teilbände, Münster u.a. 2003 (= Studien zur Geschichte und Kultur Nordwesteuropas, 6).

Dietzsch, [Hans-Joachim]: Prof. Dr. Dr. Harnapp zum Gedächtnis. 22. Mai 1903 – 10. September 1980, in: Akademie-Echo 22 (1980), H. 18, S. 2.

Dietzsch, H.[ans]-J.[oachim]/K.[urt] Lorenz: In memoriam Prof. em. Dr. med. Dr. phil. Georg Oskar Harnapp 22.5.1903–10.9.1980, in: Kinderärztliche Praxis, 3 (1981), S. 161.

Dilg, Peter/Hartmut Rudolph (Hg.): Resultate und Desiderate der Paracelsus-Forschung, Stuttgart 1993 (= Sudhoffs Archiv, Beiheft 31).

Dirscherl, W.[ilhelm]: Die Bedeutung der Vitamine für die Volksgesundheit, Bonn 1942 (= Kriegsvorträge der Rheinischen Friedrich-Wilhelms-Universität Bonn a. Rh., H. 85).

Doepfner, Andreas: Louis Haeflinger. Ein Fall von Menschlichkeit, in: Hans Magnus Enzensberger (Zusammensteller), Krieger ohne Waffen. Das Internationale Komitee vom Roten Kreuz, Frankfurt am Main 2001, S. 137–159.

Domagk, G.[erhard]: Nationalpreisträger Prof. Dr. Max Bürger 70 Jahre. Zum 16. November 1955, in: Wissenschaftliche Zeitschrift der Karl-Marx-Universität Leipzig, Mathematisch-naturwissenschaftliche Reihe, 4. Jg. (1954/55), S. 415–416.

Dorner, Christoph/Lutz Lemhöfer/Reiner Stock/Gerda Stuchlik/Frank Wenzel: Die braune Machtergreifung. Universität Frankfurt 1930–1945, Frankfurt am Main o.J. [1989].

Dörner, Klaus/Christiane Haerlin/Veronika Rau/Renate Schernus/Arnd Schwendy (Verfasser und Zusammensteller): Der Krieg gegen die psychisch Kranken. Nach „Holocaust": Erkennen – Trauern – Begegnen, 2. Aufl. Frankfurt/Bonn 1989 [Erstaufl. 1980].

Dörner, Klaus: Nationalsozialismus und Lebensvernichtung, in: Vierteljahrshefte für Zeitgeschichte, 15 (1967), S. 121–152.

Dörner, Klaus: Nationalsozialismus und Medizin. Wurden die Lehren gezogen? In: Eberhard Gabriel/Wolfgang Neugebauer (Hg.), NS-Euthanasie in Wien, Wien u.a. 2000, S. 131–136.
Dostert, Paul: Luxemburg zwischen Selbstbehauptung und nationaler Selbstaufgabe. Die deutsche Besatzungspolitik und die Volksdeutsche Bewegung 1940–1945, Diss. phil. Freiburg 1984, Luxemburg 1985.
Dowbiggin, Ian: „A Prey on Normal People“: C. Killick Millard and the Euthanasia Movement in Great Britain, 1930–55, in: Journal of Contemporary History, 36 (2001), S. 59–85.
Doyum, A. Vicdani: Alfred Katorowicz unter besonderer Berücksichtigung seines Wirkens in Istanbul. Ein Beitrag zur Geschichte der modernen Zahnheilkunde, Diss. med. Würzburg 1985.
Dreßen, Willi: Mord, Totschlag, Verbotsirrtum. Zum Wandel der bundesrepublikanischen Rechtssprechung in NS-„Euthanasie“-Prozessen, in: Matthias Hamann/Hans Asbek (Hg.), Halbierte Vernunft und totale Medizin. Zu Grundlagen, Realgeschichte und Fortwirkungen der Psychiatrie im Nationalsozialismus, Berlin/Göttingen 1997 (= Beiträge zur nationalsozialistischen Gesundheits- und Sozialpolitik, 13), S. 179–196.
Dreßen, Willi: NS-„Euthanasie“-Prozesse in der Bundesrepublik Deutschland im Wandel der Zeit, in: Hanno Loewy/Bettina Winter (Hg.), NS-„Euthanasie“ vor Gericht. Fritz Bauer und die Grenzen juristischer Bewältigung, Frankfurt/New York 1996 (= Wissenschaftliche Reihe des Fritz Bauer Instituts, 1), S. 35–58.
Drobisch, Klaus: Mediziner in frühen Konzentrationslagern 1933–1936, in: Achim Thom/Horst Spaar (Hg.), Medizin im Faschismus. Symposium über das Schicksal der Medizin in der Zeit des Faschismus in Deutschland 1933–1945. Protokoll, Berlin [Ost] 1985, S. 186–191.
Drunkenmölle, Claus: Zur Geschichte der Medizinischen Klinik der Universität Leipzig, Diss. med. Leipzig 1965.
dt: Chirurg und Orthopäde. Zum Tode von Prof. Dr. Adolf Nußbaum [sic], in: Bonner Rundschau, 21.3.1962.
Durth, K. Rüdiger: Dank der Universität an den ‚Vater‘ des Bonner Studentenwerks. Professor Dr. Elbel wurde 65 Jahre alt – Empfang in der Mensa, in: Bonner Rundschau, 23.10.1972.
Düsing, Rainer/Peter Walger: Medizinische Poliklinik, in: Heinz Schott (Hg.), Universitätskliniken und Medizinische Fakultät Bonn 1950–2000. Festschrift zum 50jährigen Jubiläum des Neuanfangs auf dem Venusberg, Bonn 2000, S. 292–294.
Düwell, Kurt: Die Rheingebiete in der Judenpolitik des Nationalsozialismus vor 1942. Beitrag zu einer vergleichenden zeitgeschichtlichen Landeskunde, Bonn 1968.
Ebbecke, U.[lrich]: Einfache Gesetzmäßigkeiten des Nervenlebens, Bonn 1943 (= Kriegsvorträge der Rheinischen Friedrich-Wilhelms-Universität Bonn a. Rh., H. 77).
Ebbecke, U.[lrich]: Johannes Müller der große rheinische Physiologe, Bonn 1944 (= Kriegsvorträge der Rheinischen Friedrich-Wilhelms-Universität Bonn a. Rh., H. 130).
Ebbinghaus, Angelika/Heidrun Kaupen-Haas/Karl Heinz Roth (Hg.): Heilen und Vernichten im Mustergau Hamburg. Bevölkerungs- und Gesundheitspolitik im Dritten Reich, Hamburg 1984.
Ebbinghaus, Frank: Nie wieder? Die Angst der Biogenetik: Ein Euthanasie-Mahnmal in Berlin, in: Frankfurter Allgemeine Zeitung, 16.10.2000.
Eckart, Wolfgang U.: Fall I: Der Nürnberger Ärzteprozeß, in: Gerd R. Ueberschär (Hg.), Der Nationalsozialismus vor Gericht. Die alliierten Prozesse gegen Kriegsverbrecher und Soldaten 1943–1952, Frankfurt am Main 1999, S. 73–85.
Efron, John M.: Medicine and the German Jews. A history, New Haven/London 2001.
Egge, Heinz: Institut für Physiologische Chemie, in: Heinz Schott (Hg.), Universitätskliniken und Medizinische Fakultät Bonn 1950–2000. Festschrift zum 50jährigen Jubiläum des Neuanfangs auf dem Venusberg, Bonn 2000, S. 106–109.
Ehrhardt, Helmut: Euthanasie und Vernichtung „lebensunwerten“ Lebens, Stuttgart 1965 (= Forum der Psychiatrie, 11).
Eichhorn, E.[ugen]/E.[rnst]-J.[ochen] Thiele (Hg.): Vorlesungen zum Gedenken an Felix Hausdorff, Berlin 1994 (= Berliner Studienreihe zur Mathematik, 5).
Eichhorn, Eugen: In memoriam Felix Hausdorff (1868–1942). Ein biographischer Versuch, in: E.[ugen] Eichhorn/E.[rnst]-J.[ochen] Thiele (Hg.), Vorlesungen zum Gedenken an Felix Hausdorff, Berlin 1994 (= Berliner Studienreihe zur Mathematik, 5), S. 1–50.
Elbel, H.[erbert]/F.[ranz] Schleyer, Das Institut für Gerichtliche Medizin der Universität Bonn. Chronik anlässlich des Einzugs in den Institutsneubau, o.O. 1962.
Elbel, Herbert: Die Gerichtliche Medizin in Bonn, in: Bonner Universitätsblätter 1972, S. 61–64.

Ellwein, Thomas: Die deutsche Universität. Vom Mittelalter bis zur Gegenwart, Neuaufl. Wiesbaden 1997.

Elsässer [sic], G.[ünther]: Endogen geisteskranke Elternpaare und ihre Nachkommen, in: Zeitschrift für die gesamte Neurologie und Psychiatrie, 165 (1939), S. 108–112.

Elsässer [sic], Günt[h]er: Die Nachkommen geisteskranker Elternpaare. Der Einfluss endogener Elternpsychosen auf die Psychosen, Charaktere und Lebensschicksale ihrer Kinder, Stuttgart 1952.

Elsäßer, G.[ünter]: Erbbiologische Untersuchungen bei juveniler amaurotischer Idiotie, in: Anonymus, III. Internationaler Neurologenkongress in Kopenhagen 1939, S. 360–364.

Elsäßer, Günt[h]er: Psychopathie, in: Hermann Althaus/Werner Betcke (Hg.), Handwörterbuch der Wohlfahrtspflege, 3. völlig neubearb. Aufl. Berlin 1937–1939, Sp. 798–802.

Elsäßer, Günther: Epileptiker- und Schwachsinnigenfürsorge, in: Hermann Althaus/Werner Betcke (Hg.), Handwörterbuch der Wohlfahrtspflege, 3. völlig neubearb. Aufl. Berlin 1937–1939, Sp. 256–259.

Elsäßer, Günther: Geisteskrankheiten, in: Hermann Althaus/Werner Betcke (Hg.), Handwörterbuch der Wohlfahrtspflege, 3. völlig neubearb. Aufl. Berlin 1937–1939, Sp. 402–408.

Elsner, Peter/Ulrich Zwiener (Hg.): Medizin im Nationalsozialismus am Beispiel der Dermatologie, Jena/Erlangen 2002 (= Schriften des Collegium Europaeum Jenense, 25).

El-Tayeb, Fatima: Schwarze Deutsche. Der Diskurs um „Rasse“ und nationale Identität 1890–1933, Frankfurt/New York 2001.

Elvert, Jürgen: Geschichtswissenschaft, in: Frank-Rutger Hausmann (Hg.)/Elisabeth Müller-Luckner (Mitarb.), Die Rolle der Geisteswissenschaften im Dritten Reich 1933–1945, München 2002 (= Schriften des Historischen Kollegs, Kolloquien 53), S. 87–135.

Ennen, Edith: Die jüdische Gemeinde in Bonn. Ein Beitrag zur Geschichte des Judentums im Rheinland, in: Bonner Geschichtsblätter, 29 (1977), S. 81–94.

Enzensberger, Hans Magnus (Zusammensteller): Krieger ohne Waffen. Das Internationale Komitee vom Roten Kreuz, Frankfurt am Main 2001.

Eppinger, Sven: Das Schicksal der jüdischen Dermatologen Deutschlands in der Zeit des Nationalsozialismus, Frankfurt 2001.

Esch, Michael G./Kerstin Griese/Frank Sparing/Wolfgang Woelk (Hg.): Die Medizinische Akademie Düsseldorf im Nationalsozialismus, Essen 1997 (= Düsseldorfer Schriften zur Neueren Landesgeschichte und zur Geschichte Nordrhein-Westfalens, 47).

Essner, Cornelia: Die „Nürnberger Gesetze“ oder Die Verwaltung des Rassenwahns 1933–1945, Paderborn u.a. 2002.

Eulner, Hans-Heinz/Gunter Mann/Gert Preiser/Rolf Winau/Otto Winkelmann (Hg.): Medizingeschichte in unserer Zeit. Festgabe für Edith Heischkel-Artelt und Walter Artelt zum 65. Geburtstag, Stuttgart 1971.

Evertz, Wilfried (Hg.): Im Spannungsfeld zwischen Staat und Kirche. 100 Jahre Priesterausbildung im Collegium Albertinum, Siegburg 1992 (= Studien zur Kölner Kirchengeschichte, 26).

ewc: Porträt des Tages. Professor Herbert Elbel, in: General-Anzeiger, 21./22.10.1972.

Fahlbusch, Michael: Wissenschaft im Dienst der nationalsozialistischen Politik? Die „Volksdeutschen Forschungsgemeinschaften“ von 1931–1945, Baden-Baden 1999.

Falkenberg, Guido: Das Collegium Albertinum im Spannungsfeld zweier Weltkriege und der nationalsozialistischen Gewaltherrschaft 1912–1945, in: Wilfried Evertz (Hg.), Im Spannungsfeld zwischen Staat und Kirche. 100 Jahre Priesterausbildung im Collegium Albertinum, Siegburg 1992 (= Studien zur Kölner Kirchengeschichte, 26), S. 205–261.

Faltin, Thomas: Der Heilkundige Eugen Wenz und die Laienmedizin 1871–1939. Studien zur sozialen Stellung der Laienheiler und zu ihren homöopathischen und naturheilkundlichen Therapien, Diss. phil. Stuttgart 1996.

Faltin, Thomas: Heil und Heilung. Geschichte der Laienheilkundigen und Struktur antimodernistischer Weltanschauungen in Kaiserreich und Weimarer Republik am Beispiel von Eugen Wenz (1856–1945), Stuttgart 2000.

Fangerau, Heiner: Etablierung eines rassenhygienischen Standardwerkes 1921–1941. Der „Baur-Fischer-Lenz“ im Spiegel der zeitgenössischen Rezensionsliteratur, Frankfurt am Main u.a. 2001 (= Marburger Schriften zur Medizingeschichte, 43).

Faulenbach, Bernd: Tendenzen der Geschichtswissenschaft im „Dritten Reich“, in: Renate Knigge-Tesche (Hg.), Berater der braunen Macht, Wissenschaft und Wissenschaftler im NS-Staat, Frankfurt am Main 1999, S. 26–52.

Faulstich, Heinz: Abseits von T4-Aktion und Reichsausschussprogramm. Hungersterben in der Psychiatrie, in: Christoph Kopke (Hg.), Medizin und Verbrechen. Festschrift zum 60. Geburtstag von Walter Wuttke, Ulm 2001, S. 84–96.
Faulstich, Heinz: Die Zahl der „Ethanasie"-Opfer, in: Andreas Frewer/Clemens Eickhoff (Hg.), „Euthanasie" und die aktuelle Sterbehilfe-Debatte. Die historischen Hintergründe medizinischer Ethik, Frankfurt/New York 2000, S. 218–234.
Faulstich, Heinz: Hungersterben in der Psychiatrie 1914–1949. Mit einer Topographie der NS-Psychiatrie, Freiburg 1998.
Favez, Jean-Claude: Das Internationale Rote Kreuz und die Todeslager des Dritten Reiches, in: Hans Magnus Enzensberger (Zusammensteller), Krieger ohne Waffen. Das Internationale Komitee vom Roten Kreuz, Frankfurt am Main 2001, S. 115–135.
Feldmann, Annette/Horst-Pierre Bothien: Zwangssterilisationen in Bonn: Zur Arbeit des Erbgesundheitsgerichts Bonn (1934–1944), in: Annette Kuhn (Hg.), Frauenleben im NS-Alltag, Pfaffenweiler 1994 (= Bonner Studien zur Frauengeschichte, 2), S. 246–254.
Fellmeth, Ulrich/Andreas Kotheder (Hg.): Paracelsus. Theophrast von Hohenheim. Naturforscher, Arzt, Theologe, Stuttgart 1993.
Ferdinand, Horst/Kurt-Erich Maier: Eugen Franz Leopold Fischer. Anatom und Anthropologe, in: Bernd Ottnad/Fred Ludwig Sepainter (Hg.), Baden-Württembergische Biographien, III, Stuttgart 2002, S. 78–85.
Fest, Joachim C.: Das Gesicht des Dritten Reiches. Profile einer totalitären Herrschaft, 7. Aufl. München 1980.
Fings, Karola: Messelager Köln. Ein KZ-Außenlager im Zentrum der Stadt, Köln 1996 (= Schriften des Dokumentationszentrums der Stadt Köln, 3).
Fink, Gereon R.: Walter Poppelreuter (1886–1939). Anmerkungen zum Titelbild, in: Der Nervenarzt, 74 (2003), S. 540–541.
Finzsch, Norbert: Wissenschaftlicher Rassismus in den Vereinigten Staaten – 1850 bis 1930, in: Heidrun Kaupen-Haas/Christian Saller (Hg.), Wissenschaftlicher Rassismus. Analysen einer Kontinuität in den Human- und Naturwissenschaften, Frankfurt/New York 1999, S. 84–110.
Fischer, Wolfram/Klaus Hierholzer/Michael Hubenstorf/Peter Th. Walther/Rolf Winau (Hg.): Exodus der Wissenschaften aus Berlin. Fragestellungen – Ergebnisse – Desiderate. Entwicklungen vor und nach 1933, Berlin/New York 1994 (= Akademie der Wissenschaften zu Berlin, Forschungsbericht 7).
Fleischer, Konrad/Hans Heinz Naumann (Bearb.): Akademische Lehrstätten und Lehrer der Oto-Rhino-Laryngologie in Deutschland im 20. Jahrhundert. Mit einer Einführung von K. H. Vosteen „Die Entwicklung der Hals-Nasen-Ohren-Heilkunde im 19. Jahrhundert" und einem Anhang „Portraits einiger Firmen, die in den letzten Jahrzehnten wesentliche Beiträge zur Weiterentwicklung der technischen Grundlagen der Hals-Nasen-Ohren-Heilkunde geleistet haben". Hrsgg. von der Deutschen Gesellschaft für Hals-Nasen-Ohren-Heilkunde, Kopf- und Hals-Chirurgie anlässlich ihres 75-jährigen Jubiläums 1996, Berlin u.a. 1996.
Fleischhauer, Kurt: In memoriam Philipp Stöhr jr., in: Anatomischer Anzeiger Jena, 150 (1981), S. 239–247.
Flitner, Andreas (Hg.): Deutsches Geistesleben und Nationalsozialismus. Eine Vortragsreihe der Universität Tübingen, Tübingen 1965.
Focke, Wenda: Begegnung. Herta Seidemann. Psychiatrin [sic]-Neurologin 1900–1984. Ein biographischer Essay, Konstanz 1986.
Forsbach, Ralf: [Rezension zu] Annette Waibel, Die Anfänge der Kinder- und Jugendpsychiatrie in Bonn. Otto Löwenstein und die Provinzial-Kinderanstalt 1926–1933, in: Rheinische Vierteljahrsblätter, 65 (2001), S. 515–518.
Forsbach, Ralf: „Des Tragens eines deutschen akademischen Grades unwürdig". Der Entzug von Doktorgraden während des Nationalsozialismus und die Rehabilitierung der Opfer am Beispiel der Universität Bonn, in: Rheinische Vierteljahrsblätter, 67 (2003), S. 284–299.
Forsbach, Ralf: Ein einsamer Nationalsozialist. Der Bonner Pädiater Hans Knauer (1895–1952), in: Karen Bayer/Frank Sparing/Wolfgang Woelk (Hg.), Universitäten und Hochschulen im Nationalsozialismus und in der frühen Nachkriegszeit, Stuttgart 2004, S.167–181.
Forschungen und Fortschritte, 26. Jg. (1950).
Förster, Michael: Rechtsschutz für Behinderte im Dritten Reich? Wie die führenden Köpfe der Justiz den Massenmord an den Behinderten deckten, in: Hanno Loewy/Bettina Winter (Hg.), NS-„Euthanasie" vor Gericht. Fritz Bauer und die Grenzen juristischer Bewältigung, Frankfurt/New York 1996 (= Wissenschaftliche Reihe des Fritz Bauer Instituts, 1), S. 59–79.

fr: Dank an den „Vater des Studentenwerks". Prof. Elbel: ‚Gute Sozialarbeiten zu leisten ist von Anfang an mein Leitgedanke gewesen'. Ehrung zum 65. Geburtstag. Dienstältester Bonner Professor. Von der Stunde Null an dabei, in: General-Anzeiger, 23.10.1972.

François, Etienne/Hagen Schulze (Hg.): Deutsche Erinnerungsorte, II u. III, München 2001.

Frank, Michael: Letztes großes Verfahren in Österreich zu Verbrechen der Nazi-Zeit vertagt. Prozess gegen NS-Arzt offenbar gescheitert. Wiener Gericht hält Psychiater Gross für verhandlungsunfähig. Angeklagter des neunfachen Mordes beschuldigt, in: Süddeutsche Zeitung, 22.3.2000.

Franz, Thomas: Anatomisches Institut, in: Heinz Schott (Hg.), Universitätskliniken und Medizinische Fakultät Bonn 1950–2000. Festschrift zum 50jährigen Jubiläum des Neuanfangs auf dem Venusberg, Bonn 2000, S. 100–101.

Franze, Manfred: Die Erlanger Studentenschaft 1918–1945, unveränd., um ein Register erw. Neudr. der Aufl. von 1972, Neustadt/Aisch 1993 (= Veröffentlichungen der Gesellschaft für fränkische Geschichte, Reihe IX, Darstellungen aus der fränkischen Geschichte, 30).

Freckmann, Klaus: Luxemburg – ein Teil des deutschen Reiches? Zur Kontinuität der landes- und volkskundlichen Kulturraumforschung und ihr Verhältnis zur kulturellen Identität Luxemburgs im 20. Jahrhundert, in: Burkhard Dietz/Helmut Gabel/Ulrich Tiedau (Hg.), Griff nach dem Westen. Die „Westforschung" der völkisch-nationalen Wissenschaften zum nordwesteuropäischen Raum (1919–1960), 2 Teilbände, Münster u.a. 2003 (= Studien zur Geschichte und Kultur Nordwesteuropas, 6), Teilband I, S. 473–492.

Frei, Norbert [Hg.]: Karrieren im Zwielicht. Hitlers Eliten nach 1945, Frankfurt/New York 2001.

Frei, Norbert: „Machtergreifung". Anmerkungen zu einem historischen Begriff, in: Vierteljahrshefte für Zeitgeschichte, 31 (1983), S. 136–145.

Freidl, Wolfgang/Alois Kernbauer/Richard H. Noack/Werner Sauer (Hg.): Medizin und Nationalsozialismus in der Steiermark, Innsbruck u.a. 2001.

Freimüller, Tobias: Mediziner: Operation Volkskörper, in: Norbert Frei [Hg.], Karrieren im Zwielicht. Hitlers Eliten nach 1945, Frankfurt/New York 2001, S. 13–69.

Freisitzer, Kurt/Walter Höflechner/Hans-Ludwig Holzer/Wolfgang Mantl: Tradition und Herausforderung. 400 Jahre Universität Graz, Graz 1985.

Fremerey-Dohna, Helga/Renate Schoene (Hg.): Jüdisches Geistesleben in Bonn 1786–1945. Eine Biobibliographie, Bonn 1985 (= Veröffentlichungen des Stadtarchivs Bonn, 37).

Frewer, Andreas/Clemens Eickhoff (Hg.): „Euthanasie" und die aktuelle Sterbehilfe-Debatte. Die historischen Hintergründe medizinischer Ethik, Frankfurt/New York 2000.

Frewer, Andreas: Medizin und Moral in Weimarer Republik und Nationalsozialismus. Die Zeitschrift „Ethik" unter Emil Abderhalden, Frankfurt/New York 2000.

Frewer, Andreas/Günther Siedbürger (Hg.): Medizin und Zwangsarbeit im Nationalsozialismus. Einsatz und Behandlung von „Ausländern" im Gesundheitswesen, Frankfurt/New York 2004.

Frewer, Andreas/Ulf Schmidt/Christiane Wolters: Hilfskräfte, Hausschwangere, Untersuchungsobjekte. Der Umgang mit Zwangsarbeitenden in der Universitätsfrauenklinik Göttingen, in: Andreas Frewer/Günther Siedbürger (Hg.), Medizin und Zwangsarbeit im Nationalsozialismus. Einsatz und Behandlung von „Ausländern" im Gesundheitswesen, Frankfurt/New York 2004, S. 341–362.

Friedlander, Henry: Die Entwicklung der Mordtechnik. Von der „Euthanasie" zu den Vernichtungslagern der „Endlösung", in: Ulrich Herbert/Karin Orth/Christoph Dieckmann (Hg.), Die nationalsozialistischen Konzentrationslager – Entwicklung und Struktur, I, Göttingen 1998, S. 493–507.

Friedlander, Henry: Motive, Formen und Konsequenzen der NS-Euthanasie, in: Eberhard Gabriel/Wolfgang Neugebauer (Hg.), NS-Euthanasie in Wien, Wien u.a. 2000, S. 47–59.

Friedrich, Hannes/Wolfgang Matzow (Hg.): Dienstbare Medizin. Ärzte betrachten ihr Fach im Nationalsozialismus, Göttingen 1992.

Fuchs, Dieter: Einführung in die Geschichte der „Euthanasie" in der Rheinprovinz, in: Ralf Seidel/Wolfgang Franz Werner (Hg.), Psychiatrie im Abgrund. Spurensuche und Standortbestimmung nach den NS-Psychiatrie Verbrechen, Köln/Bonn 1991 (= Rheinprovinz, 6), S. 12–24.

Fuchs, Petra/Maike Rotzoll/Paul Richter/Annette Hinz-Wessels/Gerrit Hohendorf: Minderjährige als Opfer der Krankenmordaktion „T4", in: Thomas Beddies/Kristina Hübener (Hg.), Kinder in der NS-Psychiatrie, Berlin/Brandenburg 2004 (= Schriftenreihe zur Medizin-Geschichte des Landes Brandenburg, 10), S. 55–70.

Fuchs, Richard: Das Geschäft mit dem Tod. Plädoyer für ein Sterben in Würde, Düsseldorf 2001.
Führer, F.: Hans Leo, in: Meinhold (Hg.), Chronik der Rheinischen Friedrich Wilhelms-Universität [sic] zu Bonn für das akademische Jahr 1926/27, Jg. 52, N.F. Jg. 41, S. 25–27.
Führer, Hermann: Das Pharmakologische Institut, in: Geschichte der Rheinischen Friedrich-Wilhelm-Universität [sic] zu Bonn am Rhein, 2, Institute und Seminare, 1818–1933, Bonn 1933, S. 83–88.
Funke, Andreas: Der Psychiater Alfred Erich Hoche und „Die Freigabe der Vernichtung lebensunwerten Lebens“, in: Bernd Grün/Hans-Goerg Hofer/Karl-Heinz Leven (Hg.), Medizin und Nationalsozialismus. Die Freiburger Medizinische Fakultät und das Klinikum in der Weimarer Republik und im „Dritten Reich“, Frankfurt am Main u.a. 2002 (= Medizingeschichte im Kontext, 10), S. 76–91.
Funke, Manfred: Universität und Zeitgeist im Dritten Reich. Eine Betrachtung zum politischen Verhalten der Gelehrten in: Aus Politik und Zeitgeschichte, 36 (1986), B 12, S. 3–14.
G., H.: Professor Dr. med. Otto Ullrich, in: Ärztliches Mitteilungsblatt für die Kreise Bonn-Stadt und Land, Euskirchen, Siegburg, Nr. 23 (1.12.1957), Sonderdruck o. S.
Gabriel, Eberhard/Wolfgang Neugebauer (Hg.): NS-Euthanasie in Wien, Wien u.a. 2000.
Gans, Oscar: Zum 70. Geburtstag von Prof. Otto Grütz in Bonn, in: Der Hautarzt, 7 (1956), S. 239–240.
Ganssmüller, Christian: Erbgesundheitspolitik des Dritten Reiches. Planung, Durchführung und Durchsetzung, Köln/Wien 1987.
Geißler, Erhard: Hitler und die Biowaffen, Münster 1998.
Gelderblom, B.: Baumeister der Universität Bonn 1921–1957, unveröff. Manuskript Bonn o.J.
Gelhard, Werner: Das Gesetz zur Verhütung erbkranken Nachwuchses und seine Ausführung an der Prov. Heil.- [sic] und Pflegeanstalt Bonn im Jahr 1934, Diss. med. Bonn 1938.
Gerlach, Wolfgang: Als die Zeugen schwiegen. Die Bekennende Kirche und die Juden, in: Jörg Wollenberg (Hg.), „Niemand war dabei und keiner hat's gewußt“. Die deutsche Öffentlichkeit und die Judenverfolgung 1933–1945, München/Zürich 1989, S. 94–112.
Gerrens, Uwe: Medizinisches Ethos und theologische Ethik. Karl und Dietrich Bonhoeffer in der Auseinandersetzung um Zwangssterilisation und „Euthanasie“ im Nationalsozialismus, München 1996 (= Schriftenreihe der Vierteljahrshefte für Zeitgeschichte, 73).
Gerst, Thomas: Alt-Rehse. Verschworene Gemeinschaft im Dienste der NS-Gesundheitspolitik. Die „Führerschule der Deutschen Ärzteschaft“, in: Deutsches Ärzteblatt, 92 (1995), S. B1172–B1175.
Gerst, Thomas: Neuaufbau und Konsolidierung: Ärztliche Selbstverwaltung und Interessenvertretung in den drei Westzonen und der Bundesrepublik Deutschland 1945–1995, in: Robert Jütte (Hg.), Geschichte der deutschen Ärzteschaft. Organisierte Berufs- und Gesundheitspolitik im 19. und 20. Jahrhundert, Köln 1997, S. 195–242.
Gerst, Thomas: Schatten der Vergangenheit. Ein Denkmal wankt. Der 1953 verstorbene Jenaer Ehrenbürger und Kinderarzt Jussuf Ibrahim wird beschuldigt, an der NS-Kindereuthanasie beteiligt gewesen zu sein, in: Deutsches Ärzteblatt 97, 7.4.2000, S. C697.
Gesellschaft für Kulturpolitik, Steirische (Hg.): Grenzfeste Deutscher Wissenschaft. Über Faschismus und Vergangenheitsbewältigung an der Universität Graz, Graz 1985.
Gessler, Bernhard: Der Rassenhygieniker Eugen Fischer (1874–1967) in seiner Freiburger Zeit, in: Karl-Heinz Leven (Hg.), Neuere Forschungen zur Medizin im Nationalsozialismus. Symposion zum 70. Geburtstag von Professor Dr. med. Eduard Seidler. Doktorandinnen und Doktoranden des Instituts stellen ihre Arbeiten vor. Medizinische Fakultät der Universität Freiburg 21. April 1999, Freiburg 2000, S. 50–62.
Geulen, Christian: Wahlverwandte. Rassendiskurs und Nationalismus im späten 19. Jahrhundert, Hamburg 2004.
Ginzel, Günther B./Hans-Joachim Henke/Stefan Kirschgens/Winfried Kranz (Hg.): „... das durfte keiner wissen!“ Hilfe für Verfolgte im Rheinland von 1933 bis 1945. Gespräche. Dokumente. Texte, Köln/Bonn 1995 (= Mit-Menschlichkeit, 2).
Göbler, Frank/Irmgard Lorenz/Angela Martini-Wonde/Wolfgang Schriek/Marianne Wiebe (Hg.): Literarischer Dialog. Festschrift für Wolfgang Kasack zum 65. Geburtstag, Mainz 1992 (= Deutsch-russische Literaturbeziehungen. Forschungen und Materialien, 4).
Gohrbandt, E.: E. v. Redwitz zum 70. Geburtstag, in: Zentralblatt für Chirurgie, 78 (1953), S. 562.
Gosewinkel, Dieter: Adolf Arndt. Die Wiederbegründung des Rechtsstaats aus dem Geist der Sozialdemokratie (1945–1961), Bonn 1991.

Goslar, Holger: Die Zielplanungen für die Kliniken Venusberg, in: Heinz Schott (Hg.), Universitätskliniken und Medizinische Fakultät Bonn 1950–2000. Festschrift zum 50jährigen Jubiläum des Neuanfangs auf dem Venusberg, Bonn 2000, S. 51–62.

Göthert, Manfred/Karlfried Karzel: Institut für Pharmakologie und Toxikologie, in: Heinz Schott (Hg.), Universitätskliniken und Medizinische Fakultät Bonn 1950–2000. Festschrift zum 50jährigen Jubiläum des Neuanfangs auf dem Venusberg, Bonn 2000, S. 119–124.

Grau, Günter: „Unschuldige" Täter. Mediziner als Vollstrecker der nationalsozialistischen Homosexuellenpolitik, in: Burkhard Jellonnek/Rüdiger Lautmann (Hg.), Nationalsozialistischer Terror gegen Homosexuelle. Verdrängt und ungesühnt, Paderborn u.a. 2002, S. 209–235.

Graumann, Carl (Hg.): Psychologie im Nationalsozialismus, Berlin 1985.

Griech-Polelle, Beth: Image of a Churchman-Resister: Bishop von Galen, the Euthanasia Project and the Sermons of Summer 1941, in: Journal of Contemporary History, 36 (2001), S. 41–57.

Gross, Gisela/Gerd Huber/Wolfgang Maier: Klinik und Poliklinik für Psychiatrie und Psychotherapie, in: Heinz Schott (Hg.), Universitätskliniken und Medizinische Fakultät Bonn 1950–2000. Festschrift zum 50jährigen Jubiläum des Neuanfangs auf dem Venusberg, Bonn 2000, S. 267–272.

Grosse, Pascal: Psychiatrie im Nationalsozialismus. Die Provinzial-Heil und Pflegeanstalt Bonn von 1939 bis 1945, o.O. o.J. [Bonn 1983] (= Schülerwettbewerb Deutsche Geschichte „Alltag im Nationalsozialismus", o. Nr.).

Großebrockhoff [sic], Franz: Zur Frage der Ehenichtigkeit und Eheanfechtung bei Geistesgestörten, Diss. med. Bonn 1932.

Grosse-Brockhoff, F.[ranz]: Paul Martini 25.I.1889–8.IX.1964, in: Deutsche Medizinische Wochenschrift, 89 (1964), S. 2300–2303.

Grote, Jürgen: Physiologisches Institut, in: Heinz Schott (Hg.), Universitätskliniken und Medizinische Fakultät Bonn 1950–2000. Festschrift zum 50jährigen Jubiläum des Neuanfangs auf dem Venusberg, Bonn 2000, S. 102–105.

Gruchmann, Lothar: Justiz im Dritten Reich 1933–1940. Anpassung und Unterwerfung in der Ära Gürtner, 3., verb. Aufl. München 2001 (= Quellen und Darstellungen zur Zeitgeschichte, 28).

Grün, Bernd/Hans-Goerg Hofer/Karl-Heinz Leven (Hg.): Medizin und Nationalsozialismus. Die Freiburger Medizinische Fakultät und das Klinikum in der Weimarer Republik und im „Dritten Reich", Frankfurt am Main u.a. 2002 (= Medizingeschichte im Kontext, 10).

Grüner, Oskar: Herbert Elbel und die Blutalkoholforschung, in: Lorenz Hupfauf/Ulrich Heifer/Oskar Grüner/Otto Prokop, In memoriam Herbert Elbel. Reden gehalten am 22. Oktober 1986 bei der Gedenkfeier der Rheinischen Friedrich-Wilhelms-Universität Bonn, Bonn 1987 (= Alma Mater, 64), S. 22–30.

Grüttner, Michael: Wissenschaftspolitik im Nationalsozialismus, in: Doris Kaufmann (Hg.), Geschichte der Kaiser-Wilhelm-Gesellschaft im Nationalsozialismus. Bestandsaufnahme und Perspektiven der Forschung, 2, Göttingen 2000, S. 557–585.

Grütz, O.[tto]/A.[rthur] Leinbrock: Der Neubau der Universitäts-Hautklinik Bonn-Venusberg, in: Der Hautarzt, 7 (1956), S. 520–523.

Gundel, Hans Georg/Peter Moraw/Volker Press (Hg.): Gießener Gelehrte in der ersten Hälfte des 20. Jahrhunderts. Zweiter Teil, Marburg 1982 (= Veröffentlichungen der Historischen Kommission für Hessen in Verbindung mit der Justus-Liebig-Universität Gießen, 35; Lebensbilder aus Hessen, 2).

Gütgemann, Alfred/Werner Wachsmuth/Johannes Steudel: In Memoriam Erich Freiherr von Redwitz. Reden gehalten am 13. Februar 1965 bei der Gedenkfeier der Medizinischen Fakultät der Rheinischen Friedrich-Wilhelms-Universität Bonn, Bonn 1966 (= Alma mater, 21).

Gütgemann, Alfred: Die sogenannte angeborene Hüftverrenkung, ihre Erblichkeit und Stellung in Hinsicht auf das Gesetz zur Verhütung erbkranken Nachwuchses, Bonn 1942 (= Antrittsvorlesungen, 16).

Gütgemann, Alfred: Erich Freiherr von Redwitz 1883–1964, in: [Johannes Steudel/Nikolaus Mani (Hg.)], Bonner Gelehrte. Beiträge zur Geschichte der Wissenschaften in Bonn. Medizin, Bonn 1992 (= 150 Jahre Rheinische Friedrich-Wilhelms-Universität zu Bonn 1818–1968, o.Bd.), S. 208–215.

[Gütgemann], Alfred: Erich Freiherr von Redwitz (1.4.1928–31.3.1953), in: Erich Freiherr von Redwitz/Alfred Gütgemann, Der Lehrstuhl für Chirurgie an der Rheinischen Friedrich Wilhelms-Universität [sic] Bonn 1918–1953, Bonn 1957, S. 91–105.

Gütt, Arthur (Hg.)/Ernst Rüdin (Red.): Handbuch der Erbkrankheiten, 3, Die erbliche Fallsucht. Der Erbveitstanz (Huntingtonsche Chorea). Der schwere Alkoholismus, Leipzig 1940

Gütt, Arthur/Ernst Rüdin/Falk Ruttke (Berab.): Gesetz zur Verhütung erbkranken Nachwuchses vom 14. Juli 1933 nebst Ausführungsverordnungen, München 1936.

Gutzmer, Karl (Hg.): Die Philippsons in Bonn. Deutsch-jüdische Schicksalslinien 1862–1980. Dokumentation einer Ausstellung in der Universitätsbibliothek Bonn 1989, Bonn 1991.

Gutzmer, Karl: Chronik der Stadt Bonn, Dortmund 1988.

H.: Professor Steudel wird 65. Seit 1943 Leiter des Medizinhistorischen Instituts, in: Bonner Rundschau, 8.3.1966.

Haag, Victor: Politische Wahlen in Bonn 1919–1933, Bonn 1989 (= Veröffentlichungen des Stadtarchivs Bonn, 44).

Haarhoff, Heike: Jede Zeit hat ihre Moral. Die Stadt Jena in der Defensive: Dürfen Straße und Kinderheim nach einem enttarnten NS-Euthanasie-Arzt heißen? In: die tageszeitung, 27./28.5.2000.

Haass, Karl: Anmerkungen zu Wladimir Lindenbergs fachwissenschaftlichen Veröffentlichungen, in: Wladimir-Lindenberg-Gesellschaft e. V. (Hg.), Festschrift zum 100. Geburtstag von Wladimir Lindenberg am 16. Mai 2002, Berlin 2002, S. 61–62.

Haecker, Walter: Die ererbten Anlagen und die Bemessung ihres Wertes für das politische Leben, Jena 1907 (= Natur und Staat, 9). [Häussler, Siegfried:] Im Wortlaut: Holocaust und die Ärzte, in: Frankfurter Rundschau, 10.5.1979.

[Häussler, Siegfried:] Im Wortlaut: Holocaust und die Ärzte, in: Frankfurter Rundschau, 10.5.1979.

Haffke, Jürgen: Bonn und seine Gymnasien. Die Bedeutung städtischer und freier Gymnasien für Bonn und sein Umland, in: Eberhard Mayer/Klaus Fehn/Peter-W. Höllermann (Hg.), Bonn – Stadt und Umland. Festschrift zum 75-jährigen Bestehen der Gesellschaft für Erd- und Völkerkunde zu Bonn, Bonn 1988 (= Arbeiten zur Rheinischen Landeskunde, 58), S. 141–163.

Hagen, Emmi: Johannes Sobotta 1869–1945, in: [Johannes Steudel/Nikolaus Mani (Hg.)], Bonner Gelehrte. Beiträge zur Geschichte der Wissenschaften in Bonn. Medizin, Bonn 1992 (= 150 Jahre Rheinische Friedrich-Wilhelms-Universität zu Bonn 1918–1968, o.Bd.), S. 88–91.

Hamann, Matthias/Hans Asbek (Hg.): Halbierte Vernunft und totale Medizin. Zu Grundlagen, Realgeschichte und Fortwirkungen der Psychiatrie im Nationalsozialismus, Berlin 1997 (= Beiträge zur nationalsozialistischen Gesundheits- und Sozialpolitik, 13).

Hamann-Roth, Matthias: Die Einführung der Insulinschocktherapie im Deutschen Reich 1935 bis 1937, Wetzlar 2000 (= Studien zur Geschichte der Medizin im Nationalsozialismus, 2).

Hammerstein, Notker: Die Deutsche Forschungsgemeinschaft in der Weimarer Republik und im Dritten Reich. Wissenschaftspolitik in Republik und Diktatur 1920–1945, München 1999.

Hammerstein, Notker: Die Geschichte der Deutschen Forschungsgemeinschaft im Nationalsozialismus, in: Doris Kaufmann (Hg.), Geschichte der Kaiser-Wilhelm-Gesellschaft im Nationalsozialismus. Bestandsaufnahme und Perspektiven der Forschung, Göttingen 2000, S. 600–609.

Hammerstein, Notker: Die Johann-Wolfgang-Goethe-Universität Frankfurt am Main. Von der Stiftungsuniversität zur staatlichen Hochschule, I, 1914 bis 1950, Neuwied/Frankfurt am Main 1989.

Hanauske-Abel, Hartmut M.: From Nazi Holocaust to Nuclear Holocaust – A Lesson to Learn? In: The Lancet, 28 (1986).

Handbuch der Erziehung. Die Verwaltung des Reichs- und Preußischen Ministeriums für Wissenschaft, Erziehung und Volksbildung, Jg. 1, Berlin 1937.

Happ, Sabine: Politisch und nicht politisch motivierte Aberkennung von akademischen Graden. Eine Auswertung der Rundschreiben deutscher Universitäten in der NS-Zeit, in: dies./Ulrich Nonn (Hg.), Vielfalt der Geschichte. Lernen, Lehren und Erforschen vergangener Zeiten. Festgabe für Ingrid Heidrich zum 65. Geburtstag, Berlin 2004, S. 283–296.

Happ, Sabine/Ulrich Nonn (Hg.): Vielfalt der Geschichte. Lernen, Lehren und Erforschen vergangener Zeiten. Festgabe für Ingrid Heidrich zum 65. Geburtstag, Berlin 2004.

Harpprecht, Klaus: Thomas Mann. Eine Biographie, Reinbek 1995.

Haug, Alfred: Die „Synthese" von Schulmedizin und Naturheilkunde im Nationalsozialismus. Ein kritisch-historischer Rückblick, in: Manfred Brinkmann/Michael Franz (Hg.), Nachtschatten im weißen Land. Betrachtungen zu alten und neuen Heilsystemen. Mit Beiträgen vom Gesundheitstag Hamburg 1981, Berlin 1982, S. 115–125.

Haug, Alfred: Die Reichsarbeitsgemeinschaft für eine Neue Deutsche Heilkunde (1935/36). Ein Beitrag zum Verhältnis von Schulmedizin, Naturheilkunde und Nationalsozialismus, Husum 1985 (= Abhandlungen zur Geschichte der Medizin und der Naturwissenschaften, 50).

Hausmann, Frank-Rutger (Hg.)/Elisabeth Müller-Luckner (Mitarb.): Die Rolle der Geisteswissenschaften im Dritten Reich 1933–1945, München 2002 (= Schriften des Historischen Kollegs, Kolloquien 53).

Hausmann, Frank-Rutger: „Deutsche Geisteswissenschaft" im Zweiten Weltkrieg. Die „Aktion Ritterbusch" (1940–1945), Dresden 1998 (= Schriften zur Wissenschafts- und Universitätsgeschichte, 1).

Hausmann, Frank-Rutger: „Vom Strudel der Ereignisse verschlungen". Deutsche Romanistik im „Dritten Reich", Frankfurt am Main 2000 (= Analecta Romanica, 61).

Hausmann, Frank-Rutger: Die nationalsozialistische Hochschulpolitik und ihre Auswirkungen auf die deutsche Romanistik von 1933 bis 1945, in: Hans Helmut Christmann/Frank-Rutger Hausmann (Hg.), Deutsche und österreichische Romanisten als Verfolgte des Nationalsozialismus, Tübingen 1989.

Hausmann, Frank-Rutger: Einführung, in: Frank-Rutger Hausmann (Hg.)/Elisabeth Müller-Luckner (Mitarb.), Die Rolle der Geisteswissenschaften im Dritten Reich 1933–1945, München 2002 (= Schriften des Historischen Kollegs, Kolloquien 53), S. VII–XXV.

Hauss, W.[erner] H.[einrich]: Herrn Prof. Dr. Max Bürger zum 70. Geburtstag, in: Deutsche Medizinische Wochenschrift 80 (1955), S. 1705–1706.

Hauss, Werner Heinrich: Max Bürger 1885–1966, in: [Johannes Steudel/Nikolaus Mani (Hg.)], Bonner Gelehrte. Beiträge zur Geschichte der Wissenschaften in Bonn. Medizin, Bonn 1992 (= 150 Jahre Rheinische Friedrich-Wilhelms-Universität zu Bonn 1818–1968, o.Bd.), S. 271–278.

Hausser, Erich: Gustav Korkhaus. 4.1.1895–16.6.1978, in: Fortschritte der Kieferorthopädie, 39 (1978), S. 261–263.

Hegel, Eduard: Die katholische Kirche in den Rheinlanden 1815–1945, in: Franz Petri/Georg Droege (Hg.), Rheinische Geschichte in drei Bänden, 3, Wirtschaft und Kultur im 19. und 20. Jahrhundert, 2. Aufl. Düsseldorf 1980, S. 329–412.

Heiber, Helmut/Hildegard von Kotze (Hg.): Facsimile. Querschnitt durch das Schwarze Korps, Bern 1968.

Heiber, Helmut: Universität unterm Hakenkreuz, Teil I, Der Professor im Dritten Reich. Bilder aus der akademischen Provinz, München u.a. 1991.

Heiber, Helmut: Universität unterm Hakenkreuz, Teil II, Die Kapitulation der Hohen Schule. Das Jahr 1933 und seine Themen, 1, München u.a. 1992.

Heiber, Helmut: Universität unterm Hakenkreuz, Teil II, Die Kapitulation der Hohen Schule. Das Jahr 1933 und seine Themen, 2, München 1994.

Heifer, Ulrich: Herbert Elbel als akademischer Lehrer, in: Lorenz Hupfauf/Ulrich Heifer/Oskar Grüner/Otto Prokop, In memoriam Herbert Elbel. Reden gehalten am 22. Oktober 1986 bei der Gedenkfeier der Rheinischen Friedrich-Wilhelms-Universität Bonn, Bonn 1987 (= Alma Mater. Beiträge zur Geschichte der Universität Bonn, 64), S. 9–21.

Heinemann, Manfred (Hg.): Erziehung und Schulung im Dritten Reich, Teil 2, Hochschule und Erwachsenenbildung, Stuttgart 1980.

Heitzer, Horst W.: Diagnose: „... gemeingefährliche Geisteskrankheit". Politisch Unangepaßte, sozial Auffällige und geistig Kranke in Passau 1933–1945, in: Winfried Becker (Hg.), Passau in der Zeit des Nationalsozialismus. Ausgewählte Fallstudien, Passau 1999, S. 201–229.

HEK: Mediziner Adolf Heymer ist gestorben, in: Bonner Rundschau, 8.8.1978.

Hellberg, Helmut: Johannes Maria Verweyen. Wahrheitssucher und Bekenner, in: Bonner Geschichtsblätter, 31 (1979), S. 122–154.

Henning, N.: Max Bürger zum 70. Geburtstage, in: Deutsche Zeitschrift für Verdauungs- und Stoffwechselkrankheiten, 15 (1955), S. 162–164.

Hentschel, Klaus/Gerhard Rammer: Kein Neuanfang: Physiker an der Universität Göttingen 1945–1955, in: Zeitschrift für Geschichtswissenschaft, 48 (2000), S. 718–741.

Herber, Friedrich: Gerichtsmedizin unterm Hakenkreuz, Leipzig 2002.

Herber, Friedrich: Gerichtsmedizin: Belege und Gedanken zur Entwicklung eines medizinischen Sonderfaches in der Zeit des Faschismus, in: Achim Thom/Genadij Ivanovic Caregorodcev (Hg.), Medizin unterm Hakenkreuz, Berlin [Ost] 1989, S. 337–359.

Herbert, Ulrich: Fremdarbeiter. Politik und Praxis des „Ausländer-Einsatzes" in der Kriegswirtschaft des Dritten Reiches, Neuaufl. Bonn 1999.

Herbert, Ulrich/Karin Orth/Christoph Dieckmann (Hg.): Die nationalsozialistischen Konzentrationslager – Entwicklung und Struktur, I, Göttingen 1998.

Herbert, Ulrich: La politique d'extermination. Nouvelles réponses, nouvelles questions sur l'histoire de l'holocauste, in: Revue d'histoire moderne et contemporaine, 47 (2000), S. 233–264.

Hermeler, Ludwig: Die Euthanasie und die späte Unschuld der Psychiater. Massenmord, Bedburg-Hau und das Geheimnis rheinischer Widerstandslegenden, Essen 2002 (= Rheinprovinz, 14).

Heyer, Helmut: Kultur in Bonn im Dritten Reich. Mit einem Beitrag von Karl Gutzmer, Bonn 2002 (= Veröffentlichungen des Stadtarchivs Bonn, 62).

Heymer, Adolf/Hans Freiherr von Kreß: In Memoriam Paul Martini. Reden gehalten am 8. Mai 1965 bei der Gedenkfeier der Medizinischen Fakultät der Rheinischen Friedrich-Wilhelms-Universität, Bonn 1966.

Heymer, Adolf: Einführung, in: Adolf Heymer/Hans Freiherr von Kreß, In Memoriam Paul Martini. Reden gehalten am 8. Mai 1965 bei der Gedenkfeier der Medizinischen Fakultät der Rheinischen Friedrich-Wilhelms-Universität, Bonn 1966, S. 5–8.

Hibbeler, Birgit: Euthanasie im Dritten Reich. „Ich klage an", in: Deutsches Ärzteblatt, Jg. 98 (2001), S. C2215.

Hildebrand, Klaus: Das Dritte Reich, 6., neubearb. Aufl. München 2003 (= Oldenbourg Grundriß der Geschichte, 17).

Hildebrand, Klaus: Universitäten im „Dritten Reich". Eine historische Betrachtung, in: Klaus Borchard (Hg,), Opfer nationalsozialistischen Unrechts an der Universität Bonn. Gedenkstunde anläßlich der 60. Wiederkehr der Reichspogromnacht, Bonn 1999 (= Alma Mater, 88), S. 25–35 [auch in: Armin Kohnle/Frank Engehausen (Hg.), Zwischen Wissenschaft und Politik. Studien zur deutschen Universitätsgeschichte. Festschrift für Eike Wolgast zum 65. Geburtstag, Stuttgart 2001, S. 194–202].

Hillebrand, Raimund Antonius Klaus: Untersuchungen zu den Todesfällen in der Rheinischen Provinzial-Heil- und Pflegeanstalt Bonn in den Jahren 1933–1945, Diss. med. Bonn 2002.

Himer, Andreas: Klinik und Poliklinik für Allgemein-, Viszeral-, Thorax- und Gefäßchirurgie, in: Heinz Schott (Hg.), Universitätskliniken und Medizinische Fakultät Bonn 1950–2000. Festschrift zum 50jährigen Jubiläum des Neuanfangs auf dem Venusberg, Bonn 2000, S. 197–200.

Hirschinger, Frank: „Zur Ausmerzung freigegeben". Halle und die Landesheilanstalt Altscherbitz 1933–1945, Köln u.a. 2001 (= Schriften des Hannah-Arendt-Instituts für Totalitarismusforschung, 16).

Hirsch-Kauffmann, Herbert/Hans Knauer: Über den Einfluß von Kohlehydrat- und Fettzufuhr auf Glykämie und Lipoidstoffwechsel, in: Medizinische Klinik, 29. Jg. (1933), S. 562–563.

Hitler, Adolf: Mein Kampf, Neuaufl. München 1934.

Hix, Iris-Maria: Zwangssterilisation: Eine spezielle Form der NS-Frauenpolitik, in: Annette Kuhn (Hg.), Frauenleben im NS-Alltag, Pfaffenweiler 1994 (= Bonner Studien zur Frauengeschichte, 2), S. 232–245.

hl: Verdiente Ehrung für Professor Herbert Elbel. Empfang des Studentenwerks zum 60. Geburtstag, in: Bonner Rundschau, 23.10.1967.

Ho: Verdienste um die Chemotherapie. Professor Schulemann starb im 87. Lebensjahr, in: General-Anzeiger, 25.6.1975.

Hofer, Georg: „Nervöse Zitterer". Psychiatrie und Krieg, in: Helmut Konrad (Hg.), Krieg, Medizin und Politik. Der Erste Weltkrieg und die österreichische Moderne, Wien 2000 (= Studien zur Moderne, 10), S. 15–134.

Hofer, Georg: Nerven-Korrekturen. Ärzte, Soldaten und die ‚Kriegsneurosen' im Ersten Weltkrieg, in: Zeitgeschichte, 27 (2000), S. 249–268.

Hofer, Hans-Georg/Karl-Heinz Leven (Hg.): Die Freiburger Medizinische Fakultät im Nationalsozialismus. Katalog einer Ausstellung des Instituts für Geschichte der Medizin der Universität Freiburg, Frankfurt am Main u.a. 2003.

Hoffmann, Erich: Bunter Lieder loser Strauß, Bonn 1931.

Hoffmann, Erich: Die Behandlung der Haut- und Geschlechts-Krankheiten mit kurzer Diagnostik, 10. neu bearb. Aufl. Berlin 1948.

Hoffmann, Erich: Die Hautklinik, in: Geschichte der Rheinischen Friedrich-Wilhelm-Universität [sic] zu Bonn am Rhein, 2, Institute und Seminare, 1818–1933, Bonn 1933, S. 108–116.

Hoffmann, Erich: Ringen um Vollendung. Lebenserinnerungen aus einer Wendezeit der Heilkunde 1933–1946, Hamburg 1949.

Hoffmann, Erich: Ueber den Synergismus von Arzneimitteln. Zum Andenken an *H. Führer*, in: Münchener medizinische Wochenschrift, 91 (1944), S. 85–86.

Hoffmann, Erich: Zum 50jährigen Bestehen der Hautklinik der Universität Bonn. Gedenkvorlesung zur Erinnerung an ihre Begründer die Professoren Wilhelm Busch und Joseph Doutrelepont, Bonn 1932 (= Bonner Akademische Reden, 12).

Höflechner, Walter: Zur Geschichte der Universität Graz, in: Kurt Freisitzer/Walter Höflechner/ Hans-Ludwig Holzer/Wolfgang Mantl, Tradition und Herausforderung. 400 Jahre Universität Graz, Graz 1985, S. 3–141.

Honnefelder, Ludger: Hirntod und Todesverständnis: Das Todeskriterium als anthropologisches und ethisches Problem, in: Jahrbuch für Wissenschaft und Ethik, 3 (1998).

Höpfner, Hans-Paul: Bonn als geistige Festung an der Westgrenze? Zur Rolle und Bedeutung der „Westforschung" an der Universität Bonn 1933–1945, in: Burkhard Dietz/Helmut Gabel/ Ulrich Tiedau (Hg.), Griff nach dem Westen. Die „Westforschung" der völkisch-nationalen Wissenschaften zum nordwesteuropäischen Raum (1919–1960), 2 Teilbände, Münster u.a. 2003 (= Studien zur Geschichte und Kultur Nordwesteuropas, 6), Teilband II, S. 673–687.

Höpfner, Hans-Paul: Bonner Krankenhausgeschichte. 175 Jahre Universitätskliniken, Bonn 1992.

Höpfner, Hans-Paul: Bonner Universitätskliniken 1818–1945, in: Heinz Schott (Hg.), Universitätskliniken und Medizinische Fakultät Bonn 1950–2000. Festschrift zum 50jährigen Jubiläum des Neuanfangs auf dem Venusberg, Bonn 2000, S. 16–22.

Höpfner, Hans-Paul: Die Universität Bonn im Dritten Reich. Akademische Biographien unter nationalsozialistischer Herrschaft, Bonn 1999 (= Academia Bonnensia, 12).

Höpfner, Hans-Paul: Die vertriebenen Hochschullehrer der Universität Bonn 1933–1945, in: Bonner Geschichtsblätter, 43/44 (1993/94, 1996), S. 447–487.

Horn, Sonia/Peter Malina (Hg.): Medizin im Nationalsozialismus. Wege der Aufbereitung. Überarbeitete Vorträge der internationalen Tagung im Psychiatrischen Krankenhaus der Stadt Wien. Baumgarnter Höhe, 5. bis 7. November 1998, Wien 2001 (= Wiener Gespräche zur Sozialgeschichte der Medizin, o.Bd.).

Höroldt, Dietrich (Hg.): Von einer französischen Bezirksstadt zur Bundeshauptstadt, Bonn 1989 (= Geschichte der Stadt Bonn, 4).

Höroldt, Dietrich: Bonn in der Kaiserzeit 1871–1914, in: Dietrich Höroldt (Hg.), Von einer französischen Bezirksstadt zur Bundeshauptstadt, Bonn 1989 (= Geschichte der Stadt Bonn, 4).

Höroldt, Dietrich: Die Rivalität der Universitätsstädte Köln und Bonn, in Hand Blum (Hg.), Aus kölnischer und rheinischer Geschichte. Festgabe Arnold Güttsches zum 65. Geburtstag gewidmet, Köln 1969 (= Veröffentlichungen des Kölnischen Geschichtsvereins e. V., 29), S. 189–214.

Höroldt, Dietrich: Stadt und Universität. Rückblick aus Anlaß der 150 Jahr-Feier der Universität Bonn, Bonn 1969 (= Veröffentlichungen des Stadtarchivs Bonn, 6).

Horstkotte, Hermann: „Grotesk und peinlich". Wie aus einer Wiedergutmachungsfeier für eine emigrierte Ärztin ein Fall für den Staatsanwalt wird, in: General-Anzeiger, 22.5.2001.

Hoßfeld, Uwe/Jürgen John/Oliver Lemuth/Rüdiger Stutz (Hg.): „Kämpferische Wissenschaft". Studien zur Universität Jena im Nationalsozialismus, Köln u.a. 2003.

Hovenbitzer, Thomas: Die Theorie vom „geborenen Verbrecher" und das Gesetz zur Verhinderung erbkranken Nachwuchses: Cesare Lambrosos Einfluß auf die Sterilisierung von Straftätern und deren Nachkommen im Nationalsozialismus, Diss. med. 1999.

HRK: „Vater" der Poliklinik in der Wilhelmstraße starb im Alter von 83 Jahren: Professor Tiemann. Kliniker der „alten Schule", in: Bonner Rundschau, 9.9.1982.

hu: Mediziner und Lehrer. Professor Tiemann 65 Jahre alt, in: General-Anzeiger, 30.11.1964.

Hubenstorf, Michael/Peter Th. Walther: Politische Bedingungen und allgemeine Veränderungen des Berliner Wissenschaftsbetriebes 1925–1950, in: Wolfram Fischer/Klaus Hierholzer/ Michael Hubenstorf/Peter Th. Walther/Rolf Winau (Hg.), Exodus der Wissenschaften aus Berlin. Fragestellungen – Ergebnisse – Desiderate. Entwicklungen vor und nach 1933, Berlin/New York 1994 (= Akademie der Wissenschaften zu Berlin, Forschungsbericht 7), S. 5–100.

Hubenstorf, Michael: Ende einer Tradition und Fortsetzung als Provinz. Die Medizinischen Fakultäten der Universitäten Berlin und Wien 1925–1950, in: Christoph Meinel/Peter Voswinckel (Hg.), Medizin, Naturwissenschaft, Technik und Nationalsozialismus. Kontinuitäten und Diskontinuitäten, Stuttgart 1994, S. 33–53.

Hübinger, Paul Egon: Thomas Mann, die Universität Bonn und die Zeitgeschichte. Drei Kapitel deutscher Vergangenheit aus dem Leben des Dichters 1905–1995, München/Wien 1974.
Huonker, Thomas: Diagnose: „moralisch defekt". Kastration, Sterilisation und Rassenhygiene im Dienst der Schweizer Sozialpolitik und Psychiatrie 1890–1970, Zürich 2003.
Hupfauf, Lorenz/Ulrich Heifer/Oskar Grüner/Otto Prokop: In memoriam Herbert Elbel. Reden gehalten am 22. Oktober 1986 bei der Gedenkfeier der Rheinischen Friedrich-Wilhelms-Universität Bonn, Bonn 1987 (= Alma Mater. Beiträge zur Geschichte der Universität Bonn, 64).
Hupfauf, Lorenz: [Rede in memoriam Herbert Elbel], in: Lorenz Hupfauf/Ulrich Heifer/Oskar Grüner/Otto Prokop, In memoriam Herbert Elbel. Reden gehalten am 22. Oktober 1986 bei der Gedenkfeier der Rheinischen Friedrich-Wilhelms-Universität Bonn, Bonn 1987 (= Alma Mater. Beiträge zur Geschichte der Universität Bonn, 64), S. 7–8.
Huter, Franz (Hg.): Hundert Jahre Medizinische Fakultät Innsbruck 1869 bis 1969, 2 Bde., Innsbruck 1969 (= Veröffentlichungen der Universität Innsbruck, 17; Forschungen zur Innsbrucker Universitätsgeschichte, VII).
Jachertz, Norbert: Jena und der „Fall Albrecht". Eine finstere Geschichte. In: Deutsches Ärzteblatt, 100 (2003), PP 2, S. 460.
Jäckel, Eberhard: Hitlers Weltanschauung. Entwurf einer Herrschaft, Tübingen 1969.
Jäckle, Renate: Die Ärzte und die Politik. 1930 bis heute, München 1988.
Jacobi, Josef: Carl Hirsch 1870–1930, in: [Johannes Steudel/Nikolaus Mani (Hg.)], Bonner Gelehrte. Beiträge zur Geschichte der Wissenschaften in Bonn. Medizin, Bonn 1992 (= 150 Jahre Rheinische Friedrich-Wilhelms-Universität zu Bonn 1818–1968, o.Bd.), S. 230–235.
Jahnke, Karl-Heinz: Jugend im Widerstand 1933–1945, neu bearb. u. erw. Aufl. Frankfurt am Main 1985.
Jakobi, Helga/Peter Chroust/Matthias Hamann: Aeskulap & Hakenkreuz. Zur Geschichte der Medizinischen Fakultät in Gießen zwischen 1933 und 1945, Gießen 1982.
Janker, [Robert]: Röntgenologie und Volksgesundheit. Die Leuchtschirmphotographie, Bonn 1941 (= Kriegsvorträge der Rheinischen Friedrich-Wilhelms-Universität Bonn a. Rh., H. 27).
Jasper, Hinrich: Maximilian de Crinis (1889–1945). Eine Studie zur Psychiatrie im Nationalsozialismus, Husum 1991 (= Abhandlungen zur Geschichte der Medizin und der Naturwissenschaften, 63).
Jaspers, Karl: Die Antwort an Sigrid Undset mit Beiträgen über die Wissenschaft im Hitlerstaat und den neuen Geist der Universität, Konstanz 1947.
Jaspers, Karl: Die Schuldfrage. Für Völkermord gibt es keine Verjährung, München 1979.
Jellonnek, Burkhard/Rüdiger Lautmann (Hg.): Nationalsozialistischer Terror gegen Homosexuelle. Verdrängt und ungesühnt, Paderborn u.a. 2002.
Jessen, Ralph: Akademische Elite und kommunistische Diktatur. Die ostdeutsche Hochschullehrerschaft in der Ulbricht-Ära, Göttingen 1999 (= Kritische Studien zur Geschichtswissenschaft, 135).
Joch, Waltraud/Udo Wallraf (Hg.): In Bonn katholisch sein. Ursprünge und Wandlungen der Kirche in einer rheinischen Stadt, Bonn 1989.
Jost, Adolf: Das Recht auf den Tod. Sociale Studie, Göttingen 1895.
Jütte, Robert (Hg.): Geschichte der deutschen Ärzteschaft. Organisierte Berufs- und Gesundheitspolitik im 19. und 20. Jahrhundert, Köln 1997.
Kahle, Paul: Die Universität Bonn vor und während der Nazi-Zeit (1923–1939), hrsgg. v. John H. Kahle und Wilhelm Bleek unter Mitarb. v. Horst-Pierre Bothien, Hans-Paul Höpfner, Frank Rehn und Ulrike Schillemeit, Bonn 1998.
Kalkmann, Ulrich: Die Technische Hochschule Aachen im Dritten Reich (1933–1945), Aachen 2003 (= Aachener Studien zu Technik und Gesellschaft, 4).
Kamp, Norbert/Artur Levi: Exodus Professorum. Akademische Feier zur Enthüllung einer Gedenktafel für die zwischen 1933 und 1945 entlassenen und vertriebenen Professoren und Dozenten der Georgia Augustana am 18. April 1989, Göttingen 1989 (= Göttinger Universitätsreden, 86).
Kamps, Karl: Johannes Maria Verweyen. Gottsucher, Mahner und Bekenner, Wiesbaden 1955.
Kasack, Wolfgang: Kurzbiographie, in: Gertrud Züricher (Hg.), Wladimir Lindenberg. Ein Portrait in Texten und Bildern, München/Basel 1993, S. 10–13.
Kasack, Wolfgang: Schicksal und Gestaltung. Leben und Werk Wladimir Lindenbergs, München/Basel 1987.
Kater, Michael H.: Ärzte als Hitlers Helfer, Hamburg/Wien 2000.

Kater, Michael H.: Die Studenten auf dem Weg in den Nationalsozialismus, in: Jörg Tröger (Hg.), Hochschule und Wissenschaft im Dritten Reich, Frankfurt 1986, S. 26–37.

Kater, Michael H.: Professoren und Studenten im Dritten Reich, in: Archiv für Kulturgeschichte, 67 (1985), S. 465–487.

Kater, Michael H.: The Sewering Scandal of 1993 and the German Medical Establishment, in: Manfred Berg/Geoffrey Cocks (Hg.), Medicine and Modernity. Public Health and Medical Care in Ninteenth- and Twentieth-Century Germany, Washington D.C./Cambridge 1997, S. 213–234.

Kaufmann, Doris (Hg.): Geschichte der Kaiser-Wilhelm-Gesellschaft im Nationalsozialismus. Bestandsaufnahme und Perspektiven der Forschung, Göttingen 2000.

Kaufmann, Thomas/Harry Oelke (Hg.), Evangelische Kirchenhistoriker im ‚Dritten Reich', Gütersloh 2002 (= Veröffentlichungen der Wissenschaftlichen Gesellschaft für Theologie, 21).

Kaupen-Haas, Heidrun (Hg.): Der Griff nach der Bevölkerung. Aktualität und Kontinuität nazistischer Bevölkerungspolitik, Nördlingen 1986 (= Schriften des Hamburger Stiftung für Sozialgeschichte des 20. Jahrhunderts, 1), S. 103–120.

Kaupen-Haas, Heidrun: Die Bevölkerungsplaner im Sachverständigenbeirat für Bevölkerungs- und Rassenpolitik, in: dies. (Hg.), Der Griff nach der Bevölkerung. Aktualität und Kontinuität nazistischer Bevölkerungspolitik, Nördlingen 1986 (= Schriften der Hamburger Stiftung für Sozialgeschichte des 20. Jahrhunderts, 1), S. 103–120.

Keim, Wolfgang: Erziehung unter der Nazi-Diktatur, I, Antidemokratische Potentiale, Machtantritt und Machtdurchsetzung, Darmstadt 1995.

Keim, Wolfgang: Erziehung unter der Nazi-Diktatur, II, Kriegsvorbereitung, Krieg und Holocaust, Darmstadt 1997.

Kelly, Reece C.[onn]: Die gescheiterte nationalsozialistische Personalpolitik und die misslungene Entwicklung der nationalsozialistischen Hochschulen, in: Manfred Heinemann (Hg.), Erziehung und Schulen im Dritten Reich, Teil 2, Hochschule, Erwachsenenbildung, Stuttgart 1980, S. 61–76.

Kelly, Reece Conn: National Socialism and German University Teachers. The NSDAP's Efforts to Create a National Socialist Professoriate and Scholarship, Diss. phil. University of Washington 1973.

Kenéz, János: Max Bürger és a gerontológia, in: Orvosi hetilap, 117 (1976), S. 605–608.

Kernbauer, Alois: „Und vielleicht gelingt dem armen Häusler doch noch die Arisierung seiner Familie". Spiegelung der NS-Wissenschaftspolitik im Mikrokosmos der Grazer Medizinischen Fakultät, Graz 2001.

Kershaw, Ian: Hitler 1889–1936, Stuttgart 1998.

Kertész, Imre: Roman eines Schicksallosen, Berlin 1996.

Kihn, Berthold/Hans Luxenburger: Die Schizophrenie, Leipzig 1940 (= Handbuch der Erbkrankheiten, 2).

Kirchhoff, Wolfgang (Hg.): Zahnmedizin und Faschismus, Marburg 1987.

Kirchhoff, Wolfgang: Prof. Kantorowicz als Moorsoldat im KZ Börgermoor, in: Der Artikulator. Zahnmedizin im Faschismus, Sondernummer April 1983 [7. Jg.], S. 35–38.

Kistemann, Thomas: Hygiene-Institut, in: Heinz Schott (Hg.), Universitätskliniken und Medizinische Fakultät Bonn 1950–2000. Festschrift zum 50jährigen Jubiläum des Neuanfangs auf dem Venusberg, Bonn 2000, S. 171–175.

Klausnitzer, Ralf: Blaue Blume unterm Hakenkreuz. Die Rezeption der literarischen Romantik im Dritten Reich, Paderborn u.a. 1999.

Klee, Ernst/Willi Dreßen/Volker Rieß (Mitarb.): „Gott mit uns". Der deutsche Vernichtungskrieg im Osten 1939–1945, Frankfurt am Main 1989.

Klee, Ernst: „Euthanasie" im NS-Staat. Die „Vernichtung lebensunwerten Lebens", 2. Aufl. Frankfurt am Main 1983.

Klee, Ernst: Auschwitz, die NS-Medizin und ihre Opfer, 4. Aufl. Frankfurt am Main 1997.

Klee, Ernst: Das Personenlexikon zum Dritten Reich. Wer war was vor und nach 1945? Frankfurt am Main 2003.

Klee, Ernst: Deutsche Medizin im Dritten Reich. Karrieren vor und nach 1945, Frankfurt am Main 2001.

Klefisch, Peter (Bearb.): Die Kreisleiter der NSDAP in den Gauen Köln-Aachen, Düsseldorf und Essen, Düsseldorf 2000 (= Veröffentlichungen der staatlichen Archive des Landes Nordrhein-Westfalen, Reihe C, Quellen und Forschungen, 45).

Klein, Adolf: Die rheinische Justiz und der rechtsstaatliche Gedanke in Deutschland. Zur Geschichte des Oberlandesgerichts Köln und der Gerichtsbarkeit in seinem Bezirk, in: Josef Wolffram/Adolf Klein (Hg. u. Bearb.), Recht und Rechtspflege in den Rheinlanden, Köln 1969, S. 113–264.

Klemperer, Victor: Ich will Zeugnis ablegen bis zum letzten. Tagebücher 1942–1945, hrsgg. v. Walter Nowjski unter Mitarbeit von Hadwig Klemperer, 5. Aufl. Berlin 1996.

Klensch, Herbert: Ulrich Ebbecke 1883–1960, in: [Johannes Steudel/Nikolaus Mani (Hg.)], Bonner Gelehrte. Beiträge zur Geschichte der Wissenschaften in Bonn. Medizin, Bonn 1992 (= 150 Jahre Rheinische Friedrich-Wilhelms-Universität zu Bonn 1818–1968, o.Bd.), S. 107–108.

Kleßmann, Christoph: Die doppelte Staatsgründung. Deutsche Geschichte 1945–1955, 5., bearb. u. erw. Aufl. Bonn 1991.

Klimmer, O. R.: Zum 70. Geburtstag von Professor Dr. Dr. W. Schulemann, in: Arzneimittel-Forschung/Drug Research, 8 (1958), S. 305–306.

Klingemann, Carsten: Soziologie im Dritten Reich, Baden-Baden 1996.

Knauer, H.[ans]: Ueber die Bedeutung sowie die Aufgaben der Kinderheilkunde im neuen Staat, in: Ziel und Weg, 4 (1935), S. 85–92.

Knigge-Tesche, Renate (Hg.): Berater der braunen Macht, Wissenschaft und Wissenschaftler im NS-Staat, Frankfurt am Main 1999.

Knoop-Graf, Anneliese/Inge Jens (Hg.): Willi Graf. Briefe und Aufzeichnungen, Frankfurt am Main 1988.

Koch, Hans-Reinhard: 2000 Jahre Bonner Augenheilkunde. Zur Geschichte der Ophthalmologie in Bonn von den Römern bis zu Römer, Bonn 1977.

Koch, Hans-Reinhard: 2000 Jahre Bonner Augenheilkunde. Zur Geschichte der Ophthalmologie in Bonn von den Römern bis zu Römer, in: Bonner Universitätsblätter 1989, S. 37–62.

Koch, Hans-Reinhard: Das klinische Institut für experimentelle Ophthalmologie, in: Bonner Universitätsblätter 1974, S. 51–64.

Koch, Peter-Ferdinand: Menschenversuche. Die tödlichen Experimente deutscher Ärzte, München/Zürich 1996.

Koerbling, Anton: Pater Rupert Mayer. Ein Priester und Bekenner unserer Zeit, 6. Aufl. München 1950.

Kohl, Ulrike: Die Präsidenten der Kaiser-Wilhelm-Gesellschaft im Nationalsozialismus. Max Planck, Carl Bosch und Albert Vögler zwischen Wissenschaft und Macht, Stuttgart 2002 (= Pallas Athene, 5).

Kohnle, Armin/Frank Engehausen (Hg.): Zwischen Wissenschaft und Politik. Studien zur deutschen Universitätsgeschichte. Festschrift für Eike Wolgast zum 65. Geburtstag, Stuttgart 2001.

Kolditz, Gerald/Jörg Ludwig (Red.): Fremd- und Zwangsarbeit in Sachsen 1939–1945. Beiträge eines Kolloquiums in Chemnitz am 16. April 2002, Sonderausgabe Halle/Dresden 2002.

Kolle, Kurt: Hans W. Gruhle 1880–1958, in: [Johannes Steudel/Nikolaus Mani (Hg.)], Bonner Gelehrte. Beiträge zur Geschichte der Wissenschaften in Bonn. Medizin, Bonn 1992 (= 150 Jahre Rheinische Friedrich-Wilhelms-Universität zu Bonn 1818–1968, o.Bd.), S. 323–329.

Kollenbach, Dorothea: Maximilian Oskar Bircher-Benner (1867–1939). Krankheitslehre und Diätetik, Diss. med. Köln 1974.

Koller, Fritz: Zum Gedenken. Professor Gerhard Wolf-Heidegger, in: uni nova, Nr. 44 (November 1986), S. 12.

König, Christoph (Hg.): Internationales Germanistenlexikon 1800–1950, bearb. von Birgit Wägenbaur zusammen mit Andrea Frindt, Hanne Knickmann, Volker Michel, Angela Reinthal und Karla Rommel, 1 (A–G), Berlin/New York 2003.

König, Klaus/Hans-Werner Laubinger/Frido Wagener (Hg.): Öffentlicher Dienst. Festschrift für Carl Hermann Ule zum 70. Geburtstag am 26. Februar 1977, Köln u.a. 1977.

Konrad, Helmut (Hg.): Krieg, Medizin und Politik. Der Erste Weltkrieg und die österreichische Moderne, Wien 2000 (= Studien zur Moderne, 10).

Konrad, Ulf: Werk und Wirken Erich Hoffmanns in der Dermatologie, Diss. med. Bonn 1992.

Kopke, Christoph (Hg.): Medizin und Verbrechen. Festschrift zum 60. Geburtstag von Walter Wuttke, Ulm 2001.

Köpp, Wolfgang: Alt-Rehse. Schau auf dieses Dorf, 2. überarb. u. erw. Aufl. Blankensee 1999.

Korkhaus, Gustav: Alfred Kantorowicz 1880–1962, in: [Johannes Steudel/Nikolaus Mani (Hg.)], Bonner Gelehrte. Beiträge zur Geschichte der Wissenschaften in Bonn. Medizin,

Bonn 1992 (= 150 Jahre Rheinische Friedrich-Wilhelms-Universität zu Bonn 1818–1968, o.Bd.), S. 409–420.

Korkhaus, Gustav: Professor Dr. Dr. h. c. Alfred Kantorowicz 70 Jahre, in: Deutsche Zahnärztliche Zeitschrift, 5 (1950), S. 869–873.

Korte-Böger, Andrea: Die erste Preußische Irrenanstalt in Siegburg, in: Gabriel Busch [Hg.], Roh oder Zärtlich. Benediktinerabtei – Irrenheilanstalt – Gefängnis. Stätten christlicher Liebe, Siegburg 2000, S. 16–23.

Korzilius, Heike/Thomas Gerst (Interviewer): NS-Kindereuthanasie/Der Fall Jussuf Ibrahim. „Das Problem ist ja nicht weg aus unserer Zeit". Interview [mit Eggert Beleites], in: Deutsches Ärzteblatt, Jg. 97 (2000), S. C1397–C1399.

Kotowski, Mathias: Die öffentliche Universität. Veranstaltungskultur der Eberhard-Karls-Universität Tübingen in der Weimarer Republik. CONTUBERNIUM, Stuttgart 1999 (= Tübinger Beiträge zur Universitäts- und Wissenschaftsgeschichte, 49).

Kramer, Helmut: Oberlandesgerichtspräsidenten und Generalstaatsanwälte als Gehilfen der NS-„Euthanasie", in: Kritische Justiz, 1 (1984), S. 25–43.

KRD: Nestor der Medizin-Geschichte wurde 70. Professor Steudel – bekannter Bonner Gelehrter, in: Bonner Rundschau, 10.3.1971.

Kremer, H.[erbert]/H.[ubertus] Büchs (Mitarb.): Geschichte der Klinik und Poliklinik für Mund-, Zahn- und Kieferkrankheiten der Rheinischen Friedrich-Wilhelms-Universität zu Bonn, Bonn 1967.

Kreutzberg, Bernhard: 200 Jahre Chirurgische Klinik Bonn, Bonn 1972.

Kreysel, H.[ans]-W.[ilhelm]: Zum Tode von Arthur Leinbrock, in: H + G, 66 (1991), S. 269–270.

Krohn, Claus-Dieter: Vertriebene intellektuelle Eliten aus dem nationalsozialistischen Deutschland, in: Günther Schulz (Hg.), Vertriebene Eliten. Vertreibung und Verfolgung von Führungsschichten im 20. Jahrhundert. Büdinger Forschungen zur Sozialgeschichte 1999, München 2001 (= Deutsche Führungsschichten in der Neuzeit, 24), S. 61–81.

Kroll, Frank-Lothar: Kriegsende und Neubeginn am Rhein. Zur Entwicklung des Bonner Kulturlebens in der Besatzungszeit 1945–1948, in: Reiner Pommerin (Bearb. u. Hg.)/Frank-Lothar Kroll (Mitarb.), Bonn zwischen Kriegsende und Währungsrefom. Erinnerungsberichte von Zeitzeugen gesammelt von Anneliese Barbara Baum, Bonn 1991 (= Veröffentlichungen des Stadtarchivs Bonn, 50), S. 35–69.

Kröner, Hans-Peter: Von der Eugenik zur NS-Rassenhygiene. Zur politischen Schuld der Medizin im „Dritten Reich", in: Renate Knigge-Tesche (Hg.), Berater der braunen Macht. Wissenschaft und Wissenschaftler im NS-Staat, Frankfurt am Main 1999, S. 111–149.

Kröner, Peter (Zusammenst.): Vor fünfzig Jahren. Die Emigration deutschsprachiger Wissenschaftler 1933–1939, Münster 1983.

Kropat, Wolf-Arno: „Reichskristallnacht". Der Judenpogrom vom 7. bis 10. November 1938 – Urheber, Täter, Hintergründe, Wiesbaden 1997 (= Schriften der Kommission für die Geschichte der Juden in Hessen, o.Bd.).

Krüger, Wolfgang: Entnazifiziert! Zur Praxis der politischen Säuberung in Nordrhein-Westfalen, Wuppertal 1982.

Kudlien, Fridolf: Ärzte im Nationalsozialismus, unter Mitarbeit von G. Baader, M. Gaspar, A. Haug, M. H. Kater, W. F. Kümmel, G. Lilienthal, K.-H. Roth, R. Winau, Köln 1985.

Kudlien, Fridolf: Medizin und Nationalsozialismus, in: med ass, 2 (1970), H. 1, S. 16, H. 2, S. 9, H. 3, S. 33, H. 4, S. 19.

Kuhn, Annette (Hg.): Frauenleben im NS-Alltag, Pfaffenweiler 1994 (= Bonner Studien zur Frauengeschichte, 2).

Kuhn, Annette/Valentine Rothe/Brigitte Mühlenbruch (Hg.): 100 Jahre Frauenstudium. Frauen der Rheinischen Friedrich-Wilhelms-Universität Bonn, Dortmund 1996.

Kuhn, Helmut/Joseph Pascher/Hans Maier/Wolfgang Kunkel/Otto B. Roegele/Fritz Leist/ Friedrich G. Friedmann/Eric Voegelin: Die deutsche Universität im Dritten Reich. Acht Beiträge, München 1966.

Kuhn, Helmut: Die Universität vor der Machtergreifung, in: Helmut Kuhn/Joseph Pascher/Hans Maier/Wolfgang Kunkel/Otto B. Roegele/Fritz Leist/Friedrich G. Friedmann/Eric Voegelin, Die deutsche Universität im Dritten Reich. Acht Beiträge, München 1966, S. 13–43.

Kümmel, Werner Friedrich: Im Dienst „nationalpolitischer Erziehung"? Die Medizingeschichte im Dritten Reich, in: Christoph Meinel/Peter Voswinckel (Hg.), Medizin, Naturwissenschaft, Technik und Nationalsozialismus. Kontinuitäten und Diskontinuitäten, Stuttgart 1994, S. 295–319.

Kümmel, Werner Friedrich: Vom Nationalsozialismus vertriebene Ärzte. Deutsche Mediziner im türkischen Exil, in: Heinz Schott (Hg.), Meilensteine der Medizin, Dortmund 1996, S. 472–477.

Kunkel, Wolfgang: Der Professor im Dritten Reich, in: Helmut Kuhn/Joseph Pascher/Hans Maier/Wolfgang Kunkel/Otto B. Roegele/Fritz Leist/Friedrich G. Friedmann/Eric Voegelin, Die deutsche Universität im Dritten Reich. Acht Beiträge, München 1966, S. 103–133.

Küsters, Hanns Jürgen/Hans Peter Mensing (Hg.): Kriegsende und Neuanfang am Rhein. Konrad Adenauer in den Berichten des Schweizer Generalkonsuls Franz-Rudolph von Weiss 1944–1945, München 1986 (= Biographische Quellen zur deutschen Geschichte nach 1945, 4).

Lang, Hans-Joachim: Die Namen der Nummern. Wie es gelang, die 86 Opfer eines NS-Verbrechens zu identifizieren, Hamburg 2004.

Lange, Irmgard: Entnazifizierung in Nordrhein-Westfalen. Richtlinien, Anweisungen, Organisation, Siegburg 1976 (= Veröffentlichungen der Staatlichen Archive des Landes Nordrhein-Westfalen, Reihe C, 2).

Langsch, Karin: Die Etablierung der Zahnmedizin an der Universität Heidelberg seit 1895, Diss. med. dent. Heidelberg 1992.

Laubenthal, F.[lorin]: Epilepsie. Bericht über die zugehörigen Vorträge auf dem 3. internationalen Neurologen-Kongreß in Kopenhagen (21.–25.8.1939), in: Der Erbarzt, 8 (1940), S. 61–63.

Laubenthal, F.[lorin]: Erbliche Fallsucht. Erfahrungen bei Erbgesundheitsbegutachtungen, in: Allgemeine Zeitschrift für Psychiatrie und ihre Grenzgebiete, 108 (1938), S. 196–225.

Laubenthal, F.[lorin]: Leitfaden der Neurologie. Mit einem Geleitwort von Prof. Dr. K.[urt] Pohlisch, Bonn, 3. verm. u. verb. Aufl. 1943; 6. erw. u. verb. Aufl. 1956.

Laubenthal, F.[lorin]: Neurologisch-erbbiologische Untersuchungen bei Ichthyosis-Sippen, in: Anonymus, III. Internationaler Neurologenkongress in Kopenhagen 1939, S. 356–359.

Laubenthal, F.[lorin]: Über einige Sonderformen des ‚angeborenen Schwachsinns'. (Klinischer und erbbiologischer Beitrag zur Kenntnis der kongenitalen Wortblindheit und Worttaubheit, der Hörstörungen bei Schwachsinnigen und der xerodermischen Idiotie.), in: Zeitschrift für die gesamte Neurologie und Psychiatrie, 163 (1938), S. 233–288.

Laubenthal, Florin: Senile, symptomatologisch verschiedenartige Erbleiden des Zentralnervensystems bei eineiigen Zwillingen und deren Geschwistern, in: Der Erbarzt, 7 (1939), S. 33–41.

Lauer, Wilhelm: Alfred Philippson 1864–1953, in: Karl Gutzmer (Hg.), Die Philippsons in Bonn. Deutsch-jüdische Schicksalslinien 1862–1980. Dokumentation einer Ausstellung in der Universitätsbibliothek Bonn 1989, Bonn 1991, S. 117–132.

Laum, Dieter/Adolf Klein/Dieter Strauch (Hg.)/Helmut Zerbes (Red.): Rheinische Justiz. Geschichte und Gegenwart. 175 Jahre Oberlandesgericht Köln, Köln 1994.

Laum, Dieter/Rüdiger Pamp: Das Oberlandesgericht Köln und sein Bezirk im Nationalsozialismus, in: Dieter Laum/Adolf Klein/Dieter Strauch (Hg.)/Helmut Zerbes (Red.), Rheinische Justiz. Geschichte und Gegenwart. 175 Jahre Oberlandesgericht Köln, Köln 1994, S. 625–679.

Lechner, Silvester: Das KZ Oberer Kuhberg und die NS-Zeit in der Region Ulm/Neu-Ulm, 2. Aufl. Stuttgart 1988 (= Die NS-Zeit in der Region Ulm/Neu-Ulm. Vorgeschichte, Verlauf, Nachgeschichte, 1).

Lehmann, Hartmut/Otto Gerhard Oexle (Hg.)/Michael Matthiesen/Martial Staub (Mitw.): Nationalsozialismus in den Kulturwissenschaften, 1, Fächer – Milieus – Karrieren, Göttingen 2004 (= Veröffentlichungen des Max-Planck-Instituts für Geschichte, 200).

Leibbrand, Werner (Hg.)/Elisabeth Eberstadt/Annemarie Wettley/Karl Walz/Heinrich Tschakert/Hermann Heubeck (Mitarb.): Um die Menschenrechte der Geistekranken, Nürnberg 1946.

Leibfried, Stephan/Florian Tennstdedt: Berufsverbote und Sozialpolitik 1933. Die Auswirkungen der nationalsozialistischen Machtergreifung auf die Krankenkassenverwaltung und die Kassenärzte. Analyse, Materialien zu Angriff und Selbsthilfe, Erinnerungen, 2. Aufl. Bremen 1980 (= Arbeitspapiere des Forschungsschwerpunktes Reproduktionsrisiken, soziale Bewegungen und Sozialpolitik, 2).

Leinbrock, Arthur: Otto Grütz 1886–1963, in: [Johannes Steudel/Nikolaus Mani (Hg.)], Bonner Gelehrte. Beiträge zur Geschichte der Wissenschaften in Bonn. Medizin, Bonn 1992 (= 150 Jahre Rheinische Friedrich-Wilhelms-Universität zu Bonn 1818–1968, o.Bd.), S. 375–377.

Leipert, Matthias: „Euthanasie“ und „Widerstand“ von Ärzten in der Rheinprovinz 1939–1945, in: Ralf Seidel/Wolfgang Franz Werner (Hg.), Psychiatrie im Abgrund. Spurensuche und Standortbestimmung nach den NS-Psychiatrie-Verbrechen, Köln/Bonn 1991 (= Rheinprovinz, 6), S. 110–124.

Leipert, Matthias: Die Rheinische Provinzial-Heil- und Pflegeanstalt Galkhausen als Zwischenanstalt, in: Ralf Seidel/Wolfgang Franz Werner (Hg.), Psychiatrie im Abgrund. Spurensuche und Standortbestimmung nach den NS-Psychiatrie-Verbrechen, Köln/Bonn 1991 (= Rheinprovinz, 6), S. 78–83.

Lekebusch, Sigrid: Not und Verfolgung der Christen jüdischer Herkunft im Rheinland 1933–1945. Darstellung und Dokumentation, Köln/Bonn 1995 (= Schriftenreihe des Vereins für Rheinische Kirchengeschichte, 117).

Lentze, Michael J.: Kinderklinik und Poliklinik – Allgemeine Pädiatrie, in: Heinz Schott (Hg.), Universitätskliniken und Medizinische Fakultät Bonn 1950–2000. Festschrift zum 50jährigen Jubiläum des Neuanfangs auf dem Venusberg, Bonn 2000, S. 243–246.

Leven, Karl-Heinz (Hg.): Neuere Forschungen zur Medizin im Nationalsozialismus. Symposion zum 70. Geburtstag von Professor Dr. med. Eduard Seidler. Doktorandinnen und Doktoranden des Instituts stellen ihre Arbeiten vor. Medizinische Fakultät der Universität Freiburg 21. April 1999, Freiburg 2000.

Leweling, Horst: Zwangssterilisation, „Euthanasie“ und die Anstalt „Hephata“ in Mönchengladbach, in: Ralf Seidel/Wolfgang Franz Werner (Hg.), Psychiatrie im Abgrund. Spurensuche und Standortbestimmung nach den NS-Psychiatrie-Verbrechen, Köln/Bonn 1991 (= Rheinprovinz 6), S. 40–45.

Ley, Astrid/Marion Maria Ruisinger (Hg.): Gewissenlos – Gewissenhaft. Menschenversuche im Konzentrationslager. Eine Ausstellung des Instituts für Geschichte der Medizin der Universität Erlangen-Nürnberg in Zusammenarbeit mit dem Stadtmuseum Erlangen, Erlangen 2001.

Ley, Astrid: Zwangssterilisation und Ärzteschaft. Hintergründe und Ziele ärztlichen Handelns 1934–1945, Frankfurt/New York 2004 (= Kultur der Medizin. Geschichte – Theorie – Ethik, 11).

Lichtenberger-Fenz, Brigitte: Österreichs Universitäten unter dem nationalsozialistischen Regime, in: Steirische Gesellschaft für Kulturpolitik (Hg.), Grenzfeste Deutscher Wissenschaft. Über Faschismus und Vergangenheitsbewältigung an der Universität Graz, Graz 1985, S. 5–19.

[Lieber, Hans-Joachim (Hg.)]: Universitätstage 1966. Nationalsozialismus und die deutsche Universität, Berlin 1966.

Lierse, W.[erner]: In memoriam Gerhard Wolf-Heidegger *29. Dezember 1910 +31. Juli 1986, in: Anatomischer Anzeiger, 167 (1988), S. 245–251.

Lifton, Robert Jay/Eric Markusen: Die Psychologie des Völkermordes. Atomkrieg und Holocaust, Stuttgart 1992.

Lifton, Robert Jay: Ärzte im Dritten Reich, Stuttgart 1988.

Lilienthal, Georg: Der „Lebensborn e.V.“ Ein Instrument nationalsozialistischer Rassenpolitik, Stuttgart/New York 1985 (= Forschungen zur neueren Medizin- und Biologiegeschichte, 1).

Lilienthal, Georg: Der „Lebensborn e.V.“ Ein Instrument nationalsozialistischer Rassenpolitik, Neuausg. Frankfurt am Main 2003.

Lilienthal, Georg: Die Medizinische Fakultät im Dritten Reich. Ein laufendes Forschungsprojekt, in: Heinz Schott (Hg.), Universitätskliniken und Medizinische Fakultät Bonn 1950–2000. Festschrift zum 50jährigen Jubiläum des Neuanfangs auf dem Venusberg, Bonn 2000, S. 30–36.

Lindenberg (Tschelischtschew), Wladimir: Meine Begegnung mit Wolfgang Kasack, in: Frank Göbler/Irmgard Lorenz/Angela Martini-Wonde/Wolfgang Schriek/Marianne Wiebe (Hg.), Literarischer Dialog. Festschrift für Wolfgang Kasack zum 65. Geburtstag, Mainz 1992 (= Deutsch-russische Literaturbeziehungen. Forschungen und Materialien, 4).

Lindenberg, W.[ladimir]: Praktikum der Menschenkenntnis für Polizeibeamte, Berlin/Köln 1956.

Lindenberg, Wladimir: Die Unvollendeten. Lebensläufe früh verstorbener Dichter, Hamburg 1948.

Lindenberg, Wladimir: Neurosen, in: Hermann Buddensieg, Mensch oder Homunculus? Erwägungen zur Begutachtung, Köln 1957, S. 10–16.

Lindenberg, Wladimir: Tragik und Triumph großer Ärzte, Ulm 1948 (= Forschung und Humanität, 4).

Lindenberg, Wladimir: Ueber Blutdrucksteigerung und Apoplexie, Diss. med. Bonn 1929.

Lindner, Jürgen (Hg.): Zeittafeln zur Geschichte der pharmakologischen Institute des deutschen Sprachgebietes, Aulendorf i. Württ. 1957.
Link, Gunther: Zwangssterilisationen in der Universitätsfrauenklinik Freiburg 1934–1945, in: Karl-Heinz Leven (Hg.), Neuere Forschungen zur Medizin im Nationalsozialismus. Symposion zum 70. Geburtstag von Professor Dr. med. Eduard Seidler. Doktorandinnen und Doktoranden des Instituts stellen ihre Arbeiten vor. Medizinische Fakultät der Universität Freiburg 21. April 1999, Freiburg 2000, S. 73–87.
Loewenfeld, Irene E.: Otto Lowenstein [sic] 1889–1965, in: [Johannes Steudel/Nikolaus Mani (Hg.)], Bonner Gelehrte. Beiträge zur Geschichte der Wissenschaften in Bonn. Medizin, Bonn 1992 (= 150 Jahre Rheinische Friedrich-Wilhelms-Universität zu Bonn 1818–1968, o.Bd.), S. 314–322.
Loewy, Hanno/Bettina Winter (Hg.): NS-„Euthanasie" vor Gericht. Fritz Bauer und die Grenzen juristischer Bewältigung, Frankfurt/New York 1996 (= Wissenschaftliche Reihe des Fritz Bauer Instituts, 1).
Looz-Corswarem, Clemens von (Hg.)/Rafael R. Leissa/Joachim Schröder (Zusammenarbeit): Zwangsarbeit in Düsseldorf. „Ausländereinsatz" während des Zweiten Weltkrieges in einer rheinischen Großstadt, Essen 2002 (= Düsseldorfer Schriften zur Neueren Landesgeschichte und zur Geschichte Nordrhein-Westfalens, 62).
Lösch, Niels C.: Rasse als Konstrukt. Leben und Werk Eugen Fischers, Frankfurt am Main u.a. 1997 (= Europäische Hochschulschriften, Reihe III, Geschichte und ihre Hilfswissenschaften, 737).
Losemann, Volker: Nationalsozialismus und Antike. Studien zur Entwicklung des Fachs Alte Geschichte 1933–1945, Hamburg 1977.
Lüddecke, Andreas: Rassen, Schädel und Gelehrte. Zur politischen Funktionalität der anthropologischen Forschung und Lehre in der Tradition Egon von Eickstedts, Frankfurt am Main u.a. 2000 (= Europäische Hochschulschriften, Reihe III, Geschichte und ihre Hilfswissenschaften, 880).
Lundgreen, Peter (Hg.): Wissenschaft im Dritten Reich, Frankfurt 1985.
Lützeler, Heinrich: „Jut verwahren", in: Als Hitler kam… 50 Jahre nach dem 30. Januar 1933. Erinnerungen prominenter Augenzeugen, Freiburg u.a. 1982, S. 101–109.
M.: Dank an Lehrer und Forscher. Professor Dirscherl mit einer Feierstunde zum 65. Geburtstag geehrt, in: Bonner Rundschau, 27.11.1964.
Mack, Cécile: Die badische Ärzteschaft im Nationalsozialismus, Frankfurt am Main u.a. 2001 (= Medizingeschichte im Kontext, 6).
Madea, B.[urkhard]/J.[ohanna] Preuss: Geschichte der Rechtsmedizin an der Universität Bonn. Vom 18. ins 21. Jahrhundert, in: Burkhard Madea (Hg.)/H.[ansjürgen] Bratzke/S.[tefan] Pollak/K.[laus] Püschel/M.[arkus] Rothschild (Mhg.), 100 Jahre Deutsche Gesellschaft für Gerichtliche Medizin/Rechtsmedizin. Vom Gründungsbeschluss 1904 zur Rechtsmedizin des 21. Jahrhunderts, o.O. 2004, S. 174–191.
Madea, Burkhard: Institut für Rechtsmedizin, in: Heinz Schott (Hg.), Universitätskliniken und Medizinische Fakultät Bonn 1950–2000. Festschrift zum 50jährigen Jubiläum des Neuanfangs auf dem Venusberg, Bonn 2000, S. 132–137.
Maehle, Andreas-Holger/Marlies Glase/Ulrich Tröhler: Der Göttinger Weg von der medizinischen zur physiologischen Chemie, in: Biologica Chemistry Hoppe-Seyler, 371 (1990), S. 447–454.
Maier, Hans: Nationalsozialistische Hochschulpolitik, in: Helmut Kuhn/Joseph Pascher/Hans Maier/Wolfgang Kunkel/Otto B. Roegele/Fritz Leist/Friedrich G. Friedmann/Eric Voegelin, Die deutsche Universität im Dritten Reich. Acht Beiträge, München 1966, S. 71–102.
Maiwald, Stefan/Gerd Mischler: Sexualität unter dem Hakenkreuz. Manipulation und Vernichtung der Intimsphäre im NS-Staat, Hamburg/Wien 1999.
Majer, Diemut: „Fremdvölkische" im Dritten Reich. Ein Beitrag zur nationalsozialistischen Rechtssetzung und Rechtspraxis in Verwaltung und Justiz unter besonderer Berücksichtigung der eingegliederten Ostgebiete und des Generalgouvernements, Boppard 1981 (= Schriften des Bundesarchivs, 28).
Malettke, Klaus (Hg.): Der Nationalsozialismus an der Macht. Aspekte nationalsozialistischer Politik und Herrschaft, Göttingen 1984.
Mallach, Hans Joachim (Hg.): Geschichte der Gerichtlichen Medizin im deutschsprachigen Raum, Göttingen 1996.
Mani, Nikolaus: Medizin und Naturwissenschaften im ersten Jahrhundert der Medizinischen Fakultät Bonn 1820–1920, in: Heinz Schott (Hg.), Universitätskliniken und Medizinische

Fakultät Bonn 1950–2000. Festschrift zum 50jährigen Jubiläum des Neuanfangs auf dem Venusberg, Bonn 2000, S. 23–29.

Mann, Gunter: Biologie und Geschichte. Ansätze und Versuche zur biologischen Theorie der Geschichte im 19. und beginnenden 20. Jahrhundert, in: Medizinhistorisches Journal, 10 (1975), S. 231–306.

Marchionini, A.[lfred]: Otto Grütz zum 65. Geburtstag, in: Der Hautarzt, 2 (1951), S. 238–239.

Markl, Hubert: „Wir dürfen nichts verschweigen". Rede des Präsidenten der Max-Planck-Gesellschaft, Hubert Markl, anlässlich der Enthüllung des Mahnmals für die Opfer nationalsozialistischer Euthanasie-Verbrechen am 14. Oktober 2000 in Berlin-Buch, in: Max-Planck-Forschung, H. 4/2000, S. 62–65.

Markov, Walter: Zwiesprache mit dem Jahrhundert. Dokumentiert von Thomas Grimm, Köln 1990.

Martini, Paul: Rationelle Therapie? In: Münchener Medizinische Wochenschrift, 81 (1934), S. 1411–1416.

Matthes, K.: Lebensbild: Max Bürger zum 70. Geburtstag, in: Münchener Medizinische Wochenschrift, 97 (1955), S. 1542.

Matzerath, Josef (Hg.): Bonn. 54 Kapitel Stadtgeschichte, Bonn 1989.

Maurer, Rolf: In memoriam Professor Dr. med. Bernhard Langenbeck, in: Zeitschrift für Laryngologie, Rhinologie, Otologie und ihre Grenzgebiete, 43 (1964), S. 325–327.

Maurer, Rolf: In memoriam Professor Dr. med. Michael Thielemann, in: Zeitschrift für Laryngologie, Rhinologie, Otologie und ihre Grenzgebiete, 42 (1963), S. 749–750.

Max, Elke: Die Provinzial-Heil- und Pflegeanstalt Johannistal/Süchteln, in: Ralf Seidel/Wolfgang Franz Werner (Hg.), Psychiatrie im Abgrund. Spurensuche und Standortbestimmung nach den NS-Psychiatrie-Verbrechen, Köln/Bonn 1991 (= Rheinprovinz, 6), S. 36–39.

Mayer, Eberhard/Klaus Fehn/Peter-W. Höllermann (Hg.): Bonn – Stadt und Umland. Festschrift zum 75-jährigen Bestehen der Gesellschaft für Erd- und Völkerkunde zu Bonn, Bonn 1988 (= Arbeiten zur Rheinischen Landeskunde, 58).

Mehmel, Astrid: Alfred Philippson (1.1.1864–28.3.1953) – ein deutscher Geograph, in: Aschkenas, 8. Jg. (1998), S. 353–379.

Mehrtens, Herbert/Steffen Richter (Hg.): Naturwissenschaft, Technik und NS-Ideologie. Beiträge zur Wissenschaftsgeschichte des Dritten Reichs, Frankfurt am Main 1980.

Mehrtens, Herbert: Felix Hausdorff – Ein Mathematiker in seiner Zeit, Bonn 1980.

Meinel, Christoph/Peter Voswinckel (Hg.): Medizin, Naturwissenschaft, Technik und Nationalsozialismus. Kontinuitäten und Diskontinuitäten, Stuttgart 1994.

Meisner, Joachim Kardinal: Präimplantationsdiagnostik. Mensch von Anfang an. Stellungnahme des Erzbischofs von Köln zum Diskussionsentwurf der Bundesärztekammer zur Präimplantationsdiagnostik, in: Deutsches Ärzteblatt 97 (2000), S. C698–C699.

Memmesheimer, A.[lois]: Erich Hoffmann zum 90. Geburtstag, in: Der Hautarzt, 9 (1958), S. 191–192.

Memmesheimer, A.[lois]: Erich Hoffmann als Mensch und Lehrer, in: Der Hautarzt, 19 (1968), S. 476–477.

Memmesheimer, A.[lois]: In memoriam, Erich Hoffmann (1868–1959) zur Wiederkehr seines 110. Geburtstages [sic], in: Der Hautarzt, 29 (1978), S. 242–243.

Mende, Susanne: Die Wiener Heil- und Pflegeanstalt „Am Steinhof" im Nationalsozialismus, Frankfurt am Main u.a. 2000 (= Medizingeschichte im Kontext, 3).

Menzel, Annette: Die erbbiologische Forschungspraxis der deutschen Psychiatrie in den Jahren von 1930 bis 1945, dargestellt an der Arbeit des „Rheinischen Provinzialinstitutes für psychiatrisch-neurologische Erbforschung" bei der Erfassung und Bewertung von Schwachsinnszuständen, Diss. med. Leipzig 1992.

Mertens, Lothar: „Nur politisch Würdige". Die DFG-Forschungsförderung im Dritten Reich 1933–1937, Berlin 2004.

Mertens, Lothar: Die „Notgemeinschaft der deutschen Wissenschaft/Deutsche Forschungsgemeinschaft" im Dritten Reich 1933–1936, in: Frank-Rutger Hausmann (Hg.)/Elisabeth Müller-Luckner (Mitarb.), Die Rolle der Geisteswissenschaften im Dritten Reich 1933–1945, München 2002 (= Schriften des Historischen Kollegs, Kolloquien 53), S. 21–37.

Mertens, Lothar: Einige Anmerkungen zur NS- und Forschungspolitik, in: Rüdiger vom Bruch/Brigitte Kaderas (Hg.), Wissenschaften und Wissenschaftspolitik. Bestandsaufnahmen zu Formationen, Brüchen und Kontinuitäten im Deutschland des 20. Jahrhunderts, Stuttgart 2002, S. 225–240.

Meyer, Joachim-Ernst: Psychiatrie im Nationalsozialismus, in: Ralf Seidel/Wolfgang Franz Werner (Hg.), Psychiatrie im Abgrund. Spurensuche und Standortbestimmung nach den NS-Psychiatrie-Verbrechen, Köln/Bonn 1991 (= Rheinprovinz, 6), S. 12–24.

MF: Neues Universitätsinstitut für Erbbiologie und Rassenhygiene in Frankfurt am Main, in: Kölnische Zeitung, 22.6.1935.

Mitscherlich, Alexander/Fred Mielke (Hg.): Das Diktat der Menschenverachtung. Eine Dokumentation, Heidelberg 1947.

Mitscherlich, Alexander/Fred Mielke (Hg.): Medizin ohne Menschlichkeit. Dokumente des Nürnberger Ärzteprozesses, Frankfurt am Main 1960, Neuausgabe 1978.

Mitscherlich-Nielsen, Margarete: Das Sigmund-Freud-Institut unter Alexander Mitscherlich – ein Gespräch, in: Tomas Plänkers/Michael Laier/Hans-Heinrich Otto/Hans-Joachim Rothe/Helmut Siefert (Hg.), Psychoanalyse in Frankfurt am Main. Zerstörte Anfänge. Wiederannäherung. Entwicklungen, Tübingen 1996, S. 385–412.

Moll, Martin [Hg.]: „Führer-Erlasse“ 1939–1945. Edition sämtlicher überlieferter, nicht im Reichsgesetzblatt abgedruckter, von Hitler während des Zweiten Weltkriegs schriftlich erteilter Direktiven aus den Bereichen Staat, Partei, Wirtschaft, Besatzungspolitik und Militärverwaltung, Stuttgart 1997.

Moritz, Werner: Die Aberkennung des Doktortitels an der Universität Heidelberg während der NS-Zeit, in: Armin Kohnle/Frank Engehausen (Hg.), Zwischen Wissenschaft und Politik. Studien zur deutschen Universitätsgeschichte. Festschrift für Eike Wolgast zum 65. Geburtstag, Stuttgart 2001, S. 540–562.

Morschhäuser, Franz J.: Hermann Joseph Wehrle (1899–1944). Zeuge des Glaubens in bedrängter Zeit, St. Ottilien 1994.

Morsey, Rudolf: Staatsfeinde im öffentlichen Dienst (1929–1932). Die Beamtenpolitik gegenüber NSDAP-Mitgliedern, in: Klaus König/Hans-Werner Laubinger/Frido Wagener (Hg.), Öffentlicher Dienst. Festschrift für Carl Hermann Ule zum 70. Geburtstag am 26. Februar 1977, Köln u.a. 1977, S. 111–133.

mre: Deutschlands erste Jugendpsychiatrie entstand 1926 in Bonn. Neues Buch schließt Lücke in der Bonner Medizingeschichte, in: General-Anzeiger, 19.10.2000.

Müller, Ingo: Furchtbare Juristen. Die unbewältigte Vergangenheit unserer Justiz, München 1987.

Müller, Max: Erinnerungen. Erlebte Psychiatriegeschichte 1920–1960, Berlin u.a. 1982.

Müller-Heß, Viktor/Gerhard Panning: Die Zeugungs- und Beischlaffähigkeit des Mannes in rechtlicher Hinsicht und ihre Nachprüfung durch den Arzt, in: Ärztliche Fortbildung, 30 (1939), S. 44–78.

Müller-Heß, Viktor/Gerhard Panning: Untersuchung der Zeugungsfähigkeit des Mannes, in: Aerztliche Sachverständigen-Zeitschrift, 42 (1936), S. 1–47.

Müller-Hill, Benno: Tödliche Wissenschaft. Die Aussonderung von Juden, Zigeunern und Geisteskranken, Reinbek 1984.

Münch, Ingo von (Hg.)/Uwe Brodersen (Zusammensteller): Gesetze des NS-Staates. Dokumente eines Unrechtssystems, 3. neubearb. u. wes. erw. Aufl. Paderborn u.a. 1994.

Nagel, Adam Justus: Hugo Selter 1878–1952, in: [Johannes Steudel/Nikolaus Mani (Hg.)], Bonner Gelehrte. Beiträge zur Geschichte der Wissenschaften in Bonn. Medizin, Bonn 1992 (= 150 Jahre Rheinische Friedrich-Wilhelms-Universität zu Bonn 1818–1968, o.Bd.), S. 168–170.

Nagel, Anne Christine (Hg.)/Ulrich Sieg (Bearb.): Die Philipps-Universität Marburg im Nationalsozialismus. Dokumente zu ihrer Geschichte, Stuttgart 2000 (= Pallas Athene, 1).

Nettekoven, Gabriele/Heinz Schott: Medizinhistorisches Institut, in: Heinz Schott (Hg.), Universitätskliniken und Medizinische Fakultät Bonn 1950–2000. Festschrift zum 50jährigen Jubiläum des Neuanfangs auf dem Venusberg, Bonn 2000, S. 110–115.

Nettekoven, Gabriele: Medizingeschichte an der Universität Bonn und die Gründung des Medizinhistorischen Institutes, in: Heinz Schott (Hg.), Medizin, Romantik und Naturforschung. Bonn im Spiegel des 19. Jahrhunderts. Anläßlich der 175-Jahr-Feier der Universität Bonn, Bonn 1993 (= Studium Universale, 18), S. 144–153.

Neugebauer, Otto: Der Pogrom vom 10. November 1938 in Bonn, in: Bonner Geschichtsblätter, 19 (1965), S. 196–206.

Neugebauer, Otto: Ein Dokument zur Deportation der jüdischen Bevölkerung Bonns und seiner Umgebung, in: Bonner Geschichtsblätter, 18 (1964), S. 158–221.

Nicosia, Francis R./Jonathan Huener: Medicine and Medical Ethics in Nazi Germany, New York/Oxford 2002.

Nolte, Ernst: Die deutsche Universität und der Nationalsozialismus, in: Neue politische Literatur, 12 (1967), S. 236–239.

Nolte, Ernst: Zur Typologie des Verhaltens der Hochschullehrer im Dritten Reich, in: Aus Politik und Zeitgeschichte, 15 (1965), B 46, S. 3–14.

Nowak, Kurt: Die Kaiser-Wilhelm-Gesellschaft, in: Etienne François/Hagen Schulze (Hg.), Deutsche Erinnerungsorte, III, München 2001, S. 55–71 und S. 694–695.

Nussbaum, Carl: Ein Lebenslauf von der Geburt bis zum Ende des Dritten Reichs, in: Bonner Geschichtsblätter, 51/52 (2001/02), S. 97–122.

Oberkofler, Gerhard/Peter Goller (Hg.): Die Medizinische Fakultät Innsbruck. Faschistische Realität (1938) und Kontinuität unter postfaschistischen Bedingungen (1945). Eine Dokumentation, Innsbruck 1999.

Oksche, Andreas: Ferdinand Wagenseil (1887–1967). Anatom, in: Hans Georg Gundel/Peter Moraw/Volker Press (Hg.), Gießener Gelehrte in der ersten Hälfte des 20. Jahrhunderts. Zweiter Teil, Marburg 1982 (= Veröffentlichungen der Historischen Kommission für Hessen in Verbindung mit der Justus-Liebig-Universität Gießen, 35; Lebensbilder aus Hessen, 2), S. 1002–1008.

Onofrio, Andrea d': Rassenzucht und Lebensraum: zwei Grundlagen im Blut- und Boden-Gedanken von Richard Walther Darré, in: Zeitschrift für Geschichtswissenschaft, 49 (2001), S. 141–157.

Oommen-Halbach, Anne Kristin: Briefe von Walter von Brunn (1876–1952) an Tibor Györy aus den Jahren 1924–1937. Ein Beitrag zum Korrespondentennetz Tibor Györys mit deutschen Medizinhistorikern, Remscheid 2004 (= Studien zur Geschichte der Medizingeschichte und Medizingeschichtsschreibung, 1).

Oppitz, Ulrich-Dieter (Bearb.)/Andreas Frewer/Claudia Wiesemann (Hg.): Medizinverbrechen vor Gericht. Das Urteil im Nürnberger Ärzteprozeß gegen Karl Brandt und andere sowie aus dem Prozeß gegen Generalfeldmarschall Milch, Erlangen/Jena 1999 (= Erlanger Studien zur Ethik in der Medizin, 7).

Orlob, Eva-Maria: Die Gießener Veterinärmedizinische Fakultät zwischen 1933 und 1957, Diss. med. vet. Gießen 2003.

Orth, Linda/Yonka Dutschewska-Kothes/Wolfgang Klenk/Volker Roelcke/Barbara Wolf-Braun: „Pass op, sonst küss de bei de Pelman", Bonn 1994.

Orth, Linda: „... wegen Ausgangsüberschreitung mit 5 Mark bestraft." Leben und Arbeit des „Krankenpflegepersonals". Schwerpunkt: Provinzialanstalt Bonn, in: ÖTV-Betriebsgruppe der RLK Bonn (Hg.), 50 Jahre ÖTV in der Landesklinik, o.O. o.J. [Bonn 1995].

Orth, Linda: Die Transportkinder aus Bonn. „Kindereuthanasie", Köln/Bonn 1989 (= Rheinprovinz, o.Bd.).

Orth, Linda: Psychiatrisierte Zwangsarbeiterinnen in Bonn, in: Annette Kuhn (Hg.), Frauenleben im NS-Alltag, Pfaffenweiler 1994 (= Bonner Studien zur Frauengeschichte, 2), S. 262–269.

Ostermann, Anne: „Fremdarbeiter" in Einrichtungen der katholischen Kirche in Düsseldorf, in: Clemens von Looz-Corswarem (Hg.)/Rafael R. Leissa/Joachim Schröder (Zusammenarbeit), Zwangsarbeit in Düsseldorf. „Ausländereinsatz" während des Zweiten Weltkrieges in einer rheinischen Großstadt, Essen 2002 (= Düsseldorfer Schriften zur Neueren Landesgeschichte und zur Geschichte Nordrhein-Westfalens, 62), S. 527–541.

P: Porträt des Tages, Prof. Dr. Herbert Elbel, in: General-Anzeiger, 22.10.1982.

Panning, [Gerhard]/[Wilhelm] Hallermann: Denkschrift über die bislang greifbaren Ergebnisse des Einsatzes der gerichtlich-medizinischen Abteilung der Militärärztlichen Akademie zur Aufklärung polnischer Mordtaten im Raume Posen und Bromberg, in: Hans Schadewaldt (Bearb.), Die polnischen Greueltaten an den Volksdeutschen in Polen, 2. erg. Aufl. Berlin 1940, S. 195–207.

Panse, [Friedrich]: Nekrolog Bratz, in: Allgemeine Zeitschrift für Psychiatrie und psychisch-gerichtliche Medizin, 102 (1934), S. 370–374.

Panse, F.[riedrich]: Erbbiologische und klinische Untersuchungen an 112 Chorea-Huntington-Sippen, in: Anonymus, III. Internationaler Neurologenkongress in Kopenhagen 1939, S. 338–341.

Panse, Friedrich: Das Erb- und Erscheinungsbild der Psychopathen, Bonn 1940 (= Kriegsvorträge der Rheinischen Friedrich-Wilhelms-Universität Bonn a. Rh., H. 30).

Panse, Friedrich: Das Schicksal von Renten- und Kriegsneurotikern in ihrer Abhängigkeit von Begutachtung und Umwelteinflüssen, in: Deutsche Zeitschrift für Nervenheilkunde, 88 (1925), S. 232.

Panse, Friedrich: Das Schicksal von Renten- und Kriegsneurotikern nach Erlangung ihrer Ansprüche, in: Archiv für Psychiatrie, 77 (1926), S. 61.

Panse, Friedrich: Der Stand der genetischen Fragestellung in der Neurologie (Rückblick auf den III. Internationalen Neurologen-Kongreß in Kopenhagen), in: Der Erbarzt, 8 (1940), S. 49–58.

Panse, Friedrich: Erbfragen bei Geisteskrankheiten. Nach Vorträgen an der Staatsmedizinischen Akademie Berlin, Leipzig 1936 (= Staatsmedizinische Abhandlungen, 14).

Panse, Friedrich: Huntingtonsippen des Rheinlandes, in: Zeitschrift für die gesamte Neurologie und Psychiatrie, 161 (1938), S. 550–553.

Panse, Friedrich: V. Tagung der Europäischen Vereinigung für psychische Hygiene veranstaltet vom Deutschen Ausschuß für psychische Hygiene der Gesellschaft Deutscher Neurologen und Psychiater in München vom 22. bis 25. August 1938, in: Die Medizinische Welt, 12. Jg. (1938), S. 1500–1503.

Paulus, Helmut: Das Erbgesundheitsgericht Bayreuth und seine Tätigkeit 1934 bis 1944. Die Justiz und die „Euthanasie", in: Archiv für Geschichte von Oberfranken, 80 (2000), S. 355–406.

Pedersen, Ulf: Bernhard Rust. Ein Nationalsozialistischer Bildungspolitiker vor dem Hintergrund seiner Zeit, Braunschweig/Gifhorn 1994 (= Steinhorster Schriften und Materialien zur regionalen Schulgeschichte und Schulentwicklung, 6).

Peiffer, Jürgen: Hirnforschung im Zwielicht: Beispiele verführbarer Wissenschaft aus der Zeit des Nationalsozialismus. Julius Hallervorden – H.-J.Scherer – Berthold Ostertag, Husum 1997 (= Abhandlungen zur Geschichte der Medizin und der Naturwissenschaften, H. 79).

Peiffer, Jürgen (Hg.): Menschenverachtung und Opportunismus. Zur Medizin im Dritten Reich, Tübingen 1992.

Peter, Jürgen: Die Berichterstattung der Deutschen Ärztekommission zum Nürnberger Ärzteprozeß, in: Christoph Meinel/Peter Voswinckel (Hg.), Medizin, Naturwissenschaft, Technik und Nationalsozialismus. Kontinuitäten und Diskontinuitäten, Stuttgart 1994, S. 252–264.

Petri, Franz/Georg Droege (Hg.): Rheinische Geschichte in drei Bänden, 3, Wirtschaft und Kultur im 19. und 20. Jahrhundert, 2. Aufl. Düsseldorf 1980.

Pfäfflin, Friedemann: Zwangssterilisation im Dritten Reich, Düsseldorf 1984.

Pfäfflin, Friedemann: Zwangssterilisation in Hamburg. Ein Überblick, in: Angelika Ebbinghaus/Heidrun Kaupen-Haase/Karl Heinz Roth (Hg.), Heilen und Vernichten im Mustergau Hamburg. Bevölkerungs- und Gesundheitspolitik im Dritten Reich, Hamburg 1984, S. 26–29 und S. 200.

Pfaundler, Meinhard von: Theodor Gött 1880–1934, in: [Johannes Steudel/Nikolaus Mani (Hg.)], Bonner Gelehrte. Beiträge zur Geschichte der Wissenschaften in Bonn. Medizin, Bonn 1992 (= 150 Jahre Rheinische Friedrich-Wilhelms-Universität zu Bonn 1818–1968, o.Bd.), S. 336–338.

Pfeifer, Ulrich: Pathologisches Institut, in: Heinz Schott (Hg.), Universitätskliniken und Medizinische Fakultät Bonn 1950–2000. Festschrift zum 50jährigen Jubiläum des Neuanfangs auf dem Venusberg, Bonn 2000, S. 155–163.

Philippson, Alfred: Wie ich zum Geographen wurde. Aufgezeichnet im Konzentrationslager Theresienstadt zwischen 1942 und 1945, hrsgg. v. Hans Böhm und Astrid Mehmel, Bonn 1996.

Picker, Henry: Hitlers Tischgespräche im Führerhauptquartier. Vollständig überarbeitete und erweiterte Neuausgabe mit bisher unbekannten Selbstzeugnissen Adolf Hitlers, Abbildungen, Augenzeugenberichten und Erläuterungen des Autors: Hitler, wie er wirklich war, 3. vollst. überarb. u. erw. Neuausg. Stuttgart 1976.

Piekarski, G.[erhard]: 35 Jahre Medizinische Parasitologie an der Universität Bonn 1943–1978, in: Bonner Universitätsblätter 1978, S. 25–29.

Piekarski, G.[erhard]: Otto Grütz 1886–1963, in: Zeitschrift für Parasitenkunde, 24 (1964), S. 1–2.

Pieper, [Karl]: Umgestaltung des Nationalsozialistischen zahnmedizinischen Studiums, in: Zahnmedizinische Mitteilungen, Nr. 45/1934, S. 1807–1808.

Pietrusky, Friedrich: Gerichtliche Medizin/Maximilian de Crinis: Gerichtliche Psychiatrie, Berlin 1938, 2. u. 3. Aufl. 1943 (= Handbücherei für den öffentlichen Gesundheitsbesitz, 15).

pjv: Die Geschichte der Medizin als Lebensaufgabe. Zum 65. Geburtstag des Bonner Medizingeschichtlers Prof. Steudel, in: General-Anzeiger, 9.3.1966.

Plänkers, Tomas/Michael Laier/Hans-Heinrich Otto/Hans-Joachim Rothe/Helmut Siefert (Hg.): Psychoanalyse in Frankfurt am Main. Zerstörte Anfänge. Wiederannäherung. Entwicklungen, Tübingen 1996.

Platen-Hallermund, Alice: Die Tötung Geisteskranker in Deutschland. Aus der deutschen Ärztekommission beim amerikanischen Militärgericht (Leiter Priv. Doz. Dr. Alexander Mitscherlich), o.O. 1948 [Reprint Bonn 1993].

Ploetz, Alfred: Grundlinien einer Rassen-Hygiene. I. Theil. Die Tüchtigkeit unsrer [sic] Rasse und der Schutz der Schwachen. Ein Versuch über Rassenhygiene [sic] und ihr Verhältniss [sic] zu den humanen Idealen, besonders zum Socialismus, Berlin 1895.

Podoll, Klaus: Beiträge zur medizinischen Kinematographie aus der Bonner Universitäts-Nervenklinik unter dem Ordinariat Alexander Westphals, in: Wolfgang Schaffer (Red.), Folgen der Ausgrenzung. Studien zur Geschichte der NS-Psychiatrie in der Rheinprovinz, Köln/Bonn 1995 (= Rheinprovinz, 10), S. 197–208.

Pohlisch, K.[urt]: Sippenpsychiatrie, in: Allgemeine Zeitschrift für Psychiatrie und ihre Grenzgebiete, 112 (1939) (Rüdin-Festschrift), S. 96–105.

Pohlisch, Kurt: Das Rheinische Provinzial-Institut für psychiatrisch-neurologische Erbforschung in Bonn, in: Bonner Mitteilungen, 15 (1935/36), S. 19–28.

Pohlisch, Kurt: Die Entwicklung des Rheinischen Provinzialinstituts für psychiatrisch-neurologische Erbforschung in Bonn während der Jahre 1935 bis 1941, Sonderdruck aus: Die Rheinprovinz, Nr. 6/1941.

Pohlisch, Kurt: Die erbbiologische Bestandsaufnahme der Bevölkerung und Sippenpsychiatrie, in: Chr. H. Roggenbau (Hg.), Gegenwartsprobleme der psychiatrisch-neurologischen Forschung. Vorträge auf dem Internationalen Fortbildungskurs Berlin 1938, Stuttgart 1939, S. 162–168.

Pohlisch, Kurt: Die erbliche Fallsucht. Allgemeiner und klinischer Teil, in: Arthur Gütt (Hg.)/Ernst Rüdin (Red.), Handbuch der Erbkrankheiten, 3, Die erbliche Fallsucht. Der Erbveitstanz (Huntingtonsche Chorea). Der schwere Alkoholismus, Leipzig 1940, S. 1–102.

Pohlisch, Kurt: Die Nachkommenschaft Delirium tremens-Kranker. (Ein Beitrag zur Frage Alkoholismus und Keimschädigung.), in: Monatsschrift für Psychiatrie und Neurologie, 64 (1927), S. 108–136.

Pohlisch, Kurt: Die Persönlichkeit und das Milieu Delirium-tremens-Kranker der Charité aus den Jahren 1912–25, in: Monatsschrift für Psychiatrie und Neurologie, 63 (1927), S. 136–179.

Pohlisch, Kurt: Die Vererbbarkeit der Geisteskrankheiten, in: Der Erbarzt 7 (1939), S. 121–127.

Pohlisch, Kurt: Epilepsie, in: Der Erbarzt. Sonderausgabe der gleichnamigen Beilage zum „Deutschen Ärzteblatt", 5 (1938), S. 4–9.

Pohlisch, Kurt: Erbpflege im Dritten Reich, Bonn 1941 (= Kriegsvorträge der Rheinischen Friedrich-Wilhelms-Universität Bonn a. Rh., H. 29).

Pohlisch, Kurt: Erbpflegerischer Teil, in: Arthur Gütt (Hg.)/Ernst Rüdin (Red.), Handbuch der Erbkrankheiten, 3, Die erbliche Fallsucht. Der Erbveitstanz (Huntingtonsche Chorea). Der schwere Alkoholismus, Leipzig 1940, S. 177–184.

Pohlisch, Kurt: Geleitwort, in: F.[lorin] Laubenthal, Leitfaden der Neurologie, 3., verm. u. verb. Aufl. 1943, S. 5.

Pommerin, Reiner (Bearb. u. Hg.)/Frank-Lothar Kroll (Mitarb.): Bonn zwischen Kriegsende und Währungsreform. Erinnerungsberichte von Zeitzeugen gesammelt von Anneliese Barbara Baum, Bonn 1991 (= Veröffentlichungen des Stadtarchivs Bonn, 50).

Pommerin, Reiner: „Sterilisierung der Rheinlandbastarde". Das Schicksal einer farbigen deutschen Minderheit 1918–1937, Düsseldorf 1979.

Prahl, Hans-Werner: Die Hochschulen und der Nationalsozialismus, in: Hans-Werner Prahl, UNI-Formierung des Geistes. Universität Kiel im Nationalsozialismus, 1, Kiel 1995 (= Veröffentlichung des Beirats für Geschichte der Arbeiterbewegung und Demokratie in Schleswig-Holstein, 16), S. 7–50.

Prahl, Hans-Werner: UNI-Formierung des Geistes. Universität Kiel im Nationalsozialismus, 1, Kiel 1995 (= Veröffentlichung des Beirats für Geschichte der Arbeiterbewegung und Demokratie in Schleswig-Holstein, 16).

Proctor, Robert N.: Blitzkrieg gegen den Krebs. Gesundheit und Propaganda im Dritten Reich, Stuttgart 2002.

Prokop, Otto: Mein Lehrer und seine Blutgruppenideen und was daraus wurde, in: Lorenz Hupfauf/Ulrich Heifer/Oskar Grüner/Otto Prokop, In memoriam Herbert Elbel. Reden gehalten am 22. Oktober 1986 bei der Gedenkfeier der Rheinischen Friedrich-Wilhelms-Universität Bonn, Bonn 1987 (= Alma Mater. Beiträge zur Geschichte der Universität Bonn, 64), S. 31–38.

Prolingheuer, Hans: Der Fall Karl Barth 1934–1935. Chronographie einer Vertreibung, Neukirchen-Vluyn 1977.

Pross, Christian/Götz Aly (Red.): Der Wert des Menschen. Medizin in Deutschland 1918–1945, hrsgg. v. der Ärztekammer Berlin in Zusammenarbeit mit der Bundesärztekammer. Berlin 1989 (= Deutsche Vergangenheit, 34).

Prozeß gegen die Hauptkriegsverbrecher vor dem internationalen Militärgerichtshof. Nürnberg, 14. November 1945 – 1. Oktober 1946, 1, Nürnberg 1947 (Neudruck 1984).

Prüll, Cay-Rüdiger: Ludwig Schoff (1866–1942): Wissenschaft und Politik in Kaiserreich, Weimarer Republik und Nationalsozialismus, in: Bernd Grün/Hans-Goerg Hofer/Karl-Heinz Leven (Hg.), Medizin und Nationalsozialismus. Die Freiburger Medizinische Fakultät und das Klinikum in der Weimarer Republik und im „Dritten Reich", Frankfurt am Main u.a. 2002 (= Medizingeschichte im Kontext, 10), S. 92–118.

Przyrembel, Alexandra: ‚Rassenschande'. Reinheitsmythos und Vernichtungslegitimation im Nationalsozialismus, Göttingen 2003 (= Veröffentlichungen des Max-Planck-Instituts für Geschichte, 190).

Radwanska-Altman, Jolanta: „Zwangsbonnerinnen." Erinnerungen polnischer Frauen nach 50 Jahren, in: Annette Kuhn (Hg.), Frauenleben im NS-Alltag, Pfaffenweiler 1994 (= Bonner Studien zur Frauengeschichte, 2), S. 321–363.

Ramm, R.[udolf]: Ärztliche Rechts- und Standeskunde, 2. Aufl. Berlin 1943.

rau: Er heilte Könige und Scheichs. Professor Dr. Friedrich Tiemann 70 Jahre alt – Goldenes Kreuz des Athosbergs, in: General-Anzeiger, 24.11.1969.

Rauschning, Hermann: Gespräche mit Hitler, unveränd. Neurdr. Zürich u.a. 1940.

RE: Er war Toxikologe von besonderem Rang. Professor Walter Paulus gestorben, in: General-Anzeiger, 5.1.1979.

Redwitz, [Erich] v.[on]: Carl Garré [sic], in: Chronik der Rheinischen Friedrich Wilhelms-Universität [sic] zu Bonn für das Akademische Jahr 1927/28, 53. Jg. (N.F. Jg. 42), S. 10–15.

Redwitz, E.[rich] v.[on]: Prof. Dr. Robert Janker zum 65. Geburtstag, in: Strahlentherapie, Nr. 109 (1959), S. 1–4.

Redwitz, Erich Freiherr von/Alfred Gütgemann: Der Lehrstuhl für Chirurgie an der Rheinischen Friedrich Wilhelms-Universität [sic] Bonn 1818–1953, Bonn 1957.

Redwitz, Erich Freiherr von: Carl Garrè 1857–1928, in: [Johannes Steudel/Nikolaus Mani (Hg.)], Bonner Gelehrte. Beiträge zur Geschichte der Wissenschaften in Bonn. Medizin, Bonn 1992 (= 150 Jahre Rheinische Friedrich-Wilhelms-Universität zu Bonn 1818–1968, o.Bd.), S. 203–207.

Redwitz, Erich Freiherr von: Die Chirurgische Klinik, in: Geschichte der Rheinischen Friedrich-Wilhelm-Universität [sic] zu Bonn am Rhein, 2, Institute und Seminare, 1818–1933, Bonn 1933, S. 125–128.

Reichsgesetzblatt, Teil I, 1933.

Reichsgesetzblatt, Teil I, 1936.

Reinhardt, Georg (Hg.): Im Malstrom des Lebens versunken... Elfriede Lohse-Wächtler 1899–1940. Leben und Werk, Köln 1996.

Reinhardt, Georg/Hildegard Reinhardt: Biographie, in: Georg Reinhardt (Hg.), Im Malstrom des Lebens versunken... Elfriede Lohse-Wächtler 1899–1940. Leben und Werk, Köln 1996, S. 15–41.

Reinike, Ernst: Die klinischen Bauten der Universität Bonn, Bonn 1883.

Reiter, Raimond: Eine Geheimsprache des Tötens? Zum Sprachgebrauch der Nationalsozialisten bei den Euthanasie-Morden, in: Muttersprache, 105 (1995), S. 24–30.

Reiter, Raimond: Empirie und Methode in der Erforschung des „Dritten Reiches". Fallstudien zur Inhaltsanalyse, Typusbildung, Statistik, zu Interviews und Selbstzeugnissen, Frankfurt am Main u.a. 2000.

Remmert, Volker R.: Galilei und die Rassenlehre: Naturwissenschaftsgeschichte als Legitimationswissenschaft im Dritten Reich, in: Zeitschrift für Geschichtswissenschaft, 49 (2001), S. 333–351.

Renner, Renate/Susanne Zimmermann: Der Jenaer Kinderarzt Jussuf Ibrahim (1877–1953) und die Tötung behinderter Kinder während des Nationalsozialismus, in: Uwe Hoßfeld/Jürgen John/Oliver Lemuth/Rüdiger Stutz (Hg.), „Kämpferische Wissenschaft". Studien zur Universität Jena im Nationalsozialismus, Köln u.a. 2003, S. 437–451.

Reutter, Friederike: Heidelberg 1945–1949. Zur politischen Geschichte einer Stadt in der Nachkriegszeit, Heidelberg 1994 (= Buchreihe der Stadt Heidelberg, 5).

Rey, Manfred van/Norbert Schloßmacher (Hg.): Bonn und das Rheinland. Beiträge zur Geschichte und Kultur einer Region. Festschrift zum 65. Geburtstag von Dietrich Höroldt, Bonn 1992 (= Bonner Geschichtsblätter, 42 = Veröffentlichungen des Stadtarchivs Bonn, 52).

Rey, Manfred van: Die Institute und Kliniken der Medizinischen Fakultät – 1944 bis 1950, in: Heinz Schott (Hg.), Universitätskliniken und Medizinische Fakultät Bonn 1950–2000. Festschrift zum 50jährigen Jubiläum des Neuanfangs auf dem Venusberg, Bonn 2000, S. 37–50.

Rey, Manfred van: Die Vernichtung der Juden in Bonn, in: E.[ugen] Eichhorn/E.[rnst]-J.[ochen] Thiele (Hg.), Vorlesungen zum Gedenken an Felix Hausdorff, Berlin 1994 (= Berliner Studienreihe zur Mathematik, 5), S. 227–250.

Rey, Manfred van: Universität Bonn vom 18. Oktober 1944 bis 17. November 1945, in: Bonner Universitätsblätter 1995, S. 29–45.

Richter, Horst: Buddha lockt in sein Reich – Ostasiatica in Köln. Ausstellung aus Kölner Museumsbesitz und aus der Bonner Sammlung Prof. Schulemanns, in: General-Anzeiger, 17.5.1968.

Richter, Ingrid: Katholizismus und Eugenik in der Weimarer Republik und im Dritten Reich. Zwischen Sittlichkeitsreform und Rassenhygiene, Paderborn u.a. 2001 (= Veröffentlichungen der Kommission für Zeitgeschichte, 88).

Riedesser, Peter/Axel Verderber: „Maschinengewehre hinter der Front". Zur Geschichte der deutschen Militärpsychiatrie, Frankfurt am Main 1996.

Ries, Werner: Max Bürger (1885–1966). Internist, Pathophysiologe, Alternsforscher. Ausgewählte Texte, Leipzig 1985 (= Sudhoffs Klassiker der Medizin, 5 N.F.).

Riesenberger, Dieter: Das Deutsche Rote Kreuz. Eine Geschichte 1864–1990, Paderborn u.a. 2002.

Ristow, Erich: Erbgesundheitsrecht. Berechtigung, Bedeutung und Anwendung des Gesetzes zur Verhütung erbkranken Nachwuchses mit einem Anhang der Gesetze, Verordnungen und wichtigsten Runderlasse, Stuttgart/Berlin 1935.

Ristow, Erich: Nachtrag zu Erbgesundheitsrecht, Stuttgart/Berlin 1936.

Ritter, Gerhard: Der deutsche Professor im ‚Dritten Reich', in: Die Gegenwart, 1 (1945/46), S. 23–26.

Ritterbusch, Paul: Wissenschaft im Kampf um Reich und Lebensraum, Stuttgart/Berlin 1942.

Roegele, Otto B.: Student im Dritten Reich, in: Helmut Kuhn/Joseph Pascher/Hans Maier/Wolfgang Kunkel/Otto B. Roegele/Fritz Leist/Friedrich G. Friedmann/Eric Voegelin, Die deutsche Universität im Dritten Reich. Acht Beiträge, München 1966, S. 135–174.

Roelcke, V.[olker]: Zeitgeist und Erbgesundheitsgesetzgebung im Europa der 1930er Jahre. Eugenik, Genetik und Politik im historischen Kontext, in: Der Nervenarzt, 73 (2002), S. 1019–1029.

Roelcke, Volker/Gerrit Hohendorf/Maike Rotzoll: Psychiatrische Forschung, „Euthanasie" und der „Neue Mensch": Zur Debatte um Menschenbild und Wertsetzungen im Nationalsozialismus, in: Andreas Frewer/Clemens Eickhoff (Hg.), „Euthanasie" und die aktuelle Sterbehilfe-Debatte. Die historischen Hintergründe medizinischer Ethik, Frankfurt/New York 2000, S. 193–217.

Roelcke, Volker/Gerrit Hohendorf/Maike Rotzoll: Science médicale, „ethos" et transformations politiques: la recherche psychiatrique en Allemagne, 1925–1945, in: Christian Bonah/Étienne Lepicard/Volker Roelcke, La médicine expérimentale au tribunal. Implications éthiques de quelques procès médicaux du XXe siècle européen, Paris 2003, S. 157–183.

Roelcke, Volker: Die Entwicklung der Psychiatrie zwischen 1880 und 1932. Theoriebildung, Institutionen, Interaktionen mit zeitgenössischer Wissenschafts- und Sozialpolitik, in: Rüdiger vom Bruch/Brigitte Kaderas (Hg.), Wissenschaften und Wissenschaftspolitik. Bestandsaufnahmen zu Formationen, Brüchen und Kontinuitäten im Deutschland des 20. Jahrhunderts, Stuttgart 2002, S. 109–124.

Roelcke, Volker: Psychiatrische Wissenschaft im Kontext nationalsozialistischer Politik und „Euthanasie". Zur Rolle von Ernst Rüdin und der Deutschen Forschungsanstalt für Psychiatrie/Kaiser-Wilhelm-Institut, in: Doris Kaufmann (Hg.), Geschichte der Kaiser-Wilhelm-Gesellschaft im Nationalsozialismus. Bestandsaufnahme und Perspektiven der Forschung, Göttingen 2000, S. 112–150.

Roer, Dorothee/Dieter Henkel (Hg.): Psychiatrie im Faschismus. Die Anstalt Hadamar 1933–1945, Bonn 1986.

Roer, Dorothee: „Lebens-unwert". Kinder und Jugendliche in der NS-Psychiatrie, in: Matthias Hamann/Hans Asbek (Hg.), Halbierte Vernunft und totale Medizin. Zu Grundlagen, Realgeschichte und Fortwirkungen der Psychiatrie im Nationalsozialismus, Berlin/Göttingen 1997 (= Beiträge zur nationalsozialistischen Gesundheits- und Sozialpolitik, 13), S. 107–130.

Roggenbau, Chr. H. (Hg.): Gegenwartsprobleme der psychiatrisch-neurologischen Forschung. Vorträge auf dem Internationalen Fortbildungskurs Berlin 1938, Stuttgart 1939.

Rohkrämer, Martin: Fritz Lieb 1933–1939. Entlassung – Emigration – Kirchenkampf – Antifaschismus, in: Leonore Siegele-Wenschkewitz/Carsten Nicolaisen (Hg.), Theologische Fakultäten im Nationalsozialismus, Göttingen 1993 (= Arbeiten zur kirchlichen Zeitgeschichte, Reihe B, 18), S. 181–197.

Römer, Paul: Die Augenklinik, in: Friedrich von Bezold, Geschichte der Rheinischen Friedrich-Wilhelm-Universität [sic] zu Bonn am Rhein, 2, Institute und Seminare, 1818–1933, Bonn 1933, S. 129–130.

Rose, Ingeborg: Alfred Kantorowicz. Sein Leben und seine Bedeutung für die Zahnheilkunde, Diss. med. Bonn 1969.

Rosendahl, Klaus: Studentischer Widerstand an der Universität, in: Josef Matzerath (Hg.), Bonn. 54 Kapitel Stadtgeschichte, Bonn 1989, S. 317–322.

Rost, G.[eorg] A.[lexander]: Erich Hoffmann zum Gedächtnis, in: Münchener medizinische Wochenschrift, 101 (1959), S. 1520–1521.

Rost, G.[eorg] A.[lexander]: Prof. Erich Hoffmann zum 85. Geburtstag, in: Zeitschrift für Haut- und Geschlechtskrankheiten, 14 (1953), S. 271–272.

Roth, Karl Heinz: Die Modernisierung der Folter in den beiden Weltkriegen. Der Konflikt der Psychotherapeuten und Schulpsychiater und die deutschen ‚Kriegsneurotiker' 1915–1945, in: 1999, 2. Jg., H. 3 (Juli 1987), S. 8–75.

Roth, Karl Heinz: Schöner neuer Mensch. Der Paradigmenwechsel der klassischen Genetik und seine Auswirkungen auf die Bevölkerungsbiologie des „Dritten Reiches", in: Heidrun Kaupen-Haas (Hg.), Der Griff nach der Bevölkerung. Aktualität und Kontinuität nazistischer Bevölkerungspolitik, Nördlingen 1986 (= Schriften der Hamburger Stiftung für Sozialgeschichte des 20. Jahrhunderts, 1), S. 11–63.

Rothacker, Erich: Wissenschaftsgeschichte und Universitätsgeschichte. Festvortrag der Bonner Kunst- und Wissenschaftswoche, Bonn 1943 (= Kriegsvorträge der Rheinischen Friedrich-Wilhelms-Universität Bonn a. Rh., H. 83).

Rudnick, Martin: Behinderte im Nationalsozialismus. Von der Ausgrenzung und der Zwangssterilisation zur „Euthanasie", Weinheim/Basel 1985.

Rudnick, Martin: Zwangssterilisation. Behinderte und sozial Randständige, Opfer nazistischer Erbgesundheitspolitik, in: Martin Rudnick, Aussondern – Sterilisieren – Liquidieren. Die Verfolgung Behinderter im Nationalsozialismus, Berlin 1990, S. 93–100.

Rüster, D.[etlef]: Zur Geschichte der Charité in Berlin, in: Das deutsche Gesundheitswesen, 27 (1972), S. 1684–1686, S. 1729–1732.

Rüter-Ehlermann, Adelheid L./C. F. Rüter (Bearb.): Justiz und NS-Verbrechen. Sammlung deutscher Strafurteile wegen nationalsozialistischer Tötungsverbrechen 1945–1966, III, Die vom 08.07.1948 bis zum 30.01.1949 ergangenen Strafurteile. Lfd. Nr. 074–114, Amsterdam 1969.

Rüther, Martin: Ärztliches Standeswesen im Nationalsozialismus 1933–1945, in: Robert Jütte (Hg.), Geschichte der deutschen Ärzteschaft. Organisierte Berufs- und Gesundheitspolitik im 19. und 20. Jahrhundert, Köln 1997.

Rüther, Martin: Geschichte der Medizin. Ärzte im Nationalsozialismus. Neue Forschungen und Erkenntnisse zur Mitgliedschaft in der NSDAP, in: Deutsches Ärzteblatt, 98 (2001), S. C2561–C2562.

Sachse, Carola: „Persilscheinkultur". Zum Umgang mit der NS-Vergangenheit in der Kaiser-Wilhelm/Max-Planck-Gesellschaft, in: Bernd Weisbrod (Hg.), Akademische Vergangenheitspolitik. Beiträge zur Wissenschaftskultur der Nachkriegszeit, Göttingen 2002 (= Veröffentlichungen des Zeitgeschichtlichen Arbeitskreises Niedersachsen, 20), S. 217–246.

Samuel, Arthur: Mein Leben in Deutschland vor und nach dem 30. Januar 1933, in: Bonner Geschichtsblätter, 49/50 (1999/2000 <2001>), S. 399–457.

Sauer, Werner: Akademischer Rassismus in Graz. Materialien zur Wissenschaftsgeschichte der Grazer Universität, in: Steirische Gesellschaft für Kulturpolitik (Hg.), Grenzfeste Deutscher Wissenschaft. Über Faschismus und Vergangenheitsbewältigung an der Universität Graz, Graz 1985, S. 72–87.

Sauermann, Hilde: Eheanbahnung für Ehegehinderte (Sterilisierte, andere Unfruchtbare und fortpflanzungsfähige Träger unerwünschten Erbgutes), in: Der Erbarzt, 9 (1941), S. 97–110.

Sawitzki, Eduard: Die Otorhinolaryngologie an der Rheinischen Friedrich-Wilhelms-Universität Bonn, Diss. med. Bonn 1969.

Sax, Boria: Animals in The Third Reich. Pets, Scapegoats, and the Holocaust, New York/London 2000.

Schadewaldt, H.[ans]: Geschichte der Universität Düsseldorf, in: Medizin in Düsseldorf. 50jährige Wiederkehr der Gründung der Universität Düsseldorf als Medizinische Akademie, Düsseldorf 1973, S. 5–16.

Schadewaldt, Hans (Bearb.): Die polnischen Greueltaten an den Volksdeutschen in Polen, 2. erg. Aufl. Berlin 1940.

Schael, Oliver: Die Grenzen der akademischen Vergangenheitspolitik: Der Verband der nichtamtierenden (amtsverdrängten) Hochschullehrer und die Göttinger Universität, in: Bernd Weisbrod (Hg.), Akademische Vergangenheitspolitik. Beiträge zur Wissenschaftskultur der Nachkriegszeit, Göttingen 2002 (= Veröffentlichungen des Zeitgeschichtlichen Arbeitskreises Niedersachsen, 20), S. 53–72.

Schaewen, Isa von (Bearb.): Medizin im Nationalsozialismus. Tagung vom 30. April bis 2. Mai 1982 in Bad Boll, Bad Boll 1982 (= Protokolldienst 23/82).

Schäfer, Josef Hermann: Ministerialrat Dr. med. Arthur Mallwitz (1880–1968). Ein Leben für Sport, Sportmedizin und Gesundheitsvorsorge. Eine Aufarbeitung seines Nachlasses, Diss. med. Bonn 2003.

Schaffer, Wolfgang (Red.): Folgen der Ausgrenzung. Studien zur Geschichte der NS-Psychiatrie in der Rheinprovinz, Köln/Bonn 1995 (= Rheinprovinz, 10).

Schafgans, Hans: „… auf einer Wiese Gans und Schaf…“, in: Günther B. Ginzel/Hans-Joachim Henke/Stefan Kirschgens/Winfried Kranz (Hg.), „… das durfte keiner wissen!“ Hilfe für Verfolgte im Rheinland von 1933 bis 1945. Gespräche. Dokumente. Texte, Köln/Bonn 1995 (= Mit-Menschlichkeit, 2), S. 185–196.

Schallmayer, Wilhelm: Vererbung und Auslese im Lebenslauf der Völker. Eine staatswissenschaftliche Studie auf Grund der neueren Biologie, Jena 1903.

Scheiblechner, Petra: „… politisch ist er einwandfrei…“. Kurzbiographien der an der Medizinischen Fakultät Graz in der Zeit von 1938 bis 1945 tätigen WissenschaftlerInnen, Graz 2002 (= Publikationen aus dem Archiv der Universität Graz, 39).

Scheideler, Hildegard: Thea Kantorowicz (1909–1986), in: Annette Kuhn/Valentine Rothe/ Brigitte Mühlenbruch (Hg.), 100 Jahre Frauenstudium. Frauen der Rheinischen Friedrich-Wilhelms-Universität Bonn, Dortmund 1996, S. 215–217.

Schenck, E.[rnst] G.[ünther]/R. Lucass/G. G. Wegener: Allgemeine Heilpflanzenkunde. Grundlagen einer rationellen Gewinnung, Verarbeitung, Anwendung und Erforschung der Heil- und Gewürzpflanzen, Dresden o.J. [ca. 1940].

Schenck, E.[rnst] G.[ünther]: Prof. Dr. med. Theodor Gilbert Morell. Hitlers Leibarzt und seine Medikamente, Schnellbach 1998.

Schilter, Thomas: Unmenschliches Ermessen. Die nationalsozialistische „Euthanasie“-Tötungsanstalt Pirna-Sonnenstein 1940/41, Dresden 1999 (= Schriftenreihe der Stiftung Sächsische Gedenkstätten zur Erinnerung an die Opfer politischer Gewaltherrschaft, 5).

Schipperges, H.[einrich]: The Institute of the History of Medicine at the University of Bonn, in: Journal of the History of Medicine and Allied Sciences, XIII (1958), S. 410–411.

Schirach, Baldur v.[on]: Die gesundheitliche Betreuung der Hitlerjugend, in: Ziel und Weg, 4 (1935), S. 90.

Schirge, Eva-Maria: Ein Jude mit sozialistischen Ideen: Das ging den Professoren zu weit. Auch Alfred Kantorowicz wurde aus der Universität geworfen, in: Kölner Stadt-Anzeiger/Rhein-Sieg-Anzeiger, 7.9.2001.

Schirge, Eva-Maria: Professor Ulrich Heifer feiert 70. Jubilar noch längst nicht fern der Mühen. Der bekannte Wissenschaftler leitete 18 Jahre lang das Institut für Rechtsmedizin an der Uni, in: Kölner Stadt-Anzeiger/Rhein-Sieg-Anzeiger, 11.10.2000.

Schleyer, Franz: Zur Geschichte des Lehrstuhls und Institutes für Gerichtliche Medizin der Universität Bonn, in: [Johannes Steudel/Nikolaus Mani (Hg.)], Bonner Gelehrte. Beiträge zur Geschichte der Wissenschaften in Bonn. Medizin, Bonn 1992 (= 150 Jahre Rheinische Friedrich-Wilhelms-Universität zu Bonn 1818–1968, o.Bd.), S. 171–174.

Schmacke, Norbert/Hans-Georg Güse: Zwangssterilisiert. Verleugnet – Vergessen. Zur Geschichte der nationalsozialistischen Rassenhygiene am Beispiel Bremen, Bremen 1984.

Schmidt, Karl: Paul Römer, in: Chronik der Rheinsichen Friedrich-Wilhelms-Universität zu Bonn für das akademische Jahr 1934/36 (18. Oktober 1934 bis 31. März 1936), Jg. 60 (N.F. Jg. 49), Bonn 1936, S. 13–14.

Schmidt, Paul: Vorgeschichte und Anfänge des Frauenstudiums in Bonn, in: Manfred van Rey/Norbert Schloßmacher (Hg.), Bonn und das Rheinland. Beiträge zur Geschichte und Kultur einer Region. Festschrift zum 65. Geburtstag von Dietrich Höroldt, Bonn 1992 (= Bonner Geschichtsblätter, 42 = Veröffentlichungen des Stadtarchivs Bonn, 52), S. 545–569.

Schmidt, Ulf: Medical Films, Ethics and Euthanasia in Nazi Germany. The History of Medical Research and Teaching Films of the Reich Office for Educational Films/Reich Institute for Films in Science and Education, 1933–1945, Husum 2002 (= Abhandlungen zur Geschichte der Medizin und der Naturwissenschaften, 92).

Schmidt, Werner: Leben an Grenzen. Autobiographischer Bericht eines Mediziners aus dunkler Zeit, Neuausg. Frankfurt am Main 1993.

Schmitz, H.[ans] A.[loys]: Die Persönlichkeitsdiagnose. Grundlegung einer organologischen Betrachtungsweise im Bereich des Seelischen, Leipzig 1942 (= Sammlung Psychiatrischer und Neurologischer Einzeldarstellungen, XX).

Schmitz, H.[ans] A.[loys]: Gutachten [Ätiologie und Diagnostik der Jugendkriminalität. Vortrag gehalten auf dem I. Internationalen Kongreß für Kriminologie in Rom 1938], in: Beiträge zur Rechtserneuerung. Gemeinschaftsarbeiten aus der deutschen Rechtspflege, 8 (1938), S. 106–119.

Schmitz, H.[ans] A.[loys]: Kritischer Beitrag zum Konstitutionsbegriff. Krankheitssyptom oder Persönlichkeitsmerkmal? Bonn 1942 (= Antrittsvorlesungen, H. 17).

Schmitz, H.[ans] A.[loys]: Spätreife und „Angeborener Schwachsinn“ im Sinne des Gesetzes zur Verhütung erbkranken Nachwuchses, in: Allgemeine Zeitschrift für Psychiatrie und ihre Grenzgebiete, 107 (1938), S. 21–37.

Schmitz, H.[ans] A.[loys]: Über den „Angeborenen Schwachsinn“ im Sinne des Gesetzes zur Verhütung erbkranken Nachwuchses, in: Der Öffentliche Gesundheitsdienst, 3 (1937), S. 645–656.

Schmoeckel, Matthias (Hg.): Die Juristen der Universität Bonn im „Dritten Reich“, Köln/Weimar/Wien 2004 (= Rechtsgeschichtliche Schriften, 18), S. 582–601.

Schmuhl, Hans-Walter: Medizin in der NS-Zeit. Hirnforschung und Krankenmord, in: Deutsches Ärzteblatt, 98 (2001), S. C988–C991.

Schmuhl, Hans-Walter: Rassenhygiene, Nationalsozialismus, Euthanasie. Von der Verhütung zur Vernichtung „lebensunwerten Lebens“ 1890–1945, Göttingen 1992.

Scholder, Klaus: Die Mittwochs-Gesellschaft. Protokolle aus dem geistigen Deutschland 1932 bis 1944, Berlin 1982.

Schöningh, Martin: Studien zu deutschen Lehrbüchern der Psychiatrie aus der Zeit des Nationalsozialismus unter besonderer Berücksichtigung der Darstellung der Schizophrenie, Diss. med. Hannover 1999.

Schott, Heinz (Hg.): Medizin, Romantik und Naturforschung. Bonn im Spiegel des 19. Jahrhunderts. Anläßlich der 175-Jahrfeier der Universität Bonn, Bonn 1993 (= Studium Universale, 18).

Schott, Heinz (Hg.): Universitätskliniken und Medizinische Fakultät Bonn 1950–2000. Festschrift zum 50jährigen Jubiläum des Neuanfangs auf dem Venusberg, Bonn 2000.

Schott, Heinz: Paracelsus in der Medizinhistoriographie des 20. Jahrhunderts: Zur Bedeutung von Walter Pagel, in: Ralf Bröer, Eine Wissenschaft emanzipiert sich. Die Medizinhistoriographie von der Aufklärung bis zur Postmoderne, Pfaffenweiler 1999 (= Neuere Medizin- und Wissenschaftsgeschichte, 9), S. 161–170.

[Schott, Heinz:] Vorgestellt. Medizingeschichte in Bonn: das Medizinhistorische Institut der Universität, in: Bonner Universitäts-Nachrichten, 25/186 (April 1992), S. 17–18.

Schott, Heinz: Zur Biologisierung des Menschen, in: Rüdiger vom Bruch/Brigitte Kaderas (Hg.), Wissenschaften und Wissenschaftspolitik. Bestandsaufnahmen zu Formationen, Brüchen und Kontinuitäten im Deutschland des 20. Jahrhunderts, Stuttgart 2002, S. 99–108.

Schramm, Johannes: Neurochirurgische Klinik, in: Heinz Schott (Hg.), Universitätskliniken und Medizinische Fakultät Bonn 1950–2000. Festschrift zum 50jährigen Jubiläum des Neuanfangs auf dem Venusberg, Bonn 2000, S. 284–291.

Schreus, Hans Theodor: Erich Hoffmann 1868–1959, in: [Johannes Steudel/Nikolaus Mani (Hg.)], Bonner Gelehrte. Beiträge zur Geschichte der Wissenschaften in Bonn. Medizin,

Bonn 1992 (= 150 Jahre Rheinische Friedrich-Wilhelms-Universität zu Bonn 1818–1968, o.Bd.), S. 369–374.

Schreus, Hans-Theo: Erich Hoffmann zum 85. Geburtstag, in: Der Hautarzt, 4 (1953), S. 190–191.

Schreus, Hans-Theo: Erich Hoffmann zum 90. Geburtstag, in: Dermatologische Wochenschrift, 14 (1958), S. 354.

Schrul, Marco/Jens Thomas: Kollektiver Gedächtnisverlust. Die Ibrahim-Debatte 1999/2000, in: Uwe Hoßfeld/Jürgen John/Oliver Lemuth/Rüdiger Stutz (Hg.), „Kämpferische Wissenschaft". Studien zur Universität Jena im Nationalsozialismus, Köln u.a. 2003, S. 1065–1098.

Schulemann, W.[erner]: Theorie und Praxis pharmakologischer Forschung, in: Arbeitsgemeinschaft für Forschung des Landes Nordrhein-Westfalen, H. 18, Köln/Opladen 1953.

Schulemann, Werner: Hermann Fühner 1871-1944, in: [Johannes Steudel/Nikolaus Mani (Hg.)], Bonner Gelehrte. Beiträge zur Geschichte der Wissenschaften in Bonn. Medizin, Bonn 1992 (= 150 Jahre Rheinische Friedrich-Wilhelms-Universität zu Bonn 1818-1968, o.Bd.), S. 163-167.

Schulemann, Werner: Über die Bekämpfung von Infektionskrankheiten im Mittelmeerraum, Bonn 1943 (= Kriegsvorträge der Rheinischen Friedrich-Wilhelms-Universität Bonn a. Rh., H. 110).

Schüler, Norbert: Poliklinik für Zahnerhaltung und Parodontologie, in: Heinz Schott (Hg.), Universitätskliniken und Medizinische Fakultät Bonn 1950–2000. Festschrift zum 50jährigen Jubiläum des Neuanfangs auf dem Venusberg, Bonn 2000, S. 314–318.

Schüller, Christian: Die Gruppen des Bundes Neudeutschland in Bonn. Bericht eines Zeitzeugen, in: Waltraud Joch/Udo Wallraf (Hg.), In Bonn katholisch sein. Ursprünge und Wandlungen der Kirche in einer rheinischen Stadt, Bonn 1989, S. 97–108.

Schüller, Christian: Die Katholische Jugend in Bonn 1920–1945, in: Bonner Geschichtsblätter, 39 (1989/1992), S. 401–427.

Schuller, Marianne: „Entartung". Zur Geschichte eines Begriffs, der Geschichte gemacht hat, in: Heidrun Kaupen-Haas/Christian Saller (Hg.), Wissenschaftlicher Rassismus. Analysen einer Kontinuität in den Human- und Naturwissenschaften, Frankfurt/New York 1999, S. 122–136.

Schulte, Walter: „Euthanasie" und Sterilisation im Dritten Reich, in: Andreas Flitner (Hg.), Deutsches Geistesleben und Nationalsozialismus. Eine Vortragsreihe der Universität Tübingen, Tübingen 1965, S. 73–89.

Schulz, Ernst Arthur: Otto Julius Grütz. Leben und Lebenswerk, Diss. med. Bonn 1982.

Schulz, Günther (Hg.): Vertriebene Eliten. Vertreibung und Verfolgung von Führungsschichten im 20. Jahrhundert. Büdinger Forschungen zur Sozialgeschichte 1999, München 2001 (= Deutsche Führungsschichten in der Neuzeit, 24).

Schulze, Winfried/Sven Bergmann (Mitarb.)/Gerd Helm (Mitarb.): Der Stifterverband für die Deutsche Wissenschaft 1920–1995, Berlin 1995.

Schütz, Hans: Justiz im „Dritten Reich". Dokumentation aus dem Bezirk des Oberlandesgerichts Bamberg, Bamberg 1984.

Schwabe, Klaus (Hg.): Deutsche Hochschullehrer als Elite 1815–1945, Boppard 1988 (= Büdinger Forschungen zur Sozialgeschichte 1983; Deutsche Führungsschichten in der Neuzeit, 17).

Schwoch, Rebecca: Ärztliche Standespolitik im Nationalsozialismus. Julius Hadrich und Karl Haedenkamp als Beispiele, Husum 2001 (= Abhandlungen zur Geschichte der Medizin und der Naturwissenschaften, 95).

Seeliger, Rolf (Zusammensteller): Braune Universität. Deutsche Hochschullehrer gestern und heute. Eine Dokumentation, H. 1, München 1964.

Seidel, Ralf/Wolfgang Franz Werner (Hg.): Psychiatrie im Abgrund. Spurensuche und Standortbestimmung nach den NS-Psychiatrie-Verbrechen, Köln/Bonn 1991 (= Rheinprovinz, 6).

Seidelmann, William E.: Erinnerung, Medizin und Moral. Die Bedeutung der Ausbeutung des menschlichen Körpers im Dritten Reich, in: Eberhard Gabriel/Wolfgang Neugebauer (Hg.), NS-Euthanasie in Wien, Wien u.a. 2000, S. 27–46.

Seidler, Eduard: Die Medizinische Fakultät der Albert-Ludwigs-Universität Freiburg im Breisgau. Grundlagen und Entwicklungen, Berlin u.a. 1991.

Seidler, Eduard: Kinderärzte 1933–1945, entrechtet – geflohen – ermordet, Bonn 2000.

Seier, Hellmut: Der Rektor als Führer. Zur Hochschulpolitik des Reichserziehungsministeriums 1934–1945, in: Vierteljahrshefte für Zeitgeschichte, 12 (1964), S. 105–146.

Seier, Hellmut: Die Hochschullehrerschaft im Dritten Reich, in: Klaus Schwabe (Hg.), Deutsche Hochschullehrer als Elite 1815–1945, Boppard 1988 (= Büdinger Forschungen zu Sozialgeschichte 1983; Deutsche Führungsschichten in der Neuzeit, 17), S. 247–295.
Seier, Hellmut: Universität und Hochschulpolitik im nationalsozialistischen Staat, in: Klaus Malettke (Hg.), Der Nationalsozialismus an der Macht. Aspekte nationalsozialistischer Politik und Herrschaft, Göttingen 1984, S. 143–165.
Seitz, Hanns Martin/Florian Stader: Institut für Medizinische Parasitologie, in: Heinz Schott (Hg.), Universitätskliniken und Medizinische Fakultät Bonn 1950–2000. Festschrift zum 50jährigen Jubiläum des Neuanfangs auf dem Venusberg, Bonn 2000, S. 151–153.
Siede, [W.]: Max Bürger zum 80. Geburtstag, in: Deutsche Medizinische Wochenschrift, 90 (1965), S. 2126–2128.
Siefken, Heinrich (Hg.): Die Weiße Rose und ihre Flugblätter. Dokumente, Texte, Lebensbilder, Erläuterungen, Manchester/New York 1994.
Siegele-Wenschkewitz, Leonore/Carsten Nicolaisen (Hg.): Theologische Fakultäten im Nationalsozialismus, Göttingen 1993 (= Arbeiten zur kirchlichen Zeitgeschichte, B, 18).
Siemen, Hans Ludwig: Menschen blieben auf der Strecke... Psychiatrie zwischen Reform und Nationalsozialismus, Gütersloh 1987.
Simon, Jürgen: Kriminalbiologie und Zwangssterilisation. Eugenischer Rassismus 1920–1945, Münster u.a. 2001 (= Internationale Hochschulschriften, 372).
Simson, Gerhard: Euthanasie als Rechtsproblem. Eine rechtsvergleichende Übersicht, in: Neue Juristische Wochenschrift, 17 (1964), S. 1153–1157.
Sonnet, Peter: Die „Machtergreifung" in Bonn 1933, in: Josef Matzerath (Hg.), Bonn. 54 Kapitel Stadtgeschichte, Bonn 1989, S. 281–289.
Sparing, Frank/Marie-Luise Heuser (Hg.): Erbbiologische Selektion und „Euthanasie". Psychiatrie in Düsseldorf während des Nationalsozialismus, Essen 2001 (= Düsseldorfer Schriften zur Neueren Landesgeschichte und zur Geschichte Nordrhein-Westfalens, 59).
Sparing, Frank: Die medizinische Behandlung von Zwangsarbeitern und Zwangsarbeiterinnen in Düsseldorf und die städtischen Krankenanstalten, in: Michael G. Esch/Kerstin Griese/Frank Sparing/Wolfgang Woelk (Hg.), Die Medizinische Akademie Düsseldorf im Nationalsozialismus, Essen 1997 (= Düsseldorfer Schriften zur Neueren Landesgeschichte und zur Geschichte Nordrhein-Westfalens, 47), S. 266–294.
Speck, Dieter: Zwangsarbeit in Universität und Universitätsklinikum in Freiburg, in: Jahrbuch für Universitätsgeschichte, 6 (2003), S. 205–233.
Spitznas, Manfred: Augenklinik mit Poliklinik, in: Heinz Schott (Hg.), Universitätskliniken und Medizinische Fakultät Bonn 1950–2000. Festschrift zum 50jährigen Jubiläum des Neuanfangs auf dem Venusberg, Bonn 2000, S. 188–192.
Spoerer, Mark: Zwangsarbeit im Dritten Reich und Entschädigung. Verlauf und Ergebnisse einer wissenschaftlichen und politischen Diskussion, in: Gerald Kolditz/Jörg Ludwig (Red.), Fremd- und Zwangsarbeit in Sachsen 1939–1945. Beiträge eines Kolloquiums in Chemnitz am 16. April 2002, Sonderausgabe Halle/Dresden 2002, S. 89–106.
Stadler, M.[ichael]: Das Schicksal der nicht emigrierten Gestaltpsychologen im Nationalsozialismus, in: C.[arl] F.[riedrich] Graumann (Hg.), Psychologie im Nationalsozialismus, Berlin u.a. 1985, S. 139–164.
Stadtverwaltung Bonn (Hg.): Bonn 1945–1950. Fünf Jahre Stadtverwaltung, Bonn 1951.
Stang, Erhard: „Ihr weiterer Aufenthalt im Reichsgebiet ist unerwünscht.", in: Bonner Geschichtswerkstatt (Hg.), „Die Beueler Seite ist nun einmal die Sonnenseite. Ein historisches Lesebuch, Bonn 1996, S. 103–114.
Stangenberg, Ellen: Die Entstehung der Medizinischen Poliklinik zu Bonn, Diss. med. Bonn 1966.
Starosta, Thomas: Die Aberkennung akademischer Grade, in: Die öffentliche Verwaltung, Jg. 1987, S. 1050–1052.
Steffahn, Harald: Die Weiße Rose. Mit Selbstzeugnissen und Bilddokumenten, Reinbek 1992.
Steinberg, Michael Stephen: Sabers and Brown Shirts. The German Students' Path to National Socialism, 1918–1935, Chicago/London 1977.
Steudel, Johannes: Altes Erbgut in der ärztlichen Sprache der Gegenwart, Bonn 1944 (= Antrittsvorlesungen der Rheinischen Friedrich-Wilhelms-Universität Bonn, H. 33).
Steudel, Johannes: Andreas Vesalius. Der Begründer des anatomisch-naturwissenschaftlichen Denkens in der abendländischen Medizin. Gedächtnisvortrag zum Vierhundertjahr-Jubiläum seines Werkes über den Bau des menschlichen Körpers, Bonn 1943 (= Kriegsvorträge der Rheinischen Friedrich-Wilhelms-Universität Bonn a. Rh., H. 75).

Steudel, Johannes: Die Frühzeit der Bonner medizinischen Fakultät, Bonn 1944 (= Kriegsvorträge der Rheinischen Friedrich-Wilhelms-Universität Bonn a. Rh., H. 131).

Steudel, Johannes: Erich Freiherr von Redwitz als Dekan der Medizinischen Fakultät, in: Alfred Gütgemann/Werner Wachsmuth/Johannes Steudel, In Memoriam Erich Freiherr von Redwitz. Reden gehalten am 13. Februar 1965 bei der Gedenkfeier der Medizinischen Fakultät der Rheinischen Friedrich-Wilhelms-Universität Bonn, Bonn 1966 (= Alma mater, 21), S. 28–40.

Steudel, Johannes: Zur Geschichte der Medizinischen Universitäts-Poliklinik Bonn, Bonn 1971.

[Steudel, Johannes/Nikolaus Mani (Hg.)], Bonner Gelehrte. Beiträge zur Geschichte der Wissenschaften in Bonn. Medizin, Bonn 1992 (= 150 Jahre Rheinische Friedrich-Wilhelms-Universität zu Bonn 1818–1968, o.Bd.).

Stöhr jr., Philipp: Rückblick auf die Forschungsarbeit am Bonner Anatomischen Institut. Zum 125jährigen Bestehen der Universität Bonn, in: Anatomischer Anzeiger, 95 (1944), S. 257–271.

Stöhr jr., Philipp: Studien zur normalen und pathologischen Histologie vegetativer Ganglien I. In: Zeitschrift für Zellforschung, 32 (1943), S. 587–635.

Stöhr, Philipp: Jugenderinnerungen eines alten Würzburgers, Würzburg 1963.

Stolleis, Michael: Furchtbare Juristen, in: Etienne François/Hagen Schulze, Deutsche Erinnerungsorte, II, München 2001, S. 535–548.

Stolte, K.: Freie Diät beim Diabetes, in: Medizinische Klinik, 29 (1933), S. 561–562.

Stuchlik, Gerda: Goethe im Braunhemd. Universität Frankfurt 1933–1945, Frankfurt am Main 1984.

Studentengewerkschaft Bonn (Hg.): 150 Jahre: Klassenuniversität. Reaktionäre Herrschaft und demokratischer Widerstand am Beispiel der Universität Bonn, Bonn 1968, S. 100–112.

Stürzbecher, Manfred: Der Vollzug des Gesetzes zur Verhütung erbkranken Nachwuchses vom 14. Juli 1933 in den Jahren 1935 und 1936, in: Das öffentliche Gesundheitswesen, 36 (1974), S. 350–359.

Sudhoff, Karl: Paracelsus. Ein deutsches Lebensbild aus den Tagen der Renaissance, Leipzig 1936 (= Meyers Kleine Handbücher, 19).

Süß, Winfried: Der „Volkskörper" im Krieg. Gesundheitspolitik, Gesundheitsverhältnisse und Krankenmord im nationalsozialistischen Deutschland 1939–1945, München 2003 (= Studien zur Zeitgeschichte, 65).

TA: NS-Psychiatrie. Gedenken an die Opfer. Mahnmal erinnert an Deportation und Tötung, in: Deutsches Ärzteblatt, 98 (2001), S. C1806.

Telle, Joachim (Hg.): Parerga Paracelsica. Paracelsus in Vergangenheit und Gegenwart, Stuttgart 1991 (= Heidelberger Studien zur Naturkunde der frühen Neuzeit, 3), Stuttgart 1991/92.

Thadden, Rudolf von/Günter J. Trittel (Hg.)/Marc-Dietrich Ohse (Mitwirkung): Göttingen. Geschichte einer Universitätsstadt, 3, Von der preußischen Mittelstadt zur südniedersächsischen Großstadt 1866–1989, Göttingen 1999.

Theissing, Gerhard: Karl Grünberg (1875–1932), in: [Johannes Steudel/Nikolaus Mani (Hg.)], Bonner Gelehrte. Beiträge zur Geschichte der Wissenschaften in Bonn. Medizin, Bonn 1992 (= 150 Jahre Rheinische Friedrich-Wilhelms-Universität zu Bonn 1818–1968, o.Bd.), S. 364–368.

Thielemann, Michael, in: Archiv für Ohren-, Nasen- und Kehlkopfheilkunde, 134 (1933), S. 1–3.

Thieme, Günter: Bonn als Universitätsstadt, in: Eberhard Mayer/Klaus Fehn/Peter-W. Höllermann (Hg.), Bonn – Stadt und Umland. Festschrift zum 75-jährigen Bestehen der Gesellschaft für Erd- und Völkerkunde zu Bonn, Bonn 1988 (= Arbeiten zur Rheinischen Landeskunde, H. 58), S. 45–61.

Thom, Achim/Genadij Ivanovic Caregorodcev (Hg.): Medizin unterm Hakenkreuz, Berlin [Ost] 1989.

Thom, Achim/Horst Spaar (Hg.): Medizin im Faschismus. Symposium über das Schicksal der Medizin in der Zeit des Faschismus in Deutschland 1933–1945. Protokoll, Berlin [Ost] 1985.

Thom, Achim/Samuel Mitja Rapopott (Hg.): Das Schicksal der Medizin im Faschismus. Auftrag und Verpflichtung zur Bewahrung von Humanismus und Frieden. Internationales wissenschaftliches Symposium europäischer Sektionen der IPPNW 17.–20. November 1988, Erfurt/Weimar DDR, Neckarsulm/München 1989.

Thom, Achim: Nationalsozialistische Wissenschaftslenkung und ihre Folgen untersucht am Beispiel der Krebsforschung im Zeitraum 1933 bis 1945, in: Christoph Kopke (Hg.), Medizin und Verbrechen. Festschrift zum 60. Geburtstag von Walter Wuttke, Ulm 2001, S. 163–184.

Tilitzki, Christian: Die deutsche Universitätsphilosophie in der Weimarer Republik und im Dritten Reich, Teil 1, Berlin 2002.
Tippmann, Robert/Klaus Rosendahl (Hg.): Bonn in der NS-Zeit. Deportiert aus Endenich. Juni/July [sic] 1942: Transport der Bonner Juden in die Vernichtungslager. Eine Dokumentation zur Ausstellung, Bonn 1992.
Titze, Hartmut: Datenhandbuch zur deutschen Bildungsgeschichte, I/2, Wachstum und Differenzierung der deutschen Universitäten 1830–1945, unter Mitarbeit von Hans-Georg Herrlitz, Volker Müller-Benedict und Axel Nath, Göttingen 1995.
Toellner, Richard: Ärzte im Dritten Reich, in: Johanna Bleker/Norbert Jachertz (Hg.), Medizin im „Dritten Reich", 2. erw. Aufl. Köln 1993, S. 11–24.
Treue, Wilhelm: Rede Hitlers vor der deutschen Presse (10. November 1938), in: Vierteljahrshefte für Zeitgeschichte, 6 (1958), S. 175–191.
Tröger, Jörg (Hg.): Hochschule und Wissenschaft im Dritten Reich, Frankfurt/New York 1984.
Tücking, P.: Reaktion in bunten Mützen. Einige Bonner Korporationen regen sich auf – Wirkungslose Drohungen, in: Westdeutscher Beobachter, 3.6.1934.
Turner, Ian (Hg.): Reconstruction in Post-War Germany. British Occupation Policy and the Western Zones, 1945–55, Oxford u.a. 1989.
Turner, Ian: Denazification in the British Zone, in: Ian Turner (Hg.), Reconstruction in Post-War Germany. British Occupation Policy and the Western Zones, 1945–55, Oxford u.a. 1989, S. 239–267.
UL: Das Plasmochin war sein größter Erfolg. Professor Dr. Schulemann wurde 85 Jahre alt, in: Bonner Rundschau, 5.5.1973.
Ulrich, Uwe: Klinik und Poliklinik für Geburtshilfe und Frauenheilkunde, in: Heinz Schott (Hg.), Universitätskliniken und Medizinische Fakultät Bonn 1950–2000. Festschrift zum 50jährigen Jubiläum des Neuanfangs auf dem Venusberg, Bonn 2000, S. 224–229.
Un: Der Nestor der deutschen Medizingeschichte. Prof. Johannes Steudel zum 70. Geburtstag, in: General-Anzeiger, 9.3.1971.
Unger, Michael: Ferdinand Wagenseil (1887–1967). Integrer Rassenforscher und Bewahrer der Medizinischen Fakultät Giessen [sic], Gießen 1998 (= Arbeiten zur Geschichte der Medizin in Gießen, 24).
Urban, Michael: Gustav Korkhaus. 4.1.1895–16.6.1978, in: Fortschritte der Kieferorthopädie, 39 (1978), S. 264.
Verein „An der Synagoge" (Hg.): Bonn und die NS-Zeit. Die NS-Zeit im Spiegel Bonner Nachkriegszeitungen. Eine Dokumentation, Bonn 1990.
Vieten, Heinz: Robert B. Janker (1894–1964) und sein Werk, in: [Johannes Steudel/Nikolaus Mani (Hg.)], Bonner Gelehrte. Beiträge zur Geschichte der Wissenschaften in Bonn. Medizin, Bonn 1992 (= 150 Jahre Rheinische Friedrich-Wilhelms-Universität zu Bonn 1818–1968, o.Bd.), S. 383–405.
Vieten, Heinz: Robert Janker und sein Werk, Bonn 1969 (= Academica Bonnensia, 4).
Vilmar, Karsten: Die „Vergangenheitsbewältigung" darf nicht kollektiv die Ärzte diffamieren, in: Deutsches Ärzteblatt, 84 (1987), S. B847–B850, B856–B859.
Vogel, Maria: Dr. Hermann Josef Wehrle. Ein Frankfurter Widerstandskämpfer, Frankfurt am Main 1993.
Vogt, Helmut: Bonn in Kriegs- und Krisenzeiten (1914–1948), in: Dietrich Höroldt/Manfred van Rey (Hg.), Geschichte der Stadt Bonn in vier Bänden, 4, Bonn. Von einer französischen Bezirksstadt zur Bundeshauptstadt 1794–1989, Bonn 1989, S. 437–638.
Vogt, Helmut: Neue Quellen zur britischen Besatzung des Raumes Bonn 1945–1949, in: Bonner Geschichtsblätter, 39 (1989/1992), S. 429–449.
Vogt, Timothy R.: Denazification in Soviet-Occupied Germany. Brandenburg, 1945–1948, Cambridge, MA/London 2000.
Vollnhans, Clemens (Hg.)/Thomas Schlemmer (Zusammenarb.): Entnazifizierung. Politische Säuberung und Rehabilitierung in den vier Besatzungszonen 1945–1949, München 1991.
Vossen, Johannes: Gesundheitsämter im Nationalsozialismus. Offene Gesundheitsfürsorge und Rassenhygiene in Westfalen zwischen Kaiserreich und Bundesrepublik (1900 bis 1950), Diss. phil. Bielefeld 1999.
Wa: Eine mutige Frau gab anderen Mut. Hèlene Jeanty-Rawen feiert in England ihren 80. Geburtstag, in: General-Anzeiger, 2.5.1983.
Wa: Hohe Verdienste als Forscher und Hochschullehrer. Professor Piekarski gestorben. Er baute das Institut für Medizinische Parasitologie auf, in: General-Anzeiger, 22.10.1992.

Wachsmuth, Werner: In memoriam Prof. Erich Freiherr v. Redwitz 2.4.1883–7.9.1964, in: Alfred Gütgemann/Werner Wachsmuth/Johannes Steudel, In Memoriam Erich Freiherr von Redwitz. Reden gehalten am 13. Februar 1965 bei der Gedenkfeier der Medizinischen Fakultät der Rheinischen Friedrich-Wilhelms-Universität Bonn, Bonn 1966 (= Alma mater, 21), S. 8–27.

Wachsmuth, Werner: Reden und Aufsätze 1930–1984, Berlin u.a. 1985.

Wachsmuth, Werner: Zur Feier des 70. Geburtstages von Erich von Redwitz. Bonn, 2. April 1953, in: Werner Wachsmuth, Reden und Aufsätze 1930–1984, Berlin u.a. 1985, S. 22–25.

Waibel, Annette: Die Anfänge der Kinder- und Jugendpsychiatrie in Bonn. Otto Löwenstein und die Provinzial-Kinderanstalt 1926–1933, Köln/Bonn 2000 (= Rheinprovinz. Dokumente und Darstellungen zur Geschichte der Rheinischen Provinzialverwaltung und des Landschaftsverbandes Rheinland, 13).

Waibel, Annette: Die Provinzialkinderanstalt für seelisch Abnorme in Bonn, in: Wolfgang Schaffer (Red.), Folgen der Ausgrenzung. Studien zur Geschichte der NS-Psychiatrie in der Rheinprovinz, Köln/Bonn 1995 (= Rheinprovinz, 10), S. 67–88.

Walkenhaus, Ralf: Gab es eine ‚Kieler Schule'? Die Kieler Grenzlanduniversität und das Konzept der ‚politischen Wissenschaften' im Dritten Reich, in: Wilhelm Bleek/Hans J. Lietzmann (Hg.), Schulen der deutschen Politikwissenschaft, Opladen 1999, S. 159–182.

Wallerang, Mathias: Luxemburg unter nationalsozialistischer Besatzung. Luxemburger berichten, Mainz 1997 (= Studien zur Volkskultur in Rheinland-Pfalz, 22).

Walther, Eberhard K./Claus Herberhold (Hg.): Klinik und Poliklinik für Hals-, Nasen- und Ohrenkranke, in: Heinz Schott (Hg.), Universitätskliniken und Medizinische Fakultät Bonn 1950–2000. Festschrift zum 50jährigen Jubiläum des Neuanfangs auf dem Venusberg, Bonn 2000, S. 303–306.

Weber, Matthias M.: Rassenhygienische und genetische Forschungen an der Deutschen Forschungsanstalt für Psychiatrie/Kaiser-Wilhelm-Institut in München vor und nach 1933, in: Doris Kaufmann (Hg.), Geschichte der Kaiser-Wilhelm-Gesellschaft im Nationalsozialismus. Bestandsaufnahme und Perspektiven der Forschung, Göttingen 2000, S. 95–111.

Weffer, Ralf/Dirk Weffer: Widerstand, Jugendverfolgung und Kriegsgeschehen in Beuel von der Reichskristallnacht bis zum Kriegsende, Ms. Bonn 1983.

Weicker, Heinz: Otto Ullrich 1894–1957, in: [Johannes Steudel/Nikolaus Mani (Hg.)], Bonner Gelehrte. Beiträge zur Geschichte der Wissenschaften in Bonn. Medizin, Bonn 1992 (= 150 Jahre Rheinische Friedrich-Wilhelms-Universität zu Bonn 1818–1968, o.Bd.), S. 339–349.

Weindling, Paul [Julian]: Health, race, and German politics between national unification and Nazism, 1870–1945, Cambridge 1989.

Weindling, Paul Julian: Epidemics and Genocide in Eastern Europe 1890–1945, New York 2000.

Weingart, Peter/Jürgen Kroll/Kurt Bayertz: Rasse, Blut und Gene. Geschichte der Eugenik und Rassenhygiene in Deutschland, Frankfurt am Main 1991.

Weinke, Annette: Die Verfolgung von NS-Tätern im geteilten Deutschland. Vergangenheitsbewältigungen 1949–1969 oder: Eine deutsch-deutsche Beziehungsgeschichte im Kalten Krieg, Paderborn u.a. 2002.

Weisbrod, Bernd (Hg.): Akademische Vergangenheitspolitik. Beiträge zur Wissenschaftskultur der Nachkriegszeit, Göttingen 2002 (= Veröffentlichungen des Zeitgeschichtlichen Arbeitskreises Niedersachsen, 20).

Weizsäcker, Viktor v.[on]: Euthanasie und Menschenversuche, in: Psyche, 1 (1947/48), S. 68–102.

Weizsäcker, Viktor von: Ärztliche Fragen, Vorlesungen über Allgemeine Therapie. Wiederabdruck der 2. Aufl. 1935, in: Gesammelte Werke, 5, Frankfurt am Main 1987, S. 259–342.

Wember, Heiner: Umerziehung im Lager. Internierung und Bestrafung von Nationalsozialisten in der britischen Besatzungszone Deutschlands, Essen 1991 (= Düsseldorfer Schriften zur Neueren Landesgeschichte und zur Geschichte Nordrhein-Westfalens, 30).

Wenig, Otto (Hg.): Verzeichnis der Professoren und Dozenten der Rheinischen Friedrich-Wilhelms-Universität zu Bonn 1918–1968, Bonn 1968 (= 150 Jahre Rheinische Friedrich-Wilhelms-Universität zu Bonn 1818–1968, o.Bd.).

Werner, J.[oachim]: Zur Lage der Geisteswissenschaften in Hitler-Deutschland, in: Schweizerische Hochschulzeitung, 19 (1945/46), S. 71–81.

Werner, Wolfgang Franz: Walter Creutz – Widerstandskämpfer? In: Wolfgang Schaffer (Red.), Folgen der Ausgrenzung. Studien zur Geschichte der NS-Psychiatrie in der Rheinprovinz, Köln/Bonn 1995 (= Rheinprovinz, 10), S. 173–195.

Westpfahl [sic], A.[lexander]: Arthur Hübner †, in: Rheinische Friedrich-Wilhelms-Universität Bonn. Chronik und Bericht über das Akademische Jahr 1934/35, S. 20–25.

Weyers, Wolfgang: Dermatologie im Nationalsozialismus – der Niedergang eines Fachgebietes, in: Peter Elsner/Ulrich Zwiener (Hg.), Medizin im Nationalsozialismus am Beispiel der Dermatologie, Jena/Erlangen 2002 (= Schriften des Collegium Europaeum Jenense, 25), S. 53–66.

Wiedemann, H.[ans]-R.[udolf]: Otto Ullrich †, in: Monatsschrift für Kinderheilkunde, 1957, S. 26–28.

Wiedmann, A.[lbert]: Erich Hoffmann zum Gedenken, in: Wiener klinische Zeitschrift, 71 (1959), S. 653–654.

Wietog, Jutta: Volkszählungen unter dem Nationalsozialismus. Eine Dokumentation zur Bevölkerungsstatistik im Dritten Reich, hrsgg. v. Wolfram Fischer, Berlin 2001.

wif: „Illustre Gäste" ehrten Prof. Elbel. Langjähriger Vorsitzender des Studentenwerks – Empfang im Wohnheim, in: General-Anzeiger, 23.10.1967.

wif: Prof. Herbert Elbel feiert drei Jubiläen. Direktor des Gerichtsmedizinischen Instituts, in: General-Anzeiger, 20.10.1967.

wif: Privatsammlung der Bonner Universität geschenkt. Heldenepen von 20000 Strophen Länge. Dichtung der Völker Zentralasiens – Viele Handschriften aufgespürt – Forschung soll Versäumnisse nachholen, in: General-Anzeiger, 12./13.8.1967.

Winkler, Heinrich August: Weimar 1918–1933. Die Geschichte der ersten deutschen Demokratie, durchges. Aufl. München 1998.

Wolf-Heidegger, Gerhard/Anna Maria Cetto (Hg.): Die anatomische Sektion in bildlicher Darstellung, Basel/New York 1967.

Winter, Laura/Stefan Stolte, Hellmuth von Weber, in: Matthias Schmoeckel (Hg.), Die Juristen der Universität Bonn im „Dritten Reich", Köln/Weimar/Wien 2004 (= Rechtsgeschichtliche Schriften, 18), S. 582–601.

Wiskott, A.[lfred]: Otto Ullrich zum Gedächtnis, in: Zeitschrift für Kinderheilkunde, 81 (1958), S. 1–4.

Wolf-Braun, Barbara: „Was jeder Schäferknecht macht, ist eines Arztes unwürdig". Zur Geschichte der Hypnose im wilhelminischen Kaiserreich und in der Weimarer Republik (1888–1932), in: Hypnose und Kognition, 17 (2000), S. 135–152.

Wolffram, Josef/Adolf Klein (Hg. u. Bearb.): Recht und Rechtspflege in den Rheinlanden, Köln 1969.

Wolgast, Eike: Die Universität in der Zeit des Nationalsozialismus, in: Zeitschrift für die Geschichte des Oberrheins, 135 (96 N.F.) (1987), S. 359–406.

Wollenberg, Jörg (Hg.): „Niemand war dabei und keiner hat's gewußt". Die deutsche Öffentlichkeit und die Judenverfolgung 1933–1945, München/Zürich 1989.

Wolters, Gereon: Philosophie im Nationalsozialismus: der Fall Oskar Becker, in: Annemarie Gethmann-Siefert/Jürgen Mittelstraß (Hg.), Die Philosophie und die Wissenschaften. Zum Werk Oskar Beckers, München 2002 (= Neuzeit & Gegenwart, o.Bd.), S. 27–64.

Wormer, Holger: NS-Zwangsarbeiter in der Medizin. Akten unter Verschluss. Ärztekammerpräsident Jörg-Dietrich Hoppe fordert zu Spenden auf – doch gelegentlich werden die Nachforschungen erschwert, in: Süddeutsche Zeitung, 24./25./26.12.2002.

Wüllenweber, Hans: Sondergerichte im Dritten Reich. Vergessene Verbrechen der Justiz, Frankfurt am Main 1990.

Wullstein, H.[orst] L.: Professor Dr. med. Th. Nühsmann †, in: Zeitschrift für Laryngologie, Rhinologie, Otologie und ihre Grenzgebiete, 41 (1962), S. 437–439.

Wunder, Michael: Der Mensch nach Maß – die Anmaßung des Menschen, in: Arbeitskreis zur Erforschung der nationalsozialistischen „Euthanasie" und Zwangssterilisation (Hg.), Der sächsische Sonderweg bei der NS-„Euthanasie". Fachtagung vom 15. bis 17. Mai 2001 in Pirna-Sonnenstein, Ulm 2001 (= Berichte des Arbeitskreises, 1), S. 221–237.

Wuttke, Walter: „Deutsche Heilkunde" und „Jüdische Fabrikmedizin": Zum Verhältnis von Natur- und Volksheilkunde und Schulmedizin im Nationalsozialismus, in: Hendrik van den Bussche (Hg.), Anfälligkeit und Resistenz. Medizinische Wissenschaft und politische Opposition im ‚Dritten Reich'. Vorträge und Reden anlässlich der Einweihung des Rothe-Geussenhainer-Hauses im Universitätskrankenhaus Hamburg-Eppendorf am 3.12.1987, Berlin/Hamburg 1990 (= Hamburger Beiträge zur Wissenschaftsgeschichte, 6), S. 23–54.

Wuttke, Walter: Die Zerschlagung fortschrittlicher (zahn-)medizinischer Einrichtungen der Weimarer Republik durch die Nationalsozialisten und die Auswirkungen auf heutiges Kassenarztrecht, in: Wolfgang Kirchhoff (Hg.), Zahnmedizin und Faschismus, Marburg 1987.

Wuttke, Walter: Heilen und Vernichten in der nationalsozialistischen Medizin, in: Jörg Tröger (Hg.), Hochschule und Wissenschaft im Dritten Reich, Frankfurt/New York 1984, S. 142–156.

Wuttke, Walter: Ideologien der NS-Medizin, in: Jürgen Peiffer (Hg.), Menschenverachtung und Opportunismus. Zur Medizin im Dritten Reich, Tübingen 1992, S. 157–171.

Wuttke-Groneberg, Walter: Heilkräutergarten und KZ, in: Wechselwirkung, 2 (1980), H. 4, S. 15–18.

Wuttke-Groneberg, Walter: Heilpraktiker im Nationalsozialismus, in: Manfred Brinkmann/Michael Franz (Hg.), Nachtschatten im weißen Land. Betrachtungen zu alten und neuen Heilsystemen. Mit Beiträgen vom Gesundheitstag Hamburg 1981, Berlin 1982, S. 127–147.

Wuttke-Groneberg, Walter: Medizin im Nationalsozialismus. Ein Arbeitsbuch, 2., unveränd. Aufl. Rottenburg 1982 [Erstaufl. 1980].

Wuttke-Groneberg, Walter: Medizingeschichte und nationalsozialistische Medizin. Vortrag auf dem Symposium „Selbstverständnis der deutschen Medizingeschichte“ anlässlich des 100. Geburtstags von Paul Diepgen, vervielfältigtes Manuskript Tübingen 1978.

Wuttke-Groneberg, Walter: Volks- und Naturheilkunde auf „neuen Wegen“. Anmerkungen zum Einbau nicht-schulmedizinischer Heilmethoden in die Nationalsozialistische [sic] Medizin, in: Alternative Medizin (= Argument-Sonderband AS 77; Kritische Medizin im Argument, o.Bd.; Argumente für eine soziale Medizin, 10), o.O. o.J. [Berlin 1983], S. 27–50.

x: Porträt des Tages, Prof. Dr. Friedrich Tiemann, in: General-Anzeiger, 30.11.1979.

Zander, J.[osef]: Godesberger Kommunalpolitik in schwerer Zeit 1915–1933, Bad Godesberg 1949, Nachdruck 1991.

Zapp, Albert: Untersuchungen zum Nationalsozialistischen Deutschen Ärztebund (NSDÄB), Diss. med. Kiel 1979.

Zaunick, Rudolph: Führer, Hermann Georg, in: Historische Kommission bei der Bayerischen Akademie der Wissenschaften (Hg.), Neue Deutsche Biographie, 5, Berlin 1961, S. 687.

Zeigert, Dieter [Hg.]: Bonn und seine Soldaten. Geschichte der Garnison Bonn und der Heeresversorgung seit Aufstellung der stehenden Heere, Bonn o.J. [1985].

Zimmer-Ernst, Alice E.[veline]: Über Aufgaben und Ergebnisse der Chirurgischen Universitätsklinik, Abteilung Bunker Bonn-Dransdorf, im Winter 1944/45, Diss. med. Bonn 1947.

Zimmermann, Susanne/Thomas Zimmermann: Die Medizinische Fakultät der Universität Jena im „Dritten Reich“ – ein Überblick, in: Uwe Hoßfeld/Jürgen John/Oliver Lemuth/Rüdiger Stutz (Hg.), „Kämpferische Wissenschaft“. Studien zur Universität Jena im Nationalsozialismus, Köln u.a. 2003, S. 401–436.

Zimmermann, Susanne: Die Medizinische Fakultät der Universität Jena während der Zeit des Nationalsozialismus, Jena 2000 [Habil. Jena 1993].

Zimmermann, Susanne: Fakten und Legenden – Ein Beitrag zur Geschichte der Medizinischen Fakultät der Universität Jena im Zeitraum 1933 bis 1945, in: Peter Elsner/Ulrich Zwiener (Hg.), Medizin im Nationalsozialismus am Beispiel der Dermatologie, Jena/Erlangen 2002 (= Schriften des Collegium Europaeum Jenense, 25), S. 12–33.

Zimmermann, Uwe: Organisierte Ärzte in der NS-Ära. Überblick mit Spezialstudien zu den Ärztekammern Köln-Aachen, Düsseldorf, Moselland, Examensarbeit Köln 1999.

Zimmermann, Volker (Hg.): Paracelsus. Das Werk – die Rezeption. Beiträge des Symposiums zum 500. Geburtstag von Theophrastus Bombastus von Hohenheim, genannt Paracelsus (1493–1541) an der Universität Basel am 3. und 4. Dezember 1993, Stuttgart 1995.

Zimmermann, Volker: Medizin in einer Universitätsstadt. Göttingen 1933–1945, in: Hannes Friedrich/Wolfgang Matzow (Hg.), Dienstbare Medizin. Ärzte betrachten ihr Fach im Nationalsozialismus, Göttingen 1992, S. 61–86.

Zimmermann, Volker: NS-Täter vor Gericht. Düsseldorf und die Strafprozesse wegen nationalsozialistischer Gewaltverbrechen, Düsseldorf 2001 (= Juristische Zeitgeschichte NRW, 10).

Zimmermann, Volker: Zwangsarbeit und Medizin im „Dritten Reich“, in: Informationsdienst Wissenschaft, 6.12.2002.

Zmarzlik, Hans-Günter: Der Sozialdarwinismus in Deutschland als geschichtliches Problem, in: Vierteljahrshefte für Zeitgeschichte, 11 (1963), S. 246–273.

Zöhren, Peter: Die „Kinderfachabteilung“ Waldniel, in: Ralf Seidel/Wolfgang Franz Werner (Hg.), Psychiatrie im Abgrund. Spurensuche und Standortbestimmung nach den NS-Psychiatrie-Verbrechen, Köln/Bonn 1991 (= Rheinprovinz, 6), S. 74–77.

Zomack, Michael: Dic faschistsische Hochschulberufungspolitik und deren Auswirkungen im Bereich der Psychiatrie, in: Achim Thom/Horst Spaar (Hg.), Medizin im Faschismus. Symposium über das Schicksal der Medizin in der Zeit des Faschismus in Deutschland 1933–1945. Protokoll, Berlin [Ost] 1985, S. 97–103.

Zuelzer, Wolf: Der Fall Nicolai, Frankfurt am Main 1981.

Zunke, Peter: Der erste Reichsärzteführer Dr. med. Gerhard Wagner, Diss. med. Hannover 1973.

Züricher, Gertrud (Hg.): Wladimir Lindenberg. Ein Portrait in Texten und Bildern, München/Basel 1993.

Abkürzungsverzeichnis

ADAC	Allgemeiner Deutscher Automobil-Club
a.D.	außer Dienst
ALVR	Archiv des Landschaftsverbands Rheinland
ARK	Archiv der Rheinischen Kliniken
Astag	Allgemeine studentische Arbeitsgemeinschaft
BA	Bundesarchiv
BDC	Berlin Document Center
BDM	Bund Deutscher Mädel
BVP	Bayerische Volkspartei
CV	Cartell-Verband
DAF	Deutsche Arbeitsfront
DDP	Deutsche Demokratische Partei
DFG	Deutsche Forschungsgemeinschaft
DLV	Deutscher Luftsportverband
DNVP	Deutschnationale Volkspartei
DRK	Deutsches Rotes Kreuz
DVP	Deutsche Volkspartei
EK	Eisernes Kreuz
ev.	evangelisch
FM	Förderndes Mitglied
GB	Großbritannien
GDNÄ	Gesellschaft Deutscher Naturforscher und Ärzte
geb.	geboren
GEFFRUB	Gesellschaft der Freunde and Förderer der Rheinischen Friedrich-Wilhelms-Universität
Gestapo	Geheime Staatspolizei
GStA	Geheimes Staatsarchiv
HJ	Hitlerjugend
HNO	Hals-Nase(n)-Ohren
HStA	Hauptstaatsarchiv
IG	Interessen-Gemeinschaft
i.V.	in Vertretung
Kat.	Kategorie
kath.	katholisch
KPD	Kommunistische Partei Deutschlands
kv	kriegsverwendungsfähig
KVK	Kriegsverdienstkreuz
KZ	Konzentrationslager
m.	männlich
MF	Medizinische Fakultät
MHI	Medizinhistorisches Institut

MWKV	Ministerium für Wissenschaft, Kunst und Volksbildung
NB	Neuberufung
N.F.	Neue Folge
NS	Nationalsozialismus, nationalsozialistisch
NSBO	Nationalsozialistische Betriebszellenorganisation
NSDÄB	Nationalsozialistischer Deutscher Ärztebund
NSDAP	Nationalsozialistische Deutsche Arbeiterpartei
NSDoB	Nationalsozialistischer Dozentenbund
NSDStB	Nationalsozialistischer Deutscher Studentenbund
NSF	Nationalsozialistische Frauenschaft
NSFK	Nationalsozialistisches Fliegerkorps
NSKOV	Nationalsozialistische Kriegsopferversorgung
NSKK	Nationalsozialistischer Kraftfahrkorps
NSLB	Nationalsozialistischer Lehrerbund
NSV	Nationalsozialistische Volkswohlfahrt
o.D.	ohne Datum
OKH	Oberkommando des Heeres
OKW	Oberkommando der Wehrmacht
o.O.	ohne Ort
PA	Personalakte
Pg.	Parteigenosse
PK	Preußischer Kulturbesitz
prom.	promoviert
RAG	Reichsarbeitsgemeinschaft
REM	Reichserziehungsministerium
RFR	Reichsforschungsrat
RGBl.	Reichsgesetzblatt
RLB	Reichsluftschutzbund
RM	Reichsmark
rk	römisch-katholisch
RStGB	Reichsstrafgesetzbuch
SA	Sturmabteilung
SD	Sicherheitsdienst
SPD	Sozialdemokratische Partei Deutschlands
SS	Schutzstaffel
StA	Stadtarchiv
SWE	Schweden
TH	Technische Hochschule
UA	Universitätsarchiv
uk	unabkömmlich
u.ö.	und öfter
VB	Völkischer Beobachter
vgl.	vergleiche
w.	weiblich
z.V.	zur Verwendung

Personenregister

(Nicht aufgenommen sind die Namen von Verwandten der Universitätsangehörigen, die ausschließlich in den biographischen Kurzskizzen der Fußnoten Erwähnung finden sowie die Namen der Opfer nationalsozialistischen Unrechts, die ausschließlich tabellarisch erfasst sind.)

www.ingramcontent.com/pod-product-compliance
Lightning Source LLC
LaVergne TN
LVHW091039021026
849161LV00002BA/139